Condutas em Infectologia

2ª Edição

INFECTOLOGIA Outros Livros de Interesse

Alves – Dicionário Médico Ilustrado Inglês-Português
APM-SUS – O Que Você Precisa Saber sobre o Sistema Único de Saúde
APM-SUS – Por Dentro do SUS
Atala – UNIFESP – Manual do Clínico para o Médico Residente
Auxiliadora – Prevenção de Contágio no Atendimento Odontológico – Novos Paradigmas e Protocolos de Atendimento
Basílio – Atlaids – Atlas de Patologia da Síndrome da Imunodeficiência Adquirida
Belda Júnior – Doenças Sexualmente Transmissíveis
Belda Júnior – Doenças Sexualmente Transmissiveis – 2a edição
Bogossian – Choque Séptico
Brandão Neto – Prescrição de Medicamentos em Enfermaria
Bricks (Soc. Ped. SP) – Doenças Infecciosas – Manejo e Prevenção
Carvalho Argolo – Guia de Consultório - Atendimento e Administração
Cimerman – Atlas de Parasitologia
Cimerman – Condutas em Infectologia
Cimerman – Medicina Tropical
Cimerman – Parasitologia Humana e seus Fundamentos Gerais
Clemax – Tuberculose na Infância e na Adolescência 2a ed.
Clementino Fraga – Evocações
Colombrini – Enfermagem em Infectologia - segunda edição
Cornelius e Rasslan – Infecções em Cirurgia
Costa Vaz e Diniz – Infecções Congênitas e Perinatais
David Neves – Atlas Didático de Parasitologia 2a ed.
Decourt – A Didática Humanista de um Professor de Medicina
De Carli – Parasitologia Clínica – seleção de métodos e técnicas de laboratório para o diagnóstico dos parasitas humanos 2ª ed.
Doyle Maia – Faculdade Nacional de Medicina
Drummond – Dor – O Que Todo Médico Deve Saber
Drummond – Medicina Baseada em Evidências 2a ed.
Elias Knobel – Memórias em Espanhol
Elieser Silva – Manual de Sepse
Eliezer Silva – Manual de SEPSIS – em espanhol
Farhat – Imunizações – Fundamentos e Prática 4a ed.
Farhat, Carvalho e Succi – Infectologia Pediátrica 3a ed.
Farhat e Kopelman – Infecções Perinatais 3a ed.
Fernandes – Infecção Hospitalar – Suas Interfaces na Área de Saúde (2 vols.)
Focaccia – Tratado de Hepatites Virais 2a ed.
Gilvan – A Tuberculose sem Medo
Gilvan – Tuberculose: Do Ambulatório à Enfermaria 3a ed.
Goldenberg – Coluna: Ponto e Vírgula 7a ed.
Gottschall – Do Mito ao Pensamento Científico 2ª ed.
Gottschall – Pilares da Medicina
Hospital Israelita Albert Einstein – Protocolos de Conduta do Hospital Israelita Albert Einstein
Jansen – Pneumo AIDS
Jansen – Pneumopatias Intersticiais Difusas
Jatene – Medicina, Saúde e Sociedade
Jopling – Manual de Hanseníase 2a ed.
Kavanagh – Manual de Procedimentos em Central de Material e Esterelização
Knobel – Memórias Agudas e Crônicas de uma UTI
Knobel – Série Terapia Intensiva Vol. 5 Infectologia e Oxigenoterapia Hiperbárica
Krugman – Doenças Infecciosas em Pediatria
Kuhn – O Pé Diabético
Lacaz – Imunopatologia Tropical

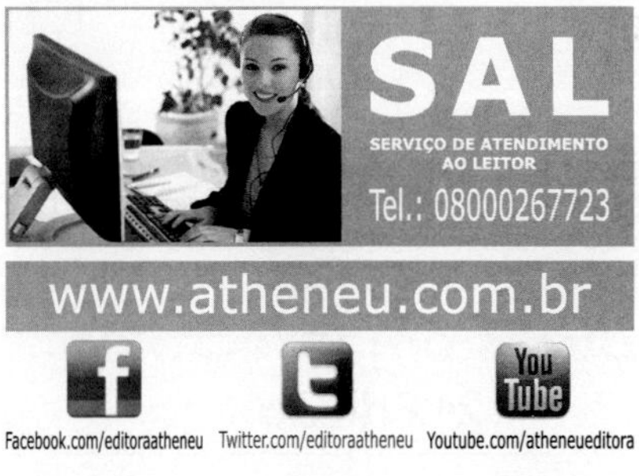

Levin Dias – Antimicrobianos – Um Guia de Consulta Rápida
Lopes – Clínica Médica – Equilíbrio Ácido-base e Distúrbio Hidroeletrolítico 2ª ed.
Lottenberg – A Saúde Brasileira Pode Dar Certo
Macambira – Febre Prolongada de Origem Obscura
Maciel e Serra – Tratado de Queimaduras
Marcopito Santos – Um Guia para o Leitor de Artigos Científicos na Área da Saúde
Marinella – Atualização e Reciclagem em AIDS Pediátrica
Marinella – Manejo Clínico da AIDS Pediátrica
Marcondes – Doenças Transmitidas e Causadas por Artropodes
Medronho – Epidemiologia 2a ed.
Milech e Oliveira – Diabetes Mellitus – Clínica, Diagnóstico e Tratamento Multidisciplinar
Monteleone e Valente – Infectologia em Ginecologia e Obstetrícia
Morales – Terapias Avançadas – Células Tronco
Morrone e Fiuza de Mello – A Tuberculose
Neves – Atlas Didático da Parasitologia
Neves – Parasitologia Dinâmica 2a ed.
Neves – Parasitologia Dinâmica – Terceira Edição
Neves – Parasitologia Humana 11a ed.
Nitrini – A Neurologia Que Todo Médico Deve Saber 2a ed.
Nogaroto – Desinfecção e Esterilização
Novais – Como Ter Sucesso na Profissão Médica – Manual de Sobrevivência 3a ed.
Padoveze – Coleta de Espécimens Clínicos para Diagnóstico Microbiológico
Perrotti-Garcia – Curso de Inglês Médico
Perrotti-Garcia – Dicionário Português-Inglês de Termos Médicos
Perrotti-Garcia – Grande Dicionário Ilustrado Inglês-Português de Termos Odontológicos e de Especialidades Médicas
Pietro – Sepse para Enfermeiros
Prade – Método de Controle das Infecções Hospitalares Orientado por Problemas
Porto – Infecções Sexualmente Transmissíveis na Gravidez
Protasio da Luz – Medicina um olhar para o futuro
Protásio da Luz – Nem Só de Ciência se Faz a Cura 2a ed.
Ramires – Didática Médica – Técnicas e Estratégias
Rosemblat e Wroclawski – HPV na Prática Clínica
Rossi e Andreazzi – Resistência Bacteriana
Rossi e Andreazzi – Resistência Bacteriana (em Espanhol)
Sanvito – As lembranças que não se apagam
Segre – A Questão Ética e a Saúde Humana
Silva e Friedman – Sepse
Sylvia Vargas – 1808-2008 – Faculdade de Medicina
Soc. Bras. Clínica Médica – Série Clínica Médica Ciência e Arte
Lopes – Equilíbrio Ácido-base e Hidroeletrolítico 2a ed. revista e atualizada
SPSP – Infectologia Pediátrica – Segunda Edição
Tavares – Manual de Antibióticos e Quimioterápicos Antiinfecciosos 3a ed. (anexo: brochura com as principais tabelas posológicas e de eficácia terapêutica)
Tavares – Rotinas de Diagnóstico e Tratamento das Doenças Infecciosas e Parasitárias
Trabulsi – Microbiologia – 5a Edição
UIP – HIV/AIDS – Perguntas e Respostas
Veronesi – Tratado de Infectologia (2 vols.) 2a ed.
Veronesi e Focaccia – Retroviroses Humanas – Doenças Associadas ao HTLV – Etiologia, Patogenia, Patologia Clínica, Tratamento e Prevenção
Veronesi e Focaccia – Retroviroses Humanas – HIV/AIDS – Etiologia, Patogenia, Patologia Clínica, Tratamento e Prevenção
Veronesi e Focaccia – Hepatites Virais
Viana Leite – Fitoterapia – Bases Científicas e Tecnológicas
Vilela Ferraz – Dicionário de Ciências Biológicas e Biomédicas
Vincent – Internet – Guia para Profissionais da Saúde 2a ed.
Voltarelli – Transplante de Medula Óssea
Walter Tavares – Antibióticos e Quimioterápicos para o Clínico (Livro Texto e Livro Tabelas)
Walter Tavares – Rotinas de Diagnóstico e Tratamento das Doenças Infecciosas e Parasitárias 2a ed.
Xenon – Xenon 2008 – O Livro de Concursos Médicos (2 vols.)
Zago Covas – Células-tronco

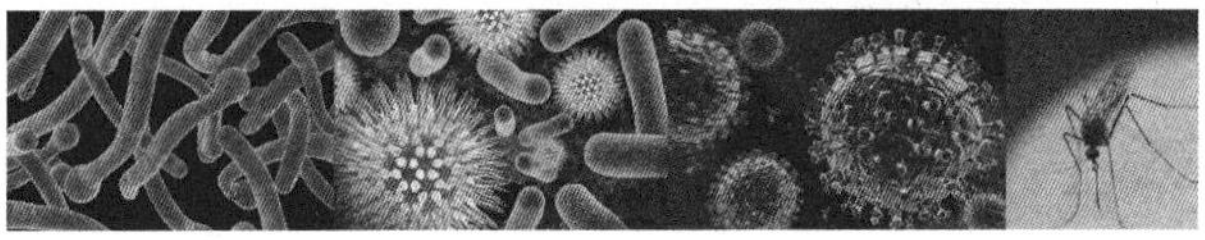

Condutas em Infectologia
2ª Edição

Editores

Sérgio Cimerman

Doutor em Infectologia pela Universidade Federal de São Paulo, Unifesp-EPM. Médico Assistente da 1ª Unidade de Internação (terceiro andar) do Instituto de Infectologia Emílio Ribas, São Paulo. Prof. de Infectologia da Faculdade de Medicina da Universidade de Mogi das Cruzes. Médico Infectologista do Hospital Israelita Albert Einstein. Presidente da Asociación Panamericana de Infectología (API-2009/2011). Delegado Titular do Brasil na Federação Latino-americana de Parasitologia (FLAP-2009/2011). Presidente do Comitê de Publicações Científicas da API. Editor-chefe da Revista Panamericana de Infectologia.

Benjamin Cimerman

Professor Titular de Parasitologia da Faculdade de Enfermagem da Escola de Saúde do Hospital Israelita Albert Einstein. Ex-professor Titular de Parasitologia da Faculdade de Medicina da Universidade de Mogi das Cruzes e da Faculdade de Ciências Biológicas de Araras e de Odontologia da Universidade de Guarulhos. Ex-diretor do Instituto de Ciências Biológicas da Universidade de Mogi das Cruzes. Mestre em Parasitologia pela Universidade de São Paulo, USP. Ex-presidente da Federação Latino-americana de Parasitologia, FLAP, e da Sociedade Brasileira de Parasitologia, SBP.

Atheneu

EDITORA ATHENEU

São Paulo —	*Rua Jesuíno Pascoal, 30* *Tel.: (11) 2858-8750* *Fax: (11) 2858-8766* *E-mail: atheneu@atheneu.com.br*
Rio de Janeiro —	*Rua Bambina, 74* *Tel.: (21)3094-1295* *Fax: (21)3094-1284* *E-mail: atheneu@atheneu.com.br*
Belo Horizonte —	*Rua Domingos Vieira, 319 — conj. 1.104*

CAPA: Equipe Atheneu

PLANEJAMENTO GRÁFICO/DIAGRAMAÇÃO: Triall Composição Editorial Ltda.

PRODUÇÃO EDITORIAL: Equipe Atheneu

Dados Internacionais de Catalogação na Publicação (CIP)
(Câmara Brasileira do Livro, SP, Brasil)

Condutas em infectologia / editores Sérgio Cimerman, Benjamin Cimerman. -- 2. ed. -- São Paulo : Editora Atheneu, 2011.

Vários colaboradores.
ISBN 978-85-388-0215-0

1. Condutas médicas 2. Doenças transmissíveis 3. Infecções 4. Medicina - Prática I. Cimerman, Sérgio. II. Cimerman, Benjamin.

11-08561 CDD-616.929
NLM-WC 100

Índices para catálogo sistemático:

1. Condutas em infectologia : Medicina 616.929

CIMERMAN, Sérgio; CIMERMAN, Benjamin
Condutas em Infectologia 2ª Edição

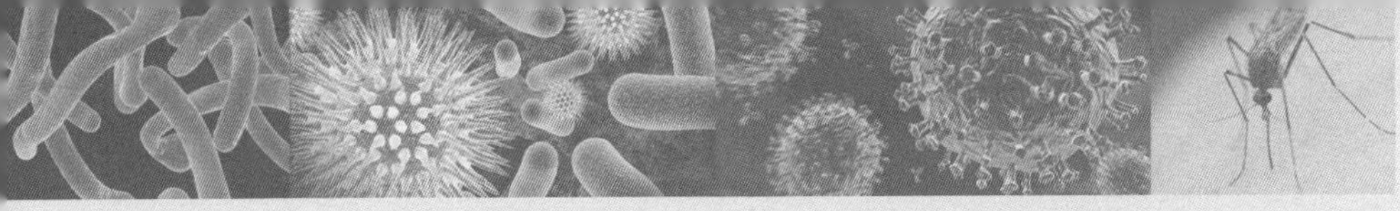

Dedicatórias

A meus amados pais, por me ensinarem a arte de viver,
galgada em sabedoria e honestidade, exemplos de vida e luta

A Daniela, minha esposa, pelo amor, dedicação, carinho, respeito e
compreensão, me ofertando sempre sua incansável luta nesta aventura literária

A meus filhos, Felipe e André, fontes de minha vida que irradiam
meus dias e com a quais aprendo o sentido de viver

Aos pacientes, alunos e amigos, meu respeito total, pedindo
desculpas pela ausência em muitos momentos

Sergio Cimerman

Aos meus pais, que me educaram e deram toda minha base e impulso na profissão

A Sarah, companheira ao longo desta vida, toda a minha gratidão, amor e respeito

Aos meus filhos, Sergio e Patricia, meu amor incondicional

Aos meus alunos espalhados por este Brasil, muito obrigado
por sempre me incentivarem em minha vida acadêmica

Benjamin Cimerman

Sobre os Colaboradores

Adilson Joaquim Westheimer Cavalcante

Médico Infectologista do Hospital Estadual Mário Covas de Santo André

Aércio Sebastião Borges

Professor-assistente de Doenças Infecciosas da Universidade Federal de Uberlândia, Minas Gerais

Alcyone Artioli Machado

Médica Infectologista, Professora Doutora do Departamento de Clínica Médica da Faculdade de Medicina de Ribeirão Preto da Universidade de São Paulo – USP, área de Moléstias Infecciosas.

Alexandre Ely Campéas

Médico da 4a Unidade de Internação do Instituto de Infectologia Emílio Ribas. Mestre em Doenças Infecciosas e Parasitárias pela
Universidade Federal de São Paulo – UNIFESP/EPM. Professor-assistente em Doenças Infecciosas e Parasitárias da Universidade de Taubaté – UNITAU.

Alexandre Leite de Souza

Médico e Infectologista pelo Instituto de Infectologia Emílio Ribas.
Pós-graduando da Faculdade de Medicina da Universidade de São Paulo – FMUSP.

Alexandre Naime Barbosa

Médico Infectologista da Faculdade de Medicina de Botucatu – UNESP. Mestre e Doutor em Infectologia pela Faculdade de Medicina de Botucatu – UNESP.

Alexandre Suzuki Horie

Médico Pediatra Infectologista do Instituto de Infectologia Emílio Ribas, São Paulo.

Alexandrina Sartori

Professora Adjunta do Departamento de Microbiologia e Imunologia do Instituto de Biociências de Botucatu – UNESP.

André Vilella Lomar

Ex-Professor Titular da Disciplina de Doenças Infecciosas e Parasitárias da Faculdade de Medicina da Universidade de Mogi das Cruzes. Médico no Hospital Israelita Albert Einstein. Fellow do American College of Physicians.

Angel Arturo Escobedo

Professor Auxiliar de Microbiologia e Parasitologia Médica. Especialista do 1º e 2º Graus em Microbiologia Médica. Mestre em Epidemiologia e Comunicação.

Anna Sara Shaferman Levin

Professora-associada do Departamento de Doenças Infecciosas e Parasitárias da Faculdade de Medicina da Universidade de São Paulo – FMUSP. Coordenadora do Grupo de Controle de Infecção Hospitalar do Hospital das Clínicas da Faculdade de Medicina da Universidade de São Paulo – HCFMUSP.

Antonio Alci Barone

Professor Titular do Departamento de Doenças Infecciosas e Parasitárias da Faculdade de Medicina da Universidade de São Paulo – FMUSP. Presidente da Comissão de Controle de Infecção Hospitalar do Hospital das Clínicas da Faculdade de Medicina da Universidade de São Paulo – HCFMUSP.

Antonio Carlos Seguro

Nefrologista. Diretor da Unidade de Terapia Intensiva do Instituto de Infectologia Emílio Ribas. Professor Livre-docente da Faculdade de Medicina da Universidade de São Paulo – FMUSP (Disciplina de Nefrologia).

Antonio Meliço Silvestre

Diretor do Departamento de Doenças Infecciosas dos Hospitais da Universidade de Coimbra, Portugal.

António Sarmento

Professor-associado com Agregação da Faculdade de Medicina do Porto, Portugal. Diretor do Serviço de Doenças Infecciosas do Hospital de São João, Porto. Especialista pela Ordem dos Médicos em Infectologia, em Medicina Intensiva e em Farmacologia Clínica, e competência em Emergência Médica.

Arnaldo Lopes Colombo

Professor Titular da Disciplina de Doenças Infecciosas e Parasitárias da Universidade Federal de São Paulo, Escola Paulista de Medicina – UNIFESP-EPM.

Augusto César Penalva de Oliveira

Doutor em Medicina pela Universidade Estadual de Campinas – UNICAMP. Coordenador do Serviço de Neurologia do Instituto de Infectologia Emílio Ribas, Ambulatório HTLV. Unidade de Pesquisa Clínica (UPC) em Retroviroses Humanas, Divisão de Moléstias Infecciosas do Departamento de Medicina Interna da Universidade Estadual de Campinas, São Paulo – UNICAMP.

Benedito Barraviera

Professor Titular do Departamento de Doenças Tropicais e Diagnóstico por Imagem da Faculdade de Medicina de Botucatu – UNESP. Pesquisador do Centro de Estudos de Venenos e Animais Peçonhentos (CEVAP) – UNESP.

Carlos Eduardo Melo

Laboratório de Hepatites Virais LIM-47 DMIP do Hospital das Clínicas da FMUSP.

Carlos Henrique Bevilaqua

Cirurgião-dentista. Especialista em Cirurgia e Traumatologia Bucomaxilofacial pela Universidade Camilo Castelo Branco – São Paulo. Mestre em Cirurgia e Traumatologia Bucomaxilofacial pela Faculdade de Odontologia da Universidade de São Paulo – USP. Professor dos cursos de especialização e atualização em Cirurgia e Traumatologia Bucomaxilofaciais da Fundação para o Desenvolvimento Científico e Tecnológico da Faculdade de Odontologia da Universidade de São Paulo – USP.

Cláudia Regina Figueiredo

Doutora em Ciências (Otorrinolaringologia), Departamento de Otorrinolaringologia e Cirurgia de Cabeça e Pescoço da Universidade Federal de São Paulo, Escola Paulista de Medicina – UNIFESP-EPM.

Cor Jesus Fontes

Professor Adjunto de Clínica Médica. Núcleo de Doenças Infecciosas e Tropicais de Mato Grosso da Universidade Federal de Mato Grosso.

Cristina Muccioli

Professora Livre-docente Afiliada. Chefe do Setor de Uveítes/AIDS. Chefe do Setor de Pesquisa Clínica. Departamento de Oftalmologia – UNIFESP.

David Salomão Lewi

Professor Adjunto da Disciplina de Doenças Infecciosas da Universidade Federal de São Paulo, Escola Paulista de Medicina – UNIFESP-EPM.

Décio Diament

Professor Adjunto da Disciplina de Moléstias Infecciosas e Parasitárias da Faculdade de Medicina de Jundiaí, São Paulo. Doutor em Medicina pela Universidade Federal de São Paulo, Escola Paulista de Medicina – UNIFESP-EPM.

Eliana Battaggia Gutierrez

Médica-assistente Responsável pelo Ambulatório dos Viajantes da Divisão de Moléstias Infecciosas e Parasitárias do Hospital das Clínicas da Faculdade de Medicina da Universidade de São Paulo – HCFMUSP.

Evaldo Stanistau Affonso de Araújo

Mestre e Doutor em Doenças Infecciosas e Parasitárias pela Faculdade de Medicina da Universidade de São Paulo – FMUSP. Médico Assistente da Divisão de Moléstias Infecciosas do Hospital das Clínicas da FMUSP – HCFMUSP. Médico do Laboratório de Hepatites LIM-47 da FMUSP. Coordenador da Área Temática de Hepatites da SMS, São Paulo.

Fabio Boucault Tranchitella

Médico-assistente da Disciplina de Ortopedia e Traumatologia das Faculdades de Medicina e Fisioterapia da Universidade de Santo Amaro. Ortopedista em Atuação Voluntária do Instituto de Infectologia Emílio Ribas, São Paulo.

Fabio Leoncio Bornstein Martinelli

Médico Infectologista da 1ª Unidade de Internação do Instituto de Infectologia Emílio Ribas, São Paulo.

Fernanda Brandão Ferrari

Médica Pediatra Infectologista do Instituto de Infectologia Emílio Ribas, São Paulo.

Flavio de Queiroz Telles Filho

Professor Adjunto de Doenças Infecciosas e Parasitárias. Médico Consultor do Laboratório de Micologia do Hospital das Clínicas da Universidade Federal do Paraná – UFPR.

Francisco Bonasser Filho

Médico Infectologista do Instituto de Infectologia Emílio Ribas, São Paulo.

Gerusa Dreyer

Médica. Pesquisadora Titular Aposentada do Centro de Pesquisas Aggeu Magalhães – FIOCRUZ Recife-PE. Professora Adjunta Aposentada de Doenças Infecciosas e Parasitárias – CCS/UFPE. Pesquisadora do Núcleo de Ensino, Pesquisa e Assistência em Filariose – NEPAF Hospital das Clínicas, UFPE. Consultora da Organização Não Governamental Amaury Coutinho para Doenças Endêmicas Tropicais.

Guilherme Berenhauser Leite

Professor Doutor da Universidade de Campinas – UNICAMP. Doutor em Medicina e Cirurgia pela Universidade Complutense de Madrid, Espanha. Médico no Hospital Israelita Albert Einstein.

Gustavo Kourí

M.D-Ph.D. Dr. Sc. Diretor-geral do Instituto de Medicina Tropical Pedro Kourí. Vice-presidente da Academia de Ciencias de Cuba y de la Comisión Cubana de la Cruz Roja. Membro da Junta Coordinadora Común del TDR/OMS. Membro do Grupo de Expertos de la OMS para las Enfermedades Desatendidas – NEGLECTED TROPICAL DISEASES.

Hélio Arthur Bacha

Mestre em Ciências pela Faculdade de Medicina da Universidade de São Paulo – FMUSP, área de concentração em Doenças Infecciosas e Parasitárias. Doutor em Ciências pela Faculdade de Medicina da USP, área de concentração em Doenças Infecciosas e Parasitárias. Saúde Pública pela Faculdade de Saúde Pública da USP. Professor Titular de Infectologia da Faculdade de Medicina São Camilo. Médico Infectologista no Hospital Israelita Albert Einstein, São Paulo.

Hélio Vasconcellos Lopes

Professor Titular da Disciplina de Infectologia da Faculdade de Medicina da Fundação do ABC. Chefe do Serviço de Infecção Hospitalar do Hospital Heliópolis, São Paulo. Chefe da Enfermaria de Infectologia do Hospital Estadual Mário Covas, Santo André, São Paulo. Presidente do Departamento de Infectologia da Associação Paulista de Medicina.

Henrique Lecour

Professor Catedrático Jubilado da Faculdade de Medicina do Porto. Ex-diretor do Serviço de Doenças Infecciosas do Hospital de São João, Porto, Portugal. Professor Catedrático Convidado da Universidade Católica Portuguesa e Diretor Adjunto do Instituto de Ciências da Saúde do Centro Regional do Porto da Universidade Católica. Especialista pela Ordem dos Médicos em Infectologia, Medicina Interna e Medicina do Trabalho. Acadêmico Emérito da Academia Portuguesa de Medicina. Presidente da Sociedade Ibero-americana de Infectologia (SIAI).

Iris Ricardo Rossim

Médico Infectologista. Médico Assistente do Hospital das Clínicas da Faculdade de Medicina de Ribeirão Preto. Pós-graduando do Departamento de Clínica Médica da Faculdade de Medicina de Ribeirão Preto da Universidade de São Paulo – FMRP-USP, na área de moléstias infecciosas.

Ivan de Oliveira Castro (in memorian)

Professor Titular da Faculdade de Medicina da Universidade de Taubaté. Médico e Ex-diretor Clínico do Instituto de Infectologia Emílio Ribas, São Paulo.

Jaime R. Torres R.

Intenista-Infectólogo. Instituto de Medicina Tropical Dr. Félix Pifano C. Universidade Central da Venezuela, Caracas, Venezuela.

Jairo Aparecido Ayres

Professor-assistente Doutor do Departamento de Enfermagem da Faculdade de Medicina de Botucatu – UNESP.

James Venturini

Mestre e doutorando do Programa de Pós-graduação em Doenças Tropicais da Faculdade de Medicina de Botucatu – UNESP.

Jaques Sztajnbok

Médico da Unidade de Terapia Intensiva do Instituto de Infectologia Emílio Ribas. Médico da UTI Pediátrica do Instituto da Criança do Hospital das Clínicas da Faculdade de Medicina da Universidade de São Paulo – HCFMUSP.

Jerusa Smid

Neurologista do Grupo de Neurologia Cognitiva e do Comportamento do Hospital das Clínicas da Faculdade de Medicina da Universidade de São Paulo – HCFMUSP. Neurologista do Instituto de Infectologia Emílio Ribas. Especialista em Neurologia Cognitiva e do Comportamento pela Faculdade de Medicina da Universidade de São Paulo – FMUSP.

João Paulo Salomão

Assistente Estrangeiro da Faculdade de Medicina de Necker Enfants Malades de Paris, França. Médico no Hospital Israelita Albert Einstein. Médico no Instituto de Infectologia Emílio Ribas, São Paulo.

Joaquim Norões

Professor Adjunto de Urologia, Departamento de Cirurgia, Centro de Ciências da Saúde da Universidade Federal de Pernambuco – UFPE. Doutor em 2000 em Urologia pela Escola Paulista de Medicina – UNIFESP-EPM. Mestre em 1985 em Cirurgia pela UFPE. Consultor da Organização Não Governamental Amaury Coutinho para Doenças Endêmicas Tropicais.

Jorge Casseb

Doutor em Medicina pela Faculdade de Medicina da Universidade de São Paulo – FMUSP. Médico Infectologista do Instituto de Infectologia Emílio Ribas, Ambulatório HTLV e Centro de Referência em DST-AIDS de São Paulo – Comitê de Ética em Pesquisa. Médico Pesquisador do Laboratório de Alergia e Imunologia Clínica do Departamento de Dermatologia da FMUSP.

Jorge M. Buchdid Amarante

Médico Infectologista, M.D., MsC. Mestre em Doenças Infecciosas pela Universidade de São Paulo – USP. Coordenador da CCIH do Hospital Samaritano de São Paulo. Coordenador da CCIH do Hospital Maternidade Leonor M. de Barros de São Paulo. Médico-sócio da Clínica Especializada em Doenças Infecciosas Parasitárias e Imunizações (CEDIPI) de São Paulo.

José Figueredo-Silva

Professor Adjunto de Patologia – Núcleo de Ensino e Pesquisa em Patologia – Faculdade de Ciências Médicas da Universidade Estadual do Piauí – FACIME-UESPI, Teresina-PI. Doutor em 1990 em Patologia Humana pela Faculdade de Medicina de Ribeirão Preto da Universidade de São Paulo – FMRP-USP. Mestre em 1980 em Anatomia Patológica pela Universidade Federal de Pernambuco – UFPE. Consultor da Organização Não Governamental Amaury Coutinho para Doenças Endêmicas Tropicais.

José Jorge Namura

Médico da UTI do Instituto de Infectologia Emílio Ribas. Médico Preceptor da Enfermaria de Clínica Médica do Hospital Municipal
Universitário de São Bernardo do Campo da Faculdade de Medicina do ABC. Médico do Serviço de Infectologia do Hospital Estadual Santo André.

José Luiz Pelegrino

Biólogo, MSc. Departamento de Virologia, Membro do Centro Colaborador de la OPS/OMS para El Estudio del Dengue y su Vector. Coordenador de Investigações Científicas do Instituto de Medicina Tropical Pedro Kourí.

Juliana Sato

Mestre em Ciências (Otorrinolaringologia) – Departamento de Otorrinolaringologia e Cirurgia de Cabeça e Pescoço da Universidade
Federal de São Paulo, Escola Paulista de Medicina – UNIFESP-EPM.

Jussara Marcondes Machado

Professora Adjunta do Departamento de Doenças Tropicais e Diagnóstico por Imagem da Faculdade de Medicina de Botucatu – UNESP.

Juvencio José Duailibe Furtado

Médico Infectologista. Chefe do Serviço de Infectologia do Hospital Heliópolis de São Paulo. Professor da Disciplina de Infectologia da Faculdade de Medicina do ABC, Santo André.

Karyne Freitas Barbosa

Médica da Unidade de Diabetes do Hospital das Clínicas da Faculdade de Medicina da Universidade de São Paulo – HCFMUSP. Pós-graduanda da Disciplina de Endocrinologia do Hospital das Clínicas da FMUSP.

Leandro Botelho Hanna

Cirurgião-dentista. Especialista em Estomatologia pelo Centro de Estudos e Pesquisas em Estomatologia do Hospital Heliópolis de São Paulo. Mestre em Cirurgia e Traumatologia Bucomaxilofaciais pela Faculdade de Odontologia da Universidade de São Paulo.

Luis Alberto Turatti

Médico da Unidade de Diabetes do Hospital das Clínicas da Faculdade de Medicina da Universidade de São Paulo – HCFMUSP. Doutor em Endocrinologia pela FMUSP.

Luiz Alberto Costa Barra

Médico Infectologista da 1a Unidade de Internação do Instituto de Infectologia Emílio Ribas, São Paulo.

Luiz Jacintho da Silva

Professor da Disciplina de Infectologia do Departamento de Clínica Médica, FCM – Unicamp

Luiz Tadeu Moraes Figueiredo

Professor Titular do Departamento de Clínica Médica da Faculdade de Ciências Médicas da Universidade de Campinas – UNICAMP. Superintendente da Superintendência de Controle de Endemias, Sucen, da Secretaria Estadual da Saúde de São Paulo. Membro da Comissão Assessora Permanente em Imunizações da Secretaria Estadual da Saúde de São Paulo.

Luiza Keiko Matsuka Oyafuso

Médico Dermatologista. Chefe do Serviço de Dermatologia do Instituto de Infectologia Emílio Ribas, São Paulo.

Lurdes Santos

Professora Auxiliar da Faculdade de Medicina do Porto, Portugal. Chefe do Serviço de Doenças Infecciosas do Hospital de São João, Porto. Responsável pela Unidade de Cuidados Intensivos do Serviço. Especialista pela Ordem dos Médicos em Infectologia e em Medicina Intensiva.

Manoel Reinardo Schmal

Médico Patologista Clínico. Professor Doutor da Disciplina de Doenças Infecciosas e Parasitárias da Universidade Federal de São Paulo – UNIFESP-EPM. Médico do Instituto de Infectologia Emílio Ribas, São Paulo.

Marcelo Eduardo Moreira Goulart

Chefe do Serviço de Doenças Infecciosas e Parasitárias do Hospital Naval Marcílio Dias. Mestre em Doenças Infecciosas e Parasitárias pela Universidade Federal do Rio de Janeiro – UFRJ. Professor Adjunto da Disciplina de Doenças Infecciosas e Parasitárias da Faculdade de Medicina de Valença. Membro da Diretoria da Sociedade de Infectologia do Estado do Rio de Janeiro.

Marcelo Luiz Abramczyk

Doutor em Pediatria pela Universidade Federal de São Paulo – UNIFESP-EPM. Médico da Infectologia Pediátrica da Universidade Federal de São Paulo. Médico no Hospital Israelita Albert Einstein – Unidade Alphaville.

Marcelo Simão Ferreira

Professor Titular de Doenças Infecciosas da Universidade Federal de Uberlândia, Minas Gerais.

Maria Aparecida Shikanai Yasuda

Professora Titular do Departamento de Moléstias Infecciosas e Parasitárias da Faculdade de Medicina da Universidade de São Paulo – FMUSP. Diretora Técnica da Divisão de Clínica de Moléstias Infecciosas e Parasitárias do Hospital das Clínicas – HCFMUSP. Responsável pelo Laboratório de Imunologia do HCFMUSP.

Maria Esperança Mello Sayago

Cirurgiã-dentista. Especialista em Endodontia pela Associação Brasileira de Endodontia de São Paulo. Mestre em Endodontia pela
Universidade Paulista. Professora Titular da Disciplina de Endodontia da Universidade Bandeirante de São Paulo. Coordenadora do Curso de Especialização em Endodontia das Faculdades Unidas do Norte de Minas – Campus Manaus.

Maria G. Guzman

M.D., Ph.D., DrSc., Chefe do Departamento de Virologia. Diretor do Centro Colaborador de la OPS/OMS para el Estudio del Dengue y su Vector, Instituto de Medicina Tropical Pedro Kourí.

Maria Luiza Moretti

Professora Titular da Disciplina de Infectologia da Faculdade de Ciências Médicas da Universidade de Campinas – UNICAMP.

Maria Sueli Parreira de Arruda

Professora-assistente Doutora do Departamento de Ciências Biológicas da Faculdade de Ciências de Bauru – UNESP.

Marília de Abreu Silva

Professora Adjunta da Universidade do Rio Janeiro – UNIRIO. Membro da Diretoria da Sociedade Brasileira de Infectologia e da Sociedade de Infectologia do Estado do Rio de Janeiro.

Marinela Della Negra

Professora Adjunta da Faculdade de Ciências Médicas da Santa de São Paulo. Supervisora da 6ª Unidade de Internação do Instituto de Infectologia Emílio Ribas, São Paulo.

Marisa Virginia de Simone Campéas

Médica Neonatologista do Hospital e Maternidade Leonor Mendes de Barros de São Paulo. Diretora da Unidade Básica de Saúde Chora Menino, Distrito de Saúde de Santana da Prefeitura Municipal de São Paulo.

Melissa Rodrigues de Lara

Docente e Coordenadora Auxiliar dos Cursos de Graduação e Pós-graduação de Enfermagem da Universidade Paulista – UNIP.

Moysés Mincis

Professor Titular da Disciplina de Gastroenterologia da Universidade Federal de São Paulo, Escola Paulista de Medicina – UNIFESP-EPM. Professor Titular da Disciplina de Gastroenterologia da Faculdade de Ciências Médicas de Santos.

Pedro Luiz Martins Pinto

Cirurgião-dentista. Especialista em Periodontia pela Faculdade de Odontologia da Universidade Paulista. Mestre em Endodontia pela Faculdade de Odontologia da Universidade Paulista. Professor-assistente do Curso de Especialização em Endodontia das Faculdades Unidas do Norte de Minas – Campus Manaus.

Pedro Luiz Tauil

Professor Adjunto da Faculdade de Medicina, área de Medicina Social da Universidade de Brasília – UnB.

Pedro Almirall Carbonell

Especilista en primer grado de Medicina Interna. Master en Epidemiología. Profesor Auxiliar Facultad de Ciencias Médicas Manuel Fajardo, Habana, Cuba.

Raul E. Istúriz

Ex-presidente Fundador da Infectious Disease Society of Venezuela. Presidente da Pan American Association for Infectious Diseases. Ex-presidente da International Society for Infectious Diseases (ISID).

Regina Célia de Menezes Succi

Professora Adjunta do Departamento de Pediatria da Universidade Federal de São Paulo, Escola Paulista de Medicina – UNIFESP-EPM. Presidente do Departamento de Infectologia da Sociedade Brasileira de Pediatria.

Renata Mie Oyama Okajima

Dermatologista com título de especialista pela Sociedade Brasileira de Dermatologia e Associação Médica Brasileira. Médica Colaboradora da disciplina de Dermatologia da Faculdade de Medicina do ABC. Aluna de doutorado no programa de Dermatologia na Universidade de São Paulo.

Reynaldo Dietze

Doutor em Doenças Infecciosas. Coordenador do Núcleo de Doenças Infecciosas. Professor Adjunto da Universidade Federal do Espírito Santo. Associate Professor of Medicine, Duke University.

Ricardo Mincis

Professor Mestre da Disciplina de Gastroenterologia da Faculdade de Ciências Médicas de Santos. Mestre em Gastroenterologia pelo Instituto Brasileiro de Estudos e Pesquisas de Gastroenterologia.

Ricardo Negroni

Professor Doutor e Chefe da Unidade de Micologia do Hospital de Infecciosas Francisco Javier Muñiz, Buenos Aires, Argentina.

Rinaldo Poncio Mendes

Professor Titular da Disciplina de Moléstias Infecciosas e Parasitárias do Departamento de Doenças Tropicais e Diagnóstico por Imagem da Faculdade de Medicina de Botucatu, Universidade Estadual Paulista.

Roberta Schiavon Nogueira

Médico Infectologista da 6ª Unidade de Internação do Instituto de Infectologia Emílio Ribas, São Paulo.

Roberto Martinez

Médico Infectologista. Professor Associado do Departamento de Clínica Médica da Faculdade de Medicina de Ribeirão Preto da Universidade de São Paulo – FMRP-USP, área de Moléstias Infecciosas.

Rodrigo Mincis

Acadêmico do Centro Universitário São Camilo.

Rubens Belfort Jr.

Professor Titular do Departamento de Oftalmologia da UNIFESP. Presidente da SPDM.

Rui Sarmento e Castro

Chefe de Serviço de Doenças Infecciosas. Director Clínico do Hospital de Joaquim Urbano, Porto, Portugal. Professor-associado Convidado da Escola de Ciências da Saúde da Universidade do Minho, Portugal.

Sergio Luis Funari

Mestre em Ciências em Saúde Coletiva pelo Instituto de Saúde da Secretaria de Estado da Saúde do Estado de São Paulo. Cirurgião-dentista do Departamento de Saúde Bucal do Instituto de Infectologia Emílio Ribas, São Paulo.

Shirley Shizue Nagata Pignatari

Professora Adjunta do Departamento de Otorrinolaringologia e Cirurgia de Cabeça e Pescoço. Chefe da Disciplina de Otorrinolaringologia Pediátrica – UNIFESP-EPM.

Sílvia Regina Catharino Sartori Barraviera

Professora-assistente Doutora do Departamento de Dermatologia e Radioterapia da Faculdade de Medicina de Botucatu – UNESP. Diretora do Centro de Estudos de Venenos e Animais Peçonhentos da UNESP.

Silvia Regina Marques

Médica Assistente da Quarta Unidade de Internação do Instituto de Infectologia Emílio Ribas, São Paulo. Mestre em Ciências na Área de Infectologia em Saúde Pública. Coordenação dos Institutos de Pesquisa da Secretaria da Saúde do Estado de São Paulo.

Silvio Alencar Marques

Livre-docente do Departamento de Dermatologia e Radioterapia da Faculdade de Medicina de Botucatu – UNESP.

Tuba Milstein Kuschnaroff

Professora Titular de Moléstias Infecciosas e Parasitárias da Faculdade de Ciências Médicas da Santa Casa de São Paulo. Médica e Ex-diretora Clínica do Instituto de Infectologia Emílio Ribas, São Paulo.

Valeria Petri

Professora Titular da Disciplina de Dermatologia Infecciosa e Parasitária do Departamento de Dermatologia da Escola Paulista de Medicina da Universidade Federal de São Paulo – UNIFESP-EPM.

Walter Tavares

Professor das Disciplinas de Doenças Infecciosas e Parasitárias do Curso de Medicina do Centro Universitário Serra dos Órgãos – UNIFESO, Teresópolis, RJ; do Curso de Medicina do Centro Universitário de Volta Redonda – UNIFOA, Volta Redonda, RJ; do Curso de Medicina da Universidade Gama Filho – UGF, Rio de Janeiro, RJ; do Curso de Medicina da Universidade Severino Sombra, Vassouras, RJ. Professor Titular (aposentado) das Disciplinas de Doenças Infecciosas e Parasitárias das Faculdades de Medicina da Universidade Federal Fluminense – UFF e da Universidade Federal do Rio de Janeiro – UFRJ. Mestre e Doutor em Doenças Infecciosas e Parasitárias pela UFRJ. Diploma em Tropical Medicine & Hygiene (DTM&H) pela Liverpool School of Tropical Medicine, University of Liverpool. Membro Titular da Academia Nacional de Farmácia.

Zaira Araújo Silva

Enfermeira pela Universidade Nove de Julho – UNINOVE. Especialização em Comissão de Controle de Infecção Hospitalar (CCIH) pela UNIFESP.

Prefácio à 2ª Edição

A Infectologia é uma especialidade médica que assumiu destaque a partir dos primeiros casos diagnosticados de Aids. Refiro-me aos primórdios da década de oitenta. Um outro fato, de grande relevância, foi a doença e morte do Presidente Tancredo Neves, quando muito se discutiu a respeito de infecção hospitalar, germes multi-resistentes e novos antimicrobianos.

A partir de 1985, ganhou vulto as afecções em pacientes imunodeprimidos, em especial, os transplantados de órgãos.

Surgiram os surtos, as pandemias, conheceu-se a verdadeira amplitude e gravidade das hepatites virais. A especialidade foi se ampliando, os infectologistas perceberam a importância da atualização e da busca de novos conhecimentos.

De outra forma, as novidades trouxeram novas oportunidades de trabalho, ensino e pesquisa, possibilitando a muitos de nós participações em consensos e até na discussão de políticas públicas.

Baseado nisto tenho a grata satisfação de prefaciar um novo livro em nossa especialidade. Sergio e Benjamin são amigos que conheço há anos e, de grande respeitabilidade dentro da comunidade científica e médica. Ambos têm com paradigmas de vida a vontade do aprendizado e a constante interação com alunos e médicos. Sergio, incansável e dedicado médico no Instituto de Infectologia Emilio Ribas, participa com entusiasmo de assuntos associativos, além do ensino a alunos de graduação, residentes e alunos cursando a Pós-Graduação. Benjamin, há tempos professor em respeitadas escolas de medicina, participou na formação de gerações de profissionais. Muitos deles participam dessa obra com competência, carinho e dedicação, até como forma de homenagear o Professor.

Esta obra galga uma nova edição, a segunda, com a colaboração de inúmeros pesquisadores dos mais relevantes serviços de Infectologia nacional e internacional. Todos os colaboradores gozam de prestigio e ajudaram os editores sabendo da necessidade da atualização competente.

O livro é voltado a alunos da graduação, residentes, pós graduandos e médicos que querem se aprofundar na especialidade. Apresenta contribuição significativa, com aplicabilidade clínica para o cotidiano do infectologista.

A obra não pretende esgotar todos os tópicos da especialidade e, sim trazer a tona à atualização competente, compatível com a atual realidade brasileira.

Tenho convicção que essa obra possa contribuir, diretamente, com o ensino e a pesquisa da Infectologia brasileira
Desejo a todos uma boa leitura,

Prof. David Everson Uip
Diretor Técnico do Instituto de
Infectologia Emílio Ribas

São Paulo, Agosto de 2011

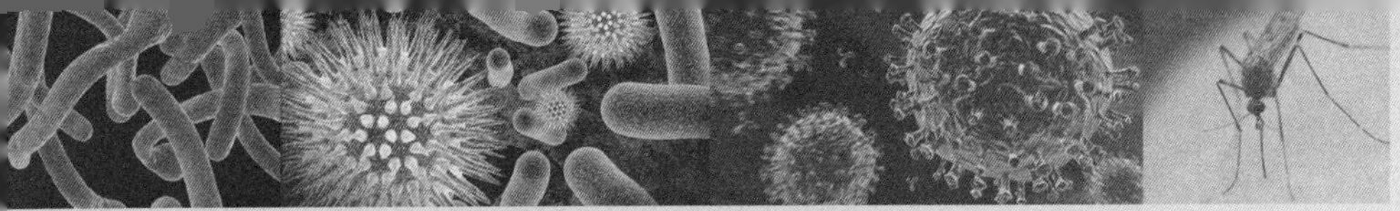

Prefácio à 1ª Edição

Esta não é mais uma obra do acaso. Benjamin e Sérgio Cimerman pertencem ao tipo humano que persegue objetivos claros, éticos, desenvolvendo sempre seu potencial na busca de beneficiar seus semelhantes. Conheço bem os editores da obra. Benjamin, com sua sólida formação humanística e técnica, e Sérgio, com sua incrível dinâmica de atuação no campo médico e associativo. Ambos oferecem o substrato para a elaboração desta excelente edição. Sinto-me honrado em poder recomendá-los.

A conduta médica resulta de múltiplos fatores. Alguns intrínsecos ao profissional que assiste seu paciente. Eles decorrem da extensão e profundidade do conhecimento técnico-científico, da postura ética, do bom senso, do equilíbrio na avaliação risco-benefício e custo-benefício, e de fatores imponderáveis de cada relação médico-paciente no campo psicoemocional, sociocultural e muitos etcéteras. Outros fatores dizem respeito a condutas ditas "consensuais", as quais resultam de proposições sugeridas pela literatura contemporânea de cada região geográfica, diversidade de recursos estruturais na assistência médica, aceitação bioética dos procedimentos propedêuticos, terapêuticos e profiláticos. Por vezes ocorrem centenas de "consensos" relatados a indicar a ausência de um verdadeiro consenso.

Pois, nesse emaranhado de situações em que vive o médico no seu mister diário, quiseram os autores reunir um grupo de elite em cada subespecialidade da infectologia para expor suas sugestões gerais de condutas. Trata-se de um grupo selecionado e respeitado na área médica e muitos na área acadêmica, os quais possuem excelente *background* para respaldar suas indicações de condutas. Todas respeitáveis. Todas recomendáveis.

Méritos incontáveis aos autores. Aplausos aos editores.

São Paulo, agosto de 2004
Roberto Focaccia

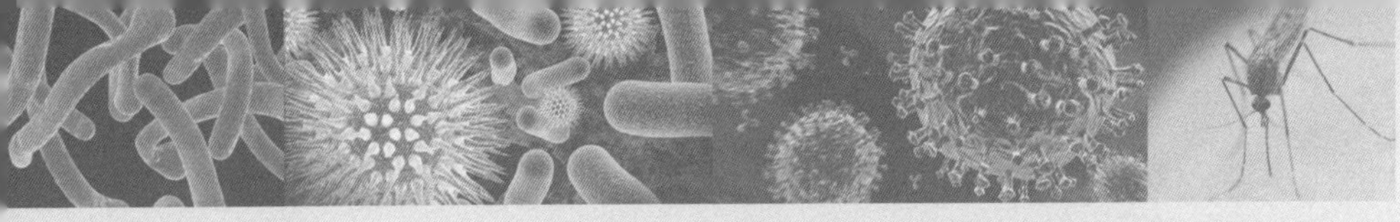

Sumário

Parte 1 – Generalidades

Parte 2 – Doenças Causadas por Vírus

Parte 3 – Doenças Causadas por Bactérias

Parte 4 – Doenças Causadas por Parasitas

Parte 5 – Doenças Causadas por Fungos

Parte 6 – Síndromes Clínicas e Miscelâneas

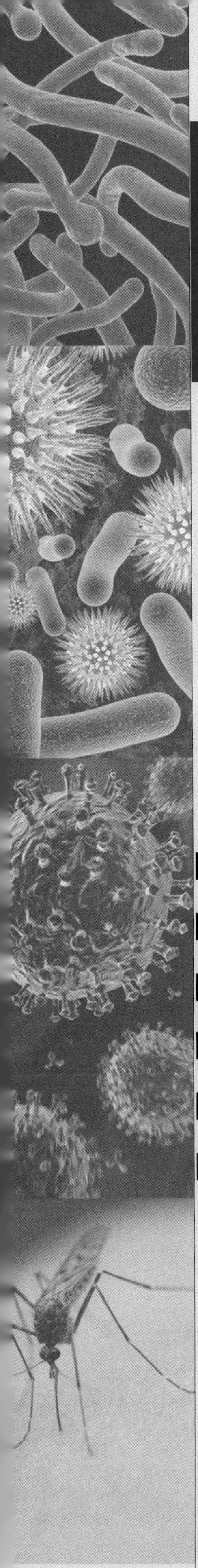

PARTE 1

Generalidades

RESUMO DOS CAPÍTULOS

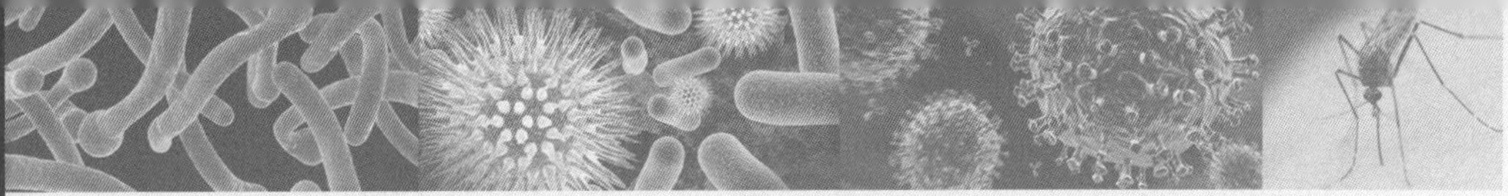

1 Visão Geral do Laboratório em Infectologia

Manoel Reinardo Schmal

INTRODUÇÃO

Nas últimas décadas houve um imenso progresso no diagnóstico laboratorial devido ao desenvolvimento das diversas ciências da vida, tais como a biologia, a biofísica e a bioquímica, associado ao grande avanço no estudo de fenômenos naturais. Isso propiciou um avanço tecnológico aplicado em diferentes técnicas laboratoriais que, consequentemente, ajudaram a aperfeiçoar o diagnóstico em diversas especialidades clínicas, incluindo a infectologia. Assim, houve a possibilidade de detecção de diversos analitos em quantidades muito ínfimas na grandeza de picogramas (10^{12}) ou menores. Algumas descobertas foram essenciais para o desenvolvimento do diagnóstico laboratorial, entre as quais podem ser citadas a técnica de obtenção de anticorpos monoclonais, o desenvolvimento do imunoensaio em todas as suas fases, a utilização do *laser*, a descoberta de enzimas de restrição e o aperfeiçoamento de outras técnicas de biologia molecular, como a amplificação da sequência de nucleotídeos (PCR). Diversos métodos laboratoriais amplamente empregados há mais de 40 anos são já considerados de um passado histórico, obsoletos e que caíram completamente em desuso, devido à sua falta de sensibilidade, especificidade e, às vezes, por seu empirismo ou complexidade técnica na sua execução. Atualmente, a maioria dos laboratórios clínicos trabalha com equipamentos automatizados, de alta tecnologia, que permitem o processamento de maior quantidade de amostras com menor volume de fluidos biológicos com maior rapidez, melhor desempenho, diminuindo o erro humano por equívocos na pipetagem, troca de amostras e leitura errônea, beneficiando, assim, o usuário final e o solicitante dos exames de laboratório. Mas, existem diversos exames laboratoriais que, com o correr do tempo, ainda são amplamente utilizados em infectologia e, às vezes, ainda considerados insubstituíveis, como o método de coloração de Gram (1893), ou outros métodos diagnósticos também antigos, entre eles a reação de VDRL e ASLO. Existe atualmente em situações de emergência, à beira de leitos ou em consultórios, a tendência a se realizar testes com dispositivos (*point of care testing*) para realizar o diagnóstico de uma determinada doença infecciosa e, então, poder adotar conduta terapêutica adequada ou medidas profiláticas ou de interesse epidemiológico. Deve-se ter muito cuidado na interpretação desses testes, que podem dar resultados ambíguos ou falsamente positivos e negativos, e que dependem da experiência do executante bem como da qualidade dos sistemas de diagnóstico.

Algumas doenças infecciosas possuem quadros clínicos bem característicos, inclusive associados a antecedentes epidemiológicos, cujo diagnóstico se torna mais fácil. É bom lembrar que doenças exantemáticas, de diagnóstico mais raro, tornaram-se mais frequentes quando algumas doenças infecciosas foram praticamente erradicadas pela vacinação da população. Como exemplo, temos as doenças exantemáticas mais frequentes como a erradicação do sarampo. Diversas doenças infecciosas têm um largo espectro de sintomas e sinais clínicos de diversas síndromes clínicas. Muitas vezes há também a ocorrência de diversas doenças infecciosas com praticamente uma síndrome clínica. Como exemplo, podemos citar as várias infecções respiratórias que podem ser originárias tanto de agentes infecciosos virais quanto bacterianos, fúngicos ou parasitários. Convém lembrar que ocorrem quadros atípicos de doenças infecciosas com sintomatologia frustra ou modificada, em decorrência de vacinação prévia que já perdeu a eficácia ou à qual o hospedeiro não apresentou resposta imunitária eficiente. Pacientes imunodeprimidos por diversos fatores, como prematuridade, senilidade, desnutrição severa, doenças crônicas, imunossupressão química ou decorrente de síndromes de imunodeficiência congênita ou adquirida, poderão ter quadro clínico de doenças infecciosas diferente do de indivíduos normais. Lembremo-nos da existência de doenças emergentes ou reemergentes decorrentes de diversos fatores como mutação no agente etiológico, alterações ambientais, globalização, bioterrorismo, entre outras causas que deverão ser identificadas rapidamente, para as quais devem ser tomadas medidas curativas e de contenção. Pelos diversos fatores anteriormente citados, é impensável prescindir o uso do laboratório para identificação do agente etiológico pelos diversos recursos técnicos que o laboratório fornecerá, como ajuda para diagnóstico, tratamento e profilaxia na área da Infectologia.

OBJETIVOS

A utilização dos exames laboratoriais em Infectologia, bem como em outras especialidades médicas, não substitui a história e o exame laboratório clínico do paciente, bem como os antecedentes pessoais, familiares ou epidemiológicos na realização do diagnóstico da doença infecciosa, mas é considerada um elemento complementar para efetuar ou confirmar o diagnóstico, bem como fornecer subsídios para a orientação terapêutica e controle evolutivo do paciente.

Os exames laboratoriais nas doenças infecciosas e parasitárias são utilizados para:

- definir os sistemas, órgãos ou líquidos biológicos comprometidos pela doença infecciosa;
- avaliar o paciente do ponto de vista hidroeletrolítico e metabólico;
- auxiliar na interpretação de alterações inespecíficas peculiares a doenças infecciosas agudas, tais como alterações hematológicas, que comumente ocorrem em doenças bacterianas e virais agudas; e dosagem quantitativa de analitos de proteínas de reação de fase aguda, que geralmente estão alteradas em processos infecciosos e inflamatórios agudos, como pré-albumina, α-glicoproteína ácida, β_2 microglobulinas, proteína C reativa (PCR), TNF (fator de necrose tumoral), interleucinas, fatores de coagulação etc.;
- fornecer dados relevantes para o controle da evolução clínica e prognóstico do paciente infectado, e informações sobre o estado imune do doente pela realização de fenotipagem linfocitária e pela detecção de marcadores antigênicos, e sua quantificação quando possível;
- objetivar diagnóstico etiológico das infecções clínicas, assim como fornecer, quando possível, subsídios para a terapêutica adequada para a cura clínica ou microbiológica.

DIAGNÓSTICO ETIOLÓGICO

É conseguido pela descoberta do agente causador da doença ou infecção em paciente com suspeita de doença infecciosa. Para isso, devemos considerar os fatores pré-analíticos que poderão nos ajudar na pesquisa do agente causador dessa doença, tais como antecedentes epidemiológicos, vigência de surto epidêmico, contato com doentes, animais, vetores, viagens, condições de habitação, alagamentos, alimentos suspeitos de estarem contaminados, uso de medicamentos etc.

Amostra

O sucesso do isolamento do agente causador da doença infecciosa depende das condições da amostra, do seu manuseio, dos meios de transporte, armazenamento, bem como da fase clínica da infecção. As amostras de líquidos biológicos estéreis deverão ser coletadas em frascos estéreis e, conforme a suspeita de bacteremia, de infecções por bactérias anaeróbias, fungemia ou viremia, deverão ter procedimentos especiais de coleta. Amostras de regiões do organismo não estéreis deverão ser semeadas em meios apropriados contendo inibidores para favorecer o crescimento do microrganismo que se queira identificar. Convém sempre consultar manuais de coleta de amostras microbiológicas ou pedir informações ao laboratório de apoio. Além da coleta correta, dependem do sucesso na obtenção de um diagnóstico o transporte e a conservação da amostra em meios de transportes adequados, a conservação desta amostra clínica em ótimas condições e a chegada rápida do material a ser examinado ao laboratório.

Um fator técnico que deve ser observado, além de precisão, exatidão, reprodutibilidade, sensibilidade e especificidade analítica dos elementos a serem pesquisados, é a análise clínica dos testes laboratoriais empregados, que compreende a sensibilidade e especificidade clínica ou diagnóstica.

Sensibilidade clínica

A sensibilidade clínica de um teste é a proporção de casos positivos de um total de pessoas que têm uma determinada doença. A frequência de resultados positivos de um total de casos da doença é conhecido como resultado verdadeiramente positivo (VP) e é expresso em porcentagem. Os resultados negativos dos casos positivos de doença são conhecidos como falso-negativos (FN). A fórmula para a expressão de sensibilidade em porcentagem é: % = (VP/VP + FN) × 100.

Especificidade clínica

A especificidade clínica de um teste é a proporção de valores negativos de um total de pessoas sem uma determinada doença. A frequência de resultados negativos de um total de casos livres da doença é conhecido como resultado verdadeiramente negativo (VN) e é expresso em porcentagem. Os resultados positivos dos casos livres de doença são conhecidos como falso-positivos. Especificidade em % = (VN/VN + FP) × 100.

Valor preditivo positivo

O valor preditivo positivo (VPP) de um teste é definido como a probabilidade de um paciente com um teste positivo apresentar a doença.

Valor preditivo negativo

O valor preditivo negativo (VPN) de um teste é definido como a probabilidade de um paciente com um teste negativo estar isento da doença.

Método direto

Como o isolamento do microrganismo pode demorar muito tempo, para realizar o diagnóstico de certeza devemos usar métodos diretos que poderão dar uma ideia ou, às vezes, o provável diagnóstico do processo infeccioso.

Baseia-se na visualização do agente etiológico diretamente da amostra clínica. Em geral, coloca-se o material biológico na lâmina de vidro ou realiza-se um esfregaço, utilizando-se um sistema óptico para visualização direta do agente etiológico que, na maioria das vezes, é realizada em microscópio normal. O material a fresco colocado em lâmina poderá ser visualizado em campo escuro para detecção de espiroquetas ou espirilos na amostra. Quando se examinam estruturas maiores, utilizamos lupa invertida apropriada. Normalmente empregam-se métodos de coloração, dependendo da suspeita clínica. Como exemplo veja a Tabela 1.1.

- **Vantagens do método**: orientação rápida para o diagnóstico, terapêutica e medidas profiláticas de saúde coletiva.

- **Desvantagens**: em geral, falta de sensibilidade, pois no caso de microrganismos pequenos, deverá haver uma concentração muito grande deles para serem visualizados em campo microscópico de grande aumento (concentração maior que 10^5 bactérias por mL). A especificidade diagnóstica somente é boa com estruturas mais nítidas, como no caso de protozoários e metazoários, que poderão ser mais bem visualizados em pequeno e médio aumento ou com lupa, ou de alguns tipos de vírus em microscopia eletrônica.

Identificação do agente etiológico

Para se identificar o agente etiológico causador de doença infecciosa, é necessário isolá-lo para possível identificação posterior por métodos bioquímicos, ópticos, imunológicos, moleculares, entre outros. Inicialmente, dependendo se o microrganismo foi isolado de áreas do corpo não estéreis, é necessário saber se o mesmo microrganismo não é patogênico e faz parte da flora normal do indivíduo. Em líquidos estéreis, como líquor, sangue, urina etc., o isolamento de um microrganismo é significativo, isto é, afastando-se hipótese de contaminação da amostra clínica processada. Classicamente, o diagnóstico de uma doença infecciosa deve preencher os postulados de *Koch,* ou seja, o agente microbiano deve ser observado nas lesões em caso de doença, cultivado e subcultivado em meios de cultura artificiais e reproduzir a doença quando inoculado em animal de experimentação suscetível. Esse critério não é mais absoluto, pois existem microrganismos que não são cultiváveis e não reproduzem a doença em animal de experimentação. Pela identificação de sequências gênicas específicas de microrganismos, por técnicas de biologia molecular, consegue-se confirmar o diagnóstico de agentes causadores de doença, outrora não identificados. O isolamento de agente infeccioso causador de doença clínica é obtido pelo cultivo da amostra em meio de cultura adequado e deverá ser orientado de acordo com a suspeita de doença. Assim, o médico deverá fornecer dados para o diagnóstico laboratorial, pois os procedimentos para pesquisa de bactérias aeróbias, anaeróbias, leveduras, fungos, vírus e outros agentes infecciosos não são universais e são peculiares para cada grupamento. Dados epidemiológicos e de estádio da doença clínica são fundamentais. Assim, fatores como o tempo de incubação, temperatura, pH, osmolaridade, atmosfera, aditivos, inibidores enzimáticos e antibióticos do meio de cultura, soluções salinas ou linhagens celulares empregadas devem ser rigorosamente observados para se obter êxito nesse intento. A vantagem do cultivo, desde que se obtenha resultados positivos nos diversos tipos de amostras clínicas, tais como sangue total, plasma, líquor, urina, transudatos, exsudatos, secreções, fezes, biópsia e outros, e que sejam preenchidos quando possível preceitos anteriormente referidos, é o diagnóstico de certeza da doença. A cultura de microrganismos, quando eficientemente efetuada, é altamente sensível e específica. A desvantagem é que a cultura da amostra, dependendo do agente etiológico e do método de cultivo, pode ser muito morosa para se tomar uma conduta terapêutica, quando necessário. A positividade depende também da concentração de microrganismos na amostra analisada.

Tabela 1.1 Métodos de coloração comumente empregados em infectologia.

Método	Finalidade
Coloração de Gram	Diferenciar bactérias por morfologia e coloração
Método de Ziehl-Nielsen	Detectar bacilos álcool-ácido-resistentes
Auramina-rodamina	BAAR por autofluorescência
Alaranjado de acridina (AO)	Bactérias em sangue por autofluorescência
Lugol	Protozoários e metazoários
KOH a 10%	Fungos
Coloração de Giemsa	Protozoários em sangue e inclusões virais
Azul de toluidina	Pesquisa de pneumocistose em secreção
Azul de metileno	Leucócitos em fezes e secreções
Método de Albert	Corpúsculos metacromáticos
Tinta da China	Cápsula em criptococo
Imunofluorescência direta	Bactérias, leveduras, vírus
Microscopia eletrônica	Morfologia de partículas virais

Métodos indiretos

Detecção antigênica: em virtude da demora em se realizar o diagnóstico devido ao tempo maior necessário para se obter um resultado da cultura, e da impossibilidade de se obter resultado pelo método direto de identificação do microrganismo responsável pela doença, em razão da baixa concentração deste ou pela ausência do mesmo devido ao uso de antibióticos ou outros fatores (como a conservação ou transporte deficiente do material para estudo, ou estágio mais tardio da doença clínica quando o isolamento do agente infeccioso se torna mais difícil), podemos ainda encontrar antígenos ou metabólitos produzidos por esses microrganismos ou partes de suas estruturas moleculares, que poderão fornecer subsídios valiosos para o diagnóstico do agente infectante. Nessas condições, recomenda-se o uso de testes rápidos e de fácil execução à beira do leito, extremamente rápidos e de sensibilidade e especificidade geralmente elevadas. Para a detecção de antígenos de agentes infecciosos em amostras clínicas, os testes mais utilizados são reações de aglutinação, precipitação e a imunofluorescência direta e o *imunodot*. Os testes de eleição de mais simples execução são as reações imunológicas de aglutinação de partículas, como látex, gelatina, hemácias, sensibilizadas com anticorpos.

- **Teste do látex**: caracteriza-se por partículas de látex revestidas de anticorpos específicos para o antígeno que se quer demonstrar existente na amostra. Misturando-se o anticorpo específico para determinado antígeno ligado ao látex com a amostra clínica em uma lâmina, verificamos reação de aglutinação observada visualmente, quando há reação antígeno-anticorpo.
- **Teste de coaglutinação**: é constituído de "proteína A" da parede de cepa de estafilococos ligada a anticorpo específico pela fração cristalizável da imunoglobulina. Neste teste também se observa visualmente reação

de aglutinação quando há reação antígeno-anticorpo. As reações de precipitação mais comuns são os testes de difusão simples ou dupla, imunodifusão radial e a contraimunoeletroforese (CIE). Nas reações de precipitação, o encontro do antígeno (amostra clínica) com anticorpo específico em uma placa de agarose resulta em uma reação de precipitação visível e identificada a olho nu.

- **Contraimunoeletroforese (CIE)**: este método já foi muito utilizado, porém, é mais complexo, pois caracteriza-se por uma reação de precipitação sob a corrente elétrica. Tem a desvantagem da necessidade de técnica de execução complexa, aparelhagem específica e maior quantidade de anti-soros e amostra. Nesse teste, quando a reação é positiva, temos uma linha de precipitação no encontro do antígeno da amostra com o anticorpo soro-específico, observada visualmente quando há reação antígeno-anticorpo.
- **Reação de imunofluorescência direta (IFD)**: a amostra é fixada em lâmina e o anticorpo específico é conjugado a um material fluorescente, geralmente fluoresceína. Se houver encontro do antígeno da amostra com o anticorpo soro-específico, é exibida fluorescência de estruturas celulares, observada em microscópio fluorescente quando há reação antígeno-anticorpo. Quando o conjugado é a peroxidase, a reação é feita pela revelação da enzima com substrato precipitante e poderá ser observada em microscópio óptico comum.
- **Imunodot** ou **Imunocromatografia**: o anticorpo ou proteína específica de um agente etiológico é fixado em uma membrana plástica, geralmente nitrocelulose ou dispositivo plástico com filtros. Aplica-se a amostra clínica sobre a membrana e, a seguir, um anticorpo conjugado a uma enzima, fazendo-se, em seguida, a revelação com substrato precipitante. Se houver reação antígeno-anticorpo, a área aplicada da membrana ficará corada, sendo facilmente evidenciada. Outro método também utilizado é o teste de Elisa indireto. Desvantagens dos métodos indiretos são a sensibilidade dependente da quantidade de antígenos e a especificidade diminuída, em razão da qualidade do anticorpo, das reações cruzadas entre diversos antígenos, e condições da amostra clínica, como a quantidade de proteínas e enzimas proteolíticas, entre outros fatores interferentes.

Pesquisa de anticorpos por métodos imunológicos ou sorológicos

Os testes sorológicos são utilizados para confirmar uma doença infecciosa indiretamente, quando o agente etiológico não pode ser observado por método direto ou cultivado para realizar o diagnóstico de certeza. Também podem diferenciar uma infecção primária de uma secundária pelo perfil das imunoglobulinas encontradas. Auxiliam no diagnóstico de infecção congênita e neonatal. São úteis no controle evolutivo de uma infecção e para demonstrar cronicidade de uma infecção pela persistência de antígenos. Estudos epidemiológicos de incidência e prevalência de infecções clínicas e subclínicas em grupos populacionais são de estimado valor. Permitem verificar a eficácia de imunizações em saúde coletiva ou em indivíduos de diferentes grupos etários. Em casos de infecções assintomáticas, imunossupressão por doença ou por agentes terapêuticos, bem como em transplantes de órgãos, a determinação de anticorpos de doenças oportunistas é essencial para controle profilático e terapêutica adequada. Para a detecção de anticorpos produzidos pela infecção do antígeno causador da doença clínica são empregados diversos tipos de testes imunológicos dependentes da facilidade de uso, número de amostras a serem testadas, sensibilidade e especificidade dos mesmos e a habilitação tecnológica de se elaborar antígenos específicos para o anticorpo a ser testado ou quantificado, quando possível. O teste mais antigo para estudo sorológico de doença infecciosa é a "reação de Widal" para diagnóstico sorológico da febre tifoide, criado na última década do século XIX. Consistia em reação de aglutinação direta, na qual o carreador da reação era a própria bactéria *Salmonella tiphy* com antígenos físico-quimicamente tratados, que reagiam com o soro de paciente seriadamente diluído em diversas concentrações padronizadas. A maior diluição em que ocorria aglutinação de partículas era considerada título de anticorpos presentes. Os testes sorológicos mais comumente utilizados, aqui descritos resumidamente, são: *reações de aglutinação direta*, cujo exemplo foi citado anteriormente, quando os antígenos pertencem ou ocorrem em células de agentes infecciosos ou em hemácias; *reação de aglutinação indireta,* quando os carreadores de antígenos podem ser: partículas de poliestireno (látex), hemácias naturais ou tratadas quimicamente de diversas espécies de animais, gelatina, bentonita etc., que na presença de anticorpos específicos demonstram aglutinação de partículas visíveis a olho nu ou em microscopia ótica; *reações de precipitação*, que compreendem os métodos de imunodifusão simples, dupla e radial, CIE, entre outros, e nessas reações, o antígeno solúvel se encontra com o anticorpo, formando banda de precipitação; *testes de floculação,* uma reação de precipitação com propriedades de aglutinação, formando, na reação antígeno-anticorpo, grumos e precipitados de partículas finas, sendo o antígeno da reação não solúvel, como por exemplo VDRL e RPR; *reações de fixação de complemento* (RFC), que já foram muito usadas antigamente, mas são ainda valiosas para o diagnóstico de certos vírus respiratórios e enterovírus. É um teste composto por duas fases, sendo a primeira o sistema teste formado por soro de paciente, antígeno e complemento; e a segunda, pelo sistema indicador constituído por hemácias de carneiro, hemolisina e complemento de cobaia. Se houver anticorpo específico ao antígeno, não se observa hemólise na reação; *reações de neutralização*, principalmente usadas em laboratório de virologia, onde se utilizam anti-soros específicos para determinar ausência de efeito citopático de vírus em linhagens celulares; *reações de inibição de hemaglutinação* (IHA), que se baseia na propriedade de certos vírus produzirem hemólise. Na presença de anticorpos específicos, essa hemólise é inibida; *testes de imunofluorescência ou imunoperoxidase indireta*, quando se fixam células em lâmina e a amostra com anticorpo se liga ao antígeno. Executa-se lavagem da lâmina para eliminação de anticorpos inespecíficos não ligados e adiciona-se, a seguir, antiimunoglobulina humana total ou anti-IgG, IgM ou IgA conjugada a material fluorescente, e analisa-se a existência de fluorescência dessas estruturas na lâmina fixada. No caso de o conjugado ser a peroxidase, a reação é feita pela revelação da enzima com substrato precipitante e poderá ser observada em microscópio óptico comum. Imunoensaios utilizam conjugados marcados com enzimas – *ensaio imunoenzimático* (EIE) –, cujos marcadores da reação podem ser enzimas ELISA (*Enzime Linked Immuno Sorbent Assay*) ou isótopos radiativos para radioimunoensaio (RIA) ou substrato quimioluminescente e fluorogênicos.

O teste **ELISA indireto**, com suas diferentes variações, é, atualmente, o teste preferido para a identificação de anticorpos específicos para determinado agente infeccioso. Sua vantagem é a sua sensibilidade, o uso de pequenas quantidades de amostra clínica e reagentes e a possibilidade de execução de grandes quantidades de amostras clínicas, proporcionando economia de tempo e de custos. Além disso, o teste pode ser completamente automatizado em todas as etapas. É o teste ideal para inquéritos epidemiológicos populacionais. Baseia-se na aplicação de antígeno em suporte de material plástico, geralmente em superfície de cavidades de microplacas ou pérolas de poliestireno. Após lavagem, aplica-se amostra clínica de material biológico e incuba-se à determinada temperatura para haver união de antígeno com anticorpo específico. Novamente procede-se a lavagem para retirada de anticorpos inespecíficos que possam interferir no resultado. Na próxima etapa há adição de antiglobulina humana denominada conjugado, ligada à enzima que frequentemente é a peroxidase ou a fosfatase alcalina. O próximo passo é o emprego de um substrato que reagirá com a enzima. Após a incubação, ocorre uma reação de cor proporcional à quantidade de anticorpos presentes na reação quando se efetua a leitura em leitor de placas a determinado comprimento de onda. Esta reação é expressa em densidade óptica ou absorbância, e comparada a um controle chamado de branco. Por métodos estatísticos (ou outros) calcula-se o valor de corte ou *cut off*, também chamado de limiar de reatividade mínima. Valores acima deste *cut off* são considerados positivos e, abaixo, negativos. Quando a reação de cor for intensa, poderá ser visualizada a olho nu. As variantes do teste são grandes, o que permitiu melhorar o desempenho dos resultados, aumentar a sensibilidade e especificidade dos testes e diminuir o tempo de latência da detecção de imunoglobulinas. Outra variante comum é a detecção do anticorpo por *método competitivo*. Neste, em uma cavidade da placa adiciona-se quantidade conhecida de anticorpo em solução juntamente com a amostra a ser testada. Se houver antígeno presente nessa solução, ele competirá com o anticorpo presente, inibindo a reação deste com o antígeno fixado na cavidade da microplaca, resultando em diminuição ou ausência de reação em caso de positividade do teste. Um teste muito usado para determinação de anticorpos anti-IgM é o *método de captura* para IgM, que consiste na fixação em cavidades de microplacas ou pérolas de anticorpos anti-IgM humano que se ligam ao IgM existente na amostra. A seguir, é adicionado o antígeno e, então, um anticorpo contra o antígeno conjugado à enzima ou outro marcador. Uma das desvantagens do ELISA é que a absorbância não se correlaciona sempre quantitativamente com a taxa de anticorpos. Atualmente o imunoensaio, quando possível, por sua facilidade de execução e pela possibilidade de processar grande número de amostras, e pela possibilidade de automação e sua alta sensibilidade de automação tornou-se o método de escolha para detecção de anticorpos. Considerando-se as doenças infecciosas, que requerem diagnóstico de certeza por sua gravidade e transmissibilidade, e resultado precoce no diagnóstico sorológico para tentar diminuir o período de detecção de anticorpos ou janela imunológica, foram desenvolvidos testes mais sensíveis e específicos. Hoje, para algumas infecções como HIV e outras, a sensibilidade e a especificidade desejáveis é de 100% ou valor próximo. Foram desenvolvidos testes em que houve mudança tecnológica em praticamente todas as suas fases. Assim, em vez de o antígeno ligar-se a pérolas, liga-se a micropartículas de poliestireno para aumentar a superfície de adsorção a anticorpos. Os antígenos são proteínas específicas produzidas por técnica de gene recombinante ou são peptídeos sintéticos. O anticorpo secundário reage especificamente contra o antígeno e é conjugado a um sistema de amplificação tipo avidina-biotina dirigido ao antígeno (a biotina é aderida à superfície da imunoglobulina e tem alta avidez pela avidina conjugada à enzima; já o substrato é quimioluminescente para melhorar a sensibilidade). Assim, o teste clássico de ELISA indireto é chamado de primeira geração. No teste de ELISA de segunda geração, os antígenos são proteínas ou glicoproteínas por gene DNA recombinante e a imunoglobulina conjugada ainda é anti-humana, podendo ser obtida por método amplificado, como anticorpo biotinilado e avidina peroxidase. No ELISA de terceira geração, o suporte do antígeno pode ser melhorado pela ligação antigênica a micropartículas e os antígenos são proteínas por gene recombinante ou sintéticos específicos para os diferentes anticorpos. Estes, quando capturados pelos antígenos, são detectados por proteínas e peptídeos específicos ligados à enzima, e o substrato pode ser quimioluminescente, por ser mais sensível. Testes rápidos para detecção de anticorpos contra HIV ou outros antígenos infecciosos já são comercializados e úteis para orientação em condutas médicas ou terapêuticas de urgência, como por exemplo, em cirurgias de urgência ou início de tratamento antimicrobiano, em que são executados pelo método imunoenzimático.

Imunodot ou **Imunocromatografia**: os antígenos ou proteínas específicos de um agente etiológico são fixados em uma membrana plástica, geralmente nitrocelulose ou dispositivo plástico com filtros. Aplica-se a amostra clínica sobre a membrana e, a seguir, um anticorpo conjugado a uma enzima, fazendo-se, em seguida, a revelação com substrato precipitante. Se houver reação antígeno-anticorpo, a área aplicada da membrana ficará corada, sendo facilmente evidenciada. O teste deverá ser feito no mesmo dispositivo com controles positivos e negativos. A vantagem desses testes é a alta rapidez de execução, com sensibilidade e especificidade comparáveis ao teste de ELISA.

Teste de Western Blot: o material do agente etiológico isolado é submetido à lise por ação de detergente (SDS) e realizada eletroforese em poliacrilamida (PAGE), que separa as proteínas por peso molecular e carga elétrica. Em seguida, esse mesmo material é transferido para tiras de nitrocelulose. Estas são incubadas com soro de paciente e soro controle-positivo com todas as bandas presentes, ligeiramente positivos e negativos. Os anticorpos reagirão com as proteínas existentes no soro. A seguir, realiza-se lavagem da tira para retirar material inespecífico, incubando-a com anticorpo anti-humano conjugado à enzima. Adicionando-se o substrato precipitável, é possível observar bandas de proteínas ou glicoproteínas correspondentes a anticorpos específicos ao agente infeccioso. O resultado deve ser comparado com soros-controles.

A escolha do teste imunológico a ser usado depende do custo, da facilidade de execução e da existência de equipamentos especializados, bem como da habilidade e do treinamento do executante dos testes e do desempenho dos mesmos em relação ao padrão ouro (*gold standard*). Além da sensibilidade e especificidade das diferentes técnicas, podem ocorrer variações no desempenho dos testes de diversos fabricantes ou variações em diversos lotes, daí a necessidade de executar, em cada rotina de soro, controles positivos e negativos, além de controles de qualidade internos e externos de *kits* de exames. Deve-se ficar atento, principalmente nas técnicas de aglutinação e precipitação, a fenômenos "prozona" (excesso de antígeno em relação ao anticorpo) e também, em geral, a reações cruzadas e fatores interferentes das reações antígeno-anticorpo, tais como avidez, afinidade e emprego de insumos de qualidade. É preferível o uso de antígenos purificados ou sintéticos e anticorpos monoclonais nas técnicas de detecção de anticorpos por métodos imunológicos. Os testes de laboratório estão sujeitos a erros devido a fatores humanos ou de instrumentação, ou ainda pelo tipo de amostra, havendo a necessidade de sempre interpretar os resultados com base nos dados clínicos e hipóteses de diagnóstico. Quando houver dúvidas, deve-se rever o caso.

Convém lembrar que, para o diagnóstico individual ou inquéritos epidemiológicos, podem ser empregados testes de intradermorreação tardia, que consistem em injeção intradérmica de diluição padronizada de antígenos com leitura após 48 horas do halo de eritema ou enduração, para verificar imunidade celular. Esses testes apresentam valor diagnóstico ou são utilizados para verificar a prevalência de infecção específica em estudos populacionais.

Demonstração de metabólitos de agentes infecciosos na amostra clínica

A demonstração de metabólitos constitui-se em método de valia para o diagnóstico de uma infecção. Os métodos mais utilizados são: cromatografia líquida gasosa (GLC), cromatografia líquida de alta pressão ou *performance* (HPLC) ou métodos enzimáticos ou bioquímicos. Como exemplos podemos citar o estudo do perfil de ácidos graxos para o diagnóstico de espécies bacterianas anaeróbias, classificação de espécies bacterianas, fração ramificada 10 ME-C18:0 de ácido tuberculosteárico para diagnóstico de *Mycobacterium tuberculosis* etc. Os métodos cromatográficos não têm aplicação clínica grande, pois são mais utilizados em centros de pesquisa por exigirem equipamentos mais completos e treinamento especializado. Como método empírico para diagnóstico de tuberculose em líquidos biológicos, citamos a determinação da aminodeaminase (ADA).

Diagnóstico molecular pela utilização de sondas (probes) genéticas

Entende-se como sonda genética uma sequência de ácidos nucleicos marcada, complementar a uma sequência a ser detectada e que é denominada alvo (*target*), que pode ser de ADN ou ARN. Hibridização molecular é a formação de uma dupla fita de moléculas de ácido nucleico complementar a uma simples fita de moléculas de ácido nucleico. O material a ser testado, que pode ser uma cultura bacteriana ou amostra clínica, é em geral aplicado a um suporte sólido que, normalmente, é um filtro de náilon ou lâmina. Esse material é tratado para se tornar uma fita simples de DNA. A sonda, que é uma fita simples de ADN, reage com o material genético fixado se eles forem complementares entre si, isto é, se houver hibridização. A positividade da reação no filtro é verificada quando o marcador da sonda, que pode ser de material radioativo, enzimas, substâncias quimioluminescentes ou de outra natureza, for revelado ou processado, o que pode resultar em pontos densos em radiografias ou reação de cor. A hibridização também poderá ser realizada em meio líquido ou *in situ,* quando é demonstrada em células e cortes histológicos. A vantagem do teste é que o material fixado, sendo ADN, é estável por longo período e não precisa ser viável ou não cultivável, como o HPV. O método tem desvantagens, pois pode haver reação cruzada e a sensibilidade é baixa; em geral há necessidade de cultivo do microrganismo a ser testado. Existem marcadores, sendo os radiativos mais sensíveis. Os marcadores que se equiparam aos radiativos são os quimioluminescentes. Já existem diversos sistemas no mercado dirigidos para microrganismos de difícil cultivo. As vantagens do uso de *probes* ou sondas comercializadas são: especificidade, rapidez no diagnóstico, padronização e detecção de infecções quando o microrganismo não for detectável e não viável.

Diagnóstico molecular por amplificação gênica

Há agentes etiológicos de infecções que não são cultiváveis e que são de difícil isolamento quando têm crescimento lento ou presença escassa em amostras clínicas, como por exemplo vírus de papilomavírus (HPV), hepatite C, algumas micobacterioses e outros organismos fastidiosos como do gênero *Erlichia*, *Borrelia*, *Treponema* entre outros. Atualmente, por meio de técnicas de amplificação gênica, é possível o diagnóstico etiológico a partir de amostras de material genético. Na amplificação gênica, a partir de *primers*, ou iniciadores específicos, podemos, pelo encontro de sequência específica de ADN ou ARN, amplificar o segmento por mais de 25 ciclos em progressão geométrica e conseguir demonstrar a sequência molecular específica do agente etiológico procurado. O método mais conhecido é a Reação em Cadeia da Polimerase (do inglês, *polimerase chain reaction* – PCR), pelo qual se consegue um aumento exponencial de uma sequência de DNA pesquisada, específica para o agente etiológico procurado. É uma técnica dependente de *primers* e de temperaturas elevadas para realizar a amplificação de uma sequência específica de DNA. Para efetuar essa reação são necessários o DNA da amostra testada, o controle da reação, a solução salina contendo desoxinucleotídeos (dATP, dCTP, dTTP, dGTP), um par de *primers* que correm em sentido oposto para anelamento, e a enzima Taq polimerase ou enzima de polimerização termorresistente. Cada ciclo de reação se processa em três etapas: a. desnaturação do DNAds de dupla banda (ds) a 94ºC, para formar duas bandas simples (ss) de DNAss; b. anelamento dos *primers* às regiões complementares a 55ºC; c. extensão a 72ºC, quando ocorre a síntese do DNAds sob ação da polimerase. Após 25 a 40 ciclos é feita a detecção do produto amplificado por gel eletroforese em agarose ou por outros métodos. A presença de sequência de DNA deve ser interpretada criteriosamente, associada a parâmetros clínicos. Deve-se tomar cuidado com falso-positivos devido à contaminação por problemas técnicos. Existem diversas formas de reação de PCR, tais como RT PCR para RNA, Nested PCR com dois pares de *primers*, Multiplex com vários *primers*, AP-PCR com *primers* arbitrários e atualmente se realiza o PCR quantitativo, ou seja, considerando a carga viral, um teste importante para quantificar infecções virais para estadiamento e controle clínico da doença. O método PCR é utilizado para encontro de microrganismos não cultiváveis, microrganismos de crescimento vagaroso ou microrganismos desconhecidos, caso em que se usam *primers* universais para bactérias, ou pelo sequenciamento de fração 16S de RNA ribossômico. Pode ser empregado para subtipagem de microrganismos como por exemplo HBV, HPV, hepatite C e HIV. É recomendado para detecção de resistência a quimioterápicos antimicrobianos e determinação de carga viral, como hepatite C e HIV.

Peculiaridades no diagnóstico de infecções bacterianas

Para o diagnóstico clínico de infecções bacterianas, informações da história clínica e aspectos epidemiológicos deverão ser fornecidos pelo médico para que o material de pesquisa enviado seja corretamente manipulado e para que possibilite cultivar as bactérias em meios de cultura adequados, fatores já assinalados no tópico Diagnóstico Etiológico. Em caso de dúvidas sobre coleta, transporte de material e tempo necessário para que ele seja entregue ao laboratório, esse material deverá ser consultado e espera-se que esses tópicos sejam relatados em manuais de coleta. Cuidados deverão ser maiores em amostras estéreis e naquelas em que há suspeita de bactérias fastidiosas, sensíveis à alteração de temperatura, e que deverão ser rapidamente processadas. Como exemplo, podemos citar as *Neisserias* e *Haemophilus* encontráveis no líquor de pacientes com suspeita de meningite bacteriana. Para isolamento de bactérias anaeróbias, os meios de transporte e culturas são especiais, sendo que convém avisar previamente o laboratório para que se programe para esse procedimento. Em suspeita de bacteremia ou septicemia usam-se frascos apropriados para coleta e também exclusivos quando são processados para equipamentos de hemocultura automatizados. Cuidados pré-analíticos de assepsia na coleta de material, volume mínimo de sangue colhido, temperatura do frasco de coleta e tempo de envio ao laboratório deverão ser observados para obter resultados satisfatórios. Nunca se deve coletar amostras de líquidos biológicos normalmente estéreis em frascos não esterilizados ou com lacre violado ou prazo de validade vencido. Em geral, os procedimentos utilizados para isolar e caracterizar agentes bacterianos seguem as regras normais, ou seja, são efetuadas as bacterioscopias por diversos métodos de acordo com a hipótese diagnóstica, culturas em meios sólidos, semi-sólidos, líquidos não seletivos, enriquecidos, seletivos, inibidores específicos e diferenciais e incubados em aerobiose ou anaerobiose ou ambientes capneicos e em temperaturas adequadas, conforme a bactéria a ser isolada, como requisitos para isolamento de colônias puras. A identificação de bactérias é efetuada pelo estudo da sua ação sobre uma série de meios bioquímicos, incluindo fermentação, oxidação, degradação de açúcares, aminoácidos, ação enzimática sobre diferentes substratos, sorotipagem e, finalmente, testes de suscetibilidade a antibióticos e quimioterápicos para fins terapêuticos ou detecção de perfis de resistência de gêneros ou espécies patogênicas. Os meios de identificação diferem de acordo com o grupo bacteriano isolado e se diferenciam pela morfologia e coloração pelo método de Gram, hemólise, tamanho e aspecto de colônias bacterianas. Existem perfis de resultados característicos para diferenciar gêneros e espécies das diversas cepas bacterianas isoladas. Há equipamentos automatizados com dispositivos apropriados para colocação de amostras e que permitem leitura rápida dos resultados em relação aos métodos convencionais, que inclui a identificação da espécie bacteriana com o auxílio da realização de antibiograma. Em geral, o antibiograma clássico é realizado pelo método de disco difusão de Kirby Bauer, cujos discos de papel de filtro seguem normas internacionais, com diâmetro e concentração de antibióticos padronizados, e tabelas contendo a variação de diâmetro de halos para conceituar sensibilidade ou resistência a cada antibiótico. Em casos especiais, podem ser empregados métodos de diluição em tubo e difusão em disco por gradiente denominado "E test.". Dependendo do agente etiológico e do perfil de resistência, a presença de β-lactamase ou ESBL (betalactamase de espectro estendido) dessa bactéria, ou sensibilidade à novobiocina ou meticilina, podem ser avaliadas. Pode-se verificar, também em casos especiais, a existência de fatores de resistência por intermédio de métodos moleculares genéticos, como por exemplo PCR, sondas genéticas ou ainda o encontro de plasmídeos, entre outros, relevante em estudos epidemiológicos de infecções hospitalares. Em pacientes específicos, como os renais crônicos, há a possibilidade de se dosar a quantidade de antibiótico presente no soro para detectar níveis tóxicos ou subinibitórios de concentração dos antibióticos.

Diagnóstico laboratorial em doenças fúngicas

Nessas doenças, o exame direto da amostra em microscopia pelos métodos citados é mais fácil devido ao fato de as estruturas, maiores, serem facilmente identificáveis, bem como no exame do material de colônias desenvolvidas em meio de cultura para fungos, apesar de exigir bom treinamento do técnico para realizar esse diagnóstico. A hemocultura é desejável na suspeita clínica de candidíase, principalmente em pacientes imunodeprimidos. Em suspeita de pneumocistose, a pesquisa de *Pneumocystis* é executada com técnica de coloração especial de amostras de secreção brônquica. Em casos especiais, principalmente em espécies de *Candida,* é indicado o fungigrama para determinação de resistência. A pesquisa de antígeno por *Criptococcus* é realizada por meio de teste de látex. A detecção de anticorpos é realizada nas seguintes doenças sistêmicas: imunodifusão em paracoccidioidomicose e histoplasmose e ELISA indireto, indicado para suspeitas clínicas de histoplasmose, coccidioidomicose, assim como testes de intradermorreação, indicados para estudos populacionais de incidência de infecção ou para casos isolados.

Diagnóstico de infecções virais

O diagnóstico de infecções virais tornou-se mais interessante e primordial com o incremento da aplicação da terapia antiviral e o aperfeiçoamento de recursos de diagnóstico laboratorial dessas doenças. A indicação do diagnóstico viral é realizada principalmente para confirmação do diagnóstico clínico, para introdução de terapia viral, para tomada de decisões urgentes dependentes desse diagnóstico e para fins epidemiológicos. O isolamento de vírus por cultura, apesar de ser lento e necessitar de infraestrutura para manutenção de linhagens celulares, técnicos especializados e ter custo elevado, é ainda o método ideal para o diagnóstico de certeza da infecção viral em amostras biológicas, por sua alta especificidade. Como existem vírus que não são cultiváveis, ou cuja cultura é muito difícil, utilizam-se técnicas de genética molecular para realizar tal diagnóstico. Como exemplo citamos os vírus que causam gastroenterite, o papilomavírus e os vírus de hepatites. Assim, em caso de pandemias potenciais, quando se necessita da detecção rápida do agente infeccioso viral e efetuar medidas preventivas para evitar sua disseminação, esse recurso torna-se muito útil para detecção do agente etiológico. Para o isolamento primário de um vírus requer-se a inoculação da amostra em linhagens celulares ou em camundongos recém-nascidos ou ovos embrionados ou ainda em outros sistemas hospedeiros. O sistema mais conveniente é a cultura do vírus em linhagens celulares de monocamada, quando se observa o *efeito citopático* (CPE) no tubo de cultura por exame do material em microscopia comum, que é variável para diferentes grupos de vírus. Podem ser observados agrupamentos de células inchadas, refringentes, arredondamento, lise ou formas sinciciais de células. A sensibilidade de linhagens de culturas celulares pode ser diferente nos diversos tipos de vírus. Alguns vírus não produzem efeito citopático ou necessitam de sistema indicador para serem evidenciados, como hemácias para verificar o evento de hemadsorção comum aos vírus influenza e parainfluenza, ou a demonstração de placas quando a monocamada de células é recoberta com meio semissólido, quando a formação de placas – evidenciada por corante – representa lise celular e são expressas como *unidades formadoras de placas* (PFU). A utilização de linhagem de linfócitos humanos é corrente no isolamento de Epstein-Barr, de alguns vírus do grupo herpes, do HIV e do HTLV1 e 2 em laboratórios de pesquisa.

Método Shell Vial de Centrifugação de Culturas: é um método que permitiu um avanço no diagnóstico mais rápido de infecções, principalmente do grupo herpes, que é de gravidade maior em pacientes imunossuprimidos. Consiste em tubo com lâmina, com monocamada de linhagem celular e com meio de cultura. Ao mesmo adiciona-se a amostra clínica e realiza-se então centrifugação em baixa rotação do tubo por 30 minutos. Após incubação por período de 24 a 48 horas a 37ºC, fixa-se o conjugado imunofluorescente antiantígeno do vírus na lâmina do tubo e, então, examina-se a mesma em microscópio de imunofluorescência para detectar o antígeno. Assim, por exemplo, uma infecção citomegálica, que por método clássico demora de três a quatro semanas para ser detectada, pode ser demonstrada em até 24 horas.

Por método direto de diagnóstico temos a detecção de inclusões citoplasmáticas e nucleares por microscopia óptica de amostras, cuja sensibilidade e especificidade não são elevadas, e pela identificação por microscopia eletrônica de estruturas virais, indicada para: diagnóstico de lesões vesiculares de pele como varicela, herpes, vaccínia etc.; vírus dificilmente cultiváveis, como os relacionados a gastroenterites (por exemplo, Norwalk, adenovírus, rotavírus); vírus presentes em secreções brônquicas, bem como aqueles que podem ser encontrados em outros tipos de secreções. As vantagens da microscopia eletrônica são a rapidez e a desnecessidade de cultura; as desvantagens são a baixa sensibilidade, a dificuldade em distinguir estruturas semelhantes e, também, a necessidade de operador com alta experiência, assim como seu custo elevado, o que leva a realização do procedimento principalmente em centros de pesquisa e universidades.

A imunofluorescência direta também é empregada para diagnóstico de algumas infecções respiratórias, entre elas aquelas associadas ao vírus sincicial respiratório, à influenza, adenovírus e parainfluenza. As vantagens deste método são a sensibilidade e rapidez, e as desvantagens seriam a dificuldade de coleta, necessidade de experiência técnica e a utilização de reagentes caros.

A detecção de antígeno é executada por aglutinação de partículas, imunofluorescência indireta, ensaio imunoenzimático ou ELISA indireto, imunodot e RIA. Para detecção de anticorpos utilizamos vários métodos imunológicos semelhantes aos empregados para detecção de antígenos. As dificuldades encontradas, já foram mencionadas anteriormente, como a não detecção de anticorpos nos períodos iniciais da infecção, diferenciação de infecção primária da secundária, definição de infecção atual e pregressa, e comportamento diferente de anticorpos em infecções congênitas e imunodepressão. Para detecção de anticorpos, a reação de fixação de complemento ainda é utilizada como padrão para algumas infecções virais, e as reações de neutralização são ainda usadas rotineiramente.Nelas utiliza-se antissoros específicos para neutralizar vírus específicos em amostras simples ou pareadas, assim como também são empregadas reações de inibição de hemaglutinação para detecção de anticorpos, principalmente para os vírus influenza, parainfluenza, dengue e mixovírus. Os métodos de eleição para a determinação de anticorpos virais são o ensaio enzimático, de preferência com metodologia atualizada, e a reação enzimática amplificada de reação antígeno-anticorpo. Eles são empregados para diagnóstico de HIV, infecções do tipo TORCH ("toxoplasmose" não viral), rubéola, citomegalovírus, herpes), HTLV, dengue, hepatites A, B, C, D, E etc. Grandes problemas da determinação de anticorpo são a reação cruzada, presença de fator reumatoide, a avidez de anticorpos e falso IgM, devido ao excesso de IgG competindo com o IgM, que podem ser diminuídos pelo método ELISA, de captura, já anteriormente descrito. Testes para demonstrar resistência a quimioterápicos antivirais já são usados em condições especiais e experimentais.

Métodos moleculares: sondas marcadas (*probes*) são amplamente usadas no diagnóstico por meio de técnicas de hibridização de papilomavírus humano (HPV), e é feita a subtipagem para verificar subtipos potencialmente oncogênicos. Para fins diagnósticos são utilizados métodos de amplificação gênica qualitativos para HIV, hepatites B, C e G; para controle terapêutico e de evolução clínica efetua-se a determinação do número de partículas virais replicadas ou de carga viral por testes quantitativos descritos no tópico Diagnóstico Molecular por Amplificação Gênica.

Considerações no diagnóstico laboratorial de doenças parasitárias

As condições pré-analíticas de coleta e transporte de material devem ser observadas tanto para fezes como para secreções, excreções e sangue. Para o diagnóstico de doenças parasitárias de origem animal, devemos levar em consideração o ciclo evolutivo dos diversos parasitas, para o entendimento das doenças e sua interpretação. Assim, existem parasitas que possuem ciclo de circulação peculiar, bem como alguns com ciclo de migração para órgãos definidos ou de eliminação pelas fezes de forma cíclica, como filária, giárdia, áscaris etc. Estruturas macroscópicas de larvas ou de ovos de certas parasitoses, como por exemplo as larvas de nematoides ou proglotes de cestódeos, podem ser examinadas e classificadas a olho nu, com lupa ou microscópio tipo invertido, com pequeno aumento,. Normalmente, a maioria dos parasitas intestinais pode ser observada no microscópio comum, com material fecal montado em lâmina a fresco ou examinada com coloração permanente. Conforme o tipo de parasita fecal, existem métodos de concentração de fezes característicos para sua detecção. Técnicas de coloração são diferentes dependendo das espécies procuradas, como por exemplo para espécies de *Cryptosporidium, Isospora* e *Microsporidia*. Para o diagnóstico de espécies que parasitam o sangue, medula óssea e sistema retículo-endotelial usam-se procedimentos de coleta e coloração especiais, como a coloração de Giemsa e a gota espessa para malária. Geralmente, na maioria das parasitoses, o método diagnóstico do agente etiológico é direto, sendo outros métodos menos utilizados, como a realização de cultura dos parasitas. O diagnóstico sorológico é mais empregado para infecções sistêmicas, dentre as quais as principais são a determinação de anticorpos para o diagnóstico de leishmaniose visceral, doença de Chagas, toxoplasmose e amebíase extraintestinal. Existem no mercado *kits* para diagnóstico por aglutinação indireta e hemaglutinação indireta, imunofluorescência indireta e ELISA, ou ainda ensaio enzimático (EIE) para IgG e IgM dos agentes etiológicos anteriormente referidos. Métodos moleculares de amplificação, como o PCR, para parasitas de isolamento difícil, já foram desenvolvidos, mas não introduzidos em testes de rotina laboratorial.

REFERÊNCIAS BIBLIOGRÁFICAS

Baron EJ, Peterson LR, Finegold SM. Bailey and Scott's diagnostic microbiology. 9th ed. St. Louis: Mosby-Yearbook, 1994.

Granoff A, Webster RG (Eds.). Encyclopedia of virology. 2nd ed. v.1. San Diego: Academic Press, 676p. p. 395-402, 1999.

Henry JB, M.D. (Ed.). Clinical diagnosis and management by laboratory methods. 19th ed. Philadelphia: WB Saunders Company, 1996; 1555p. p.1083-1334, 1334-1353.

Koneman EW, Allen SD, Schreckenberg PC, Winn WC (eds). Atlas and textbook of diagnostic microbiology. 4th ed. Philadelphia: JB Lippincott, 1992.

Mahon CR, Manuselis G Jr. Textbook of Diagnostic Micro-biology. 2nd ed. Philadelphia: WB Saunders Co.,1995.

McIntosh K. Diagnostic virology. In Fields BN, Knipe DM, Chanock RM, Hirsch MS, Melnick JL, Monath TP, Roizman B. Fundamental virology. 2nd ed. New York: Raven Press, 1990; 1267p.

Murray PR, Baron EJ, Phaller MA, Tenover FC, Yolken RH. Manual of clinical microbiology. 7th ed. Washington: ASM Press, 1999.

Murray PR, Koabayshi GS, Pfaller MA, Rosenthal KS. Medical microbiology. 2nd ed. London: Mosby Co.,1994, p. 755.

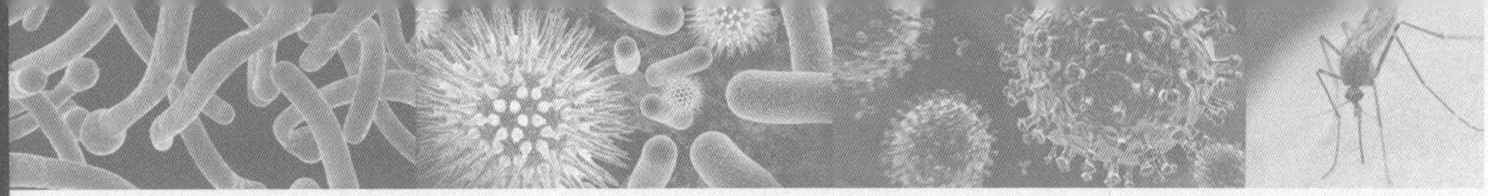

2 Uso de Antimicrobianos na Prática Clínica

Walter Tavares

INTRODUÇÃO

O uso dos antibióticos e quimioterápicos anti-infecciosos com fins terapêuticos e profiláticos em medicina e odontologia humana e em medicina veterinária é, na atualidade, complementado com sua utilização para fins industriais na preservação de alimentos, no maior aproveitamento ponderal de animais que servem à alimentação humana, no tratamento e na prevenção de infecções em plantas, no controle biológico das fermentações e no isolamento de microrganismos em meios de cultivo. O emprego ampliado dos antimicrobianos e os diversos fatores envolvidos nessa utilização, como o uso indiscriminado na medicina e odontologia humana e veterinária, a administração de doses inadequadas, o uso para fins industriais e agropecuários de drogas úteis à terapêutica, o desperdício dessas substâncias no meio ambiente ao se prepararem soluções injetáveis ou orais, certamente são os elementos que mais contribuem para a seleção de microrganismos resistentes aos antimicrobianos e sua distribuição no ambiente.

Reconhecidamente, o mau emprego das substâncias antimicrobianas na terapêutica e na profilaxia de infecções humanas constitui uma das principais causas do aumento da resistência bacteriana. A esse sério problema, deve-se acrescentar o risco de efeitos adversos destas drogas, a ineficácia terapêutica dos medicamentos prescritos de maneira errônea e o custo que representam para a economia dos pacientes ou do Estado. Dessa forma, é necessário ao profissional médico o conhecimento de clínica das infecções, de seus agentes e dos medicamentos ativos contra eles.

Frente a um processo infeccioso, é raciocínio imediato do médico que a correção de tal estado envolve o uso de antibióticos. Tal conduta deve, no entanto, ser precedida de um juízo crítico, no sentido de indagar:

- está indicado o uso de um antimicrobiano?
- qual a droga a ser empregada?
- como fazê-lo?
- é necessário algum cuidado especial na seleção e uso do antimicrobiano em meu paciente?
- por quanto tempo deve o antimicrobiano ser usado?
- que consequências adversas poderão resultar do emprego da droga?
- qual o custo para o paciente?

As respostas adequadas a essas indagações permitirão ao médico o emprego racional das substâncias antimicrobianas, possibilitando a obtenção dos resultados satisfatórios desejados com o mínimo de malefícios para o paciente e para o ambiente.

ESTÁ INDICADO O USO DE UM ANTIMICROBIANO?

O primeiro princípio do uso clínico de substâncias antimicrobianas na terapêutica é o estabelecimento do diagnóstico sindrômico e anatômico de um processo infeccioso. Por mais primária que possa parecer tal afirmativa, não rara é a prescrição de antibióticos a pacientes que apresentam quadros febris, na suposição de que a presença da febre significa sempre um processo infeccioso. Esquece-se, quem assim procede, de que uma série de doenças não infecciosas apresenta em seu cortejo sintomático a presença de febre, citando-se como exemplos as leucemias, os linfomas, o hipertireoidismo, as doenças tromboembólicas, as colagenoses e várias outras doenças metabólicas, degenerativas e por hipersensibilidade. Sendo assim, a simples presença de febre não diagnostica infecção e os antibióticos e quimioterápicos anti-infecciosos não podem ser administrados como se fossem antitérmicos, propriedade, inclusive, que não possuem. Por outro lado, vale recordar que pacientes idosos, recém-nascidos e imunodeprimidos podem estar com infecção e não ter febre.

O diagnóstico de uma síndrome infecciosa (pneumonia, otite média, infecção urinária, apendicite, meningoencefalite etc.) é realizado após uma boa anamnese, avaliação de dados epidemiológicos, perfeito exame físico e, muitas vezes, após exames laboratoriais. Deve o médico esforçar-se para localizar topograficamente o foco ou os focos de infecção, pois tal localização é importante não só para a avaliação da gravidade do caso e dos possíveis agentes etiológicos, mas, também, para a escolha do antimicrobiano mais adequado para a situação clínica.

Uma vez estabelecido o diagnóstico sindrômico de doença infecciosa e a localização da infecção, o médico deve tentar estabelecer o diagnóstico etiológico. Tal conduta é fundamental, pois nem todo agente infeccioso é suscetível de sofrer a ação dos antibióticos. Além disso, é o estabelecimento ou a presunção da etiologia da infecção que direcionará a escolha do antimicrobiano em função da sua sensibilidade às drogas.

O diagnóstico etiológico de uma infecção pode, em várias condições, ser presumido com grande margem de certeza pela sintomatologia apresentada pelo paciente. Isso torna dispensáveis os exames de laboratório para isolamento do germe, em geral custosos e não acessíveis em muitas partes de nosso país. Nas infecções por helmintos e protozoários, a sintomatologia pode ser reveladora da causa (por exemplo, leishmaniose tegumentar, amebíase, oxiuríase), mas em geral é necessário o exame laboratorial de fezes, sangue ou de material de lesão para o esclarecimento da etiologia. O mesmo ocorre nas infecções por fungos, em que geralmente o exame direto e/ou cultura de material da lesão é fundamental para o perfeito esclarecimento da causa, embora em algumas delas as características clínicas permitam a suspeita etiológica (tinhas, candidíases, pitiríase versicolor).

Objetivamente, na maioria das doenças infecciosas causadas por vírus e por bactérias o diagnóstico etiológico é presuntivo, fundamentado no quadro clínico apresentado pelo enfermo, em características epidemiológicas do caso e em exames complementares que auxiliam na condução do diagnóstico. Algumas viroses têm sintomatologia característica, facilitando o seu diagnóstico, como, por exemplo, o sarampo, a varicela, a caxumba e a hepatite por vírus. Em outras doenças viróticas, no entanto, o diagnóstico etiológico é difícil de ser realizado em nosso meio, na maioria das vezes chegando-se somente ao diagnóstico sindrômico, com presunção de virose, após terem sido afastadas outras causas. É assim nas viroses respiratórias, em muitas viroses exantemáticas e em meningites virais, entidades clínicas cuja metodologia para o diagnóstico etiológico amiúde não está disponível na rotina clínica, estabelecendo-se, quando muito, o diagnóstico sindrômico de uma infecção viral.

No que se refere às infecções bacterianas, muitas têm o diagnóstico etiológico subentendido no diagnóstico clínico, dispensando o auxílio do laboratório para seu esclarecimento. Assim, a presença de amigdalite aguda, com febre elevada e pontos purulentos destacáveis nas amígdalas, leva ao diagnóstico de infecção estreptocócica; um paciente com erisipela ou escarlatina também conduz para a etiologia estreptocócica. Em algumas condições, o agente etiológico pode ser presumido baseado em estatísticas de frequência, como as que indicam ser o *Streptococcus pneumoniae* a causa mais comum de pneumonia lobar comunitária em um paciente jovem, ou os bacilos gram-negativos entéricos, particularmente a *Escherichia coli*, como os agentes habituais das infecções urinárias baixas comunitárias, não complicadas. Pode-se ainda citar os pacientes adultos ou crianças acima dos cinco anos de idade com clínica de meningoencefalite aguda, com líquor purulento e lesões cutâneas de vasculite, indicando como primeiro diagnóstico etiológico o meningococo, e os enfermos com quadro séptico, com lesões pulmonares e ósseas ou endocárdicas, cujo foco primário é furunculose, conduzindo ao diagnóstico etiológico de estafilococcia.

Em muitas outras doenças bacterianas não é possível, *a priori*, reconhecer a etiologia do processo, sendo nesse caso indispensável a realização de culturas de materiais colhidos no paciente (sangue, secreções, líquor) para a identificação do germe, possibilitando a terapêutica mais orientada. É o caso das meningoencefalites purulentas em lactentes, das broncopneumonias, das peritonites, das sepses com porta de entrada desconhecida, das infecções no hospedeiro imunocomprometido e outras. É certo que na maioria dessas infecções o médico deve iniciar uma terapêutica antimicrobiana empírica, devido à gravidade do caso, que não possibilita a espera do resultado das culturas. Entretanto, o princípio a ser seguido é o de estabelecer um diagnóstico etiológico presuntivo, colher o material para culturas antes de iniciar a terapêutica empírica e que esta deva ser orientada para os possíveis patógenos da situação clínica em causa.

Na presunção da etiologia de um processo infeccioso, vários parâmetros devem ser considerados, destacando-se o quadro clínico, a porta de entrada ou foco inicial da infecção, a faixa etária, a origem comunitária ou hospitalar da infecção, o ambiente onde o paciente se infectou, contatos, ocorrência de casos similares onde o paciente habita, a associação com outros processos mórbidos ou condutas terapêuticas.

O diagnóstico etiológico, presuntivo ou confirmado, constitui o princípio fundamental do emprego dos antibióticos. Deve-se enfatizar que esses medicamentos são utilizados para combater o agente agressor e, em decorrência, a manifestação clínica resultante da infecção. Como já exposto, a etiologia de um processo infeccioso pode ser facilmente estabelecida para alguns parasitas, seja pelo quadro clínico característico ou por exames laboratoriais mínimos, enquanto para outros há a necessidade de exames laboratoriais mais elaborados ou sofisticados, nem sempre possíveis de serem realizados. Tendo em vista as dificuldades que podem surgir para o estabelecimento etiológico das infecções, muitas vezes o médico sente-se tentado a usar um antibiótico logo no início de um processo febril. Tornam-se necessários muita serenidade e bom julgamento clínico do caso, devendo ser evitado o uso das drogas sem justa causa. É preciso ter em mente que os antibióticos não só não agirão sobre inúmeros agentes infecciosos como, pelo contrário, podem ser a causa de infecções bacterianas secundárias, às vezes mais graves que o processo inicial, por germes selecionados pelo uso indiscriminado da droga.

QUAL A DROGA A SER EMPREGADA?

Uma vez estabelecida ou presumida a etiologia do quadro infeccioso, deve-se definir o antimicrobiano a ser empregado para a terapêutica, indicando-o ou a associação de drogas que exerça atividade sobre o agente infeccioso, ou seja, será empregada a droga ou drogas às quais o agente infeccioso apresente sensibilidade.

A seleção do antimicrobiano a ser utilizado na terapêutica é ditada pelo agente causador da doença infecciosa, sua sensibilidade/resistência às drogas, localização do processo mórbido e gravidade da doença. Mas é influenciada, também, por fatores ligados a particularidades do enfermo, tais como idade, estado de consciência, capacidade de absorção do antimicrobiano por via oral, doenças de base, utilização concomitante de outros medicamentos, gestação, aleitamento, estado de choque, falência de órgãos, bem como à farmacocinética da droga, sua toxicidade, disponibilidade do fármaco na rede de atenção pública à saúde e custo.

Neste item analisaremos os fatores que influenciam na seleção do antimicrobiano relacionado ao agente infeccioso e sua sensibilidade às drogas antimicrobianas e à localização e gravidade do quadro.

Seleção do antimicrobiano relacionada ao agente infeccioso

Os agentes infecciosos passíveis de responder à terapia antimicrobiana são fundamentalmente os vírus, protozoários, fungos e bactérias. Na grande maioria das infecções virais não se empregam drogas antimicrobianas, considerando que poucas substâncias mostram eficácia contra os vírus, o que torna limitada a terapêutica anti-infecciosa contra tais agentes. Entretanto, em algumas viroses, particularmente as causadas por vírus do grupo herpes, são disponíveis quimioterápicos ativos na terapêutica, tais como o aciclovir e substâncias análogas, o ganciclovir e o foscarnet. Igualmente, na infecção pelo vírus da imunodeficiência humana está atualmente disponível um arsenal terapêutico de drogas antirretrovirais que, se não erradica o vírus, provoca a redução da carga viral no organismo humano. Por fim, deve-se comentar a introdução recente de fármacos que limitam ou previnem a infecção pelo vírus influenza (oseltamivir e zanamivir) e a possibilidade, em breve, de quimioterápicos ativos contra rinovírus e enterovírus (pleconaril e outros). Mas, como se vê, são limitadas as condutas terapêuticas específicas nas viroses.

Nas infecções causadas por protozoários, os quimioterápicos anti-infecciosos com ação específica têm maior utilização que os antibióticos. Assim, na amebíase, na giardíase, na tricomoníase e na balantidíase dispõe-se de drogas como o metronidazol ou o secnidazol ou ainda o teclozan (amebíase). No caso das leishmanioses (visceral e tegumentar), a terapêutica é realizada eletivamente com os antimoniais pentavalentes, reservando-se um antibiótico, a anfotericina B, para os casos resistentes à terapêutica antimonial. Na malária são utilizados diferentes quimioterápicos, dependendo da espécie (cloroquina + primaquina para o *P. vivax*; quinina + artemisinina ou clindamicina ou tetraciclina para o *P. falciparum*). Por fim, na toxoplasmose, as drogas mais utilizadas são as sulfas e a pirimetamina em terapêutica associada, existindo antibióticos, como a espiramicina e a clindamicina, de escolha secundária para casos específicos, como a toxoplasmose da gestante ou a alergia às sulfas.

Nas infecções causadas por fungos, três são os grupos de antimicrobianos mais utilizados. Para as micoses superficiais causadas por fungos dos gêneros *Epidermophyton, Trichophyton* e *Microsporum* (tinhas e onicomicoses), atualmente se prefere o emprego de quimioterápicos azoicos para o tratamento, muito embora a griseofulvina também seja eficaz. Para infecções superficiais causadas pela *Candida albicans* (candidíase de pele e mucosas), o antibiótico específico é a nistatina, estando seu uso restrito à candidíase superficial; mas, também aqui, os azóis antifúngicos vêm sendo usados com grande eficácia. Nas micoses profundas o antibiótico utilizado é a anfotericina B, particularmente indicada nas formas graves da paracoccidioidomicose, na blastomicose norte-americana, na histoplasmose, na criptococose, na coccidioidomicose e na candidíase sistêmica. A anfotericina B provocou verdadeira revolução no tratamento dessas doenças, a maioria delas com mau prognóstico antes de sua descoberta (excetuando-se a paracoccidioidomicose, em que as sulfas ainda são drogas de primeira escolha, junto com o itraconazol). Apesar de, na atualidade, existirem quimioterápicos antifúngicos com ação sistêmica, como o cetoconazol e o fluconazol, e, embora a anfotericina B seja muito tóxica e irritante para o endotélio venoso, esse antibiótico continua a ser a arma mais eficaz contra fungos causadores de micoses profundas, principalmente no hospedeiro imunocomprometido. Lembre-se, ainda, da utilização do cotrimoxazol ou da pentamidina no tratamento da infecção pelo *Pneumocystis jiroveci*.

Conquanto existam substâncias antimicrobianas de indicação precisa nas infecções micóticas e, com menor importância, em infecções causadas por protozoários, é no campo das infecções bacterianas (incluindo riquétsias, actinomicetos, micoplasmas e clamídias) que tais medicamentos encontram o mais frequente emprego. E é no particular das infecções bacterianas que será dada maior ênfase à discussão dessas drogas.

As bactérias apresentam grande variação de sensibilidade aos antibióticos e quimioterápicos anti-infecciosos, de acordo com os grupos em que são divididas. Existem alguns grupos bacterianos que apresentam sensibilidade constante, sendo excepcional o encontro de raças resistentes aos antibióticos tradicionalmente ativos contra elas. Dessa maneira, quando se chega ao diagnóstico etiológico desses germes, automaticamente se conclui pela sua sensibilidade e quais drogas devem ser utilizadas para seu combate. Esse é o caso dos estreptococos do grupo A, dos treponemas e das leptospiras, do bacilo diftérico, do *Clostridium tetani* e outros clostrídios, do meningococo, cuja sensibilidade às penicilinas e a seus substitutos (macrolídeos, por exemplo) tem se mantido, na maioria dos casos, inalterada. A sensibilidade habitual é ainda encontrada nas riquétsias, micoplasmas e clamídias em relação às tetraciclinas e ao cloranfenicol e nas brucelas e pasteurelas em relação às tetraciclinas e à estreptomicina. Frente a infecções por esses germes é dispensável a realização do antibiograma, pois a experiência clínica e laboratorial nos informa a sua sensibilidade, além do que a ocorrência de resistência às drogas clássicas é pouco frequente. Mesmo o *Streptococcus pneumoniae*, cuja resistência à penicilina constitui problema sério em alguns países, no Brasil ainda mantém a sua sensibilidade na maior parte das regiões; e, ainda que a resistência intermediária do pneumococo já seja notável em alguns locais entre nós, as penicilinas, particularmente a amoxicilina, continuam a ser drogas úteis na terapêutica de infecções respiratórias. No entanto, considerando que pneumococos com resistência intermediária já são bastante frequentes no Brasil, as meningites por essa bactéria devem ser tratadas com ceftriaxona, e não mais com penicilinas. E mais, nas cidades onde a resistência elevada do pneumococo já foi detectada, é mais prudente iniciar a terapêutica empírica de meningoencefalites purulentas com a associação da vancomicina com a ceftriaxona, até que se obtenha o resultado da cultura e a sensibilidade do microrganismo causador da doença.

Ao contrário do que vimos anteriormente, existem vários outros agentes bacterianos cuja sensibilidade aos antibióticos é imprevisível, devido ao desenvolvimento de resistência a uma ou mais drogas. Tais germes são representados sobretudo pelas enterobactérias (*E. coli, Shigella, Enterobacter, Klebsiella, Proteus* etc.), *Pseudomonas aeruginosa, Acinetobacter baumanii* e estafilococos. Esses microrganismos apresentam uma grande variação na suscetibilidade aos antimicrobianos, tornando-se, por isso, aconselhável a realização dos antibiogramas para a determinação dos antibióticos ativos, possibilitando o tratamento adequado. O mesmo aplica-se a alguns microrganismos, como o gonococo e o hemófilo, que até há poucos anos se mostravam sensíveis às drogas tradicionalmente ativas, como a penicilina, para o gonococo, e a ampicilina ou o cloranfenicol, para o hemófilo, mas que na atualidade, inclusive no Brasil, apresentam crescente resistência a estes antimicrobianos.

Nem sempre, porém, o médico encontra condições para a identificação microbiológica do microrganismo. Ademais, nos processos infecciosos graves, caracterizando urgências infecciosas, não se pode aguardar o resultado das culturas e do antibiograma para iniciar o tratamento. É na eventualidade de um processo bacteriano grave, como as meningoencefalites purulentas, broncopneumonias (sobretudo da infância e da senescência), peritonites, sepses agudas e outros quadros infecciosos graves, que o médico se vê obrigado ao uso de um antibiótico de modo empírico, antes mesmo de saber a etiologia ou a sensibilidade do germe. Também é essa a conduta quando, clinicando em um local onde não existam as facilidades laboratoriais para a identificação dos microrganismos, o médico se vê impossibilitado de uma terapêutica com melhor orientação etiológica. Nessas condições, o tratamento deverá ser orientado pela etiologia mais provável da moléstia. Nos casos em que a etiologia não pode ser avaliada com segurança é indicada a administração de antibióticos de amplo espectro ou de associações de antibióticos, no sentido de usar armas potentes contra um inimigo desconhecido. De qualquer modo, a terapêutica deve ser realizada de maneira criteriosa, utilizando-se os antimicrobianos mais indicados para o caso, de acordo com a localização do processo infeccioso, evitando-se as drogas mais tóxicas e as associações inadequadas, e com acompanhamento clínico rigoroso, a fim de seguir a melhora ou a piora do paciente e fazer os ajustes necessários. Na terapia antimicrobiana empírica de um paciente com infecção adquirida em um hospital, é fundamental a informação sobre as bactérias que ali predominam, a variação local da sensibilidade bacteriana e as drogas mais ativas. Nesse contexto, é necessário destacar a importância das Comissões de Controle de Infecção Hospitalar, conhecedoras da epidemiologia infecciosa local, capazes de avaliar a microbiota prevalecente e a resistência microbiana local, auxiliando e orientando para a terapêutica antimicrobiana mais adequada.

Quando houver as facilidades para a realização dos exames laboratoriais, a terapêutica empírica dos casos graves deve ser precedida da colheita de sangue para hemoculturas e do material dos focos de infecção e encaminhamento desses materiais para a identificação do microrganismo e de sua sensibilidade. Uma vez recebido o resultado dos exames, o médico decidirá a conduta terapêutica a ser seguida.

Entretanto, o resultado do exame laboratorial deve ser judiciosamente interpretado, valorizando-se o microrganismo isolado em função da suspeita clínica. Quando o resultado do laboratório não confirma essa suspeita, mas o germe foi escrupulosamente isolado do sangue ou do líquido cefalorraquidiano, ou de um derrame pleural, ou de outra localização normalmente isenta de bactérias e não exposta ao meio externo, o resultado deve ser considerado pelo médico assistente do caso. Porém, se o microrganismo isolado é de todo inesperado e existe a possibilidade de ter ocorrido contaminação do material colhido, o resultado não será valorizado. Essa interpretação do resultado do exame laboratorial microbiológico também se aplica ao antibiograma. Resultados conflitantes do laboratório devem ser desprezados se a resposta clínica à terapêutica iniciada for boa. Mesmo tendo um resultado coerente e correto, a mudança da terapêutica inicial que se mostra eficaz só é justificada se a informação do isolamento microbiológico e do antibiograma indicar a administração de antibióticos menos tóxicos e menos dispendiosos.

Como vemos, o perfeito emprego dos antibióticos exige o conhecimento de noções mínimas de clínica das doenças infecciosas, bem como o conhecimento de vários parâmetros ligados ao uso das drogas, tais como mecanismos de ação, doses, paraefeitos e outros que veremos a seguir. É o conhecimento desses itens que diferenciará o bom terapeuta e evitará os abusos e erros, por vezes funestos, do uso insensato dos antibióticos. Essas drogas devem ser encaradas pelo médico como a arma que ele tem para o combate a um inimigo invasor; tal arma não pode ser usada indiscriminadamente, sem o conhecimento ou a pressuposição desse inimigo e sem o conhecimento do seu preciso tratamento e dos efeitos colaterais que possa provocar.

Seleção do antimicrobiano relacionada à localização e à gravidade do quadro infeccioso

A localização do quadro infeccioso orienta para os prováveis agentes causadores do processo mórbido e, também, a escolha de drogas que atinjam a concentração terapêutica local. A gravidade estabelece a urgência do tratamento e, juntamente com a diminuição da imunidade do paciente, a seleção de drogas bactericidas.

O efeito terapêutico de um antimicrobiano está relacionado com a concentração atingida pela droga no local da infecção. É, portanto, necessário o emprego do antimicrobiano que tenha uma farmacocinética favorável, que possibilita sua chegada em adequada concentração no local onde está o agente infeccioso, e a utilização de dose correta da droga, para o alcance da concentração terapêutica desejada no local. Esses dois parâmetros serão desenvolvidos nos itens sobre como empregar o antimicrobiano e o cálculo da dose. Para exemplificar a importância da caracterização do local da infecção na escolha da droga, recorde-se que na terapia de um paciente com meningite causada pelo meningococo a eritromicina não é eficaz, porque não atinge concentração liquórica, ainda que o meningococo seja sensível a essa droga *in vitro*. Por outro lado, no tratamento de uma paciente com cistite não complicada, é suficiente o emprego de um antimicrobiano que dê concentração elevada em via urinária baixa, como a norfloxacina ou o ácido pipemídico, não sendo necessário o uso de uma quinolona de ação sistêmica.

Na localização da infecção, deve ainda ser considerada a presença de coleções purulentas, abscessos, corpos estranhos, fios de sutura, próteses, sequestros ósseos, depósitos de fibrina, tecido necrosado, que podem provocar menor concentração do antimicrobiano no local e tornar ineficaz o seu emprego. Nessas situações, torna-se necessário assegurar perfeita circulação sanguínea no foco infeccioso, com retirada do corpo estranho, desbridamento cirúrgico do tecido desvitalizado e drenagem do pus coletado, permitindo, com isso, melhor ação do medicamento.

Já mencionamos que a maior gravidade da doença infecciosa determina a presteza no estabelecimento da terapia. Ademais, determina a preferência pelo emprego de um antimicrobiano bactericida. O efeito bactericida ou bacteriostático é a manifestação do mecanismo de ação do antimicrobiano e depende da concentração atingida pela droga e da sensibilidade apresentada pela cepa do germe. Como regra geral na terapêutica humana, são considerados bactericidas as penicilinas, cefalosporinas, carbapenemas, monobactâmicos, glicopeptídeos, polimixinas, fosfomicina e aminoglicosídeos. A ciclosserina e a anfotericina B, embora apresentem mecanismos de ação que, respectivamente, provocam efeito bactericida e fungicida, podem ter uma ação somente bacteriostática e fungistática, devido às baixas concentrações em que são utilizadas, por causa dos efeitos tóxicos obtidos com doses maiores. Quanto à bacitracina, à tirotricina e à nistatina, também germicidas *in vitro*, não são utilizadas nas infecções sistêmicas, devido a sua toxicidade.

As quinolonas também têm efeito bactericida, enquanto as sulfonamidas são bacteriostáticas se usadas isoladamente.

Os antibióticos considerados bacteriostáticos são tetraciclinas, cloranfenicol, tianfenicol, macrolídeos e lincosamidas. As rifamicinas, embora tenham mecanismo primário de ação que provoca efeito bacteriostático, alcançam elevada concentração sérica e o seu efeito em geral é bactericida. O cloranfenicol também exerce ação bactericida contra meningococo, pneumococo e hemófilo, devido à alta sensibilidade desses patógenos, e a clindamicina pode ser bactericida contra estafilococos de localização intracelular, considerando sua elevada concentração no interior de células.

Num paciente imunocompetente, com infecção localizada, de gravidade menor, o antibiótico bacteriostático atua imobilizando o germe, não havendo sua destruição. Nesse caso, a resolução do processo infeccioso fica na dependência da resistência orgânica, representada pela fagocitose e imunidade. Já no enfermo que apresenta suas defesas orgânicas deficientes, o antibiótico bacteriostático pode ser ineficiente para a cura do quadro infeccioso. Dessa maneira, o uso de antibióticos bactericidas é particularmente importante e necessário nos pacientes com deficiências em sua imunidade, incluindo os recém-nascidos, o paciente idoso, a gestante, os grandes queimados, os pacientes com colagenoses e outras doenças que alteram a imunidade ou estão em uso de drogas imunossupressoras, e os enfermos com doenças graves, sistêmicas, como as meningoencefalites, as sepses e as endocardites.

COMO EMPREGAR O ANTIMICROBIANO?

Para que os antimicrobianos exerçam sua ação é preciso que atinjam concentração ativa contra o microrganismo no local onde está situado o agente infeccioso. Para que isso ocorra, devem ser empregados em dose adequada para a obtenção da concentração terapêutica e administrados por uma via que permita sua absorção e difusão nos tecidos e órgãos onde está localizada a infecção. Após sua distribuição, são eliminados, em forma ativa ou não, e em tempo variável com a droga, habitualmente alcançando concentrações elevadas nas vias de eliminação. É necessário, portanto, o conhecimento da farmacocinética dos antimicrobianos, isto é, do modo de absorção, distribuição, metabolismo e eliminação desses medicamentos, a fim de que se mantenham concentrações sanguíneas e tissulares ativas contra os microrganismos causadores da infecção. Além disso, o conhecimento da farmacocinética da droga pode influenciar na dose a ser administrada, para evitar que ocorram concentrações tóxicas nos pacientes cuja via de metabolização e/ou eliminação da substância esteja lesada.

ADMINISTRAÇÃO DOS ANTIMICROBIANOS: BIODISPONIBILIDADE

A administração dos antibióticos pode ser feita por via oral, intramuscular, intravenosa, retal, intrarraquiana, intraventricular, intracavitária, em perfusão tissular, no modo aerossol e uso tópico. De todas essas vias, as mais utilizadas nas infecções sistêmicas são as três primeiras.

A quantidade do fármaco absorvida, sua velocidade de absorção e a quantidade de droga ativa presente no plasma, disponível para um efeito biológico, constituem a denominada biodisponibilidade da droga. Embora a biodisponibilidade de uma substância possa ser estudada para diferentes vias de administração, habitualmente é referida para os medicamentos administrados por via oral que têm um efeito sistêmico. A biodisponibilidade oral é uma característica dos diferentes fármacos, variando de acordo com a composição química da substância. Assim, sabe-se que os aminoglicosídeos têm mínima absorção por via oral, sendo desprezível sua biodisponibilidade por essa via. A clindamicina é absorvida rápida e quase integralmente por via oral, apresentando biodisponibilidade oral próxima de 100%. Ao contrário, a lincomicina é pouco absorvida por via oral, tendo uma biodisponibilidade de somente 10% a 20% ao ser administrada em jejum.

O estudo da biodisponibilidade das drogas inclui, sobretudo, a determinação da concentração sanguínea máxima, o tempo em que essa concentração é atingida e o tempo em que a droga permanece na circulação ou nos tecidos. A biodisponibilidade de um medicamento pode sofrer a influência de diversos fatores, tais como a apresentação farmacêutica (drágeas, comprimidos, cápsulas gelatinosas, suspensão etc.), apresentação química (sais e ésteres da substância básica), estado de repleção gástrica do paciente (influência dos alimentos na absorção), idade do enfermo, estado gestacional e outros, que serão discutidos ao longo deste livro.

Antimicrobianos por via oral

A via oral é a mais recomendada e preferida para a administração dos antimicrobianos pela sua comodidade, não necessidade de seringas e outros materiais para a administração do medicamento, ausência de dor ou desconforto observado com o uso parenteral, fácil administração pelo próprio paciente e ausência de complicações causadas com o uso de injeções (hepatite sérica, acidentes vasculares, tétano). A via oral sofre limitações devidas à droga ou ao paciente. Assim, em pacientes graves, para os quais é necessário o alcance de rápidas concentrações sanguíneas, ou nos casos em que a situação do paciente impede o uso da via oral (vômitos, coma etc.), deve-se utilizar a via parenteral. Também nos pacientes com acloridria, a absorção de alguns antibióticos sofre redução, como é o caso do *itraconazol*, do *cetoconazol* e das *sulfonas*. Quanto às limitações relacionadas à droga, vários antibióticos não são absorvidos pela mucosa digestiva e outros são inativados pela ação dos sucos digestivos, não podendo ser utilizados por via oral para o tratamento de uma infecção sistêmica. Assim, a estreptomicina e outros aminoglicosídeos, polimixinas, nistatina, anfotericina B, não são absorvidos pela mucosa intestinal, sendo seu uso por via oral recomendado somente quando se deseja um efeito tópico na luz intestinal. Já com a penicilina G, o uso por via oral não encontra aplicação devido à sua pequena absorção e inativação pelo suco gástrico e bactérias intestinais.

Um outro aspecto de importância na utilização da via oral está ligado à interferência na absorção da droga, causada por alimentos ou outros medicamentos. É sabido, por exemplo, que o nível sérico das tetraciclinas, rifampicina, ampicilina, oxacilina e azitromicina sofre redução quando os medicamentos são administrados junto aos alimentos; as tetraciclinas sofrem, também, interferência na absorção quando dadas com cálcio ou magnésio, inclusive o leite. Também as quinolonas, a azitromicina e o cetoconazol têm sua absorção reduzida por via oral quando administrados junto a antiácidos orais. Sendo assim, deve o médico ter o conhecimento da interferência dos alimentos na absorção da droga prescrita, recomendando, se for o caso, que o medicamento seja tomado fora das refeições (pelo menos uma hora antes ou duas horas depois).

Os antimicrobianos administrados por via oral sofrem absorção em sua maior parte no intestino delgado, principalmente no duodeno e jejuno, sendo pequena a absorção pelo estômago e pelo colo. A droga administrada, após atravessar as membranas celulares do trato gastrintestinal, chega ao fígado pelo sistema porta e, em seguida, alcança a circulação geral, distribuindo-se pelos tecidos orgânicos. Alguns antimicrobianos, durante sua passagem pela mucosa gastrintestinal, sofrem biotransformações que alteram sua concentração como droga ativa na circulação sistêmica. Essas transformações se devem a enzimas microssomais, como o citocromo P-450, presente nas células das vilosidades duodenais, ou a esteares presentes na mucosa digestiva. Devido a essa ação enzimática, antimicrobianos administrados sob forma inativa (pró-drogas) são biotransformados, liberando-se a forma ativa da droga. É o que ocorre com a axetil cefuroxima, éster inativo da cefuroxima, absorvido por via oral, que sofre degradação pela ação enzimática tissular, liberando a cefuroxima ativa na corrente circulatória. O mesmo ocorre com os ésteres do cloranfenicol ou da eritromicina. Deve-se mencionar, por fim, que as alterações tróficas da mucosa intestinal afetam negativamente a absorção dos medicamentos administrados por via oral, observando-se diminuição na absorção e, consequentemente, menor concentração sanguínea das drogas em pacientes com espru tropical, desnutrição proteica e jejum prolongado. As doenças diarreicas ou o uso de laxativos também podem reduzir a absorção, ao acelerarem o trânsito intestinal.

Antimicrobianos por via parenteral

A via parenteral é recomendada para os antimicrobianos que não são bem absorvidos por via oral e para a terapia de infecções graves, nas quais há a necessidade de rápidas e mantidas concentrações de droga, ou em tratamentos prolongados com medicamentos não absorvíveis por via oral. Deve-se enfatizar que a absorção dos antibióticos administrados por via oral pode sofrer variações de um indivíduo para outro, o que recomenda que nas infecções graves a terapêutica inicial seja realizada por via parenteral. No entanto, para as drogas que produzem níveis séricos e tissulares praticamente iguais, seja por via parenteral ou oral, com o uso de doses similares, não há diferença na eficácia terapêutica com a administração da droga por via oral, desde que o paciente esteja apto a absorver o medicamento. É essa propriedade que permite, em casos indicados, rapidamente converter a terapia anti-infecciosa intravenosa para a oral, quando são prescritas drogas de elevada absorção oral. A conversão da terapia anti-infecciosa é particularmente possível com cloranfenicol, fluconazol, clindamicina, metronidazol, doxiciclina, pefloxacino, levofloxacino, ofloxacino, sulfametoxazol + trimetoprima que têm biodisponibilidade por via oral próxima de 100%. A administração parenteral dos antimicrobianos se faz por via intramuscular e intravenosa.

A administração por via intramuscular é recomendada para antimicrobianos que não são absorvidos por via oral, havendo várias drogas que são preferencialmente utilizadas por essa via, como por exemplo, a estreptomicina e demais aminoglicosídeos, a teicoplanina e as polimixinas. Para a penicilina G-benzatina e a penicilina G-procaína, a via intramuscular é a única via de administração. A via intramuscular sofre limitações devidas à necessidade de seringas e de um técnico para a aplicação; às reações dolorosas e ao desconforto provocado pela injeção; à absorção muitas vezes irregular ou, mesmo, ausente em pacientes chocados. A injeção deve ser realizada com cuidados de técnica, a fim de não serem atingidos nervos e outras estruturas nobres. É da máxima importância a verificação de não ter sido atingido um vaso sanguíneo, pois a injeção de certos antibióticos no interior de vasos, especialmente a penicilina G-benzatina e a penicilina-procaína, pode levar a complicações graves, incluindo gangrena.

A via intramuscular deve ser evitada em pacientes com tendência a sangramento ou nos que estão recebendo anticoagulantes. Também não deve ser utilizada em pacientes em estado de choque, pois nessa contingência não ocorre a absorção das drogas injetadas no músculo devido à intensa vasoconstrição periférica. Pacientes com diabetes também podem apresentar redução na absorção intramuscular de antibióticos, devido a alterações vasculares. Por fim, a via intramuscular pode ser difícil de ser utilizada em recém-nascidos ou em pacientes caquéticos, em razão da pouca massa muscular.

A via intravenosa é a única via de administração de poucos antimicrobianos, destacando-se a anfotericina B, que não é absorvida por via oral nem intramuscular, ou a vancomicina, que é altamente dolorosa e pode causar lesão tissular local se injetada por via IM. Frente a certas situações clínicas, o uso intravenoso contínuo do antibiótico é necessário, especialmente quando está indicado o emprego de penicilina G cristalina em altas doses. Para as polimixinas não é a via recomendada, devido ao fato de a concentração não se manter em níveis terapêuticos por longo tempo, além do perigo de intoxicação aguda. As polimixinas e os aminoglicosídeos são usualmente administrados por via intramuscular. Entretanto, em certas circunstâncias, como no paciente em choque ou com manifestações hemorrágicas, ou nos tratamentos prolongados, os aminoglicosídeos podem ser administrados por via IV diluídos em certa quantidade de solvente (50 a 100 ml em adultos) e aplicados em gotejamento lento por meia hora a uma hora, a cada dose.

Distribuição dos antimicrobianos: efeito pós-antibiótico

Para ser eficaz contra um microrganismo causador de um processo infeccioso, o antimicrobiano ativo deve alcançar, no foco de infecção, concentração suficiente para matar ou inibir o agente patogênico. As drogas absorvidas distribuem-se pelos tecidos através da corrente circulatória, verificando-se que, em geral, os antibióticos que alcançam boa concentração no sangue atingem, também, concentrações eficazes no sistema linfático, pulmões, rins, fígado, sistema hematopoietico e serosas. É necessário que o antimicrobiano se mantenha no foco infeccioso em concentração acima da concentração inibitória mínima ativa contra o agente em causa, pois, caso contrário, pode ocorrer a multiplicação das bactérias sobreviventes, resultando em falha da terapêutica ou recorrência da infecção.

Mesmo considerando que algumas substâncias mantêm sua atividade antimicrobiana por um período de tempo variável após a redução da concentração inibitória mínima – o chamado efeito pós-antibiótico – deve-se considerar que esse efeito varia com a droga e o microrganismo e tem duração irregular. Assim, os aminoglicosídeos e as fluoroquinolonas exercem um efeito supressivo persistente do crescimento de bacilos Gram-negativos após a exposição das bactérias às drogas. Ao contrário, os antibióticos beta-lactâmicos, com exceção das carbapenemas, não exercem este efeito pós-antibiótico nos Gram-negativos. No entanto, nos estafilococos, os beta-lactâmicos produzem o efeito pós-antibiótico, da mesma maneira que outros antibióticos. Do ponto de vista prático, o efeito pós-antibiótico pode influenciar favoravelmente o esquema de administração de doses dos aminoglicosídeos no tratamento de infecções por bacilos gram-negativos entéricos e dos macrolídeos, especialmente azitromicina, contra estreptococos, estafilococos e hemófilos. O mesmo ocorre com a vancomicina que, por ter efeito pós-antibiótico prolongado, pode ter seu esquema de administração de dose fracionado em tempo maior que o de sua meia-vida sérica.

Em particular, a manutenção regular de concentrações ativas no foco de infecção ou na corrente circulatória, acima da concentração inibitória mínima, é fundamental para que ocorra a atividade antimicrobiana *in vivo* dos antibióticos beta-lactâmicos. Com o uso desses antibióticos, a duração das concentrações ativas é mais importante do que concentrações elevadas para a efetivação da ação antimicrobiana. Portanto, a ação dos beta-lactâmicos é tempo-dependente, e na sua utilização é essencial a administração regular das doses fracionadas durante o dia, de acordo com a meia-vida da substância em uso, para que seja mantida constante a concentração sérica e tissular acima da concentração inibitória ativa contra o microrganismo. Ao contrário, os aminoglicosídeos e as fluoroquinolonas apresentam atividade antimicrobiana na dependência da concentração da droga, sendo maior sua ação quando é rapidamente atingida a concentração elevada da substância. Especialmente com os aminoglicosídeos, concentrações mais elevadas terão atividade antimicrobiana mais eficaz contra os bacilos gram-negativos do que concentrações menores. Tendo em vista que os aminoglicosídeos e as fluoroquinolonas têm efeito pós-antibiótico prolongado contra bactérias gram-negativas, continuando sua ação antimicrobiana durante algum tempo, mesmo quando a concentração sérica ou tissular da droga está abaixo da concentração inibitória mínima, esses antibióticos podem beneficiar-se do uso de doses maiores, administradas em uma única tomada durante o dia. A administração de aminoglicosídeos em dose única diária pode, inclusive, diminuir a nefrotoxicidade desses fármacos. A suposição de que a dose mais elevada pudesse causar toxicidade renal maior não ocorreu, visto que a velocidade de captação dos aminoglicosídeos pelas células do córtex renal é saturável e o acúmulo intracelular dessas drogas é menor quando administradas em uma única e elevada dose. Ou seja, não há correlação entre a concentração sanguínea alta e a nefrotoxicidade. Ao contrário, o emprego de doses menores, repetidas em intervalos mais curtos, provoca maior acúmulo dos aminoglicosídeos nas células tubulares renais e, consequentemente, maior nefrotoxicidade.

No entanto, não há redução da ototoxicidade, sendo motivo de dúvida a potencialidade ototóxica de dose elevada dos aminoglicosídeos. Por outro lado, o estudo realizado por Fantin e Carbon (1990) na endocardite experimental pelo *Enterococcus faecalis* revelou que a terapêutica com penicilina, associada a aminoglicosídeo administrado em regime de múltiplas doses diárias, foi mais eficaz do que o regime de dose única diária, na redução das vegetações bacterianas.

A manutenção de níveis elevados com ação bactericida é particularmente importante no paciente neutropênico, bem como em pacientes idosos, recém-nascidos e nas infecções sistêmicas graves, em que as defesas imunes estão comprometidas. O mesmo se aplica a infecções localizadas em sítios nos quais os mecanismos normais de defesa celular e humoral são pouco ativos, como as estruturas internas do olho, o líquido cefalorraquidiano e as válvulas cardíacas.

Nem sempre a concentração sanguínea de um antimicrobiano corresponde à sua concentração tissular, observando-se com muitas drogas que a concentração no exsudato inflamatório se mantém em níveis ativos por tempo mais prolongado que no sangue. Esse fato explica a ação terapêutica de antimicrobianos, mesmo quando ocorrem atrasos ou incorreções no fracionamento diário das doses a serem administradas. Para as drogas eliminadas por via renal, a manutenção de níveis elevados e prolongados nas vias urinárias justifica, também, que a frequência diária de administração do fármaco possa ser mais espaçada que a recomendada para infecções em outra parte do organismo.

A penetração dos antimicrobianos no interior das células é um outro aspecto da farmacocinética de importância no combate a microrganismos de localização intracelular. Vale lembrar que os agentes infecciosos que se localizam no interior de células não sofrem a atividade antimicrobiana de drogas que não penetram nas células tissulares, ainda que *in vitro* sejam sensíveis a elas. É o clássico exemplo da *Legionella pneumophila*, sensível em testes laboratoriais à gentamicina e às penicilinas e cefalosporinas, mas que não responde *in vivo* à terapêutica com esses antibióticos devido à sua localização intracelular. No tratamento da infecção por *Legionella*, as drogas de eleição são macrolídeos, fluoroquinolonas e rifampicina, antimicrobianos ativos contra essa bactéria e capazes de atingir elevada concentração no interior das células. As clamídias, brucelas e riquétsias são, igualmente, patógenos de localização intracelular que exigem para o seu tratamento o cloranfenicol e as tetraciclinas, drogas ativas no interior das células. Os macrolídeos atuam também contra as clamídias, porém, a eritromicina é inativa contra riquétsias. Também nas infecções por estafilococos, salmonelas, micoplasmas e hemófilos, microrganismos que, ao lado de sua situação extracelular podem ter uma localização intracelular, sobretudo nas infecções crônicas ou recidivantes, o uso de antimicrobianos que se concentram no interior de células pode ser vantajoso comparativamente àqueles que não atingem concentração intracelular.

A difusão dos antibióticos pelos tecidos é variável com a droga, com os órgãos e com alterações promovidas pelo processo inflamatório. Existem alguns antibióticos que apresentam particular concentração em determinados tecidos. Assim, a clindamicina, o ciprofloxacino e a rifampicina apresentam elevada concentração óssea, fato aproveitado no tratamento das osteomielites; a estreptomicina se concentra por tempo prolongado nas lesões e cavernas tuberculosas; a griseofulvina se combina com a queratina, sendo, assim, útil no tratamento das dermatofitoses; o ácido nalidíxico, o norfloxacino e a nitrofurantoína não mantêm concentração sérica, porém alcançam elevada concentração no sistema urinário. A azitromicina mantém elevada concentração tissular por tempo mais prolongado do que a concentração sanguínea.

Enquanto na maioria dos tecidos os antibióticos se difundem passivamente através dos capilares, em alguns locais a penetração dessas drogas não se faz de maneira adequada. Esses locais incluem o tecido cerebral, a próstata, os humores vítreo e aquoso e o líquido cefalorraquidiano.

Em relação ao pâncreas, diversos autores verificaram que as fluoroquinolonas, os betalactâmicos, a clindamicina, o metronidazol, a rifampicina e os glicopeptídeos alcançam concentração efetiva contra microrganismos sensíveis, o que não acontece com os aminoglicosídeos, as tetraciclinas e a eritromicina.

Para ocorrer a rápida ação antimicrobiana e esterilização do líquido cefalorraquidiano nas meningites bacterianas, a concentração do antibiótico ou quimioterápico deve ser superior a dez vezes a concentração inibitória ativa da droga contra o microrganismo. A passagem de substâncias orgânicas do sangue para o líquor se faz através da barreira hemoliquórica, constituída basicamente pelo epitélio do plexo coroide, que é impermeável para a maioria dos antimicrobianos. Fazem exceção o cloranfenicol, o metronidazol, as fluoroquinolonas, a sulfadiazina e a rifampicina. Como, porém, nos processos inflamatórios das meninges essa barreira fica alterada, antibióticos que normalmente não a ultrapassariam de modo satisfatório são agora capazes de se difundirem bem. É o que acontece com as penicilinas, grande parte das cefalosporinas de terceira geração, a fosfomicina, o imipeném e o aztreonam. A vancomicina e a anfotericina B penetram em pequena quantidade através da barreira hemoencefálica, podendo exercer atividade antimicrobiana sobre patógenos com alta sensibilidade às drogas, como o estafilococo e o *C. neoformans*, respectivamente. Já os aminoglicosídeos, as polimixinas, as lincosamidas, os macrolídeos, as tetraciclinas, com exceção da doxiciclina, não atravessam de maneira regular a barreira hemoliquórica, mesmo quando as meninges estão inflamadas, sendo baixas e variáveis as concentrações liquóricas com seu uso por via oral ou parenteral. Sendo assim, esses antimicrobianos não devem ser indicados para o tratamento das meningoencefalites purulentas.

Nos pacientes com abscesso cerebral, penicilina G, cloranfenicol, cefalotina, ciprofloxacino, ofloxacino, efloxacino, clindamicina, lincomicina, fucidina (ácido fusídico) e trimetoprima atingem concentração terapêutica. O metronidazol, quimioterápico ativo contra o *Bacteroides fragilis* e outros anaeróbios, também atinge concentração terapêutica em abscessos cerebrais.

Poucos são os antimicrobianos capazes de atingir concentração no tecido prostático e que se mostram ativos contra os microrganismos mais frequentemente envolvidos na gênese das prostatites, isto é, os bacilos Gram-negativos e as clamídias. Os antibióticos beta-lactâmicos, as tetraciclinas, as sulfonamidas e os aminoglicosídeos habitualmente não atingem nível adequado no líquido prostático normal. Entretanto, nas prostatites agudas, devido à intensa reação inflamatória, vários antimicrobianos atingem concentração no tecido prostático, entre os quais o cotrimoxazol, o ácido pipemídico, as fluoroquinolonas, os aminoglicosídeos, o tianfenicol, as tetraciclinas e os macrolídeos. Na prática clínica, os três primeiros são usados preferencialmente nas prostatites agudas. Problema maior ocorre nas prostatites crônicas, considerando que a secreção prostática é dez vezes mais ácida que o plasma, o que prejudica a difusão das drogas ativas pelo epitélio prostático. Entre as drogas eficazes nas prostatites crônicas, causadas por enterobactérias e estafilococos, situa-se a associação do sulfametoxazol com a trimetoprima (cotrimoxazol) e as fluoroquinolonas. O tianfenicol é capaz de agir nas infecções estafilocócicas e gonocócicas. Nas prostatites crônicas causadas por clamídias e micoplasmas, a eritromicina e outros macrolídeos mostram-se ativos, considerando sua elevada concentração no tecido prostático.

Em relação à penetração intraocular dos antimicrobianos, é também conhecido que poucas substâncias são capazes de atingir a concentração terapêutica no interior do olho quando administradas por via sistêmica. Assim, as penicilinas, cefalosporinas e aminoglicosídeos têm penetração insignificante para o humor vítreo, e, mesmo em presença de inflamação, a concentração nesse local é inferior a 10% da existente no sangue. Já o cloranfenicol, a doxiciclina, a minociclina e a clindamicina são capazes de atingir concentração intraocular correspondente a cerca de 20% da sanguínea. Essa concentração pode ser insuficiente para agir contra os agentes patogênicos de endoftalmites bacterianas, além de essas drogas serem bacteriostáticas. Por tal motivo, nos processos de endoftalmite bacteriana os antibióticos ativos devem ser injetados intravítreo pelo especialista, juntamente com a terapêutica sistêmica e tópica. Nas endoftalmites por fungos (sobretudo por espécies de *Candida),* até recentemente a terapêutica repousava na administração sistêmica da anfotericina B, associada à injeção intravítreo desse antibiótico, pois sua passagem do sangue para o humor vítreo é mínima. Atualmente, as infecções fúngicas intraoculares são tratadas de início com fluconazol por via oral ou IV, pois esse azol antifúngico é capaz de atingir concentração no vítreo e na coroide aproximadamente igual a 50% da concentração sanguínea. Nos casos de coriorretinite por toxoplasma, a administração por via oral da sulfadiazina associada com a pirimetamina constitui a terapêutica de escolha. A clindamicina associada com a sulfadiazina ou a pirimetamina pode também se mostrar eficaz.

Uma palavra final a respeito da passagem de antibióticos pela placenta. Em princípio, devem ser evitados nas gestantes aqueles que atravessam a barreira placentária e podem causar algum problema tóxico ou má formação fetal. Dos antibióticos mais empregados na prática, penicilinas, cefalosporinas, tetraciclinas, cloranfenicol e aminoglicosídeos apresentam boa passagem pela placenta, atingindo concentrações terapêuticas no feto e no líquido amniótico. Contudo, tetraciclinas, cloranfenicol, aminoglicosídeos e quinolonas podem causar efeitos tóxicos no feto, o que limita seu uso em gestantes. Os antimicrobianos que oferecem maior segurança de uso na grávida são os beta-lactâmicos e os macrolídeos, devendo-se notar, porém, que estes últimos não atravessam a barreira placentária em concentração adequada para garantir efeito terapêutico no feto.

Eliminação dos antimicrobianos

Após sua absorção e difusão nos tecidos, os antibióticos e quimioterápicos são eliminados do organismo, podendo ou não sofrer processos de metabolização. Alguns são eliminados quase totalmente sob forma natural, ativa, não sofrendo alterações metabólicas importantes. É o que ocorre com penicilinas, cefalosporinas, aminoglicosídeos, glicopeptídeos e polimixinas. Outros, porém, sofrem metabolização nos tecidos, sendo eliminados parcialmente sob forma natural, ativa, e, em parte, como metabólitos, os quais podem ou não exercer atividade antimicrobiana. Assim, o cloranfenicol sofre metabolização no fígado, sendo eliminado pelo rim em 90% a 95% sob forma inativa, como um conjugado glicurônico. A rifampicina é quase totalmente desacetilada no fígado, originando um metabólito que mantém integralmente a atividade contra germes gram-negativos e o bacilo tuberculoso, porém, é menos eficaz contra germes gram-positivos que a rifampicina natural. As tetraciclinas, os macrolídeos, a lincomicina e a clindamicina sofrem diferentes processos de metabolização, responsáveis por sua eliminação parcialmente sob forma inativa.

A eliminação dos antimicrobianos se faz principalmente por via renal e biliar. As penicilinas, cefalosporinas, carbapenemas, glicopeptídeos, aminoglicosídeos, polimixinas, claritromicina, a maioria das quinolonas e, em parte, as tetraciclinas, são eliminados por via renal. Entre os antimicrobianos que têm boa eliminação biliar estão as rifamicinas, ampicilina, eritromicina, espiramicina, azitromicina, clindamicina e, em menor proporção, as tetraciclinas.

A eliminação urinária dos antibióticos e quimioterápicos anti-infecciosos está prejudicada em pacientes com insuficiência renal, bem como nas crianças recém-nascidas, devido à imaturidade renal, e nos idosos, pela deficiente circulação renal e pela redução na filtração glomerular e secreção tubular. Nos dois primeiros tipos de pacientes, a utilização de antibióticos eliminados por via renal deve ser seguida de cuidados, fazendo-se ajustes nas doses e seu fracionamento de acordo com o grau da insuficiência renal ou a idade da criança; nos indivíduos idosos, deve-se evitar o emprego de doses elevadas desses antimicrobianos. Em qualquer circunstância, é necessário acompanhar a evolução do caso clínico para surpreender precocemente o aparecimento de efeitos colaterais resultantes da acumulação tóxica da droga.

Nos pacientes com insuficiência renal, os antimicrobianos eliminados por via renal devem ter suas doses diminuídas ou espaçadas, para evitar o acúmulo de concentrações tóxicas. O mesmo se aplica aos eliminados por via biliar, que podem sofrer acúmulo no organismo nos processos obstrutivos de vias biliares. Sendo assim, é possível a ocorrência de concentrações tóxicas, especialmente quando o funcionamento hepático encontra-se alterado ou é deficiente, impedindo a metabolização normal das drogas.

Dose: comodidade posológica

O efeito terapêutico de um antimicrobiano está diretamente relacionado com a concentração atingida pela droga no foco de infecção. Fundamentalmente, a concentração sanguínea e a tissular de um antimicrobiano estão relacionadas com a dose administrada, sofrendo variações de acordo com a via de administração, localização do processo infeccioso, apresentação química do medicamento, e com o indivíduo.

A dose terapêutica dos antimicrobianos é determinada visando às concentrações ativas contra o microrganismo, mas que não produzem intoxicação para o hospedeiro infectado. Tais doses devem ser, preferivelmente, calculadas em função do peso do paciente, pois, dessa maneira, estabelece-se um padrão que permite medicar corretamente tanto crianças como adultos. As doses não são estabelecidas de maneira fixa, sendo calculadas, na maioria dos antibióticos, dentro de uma faixa que permite o ajuste necessário à gravidade do caso. A dose diária deve ser regularmente dividida nas 24 horas, dc acordo com o tempo de circulação e eliminação da droga. Ou seja, é necessário que a droga permaneça circulando em concentração eficaz.

O tempo da circulação das substâncias antimicrobianas varia em função da meia-vida do medicamento, da normalidade de sua metabolização e via de eliminação, de características próprias do paciente e da apresentação química da droga. Obviamente, quanto maior a meia-vida do antimicrobiano, menor é o fracionamento da dose diária, possibilitando melhor comodidade posológica. Alguns antibióticos são eliminados em tempo muito curto, tornando necessária sua administração a cada quatro horas, tais como a penicilina G cristalina ou a oxacilina; outros devem ter a dose diária fracionada em seis horas, como a ampicilina, o cloranfenicol ou a eritromicina (podendo o estolato de eritromicina ser fracionado de 8/8 horas); outros em tempo mais prolongado de 8/8 ou 12/12 horas, como a amoxicilina e a claritromicina e os aminoglicosídeos em sua administração clássica. Por fim, alguns antimicrobianos são administrados em dose única diária, considerando a manutenção de níveis circulantes prolongados, tais como a azitromicina, o levofloxacino, o gatifloxacino e o moxifloxacino.

Como já mencionado, no caso dos aminoglicosídeos ultimamente vem sendo dada preferência à administração de dose única diária, visando ser atingida rápida e elevada concentração, mais ativa contra os bacilos Gram -negativos, sendo verificado que esse esquema de administração pode, inclusive, diminuir a toxicidade renal desses fármacos. A suposição de que a dose mais elevada pudesse causar toxicidade renal maior não é verdadeira, visto que a velocidade de captação dos aminoglicosídeos pelas células do córtex renal é saturável e o acúmulo intracelular dessas drogas é menor quando administradas em uma única e elevada dose. Ou seja, não há correlação entre a concentração sanguínea alta e a nefrotoxicidade. Ao contrário, o emprego de doses menores, repetidas em intervalos mais curtos, provoca maior acúmulo dos aminoglicosídeos nas células tubulares renais e, consequentemente, maior nefrotoxicidade.

É NECESSÁRIO ALGUM CUIDADO ESPECIAL NA SELEÇÃO E USO DO ANTIMICROBIANO EM MEU PACIENTE?

Já discutimos que os primeiros elementos a serem considerados na escolha do antimicrobiano são a localização da infecção, sua gravidade e o estado de competência imunológica do paciente.

Em relação ao hospedeiro, deve-se também considerar as características especiais de sua biologia, tais como a função renal e hepática, a idade, a obesidade, o estado de gestação e aleitamento. O emprego de antimicrobianos nessas situações especiais já foi também desenvolvido no item anterior. Recorde-se, aqui, que em pacientes com função renal deficiente ou em crianças no período neonatal, a circulação dos antibióticos se faz por tempo mais prolongado, o que impõe a redução das doses ou seu fracionamento mais espaçado. Também em pacientes com função hepática alterada deve-se tomar cuidado com o uso de drogas que são metabolizadas no fígado ou que tenham eliminação por via biliar.

Deve-se, portanto, refletir sobre o cuidado na seleção de drogas nesses pacientes, evitando-se o uso dos antimicrobianos nefrotóxicos e hepatotóxicos, respectivamente, nos doentes com insuficiência renal e hepática; ajustando a dose ou o intervalo entre as doses em enfermos com alteração da função renal ou hepática; evitando o emprego de drogas na gestante e na nutriz que possam ser maléficas para o feto ou o lactente, respectivamente; selecionando os antimicrobianos no paciente idoso, considerando os possíveis déficits orgânicos resultantes da senescência e atentando para intercorrências medicamentosas possíveis em decorrência da multiplicidade de medicamentos que o paciente possa estar usando. No recém-nascido, tendo em vista a gravidade que assumem as infecções, habitualmente empregam-se antimicrobianos bactericidas por via intravenosa, sendo necessário ajustar a dose e seu intervalo de administração à maturidade das funções biológicas da criança. Igualmente, no enfermo em estado de choque, a medicação necessariamente deve ser administrada por via intravenosa, selecionando-se drogas bactericidas.

Em resumo, o médico deve adaptar a terapêutica anti-infecciosa às características fisiológicas e patológicas do hospedeiro, individualizando a terapêutica às condições biológicas de seu paciente, de maneira a obter a máxima eficácia com o mínimo de efeitos indesejáveis.

POR QUANTO TEMPO USAR O ANTIMICROBIANO?

O tempo de uso de um antibiótico é extremamente variável em função do quadro clínico e da resposta terapêutica. Para algumas infecções pode-se estabelecer um tempo mínimo de tratamento; para outras, porém, a duração é absolutamente imprevisível. Assim, nas infecções faringoamigdalianas devidas ao *Streptococcus* do grupo A, é recomendado o uso da penicilina V por um tempo de dez dias, mesmo que já tenha ocorrido remissão dos sintomas. Também na erisipela e no impetigo estreptocócico, é recomendado o uso de uma penicilina ou droga alternativa por, pelo menos, dez dias. Ressalte-se que recentes trabalhos demonstram que nas infecções estreptocócicas da faringe e amígdalas esse prazo pode ser reduzido para cinco dias ao se utilizar cefalosporinas orais de segunda e terceira gerações, ou a azitromicina ou, mesmo, o estolato de eritromicina. Também a amoxicilina utilizada durante seis dias provoca resultados terapêuticos similares à penicilina V por dez dias. Nas infecções urinárias (sobretudo as recorrentes, as crônicas, as que ocorrem em homens e as complicadas), é estabelecido um prazo mínimo de uma a duas semanas; nas infecções estafilocócicas do pulmão e sistêmicas deve-se utilizar a terapêutica por quatro a seis semanas. Já em um paciente com meningoencefalite purulenta, a duração da terapêutica estará condicionada à melhora clínica e liquórica. Da mesma maneira, em vários outros processos infecciosos (sepses, infecções intestinais, osteomielites, piodermites, abscessos etc.) a suspensão do antibiótico está condicionada à cura clínica e normalização dos exames laboratoriais.

Por outro lado, existem quadros infecciosos que podem ser tratados com dose única de determinados antimicrobianos, tais como a uretrite gonocócica, tratada com dose única de amoxicilina ou de norfloxacino; a angina estreptocócica, tratada com dose única de penicilina-benzatina; a uretrite por clamídia e o cancro mole, tratados com dose única de azitromicina.

QUE CONSEQUÊNCIAS ADVERSAS PODERÃO RESULTAR DA TERAPÊUTICA?

Os antibióticos e quimioterápicos anti-infecciosos são substâncias estranhas ao organismo humano e, como tais, podem causar efeitos adversos quando de sua utilização. Tais efeitos podem resultar da reação química no local de sua administração, ou de fenômenos de hipersensibilidade do hospedeiro à droga ou de ação tóxica do antimicrobiano ou de modificações na microbiota endógena e outras alterações biológicas causadas pelo medicamento. Os efeitos colaterais dos antimicrobianos dependem da droga, do sal em que é formulada, da apresentação farmacêutica, da dose, da duração do tratamento, da via de administração e do indivíduo, incluindo sua idade, peso, doenças concomitantes e hipersensibilidade ou idiossincrasia ao medicamento. Entretanto, a potencialidade iatrogênica dos antimicrobianos pode, muitas vezes, ser prevista, permitindo que os efeitos adversos sejam evitados, minimizados ou neutralizados em sua evolução. Sobretudo, o médico deve saber que essas substâncias, extraordinárias no combate às infecções, podem ser também lesivas ao organismo humano, representando um dos principais elementos contrários ao seu uso indiscriminado. Sendo assim, é dever do médico estar ciente da possibilidade de sua ocorrência e, ao selecionar o antimicrobiano para a terapêutica, considerar:

- utilizar, quando possível, drogas menos tóxicas e irritantes;
- evitar o emprego de uma substância à qual o paciente tenha hipersensibilidade;
- acompanhar a evolução da terapêutica para surpreender precocemente o efeito indesejável;
- tomar medidas necessárias, caso ocorram os efeitos colaterais.

Além dos efeitos adversos individuais a quem utiliza os antimicrobianos, essas drogas podem causar efeitos indesejáveis que interessam à coletividade. Tal ocorre ao provocarem modificações na ecologia microbiana, alterando as espécies de microrganismos presentes em um determinado local geográfico ou provocando a seleção de microrganismos resistentes em um local, região ou país. Quanto mais generalizado e indiscriminado for o uso dos antibióticos e quimioterápicos anti-infecciosos, maior será a possibilidade da emergência e instalação de estirpes microbianas no local ou região. Foi, e continua sendo, o observado nos ambientes hospitalares, onde, no correr dos anos, modificam-se as espécies bacterianas causadoras de infecção, bem como sua sensibilidade às drogas antimicrobianas. Foi, e é, o observado no meio extra-hospitalar, onde padrões de sensibilidade às drogas vêm se modificando em vários microrganismos, como os estafilococos, as shigelas e salmonelas, o pneumococo e o gonococo.

Recordando palavras de Long e cols., em 1949, "com múltiplos antibióticos à sua disposição, o médico deve escolher cuidadosamente e sabiamente entre eles, para que seu paciente possa receber a mais efetiva e econômica antibioticoterapia". E, poderíamos acrescentar, a que provoque menos malefício para o enfermo e para o meio ambiente.

QUAL O CUSTO PARA O PACIENTE?

A última preocupação do médico ao selecionar uma droga antimicrobiana para a terapia de um processo infeccioso diz respeito ao custo do medicamento. É a última, porém não menos importante, considerando que grande parte dos antibióticos e quimioterápicos anti-infecciosos é constituída por medicamentos dispendiosos. É a última, porque, na seleção de uma droga terapêutica, o médico deve privilegiar a gravidade do caso, a atividade antimicrobiana do fármaco e a comodidade posológica (facilidade de uso pelo paciente, considerando nesse item o uso por via oral e em menor número de tomadas diárias). Contudo, o custo deve ser valorizado na prescrição de medicamentos, considerando que muitos fármacos estão atualmente disponíveis na rede pública de atenção à saúde, possibilitando ao enfermo conseguir a medicação gratuitamente; considerando que, na atualidade, no Brasil, vários antimicrobianos são disponíveis sob a forma genérica, diminuindo o custo do fármaco; considerando que, não raro, existem alternativas terapêuticas que podem ser mais acessíveis ao bolso do enfermo.

É certo que o dispêndio na aquisição de uma substância antimicrobiana não deve influenciar na qualidade da terapia. Porém, em situações em que existam alternativas igualmente válidas para o tratamento, o custo da medicação deve ser levado em consideração, tanto para a terapia individual, em consultório, como para a terapia em órgãos de atendimento à saúde pública.

CONSIDERAÇÕES FINAIS

O uso clínico dos antimicrobianos exige um conhecimento mínimo da patologia infecciosa e da terapia antimicrobiana. Essas drogas não podem ser utilizadas indiscriminadamente sem que o médico tenha exata noção do que está receitando, incluindo os efeitos adversos que poderão advir com essa terapêutica, e por que está receitando. Se possível, o médico deve considerar os custos da aquisição e administração do medicamento, utilizando alternativas menos dispendiosas, garantida a qualidade da terapêutica. Cuidado especial deve ser reservado à continuidade do tratamento, evitando-se as intermitências observadas em hospitais, onde o paciente recebe a cada dia o medicamento disponível no dia ou a medicação é modificada de acordo com a preferência do médico plantonista. É preciso, por fim, que o médico tenha serenidade para aguardar o resultado do esquema terapêutico prescrito, evitando suspensões ou mudanças precipitadas antes de transcorrido um prazo mínimo de espera para que as drogas prescritas possam agir.

Vale recordar que, já em 1945, por ocasião do lançamento da penicilina G para uso público, Falk (1945) e também Long e cols. (1949) e Goodman (1945) manifestavam sua preocupação sobre o uso indiscriminado desse antibiótico. Esses autores chamaram a atenção para o fato de a penicilina não ser útil em várias infecções, para a possibilidade de seu uso mascarar os sintomas de infecções específicas, para os riscos do emprego de doses inadequadas, para os efeitos adversos resultantes de seu uso, para o desenvolvimento de cepas resistentes à droga e destacaram que "o perigo maior do uso indiscriminado da penicilina é o desenvolvimento de uma falsa segurança". As preocupações desses autores, manifestadas nos primórdios da antibioticoterapia, permanecem mais do que nunca válidas nos tempos modernos, quando a multiplicidade de antimicrobianos existentes exige do médico, individualmente, um adequado conhecimento e um alto senso crítico sobre o uso destes medicamentos.

REFERÊNCIAS BIBLIOGRÁFICAS

Adam D *et al.* Five days of erythromycin estolate versus ten days of penicillin V in the treatment of group A streptococcal tonsillopharyngitis in children. Eur J Clin Microbiol Infect Dis 1996; 15: 712-17.

Ballow CH. Correlación entre la farmacocinética y la eficácia de los antibióticos. Enfemed Infecc y Microbiol 1994; 14: 116-19.

Barclay ML *et al.* Once daily aminoglycoside therapy. Is it less toxic than multiple daily doses and how should it be monitored? Clin Pharmacokinet 1999; 36: 89-98.

Barza M. Factors affecting the intraocular penetration of antibiotics. Scand J Infect Dis 1978; (suppl 14): 151-59.

Beech J *et al.* Therapeutic use of gentamicin in horses: concentrations in serum, urine and synoval fluid and evaluation of renal function. Am J Vet 1977; 38: 1085-87.

Bergeron MG. Tissue penetration of antibiotics. Clin Biochem 1986; 19: 90-100.

Black P *et al.* Penetration of brain abscess by sistemically administered antibiotics. J Neurosurg 1973; 8: 705-09.

Braude AI. Antimicrobial Drug Therapy. Series Major Problems in Internal Medicine. Vol. VIII. Philadephia, Saunders, 1976.

Büchler M *et al.* Human pancreatic tissue concentration of bactericidal antibiotics. Gastroenterol 1992; 103: 1902-08.

Calandra T *et al.* Efficacy and toxicity of single daily doses of amikacin and ceftriaxone versus multiple daily doses of amikacin and ceftazidime for infection in patients with cancer and granulocytopenia. Ann Intern Med 1993; 119: 584-93.

Campos EP *et al.* Escolha do antibiótico. Ars Curandi 1976; 9: 53-62.

Chowdhury MH & Tunkel AR. Antibacterial agents in infections of the central nervous system. Infect Dis Clin North Am 2000; 14: 391-408.

Craig WA. Pharmacokinetic/pharmacodynamic parameters: rationale for antibacterial dosing of mice and men. Clin Infect Dis 1998; 26: 1-12.

D'Apice M. Antibióticos em medicina veterinária. In: Lacaz CS. Antibióticos. São Paulo, Fundo Edit. Procienx, 1965. p.400.

Davey P. Tissue penetration. Practitioner 1990; 234: 1067-69.

DeLucia R & Sertié JAA. Absorção, biodisponibilidade e bioequivalência de fármacos. In: Valle LBS *et al.* Farmacologia Integrada. Vol. I. Princípios Básicos. Rio de Janeiro: Atheneu, 1988. p. 61.

Domingue GJ & Hellstrom WJG. Prostatitis. Clin Microbiol Rev 1998; 11: 604-13.

Dubos R *et al.* The effect of antibacterial drugs on the weight of mice. J Exper Med 1963; 117: 245-57.

DuPont HL & Steele JH. Use of antimicrobial agents in animal feeds: implications for human health. Rev Infect Dis 1987; 9: 447-60.

Eben-Moussi E & Van Den Driessche J. Pharmacocinétique des antibiotiques dans l 'organisme humain. Anesth Analg Rean 1971; 28: 671-87.

Ebert SC & Craig WA. Pharmacodynamic properties of anti-biotics: application to drug monitoring and dosage regimen design. Infect Control Hosp Epidemiol 1990; 11: 319-26.

Eliopoulos GM & Moellering Jr. RC. Princípios da antibioticoterapia. Clin Med Amer Norte janeiro 1982, p. 3-17.

Falk LA. Will Penicillin be used indiscriminately? JAMA 1945; 127: 670.

Fantin B & Carbon C. Importance of the aminoglycoside dosing regimen in the penicillin-netilmicin combination for treatment of *Enterococcus faecalis* – induced experimental endocarditis. Antimicrob Agents Chemother 1990; 34: 2387-91.

Fantin B. Aminosides: une fois par jour? Rev Pract (Paris) 1998; 48: 353-55.

Ferreira JM. Normas fundamentais da antibioticoterapia. Rev Medicina 1968; 52: 199-204.

Freitas CC & Freitas AG. Nefrotoxicidade induzida por aminoglicosídeos: recentes avanços. J Br Doenças Sex Transm 1994; 6: 44-45.

Fukaya K. Intestinal juice level of various antibiotics administered parenterally. Jpn J Exp Med 1972; 42: 435-44.

Gaón D *et al.* Biodisponibilidade e efeitos adversos dos antibióticos. Ars Curandi 1980; 13(9): 68-133.

Garrod LP & Scowen EF. The principles of therapeutic use of antibiotics. Br Med Bull 1960; 16: 23.

Gerard A. Antibiotiques et alimentation. Lille Med 1972; 17: 678-82.

Gerding DN & Hall WH. The penetration of antibiotics into peritoneal fluid. Bull N Y Acad Med 1975; 51: 1016-19.

Giamarellou H. Aminoglycosides plus beta-lactams against Gram-negative organisms. Am J Med 1986; 80(suppl 6B): 126-37.

Gooch WM *et al.* Cefuroxime axetil in short-course therapy of tonsillopharyngitis. Clin Drug Invest 2000; 19: 421-30.

Goodman H. Will penicillin be used indiscriminately? 1945; JAMA 127: 670.

Hatala R *et al.* Once-daily aminoglycoside dosing in immunocompetent adults: a meta-analysis. Ann Intern Med 1996; 124: 717-25.

Hessen MT & Kayer D. Principles of selection and use of an-tibacterial agents. Infect Dis Clin North Am 1995; 9: 531-45.

Hutzler RU. Princípios gerais do uso clínico dos antibióticos. Ars Curandi 1972; 5(5): 86-96.

Ingerman MJ *et al.* The importance of pharmacodynamics in determining the dosing interval in therapy for experimental pseudomonas endocarditis in the rat. J Infect Dis 1986; 153: 707-13.

Ingham HR *et al.* Bacteriological study of otogenic cerebral abscesses: chemotherapeutic role of metronidazole. Br Med J 1977; 2: 991-93.

Jones DB. Infecções oculares. In: Kagan B M. Terapia Antimicrobiana. 3.ª ed. Rio de Janeiro, Interamericana, 1982, p. 360.

Kaiser AB & MC Gee ZA. Aminoglycoside therapy of Gram- negative bacillary meningitis. N Engl J Med 1975; 293: 1215-20.

Karachalios GN & Zografos GC. Penetration of antibiotics into the pancreas. Highlights from Infections in Medicine 1997; 12(3): 26-32.

Kauffman CA *et al.* Candida endophtalmitis associated with intraocular lens implantation: efficacy of fluconazole therapy. Mycoses 1993; 36: 13-17.

König C *et al.* Bacterial concentrations in pus and infected peritoneal fluid – implications for bactericidal activity of antibiotics. J Antimicrob Chemother 1998; 42: 227-32.

Kramer PW *et al.* Antibiotic penetration of the brain. J Neurosurg 1969; 31: 295-302.

Lacaz CS. Antibióticos. São Paulo, Fundo Edit. Procienx, 1965.

Lacy MK *et al.* The pharmacodynamics of aminoglycosides. Clin Infect Dis 1998; 27: 23-27.

Levison ME. Pharmacodynamics of antimicrobial agents. Infect Dis Clin North Am 1995; 9: 483-95.

Levrat M *et al.* L'élimination biliaire des antibiotiques. Rev Intern Hepat 1964; 14: 137-694.

Lima DRA. Farmacocinética clínica. Pediatria Moderna 1994; 30(4-ed. Especial): 466-78.

Lode H *et al.* Pharmacodynamis of fluoroquinolones. Clin Infect Dis 1998; 27: 33-39.

Long PH *et al.* The use of antibiotics. JAMA 1949; 141: 315-17.

Louvois J *et al.* Antibiotic treatment of abscesses of the central nervous system. Br Med J 1977; 2: 985-87.

Lutsar I *et al.* Antibiotic pharmacodynamics in cerebrospinal fluid. Clin Infect Dis 1998; 27: 1117-29.

Machado ES *et al.* Princípios gerais do uso de antimicrobianos e quimioterápicos. Arq Bras Med 1088; 62: 243-52.

Madsen DO *et al.* Experimental models for determination of antimicrobials in prostatic tissue, interstitial fluid and secretion. Scand J Infect Dis 1978; (suppl 14): 145-50.

Meares Jr. EM. Prostatitis syndromes. J Urol 1980; 123: 141-47.

Mendes RP & Campos EP. Farmacocinética de antibiótico. Ars Curandi 1976; 9: 36-44.

Moellering Jr. RC. Principles of anti-infective therapy. In: Mandell GL e col. Principles and practice of infectious disea-ses. 5th ed. Churchill Livingstone, Philadelphia, 2000. p. 223.

Mucciolo P. Antibióticos na conservação de alimentos. In: Lacaz CS. Antibióticos. São Paulo, Fundo Edit. Procienx, 1965. p. 417.

Nasso I. Os antibióticos como fatores de crescimento. Resenha Clin Cient, agosto de 1955; 24: 221-222.

Nau R. *et al.* Pharmacokinetic optimisation of the treatment of bacterial central nervous system infections. Clin Pharma-cokinet 1998; 35: 223-46.

Neiva A. Prostatite crônica por bactérias. J Bras Urol 1980; 6: 63-66.

Norrby SR. Efficacy and safety of antibiotic treatment in relation to treatment time. Scand J Infect Dis 1991; (suppl 74): 262-69.

Odenholt-Tornqvist I *et al.* Postantibiotic effects and postantibiotic sub-MIC effects of roxithromycin, clarithro-mycin, and azithromycin on respiratory tract pathogens. Antimicrob Agents Chemother 1995; 39: 221-26.

Papastamelos AG, Tunkel AR. Antibacterial agents in infections of the central nervous system and eye. Infect Dis Clin North Am 1995; 9: 615-37.

Pereira NG. Princípios gerais do uso clínico dos antibióticos. J Bras Med 1998; 75(5/6): 19-30.

Peyramond D. *et al.* 6-day amoxicillin versus 10-day penicillin V for group A beta-haemolytic streptococcal acute tonsillitis in adults. Scand J Infect Dis 1996; 28: 497-501.

Pichichero ME *et al.* Effective short-course treatment of acute group A b-hemolytic streptococcal tonsillopharyngitis. Arch Pediat Adolesc Med 1994; 148: 1053-60.

Plomp TA *et al.* Concentration of thiamphenicol in the human prostate and testis. Chemotherapy 1979; 25: 254-60.

Portier H *et al.* Five versus ten days treatment of strepto-coccal pharyngotonsillitis: a randomized controlled trial comparing cefdoxime proxetil and phenoxymethyl penicillin. Scand J Infect Dis 1994; 26: 59-66.

Prins JM *et al.* Once versus thrice daily gentamicin in patients with serious infections. Lancet 1993; 341: 335-39.

Ristuccia AM, LeFrock JL. Cerebrospinal fluid penetration of antimicrobials. Antibiot Chemother 1992; 45: 118-52.

Sawyer MD, Dunn DL. Appropriate use of antimicrobial agents: nine principles. Postgrad Med 1991; 90: 115-16.

Scheld WM. Quinolone therapy for infections on the central nervous system. Rev Infect Dis 1989;11 (suppl 5): S1194-201.

Schnabel EL, Jones AL. Distribution of tetracycline resistance genes and transposons among phylloplane bacteria in Michigan apple orchards. Appl Environ Microbiol 1999; 65: 4898-907.

Shigella. Antimicrob Agents Chemother 13(5): 705-09, 1978.

Silva P. Biodisponibilidade das drogas. Folha Med 1982; 85: 681-84.

Solberg CO. Protection of phagocytized bacteria against antibiotics. Acta Med Scand 1972; 191: 383-87.

Solomkin JS, Miyagawa CI. Principles of antibiotic therapy. Surg Clin North Am 1994; 74: 497-517.

Stephen KW *et al.* Factors determining the passage of drugs from blood into saliva. Br J Clin Pharmacol 1980; 9: 51-55.

Tavares W. Antimicrobianos na gravidez. Folha Med 1984; 89: 413-21.

Tavares W. Bactérias Gram-positivas problemas: resistência do estafilococo, do enterococo e do pneumococo aos antimicrobianos. Rev Soc Bras Medicina Trop 2000; 33: 281-301.

Tavares W. Manual de antibióticos e quimioterápicos antiinfecciosos. 3.ª ed. Rio de Janeiro: Atheneu, 2002.

Tulkens PM. Aminoglycosides: nephrotoxicity. Antimicrob Agents Chemother 1999; 43: 1003-12.

Turnidge JD. The pharmacodynamics of b-lactams. Clin Infect Dis 1998; 27: 10-22.

Tyden G, Malmborg AS. Penetration of antibiotics into pancreatic juice. Lancet 1985; 1: 1046.

Vieira W, Marangoni DV. Princípios gerais dos antibióticos. Ars Curandi 1984; 17(10): 20-29.

Walker DH, Raoult D. *Rickettsia rickettsii* and other spotted fever group rickettsiae. In: Mandell GL e col. Principles and practice of infectious diseases. 5th ed. Philadelphia: Churchill Livingstone, 2000. V. 2, p. 2035-2055.

Wellman WE *et al.* Concentration of antibiotics in the brain. J Lab Clin Med 1954; 43: 275-79.

Wetzstein GA. Intravenous to oral (IV:PO) antiinfective conversion therapy. Cancer Control 2000; 7: 170-76.

Who. Scientific Working Group. Antimicrobial resistance. Bull WHO 1983; 61: 383-94.

Wilkowske CJ, Hermans PE. General principles of antimi-crobial therapy. Mayo Clin Proceed 1983; 58: 6-13.

Winstanley PA, Orme LE. The effects of food on drug bioavailability. Br J Clin Pharmacol 1989; 28: 621-28.

Wittman DH. Pharmacokinetic basis for short courses of antimicrobial therapy. Eur J Surg 1996; (suppl 576): 19-23.

Wood CA *et al.* The influence of tobramycin dosage regimens on nephrotoxicity, ototoxicity and antibacterial efficacy in a rat model of subcutaneous abscess. J Infect Dis 1988; 158: 13-22.

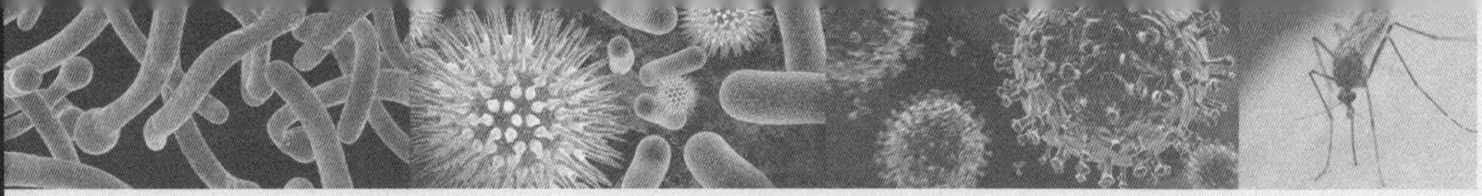

3 Conceitos Básicos no Controle de Infecção Hospitalar

Antonio Alci Barone ▪ Anna Sara Shaferman Levin

DEFINIÇÃO

Define-se Infecção Hospitalar (IH) como aquela adquirida dentro do ambiente do hospital. Na prática, assume como tal as infecções que se manifestam 48 horas após a admissão do paciente no hospital.

É importante observar que essas infecções podem ocorrer não somente em pacientes mas também em funcionários, isto é, os trabalhadores da área da saúde, e mesmo em visitantes. Por outro lado, infecções adquiridas na comunidade podem manifestar-se após a internação no hospital; por exemplo, uma criança em período de incubação de varicela pode manifestar a doença até três semanas após a internação, sem que esta seja uma IH. Por outro lado, um paciente que recebe transfusão de sangue ou derivados dentro do hospital e, seis meses após, apresenta uma hepatite por vírus B, está apresentando uma IH. Outro exemplo importante é o da infecção no sítio cirúrgico, que pode acontecer até 30 dias depois do ato cirúrgico, ou até um ano após a colocação de uma prótese, e que será detectada após a alta hospitalar, geralmente no retorno ambulatorial do paciente.

Como hoje existe uma tendência ao tratamento de pacientes fora do ambiente hospitalar, em hospitais-dia e mesmo na residência do enfermo (*home care*, assistência domiciliar), as infecções classicamente consideradas hospitalares estão ocorrendo nesses ambientes; surge, assim, a denominação infecção associada à assistência à saúde.

Podemos classificar as IH em exógenas e endógenas, com base no modo de aquisição das mesmas. As infecções exógenas são adquiridas a partir de microrganismos externos ao paciente. É o caso das infecções por instrumentos contaminados, inoculadas através de cateteres pelas mãos dos trabalhadores da saúde, lotes de medicamentos ou soros contaminados, etc. Geralmente ocorrem como responsáveis por surtos e são de controle e prevenção mais fáceis. Acredita-se que correspondem a menos de 30% das IH. Por outro lado, as infecções endógenas são causadas por microrganismos que já colonizam previamente o paciente, isto é, a partir da sua própria flora. Essas IH estão associadas à própria condição básica do paciente; geralmente são mais graves e de controle e prevenção muito difíceis. Estão relacionadas à própria evolução dos procedimentos diagnósticos e terapêuticos e têm como principais fatores de risco a idade avançada, o tempo de internação prolongado, as doenças de base como diabetes e obesidade, os procedimentos invasivos, cateteres, ventilação mecânica, cirurgias, fatores imunossupressores como quimioterapia, transplante de órgãos ou tecidos, e uso de antimicrobianos, entre outros. Estima-se que representem 70% das IH.

MODOS DE TRANSMISSÃO

Consideram-se seis formas de transmissão de microrganismos para pacientes durante a assistência à sua saúde:

- **por contato direto**: ocorre pelo contato direto entre pessoas. Um exemplo seria a transmissão direta de escabiose de um paciente para outro durante a internação;
- **por contato indireto**: ocorre através de objetos ou pelas mãos de profissionais de saúde, que portam microrganismos adquiridos de um paciente para outro. É provavelmente a forma mais frequente de transmissão de microrganismos no ambiente hospitalar. A medida mais importante para o seu controle é a lavagem ou higienização adequada das mãos;
- **por fonte comum**: ocorre quando há um objeto, produto ou medicamento contaminado que é utilizado por um ou mais pacientes. É relativamente rara, mas responsável por surtos de infecção hospitalar;
- **por gotículas**: ocorre através da produção de gotículas por um paciente, que atingem outro paciente. As gotículas têm alcance de apenas 1 metro. Assim, é preciso pequenas distâncias entre os pacientes para que ocorra esse tipo de transmissão. Como exemplo, pode-se citar a transmissão de infecções respiratórias altas virais;
- **por aerossóis**: ocorre em três doenças conhecidas – tuberculose, sarampo e varicela. O paciente infectado expele gotículas que, após ressecamento, se transformam em núcleos de gotículas com dimensão menor que 5 μm. Esses núcleos podem percorrer longas distâncias e permanecer em suspensão no ar por longos períodos, até serem inalados por outras pessoas;
- **por vetores**: ocorre raramente. Como exemplo, pode-se citar a aquisição hospitalar de dengue.

SÍNDROMES MAIS IMPORTANTES E SUA PREVENÇÃO

As síndromes mais importantes envolvendo infecções de origem hospitalar, não só pela sua frequência como também pela gravidade que envolvem, do ponto de vista de sua morbi-mortalidade, são as seguintes:

- infecções do trato urinário;
- infecções das vias respiratórias;
- infecções da corrente sanguínea;
- infecções do sítio cirúrgico;
- outras localizações de infecções hospitalares.

Grande parte dessas infecções é decorrente de procedimentos invasivos e está relacionada com a colocação de dispositivos que põem o meio interno dos pacientes em contato direto com o meio ambiente e que impedem o funcionamento eficiente dos mecanismos de defesa do hospedeiro contra as agressões representadas pela sua flora endógena ou pela flora ambiental.

Assim, para a prevenção das infecções do trato urinário, deve-se enfatizar os cuidados na instalação e na manutenção de cateteres uretrovesicais , assim como levar em consideração as indicações de troca do sistema fechado, composto de cateter-tubo e saco coletor.

A prevenção das infecções respiratórias depende de medidas gerais, como lavar as mãos, não fazer uso de antibióticos profiláticos, evitar o refluxo e a aspiração de conteúdo gástrico e aspirar as secreções acima da região glótica antes de manipulação do *cuff* da cânula endotraqueal. Da mesma sorte, deve-se manter os cuidados padronizados para intubação, realização de traqueostomia, uso de respiradores, assim como os cuidados com os equipamentos de terapia respiratória e com a aspiração orotraqueal.

Os cuidados para a prevenção da infecção da corrente sanguínea estão relacionados com a passagem dos cateteres, a manutenção e as indicações de troca desses dispositivos intravasculares.

Já no que diz respeito às infecções do sítio cirúrgico, os cuidados se iniciam com a preparação pré-operatória do paciente, que deve ser internado o mais próximo possível do momento da cirurgia. A preparação do paciente envolve a remoção de pêlos, a desgermação e a antissepsia da pele dos pacientes. Levar em consideração a preparação da equipe cirúrgica, o preparo e a manutenção da sala de cirurgia, os princípios básicos da profilaxia antimicrobiana e os cuidados com a ferida operatória nas 24 horas após o procedimento.

COMISSÕES DE CONTROLE DE INFECÇÃO HOSPITALAR: JUSTIFICATIVA, FUNÇÕES E LEGISLAÇÃO

Há uma legislação completa sobre a implantação e funcionamento da Comissão, Serviço e Programa de Controle de Infecção Hospitalar (CIH). Está contida em uma lei e uma portaria apresentadas na íntegra ao final deste capítulo. São:

- Lei nº 9431 (06/01/1997)
- Portaria nº 2616 (12/05/1998)

Além destas, há um roteiro de inspeção para esse assunto, que é um instrumento de auditoria interna e externa dos hospitais nessa área.

Lei nº 9431

Em resumo essa lei determina que:

- todos os hospitais do País são obrigados a manter um Programa de CIH (PCIH);
- PCIH é o conjunto de ações desenvolvidas, deliberada e sistematicamente, para redução máxima da incidência e gravidade das IH;
- para isso, devem constituir uma Comissão de Controle de Infecção Hospitalar.

Portaria nº 2616

Em resumo essa portaria determina que:

- deve ser constituída uma equipe que se divide em duas partes:

Comissão de Controle de Infecção Hospitalar (CCIH)

- trata-se do poder "Legislativo";
- faz reuniões periódicas;
- define os rumos; portanto deve elaborar um Programa de Controle de Infecção Hospitalar para a instituição, baseado nas suas características, necessidades e prioridades;
- tem como membros, no mínimo:
  - presidente
  - representante do Serviço Médico
  - representante do Serviço de Enfermagem
  - representante do Serviço de Farmácia
  - representante do Laboratório de Microbiologia
  - representante da Administração
  - todo hospital deve ter uma CCIH própria.

Serviço (SCIH)

- trata-se do poder "Executivo";
- é formado por uma equipe composta da seguinte forma:
  - dois profissionais (nível superior) para cada 200 leitos ou fração
  - um desses profissionais deve ser, de preferência, uma enfermeira
  - enfermeiras devem cumprir seis horas diárias
  - outros profissionais devem cumprir quatro horas diárias
- a cada dez leitos críticos devem ser acrescidas dez horas semanais de trabalho (é considerado um leito crítico aquele em unidade de terapia intensiva, berçário de alto risco, unidade de queimados, de transplantes, de oncologia, ou leitos de síndrome de imunodeficiência do adulto);
- em hospitais com menos de 50 leitos, podem ser feitos consórcios, com uma equipe prestando serviços para mais de um hospital;
- funções:
  - elaborar junto com a CCIH um Programa de CIH
  - implantar o Programa de CIH
  - fazer vigilância das IH
  - estabelecer e implantar normas e rotinas referentes aos procedimentos e atos relevantes para o controle e prevenção das IH
  - realizar a capacitação dos profissionais da instituição, nas áreas relevantes para o controle e prevenção das IH
  - estabelecer um programa racional de uso de antimicrobianos, germicidas e materiais relevantes para o controle e prevenção das IH
  - avaliar dados da vigilância e propor medidas de controle

- investigar e controlar surtos
- elaborar relatórios e fazer a divulgação das informações relevantes para o controle e prevenção de IH para o corpo clínico, de enfermagem e diretoria
- cooperar com órgão gestor do SUS
- notificar doenças de notificação compulsória

SAÚDE OCUPACIONAL

Um dos problemas importantes no controle das infecções hospitalares se refere à aquisição de infecções pelos profissionais da saúde. As duas principais vias são por meio de exposição a sangue e a outros fluidos corporais e de aerossóis, como no caso da tuberculose.

Estima-se que o risco de adquirir uma infecção após um acidente percutâneo com sangue contaminado seja de: 0,3% para o vírus da imunodeficiência humana (HIV); 3 a 10% para o vírus da hepatite C; e 30% ou mais para o vírus da hepatite B.

Acidentes perfurocortantes com material biológico entre profissionais de saúde não são raros. Uma tese defendida por Mariusa Basso, em 1999, relatou os resultados de uma avaliação por questionário realizada com 1.096 profissionais no Complexo Hospital das Clínicas de São Paulo: 21,5% relataram acidente no último ano e 4,9% no último mês.

As categorias profissionais e a proporção de acidentes que relataram no último mês e ano podem ser vistas na Tabela 3.1.

Os tipos de acidentes relatados foram:

- 80,5% perfurocortantes;
- 79,7% por sangue;
- 83,1% nas mãos;
- 74,1% por agulha;
- mais comuns: cirurgia, punção de veia.

Como base, foram elaboradas as Precauções-padrão ou Básicas para a prevenção de acidentes com material biológico. Considera-se que *todos* os pacientes são potenciais portadores de infecções transmitidas pelo sangue e outros fluidos corporais. Assim, deve-se sempre utilizar luvas em situações e exposição a esses fluidos. As luvas não devem ser estéreis e devem ser descartadas após cada uso. Em situações de risco para respingos, utiliza-se avental, também não estéril, e máscara e óculos de proteção, se houver risco de exposição de olhos e mucosas. Outras medidas importantes são:

- não reencapar agulhas após o seu uso, pois essa é uma situação de grande risco para acidentes;
- descartar agulhas e outros materiais perfurocortantes em recipiente adequado, de paredes rígidas e impermeável;
- não desconectar agulhas das seringas. Deve-se descartá-las acopladas no recipiente apropriado;
- não dobrar agulhas.

É fundamental também possibilitar a vacinação universal contra a hepatite B para todos os profissionais da saúde.

Além disso, é necessário haver um programa para atendimento pós-exposição a sangue e outros fluidos corporais, uma vez que existem medidas eficazes para diminuir a transmissão pós-exposição de hepatite B (através de imunobiológicos) e HIV (através do uso de drogas antirretrovirais), se o atendimento for precoce.

Outra doença de importante transmissão hospitalar é a tuberculose. Considera-se que as formas contagiosas são a pulmonar e a laríngea.

A transmissão ocorre através da inalação de aerossóis, que são produtos do dessecamento de gotículas expelidas pelos pacientes. Essas partículas, menores de 5 μm, ficam em suspensão no ar por longos períodos de tempo e podem se disseminar por grandes distâncias, não ficando restritas apenas ao ambiente próximo ao paciente.

Como proteção contra a disseminação da tuberculose no hospital, as seguintes medidas são importantes:

- diagnóstico precoce de casos suspeitos: considere a possibilidade de tuberculose em todo e qualquer paciente que apresentar tosse por três semanas ou mais. Para todos esses pacientes deve ser solicitada a pesquisa direta de micobactérias no escarro. Assim, será possível a identificação e tratamento precoce dos pacientes, que é a medida considerada mais importante no controle da disseminação da tuberculose;
- utilização de isolamento em quarto privativo de pacientes com tuberculose enquanto esses forem bacilíferos. Esses quartos devem ter pressão negativa em relação às outras áreas do hospital e realizar 12 trocas de ar por hora. Além disso, o ar expelido desses quartos não deve ser recirculado, e, se o for, deverá sofrer filtragem de alta eficiência (através de filtro HEPA).

MÁSCARA N95 PARA A EQUIPE

Os profissionais e os visitantes aos pacientes bacilíferos deverão utilizar uma máscara especial denominada N95, que filtra 95% das partículas com 0,3 μm ou mais.

MÁSCARA COMUM PARA O PACIENTE

O paciente, quando fora do seu quarto, como por exemplo para realizar exames, deverá utilizar uma máscara cirúrgica comum.

O paciente deverá ser retirado do isolamento quando apresentar três pesquisas seguidas de escarro negativas, colhidas em dias diferentes.

Tabela 3.1 Porcentagem de acidentes perfurocortantes nas diversas categorias profissionais.

Categoria Profissional	Acidente no Último Mês	Acidente no Último Ano
Estudantes de medicina	9,9%	55,4%
Médicos residentes	12,3%	44,5%
Médicos assistentes	7,1%	24%
Auxiliares/técnicos de enfermagem	2,7%	14,7%
Pessoal de limpeza	2,5%	11,3%
Técnicos de laboratório	2,6%	10,5%
Enfermeiros	1,6%	10,2%
Atendentes de enfermagem	0,7%	3,6%

CONHECIMENTO E PRÁTICA

A implantação do Programa de Controle de Infecção Hospitalar apresenta um problema que merece atenção. Enquanto a Comissão e o Serviço elaboram o programa e detêm o conhecimento sobre prevenção, quem lida com o paciente é o profissional à beira do leito, que nem sempre tem o conhecimento das práticas para a prevenção ou acredita na sua importância.

O CIH é uma área multidisciplinar que envolve:

- profissionais que atuam diretamente com os pacientes;
- serviços de apoio;
- laboratório;
- amplo respaldo da administração;
- a falha de um coloca em risco o trabalho de todos.

Há, portanto, dois desafios: o de levar a informação a quem de fato lida diretamente com os pacientes, através de cursos, seminários e treinamentos; e transformar a informação adquirida pelos profissionais atuantes em atitudes.

Atualmente discutem-se formas de avaliar o comportamento e a criação de indicadores de comportamento em IH, embora esse assunto não seja ainda bem estudado e não haja até o momento uma série bem estabelecida de indicadores de comportamento. Sugere-se que apresentem as seguintes características:

- simplicidade
- factibilidade
- comparabilidade

Os seus objetivos são:

- avaliar os problemas pontuais;
- avaliar o efeito de intervenções.

Como exemplo, apresentamos um avaliação realizada em 2001 numa Unidade de Terapia Intensiva, no Hospital das Clínicas de São Paulo.

Foi aplicado um questionários para 53 profissionais de diferentes categorias:

- auxiliar de enfermagem: 23 (43%)
- enfermeira: 11 (21%)
- fisioterapeuta: 9 (17%)
- médico: 8 (15%)
- outros: 2

Esse questionário avaliou os seguintes pontos:

- a lavagem das mãos deve ser feita antes e depois do contato com o paciente (51 de 53 respostas foram corretas, sendo 100% médicos, enfermeiros e fisioterapeutas e 95% dos auxiliares de enfermagem);
- não vou transmitir germes multirresistentes se, antes e depois do contato com o paciente, eu lavar as mãos (63% foram respostas corretas, sendo 72% entre os enfermeiros, 60% entre auxiliares, 75% entre médicos e 44% entre fisioterapeutas);
- sei que posso transmitir bactérias multirresistentes se não lavar as mãos (88% foram respostas corretas, sendo 100% entre os enfermeiros, médicos e fisioterapeutas e 83% entre auxiliares);
- mesmo se eu usar luvas, preciso lavar as mãos (94% foram respostas corretas, sendo 100% entre os enfermeiros, médicos e fisioterapeutas e 91% entre auxiliares);
- os profissionais de saúde podem portar germes multirresistentes nas mãos (86% foram respostas corretas, sendo 100% entre os enfermeiros, médicos e fisioterapeutas e 78% entre auxiliares).

A seguir, na mesma unidade, foi realizada uma avaliação das práticas desses profissionais, observando 500 atos médicos ou de enfermagem com os pacientes, nos três turnos de trabalho (manhã, tarde e noite). A seguir, listamos as situações observadas e em que proporção dos contatos com os pacientes foi realizada a lavagem das mãos antes e depois do procedimento (Tabela 3.2).

Em resumo, foi realizada a lavagem das mãos antes de 20% dos contatos e em 30% após. Essa proporção variou de acordo com a categoria profissional (Tabela 3.3).

O uso adequado de luvas foi feito em 68,6%. Não se utilizou luvas quando era indicado em 11,3% e utilizou-se luvas de modo não indicado em 20,1% das ocasiões observadas.

Aqui ficou muito claro o bom nível de informação dos profissionais sobre a importância das mãos na transmissão de germes e da sua lavagem, porém, evidencia-se uma grande dissociação entre o conhecimento teórico e a prática diária. Essa questão talvez seja o maior desafio na área de Controle e Infecção Hospitalar e as estratégias para minimizá-la devem ser a base dos Programas de CIH.

Tabela 3.2 Lavagem das mãos antes e depois de cada procedimento segundo o tipo de contato.

Tipo de Contato	Antes	Depois
Breve (26%)	8%	16%
Secreções (29%)	24%	32%
Objetos contaminados (10%)	23%	40%
Traqueostomia (6,4%)	16%	33%
Coleta de exame (5,8%)	24%	38%
Cateter vascular (4,4%)	40%	27%
Banho (4,4%)	9%	33%
Excreções (3,2%)	7%	7%
Ferida ou curativo (3,2%)	32%	43%

Tabela 3.3 Lavagem das mãos antes e depois segundo as diversas categorias profissionais na área de saúde.

Categoria	Antes	Depois
Auxiliar	18%	24%
Enfermeira	18%	36%
Fisioterapeuta	32%	50%
Médico	12%	23%
Outro	8,3%	8,3%

Lei n.º 9.431 de 6 de janeiro de 1997

Dispõe sobre a obrigatoriedade da manutenção de programa de controle de infecções hospitalares pelos hospitais do País.

O PRESIDENTE DA REPÚBLICA

Faço saber que o Congresso Nacional decreta e eu sanciono a seguinte Lei:

Art. 1.º Os hospitais do País são obrigados a manter Programa de Controle de Infecções Hospitalares – PCIH.

§ 1.° Considera-se programa de controle de infecções hospitalares, para os efeitos desta Lei, o conjunto de ações desenvolvidas deliberada e sistematicamente com vistas à redução máxima possível da incidência e da gravidade das infecções hospitalares.

§ 2.° Para os mesmos efeitos, entende-se por infecção hospitalar, também denominada institucional ou nosocomial, qualquer infecção adquirida após a internação de um paciente em hospital e que se manifeste durante a internação ou mesmo após a alta, quando puder ser relacionada com a hospitalização.

Art. 2.° Objetivando a adequada execução de seu programa de controle de infecções hospitalares, os hospitais deverão constituir:

I – Comissão de Controle de Infecções Hospitalares;

II – (VETADO)

Art. 3.° (VETADO)

Art. 4.° (VETADO)

Art. 5.° (VETADO)

Art. 6.° (VETADO)

Art. 7.° (VETADO)

Art. 8.° (VETADO)

Art. 9.° Aos que infringirem as disposições desta Lei aplicam-se as penalidades previstas na Lei n. º 6.437, de 20 de agosto de 1977.

Art. 10. (VETADO)

Art. 11. Esta Lei entra em vigor na data de sua publicação.

Art. 12. Revogam-se as disposições em contrário.

Brasília, 6 de janeiro de 1997; 176.º da Independência e 109.º da República.

FERNANDO HENRIQUE CARDOSO

Portaria n.º 2.616/MS/GM, de 12 de maio de 1998

O Ministro de Estado da Saúde, Interino, no uso das atribuições que lhe confere o art. 87, inciso II da Constituição, e considerando as determinações da lei n.º 9.431, de 6 de janeiro de 1997, que dispõe sobre a obrigatoriedade da manutenção pelos hospitais do país, de programa de controle de infecções hospitalares;

Considerando que as infecções hospitalares constituem risco significativo à saúde dos usuários dos hospitais, e sua prevenção e controle envolvem medidas de qualificação de assistência hospitalar, de vigilância sanitária e outras, tomadas no âmbito do Estado, do Município e de cada hospital, atinentes ao seu funcionamento;

Considerando que o Capítulo I, art. 5.º e inciso III da Lei n.º 8.080 de 19 de setembro de 1990, estabelece como objetivo e atribuição do Sistema Único de Saúde (SUS), "a assistência às pessoas por intermédio de ações de promoção, proteção e recuperação da Saúde com a realização integrada das ações assistenciais e das atividades preventivas";

Considerando que no exercício da atividade fiscalizadora os órgãos estaduais de saúde deverão observar, entre outros requisitos e condições, a adoção, pela instituição prestadora de serviços, de meios de proteção capazes de evitar efeitos nocivos à saúde dos agentes, clientes, pacientes e dos circunstantes (Decreto n.º 77.052, de 19 de janeiro de 1976, art. 2.º, inciso IV);

Considerando os avanços técnico-científicos, os resultados do Estudo Brasileiro da Magnitude das Infecções Hospitalares, Avaliação da Qualidade das Ações de Controle de Infecção Hospitalar, o reconhecimento mundial destas ações como as que implementam a melhoria da qualidade da assistência à Saúde, reduzem esforços, problemas, complicações e recursos;

Considerando a necessidade de informações e instrução oficialmente constituída para respaldar a formação técnico-profissional, resolve:

Art. 1.º Expedir, na forma dos anexos I, II, III, IV e V, diretrizes e normas para a prevenção e o controle das infecções hospitalares.

Art. 2.º As ações mínimas necessárias, a serem desenvolvidas, deliberada e sistematicamente, com vistas à redução máxima possível da incidência e da gravidade das infecções dos hospitais, compõem o Programa de Controle de Infecções Hospitalares.

Art. 3.º A Secretaria de Políticas de Saúde, do Ministério da Saúde, prestará cooperação técnica às Secretarias Estaduais e Municipais de Saúde, a fim de orientá-las sobre o exato cumprimento e interpretação das normas aprovadas por esta Portaria.

Art. 4.º As Secretarias Estaduais e Municipais de Saúde poderão adequar as normas conforme prevê a Constituição da República Federativa do Brasil de 1988.

Art. 5.º A inobservância ou o descumprimento das normas aprovadas por esta Portaria sujeitará o infrator ao processo e às penalidades na Lei n.º 6.437, de 20 de agosto de 1977, ou outra que a substitua, com encaminhamento dos casos ou ocorrências ao Ministério Público e órgãos de defesa do consumidor para aplicação da legislação pertinente (Lei n.º 8.078/90 ou outra que a substitua).

Art. 6.º Este regulamento deve ser adotado em todo território nacional, pelas pessoas jurídicas e físicas, de direito público e privado envolvidas nas atividades hospitalares de assistência à saúde.

Art. 7.º Esta Portaria entrará em vigor na data de sua publicação.

Art. 8.º Fica revogada a Portaria n.º 930, de 27 de agosto de 1992.

BARJAS NEGRI
Programa de Controle de Infecção Hospitalar

ANEXO I

ORGANIZAÇÃO

1. O Programa de Controle de Infecções Hospitalares (PCIH) é um conjunto de ações desenvolvidas deliberada e sistematicamente, com vistas à redução máxima possível da incidência e da gravidade das infecções hospitalares.

1. Para a adequada execução do PCIH, os hospitais deverão constituir Comissão de Controle de Infecção Hospitalar (CCIH), órgão de assessoria à autoridade máxima da instituição e de execução das ações de controle de infecção hospitalar.

1.1. A CCIH deverá ser composta por profissionais da área de saúde, de nível superior, formalmente designados.

2.2 Os membros da CCIH serão de dois tipos: consultores e executores.

2.2.1. O presidente ou coordenador da CCIH será qualquer um dos membros da mesma, indicado pela direção do hospital.

2.3. Os membros consultores serão representantes, dos seguintes serviços:

2.3.1. Serviço médico;

2.3.2. Serviço de enfermagem;

2.3.3. Serviço de farmácia;

2.3.4. Laboratório de microbiologia;

2.3.5. Administração.

2.4. Os hospitais com número de leitos igual ou inferior a 70 (setenta) atendem os números 2.3.1. e 2.3.2.

2.5. Os membros executores da CCIH representam o Serviço de Controle de Infecção Hospitalar e, portanto, são encarregados da execução das ações programadas de controle de infecção hospitalar.

2.5.1. Os membros executores serão, no mínimo, 2 (dois) técnicos de nível superior da área de saúde para cada 200 (duzentos) leitos ou fração deste número com carga horária diária, mínima de 6 (seis) horas para o enfermeiro e 4 (quatro) horas para os demais profissionais.

2.5.1.1. Um dos membros executores deve ser, preferencialmente, um enfermeiro.

2.5.1.2. A carga horária diária, dos membros executores, deverá ser calculada na base da proporcionalidade de leitos indicados no número 2.5.1.

2.5.1.3. Nos hospitais com leitos destinados a pacientes críticos, a CCIH deverá ser acrescida de outros profissionais de nível superior da área de saúde. Os membros executores terão acrescidas 2 (duas) horas semanais de trabalho para cada 10 (dez) leitos ou fração;

2.5.1.3.1. Para fins desta Portaria, consideram-se pacientes críticos:

2.5.1.3.1.1. Pacientes de terapia intensiva (adulto, pediátrico e neonatal);

2.5.1.3.1.2. Pacientes de berçário de alto risco;

2.5.1.3.1.3. Pacientes queimados;

2.5.1.3.1.4. Pacientes submetidos a transplantes de órgãos;

2.5.1.3.1.5. Pacientes hemato-oncológicos;

2.5.1.3.1.6. Pacientes com Síndrome da Imunodeficiência Adquirida.

2.5.1.4. Admite-se, no caso do número 2.5.1.3, o aumento do número de profissionais executores na CCIH, ou a relativa adequação de carga horária de trabalho da equipe original expressa no número 2.5.1;

2.5.1.5. Em hospitais com regime exclusivo de internação tipo paciente-dia, deve-se atender aos números 2.1, 2.2 e 2.3, e com relação ao número 2.5.1., a carga de trabalho dos profissionais será de 2 (duas) horas diárias para o enfermeiro e 1 (uma) hora para os demais profissionais, independentemente do número de leitos da instituição.

2.5.1.6. Os hospitais poderão consorciar-se no sentido da utilização recíproca de recursos técnicos, materiais e humanos, com vistas à implantação e manutenção do Programa de Controle da Infecção Hospitalar.

2.5.1.7. Os hospitais consorciados deverão constituir CCIH própria, conforme os números 2 e 2.1, com relação aos membros consultores, e prover todos os recursos necessários à sua atuação.

2.5.1.8. O consórcio deve ser formalizado entre os hospitais componentes. Os membros executores, no consórcio, devem atender aos números 2.5.1, 2.5.1.1, 2.5.1.2, 2.5.1.3 e 2.5.1.4.

COMPETÊNCIAS

3. A CCIH do hospital deverá:

3.1. Elaborar, implementar, manter e avaliar programa de controle de infecção hospitalar, adequado às características e necessidades da instituição, contemplando, no mínimo, ações relativas a:

3.1.1. Implantação de um Sistema de Vigilância Epidemiológica das Infecções Hospitalares, de acordo com o Anexo III;

3.1.2. Adequação, implementação e supervisão das normas e rotinas técnico-operacionais, visando à prevenção e controle das infecções hospitalares;

3.1.3. Capacitação do quadro de funcionário e profissionais da instituição, no que diz respeito à prevenção e controle das infecções hospitalares;

3.1.4. Uso racional de antimicrobianos, germicidas e materiais médico-hospitalares.

3.2. Avaliar, periódica e sistematicamente, as informações providas pelo Sistema de Vigilância Epidemiológica das infecções hospitalares e aprovar as medidas de controle propostas pelos membros executores da CCIH;

3.3. Realizar investigação epidemiológica de casos e surtos, sempre que indicado, e implantar medidas imediatas de controle;

3.4. Elaborar e divulgar, regularmente, relatórios e comunicar, periodicamente, à autoridade máxima da instituição e às chefias de todos os setores do hospital, a situação do controle das infecções hospitalares, promovendo seu amplo debate na comunidade hospitalar;

3.5. Elaborar, implementar e supervisionar a aplicação de normas e rotinas técnico-operacionais, visando limitar a disseminação de agentes presentes nas infecções em curso no hospital, por meio de medidas de precaução e de isolamento;

3.6. Adequar, implementar e supervisionar a aplicação de normas e rotinas técnico-operacionais, visando à prevenção e ao tratamento das infecções hospitalares;

3.7. Definir, em cooperação com a Comissão de Farmácia e Terapêutica, política de utilização de antimicrobianos, germicidas e materiais médico-hospitalares para a instituição;

3.8. Cooperar com o setor de treinamento ou responsabilizar-se pelo treinamento, com vistas a obter capacitação adequada do quadro de funcionários e profissionais, no que diz respeito ao controle das infecções hospitalares;

3.9. Elaborar regimento interno para a Comissão de Controle de Infecção Hospitalar;

3.10. Cooperar com a ação do órgão de gestão do SUS, bem como fornecer, prontamente, as informações epidemiológicas solicitadas pelas autoridades competentes;

3.11. Notificar, na ausência de um núcleo de epidemiologia, ao organismo de gestão do SUS, os casos diagnosticados ou suspeitos de outras doenças sob vigilância epidemiológica (notificação compulsória), atendidos em qualquer dos serviços ou unidades do hospital, e atuar cooperativamente com os serviços de saúde coletiva;

3.12. Notificar ao Serviço de Vigilância Epidemiológica e Sanitária do organismo de gestão do SUS, os casos e surtos diagnosticados ou suspeitos de infecções associadas à utilização e/ou produtos industrializados.

4. Caberá à autoridade máxima da instituição:

4.1. Constituir formalmente a CCIH;

4.2. Nomear os componentes da CCIH por meio de ato próprio;

4.3. Propiciar a infra-estrutura necessária à correta operacionalização da CCIH;

4.4. Aprovar e fazer respeitar o regimento interno da CCIH;

4.5. Garantir a participação do Presidente da CCIH nos órgãos colegiados deliberativos e formuladores de política da instituição, como, por exemplo, os conselhos técnicos, independentemente da natureza da entidade mantenedora da instituição de saúde;

4.6. Garantir o cumprimento das recomendações formuladas pela Coordenação Municipal, Estadual/Distrital de Controle de Infecção Hospitalar;

4.7. Informar o órgão oficial municipal ou estadual quanto à composição da CCIH, e às alterações que venham a ocorrer;

4.8. Fomentar a educação e o treinamento de todo o pessoal hospitalar.

5. À Coordenação de Controle de Infecção Hospitalar, do Ministério da Saúde, compete:

5.1. Definir diretrizes de ações de controle de infecção hospitalar;

5.2. Apoiar a descentralização das ações de prevenção e controle de infecção hospitalar;

5.3. Coordenar as ações nacionais de prevenção e controle de infecção hospitalar;

5.4. Estabelecer normas gerais para a prevenção e controle das infecções hospitalares;

5.5. Estabelecer critérios, parâmetros e métodos para o controle de infecção hospitalar;

5.6. Promover a articulação com órgãos formadores, com vistas à difusão do conteúdo de conhecimentos do controle de infecção hospitalar;

5.7. Cooperar com a capacitação dos profissionais de saúde para o controle de infecção hospitalar;

5.8. Identificar serviços municipais, estaduais e hospitalares para o estabelecimento de padrões técnicos de referência nacional;

5.9. Prestar cooperação técnica, política e financeira aos Estados e aos Municípios, para aperfeiçoamento da sua atuação em prevenção e controle de infecção hospitalar;

5.10. Acompanhar e avaliar as ações implementadas, respeitadas as competências estaduais/distrital e municipais de atuação, na prevenção e controle das infecções hospitalares;

5.11. Estabelecer sistema nacional de informações sobre infecção hospitalar na área de vigilância epidemiológica;

5.12. Estabelecer sistema de avaliação e divulgação nacional dos indicadores da magnitude e gravidade das infecções hospitalares e da qualidade das ações de seu controle;

5.13. Planejar ações estratégicas em cooperação técnica com os Estados, Distrito Federal e os Municípios;

5.14. Acompanhar, avaliar e divulgar os indicadores epidemiológicos de infecção hospitalar.

6. Às Coordenações Estaduais e Distrital de Controle de Infecção Hospitalar, compete:

6.1. Definir diretrizes de ação estadual/distrital, baseadas na política nacional de controle de infecção hospitalar;

6.2. Estabelecer normas, em caráter suplementar, para a prevenção e controle de infecção hospitalar;

6.3. Descentralizar as ações de prevenção e controle de infecção hospitalar dos Municípios;

6.4. Prestar apoio técnico, financeiro e político aos municípios, executando, supletivamente, ações e serviços de saúde, caso necessário;

6.5. Coordenar, acompanhar, controlar e avaliar as ações de prevenção e controle de infecção hospitalar do Estado e Distrito Federal;

6.6. Acompanhar, avaliar e divulgar os indicadores epidemiológicos de infecção hospitalar;

6.7. Informar, sistematicamente, à Coordenação de Controle de Infecção Hospitalar, do Ministério da Saúde, a partir da rede distrital, municipal e hospitalar, os indicadores de infecção hospitalar estabelecidos.

7. Às Coordenações Municipais de Controle de Infecção Hospitalar, compete:

7.1. Coordenar as ações de prevenção e controle de infecção hospitalar na rede hospitalar do Município;

7.2. Participar do planejamento, da programação e da organização da rede regionalizada e hierarquizada do SUS, em articulação com a Coordenação Estadual de controle de infecção hospitalar;

7.3. Colaborar e acompanhar os hospitais na execução das ações de controle de infecção hospitalar;

7.4. Prestar apoio técnico à CCIH dos hospitais;

7.5. Informar, sistematicamente, à Coordenação Estadual de controle de infecção hospitalar do seu Estado, a partir da rede hospitalar, os indicadores de infecção hospitalar estabelecidos.

Programa de Controle de Infecção Hospitalar

ANEXO II

CONCEITOS E CRITÉRIOS DIAGNÓSTICOS DAS INFECÇÕES HOSPITALARES

1. Conceitos básicos.

1.1. Infecção comunitária (IC):

1.1.1. É aquela constatada ou em incubação no ato de admissão do paciente, desde que não relacionada com internação anterior no mesmo hospital.

1.1.2. São também comunitárias:

1.1.2.1. A infecção que está associada com complicação ou extensão da infecção já presente na admissão, a menos que haja troca de microrganismos com sinais ou sintomas fortemente sugestivos da aquisição de nova infecção;

1.1.2.2. A infecção em recém-nascido, cuja aquisição por via transplacentária é conhecida ou foi comprovada e que se tornou evidente logo após o nascimento (exemplo: herpes simples, toxoplasmose, rubéola, citomegalovirose, sífilis e AIDS);

1.1.2.3. As infecções de recém-nascidos associadas com bolsa rota superior a 24 (vinte e quatro) horas.

1.2. Infecção hospitalar (IH):

1.2.1. É aquela adquirida após a admissão do paciente e que se manifeste durante a internação ou após a alta, quando puder ser relacionada com a internação ou procedimentos hospitalares.

2. Critérios para diagnóstico de infecção hospitalar, previamente estabelecidos e descritos.

2.1. Princípios:

2.1.1. O diagnóstico das infecções hospitalares deverá valorizar informações oriundas de:

2.1.1.1. Evidência clínica, derivada da observação direta do paciente ou da análise de seu prontuário;

2.1.1.2. Resultados de exames de laboratório, ressaltando-se os exames microbiológicos, a pesquisa de antígenos, anticorpos e métodos de visualização realizados.

2.1.1.3. Evidências de estudos com métodos de imagem;

2.1.1.4. Endoscopia;

2.1.1.5. Biópsia e outros.

2.2. Critérios gerais:

2.2.1. Quando, na mesma topografia em que foi diagnosticada infecção comunitária, for isolado um germe diferente, seguido do agravamento das condições clínicas do paciente, o caso deverá ser considerado como infecção hospitalar;

2.2.2. Quando se desconhecer o período de incubação do microorganismo e não houver evidência clínica e/ou dado laboratorial de infecção no momento da internação, convenciona-se infecção hospitalar toda manifestação clínica de infecção que se apresentar a partir de 72 (setenta e duas) horas após a admissão;

2.2.3. São também convencionadas infecções hospitalares aquelas manifestadas antes de 72 (setenta e duas) horas da internação, quando associadas a procedimentos diagnósticos e ou terapêuticos, realizados durante este período;

2.2.4. As infecções no recém-nascido são hospitalares, com exceção das transmitidas de forma transplacentária e aquelas associadas a bolsa rota superior a 24 (vinte e quatro) horas;

2.2.5. Os pacientes provenientes de outro hospital que se internam com infecção são considerados portadores de infecção hospitalar do hospital de origem hospitalar. Neste caso, a Coordenação Estadual/Distrital/Municipal e/ou o hospital de origem deverão ser informados para computar o episódio como infecção hospitalar naquele hospital.

3. Classificação das cirurgias por potencial de contaminação da incisão cirúrgica

3.1. As infecções pós-cirúrgicas devem ser analisadas conforme o potencial de contaminação da ferida cirúrgica, entendido como o número de microrganismo s presentes no tecido a ser operado;

3.2. A classificação das cirurgias deverá ser feita no final do ato cirúrgico, pelo cirurgião, de acordo com as seguintes indicações:

3.2.1. Cirurgias Limpas – são aquelas realizadas em tecidos estéreis ou passíveis de descontaminação, na ausência de processo infeccioso e inflamatório local ou falhas técnicas grosseiras, cirurgias eletivas com cicatrização de primeira intenção e sem drenagem aberta. Cirurgias em que não ocorrem penetrações nos tratos digestivo, respiratório ou urinário;

3.2.2. Cirurgias Potencialmente Contaminadas – são aquelas realizadas em tecidos colonizados por flora microbiana pouco numerosa ou em tecidos de difícil descontaminação, na ausência de processo infeccioso e inflamatório e com falhas técnicas discretas no transoperatório. Cirurgias com drenagem aberta enquadram-se nesta categoria. Ocorre penetração nos tratos digestivo, respiratório ou urinário sem contaminação significativa.

3.2.3. Cirurgias Contaminadas – são aquelas realizadas em tecidos recentemente traumatizados e abertos, colonizados por flora bacteriana abundante, cuja descontaminação seja difícil ou impossível, bem como todas aquelas em que tenham ocorrido falhas técnicas grosseiras, na ausência de supuração local. Na presença de inflamação aguda na incisão e cicatrização de segunda intenção, ou grande contaminação a partir do tubo digestivo. Obstrução biliar ou urinária também se incluem nesta categoria.

3.2.4. Cirurgias Infectadas – são todas as intervenções cirúrgicas realizadas em qualquer tecido ou órgão, em presença de processo infeccioso (supuração local) e/ou tecido necrótico.

ANEXO III

VIGILÂNCIA EPIDEMIOLÓGICA E INDICADORES EPIDEMIOLÓGICOS DAS INFECÇÕES HOSPITALARES.

1. Vigilância Epidemiológica das infecções hospitalares é a observação ativa, sistemática e contínua de sua ocorrência e de sua distribuição entre pacientes, hospitalizados ou não, e dos eventos e condições que afetam o risco de sua ocorrência, com vistas à execução oportuna das ações de prevenção e controle.

2. A CCIH deverá escolher o método de Vigilância Epidemiológica mais adequado às características do hospital, à estrutura de pessoal e à natureza do risco da assistência, com base em critérios de magnitude, gravidade, redutibilidade das taxas ou custo;

2.1. São indicados os métodos prospectivos e transversais, visando determinar taxas de incidência ou prevalência.

3. São recomendados os métodos de busca ativos de coleta de dados para Vigilância Epidemiológica das infecções hospitalares.

4. Todas as alterações de comportamento epidemiológico deverão ser objeto de investigação epidemiológica específica.

5. Os indicadores mais importantes a serem obtidos e analisados periodicamente no hospital e, especialmente, nos serviços de Berçário de Alto Risco, UTI (adulto/pediátrica/neonatal) e Queimados, são:

5.1. Taxa de Infecção Hospitalar, calculada tomando como numerador o número de episódios de infecção hospitalar no período considerado e como denominador o total de saídas (altas, óbitos e transferências) ou entradas no mesmo período;

5.2. Taxa de Pacientes com Infecção Hospitalar, calculada tomando como numerador o número de doentes que apresentaram infecção hospitalar no período considerado, e como denominador o total de saídas (altas, óbitos e transferências) ou entradas no período;

5.3. Distribuição Percentual das Infecções Hospitalares por localização topográfica no paciente, calculada tendo como numerador o número de episódios de infecção hospitalar em cada topografia, no período considerado e como denominador o número total de episódios de infecção hospitalar ocorridos no período;

5.4. Taxa de Infecções Hospitalares por Procedimento, calculada tendo como numerador o número de pacientes submetidos a um procedimento de risco que desenvolveram infecção hospitalar e como denominador o total de pacientes submetidos a este tipo de procedimento.

Exemplos:

Taxa de infecção do sítio cirúrgico, de acordo com o potencial de contaminação.

Taxa de infecção urinária após cateterismo vesical.

Taxa de pneumonia após uso de respirador.

5.5. Recomenda-se que os indicadores epidemiológicos dos números 5.1. e 5.2. sejam calculados utilizando-se no denominador o total de pacientes/dia, no período.

5.5.1. O número de pacientes/dia é obtido somando-se os dias totais de permanência de todos os pacientes no período considerado.

5.6. Recomenda-se que o indicador do número 5.4 possa ser calculado utilizando-se como denominador o número total de procedimentos/dia.

5.6.1. O número de pacientes/dia é obtido somando-se o total de dias de permanência do procedimento realizado no período considerado.

5.7. Outros procedimentos de risco poderão ser avaliados, sempre que a ocorrência respectiva o indicar, da mesma forma que é de utilidade o levantamento das taxas de infecção do sítio cirúrgico, por cirurgião e por especialidade.

5.8. Frequência das Infecções Hospitalares por Microrganismo s ou por etiologias, calculada tendo como numerador o número de episódios de infecção hospitalar por microrganismo e como denominador o número de episódios de infecções hospitalares que ocorreram no período considerado.

5.9. Coeficiente de Sensibilidade aos Antimicrobianos, calculado tendo como numerador o número de cepas bacterianas de um determinado microrganismo sensível a determinado antimicrobiano e como denominador o número total de cepas testadas do mesmo agente com antibiograma realizado a partir das espécimes encontradas.

5.10. Indicadores de uso de antimicrobianos.

5.10.1. Percentual de pacientes que usaram antimicrobianos (uso profilático ou terapêutico) no período considerado. Pode ser especificado por clínica de internação. É calculado tendo como numerador o total de pacientes em uso de antimicrobiano e como denominador o número total de pacientes no período.

5.10.2. Frequência com que cada antimicrobiano é empregado em relação aos demais. É calculada tendo como numerador o total de tratamentos iniciados com determinado antimicrobiano no período, e como denominador o total de tratamentos com antimicrobianos iniciados no mesmo período.

5.11. Taxa de letalidade associada a infecção hospitalar é calculada tendo como numerador o número de pacientes que desenvolveram infecção hospitalar no período.

5.12. Consideram-se obrigatórias as, informações relativas aos indicadores epidemiológicos 5.1, 5.2, 5.3 e 5.11, no mínimo com relação aos serviços de Berçário de alto risco, UTI (adulto/pediátrica/neonatal) e Queimados.

6. Relatórios e Notificações

6.1. A CCIH deverá elaborar periodicamente um relatório com os indicadores epidemiológicos interpretados e analisados. Esse relatório deverá ser divulgado a todos os serviços e à direção, promovendo-se seu debate na comunidade hospitalar.

6.2. O relatório deverá conter informações sobre o nível endêmico das infecções hospitalares sob vigilância e as alterações de comportamento epidemiológicos detectadas, bem como as medidas de controle adotadas e os resultados obtidos.

6.3. É desejável que cada cirurgião receba, anualmente, relatório com as taxas de infecção em cirurgias limpas referentes às suas atividades, e a taxa média de infecção de cirurgias limpas entre pacientes de outros cirurgiões de mesma especialidade ou equivalente.

6.4. O relatório da vigilância epidemiológica e os relatórios de investigações epidemiológicas deverão ser enviados às Coordenações Estaduais/ Distrital / Municipais e à Coordenação de Controle de Infecção Hospitalar do Ministério da Saúde, conforme as normas específicas das referidas Coordenações.

Programa de Controle de Infecção Hospitalar

ANEXO IV

LAVAGEM DAS MÃOS

1. Lavagem das mãos é a fricção manual vigorosa de toda a superfície das mãos e punhos, utilizando-se sabão/ detergente, seguida de enxágue abundante em água corrente.

2. A lavagem das mãos é, isoladamente, a ação mais importante para a prevenção e controle das infecções hospitalares.

3. O uso de luvas não dispensa a lavagem das mãos antes e após contatos que envolvam mucosas, sangue ou outros fluidos corpóreos, secreções ou excreções.

4. A lavagem das mãos deve ser realizada tantas vezes quanto necessária, durante a assistência a um único paciente, sempre que envolver contato com diversos sitos corporais, entre cada uma das atividades.

4.1. A lavagem e antissepsia cirúrgica das mãos é realizada sempre antes dos procedimentos cirúrgicos.

5. A decisão para a lavagem das mãos com uso de antisséptico deve considerar o tipo de contato, o grau de contaminação, as condições do paciente e o procedimento a ser realizado.

5.1. A lavagem das mãos com antisséptico é recomendada em: realização de procedimentos invasivos; prestação de cuidados a pacientes críticos; contato direto com feridas e/ ou dispositivos invasivos, tais como cateteres e drenos.

6. Devem ser empregadas medidas e recursos com o objetivo de incorporar a prática da lavagem das mãos em todos os níveis da assistência hospitalar.

6.1. A distribuição e a localização de unidades ou pias para lavagem das mãos, de forma a atender à necessidade nas diversas áreas hospitalares, além da presença dos produtos, é fundamental para a obrigatoriedade da prática.

Programa de Controle de Infecção Hospitalar

ANEXO V

RECOMENDAÇÕES GERAIS

1. A utilização dos antissépticos, desinfetantes e esterilizantes seguirá as determinações da Portaria n.º 15, de 23 de agosto de 1988, da Secretaria de Vigilância Sanitária (SVS) do Ministério da Saúde e o Processamento de Artigos e Superfícies em Estabelecimentos de Saúde/MS, 2.º edição, 1994, ou outras que as complementem ou substituam.

1.1. Não são recomendadas, para a finalidade de antissepsia, as formulações contendo mercuriais orgânicos, acetona, quaternário de amônio, líquido de Dakin, éter e clorofórmio.

2. As Normas de limpeza, desinfecção e esterilização são aquelas definidas pela publicação do Ministério da Saúde, Processamento de Artigos e Superfícies em Estabelecimentos de Saúde, 2.º edição, 1994 – princípios ativos liberados conforme os definidos pela Portaria n.º 15, SVS, de 23 de agosto de 1988, ou outras que as complementem ou substituam.

3. As normas de procedimentos na área de Microbiologia são aquelas definidas pela publicação do Ministério da Saúde – Manual de Procedimentos Básicos em Microbiologia Clínica para o Controle de Infecção Hospitalar, 1.º edição, 1991 ou outras que as complementem ou substituam.

4. As normas para lavanderia são aquelas definidas pela publicação do Ministério da Saúde – Manual de Lavanderia Hospitalar, 1.º edição, 1986, ou outras que as complementem ou substituam.

5. A Farmácia Hospitalar seguirá as orientação contidas na publicação do Ministério da Saúde – Guia Básico para a Farmácia Hospitalar, 1.º edição, 1994, ou outras que as complementem ou substituam.

(Of. N.º 31/98).

REFERÊNCIAS BIBLIOGRÁFICAS

Amarante JMB. Prevenção das Infecções Hospitalares do Trato Respiratório. São Paulo: APECIH, 1997.

Andriolli ER. Precauções/Isolamento – São Paulo: APECIH, 1999.

Graziano KU, Manrique EI e Fernandes AT. Controle de Infecção na Prática Odontológica. São Paulo: APECIH, 2000.

Grinbaum RS, Sader H, Medeiros EAS e Salomão R. Enterococo Resistente aos Glicopeptídeos. São Paulo: APECIH, 1999.

Grinbaun RS. Prevenção da Infecção de Sítio Cirúrgico. 2ª Edição. São Paulo: APECIH, 2001.

Levy CE – Manual de Microbiologia Clínica Aplicada ao Controle de Infecção Hospitalar. 2ª edição. São Paulo: APECIH, 2004.

Mangini C. Prevenção de Infecção do Trato Urinário Hospitalar. São Paulo: APECIH, 2000.

Manrique EI, Mangini C. Melhorando o Uso de Antimicrobianos em Hospitais. São Paulo: APECIH, 2002.

Molina E. Limpeza, Desinfecção de Artigos e Áreas Hospitalares e Anti-Sepsia. São Paulo: APECIH, 1999.

Padoveze MC e Del Monte MCC. Esterilização de Artigos em Unidades de Saúde. 2ª edição. São Paulo: APECIH, 2003.

Pereira CR. Epidemiologia Aplicada ao Controle de Infecções em Hospitais e Serviços Correlatos. São Paulo: APECIH, 2000.

Pereira CR. Orientações para o Controle de Infecções em Pessoal da Área da Saúde. São Paulo: APECIH, 1998.

Pereira CR, Coutinho AP, Feijó RD. Prevenção e Controle de Infecções Associadas à Assistência Médica Extra-Hospitalar, Ambulatórios, Serviços Diagnósticos, Assistência Domiciliar e Serviços de Longa Permanência. São Paulo: APECIH, 2004.

Richtmann R. Diagnóstico e Prevenção de Infecção Hospitalar em Neonatologia. São Paulo: APECIH, 2002.

Richtmann R, Levin AS. Infecção Relacionada ao uso de Cateteres Vasculares. 2ª Edição. São Paulo: APECIH, 1999.

Souza Dias MBG, Levin AS. Guia de Utilização de Antimicrobianos e Recomendações para a Prevenção de Infecções Hospitalares. São Paulo: Hospital das Clínicas da FMUSP, 2003.

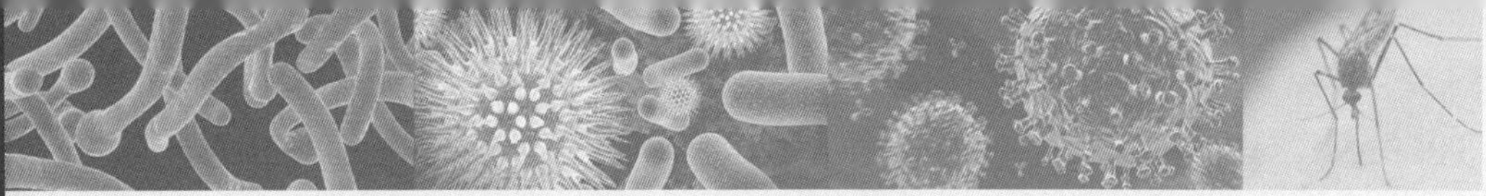

4 Abordagem de Medicina dos Viajantes

Eliana Battaggia Gutierrez

INTRODUÇÃO

Febre, diarreia, dermatites e doenças sexualmente transmissíveis constituem as manifestações de doença mais frequentes nos viajantes. Entretanto, a sua grande importância não se limita à manifestação individual de determinada doença, mas ao fato de que o viajante muitas vezes é responsável pela introdução da mesma em seu meio. A doença do viajante passa então a apresentar uma dimensão coletiva, de consequências muitas vezes incontroláveis. Na ocorrência de doenças emergentes e reemergentes, os viajantes constituem elo essencial na transmissão para o novo ambiente. Embora essa não seja uma situação exatamente nova, visto a literatura atribuir ao tráfico de escravos da África para a América a chegada da febre amarela a esse continente, no século XVII, o avanço dos meios de transportes tornou essa uma situação muito mais frequente. É possível, hoje, atingir qualquer destino em 36 horas. Estima-se em 1.647.000 o número de indivíduos que viajam anualmente a turismo, trabalho, mudando de residência ou refugiando-se de situações de perigo, e em 50 milhões os que viajam dos países industrializados para os países em desenvolvimento. Essa situação trouxe a interligação de mercados mundiais com o aumento na circulação de mercadorias, alimentos, animais, vetores e doenças.

A medicina do viajante estuda a ocorrência de doenças relacionadas ao deslocamento da população humana, identifica o aparecimento de doenças emergentes ou reemergentes e os fatores a elas relacionados, e indica as medidas mais adequadas para a sua prevenção, profilaxia e tratamento. A pesquisa dos aspectos epidemiológicos, clínicos, diagnósticos e terapêuticos e a busca de estratégias de prevenção, profilaxia, proteção e controle das doenças dos viajantes se justificam dentro desse contexto. Na prática médica, traduz-se na orientação prévia aos viajantes, que inclui as recomendações preventivas e profiláticas, em especial a imunização, e na adequada assistência aos pacientes que retornam doentes de viagem.

ORIENTAÇÃO PRÉ-VIAGEM

A orientação médica pré-viagem deve ser realizada, idealmente, quatro a seis semanas antes da viagem. Nessa ocasião serão avaliadas a situação específica do viajante, seus antecedentes mórbidos e condições individuais de saúde, o destino a que se dirige, as condições de viagem, as atividades que serão desenvolvidas, o tempo de permanência e as condições de alojamento. A partir dessas informações poderão ser feitas as orientações gerais e as específicas.

O viajante deve ser orientado quanto a melhor forma de se adequar à situação a ser enfrentada para a continuidade de seus hábitos, dietas e medicamentos regulares, a reconhecer sinais ou sintomas de agravamento de patologias prévias e a identificar pelo nome genérico as medicações utilizadas rotineiramente.

As orientações gerais são as medidas de proteção relacionadas aos riscos inerentes aos meios de transporte e acidentes individuais, à exposição a agentes físicos e químicos, à água e alimentos, e contra picadas de insetos, doenças sexualmente transmissíveis, esclarecimento quanto a sinais e sintomas suspeitos de patologias endêmicas no destino e orientação quanto a medidas de diagnóstico e tratamento adequadas e possíveis. De um modo simplificado, pode-se dizer que o viajante para um país tropical e pobre, que permaneça por curto período, em ambientes com ar-condicionado e restrito a áreas urbanas, terá riscos diferentes daquele que, no mesmo país, permanecer por longo período, em áreas rurais ou silvestres, domiciliado nas mesmas condições que a população local.

ORIENTAÇÕES GERAIS

Orientações a respeito de água, alimentos, insetos, contatos sexuais e doenças preveníveis por vacinação constituem o escopo das orientações gerais, úteis a todos os viajantes.

Água e alimentos

A contaminação da água e dos alimentos de forma passiva, através de insetos, mãos ou do ambiente, com agentes infecciosos contidos em matéria fecal, constitui a transmissão oral-fecal. É a principal causa da diarreia dos viajantes, cuja melhor forma de prevenção é a ingestão de água e alimentos de boa qualidade. A alimentação em casas particulares é mais segura do que em estabelecimentos comerciais. Alimentos de vendedores de rua estão associados a um risco muito elevado.

A água torna-se segura para ingestão ou escovação de dentes após fervura durante três minutos ou tratamento com compostos à base de cloro ou iodo. A água engarrafada costuma ser mais segura do que a água corrente, embora também possa estar contaminada. As bebidas quentes, refrigerantes e bebidas enlatadas contendo gás carbônico trazem pequeno risco de doença. O gelo traz os mesmos riscos que a água. Bebidas com gelo, sucos misturados com água não engarrafada e bebidas enlatadas ou engarrafadas sem gás carbônico devem ser evitados.

Os alimentos cozidos e quentes são, em geral, mais seguros do que os crus e/ou frios. As frutas devem ser ingeridas se estiverem intactas e puderem ser descascadas. Verduras cruas podem ser contaminadas com bactérias, protozoários e helmintos ou através da água usada na sua limpeza. Comidas frias podem ser mais facilmente contaminadas pelas mãos dos cozinheiros e pela água usada na preparação. De modo geral a orientação para alimentação segura em viagem pode ser resumida ao seguinte: ingira apenas o que puder ferver, cozinhar ou descascar. Não se recomenda o uso de antibióticos profiláticos para prevenir a diarreia do viajante.

Picadas de insetos

Malária, dengue, febre amarela, leishmaniose, encefalite japonesa, febre do oeste do Nilo, filariose e tripanossomíase são, entre outras, algumas das doenças transmitidas por picadas de insetos. A proteção contra picadas deve ser sempre recomendada. As medidas consideradas eficazes são o uso de repelente à base de dietil-toluamida (DEET) em todas as partes expostas do corpo, que deve ser reaplicado a cada duas horas; proteção mecânica, através de roupas com mangas e pernas longas; mosquiteiros impregnados com permetrina, e permanência em ambientes com ar-condicionado ou ventiladores, medidas comprovadamente protetoras. De acordo com a área para a qual o viajante se dirige devem ser feitas as orientações sobre os horários de maior risco de picadas.

Doenças sexualmente transmissíveis

Constituem grande risco para os viajantes, sem distinção de gênero. Estima-se que 5% das pessoas que viajam pouco tempo e 50% dos que viajam por longos períodos têm relações sexuais com parceiros casuais, muitos dos quais são profissionais do sexo, e essas relações ocorrem, frequentemente, sem preservativos. O risco está diretamente associado à prevalência de doenças sexualmente transmissíveis (DSTs) no local de destino e aos relacionamentos com profissionais do sexo. Recomenda-se a todo viajante o uso de preservativo em todas as relações sexuais, de qualquer natureza, com parceiros casuais.

IMUNIZAÇÕES

A imunização do viajante tem objetivo duplo: protegê-lo e impedir que ele sirva de meio para introdução ou reintrodução de doenças imunopreveníveis em sua comunidade. A viagem é um excelente momento para atualização do esquema de imunização recomendado para sua faixa etária. Além do esquema básico de imunização, devem ser administradas as vacinas adequadas para a situação específica que o viajante irá enfrentar. Para avaliar a necessidade de administração destas vacinas é necessário conhecer a história clínica e vacinal do viajante e a situação epidemiológica de doenças preveníveis por vacinação no local de destino.

Salientamos que nem todas as vacinas recomendadas a seguir estão disponíveis, hoje, na rede pública de saúde. Entretanto, havendo a recomendação de determinado imunógeno, o paciente deve ser informado, ficando a seu critério a decisão de obtê-lo por seus meios.

Imunização de rotina

Em nosso meio as vacinas que fazem parte do calendário de vacinação na infância são: BCG, hepatite B, difteria/pertussis/tétano (DPT), antipoliomielite oral, *Haemophilus influenzae* tipo b, sarampo/caxumba/rubéola. Para o adulto são recomendadas a difteria/tétano (dT) a cada dez anos e as vacinas contra pneumococos e influenza, a partir dos 60 anos de idade.

Imunização recomendada em situações especiais

Febre amarela

No Brasil, observamos atualmente a transição da área de transmissão de febre amarela, que se desloca para o leste e para o sul, mantendo-se estritamente silvestre. A vacina é indicada a todos os viajantes para as regiões com risco de transmissão da doença que não irão permanecer exclusivamente em áreas urbanas. Pescadores, caminhoneiros e ecoturistas constituem, atualmente, os grupos de maior risco.

Vários países exigem a vacinação contra a febre amarela. De uma forma geral a vacina é exigida para viajantes que se dirigem a países com transmissão da doença ou provenientes de países onde a febre amarela ocorre e que se destinam a regiões que possuam condições tais que permitam a transmissão. A consulta à Agência Nacional de Vigilância Sanitária (ANVISA), no Brasil, ou à Organização Mundial da Saúde (OMS) permite uma atualização da relação de países que fazem esta exigência.

A vacina é contraindicada em pacientes com alergia a ovo, crianças abaixo de seis meses, em gestantes e imunodeprimidos, inclusive pacientes com infecção sintomática pelo HIV. Nas gestantes, embora a contraindicação persista na maioria dos casos, nas situações de grande risco de exposição ao vírus amarílico pode ser recomendada após a 12ª semana de gestação. A taxa de soroconversão das gestantes é objeto de discussão na literatura médica, havendo a hipótese de que a taxa de soroconversão é menor nesse grupo. Por esse motivo, recomenda-se que as gestantes vacinadas realizem sorologia posteriormente ao parto e, em caso de demonstração de baixos títulos de anticorpos neutralizantes, sejam revacinadas. Além disso, a gestação e o concepto devem ser acompanhados cuidadosamente, a despeito de não haver relato de má formação, transmissão uterina do vírus vacinal ou complicações da gestação e do parto em gestantes inadvertidamente vacinadas. Não há relatos na literatura de transmissão do vírus vacinal através do aleitamento materno. Em caso de necessidade recomenda-se a vacinação da nutriz. Aos pacientes para os quais há contraindicação da vacinação deve ser fornecido atestado médico dirigido à Vigilância Sanitária para obtenção do Certificado Internacional de Dispensa de Vacinação contra a Febre Amarela.

Hepatite B

A vacina contra a hepatite B tem indicação universal em nosso meio. Deve ser recomendada a todos os viajantes não imunes à hepatite B. Além de atividades específicas que aumentam o risco de contato com secreções durante a viagem, como as desenvolvidas por profissionais de saúde, humanitários e missionários, a elevada vulnerabilidade dos viajantes a doenças sexualmente transmissíveis, entre elas a hepatite B, é mais um fator que torna essa vacina necessária.

Hepatite A

A vacina é recomendada a todos os indivíduos suscetíveis ao vírus da hepatite A que se deslocam para regiões com saneamento básico precário, considerando-se elevado o risco de infecção na ingestão de água e alimentos contaminados.

Influenza e pneumococcia

São indicadas para viajantes que se deslocam para regiões de risco elevado, particularmente com a ocorrência de surtos e epidemias, e que se encontram nos grupos etários e clínicos em que a sua utilização revelou vantagem quanto à morbidade e mortalidade.

Raiva

A profilaxia pré-exposição é indicada a viajantes para regiões com transmissão da raiva não controlada, que terão risco de exposição ao vírus rábico nas suas atividades profissionais ou de lazer, isto é, contato com animais domésticos e especialmente silvestres, em que não haja garantia de acesso à profilaxia antirrábica pós-exposição.

Meningococcia A e C e Meningococcia Conjugada C

Recomendada a indivíduos que se deslocam para regiões com surtos ou epidemias pelos meningococos A e C, para o chamado "cinturão da meningite" na África e para os que realizam a peregrinação a Meca, na Arábia Saudita.

Febre tifoide

Deve ser administrada aos viajantes que se deslocam para regiões com péssimas condições de saneamento.

Encefalite japonesa

Indicada para os viajantes que permanecerão 30 dias ou mais nas áreas rurais dos países com transmissão, especialmente na região do leste asiático.

Poliomielite

Em nosso meio, a cobertura vacinal contra a poliomielite é elevada na infância. Os viajantes que se dirigem às regiões onde ainda há transmissão dos vírus selvagens e poliomielite, e que não têm comprovação da vacinação completa contra a doença, devem receber uma dose de vacina contra a poliomielite. Lembramos que a vacina inativada é a mais indicada para os adultos.

Sarampo

Deve ser administrada aos viajantes que não têm vacinação comprovada nem história de sarampo, quando se dirigem a países com transmissão da doença.

SÍNDROMES MAIS FREQUENTES ENTRE OS VIAJANTES

Diarreia dos viajantes

A diarreia é o transtorno mais comum do viajante, acometendo até 50% dos que se dirigem a países subdesenvolvidos. Clinicamente se define como três ou mais evacuações diárias de fezes não formadas, podendo ser acompanhada de náuseas, vômitos, dor abdominal, cólicas, tenesmo, eliminação de muco ou sangue. A maior parte dos quadros é autolimitada, durando dois a três dias, com temperatura até 38ºC, raramente acompanhada de vômitos. Entretanto, 10 a 15% têm sintomas por mais de uma semana.

O risco de diarreia está relacionado ao destino, idade, modo de viagem, estação do ano e aos cuidados com comidas e bebidas. África, Ásia, Oriente Médio e América Latina são áreas de alto risco, enquanto Europa Central e Sul e algumas ilhas do Caribe são de risco intermediário. A incidência é maior em crianças até dois anos e adultos jovens.

Na avaliação do paciente com diarreia, que deve ser minuciosa, a história alimentar pode fornecer elementos valiosos para o esclarecimento do agente causador. Os patógenos causadores de diarreia nos viajantes mais frequentes são: *E. coli* enterotoxigênica (ETEC), *Shigella* sp., *Campylobacter jejuni, Salmonella* sp.*, Plesiomonas shigel-loides, Vibrio* sp. não cólera e *Aeromonas* sp. Em 10 a 20% dos casos é isolado mais de um patógeno. O rotavírus pode ser encontrado em até 24% dos casos. Alguns alimentos vêm sendo repetidamente associados a surtos por determinados agentes: ovos e *Salmonella*, leite e *Campylobacter*, carne previamente preparada e *Listeria.*

A diarreia aquosa aguda é a forma mais comum da diarreia do viajante, sendo de difícil diagnóstico etiológico. Muitos casos são de gravidade moderada, resolvem-se espontaneamente e a ETEC é a causa mais frequente. Vômitos, que podem estar presentes em 10 a 20% dos pacientes, sugerem gastroenterite causada por vírus Norwalk, astrovírus ou calicivírus. Diarreia aquosa explosiva, com curta duração, pode ser causada por toxinas pré-formadas de *Clostridium perfringens* ou *Bacillus cereus*. Surtos de doença causada por alimentos contaminados por toxinas pré-formadas, vírus Norwalk, ETEC e *Shigella* sp. são comuns em cruzeiros marítimos. Refeições de aviões já foram implicadas em surtos de shigelose e cólera.

História de ingestão de frutos do mar sugere infecção por *Vibrio parahaemolyticus, V. cholerae* não O1, outros *Vibrio* sp., ou *Aeromonas* sp. Diarreia profusa, levando à desidratação, pode ocasionalmente ser causada por *V. cholerae* toxigênico O1 ou O139. A diarreia causada por *Cryptosporidia* sp. e *Cyclospora* sp. é frequentemente aquosa, profusa e prolongada.

A diarreia persistente, que dura 14 dias ou mais, acomete até 3% dos viajantes, sendo a *Giardia lamblia* importante causa de diarreia prolongada, com frequência associada a má absorção e flatulência. Bactérias também podem causar diarreia persistente, sendo as mais frequentes a ETEC, *Shigella* sp., *Campylobacter* sp., *P. shigelloides* e *Aeromonas hydrophila*. Em muitos pacientes com diarreia persistente a etiologia não é esclarecida, apesar da investigação intensa. Diarreia intermitente e dor abdominal após infecção entérica aguda em pacientes sem infecções, anormalidades estruturais ou evidências de má absorção, constituem a síndrome do cólon irritável pós-disentérica. Esses pacientes geralmente melhoram com o tempo e respondem à suplementação com fibras e modificação da dieta.

A reidratação deve ser realizada sempre que necessário. Em diarreias brandas ou moderadas o uso de agentes antiperistálticos pode ser feito, desde que não haja sangue nas fezes e que a temperatura não exceda 38,5ºC.

Na doença leve, com poucos dias de duração, reidratação e medicação antidiarreica geralmente são suficientes. Na diarreia aquosa aguda, moderada a grave, pode ser adotado o tratamento antimicrobiano empírico. A ETEC é o organismo mais provável nessa situação. O uso de antibióticos, nesses casos, controla os sintomas em um dia, em média. Os antibióticos mais indicados são da classe das quinolonas, usualmente utilizados por três dias. Se a diarreia aquosa persiste mesmo com a antibioticoterapia empírica, deve-se considerar a infecção por *Giardia, Cryptos-poridium* e *Cyclospora.* As pesquisas de antígenos para *Giardia* sp. e *Cryptosporidium* sp. são mais sensíveis do que o exame de fezes rotineiro para pesquisa de ovos e parasitas, e podem ser realizadas precocemente. Em situações de recursos limitados pode-se fazer tratamento empírico com metronidazol para tratamento de *Giardia.* Para pacientes com diarreia inflamatória ou disenteria, e naqueles sem resposta ao tratamento antimicrobiano, são indicadas culturas de fezes para *Shigella* sp., *Salmonella* sp. e *Campylobacter* sp. e exame de três amostras de fezes para pesquisa de ovos e parasitas. Deve-se pesquisar a toxina de *C. difficile* nos pacientes que já fizeram uso de antibióticos.

A diarreia persistente requer avaliação mais completa. Deve ser obtida pelo menos uma coprocultura. O exame parasitológico de três amostras de fezes deve incluir técnicas de concentração para melhorar a identificação de *Isospora* sp. e *Cyclospora* sp., porque ambos respondem bem ao tratamento com sulfametoxazol e trimetropima. A identificação de cepas de *E. coli* enteroinvasiva, enterotoxigênica e enteroaderente é difícil na prática clínica. Assim, o tratamento de cinco a sete dias com fluoroquinolona quando houver suspeita é aceitável. Nos casos em que há persistência dos sintomas e não se alcança o diagnóstico, deve-se considerar a possibilidade de infecção por *Cyclospora* ou *Isospora,* sendo apropriado um curso de tratamento com sulfametoxazol-trimetoprima (SMZ-TMP). Outras possibilidades incluem *Giardia, Balantidium coli* e *Clostridium difficile,* sendo indicado tratamento empírico com metronidazol.

Febre no viajante

Febre pode ocorrer em até 3% dos viajantes. Para o manuseio correto desses pacientes, além da história clínica e exame físico cuidadoso, deve-se investigar minuciosamente a história da viagem com vistas a esclarecer o período provável de incubação, as exposições a agentes biológicos, a imunização do viajante, o uso de medidas preventivas e profiláticas contra malária e outros medicamentos.

Nos pacientes que apresentam febre sem outros sintomas mais proeminentes, as infecções mais prováveis são malária, dengue, riquetsiose, leptospirose e febre tifoide. Na febre acompanhada de hemorragia deve-se suspeitar de meningococcemia, malária, leptospirose, riquetsiose, dengue e febre amarela. O envolvimento do sistema nervoso central leva à suspeita de malária, meningite, encefalite viral, raiva e poliomielite. A presença de sintomas respiratórios sugere infecção por pneumococos, influenza, legionelose, tuberculose, histoplasmose, síndrome de Loëfler. A exposição sexual pode acarretar várias doenças sexualmente transmissíveis que podem evoluir sem sintomas genitais, entre elas, HIV e sífilis. A eosinofilia no paciente com febre é comumente observada naqueles com helmintíases.

Malária

Causa mais importante de febre nos viajantes, a malária está associada a protozoários do gênero *Plasmodium*, transmitidos ao homem através da picada de mosquito do gênero *Anopheles* spp. A área de transmissão atual abrange extensas regiões de clima tropical e subtropical. As quatro espécies de *Plasmodium* capazes de causar doença no homem se distribuem geograficamente, de forma que o *P. falciparum* predomina na África subsaariana e na Melanésia; o *P. vivax* na América do Sul e Central, norte da África, Oriente Médio e Índia; o *P. ovale* na região oeste africana e o *P. malariae* na África, embora possa ocorrer em todos os continentes. A malária causada por *P. falciparum* pode ser fatal e seu diagnóstico deve ser pesquisado sempre, em todos os pacientes febris que retornam de áreas com transmissão. Alguns pacientes se apresentam afebris no primeiro contato com o serviço de saúde, o que dificulta a suspeita e o diagnóstico da doença.

Embora o período de incubação possa ser de apenas sete dias, a maioria dos pacientes apresenta os sintomas nos primeiros 30 dias após o retorno. O sintoma mais proeminente é febre, acompanhada de calafrios e cefaleia, seguida de sudorese, permanecendo o paciente assintomático no intervalo entre os episódios febris. Mialgia, diarreia, tosse e icterícia discreta podem ser outros sinais e sintomas da doença. Ao exame físico, é frequente o encontro de esplenomegalia; aos exames laboratoriais, plaquetopenia sem leucocitose também é comum.

O diagnóstico específico é feito através da identificação dos parasitas em sangue, preferencialmente através do exame da gota espessa corada pelo método de Giemsa. A pesquisa de parasitas em sangue periférico deve ser solicitada à simples suspeita da doença, uma vez que se trata de procedimento não invasivo, de grande sensibilidade e especificidade. O tratamento depende do parasita envolvido e do nível de resistência aos antimaláricos descrito na área onde ocorreu a transmissão. A precocidade do tratamento é essencial para o sucesso terapêutico.

A prevenção da doença é feita através da adoção de medidas que diminuem o risco de picadas dos anofelinos. Além da proteção mecânica, descrita no item Orientações Gerais, recomendamos evitar exposição externa ao anoitecer e ao amanhecer, horário em que as fêmeas dos anofelinos são mais ativas. A profilaxia da malária com medicamentos específicos depende das características da viagem, do tempo de permanência e do acesso aos serviços de saúde para diagnóstico e tratamento da doença. No *Ambulatório dos Viajantes da DMIP da FMUSP* recomendamos a profilaxia para os viajantes que permanecerão mais de 14 dias em áreas de transmissão de *P. falciparum*, sem acesso ao diagnóstico e tratamento de malária. Os medicamentos indicados dependem do perfil de sensibilidade aos antimaláricos da área. A profilaxia deve ser iniciada antes do indivíduo se expor ao risco de transmissão, e deve ser prolongada após o retorno. A aderência ao esquema de quimioprofilaxia pode ser baixa, reduzindo a efetividade protetora. Mesmo quando a aderência é excelente, a quimioprofilaxia não impede totalmente a ocorrência de malária, sendo essencial que esse fato fique completamente esclarecido aos viajantes que fizerem uso da quimioprofilaxia. Outro instrumento que pode ser utilizado em situações de falta de acesso a diagnóstico e tratamento, é o tratamento autoadministrado, que deve ser utilizado pelo paciente aos primeiros sintomas de qualquer doença febril. Nesses casos, recomenda-se que os pacientes se retirem da área de transmissão o mais rapidamente possível, para diagnóstico e tratamento adequados.

Dengue

Nos últimos anos observamos a reemergência de dengue como a mais importante arbovirose que atinge o homem, causadora de expressivas morbidade e letalidade. Anualmente 50.000.000 de casos com 12.000 óbitos ocorrem em regiões tropicais e subtropicais. Recentemente epidemias de dengue atingiram o Brasil, Singapura, Porto Rico e Havaí. É causado por quatro diferentes sorotipos de flavivírus, dengues 1, 2, 3 e 4, transmitidos ao homem através da picada da fêmea do *Aedes aegypti*, que se alimenta preferencialmente durante o dia.

Após incubação de três a oito dias manifesta-se como febre moderada acompanhada de sintomas respiratórios. Em 50% dos pacientes há cefaleia, retrorbital na maioria das vezes, adenomegalia, dores generalizadas e *rash* cutâneo fugaz. O hemograma é caracterizado por leucopenia e plaquetopenia.

O dengue hemorrágico e a síndrome do choque por dengue, relacionados à hemoconcentração, com elevação do hematócrito, desidratação e alteração do equilíbrio hidroeletrolítico, raramente acometem os viajantes.

O diagnóstico de dengue é feito tanto através da identificação de anticorpos específicos da classe IgM, sendo o Mac Elisa a técnica mais empregada em nosso meio para o isolamento de vírus.

Não há tratamento específico para a doença. São preconizadas medidas de suporte aos pacientes. Os salicilatos devem ser evitados. Nos casos de dengue hemorrágico, hidratação e reposição de eletrólitos são medidas adequadas para evitar a evolução para a síndrome do choque.

A prevenção de epidemias é feita através do controle de criadouros de *Aedes aegypti*. A proteção individual recomendada aos viajantes é feita com repelentes tópicos contendo DEET.

Febre tifoide e paratifoide

As febres entéricas tifoide e paratifoide ocorrem de forma endêmica na Índia, África, América Central e América do Sul. São causadas pela *Salmonella typhi* e *Salmonella paratyphi*, transmitidas através da via oral-fecal. O quadro clínico é insidioso. Após cinco a 21 dias de incubação, os pacientes apresentam febre, cefaleia, dor abdominal e alterações do trânsito gastrointestinal: obstipação ou diarreia. A dissociação pulso-temperatura nem sempre é observada. A roséola tífica ocorre em parcela variável dos pacientes. Leucopenia e trombocitopenia podem estar presentes. A doença evolui para cura na maioria dos pacientes tratados adequadamente. Pequena parcela evolui com complicações, sendo a perfuração ileal a mais temida. Até 10% dos pacientes têm recaídas num prazo de duas semanas após a cura, mesmo quando corretamente tratados.

Pequena parte dos pacientes, geralmente com colelitíase, nefrolitíase ou hepatopatias, permanece excretando o agente a despeito da cura clínica. São os chamados portadores crônicos.

O diagnóstico é feito através do isolamento da *Salmonella* em fezes, sangue, medula óssea, onde a positividade é mais elevada, bile e lesões cutâneas.

O tratamento é feito com antibióticos da classe das quinolonas que, além de altamente efetivas, reduzem a ocorrência de recaídas e de portadores. As medidas de prevenção incluem os cuidados com a ingestão de água e alimentos identificados anteriormente. A vacina para febre tifoide, disponível em nosso meio, diminui significativamente o risco de contrai-la.

Arboviroses

Menos comuns, mas com frequência extremamente graves, são as arboviroses, dentre as quais salientamos a febre amarela, bastante conhecida em nosso meio e para a qual há prevenção através de vacina. Para outras não dispomos de vacinas, devendo a prevenção repousar sobre medidas gerais de proteção. As viroses hemorrágicas de Lassa, Ebola, Marburg e Crimeia-Congo, embora raras, podem ser extremamente graves e de difícil diagnóstico. A permanência do paciente por três semanas ou mais em áreas de transmissão destas viroses, especialmente se acampado em regiões rurais, em contato com animais doentes ou apresentando lesões produzidas por carrapatos, torna esses diagnósticos mais prováveis.

Dermatites

As dermatites são extremamente frequentes entre os viajantes. Grande parte delas representa exacerbação de doenças anteriores, devido às mudanças decorrentes da viagem. Outras são reações a drogas, e nestes casos lembramos que, além das medicações rotineiras, os viajantes fazem uso frequente de quimioprofilaxia, que pode estar relacionada a reações cutâneas.

As pápulas pruriginosas, múltiplas, aglomeradas e em áreas expostas são as lesões mais comuns no viajante que retorna e, geralmente, estão relacionadas a picadas de insetos. A escabiose, e a pediculose dependem, para sua transmissão, de contato íntimo entre as pessoas. A lesão ulcerosa mais comum é o ectima, resultante de infecção bacteriana secundária de lesão previamente provocada por picada de inseto ou trauma. O impetigo é outra infecção comumente encontrada no viajante, sendo a face a região mais atingida. Embora não muito frequente, a úlcera resultante da leishmaniose cutaneomucosa, doença que ocorre no Oriente Médio, África, América do Sul e Central, além de países mediterrâneos, deve ser prontamente reconhecida e tratada.

A lesão serpiginosa e migratória resultante da larva *migrans* cutânea, causada por *Ancylostoma braziliensis*, *A. caninum* e *Uncinaria stenocephala*, está associada a deslocamentos para praias tropicais.

A presença de nódulos e edemas subcutâneos pode ser associada à miíase e tungíase. Abscessos são facilmente reconhecidos por suas características inflamatórias.

Doenças transmitidas sexualmente

Grande número de doenças pode ser transmitido sexualmente. As DSTs podem apresentar-se com e sem manifestações genitais.

As DSTs com manifestações genitais são, fundamentalmente, as uretrites e as lesões genitais ulcerativas.

As uretrites transmitidas sexualmente podem ser divididas em uretrites gonocócica e não gonocócica. A uretrite gonocócica, causada pela *Neisseria gonorrhoeae*, no homem, apresenta-se como secreção uretral abundante, espessa, purulenta, dois a cinco dias após a relação sexual. Na mulher, a sintomatologia é menos exuberante, assintomática em até 50% dos casos, apresentando-se, no restante, como corrimento vaginal, disúria e infecções ascendentes. As uretrites não gonocócicas podem ser causadas por diversos agentes, sendo o mais frequente a *Chlamydia trachomatis*, com período de incubação de uma a seis semanas.

As DSTs ulcerativas mais comuns no viajante são a sífilis, o cancroide, o herpes simples, a donovanose ou granuloma inguinal, e o linfogranuloma venéreo. A importância das lesões ulcerativas decorre não só das manifestações por elas causadas, mas também por facilitarem a transmissão de HIV, como já foi amplamente demonstrado pela literatura.

A sífilis, causada pelo *Treponema pallidum*, após incubação de uma a quatro semanas, apresenta-se, na maioria dos casos, como lesão única, arredondada, de bordas elevadas, fundo limpo e indolor. Lembramos que em até 20% dos pacientes a infecção primária é assintomática e que, a despeito da descrição anteriormente dada, que se aplica à maioria dos casos, outras apresentações podem estar presentes. A sífilis secundária caracteriza-se pela apresentação de reações sistêmicas, uma a 12 semanas após a manifestação primária, com *rash* atingindo palmas e plantas e condiloma lata. A sífilis terciária, relativamente incomum, apresenta sintomas de comprometimento do sistema nervoso central e cardiovascular.

O cancroide, cujo agente é o *Haemophilus ducreyi*, tem incubação de um a quatro dias, apresenta-se como múltiplas lesões ulcerativas, dolorosas, com aumento de gânglios inguinais que podem supurar.

O herpes simples, causado pelo vírus *Herpes simplex*, após incubação de dois a sete dias, causa múltiplas ulcerações dolorosas, superficiais. A recorrência é muito comum nestas infecções. O desaparecimento das lesões ocorre espontaneamente, até três semanas após o início do quadro.

A donovanose, cujo agente é o *Calymmatobacterium granulomatis*, após uma a dez semanas de incubação, se caracteriza por úlceras genitais de bordas arredondadas de fundo limpo, indolores, avermelhadas.

O linfogranuloma venéreo, causado pela *Chlamydia trachomatis*, pode levar ao aparecimento de úlceras que se resolvem espontaneamente em poucos dias.

Verrugas genitais, causadas pelo papilomavírus humano, molusco contagioso e ectoparasitoses, são outras afecções que também podem ser transmitidas sexualmente.

As infecções causadas pelos vírus HIV1, HIV2, hepatite B e HTLV-1 representam grande risco para os viajantes. O principal meio de contato é o sexual e evoluem sem manifestações genitais.

REFERÊNCIAS BIBLIOGRÁFICAS

Ansdell VE, Ericsson CD. Prevention and empiric treatment of traveler's diarrhea. Med Clin North Am 1999; 83:945-73.

Aranda-Michel J, Giannella RA. Acute diarrhea: a practical review. Am J Med 1999;106:670-6.

Bloor M, Thomas M, Hood K et al. Differences in sexual behaviour between young men and women travelling abroad from UK. Lancet 1998; 352: 1664-8.

Bratton RL. Advising patients about international travel. What they can do to protect their health and safety. Postgrad Med 1999;106: 57-64.

Bruni M, Steffen R. Impact of travel-related health impair-ments. J Travel Med 1997; 4: 61-64.

Caumes E, Ehya N, Nguyen J, Bricaire F. Typhoid and paratyphoid fever: a 10-year retrospective study of 41 cases in a Parisian hospital. J Travel Med 2001; 8: 293-7.

Chak A, Banwell JG.Traveller's diarrhea. Gastroenterol Clin North Am 1993; 22:549-61.

Chatterjee S. Compliance of malaria chemoprophylaxis among travellers to India. J Travel Med 1999; 6: 7-11.

D'Acremont V, Landry P, Darioli R, Stuerchler D, Pecoud A, Genton B. Treatment of imported malaria in an ambulatory setting: prospective study. BMJ 2002; 324: 875-7.

Dengue prevention and control. Wkly Epidemiol Re 2002; 77: 41-4.

DuPont HL. Treatment of travellers' diarrhea. J Travel Med 2001; 8 (Suppl 2):S31-3.

Ericsson CD. Travellers' diarrhea. Epidemiology, prevention, and self-treatment. Infect Dis Clin North Am 1998;12:285-303.

Gibbons RV, Vaughn DW. Dengue: an escalating problem. BMJ 2002; 324: 1563-6.

Gilligan PH. Escherichia coli. EAEC, EHEC, EIEC, ETEC. Clin Lab Med 1999; 19:505-21.

Guidelines for the prevention of malaria in travellers from the United Kingdom. CDR 1997; 7:R138 -R152.

Hill DR. Health problems in a large cohort of Americans travelling to developing countries. J Travel Med 2000; 7: 259-66.

Hill DR. Occurrence and self-treatment of diarrhea in a large cohort of Americans travelling to developing countries. Am J Trop Med Hyg 2000; 62:585-9.

International Health and Travel. World Health Organization 2002.

Isaacson M. Viral hemorragic fever hazards for travellers in Africa. Clin Infect Dis 2001; 33: 1707-12.

Jelinek T et al. European network on imported infectious disease surveillance. Epidemiology and clinical features of imported dengue fever in Europe: sentinel surveillance data from TropNetEurop. Clin Infect Dis 2002; 35: 1047-52.

Jong EC, McMullen R. General advice for the international traveller. Infect Dis Clin North Am 1992; 6: 275-89.

Kain KC. Skin lesions in returned travellers. Med Clin North Am 1999; 83:1077-102.

Larson SC. Traveller's diarrhea. Emerg Med Clin North Am 1997; 15:179-89.

MacLean JD, Libman M. Screening returning travellers. Infect Dis Clin North Am 1998; 12:431-43.

Matteelli A, Carosi G. Sexually transmitted diseases in travellers. Clin Infect Dis 2001; 32: 1063-7.

Okhuysen PC, Ericsson CD. Travellers' diarrhea. Prevention and treatment. Med Clin North Am 1992;76:1357-73.
Reyes I, Shoff WH. General medical advice for travelllers. Emerg Med Clin North Am 1997; 7; 15: 1-16.
Ryan ET, Kain KC. Health advice and immunizations for travels. N Eng J Med 2000; 342; 23:1716-25.
Schoepke A, Steffen R, Gratz N. Effectiveness of personal protection measures against mosquito bites for malaria prophylaxis in travellers. J Travel Med 1998; 5: 188-92.
Walker E, Williams G. ABC of healthy travel. During travel and acclimatisation. Br Med J 1983; 286: 865-7.
Whitty CJ, Rowland M, Sanderson F, Mutabingwa TK. Malaria. BMJ 2002;325: 1221-24.
Wolfe MS. Acute diarrhea associated with travel. Am J Med 1990; 20;88:34S-37S.

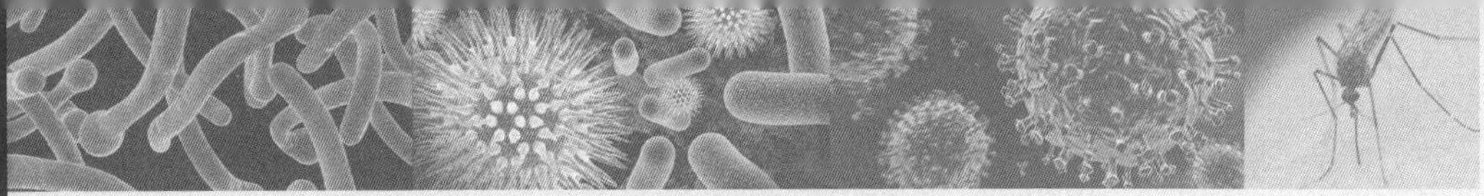

5 Resposta Imunológica nas Doenças Infecciosas

James Venturini ▪ Alexandrina Sartori ▪ Maria Sueli Parreira de Arruda

A todo o momento estamos em contato com milhões de microrganismos. Mas, na maioria das vezes, só notamos sua presença quando a infecção já está instalada e os sinais clínicos são perceptíveis. Como todos os seres vivos necessitam de nutrientes, água e temperatura adequada, o organismo humano é fonte de sobrevivência para inúmeros agentes microbianos. Para termos uma ideia desse fenômeno, basta lembrar que o número de bactérias que coloniza superfícies mucosas e pele excede o número de células que formam o corpo humano. Só não adoecemos com maior frequência porque nem todos os microrganismos desencadeiam doenças; alguns deles, inclusive, estabelecem relações simbióticas com seus hospedeiros, trazendo contribuições importantes para essa relação. Podemos citar, por exemplo, microrganismos que atuam no processo da digestão, como é o caso da *Escherichia coli* que sintetiza as vitaminas B e K, permitindo o aproveitamento nutricional.

De qualquer modo, devido a essa enorme quantidade de microrganismos e da ameaça persistente de invasão oportunística, é fundamental que o hospedeiro monitore e regule as interações entre seu organismo e os agentes microbianos. Para isso, dispõe do sistema imunológico. Esse sistema é constituído por uma rede intrincada de tecidos, células e mediadores que, ao desempenharem suas funções, impedem e/ou modulam a instalação, o desenvolvimento e a disseminação de microrganismos.

Didaticamente, o sistema imunológico está organizado em resposta imune inata e adaptativa. A resposta imune inata é constituída por uma série de barreiras que impedem a entrada e/ou a instalação de agentes infecciosos independentemente de sua identidade, ou seja, são mecanismos de caráter genérico. Algumas dessas barreiras encontram-se na periferia do organismo; essas incluem pele e mucosas íntegras que, além de separarem fisicamente o hospedeiro do meio ambiente, possuem e/ou secretam substância microbicidas; incluem, ainda, a microbiota comensal que, ao competir por espaço e nutrientes, dificulta a sobrevivência de patógenos. Mecanismos não específicos também ocorrem em tecidos mais internos como é o caso da fagocitose, da reação inflamatória e do sistema complemento. A resposta imune adaptativa, ao contrário, tem um caráter específico, pois é montada para cada agente patogênico em particular e determina memória imunológica.

Tanto a resposta imune inata como a adquirida, compreendem diferentes tipos celulares incluindo neutrófilos, eosinófilos, basófilos, mastócitos, monócitos, macrófagos, células dendríticas (DCs), células *natural killer* (NK) e linfócitos. Todas essas células se originam de células progenitoras presentes na medula óssea. Com exceção dos linfócitos T, as demais se diferenciam na própria medula óssea e, uma vez maduras, migram para os tecidos periféricos através da circulação sanguínea. Esses diversos tipos celulares atuam de forma integrada e interdependente, tanto através de contato celular direto quanto pela liberação de mediadores denominados citocinas. Esses mediadores são moléculas proteicas, capazes de transmitir informações funcionais tanto para a própria célula que os sintetizou, como para células vizinhas ou para células localizadas em órgãos distantes.

Os neutrófilos, que constituem 60% dos leucócitos sanguíneos, são os primeiros a ser recrutados para o foco da infecção; são células altamente fagocíticas, com receptores de membrana que facilitam a internalização dos patógenos. Eles eliminam os microrganismos através de processos microbicidas dependentes de oxigênio e/ou nitrogênio, de enzimas líticas e de proteínas citotóxicas. Os mecanismos que envolvem radicais oxidativos danificam os patógenos por induzir peroxidação lipídica, modificações proteicas e quebras de ácido nucleico. Já os não oxidativos, como as defensinas, matam os agentes patogênicos por se inserirem junto aos lipídeos de membrana, provocando distúrbio osmótico. Nos neutrófilos, a atividade microbicida é aumentada pela acidificação dos fagossomos e restrição de nutrientes, como por exemplo, o ferro, essencial para o crescimento dos microrganismos.

Os eosinófilos, por sua vez, destroem helmintos através da liberação de substâncias tóxicas, como catepsina e proteína catiônica eosinofílica, presentes em grânulos citoplasmáticos. Nos basófilos, esses grânulos são ricos em histamina, peroxidase, fator de ativação de plaquetas e heparina. Essas células desempenham papel importante no processo inflamatório e seu corresponde tecidual é o mastócito.

As células NK são células citotóxicas que participam dos mecanismos de defesa do organismo, por sua capacidade de eliminar células tumorais e células infectadas. Para isso, utilizam grânulos citoplasmáticos contendo perforina e proteases. Ao interagirem com células infectadas, principalmente por vírus, esses grânulos são liberados, resultando na morte da célula-alvo por apoptose.

Os monócitos e os macrófagos são células com morfologia e função similares. Os monócitos estão localizados no sangue periférico e apresentam atividade microbicida discreta. Estas células dão origem aos macrófagos, células que se encontram amplamente distribuídas pelo organismo e possuem atividade microbicida mais acentuada. Nos diferentes órgãos, eles se adaptam ao microambiente local, resultando nos denominados macrófagos residentes. Essas células podem receber nomes especiais, como as células de Kupffer, do fígado e os histiócitos do tecido conjuntivo, ou serem nominadas, em função do local anatômico em que se encontram, como os macrófagos esplênicos e os peritoneais. O fato de exibirem atividades funcionais que variam segundo a especialização do tecido e o tipo de estímulo a que são submetidos, permitiu a caracterização de duas subpopulações principais dessas células: os macrófagos classicamente ativados, ou M1, e os alternativamente ativados, ou M2. Essa heterogeneidade funcional é importante para que possam atuar no *clearance* de microrganismos e de tecidos lesados e, ainda, no recrutamento de células e na resolução das lesões. Como será visto mais adiante, os macrófagos são peças chaves para que o sistema imune execute sua função, atuando como células apresentadoras de antígenos (APCs) e como células efetoras na morte e eliminação dos patógenos.

Outros elementos celulares essenciais para o desencadeamento da resposta imune são as células dendríticas (DCs). Estas constituem uma população celular heterogênea que, apesar de presente na maioria dos tecidos, encontram-se, especialmente distribuídas em tecidos linfoides e locais de interface com o meio ambiente (pele e mucosas). Embora sejam células fagocíticas, sua principal função é processar e apresentar antígenos para os linfócitos T. Assim, após a captura dos antígenos, essas células migram para os linfonodos regionais onde processam os antígenos gerando epítopos, ou seja, fragmentos do antígeno que são reconhecidos por linfócitos T quando estes estão associados às moléculas do complexo de histocompatibilidade principal (MHC - *major histocompatibility complex*). O complexo MHC compreende uma grande região genômica situada no braço curto do cromossoma 6; é uma região altamente polimórfica dividida em MHC de classe I, classe II e classe III, conforme suas funções. Todas as células nucleadas do hospedeiro sintetizam MHC de classe I, mas apenas as APCs, como macrófagos, células dendríticas e linfócitos B, expressaram MHC de classe II. Durante seu ciclo de vida, as DCs passam por dois estágios de maturação, sendo então referidas como DCs imaturas e maduras. Enquanto as DCs imaturas são muito eficientes na captura de antígenos, as DCs maduras são excelentes em apresentar esses antígenos para as células T e, assim, iniciar a resposta imune adaptativa.

Os linfócitos compreendem duas grandes populações celulares, os linfócitos B, envolvidos principalmente na produção de anticorpos e, os linfócitos T, que abrangem uma variedade de subpopulações com funções amplas e específicas, incluindo desde a orquestração da resposta imune até eventos mais limitados, como a produção de anticorpos, a morte de células parasitadas e a formação de células de memória. Dos elementos celulares que compõem o sistema imunológico, só os linfócitos (T e B) possuem especificidade antigênica, ou seja, expressam receptores específicos para antígenos na superfície celular.

Os linfócitos B se originam a partir de células indiferenciadas da medula óssea, onde sofrem rearranjos genéticos e alterações morfológicas que determinaram a expressão de receptores específicos para antígenos denominados BCRs (*B cell receptors*). Nesse estágio, deixam a medula óssea e vão povoar os tecidos linfoides periféricos, onde interagem com antígenos (proteínas, ácidos nucleicos, polissacarídeos ou lipídios). Quando esta interação ocorre, os linfócitos B proliferam dando origem a clones de células aptas a reagir especificamente com o antígeno que estimulou sua multiplicação. Parte destas células retornará ao estado de latência, compondo as chamadas células de memória imunológica; as demais se diferenciam em células secretoras de anticorpos, denominadas plasmócitos.

Os linfócitos T, como os outros leucócitos, também se originam de células progenitoras da medula óssea; contudo, entram na corrente sanguínea, ainda imaturos, e migram para o timo onde amadurecem. Sob a influência do microambiente tímico, proliferam e se diferenciam em diferentes subpopulações celulares: linfócitos T *helper* ou auxiliares (Th), linfócitos T citotóxicos (Tc) e linfócitos T reguladores (Treg). Os linfócitos Th, compreendem ainda várias subpopulações efetoras, ou seja, responsáveis pelos mecanismos da resposta imune celular. As mais conhecidas são as Th1, Th2 e Th17. De forma genérica, as Th1 estão envolvidas no controle de tumores e de microrganismos intracelulares; as Th2 no controle de patógenos extracelulares e, as Th17, no controle a resposta inflamatória, particularmente em mucosas, visando a contenção de bactérias extracelulares e fungos. Os linfócitos Treg são responsáveis pela regulação da resposta imune, impedindo que a mesma se torne excessiva, danificando demais os tecidos.

A análise e a identificação dessas subpopulações só foram possíveis porque essas células expressam moléculas de membrana e produzem distintos padrões de citocinas. No que tange as moléculas de membrana, linfócitos Th e Treg expressam em sua superfície a proteína denominada CD4; são, portanto, células $TCD4^+$ e os linfócitos Tc, a proteína CD8, portanto, são células $TCD8^+$. Com respeito às citocinas, cada subpopulação, para exercer sua função, exibe um determinado padrão desses mediadores. Exemplos de citocinas envolvidas na resposta imune inata e adaptativa são descritos na Tabela 5.1.

Tabela 5.1 Principais citocinas e suas funções biológicas mais importantes.

IL-1β	possui função pró-inflamatória. Induz resposta imune adaptativa dos tipos Th1 e Th17
IL-6	possui função pró-inflamatória
TNF-α	estimula função microbicida de fagócitos, ativa células endoteliais e induz a síntese de proteínas de fase aguda
IL-12	induz a resposta imune Th1 e ativa células NK
IL-2	induz expansão clonal e diferenciação de linfócitos T
INF-γ	induz a resposta imune Th1 e aumenta a atividade microbicida dos macrófagos
IL-4	induz a resposta imune Th2, diferenciação dos linfócitos B e atua como mediador anti-inflamatório
IL-5	atua na diferenciação e ativação de eosinófilos
IL-10	possui função anti-inflamatória e reguladora
TGF-β	possui função anti-inflamatória e reguladora
IL-17	possui função pró-inflamatória principalmente em mucosas

RECONHECIMENTO DE PATÓGENOS

Uma etapa fundamental no desencadeamento da resposta imune é a interação entre patógeno e hospedeiro. De modo geral, essa interação ocorre através do reconhecimento de moléculas presentes nos microrganismos, denominados padrões moleculares associados aos patógenos (*pathogen associated molecular patterns* – PAMP) por receptores presentes nos fagócitos, denominados receptores para o reconhecimento de padrões (*pattern recognition receptors* - PRRs). Esses PRRs incluem as estruturas moleculares semelhantes aos receptores do tipo *toll* (*toll-like receptor*- TLR*)*, o receptor tipo-1 do IFN (IFNR1) e a família de receptores citoplasmáticos conhecidos como NODs (*nucleotide-binding oligomerization domain*). Destes, os TLR são os mais estudados.

Expressos por monócitos, macrófagos, DCs e granulócitos, os TLRs são moléculas do tipo transmembrana, constitutivamente expressas, que contêm um domínio externo com sequências ricas em leucina (*leucine-rich repeat* - LRR), responsável pelo reconhecimento dos PAMPs. A interação entre essas moléculas promove a ativação celular, fenômeno que resulta na produção de mediadores envolvidos no recrutamento de novos fagócitos para o local da infecção, na morte microbiana e na maturação de DCs que, assim, iniciam a ativação da resposta imune adaptativa. Encontram-se descritos vários tipos de TLRs que reconhecem diferentes estruturas, como por exemplo, lipopeptídeos (TLR-1, -2 e -6), ácido lipoteicoico e lipoproteínas de bactérias Gram-positivas (TLR-2), fita dupla de RNA (TLR3), lipopolissacarídeo de bactérias Gram-negativas (TLR-4), flagelina de bactérias (TLR-5), fita única de RNA (TLR-7) e CpG não metilado de DNA bacteriano (TLR9). Assim, a heterogeneidade de estímulos e a interação com seus receptores possibilitam a ativação de vias intracitoplasmáticas distintas que, por sua vez, levam a diferentes padrões de resposta. Nos últimos anos, diversos estudos vêm enfatizando o papel desses receptores em diferentes patologias. Na paracoccidioidomicose experimental, por exemplo, tem sido demonstrado que quando o estímulo ocorre via TLR-2, apesar de facilitar a infecção fúngica, resulta em efeito benéfico para o hospedeiro, uma vez que inibe as reações inflamatórias associadas às células Th17; já a estimulação via TLR-4 resulta em infecção mais grave, com aumento da atividade inflamatória e diminuição da resposta T reguladora.

INDUÇÃO DA RESPOSTA IMUNE ADAPTATIVA

Os linfócitos B e T reconhecem os epítopos de forma distinta. Os BCRs, presentes na superfície dos linfócitos B, interagem diretamente com os determinantes antigênicos, ou seja, os patógenos ou suas macromoléculas não precisam ser previamente degradados para serem reconhecidos pelos linfócitos B. Já os linfócitos T, para reconhecerem os epítopos, necessitam que estes sejam previamente clivados (processamento antigênico) e os peptídeos resultantes (epítopos) expostos na superfície de uma célula apresentadora de antígenos, em associação com moléculas do MHC. A classe de MHC envolvida vai depender da origem do antígeno: se exógeno ou endógeno. Antígenos exógenos são aqueles que, após serem internalizados e processados pelas APCs, seus epítopos são apresentados aos linfócitos $TCD4^+$ juntamente com moléculas de classe II do MHC. Antígenos endógenos são aqueles produzidos no interior das células hospedeiras infectadas, processados por estas células e apresentados em associação com moléculas de classe I do MHC aos linfócitos $TCD8^+$.

De qualquer modo, a resposta que se segue após o reconhecimento antigênico dependerá, ainda, da interação entre outras moléculas presentes nos linfócitos (moléculas coestimuladoras) e seus ligantes, presentes nas APCs. Embora essa interação não seja antígeno-específica, ela gera sinais que ampliam o estímulo desencadeado pelos antígenos. Dentre os sinais coestimulatórios conhecidos, o mais estudado é o que resulta da interação entre o CD28, presente nos linfócitos T, com seus ligantes B7-1 (CD80) e B7-2 (CD86), presentes nas APCs. Essa interação otimiza a resposta dos linfócitos T, aumentando a secreção de IL-2, favorecendo seu desenvolvimento mesmo quando a concentração do antígeno for baixa e sustentando essa resposta, já que na ausência do sinal decorrente de CD28 e seus ligantes, a resposta do linfócito T é transitória. De modo geral, quando a resposta imune se desenvolve na ausência de sinais coestimulatórios eficientes, os linfócitos não atingem um estado de ativação efetivo e, nesse caso, ou não se multiplicam ou se tornam anérgicos ou, ainda, entram em apoptose.

A diferenciação dos clones de linfócitos Th vai depender, além do exposto acima, da citocina presente no microambiente onde essa diferenciação está ocorrendo: quando o antígeno é capaz de induzir a secreção de IL-12 pela APC, a diferenciação segue para o padrão Th1; quando isso não acontece, o próprio linfócito T produzirá IL-4 e a resposta que se seguirá será a Th2. Conforme exposto acima, a resposta Th1 é pró-inflamatória e dirigida contra microrganismos intracelulares, como bactérias e vírus e, a resposta Th2, por envolver anticorpos, é mais direcionada a parasitas, como por exemplo, os helmintos. Alterações na resposta Th1 podem gerar danos teciduais severos e cronicidade da doença e, na resposta Th2, alergia.

As principais citocinas envolvidas na resposta Th1 são a IL-2 e o IFN-γ; a IL-2 induz a multiplicação e diferenciação dos linfócitos T (incluindo as próprias células T CD4+ de maneira autócrina) e o IFN-γ, entre outras funções, ativa os macrófagos. As células Th2, por sua vez, secretam IL-4, IL-5 e IL-13 que recrutam eosinólifos e ativam os plasmócitos a produzirem IgE. Tanto o inferferon como IL-4 promovem uma retroalimentação positiva para a via que lhe deu origem e suprimem a resposta Th2 e Th1, respectivamente. A presença dessas duas citocinas inibe o desenvolvimento da resposta via Th17. Recentemente descritos, os linfócitos Th17, secretores de IL-17, representam um subtipo de linfócitos T efetores, envolvidos na proteção do hospedeiro frente a micro-organismos extracelulares, na integridade das mucosas e no controle das respostas inflamatórias e autoimune.

Resposta imune celular

Nos linfonodos, após serem ativados, os linfócitos Th expressam, na sua superfície, diversas moléculas de adesão. As mais conhecidas são as integrinas, adesinas e selectinas que, ao interagirem com as células endoteliais, permitem seu acesso ao tecido infectado. Nesse local, os linfócitos Th1 secretam IFN-γ, ativando macrófagos e linfócitos Tc. Macrófagos, ativados, apresentam aumento da atividade fagocítica e microbicida, maior expressão de moléculas de classe II do MHC e aumento da produção de citocinas inflamatórias.

Os linfócitos Tc, conforme já explicitado, reconhecem antígenos expressos em células tumorais ou parasitadas por microrganismos intracelulares. Como a função efetora dessas células depende do seu estágio de maturação, para que possam exercer sua função, é necessário que sejam ativadas pelo IFN-γ. Após ativação, as células Tc passam a produzir perforina e as proteases granzima e granulisina; ao reconhecerem epítopos associados a moléculas de classe I do MHC, essas células liberam perforina que promove a formação de poros na célula-alvo permitindo, assim, a entrada das proteases; essas proteínas, por sua vez, ativam a via das caspases, culminado na morte da célula por apoptose.

Resposta imune humoral

A imunidade humoral é desencadeada particularmente frente a microrganismos extracelulares e suas toxinas que, livres nos tecidos ou circulação, ficam expostos aos efeitos dos anticorpos ou Imunoglobulinas (Ig). A unidade básica do anticorpo é o monômero. Um monômero é constituído por duas cadeias polipeptídicas maiores denominadas cadeias pesadas e duas, de menor peso molecular, denominadas cadeias leves. A ligação entre cadeias leve e pesada e das cadeias pesadas entre si é feita por pontes dissulfeto. Estudos empregando digestão enzimática permitiram a detecção de dois fragmentos distintos nessa molécula. Um deles, abrangendo a porção amino-terminal e altamente variável da molécula (fragmento Fab), demonstrou ser a região através da qual o anticorpo se liga ao antígeno. O fragmento cristalizável (fragmento Fc), composto pela metade carboxi-terminal das duas cadeias pesadas, é responsável por outras atividades biológicas como interação com células fagocíticas e ativação do sistema complemento.

Embora estruturalmente semelhantes, as moléculas de anticorpos possuem pequenas diferenças estruturais e funcionais que permitem subdividi-las em cinco classes de anticorpos: IgM, IgG, IgA, IgE e IgD. As classes IgA e IgG apresentam ainda subclasses denominadas IgA1, IgA2 e IgG1, IgG2, IgG3, IgG4. Essas moléculas eliminam os antígenos através de diferentes mecanismos. A IgM, molécula pentamérica localizada no sangue, é o primeiro anticorpo sintetizado em resposta à infecção; possui atividade aglutinante e capacidade de ativar o sistema complemento. A IgG que é a imunoglobulina mais abundante no soro mas também se difunde para todos os tecidos, é o principal anticorpo sintetizado durante a resposta imune secundária e é capaz de neutralizar toxinas bacterianas, fixar complemento e facilitar a fagocitose. A IgA encontra-se predominantemente nas secreções (saliva, lágrima, fluídos nasais, suor, colostro) e está envolvida, entre outras atividades, na inibição da aderência dos microrganismos à superfície das células epiteliais das mucosas.

Apesar de ser produzida frente a diferentes tipos de macromoléculas, a produção de anticorpos contra proteínas é mais eficiente, uma que vez permite a mudança da classe de imunoglobulina secretada, o aumento da afinidade dos anticorpos e, ainda, memória imunológica. Esses eventos dependem da participação de linfócitos Th. De forma sucinta, os antígenos estimulam os linfócitos T que, assim ativados, interagem com os linfócitos B, culminando com a produção de anticorpos. Tanto as células Th1 como as Th2 auxiliam os linfócitos B nesse processo. Citocinas liberadas pelas células Th1 induzem a produção de anticorpos opsonizantes, enquanto que as liberadas pelas células Th2 determinam a produção de anticorpos neutralizantes.

Os anticorpos assim produzidos eliminam os antígenos através de diferentes mecanismos. Podem, por exemplo, cooperar com células fagocíticas da resposta imune inata, facilitando a fagocitose. De fato, esse processo é significativamente incrementado quando os antígenos estão revestidos por anticorpos, uma vez que as células fagocíticas possuem receptores para a região Fc das imunoglobulinas. Os anticorpos também eliminam antígenos em atuação conjunta com o sistema complemento.

Este sistema é composto por várias proteínas como, por exemplo, o conjunto C1 - C9, que atuam de forma sequencial e em cascata, ou seja, depois de ativado um componente, este é capaz de clivar e ativar moléculas do componente seguinte e assim sucessivamente. Existem três vias distintas de ativação do sistema complemento: clássica, alternativa e da lectina. Estas vias convergem para um mesmo ponto do sistema (C3) e a partir de C5 até C9, as reações são comuns para as três vias. Na via clássica, o início da ativação ocorre pela interação do C1 com o complexo formado por antígenos ligados às imunoglobulinas IgG ou IgM. Na via alternativa, a cascata se inicia a partir da hidrólise espontânea no componente C3. Já a ativação da via da lectina ocorre através da ligação das moléculas de carboidratos presentes em abundância na superfície dos microrganismos com uma proteína ligante de açúcares, denominada lectina ligante de manose (MBL). A ativação do sistema complemento leva a eliminação do patógeno através de lise, opsonização e reação inflamatória. Complexos imunes solúveis são também depurados com auxílio do sistema complemento.

De modo geral, o longo debate sobre os méritos da imunidade humoral na modulação das moléstias infecciosas, abriu espaço para um novo consenso onde a relevância central da resposta imune mediada por células nesse processo-permanece, mas acrescido do conceito de que certos tipos de anticorpos também podem exercer função protetora.

O conjunto das considerações que vêm a seguir deve ser observada considerando que o sistema imunológico funciona como um todo; que apesar dos seus diversos componentes contribuírem para a resistência do hospedeiro, em determinadas circunstâncias, alguns contribuem mais do que outros; e que determinar qual a contribuição de cada um deles na defesa frente a cada microrganismo é muito difícil, porque esses mecanismos são interdependentes, sobrepostos e, às vezes, redundantes. De qualquer modo, é a integração adequada de todos eles que vai resultar em uma resposta antimicrobiana efetiva.

Resposta imune antiviral

Os vírus são agentes infecciosos intracelulares obrigatórios, ou seja, necessitam da maquinaria bioquímica da célula-alvo para sintetizar proteínas e metabolizar açúcares. Infecções virais típicas são iniciadas pela ligação do vírus em receptores específicos presentes nas células do hospedeiro. Essa interação permite a entrada do vírus na célula e o início do ciclo de replicação viral o qual inclui decapsidação, liberação do ácido nucléico, transcrição e produção das proteínas virais.

Além dos mecanismos inespecíficos já descritos, no caso dos vírus a resposta imune inata inclui ainda a produção de IFN do tipo I (IFN-α e -β) e a ativação de células NK. Os IFN-α e -β determinam um estado antiviral nas células próximas das infectadas por indução da síntese de enzimas que degradam o RNA viral ou que inativam a síntese protéica.

À medida que a infecção viral progride, a resposta imune específica vai sendo montada. Os anticorpos combatem este tipo de infecção através de vários mecanismos. Podem, por exemplo, neutralizar as partículas virais impedindo assim a infecção de outras células-alvo. Podem também, se estiverem no local de entrada do vírus, bloquear completamente a infecção viral, ou ainda, mediar a destruição de partículas virais através da fixação do complemento.

As células T exercem diversas funções na imunidade anti-viral. Atuam, por exemplo, como células Th1 e Th2 na produção de anticorpos, pois a maioria dos antígenos virais é timo-dependente, ou seja, requer a presença de células T para que ocorra a mudança de classes de imunoglobulinas, a maturação (aumento) da afinidade dos anticorpos pelos epítopos e a formação da memória imunológica. O principal mecanismo capaz de controlar infecções virais já estabelecidas é, entretanto, mediado por células $TCD8^+$. A atividade citotóxica destas células depende da presença e reconhecimento de peptídeos virais gerados associados com as moléculas de MHC de classe I, na superfície da célula infectada. O que torna este mecanismo bastante eficaz é a expressão de molécula de classe I de MHC em praticamente todas as células do organismo e a disponibilidade de proteínas virais antes da montagem da progênie viral. Desta forma, as células infectadas podem ser reconhecidas e destruídas antes que sejam produzidas e liberadas partículas virais infecciosas. Apesar da existência desses mecanismos imunológicos anti-virais, estes patógenos dispõe de várias estratégias de evasão. Podem, por exemplo, apresentar variação antigênica por mutação ou recombinação genética e inibir o transporte de moléculas de classe I do MHC para a superfície celular. Alternativamente, podem conter no genoma, genes que codificam moléculas homólogas de citocinas e receptores de citocinas, IL-10 e IFNγR respectivamente, as quais subvertem a resposta imune, tornando-a ineficaz.

Resposta imune antibacteriana

Os mecanismos de defesa requeridos para a eliminação de bactérias dependem, em grande parte, do inoculo, da virulência da espécie bacteriana e da via de entrada. As bactérias normalmente penetram no organismo através dos tratos respiratório, gastrointestinal ou geniturinário. Podem também utilizar vias não naturais, como por exemplo, lesões ocorridas nas membranas mucosas ou na pele. Inóculo e virulência menor são combatidos diretamente por mecanismos de imunidade inata como é o caso da atividade fagocítica local. Inóculos maiores ou espécies bacterianas dotadas de maior virulência já requerem imunidade específica.

No caso de bactérias extracelulares, predominam os mecanismos mediados por anticorpos. Estas moléculas podem exercer atividade neutralizante direta, impedindo a ligação da bactéria com a célula-alvo ou inativando toxinas. Na maioria das vezes, contudo, a atividade dos anticorpos contra as bactérias extracelulares é dependente de sua bifuncionalidade, incluindo, além de sua capacidade de reconhecer o antígeno, as propriedades de opsonização e/ou fixação do sistema complemento. A ativação do sistema complemento, que pode ocorrer tanto de forma dependente quanto independente dos anticorpos, é fundamental na defesa contra bactérias extracelulares. Esta fixação desencadeia opsonização, principalmente via receptores para C3b, lise da bactéria ou reação inflamatória. Essa reação inflamatória é decorrente da liberação dos fragmentos C3a, C4a e C5a, os quais se ligam na superfície de basófilos e mastócitos, determinando degranulação e consequente liberação de mediadores inflamatórios. Dependendo da composição externa da bactéria a fixação do sistema complemento pode ocorrer já no início do processo infeccioso, ou seja, fazendo parte da imunidade inata. Espécies bacterianas que exibem manose na superfície, por exemplo, são capazes de ativar a via da lectina enquanto que bactérias capazes de manter o C3b ativo em sua superfície podem desencadear a fixação do sistema complemento por via alternativa. É importante ressaltar que, embora predominem mecanismos humorais no controle das infecções bacterianas extracelulares, em alguns casos os macrófagos requerem maior ativação. A ativação adicional, neste caso, é dependente de citocinas derivadas de células Th1, processo que será descrito na imunidade contra bactérias intracelulares.

De forma similar aos demais patógenos, as bactérias extracelulares também utilizam vários mecanismos de evasão para escapar da resposta imune do hospedeiro. Por exemplo, algumas espécies bacterianas como *Neisseria meningitidis* e *Haemophilus influenzae* secretam enzimas que clivam a IgA secretora impedindo seu efeito neutralizante nas secreções. Outra estratégia típica de evasão é a presença de cápsula polissacarídica, como as descritas no *Streptococcus pneumoniae,* que previne o processo de fagocitose.

Alguns microrganismos, como é o caso das micobactérias, vivem justamente no interior de macrófagos que são células conhecidas por apresentarem intensas atividades fagocítica e microbicida. Estas bactérias resistem a este microambiente hostil através de diversos mecanismos de evasão como, por exemplo, capacidade de inibir a fusão dos lisossomas ao fagossomas, por prevenirem a acidificação destas vesículas ou por escaparem para o citoplasma. Nesses casos, a destruição destes agentes depende de um processo de ativação dos macrófagos por citocinas liberadas por células Th1. Ao serem estimulados pelo antígeno específico presente na superfície dos macrófagos, os linfócitos Th1 secretam várias citocinas, entre elas se destaca o IFN-γ e passam a expressar CD40L (ligante de CD40) na superfície. O contato das células Th1 através do reconhecimento do epítopo e da ligação do CD40L com o CD40 na superfície do macrófago assegura que os macrófagos infectados serão ativados pelo IFN-γ liberado pelas células Th1 específicas. Isto evita, em parte, que outros macrófagos fiquem também ativados e causem lesões no organismo. Macrófagos ativados destroem as bactérias intracelulares principalmente através da produção de derivados de oxigênio e de nitrogênio e também de enzimas lisossômicas.

Resposta imune antifúngica

Do ponto de vista imunológico, as micoses podem ser classificadas como endêmicas e oportunísticas. As primeiras podem ocorrer tanto em hospedeiros imunocompetentes como em imunocomprometidos. São causadas principalmente pelos fungos dimórficos *Paracoccidioides brasiliensis*, *Histoplasma capsulatum* e *Coccidioides immitis;* a infecção por esses fungos é adquirida pela inalação de conídios (propágulos) oriundo do meio ambiente. As micoses oportunísticas, por sua fez, envolvem, além dos fungos acima citados, aqueles que normalmente são inofensivos para hospedeiros imunocompetentes, tais como os fungos *Cryptococcus neoformans*, *Pneumocystis jirovecii* e aqueles dos gêneros *Candida, Aspergillus, Fusarium* e *Trichosporon.* Nessas infecções, mais do que os fatores de virulência do fungo, o tipo de imunodeficiência do hospedeiro é que determina a susceptibilidade, a gravidade e as características da patologia a ele associada.

Mas, além do *status* imunológico, outros fatores relacionados ao hospedeiro, incluindo, o *background* genético, diferenças de gênero, gravidez e deficiências nutricionais, também são importantes para a instalação dos fungos. Assim, por exemplo, deficiências de ferro, ácido fólico e vitaminas têm sido associadas à candidíase oral. Outro exemplo da ação desses fatores é o fato da paracoccidioidomicose ser mais frequente em homens que em mulheres. Como micélios e conídios do *P. brasiliensis* possuem receptores para 17-β-estradiol e esse hormônio inibe ou retarda a transformação da fase miceliana para a leveduriforme, mulheres com níveis adequados de estrogênios, estariam protegidas dessa infecção, já que os neutrófilos teriam um tempo de ação maior sobre esses propágulos.

Também o tamanho do inóculo e a via de infecção são eventos importantes para o desenvolvimento dessas infecções. De modo geral, a maioria dos fungos está presente na natureza na forma esporulada e têm acesso ao hospedeiro, através das vias aéreas superiores. Estas apresentam uma série de barreiras que visam conter essa invasão, como por exemplo, o movimento ciliar e glicoproteinas, proteoglicanas e surfactantes presentes no muco, que promovem a eliminação de partículas estranhas. Muitos dos esporos (conídios) inalados são eliminados através desses processos e, aqueles que conseguem vencer esses obstáculos, ao chegar aos pulmões, podem ainda ser internalizados e mortos por fagócitos. Considerando que a quantidade de fungos com a qual se deparam os fagócitos é um fator importante para que a fagocitose seja um mecanismo de defesa realmente eficiente, quaisquer alterações nessas barreiras podem contribuir para que a infecção se estabeleça. O *Aspergillus*, por exemplo, na tentativa de se instalar no hospedeiro, produz substâncias que, por inibirem o movimento ciliar, favorecem o maior aporte de esporos aos pulmões e dificultam o trabalho dos fagócitos.

De qualquer modo, independentemente da porta de entrada e da espécie fúngica, a fagocitose, é, sem dúvida, o mecanismo de importância central no controle da infecção micótica. Dependendo do fungo, um fagócito é mais requisitado que outro. Os macrófagos, por exemplo, são preponderantes para o *clearance* de *Cryptococcus* e *Pneumocystis* e os neutrófilos, na prevenção de infecções por *C. albicans* e *A. fumigatus*.

Uma vez nos tecidos, os conídios são reconhecidos como estranhos ao organismo e fagocitados por neutrófilos, macrófagos (residentes ou oriundos de monócitos circulantes) e DCs. De modo geral, os mecanismos envolvidos no reconhecimento, aderência, internalização desses propágulos por macrófagos ainda não se encontram totalmente elucidados. Considerando os macrófagos alveolares e baseados no fato do meio ambiente alveolar ser livre de fatores opsônicos como complemento e Ig, alguns estudos têm sugerido interações semelhantes a da lectina como responsáveis por esses processos. De qualquer modo, após internalização dos conídios, ocorre uma resposta fagocítica típica. Apesar dos mecanismos de lise desses propágulos também não se encontrarem de todo esclarecidos, muitas evidências apontam a participação de mecanismos não oxidativos, particularmente proteínas catiônicas e enzimas antifúngicas. De qualquer modo, o fato dos macrófagos alveolares serem incapazes de matar todos os conídios que atingem os pulmões e as evidências de que esses propágulos podem germinar em monócitos, reforçam a importância dos neutrófilos recrutados para o local da infecção, na eliminação dos conídios que não foram mortos pelos macrófagos ou que não foram internalizados antes da germinação.

De fato, vários estudos têm demonstrado que os neutrófilos são capazes de ingerir e matar conídios. No entanto, os neutrófilos continuam a serem responsáveis primariamente pela morte de hifas. Como essas são grandes demais para serem internalizadas, os neutrófilos aderem à sua superfície por processo de adesão ainda desconhecido. O que se sabe é que, apesar do sistema complemento e dos anticorpos se ligarem com avidez às hifas, eles não são necessários para a interação entre hifas e neutrófilos. De qualquer modo, ao se ligarem as hifas, os neutrófilos podem destruí-las rapidamente, liberando para o meio, grandes quantidades de ROS; podem ainda se agregarem ao redor de seus conídios e, de uma maneira NADPH oxidase-dependente, inibir sua germinação. É possível, ainda, que essas células medeiem a morte fúngica, lançando para o meio extracelular "redes" constituídas de cromatina descondensada e proteínas antimicrobianas, as conhecidas armadilhas extracelulares (*neutrophil extracellular traps* – NETs). As NETs fornecem uma alta concentração de moléculas fungicidas para o local da infecção e também atuam como uma barreira, impedindo a disseminação do patógeno. Até o momento, esse mecanismo foi observado mediando a morte apenas de *C. albicans. A*pesar do *A. fumigatus* também induzir a formação de NETs, estas parecem não desempenhar papel importante na morte desse fungo; seu efeito, ao que tudo indica, é principalmente fungistático, prevenindo sua disseminação.

Considerando essas dificuldades, a ativação de uma resposta imune protetora quando os fungos atingem os tecidos dependerá do rápido reconhecimento desses patógenos pelas células do hospedeiro. O primeiro passo, para que isso ocorra, é a ligação entre o patógeno e a célula fagocítica. Essa interação pode ser direta, via PPRs ou indireta, mediada por opsoninas. Como os fungos são eucariotos, partilham muitas das características celulares básicas com as células de mamíferos. Mas, em contra partida, possuem características distintas, como a parede celular rígida, que os protege fisicamente e lhes dá suporte estrutural. Essa parede exibe polissacarídeos que raramente, se não nunca, são vistas em mamíferos, e, assim, constituem receptores importantes para o reconhecimento desses patógenos. Nos fungos os PAMPs consistem, basicamente, de uma estrutura linear de β-glucanas, onde se ligam, covalentemente, outras β-glucanas e ainda quitina e manoproteinas. Essas moléculas de manose, quer expostas na parede celular ou circulantes, interagem com os PPRs das células do hospedeiro, gerando uma série de eventos intracelulares, que culminam com a apresentação de antígenos para as células Th e a polarização da resposta no sentido Th1/Th17 ou Th2. Cabe considerar aqui que apesar dos os macrófagos e as células DCs serem fagócitos que possuem o equipamento necessário para a apresentação de antígenos para as células T, no caso dos fungos, a principal participação dos macrófagos no controle da infecção fúngica parece ser mesmo, a inibição e a morte dos patógenos. Ao que parece, a apresentação antigênica fica a cargo das DCs que, como descrito no início do capítulo, possuem extrema habilidade em distinguir antígenos e direcionar a resposta imune no sentido Th1/Th17 e Th2.

Uma estratégia empregada por muitos fungos para se evadir dos mecanismos de defesa do hospedeiro é o dimorfismo. Como essas duas formas provocam o hospedeiro com um vasto repertório de antígenos, uma única espécie fúngica pode ser reconhecida por diferentes PRRs e, assim, gerar uma ampla gama de respostas. Tomemos como exemplo os TLRs. Cada TLRs está associado a diferentes vias de sinalização e, como consequência, a ativação de cada um deles também resulta em respostas imunológicas distintas. No que se refere ao dimorfismo fúngico, conídios se ligam a TLR-4 e, hifas, a TLR-2. Assim, a estimulação via conídios desencadeia a produção de citocinas pró-inflamatórias, como TNF-α e IL-1 e, via hifas, a produção de IL-10, uma citocina anti-inflamatória, com atividade supressora. Do mesmo modo, outro PRR, a Dectina-1 reconhece β-glucanas de leveduras, mas não de hifas, uma vez que nesse morfotipo as β-glucanas estão protegidas por uma camada de mananas. Esse receptor, em colaboração com TLRs, induz a produção de citocinas e quimiocinas pró-inflamatórias como TNF-α e IL-12. Deste modo, quando na presença de leveduras e conídios, as APCs iniciam uma resposta protetora (Th1) e, quanto expostas a hifas, uma resposta que favorece o desenvolvimento da infecção (Th2).

A despeito dos mecanismos defensivos do hospedeiro, os fungos podem se estabelecer. Isso porque, esses microrganismos desenvolveram diversas estratégias para vencer essas barreiras. Vários fungos, incluindo o *A. fumigatus* e a *C. albicans* produzem, por exemplo, gliotoxina, uma substância com propriedade imunossupressoras que, além de dificultarem o movimento ciliar, inibem a função dos fagócitos e linfócitos e/ou induzem a apoptose dessas células. Esses fungos produzem ainda outros fatores que, inativam proteinas do sistema complemento, interferem nos mecanismos oxidativos, na produção de citocinas pro-inflamatórias e promovem a adesão dos mesmos ao endotélio, facilitanto sua instalação. No caso do *Aspergillus*, tem sido ainda sugerido que, à semelhança do esquistossoma, que bloqueia a maturação das DCs via PGD_2, metabólitos lipídicos desse fungo possam atuar sobre as DCs, desviando a resposta imune no sentido de favorecer a cronicidade da infecção (de Th1 para Th2).

Cabe considerar aqui que, apesar da resposta imune do tipo Th2 ser frequentemente associada a infecções sistêmicas e crônicas ou a reações alérgicas, alguns estudos têm sugerido que a resposta Th2, via IL-4, pode ser importante no desenvolvimento e/ou manutenção da resposta Th1. Do mesmo modo, tem sido sugerido que a produção de anticorpos, tida como ineficiente na proteção do organismo frente aos fungos, pode exercer papel protetor, neutralizando toxinas, opsonizando fungos e prevenindo sua aderência às células do hospedeiro, desde que certos tipos de Ig, incluindo as IgG1 e IgG3, estejam disponíveis em quantidade adequadas. Evidências recentes indicam ainda que, apesar do NO e dos ROS serem largamente conhecidos como moléculas antifúngicas, a presença dos mesmos parece favorecer o desenvolvimento da infecção por *Sporothrix schenckii* e *C. neoforms*, respectivamente.

Cabe considerar ainda que, apesar da ativação dos PRRs organizar o desenvolvimento das respostas necessárias para proteção do hospedeiro frente aos patógenos (Th1), se essa ativação for excessiva, como no caso das infecções crônicas, os altos níveis de mediadores pró-inflamatórios, como o IFN-γ, TNF-α e NO, podem exercer efeito deletério para o hospedeiro. Exemplo desse fenômeno é o fato das mulheres com vulvovaginites recorrentes devido a *C. albicans* exibirem grande quantidade de células Th1 tanto na circulação como na vagina; considerando que essas células produzem citocinas pró-inflamatórias, é possível que o processo inflamatório resultante da liberação de grande quantidade dessas citocinas, rompa a integridade da mucosa, prejudicando a função protetora dessa barreira anatômica.

Assim, como em outras patologias, o sucesso em controlar a infecção micótica é multifatorial, dependendo, além do estado geral do sistema imune do hospedeiro e/ou de alterações em determinados elementos desse sistema, da integridade das barreiras anatômicas e químicas e do(s) órgão(s) de choque. Exemplo desse último é o que ocorre na criptococose. O criptococo apresenta tropismo pelo sistema nervoso central (SNC), um ambiente rico em glicose e catecolaminas, substâncias necessárias para sua nutrição e produção de fator de virulência, respectivamente. Por ser um fungo grande, a participação do sistema complemento é crucial para sua eliminação. No entanto, a ativação deste sistema no SNC é muito discreta, possivelmente para evitar o aumento de líquidos na caixa craniana, um acontecimento comum durante o processo inflamatório. Aliado a isso, o SNC não exibe drenagem linfática, o que dificulta o desenvolvimento de uma resposta imune adaptativa mais eficiente nesse local e favorece o desenvolvimento da infecção.

Concluindo, o equilíbrio entre as respostas pró e anti-inflamatórias é um pré-requisito fundamental para o sucesso do controle da infecção fúngica sem promover danos excessivos aos tecidos do hospedeiro. Isso só é possível a partir da ação coordenada das respostas inata e adquirida. Nesse cenário, as células com função reguladora desempenham papel preponderante, favorecendo o desenvolvimento adequado da resposta imunológica, ou seja, fornecendo proteção sem prejudicar a memória imunológica ou causar um nível inaceitável de dano tecidual.

Resposta imune antiparasitária

As infecções associadas aos parasitas (protozoários e vermes) são combatidas por diferentes mecanismos de defesa, incluindo respostas humorais e celulares. Esta diversidade de mecanismos é requerida porque estes agentes apresentam ciclos de vida complexos com antígenos específicos para cada uma das fases.

As infecções associadas aos parasitas (protozoários e vermes) são combatidas por diferentes mecanismos de defesa, incluindo respostas humorais e celulares. Esta diversidade de mecanismos é requerida porque estes agentes apresentam ciclos de vida complexos com antígenos específicos para cada uma das fases.

Os protozoários se instalam em diferentes locais do organismo, como por exemplo, no intestino (amebas), no sangue (tripanossomas africanos), no interior dos eritrócitos (*Plasmodium* ssp), nos macrófagos (leishmanias e toxoplasma) ou no músculo (*Trypanosoma cruzi*). Esta variabilidade de localização também é observada nos vermes os quais podem ser encontrados no intestino (tênias), no sangue (esquistossoma) ou nos vasos linfáticos (filárias). Essa localização diferencial também determina o tipo de resposta imune que será capaz de eliminar ou de controlar o avanço da infecção.

Protozoários e vermes são consideravelmente maiores do que bactérias e vírus. E, consequentemente, apresentam maior quantidade e maior variedade de antígenos. De forma geral, anticorpos são mais eficazes para eliminar parasitas extracelulares presentes no sangue ou em outros líquidos corporais, enquanto que a resposta imune celular é necessária para eliminar parasitas intracelulares. Como a resposta imune contra parasitas é extremamente complexa, as informações que se seguem são de caráter genérico. Assim, antes que cada parasita se instale e induza a resposta imune específica, ele precisa enfrentar os mecanismos de defesa inespecíficos. Estes mesmos mecanismos continuam atuando no decurso destas infecções, porém, sua eficácia será significativamente aumentada por mediadores liberados por células da resposta imune específica tais como anticorpos e citocinas.

Apesar da caracterização recente, descrita no início deste capítulo, de várias subpopulações de células T, somente as clássicas células Th1 e Th2 serão comentadas neste contexto. Nos estágios iniciais de uma infecção é comum se observar uma mistura das duas subpopulações, mas se constata uma tendência para polarização no sentido Th1 ou Th2 à medida que a infecção se prolonga. Em função da complexidade deste assunto serão descritas, de forma sucinta, três situações ilustrativas, relacionadas com a defesa contra leishmanias, plasmódios e esquistossomas. As leishmanias se alojam dentro dos fagossomas dos macrófagos. A resistência a este tipo de agente se correlaciona claramente com a capacidade de ativar a sub-população Th1 produtora de IFN-γ e TNF-α. Quando ativado por estas citocinas, os macrófagos ficam ativados e passam a produzir maiores quantidades de produtos derivados do O_2 e do N_2 e também de enzimas líticas, aumentando assim sua capacidade de matar os parasitas intracelulares. Por outro lado, em indivíduos ou animais suscetíveis, ocorre polarização no sentido Th2 com produção de IL-4 a qual impede que o IFN-γ ative os macrófagos infectados.

Já no caso das infecções por *Plasmodium* spp, que causam malária, em função do ciclo biológico ainda mais complexo, estas duas subpopulações de células T são requeridas. As infecções humanas por plasmódio são iniciadas no momento em que mosquitos vetores infectados inoculam esporozoítas na circulação do hospedeiro ao se alimentarem de sangue. Células Th2 são necessárias para auxiliar os linfócitos B na produção de anticorpos, os quais se ligam aos esporozoítas permitindo sua posterior eliminação pelo baço. Na ausência de anticorpos, os esporozoítas aderem e penetram nos hepatócitos, onde se multiplicam e diferenciam em merozoítas. Nesta etapa do ciclo, o mecanismo de defesa mais relevante é mediado por linfócitos $TCD8^+$ os quais matam os hepatócitos por apoptose. Nos hepatócitos infectados não eliminados por Tc, ocorre diferenciação completa dos merozoítas os quais são liberados na circulação e infectam os eritrócitos. Apesar da localização intracelular, estas hemácias não são eliminadas por Tc por não expressarem moléculas de classe I de MHC. Nesta etapa, os parasitas só serão removidos por anticorpos específicos após rompimento das hemácias seguido de liberação dos merozoítas na circulação.

A defesa contra a maioria das infecções causadas por helmintos é mediada, primordialmente, por anticorpos IgE, mastócitos e eosinófilos. Antígenos parasitários induzem a diferenciação preferencial da sub-população Th2 produtora de IL-4 e IL-5, as quais determinam produção de IgE e diferenciação/ativação de mastócitos e eosinófilos, respectivamente. Neste caso, anticorpos IgE se ligam aos helmintos e determinam citotoxicidade celular dependente de anticorpos e mediada pelos eosinófilos. Esta citotoxicidade é devida à presença de uma proteína básica altamente tóxica para helmintos neste tipo celular.

De forma similar ao que ocorre com outros patógenos, protozoários e helmintos também utilizam várias estratégias para escapar das atividades efetoras do sistema imunológico do hospedeiro. Entre estes vários mecanismos se destacam a modificação de antígenos de superfície (tripanossoma e plasmodium), a aquisição de um tegumento que protege o parasita contra o ataque do sistema complemento e do efeito apoptótico das células $TCD8^+$ (esquistossoma) e a inibição da resposta imune do hospedeiro através de múltiplos mecanismos (esquistossoma, filária e leishmania).

Assim, apesar da uma maior compreensão que se tem hoje das interações entre os hospedeiros e os agentes patogênicos, ainda restam muitas questões em aberto, particularmente envolvendo o melhor entendimento de como o sistema imunológico se relaciona com patógenos capazes proliferar sob diferentes condições morfológicas. A compreensão efetiva desses processos é fundamental para o desenvolvimento de novos e mais acurados procedimentos imunodiagnósticos e de novas e mais eficientes estratégicas imunopreventivas e imunoterapêuticas, importantes no combate as moléstias infecciosas.

REFERÊNCIAS BIBLIOGRÁFICAS

Abbas AK, Lichtman AH, Pillai S. Cellular and Molecular Immunology. Saunders Elsevier, 6 ed. Philadelphia, 2009, 576p.

Alcami A, Koszinowski UH. Viral mechanisms of immune evasion.Trends Microbiol. 2000; 8(9):410-418.

Bhardwaj S, Srivastava N, Sudan R, Saha B. Leishmania interferes with host cell signaling to devise a survival strategy. J Biomed Biotechnol. 2010; 2010:109189.

Blanco JL, Garcia ME. Immune response to fungal infections. Vet Immunol Immunopathol. 2008;125(1-2):47-70.

Bozza S, Gaziano R, Spreca A, Bacci A, Montagnoli C, di Francesco P, Romani L. Dendritic cells transport conidia and hyphae of Aspergillus fumigatus from the airways to the draining lymph nodes and initiate disparate Th responses to the fungus. J Immunol. 2002; 168(3):1362-1371.

Bruns S, Kniemeyer O, Hasenberg M, Aimanianda V, Nietzsche S, Thywissen A, Jeron A, Latgé JP, Brakhage AA, Gunzer M. Production of extracellular traps against Aspergillus fumigatus in vitro and in infected lung tissue is dependent on invading neutrophils and influenced by hydrophobin RodA. PLoS Pathog. 2010; 6(4):e1000873.

Calich V, Vaz C. Imunologia. Revinter, 2 ed. Rio de Janeiro, 2009, 323p.

Coombes JL, Robey EA. Dynamic imaging of host-pathogen interactions in vivo. Nat Rev Immunol. 2010;10(5): 353-364.

Crameri R, Blaser K. Allergy and immunity to fungal infections and colonization. Eur Respir J 2002; 19: 151-157.

Geissmann F, Manz MG, Jung S, Sieweke MH, Merad M, Ley K. Development of monocytes, macrophages, and dendritic cells. Science. 2010; 327(5966):656-661.

Moreau E, Chauvin A. Immunity against helminths: interactions with the host and the intercurrent infections. J Biomed Biotechnol. 2010; 2010:428593.

Nahrevanian H. Involvement of nitric oxide and its up/down stream molecules in the immunity against parasitic infections. Braz J Infect Dis. 2009; 13(6):440-448.

Netea MG, Ferwerda G, van der Graaf CA, Van der Meer JW, Kullberg BJ. Recognition of fungal pathogens by toll-like receptors. Curr Pharm Des. 2006;12(32):4195-41201.

Nguyen L, Pieters J. The Trojan horse: survival tactics of pathogenic mycobacteria in macrophages. Trends Cell Biol. 2005; 15(5):269-276.

Nizet V. Understanding how leading bacterial pathogens subvert innate immunity to reveal novel therapeutic targets. J Allergy Clin Immunol. 2007; 120(1):13-22.

Papayannopoulos V, Zychlinsky A. NETs: a new strategy for using old weapons. Trends Immunol. 2009; 30(11):513-521.

Romani L. Cell mediated immunity to fungi: a reassessment. Med Mycol. 2008;46(6):515-529.

Takeuchi O, Akira S. Recognition of viruses by innate immunity. Immunol Rev. 2007; 220:214-224.

van de Veerdonk FL, Gresnigt MS, Kullberg BJ, van der Meer JW, Joosten LA, Netea MG. Th17 responses and host defense against microorganisms: an overview. BMB Rep. 2009; 42(12):776-787.

Vignali DA, Collison LW, Workman CJ. How regulatory T cells work. Nat Rev Immunol. 2008; 8(7):523-532.

Wodarz D. The persistence of CTL memory. Neth J Med. 2002; 60(7 Suppl):4-13.

Zhu J, Paul WE. Heterogeneity and plasticity of T helper cells. Cell Res. 2010; 20(1):4-12.

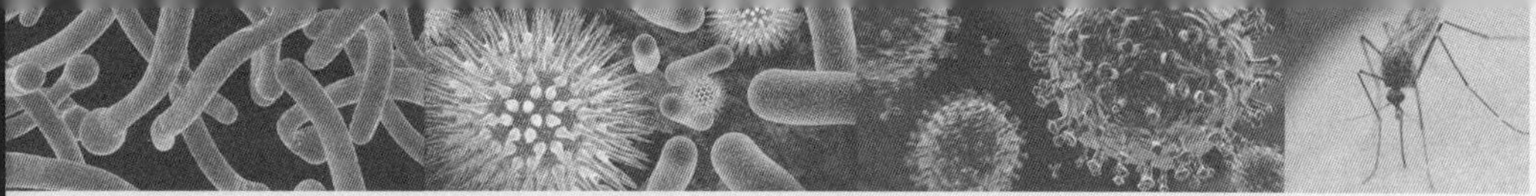

6 Princípios de Imunização

Jorge M. Buchdid Amarante

INTRODUÇÃO

Imunidade é a habilidade do organismo de tolerar a presença de material que compõe estruturalmente o corpo humano (*self*) e de eliminar materiais estranhos a ele.

Essa habilidade discriminatória leva à proteção contra as doenças infecciosas, visto que muitos microrganismos são identificados pelo sistema imune como estranhos ao *self* estrutural que compõe o corpo humano.

Existem dois mecanismos básicos para se adquirir imunidade – mecanismo ativo e mecanismo passivo.

Chamamos *imunidade ativa* a proteção produzida pelo próprio sistema imune do indivíduo, e esse tipo de imunidade, com, frequência, é de natureza permanente.

Chamamos *imunidade passiva* a proteção induzida pela administração de produtos produzidos externamente àquele organismo, podendo portanto ser transferida de um para o outro. Habitualmente, esse tipo de imunidade tem natureza temporária, não perdurando no organismo e nem sendo "arquivada" para resposta posterior quando da nova exposição ao agente do qual se quis proteger.

O sistema imune é um complexo imbricado de células que interagem entre si e cujo objetivo final é a identificação de substâncias que não fazem parte da estrutura orgânica, que são conhecidas como antígenos. Os antígenos podem ser vivos, como ocorre com vírus e bactérias, ou substâncias inativadas. A via de atuação é desenvolver a defesa orgânica contra esses antígenos. Essa defesa é conhecida como resposta imune e se caracteriza pela produção de substâncias protéicas conhecidas como anticorpos ou imunoglobulinas. O sistema imune também se compõe de células específicas, que medeiam a imunidade celular, cujo propósito é facilitar a eliminação de substâncias estranhas ao organismo que se quer proteger.

As respostas imunes mais eficazes são geralmente as produzidas em resposta a um antígeno vivo; entretanto um antígeno não necessariamente precisa estar vivo para que ocorra esta resposta. Algumas proteínas, como o antígeno de superfície do vírus da hepatite B, são facilmente reconhecidas pelo sistema imune, ao passo que outros antígenos, como os polissacarídeos (cadeias longas de uma molécula de açúcar que fazem parte da estrutura da parede celular bacteriana), são menos efetivos e o sistema imune pode não ser ativado de maneira a produzir a proteção adequada.

IMUNIDADE PASSIVA

A imunidade passiva é a transferência de proteção conseguida por um organismo, humano ou não, para um outro organismo.

Como característica tem natureza temporária, havendo a degradação dos anticorpos ao longo de semanas ou poucos meses, tornando o indivíduo novamente suscetível àquele antígeno.

A forma mais comum de imunidade passiva é a que ocorre com o recém-nascido por ocasião da recepção de anticorpos maternos ao longo da gestação. Esses anticorpos são transferidos da mãe, pela placenta, principalmente nos últimos um a dois meses da gravidez. Como resultado, uma criança a termo terá o mesmo perfil anticórpico materno que irá protegê-la por até um ano após o nascimento. A proteção é mais eficiente contra algumas doenças (sarampo, rubéola e tétano) do que contra outras (poliomielite e coqueluche).

Anticorpos humanos homólogos são conhecidos como imunoglobulinas e produzidos pela combinação agrupada (*pooling*) da fração IgG de anticorpos oriunda de milhares de pessoas adultas doadoras. Como é originário de muitos doadores diferentes, o produto contém anticorpos contra muitos antígenos diferentes. Esses produtos são utilizados principalmente para profilaxia pós-exposição contra hepatite A e sarampo.

Por outro lado, as globulinas hiperimunes humanas homólogas são produtos contendo altos títulos de anticorpos específicos contra um determinado agente ou antígeno. Esses produtos são sintetizados a partir do plasma de doadores que apresentam altos níveis do anticorpo de interesse. Entretanto, como essas globulinas são de origem humana, obviamente esses produtos também apresentam pequenas quantidades de anticorpos contra outros antígenos. As imunoglobulinas hiperimunes são utilizadas na profilaxia pós-exposição para várias doenças, incluindo a hepatite B, raiva, tétano e varicela.

O soro hiperimune heterólogo ou antitoxina é um produto oriundo de animais, mais frequentemente cavalos, e contém anticorpos contra somente um determinado antígeno. Exemplos de antitoxinas são as empregadas para o tratamento de botulismo e difteria. Esses produtos, por serem heterólogos, ou seja, não serem produzidos em humanos, podem trazer como consequência a doença do soro, reação produzida pela anticorpogênese induzida pela administração de proteínas do cavalo.

IMUNIDADE ATIVA

A imunidade ativa é a estimulação do sistema imune para a produção humoral (anticorpos) específica contra um antígeno, com envolvimento da imunidade celular. Ao contrário da imunidade passiva, a imunidade ativa não é temporária, sendo permanente.

Uma das maneiras de se adquirir imunidade ativa é apresentando a infecção natural por um agente infeccioso, e, em geral, quando da recuperação da doença, a imunidade permanece. Esta persistência da proteção por toda a vida é conhecida como *memória imunológica*. Seguindo-se a exposição do sistema imune a um agente infeccioso, certas células, conhecidas como células B de memória (linfócitos B), continuam a circular na corrente sanguínea, além de residirem na medula óssea por muitos anos. Após a reexposição ao antígeno, essas células de memória iniciam um processo replicativo e produzem anticorpos muito rapidamente, reestabelecendo a proteção necessária.

Outra maneira de se produzir imunidade ativa é com o uso de vacinas. As vacinas interagem com o sistema imune e frequentemente produzem resposta semelhante à produzida pela infecção natural, mas sem os riscos desta. As vacinas produzem, na maior parte das vezes, memória imunológica semelhante à que ocorre com a infecção natural.

Como regra, quanto mais próxima uma vacina da doença natural que ela tenciona proteger, mais potente será seu efeito protetor.

Muitos fatores influenciam a resposta imune à vacinação. Nesses estão incluídas a presença de anticorpos maternos, a natureza do antígeno, a dose administrada, a via de administração e a presença de adjuvantes (por exemplo, materiais contendo alumínio adicionados às vacinas, para aumentar sua potência). Fatores do hospedeiro como idade, estado nutricional, genética e doença co-existente podem também afetar a resposta do organismo.

CLASSIFICAÇÃO DAS VACINAS

Existem dois tipos básicos de vacinas: *vacinas com antígenos vivos* e *vacinas com antígenos inativados*. As características entre elas são diferentes e determinam a maneira como devem ser utilizadas.

VACINAS COM ANTÍGENOS VIVOS ATENUADOS

São vacinas produzidas pela modificação do comportamento biológico de um agente causador de uma doença infecciosa (vírus ou bactéria). O agente vacinal resultante permanece com habilidade replicativa e com potencial de produzir imunidade, mas perde seu potencial patogênico de causar a doença.

Em geral, o processo de atenuação ocorre pelo cultivo repetido do agente em laboratório; a cepa vacinal do sarampo, por exemplo, foi conseguida a partir do isolamento de uma criança com a doença em 1954. Foram necessários quase dez anos de passagem seriada em meios de cultura de tecido para transformar o vírus selvagem em vírus atenuado vacinal.

Existem vacinas com antígeno vivo atenuado contra vírus e bactérias.

A resposta imunitária conseguida com uma vacina de vírus vivo atenuado é praticamente idêntica à produzida pela infecção natural. O sistema imune não diferencia vírus atenuados de selvagens para montar o cerne da resposta imune, mas em virtude da capacidade replicativa do vírus vacinal ser habitualmente inferior a que ocorre na infecção natural, o teor anticórpico induzido pela vacina geralmente é inferior ao conseguido pela infecção natural.

As vacinas de vírus vivos atenuados podem causar reações fatais ou graves como resultado de uma replicação descontrolada, simulando a infecção natural. Esse fato somente ocorre em indivíduos imunodeprimidos, seja qual for a natureza dessa infecção (HIV, uso de imunodepressores e doenças do sistema linfoide).

Uma vacina com vírus vivo atenuado pode teoricamente ter o vírus revertido para sua condição replicativa e patogênica inicial (causador de doença), mas isto só se identificou até o momento com a vacina oral contra a poliomielite (Sabin).

Vale ressaltar que a imunidade induzida pelas vacinas pode não se desenvolver devido a interferência de anticorpos circulantes ao vírus vacinal. Um dos agentes mais sensíveis a esse efeito é o vírus vacinal do sarampo.

Os vírus vivos atenuados são lábeis e podem ser danificados pelo calor e pela luz. Produtos que contenham esses vírus devem ser acondicionados e manipulados com muito cuidado para não haver a perda da eficiência vacinal.

Entre os produtos disponíveis para vacinação com agentes vivos atenuados, temos as vacinas contra sarampo, caxumba, rubéola, poliomielite, varicela e febre amarela. A vacina contra o rotavírus recombinante vivo está licenciada nos EUA, mas não é comercializada devido à sua associação com intussepção intestinal. Outra vacina recentemente licenciada nos EUA é a vacina com vírus vivo atenuado contra o vírus influenza, administrada por *spray* nasal. Vacinas com bactérias vivas atenuadas são aquelas dirigidas contra a tuberculose (BCG) e vacina oral contra a febre tifoide.

VACINAS COM ANTÍGENOS INATIVADOS

Estas vacinas podem ser compostas tanto por vírus como bactérias ou frações destas. vacinas fracionais são constituídas geralmente por polissacarídeos ou proteínas. Vacinas proteicas incluem os toxoides (toxina bacteriana inativada), enquanto as vacinas subunitárias incluem frações virais. A maioria das vacinas polissacarídicas é composta de polissacarídeos puros da parede celular da bactéria. As vacinas polissacarídicas conjugadas são produtos que se compõem de um núcleo polissacarídico ligado quimicamente a uma proteína. Essa ligação torna a vacina polissacarídica uma vacina mais potente e capaz de induzir memória imunológica.

As vacinas inativadas têm inóculo não replicativo; portanto, toda dose que se quer administrar já está presente por ocasião da injeção.

Entre as vacinas inativadas, a composição poderá ser proteica ou polissacarídica.

As *vacinas polissacarídicas* compõem-se de produtos contendo moléculas com cadeias longas de açúcar que formam a superfície da parede celular de certas bactérias. As vacinas polissacarídicas puras estão disponíveis contra o pneumococo, o meningococo e o *Haemophilus influenzae* tipo b. Esta última não está mais disponível comercialmente.

A resposta imune induzida por uma vacina polissacarídica é tipicamente independente de ativação de células T, ou seja, essas vacinas são capazes de estimular uma resposta linfocitária B, sem o auxílio de células T. A consequência disso são respostas anticórpicas com predomínio de IgM e pequena quantidade de IgG, e ausência de ativação de células de memória para, posteriormente, permitir resposta anamnéstica (tipo *booster* – títulos anticórpicos progressivamente mais elevados após doses seriadas). No final dos anos 1980, foi descoberto o processo de conjugação, manobra que altera uma resposta imune celular T-independente para T-dependente, frente a uma vacina polissacarídica, levando a maior imunogenicidade em lactentes e formação de resposta com memória imunológica. A primeira vacina conjugada foi contra o *Haemophilus influenzae* tipo b, mas atualmente produtos voltados para a proteção contra o pneumococo e contra o meningococo também estão disponíveis.

Vacinas recombinantes

As vacinas recombinantes são aquelas em que o antígeno atuante no produto foi feito por tecnologia de engenharia genética. O exemplo mais claro de vacina recombinante é o produto para proteção contra hepatite B. As vacinas contra hepatite B são produzidas pela inserção do segmento do gene que codifica a síntese do antígeno de superfície viral para ser expressado por uma levedura. O produto final é extraído e a vacina comercializada. Essa tecnologia de produção de vacinas tem gerado produtos bastante seguros.

MOMENTO DE ADMINISTRAÇÃO E ESPAÇAMENTO ENTRE VACINAS

Todas as vacinas com inóculo vivo precisam que o agente sofra processo replicativo para que se consiga o efeito protetor. Quando anticorpos são injetados contra o antígeno vacinal, a consequência é a perda de eficiência da vacina. Se uma vacina viva atenuada precisa ser administrada em período próximo a uma imunoglobulina, deve ser dado intervalo suficiente para que a imunoglobulina não interfira com a replicação viral da vacina. Se a vacina for a primeira a ser administrada, a imunoglobulina deve ser administrada somente após pelo menos duas semanas de intervalo. Se a imunoglobulina for a primeira a ser administrada, o intervalo a ser seguido para administração da vacina, posteriormente, deverá ser programado de acordo com os títulos anticórpicos recebidos. A seguir, na Tabela 6.1, encontram-se alguns exemplos.

ADMINISTRAÇÃO SIMULTÂNEA E NÃO SIMULTÂNEA DE VACINAS

Como regra geral, não existe nenhuma contra-indicação para a administração simultânea de qualquer vacina, porém, se vacinas de vírus vivo atenuado (sarampo, caxumba, rubéola, varicela e febre amarela) forem administradas de maneira não simultânea, um intervalo mínimo de quatro semanas deverá ser respeitado em virtude da interferência que poderá ocorrer na eficácia da segunda vacina. A única exceção para isso é a não necessidade desse intervalo quando da administração da vacina contra febre amarela e a contra o sarampo. Essa exceção não se aplica ao uso da vacina combinada do sarampo, caxumba e rubéola.

Tabela 6.1 Dose e administração de produtos humanos correlacionados com as vacinas.

Produto	Dose	Intervalo Sugerido
Synagis (Ac. Monoclonal contra VSR)	15 mg/kg IM	Nenhum
Imunoglobulina antitetânica	250 unidades IM	3 meses
Imunoglobulina contra hepatite A	0,02 ml/kg IM 0,06 ml/kg IM	3 meses
Transfusão de hemácia lavada	10 ml/kg IV	Nenhum
Sangue total	10 ml/kg IV	6 meses
Plasma/plaquetas	10 ml/kg IV	7 meses
Imunoglobulina intravenosa	300-400 mg/kg IV 2 g/kg IV	8 meses 11 meses

Os intervalos descritos acima estão principalmente relacionados ao uso da vacina tríplice viral (sarampo, caxumba e rubéola) e da vacina contra varicela. Cabe considerar que no caso de gestantes que utilizaram a imunoglobulina anti-Rho(D) no período pós-parto, não deverá ser postergada a vacinação contra rubéola nas mulheres suscetíveis, pois a interferência dessa imunoglobulina com a vacina é irrelevante.

INTERVALO ENTRE DOSES DA MESMA VACINA

Quando se administram doses de vacina com intervalos mais longos que os preconizados, não há comprometimento da eficácia vacinal; porém, quando se administram doses de vacinas com intervalos menores que os recomendados, a eficácia vacinal pode ser comprometida.

Em geral, se uma diminuição de intervalo entre doses tiver que ser utilizada, considerar que até quatro dias a menos no intervalo não trará consequências para a eficácia vacinal.

Se houver grandes intervalos entre as doses programadas para uma vacina, por qualquer que seja a razão e para qualquer vacina, o esquema não deverá ser reiniciado em razão desses longos intervalos.

VACINAÇÃO DO ADULTO E DE GESTANTES: VACINAS RECOMENDADAS

As principais vacinas recomendadas para adultos, e inclui-se nessa perspectiva também a mulher grávida, são as que se seguem:

Tétano e difteria

É uma das vacinas rotineiramente recomendadas para uso em adultos e também é com frequência indicada para administração durante a gestação. A vacina combina os toxoides contra tétano e difteria. É usada para a imunização primária ou para os reforços em indivíduos previamente imunizados.

Na Europa e nos EUA, o tétano obstétrico e umbilical praticamente desapareceu, entretanto, essa doença tem sido bastante frequente em países da África, Ásia e América do Sul. Na Índia, os coeficientes de morbidade indicam que 8 a 30% dos casos de tétano ocorrem em recém-nascidos. El--Sherbini descreve que no Egito o Ministério da Saúde local notifica somente 10% dos casos de tétano neonatal e que o uso da vacinação da gestante, a partir do ano de 1989, sob forma de campanha pública, fez cair significativamente o número de internações e a gravidade do tétano neonatal. No Brasil, a cobertura vacinal de gestantes, em 1989, com o toxoide tetânico, foi de 29%.

Com base nos coeficientes de mortalidade da Organização Mundial da Saúde (OMS), em 14 países sob vigilância dessa entidade, estima-se que ocorram cerca de 500.000 mortes/ano causadas pelo tétano neonatal. Admitindo um coeficiente de mortalidade atribuída de 85%, pode-se estimar que ocorrem cerca de 600.000 casos/ano de tétano neonatal nesses países.

Nos EUA, entre 1986 e 1989, ocorreram 48 a 64 casos/ano de tétano, acometendo quase exclusivamente indivíduos não imunizados ou inadequadamente vacinados. No período de 1982-1989, indivíduos maiores de 20 anos de idade totalizaram 95% dos 513 casos relatados no período e, desses, 59% eram maiores de 60 anos de idade. Tais números mostram que aproximadamente 30-35% dos casos incidiram em indivíduos entre 20 e 60 anos, sendo que 6 a 11% ocorreram em pessoas entre 18 e 39 anos, que compreendem a faixa mais abrangente do período reprodutivo. Esses dados mostram que as gestantes não imunes dariam à luz uma criança sem nenhuma imunidade ao tétano que permaneceria suscetível à doença pelo menos até o quarto mês de vida, e qualquer descuido em relação ao coto umbilical poderia trazer consequências absolutamente evitáveis.

Dado mais alarmante é que 81% das pessoas que desenvolveram tétano após um ferimento, e que procuraram atendimento médico, não receberam profilaxia adequada conforme as recomendações correntes. A administração correta do toxoide leva à proteção em praticamente 100% dos casos. Quando se faz necessária a imunização passiva, a imunoglobulina hiperimune contra o tétano (IgT) na dose de 250 U IM deve ser usada sem contraindicações durante o período gestacional.

Em 1927, Ramon recomendou que a mulher grávida se imunizasse contra o tétano de maneira a transferir passivamente, por via placentária, anticorpos para o feto, havendo proteção contra o tétano neonatal. Desde então, vários estudos têm confirmado a transmissão da imunidade materna para o feto, assim como a total segurança dessa vacina. Por tais motivos, hoje a OMS recomenda a vacinação antitetânica durante a gestação.

Em relação à difteria, recentemente, entre 1993 e 1995, foi descrita uma epidemia nos novos Estados Independentes da antiga União Soviética (Moscóvia, Ucrânia, Armênia, Estônia, Lituânia, entre outros dos 14 novos Estados), acometendo crianças e adultos. A prevenção dessa doença é realizada com o toxoide diftérico, habitualmente combinado com o toxoide tetânico, quando para uso em adultos (dT – dupla adulto). O uso deve ser preferivelmente combinado, pois já documentou-se que a ausência de anticorpos contra a toxina diftérica com frequência acompanha-se da ausência de anticorpos contra a toxina tetânica.

Devem ser administradas duas doses da vacina dupla no adulto (dT), sendo a primeira aplicada o mais precoce possível e com intervalo não inferior a quatro semanas da segunda dose (idealmente oito a dez semanas). No caso de gestantes, devemos ter o cuidado de realizar esta última, pelo menos duas a quatro semanas antes da data prevista do parto. É nas últimas semanas da gestação que ocorre a transferência dos anticorpos sintetizados por ocasião da vacinação, e se a segunda ou terceira dose for administrada muito próxima ao parto, não haverá tempo para essa transferência.

O intervalo para a administração da terceira dose do esquema primário é de seis a 12 meses após a segunda. Aplicadas três doses, um único reforço deve ser administrado a cada cinco a dez anos. No adulto já imunizado com o esquema primário da infância ou durante qualquer período da fase adulta, somente uma dose de reforço deve ser administrada ao final de dez anos, mas no caso de gestantes, deve ser administrada em torno do quarto mês da gestação ou com pelo menos um mês de antecedência à data provável do parto.

A Tabela 6.2 resume a conduta em relação ao uso da vacina contra a difteria-tétano (dT) em adultos e durante a gestação. Já na Tabela 5.3, as recomendações de vacina após exposição de risco para o tétano

Tabela 6.2 Vacinação contra a difteria e o tétano (dT – dupla adulto) em adultos e durante o período gestacional*.

	Esquema Vacinal Primário	Reforços da Vacina
Adultos ou gestantes nunca vacinados previamente contra difteria-tétano	Duas doses de dT, administradas com intervalo de 30-60 dias	Uma dose 6-12 meses após a segunda dose.
Adultos ou gestantes com 1 ou 2 doses previamente administradas	Completar série primária com duas doses	Uma dose 6-12 meses após a segunda dose.
Adulto ou gestante com série primária completa (3 doses dT)	———	Administrar uma dose, se transcorrido mais de 5 anos da última dose

*É aconselhável, mas não obrigatório, aguardar o segundo trimestre da gestação para o início da vacinação.

Influenza

A gripe pode ser causada por dois tipos de vírus: influenza A e influenza B, e quando da ocorrência de uma epidemia, notamos aumento significativo da mortalidade, principalmente nos grupos de maior risco, como os indivíduos idosos (> 65 anos de idade) e indivíduos com doenças pulmonares ou cardiopatias crônicas, tendo assim como indicação primordial essa população de pessoas. A vacina é composta por vírus inativados e duas apresentações são disponíveis: vacina com o vírion completo e a vacina com partículas subvirais purificadas (*split-virus vaccine*). A eficácia vacinal é de 70 a 80% e é administrada aos adultos em dose única, que deve ser repetida anualmente em razão da considerável variação antigênica que ocorre principalmente nos vírus influenza A.

Consideração especial deve ser feita em uma população específica de adultos – as gestantes. As mulheres grávidas, assim como aquelas que apresentem as patologias de risco anteriormente mencionadas, devem ser imunizadas, pois a vacina é considerada segura para uso durante a gestação. Estudos recentes indicam que a mulher, durante o terceiro trimestre ou puerpério, mesmo na ausência de fatores de comorbidade associada, tem maior risco para complicações e hospitalização em razão da infecção pelos vírus influenza. Tal achado levou à recomendação de vacinação rotineira às mulheres com mais de 14 semanas de gestação e que estarão passando pela estação de gripe, que, no Brasil, começa no mês de março e se estende até o final de setembro. Os efeitos adversos da vacina são relativamente raros, consistindo em dor e induração no local da aplicação, ocorrendo nos primeiros dois dias após sua administração. Reações sistêmicas como mal-estar e mialgias também são passíveis de ocorrer, mas relatos de gripe após a vacina são meramente coincidências e jamais se relacionam a ela.

Sarampo

A vacina do sarampo é produzida com vírus vivo atenuado e foi introduzida em 1963 para uso nos EUA e protege cerca de 95% dos vacinados adultos, induzindo imunidade prolongada. Chui e cols., em estudo realizado em uma sociedade de indivíduos com alto índice de vacinação contra o sarampo, avaliaram os níveis de anticorpos adquiridos passivamente, em crianças de 2-12 meses nascidas de mães imunizadas na infância. Eles concluíram que 93% dessas crianças já não mais apresentavam anticorpos neutralizantes aos seis meses de vida e 100% delas aos 12 meses de idade. Com base em relatos deste tipo, a Academia Americana de Pediatria preconiza, no período entre os quatro a seis anos de idade, uma dose adicional da vacina do sarampo, além das doses habitualmente administradas na infância precoce, e idealmente deve ser usada a vacina que combina o sarampo, a caxumba e a rubéola (tríplice viral).

Por ser vacina com vírus vivo atenuado, ela não deve ser administrada no período gestacional. Na mulher não grávida em que é aplicada a vacina, deverá haver a espera de pelo menos 30 dias antes de uma eventual gravidez.

Rubéola

A vacina contra rubéola, introduzida para uso em 1969, é produzida com vírus vivos atenuados e é capaz de induzir imunidade duradoura em 95% dos vacinados. No adulto, o objetivo da vacina é prevenir a rubéola congênita e, consequentemente, a síndrome da rubéola congênita.

A vacina não deve ser usada durante a gestação, e após sua administração em uma mulher não grávida recomenda-se que por um mês haja precauções contra a gravidez. Essa recomendação deve ser seguida, apesar de os *Centers for Disease Control and Prevention* (CDC), em 1988, terem monitorado 305 mulheres que acidentalmente foram vacinadas enquanto grávidas ou vieram a engravidar no período dos três meses após a administração da vacina. O resultado dessa amostra mostrou que nenhum dos conceptos apresentou a síndrome da rubéola congênita. Hoje, o risco estimado para esse tipo de acidente vacinal é menor que 1%, e tal ocorrência não deve ser motivo para interrupção da gestação.

Tabela 6.3 Guia para a profilaxia contra o tétano após ferimentos de risco.

História Vacinal Pregressa	Ferimentos Limpos ou Pequenos dT IgT	Outros Ferimentos dT IgT
Desconhecida ou < 3 doses	Sim Não	Sim Sim
Mais ou igual a 3 doses	Não Não	Não Não

Caxumba

A vacina contra a caxumba é produzida com vírus vivo atenuado e foi introduzida em 1967, sendo capaz de induzir imunidade duradoura em mais de 90% dos vacinados. Como vacina de vírus vivo atenuado, não deve ser usada no período gestacional. Para adultos e crianças deve ser utilizada na formulação que combina as vacinas da rubéola e sarampo (tríplice viral), respeitando-se a recomendação de não engravidar por um mês após a administração da vacina.

Varicela

A varicela tem alta taxa de ataque secundário (90-100%), com mortalidade variável entre cada faixa etária: 0,75 caso/100.000 (1-14 anos); 6,23 casos/100.000 (< 1 ano); 2,70 casos/100.000 (15-19 anos); e 25,20 casos/100.000 (30-49 anos).

Exposição pré-natal e perinatal

A síndrome da varicela congênita se caracteriza por microftalmia, cicatrizes cutâneas, hipotrofia de membros, coriorretinites, atrofia ótica/cortical e catarata. Ocorre com frequência diferente em relação à idade gestacional de ocorrência: 0 a 12 semanas de gestação: 0,4%; 13 a 20 semanas de gestação: 2%; 13 a 24 semanas: 0,8% e 25 a 36 semanas: 1,7%. O herpes-zoster também ocorre com mais frequência na infância.

Vacinas

VZV CEPA OKA: atualmente em uso.

Cultivada em cultura de células pulmonares de embrião humano (recultivo 11x), recultivada em fibroblastos embrionários de porco-da-índia (12x) e recultivo em células diploides humanas (2x). As doses variam entre 1.000 e 2.000 PFU.

Imunogenicidade

A imunogenicidade entre indivíduos normais entre 1-12 anos é de 97% com 100% de eficácia clínica para contatos com a doença. Os indivíduos normais com mais de 13 anos têm 78% de soroconversão após a primeira dose e 99% de soroconversão após a segunda dose (4 a 8 semanas após a primeira). Nos casos de falha vacinal, houve atenuação da doença para menos de 50 vesículas, e a transmissão secundária – nos casos de falha – foi de 12,2% com *follow-up* de 1-8 anos. A análise de contatos domiciliares (vacina até três dias do contato) mostra que zero de 26 (0%) vacinados teve a doença e 19/19 (100%) controles tiveram a doença.

A incidência de herpes-zoster após a doença é de 77 casos/100.000/ano, enquanto a incidência de HZ após a vacina é de 18 casos/100.000/ano.

As recomendações são para pessoas com > 1 ano de idade e < 13 anos de idade deve-se administrar uma dose de vacina que pode ser combinada com SCR simultaneamente em locais separados, ou com intervalo > 30 dias se administrados separadamente. Em pessoas > 13 anos de idade deve-se administrar duas doses, SC, com intervalo de quatro a oito semanas. Deve-se evitar salicilatos por seis semanas após cada dose de vacina.

A vacina contra a varicela é produzida com vírus vivo atenuado. Também recomenda-se que, após a aplicação das doses, a mulher não grávida aguarde pelo menos um mês para uma nova gestação. Não é permitido seu uso durante qualquer período gestacional.

Poliomielite

A poliomielite é doença causada pelos poliovírus tipos 1, 2 e 3 e, desde 1992, não houve novos diagnósticos no Brasil, dando a essa doença o *status* de doença erradicada no país.

Os brasileiros acima dos 18 anos de idade são considerados imunes e, mesmo não tendo sido vacinados na infância, não necessitam fazê-lo após essa idade, pois já apresentariam imunidade conferida pela infecção inaparente pelos poliovírus selvagens.

Dois tipos de vacina contra a poliomielite estão licenciadas:

a) OPV (*oral poliovirus vaccine* – Sabin): vacina sintetizada com poliovírus vivos e atenuados;
b) IPV (*enhanced-potency inactivated poliovirus vaccine* – Salk): vacina sintetizada com poliovírus inativados.

A série primária de qualquer das vacinas leva à imunidade em > 95% dos indivíduos e consiste em três doses para qualquer um dos dois tipos, variando somente o intervalo entre as duas primeiras doses, que seria entre seis e oito semanas para a vacina Sabin e quatro e oito semanas para a vacina Salk. Os reforços são administrados 6 a 12 meses após a segunda dose de qualquer uma delas.

No contexto de vacinação de adultos, é excepcional a indicação da vacina contra a poliomielite e isso também se aplica às gestantes. Quando da necessidade de doses da vacina contra a poliomielite, como ocorre em viagens para países com a doença ainda presente, o produto escolhido é a vacina de vírus inativados, visto que o risco de poliomielite induzida pelos vírus vivos da vacina Sabin é reconhecido como maior em adultos.

A Tabela 6.4 ilustra as situações de indicação da vacina contra a poliomielite.

Embora não haja evidência convincente dos efeitos adversos das vacinas contra a pólio em mulheres grávidas, a imunização durante a gestação deve ser evitada por razões de risco teórico. Entretanto, nas situações citadas, a vacina poderá ser realizada, mas preferivelmente após o primeiro trimestre da gestação.

Hepatite B

A infecção pelo vírus B da hepatite em adultos pode resultar no estado de portador crônico em 6 a 10% dos casos, e, destes, cerca de 25% apresentam a forma mais agressiva da infecção crônica, que resulta em cirrose, insuficiência hepática ou carcinoma hepatocelular primário.

Considerando que a mulher grávida infectada pode transmitir o vírus ao concepto com frequência de até 95%, situação em que a mãe mostra positividade ao antígeno e do vírus da hepatite, deveríamos nos atentar para a pesquisa sistemática do HBsAg no pré-natal, de maneira a identificarmos as mães portadoras, e para que o concepto, logo ao nascimento, receba imunoprofilaxia específica, pois a criança infectada ao nascimento evolui na quase totalidade dos casos (> 90%) para o estado de portador crônico do vírus B, vindo a desenvolver, em idade muito jovem, as complicações inflamatórias ou neoplásicas dessa infecção viral.

Atualmente, a recomendação oficial é de imunização universal para os adultos e crianças, ou seja, logo após o nascimento todos os neonatos devem ser vacinados. A vacina disponível é sintetizada por engenharia genética, e o componente imunizante (20 mg de HBsAg) se origina da

Tabela 6.4 Situações nas quais as vacinas Sabin ou Salk estariam indicadas e suas doses preconizadas*.

Situação de exposição	Situação vacinal do adulto	Vacina e número de doses
• Viagem para área de alta endemicidade • Profissionais que manipulam poliovírus • Contato estreito com excretores fecais de poliovírus • Adultos não vacinados, cujos filhos receberão Sabin	Nunca vacinada	Salk: 2 doses com intervalo de 1 a 2 meses, e terceira dose 6 a 12 meses após a segunda
• Viagem para área de alta endemicidade • Profissionais que manipulam poliovírus • Contato estreito com excretores fecais de poliovírus • Adultos não vacinados, cujos filhos receberão Sabin	Parcialmente vacinado	Salk: completar esquema primário de 3 doses, como acima
• Viagem para área de alta endemicidade • Profissionais que manipulam poliovirus • Contato estreito com excretores fecais de poliovírus • Adultos não vacinados, cujos filhos receberão Sabin	Previamente vacinados com esquema completo de Sabin ou Salk	Salk ou Sabin: 1 dose de reforço

*Red Book, 2000

recombinação genética do *Sacharomyces cerevisiae*, vetor inoculado com o gene codificador dessa partícula viral.

Na profilaxia pré-exposição a dose recomendada são três aplicações, sendo que as duas primeiras têm intervalo de um mês e a terceira deve ser realizada cinco meses após a segunda dose. Exceção se faz em pacientes com insuficiência renal crônica, nos quais se preconiza o dobro para cada dose (40 mg), e administração com zero, 30 e 60 dias e com um ano. A imunidade conferida em adultos sadios tem duração permanente, não sendo indicado o uso de doses adicionais de reforço.

Quando realizada nas situações de profilaxia pós-exposição (contatos sexuais com portadores crônicos ou trabalhadores da área da saúde que tenham se exposto a acidentes percutâneos com agulhas ou instrumental cirúrgico contaminado), devemos usá-la o mais precocemente possível (até 14 dias na primeira situação e nas primeiras 24 a 48 horas na segunda), usando-se o mesmo esquema de doses, mas associando-se a gamaglobulina hiperimune (HBIg) na dose de 0,06 ml/kg ou 5 ml para adultos, em dose única, intramuscular, e em locais diferentes.

Os efeitos colaterais mais frequentes da vacina são dor no local da aplicação e, mais raramente, febre de baixa intensidade.

A gestação não deve ser considerada contraindicação à vacina, embora dados sobre a segurança para o feto não estejam disponíveis. A vacina contém somente partículas não infectantes de HBsAg e, em tese, não impõe nenhum risco ao feto.

Raiva

A raiva é uma doença cuja mortalidade atinge 100%, mas atualmente é totalmente prevenível. Nos EUA, duas vacinas estão licenciadas para uso: 1. HDCV (*human diploid cell vaccine*), com vírus rábico inativado e cultivado em fibroblastos humanos. Uma dose contém 1 ml de liofilizado, que, reconstituído, deve ser aplicado por via intramuscular nos dias 0, 3, 7, 14 e 28 que se seguem à exposição ao animal suspeito (profilaxia pós-vacinal). Também está licenciada a formulação para uso em situações de pré-exposição, que deve ser administrada por via intradérmica, nos dias 0, 7 e 28; e 2. Vacina com vírus inativado e cultivados em células Vero, contendo 1 ml de liofilizado, que, reconstituído, deve ser aplicado por via intradérmica nos dias 0, 3, 7,14 e 28 e cuja intenção básica é a profilaxia pós-exposição.

A vacina produzida em células diploides humanas ou Vero tem a vantagem de ser mais imunogênica e isenta das complicações neurológicas passíveis de ocorrer com a vacina produzida em cérebros de camundongos lactentes, atualmente em uso no Brasil. A doença neurológica que ocorre complicando a administração desse tipo de vacina, ocorre em razão da indução de anticorpos contra a mielina residual do camundongo que está presente no produto, levando a reações imunológicas cruzadas com a mielina humana. Não há citações na literatura médica de efeitos adversos ao feto quando da profilaxia contra a raiva na gestante.

Cólera

O cólera recentemente voltou a ser problema de saúde pública no Brasil e ainda é endêmico em outros países em desenvolvimento. A vacina disponível é inativada, administrada em uma ou duas doses e com intervalos de uma a quatro semanas. A eficácia é de 50% e com duração de imunidade de três a seis meses, não prevenindo a transmissão da doença. A administração frequentemente resulta em dor, hiperemia e induração no local aplicado por um a dois dias, podendo ser acompanhada de febre, mal-estar e cefaleia. Não existe informação específica disponível sobre seu uso no período gestacional; mas, embora o cólera seja uma doença grave durante a gravidez, o uso da vacina deveria ser reservado a circunstâncias individuais com base no risco atual da doença, pesando-se riscos e benefícios.

Haemophilus influenzae tipo B

Adultos saudáveis não estão sob maior risco de doença invasiva pelo *Haemophilus influenzae* tipo b (Hib), pois 85% ocorrem em crianças menores de cinco anos de idade. Adultos de risco são aqueles que apresentam doença pulmonar crônica e condições subjacentes que predisponham a infecções por bactérias encapsuladas (esplenectomizados, com anemia falciforme, doença de Hodgkin e outras patologias hematológicas ou imunossupressoras). Os dados de eficácia em adultos são escassos, mas oscilam entre 87-100%. Glezen e cols. administraram no terceiro trimestre da gestação, em estudo controlado com 215 mulheres, uma dose da vacina contra o Hib (PRP não conjugado) e concluíram que as crianças nascidas de mães que receberam a vacina tinham níveis de anticorpos protetores para o Hib mais altos que as mães não imunizadas, e as estimativas de proteção do recém-nascido, norteadas pelos títulos de anticorpos, eram em média de quatro meses, ao contrário das mães não vacinadas, cujos conceptos estavam protegidos por dois meses, em média.

A segurança da vacina contra o Hib em mulheres grávidas não foi estabelecida, mas em bases teóricas, evitar a vacinação da gestante durante o primeiro trimestre e reservá-la para situações de risco substancial (asplenia funcional ou anatômica e infecções pelo HIV) é conduta prudente.

Doença meningocócica

Ocasionada pelo meningococo, é endêmica em todo o mundo, podendo ocorrer epidemias. Os meningococos do sorogrupo B e C são os causadores da maioria dos casos no Brasil e os sorogrupos A, Y e W135 são excepcionais.

A vacina meningocócica é uma vacina polissacarídica inativada e pode ser disponível como bivalente (A,C e B,C) e quadrivalente (A,C,Y,W135). Em adultos, é administrada como dose única e induz imunidade sorogrupo-específica, com duração de cerca de três a cinco anos. É indicada somente em situações de epidemias ou indivíduos com deficiências de componentes terminais da cascata do complemento. Recentemente passou a ser disponível a vacina conjugada contra o meningococo C, que, diferentemente das vacinas polissacarídicas combinadas convencionais, apresenta maior imunogenicidade, podendo ser iniciada a administração a partir dos dois meses de vida. Nessa situação, a administração é realizada em três doses com intervalos de dois meses entre elas.

A segurança da vacina meningocócica em mulheres grávidas não foi estabelecida. Em bases teóricas, reservá-la para situações de risco substancial é conduta prudente.

Pneumococo

Dados precisos de ocorrência de doença pneumocócica no Brasil não são disponíveis, mas nos EUA o coeficiente de incidência de bacteremia pneumocócica está estimado em 15-19 casos/100.000 habitantes/ano. A frequência de pneumonia é cerca de três a cinco vezes maior que os casos detectados de bacteremia.

Indivíduos com certas condições patológicas crônicas são de maior risco para a doença pneumocócica, assim como para sua maior gravidade. Nessas situações estão os diabéticos, cardiopatas e pneumopatas crônicos, alcoólatras, portadores do vírus da AIDS, cirróticos e esplênicos anatômicos ou funcionais.

A vacina pneumocócica é produto polissacarídico que contém material capsular purificado de 23 sorotipos do *Streptococcus pneumoniae*, responsáveis por quase 90% dos casos de bacteremias pneumocócicas nos EUA.

A vacina é administrada em dose única, IM ou SC, com a imunidade tendo início de duas a três semanas após a administração e durando, pelo menos, cinco anos quando aplicada em adultos sadios. As reações identificadas após a vacinação são leves (eritema e dor local) e ocorrem em cerca de 50% dos casos. Reações mais severas (febre e mialgias) ocorrem em menos de 1% dos casos.

A segurança da vacina pneumocócica entre as gestantes não está ainda completamente avaliada e as mulheres de alto risco para a doença devem idealmente ser imunizadas antes da gestação ou logo após o parto. Lee e cols. administraram uma dose da vacina pneumocócica 23 valente a fêmeas de camundongo grávidas e perceberam que os filhotes apresentaram resposta anticórpica mais eficaz e rápida que os filhotes das não imunizadas, concluindo que o uso dessa vacina durante a gestação poderia levar a uma resposta rápida de anticorpos a imunógenos polissacarídicos do pneumococo nos recém-nascidos.

Tuberculose

A tuberculose continua sendo um grave problema de saúde pública no Brasil. A vacina usada é a BCG (Bacille Calmette-Guérin) e é um produto composto por uma suspensão de *Mycobacterium bovis* vivo e atenuado, sendo administrada por via intradérmica ou percutânea.

Raramente é indicada para adultos e nenhum efeito deletério foi observado no feto, mas evitar a vacinação durante a gestação é conduta prudente.

Febre amarela

Casos de febre amarela são relatados na África e América do Sul e duas formas clínicas, urbana e selvagem, são epidemiologicamente distintas, mas etiológica e clinicamente idênticas. A febre amarela urbana é doença viral transmitida

Tabela 6.5 Sumário das vacinas, doses e recomendação de uso em adultos e durante o período gestacional.

Imunobiológico	Esquema Primário e Reforços	Uso durante a Gestação
Tétano e Difteria	Duas doses com intervalos de 4 semanas; terceira dose 6-12 meses após a segunda e reforços a cada 10 anos	Rotineiro
Sarampo	Dose única	Contraindicado
Caxumba	Dose única	Contraindicado
Rubéola	Dose única	Contraindicado
Febre amarela	Dose única pelo menos 10 dias antes da viagem e reforço a cada 10 anos	Evitar, mas se absolutamente necessária pode ser administrada
Poliomielite	Duas doses (eIPV) com intervalo de 4 semanas e terceira dose 6-12 meses após a segunda*. Duas doses (OPV) com intervalo de 8 semanas e terceira dose 6-12 semanas após a segunda**. Reforços, quando necessários, podem ser realizados com qualquer dos dois produtos	Evitar, mas se absolutamente necessária pode ser administrada
Hepatite B	Duas doses com intervalo de 4 semanas e terceira dose 6 meses após a primeira. Reforço a cada 7 anos	Indicada em situações especiais
Influenza A e B (Gripe)	Dose única e reforços anuais	Rotineiro
Raiva	Uma dose nos dias 0, 3, 7,14 e 28 de vida para profilaxia pós-exposição e 1 dose nos dias 0, 7 e 28 para profilaxia pré-exposição	Indicada em situações especiais
Cólera	Duas doses com intervalo de 1-4 semanas e reforços a cada 6 meses	Indicada em situações especiais
Haemophilus influenzae tipo B	Dose ideal para adultos ainda não determinada, mas 1 dose muito provavelmente é eficaz	Evitar, mas se absolutamente necessária pode ser administrada
Meningococo	Dose única com intervalo de reforços que variam para cada soro grupo a que se destina a vacina	Evitar, mas se absolutamente necessária pode ser administrada
Pneumococo	Dose única com eventuais reforços a cada 6 anos ou mais	Evitar, mas se absolutamente necessária pode ser administrada
Tuberculose	Dose única	Evitar, mas se absolutamente necessária pode ser administrada

* SABIN

** SALK

pela picada do mosquito *Aedes aegypti*, e a febre amarela selvagem ou não urbana é doença viral transmitida para hospedeiros não humanos por uma variedade de mosquitos. Também pode ocorrer em humanos que se exponham a áreas de florestas.

A vacina é produto constituído pela cepa 17D do vírus vivo atenuado e cultivado em embriões de galinha. É administrada em dose única, subcutânea, induz imunidade com duração de dez anos ou mais e está indicada para viajantes que irão à África, América Central e América do Sul, onde se inclui aí o Brasil, devendo ser aplicada pelo menos dez dias antes da viagem.

Não está disponível informação específica sobre os efeitos no feto em desenvolvimento, portanto, parece razoável evitar a vacina nas gestantes, postergando - quando possível – a viagem para o local que impõe o risco da doença. Se houver absoluta impossibilidade para o cancelamento da viagem, a vacina pode ser administrada, em razão do risco de aquisição e da gravidade da doença.

REFERÊNCIAS BIBLIOGRÁFICAS

Centers for Disease Control and Prevention – Epidemiology and prevention of vaccine-preventable diseases. Jan 2003.

Centers for Disease Control and Prevention. Update on adult immunization – Recommendations of the Immunization Practices Advisory Committee (ACIP). MMWR 1991; 40(RR-12):1-93.

Chabala S, Williams M, Amenta R, Ognjan AF. Confirmed rabies exposure during pregnancy: treatment with human rabies immune globulin and human diploid cell vaccine. Am J Med 1991; 91(4):423-4.

Chui LW, Marusyk RG, Pabst HF. Measles virus specific antibody in infants in a highly vaccinated society. J Med Virol 1991; 33(3):199-204.

Committee on Infectious Diseases – American Academy of Pediatrics. Report of the committee on infectious diseases (Red Book), 2000.

El-Sherbini A., Study of tetanus neonatorum in Tanta Fever Hospital, 1988-1989. J Trop Pediatr 1991; 37(5):262-3.

Glezen WP, Englund JA, Siber GR, Six HR, Turner C, Shriver D, Hinkley CM, Falcão O. Maternal immunization with the capsular polysaccharide vaccine for Haemophilus influenzae type b. J Infect Dis 1992; Suppl 1P: S134-6.

Hall AJ, Greenwood BM, Whittle H., Modern vaccines. Practice in developing countries. Lancet 1990; Mar 31, 335(8692):774-7.

Hermógenes AW, Gross PA. Influenza virus vaccine: A need for emphasis. Semin Respir Infect 1992; 7(1):54-60.

Lee CJ, Ching ED, Vickers JH. Maternal immunity and antibody response of neonatal mice to pneumococcal type 19F polyssacharide. J Clin Microbiol 1991, 29(9):1904-9.

Ramon G. Immunité acquise par la mère au moyen de l'anatoxine tétanique et transmise au nouveau né. Quarente annés de recherches et de travaux 1957; 454.

Rasul S, Rizvi S, Khurshid M, Rizvi J. Rubella susceptibility and continuing risk of infection in pregnancy. J Pak Med Assoc 1990; 40(5):102-3.

Scott LL, Hollier LM, Dias K. Perinatal herpesvirus infections – Herpes simplex, varicella and cytomegalovirus. Infections in obstetrics. Infect Dis Clin North America 1997; 11:27-53.

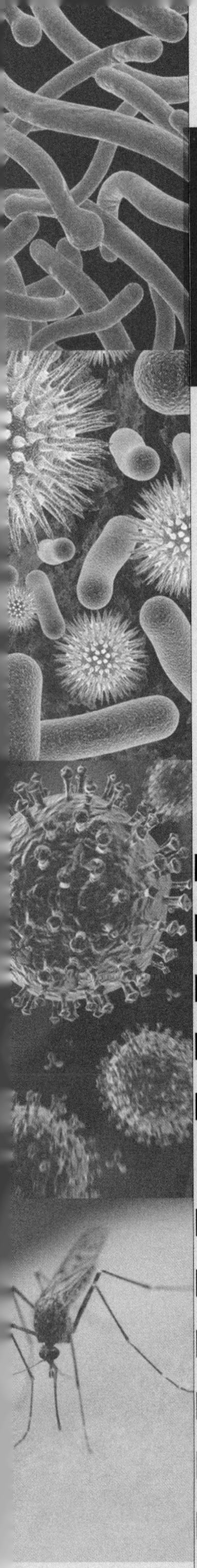

PARTE 2

Doenças Causadas por Vírus

RESUMO DOS CAPÍTULOS

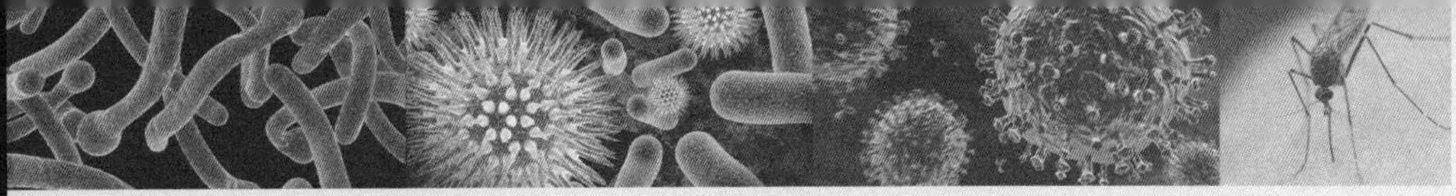

7 Tratamento Antirretroviral em Aids

Sérgio Cimerman ▪ André Vilella Lomar ▪ David Salomão Lewi

INTRODUÇÃO

Em 1987, apenas cinco anos após a identificação do HIV (Vírus da Imunodeficiência Humana) como causa da síndrome de imunodeficiência adquirida (Aids), deu-se início à era da terapia antirretroviral com o advento do AZT (zidovudina). As medidas preventivas associadas à terapia antirretroviral atual, transformaram a infecção fatal pelo HIV numa doença crônica e controlável. O conhecimento do ciclo biológico da replicação viral do HIV trouxe importantes avanços na terapêutica através do desenvolvimento de medicamentos capazes de atuar em diversas etapas do ciclo do HIV para impedir sua multiplicação.

Os primeiros medicamentos desenvolvidos foram os inibidores da transcriptase reversa (nucleosídeos ou nucleotídeos), capazes de bloquear a DNA polimerase RNA-dependente, responsável por inserir o RNA viral no DNA citoplasmático através de mecanismo competitivo, impedindo a adição de nucleotídeos no prolongamento da banda do DNA pró-viral. Os medicamentos desta classe necessitam da fosforilação pelas cinases intracelulares para sua forma ativa trifosfato, antes que possam exercer sua ação efetiva na inibição da transcriptase reversa.

Os inibidores não nucleosídeos da transcriptase reversa constituem outra classe de antirretrovirais. Apesar de atuarem também na transcriptase reversa, utilizam mecanismo diferente dos nucleosídeos, pois inibem diretamente a transcriptase reversa. São, portanto, inibidores não competitivos, induzindo modificações na conformação da transcriptase reversa e, assim, reduzindo sua atividade.

A protease viral atua "cortando" as poliproteínas dos genes *gag* e *gag-pol* nos componentes essenciais da estrutura do vírus, permitindo o embalamento das novas partículas virais dentro do envelope. A inibição desta enzima impede a formação de novas partículas, porém, mesmo quando ocorre formação de vírus, eles não são infecciosos. Característica importante desta classe é que são metabolizados via citocromo P450 (CYP450) e a inibição deste leva ao aumento da concentração dos medicamentos no plasma. A característica farmacocinética desta classe de antirretrovirais levou às formulações atuais, quando se utiliza a coadministração subterapêutica do ritonavir (inibidor de protease com maior potência inibitória sobre o CYP450), aos outros inibidores de protease comumente utilizados, resultando em taxas menores de supressão viral de resistência do vírus ao inibidor utilizado. Deste modo, os atuais inibidores de protease (exceção ao nelfinavir) são beneficiados pelo reforço ("booster") farmacocinético do ritonavir, o que proporciona aumento da concentração do respectivo inibidor de protease, permitindo o seu emprego na clínica em doses menores, em intervalos de doses maiores e resultando em aumento das taxas de supressão viral e menor frequência no desenvolvimento de resistência viral. Esta inibição do CYP450 leva também a problemas de interação com outros medicamentos, tais como imunossupressores, antiarrítmicos, antimicobacterianos, outros agentes retrovirais, estatinas, pílulas anticoncepcionais, etc. Cabe ao médico avaliar tais interações quando coadministrados.

MEDICAMENTOS ANTIRRETROVIRAIS

Inibidores nucleosídeos da transcriptase reversa

Enzima fundamental na transcrição do RNA viral para o DNA citoplasmático, a ser incorporada no genoma de linfócitos humanos infectados. Da classe dos nucleosídeos foram lançados, até os dias de hoje, outros medicamentos com o mesmo mecanismo de ação, tais como a didanosina (DDI); zalcitabina (ddC), já descontinuado devido a baixa potência e efeitos colaterais; lamivudina (3TC); estavudina (d4T); abacavir e tenofovir (TDF). Inicialmente os pacientes eram tratados em monoterapia (AZT, DDI, ddC). Entretanto, logo surgiram os problemas de resistência viral a estes medicamentos. Baseado nos mesmos princípios da terapia tripla antituberculostática, passou-se a usar a associação de duas drogas antivirais, sendo que o uso do AZT com o 3TC revelou os melhores resultados quanto à queda da carga viral (em torno de 1,5 log). Isoladamente, estes medicamentos decresciam a carga viral em torno de 0,6 log. As combinações de medicamentos começaram a ser estudadas e utilizadas.

Inibidores da protease

Foi em 1997 que surgiu a grande revolução terapêutica contra o HIV, com o advento dos inibidores da protease viral (IPs). Os novos estudos revelaram queda acentuada da mortalidade e da morbidade com o uso de terapia tripla constituída de dois análogos nucleosídeos (p.ex. AZT + 3TC), associada a um inibidor de protease, lançados comercialmente na seguinte ordem temporal: saquinavir (SQV – Invirase®), ritonavir (RTV – Norvir®) e indinavir (IDV – Crixivan®). Posteriormente, novos IPs foram apresentados e, além das anteriores, são hoje empregadas as seguintes drogas: fosamprenavir (fAPV – Telzir®), Nelfinavir (NFV – Viracept®), Lopinavir/ritonavir (LPV/r – Kaletra®), Atazanavir (ATV – Reyataz®), Tipranavir (TPV – Aptivus®) e Darunavir (DRV – Prezista®). O ritonavir revelou-se o mais potente inibidor do citocromo P450, sendo utilizado, em baixas doses, aos demais inibidores, para potencialização destes. Deste modo, o uso isolado do ritonavir como antirretroviral foi abandonado devido a alta incidência de efeitos adversos e passou a ser administrado como reforço ("booster") farmacocinético. Deste modo, com exceção do nelfinavir, todos os inibidores de protease são atualmente empregados em associação com doses baixas de ritonavir (100 a 200 mg/dia). Deste modo, evita-se o uso de altas doses do IP isoladamente e pode-se empregar doses menores e intervalos de administração maiores, quando em associação com RTV. Quando usado em combinação com RTV, as abreviações dos IPs ficam acrescidas da letra "r" após a abreviação do IP. São nomeados desta maneira: SQV/r; IDV/r, LPV/r, ATV/r, LPV/r, fAMP/r, TPV/r e DRV/r. Somente o LPV/r (Kaletra) integra o ritonavir no mesmo comprimido do Lopinavir, enquanto para os demais o comprimido de RTV é tomado em separado.

Inibidores não nucleosídeos da transcriptase reversa

Logo após o advento dos IPs, surgiram os inibidores não nucleosídeos da transcriptase reversa (INNTR). Foram lançados a nevirapina(NVP), delavirdina (DLV) e efavirenz (EFV), este último com resultados clínicos e laboratoriais mais promissores. A delavirdina não mais existe para comercialização no Brasil. Mais recentemente, um novo INNTR de 2ª geração foi lançado no mercado: a etravirina (Intelence®). Este novo medicamento é capaz de atuar nos vírus resistentes ao efavirenz e nevirapina, porém, a mutação induzida por NVP pode prejudicar a ação antiviral da etravirina. Neste caso, o perfil toxicológico é diferente dos anteriores e a alergia cruzada como ocorre entre nevirapina e efavirenz não ocorrem com a etravirina.

Diversos estudos indicam que pacientes tratados com esquemas de três drogas: dois inibidores de transcriptase reversa, associados a um inibidor de protease ou a um inibidor potente de transcriptase reversa não nucleosídeo (até este momento o efavirenz), quando mantida uma boa aderência ao tratamento, alcançam níveis excepcionais de negativação da carga viral, chegando em alguns estudos a atingir negativação de 80% no grupo de pacientes que são submetidos a esta terapia.

Novas classes de antirretrovirais

Mais recentemente, novas classes de medicamentos foram introduzidas, todas com alta potência contra o HIV:

- **Inibidor de fusão**: enfuvirtide (Fuseon®), um peptídeo que se liga à glicoproteína 41 e inibe a fusão do HIV nas células $CD4^+$.
- **Inibidor da integrase**: raltegravir (Isentress®), inibidor da enzima integrase, responsável pela integração do DNA pró-viral ao núcleo do cromossoma, dentro do núcleo da célula hospedeira.
- **Inibidor de receptor CCR5**: maraviroc (Celsentri®), inibidor do co-receptor celular CCR5, que é uma quimoquina presente nas células CD4+ e que funciona como co-receptor celular para o vírus HIV. A ligação da gp120 viral ao seu receptor primário, CD4, é o primeiro degrau que conduz à fusão com a membrana. Após a ligação com o CD4, ocorre a ligação com o co-receptor CCR5 ou CXCR4 para prosseguir a fusão. O maraviroc atua somente nas células que expressam CCR5, muito mais frequentes nas fases iniciais da infecção pelo retrovírus. A ação destes inibidores, entretanto, é praticamente nula nos pacientes com infecção crônica e que expressem os co-receptores CXCR4.

Tais medicamentos são atualmente empregados somente em terapias de resgate devido a resistência viral. Estão sendo realizados estudos para avaliar o papel destes novos medicamentos em terapia inicial do HIV e em esquemas que não utilizem INTR.

O sucesso terapêutico depende fundamentalmente da tolerância e adesão do paciente, sendo necessário que o paciente tome corretamente os medicamentos e, de preferência, sempre nos mesmos horários. Por estes motivos, cabe ao médico discutir com o paciente sobre as diversas opções terapêuticas e, juntos, escolherem as medicações que menos afetarão o paciente na sua rotina diária, facilitando a tomada dos mesmos. Sabemos, através de diversos estudos, que a adesão ideal é de 95%, o que equivale a esquecer de tomar uma dose em 30 dias. Esquemas de uma ou duas tomadas diárias facilitam atingir estes níveis de adesão e há vários esquemas disponíveis para escolha do paciente. Também cabe ao médico orientar sobre os efeitos adversos dos medicamentos que, na grande maioria das vezes, são temporários e não irão prejudicar o tratamento do paciente. Um tratamento bem sucedido é aquele que torna o vírus indetectável aos valores de referência dos testes mais sensíveis de medida da carga viral por PCR (< 400 cópias/mm^3 ou < 50 cópias no caso do teste ultrassensível). Devemos lembrar que, à luz dos conhecimentos atuais, os pacientes farão uso do esquema antirretroviral por toda a sua vida.

Na Tabela 7.1 encontramos os diversos antirretrovirais atualmente disponíveis com menção do laboratório de síntese e ano de liberação pelo *Food and Drug Administration* (FDA), nos Estados Unidos.

QUANDO INICIAR O TRATAMENTO

Desde o início da terapia antirretroviral, a decisão de quando iniciar a terapêutica sempre foi tema de debates. Quando do advento da terapia antirretroviral de alta potência, apelidado de "coquetel" no Brasil e conhecida como HAART (terapia antirretroviral de alta potência) na literatura inglesa, o tratamento era dado a todos os pacientes sem critérios definidos, bastando que o paciente tivesse carga viral presente e diminuição das células CD4. Entretanto, diversos problemas surgiram com o uso em longo prazo destes medicamentos, e foi necessário avaliar os benefícios do tratamento na morbidade e mortalidade contra os riscos desta mesma terapia, tais como toxicidade, resistência viral e interações medicamentosas, além dos custos e das inconveniências de um tratamento por toda a vida. Baseados em estudos anteriores, observou-se que os benefícios clínicos da terapia para os pacientes só puderam ser mensurados nos grupos que apresentavam contagem de linfócitos CD4+ abaixo de 350 células/mm^3. Desta forma, os diversos consensos publicados, inclusive o publicado pelo Grupo de Consenso em Terapia Antirretroviral para adultos e adolescentes do Programa Nacional DST/AIDS do Ministério da Saúde do Brasil, recomendam o início da terapia antirretroviral (TARV) somente quando o paciente atingir um número inferior a 350 células CD4+/mm^3, ou quando o paciente passasse a ser sintomático (pressupõe-se que tenham menos que este número de células) (Tabela 7.2).

Tabela 7.1 Medicações antirretrovirais disponíveis.

Nome genérico	Nome comercial	Laboratório produtor	Data de aprovação pelo FDA
Análogos Nucleosídeos da Transcriptase Reversa			
Zidovudina (AZT)	Retrovir	Glaxo-SmithKline	03/1987
Didanosina (ddI)	Videx, Videx EC	Brystol Myers-Squibb	10/1991
Zalcitabina (ddC) Descontinuado	HIVID	Roche	06/1992
Estavudina (d4T)	Zeritavir	Brystol Myers-Squibb	06/1994
Lamivudina (3TC)	Epivir	Glaxo-SmithKline	11/1995
AZT/3TC	Biovir	Glaxo-SmithKline	10/1997
Abacavir (ABC)	Ziagen	Glaxo-SmithKline	12/1998
AZT/3TC/ABC	Trizivir	Glaxo-SmithKline	11/2000
Tenofovir (TDF)	Viread	Gilead	10/2001
Emtricitabina (FTC)	Emtriva	Gilead	07/2003
ABC/3TC	Epizicom	Glaxo-Smithkline	08/2004
TDF/FTC	Truvada	Gilead	08/2004
TDF/FTC/EFV	Atripla	Gilead & BMS	07/2006
Inibidores da Protease			
Saquinavir hardgel (SQV)	Invirase	Roche	12/1995
Ritonavir (RTV)	Norvir	Abbott	03/1996
Indinavir (IDV)	Crixivan	Merck (MSD)	03/1996
Nelfinavir (NFV)	Viracept	Agouron –Roche (BR)	03/1997
Amprenavir (AMP) Descontinuado	Agenerase	Glaxo-SmithKline	04/1999
Lopinavir/Ritonavir (LPV/r)	Kaletra	Abbott	09/2000
Atazanavir (ATV	Reyataz	Bristol Myers-Squibb	06/2003
Fosamprenavir (fAMP)	Lexiva	Glaxo-SmithKline	10/2003
Tipranavir (TPV)	Aptivus	Boehringer Ingelheim	06/2005
Darunavir (DRV)	Prezista	Tibotec Therapeutics	06/2006
Análogos não Nucleosídeos da Transcriptase Reversa			
Nevirapina (NVP)	Viramune	Boehringer Ingelheim	06/1996
Delavirdina (DLV) Descontinuado	Rescriptor	Pharmacia	04/1997
Efavirenz (EFV)	Sustiva, Stocrin	Merck	09/1998
Etravirina	Intelence	Tibotec Therapeutics	01/2008
Inibidores de Fusão			
Enfuvirtide	Fuzeon	Roche & Trimeris	3/2003
Inibidores de Entrada – Antagonista do co-receptor CCR5			
Maraviroc	Celsentry	Pfizer	03/2003
Inibidores da Integrase			
Raltegravir	Isentress	Merck (MSD)	10/2007

[1] Fonte: FDA (*Food and Drugs Administration*) http://www.fda.gov/ForConsumers/ByAudience/ForPatientAdvocates/HIVandAIDSActivities/ucm118915.htm

Tabela 7.2 Inicio de TARV*.

Recomendações para o tratamento inicial dos pacientes HIV positivos	
1. Contagem de CD4 < 350 células/mm³	Iniciar
2. Qualquer contagem de células CD4	
Pacientes sintomáticos	Iniciar
Mulheres grávidas	Iniciar
HIV-RNA > 100.000 cópias	Iniciar
Coinfecção com hepatite B e/ou C	Iniciar
Doença cardiovascular ativa ou com risco elevado	Iniciar
Nefropatia pelo HIV	Iniciar
Neoplasias	Iniciar
Infecção primária sintomática pelo HIV	Não tratar
3. Contagem de CD4 com mais de 500 células CD4	Considerar**

*Estas recomendações são opiniões dos autores e não refletem exatamente o documento do Grupo de Consenso em TARV para adultos e adolescentes do Ministério da Saúde do Brasil. Recomendamos sua leitura no site: www.aids.gov.br
**Devido aos altos custos e nossa realidade brasileira, sugerimos aguardar a conclusão de estudo randomizado que deverá estabelecer, de forma definitiva, o tempo correto para início do TARV. Ressaltamos que outros estudos (não randomizados) demonstram acentuada queda da mortalidade conforme descrevemos no texto, quando se inicia a TARV com mais de 500 células CD4.

Os avanços na TARV possibilitaram melhora na potência terapêutica, toxicidade e tolerabilidade, e menor número de pílulas, permitindo supressão viral sustentada para a maioria dos pacientes. Ao mesmo tempo em que os riscos associados à TARV diminuíram, as preocupações se voltaram para o risco associado ao longo tempo que o paciente deveria permanecer sem TARV. Melhor compreensão da doença tem revelado que o HIV apresenta ativação imune e replicação contínua, o que leva a um estado inflamatório permanente, resultando em série de comorbidades, inclusive cardiovasculares, anteriormente não relacionadas ao HIV.

Estudos recentes têm demonstrado maior mortalidade nos pacientes HIV por eventos não relacionados a Aids do que os relacionados diretamente com a doença. Um estudo atual, não randomizado, revelou que, num grupo de 17.517 pacientes positivos para o HIV e assintomáticos, a mortalidade diminuiu em 94% quando o TARV era iniciado com mais de 500 células CD4; mas, quando iniciado entre 351 e 500 CD4, a mortalidade diminuiu em 69%.

Desta forma, há novamente uma tendência de recomendar a terapia antirretroviral para pacientes com CD4 maiores que 500 células. Mas, como atualmente existe, um estudo em andamento, randomizado, para definir o tempo ideal para o início da terapia, alguns critérios foram já introduzidos e beneficiam indivíduos que apresentam CD4 maior que 500 células ou entre 350 e 500 células. No Brasil, tais critérios também já estão publicados no documento de recomendações de Terapia Antirretroviral para adultos e adolescentes que transcrevemos abaixo:

Recomendações do consenso brasileiro para início do TARV:

- **Sintomáticos, independentemente da contagem de CD4**
  Nessa categoria incluem-se todos que apresentaram qualquer condição definidora de Aids. Este Comitê, entretanto, enfatiza a necessidade de iniciar o tratamento em algumas situações clínicas não definidoras de Aids, tais como sintomas potencialmente relacionados à infecção do HIV, candidíase oral, púrpura trombocitopênica idiopática, alterações cognitivas (mesmo menores) e tuberculose ativa, entre outras.
- **Assintomáticos com contagem de CD4 menor ou igual a 350 células/mm³**.
- **Gestantes, independente da presença de sintomas e da contagem de LT-CD4+.**
  Indicada profilaxia da transmissão vertical, conforme Recomendações para Terapia Antirretroviral em Gestantes Infectadas pelo HIV e Profilaxia da Transmissão Vertical do HIV-2009.
  A TARV deve também ser **considerada** para pacientes com contagem de CD4 entre 350 e 500 células/mm³, na presença das seguintes condições:
  - **Coinfecção pelo vírus da hepatite B**, em pacientes com indicação de tratamento para hepatite B
  - Nesse caso, o esquema antirretroviral deve incluir tenofovir e lamivudina associados ao efavirenz ou a um inibidor da protease potencializado com ritonavir (IP/r)
  - Coinfecção pelo vírus da hepatite C
  - O controle da replicação do HIV pode atenuar a evolução das hepatites crônicas. Como o tratamento da hepatite C reduz os níveis de CD4, pode-se considerar o início mais precoce para aqueles que estejam próximos ao limiar de 350 células/mm³ e vão iniciar tratamento para hepatite C. Por outro lado, no caso de contagens mais elevadas pode ser mais interessante tratar inicialmente a hepatite C, sem introduzir a TARV, para evitar acúmulo de toxicidade. A abordagem desses pacientes deve ser individualizada e a prioridade de cada um dos tratamentos discutida com profissionais experientes no manejo de ambas as infecções.
- Idade igual ou superior a 55 anos
- Doença cardiovascular estabelecida ou com risco elevado (acima de 20%, segundo escore de Framingham)
- Nefropatia do HIV
  É a causa mais comum de doença renal crônica em indivíduos infectados pelo HIV. Acomete particularmente indivíduos da raça negra, é agressiva e extremamente rara no contexto da supressão viral. Como é frequente que haja dificuldades para obtenção de biópsia renal para o diagnóstico, no caso de doença renal atribuível clinicamente ao HIV, recomenda-se iniciar a TARV.
- Neoplasias, incluindo as não definidoras de Aids.
- Carga viral elevada, superior a 100.000 cópias
  Deve ser confirmada em duas quantificações, uma vez tendo descartado o fenômeno de "transativação heteróloga".

Esquemas antirretrovirais para

Início de tratamento

Na Tabela 7.3 encontram-se assinaladas as recomendações das drogas preferenciais, bem como esquemas alternativos para início do tratamento. Tais esquemas consideram potência, indução de resistência (barreira genética), bem como aderência do paciente frente aos diversos esquemas. Inúmeros estudos são realizados visando estas definições, muitas vezes com resultados conflitantes. Entretanto, cada um destes esquemas apresentam, hoje em dia, níveis excelentes de eficácia frequentemente com supressão de carga viral em cerca de 80 a 95% dos pacientes em seguimento por intervalos de mais de 5 anos.

Tabela 7.3 Esquemas antirretrovirais preferenciais e alternativos para início de tratamento.

Situação Clínico-laboratorial	Esquemas Preferenciais[(1)] (Esquemas Alternativos[(2)])
Pacientes assintomáticos com contagem de células T-CD4+ **menor que** 350/mm³ ou para aqueles com CD4 entre 350 e 500 células que se incluem nas indicações mencionadas acima, na Tabela 7.2	AZT + 3TC ou TDF + 3TC [(1)] (ABC + 3TC) + EFV[(5)] (NVP) ou ATV/r ou LPV/r [(4)] (fAMP/r ou DRV/r) AZT + 3TC +ABC[(3)]

[(1)] Esquemas preferenciais são as combinações de ARV consideradas como melhor escolha, por apresentarem alta potência virológica, menor risco de toxicidade e/ou melhor comodidade posológica.

[(2)] Esquemas alternativos são as combinações de ARV que, apesar de virologicamente efetivas, devem ser usados quando não tolerados os esquemas preferenciais ou reservados para tratamento de resgate.

[(3)] Em pacientes com carga viral muito elevada (>100.000 cópias/ml) e/ou contagem de células T-CD4+muito baixas (<200 células/mm³), o esquema com AZT+3TC+ABC pode ter eficácia virológica inferior a outros esquemas.

[(4)] Alguns especialistas sugerem que seja utilizado IP na terapia inicial para pacientes com contagem de células T-CD4+ <200 células/mm³ pela maior experiência com esta classe de medicamentos.

[(5)] Em pacientes em início de tratamento com ITRNN, sintomáticos e/ou com contagem de células T-CD4+ <200 células/mm³, deve-se utilizar efavirenz como o ITRNN preferencial, reservando-se a nevirapina como opção para situações de contraindicação ou toxicidade/intolerância ao primeiro.

Recomendações para seguimento do paciente após introdução da terapia

1. Uma vez iniciado o tratamento, o paciente deve ser acompanhado clinica e laboratorialmente. Recomendamos avaliação clínica inicial após 4 semanas do início do tratamento para avaliação de efeitos colaterais. Neste período, o paciente deve ter acesso a um especialista a qualquer momento, pois o efeito adverso pode estimular que ele suspenda a tomada de um ou mais medicamentos por conta própria, conduta que possibilita a falha terapêutica pelo não uso da terapêutica completa, assim como emergência de resistência viral, tornando inviável que o paciente continue com um esquema inicial adequado.
2. Uma vez tolerado o esquema inicial, é preciso monitorar a parte laboratorial. O objetivo é observar o aumento no número de células CD4 e a diminuição da carga viral a níveis indetectáveis pelos métodos laboratoriais disponíveis, de preferência em níveis abaixo de 50 cópias/ml.
3. Esta monitorização ambulatorial pode ser feita três meses após o início do tratamento, podendo ser antecipada na dependência da avaliação clínica do paciente.
4. Uma vez atingido o número de células CD4 > 200 cópias, a monitorização imunológica através deste exame pode ser feita em intervalos maiores (4 e depois 6 meses ou 1 x por ano).
5. O mais importante é a monitorização da carga viral. O objetivo é fazer com que atinja valores menores que 50 cópias, como mencionado acima. O tempo necessário para a redução da carga viral, a partir do início da terapêutica, aos níveis desejados, varia de paciente para paciente. Níveis detectáveis após 6 meses de tratamento pode ser evidência de falha virológica.
6. Cabe ao médico fazer com que seu paciente compreenda que o tratamento, à luz dos conhecimentos atuais, será por toda a vida, e que o sucesso do tratamento depende de sua adesão ao regime terapêutico adotado, ou seja, o paciente não deve esquecer de tomar a medicação diariamente em nenhuma situação (porque sai nos fins de semana e quer, naquele dia, fazer um "feriado" para o medicamento). O paciente deve entender que, uma vez comprometido com o sucesso do tratamento, a doença estará controlada por todo o tempo em que fizer uso correto dos medicamentos, portanto, por toda a vida. Se o paciente desejar mudar o esquema, deve procurar o médico antes de fazê-lo ou de suspender a tomada de um determinado produto, pois é possível parar de usar determinado tratamento sem induzir a resistência viral. Em algumas situações, se o doente parar o tratamento sem orientação, poderá perder a chance de voltar a utilizá-lo no futuro.
7. O tratamento com os medicamentos hoje existentes permitem que médico e paciente escolham um tratamento mais fácil, com menor número de comprimidos e menor número de doses diárias, variando de acordo com a tolerância e estilo de vida do paciente.
8. Uma vez alcançada a carga viral "indetectável", o paciente deve ser informado do benefício adicional de menor risco de transmissão do vírus, com consequente redução das taxas de infecção.
9. Se houver falha terapêutica, o médico deve mudar o esquema e explicar ao paciente a importância de não esquecer de tomar o medicamento diariamente, pois a maior causa de falha decorre da falta de adesão ao tratamento.

Referências Bibliográficas

Department of Health and Human Services (DHHS – United States). Pannel on Antiretroviral Guidelines for Adults and Adolescents. Guidelines for the Use of Antiretroviral Agents in HIV-1 Infected Adults and Adolescents. Dec 1. 2009 p. 1-168.

El-Sadr WM, Lundgren JD et al. Strategies For Management Of Antiretroviral Therapy (Smart) Study Group; CD4+ count-guided interruption of antiretroviral treatment. N. Engl. J. Med., 2006[S.l.], v. 355, p. 2283-96.

Emery S, Neuhaus JA et al. Strategies For Management of Antiretroviral Therapy (Smart) Study Group; Major clinical outcomes in antiretroviral therapy (ART)-naive participants and in those not receiving ART at baseline in the SMART study. J. Infect. Dis.2008 [S.l.], v. 197, n. 8, p. 1133-44.

Fischl MA, Richman DD, Grieco MH et al. The efficacy of Azidothymidine (AZT) in the treatment of patients with AIDS and AIDS-related complex: a double-blind, placebo-controlled trial. N Eng J Med. 1987;317:185-191.

Hammer SM, Eron JR JJ, Reiss P et al. Antiretroviral treatment of adult HIV infection: 2008 recommendations of the International AIDS Society-USA panel. JAMA 2008. [S.l.], v. 300, p. 555-70.

Hammer SM, Squires KE, Hughes MD et al. A controlled trial of two nucleoside analogues plus indinavir in persons with human immunodeficiency virus infection and CD4 cell counts of 200 per cubic millimeter or less. N. Engl. J. Med., 1997 [S.l.], v. 337, p. 725-733.

Kaufmann GR, Perin L, Pantaleo G et al. CD4 T-lymphocyte recovery in individuals with advanced HIV-1 infection receiving potent antiretroviral therapy for 4 years: the Swiss HIV Cohort Study. Arch. Intern. Med. 2003; [S.l.], v. 163, n. 18, p. 2187-95.

Kitahata MM, Gange SJ, Abraham AG et al. Effect of early versus deferred antiretroviral therapy for HIV on survival. N. Engl. J. Med. 2009;[S.l.], v. 360, n. 18, p. 1815-26.

Lundgren, J. D.; Babiker, A. et al. Strategies For Management Of Antiretroviral Therapy (Smart) Study Group. Inferior clinical outcome of the CD4+ cell count guided antiretroviral treatment interruption strategy in the study: role of CD4+ Cell counts and HIV RNA levels during follow-up. SMART J. Infect. Dis., [S.l.], v. 197, n. 8, p. 1145-55, 2008.

Ministério da Saúde (Brasil). Secretaria de vigilância em Saúde. Departamento de DST, Aids e Hepatites Virais. Recomendações para Terapia Antirretroviral em Adultos Infectados pelo HIV – 2008.

Palella FJJr, Delaney KM, Moorman AC et al. Declining Morbidity and Mortality among Patients with Advanced Human immunodeficiency Virus Infection. HIV Outpatient Study Investigators. N Eng J Med,. 1998;338:853-860

Sax PE, Baden LR. When to Start Antiretroviral Therapy – Ready When You Are? N Eng J Med. 2009 [S.l.],v. 360, p. 1897-9.

Sterne JA, Hernan MA, Ledergerber B et al. Long-term effectiveness of potent antiretroviral therapy in preventing AIDS and death: a prospective cohort study. Lancet. 2005 [S.l.], v. 366, p. 378–384.

Sterne JA, May M et al. When To Start Consortium. Timing of initiation of antiretroviral therapy in AIDS-free HIV-1-infected patients: a collaborative analysis of 18 HIV cohort studies. Lancet, 2009 [S.l.], v. 373, p. 1352-63.

Thompson M.A., Judith A. Aberg J.A., Cahn P., et al. Antiretroviral Treatment of Adult HIV Infection: 2010. Recommendations of the International AIDS Society USA Panel. JAMA; 2010;304(3):321-333.

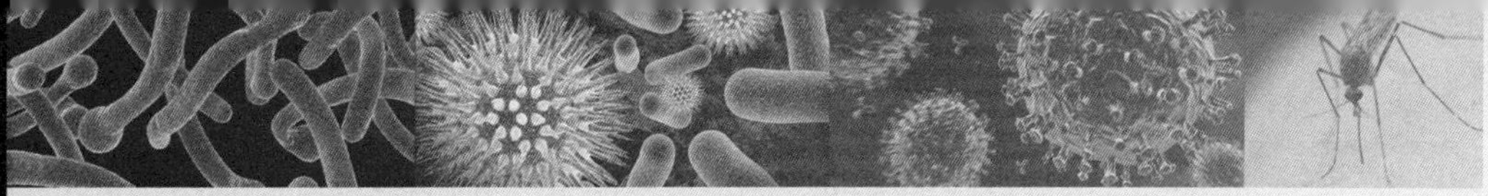

8 AIDS Pediátrico

Silvia Regina Marques ▪ Regina Célia de Menezes Succi

INTRODUÇÃO

A Síndrome da Imunodeficiência Adquirida (AIDS) é doença infecciosa documentada inicialmente em 1981, que se manifesta por infecções de repetições ou oportunistas e neoplasias, sem evidências de imunodeficiência primária. No Brasil, as primeiras notificações em adultos ocorreram em 1982 e, em crianças, em 1984.

ETIOPATOGENIA

O agente etiológico da AIDS é um retrovírus linfotrópico da família *Lentiviridae* chamado HIV (*Human Immunodeficiency Virus*), que se caracteriza por sintetizar DNA a partir de RNA através da ação de uma enzima denominada transcriptase reversa, específica dos retrovírus. São conhecidos dois subtipos do HIV: HIV-1 e HIV-2. O subtipo mais comum, relacionado com a maioria das infecções no mundo é o HIV-1, enquanto o HIV-2 apresenta transmissão menos eficaz e é encontrado principalmente na África.

O tropismo celular do HIV depende da interação entre a glicoproteína (gp) presente no envelope (gp 120) com os receptores de superfície de células susceptíveis (linfócitos T, monócitos, macrófagos, células dendríticas, da micróglia e do epitélio intestinal). A principal célula-alvo para o HIV é o linfócito CD_4 (auxiliador), porém outras populações celulares portam, em sua superfície externa, determinantes moleculares CD_4, em menores quantidades. Outra condição necessária à entrada do vírus para o interior da célula a ser infectada é a interação da gp 120 com os receptores de quemoquina presentes na membrana celular. Nesse processo, as cepas de HIV macrófago trópicas utilizam-se do receptor CCR5 das betaquemoquinas, enquanto as cepas de HIV com tropismo pelos linfócitos T utilizam-se do receptor CXCR4 das alfaquemoquinas. Após a penetração do capsídeo viral para o interior do citoplasma da célula infectada, o vírus perde o seu envelope e produz cópias de DNA a partir do RNA, utilizando sua enzima transcriptase reversa. Essa cópia de DNA é transportada ao núcleo da célula hospedeira e é integrada ao seu DNA, sendo denominada de provírus, e assim pode permanecer latente no interior da célula por longos períodos. Na fase replicativa, a célula é ativada e esse DNA gera RNA genômico, originando novas partículas viróticas.

As alterações imunológicas da doença são resultantes da capacidade do HIV de induzir depleção lenta e progressiva dos linfócitos T CD_4. A imunodeficiência celular resultante permite a instalação de infecções oportunistas e neoplasias. Os defeitos na resposta imune humoral estão presentes na maioria das crianças infectadas pelo HIV e, em geral, precedem a deficiência de células T, resultando em infecções bacterianas recorrentes. Essa disfunção ocorre provavelmente como consequência da imaturidade do sistema imune do feto, recém-nascido e lactente, diferenciando a doença do adulto e da criança. A hipergamaglobulinemia, decorrente da ativação policlonal das células B, principalmente à custa de IgG e IgA, resulta numa resposta específica ruim, determinando infecções bacterianas frequentes.

EPIDEMIOLOGIA

Apesar de todo o trabalho social, econômico e científico desenvolvido nos últimos anos para o combate dessa epidemia, dados de programas conjuntos das Nações Unidas (UNAIDS) e da Organização Mundial da Saúde (OMS) sobre a situação mundial HIV/AIDS, publicados em dezembro de 2009, revelam um total de 33,4 milhões de pessoas com AIDS, sendo 2,1 milhões menores de 15 anos. Das 2,7 milhões de novas infecções ocorridas em 2008, calcula-se que 430.000 ocorreram em crianças.

No Brasil, até 2006, estimavam-se 630.000 indivíduos infectados, de 15 a 49 anos, sendo os casos acumulados de AIDS (1980 a junho de 2009) de 544.846. Em média, são identificados cerca de 35 mil novos casos por ano. A proporção de casos entre homens e mulheres variou de 6,5:1 entre 1980-1990 para 1,7:1 em 2001-2002 e, atualmente, de 0,8:0,4.

Entre os jovens do sexo masculino de 17 a 20 anos, a taxa de prevalência do HIV foi estimada, em 2007, em 0,12% e, entre mulheres jovens de 15 a 24 anos, a taxa estimada em 2006 em torno de 0,28%. Em relação aos subgrupos populacionais de risco acrescido, de 2008 e 2009, estimaram taxas de prevalências de HIV de 5,9% entre usuários de drogas ilícitas, de 12,6% entre homens que fazem sexo com homens (HSH) e de 5,1% entre mulheres profissionais do sexo.

Desde 1996 até junho de 2009, foram identificados 10.739 casos de AIDS em menores de 5 anos de idade, o que representa 2,0% do total de casos identificados no país. Em 2008, a taxa de incidência em menores de 5 anos foi de 3,8/100.000 habitantes, com redução da incidência de 36,6% (1998-2008). Do total de casos de AIDS em crianças menores de 5 anos, 42,4% (5.526 casos) foram identificados em menores de 1 ano de idade.

A Figura 8.1 mostra o declínio da taxa em menores de 5 anos no país, de 5,4 casos por 100.000 habitantes em 2000, para 3,8 em 2008, bem como por regiões. As Regiões Sudeste, Sul e Centro-Oeste apresentam decréscimo no período de 1998 a 2008. No entanto, as Regiões Norte e Nordeste apresentam crescimento.

A transmissão do HIV na criança é secundária à transmissão materno-infantil (ou vertical) em mais de 90% dos casos, mas outros tipos de exposição podem ocorrer: contato sexual e exposição a sangue contaminado ou seus derivados. Dos 14.184 casos notificados em crianças no Brasil (1980-2009), 86,1% corresponderam à transmissão vertical, 5,6% à transmissão sexual, 0,1% eram usuários de drogas injetáveis, 5,4% hemofílicos ou transfundidos e 5,4% eram de transmissão desconhecida. A transmissão perinatal passou de 56,1% na primeira década da epidemia (1980-1990) para 94,0% em 2008, refletindo a redução da transmissão através do sangue e derivados nos últimos anos.

TRANSMISSÃO VERTICAL

A transmissão do vírus da mãe para o filho pode ocorrer em três períodos distintos: pré-natal (durante a gestação), intraparto e pós-parto (através do leite materno). Estudos demonstram que 50% a 70% das transmissões ocorrem pré-parto ou intraparto. A transmissão através da amamentação varia de 14%, entre as mães previamente soropositivas na gestação, para 29% para as mães que soroconverteram durante a lactação.

As taxas de transmissão vertical variam nas diferentes regiões do mundo. Antes da adoção das medidas de intervenção, as taxas nos Estados Unidos eram de 15% a 30% e, na Europa, de 13% a 15%. As maiores taxas estão documentadas na África, situando-se entre 25% a 40%. No Brasil, estudos realizados no Estado de São Paulo revelaram taxa de transmissão entre 15% e 16%. Em 2004, observou-se tendência de diminuição da taxa de transmissão vertical do HIV que foi estimada em 6,8%.

De acordo com parâmetros estabelecidos pela Organização Mundial de Saúde, a epidemia de AIDS no país é concentrada, ou seja, apresenta taxa de prevalência da infecção pelo HIV menor que 1% entre parturientes, residentes em áreas urbanas, e maior que 5% em subgrupos populacionais sob maior risco para infecção pelo HIV.

Alguns fatores estão implicados na maior transmissibilidade do vírus HIV da mãe para a criança: carga viral materna elevada, doença avançada da mãe, aleitamento materno, tipo de parto, idade gestacional, tempo de rutura das membranas, coriorretinite e tabagismo.

REDUÇÃO DA TRANSMISSÃO VERTICAL DO HIV

Um dos maiores avanços obtidos no controle da epidemia surgiu com o protocolo 076 do AIDS Clinical Trial Group (1994), com a redução da transmissão vertical para dois terços, através do uso da zidovudina (AZT) na gestante e no recém-nascido. Outros ensaios clínicos com esquemas mais curtos com AZT ou intervenções mais potentes, mesmo que tardiamente, têm-se mostrado benéficos.

No Brasil, a primeira publicação específica sobre a prevenção da transmissão vertical do HIV data de 1995, sendo revisada em 1997, com publicação no Diário Oficial da União.

As principais recomendações atualmente vigentes pelo Ministério da Saúde (MS) através do Programa Nacional de DST/AIDS são:

- Triagem sorológica para o HIV após orientação oferecida a todas as gestantes no pré-natal.
- Profilaxia antirretroviral durante a gestação, no parto e no recém-nascido (RN) (Tabela 8.1).
- Suspensão do aleitamento materno com substituição pelo leite artificial ou pelo leite humano pasteurizado, disponível nos bancos de leite. O programa de combate às carências nutricionais do MS financia a aquisição do leite artificial para filhos de mães infectadas pelo vírus HIV nos seis primeiros meses de vida.

Após a introdução dessas recomendações, o número de crianças infectadas pelo HIV vem diminuindo significativamente nos países que adotaram essas medidas. Nos Estados

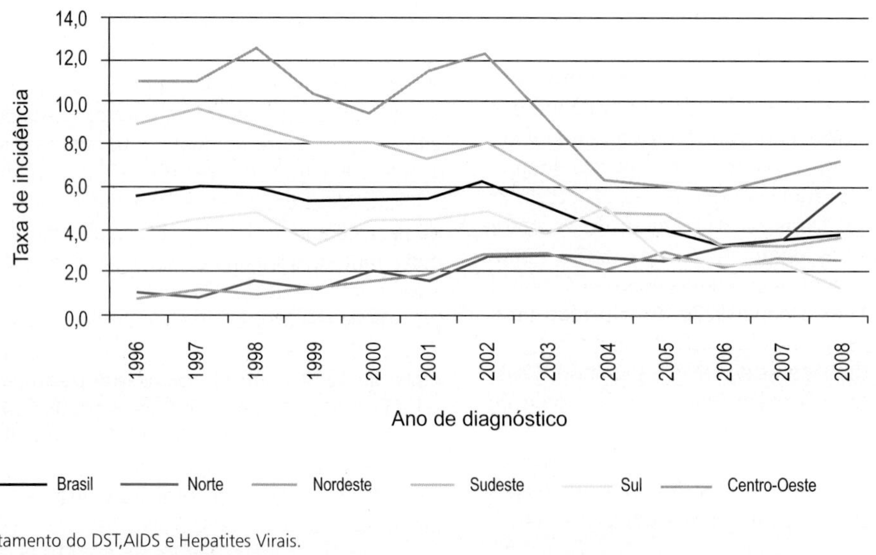

Fonte: MS/SVD/Departamento do DST,AIDS e Hepatites Virais.

Figura 8.1 Taxa de incidência (por 100.000 hab.) em menores de cinco anos de idade notificados no SINAN, declarados no SIM e registrados no SISCEL/SICLOM[1], segundo UF e região de residência por ano de diagnóstico. Brasil, 1996-2008.

Unidos, a taxa de transmissão vertical verificada varia de 3% a 6% e com uma cobertura da testagem anti-HIV durante o pré-natal de 94% e utilização do AZT de 91%.

Essa conquista, infelizmente, não tem sido obtida pelos países em desenvolvimento, incluindo o Brasil, por uma série de dificuldades na implantação de todas as recomendações. Elas são: baixa escolaridade da população feminina acometida, desconhecendo o valor do pré-natal, junto com a qualidade da assistência prestada a essa população durante a gestação e ao parto, privando-a do acesso ao teste anti-HIV, ao uso do AZT na gravidez, no parto e para o RN. Uma das formas de que o MS tem se utilizado para avaliar o programa é o projeto "Vigilância do HIV por Rede Sentinela Nacional", implantado em várias maternidades. Os dados de "Estudo de prevalência de HIV em parturientes" realizado em 2004, estimou para o ano de 2006 cerca de 12.500 gestantes infectadas pelo HIV. Foram notificados 6.158, o que representa apenas 49% dos casos esperados. A cobertura profilática para redução da transmissão vertical durante o parto apresentou discreto aumento de 46,6% em 2003 para 50,0% em 2009.

Um estudo colaborativo multicêntrico brasileiro, coordenado pela Sociedade Brasileira de Pediatria, sob o patrocínio do Ministério da Saúde para avaliar as taxas de transmissão vertical do HIV revelaram taxa de transmissão vertical de 7,5% nos anos de 2003-2004. Essa taxa, entretanto, mão é homogênea, sendo maior nas Regiões Norte e Nordeste e menor nas Regiões Centro-Oeste, Sul e Sudeste, provavelmente consequência das dificuldades de acesso aos cuidados pré-natais, testes diagnósticos e às medidas profiláticas nas Regiões Norte e Nordeste.

MANEJO DE CRIANÇAS NASCIDAS DE MÃES INFECTADAS PELO HIV

As crianças nascidas de mães infectadas pelo HIV deverão ser atendidas, preferencialmente, em unidades especializadas, pelo menos até a definição de seu diagnóstico. Aquelas que se revelarem infectadas deverão permanecer em atendimento nessas unidades, ao passo que as não infectadas poderão ser encaminhadas para acompanhamento em unidades básicas de saúde.

Cuidados com o recém-nascido e lactente

- Imediatamente após o parto, lavar o recém-nascido com água e sabão.
- Aspirar delicadamente, se necessário, as vias aéreas do recém-nascido, evitando traumatismo em mucosas.

Tabela 8.1 Uso do AZT para a Redução da Transmissão Perinatal do HIV.

Período	Via	Dose
Gravidez	Oral	100 mg 5 vezes/dia
Durante o parto	Endovenoso	2 mg/kg na 1ª hora e 1 mg/kg nas horas subsequentes
RN (iniciar nas primeiras horas de vida até 6 semanas)	Oral	2 mg/kg a cada 6 h

Fonte: Departamento do DST, AIDS.

- Indicar Zidovudina (AZT), nas primeiras 8 horas de vida, na dose de 2 mg/kg/dose, por via oral, de 6 em 6 horas, durante as primeiras 6 semanas de vida. Recomenda-se a realização de hemograma completo da criança no início do tratamento e após seis e 12 semanas.
- Assegurar que, após a alta da maternidade, o recém-nascido tenha consulta agendada em serviço de referência.
- O aleitamento materno está contraindicado na criança filha de mãe infectada pelo HIV, estando assegurado o fornecimento contínuo de fórmula infantil no mínimo por 12 meses, segundo normas do MS.
- Iniciar Sulfametoxazol+Trimetoprima (SMX-TMP), 750 mg/m^2/dia de SMX, para profilaxia da pneumonia por *Pneumocystis jiroveci* (*carinii*), a partir de 6 semanas de idade. Os critérios para suspensão ou continuidade da profilaxia estão descritos nas Recomendações para Terapia Antirretroviral em Crianças Infectadas pelo HIV do MS.

DIAGNÓSTICO DA INFECÇÃO PELO HIV

Diagnóstico clínico

A AIDS é a consequência final e mais grave da infecção pelo HIV. Na criança, a doença é distinta daquela do adolescente ou adulto e se manifesta por infecções de repetição ou oportunistas e neoplasias resultantes da imunossupressão induzida pela infecção pelo HIV. O espectro clínico da infecção é muito variável: desde formas totalmente assintomáticas até a apresentação completa da síndrome. No início do quadro, os sinais e sintomas são inespecíficos e incluem, de forma isolada ou associada, dificuldade em ganhar peso, adenomegalia, hepatoesplenomegalia, febre, anemia, plaquetopenia, diarreia prolongada, anormalidades neurológicas, candidíase oral de difícil controle e infecções bacterianas de repetição.

As infecções bacterianas recorrentes, que podem ser a primeira manifestação da doença, incluem desde quadros pouco severos, como otite média crônica, sinusite, infecções cutâneas e do trato urinário, até infecções graves, como pneumonias, abscessos de órgãos profundos, osteomielite, artrite séptica, septicemia, bacteremia e meningite. Formas pulmonares ou extrapulmonares de tuberculose podem ser a manifestação inicial da AIDS e servir como uma "doença sentinela" para a suspeição e investigação de infecção pelo HIV.

As infecções oportunistas, tais como pneumonia por *Pneumocystis jiroveci (carinii),* micobacteriose atípica, candidíase oral ou sistêmica, infecções crônicas ou recorrentes por CMV, toxoplasma, vírus varicela-zóster e herpes simples, ocorrem principalmente entre as crianças com imunodeficiência grave. As neoplasias são pouco frequentes nas crianças.

Como a doença secundária à infecção pelo HIV na criança pode ter apresentação muito variável e inespecífica, é necessário confirmar o diagnóstico laboratorial da infecção para depois avaliar as manifestações clínicas e realizar o diagnóstico sindrômico da doença.

Diagnóstico laboratorial

Na transmissão materno-infantil do vírus, os anticorpos anti-HIV maternos (transferidos passivamente para o bebê) podem persistir por até 18 ou mais meses, o que dificulta o diagnóstico sorológico da infecção na criança. Assim, quando a infecção ocorre por transmissão vertical, os testes sorológicos não têm valor, considerando-se infectada a criança que apresentar resultado positivo em duas amostras de sangue testadas pelos seguintes métodos: cultivo de vírus, quantificação de RNA viral plasmático, detecção do DNA pró-viral ou antigenemia p24 após dissociação ácida de imunocomplexos. Esses testes deverão ser realizados após duas semanas de vida. A antigenemia p24 com acidificação somente poderá ser utilizada como critério de diagnóstico quando associada a um dos demais métodos citados. O fluxograma abaixo é proposto pelo MS (Figura 8.2).

Criança infectada

Em crianças com idade > 18 meses, o diagnóstico será confirmado por meio de um teste sorológico de triagem com princípios metodológicos e/ou antígenos diferentes de anti-HIV-1 e anti-HIV-2 e um teste confirmatório positivo. Uma criança < 18 meses é considerada como provavelmente infectada se apresentar dois testes de quantificação do RNA viral plasmático (carga viral) ou detecção do DNA pró-viral entre 1 e 6 meses, sendo um destes após o quarto mês de vida. Esses testes deverão ser realizados a partir do primeiro mês de vida.

Criança não infectada

As crianças com idade > 18 meses são consideradas não infectadas se apresentarem uma amostra não reagente em teste de detecção para anticorpos anti-HIV ou uma amostra negativa em dois testes rápidos. Em caso de resultados discordantes nos dois primeiros testes, realiza-se o terceiro teste rápido. Se esse terceiro teste resultar negativo, considera-se a amostra negativa para HIV. Uma criança < 18 meses é considerada como provavelmente não infectada se apresentar dois testes negativos (amostras distintas de sangue) dos seguintes métodos: detecção de RNA ou DNA viral, entre 1 e 6 meses, sendo um deles após o quarto mês de vida e um teste de detecção de anticorpo anti-HIV não reagente após os 12 meses.

O fluxograma da Figura 8.2 para utilização dos testes de quantificação do RNA viral deverá ser seguido para confirmação ou exclusão do diagnóstico de infecção pelo HIV em crianças até 24 meses de vida. Importante considerar que os critérios indicados para exclusão da infecção aplicam-se às crianças que não estejam sendo amamentadas pela mãe HIV-positiva. A amamentação, em qualquer período, é considerada como nova exposição ao HIV e, se ela acontecer, a criança deve ser submetida a nova rotina de diagnóstico da infecção pelo vírus.

1. Manter o acompanhamento clínico nas crianças consideradas como não infectadas, de acordo com as recomendações estabelecidas, e fazer sorologia anti-HIV nas maiores de 12 meses. Caso a criança tenha sido amamentada, o presente algoritmo deve ser iniciado dois meses após a suspensão do aleitamento materno, visando minimizar a ocorrência de resultados falso-negativos.
2. Esse fluxograma foi elaborado para o uso de testes de detecção quantitativa de RNA viral plasmático (carga viral). Valores até 10.000 cópias/ml sugerem resultados falso-positivos e devem ser cuidadosamente analisados dentro do contexto clínico, demandando nova determinação em um intervalo de quatro semanas.

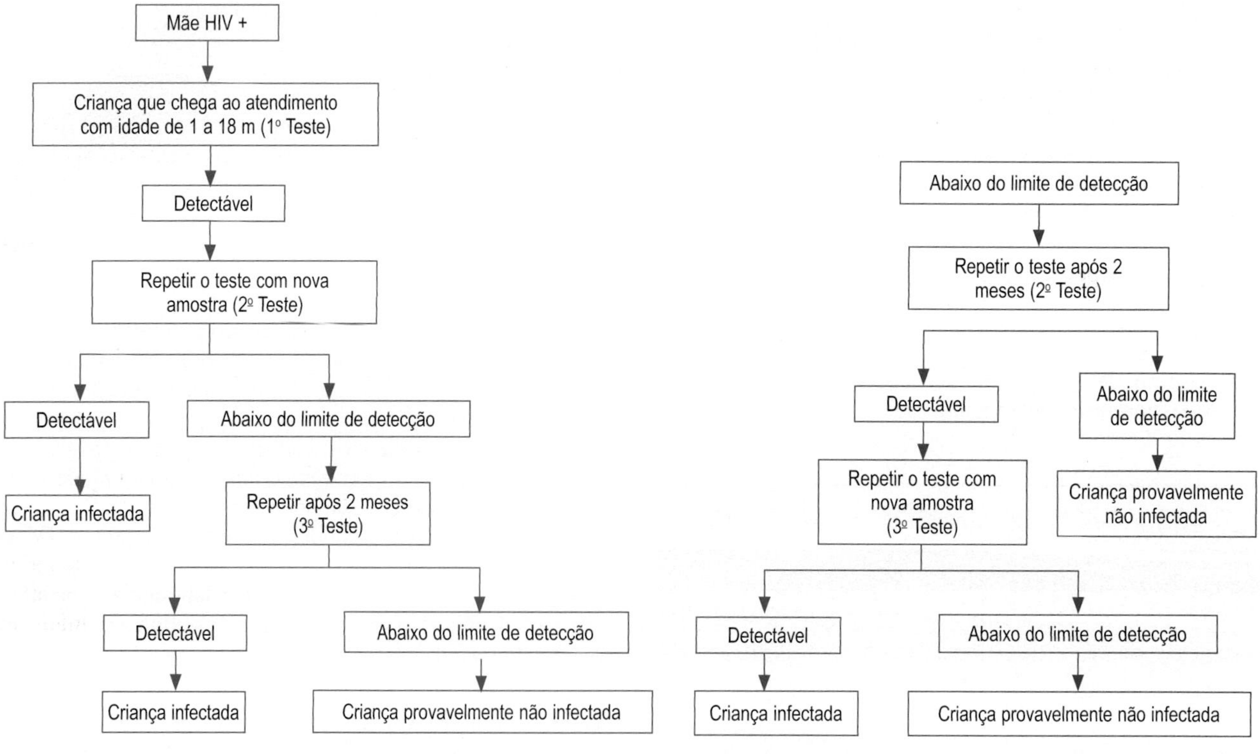

Figura 8.2 Fluxograma para utilização de testes de quantificação de RNA visando à detecção da infecção pelo HIV em crianças com idade entre 1 e 18 meses, nascidas de mães infectadas pelo HIV.

3. Para garantir a qualidade dos procedimentos e considerando a possibilidade de contaminação e/ou troca de amostra, bem como a necessidade de confirmação do resultado obtido, recomenda-se a coleta de nova amostra e a priorização da repetição do teste no menor espaço de tempo possível. Em crianças cuja primeira amostra tenha sido colhida em idade superior a 4 meses, a segunda coleta pode ser realizada com o intervalo mínimo de um mês.

Classificação da infecção pelo HIV em Crianças

As crianças infectadas devem ser classificadas segundo parâmetros clínicos e imunológicos utilizando-se um sistema alfanumérico, proposto pelos Centers for Disease Control and Prevention. As letras (N, A, B ou C) correspondem às categorias clínicas e os números (1, 2 e 3) correspondem às categorias imunológicas.

Categorias clínicas

Categoria N – Assintomáticos:

Ausência de sinais e/ou sintomas ou com apenas uma das condições da categoria A.

Categoria A – Sinais e/ou sintomas leves, com a presença de duas ou mais das condições abaixo:

- linfadenopatia (> 0,5 cm em mais de duas cadeias diferentes);
- hepatomegalia;
- esplenomegalia;
- parotidite crônica;
- infecções persistentes ou recorrentes de vias aéreas superiores (otite média ou sinusite).

Categoria B – Sinais e/ou sintomas moderados:

- anemias (Hb < 8 g/dL), neutropenia (< 1.000/mm^3) ou trombocitopenia (< 100.000/mm3) por mais de 30 dias;
- infecção bacteriana invasiva (meningite bacteriana, pneumonia ou sepse);
- candidíase oral persistindo por mais de dois meses;
- miocardiopatia;
- infecção por citomegalovírus (CMV) antes de um mês de vida;
- diarreia recorrente ou crônica;
- hepatite;
- estomatite pelo vírus herpes simples (HSV) recorrente (mais que dois episódios/ano);
- pneumonite ou esofagite por HSV, com início antes de um mês de vida;
- herpes-zóster, com dois episódios ou mais de um dermátomo;
- pneumonia intersticial linfocítica (LIP);
- nefropatia;
- febre persistente (> um mês);
- toxoplasmose antes de um mês de vida;
- varicela disseminada ou complicada.

Categoria C – Sinais e/ou sintomas graves:

- infecções bacterianas graves, múltiplas ou recorrentes (confirmadas por cultura, dois episódios em intervalo de um ano): septicemia, pneumonia, meningite, infecções osteoarticulares, abscessos de órgãos internos;
- candidíase esofágica ou pulmonar;
- coccidioidomicose disseminada;
- criptococose extrapulmonar;
- criptosporidíase ou isosporíase com diarreia (> um mês);
- CMV em locais além do fígado, baço ou linfonodos, a partir de um mês de vida;
- encefalopatia pelo HIV (achados que persistem por mais de dois meses), em razão de:
  - déficit do desenvolvimento neuropsicomotor;
  - evidência de déficit do crescimento cerebral ou microcefalia adquirida identificada por medidas de perímetro específico ou atrofia cortical mantida em tomografia computadorizada ou ressonância magnética sucessiva de crânio;
  - déficit motor simétrico com dois ou mais dos seguintes achados: paresias, reflexos patológicos ataxia e outros;
- infecção por HSV, úlceras mucocutâneas com duração maior que um mês ou pneumonite ou esofagite (crianças > um mês de vida);
- histoplasmose disseminada;
- *Mycobacterium tuberculosis* disseminada ou extrapulmonar;
- *Mycobacterium* ou outras espécies disseminadas;
- *Mycobacterium avium* ou *M. kansasii* disseminados;
- pneumonia por *Pneumocystis jiroveci (carinii);*
- salmonelose disseminada recorrente;
- toxoplasmose cerebral com início após o primeiro mês de vida;
- síndrome da caquexia, manifestada em:
  - perda de peso > 10% do peso anterior, ou queda de 2 ou mais percentis nas tabelas de peso para a idade, ou
  - peso abaixo do percentil 5, em duas medidas sucessivas, e diarreia crônica (duração maior que 30 dias), ou
  - febre por 30 dias ou mais, documentada;
- leucoencefalopatia multifocal progressiva (LEMP);
- sarcoma de Kaposi;
- linfoma primário do cérebro e outros linfomas.

A presença de um desses quadros obriga o médico a investigar detalhadamente a epidemiologia, indicar exames comprobatórios de infecção pelo HIV e possível início da terapia antirretroviral.

Tabela 8.2 Categorias imunológicas baseadas em contagem absoluta ou percentual de linfócitos TCD_4+, segundo Centers for Disease Control, adotado pelo Ministério da Saúde, Brasil, 1994.

Alteração imunológica	Contagem de células TCD_4+ (células/mm^3 e %)		
	Idade		
	< 12 meses	1 a 5 anos	6 a 12 anos
Ausente (1)	1.500 (25%)	1.000 (25%)	≥ 500 (25%)
Moderada (2)	750-1.499 (15-24%)	500-999 (15- 24%)	200-499 (25-24%)
Grave (3)	< 750 (15%)	< 500 (< 15%)	< 200 (< 15%)

TRATAMENTO

O tratamento antirretroviral em crianças tem várias semelhanças com o tratamento do adulto, mas as peculiaridades da infecção pelo HIV na criança exigem do médico conhecimentos adicionais para tratar a criança: as manifestações clínicas e os marcadores virológicos e imunológicos (Tabela 8.3) são diferentes na criança, a farmacocinética das drogas é diferente e pouco conhecida, o crescimento da criança requer modificações frequentes das doses e esquemas terapêuticos, nem todas as drogas estão disponíveis em solução, o sabor (tolerabilidade) das drogas é ruim e a aderência ao esquema depende de todos esses fatores, além da disponibilidade de um adulto em oferecer as drogas de forma persistente e correta.

Há evidências demonstrando que a introdução da terapia antirretroviral precoce e potente na criança se associa à enorme melhora na qualidade de vida, redução importante da mortalidade e menor incidência de doenças complicando a infecção pelo HIV. Entretanto, utilizar corretamente a terapia não é fácil, e as complicações de seu uso, tais como efeitos metabólicos adversos, dificultam a manutenção da terapia.

Embora o propósito maior da terapia seja diminuir a replicação viral até níveis de indetecção, isso não é sempre possível e, algumas vezes, preservar ou recuperar a resposta imune em níveis que previnem ou retardam a progressão da doença é o alvo da terapia.

Os medicamentos antirretrovirais utilizados comumente para crianças e adolescentes estão incluídos em seis grupos de drogas:

1. **Inibidores de transcriptase reversa análogos nucleosídeos (ITRN)**: abacavir (ABC), didanosina (ddI), estavudina (d4T), lamivudina (3TC) e zidovudina (AZT).
2. **Inibidores de transcriptase reversa análogos nucleotídeos (ITRNt)**: tenofovir (TDF).
3. **Inibidores de transcriptase reversa não análogos nucleosídeos (ITRNN)**: efavirenz (EFV) e nevirapina (NVP).
4. **Inibidores de protease (IP)**: fosamprenavir (FPV), atazanavir (ATV), indinavir (IDV), lopinavir (LPV), ritonavir (RTV), saquinavir (SQV), darunavir (DRV), tipranavir (TPV).
5. **Inibidores de fusão**: enfuvirtide (T-20).
6. **Inibidores da integrase**: raltegravir (RAL).

A terapia é na maioria das vezes composta por pelo menos três drogas antirretrovirais, em geral duas drogas da classe de inibidores da transcriptase reversa análoga de nucleosídeo (ITRN), com uma droga da classe dos inibidores da transcriptase reversa não análoga de nucleosídeo (ITRNN) ou inibidores de protease (IP). É aconselhável manter 3TC nos esquemas iniciais e utilizar pelo menos uma das drogas ITRN com boa penetração no SNC (AZT, ABC ou D4T). A mudança no esquema terapêutico está indicada quando ocorre falha terapêutica, intolerância ou toxicidade. As associações de dois ITRN(t) com o uso combinado com ITRNN ou IP preferenciais em crianças e adolescentes com peso superior a 40 quilos são AZT + 3TC ou ABC + 3TC ou TDF + 3TC e para menores de 40 quilos são AZT + 3TC ou ABC + 3TC. Lembrar que nos esquemas com ITRNN há menor risco de dislipedemia e lipodistrofia enquanto naqueles com IP há maior barreira genética, com menor risco de resistência viral.

A indicação de início do tratamento antirretroviral proposta pelo Ministério da Saúde em 2009 baseia-se na classificação clínica e imunológica da infecção pelo HIV para os maiores de 12 meses. Já em crianças menores de 3 meses, diante do elevado risco de progressão da doença e da evidência da eficácia do tratamento precoce, deve-se se iniciar tratamento em todas as crianças menores de 12 meses, independente de sintomatologia clínica, classificação imunológica ou carga viral.

Tabela 8.3 Parâmetros clínicos, imunológicos e virológicos para início da terapia antirretroviral em crianças, por faixa etária.

Idade	Critérios	Recomendação
< 12 meses	Independente de manifestações clínicas, CD4 e carga viral	Tratar
≥ 12 e < 36 meses	Critérios clínicos: categoria CDCB* ou C Critérios laboratoriais: - CD$: < 25% ou < 750 céls/mm³ - Carga viral: > 100.000 cópias/mm³	Tratar Tratar Considerar tratamento
≥ 36 e < 60 meses	Critérios clínicos: categoria CDCB* ou C Critérios laboratoriais: - CD4: < 20% ou < 500 céls/mm³ - Carga viral: > 100.000 cópias/mm³	Tratar Tratar Considerar tratamento
> 5 anos	Critérios clínicos: categoria CDCB* ou C Critérios laboratoriais: - CD4: < 15% ou < 350 céls/mm³ - Carga viral: > 100.000 cópias/mm³	Tratar Tratar Considerar tratamento

* Exceto LIP, plaquetopenia, tuberculose pulmonar, febre persistente e episódio único de pneumonia.

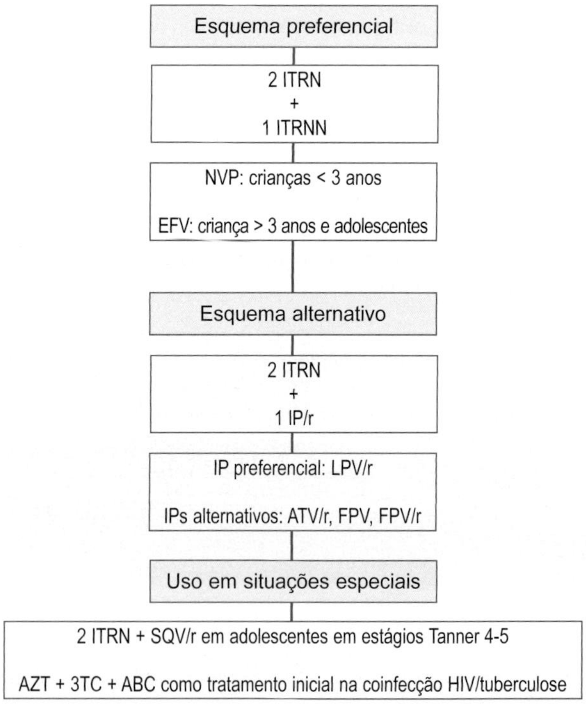

Figura 8.3 Fluxograma para terapia antirretroviral em crianças.

A recomendação de tratamento para os maiores de 12 meses de idade é para os que se inserirem na categoria clínica B ou C. Crianças nas categorias clínicas N ou A, devem iniciar tratamento quando o percentual de CD_4 ou a sua contagem absoluta atingem valores definidos para cada faixa etária. Em crianças nas categorias clínicas N ou A e sem imunossupressão, o tratamento deve ser considerado se CV > 100.000 cópias/mm^3.

Considera-se fundamental que a adesão ao tratamento, esclarecimentos e a identificação de potenciais problemas sejam abordados antes do início da TARV e nas visitas subsequentes.

Mudanças na terapia antirretroviral

O esquema terapêutico inicial deve ser modificado quando houver intolerância, toxicidade ou falha terapêutica. A adesão ao tratamento deve ser investigada e estimulada em cada visita, pois as falhas do tratamento se associam frequentemente às dificuldades de adesão ao esquema terapêutico proposto.

Antes de indicar mudança terapêutica baseada em sinais de intolerância, deve-se considerar que os sintomas mais frequentes, como náuseas, vômitos, dor abdominal e cefaleia, são leves e geralmente desaparecem após as primeiras semanas de uso.

A eficácia da terapia antirretroviral (para fins de mudanças na terapia) deverá ser avaliada após oito a 12 semanas de uso, através da avaliação clínica e da quantificação da carga viral do HIV e do número de células CD_4.

Consideram-se sinais clínicos de falha terapêutica: deterioração neurológica, falha no crescimento e/ou desenvolvimento neuropsicomotor e mudança de categoria clínica. A mudança de categoria clínica com estabilidade imunológica e viral nem sempre implica necessidade de mudança de terapia.

Considera-se falha imunológica: mudança de categoria imunológica ou redução de > 20% na contagem absoluta ou percentual dc células T CD_4 em, pelo menos, duas determinações seriadas. Para criança na categoria imunológica 3 (CD_4 < 15%), decréscimo persistente igual ou maior que 5% (por exemplo: de 15% para 10%, ou de 10% para 5%).

Considera-se boa resposta virológica a diminuição de carga viral superior a cinco vezes (0,7 log) em crianças menores de 2 anos e, de pelo menos três vezes (0,5 log), nas maiores de 2 anos de idade. Os testes devem ser confirmados em segunda determinação e deve ser considerada como falha virológica apenas a resposta virológica inferior à minimamente aceitável depois de oito a 12 semanas de tratamento:

a) crianças em uso de 2 ITRN + 1 IP, 2 ITRN + 1 ITRNN ou 3 ITRN: redução < 1,0 log em relação ao nível inicial.
b) crianças em uso de 2 ITRN: redução < 0,7 log em relação ao nível inicial.
c) aumento persistente da carga viral depois do início do tratamento: > 0,7 log em crianças < 2 anos, e > 0,5 log em crianças > 2 anos.

A carga viral indetectável nem sempre é alcançada em crianças, não sendo indicação absoluta de falha terapêutica; a diminuição persistente de 1,5 a 2 log, associada com boa evolução clínica e estabilidade da resposta imunológica, é considerada boa resposta e não justifica a troca. As crianças que apresentaram supressão virológica e, posteriormente, voltaram a apresentar carga viral detectável em níveis inferiores aos de pré-tratamento devem ser avaliadas com cuidado, nem sempre implicando mudança de terapêutica (Figura 8.4).

Teste de genotipagem

O teste de genotipagem tem grande utilidade nos pacientes apresentando falha terapêutica. Segundo MS/SVS/DST/AIDS, nas recomendações de tratamento para crianças, os benefícios potenciais dos testes de genotipagem na prática

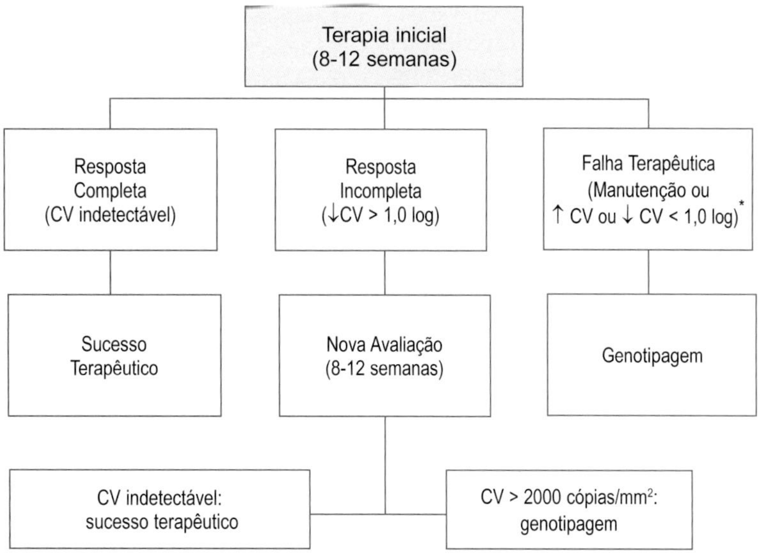

* Reavaliar sistematicamente a adesão à terapia antirretroviral antes de definir falha terapêutica

Fonte: MS/SVS/DST/AIDS. Recomendações para a Terapia Antirretroviral em Crianças e Adolescentes pelo HIV-2009.

Figura 8.4 Fluxograma para monitoramento e manejo da resposta à terapia antirretroviral.

clínica podem ser: esquemas de resgate mais efetivos, com trocas direcionadas de esquemas antirretrovirais; trocas desnecessárias de antirretrovirais, propiciando o uso de drogas ativas por períodos mais prolongados; evitar a manutenção da toxicidade de drogas inativas. A Rede Nacional de Genotipagem (RENAGENO) indica a realização dos testes de genotipagem em todas as crianças e adolescentes com falha terapêutica virológica. A solicitação do teste de genotipagem deve ocorrer já na primeira falha para maior sucesso no resgate.

A grande utilização de antirretrovirais em gestantes pode induzir resistência primária no recém-nascido, portanto há indicação para a realização de teste de genotipagem antes do início do tratamento em todas as crianças e adolescentes.

Critérios para a solicitação do teste de genotipagem em crianças e adolescentes:

- Falha virológica confirmada.
- Carga viral igual ou superior a 2.000 cópias/ml.
- Uso regular de terapia antirretroviral no momento da coleta de material para o exame (há pelo menos seis meses, ou três meses no caso de gestantes adolescentes).
- Para início de terapia antirretroviral.

Contraindicações:

- Teste de genotipagem prévio evidenciando ausência de opções terapêuticas por resistência completa, exceto diante da disponibilização de novas drogas.
- Não adesão ao tratamento antirretroviral.

Considerações para o uso adequado do teste de genotipagem:

- A adesão ao tratamento antirretroviral deve ser sempre muito bem avaliada antes da solicitação do teste.
- A presença de cargas virais muito elevadas pode indicar falta de adesão ao tratamento.
- A ocorrência de infecções transitórias e/ou vacinações, eventos muito comuns na faixa etária pediátrica, pode provocar aumentos temporários da carga viral, não relacionados à falha virológica. Assim, essa deve ser confirmada por dois testes de carga viral, com intervalo superior a três semanas.
- A realização do teste deve ser feito na vigência do esquema antirretroviral.
- Após 12 meses da coleta do sangue para o teste, o resultado de um teste de genotipagem deve ser considerado desatualizado, uma vez que durante esse período podem ter surgido novas mutações.

Tratamento de infecções associadas

Considerando-se que os agentes etiológicos das infecções bacterianas são os mesmos usualmente encontrados em crianças não infectadas pelo HIV, a conduta antimicrobiana segue o já preconizado para cada situação.

Algumas infecções virais, habitualmente não tratadas de rotina em pacientes imunocompetentes, como varicela, herpes-zóster e citomegalovirose, recebem a terapia específica. O mesmo se aplica para as infecções oportunistas, conforme a Tabela 8.4.

As manifestações não infecciosas como a pneumonia intersticial linfocítica (LIP) e a púrpura trombocitopênica idiopática (PTI) devem ser tratadas. A LIP, em pacientes com pO2 < 65 mmHg, deve receber prednisona 1 a 2 mg/kg/dia, VO, por três a quatro semanas. Na PTI, com contagem de plaquetas abaixo de 20.000-30.000/mm^3 e/ou manifestações hemorrágicas, indica-se imunoglobulina endovenosa humana (Ig), 400 mg/kg por cinco dias. Dependendo da evolução, utilizar prednisona 1 a 2 mg/kg/dia, VO, duas semanas, com redução progressiva. A manutenção é feita com Ig endovenosa, 400 mg/kg mensal.

Profilaxia para infecções oportunistas (primária e secundária)

Considerando a imunossupressão decorrente à doença, como é indicado para outros pacientes imunossuprimidos, também adotam-se condutas profiláticas primárias ou secundárias (recidivas) contrainfecções oportunistas (Tabelas 8.5 e 8.6).

A suspensão das profilaxias para as infecções oportunistas está baseada em estudos realizados em adultos, nos pacientes com evidência de reconstituição imunológica, considerada com níveis CD4 > 25%, mantidos no período mínimo de seis meses. A suspensão da profilaxia secundária, segundo esses critérios, só pode estender-se para *P. jiroveci* (*carinii*) e citomegalovírus.

SEGUIMENTO

O seguimento clínico de rotina das crianças infectadas ou com a doença já instalada é importante, no sentido da detecção precoce de sinais ou sintomas clínicos sugestivos de doença com pronta orientação profilática e terapêutica.

No acompanhamento inicial da criança nascida de mãe soropositiva pelo HIV, deve-se proceder a investigação para outras doenças infecciosas passíveis de transmissão in- trauterina ou perinatal, como sífilis, hepatites B e C, herpes simples, toxoplasmose e citomegalovirose. Considerando a história familiar dos pais, deve-se investigar outras doenças cuja transmissão poderiam ocorrer para a criança como, por exemplo, a tuberculose.

Sugerem-se consultas, mensal ou bimensal, nos primeiros seis meses e, trimestral, a partir do segundo semestre de vida para avaliações nutricionais, aderência terapêutica, efeitos colaterais da medicação utilizada, intercorrências infecciosas, eventuais internações, desenvolvimento neuropsicomotor e resultados de exames laboratoriais.

Podem-se estabelecer controles laboratoriais para a avaliação de carga viral e contagem de CD_4/CD_8, a cada três meses, ou mais precoce quando eventualmente ocorrer uma alteração desfavorável. Recomenda-se repetir o(s) exame(s) com uma semana de intervalo para a confirmação da alteração ou após um mês, se houver uma intercorrência infecciosa ou vacinação no período do exame. Controles hematológicos e bioquímicos devem ser efetuados nesse período para monitorar toxicidade medicamentosa.

Com relação às imunizações, sabe-se que a eficácia da resposta vacinal em crianças infectadas pelo vírus HIV varia de acordo com o grau de imunossupressão. Portanto deve-se indicar todas as vacinas necessárias antes que haja um comprometimento significativo do sistema imune.

Tabela 8.4 Tratamento de infecções associadas ao HIV.

Infecção	Indicação	Regime 1ª Escolha	Regime alternativo
Varicela-zóster e herpes zóster	Exposição, sem história de varicela	Aciclovir 30 mg/kg/dia, EV, 8/8 h, ou 80 mg/kg/dia, VO, 5x/dia, 7-10 dias	Foscarnet EV, 180 mg/kg/dia, por 7-10d Adolesc: Valaciclovir 20-25 mg/kg/dose VO
Herpes simples		Idem à varicela 14-21 dias	Foscarnet EV, 180 mg/kg/dia, 14-21d 3x/d
Citomegalovirose		Ganciclovir 10 mg/kg/dia, EV, 2x/dia, por 14-21 dias	Foscarnet EV, 180 mg/kg/dia, 21 dias e profilaxia após
Pneumocistose	Suspeitar: insuficiência respiratória aguda, PaO_2 < 70 mmHg e DHL > 500 U/l	SMX 100 mg/kg/dia ou TMP 20 mg/kg/dia, EV, 6/6 h, 21 dias. Associar prednisona ou hidrocortisona 5-10 dias	Pentamidina 4 mg/kg/dia, EV, 1x/d, 21d ou Dapsona 2 mg/kg/dia, VO, 1x/d + SMX-TMP, VO, 4x/d, 21d
Toxoplasmose		Sulfadiazina 100 mg/kg/dia, VO, 6/6 h + Pirimetamina 1 mg/kg + ácido folínico 5-10 mg/dia, por 4-6 semanas, VO	Clindamicina 40 mg/kg/dia, VO/EV, 6/6 h + Pirimetamina + ácido folínico por 4-6 semanas
Criptosporidiose		Paramomicina 30 mg/kg/d VO e/ou Azitromicina 10 mg/kg/d	Nitazoxamida: cças 1-3a: 100 mg 2x/d VO 13 dias 4-11a: 200 mg 2x/d > 12a: 500 mg 2x/d ou Espiramicina 100 mg/kg/dia 2x/d 10d
Isosporidiose		SMX 40 mg/kg/dia ou TMP 8 mg/kg/dia VO, 6/6 h, 10 dias, seguido de 12/12 h, até o 28º dia	Manutenção: SMX-TMP, 2x/d, 3x/sem
Tuberculose		Isoniazida (INH) + Rifampicina (RMP) + Pirazinamida (PZA), 2 meses e se > 10a, INH + RMP + PZA + Etambutol Isoniazida + Rifampicina, 4 meses	INH + RMP + PZA + Etambutol, 2 meses INH + RMP + BEM,4 meses
Micobacteriose atípica (MAI)		Claritromicina 15 mg/kg/dia, VO, 2x/dia ou Azitromicina 20 mg/kg/dia, VO, 2x/dia + Etambutol 15-20 mg/kg/dia, 1x/d, 8-12 sem	

Tabela 8.5 Profilaxia primária para infecções oportunistas em crianças infectadas pelo HIV.

Patógeno	Indicação	Regime 1ª escolha	Regime alternativo
Pneumocystis jiroveci (carinii)	Crianças de 4-6 semanas a 12 meses com infecção indeterminada ou confirmada 1-5 anos: CD_4 < 500 (15%) 6-12 anos: Cd_4 < 200 (15%)	SMX/TMP, 750 mg (SMX) m²/d 2 doses, 3x/sem ou dose total, 1x/dia	Pentamidina 4 mg/kg, EV, a cada 2-4 sem. Cças > 5 anos: aerossol 300 mg, 1x/mês ou dapsona 1-2 mg/kg/dia, 1x/sem ou atovaquona 4m-24m: 30 mg/kg/d VO > 24m: 45 mg/kg/d VO
M. tuberculosis	Contato com doença ativa Intradomiciliar; PPD com enduração ≥ 5 mm em > 2a	Isoniazida 10 mg/kg/dia, 6 meses Repetir ciclo se reexposição	
Vírus varicela-zóster	Exposição, sem história de Varicela	VZIG 1,25 mL/10 kg IM, até 96 horas da exposição	Aciclovir 20 mg/kg/dose, VO, 6/6 h do 7º ao 10º dia da exposição, 5-7d
Vírus do sarampo	Exposição em paciente susceptível	Ig humana IM, 0,5 mg/kg, até 6 dias do contato	
Toxoplasma gondii	Sorologia positiva (Ig G) e CD_4 < 100/mm³ (> 6 anos) e CD_4 < 15% (< 6 anos)	SMX/TMP, 750 mg (SMX)m2/d, 12/12 horas, diário ou 1x/d dose total, 3x/semana	Sulfadiazina 75 mg/kg/dia, VO, 2x/d + Pirimetamina 1 mg/kg + ácido folínico 5-10 mg/d, 3x/semana
Doença bacteriana	Hipogamaglobulinemia ou déficit funcional de produção de anticorpos	Imunoglobulina humana endovenosa 400 mg/kg/mês	SMX/TMP, 750 mg (SMX) m²/d, 2 doses, 3x/semana
Micobacteriose atípica (MAI)	< 12 m: CD_4 < 750 1-2 a: CD_4 < 500 2-6 a: CD_4 < 75 ≥ 6 a: CD_4 < 50	Claritromicina 15 mg/kg/dia, 2x/d ou azitromicina 20 mg/dia, 1x/semana	Azitromicina 5 mg/kg (máx 250 mg) VO, diariamente

Tabela 8.6 Profilaxia secundária para infecções oportunistas em crianças infectadas pelo HIV.

Patógeno	Indicação	Regime 1ª escolha	Regime alternativo
I. Por tempo indeterminado			
P. jiroveci (carinii)	Pneumocistose prévia	SMX/TMP, 750 mg (SMX)m2/d, 2 doses, 3x/semana, dias consecutivos ou alternados	• Pentamidina 4 mg/kg, EV, a cada 2-4 sem • Crianças > 5 anos: pentamidina aerossol 300 mg, 1x/m ou dapsona 1 mg/kg/dia
Cryptococcus neoformans	Doença prévia	Fluconazol 5 mg/kg/dia	• Itraconazol 5 mg/kg/dia, 3x/semana • Anfotericina B 1 mg/kg, EV, 3x/semana
Histoplasma capsulatum	Doença prévia	Itraconazol 5 mg/kg/dia, a cada 24-48 horas	• Anfotericina B 1mg/kg, EV, 3x/semana
Citomegalovírus	Doença prévia	Ganciclovir 6 mg/kg/dia, EV, 5x/sem ou 10 mg/kg/dia, EV, 3x/semana	• Foscarnet 90-120 mg/kg/dia, EV, 1x/dia
Toxoplasma gondii	Encefalite por Toxoplasmose prévia	Sulfadiazina 75 mg/kg/dia, VO, 2x/dia + pirimetamina 1 mg/kg + ácido folínico 5-10 mg/dia 3x/semana	• Clindamicina 20-30 mg/kg/dia, 4x/dia + pirimetamina + ácido folínico
Micobacteriose atípica (MAI)	Doença prévia	Claritromicina 15 mg/kg/dia, 2x/dia + etambutol 25 mg/kg/dia	

As crianças infectadas pelo HIV devem receber todas as vacinas do calendário oficial, com exceção da BCG em crianças sintomáticas. As vacinas contra o sarampo e a tríplice viral (contra sarampo, caxumba e rubéola) não devem ser aplicadas em crianças com grave comprometimento da imunidade (classificação imunológica 3).

A imunização com BCG ao nascimento tem sido empregada nos países em desenvolvimento, incluindo o Brasil, onde a tuberculose é endêmica, considerando que os benefícios da prevenção sobrepõem-se ao pequeno risco das complicações como: linfadenite, fístula, osteomielite e disseminação. Para as crianças que chegam aos serviços ainda não vacinadas, a vacina deve ser indicada para as assintomáticas e sem sinais de imunodepressão.

Com relação à imunização contra a poliomielite, sempre que possível utilizar a vacina de vírus mortos (IPV), no entanto, se não for disponível utilizar a vacina antipólio oral (OPV). Os contatos domiciliares da criança com HIV também devem receber a IPV. As demais vacinas do calendário devem ser administradas dentro do período preconizado (DPT, hepatite B, Hib). Indicam-se quatro doses de hepatite B e um reforço de Hib a cada cinco anos.

Algumas vacinas não incluídas no calendário oficial são disponibilizadas às crianças com HIV, nos centros de referência para imunobiológicos especiais (CRIE) do Ministério da Saúde, considerando a maior susceptibilidade e gravidade das doenças. Elas são: a vacina de poliomielite com vírus mortos (IPV), a vacina pneumocócica conjugada 7-valente a partir de 2 meses, seguindo o esquema habitual e vacina 23-valente a partir de 2 anos de idade, com um reforço após 5 anos; a vacina contra o vírus influenza, aplicada anualmente, a partir dos 6 meses de idade; a vacina antivaricela para crianças N1 e A1, a vacina antimeningocócica e a vacina contra hepatite A. Quanto à vacina da febre amarela, considerar a condição imunológica e situação epidemiológica local, uma vez que a eficácia e a segurança para pacientes com HIV não foram ainda estabelecidas.

As crianças não infectadas devem realizar acompanhamento periódico (anual) na unidade especializada até o final da adolescência, em virtude de terem sido expostas ao HIV, mas também às drogas antirretrovirais. Essa preocupação reside no fato de não se conhecerem as possíveis repercussões da exposição a tais medicamentos no médio e no longo prazo.

PROGNÓSTICO

Com o avanço nas estratégias de diagnóstico e tratamento da doença, a qualidade e a sobrevida dos pacientes vêm melhorando nos últimos anos. A probabilidade de sobrevida, em crianças, aos 60 meses após o diagnóstico que era de 8,3%, dentre aquelas diagnosticadas em 1995 e 1996, passou para 86,3% entre as diagnosticadas em 1999 e 2002.

Até 2008, foram declarados 3.758 óbitos por AIDS em menores de 5 anos de idade. O coeficiente de mortalidade era de 2,0 óbitos por 100.000 habitantes em 1996, passando para 0,6 óbito por 100.000 habitantes em 2008 (Figura 8.5).

A evolução da AIDS na criança é mais rápida do que no adulto sendo, portanto, fundamental o diagnóstico precoce e instituição da terapia apropriada, garantindo uma melhor sobrevida para o pequeno paciente. Os estudos demonstram que as seguintes situações são importantes como fatores para a sobrevivência: acesso ao diagnóstico e ao acompanhamento clinicolaboratorial; acesso à terapêutica (antirretroviral profilática específica para diferentes situações) e acesso a cuidados multidisciplinares.

O acompanhamento dessas crianças exige uma ação integrada da família ou dos que ficam responsáveis por elas com a equipe que presta a assistência multidisciplinar, de forma que se obtenha a confiança das mesmas, tornando mais amenas as dificuldades que encontram no percurso da doença. Assim, a maior sobrevida deverá ser benéfica e com qualidade e não significar apenas um maior tempo em vida.

Tabela 8.7 Vacinação da criança infectada pelo HIV. Ministério da Saúde do Brasil, 2006, modificado.

Calendário Vacinal da Criança Infectada Pelo HIV												
Vacina	**Idades**											
	RN	**1m**	**2m**	**4m**	**6m**	**7m**	**12m**	**15m**	**18m**	**24m**	**4-6 anos**	**14-16 anos**
Hep B	•	•			•		•					
BCG ID	•											
DTP ou DTPa			•	•	•			•			•	
Hib			•	•	•			•				
VIP ou VOP			•	•	•			•			•	
Rotavírus			•	•								
Pnc7			•	•	•		•					
Inf					•	•						
SRC							•				•	
VZ							•	•				
Hep A							•		•			
Pn23										•	•	
DT ou dTpa												•
Vacina conjugada contra meningococo C: 3 e 5 meses com reforço após os 12 meses; indicada pela situação epidemiológica.												

Legendas: HepB = hepatite B; Hib = *Haemophilus influenzae* tipo b; DTP = difteria, tétano e pertussis; DTPa = difteria, tétano e pertussis acelular; VIP = vacina injetável contra pólio; VOP = vacina oral contra pólio; Pnc7 = vacina contra pneumococo conjugada 7-valente; Inf = vacina contra influenza; Hep A = hepatite A; SRC = vacina contra sarampo, caxumba e rubéola; VZ = vacina contra varicela-zóster; Pn23 = vacina polissacarídica contra pneumococo 23-valente.
Fonte: Ministério da Saúde do Brasil 2006.

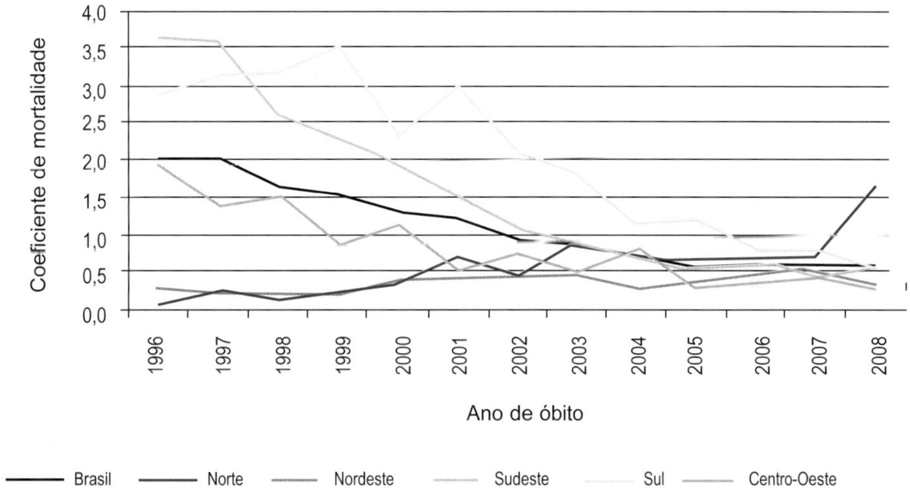

Fonte: MS/SAS/DASIS/Sistema de informações sobre Mortalidade – SIM
População: MS/SE/DATASUS em <www.datasus.gov.br no menu informações em saúde> Demográfica e socioeconômicas, acessado em 20/10/2009.

Figura 8.5 Coeficiente de mortalidade por Aids em menores de cinco anos de idade segundo região de residência. Brasil, 1996-2008.

REFERÊNCIA BIBLIOGRÁFICA

Brasil. Ministério da Saúde, Secretaria de Vigilância em Saúde, Programa Nacional de DST e AIDS. Recomendações para terapia em crianças e adolescentes infectados pelo HIV. Séries Manuais. Brasília; 2009. n. 85.

Brasil. Ministério da Saúde. Manual dos centros de referência para imunobiológicos especiais. 3ª ed. Brasília; 2007.

Brasil. Ministério da Saúde. Secretaria de Vigilância em Saúde. Recomendações para tratamento antirretroviral em crianças infectadas pelo HIV. Série A. Normas e Manuais Técnicos. Ministério da Saúde. Secretaria de Vigilância em Saúde. Brasilia; 2009. p. 13-4. (www.aids.gov.br/ documentos e publicações).

Centers for Disease Control And Prevention (CDC). Guidelines for prevention and treatment of opportunistic infections among

HIV-exposed and HIV-infected children. [acesso em 20 jun 2008]. Disponível em http://aidsinfo.nih.gov

Centers for Disease Control and Prevention. 1994. Revised classification system for human immunodeficiency virus infection in children less than 13 years of age. MMWR. 1994;43(RR-12):1-10.

Centers For Disease Control And Prevention (CDC). Working Group on Antiretroviral Therapy of HIV-Infected Children. Guidelines for the use of antiretroviral agents in pediatric HIV infection. [S.l.]: The National Institutes of Health; 2008.

Connor EM, Sperling RS, Gerber R. Reduction of maternal-infant transmission of human immunodeficiency virus type I with zidovudine treatment. Pediatric AIDS Clinical Trias Group Protocol 076 Study Group. N Engl Med. 1994;331:1173-80(2).

Coordenação Nacional de DST/AIDS, Brasil. Boletim Epidemiológico – Ano XV, nº 01, 2002.

Coordenação Nacional de DST/AIDS, Brasil. Boletim Epidemiológico – Ano VI, nº 01, julho 2008-junho 2009.

de Martino M, Tovo P, Balducci MD, Gallil L, Gabiano C, Pezzotti PD for the Italian Register for HIV Infection in Children and the Italian National AIDS Registry. Reduction in mortality with availability of antiretroviral therapy for children with perinatal HIV-1 infection. JAMA. 2000;284:190-97.

Fiscus SA, Adimora AA, Schoenbach VJ, McKinney R, Lim W, Rupar D, et al. Trends in human immunodeficiency virus (HIV) counseling, testing, and antretroviral treatment of HIV-infected women amd perinatal transmission in North Carolina. J Infect Dis. 1999;180(1):99-105.

Fowler MG, Newell ML. Breast-feeding and HIV-1 transmission in resource – limited settings. JAIDS. 2002;30:230-9.

Gortmaker SL, Hughes M, Cervia J, Brady M, Johnson GM, Song LY, et al. Effect of combination therapy including protease inhibitors on mortality among children and adolescents infected with HIV-1. N England J Med. 2001;375:1522-8.

Landesman SH, Kalish LA, Burns DN, Minkoff H, Fox HE, Zorilla C, et al. Obstetrical factors and the transmission of human immunodeficiency virus type 1 from mother to child. NEJM 1996; 334(25): 1617-23.

Leroy V, Karon JM, Alioum A, Ekpini ER, Meda N, Greenberg AE, et al. Twenty-four month efficacy of a maternal short-course zidovudine regimen to prevent mother-to-child transmission of HIV-1 in West Africa. AIDS. 2002;16:631-41.

Lindegren ML, Byers RH Jr, Thomas P. Trends in perinatal transmission of HIV/AIDS in the United States. JAMA. 1999;282:531-8.

Machado ES, et al. Genotypic resistance and HIV-1 subtype in Brazilian children on dual and triple combination therapy. J Clin Virol. 2004;30(1):24-31.

Matilda LH, Marcopito LH, et al. O aumento do tempo de sobrevida das crianças com AIDS – Brasil. In: Brasil – Coordenação Nacional de DST/AIDS. Boletim Epidemiológico. Ano XV. 2002;(01):49-56.

Matilda LH, Ramos Junior AN, Heukelbach J, Hearst N. Brazilian Study Group on Survival of Children with AIDS. Continuing improvement in survival for children with Acquired Immunodeficiency Syndrome in Brazil. The Pediatric Infectious Disease Journal. 2009;28(10):920-2.

Mayaux MJ, Teglas JP, Mandelbrot L, et al. Acceptability and impact of zidovudine for mother-to-child transmission of HIV-1 in Europe. Br J Obstet Gynaecol. 1998;105:704-09.

Ministério da Saúde. Portaria de nº 59/GM/MS, 18 jan 2003.

Ministério da Saúde. Portaria nº 34/SVS/MS, 28 jul 2005. Disponível em www.aids.gov.br.

Ministério da Saúde. Portaria Técnica Ministerial nº 709/99, 10 jun 1999.

Ministério da Saúde. Portaria Técnica Ministerial nº 874/97, 03 jul 1997.

Ministério da Saúde. Secretaria de Vigilância em Saúde. Programa Nacional de DST e AIDS. Recomendações para profilaxia da transmissão vertical do HIV e terapia antirretroviral em gestantes. Brasília; 2009.

Ministério da Saúde. Secretaria de Vigilância em Saúde. Secretaria de Atenção à Saúde. Guia prático de preparo de alimentos para crianças menores de 12 meses que não podem ser amamentadas. Brasília; 2006.

Mussi-Pinhata MM, Marques SR. Infecções e aleitamento. In: Bricks LF, Cervi MC. Atualidades em doenças infecciosas – manejo e prevenção. 1ª ed. Ed Atheneu; 2002. p. 117-31.

Public Health Service Task Force. Perinatal HIV Guidelines Working Group. Recommendations for use of antiretroviral in pregnant HIV-1 infected women for maternal health and interventions to reduce perinatal HIV-1 transmission. [acesso em 8 jul 2008; p. 103. Disponível em: http://aidsinfo.nih.gov/

Rodrigues R, et al. Antiretroviral resistance mutations in human immunodeficiency virus type 1 infected patients enrolled in genotype testing at the Central Public Health Laboratory, Sao Paulo, Brazil: preliminary results. Mem Inst Oswaldo Cruz; 2005;100(1):97-102.

Succi RCM, Grupo de Estudo da Sociedade Brasileira de Pediatria para Avaliar a Transmissão Materno-Infantil do HIV. Mother--to-Child transmission of HIV in Brazil during the years 2000 and 2001: Results of a Mult-Centric Study. Cadernos de Saúde Pública. 2007;23(Supp 3):S379-89.

Szwarcwald CL, Souza Jr PRB. Estudo de estimativa da prevalência de HIV na população brasileira de 15 a 49 anos, 2004. Boletim Epidemiológico – AIDS e DST. Ano III, nº 1. p. 52.

UNAIDS – December 2009. AIDS epidemic update. Disponível em: http://www.who.int/hiv/data/2009_global_summary.gif

Violari A, et al. Early antiretroviral therapy and mortality among HIV-infected infants. N Engl J Med. 2008;359(21):2233-44.

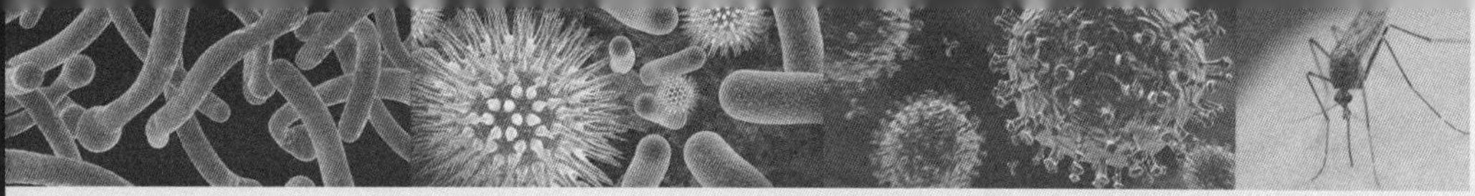

9

Dengue

Gustavo Kourí ▪ José Luis Pelegrino ▪ Maria G. Guzman

INTRODUÇÃO

A dengue é hoje um sério desafio para a humanidade com altos índices de morbidade e mortalidade. Quarenta por cento da população mundial (2,5 bilhões de pessoas) vivem em áreas onde a doença é endêmica e, portanto, estão em risco de infecção. Mais de 100 países relataram a transmissão endêmica e a forma grave da doença foi notificada em 60 deles. Dependendo da atividade endêmica, a Organização Mundial de Saúde, OMS, estima que ocorrem entre 50-100 milhões de infecções por dengue e 250.000 – 500 000 casos graves por ano, o equivalente a aproximadamente um caso grave por minuto.

Segundo a OMS, as regiões mais afetadas pelo número de casos encontram-se nas Américas, Sudeste Asiático e Pacífico Ocidental, enquanto a doença é endêmica na África e no Mediterrâneo oriental.

A situação da dengue nas Américas agravou-se a partir de 1989, com uma tendência crescente que atingiu seu pico histórico em 2002, ao serem relatados mais de um milhão de casos, pela primeira vez. As formas clínicas graves da dengue seguiram uma tendência semelhante. Conforme mostrado na Figura 9.1, nos últimos anos a notificação de casos manteve-se muito elevada, cerca de um milhão, mudando o perfil epidemiológico da dengue na região onde eram produzidos anos de aumento em períodos que variavam de dois a quatro anos.

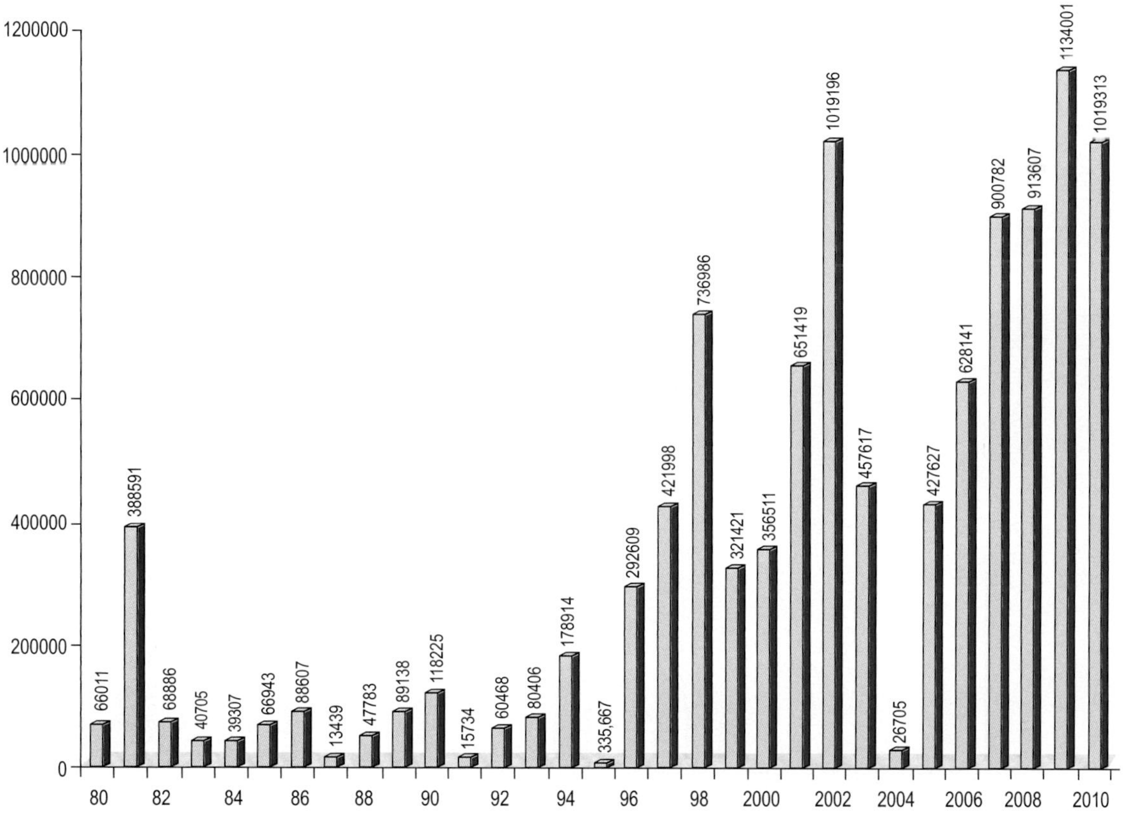

Figura 9.1 Dengue na região das Américas 1981-2010 (semana 28).

Atualmente, a incidência permanece elevada e crescente, o que indica um aumento na morbidade na América Latina e no Caribe. A dengue grave (Figura 9.2) tem seguido um padrão semelhante, sendo que o aumento na década de 2000 foi altamente significativo. Em 2009 e 2010 houve um aumento de casos de dengue com valores acima dos relatados anteriormente. Em 2009, havia 1.134.001 casos, dos quais 34.634 graves e 598 com óbito. Até a semana 28 de 2010, foram relatados 1.019.313 casos de dengue, dos quais 21.410 graves e 514 com óbito. Estes números ultrapassam, seguramente e de maneira acentuada, as cifras históricas registradas na região.

Ao comparar a incidência entre as regiões das Américas, Sudeste Asiático e Pacífico Ocidental, observamos que a Região das Américas supera, em grande medida, as outras regiões no total de casos notificados, e quando se consideram os casos mais graves, o Sudeste Asiático é a região com maior número de casos.

A dengue, mais que uma doença tropical, está associada a fatores macrodeterminantes de caráter econômico, educacional e social. As mudanças demográficas e sociais, como o crescimento populacional e a urbanização não planejada, produzem grandes conglomerados populacionais que vivem em centros urbanos marginais com abastecimento de água e saneamento ambiental inadequados.

A isto, associa-se uma migração elevada e desordenada de pessoas de áreas endêmicas (transporte de micro-organismos).

A tendência para a privatização dos serviços públicos de saúde com poucos recursos financeiros e humanos resultou na deterioração desses serviços e, consequentemente, das medidas eficazes para controlar o mosquito. Estes são alguns dos fatores mais importantes envolvidos no surgimento e ressurgimento da dengue.

O VÍRUS

A infecção pelo vírus da dengue é causada por qualquer um dos quatro sorotipos do vírus da dengue (Dengue 1, Dengue 2, Dengue 3, Dengue 4) que pertencem à família *Flaviviridae*, gênero flavivírus. Os vírus da dengue são esféricos, envelopados e contêm uma única fita de RNA de polaridade positiva. Seu genoma, de aproximadamente 10.200 nucleotídeos, codifica três proteínas estruturais (capsídeo membrana e envelope) e sete proteínas não estruturais (NS1, NS2a, NS2b, NS3, NS4a, NS4b, NS5). A glicoproteína do envelope (E) é a principal proteína do vírus, induz a resposta imune de proteção, é essencial para a fusão de membrana e medeia a ligação aos receptores celulares. Por sua vez, esta proteína está envolvida no tropismo celular, virulência e contém os principais epítopos para o reconhecimento de anticorpos neutralizantes. Também envolvido no fenômeno da imunoamplificação dependente de anticorpos (ADE).

ETIOPATOGENIA

A infecção secundária por um segundo sorotipo diferente do que provocou a primeira infecção é considerada o principal fator de risco para a apresentação da forma grave da doença. A infecção com um sorotipo induz imunidade homóloga para toda a vida e imunidade heteróloga de curta duração (algumas semanas).

Durante uma segunda infecção, os anticorpos heterólogos (produzidos durante a infecção primária), em concentrações subneutralizantes, são capazes de se ligar ao segundo sorotipo infectante formando um imunocomplexo vírus-an-

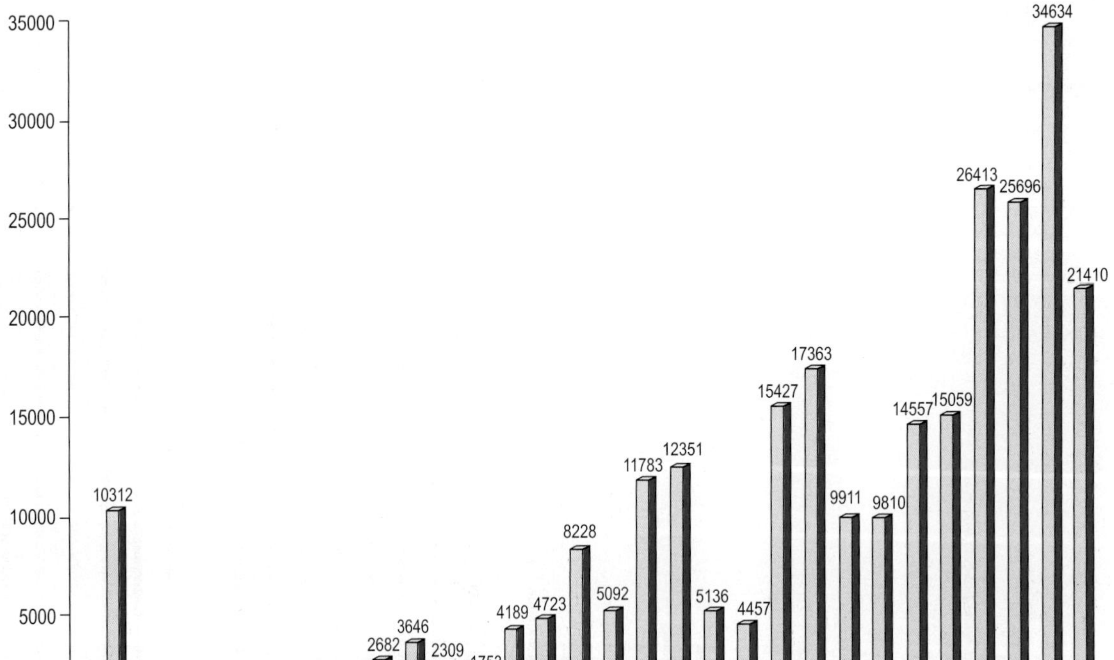

Figura 9.2 Dengue grave na região das Américas 1981-2010 (semana 28).

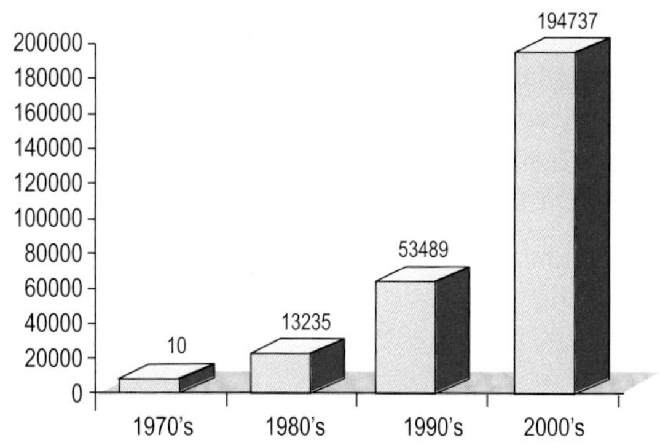

Figura 9.3 Casos graves relatados nas Américas por décadas, 1970-2009.

ticorpo. A imunoglobulina do imunocomplexo, por sua vez, liga-se pelo seu fragmento Fc aos receptores Fc da célula-alvo, promovendo a entrada nela e, consequentemente, a infecção das células. Este mecanismo, denominado amplificação dependente de anticorpos, ADE, provoca um aumento da replicação viral e produção de uma cascata de mediadores e citocinas envolvidas na coagulação e aumento da permeabilidade vascular. Estudos recentes têm mostrado uma maior carga viral nos pacientes com quadros clínicos graves.

Como hipótese complementar à ADE, foi apresentada a reativação de células T de memória sorotipo-específicas produzidas a partir de uma infecção inicial, que pode resultar em um atraso na clarificação viral e aumento da produção de citocinas.

Embora a elevada produção de citocinas como resultado da ADE e a ativação das células T de memória possam explicar o aumento da permeabilidade vascular, a ativação do complemento e, mais recentemente, um fenômeno autoimune, também foram apresentados como explicação para a dengue hemorrágica. Em última análise, fatores dependentes do indivíduo (idade da criança, raça, doenças crônicas e fatores genéticos) e do vírus (cepas virais com potencial para causar formas graves) também são importantes e podem determinar ou não o desenvolvimento da doença e sua gravidade.

EPIDEMIOLOGIA E MECANISMOS DE TRANSMISSÃO

O *Aedes aegypti* é considerado o principal vetor da dengue. É um mosquito diurno, com uma autonomia de voo curta, quase que exclusivamente antropofílico que acompanha o homem em seu habitat. Em sua oviposição e desenvolvimento, usa preferencialmente águas limpas acumuladas para consumo humano em residências, locais de trabalho, escolas, etc.

Atualmente, há um grande número de criadouros potenciais, tais como latas, garrafas, plásticos não biodegradáveis descartados no meio ambiente, que, com a retenção de águas das chuvas, constituem locais adequados para a reprodução.

Um problema crescente é o de pneus deixados ao ar livre que são excelentes criadouros para o mosquito. Os depósitos de lixo pequenos e os aterros sanitários, se não são bem tratados, constituem focos difusores extradomiciliares do vetor que mantêm sua permanência.

O *Aedes albopictus* tem sido relatado como um transmissor deste vírus no Sudeste Asiático e Pacífico Ocidental. Esses não acompanham os homens em seu habitat e não são antropofílicos, não tendo predileção pelo ser humano. Apesar de estar presente nas Américas, até agora não foi envolvido como um transmissor de nenhuma epidemia.

O ciclo de transmissão da dengue é homem-mosquito-homem, descrevendo-se dois períodos: um no vetor, chamado período de incubação extrínseco e o período de incubação intrínseco no ser humano. O período de incubação extrínseco dura 12-14 dias e durante ele o vírus multiplica-se no vetor até chegar às glândulas salivares, tornando-se infeccioso. Ao picar um homem suscetível, começa o período de incubação intrínseca que pode durar entre 5 a 10 dias em média.

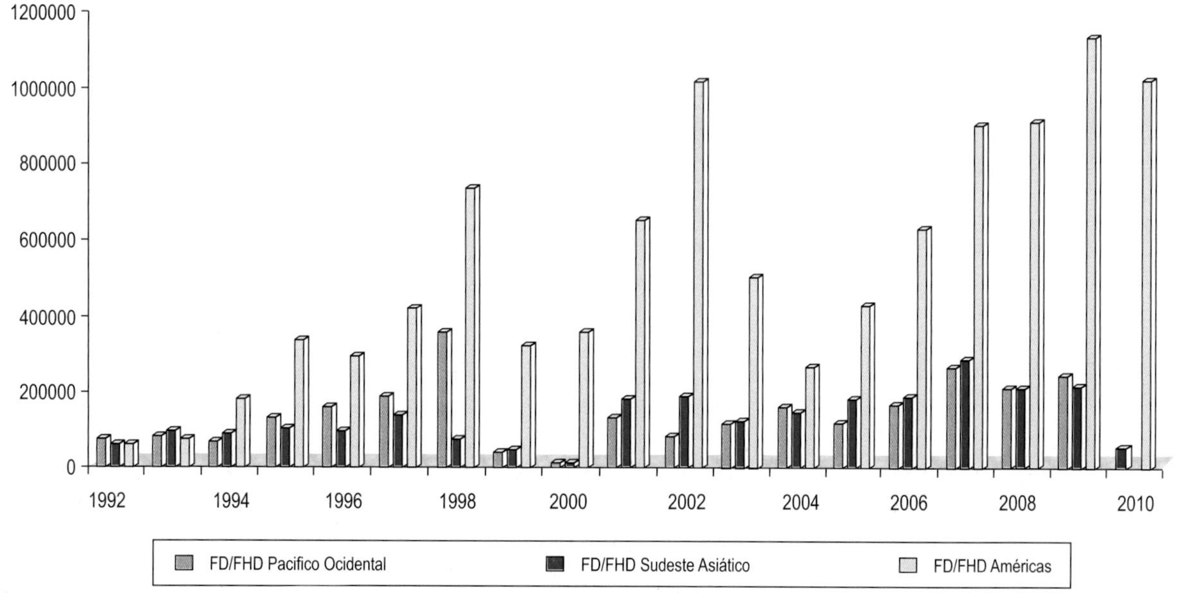

Figura 9.4 Dengue nas regiões das Américas, Pacífico Ocidental e Sudeste Asiático (dados oferecidos baseiam-se na classificação clínica de FD e FHD).

CONTROLE

Atualmente, várias vacinas estão em fase 1 e 2 e em etapas pré-clínicas avançadas de desenvolvimento. Entre as principais estratégias utilizadas estão as vacinas de vírus atenuados pela via tradicional e molecular, de vírus vivos quiméricos, vacinas de DNA e as recombinantes de subunidade.

Apesar dos grandes progressos atingidos, uma vacina para dengue ainda não estará disponível por vários anos; por isso, a única alternativa atual é o controle do vetor.

Os princípios de controle do vetor são: vontade política, coordenação intersetorial (parceria entre os doadores, o setor público, a sociedade civil, as ONGs e os setores privados e comerciais), participação ativa da comunidade (sendo que é necessário conseguir uma mudança de comportamento da população para eliminar sistematicamente os criadouros em suas casas e imediações) e reforço da legislação sanitária. Os Ministérios da Saúde devem dirigir, controlar e estabelecer uma vigilância integrada com foco no ecossistema saudável. Os componentes da vigilância integrada são: ambiental (potenciais criadouros), entomológico e clínico epidemiológico com apoio laboratorial.

A DOENÇA

A maioria das infecções da dengue é assintomática, um número significativo de casos pode desenvolver um quadro de febre indiferenciada e outras formas não graves da doença e uma pequena proporção evolui para formas clínicas denominadas graves da dengue. A infecção pelo vírus da dengue é uma doença sistêmica e dinâmica. Estudos realizados durante o curso de surtos e epidemias demonstraram que, para cada caso clínico, podem ocorrer entre 10 e 15 pessoas infectadas sem presença de sintomas da doença.

Até 2009, a classificação clínica de dengue era a seguinte:

1. Febre indiferenciada da dengue
2. Dengue clássica
3. Dengue hemorrágica (FHD) e síndrome do choque por dengue (SCD) com grau 4 de gravidade.

Dada a dificuldade em classificar os casos usando os critérios da OMS para FHD/SCD, esta classificação foi revisada recentemente por um estudo multicêntrico envolvendo diversos países do Sudeste da Ásia e das Américas. Atualmente continua sendo usada, mas considera-se importante introduzir a nova classificação revisada por um grupo de especialistas da OMS e do Programa Especial de Doenças Tropicais (TDR) da OMS, que foi publicada recentemente e é baseada em critérios de gravidade doença.

É por esta razão que neste capítulo apresentamos a nova classificação baseada principalmente em orientações de cuidados para pacientes com dengue nas Américas em 2010, desenvolvidas pela OPAS e na terceira edição do Guia para o Diagnóstico, Tratamento, Prevenção e Controle da Dengue da OMS.

A nova classificação clínica da dengue recomendada pela OMS em 2009 é chamada de classificação revisada, que surgiu a partir de resultados do estudo DENCO que incluiu quase 2000 casos confirmados de dengue procedentes de 8 países e 2 continentes, estabelecendo duas formas clínicas da doença: DENGUE e DENGUE GRAVE. A primeira pode ser acompanhada por sinais de alerta denominados DENGUE COM SINAIS DE ALERTA.

Pelo fato de seu conhecimento ser extremamente importante ao se decidir sobre condutas terapêuticas e prevenir a forma grave da doença, a dengue grave é descrita separadamente.

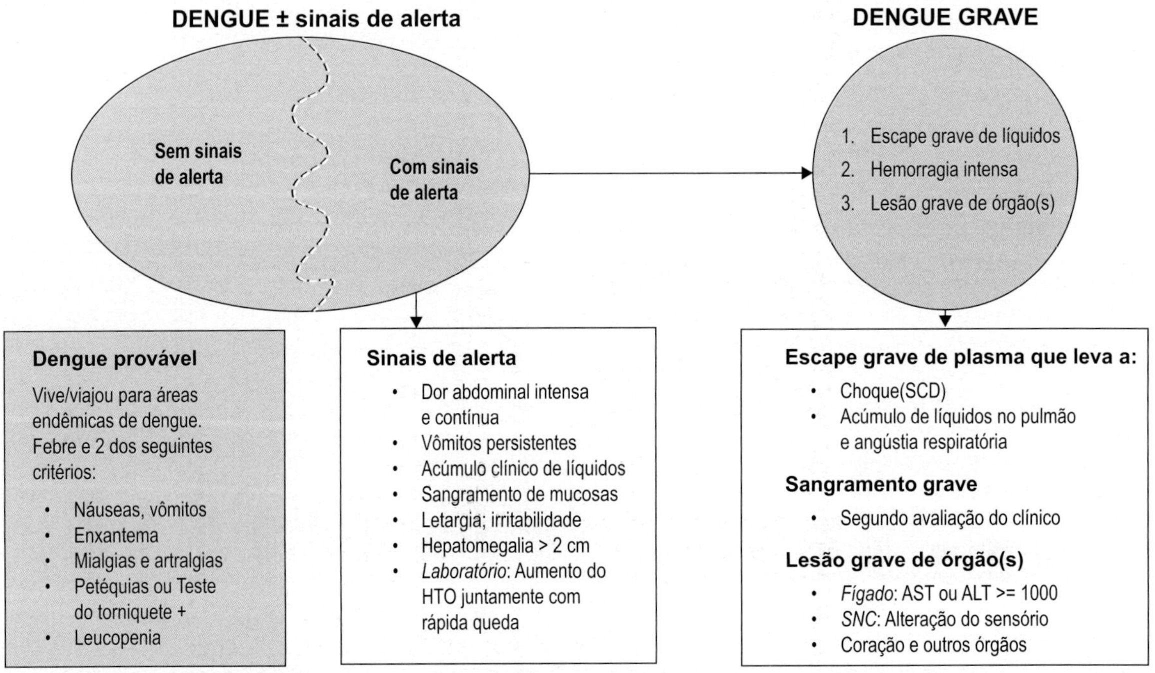

Retirado de Guías de atención para enfermos de dengue en la región de las Américas 13 y 16 de abril de 2010. Santa Cruz de la Sierra, Bolivia Auspiciadas por la OPS.

Figura 9.5 Classificação da doença.

DENGUE SEM SINAIS DE ALERTA

A descrição clínica coincide com a fase febril da dengue. Geralmente, os pacientes desenvolvem febre alta aguda de 2-7 dias de duração que pode ser acompanhada de rubor facial, erupções cutâneas, mal-estar geral, mialgia, artralgia, cefaleia e dor retro-ocular. Alguns pacientes podem apresentar odinofagia e hiperemia da faringe e conjuntiva. Anorexia, náuseas e vômitos são comuns.

É difícil distinguir clinicamente esta fase da fase febril de outras doenças febris agudas. A prova do laço positiva nesta fase aumenta a probabilidade de dengue.

Na fase aguda da doença, essas características clínicas são indistinguíveis entre casos de dengue e de dengue grave e por isso o monitoramento dos sinais de alerta e outros parâmetros clínicos são fundamentais para o reconhecimento da progressão para outra fase da doença.

Manifestações hemorrágicas menores, como petéquias e hematomas, podem ocorrer na pele. O fígado pode estar aumentado e doloroso à palpação com alguns dias de início da doença. A primeira anomalia no hemograma é uma diminuição progressiva da contagem de glóbulos brancos do sangue total, que deve alertar o médico para uma probabilidade elevada de dengue. A bradicardia relativa é comum nessa fase: a febre não aumenta substancialmente a frequência cardíaca.

Esse quadro clínico pode ser muito distinto e "típico" nos adultos, que podem apresentar a maioria ou todos esses sintomas por vários dias (não mais que uma semana, geralmente) e em seguida passam para uma convalescença que pode durar várias semanas. Em crianças, a doença é como uma "síndrome febril inespecífica". A presença de outros casos confirmados de dengue no meio que possui essa criança febril é determinante para se suspeitar do diagnóstico clínico da doença.

DENGUE COM SINAIS DE ALERTA

Próximo da defervescência, o paciente pode evoluir para a melhora e recuperação, ou deteriorar clinicamente e manifestar algum dos sinais de alerta.

Os sinais de alerta são resultado de um aumento da permeabilidade capilar e marcam o início da fase crítica:

- **Dor abdominal intensa e contínua**: não está associada ao aumento mais ou menos abrupto do tamanho do fígado durante a fase crítica da dengue nem a supostas erosões da mucosa gástrica, como foi demonstrado durante a primeira epidemia de dengue hemorrágica na Região das Américas, que ocorreu em Cuba em 1981. Isso foi parcialmente confirmado pela ultrassonografia realizada em crianças indonésias com síndrome de choque da dengue, dos quais 77% apresentaram "massas" líquidas perirenais e pararenais, que estavam ausentes em crianças que não tiveram choque por dengue. O espessamento súbito da parede da vesícula biliar por extravasamento de líquido nesse nível, sem sinais de inflamação, também pode produzir dor no hipocôndrio direito. O extravasamento também ocorre no nível da parede do intestino, que aumenta drasticamente de volume devido ao líquido acumulado sob a camada serosa que provoca dor abdominal, em qualquer localização. Essa dor pode ser tão intensa que simula quadros de abdome agudo (colecistite, colecistolitíase, apendicite, pancreatite, gravidez ectópica, infarto intestinal).
- **Vômitos persistentes**: (três ou mais em uma hora ou 5 ou mais em 6 horas) aqueles que impedem a hidratação oral adequada e contribuem para a hipovolemia. Vômitos frequentes têm sido reconhecidos como um marcador clínico de gravidade.
- **Acúmulo clínico de líquidos**: derrame pleural, ascite, derrame pericárdico, detectados clinicamente, por radiologia ou ultrassonografia sem estar associado a dificuldade respiratória ou comprometimento hemodinâmico, caso em que são classificados como dengue grave.
- Sangramento de mucosas, gengivas, nariz, sangramento transvaginal, digestivo (hematêmese, melena), hematúria.
- Alteração do estado de consciência, irritabilidade (inquietação) e sonolência (letargia) (Glasgow inferior a 15).
- Aumento do tamanho do fígado: palpável > 2 cm abaixo da margem costal.
- Aumento progressivo do hematócrito, concomitante com uma diminuição progressiva das plaquetas, pelo menos em duas medições, durante acompanhamento de pacientes no período crítico.

DENGUE GRAVE

As formas graves de dengue são definidas por um ou mais dos seguintes critérios:

a) choque por extravasamento de plasma e/ou acúmulo de líquido com desconforto respiratório, ou
b) sangramento profuso que seja considerado clinicamente importante pelos médicos do atendimento ou
c) envolvimento grave de órgãos.

Geralmente, próximo da defervescência, aumenta-se a permeabilidade vascular e piora a hipovolemia, o paciente pode entrar em choque. Isso ocorre mais frequentemente durante os dias 4 ou 5 (intervalo de 3 dias a 7) da doença e quase sempre os sinais de alerta precedem o choque. Durante a fase inicial do choque, o mecanismo de compensação que mantém uma pressão arterial sistólica normal também produz taquicardia e vasoconstrição periférica com redução da perfusão da pele, resultando em extremidades frias e atraso do tempo de enchimento capilar. Os pacientes em estado de choque por dengue continuam muitas vezes conscientes e lúcidos. Se a hipovolemia continuar, a pressão sistólica cai e a pressão diastólica é mantida, resultando em uma redução da pressão de pulso e diminuição da pressão arterial média. Em estágios mais avançados, ambas caem até desaparecer abruptamente. O choque e hipóxia prolongada podem levar à falência de múltiplos órgãos e um curso clínico muito complexo. O choque é claramente hipovolêmico, pelo menos na sua fase inicial.

Considera-se que um paciente está em estado de choque se a pressão de pulso (ou seja, a diferença entre as pressões sistólica e diastólica) for $\leq$ 20 mmHg, ou se o paciente apresentar sinais de má perfusão capilar (extremidades frias, enchimento capilar retardado, pulso fraco ou rápido) em crianças e adultos. Devemos considerar que em adultos a pressão de pulso ≤ 20 mmHg pode indicar um choque mais grave. A hipotensão arterial frequentemente é associada a choque prolongado, que muitas vezes é complicado por hemorragia grave. Também é útil monitorar a pressão arterial média (PAM) para determinar se há hipotensão. Em adultos é considerada normal quando é de 70 a 95 mmHg. PAM inferior a 70 mmHg é considerada hipotensão.

As hemorragias graves são decorrentes de múltiplas causas: fatores vasculares, desequilíbrio entre coagulação e fibrinólise, trombocitopenia, dentre outros. Os pacientes com dengue grave podem ter alteração da coagulação, mas esta geralmente não é suficiente para causar hemorragias graves. Quando ocorre um sangramento importante, é quase sempre associado a choque profundo, em combinação com hipóxia e acidose metabólica, que podem levar à falência de múltiplos órgãos e coagulopatia vascular disseminada. Pode ocorrer hemorragia maciça sem choque prolongado e esse sangramento maciço pode ser um critério de dengue grave, se assim julgar o médico. Este tipo de sangramento também é observado nos casos em que foi utilizado ácido acetilsalicílico, AINE ou corticosteroides.

Insuficiência hepática aguda, encefalopatia, miocardiopatia e encefalite podem estar presentes mesmo na ausência de extravasamento grave de plasma ou choque. Este envolvimento de órgãos grave é, por si só, critério de dengue grave. A expressão clínica é semelhante à que ocorre por acometimento desses órgãos produzido por outras causas. Tal é o caso da hepatite grave por dengue, em que o paciente pode apresentar icterícia (um sinal raro na dengue), assim como aumento exagerado das enzimas, distúrbios da coagulação (especialmente o prolongamento do tempo de protrombina) e manifestações neurológicas. A miocardite por dengue é expressa principalmente por bradicardia (às vezes, taquicardia supraventricular), inversão da onda T e disfunção ventricular: há disfunção diastólica e da fração de ejeção do ventrículo esquerdo. O comprometimento grave do sistema nervoso central é expresso principalmente por convulsões e transtornos da consciência. No entanto, a maioria das mortes por dengue ocorre em pacientes com choque profundo, e às vezes a situação é complicada pelo acúmulo de líquidos.

Diagnóstico diferencial

Dado o amplo espectro da doença, é evidente a complexidade do diagnóstico diferencial clínico da dengue.

A febre indiferenciada por dengue somente pode ser diagnosticada com certeza usando o diagnóstico laboratorial de virologia ante a suspeita de um surto ou epidemia, ou relacionando-a com a presença de pacientes com dengue confirmada clinicamente.

O quadro típico de dengue é confundido com a gripe, e habitualmente diz-se que é gripe sem manifestações catarrais. Deve-se distingui-lo de outras doenças febris, principalmente de etiologia viral. O mais importante é a diferenciação entre a dengue em sua variante hemorrágica e a Leptospirose, malária, febre amarela e outras febres hemorrágicas pois, nesses casos, a abordagem terapêutica é diferente.

Por conseguinte, é essencial o suporte do diagnóstico laboratorial virológico, em especial durante as fases iniciais de uma epidemia.

Diagnóstico virológico

O diagnóstico laboratorial da dengue é útil como auxílio ao diagnóstico clínico, como suporte para a vigilância, para os estudos de patogenia e para a investigação de potenciais imunógenos e fármacos. O diagnóstico laboratorial possibilita a confirmação de casos clínicos, assim como o diagnóstico diferencial com outras doenças como a leptospirose, rubéola, gripe e outros.

Como parte da vigilância integrada, a vigilância laboratorial possibilita a detecção precoce da circulação do vírus ou do aumento de sua transmissão, assim como a definição da entrada de um novo sorotipo ou de uma nova cepa viral, fornecendo informações úteis e precoces às autoridades da saúde para a implementação de medidas de controle.

Atualmente, o diagnóstico de dengue é feito por meio da detecção do vírus (isolamento viral), de alguns dos seus componentes (antígenos virais e genoma viral), da detecção de produtos de replicação e de estudos sorológicos. Os dados clínicos e epidemiológicos que acompanham o paciente e a área geográfica de origem são importantes para avaliar o resultado laboratorial.

Diagnóstico sorológico

A infecção em um indivíduo sem imunidade prévia a um flavivírus causa uma resposta primária de anticorpos caracterizada pelo desenvolvimento lento dos anticorpos IgG com títulos baixos que aparecem a partir do 7º-8º dias da doença, permanecendo durante a vida. Por sua vez, os anticorpos IgM são detectados a partir do 5º dia de febre em 80% dos casos, aumentando para até 99% dos casos entre os dias 6 e 10 de febre e geralmente permanecendo por 30 a 60 dias.

Durante uma infecção secundária (infecção por dengue em um paciente com história de infecção prévia com dengue ou outros flavivírus), observa-se uma elevação rápida, alta e com grande reação cruzada dos anticorpos IgG antidengue (1-2 dias de febre). Por seu vez, a resposta de IgM pode estar ausente.

Embora durante a infecção também ocorra desenvolvimento de anticorpos IgA e IgE antidengue, a detecção de anticorpos IgM é considerada o melhor indicador de infecção recente por dengue.

O exame ELISA de captura de IgM é um dos principais avanços no diagnóstico da dengue, sendo uma ferramenta de valor incalculável para o diagnóstico e a vigilância sorológica. Embora os exames rápidos comerciais frequentemente sejam utilizados para a detecção dos anticorpos IgM, uma avaliação recente realizada pela OMS mostrou muito baixa sensibilidade desses exames.

Em geral, a detecção de IgM não é útil para determinar o sorotipo infectante devido a reações cruzadas entre os 4 vírus da dengue. No entanto, alguns estudos sugerem que os níveis de densidade óptica detectada por ELISA de captura de IgM são mais elevados do que o sorotipo infectante. Os anticorpos IgM antidengue podem apresentar algum grau de entrecruzamento com outros flavivírus, como os vírus da encefalite japonesa, encefalite de St. Louis, encefalite do Nilo Ocidental e Febre Amarela.

A demonstração de soroconversão ou aumento de quatro vezes ou mais dos títulos de anticorpos IgG de um segundo soro com relação ao primeiro (coletado na primeira semana de febre) em soros pareados coletados com 2-3 semanas de intervalo é um critério de confirmação do diagnóstico. Atualmente, o ELISA é a técnica mais amplamente utilizada para a detecção de anticorpos IgG, embora a inibição da hemaglutinação (IHA) também possa ser útil. Devido à existência de reações cruzadas entre os flavivírus, o diagnóstico específico só é possível através da técnica de neutralização. A presença de anticorpos IgG antidengue no soro é indicativa de infecção pregressa. A presença de níveis elevados de anticorpos IgG em soro agudo de um caso clinicamente suspeito de dengue é o critério de infecção recente.

Detecção do vírus

A viremia da dengue é de curta duração (entre 4-5 dias após o início da febre) e por isso as amostras para isolamento viral devem ser coletadas como máximo nos primeiros quatro/cinco dias de febre.

O soro é a amostra de escolha para isolamento do vírus, embora o vírus possa ser isolado no plasma, leucócitos e tecidos de autópsia, como fígado, baço, linfonodos, pulmão, timo, dentre outros.

As amostras devem ser transportadas rapidamente a 40 °C e devem ser processadas imediatamente. Se não for possível enviar ao laboratório nas primeiras 24-48 horas após a coleta, recomenda-se congelar as amostras a 70 °C.

Os sistemas utilizados para o isolamento do vírus, em ordem de sensibilidade são:

- A inoculação de mosquitos (é o sistema mais sensível, os mosquitos do gênero *Toxorhynchites* são preferidos devido ao seu tamanho grande e por não serem hematófagos). Esta técnica não é amplamente utilizada no diagnóstico de rotina.
- Culturas de células. Este é o mais utilizado. Empregam-se culturas contínuas de células de mosquito e vertebrados. As linhas celulares mais sensíveis e utilizadas são as do *Aedes albopictus*, C6/36, embora a linha de *Aedes pseudoscutellaris* (AP61) também tenha sido utilizada.
- O método menos sensível para o isolamento do vírus é o de inoculação intracerebral de camundongos lactantes.

A identificação do vírus geralmente é realizada por meio da técnica de imunofluorescência utilizando anticorpos monoclonais específicos para cada sorotipo. Também se pode empregar o RT/PCR e ELISA.

Detecção de antígenos da dengue

A detecção de antígenos é sem dúvida muito útil para o diagnóstico precoce da doença. A proteína não estrutural NS1 é produzida durante a replicação viral e é rapidamente secretada para o sangue. Devido a esta característica, está sendo avaliada como um marcador de infecção aguda por dengue em amostras de soro coletadas nos primeiros 5 dias de febre. Atualmente existem vários ELISA e testes rápidos no mercado para detecção, que estão sendo avaliados pela OMS. Um estudo multicêntrico recente realizado pela TDR recomenda o estudo de dois marcadores de infecção (NS1 e IgM) em amostras de soro que possibilitam elevar o diagnóstico para mais de 80% nos primeiros quatro dias de febre.

A técnica de imunohistoquímica demonstrou ser útil na detecção de antígenos de dengue em tecidos de falecidos.

Detecção do genoma

A reação em cadeia de polimerase (PCR, de sua sigla em inglês) e PCR em tempo real (Realtime/PCR) possibilita a detecção do genoma da dengue nos primeiros dias de infecção (4-5 dias). As duas técnicas apresentam alta sensibilidade e possibilitam a identificação do sorotipo. O Realtime/PCR, por sua vez, possibilita quantificar o número de cópias do genoma.

Ambas as técnicas são utilizadas para o diagnóstico precoce e rápido de dengue e seus resultados são confirmatórios de infecção. Juntamente com o sequenciamento de ácidos nucléicos, possibilita caracterizar geneticamente os isolados de vírus, tornando-se um suporte fundamental para a vigilância molecular da dengue.

Critérios laboratoriais para o diagnóstico

Um caso confirmado de infecção por dengue deve atender a pelo menos um dos seguintes critérios laboratoriais.

- Isolamento do vírus da dengue no soro, plasma, leucócitos ou em amostras de tecido de autopsia.
- Comprovação de aumento de quatro vezes ou mais dos títulos de anticorpos IgG ou soroconversão dos anticorpos IgM em vírus da dengue em amostras de soro pareadas.
- Demonstração do antígeno do vírus da dengue em tecido da autopsia ou amostras de soro.
- Detecção do genoma viral no soro ou amostras de tecido da autópsia.

Os casos com um teste positivo de IgM para dengue ou níveis elevados de anticorpos IgG em uma amostra aguda de soro sugerem uma infecção recente por dengue e são classificados como prováveis casos de dengue.

Tanto os casos prováveis como os confirmados devem ser notificados às autoridades sanitárias.

TRATAMENTO E PROGNÓSTICO RECOMENDAÇÕES PARA O TRATAMENTO

Abordagem de pacientes com dengue, passo a passo:

Etapa 1: avaliação global

A anamnese deve incluir:

- Data de início da febre ou doença.
- Quantidade de ingestão por via oral.
- Busca de sinais de alerta, recomendando-se incorporar PAM.
- Fezes líquidas.
- Mudanças no estado de consciência: irritabilidade, sonolência, letargia, lipotimia.
- Enjoos, convulsões e vertigens.
- Diurese (frequência, volume e horário da última micção).
- Presença de familiares com dengue ou dengue na comunidade ou história de viagens recentes a áreas endêmicas de dengue.
- Condições coexistentes, como lactentes, adultos com mais de 60 anos, gravidez, obesidade, asma, diabetes melito, hipertensão, etc.
- Considerar o diagnóstico de leptospirose, tifo, malária, febre amarela, febre tifoide.

Exame físico

- Avalie o estado mental com a Escala de Coma de Glasgow.
- Avalie o estado de hidratação.
- Avalie o estado hemodinâmico. Verifique o pulso e a pressão arterial. Determine PAM e pressão de pulso ou pressão diferencial.
- Avalie a presença de derrame pleural, taquipneia, respiração de Kussmaul.
- Verifique se há dor abdominal, ascite, hepatomegalia.
- Pesquise a presença de exantema, petéquias ou sinal de Herman "Mar Vermelho, com ilhas brancas".
- Procure manifestações hemorrágicas espontâneas ou induzidas.
- Prova do laço (repita se anteriormente foi negativa). Frequentemente é negativa nos obesos, e durante choque.

Laboratório

Em pacientes com febre em que se considere a possibilidade de dengue como diagnóstico, os exames laboratoriais devem incluir:

- Hemograma completo inicial:

O hematócrito determinado no início da fase febril representa o valor basal do paciente.

Uma diminuição da contagem de leucócitos torna mais provável o diagnóstico de dengue.

Uma queda rápida na contagem de plaquetas com um aumento concomitante do hematócrito em relação ao momento basal é sugestiva de evolução para a fase crítica de extravasamento plasmático.

- Podem-se considerar exames adicionais:
  - Testes de função hepática
  - Glicemia
  - Albumina
  - Eletrólitos séricos
  - Ureia e creatinina sérica
  - Bicarbonato ou lactato séricos
  - Enzimas cardíacas
  - Exame geral de urina ou, se esse falhar, densidade urinária

Os exames laboratoriais para confirmação não são necessários para o tratamento clínico dos pacientes, exceto para os casos com manifestações incomuns.

Etapa 2: diagnóstico, avaliação do estágio e da gravidade da doença

A partir da anamnese, exame físico e exames laboratoriais (hemograma e hematócrito) os médicos serão capazes de responder às seguintes perguntas:

- É dengue?
- Que estágio de dengue? (Febril/crítico/recuperação)
- Existem sinais de alerta?
- Qual é o estado hemodinâmico e de hidratação? Está em choque?
- O paciente necessita de internação?

Etapa 3: tratamento

Notificação obrigatória e imediata da doença no nível adequado (epidemiologia).

Colete uma amostra de soro para estudo de IgM a partir do 6º dia da doença.

Decisões de tratamento clínico: dependendo das manifestações clínicas e das circunstâncias, os pacientes podem exigir:

- Tratamento domiciliar (Grupo A)
- Encaminhamento para tratamento em um hospital (Grupo B)
- Tratamento de urgência e encaminhamento de emergência (Grupo C).

Tratamento de acordo com os grupos A-C

Grupo A. Pacientes que podem ser tratados em casa. São pacientes que toleram quantidades adequadas de líquidos por via oral e urinaram pelo menos uma vez a cada 6 horas, sem sinais de alerta, e não estão em dia de defervescência. Eles não têm nenhuma doença associada nem risco social. Os pacientes deambulantes devem ser avaliados diariamente e deve-se realizar um hemograma ao menos a cada 48 horas para observar a progressão da doença por até 24 a 48 horas após a defervescência. Ao diminuir a febre, devem-se buscar os sinais clínicos de alerta.

Devem-se aconselhar os pacientes ou seus responsáveis que regressem com urgência ao hospital se surgir algum dos sinais de alerta.

Se surgir um dos seguintes sintomas ou sinais procure atendimento imediatamente:

- Sangramento: petéquias, epistaxe, sangramento oral, hematêmese, melena, metrorragia e/ou polimenorreia.
- Vômitos.
- Dor abdominal espontânea ou à palpação.
- Sonolência, confusão mental, desmaios, convulsões.
- Mãos ou pés pálidos, frios ou úmidos.
- Dificuldade em respirar.

Grupo B. Pacientes com sinais de alerta ou condições associadas com o objetivo de prevenir choque.

Nesse grupo incluem-se pacientes com um ou mais dos seguintes sinais ou sintomas:

1. Sinais de alerta
2. Presença de comorbidades e condições associadas, que podem complicar a doença e seu tratamento clínico, como gravidez, crianças menores de 2 anos, adultos acima de 60 anos, obesidade, hipertensão arterial, diabetes melito, asma, insuficiência renal, doenças hemolíticas, etc.
3. Risco social: vive sozinho ou mora longe, onde não pode receber cuidados por causa da falta de transporte, da pobreza extrema.

Dengue com sinal(is) de alerta:

- Obtenha hemograma completo (hematócrito, plaquetas e leucócitos), antes de hidratar o paciente. O fato de não ter resultado de hematócrito não deve atrasar o início da hidratação.
- Administre imediatamente soluções cristaloides a 10 ml/kg na primeira hora, pode ser solução salina normal (SSN) a 0,9% ou Ringer lactato.
- Vigilância rigorosa dos sinais vitais, particularmente da pressão arterial.
- Reavalie a cada hora: se não houver melhora clínica e a diurese for menor que 1cc/kg/h repita a dose mais 1 ou 2 vezes.

- Reavalie em caso de melhora clínica e se a diurese for igual ou superior a 1 cc/kg/h. Reduza o gotejamento a 5-7 ml/kg/h nas 2 a 4 h seguintes e continue reduzindo gradualmente.
- Reavalie a condição clínica do paciente e repita o hematócrito. Se houver deterioração dos sinais vitais ou aumento rápido do hematócrito após 3 cargas, trate o caso como um choque.

Avalie os seguintes parâmetros:

- Sinais vitais e de perfusão periférica a cada hora até que o paciente esteja fora da fase crítica (durante as primeiras quatro horas se a evolução for satisfatória e, em seguida, a cada 4 horas)
- Diurese a cada hora (a seguir 4-6 horas)
- Hematócrito (antes e após a reposição de líquidos, então a cada 12 a 24 horas)
- Glicose (antes da reposição hídrica e repita se necessário a cada 12 a 24 horas)
- Outros estudos: de acordo com o órgão e doenças associadas

Dengue sem sinais de alerta

Estimule a ingestão de líquidos por via oral. Se não beber ou beber pouco e/ou estiver desidratado, inicie o tratamento com líquidos intravenosos (de acordo com a fórmula de Holliday & Seagar), solução salina a 0,9% ou Ringer lactato com ou sem dextrose a 2% na fase de manutenção, reiniciando a ingestão o mais rapidamente possível.

Avalie o seguinte:

- Vigilância clínica e laboratorial de acordo com o tipo de condição associada.
  - Curva de temperatura (detectar defervescência)
  - Volume de líquido ingerido ou infundido e perdas
  - Diurese – volume e frequência
  - Sinais de alerta
  - Hematócrito, contagem de plaquetas e leucócitos.

Grupo C. Tratamento de choque.

- Inicie a reidratação IV com cristaloides a 20 ml/kg em 15 a 30 minutos. Observe a evolução do paciente, se os sinais de choque desaparecerem, reduza o volume de líquido a 10 ml/kg/hora por 1 a 2 horas e repita hematócrito.
- Se a evolução for satisfatória e o segundo hematócrito diminuir em relação ao primeiro, reduza o volume de hidratação em uma taxa de 5-7 ml/kg/hora durante 6 horas; em seguida, mantenha a hidratação de acordo com o estado do paciente.
- Se, no entanto, após o primeiro curso de hidratação o paciente continuar com sinais de choque, repita a dose de volume de cristaloide a 20 ml/kg/hora e colete nova amostra de hematócrito. Se com esse volume de líquido o paciente melhorar, o choque desaparecer e o hematócrito diminuir, continue a ingestão de líquidos, como descrito anteriormente para os pacientes com evolução favorável.
- Se depois de administrar dois cursos de hidratação IV, o paciente permanecer instável e o hematócrito continuar elevado em comparação com o momento basal, administre um terceiro curso de cristaloide com a mesma dose. Se com este terceiro curso o paciente apresentar melhora clínica, reduza gradualmente o volume de hidratação venosa, como mencionado anteriormente.
- Se o paciente não melhorar: reavalie seu estado hemodinâmico (sinais vitais)
  - Avalie a função de bomba (miocardiopatia, miocardite) e avalie o uso de aminas.
  - Avalie as condições clínicas coexistentes (cardiopatias, pneumopatias, vasculopatias, nefropatias, diabetes, obesidade, gravidez). Alcance, se possível, a estabilização da condição basal.
  - Acidose persistente, risco de hemorragia (oculta). Tratamento destes.
  - Se o paciente continuar com sinais vitais instáveis (choque persistente) e/ou hematócrito continuar elevado em comparação com momento basal, apesar do tratamento vigoroso com a administração de cristaloides, avalie a administração de solução coloidal a 10 a 20 ml/kg/hora, em 30 minutos.
  - Reavalie após esta dose: se houver melhora clínica e redução do hematócrito, mude para solução cristaloide a 10 ml/kg/hora por 1-2 horas e continue redução gradual de acordo com a evolução do paciente.
  - Se não melhorar: continue com coloides 10-20ml/Kg em 1 hora e reavalie.
  - Outros cursos de solução hidratante podem ser necessários durante as próximas 24 horas. A velocidade e o volume de cada curso serão avaliados de acordo com a resposta clínica. Os pacientes com dengue grave devem ser admitidos, de preferência, em áreas de cuidados críticos.

No momento em que há uma diminuição repentina do hematócrito, não acompanhada de melhora do paciente, deve-se pensar que ocorreu alguma hemorragia importante e que é preciso fazer uma prova cruzada e transfundir pacote globular (5 a 10 ml/kg) cujo volume pode ser repetido de acordo com a evolução do paciente (ver parágrafo sobre tratamento de complicações hemorrágicas). Também é necessário avaliar a função de coagulação do paciente (tempo de protrombina, tempo parcial de tromboplastina ativado e fibrinogênio): se o fibrinogênio for inferior a 100 mg/dL, priorize as transfusões de crioprecipitados (1u/10 kg.). Se o fibrinogênio for superior a 100mg e PT, TPAP superior a 1,5 vezes o valor normal de controle, avalie transfusão de plasma fresco congelado (10 ml/kg) em 30 min.

A trombocitopenia na dengue não é necessariamente um previsor de sangramento, por isso o uso profilático de plaquetas não é indicado.

Considere a transfusão de plaquetas:

- Em caso de sangramento persistente não controlado após choque com fatores de coagulação corrigidos.
- Em caso de cirurgia de cesariana de urgência com risco de sangramento. Atue de acordo com o protocolo hemoterápico.

Tratamento de complicações hemorrágicas

O sangramento das mucosas pode ocorrer em qualquer paciente com dengue, mas se o paciente continuar estável com reposição volêmica, deve-se considerar como sangramento de baixo risco. Em geral, o sangramento melhora rapidamente durante a fase de recuperação. Em casos de trombocitopenia grave, o paciente será mantido em repouso no leito, e com medidas para protegê-lo de traumatismo, para reduzir o risco de hemorragia. Não aplique injeções intramusculares, para evitar hematomas.

Se ocorrer sangramento importante, geralmente é o trato gastrintestinal e/ou vaginal em mulheres adultas. O sangramento interno pode não ser aparente por várias horas até a primeira evacuação melênica.

Os pacientes com risco de hemorragias graves são aqueles com:

- Choque prolongado e/ou refratário;
- Choque, hipotensão e insuficiência renal ou hepática e acidose metabólica grave e persistente;
- Uso de agentes anti-inflamatórios não esteroides;
- Doença ulcerosa péptica pré-existente;
- Tratamento anticoagulante;
- Alguma forma de traumatismo, incluindo injeção intramuscular.

Os pacientes com quadro hemolítico correm o risco de hemólise aguda com hemoglobinúria e podem precisar de uma transfusão de sangue.

As hemorragias graves podem ser reconhecidas por:

- Manifestação de hemorragia grave e persistente na presença de instabilidade hemodinâmica, independentemente do nível de hematócrito;
- Diminuição do hematócrito após reposição volêmica com quadro hemodinâmico instável;
- Choque refratário que não responde à reposição volêmica consecutiva de 40-60 ml/kg;
- Choque com redução do hematócrito basal antes da reposição volêmica.

A transfusão de sangue salva vidas e deve ser indicada logo que se suspeite de hemorragia grave ou ela seja reconhecida. No entanto, a transfusão de sangue deve ser administrada com cuidado devido ao risco de sobrecarga de líquidos. Durante o extravasamento de plasma os valores de hematócrito aumentam antes do surgimento de hemorragia grave. Quando ocorre uma hemorragia, o hematócrito cai. Consequentemente, os níveis de hematócrito podem não ser tão baixos quanto na ausência de extravasamento de plasma.

Deve-se ter grande cuidado ao inserir uma sonda nasogástrica, pois isso pode causar hemorragias graves e pode bloquear as vias aéreas. Uma sonda orogástrica lubrificada pode minimizar o traumatismo durante a inserção. A inserção de cateteres venosos centrais deve ser realizada por uma pessoa com muita experiência, com ou sem a orientação de ultrassonografia.

A sobrecarga de volume, com grande derrame pleural e ascite, é uma causa comum de insuficiência respiratória aguda na dengue grave. Outras causas incluem edema pulmonar agudo, acidose metabólica grave por choque grave e síndrome da angústia respiratória aguda.

Outras complicações da dengue

Tanto a hiperglicemia como a hipoglicemia podem ocorrer, mesmo na ausência de diabetes melito e/ou uso de antidiabéticos. As alterações de eletrólitos e os desequilíbrios de ácido-base também são frequentemente observadas nos casos graves de dengue e estão provavelmente relacionadas com as perdas gastrintestinais através de vómitos e diarreia, ou a utilização de soluções hipotônicas de reanimação e correção da desidratação. Podem ocorrer: hiponatremia, hipopotassemia, hiperpotassemia, desequilíbrios de cálcio sérico e acidose metabólica. Também se deve estar atento para a identificação de coinfecções e infecções nosocomiais.

Há pouca ou nenhuma evidência para apoiar o uso de esteroides e imunoglobulinas intravenosas, ou do fator VII ativado recombinante.

REFERÊNCIAS BIBLIOGRÁFICAS

Clyde K, Kyle JL, Harris E. Recent advances in deciphering viral and host determinants of dengue virus replication and pathogenesis. J Virol. 80(23), 11418-11431 . 2006

Danis-Lozano R, Rodríguez M, Hernández M. Gender-related family head schooling and Aedes aegypti larval breeding risk in Southern Mexico. Salud Pública de Mexico. 44 (3):237-242. 2002

González D, Castro OE, Kourí G, Perez J, Martinez E, Vazquez S, Rosario D, Cancio R, Guzman MG. Classical dengue hemorrhagic fever resulting from two dengue infections spaced 20 years or more apart: Havana, Dengue 3 epidemic, 2001-2002. Int J Infect Dis. Sep;9(5):280-5. 2005

Gubler DJ, Clark CG. Dengue/dengue hemorrhagic fever : the emergence of a global health problem. Emerg Infect Dis.1 : 55-57. 1995

Gubler DJ. Dengue/dengue haemorrhagic fever: history and current status. Novartis Found Symp.277:3-16; discussion 16-22, 71-3, 251-3. 2006

Gubler DJ.Vector-borne diseases.Rev Sci Tech. Aug;28(2):583-8. 2009

Guzmán MG, Kourí G. Dengue: an update. The Lancet Infectious Diseases.;4:33-42. 2002

Guzman MG, Kouri G. Dengue haemorrhagic fever integral hypothesis: confirming observations, 1987-2007. Trans R Soc Trop Med Hyg.; 102:522-3. 2008

Guzmán MG, Kourí G, Bravo J, et al. Effect of age on outcome of secondary dengue 2 infectious. Int J Inf Dis.Junio 6(2): 118-124. 2002

Guzman MG, Rosario D, Kouri G,. Diagnosis of dengue virus infection. Molecular Biology of the flaviviruses. Edited by M. Kalitzky and P. Borowski. Horizon Bioscience, UK. 2009

Guzman MG, Sierra B, Kouri G, Farrar J, Simmons C. host and virus determinants of susceptibility and dengue disease severity. Chapter 5. Frontiers in dengue virus research. Caister Academic Press. 2010.

Halstead, SB. Dengue: Overview and History. Dengue. S. B. Halstead. London, Imperial College Press. 5: 1-28. 2008

Halstead SB. Dengue. Tropical Medicine. Science and Practice. Imperial College Press, 2008.

Hang VT, Nguyet NM, Trung DT, Tricou V, Yoksan S, Dung NM, et al. Diagnostic Accuracy of NS1 ELISA and Lateral Flow Rapid Tests for Dengue Sensitivity, Specificity and Relationship to Viraemia and Antibody Responses. PLoS Negl Trop Dis. 3:e360. 2009

Henchal EA, Putnak R. The Dengue viruses. Clin Microbiol Rev: 3: 376-396. 1990

Hombach J. Vaccines against dengue: a review of current candidate vaccines at advanced development stages. Rev Panam Salud Publica. 21(4), 254-260. 2007.

Hunsperger EA, Yoksan S, Buchy P, Nguyen VC, Sekaran SD, Enria DA, et al. Evaluation of commercially available anti--dengue virus immunoglobulin M tests. Emerg Infect Dis. 15:436-40. 2009

Kouri G, Guzman MG, Bravo J, Triana C. Dengue hemorrhagic fever/dengue shock syndrome : lessons from the Cuban epidemic. Bull World Health Organization.. Scientific publication No 548. 1994

Kouri G, Guzmán MG, Bravo J. Why dengue haemorrhagic fever in Cuba? 2. An integral analysis. Transactions of the Royal Society of Tropical Medicine and Hygiene. 81: 821-823. 1987

Kuno, G., Gomez, I. and D. J. Gubler. An ELISA procedure for the diagnosis of Dengue infection. J. Virol. Methods. 33: 101-113. 1991

Kurane I, Takasaki T. Dengue fever and dengue haemorrhagic fever: challenges of controlling an enemy still at large. Reviews in Medical Virology. 11:301-311. 2001

Martínez E. Dengue y Dengue Hemorrágico. Editorial Universidad de Quilmez. Buenos Aires, Argentina. 1998.

Martínez Torres E. Dengue hemorrágico en el niño: estudio clínico-patológico. Editorial Ciencias Médicas, La Habana. P 1-146. 1984

Monath TP. Flaviviruses. In: Field BN, Knipe D M, Chanock R M, Hirsch MS, Melnick JL, Monath TP et al, ed Virology 2 ed. New York: Raven Press: 763-814. 1990

Organización Panamericana de la Salud. Dengue y dengue hemorrágico en las Américas: guías para su prevención y control. Publicación científica 548. Washington DC. 1995.

Organización Panamericana de la Salud. Marco de referencia. Nueva Generación de Programas de Prevención y Control del Dengue en las Américas. OPS/HCP/HCT/206/02. Washington DC. 2001.

Organización Panamericana de la Salud. Guías de atención para enfermos de dengue en la región de las Américas. Santa Cruz de la Sierra, Bolivia. 13 y 16 de abril. 2010

San Martín JL, Brathwaite O , Zambrano B, Solórzano JO, Bouckenooghe A, Dayan GH, Guzmán MG. The Epidemiology of Dengue in the Americas Over the Last Three Decades: A Worrisome Reality. Am. J. Trop. Med. Hyg., 82(1). pp. 128–135. 2010

Setiawan NW, Samsi TK, Wulur H, Sugianto D, Pool TN. Dengue hemorrhagic fever: ultrasound as an aid to predict the severity of the disease. Pediatr Radiol; 28(1):1-4. 1998

Sierra BD, Garcia G, Perez AB, Morier L, Alvarez M, Kouri G, et al. Ethnicity and Difference in Dengue Virus-Specific Memory T Cell Responses in Cuban Individuals. Viral Immunol.; 19:662-668. 2006

TDR/WHO. Dengue Guidelines for diagnosis, treatment, prevention and control. Third edition, Geneva. P.1-146. 2009

Vazquez S, Cabezas S, Perez AB, Pupo M, Ruiz D, Calzada N, et al. Kinetics of antibodies in sera, saliva, and urine samples from adult patients with primary or secondary dengue 3 virus infections. IJID. 11:256-262. 2007.

Whitehead SS, Durbin AP. Prospects and challenges for dengue virus vaccine development. Chapter 12. Frontiers in dengue virus research. Caister Academic Press 2010.

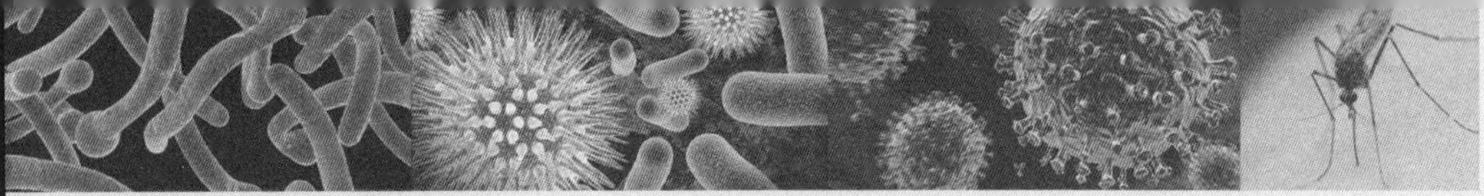

10 Febre Amarela

Luiz Jacintho da Silva

CONCEITO

É uma doença viral sistêmica, febril, aguda, de gravidade variável. De enorme importância na história da África e da América, ainda hoje é um sério problema de saúde pública nesses dois continentes. A febre amarela é o arquétipo da febre hemorrágica viral.

História

As epidemias de febre amarela trouxeram pânico às cidades das Américas desde o século XVI até o início do século XX. A primeira epidemia norte-americana teria sido em 1690, em Nova York, e a última foi em Nova Orleans em 1905. Nem mesmo a Europa ficou livre da febre amarela, tendo ocorrido surtos e epidemias nas cidades portuárias até o século XIX.

No Brasil, existem registros confiáveis da ocorrência da febre amarela desde meados do século XVII, mas foi somente a partir da epidemia de 1849 e 1850 que a febre amarela se estabeleceu como problema, determinando epidemias em praticamente todas as cidades brasileiras, até o início do século XX, quando ações de saúde pública interromperam seu ciclo epidêmico urbano. A última epidemia urbana de febre amarela no Brasil foi no Rio de Janeiro, em 1928 e 1929, e o último caso urbano de febre amarela foi em 1942, em Sena Madureira, Acre. Em 1955 foi erradicado o *Aedes aegypti* do Brasil, no entanto, ele foi reintroduzido e novamente erradicado em diferentes momentos até o início da década de 1970, quando não mais foi eliminado.

Apesar do desaparecimento da febre amarela urbana como problema, persiste no Brasil e em outros países da América do Sul o risco de urbanização da doença devido à infestação pelo *Aedes aegypti*, encontrado em todos os estados da Federação e no Distrito Federal. Além desse risco, a febre amarela silvestre persiste em seu ciclo enzoótico, determinando casos humanos numa vasta extensão do território nacional.

ETIOLOGIA

O vírus da febre amarela é um RNA vírus de filamento simples e senso positivo pertencente à família *Flaviviridae*. Não existem sorotipos, mas já foram identificados pelo menos três, possivelmente quatro, genótipos, dois na África e outro, talvez dois, na América, não havendo diferenças significativas de virulência ou antigenicidade entre eles. Recentemente foi descrita uma maior quantidade de genótipos na África.

A família *Flaviviridae* tem mais de 68 vírus diferentes, dos quais cerca de 29 causam doença humana, ainda que nenhum deles seja primariamente um vírus humano. A maioria é transmitida por artrópodes, mosquitos ou carrapatos, e nenhum é transmitido diretamente de humano a humano.

Os vírus dessa família foram anteriormente agrupados como arbovírus do grupo B e determinam diferentes quadros clínicos:

- febres hemorrágicas;
- doença exantemática com artralgia;
- doença febril indiferenciada;
- doença do sistema nervoso central (encefalite ou meningoencefalite).

O vírus da febre amarela pode causar qualquer um desses quadros, exceto o de doença exantemática com artralgia.

EPIDEMIOLOGIA E TRANSMISSÃO

A febre amarela é uma zoonose de macacos que existe em áreas silvestres da África e da América do Sul, transmitida por mosquitos culicídeos. Diferentes espécies de macacos mantêm a doença na natureza. A susceptibilidade à infecção varia conforme a espécie de macacos, podendo ocorrer epizootias com elevada letalidade. Se a infecção for introduzida numa região infestada por *Aedes aegypti*, pode ocorrer transmissão inter-humana, mas sempre através do vetor. Existem, portanto, dois contextos de transmissão da febre amarela: o silvestre, em que humanos são acometidos incidentalmente, e o urbano, em que humanos fazem o papel de reservatórios.

A Organização Mundial da Saúde (OMS) estima em 200 mil o número de casos anuais em todo o mundo e em 30 mil os óbitos, a imensa maioria dos quais na África. A febre amarela é atualmente endêmica em 34 países da África que têm uma população total de mais de 450 milhões de pessoas. Na América do Sul a maior incidência é no Brasil e no Peru, mas casos têm sido notificados na Venezuela, na Colômbia, no Equador e na Bolívia e, recentemente, epizootias foram registradas no norte da Argentina.

Vetores da febre amarela

O vetor da febre amarela urbana é o *Aedes aegypti*, o mesmo da dengue, não sendo conhecido outro. Os vetores silvestres são muitos e variam conforme a paisagem natural, e mesmo dentro de uma mesma paisagem diferentes vetores são encontrados de acordo com a altura das árvores em que se faz a captura.

América do Sul

Haemagogus spp. e *Sabethes* spp.: no Brasil as espécies mais frequentemente associadas à transmissão da febre amarela silvestre são o *H. janthinomys* e o *H. leucocelaneous*.

África

Na floresta, o vetor mais frequente é o *Aedes africanus*; já nas savanas e matas ciliares há:

África ocidental: *Ae. furcifer, Ae. vittatus, Ae. luteo-cephalus, Ae. Africanus.*

África oriental: *Ae. africanus, Ae. bromeliae.*

Transmissão

A transmissão é sempre vetorial e se inicia com a ingestão de sangue, pela fêmea do mosquito, do reservatório mamífero que esteja na fase virêmica. O limiar de infecção para o mosquito é uma concentração viral de aproximadamente 3,5 log10 de vírus por ml de sangue.

A ingestão de sangue com vírus leva à infecção do epitélio do intestino médio do mosquito, de onde se dissemina para a hemolinfa e atinge outros órgãos, notadamente as glândulas salivares e o sistema reprodutivo.

O período entre a ingestão de sangue contaminado e a eliminação de vírus pela saliva é de sete a dez dias, sendo inversamente proporcional à temperatura ambiente. Esse é o chamado período de incubação extrínseco.

O mosquito é capaz de transmitir o vírus congenitamente. Isso se demonstra pelo encontro tanto de machos como de ovos infectados. A importância epidemiológica dessa transmissão congênita não é bem determinada.

PATOGENIA, PATOLOGIA E IMUNIDADE

A patogenia da febre amarela é resultado de lesão celular direta pelo vírus e do processo inflamatório decorrente; não existe processo mediado imunologicamente, como na dengue.

A lesão celular da febre amarela é aguda, não havendo processo crônico nem persistência do vírus. O paciente evolui ou para óbito ou para cura sem sequelas.

O vírus tem ampla disseminação, podendo ser isolado ou ter sua presença demonstrada em praticamente qualquer tecido. Os órgãos mais frequentemente acometidos são os vasos sanguíneos, o fígado, o coração, os rins e o encéfalo.

A lesão celular se dá por lise determinada pela liberação dos vírus. O processo inflamatório é reduzido. A ocorrência ou não de lesão mediada pelo sistema imune não parece ter importância na determinação da doença.

A hepatite é o acometimento mais típico e frequente da febre amarela. Trata-se de uma hepatite aguda, com necrose mediozonal, muitas vezes fulminante. É suficientemente característica para permitir o diagnóstico histológico, porém muitas vezes é difícil diferenciá-la de outras hepatites agudas, inclusive a da dengue. O processo inflamatório é caracteristicamente reduzido, possivelmente pela ocorrência de apoptose.

Os corpúsculos de Councilman já foram considerados como patognomônicos da febre amarela. Hoje sabe-se que são apenas característicos, ocorrendo em outras hepatites virais.

A insuficiência renal se dá tanto por diminuição do fluxo sanguíneo como por necrose tubular.

A coagulação intravascular disseminada pode ocorrer e as manifestações hemorrágicas se dão também por plaquetopenia, alteração funcional das plaquetas e por insuficiência hepática.

A miocardite é demonstrada histologicamente e deve contribuir para o choque e para a falência múltipla dos órgãos.

Na encefalite da febre amarela encontram-se hemorragias, edema e um processo inflamatório perivascular, que é o achado histológico mais frequente. Ela não se distingue de outras encefalites por flavivírus, como as determinadas pelos vírus Rocio, da encefalite japonesa ou da encefalite de Saint Louis. A encefalite propriamente dita é pouco frequente, sendo difícil demonstrar que não se trata apenas de encefalopatia.

A febre amarela induz imunidade permanente específica, havendo, porém, evidências experimentais e epidemiológicas de que a imunidade a outros flavivírus ofereceria certa proteção, levando a uma viremia de menor intensidade e duração.

Anticorpos neutralizantes, anticorpos citolíticos, citotoxicidade anticorpo-dependente e células T citotóxicas promovem o clareamento viral. IgM é detectada na primeira semana e desaparece rapidamente, em 30 a 60 dias, sendo menor ou mesmo ausente em pacientes com imunidade a outros flavivírus. A resposta imune parece ser essencialmente humoral, não se conhecendo bem a resposta imune celular na febre amarela.

QUADRO CLÍNICO

O espectro de manifestações clínicas da febre amarela é bastante amplo, indo de infecção subclínica, doença inespecífica com quadro gripal, até formas sistêmicas, graves, com febre, icterícia, insuficiência renal e hepatite fulminante. Aceita-se que cerca de 15% dos pacientes evoluem para formas ictéricas. A relação infecção-doença é estimada em 20:1.

Classicamente, a evolução clínica da febre amarela é dividida em três fases, que se iniciam após um período de incubação de três a seis dias:

Período de infecção

Corresponde ao período de viremia e dura de três a quatro dias. Caracteriza-se por febre, calafrios, cefaleia intensa, mialgia generalizada, dor lombossacral, mal-estar intenso, fotofobia e prostração. Os casos graves, fatais, parecem ter uma viremia mais prolongada do que a dos sobreviventes. O pico da viremia ocorre no segundo ou terceiro dia de doença, com títulos de 5,6 log10 por ml.

Ao exame físico o paciente costuma aparentar toxemia com hiperemia cutânea e enantema, dor abdominal e hepatomegalia. Inicialmente verifica-se taquicardia que pode ser sucedida por bradicardia, mesmo na vigência de febre (sinal de Faget). Classicamente a língua encontra-se afilada, com a extremidade e as laterais eritematosas.

Período de remissão

Ocorre melhora significativa com o paciente chegando mesmo a ficar afebril. Esse período é curto, não mais do que 48 horas, porém pode ser suficientemente fugaz para a enfermidade passar despercebida. Nas formas abortivas o quadro clínico se resolve nessa fase, com melhora do paciente.

Período de intoxicação

Essa denominação é atávica, remontando a uma época em que se acreditava haver uma toxina circulante, o que não ocorre. A viremia cessa e surgem anticorpos circulantes. Nessa fase, que se inicia entre o terceiro e o sexto dia, há o retorno da febre, uma piora progressiva e o surgimento de icterícia, albuminúria, oligúria, manifestações hemorrágicas (gengivorragia, sufusões hemorrágicas, hematêmese, melena), delírio, estupor, coma e mesmo choque. Nos pacientes ictéricos, que compreendem cerca de 15% dos pacientes com febre amarela, a letalidade é de 20% a 50%, com o óbito ocorrendo entre o sétimo e o décimo dia. A morte se dá por falência múltipla dos órgãos.

Entre as complicações descritas estão a sépsis bacteriana, a pneumonia bacteriana e a parotidite. Óbito tardio pode ocorrer, na convalescença, possivelmente por arritmia, consequência da miocardite. Esses óbitos não são bem documentados.

A duração das manifestações clínicas é de 15 a 20 dias, em média. Quando há sobrevida, não há sequela.

Alterações laboratoriais

Exames laboratoriais inespecíficos não têm valor diagnóstico, devendo ser utilizados tão somente para avaliar a gravidade do quadro e orientar o manuseio do paciente. Alterações dos parâmetros laboratoriais são frequentes e muitas vezes extremadas. Leucopenia com neutropenia relativa é comum. Enzimas hepáticas indicativas de lesão hepatocítica, aspartato aminotransferase (AST) e alanino aminotransferase (ALT) costumam se elevar no início da segunda semana de doença, sendo a AST mais elevada do que a ALT, ambas muito elevadas, refletindo a lesão de miocárdio e de músculo estriado. As enzimas hepáticas canaliculares, fosfatase alcalina e γ-glutamiltransferase costumam estar pouco elevadas ou mesmo normais.

O comprometimento renal se evidencia por albuminúria, geralmente entre 3 g/l e 5 g/l, que pode chegar a 20 g/l, oligúria e uremia. A creatinina sérica pode estar entre três a oito vezes acima dos valores normais.

DIAGNÓSTICO DIFERENCIAL E DIAGNÓSTICO LABORATORIAL

A forma febril indiferenciada da febre amarela é praticamente impossível de ser diagnosticada clinicamente com segurança. Sempre que houver suspeita do diagnóstico dessa forma, este deve ser confirmado laboratorialmente, pois as implicações sanitárias da ocorrência da febre amarela são sérias.

As formas ictéricas, geralmente graves, têm como diagnósticos diferenciais mais frequentes a leptospirose, a malária, a febre tifoide e as hepatites virais agudas, particularmente as hepatites B e delta. Um diagnóstico diferencial importante, ainda que pouco frequente, é o de evento adverso grave à vacina de febre amarela, com visceralização do vírus vacinal (ver adiante). A suspeita se faz pela história de vacinação recente contra a febre amarela, geralmente dentro dos últimos 20 dias. O quadro clínico desse evento é indistinguível da febre amarela, clínica e laboratorialmente, havendo necessidade de isolamento viral.

O diagnóstico específico se faz através do isolamento viral e da detecção da presença de anticorpos específicos. É frequente ocorrer reação cruzada com outros flavivírus ("pecado antigênico original").

O isolamento viral se faz por inoculação em animal de laboratório ou em cultivo celular, e como a viremia é de curta duração, não é um bom meio diagnóstico na prática clínica.

Os métodos mais utilizados para a detecção de anticorpos são os de enzima imunoensaio (ELISA) e ELISA de captura de IgM (MaC-ELISA).

Outros métodos, bastante sensíveis e específicos, porém trabalhosos, são os de neutralização, inibição da hemaglutinação, fixação do complemento e imunofluorescência indireta, atualmente utilizados apenas em situações especiais.

Não se deve aguardar a confirmação diagnóstica para orientar a conduta e deve-se ter sempre em mente que, eventualmente, um paciente com febre amarela poderá ter plasmódios no sangue periférico ou ter o antígeno de superfície do vírus da hepatite B (HbsAg) sem que isso implique, necessariamente, o diagnóstico de malária ou de hepatite B clinicamente manifestas.

Como em qualquer febre hemorrágica viral, é importante que, ocorrendo o óbito, seja realizada necrópsia ou pelo menos conservados fragmentos de vísceras (idealmente fígado, pulmões, rins e baço) para exame anatomopatológico e isolamento viral.

A febre amarela é uma doença de notificação compulsória, devendo sua suspeita ser imediatamente comunicada às autoridades sanitárias.

TRATAMENTO

Não existe tratamento específico. A ribavirina já foi testada *in vitro*, mas a concentração necessária para a inativação inviabiliza seu uso *in vivo*.

Os pacientes que desenvolvem icterícia têm pior prognóstico, com uma letalidade de 20% a 50%, e devem sempre ser hospitalizados, mantidos sob observação e ter possibilidade de rápida remoção para uma unidade de terapia intensiva caso necessário.

Nas formas graves de febre amarela, os pacientes evoluem para insuficiência renal e insuficiência hepática e, muitas vezes, para coagulação intravascular disseminada. Nos pacientes ictéricos, portanto, o acompanhamento laboratorial desses parâmetros é fundamental.

Os pacientes com as formas não ictéricas geralmente apresentam uma boa evolução, devendo apenas receber medicação sintomática e ficar sob observação.

PROFILAXIA E CONTROLE

O controle da febre amarela urbana se faz através do controle do *Aedes aegypti*, já o da febre amarela silvestre somente se consegue pela vacinação dos expostos. No Brasil, diante da ampla disseminação do *Aedes aegypti*, aventou-se a vacinação de toda a população, buscando reduzir o risco de urbanização da doença. Essa estratégia chegou a ser implementada a partir de 1999, mas a ocorrência de eventos adversos graves secundários ao uso da vacina (ver adiante) fez com que essa estratégia fosse eliminada.

A vacina contra a febre amarela foi a primeira vacina de vírus vivo atenuado a ser empregada em humanos. Introduzida em 1937, seu uso, principalmente no Brasil, em outros países da América do Sul e na África subsaariana, contabiliza-se em centenas de milhões de doses aplicadas. Somente no Brasil, desde 1937 e principalmente nos últimos anos, já foram aplicadas mais de 100 milhões de doses.

Apesar de ter sido desenvolvida há quase 70 anos, é uma vacina extremamente eficaz e bastante segura.

Foi produzida a partir da cepa 17D, obtida originalmente de um paciente com febre amarela no Senegal em 1927. Porém, atualmente existem duas cepas sendo utilizadas mundialmente, a cepa 17DD e a cepa 17D-204. A primeira é disponibilizada em frascos de cinco e 50 doses da vacina liofilizada e é empregada em doses de 0,5 ml, após a reconstituição com solução salina. A aplicação é subcutânea, nunca em menores de seis meses. Em dose única, a validade do certificado internacional de vacinação é de dez anos, mas sabe-se que a proteção de uma única dose é de mais de 20 anos.

A eficácia da vacina é muito boa, sendo superior a 95%, não se conhecendo casos de falha vacinal com vacinas aplicadas sob condições recomendadas. Reações colaterais são comuns, principalmente dor local, mialgia, febre e cefaleia. Reações adversas eram tidas, até recentemente, como incomuns, havendo alguns raros casos de encefalite registrados na literatura internacional, particularmente em lactentes. Ainda que não recomendada, a vacinação na gravidez não apresenta problemas para o feto ou para a gestação. Da mesma maneira, a vacinação de pacientes infectados pelo HIV pode levar a complicações, não sendo recomendada. Não há contraindicação ao uso simultâneo de outras vacinas, mesmo de vírus vivo.

Desde 1999, no entanto, diversos casos de óbito secundário à vacinação foram notificados e comprovados, parecendo ser uma resposta não usual do vacinado, ocorrendo a visceralização do vírus vacinal que leva a um quadro de febre amarela vacinal.

A recomendação atual do uso da vacina contra a febre amarela é de incluir a vacina na rotina para todas as crianças a partir dos 6 meses de idade nas áreas consideradas endêmicas (ocorrência usual) ou de transição (ocorrência eventual) para febre amarela silvestre, assim como manter a população adulta vacinada. Nos demais locais, a vacina deve ser aplicada apenas em pessoas que se dirigem a locais de risco de aquisição da febre amarela silvestre.

O risco de urbanização da febre amarela pode ser reduzido mediante o controle da infestação pelo *Aedes aegypti*, já conduzido para o controle da dengue. Ainda que objeto de muita discussão, esse risco não é quantificável e, ainda que aparentemente eminente, parece ser reduzido se for considerado o curto período de viremia da infecção humana. Não obstante, em 1999, durante um surto de febre amarela silvestre na região de Santa Cruz de la Sierra, Bolívia, teria ocorrido transmissão urbana.

REFERÊNCIAS BIBLIOGRÁFICAS

Adu FD, Omotade OO, Oyedele OI, Ikusika O, Odemuyiwa SO, Onoja AL. Field trial of combined yellow fever and measles vaccines among children in Nigeria. East Afr Med J. 1996;73:579-82.

Advisory Committee on Immunization Practices (ACIP). Yellow Fever Vaccine Recommendations of the Advisory Committee on Immunization Practices (ACIP) 2002. MMWR. 2002;51(RR17):1-10.

Allwinn R, Doerr HW, Emmerich P, Schmitz H, Preiser W. Cross-reactivity in flavivirus serology: new implications of an old finding? Med Microbiol Immunol (Berl). 2002;190:199-202.

Anon. Fever, jaundice, and multiple organ system failure associated with 17D-derived yellow fever vaccination 1996-2001. MMWR Morb Mortal Wkly Rep. 2001;50(30):643-5.

Bausch DG, Ksiazek TG. Viral hemorrhagic fevers including hantavirus pulmonary syndrome in the Americas. Clin Lab Med. 2002;22:981-1020.

Boulos M, Segurado AA, Shiroma M. Severe yellow fever with 23-day survival. Trop Geogr Med. 1988;40:356-8.

Chan RC, Penney DJ, Little D, Carter IW, Roberts JA, Rawlinson WD. Hepatitis and death following vaccination with 17D-204 yellow fever vaccine. Lancet. 2001;358:121-2.

Datasus. Informações de Saúde. Imunizações – Doses aplicadas. Disponível em: http://tabnet.datasus.gov.br/cgi/pni/dpnimap.htm [acessado em 24 Aug 2002].

Dennis LH, Reisberg BE, Crosbie J, Crozier D, Conrad ME. The original haemorrhagic fever: yellow fever. Br J Haematol. 1969;17:455-62.

Figueiredo LT. The Brazilian flaviviruses. Microbes Infect. 2000;2:1643-9.

Franco O. História da febre amarela no Brasil. Rev Bras Malariol Doenç Trop. 1969;21:315-520.

Ishak KG, Walker DH, Coetzer JA, Gardner JJ, Gorelkin L. Viral hemorrhagic fevers with hepatic involvement: pathologic aspects with clinical correlations. Prog Liver Dis. 1982;7:495-515.

Kengsakul K, Sathirapongsasuti K, Punyagupta S. Fatal myeloencephalitis following yellow fever vaccination in a case with HIV infection. J Med Assoc Thai. 2002;85:131-4.

Lang J, Zuckerman J, Clarke P, Barrett P, Kirkpatrick C, Blondeau C. Comparison of the immunogenicity and safety of two 17D yellow fever vaccines. Am J Trop Med Hyg. 1999;60:1045-50.

Lhuillier M, Mazzariol MJ, Zadi S, Le Cam N, Bentejac MC, Adamowicz L, et al. Study of combined vaccination against yellow fever and measles in infants from six to nine months. J Biol Stand. 1989;17:9-15.

Martin M, Weld LH, Tsai TF, Mootrey GT, Chen RT, Niu M, et al. GeoSentinel yellow fever working group. Advanced age a risk factor for illness temporally associated with yellow fever vaccination. Emerg Infect Dis. 2001;7:945-51.

Ministério da Saúde. FUNASA. Imunizações. Calendário básico de imunizações 2001/2003. Disponível em: http://www.funasa.gov.br/imu/imu02.htm [acessado em 24 Aug 2002].

Monath TP, Cetron MS. Prevention of yellow fever in persons traveling to the tropics. Clin Infect Dis. 2002;34:1369-78.

Monath TP. Yellow fever. In: Plotkin AS, Orenstein WA (eds.). Vaccines. 3rd edition. Philadelphia: W.B. Saunders; 1999. p. 815-79.

Monath TP. Yellow fever: an update. Lancet Infect Dis. 2001;1:11-20.

Mutebi JP, Barrett AD. The epidemiology of yellow fever in Africa. Microbes Infect. 2002;4:1459-68.

Osinusi K, Akinkugbe FM, Akinwolere OA, Fabiyi A. Safety and efficacy of yellow fever vaccine in children less than one-year-old. West Afr J Med. 1990;9:200-3.

Poland JD, Calisher CH, Monath TP, Downs WG, Murphy K. Persistence of neutralizing antibody 30-35 years after immunization with 17D yellow fever vaccine. Bull World Health Organ. 1981;59:895-900.

Robert E, Vial T, Schaefer C, Arnon J, Reuvers M. Exposure to yellow fever vaccine in early pregnancy. Vaccine. 1999; 17:283-5.

Stefano I, Sato HK, Pannuti CS, Omoto TM, Mann G, Freire MS, et al. Recent immunization against measles does not interfere with the seroresponse to yellow fever vaccine. Vaccine. 1999;17:1042-6.

Van der Stuyft P, Gianella A, Pirard M, Cespedes J, Lora J, Peredo C, et al. Urbanization of yellow fever in Santa Cruz, Bolivia. Lancet. 1999;353:1558-62.

Vasconcelos PF, Luna EJ, Galler R, Silva LJ, Coimbra TL, Barros VL, et al. Brazilian Yellow Fever Vaccine Evaluation Group. Serious adverse events associated with yellow fever 17DD vaccine in Brazil: a report of two cases. Lancet. 2001;358(9276):91-7.

Vieira WT, Gayotto LC, de Lima CP, de Brito T. Histopathology of the human liver in yellow fever with special emphasis on the diagnostic role of the Councilman body. Histopathology. 1983;7:195-208.

World Health Organization. Division of Emerging and other Communicable Diseases Surveillance and Control. Global Programme for Vaccines and Immunization and Expanded Programme on Immunization. Yellow fever. Geneva World Health Organization, 1998. Disponível em: http://www.who.int/gpv-documents [acessado em 23 Dec 2002].

Xiao SY, Zhang H, Guzman H, Tesh RB. Experimental yellow fever virus infection in the Golden hamster (*Mesocricetus auratus*) II. Pathology. J Infect Dis. 2001;183:1437-44.

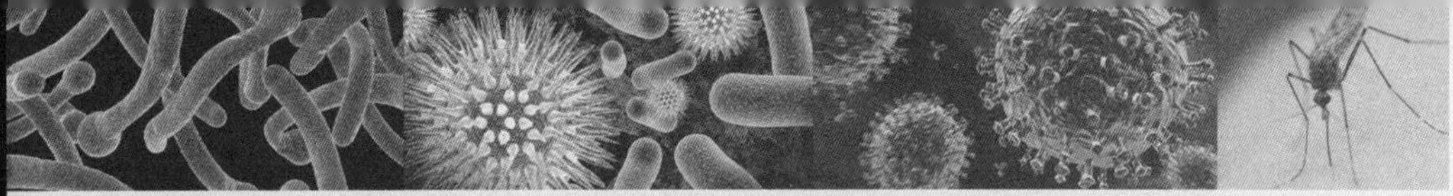

11 Hepatites Virais

Marcelo Simão Ferreira ▪ Aércio Sebastião Borges

11.1. Hepatites por Vírus (A, B, D)

INTRODUÇÃO

As hepatites por vírus são causadas por cinco agentes verdadeiramente hepatotrópicos: o vírus da hepatite A (VHA), da hepatite B (VHB), da hepatite C (VHC), da hepatite D (ou Δ-VHD) e da hepatite E (VHE). As hepatites A e E são doenças agudas, autolimitadas, de transmissão predominantemente fecal-oral; já as hepatites B, C e delta (D) são enfermidades transmitidas por via parenteral, com potencial de evolução para a cronicidade. Indubitavelmente existem outros vírus, candidatos possíveis a serem acrescentados na atual lista de patógenos causadores de hepatite, tais como o vírus G (VHG), o TTV e o SEN-V, embora, até o momento, nenhum deles ainda possa ser considerado como tal. Diversas outras viroses causadas por vírus dos grupos herpes, arbovírus, togavírus, paramixovírus e outros, podem agredir o parênquima hepático dentro do contexto de um processo sistêmico, que pode comprometer diversos outros órgãos. Mesmo com todo o avanço tecnológico aplicado à virologia, sabe-se que em cerca de 5% a 30% dos pacientes com hepatite aguda ou crônica nenhum agente virótico tem sido identificado, sendo esses casos ainda considerados como portadores de hepatites não A–E ou hepatite criptogênica. A importância das hepatites virais dentro do contexto da saúde pública é indubitável. Segundo dados da Organização Mundial de Saúde (OMS), cerca de 10% da população do planeta é portadora apenas dos vírus B e C (cerca de 600 milhões de pessoas!), particularmente nas zonas tropicais, menos desenvolvidas do globo. Mesmo nos países desenvolvidos, como nos Estados Unidos ou nos países europeus, esses agentes virais atingem milhões de pessoas, causando hepatite aguda e crônica, hepatite fulminante, cirrose hepática e hepatocarcinoma. Nos Estados Unidos, por exemplo, a causa mais comum de transplante hepático permanece sendo a cirrose pelo VHC. A Tabela 11.1 mostra algumas das características virológicas das hepatites causadas pelos vírus hepatotrópicos.

HEPATITE A

Etiologia

A etiologia viral da hepatite A foi estabelecida por Krugman et al. no final dos anos 1950, ao analisarem surtos de hepatites em crianças portadoras de deficiência mental, que frequentavam o mesmo ambiente escolar, definindo, então, a transmissão fecal-oral do vírus. Cerca de 20 anos depois, em 1973, o agente foi identificado pela primeira vez, através da imunomicroscopia eletrônica, nas fezes de pacientes com essa virose, e a doença pôde, então, ser reproduzida em animais de laboratório e, posteriormente, o vírus cultivado em células de primatas.

Originalmente considerado como pertencente ao grupo dos Enterovirus (enterovírus 72), este patógeno, de 27 nm de diâmetro e capsídeo icosaédrico, não envelopado, foi recentemente classificado no gênero *Hepatovirus*, da família *Picornaviridae* (*pico* = pequeno, *rna* = ácido ribonucleico). Consiste em um genoma de RNA linear, com hélice simples, com aproximadamente 7.478 bases que codificam uma proteína de 2.227 aminoácidos que, após clivagem, originará as proteínas estruturais (VP1, VP2, VP3 e VP4) e não estruturais (2A-2D). Existe apenas um sorotipo do VHA, embora seja possível detectar, através de clonagem de seu genoma, pequenas variações, não mais do que 10%, na sua sequência gênica, entre os isolados virais em diferentes partes do mundo. Em 1990, Jansen et al. compararam mais de 150 isolados do VHA através da AC-PCR (*antigen-capture polymerase chain reaction*), concluindo que todas as cepas humanas e símias podem ser agrupadas em sete genótipos com diversidade entre 15% e 25% em seu sequenciamento genético.

O VHA pode ser isolado em cultura de células de primatas, em que apresenta pouco efeito citopático e, diferentemente de outros *Picornavirus*, como o poliovírus e o rinovírus humano, apresenta replicação lenta, somente sendo identificado após semanas a meses. Esse fato inviabiliza o uso do seu cultivo na prática clínica como método propedêutico.

Por não possuir envelope lipídico, resiste aos meios ácidos (pH = 3), facilitando sua transmissão oral ao éter e aos detergentes não iônicos. O vírion maduro pode ser inativado em formol a 1:4.000, durante três dias a 37 °C, em água clorada a 1:1.000.000, durante 30 minutos, pela irradiação ultravioleta, em autoclave a 120 °C e 15 ppi durante 30 minutos e pelo calor de 100 °C durante um minuto.

Epidemiologia

Com distribuição mundial, a hepatite A ocorre de forma esporádica ou epidêmica e apresenta incidência variável de acordo com a área geográfica. Sua prevalência encontra-se

Tabela 11.1 Aspectos virológicos e clínicos das hepatites virais humanas.

	VHA	VHB	VHC	VHD	VHE
Genoma	RNA (fita simples)	DNA (fita dupla)	RNA (fita simples)	RNA (fita simples)	RNA (fita simples)
Família	*Hepatoviridae*	*Hepadnaviridae*	*Flaviviridae* (hapacivírus)	*Deltaviridae*	*Caliciviridae*
Tamanho	27 nm	42 nm	50-60 nm	35 nm	32 nm
Envelope	Não	Sim	Sim	Sim (AgHbs)	Não
Transmissão	Fecal-oral	Parenteral, sexual, vertical	Parenteral, sexual	Parenteral, sexual	Fecal-oral
Incubação	15-45 dias	45-180 dias	2-12 semanas	21-45 dias	2-9 semanas
Icterícia	5-30%	10-20%	< 20%	Comum	Comum
Cronicidade	Não	Adultos: 5% Neonatos: 90%	50-85%	Coinfecção: 5% Superinfecção: 70% a 95%	Sim (em imunodeprimidos)
Sorologia (fase aguda)	IgM anti-VHA	HBSAg IgM anti-Hbc	RNA-VHC Anti-HCV (tardio)	IgM anti-VHD	IgM anti-VHE
Tratamento	Sintomático	Fase crônica: IFα Lamivudina	IFα + rivavirina (fases aguda e crônica)	IFα (altas doses) fase crônica)	Não Sintomático
Profilaxia (imunização)	Vacina	Vacina	Nenhuma	Vacina (contra o VHB)	Nenhuma

diretamente relacionada às condições socioeconômicas e de higiene da população avaliada. Em áreas urbanas, percentuais variáveis de 13% (Suécia) a 97% (Iugoslávia) da população adulta apresentam evidências sorológicas de infecção pregressa pelo VHA. Em países em desenvolvimento, 90% das crianças com menos de 10 anos de idade já foram expostas ao vírus, tendo a maioria apresentado a forma subclínica ou anictérica da doença.

Tem-se observado uma redução na incidência geral da hepatite A nos últimos anos, através de campanhas de educação sanitária e melhoria das condições de saneamento básico. Com isso, houve aumento do número de indivíduos adultos susceptíveis à infecção, tal como ocorre hoje em países desenvolvidos, como os EUA, onde a maioria dos casos acomete a faixa etária acima de 20 anos de idade, particularmente aqueles indivíduos com história de viagens para áreas endêmicas, homossexuais masculinos (através do contato oral-anal), usuários de drogas endovenosas e pelo contato interpessoal.

A principal via de transmissão do VHA é a fecal-oral, sendo o vírus excretado em altas concentrações nas fezes (> 10^8 partículas/ml), principalmente durante a última semana do período de incubação e a primeira semana de doença clínica. Excreção prolongada por mais de duas semanas após o início dos sintomas pode ocorrer em cerca de 11% dos casos, e períodos ainda mais longos, como três meses, já foram demonstrados através da reação em cadeia da polimerase (PCR), porém com significado epidemiológico discutível. Uma vez excretado, o vírus pode permanecer viável por até 30 dias no meio ambiente, mesmo após ressecamento das fezes ou tratamento com formaldeído ou cloro. Em meio aquoso pode sobreviver de 12 semanas a dez meses.

A transmissão parenteral apresenta menor importância epidemiológica, uma vez que o período virêmico é curto, de sete a dez dias e a concentração viral sérica muito baixo da concentração fecal. Estudos recentes, entretanto, têm demonstrado, através de técnicas moleculares, que a viremia pode ser mais longa, com duração de até oito semanas. A transmissão vertical é descrita, porém o risco é baixo e, em geral, as crianças são assintomáticas ao nascimento. Dois casos relatados de transmissão durante o primeiro trimestre de gestação resultaram em perfuração ileal e peritonite. Contatos domiciliares ou sexuais de indivíduos com hepatite A são, potencialmente, vulneráveis à infecção. Transmissão sexual e através da saliva não são verdadeiramente comprovadas, embora já se tenha demonstrado partículas virais na saliva e na mucosa da orofaringe de chimpanzés 18 dias após inoculação experimental. Em uma grande proporção de casos (até 45%), a via de transmissão não é estabelecida, e é, provavelmente, relacionada ao contato com pessoas com infecção assintomática ou subclínica.

Patogenia

O período de incubação varia de 20 a 45 dias, com média de 28 dias, sendo este tempo inversamente proporcional à quantidade do inóculo. O VHA é, então, absorvido pelo trato gastrointestinal e transportado até o fígado, por mecanismos ainda pouco conhecidos, onde ocorre a replicação viral. Já se demonstrou, em modelos experimentais, replicação no epitélio intestinal. Liga-se ao hepatócito através de receptores celulares em sua superfície e as proteínas virais são sintetizadas no citoplasma, não ocorrendo integração ao genoma da célula hospedeira. As partículas virais completas são, então, transportadas no interior de vesículas até os canalículos biliares e excretadas com as fezes durante a fase inicial da infecção. Acredita-se que haja replicação viral em outros tecidos, uma vez que já se demonstrou partículas do VHA em células da mucosa duodenal e a presença de anticorpos IgA, contra antígenos virais, nas fezes.

Tanto em cultura celular quanto em modelos experimentais, o VHA não exerce efeito citopático direto, não se observando necrose importante dos hepatócitos infectados. O dano celular decorre principalmente da resposta imune celular mediada por células T. A inoculação endovenosa de altas cargas virais, em modelos experimentais, resulta em elevada concentração viral celular e discretas alterações nos testes de função hepática até por volta da terceira semana de infecção, quando se nota rápido aumento dos níveis enzimáticos, coincidindo com o surgimento de anticorpos anti-VHA. Linfócitos obtidos de pacientes na fase de convalescença da hepatite A demonstram citotoxicidade contra linhagem de células epidérmicas autólogas, infectadas pelo VHA, e clones de linfócitos T CD8+ têm atividade citotóxica contra fibroblastos infectados por esse vírus. Além disso, em material obtido por biópsia hepática de pacientes com hepatite A aguda, pode-se observar a presença desses linfócitos T específicos contra o VHA. Esses dados corroboram a ideia de que são células T CD8+ as grandes responsáveis pelo dano hepatocelular na hepatite A. Complexos imunes circulantes, contendo VHA e imunoglobulina IgM, são detectados na fase aguda da infecção e podem estar relacionados com as manifestações extra-hepáticas do VHA. Com relação à resposta imune humoral, os anticorpos IgM, IgG e IgA podem ser detectados precocemente por volta de dois dias após o início da doença.

Quadro clínico

O quadro clínico da hepatite A pode se apresentar sob diversas modalidades: infecção assintomática, doença subclínica demonstrada apenas laboratorialmente, hepatite clínica ictérica ou anictérica e, menos frequentemente, pode haver evolução para a forma fulminante, que ocorre em até 0,3% dos casos, com taxa de letalidade de 30% a 40%. Idosos e hepatopatas crônicos estão sob maior risco de desenvolver essa forma grave de hepatite A, que raramente ocorre na infância. A forma clássica da hepatite A ictérica em geral é de curta duração, e suas manifestações clínicas e laboratoriais resolvem-se em poucas semanas. A idade do paciente é o principal fator preditivo de severidade dos sinais e sintomas, sendo frequentemente a infecção assintomática ou subclínica na faixa etária infantil e exuberante e arrastada no indivíduo adulto.

Os pacientes que desenvolvem doença sintomática geralmente referem uma fase prodrômica, que ocorre cerca de 28 dias após a exposição ao vírus (variável de 15 a 45 dias) e que se apresenta com sintomas inespecíficos, de curta duração, caracterizado por mialgias, anorexia e febre. Cefaleia, artralgias, dor abdominal com alteração do hábito intestinal, náuseas, vômitos e erupção cutânea transitória são manifestações também descritas nesse período. Raramente observa-se icterícia em crianças com menos de três anos de idade (< 5%). Já entre 4 e 6 anos esse sinal ocorre em cerca de 10%, e acima de 6 anos surge em 40% a 50% dos casos. No adulto, a icterícia está presente em 70% a 80% dos pacientes, e o primeiro sinal clínico de sua presença é a colúria, seguida por acolia fecal, sendo sua duração média de duas a três semanas. Prurido, causado pela colestase, ocorre em menos de 50% dos casos, podendo ser intenso em alguns doentes e requerer tratamento específico. Manifestações atípicas tais como diarreia, tosse e artrite são mais comuns na faixa etária infantil. Dentre os sinais clínicos mais encontrados estão a hepatomegalia, que ocorre em cerca de 78% dos casos, e a icterícia. Esplenomegalia pode ser palpada em 5% a 15% dos pacientes e mais raramente adenomegalia, em cerca de 4%. Após três ou quatro semanas do início da sintomatologia ocorre remissão clínica e laboratorial completa, na grande maioria dos casos. Astenia e depressão, porém, podem persistir por um período mais prolongado de até alguns meses após resolução clínica, caracterizando a chamada "síndrome pós-hepatite". Estigmas periféricos de doença hepática, como *spiders*, eritema palmar e ascite, são excepcionais na hepatite A e não são marcadores prognósticos.

As complicações da hepatite pelo VHA são raras. Em uma série de 59 pacientes observados por autores chineses, 11,9% apresentaram recaída. Os sintomas recidivaram, novamente acompanhados de aumento sérico das aminotransferases, quatro a sete semanas após melhora clínica e laboratorial inicial. Nessa mesma série, colestase prolongada de duração entre 12 e 16 semanas, com níveis séricos de bilirrubinas entre 8 a 38 mg/dl, foi observada em 7% dos pacientes, acompanhada de prurido intenso, astenia e perda de peso. Períodos mais arrastados de colestase com duração de até 15 meses já foram descritos. A biópsia hepática nesses casos evidenciou hepatite em resolução em alguns ou hepatite "crônica" (> seis meses) em outros, mas com remissão completa após cinco a 12 meses de acompanhamento. Não há casos documentados de hepatite crônica não resolvida ou de cirrose atribuída ao VHA.

Insuficiência hepática aguda fulminante ou hepatite fulminante é a complicação mais grave da hepatite A. Caracteriza-se por icterícia intensa e deterioração progressiva da função hepática, além do surgimento de encefalopatia, distúrbios da coagulação e coma. Embora evento raro, como já referido, apresenta elevada taxa de letalidade. Nos EUA estima-se que 8% dos 2.000 casos/ano de hepatite fulminante são atribuídos à hepatite A. Em Shanghai, durante epidemia descrita em 1988, das 47 mortes, 25 foram atribuídas à hepatite A fulminante; 15 ocorreram em pacientes com doença hepática crônica e os outros dez faleceram de causas não associadas ao fígado.

Manifestações extra-hepáticas podem estar presentes e incluem envolvimento cardíaco, com miocardite (com bradicardia, prolongamento do seguimento P-R e depressão da onda T ao ECG), pancreatite aguda, nefrite intersticial, encefalite pós-viral, síndrome de Guillain-Barré, anemia hemolítica, agranulocitose, plaquetopenia ou pancitopenia, vasculite e crioglobulinemia, que felizmente são de ocorrência rara nessa virose.

Ao contrário da infecção pelo vírus da hepatite E, não há diferença na apresentação e evolução clínica da hepatite A em mulheres grávidas, não tendo sido observados casos de transmissão fetal. Da mesma forma, o curso clínico não parece se alterar em indivíduos infectados pelo vírus da imunodeficiência humana (HIV). Entretanto, têm-se descrito casos de hepatite A com apresentação mais grave em pacientes previamente infectados pelo vírus C, inclusive com casos de hepatite fulminante.

Diagnóstico

Os testes utilizados para avaliação da função hepática são sensíveis para documentar o dano hepatocelular, mas não são específicos da hepatite A que clinicamente também é indistinguível das outras hepatites virais. Os valores séricos de ALT e AST, em geral, são bastante elevados (> 1000 UI/ml), já descritos casos com valores > 20000 UI, normalizando após um tempo médio de sete semanas (três dias a 29 semanas). A hiperbilirrubinemia tende a se resolver em cinco semanas (0,5 a 33 semanas). Linfocitose moderada com linfócitos atípicos pode ser observada em 7% dos casos.

O diagnóstico da hepatite A aguda é firmado basicamente pela sorologia, através do encontro de anticorpos IgM anti-VHA, detectados em quase 100% dos casos já no início da sintomatologia. Persiste por até seis meses e, em cerca de 25% dos pacientes, por até 12 meses. O anti-VHA IgG permanece positivo por toda vida e confere imunidade duradoura (Figura 11.1). A pesquisa do vírus nas fezes e em cultura de células não é utilizada como propedêutica laboratorial na prática clínica. Através da PCR, pode-se detectar o RNA viral desde duas semanas antes do pico sérico da ALT até 391 dias (média de 95 dias) após, de acordo com estudos mais recentes. Antígenos virais podem ser detectados no tecido hepático por imunofluorescência, imuno-histoquímica e PCR, porém a biópsia hepática raramente é indicada no curso da hepatite pelo VHA.

Profilaxia

Medidas de higiene e saneamento básico são as principais recomendações para prevenção da hepatite A. Imunoprofilaxia ativa com vacina contendo VHA inativado confere proteção em mais de 95% dos casos após esquema de duas doses oferecidas nos tempos zero e seis ou 12 meses, aplicadas por via intramuscular. Anticorpos IgG podem ser detectados em aproximadamente 90% dos indivíduos após 30 dias da primeira dose. A imunidade dura por pelo menos dez anos e o principal efeito adverso é a dor no local de aplicação. Cefaleia, febre e mialgias são sintomas referidos em menos de 10% dos casos, e efeitos colaterais graves, como reação anafilática e síndrome de Guillain-Barré, já foram descritos e são extremamente raros. Recomenda-se a vacinação para determinados grupos de risco tais como: crianças acima de 2 anos de idade em áreas endêmicas; viajantes para áreas de alta prevalência; trabalhadores de creches, laboratórios e profissionais de saúde ligados à neonatologia; homossexuais ou bissexuais masculinos; usuários de drogas endovenosas; receptores regulares de hemoderivados e hepatopatas crônicos.

A imunização passiva com soro humano contendo imunoglobulina G anti-VHA confere proteção temporária, por até seis meses após aplicação, e é indicada como profilaxia pré e pós-exposição, devendo ser utilizada, nesse último caso, para indivíduos com menos de duas semanas de contato. A profilaxia pré-exposição é recomendada para contatos de casos de hepatite A, crianças e/ou outros indivíduos institucionalizados, bem como profissionais de creches, berçários e UTI neonatal, onde ocorreram casos de hepatite A, e também para indivíduos com viagens rápidas para áreas endêmicas. A dose de 0,06 ml/kg confere proteção por até quatro a seis meses. Para crianças < 2 anos recomenda-se 0,02 ml/kg. Sua aplicação na prática clínica tem se tornado cada vez mais restrita, uma vez que se dispõe de vacinas altamente eficazes.

Tratamento

Não há tratamento específico. Para os casos de hepatite colestática grave tem-se recomendado o uso de corticoterapia por um curto período de tempo, com prednisona, na dose de 30 mg/dia, ocorrendo melhora rápida dos sintomas da colestase além de redução considerável dos níveis séricos de bilirrubinas. O transplante hepático é recomendado para casos selecionados de insuficiência hepática fulminante.

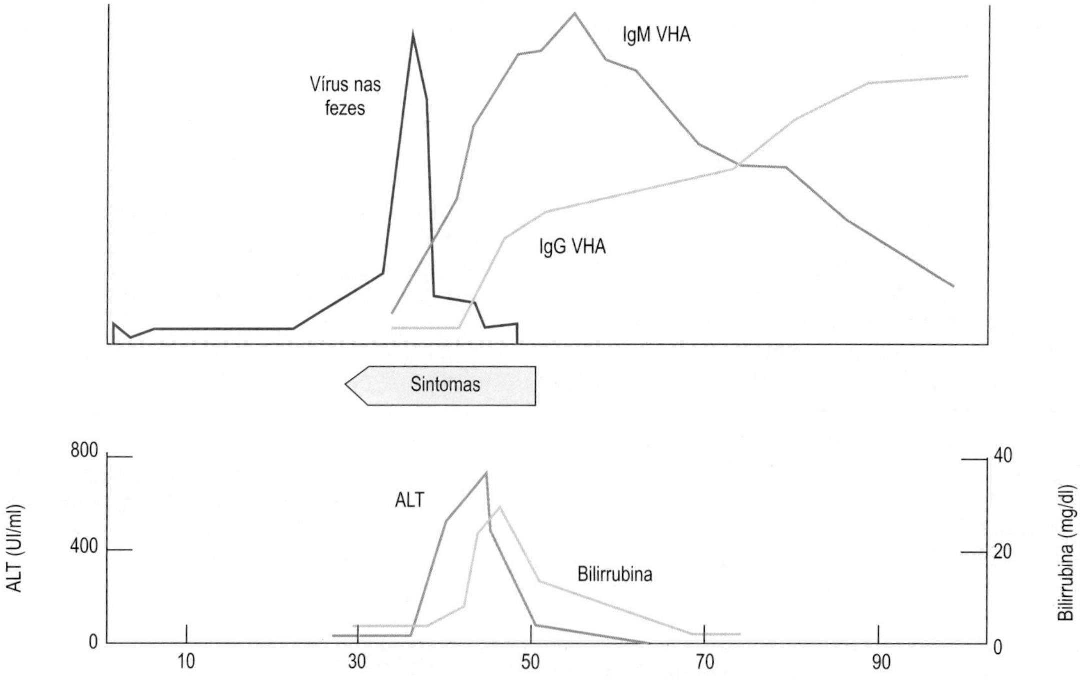

Figura 11.1 O curso da hepatite aguda A.

HEPATITE B

A hepatite B continua sendo um dos mais importantes problemas de saúde pública em todo o mundo. Cerca de 350 milhões de pessoas, ou seja, 5% da população do planeta, são portadoras do VHB. A maioria dos indivíduos infectados concentra-se em determinadas áreas geográficas, tais como o Sudeste Asiático, a África Central e a região Amazônica, onde a prevalência de marcadores sorológicos do VHB varia de 10% a 95%. Um elevado percentual de pessoas que portam cronicamente esse agente não apresenta doença hepática ativa (portadores inativos), mas a infecção persistente pode resultar também em cirrose, insuficiência hepática e carcinoma hepatocelular. Durante as últimas décadas, estudos clínicos e experimentais expandiram os conhecimentos sobre a hepatite B e seus diferentes aspectos e, hoje, dispõe-se de sofisticadas técnicas para o seu diagnóstico e de drogas eficazes para o seu tratamento. A aplicação da biologia molecular permitiu também notáveis avanços no conhecimento do próprio VHB e na demonstração da sua importância como agente etiológico de hepatopatias crônicas e do hepatocarcinoma. A imunização ativa utilizando as modernas vacinas recombinantes constitui, na atualidade, a arma mais importante no combate a essa virose.

Etiologia

Pertencente à família *Hepadnaviridae*, o VHB, de 42 nm de diâmetro e DNA circular de dupla hélice, é constituído por um envoltório lipídico e por um *core,* ou núcleo central. Seu genoma, composto de 3.200 nucleotídeos, possui quatro regiões principais denominadas S, P, C e X, abertas para leitura (*open reading frames*). O gene S, que é dividido em três sítios de iniciação, codifica as proteínas de superfície: P25 ou S, proteína predominante, de cadeia curta e que representa o antígeno de superfície do VHB-AgHBs; p33 ou pré-S2, de cadeia média; e a p39 ou pré-S1, de cadeia longa. As regiões pré-S1 e pré-S2 induzem a produção de anticorpos neutralizantes e a pré-S1 é responsável pela ligação do VHB a um receptor específico na membrana dos hepatócitos, através da formação de pontes de ligação. O gene P codifica a DNA-polimerase, enzima com função de transcriptase reversa que permite a produção de DNA a partir de RNA precursor, sendo, portanto, responsável pela replicação viral. O gene C codifica a proteína do nucleocapsídio, que é composta pela fração *core* (AgHbc), não secretada, e a fração *pré-core* (AgHbe), marcador indireto de replicação viral e infectividade. Ambas as frações induzem a produção de anticorpos específicos (anti-AgHbc e anti-AgHbe). O gene X codifica a produção de uma proteína reguladora de replicação viral, a proteína X (AgHbx), também implicada na indução do hepatocarcinoma pelo VHB. O AgHbs possui, pelo menos, cinco determinantes antigênicos denominados *a, d, y, w* e *r*, que definem, através de suas combinações, oito subtipos virais, sendo *adw*, *adr* e *ayr* os mais encontrados.

Ocorrida a ligação viral à membrana da célula hepática, seu genoma é lançado no citoplasma, onde perde seu envoltório e o DNA é, então, transportado ao núcleo do hepatócito. Aí chegando, sofre ação do DNA-polimerase, perde sua disposição original, transformando-se em minicírculos que servem, então, de molde para síntese de RNAs pré-genômicos. No núcleo são sintetizados o DNA viral, as enzimas de replicação, o AgHbc e o AgHbe, enquanto no citoplasma são formados os componentes do envelope, ou seja, o AgHbs, e as frações pré-S1 e pré-S2. No organismo humano são produzidas cerca de 10^{11}-10^{12} partículas virais por dia e 10^9 hepatócitos infectados são destruídos diariamente, na dependência da resposta imune do hospedeiro.

Epidemiologia

Com distribuição mundial e taxa de prevalência variável, na dependência da região estudada, estima-se que existam mais de 300 milhões de pessoas infectadas pelo VHB no mundo. No Sudeste da Ásia, China, África Tropical, Bacia Amazônica e Oriente Médio encontram-se as maiores taxas de prevalência (8% a 20%) e, nessas áreas, a transmissão vertical ou horizontal entre familiares assume grande importância epidemiológica. Na América do Sul, a positividade para o AgHbs varia de 0,5% a 1,2% no Chile, Argentina, Uruguai e Sul do Brasil, até 15% na Amazônia Brasileira.

O VHB encontra-se presente em altas concentrações no sangue e secreções serosas e em quantidades menores no fluido vaginal, sêmen e saliva, podendo ser transmitido através de diversas formas, tais como:

a) exposição perinatal (durante o parto, pelo sangue ou líquido amniótico, canal vaginal, amamentação e, menos frequentemente, pela via transplacentária);
b) exposição sexual e a sangue ou derivados;
c) através de seringas compartilhadas por usuários de drogas ilícitas endovenosas;
d) transplante de órgãos ou tecidos e acidentes ocupacionais com agulhas ou instrumentos cortantes contaminados com material biológico infectado.

O rigoroso controle realizado nos bancos de sangue praticamente eliminou a transmissão transfusional em algumas áreas geográficas e, na atualidade, a aquisição parenteral ocorre, com poucas exceções, apenas em viciados em drogas injetáveis, acidentes ocupacionais com agulhas contaminadas ou, mais raramente, através de acupuntura e tatuagens. Portanto, profissionais de saúde, hemodialisados, prostitutas, hemofílicos, toxicômanos e deficientes mentais são considerados de alto risco para aquisição do VHB. A infecção também se mostra altamente prevalente em familiares de portadores crônicos do VHB e em tribos indígenas da região Amazônica.

História natural

Admite-se que a infecção aguda pelo VHB evolui para cura em 90% a 95% dos casos e para o estado de portador crônico nos restantes 5% a 10%. Metade desses portadores não apresenta doença hepática (portadores inativos), mas a outra metade mostra sinais de atividade inflamatória no fígado, de variada intensidade, podendo desenvolver cirrose hepática e/ou hepatocarcinoma nas fases mais tardias da enfermidade. Nos recém-nascidos de mães portadoras do VHB, a cronicidade da infecção é a regra e cerca de 98% das crianças persistem com marcadores sorológicos de infecção ativa durante várias décadas da vida.

Nos pacientes com hepatite crônica B (definida sorologicamente pela persistência do antígeno de superfície – AgHbs – por mais de seis meses) podem-se observar, durante sua longa evolução, duas fases bem distintas e de duração variável.

Na primeira, em geral, correspondendo a períodos mais precoces da doença, o VHB demonstra intensa replicação, comprovada pela presença no soro do AgHbs, do antígeno e (AgHbe) do próprio DNA viral, detectado por técnica de PCR, além dos anticorpos contra o *core* viral (anti-HBc) da classe IgG e, ocasionalmente, da classe IgM. A biópsia hepática nesses pacientes demonstra atividade inflamatória, portal e periportal, que pode variar de leve a intensa, na dependência do grau imunitário do indivíduo. O VHB, nessa fase, ainda não se encontra integrado ao genoma do hepatócito, existindo sob forma epissomal. A expressão de antígenos virais na superfície do hepatócito é abundante, facilitando a ação de linfócitos T citotóxicos. Esse período pode persistir por vários anos. Ao longo do tempo, entretanto, esses pacientes tendem a se tornar positivos para o anti-Hbe (10% a 20% ao ano), indicando que o grau de replicação reduziu, trazendo como consequência a diminuição da reação inflamatória no fígado. Vale salientar, contudo, que a replicação viral não se encontra totalmente abolida, uma vez que técnicas mais sensíveis (PCR) podem comprovar a presença do DNA viral no soro e tecido hepático. Infelizmente, a soroconversão Hbe/anti-Hbe ocorre em fases avançadas da hepatopatia crônica em um substancial número de doentes, e os benefícios que dela advêm pouco alteram o prognóstico desses indivíduos. A soroconversão Hbe/anti-Hbe é, em geral, precedida por elevação abrupta das aminotransferases e exacerbação dos fenômenos histológicos de inflamação indicando que está havendo clareamento imune das partículas virais no fígado. Esse fenômeno pode adquirir caráter fulminante em alguns casos. É possível que essa soroconversão se antecipe com o emprego de drogas, tais como interferon e lamivudina, trazendo benefícios aos pacientes, antes que a doença evolua para cirrose hepática.

Nesse período de brusca elevação das aminotransferases, torna-se necessário afastar a possibilidade de que outros agentes (drogas, vírus delta, A, C) possam estar exacerbando as lesões inflamatórias preexistentes no fígado.

Após a soroconversão, podem surgir fenômenos de reativação, caracterizados pelo reaparecimento dos marcadores de replicação e exacerbação das atividades bioquímica e histológica. Essa reativação pode ocorrer de forma espontânea ou após o emprego de drogas imunossupressoras (corticoides, quimioterápicos, antineoplásicos etc.), podendo adquirir caráter fulminante em alguns casos. Diversos fatores podem modificar a história natural da infecção pelo VHB. Coinfecções com outros vírus, como o HIV, VHC e VHD, alcoolismo crônico, uso concomitante de drogas hepatotóxicas e imunossupressão são condições que podem alterar o curso clínico da doença e/ou exacerbar a replicação do VHB. Nos estados de imunossupressão, por exemplo, apesar do aumento da carga viral do hospedeiro, observa-se uma menor agressão do sistema imune aos hepatócitos infectados pelo vírus, resultando em níveis de aminotransferases séricos pouco expressivos e ausência de inflamação e fibrose à biópsia hepática. Também o percentual de portadores crônicos do vírus se torna maior após a infecção primária pelo VHB, devido à incapacidade desses indivíduos com déficit imunitário em clarear esse patógeno. Em determinadas regiões do mundo, como a do Mediterrâneo, cepas mutantes do VHB podem infectar um percentual elevado dos portadores. A mutação mais conhecida é a que ocorre no segmento pré-*core* do genoma viral, gerando um códon que indica parada de transcrição (*stop codon*). Nessa situação, o AgHbe não é mais produzido, embora a replicação viral continue inalterada. A infecção humana por essa mutação parece associar-se a formas graves de hepatopatias, inclusive fulminantes.

A cirrose hepática instala-se progressivamente na hepatite B, muitas vezes de forma oligo ou assintomática; a replicação pode estar presente nessa fase, embora seja mais frequente o encontro do anti-AgHbe; períodos de exacerbação da doença nesses pacientes podem deteriorar substancialmente a função hepática remanescente. O risco de aparecimento do hepatocarcinoma é grande e os pacientes devem submeter-se a um protocolo de vigilância a cada seis meses, com dosagem da alfafetoproteína sérica e realização de ultrassonografia de alta resolução, objetivando detectar precocemente a presença de lesões neoplásicas de pequeno tamanho (< 2 cm), passíveis de tratamento cirúrgico ou por alcoolização. Há evidências de que a terapia antiviral com interferon pode prevenir o surgimento do hepatocarcinoma em pacientes com cirrose pelo VHB.

Quadro clínico

O VHB pode causar doença hepática aguda e crônica. Aqui, como na hepatite A, o quadro clínico é variável, podendo ocorrer infecção assintomática ou subclínica, que representa a maioria dos casos, hepatite ictérica propriamente dita, que ocorre em cerca de 20% dos pacientes e, mais raramente, hepatite fulminante. Os pacientes sintomáticos, após um período de incubação que dura em média 75 dias (45 a 180 dias), desenvolvem manifestações clínicas inespecíficas, correspondendo ao chamado período prodrômico. Astenia, mal-estar geral, náuseas, vômitos, dor abdominal, intolerância alimentar, exantema, artralgias e artrites podem ser relatados. Febre e diarreia aparecem com menor frequência do que na hepatite A. Manifestações associadas à vasculite sistêmica ou à deposição de imunocomplexos, com comprometimento renal, podem ocorrer; também pericardite, pleurite, meningoencefalite, polineuropatia e síndrome de Guillain-Barré podem, excepcionalmente, acompanhar os quadros de hepatite B aguda. O surgimento da icterícia, que ocorre em torno de 20% a 30% dos adultos e adolescentes, é seguido de resolução das manifestações prodrômicas e dura em geral poucas semanas. Acolia, colúria e prurido podem acompanhar a fase ictérica. Hepatomegalia dolorosa é o achado mais comum do exame físico abdominal, e esplenomegalia ocorre em menos de 20% dos casos. Formas crônicas da doença são frequentemente assintomáticas, sendo detectadas em exames rotineiros ou durante doações de sangue. Essa virose, de curso prolongado, é caracterizada por uma série de exacerbações e remissões; as exacerbações são o resultado da resposta imune de linfócitos T citotóxicos contra antígenos do VHB contidos nos hepatócitos. A soroconversão AgHbe/anti-Hbe, que pode eventualmente ocorrer em alguns desses episódios, é um acontecimento importante na história natural da doença, porque, em geral, esse episódio é seguido de remissão clínica, bioquímica e histológica e de um bom prognóstico. Os pacientes que apresentam níveis de aminotransferases mais elevados ($\geq 5 \times$ VLN) possuem uma resposta imune contra o VHB mais rigorosa e, portanto, têm uma maior chance de soroconversão espontânea durante a evolução da enfermidade. A frequência, a magnitude e a duração dos períodos de exacerbação da hepatite são determinantes para o desenvolvimento de cirrose e carcinoma hepatocelular. Nos pacientes cirróticos, surtos repetidos e intensos de exacerbação podem levar à descompensação da doença. Obviamente, o clareamento do vírus ou a redução na replicação viral constitui a chave para prevenir a progressão da doença. Em doentes cirróticos, aparecimento de queda progressiva do estado geral, perda de peso, icterícia, dor abdominal e febre sugerem o aparecimento de hepatocarcinoma.

Diagnóstico

Achados laboratoriais inespecíficos

Tais achados são semelhantes aos encontrados nas outras formas de hepatites virais agudas. Observa-se elevação das aminotransferases, com níveis acima de 500 UI/l e, em geral, ALT predominando sobre AST. A hiperbilirrubinemia é moderada (5 a 10 mg/dl), principalmente à custa da fração direta. Prolongamento do tempo de protrombina e queda abrupta nos níveis das aminotransferases podem indicar evolução para as formas mais graves, inclusive para a hepatite fulminante. O hemograma pode revelar, na fase aguda, linfocitose com linfócitos atípicos. Nas formas graves pode ocorrer leucocitose com neutrofilia e desvio à esquerda. Elevações da fosfatase alcalina e da gamaglutamiltranspeptidase ocorrem nas formas colestáticas da doença.

Diagnóstico sorológico

O diagnóstico de qualquer das formas clínicas da hepatite B realiza-se por meio de técnicas sorológicas. Tais técnicas revelam-se fundamentais não apenas para o diagnóstico, mas também se mostram muito úteis no seguimento da infecção viral, na avaliação do estado clínico do paciente e na monitorização da terapêutica específica. As importantes descobertas realizadas nas áreas da virologia e da biologia molecular desses vírus, nos últimos anos, foram progressivamente sendo incorporadas à rotina diária dos laboratórios, permitindo aos médicos acesso às modernas técnicas capazes de avaliar a carga viral presente no indivíduo, o índice de replicação do agente infeccioso e a eficácia de novas medicações utilizadas no tratamento dessa virose.

Hepatite aguda

A fase aguda da hepatite B caracteriza-se por intensa replicação viral, que ocorre tanto nas fases assintomática, anictérica da doença, quanto nas ictéricas e sintomáticas. O período de incubação varia de dois a seis meses. Cerca de seis semanas após a contaminação, o AgHbs já se encontra presente no soro, podendo permanecer positivo nos casos agudos por até 180 dias, quando então desaparece e dá lugar ao surgimento do anticorpo anti-HBs, algumas semanas ou meses depois, período esse denominado de janela imunológica. O surgimento do anticorpo anti-HBs indica sempre resolução do processo, conferindo imunidade duradoura à infecção pelo VHB. Cerca de 5% a 10% dos pacientes persistem com AgHbs no soro além de seis meses, tornando-se, portanto, portadores crônicos do vírus.

Um estudo recente realizado no Japão demonstrou em um número pequeno de casos de hepatite aguda pelo VHB (14 casos), seguidos, após a cura, por um período de dois a 9,5 anos que, a despeito da presença do anti-Hbs (12/14 casos), alguns doentes permaneceram com o DNA-VHB presente no soro em baixos títulos (nove anos após o episódio agudo!) e também no tecido hepático obtido por biópsia (nove casos), além de documentarem nesse material inflamação parenquimatosa leve e fibrose (oito casos). Nos casos biopsiados, pôde-se também comprovar a presença, no núcleo dos hepatócitos, minicírculos de DNA covalentemente fechados, responsáveis pela persistência do vírus nos hepatócitos. Esse estudo comprova que a cura completa da virose, com erradicação do vírus B, pode não ocorrer em grande número de indivíduos infectados, mesmo após o desenvolvimento do anti-Hbs.

Durante o período de incubação detectam-se, poucos dias após o surgimento do AgHbs, anticorpos dirigidos contra o AgHbc (antígeno *core*). Inicialmente surge a fração IgM (anti-HbcIgM), marcador considerado diagnóstico para a fase aguda da hepatite B, embora esteja presente também em alguns indivíduos com forma crônica da doença, particularmente nos períodos de reativação. O anticorpo anti-HbcIgG também está presente na vigência de infecção aguda, quando aumenta progressivamente seus títulos no soro, permanecendo positivo em valores mais baixos na maioria dos indivíduos pelo resto da vida, mesmo após a cura da virose. O anti-HbcIgG constitui o marcador clínico e epidemiológico mais importante da infecção pelo VHB. Detecta-se o antígeno Hbe (AgHbe) na fase inicial da infecção, pouco antes do surgimento do quadro clínico da doença aguda. Constitui um marcador indicativo de alta replicação viral. Sua duração nessa fase revela-se efêmera, desaparecendo em poucas semanas, dando lugar ao aparecimento do anti-Hbe. Sua persistência, além de três meses no soro, pode indicar evolução para a cronicidade (Figura 11.2). Embora obviamente estejam presentes na vigência da fase aguda, o DNA do VHB e a atividade da DNA polimerase não são marcadores utilizados nessa fase. A detecção do AgHbs, anti-Hbc (IgM e IgG) e AgHbe/anti-Hbe faz-se, na atualidade, utilizando-se técnicas imunoenzimáticas (ELISA) e, mais raramente, radioimunoensaio. Detectam-se o DNA viral por PCR e a atividade da DNA polimerase através da incorporação de ATP marcado com 3H.

Hepatite fulminante

Nas formas graves, fulminantes, da hepatite B, o AgHbs desaparece rapidamente, em geral, dentro de quatro semanas após o surgimento do quadro clínico. Nessa modalidade da doença, o diagnóstico baseia-se no encontro de anti-HbcIgM, que indica infecção aguda pelo VHB; o DNA viral mostra-se sempre presente na fase inicial do processo e deve ser solicitado rotineiramente nesses doentes. Se o indivíduo sobrevive ou é submetido ao transplante hepático, o anti-Hbs pode surgir precocemente, denotando resolução da virose.

Hepatite crônica

A hepatite crônica pelo VHB pode ser caracterizada por critérios bem definidos: a) AgHbs positivo por tempo maior que seis meses; b) carga viral do VHB maior que 2.000 UI/ml (maior que 10^4 cópias/ml); c) elevação das aminotransferases, persistente ou intermitente e d) biópsia hepática demonstrando atividade necroinflamatória.

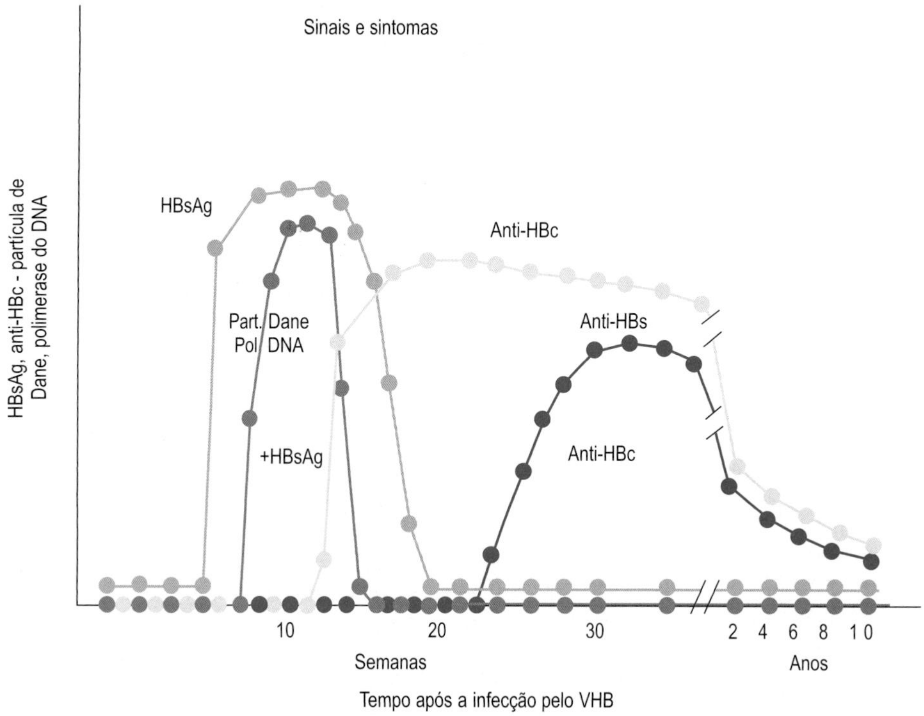

Figura 11.2 Os marcadores da hepatite B no sangue dos indivíduos com a infecção primária típica (positivos para AgHbs) pelo vírus da hepatite B.

O perfil sorológico na hepatite crônica B já foi mostrado na história natural do VHB. Nesses casos torna-se necessário documentar se está ocorrendo ou não replicação viral, ou seja, o indivíduo será AgHbe positivo com DNA-VHB presente no soro em caso de replicação ativa ou, por outro lado, se não houver replicação, anti-Hbe positivo com pesquisa de DNA-VHB negativa. A presença de anti-Hbe e do DNA-VHB maior que 2000 UI/ml indica infecção pela mutante *pré-core* do vírus e tem grande importância na abordagem terapêutica, uma vez que a resposta ao interferon nesses casos não é satisfatória (Figura 11.3). Coinfecções com outros vírus podem ser documentadas sorologicamente. Na associação com o vírus delta, o antidelta (anti-HD) total encontra-se presente, conjuntamente com o RNA do vírus, detectado por PCR. Na coinfecção com o vírus C, o anti-VHC (ELISA de 3ª geração) é o exame de triagem, sendo a infecção confirmada pelo *immunoblot* (RIBA) ou PCR, com detecção do RNA do VHC. A biópsia hepática encontra a sua indicação na avaliação dos pacientes cronicamente infectados pelo VHB. Nela pode-se graduar a magnitude do processo inflamatório e da fibrose e, ainda, através de técnicas de imuno-histoquímica, documentar a presença dos antígenos S e *core* do VHB no tecido. Também na coinfecção pelo vírus delta, a imuno-histoquímica pode revelar o antígeno da hepatite delta (AgHD) no núcleo dos hepatócitos.

Portador inativo do VHB

O portador inativo do VHB é definido também por critérios bem estabelecidos;

a) AgHbs presente no soro por mais de seis meses;
b) presença do anti-Hbe no soro;
c) carga viral do VHB menor que 2000 UI/ml;
d) aminotransferases normais;
e) biópsia hepática normal ou com alterações discretas.

Não há indicação de terapia antiviral nesses pacientes, pois raramente apresentam resposta às medicações, devido à imunotolerância secundária à exposição precoce ao vírus.

Infecção oculta pelo VHB

A infecção oculta pelo VHB é caracterizada pela presença da infecção por esse vírus com o AgHbs indetectável. Os níveis do VHB no soro, detectados por técnicas moleculares (PCR), são baixos, usualmente menores que 10^4 cópias/ml. Essa técnica de detecção requer uma elevada sensibilidade. A prevalência dessa modalidade de infecção pelo VHB ainda é desconhecida e suas implicações clínicas envolvem diferentes aspectos. Os mecanismos implicados no seu desenvolvimento são obscuros, embora várias hipóteses tenham sido formuladas para explicar sua ocorrência. Entre elas, vale a pena destacar a ocorrência de mutações na sequência do DNA-VHB, a integração do DNA viral nos cromossomos humanos, a formação de imunocomplexos e a interferência de outras viroses. Obviamente existe risco potencial de transmissão através de transfusão de sangue, hemodiálise, transplante de órgãos ou relação sexual. Muitos desses doentes apresentam doença hepática crônica que pode evoluir para a cirrose e/ou carcinoma hepatocelular. É importante destacar que alguns indivíduos apresentam anti-Hbc positivo no soro isoladamente, fato que corrobora a necessidade de avaliação, através da PCR, de todo indivíduo portador desse marcador sérico, de forma isolada.

Cirrose hepática

Na cirrose pelo VHB pode haver ou não evidências de replicação viral. A presença do AgHbe e do DNA-VHB maior que 2.000 UI/ml deve ser utilizada para distinguir as duas formas. Nos casos com replicação, a atividade necroinflamatória revela-se maior e pode levar mais rapidamente à

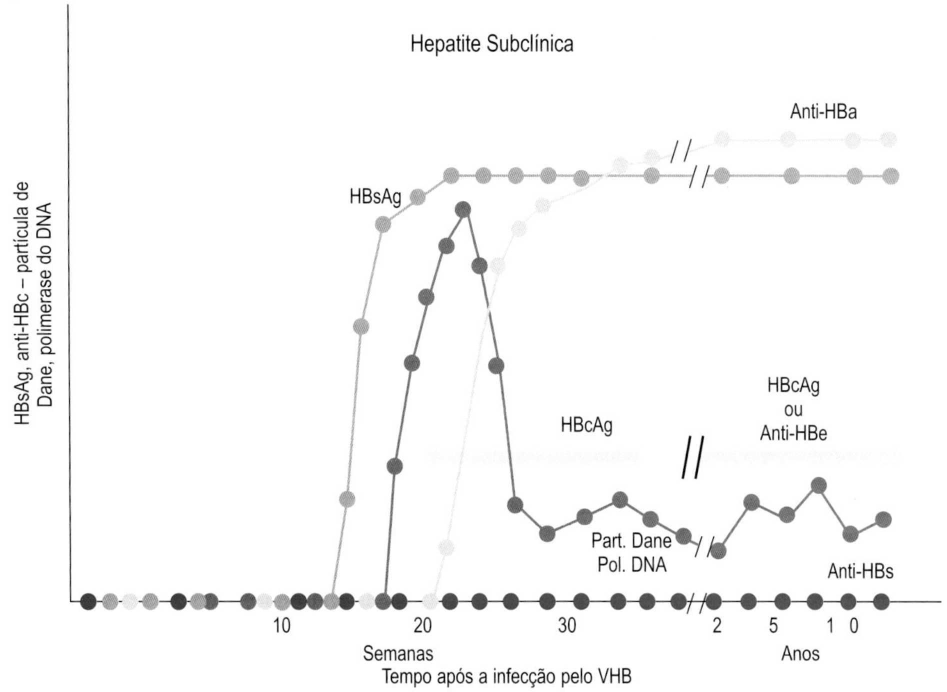

Figura 11.3 Os marcadores da hepatite B no sangue dos indivíduos com a infecção pelo vírus da hepatite B que se torna persistente.

descompensação da doença. Como já mencionado, a maioria dos doentes cirróticos exibe a presença de anti-Hbe. A infecção pela mutante *pré-core* parece condicionar a uma evolução mais rápida para cirrose hepática e portanto deve ser detectada precocemente.

Hepatocarcinoma

Nos hepatocarcinomas relacionados ao VHB, o AgHbs e o anti-Hbc encontram-se, em geral, presentes no soro, embora em alguns pacientes o AgHbs sérico possa estar ausente ou em baixos títulos, porém, mantendo-se a positividade do anti-Hbc. A integração do DNA viral ao DNA da célula hospedeira parece ser o evento inicial que induz alterações celulares, gerando processos mutagênicos e carcinogênicos. As sequências do DNA do VHB podem ser identificadas por PCR em tecidos tumorais de pacientes AgHbs negativos, mas com anti-Hbc, e mesmo anti-Hbs, séricos positivos.

Terapia

Nenhuma forma de tratamento específico encontra-se indicada nas formas agudas sintomáticas da hepatite B. Como já referido, cerca de 95% dos pacientes evoluem para a cura espontânea da infecção com aparecimento de anticorpos anti-Hbs, indicando resolução do processo. Aproximadamente dois a três pacientes por 100 infectados desenvolvem hepatite fulminante e subfulminante, formas com elevada letalidade (> 80%) e que precisam ser tratadas em unidades de terapia intensiva, devido às múltiplas complicações decorrentes da insuficiência hepática aguda. A forma de tratamento mais adequada para esses pacientes é através do transplante hepático. A sobrevida após cinco anos de transplante encontra-se em torno de 80%. A recorrência da infecção, nesses casos, revela-se improvável, uma vez que a replicação cessa rapidamente, inclusive com desaparecimento do AgHbs e surgimento do anti-Hbs. Trabalhos recentes demonstram que a introdução precoce de lamivudina a pacientes com hepatite aguda B grave pode levar à resolução da doença e melhora dos doentes em poucas semanas, evitando-se a realização do transplante hepático. A experiência ainda é pequena, com poucas publicações na literatura, mas os resultados iniciais são promissores.

O grande contingente de indivíduos infectados pelo VHB com indicações para tratamento específico é representado pelos doentes com hepatite crônica e cirrose hepática. Muitas drogas têm sido avaliadas no tratamento dessa virose nos últimos 10 anos, e a eficácia de cada uma delas em estudos controlados apresenta resultados bastante variáveis. O principal objetivo do tratamento é suprimir a replicação viral antes que ocorra dano irreversível ao fígado. Detalhadamente podem-se dividir os objetivos a serem alcançados em três tópicos:

- Supressão sustentada da replicação do VHB que pode ser demonstrada por: 1) DNA-VHB indetectável no soro; 2) soroconversão AgHbe/anti-Hbe; 3) soroconversão AgHbs/anti-Hbs.
- Remissão total ou parcial da doença hepática detectada por: 1) normalização das aminotransferases séricas; 2) supressão da atividade necroinflamatória à biópsia hepática; 3) desaparecimento dos sintomas clínicos.
- Diminuição do risco de desenvolvimento tardio de cirrose hepática e hepatocarcinoma, com consequente aumento da sobrevida.

O interferon α (IFNα) foi a primeira droga aprovada para tratamento da infecção crônica pelo VHB. O IFNα possui atividade antiviral e imunomoduladora e ambas as ações mostram-se importantes no tratamento dessa virose. A maioria dos estudos clínicos foi realizada com essa medicação, embora o IFNβ, que possui efeito antiviral predominante, também seja ativo. A terapia com IFNα deve ser considerada em pacientes com hepatite crônica B, com evidências de replicação viral (AgHbe e DNA-VHB positivos) e doença hepática ativa (aminotransferases elevadas e atividade necroinflamatória à biópsia do fígado). Os cirróticos compensados com evidências de replicação viral devem também ser considerados candidatos ao tratamento. Ao contrário, hepatopatas crônicos com icterícia, ascite ou sinais de encefalopatia não devem receber tratamento com IFNα, devido ao risco de agravamento da insuficiência hepática e do surgimento de infecções bacterianas graves. A dose comumente recomendada é de 5 milhões de unidades diárias ou 10 milhões de unidades três vezes por semana, por via subcutânea, durante quatro a oito meses.

Uma metanálise dos estudos controlados e randomizados mostrou que essa citocina é benéfica para esses indivíduos, e observou-se uma diferença significativa entre pacientes tratados e controles, quando avaliados após seis a 12 meses de seguimento pós-tratamento. O clareamento do AgHbe ocorreu em 33% dos tratados, comparado com 12% dos não tratados. O VHB-DNA desapareceu em 37% dos tratados e em 17% dos controles e o AgHbs tornou-se negativo em 8% dos que receberam a droga contra 1,8% dos que não a receberam. Os respondedores desenvolveram anti-Hbe, normalizaram as aminotransferases e mostraram sensível diminuição da atividade inflamatória à biópsia hepática. Cerca de 70% dos doentes que se beneficiaram com o tratamento mostraram exacerbação da atividade necroinflamatória hepática precedendo a soroconversão. Aumentos por vezes consideráveis das aminotransferases séricas foram documentados nesse período. Esse fato decorre, provavelmente, de lise imunomediada dos hepatócitos infectados, ressaltando-se, entretanto, que em pacientes cirróticos esses fenômenos de reativação enzimática podem precipitar a descompensação clínica. Em alguns indivíduos, a soroconversão AgHbe/anti-Hbe pode ocorrer tardiamente, cerca de três a seis meses após o tratamento. A vasta maioria (80% a 90%) dos que soroconverteram costuma manter a resposta à terapia por muitos meses depois do tratamento. A erradicação completa da infecção pelo VHB tem sido raramente documentada, embora um clareamento tardio do AgHbs encontre-se reportado em 25% a 65% dos respondedores após vários anos de seguimento. Os pacientes que não responderam a um primeiro curso de tratamento com IFNa podem ser retratados, com o mesmo esquema, por seis meses. Um estudo recente mostrou que um terço desses doentes apresentou remissão da doença após o novo tratamento.

Formulaçoes peguiladas de interferon α (2a) já foram utilizadas em injeções semanais para tratamento da hepatite crônica B, em geral por um período de 48 semanas. Em AgHbe positivos, podem-se observar normalização da ALT em 40% dos pacientes, soroconversão AgHbe/anti-Hbe em 24% e melhora histológica em 38% dos casos tratados. Nos AgHbe negativos, tratados pelo mesmo período, constataram-se normalização da ALT em 38% e melhora histológica em 48% durante o tratamento, mas essa resposta manteve-se em apenas 20% dos casos tratados após a retirada da droga.

Vários fatores têm sido identificados como preditivos de boa resposta ao tratamento com IFNα. Entre eles podem-se ressaltar: altos níveis de aminotransferases (> 100 U/l) séricas pré-tratamento, baixos níveis de DNA-VHB pré-tratamento no soro (< 7-8 log 10 copias/ml), sexo feminino, histologia hepática com atividade necroinflamatória moderada a grave, infecção pelo VHB adquirida na fase adulta, ausência de coinfecções com outros vírus (HIV, VHC e VHD) e comportamento heterossexual.

A resposta ao tratamento da infecção crônica pelo VHB com IFNα não se mostra uniforme em todos os grupos de doentes tratados. Naqueles que são AgHbe e DNA-VHB positivos, mas com aminotransferases normais, a resposta é ruim (< 10%), provavelmente porque há tolerância imunológica ao vírus, secundária à exposição precoce (neonatal) ao VHB. Nos portadores de mutantes *pré-core*, ou seja, AgHbe negativos, anti-Hbe positivos e DNA-VHB positivos, com aminotransferases elevadas, o tratamento com IFNα (ou PEG-IFNα) mostra-se eficaz inicialmente, mas as recidivas tornam-se muito comuns após a suspensão da medicação. Esses pacientes podem, em alguns casos, se beneficiar com tratamento mais prolongado (18 a 24 meses). A eficácia e a tolerância ao tratamento com IFNα em crianças com infecção pelo VHB revelaram-se similares às observadas nos adultos.

Vários efeitos adversos encontram-se associados ao uso prolongado do IFNα. Os mais comuns são os relacionados à chamada síndrome *flu-like*, em que febre, mialgias, mal-estar geral e cefaleia estão presentes. Perda de peso, alopecia, distúrbios neuropsíquicos, incluindo depressão profunda que pode levar ao suicídio, e queda do número de leucócitos e plaquetas são também frequentemente encontrados. Os portadores de afecções autoimunes não devem fazer uso dessa medicação, devido ao risco de exacerbação da doença durante a terapêutica.

Diversos medicamentos têm sido recentemente avaliados no tratamento da infecção crônica pelo VHB. A descoberta de que esse vírus utiliza a enzima transcriptase reversa no seu ciclo de replicação celular motivou vários autores a empregar medicações inibidoras dessa enzima, habitualmente indicadas no tratamento do HIV. A lamivudina (3-tiacitidina-3TC), um análogo de nucleosídeo, de potente ação contra a transcriptase reversa viral, mostrou ser a droga mais promissora desse grupo no tratamento da hepatite B. Ela inibe a síntese do DNA-VHB, a partir do RNA pré-genômico, bloqueando, portanto, a síntese de novas partículas virais. Na maioria dos estudos realizados, a dose utilizada foi de 100 mg diárias, por via oral, por, no mínimo, 12 meses. A droga mostrou-se bem tolerada e produziu rápido decréscimo nos níveis do DNA-VHB no soro, porém, após suspensão, houve reaparecimento do ácido nucleico viral em níveis similares aos basais. A soroconversão AgHbe/anti-Hbe ocorreu em 15% a 20% dos pacientes tratados, resposta similar àquela obtida após um curso de quatro meses com IFNα. Constatou-se a melhora bioquímica e histológica em aproximadamente 50% dos doentes, incluindo alguns que não haviam alcançado a soroconversão. A progressão da fibrose hepática foi retardada significativamente em todos os indivíduos tratados com lamivudina, comparados com o placebo, independentemente da resposta sorológica.

O alto índice de recidivas observado após o término da terapêutica com lamivudina pode estar relacionado à persistência do DNA-VHB circular (cccDNA) no núcleo do hepatócito. Esses ácidos nucleicos servem de molde para transcrição do RNA pré-genômico. A maioria dos antivirais ativos sobre o VHB possui pouco ou nenhum efeito sobre o DNA-VHB circular do núcleo do hepatócito, e isso parece ser a causa do rápido reaparecimento do ácido nucleico viral no soro após o término da terapia. Teoricamente, o clareamento viral poderia ser alcançado se as drogas fossem utilizadas por tempo prolongado, até que se esgotasse o *pool* do cccDNA, cuja meia-vida revela-se muito prolongada e o seu desaparecimento parece ser dependente da eliminação progressiva dos hepatócitos infectados. Um estudo recente demonstrou que o prolongamento da terapia com lamivudina para 18 meses levou à perda do DNA-VHB em 100% dos casos, além de normalização das aminotransferases séricas em 43% dos pacientes tratados. A perda do AgHbe manteve-se sustentada após a interrupção da droga, sugerindo que a medicação possa ser suspensa após a negativação desse marcador sorológico. Outros estudos, entretanto, não comprovaram tais observações.

A lamivudina encontra-se indicada na terapia de pacientes portadores de hepatite crônica pela mutante *pré-core* do VHB. Como esses indivíduos não possuem AgHbe, o objetivo final da terapêutica recai sobre o desaparecimento do DNA-VHB, além da melhora bioquímica e histológica. Dois estudos demonstraram a eficácia virológica, bioquímica e histológica dessa droga nesses pacientes, comparada com o placebo, embora em um deles o índice de recidiva pós-tratamento tenha sido elevado.

Os pacientes com cirrose hepática pelo VHB, em fase replicativa, também demonstraram melhora significativa nos seus parâmetros bioquímicos e virológicos, bem como na evolução e na sobrevida, quando tratados com a lamivudina.

Ao contrário do interferon, poucas variáveis têm demonstrado valor preditivo na resposta ao tratamento com lamivudina. Um trabalho conduzido no Sudeste Asiático demonstrou que altos níveis de alanina aminotransferase pré-tratamento constituem fortes determinantes para a soroconversão AgHbe/anti-Hbe durante a terapia, e esse parâmetro, portanto, deve ser considerado na seleção dos pacientes que irão ser tratados. Os níveis de DNA-VHB séricos e a presença de fibrose à biópsia correlacionaram-se menos com a perda do AgHbe nesse estudo.

A eficácia da lamivudina no tratamento de pacientes que não responderam à terapêutica com IFNα foi recentemente avaliada em estudo multicêntrico que envolveu 238 pacientes. Nesse trabalho, avaliou-se também o efeito da terapia combinada IFNα + lamivudina, comparando com o uso isolado desta. Na monoterapia com lamivudina na dose de 100 mg/dia, durante um ano, observaram-se soroconversão AgHbe/anti-Hbe em 18%, normalização das aminotransferases em 44% e melhora histológica em 52% dos casos tratados. Curiosamente a terapia combinada, por 16 semanas, não mostrou eficácia superior à monoterapia; soroconversão ocorreu em 12%, aminotransferases normais em 18%, e melhora histológica em 32%. Mais recentemente, outro estudo comparou esses dois regimes terapêuticos, randomizando 151 pacientes para utilizarem ou IFNα 2b (9 milhões de unidades 3 x/semana) + lamivudina (100 mg/dia por via oral) durante 24 semanas ou lamivudina, na mesma dose, isoladamente durante 52 semanas. Os pacientes foram seguidos por 48 semanas pós-tratamento. Resposta sustentada, com soroconversão AgHbe/anti-Hbe e DNA-VHB negativo, foi observada em 25/76 (33%) dos pacientes tratados com terapia combinada, comparados com 11/75 (15%) do grupo da lamivudina ($p = 0{,}014$). Melhora histológica foi observada em 35/76 pacientes do primeiro esquema (46%) e em 20/75 (27%) dos que receberam monoterapia com lamivudina ($p = 0{,}021$). Novos estudos, entretanto, mostram-se necessários para melhor avaliar a eficácia da terapia combinada para tratamento da hepatite crônica B.

O maior problema resultante do tratamento prolongado com lamivudina é o desenvolvimento da resistência por mutação induzida na polimerase do VHB. A mais importante delas resulta em uma substituição de metionina por valina ou isoleucina no *locus* YMDD da molécula de DNA-polimerase. Essa substituição de aminoácidos confere resistência de cerca de 10.000 vezes, sugerindo que a resposta antiviral não pode ser restabelecida aumentando-se a dose da medicação. Essa mutação ocorre em cerca de 15% a 25% dos pacientes tratados por um ano e em 40% dos que recebem tratamento por dois anos. O índice de mutações parece ser maior e mais precoce nos pacientes portadores do HIV, uma vez que praticamente 100% deles desenvolvem mutantes após três a quatro meses de terapia. O desenvolvimento de resistência deve ser suspeitado quando, durante o período de administração da droga, o DNA-VHB reaparece e as aminotransferases voltam a se elevar. Hepatite grave ou descompensação de cirrose hepática já foram observadas, em raros casos, em pacientes que desenvolveram mutações. Já se demonstrou, também, que os efeitos benéficos da administração continuada de lamivudina em indivíduos que já desenvolveram mutações foram demonstrados, e esse fato se deve, provavelmente, à baixa replicação dessas mutantes. A retirada da droga foi seguida de rápido desaparecimento dessas cepas, com surgimento da cepa primitiva, existente no pré-tratamento.

Poucos efeitos colaterais têm sido observados durante o uso da lamivudina, mesmo em doses mais elevadas (300 mg/dia). Diarreia, dor abdominal, anemia, neutropenia e pancreatite já foram descritas. Em pacientes com insuficiência renal a dose deve ser corrigida quando o *clearance* de creatinina for menor que 50 mL/minuto.

Novos tratamentos

Outros antivirais, análogos nucleosídeos e análogos nucleotídeos, têm mostrado excelentes resultados. O adefovir dipivoxil, análogo nucleotídeo, mostrou-se potente inibidor da replicação do VHB, tanto em pacientes AgHbe positivos quanto AgHbe negativos, incluindo cepas resistentes à lamivudina. É uma droga bem tolerada, na dose oral de 10 mg/dia, demonstrando queda dos níveis séricos do DNA-VHB, tornando-se indetectável em 21%, comparado com 0% no grupo placebo, após 48 semanas de tratamento. A soroconversão AgHbe/anti-Hbe ocorreu em 12% *versus* 6% do grupo placebo e a normalização dos níveis séricos da ALT ocorreu em 48% *versus* 16% ($p < 0{,}001$), além da melhora histológica também observada. A duração ótima do tratamento precisa ser mais bem avaliada, mas não deverá ser antes de um ano. Naqueles pacientes cuja soroconversão AgHbe/anti-Hbe não ocorreu, a interrupção da terapia poderá ser acompanhada de recidiva, devendo ser mantida por tempo prolongado por pelo menos um ano. O surgimento de resistência durante o uso no longo prazo não parece ser um achado comum, uma vez que não se observou nenhum caso de resistência durante as 48 semanas avaliadas.

Para analisar a eficácia da droga naqueles com hepatite crônica AgHbe negativo, um grande estudo randomizado, controlado com placebo, foi conduzido com 185 pacientes. A dose de 10 md/dia de adefovir foi associada à maior redução da viremia, com 51% de negativação na 48ª semana e, ainda, um grande número de pacientes alcançou melhora histológica. A incidência de resistência relacionada à mutação (N236T ou A181V) também foi baixa – 3% na 96ª semana e 5,9% na 144ª semana. Após cinco anos de tratamento, 16% de mutações e resistência virológica foram detectadas nesses pacientes. A droga também mostra-se segura e eficaz no tratamento de pacientes com doença hepática avançada; no pré e pós-transplante hepático e naqueles coinfectados com HIV.

O adefovir tem sido a droga de escolha para ser adicionada ao tratamento da hepatite B crônica em pacientes que tomavam lamivudina e desenvolveram resistência a essa droga. Ambas devem ser mantidas durante todo o período de tratamento com avaliações periódicas da carga viral do VHB.

Outra droga recentemente aprovada para o uso no tratamento da hepatite crônica B, o entecavir, um potente inibidor da DNA-polimerase do VHB, é utilizada na dose de 0,5 mg/dia, via oral, para pacientes AgHbe positivos e AgHbe negativos e 1 mg/dia para aqueles portadores de cepas resistentes à lamivudina. Em um estudo randomizado, duplo-cego, de 24 semanas de duração, avaliaram-se sua segurança e sua eficácia em 169 pacientes AgHbe positivos, demonstrando redução do DNA-VHB para níveis abaixo do limite mínimo de detecção em 83,7% dos casos, comparados com 57,5% dos tratados com lamivudina. Nenhum paciente, entretanto, alcançou soroconversão AgHbe/anti-AgHbe nesse período. Da mesma forma, para aqueles AgHbe negativos, o uso de entecavir, 0,5 mg/dia, por mais de 96 semanas, resultou em melhor resposta virológica quando comparado à lamivudina. Tal resposta foi mantida em 96% dos casos após dois anos de avaliação.

A experiência com o entecavir no tratamento da hepatite B crônica já ultrapassa os seis anos de avaliação, mostrando resposta virológica (negativação da carga viral) em mais de 90% dos casos tratados (AgHbe positivo ou negativo), normalização das aminotransferases, soroconversão AgHbe/anti-Hbe em cerca de um terço dos casos e desenvolvimento de resistência em apenas 1% a 2% dos casos tratados. É droga com alta barreira genética, baixa toxicidade e elevada segurança durante todo o período estudado. Nos experimentados com lamivudina (com resistência comprovada) seu uso deve ser evitado pelo elevado desenvolvimento de resistência já nos primeiros anos de tratamento (39% após 4 anos de uso). Evidências recentes indicam ação do entecavir sobre o HIV, colocando restrições ao seu uso em coinfectados VHB/HIV que não estejam em terapia antirretroviral.

A telbivudina, um inibidor específico da polimerase do VHB, é um composto de uma nova classe dos beta-L-nucleosídeos com potente atividade sobre os hepadnavírus. Um estudo de fase II testou diferentes doses da medicação (25 a 800 mg/dia), e após quatro semanas a replicação viral diminuiu nos pacientes que tomaram 400 ou 800 mg/dia, cerca de 3,63 ou 3,75 $\log_{10}$, respectivamente. Outro estudo de fase II, englobando 104 pacientes AgHbe positivos, comparou esse medicamento na dose de 400 a 600 mg/dia com a lamivudina isoladamente na dosagem de 100 mg/dia; após 52 semanas de tratamento, os pacientes que receberam telbivudina tiveram uma redução do DNA-VHB de cerca de 6 $\log_{10}$ comparado com apenas 4,6 $\log_{10}$ no braço da lamivudina; a perda do AgHbe não mostrou qualquer diferença significativa entre os grupos estudados. Mais recentemente, um trabalho randomizado avaliou os resultados obtidos na comparação da telbivudina com o adefovir em 133 pacientes adultos AgHbe positivos com DNA-VHB > 6 $\log_{10}$; a dose de telbivudina utilizada foi de 600 mg/dia e a do adefovir, 10 mg/dia; ambas foram bem toleradas e a avaliação foi feita após 24 semanas de terapia. A Tabela 11.2 mostra os resultados obtidos.

Como se pode observar, a telbivudina exibiu significativa e mais consistente eficácia que o adefovir em pacientes AgHbe positivos com hepatite crônica B. Infelizmente esta droga não é ativa sobre cepas de VHB com resistência à lamivudina.

O tenofovir é um análogo de nucleosídeo que inibe a replicação do VHB e do HIV na dose oral de 300 mg diária. No momento, essa droga já está aprovada para tratamento de hepatite B. Em estudo piloto com 53 pacientes monoinfectados resistentes à lamivudina, o tenofovir mostrou excelente eficácia em suprimir o DNA-VHB quando comparado com o adefovir; na 48ª semana, somente 44% dos pacientes que tomavam adefovir tinham DNA-VHB abaixo de 10^5 cópias/ml em contraste com 100% dos 18 pacientes tratados com tenofovir. Resultados similares têm sido obtidos em pacientes coinfectados com o HIV. Nenhuma evidência de resistência viral fenotípica pôde ser demonstrada em pacientes tratados com essa droga por até 130 semanas.

Uma copilação de quatro estudos englobando 176 pacientes com hepatite crônica B tratados com tenofovir 300 mg/dia por 48 a 72 semanas mostrou excelentes resultados em doentes AgHbe positivos, AgHbe negativos, mutantes YMDD e em pacientes cirróticos de ambas as categorias; todos mostraram negativação da carga viral no final do período de tratamento em 85-88% dos casos, normalização da ALT em 70-78%, melhora histológica em 80% e soroconversão AgHbe/anti-Hbe em 23% dos casos. A droga mostrou-se segura, sem efeitos colaterais significativos no período estudado e sem desenvolvimento de resistência.

A emtricitabina é um análogo de nucleosídeo recentemente licenciado para tratamento de pacientes HIV positivos, na dose de 200 mg/dia, tendo demonstrada também atividade contra o VHB. Em um estudo de fase II, duplo-cego, 98 pacientes monoinfectados (77 AgHbe positivos) foram randomizados para receber essa substância em três diferentes dosagens e, após 48 semanas de tratamento, o mais alto índice de indetectabilidade (61%) foi alcançado nos pacientes que receberam 200 mg/dia; a soroconversão AgHbe/anti-AgHbe foi alcançada em 24% dos pacientes,

Tabela 11.2 Resultados obtidos no tratamento da hepatite crônica B com telbivudina e adefovir.

	Log_{10} VHB DNA•	DNA-VHB < 5 log_{10} (%)	DNA-VHB PCR negativo (%)	% ALT normal	AgHbe negativo (%)
Telbivudina	6,37	95	38,6	61,4	16
Adefovir	5,11	58	12,4	62,9	10

independente da dosagem. Embora essa medicação exiba o mesmo perfil de mutações da lamivudina, somente 12,6% dos pacientes do estudo desenvolveram a mutação YMDD; a resposta histológica também foi elevada neste estudo (62% no grupo tratado *versus* 25% no placebo). Parece, portanto, ser mais uma droga promissora no tratamento da infecção crônica pelo VHB.

A clevudine é outro análogo nucleosídico, que inibe a polimerase do VHB, com marcado efeito antiviral pós-tratamento. A segurança, a atividade antiviral, a melhoria bioquímica e a resposta sorológica foram monitoradas em 31 pacientes (25 AgHbe positivos e 6 AgHbe negativos) tratados com clevudine, na dose oral de 300 mg por 24 semanas, seguido de 10 mg da substância por um adicional de 24 semanas como terapia de manutenção, seguido de 12 semanas de acompanhamento pós-tratamento. O DNA-VHB basal mediano dos pacientes foi de 7,81 $\log_{10}$ cópias/ml. Na 48ª semana, 87% dos pacientes (84% dos AgHbe positivos e 100% AgHbe negativos) tinham DNA-VHB menores de 4.700 cópias/ml; 81% em ambos os grupos normalizaram a ALT após 48 semanas de tratamento e 20% perderam o AgHbe ao final do estudo. Não houve eventos adversos significativos.

Combinações de fármacos, envolvendo INF-α e lamivudina com combinações de análogos de nucleosídeos/nucleotídeos têm sido estudadas no tratamento da infecção crônica pelo VHB. A maioria desses estudos não tem demonstrado vantagens nos grupos que tomaram combinações de drogas, ao contrário do observado no tratamento da hepatite C crônica ou da infecção pelo HIV. Combinações de drogas devem ser utilizadas em algumas situações, cujos estudos mostram vantagem para o seu uso:

a) coinfecção HIV/VHB combinando tenofovir com lamivudina ou emtricitabina;
b) adição de adefovir a pacientes com uso de lamivudina por longos períodos e com resistência comprovada a essa droga;
c) em pacientes cirróticos, independente de carga viral, é recomendado combinar drogas (lamivudina e adefovir ou tenofovir com entecavir) para evitar o desenvolvimento de resistência a uma delas e a ocorrência de reativação da atividade necroinflamatória hepática, que poderia levar a descompensação da doença;
d) recorrência da replicação do VHB pós transplante hepático.

O manuseio da resistência às drogas de uso rotineiro necessita, de maneira geral, de combinações de medicamentos sem resistência cruzada. A resistência a análogos de nucleosídeos deve ser tratada com a adição de análogos de nucleotídeos e vice-versa. A Tabela 11.3 mostra como se deve manusear essa resistência a diversas drogas usadas no tratamento da hepatite B crônica.

Tabela 11.3 Manejo da resistência necessita combinação de drogas sem resistência cruzada.

Resistência à	Tratamento
Lamivudina (70% – 5 anos)	▮ Adicionar adefovir ou tenofovir ▮ Trocar por tenofovir/emtricitabina
Adefovir (30% – 5 anos)	▮ Adicionar lamivudina ou entecavir ▮ Trocar por tenofovir/emtricitabina
Entecavir (1% – 5 anos)	▮ Adicionar adefovir ou tenofovir
Telbivudina (22% – 2 anos)	▮ Adicionar adefovir ou tenofovir ▮ Trocar por tenofovir/emtricitabina

Novas abordagens terapêuticas têm sido avaliadas no tratamento da hepatite crônica B. Moléculas *anti-sense* ou *ribozymes* que impedem a transcrição do DNA-VHB e do RNA-VHB, interleucina-2 e 12, interferon-gama, levamisol, timosina e terapêutica imunomoduladora já foram utilizados, porém estudos adicionais são necessários para avaliar o verdadeiro papel dessas modalidades terapêuticas na infecção crônica pelo VHB.

Profilaxia

A OMS recomendou a introdução da vacina contra hepatite B aos programas nacionais de imunização básica e defende a imunização universal a todos os recém-nascidos, crianças e adolescentes.

Os primeiros estudos com a vacina em humanos datam de 1970 e foram realizados por Krugman et al., utilizando soro contendo HbsAg inativado pelo calor e aplicado em crianças com retardo mental. O AgHbs utilizado é obtido de plasma purificado ou por técnica de DNA recombinante. A dose recomendada para as vacinas disponíveis atualmente no comércio é a de três aplicações com intervalo de zero, um e seis meses. A aplicação deve ser feita por via intramuscular na região do deltoide. Esse esquema confere imunidade (anti-AgHbs) em mais de 95% de indivíduos imunocompetentes por mais de dez anos. Em 40% dos casos, entretanto, o anti-Hbs pode desaparecer após dez anos, embora não haja hoje recomendação universal para reforços periódicos. Deverão ser vacinados os profissionais da área de saúde, profissionais do sexo, viciados em drogas injetáveis, receptores de sangue ou derivados, nefropatas, militares, pessoas institucionalizadas, contatos sociais e familiares de portadores crônicos do VHB, imunossuprimidos, crianças menores de um ano e recém-nascidos de mães AgHbs positivas.

A imunização passiva, com gamaglobulina hiperimune anti-Hbs (GHAHB), está indicada para recém-nascidos com baixo peso, prematuros ou imunossuprimidos, cujas mães são AgHbs positivas, contatos sexuais de indivíduos com infecção aguda, pós-exposição parenteral e para indivíduos AgHbs positivos submetidos ao transplante hepático. A GHAHB é obtida de indivíduos com altos títulos de anticorpos e é eficaz em cerca de 70%, quando aplicada precocemente, no máximo, sete dias após o contágio. A dose recomendada é de 0,05 a 0,07 ml/kg, aplicada por via intramuscular.

HEPATITE D (DELTA)

Virologia

O vírus delta foi descoberto em 1977 na Itália, por Rizzetto et al., após a observação de um novo antígeno (AgHD) no fígado de portadores do VHB. Estudos posteriores confirmaram ser esse antígeno, um componente de um novo vírus hepatotrópico, o vírus delta (VHD). Esse agente é constituído por uma partícula de 36 nm que contém um envelope proteico (AgHD) e um RNA circular de hélice única. É um vírus defectivo, que se apresenta recoberto pelo AgHbs e, portanto, dependente do VHB para a sua sobrevivência, síntese e replicação. Na verdade, o VHB passa a exercer a função de fornecedor de moléculas do AgHbs ao

VHD, para servirem de invólucro e proteção a esse agente. Há uma semelhança estrutural e biológica muito grande do VHD aos viroides de plantas. Ambos os agentes infectam os hepatócitos, mas, ao contrário dos hepadnavírus, o VHB parece não infectar outros órgãos além do fígado. O genoma do VHD pode ser detectado, em tecido hepático, no interior do núcleo dos hepatócitos, através de técnicas de imuno-histoquímica. Sua replicação é extremamente eficaz e até 300.000 cópias do genoma viral podem ser achadas nos hepatócitos infectados. Infecções experimentais podem ser obtidas em chimpanzés cronicamente infectados pelo VHB.

Epidemiologia

A hepatite delta ocorre em praticamente todos os continentes, com prevalência maior em áreas tropicais da América do Sul e da África Subsaariana, onde a infecção pelo VHB é bastante elevada. Na América do Sul, surtos epidêmicos ocasionados pelo VHD têm ocorrido na Venezuela (índios Yucpa), na Colômbia (hepatite de Santa Marta) e no Brasil (febre negra de Lábrea). Nesses locais, essas epidemias, em geral, decorrem de superinfecção do VHD em portadores crônicos do VHB, ocorrendo elevado número de formas fulminantes da doença. A forma de transmissão do VHD aos portadores do VHB ainda é motivo de especulação, mas provavelmente decorre da transmissão por insetos, acupuntura (entre índios) e da exposição percutânea inaparente com material biológico contaminado.

A doença parece predominar na Amazônia Ocidental, ocorrendo principalmente entre crianças e adultos jovens. A expressão da hepatite delta em outras regiões do Brasil parece ser pequena e desprovida de importância epidemiológica.

Na Europa, áreas endêmicas de hepatite delta ocorrem nos países mediterrâneos, tais como Itália e Grécia. No Japão, a infecção é detectada esporadicamente em doentes crônicos, que adquiriram o vírus por superinfecção. Curiosamente, a doença não se disseminou pelo país. Nos Estados Unidos e nos países da Europa Setentrional, a infecção pelo vírus delta é rara e está praticamente confinada a grupos de alto risco de aquisição do VHB, particularmente toxicômanos. Em todos esses países, graças à vacinação contra o VHB, a infecção pelo VHD tem mostrado substancial queda na sua prevalência.

A transmissão do VHD é fundamentalmente parenteral, portanto semelhante à do VHB. As principais vítimas desse patógeno são os viciados em drogas injetáveis, cujos índices de prevalência, entre os portadores de AgHbs, variam de 20% a 90%. O risco de transmissão através de transfusões sanguíneas hoje é bastante baixo, graças ao controle rigoroso que tem ocorrido nos bancos de sangue. Transmissão nosocomial também tem sido rara, embora possa ocorrer em hemodialisados e no pessoal médico e paramédico esporadicamente. Contatos não parenterais com portadores do VHD podem resultar em transmissão, particularmente quando ocorrem dentro de casa ou em prisões e instituições para deficientes mentais. Evidências de transmissão sexual têm sido comprovadas, principalmente entre prostitutas. A prevalência, ao contrário, não é elevada entre homossexuais. As transmissões vertical e perinatal dessas viroses já foram documentadas em algumas regiões do norte da Itália.

Patogenia

Estudos experimentais em chimpanzés coinfectados ou superinfectados pelo VHD têm demonstrado que esse agente é altamente patogênico e parece ser, por si só, citopático para hepatócitos. Entretanto, as expressões clínicas da infecção delta mostram variações dependendo do local do mundo onde se estudou o comportamento da virose; nas ilhas gregas (Rhodes) e na Samoa Americana, um grande número de portadores do VHB estão infectados pelo VHD, e nesses indivíduos não se observam sinais bioquímicos de dano hepático. Em comunidades nas quais a circulação do vírus é relativamente lenta, há um predomínio de casos assintomáticos, enquanto em áreas onde a disseminação do vírus é ampla e rápida (como na região Amazônica), ocorre um grande número de casos de hepatite fulminante e doença hepática crônica. Apesar do reconhecimento de que o VHD seja citopático para as células parenquimatosas do fígado, a presença de uma extensa inflamação nos espaços portais observada nos casos crônicos parece refletir um papel do sistema imune na patogenia da doença, semelhantemente ao que ocorre na própria infecção pelo VHB. A elevada agressividade do VHD determina o aparecimento de uma doença crônica inflamatória, por vezes de rápida evolução, em portadores sãos do VHB que se superinfectaram ou, se a doença já se encontrava presente, há um agravamento da mesma com um curso acelerado para a cirrose hepática.

História natural

A infecção pelo VHD ocorre, como já mencionado, somente em pessoas infectadas pelo VHB, portanto, portadores do anti-Hbs ou indivíduos submetidos à vacinação estão protegidos contra o VHD. Duas formas de infecção humana por esses vírus podem ocorrer: a) a coinfecção VHB/VHD, quando ambos são adquiridos simultaneamente, seja por transfusão sanguínea, contato sexual ou uso de drogas ilícitas; b) a superinfecção, quando o VHD é adquirido por um portador crônico do VHB. No primeiro caso, após aquisição simultânea das viroses, o VHD não pode replicar até que o VHB infecte grande número de hepatócitos. Se a disseminação intra-hepática do VHB for maciça e rápida, pode ocorrer hepatite fulminante com insuficiência hepática grave. Essa catastrófica destruição dos hepatócitos pode manifestar-se em cerca de 2% a 20% dos indivíduos coinfectados. Na maioria das vezes, a doença hepática aguda resultante da coinfecção é autolimitada, e a evolução para a cronicidade de ambas as viroses é similar à observada na hepatite aguda B não complicada (2% a 7%). Na superinfecção, a infecção crônica preexistente pelo VHB no fígado constitui-se em um terreno fértil para a instalação e replicação do VHD. A hepatite aguda delta nessa situação também mostra elevada tendência ao desenvolvimento de formas fulminantes (10% a 20%). Ao contrário do que se observa na coinfecção, a superinfecção usualmente resulta em doença crônica (80% a 90%), frequentemente ocorrendo exacerbação da doença preexistente e aceleração do seu curso para a cirrose hepática. Durante a superinfecção delta, a replicação do VHB tende a ser suprimida pelo VHD, provavelmente por uma interação competitiva entre os vírus; a grande maioria dos doentes crônicos portadores de ambas as viroses são anti-Hbe®. Excepcionalmente, a hepatite aguda delta, consequente à superinfecção, pode resultar em *clearance* permanente do AgHbs do soro, com resolução completa da atividade da doença hepática.

Quadro clínico

O quadro clínico da hepatite aguda resultante da coinfecção VHB/VHD é indistinguível do observado na hepatite aguda B isolada. A doença aguda tende a ser mais grave, com maior número de casos fulminantes. As aminotransferases se elevam a níveis acima de 1.000 UI/l e a icterícia é uma feição comum dessas viroses. Viciados em drogas injetáveis costumam mostrar, durante a coinfecção, um curso bifásico, com necrose hepática e elevação enzimática ocorrendo em dois picos, com um intervalo de poucas semanas entre eles. O diagnóstico de ambas as infecções é sorológico, sendo a resposta anticórpica ao VHD relativamente lenta. O quadro clínico na superinfecção depende de já existirem sintomas relacionados à hepatite crônica B ou de o indivíduo ser apenas um portador crônico assintomático do VHB. A superinfecção pode ser confundida com uma descompensação ou exacerbação aguda da doença hepática crônica causada pelo VHB. Somente a presença de anticorpos específicos antidelta pode revelar a verdadeira natureza da doença. Portadores do VHB com hepatite crônica demonstrando intensa atividade inflamatória ou cirrose estão mais comumente infectados pelo VHD do que os portadores sãos do vírus B, sem aparente doença histológica (Figuras 11.4 e 11.5). A progressão para a cirrose hepática é rápida em cerca de 15% dos superinfectados. No restante o curso é mais lento e pode haver um intervalo de dez a 20 anos até o desenvolvimento de cirrose. Na epidemia ocorrida entre os índios Yucpa na Venezuela, houve rápida progressão da forma aguda para a cirrose em um elevado percentual dos casos. Embora raras, as formas mais graves de doença hepática pelo VHD são observadas quando a infecção concomitante pelo VHB encontra-se ainda na fase replicativa (HbeAg®, DNA – HBV®). A grande maioria dos pacientes portadores de hepatopatia crônica pelo VHD queixa-se de fadiga, mal-estar, podendo-se observar, nos casos avançados, estigmas cutâneos de doença crônica (*spiders*, eritema palmar), icterícia, ginecomastia, ascite e hemorragia digestiva alta. Cerca de 20% desses doentes mostram a presença de uma grande esplenomegalia desproporcional ao grau de hipertensão portal. Os exames laboratoriais demonstram, em geral, pancitopenia, elevação moderada das aminotransferases, hipoalbuminemia e queda na atividade da protrombina. Cerca de 20% dos portadores de hepatopatia crônica delta possuem anticorpos antimicrossomais de fígado e rim. Dados epidemiológicos indicam que infecção pelo VHD não leva a um risco maior de desenvolvimento de hepatocarcinoma quando comparados aos da infecção pelo VHB isoladamente. Nos casos em que ocorreu o aparecimento dessa neoplasia, a idade por ocasião do diagnóstico era mais baixa do que a observada nos portadores do VHB sem marcadores de VHD. É possível que a rápida evolução da enfermidade para a cirrose, insuficiência hepática e óbito dos pacientes impeça um desenvolvimento tardio do hepatocarcinoma. Quando se examina histologicamente fígados de pacientes com cirrose delta e câncer hepático, o AgHD, em geral, não é detectado no tecido tumoral, embora possa ser achado, abundantemente, no tecido parenquimatoso circunjacente ao tumor.

Uma forma pouco comum de infecção aguda pelo VHD, caracterizada por febre, icterícia intensa, vômitos hemorrágicos e insuficiência hepática aguda, tem sido descrita na região Amazônica do Brasil, Colômbia e Venezuela. No Brasil é conhecida como febre de Lábrea e, na Colômbia, hepatite de Santa Marta. A análise de material de biópsia coletado desses pacientes tem confirmado a presença do vírus delta no núcleo dos hepatócitos. Histologicamente, observa-se a presença de alterações características, tais como esteatose microvesicular (células em mórula) e necrose eosinofílica dos hepatócitos. O quadro clínico deve ser diferenciado de outras infecções prevalentes nessas regiões, tais como febre amarela e leptospirose. Não se sabe o porquê desse comportamento da infecção pelo VHD nessas áreas tropicais do planeta. É possível que esses casos representem superinfecção do VHD em portadores crônicos do VHB, cuja prevalência em áreas tropicais é bastante elevada.

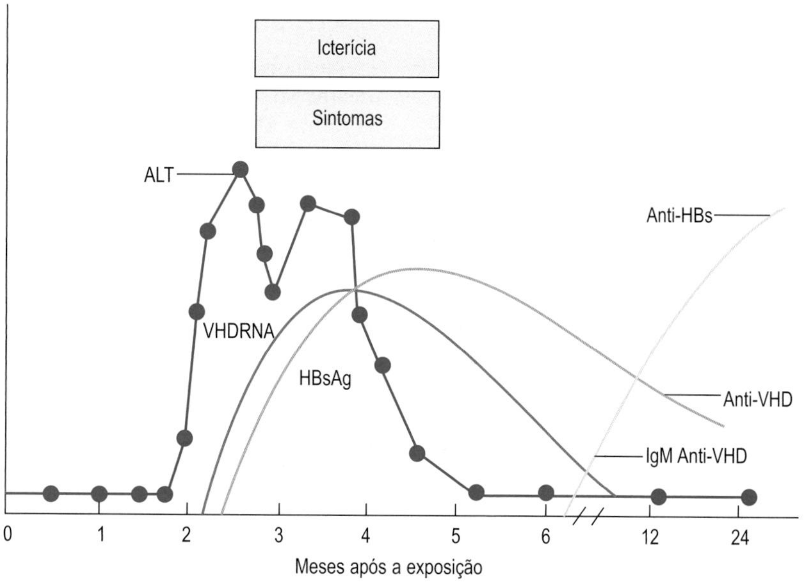

Figura 11.4 Alterações sorológicas e bioquímicas séricas associadas à coinfecção delta aguda. ALT, alamina aminotransferase.

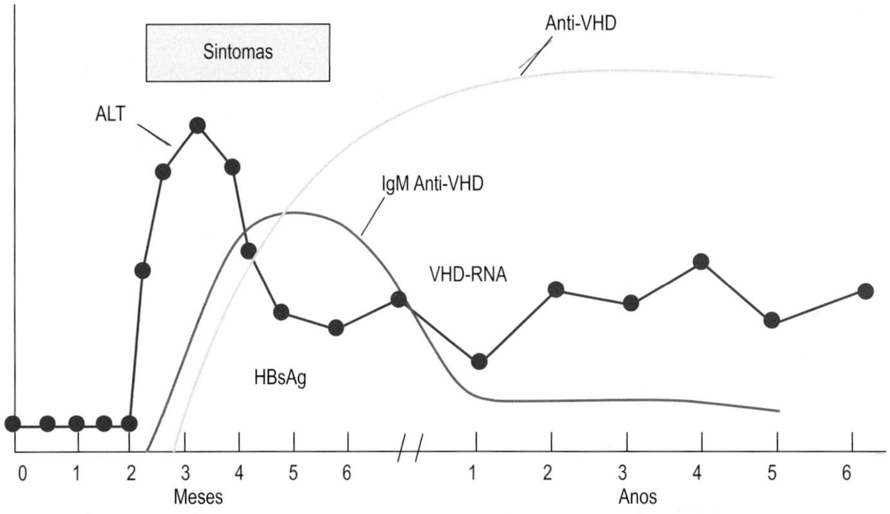

Figura 11.5 Alterações sorológicas e bioquímicas séricas associadas à superinfecção delta aguda. ALT, alamina aminotransferase.

Diagnóstico

O diagnóstico da infecção delta pode ser feito por métodos diretos e indiretos. O diagnóstico por método direto pode ser realizado quando o antígeno delta (AgVHD) ou o RNA do VHD (RNA–VHD) são detectados no soro ou no tecido hepático. As técnicas utilizadas nesses procedimentos são o radioimunoensaio e o enzimaimunoensaio (ELISA). O AgVHD é detectado no soro somente durante um curto período, no estágio precoce da infecção primária, quando os anticorpos ainda não estão presentes. Quando esses aparecem, o AgVHD persiste sob a forma de imunocomplexos e, portanto, não pode mais ser detectado por qualquer ensaio. No tecido hepático, o AgVHD pode ser demonstrado no núcleo dos hepatócitos através de técnicas de imuno-histoquímica ou por imunofluorescência. Antigenemia também é detectada na infecção delta crônica, através de imunoblots que não são afetados pela presença de anticorpos. Mais recentemente, o RNA–VHD passou a ser facilmente demonstrado no soro ou tecido pelas técnicas de hibridização molecular e PCR, este último com maior sensibilidade. Estudos recentes mostram que a persistência do RNA-VHD após a fase aguda da doença é indicativa de evolução para a cronicidade. Nessa fase crônica, os níveis da viremia são bastante elevados, com cargas virais que atingem mais de 10^{12} partículas virais por mililitro.

Indiretamente, o diagnóstico de infecção delta é realizado através da presença de anticorpos específicos. Na hepatite aguda delta (na coinfecção ou superinfecção) é fundamental, para o diagnóstico, a detecção do anticorpo da classe IgM, através de técnica ELISA. Essa resposta é, em geral, rápida e transitória nas infecções agudas autolimitadas, mas essa fração IgM costuma tornar-se persistente nos casos que evoluem para a cronicidade. Na doença crônica pelo VHD, o perfil sorológico mostra a presença de ambas as frações IgM e IgG, esta última em títulos elevados, além da presença no soro e no tecido hepático do antígeno delta e do RNA-VHD. A Tabela 11.4 resume os principais testes diagnósticos nos vários momentos da infecção pelo VHD.

Tabela 11.4 Sumário dos principais testes diagnósticos na infecção pelo vírus Delta.

	Hepatite aguda delta	Hepatite crônica delta	
Teste (sérico)	Coinfecção	Superinfecção	
AgHbs	Positivo	Positivo	Positivo
Ag VHD	Transitório	Prolongado	Presente
Anti-VHD (total)	Transitório (baixos títulos)	Positivo (em ascensão)	Positivo (altos títulos)
Anti-VHD (IgM)	Transitório (baixos títulos)	Positivo (persistente)	Presente
RNA-VHD	Transitório	Positivo (persistente)	Presente
IgM anti-Hbc positivo	Positivo	Negativo	Negativo

Terapêutica

Nenhuma terapêutica específica está disponível para o tratamento da doença hepática aguda pelo VHD; felizmente, na forma adquirida por coinfecção, a grande maioria dos pacientes evolui de forma benigna, com curso autolimitado. Na Suécia, três pacientes com hepatite fulminante resultante da coinfecção VHB/VHD foram tratados com o fosfonoformato trissódico (forcanet), uma droga inibidora da polimerase do DNA viral, incluindo a do VHB. A droga foi administrada por uma média de dez dias, por via endovenosa, e levou à cura os três pacientes. O número de casos tratados é pequeno para se indicar essa terapia em larga escala. Na doença crônica pelo VHD, a terapêutica de escolha recai sobre o IFNα, uma vez que a lamivudina e outros análogos de nucleosídeos não têm nenhuma atividade sobre o vírus delta. Autores italianos utilizaram o IFNα em 26 pacientes com hepatite crônica delta, na dosagem de 5 milhões de unidades/m^2, administradas três vezes por semana durante quatro meses, seguidas por 3 milhões de unidades/m^2, por mais oito meses, e obtiveram, ao final do segmento, negativação do RNA-VHD em 45% dos pacientes e normalização das aminotransferases em apenas 3% dos casos. Em outro estudo, também realizado na Itália, 14 pacientes foram tratados com 9 milhões de unidades, três vezes por semana por dez meses, não se obtendo cura em nenhum paciente após longo seguimento. Diversos outros estudos se seguiram e nenhum deles demonstrou eficácia comprovada dessa droga na hepatite crônica delta. O IFNα pode normalizar ou diminuir os níveis das aminotransferases em alguns pacientes, mas o efeito terapêutico não persiste após a retirada da medicação. Os dados virológicos mostraram não haver correlação entre a melhora bioquímica e o *clearance* do RNA-VHD do soro ou tecido. Pacientes pediátricos também não demonstraram resposta satisfatória à terapêutica com IFNα. Doentes com cirrose toleram mal a medicação e não devem ser tratados regularmente.

Alguns estudos recentes mostram resultados promissores no tratamento da hepatite delta crônica com interferon peguilado. Em um deles utilizaram-se dois esquemas terapêuticos distintos: o primeiro grupo recebeu monoterapia com interferon peguilado α 2b (1,5 µg/kg) por 72 semanas; o segundo interferon peguilado α 2b (mesma dose) combinado com ribavirina (800 mg/dia) por 48 semanas, seguido de monoterapia com o interferon peguilado por mais 24 semanas; 38 pacientes iniciaram o estudo (28 com cirrose), 27 (11 com monoterapia e 16 combinados) completaram o tratamento e seguimento por 72 semanas. Nos que utilizaram monoterapia por 72 semanas, o clareamento do RNA-VHD ocorreu em 3 dos 11 pacientes (19%); dos 16 tratados com a terapia combinada, apenas 2 (9%) negativaram o RNA-VHD; todos mantiveram a resposta virológica após a retirada do tratamento. Resposta bioquímica (normalização da ALT) ocorreu em 15 casos (40%) em ambos os braços do estudo. O alto índice de cirrose entre os participantes do estudo pode ter comprometido os resultados finais.

Em outro estudo, o interferon α 2b foi empregado na dose de 1,5 µg/kg por 12 meses em 14 pacientes com hepatite delta crônica e, ao final do tratamento, 8 (57%) apresentaram resposta virológica (RNA-VHD negativo) e bioquímica (ALT normal) e a resposta manteve-se em 6/8 (43%) no seguimento de 16 semanas.

Portanto, o uso dessa droga parece beneficiar entre 20% e 40% dos pacientes tratados por 48 semanas, mas a cura da infecção só pode ser considerada quando ocorre soroconversão AgHbs para anti-Hbs.

O advento do transplante hepático trouxe grande esperança aos pacientes com doença avançada pelo VHD. Embora esse procedimento seja marcado pelo risco consistente de reinfecção do enxerto pelo VHD, esse processo parece ser mais limitado e o curso da infecção após a recorrência parece ser mais benigno do que aquele observado com o VHB. Após o transplante, o vírus delta estabelece uma infecção hepática, sem a participação aparente do VHB, permanecendo, então, subclínica, a menos que a infecção pelo VHB também sofra recorrência. Se isso ocorrer, a expressão da doença torna-se evidente e a biópsia hepática, nesses casos, mostra um quadro histológico compatível com a forma aguda da hepatite delta. O uso da imunização passiva contra o VHB com imunoglobulina anti-Hbs, após transplante hepático, foi capaz de diminuir substancialmente a recorrência da hepatite delta nesses pacientes.

Profilaxia

A vacinação contra a hepatite B é a profilaxia mais eficaz contra a hepatite delta. Nenhuma ação profilática está disponível para o portador do VHB, a não ser evitar contatos sexuais ou parenterais com possíveis portadores do VHD (viciados em drogas, politransfundidos etc.). Na Amazônia Ocidental, a vacinação de crianças contra a hepatite B em áreas onde ocorria grande número de casos de infecção pelo VHB e VHD fez decrescer sobremaneira os casos de doença induzida por esses patógenos.

REFERÊNCIAS BIBLIOGRÁFICAS

Beasley RP. Hepatitis B virus: the major etiology for hepatocellular carcinoma. Cancer. 1988;61:1942-56.

Brunetto MR, Oliveri F, Columbatto P, Capalbo M, Barbera C, Bonino F. Treatment of chronic anti-Hbe-positive hepatitis B with interferon-alpha. J Hepatol. 1995;22:42-4.

Castenan C, Legal F, Ripault MD, et al. Efficacy of Peginterferon alpha 2b in chronic hepatitis delta: relevance of quantitative RT-PCR for follow-up. Hepatology. 2006;44:728-35.

CDC Hepatitis A vaccination programs in communities with high rates of hepatitis A. MMWR. 1998;47:708-11.

Chang TT, Gish RG, de Man R, et al. A comparison of entecavir and lamivudine for hepatitis BeAg-positive chronic hepatitis B. N Eng J Med. 2006;354:1001-10.

Chien RN, Lian YF, Atkins M. For Asian hepatitis lamivudine trial group. Pretherapy alanine transaminase level as a determinant for hepatitis B e antigen seroconversion during lamivudine therapy in patients with chronic hepatitis B. Hepatology. 1999;30:770-4.

Colono RJ, Rose R, Baldick CJ, et al. Entecavir resistance is rare in nucleoside naïve patients with hepatitis B. Hepatology. 2006;44:1656-65.

Cooksley WGE, Piratvisuth R, Lee S-D, Mahachai V, Chao Y-C, Tanwandee T, et al. Peginterferon α-2a (40kDa): an advance in the treatment of hepatitis B e antigen-positive chronic hepatitis B. J Viral Hapat. 2003; 10:298-305

Di Marco V, Lo Iacono O, Camna C, Vaccaro A, Guinta M, Matorana G, et al. The long-term course of chronic hepatitis B. Hepatology. 1999;30:257-64.

Dienstag JL, Perrilo RP, Schiff ER, Bartholomew M, Vicary C, Rubin M. A preliminary trial of lamivudine for chronic hepatitis B infection. N Engl J Med. 1995;333:1657-61.

Dienstag JL, Schiff ER, Wright TL, Perrilo RP, Hann HWL, Goodman Z, et al. and US Lamivudine Investigator Group. Lamivudine as initial treatment for chronic hepatitis B in the United States. N Engl J Med. 1999;341:1256-63.

Feld JJ, Heathcote E, Jenny MBBS. Hepatitis B e antigen-positive chronic hepatitis B: Natural history and treatment. Seminars in Liver Disease. 2006;26:116-29.

Fonseca JCF, Simonetti SRR. Prevalence of infection with hepatitis deltavirus among carries of hepatitis B surface antigen in Amazonas state, Brazil. Trans Roy Soc Trop-Med Hyg. 1988;82:469-71.

Fugiwara K, Yokosuka O. Frequent detection of hepatitis A viral RNA in serum during early convalescent phase of acute hepatitis A. Hepatology. 1997;26:1634-9.

Gayotto LCC, Quarentei AA, Cabral GL. Soroepidemiologia das hepatites A e B nas regiões dos rios Biá e Alto Juruá, Amazonas Ocidental. Gastroenterol e Endosc. 1984;3:106-16.

Gilson RJC, Chopra KB, Newell AM, Murray-Lyon IM, Nelson MR, Rice SJ, et al. A placebo-controlled phase I/II study of

adefovir dipivoxil in patients with chronic hepatitis B virus infection. J Viral Hep. 1999;6:387-95.
Hadziyannis SJ, Tassopoulos NC, Heathcote EJ, et al. Long-term therapy with adefovir dipivoxil for HBeAg-negative chronic hepatitis B for up to 5 years. Gastroenterology. 2006;131:1743-51.
Hoofnagle JH. Chronic type B hepatitis. Gastroenterology. 1983; 84:422-4.
Hoofnagle JH. Serodiagnosis of acute viral hepatitis. Hepatology. 1983;3:267-8.
Hoofnagle JH, Di Biesceglie AM. Serologic diagnosis of acute and chronic viral hepatitis. Sem Liver Dis. 1991;11:73-83.
Kane M. Global programme for control of hepatitis B infection. Vaccine. 1995;13(Suppl 1):547.
Keeffe EB, Dieterich DT, Han SB, et al. A treatment algorithm for the management of chronic hepatitis V virus infection in the United States: an update. Clin Gastroenterol Hepatol. 2006;4:936-92.
Keeffe EB, Dieterich DT, Pawlotsky JM, Benhamou Y. Chronic hepatitis B: preventing, detecting, and managing viral resistance. Clin Gastroenterol Hepatol. 2008;6:268-74.
Ke-Qin Hu. Occult hepatitis B infection and its clinical implications. J Viral Hep. 2002;9:243-57.
Koff RS. Hepatitis A. Lancet. 1998;351:1643-9.
Lai CL, Shouval D, Lok AS, et al. Entecavir versus lamivudine for patients with HBeAg-negative chronic hepatitis B. N Eng J Med. 2006;354:1011-20.
Lau JY, Wright TI. Molecular virology and pathogenesis of hepatitis B. Lancet. 1993;342:1336-8.
Lee WM. Hepatitis B virus infection. N Engl J Med. 1997;337: 1733-45.
Leemans EF, Janssen HL, de Man RA. Future prospective for the management of chronic hepatitis B. World J Gastroenterol. 2007;13:2554-67.
Liaw YF. Current trends in therapy for chronic viral hepatitis. Journal Gastroenterol Hepatol. 1997;12:346-53.
Lok ASF, McMahon BJ. AASLD Pratice Guidelines-Hepatitis B. Hepatology. 2007;45:507-39.
Lok ASK. Hepatitis B infection: pathogenesis and manage-ment. J Hepatol 2000; 32:89-97.
Lok ASK. Treatment of chronic hepatitis B. J Viral Hep. 1994; 1:105-24.
Malik AH, Lee WM. Hepatitis B therapy: the plot thickens. Hepatology. 1999;30:579-81.
Marcellin P, Jacobson I, Habersetzer F, et al. Tenofovir disoproxil fumarate (TDF) for the treatment of HbeAg-negative chronic hepatitis B: week 72 TDF data and week 24 Adefovir Dipivoxil switch data (study 102). 43rd Annual Meeting of the European Association for the Study of the Liver (EASL 2008). Milan, Italy. April 23-27, 2008.
McDuffe Jr RS, Bader T. Fetal meconium peritonitis after maternal hepatitis A. Am J Obster Gynecol. 1999;180:1031-2.
Mylley AG, Silverstein MDD, DienstagJL. Indications for use hepatitis B vaccine based on cost-effectiveness analysis. N Engl J Med. 1982;307:644-52.
Naoumov NV, Schneider R, Groetzinger T, Jung MC, Miskas S, Pape GR. Precore mutant hepatitis B virus infection and liver disease. Gastroenterology. 1992;102:538-43.
Niro GA, Rosina E, Rizzetto M. Treatment of hepatitis D. J Virol Hep. 2005;12:2-9.
O'Grady JG, Alexander GJ, Hayllar KM, Williams R. Early indicators of prognosis in fulminant hepatic failure. Gastroenterology. 1989;97:439-45.
Rizzetto M. Hepatitis delta: the virus and disease. J Hepatol. 1990;11:145-8.
Rizzetto M. The delta agent. Hepatology. 1983;3:729.
Schiff E, Karayalcin S, Grimm I. A placebo controlled study of lamivudine and interferon alpha 2 in patients with chronic hepatitis B who previously failed interferon therapy. Hepatology. 1998;28:388A.
Tong MJ, El-Farra NS. Clinical manifestations of hepatitis A: Recent experience in a community teaching hospital J. Infect Dis. 1995;171:15-8.
van Bömmel F, Man RA, Stein K, et al. A multicenter analysis of antiviral response after one year of Tenofovir mono-therapy in HBV-monoinfeted patients with prior nucleos(t)ide analog experience. 43rd Annual Meeting of the European Association for the Study of the Liver (EASL 2008). Milan, Italy. April 23-27, 2008.
Villeneuve JP, Condreay LD, Willens B, Pomier-Layrargues G, Fenyvers D, Bilodeau M, et al. Lamivudine treatment for decompensated cirrhosis resulting from chronic hepatitis B. Hepatology. 2000;31:207-10.
Wasley A, Grytdal S, Gallagher k. Surveillance for acute viral hepatitis – United States, 2006. MMWR Surveill Summ. 2008;57:1-24.
Wong DK, Cheung AM, O'Rourke K, Naylor CD, Detsky AS, Heathcote J. Effect of alpha interferon treatment in patients with hepatitis B. A meta-analysis. Ann Intern Med. 1993; 119:312-23.

11.2. *Hepatite C*

Evaldo Stanislau Affonso de Araújo ▪ Carlos Eduardo Melo

INTRODUÇÃO

A hepatite C é uma das doenças infecciosas mais desafiadoras da atualidade. A velocidade com que novos conhecimentos são acrescidos ao rol das informações hoje disponíveis torna impossível a tarefa deste trabalho: descrever condutas atualizadas para conduzir casos de hepatite C. No entanto, evidentemente, há uma base suficiente para que se inicie uma orientação de condutas recomendando, no entanto, que o leitor sempre recorra às fontes mais recentes – como os consensos, frequentemente atualizados.

O VÍRUS DA HEPATITE C (VHC): VIROLOGIA E EPIDEMIOLOGIA

Embora já se suspeitasse da existência de um agente responsável por uma hepatite pós-transfusional – hepatite não A-não B – desde a década de 1970, apenas em 1989 foi possível a identificação desse patógeno, o VHC. A partir de 1990 os testes sorológicos de primeira geração começaram a ser utilizados nos Estados Unidos e, somente nesse ano, 111 novas infecções foram diariamente evitadas.

O VHC é um RNA vírus, pequeno, com aproximadamente 9.000 nucleotídeos, pertencente à família *Flaviridae*. Embora hepatotrópico, pode ser encontrado em sítios extra-hepáticos, como por exemplo nas células mononucleares periféricas e em um grande *pool* plasmático. Sua dinâmica é intensa, sendo gerados e destruídos, em um ciclo de aproximadamente 3 horas, 1012 vírions por dia (Figura 11.6).

De forma semelhante ao HIV, cuja dinâmica se assemelha ao VHC, essa velocidade de replicação acarreta frequentes mutações, conferindo uma capacidade ímpar de escape aos mecanismos de defesa do hospedeiro, dificultando a obtenção de uma vacina eficaz e levando ao aparecimento de *quasispécies* e diferentes subtipos e tipos virais, numerados de um a seis, segundo a classificação de Simmonds. Dessa forma há os genótipos 1a, 1b e 1c; 2a, 2b e 2c; 3a e 3b; 4, 5 e 6a (Figura 11.7).

Do ponto de vista prático, a relevância dessa informação diz respeito à predição de resposta à terapia e à definição do tipo de interferon a ser empregado.

O VHC possui transmissão predominantemente parenteral através da exposição ao sangue contaminado. Assim, pessoas que receberam transfusão de sangue ou derivados até o início da década de 1990 fizeram uso de substâncias lícitas ou ilícitas pela via injetável ou inalatória, compartilhando artefatos para tal fim, estiveram expostas a material médico-hospitalar não descartável e inadequadamente esterilizado e, de forma semelhante, a objetos usados em rituais religiosos, para tatuagens, em manicures ou podólogos, barbeiros, dentistas, entre outras possíveis fontes mais ou menos evidentes de exposição parenteral, estão sob risco de infecção pelo VHC e devem ser testadas. Além disso, pacientes em hemodiálise, prisioneiros e institucionalizados em geral, pessoas socialmente excluídas (sem teto, usuários de drogas etc.) e profissionais da saúde constituem grupo de risco acrescido.

A transmissão sexual do VHC, seja na relação heterossexual ou homossexual, é menos eficaz e geralmente está

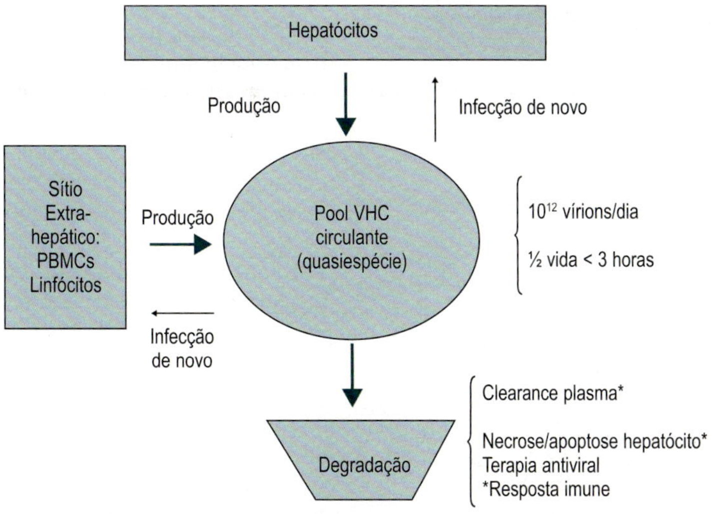

Figura 11.6 "Steady State" VHC: infecção crônica.

associada à promiscuidade e doenças sexualmente transmissíveis, que atuam como facilitadores. Da mesma forma, o HIV aumenta a possibilidade de transmissão do VHC pela via sexual em relações heterossexuais, mas notadamente eleva de forma significativa a transmissão vertical – o que é infrequente nas gestantes não coinfectadas pelo HIV e VHC. Por essas razões, até o momento, não se contraindicam a gestação, o aleitamento natural e o parto vaginal para as mulheres infectadas pelo VHC. De forma semelhante, excetuando-se situações de risco acrescido – período menstrual ou feridas genitais – o uso do preservativo não é obrigatório nas relações sexuais. No entanto, o aconselhamento deve ser feito expondo as incertezas ainda existentes e facultando aos parceiros sexuais o uso do preservativo. Recentemente surtos de hepatite C aguda foram reportados em homossexuais masculinos. Entretanto, essa ocorrência deu-se no contexto de práticas sexuais violentas em que a exposição a sangue foi um fator determinante.

Muitos dos meios de contaminação ainda hoje passam despercebidos, o que constitui motivo de preocupação para as autoridades sanitárias. Além disso, a falta de percepção de risco em tantas práticas cotidianas, principalmente entre os idosos (em que a prevalência de infecção é até 100% maior que em faixas etárias menores), cujo tempo de exposição foi maior e mais provável pela falta de conhecimento à época e práticas de assistência médico-odontológicas inseguras se comparadas aos dias de hoje, torna imperioso que a população seja educada a respeito da hepatite C e que os testes de detecção estejam amplamente disponíveis. Finalmente, deve-se destacar que no Brasil aproximadamente 30% a 40% dos infectados não possuem uma epidemiologia definida, o que reforça a importância do contágio inaparente.

Embora não existam números absolutamente confiáveis, estima-se que aproximadamente 1,5% a 2% da população brasileira possua anticorpos para o VHC. No mundo, a Organização Mundial de Saúde (OMS) calcula em aproximadamente 200 milhões os infectados, número cinco a seis vezes maior que o de infectados pelo HIV. Além disso, deve-se ressaltar que a maioria dos infectados desconhece sua condição, ou seja, ainda lida-se com uma pequena parcela dos infectados – é vista a ponta do *iceberg*. Tal fato dá a falsa impressão de que há uma "epidemia" de hepatite C, quando na verdade há uma "epidemia de novos diagnósticos". A transmissão do VHC ocorre apenas entre grupos específicos, como os usuários de drogas e populações marginais, pois hoje os materiais médico-hospitalares, objetos de uso parenteral e o sangue e derivados são adequadamente – ou pelo menos deveriam ser – controlados. Assim as novas infecções são pouco significativas e podem ser evitadas com práticas de redução de dano em populações específicas. No entanto, os novos diagnósticos são preocupantes e numericamente epidêmicos.

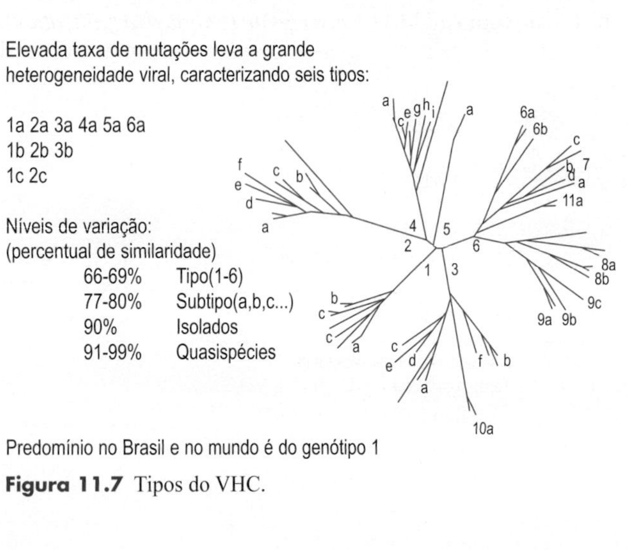

Figura 11.7 Tipos do VHC.

As consequências do quadro exposto são nítidas. A hepatite C é a maior indicação para transplante hepático e principal causadora de cirrose no mundo. Além disso, tornou-se a principal causa de morte entre os pacientes portadores de infecção pelo HIV e, na cidade de São Paulo, no ano de 2001, foi potencialmente a quinta causa de óbito na população adulta. No Brasil, as doenças hepáticas crônicas – com ênfase para a hepatite C – são a sétima causa de anos perdidos de vida entre os homens e a 12ª entre as mulheres. Foram analisados 400 agravos à Saúde. Tanto em São Paulo quanto no Brasil, as mortes decorrentes da hepatopatia crônica superam as decorrentes do HIV. Deve-se considerar ainda o impacto econômico decorrente das perdas acarretadas pela doença e pelos gastos envolvidos na assistência em suas diversas fases evolutivas.

HISTÓRIA NATURAL

Após a infecção pelo VHC, aproximadamente 75% a 85% dos expostos tornam-se portadores crônicos do vírus. Os demais, provavelmente devido a uma resposta celular potente e rapidamente compartimentalizada no fígado, eliminam o VHC após uma "hepatite aguda" ou de forma inaparente. Recentemente a descrição de um polimorfismo no gene da interleucina 28 (também chamado de interferon λ), no cromossomo 19, foi associado ao clareamento espontâneo e à resposta terapêutica em pacientes com infecção crônica pelo VHC. A grande maioria dos portadores crônicos evoluirá de forma assintomática e histologicamente branda, no entanto, 25% poderão desenvolver cirrose e, desses, 25% desenvolvem insuficiência hepática ou hepatocarcinoma, que determina a morte ou a necessidade de um transplante hepático.

Pelo que foi observado, a hepatite C, do ponto de vista do indivíduo, é uma doença branda. O impacto, no entanto, é evidente aos pacientes que evoluem desfavoravelmente, mas principalmente quando se analisa coletivamente, afinal, como foi visto, há 200 milhões de infectados no mundo.

Uma vez infectado, o tempo médio para o aparecimento das primeiras alterações histológicas (inflamação portal) é de dez anos, sendo de 30 para o surgimento da cirrose, etapa em que é possível permanecer de forma estável por décadas. Ainda baseando-se em estudos histológicos, estima-se que seja de sete anos e meio o tempo médio para progressão de uma fase para outra em termos de fibrose hepática (ver adiante). A evolução da hepatite C é portanto lenta, permitindo uma análise de cada caso e uma boa tomada de decisão.

Entre os fatores que podem interferir com a progressão da doença, existem os fatores cronológicos, genéticos, metabólicos, infecciosos e comportamentais. A idade na infecção – após os 40 anos – e a doença, também após os 40, são determinantes de evolução mais acelerada. O gênero masculino associa-se à doença mais severa. Alterações do metabolismo glicídico e lipídico podem interferir na lesão hepática, quer por fatores virais quer por fatores dietéticos ou genéticos. Assim, a dislipidemia e a hiperglicemia devem ser evitadas sob pena de acarretar esteatose hepática que pode piorar a evolução histológica. A resistência a insulina está diretamente relacionada à maior fibrose hepática, elevadas cargas virais e pior resposta à terapia. Portanto, deve ser evitada e revertida sempre que possível. O papel do metabolismo do ferro ainda é motivo de debate, porém, pacientes com ferritina elevada, refletindo uma alta concentração de ferro no fígado, podem se beneficiar da redução dos seus níveis. Baixos níveis de vitamina D têm recentemente sido associados com menor taxa de resposta à terapia antiviral. O contágio de susceptíveis por outros vírus causadores de outras hepatites pode provocar uma superinfecção de consequências severas, porém, notadamente, a infecção pelo HIV é potencialmente devastadora, podendo acelerar o aparecimento da cirrose hepática para até seis anos. A coinfecção com o VHB habitualmente leva a dominância de um vírus, em geral o VHC, sobre o outro. A terapia deve ser direcionada ao VHC. Entre os fatores comportamentais, além dos comportamentos de risco que acarretem novas infecções, destaca-se a ingestão de álcool que, de forma continuada, mesmo em pequenas quantidades ou em grandes volumes, relaciona-se com maior agressão hepática e acelera a progressão histológica da hepatite C.

Intervenções não medicamentosas sobre os fatores passíveis de controle são recomendáveis e podem assegurar uma modificação da história natural da moléstia que evite a progressão – segundo Leonard Seef, em palestra proferida durante o recente Consenso do National Institutes of Health (NIH) dos Estados Unidos, em até 50% a 70% dos pacientes. Além disso, análises recentes, baseadas em modelos de progressão, reafirmam que pacientes com formas brandas de doença podem ser monitorados, pois a terapia atual não se mostra custo-efetiva. Na Figura 11.8 é apresentado um modelo esquemático do que foi discutido, destacando os fatores externos capazes de acelerar a progressão.

DIAGNÓSTICO

O diagnóstico clínico é muito limitado, uma vez que a doença possui evolução assintomática, mesmo em fases avançadas. Quando sintomática é inespecífica – geralmente astenia – e confunde-se com outras hepatopatias crônicas. A forma aguda é pouco frequente, e também indistinta de outras hepatites. Assim, o diagnóstico é laboratorial na maioria dos casos.

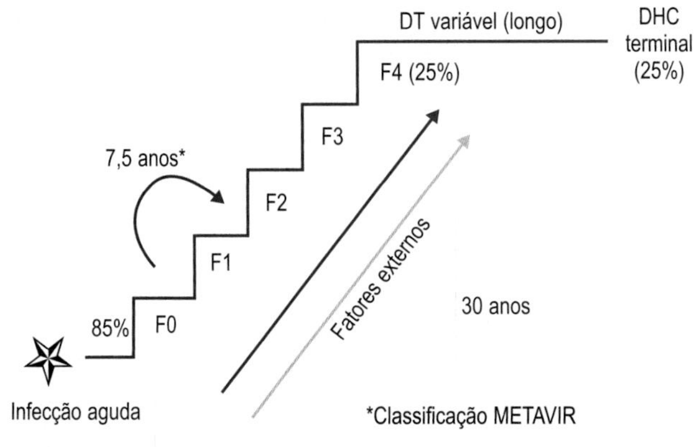

Figura 11.8 História natural do VHC.

A maior parte dos pacientes provém de bancos de sangue, porém parcela considerável tem sido encaminhada a partir de exames realizados rotineiramente, em campanhas de detecção ou por suspeita epidemiológica. Tal fato deve-se à maior divulgação da doença feita pela mídia e, principalmente, pela sociedade civil organizada, além, é claro, do maior conhecimento da classe médica.

Entre os exames inespecíficos destacam-se alterações no hemograma, leucopenia e plaquetopenia, como possíveis indicadores da hepatite C. As transaminases, quando alteradas, também podem ser úteis, no entanto, em 70% dos casos elas são normais ou pouco elevadas, além de possuir padrão cíclico de elevação, o que pode acarretar uma dosagem em período de normalidade aparente. Dessa forma, o uso da dosagem de transaminases como método de triagem é inadequado e não deve ser encorajado.

O diagnóstico sorológico é feito através da detecção de anticorpos pelos diversos ensaios imunoenzimáticos existentes. Atualmente são utilizados métodos de segunda e terceira gerações com sensibilidade elevada e especificidade variável, dependendo da população estudada. Assim, em populações de baixo risco, pode-se ter a ocorrência de resultados falso-positivos. Na prática diária deve-se atentar para o índice entre a leitura e o corte da reação ("DO/CO"). Quando se estiver diante de relação elevada, em geral maior que dois, provavelmente o resultado será positivo real. Testes para detecção de anticorpos de maior especificidade, como o "RIBA", são hoje pelo custo-benefício relegados a um segundo plano. Para casos não elucidados ou para a confirmação da sorologia recomenda-se a utilização de métodos biomoleculares que permitam a detecção do RNA viral. Na prática o método mais usado é o da Reação em Cadeia da Polimerase (PCR – *polymerase chain reaction*).

Na PCR, uma região conservada do genoma viral – 5'NC – é amplificada a partir de um *primer* específico. Isso pode ser feito por métodos *in house* ou por *kits* comerciais. O importante nessa etapa de confirmação diagnóstica é trabalhar com metodologia "qualitativa", ou seja, com um limite de detecção pequeno (50-100 UI/ml), evitando o falso-negativo decorrente de viremias baixas, não detectadas em função de um limite de detecção elevado, o que pode ocorrer com métodos quantitativos (600 UI/ml), totalmente incorretos nessa fase diagnóstica. Existem outras técnicas de detecção em vias de regulamentação no Brasil, como o TMA (*transcription mediated amplification*). A recente incorporação da amplificação em tempo real (Real Time PCR) do RNA viral permite uma detecção reprodutível, automatizada e com ampla linearilidade (de 10 a 10^8 UI/ml). Essa metodologia deve ser considerada a ideal para utilização no diagnóstico e monitoramento da terapia.

Além dos exames específicos, outros fazem parte de uma avaliação inicial "mínima" do paciente com hepatite C e devem ser solicitados na primeira consulta para avaliar a função hepática, os graus de comprometimento geral e para indicar medidas de prevenção em relação a outras hepatites virais:

- Hemograma completo com contagem de plaquetas;
- Tempo de protrombina;
- Bilirrubinas, ALT, AST, fosfatase alcalina e gama GT;
- Dosagem de albumina plasmática ou eletroforese de proteínas;

- Anti-HVA total ou IgG;
- Anti-HBc total ou IgG, HBsAg e Anti-HBs;
- Anti-HIV;
  - Provas de autoimunidade
  - Provas de função tireoidiana
- Ultrassonografia de abdômen superior;
- Alfafetoproteína (para pacientes com sinais de cirrose).

Pode-se estratificar a conduta, a partir da primeira consulta, em níveis de decisão de complexidade e custos – diretos ou decorrentes dessas – progressivamente maior. A seguir são citados os passos subsequentes.

Primeira decisão: biópsia hepática

Confirmando-se a presença de uma hepatite crônica (ausência de quadro agudo, anticorpo e RNA do VHC detectado), na ausência de uma contraindicação clínica (doença descompensada) ou hematológica (plaquetopenia severa, TAP alterado etc.) ao procedimento, bem como de sinais indiretos da presença de cirrose hepática, a biópsia deve ser indicada. Isso independe da alteração de transaminases – que como se discutiu está normal, ou quase normal, na maioria dos casos –, embora recomendações oficiais, e mesmo alguns médicos, prefiram biopsiar apenas os pacientes com elevação de transaminases. A segurança da biópsia e o grau de informações decorrentes desse procedimento justificam plenamente sua execução. A despeito de várias correntes (que advogam métodos não invasivos, ainda não comprovadamente eficazes e irrefutáveis, ou a não realização da biópsia para determinados pacientes) ainda é incontestável o valor de uma boa biópsia hepática para a tomada de decisão.

O procedimento recomendado é a punção percutânea guiada por ultrassonografia. Trata-se de cirurgia ambulatorial com anestesia local e índice desprezível de intercorrências (equivalentes ao de uma colonoscopia, por exemplo, procedimento realizado de forma bastante corriqueira) quando se respeitam as condições de segurança previamente discutidas. A indicação de biópsia sob visão direta ou em ambiente hospitalar reserva-se aos pacientes com coagulopatias ou nódulos que possam representar risco de sangramentos se inadvertidamente lesados. Na rotina a maioria dos pacientes pode utilizar a via percutânea.

A decisão pela terapia é totalmente dependente da biópsia. Assim, é fundamental que o fragmento seja adequado para uma decisão tão importante como essa. O espécime ideal deve ser cilíndrico, não fragmentado, ter de 1 a 1,5 cm de comprimento e apresentar no mínimo seis espaços porta, sendo corados para a visualização do infiltrado inflamatório (HE), fibrose (Masson) e presença de ferro (Perls). O laudo deve ser descritivo e, se possível, com pelo menos uma das classificações disponíveis (p.ex., Ishak, METAVIR ou Sociedade Brasileira de Patologia).

Independentemente das alterações inflamatórias, o fator determinante para a indicação de terapia é a presença de expansão e fibrose portais. A partir dessa alteração histológica a terapia é recomendada. Existe uma correlação nítida entre o tempo de infecção e o grau de fibrose, além de uma linealidade entre a idade do paciente e a intensidade da fibrose esperada. Dessa forma, quanto maior a idade do paciente, em particular após os 40 anos, maior o grau de fibrose hepática. A Figura 11.9 representa o que foi exposto.

- 10 anos: hepatite crônica
- 20 anos: cirrose
- 30 anos: hepatocarcinoma
- METAVIR: 0,133 U/ano = 7,5 anos/estágio; 30 anos para cirrose.
- Correlação "linear" entre a idade na biópsia e o tempo de infecção com a fibrose.

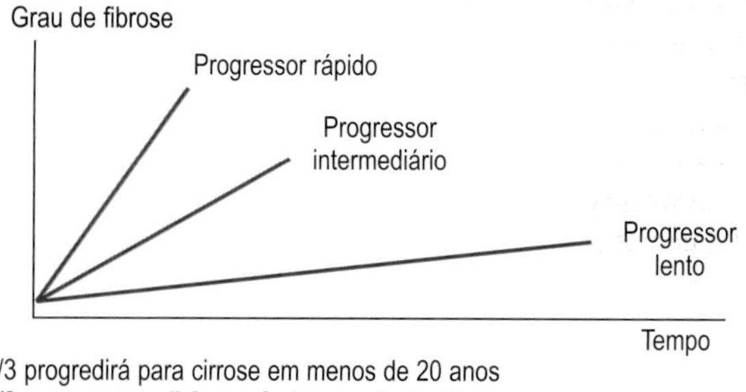

1/3 progredirá para cirrose em menos de 20 anos
2/3 nunca progredirá ou o fará em mais de 50 anos.

Figura 11.9 Progressão da fibrose pelo VHC. Seef, 2000.

Deve-se, finalmente, ter em mente que as complicações hepáticas decorrentes da hepatite C – cirrose, insuficiência hepática, hipertensão portal e hepatocarcinoma – originam-se basicamente da fibrose extensa, podendo existir uma participação do VHC nos mecanismos de carcinogênese. Portanto, apesar de ser uma doença infecciosa e decorrente de um vírus, a ótica deve ser histológica, pelo menos enquanto não houver uma terapia segura, de baixo custo e de elevada eficácia, o que ainda não existe na atualidade, pelo menos agregando em um mesmo fármaco esses três atributos: custo, segurança e eficácia.

Segunda decisão: terapia

Estando indicada a terapia sob a ótica histológica, deve-se decidir se a mesma será instituída e qual deve ser a medicação empregada. Antes de solicitar mais exames, no entanto, deve-se se ater às questões referentes à segurança do tratamento. Pode-se dividir a segurança em três aspectos: clinicolaboratorial, psicológico e social.

Do ponto de vista "clínico", deve-se ter um paciente estável, sem qualquer possibilidade de descompensação hepática (encefalopatia, hemorragia digestiva, ascite etc.) iminente ou fora de controle, bem como com outras eventuais doenças sistêmicas adequadamente compensadas e/ou passíveis de controle. Não sendo esse o caso, a terapia com interferon e ribavirina estará contraindicada e o melhor será acompanhar o caso até uma indicação para procedimentos de suporte (ligadura elástica, escleroterapia, *shunts* etc.) ou o transplante hepático. Provavelmente um paciente com esse perfil já terá sido "barrado" na triagem para a biópsia hepática, e tal conduta foi adotada anteriormente.

Do ponto de vista laboratorial, deve-se se ater principalmente ao hemograma. De acordo com a vivência e experiência individual, cada médico estabelece um limite mais ou menos flexível para manusear as citopenias prévias ou secundárias à terapia. Riscos devem ser considerados individualmente e discutidos de maneira aberta com o paciente e familiares, estabelecendo-se a frequência de monitoramento e possíveis estratégias para seu controle (ajuste posológico, transfusões, estimuladores da medula óssea etc.). Assim, fica claro que não há uma regra rígida nesse aspecto. No entanto, não se recomenda iniciar a terapia para pacientes com menos de 70.000 plaquetas/mm^3 ou 1.500 neutrófilos/mm^3. Em particular deve-se destacar o monitoramento dos neutrófilos. Estando sua contagem abaixo de 500/mm^3 há indicação para o uso de fatores estimuladores de granulócitos ou suspensão da terapia. Não há um esquema padrão, porém habitualmente uma dose semanal é suficiente para elevar a contagem de neutrófilos para patamares de segurança. Complicações infecciosas decorrentes da neutropenia não são comuns, podendo, no entanto, ocorrer paradoxalmente com valores acima de 500 neutrófilos. Assim a faixa de atenção situa-se entre 500 e 1.000 neutrófilos/mm^3. Existem relatos de plaquetopenias severas, refratárias à suspensão da medicação. Há que se considerar a possibilidade de um componente autoimune e o uso de corticoide em doses elevadas para reverter tais quadros potencialmente fatais. A ribavirina desencadeia hemólise que pode gerar anemia severa. Pode ser necessário recorrer ao uso de eritropoietina ou transfusão de concentrado de hemácias para casos mais severos. Sempre que necessária, a eritropoietina deve ser empregada na dose de 40.000 UI/ml semanalmente. Dosagem de hemoglobina abaixo de 10 g/dl é um corte aceito como indicativo para a utilização da eritropoietina. Deve ser mantida até o término da terapia na tentativa de preservar a dose máxima da ribavirina.

O Consenso da Sociedade Paulista de Infectologia para Hepatite C recomenda o esquema de monitoramento laboratorial mostrado na Tabela 11.5.

Além de possíveis citopenias, alterações psiquiátricas são frequentes durante a terapia com interferon, provavelmente pela interferência desse fármaco com o metabolismo cerebral da serotonina. Assim, pacientes com doença mental devem ser acompanhados por psiquiatra e medicados se necessário. Isso é fundamental para aqueles com histórico de depressão grave, sendo a terapia indicada com muita cautela aos que já tentaram o suicídio. O paciente e seus familiares devem ainda ter capacidade plena de compreensão da terapia e de seus potenciais efeitos adversos. O uso de antidepressivos é recomendável e muito eficaz no controle dos efeitos desencadeados pelo interferon. Sua utilização não deve ser postergada tendo em vista a relevância da adesão para o sucesso da terapia.

Em relação a problemas socioeconômicos, devem-se garantir adequadas condições de higiene no local de aplicação do interferon e condição para mantê-lo sob refrigeração. Deve-se considerar ainda que o custo elevado desse medicamento pode suscitar o furto e o mau uso da medicação. O paciente deve ter também um local adequado para dormir e descansar além de suporte familiar para os efeitos adversos da terapia. Se essas prerrogativas não forem cumpridas, deve-se tentar reverter a situação adversa postergando a terapia, sob pena de uma adesão à terapia subótima e sem dúvida comprometedora para o sucesso da mesma.

Preenchidos os quesitos de segurança, mais dois aspectos devem ser considerados. Primeiro se o paciente está disposto a se tratar e manter contracepção efetiva no período da terapia, a fim de evitar a teratogenicidade associada à ribavirina e ao interferon. Finalmente, deve-se considerar a idade do paciente. Estando o mesmo com mais de 60 anos e possuindo um grau mínimo de fibrose hepática, pode-se não indicar tratamento, pois o risco de progressão histológica é baixo. Por outro lado, apenas a idade não deve excluir a possibilidade de terapia. Em um paciente idoso em que exista indicação clara para terapia e o mesmo tenha uma condição clínica geral estabilizada, a terapia pode ser considerada em bases individualizadas.

Após todas essas considerações, aos que realmente vão tratar, devem-se solicitar a genotipagem e a quantificação do VHC. No Brasil há o predomínio do tipo 1, seguido dos tipos 2 e 3. O valor de viremia basal servirá de comparativo ao da semana 12 de terapia, permitindo a predição de resposta e a eventual interrupção da terapia quando a preditividade for ruim (queda menor que 2 log). Na Figura 11.5 esquematizaram-se a queda da viremia durante a terapia, destacando a fase 1, onde há uma queda acentuada e rápida, representando a eliminação da população viral circulante sendo dependente do interferon; a fase 2, onde a redução é mais lenta e gradual, representando a eliminação das células infectadas, sendo dependente do interferon e da ribavirina, e uma eventual fase de *plateau,* que depende da ausência de resposta imunológica, havendo uma interrupção transitória da queda da viremia, em um patamar limítrofe entre 60 e 100.000 UI/ml até que a imunidade seja restaurada. Observam-se ainda na Figura 11.10 os padrões desejáveis de redução logarítmica da viremia que se associam à erradicação do VHC.

Os conhecimentos gerados pela utilização de rotina das diferentes formulações de interferon (convencional e peguilado) combinados à ribavirina demonstraram que o sucesso na erradicação do VHC está muito relacionado às características

Tabela 11.5 Monitorização laboratorial.

Exame	Antes do início do tratamento	1º mês 15/15 dias	30º dia	Mensal	Fim do 6º mês	Fim do 12º mês	6 meses pós-tratamento
ALT	Sim		Sim	Sim	Sim	Sim	
AST	Sim		Sim	Sim	Sim	Sim	
VHC-PCR	Sim				Sim	Sim	Sim
Genotipagem	Sim						
Hemograma	Sim	Sim	Sim	Sim			
Plaquetas	Sim	Sim	Sim	Sim			
Protrombina	Sim						
Creatinina	Sim						
TSH	Sim	Sim	Sim	Sim			

pessoais, sendo necessária atualmente uma completa individualização dos esquemas terapêuticos. Na era da terapia individualizada, são importantes as definições de resposta virológica ao longo do tratamento (baseadas em ensaios de PCR):

- Reposta virológica rápida (RVR): é a indetectibilidade do RNA VHV após quatro semanas de terapia.
- Resposta virológica precose (RVP): pode ser completa, quando há total negativação do RNA VHC após 12 semanas de tratamento, ou parcial, se no RNA VHC tiver uma queda > 2 $\log_{10}$ UI/ml comparada à carga viral antes do início da terapia.
- Não respondedor: caso o RNA VHC decline < 2 $\log_{10}$ UI/ml na semana 12 de terapia.
- Respondedor parcial: caso o RNA VHC tenha uma queda > 2 $\log_{10}$ UI/ml na semana 12 de terapia, porém esteja detectado na semana 24.
- Resposta ao final da terapia: RNA VHC não detectado ao final do tratamento.
- Resposta virológica sustentada (RVS): é a manutenção da indetectibilidade do RNA VHC 24 semanas após completar a terapia (atualmente considera-se que a não detecção após 12 semanas do término da terapia já pode ser considerada uma RVS).

Fatores genéticos também estão sendo associados como preditores de resposta à terapia antiviral. Um polimorfismo no gene da interleucina 28 (também chamado de interferon λ), no cromossomo 19, parece estar associado à resposta em pacientes com infecção crônica pelo VHC tratados. Os polimorfismos presentes na posição rs8099917 (8 kb acima do gene IL28b) e na posição rs12979860 (3 kb acima do gene IL28b) possuem as maiores correlações com boa resposta à terapia antiviral. No polimorfismo rs12979860 existe a troca de um nucleotídeo C por um T. O genótipo CC desse polimorfismo está associado com maiores taxas de RVS do que os genótipos CT/TT em diferentes pacientes com VHC.

Outros estudos têm demonstrado também o papel da IP10 (proteína 10 interferon γ induzida), uma citocina sérica associada à ativação dos genes interferon induzíveis (ISG), embora não diretamente envolvida no clareamento do VHC. Altos níveis séricos da IP10 antes do tratamento antiviral estão associados à não resposta à terapia. Assim como os polimorfismos da IL28b, a IP10 pode ser um bom marcador prognóstico útil para preditividade da terapia antiviral contra o VHC.

Terceira decisão: como tratar, como monitorar e seguimento dos não tratados

A terapia é feita com a associação de interferon alfa e ribavirina, duas drogas com ação antiviral e imunomoduladora. O interferon alfa, principal componente do tratamento, não exerce sua ação de forma direta, mas através de um sistema enzimático. Após ligar-se a receptores nas células-alvo, induz um estado antiviral nas células infectadas e potencializa a ação do sistema imunológico do paciente. É portanto uma droga que dependerá de uma interação com o paciente, razão pela qual existirão diferenças de resposta individuais, sendo essa uma das causas plausíveis para o não sucesso em todos os casos. Além de fatores imunológicos, outras razões de origem genética são aventadas, inclusive a raça. Nos Estados Unidos é nítida a desvantagem dos afro-americanos, quando comparados aos caucasianos, em relação à resposta virológica ao tratamento. O recente reconhecimento de genes estimulados pelo interferon (ISGs) e dos padrões de polimorfismo da IL28b auxiliaram na compreensão da diferença de resposta entre as etnias distintas. Assim, respectivamente, a prevalência do alelo c entre asiáticos é maior que entre caucasianos, que superam latinos que superam afro-descendentes. Tal fato pode explicar as menores taxas de RVS entre negros e latinos quando comparados a caucasianos e asiáticos. Da mesma forma, elevada ativação basal nos hepatócitos, ou elevados níveis de IP10 no plasma, correlaciona-se com menor taxa de RVR e RVS. A RVR observada durante a terapia é um preditor muito eficaz da RVS. Correlaciona-se com chance de RVS de 90%. Juntamente com o padrão de polimorfismo da IL28b supera todos os outros fatores preditivos clássicos (etnia, gênero, grau de fibrose hepática, carga viral etc.) até então utilizados no seu poder de predição. Esse fato é verdadeiro também para pacientes coinfectados pelo HIV, como foi demonstrado recentemente (Araújo et al., JAIDS 2010, aceito).

Atualmente formulações peguiladas do interferon alfa, formas de maior biodisponibilidade associadas a melhores resultados virológicos são as apresentações de escolha para a terapia da infecção crônica pelo VHC. Observa-se na

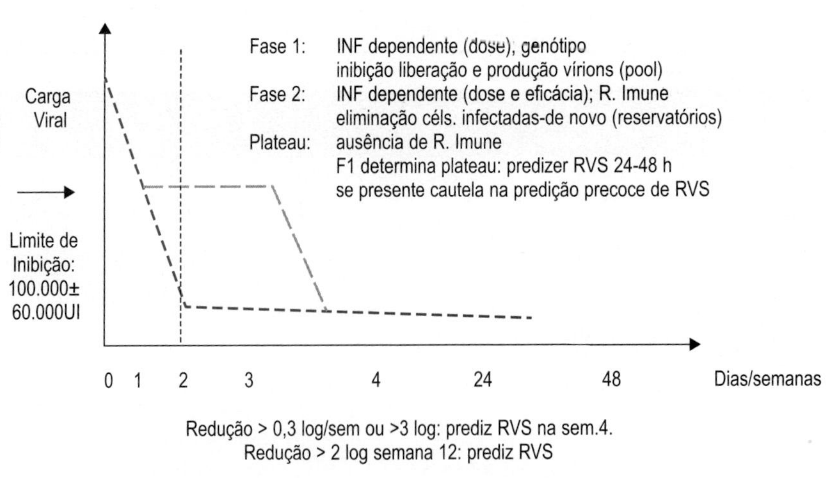

Figura 11.10 Uso clínico da quantificação do RNA: cinética VHC (resposta virológica sustentada – RVS).

Figura 11.11 que existe uma estabilidade de oferta do interferon peguilado, inexistindo os vales observados para a formulação convencional. Confrontando esse perfil com a cinética do VHC, nota-se que é fundamental evitar períodos em que a oferta de interferon fique aquém do necessário para que ele exerça sua ação. Esse é o racional que justifica o uso das apresentações peguiladas. Apesar de um avanço considerável nos resultados obtidos, o tratamento antiviral do VHC ainda leva a um baixo índice de erradicação viral, em média 50% dos portadores de infecção pelo genótipo 1 e ao redor de 80% nos genótipos 2 e 3, usando interferon alfa peguilado associado à ribavirina. Por essa razão a individualização dos objetivos terapêuticos e a predição da resposta são fundamentais.

Ao indicar a terapia deve-se ter objetivos claros e expectativas realistas. A principal meta deve ser a erradicação do VHC, porém frequentemente obtêm-se melhora histológica e redução na incidência do câncer de fígado, e isso já é muito bom para determinados pacientes difíceis de tratar (fatores preditivos ruins). Recomenda-se o diálogo franco, expondo os limites da medicação e não criando expectativas irreais. É fundamental ainda negociar a troca de uma doença assintomática por um período de sintomas, muitas vezes severos, que podem interferir com uma má adesão ao tratamento, reduzindo ainda mais as chances de resposta. A predição da resposta é fator decisivo nesse momento. Assim, são considerados fatores de má predição de resposta, em ordem decrescente:

- Polimorfismo da IL28b heterozigoto ou homozigoto TT (considerando o *primer* rs12979860);
- Níveis basais de IP 10 acima de 600 U/ml;
- Genótipo 1;
    - Carga viral basal elevada (acima de 850.000 UI/mL);
    - Fibrose avançada;
    - Sexo masculino;
    - Raça negra;
    - Idade acima dos 40 anos;
    - Obesidade;
    - Má adesão ao tratamento/esquema subótimo.

O oposto desses fatores associa-se à grande chance de êxito (genótipo 2 ou 3, carga viral baixa, pouca fibrose, sexo feminino, caucasianos, idade inferior aos 40 anos, ausência de obesidade, plena capacidade de adesão e esquema ótimo); no entanto apenas o seguimento individual definirá quem realmente terá êxito, uma vez que existem múltiplas variáveis e percentuais de sucesso extrapolados de estudos clínicos que, como foi comentado, nem sempre se reproduzem na prática clínica. Enfatiza-se que a terapia guiada pela resposta permite uma predição e um desfecho terapêutico mais favorável. Portanto, a predição pré-terapia desfavorável não deve excluir a perspectiva da oferta do tratamento a um paciente. A presença de RVR é associada com RVS em 90% dos casos.

DE FORMA PRÁTICA É USADO O SEGUINTE ESQUEMA TERAPÊUTICO

Interferon peguilado alfa 2a, na dose de 180 mcg/semana, ou 2b, na dose de 1,5 mcg/kg/semana, associado à ribavirina.

A dose da ribavirina deve ser calculada pelo peso, variando de 10,6 a 15 mg/kg/dia. Os comprimidos possuem, no Brasil, apresentação de 250 mg.

Pacientes infectados pelo genótipo 1 em geral devem ser tratados por 48 semanas. Aqueles que apresentam RVP parcial e negativação na 24ª semana da terapia podem se beneficiar da adição de 24 semanas extras de terapia, perfazendo 72 semanas de tratamento. Isso reduz a taxa de recidiva e leva, portanto, à maior taxa de RVS. Portadores de infecção pelos genótipos 2 e 3 devem em geral ser tratados por 24 semanas. A RVR, baixa carga viral e ausência de fibrose avançada permitem que se considere abreviar a terapia para 12 a 16 semanas. O oposto, ausência de RVR, RVP parcial com negativação na semana 24 permite considerar a adição de 24 semanas, perfazendo um total de 48 semanas de terapia.

Se a decisão for a de não tratar, seja porque a doença é branda ou porque o paciente não deseja, ou, ainda, devido à relação custo-benefício desfavorável, deve-se monitorar o paciente de acordo com o exposto na Tabela 11.6. Além dos exames citados, habitualmente repete-se a biópsia a cada quatro anos – embora já se discuta e proponha-se na literatura métodos não invasivos para monitoramento da histologia, particularmente aos portadores de uma primeira biópsia extremamente branda.

TERAPIA EM SITUAÇÕES ESPECIAIS

A coinfeção com HIV é bastante frequente. Considerando o potencial de hepatotoxicidade das drogas antirretrovirais e a progressão histológica acelerada nessa população,

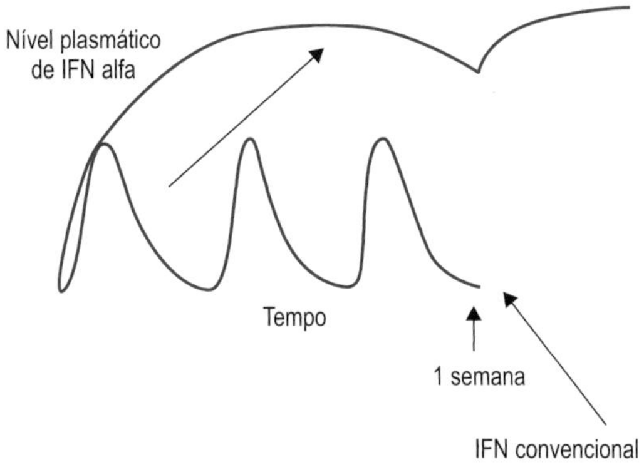

Figura 11.11 Otimizando a cinética do interferon α.

Tabela 11.6 Seguimento de pacientes não tratados.

Seguimento	ALT nl	ALT elevada: Doença leve	ALT elevada: Fibrose severa
Frequência	6-12 meses	6 meses	6 meses
Consulta	+	+	+
Exames rotina	+	+	+
Alfafetoproteína	–	–	+
USG	–	–	+
EDA**	–	–	+*

* De dois em dois anos.

** Endoscopia digestiva alta.

além da possível interação tóxica da ribavirina com análogos nucleosídeos, é desejável evitar tais consequências. Para tanto, recomenda-se uma mudança de prioridade e, sempre que for possível, postergar o uso de antirretrovirais tratando inicialmente a infecção pelo HCV. Em pacientes ainda imunocompetentes a resposta virológica será semelhante a dos não coinfectados. Considera-se a terapia para todo paciente coinfectado com CD4 acima de $200/mm^3$, idealmente acima de $350/mm^3$, com viremia do HIV indetectável ou baixa, sem infecções oportunistas e aderente à terapia antirretroviral vigente. Diferentemente do monoinfectado, devido ao fato de a maior parte dos HIV positivos apresentarem alterações histológicas no fígado, a biópsia hepática começa a ser questionada, recomendando-se a terapia independentemente dela, que pode inclusive não ser feita. O esquema terapêutico é semelhante ao monoinfectado, sendo também recentemente recomendada terapia para todos por 48 semanas, independentemente do genótipo. A preditividade da resposta pode ser feita precocemente e até de forma ultraprecoce, sem prejuízo do desfecho da terapia, como recentemente foi demonstrado (Araújo et al., J Viral Hepatitis 2010, in press). Finalmente, é necessário estar atento aos sinais clínicos e laboratoriais de distúrbios metabólicos (acidose lática), decorrentes da interação da ribavirina com análogos nucleosídeos. Outra situação a cada dia mais comum é a necessidade de novo tratamento para pacientes submetidos à terapia prévia. Os princípios básicos são de submeter a um esquema mais potente que o anterior, incentivar a adesão e individualizar cada caso. Um aspecto fundamental é saber o tipo de resposta ao tratamento anterior, uma vez que pacientes não respondedores possuem, em estudos preliminares, resultados pífios com o retratamento com interferon peguilado (aproximadamente 6% de resposta virológica sustentada). Outro aspecto a se destacar é a necessidade do retratamento sob a ótica do risco de progressão da doença. Pacientes com pouca fibrose e preditividade ruim ao retratamento (principalmente não respondedores) devem ser desencorajados a um novo ciclo terapêutico, não só oneroso como bastante desagradável também. Assim, um critério decisivo para indicar novo tratamento é o grau de fibrose hepática, sendo a terapia mais indicada quanto maior o grau dessa e o risco de progressão histológica nos próximos anos. Aos demais convém um bom monitoramento, terapia não medicamentosa e o aguardo de novas opções e modalidades terapêuticas.

Finalmente, uma situação bastante incomum é a hepatite C aguda. Habitualmente a fase aguda é assintomática ou inespecífica. Seu diagnóstico é feito em pacientes com histórico de exposição em que se documenta uma soroconversão e confirma-se a presença do RNA viral. Excepcionalmente pode-se diagnosticar também em um quadro típico de hepatite aguda, mas nesses casos, após uma terapia específica, existem dúvidas sobre a cura decorrer do tratamento ou da potente resposta imune acarretada pela infecção. Embora seja uma área cinzenta, o Consenso da Sociedade Paulista de Infectologia recomenda a terapia para todos os pacientes com forma aguda diagnosticada que persistam com o RNA viral detectável após dois a três meses do diagnóstico inicial.

Novas terapias

Mais do que novas drogas a nova era da terapia da hepatite C que se avizinha resultará em um novo modelo de terapia. Deixa-se uma terapia em que não existe a verdadeira "resistência", uma vez que os mecanismos de ação do interferon alfa e da ribavirina (em que pese não completamente compreendidos) são indiretos, ou seja, induzem a ações antivirais mediadas pelo hospedeiro, para drogas de ação antiviral direta, do inglês, DAAs (*Direct-acting Antiviral Agents*). Os alvos preferenciais para atuação dos novos compostos são a protease e a polimerase viral, assim como a interferência com a etapa de montagem final das novas partículas do VHC por meio de análogos da ciclosporina. Centenas de compostos encontram-se em desenvolvimento pré-clínico, Fase 1 ou 2 de desenvolvimento. Dois compostos, inibidores de protease, finalizaram recentemente a Fase 3 de desenvolvimento e estão em vias de registro nos EUA: boceprevir e telaprevir.

A expectativa de incorporação de um inibidor de protease aumentará a chance RVS nos infectados pelo genótipo 1 virgens de terapia para até 80% e nos já previamente tratados de até 50% ou mais, dependendo do padrão de resposta anterior.

REFERÊNCIAS BIBLIOGRÁFICAS

Afdhal NH. Diagnosing fibrosis in hepatitis C: Is the pendulum swinging from biopsy to blood tests? Hepatology. 2003;37:972-4.

Alter HJ, Seef LB. Recovery, persistence and sequelae in hepatitis C virus infection: A perspective on long-term outcome. Seminars in Liver Disease. 2000;(20):17-33.

Alter MJ, Hutin YJF, Armstrong GL. Epidemiology of hepatitis C. In: Hepatitis C. Academic Press; 2000. p.169-83.

Araujo E, et al. Hepatitis C therapy in elderly patients. Antiviral Therapy. 2002;7:L92.

Araújo ESA, Barone AA. Novas terapias para a hepatite C crônica. BJID 2010. Educação Médica Continuada. 2010;1(2):15-26.

Araújo ESA, et al. Hepatitis C viral load does not predict disease outcome: going beyond numbers. Rev Inst Med Trop S Paulo. 2002;(44):71-8.

Araujo ESA, Mendonça JS, Barone AA, Gonçales Junior FL, Ferreira MS, Focaccia R, et al. Consensus of the Brazilian Society of Infectious Diseases on the Management and Treatment of Hepatitis C. Braz J Infect Dis. 2007a;11(5):446-50.

Araújo ESA, Silveira O. Hepatites na cidade de São Paulo. In: DST/AIDS. A nova cara da luta contra a epidemia na cidade de São Paulo. Ed. Raiz da Terra; 2003. p. 55-68.

Araujo ESA, Tengan FM, Ranzani O, Pinaffi J, Gonçalves F, Rangel L, et al. Pegylated interferon for chronic HCV infection: is it that good for "real real-life"?. In: 14th International Symposium on Hepatitis C Virus & Related Viruses, 2007, Glasgow. Programme and Abstract Book. 2007b; p.232.

Araújo ESA. Correlação clinicopatológica da quantificação do RNA do vírus da hepatite C. São Paulo; 2000. p. 149. Dissertação (Mestrado) – Faculdade de Medicina, Universidade de São Paulo.

Bergmann CC, Layden J, Levy-Drummer RS, Layden TJ, Haagmans BL, Neumann AU. Triphasic model of hepatitis C viral kinetics during IFN therapy due to restoration of immune response following high viral load dependent hypo-responsiveness. 8th International Symposium on Hepatitis C Virus & Related Viruses. Abstract Book; 2001. p. 28, OP 01.

Bica I, Mcgovern B, Dhar R, et al. Increasing mortality due to end-stage liver disease in patients with Human Immuno-deficiency Virus infection. Clin Infect Dis. 2001;32:492-7.

Brasil – Ministério da Saúde. Portaria 863/2002.

Cavalheiro NP. Análise dos sorotipos do VHC identificados em pacientes da cidade de São Paulo, através de método imunoenzimático. São Paulo; 1999. p. 97. Dissertação (Mestrado) – Faculdade de Medicina, Universidade de São Paulo.

Choo QL, Kuo G, Weiner AJ, Overby LR, Bradley DW, Houghton M. Isolation of cDNA clone derived from a blood-borne noa-A non-B viral hepatitis genome. Science. 1989;244:359-62.

Demaria N, et al. Impaired response to high-dose interferon treatment in african-americans with chronic hepatitis C. Hepatogastroenterology. 2002;(49):788-92.

DiBisceglie AM, Mchutchison J, Rice CM. New therapeutic strategies for hepatitis C. Hepatology. 2002;35:224-31.

DiBiscieglie AM. Hepatitis C and hepatocelular carcinoma. In: Hepatitis C. Academic Press; 2000. p. 265-75.

Feld JJ, et al. Ribavirin improves early responses to Peginterferon through improved interferon signaling. Gastroenterology. 2010;139(1):154-62.

Focaccia RF, Conceição OJ, Sette Jr H, Sabino E, Bassit L, Nitrini DR, et al. Estimated prevalence of viral hepatitis in the general population of the municipality of São Paulo, measured by a serologic survey of a stratified, randomized and residence-based population. Brazilian Journal of Infectious Diseases. 1998;2:269-84.

Fried MW, et al. Pegylated (40 KDa) interferon alfa-2a in combination with ribavirin: Efficacy and safety results from a phase III randomized, actively-controlled, multicenter study. Gastroenterology. 2001;120(Suppl 1):A55.

Gale Jr M. Effector genes of interferon action against hepatitis C virus. Hepatology. 2003;37:975-8.

Ge D, et al. Genetic variation in IL28B predicts hepatitis C treatment-induced viral clearance. Nature. 2009;461:399-401.

Gong GZ, et al. HCV replication in PBMC and its influence on interferon therapy. World J Gastroenterol. 2003;9:291-4.

I Consenso da Sociedade Paulista de Infectologia para Manuseio e Terapia da Hepatite C 2002. 3o Congresso da Sociedade Paulista de Infectologia. Piracicaba; 2002.

Lange CM, Sarrazin C, Zeuzem S. Review article: specifically targeted anti-viral therapy for hepatitis C – a new era in therapy. Aliment Pharmacol Ther. 2010;32:14-28.

Layden JE, layden TJ. How can mathematics help us understand HCV? Gastroenterology. 2001;120(6):1546-9.

Manns MP, et al. Peginterferon alfa-2b plus ribavirin compared with interferon alfa-2b plus ribavirin for initial treatment of chronic hepatitis C: a randomised trial. Lancet. 2001;(358):958-65.

Muir AJ, Provenzale D. A descriptive evaluation of eligibility for therapy among veterans with chronic hepatitis C virus infection. J Clin Gastroenterol. 2002;(34):268-71.

Myers RP, et al. Serum biochemical markers accurately predict liver fibrosis and hepatitis C virus co-infected patients. AIDS. 2003;17:21-5.

National Institutes of Health Consensus Development Conference Statement: Management of Hepatitis C: 2002, June 10-12. Hepatology. 2002;36.

Pawlotsky JM. Hepatitis C: viral markers and quasispecies. In: Hepatitis C. Academic Press; 2000. p. 25-52.

Poynard T, McHutchison J, Goodman Z, Ling MH, Albrecht J. Is an "à la carte" combination interferon alfa-2b plus ribavirin regimen sibile for the first line treatment in patients writ chronic hepatitis C? Hepatology. 2000;31:211-8.

Poynard T, Ratziu V, Charlotte F, Goodman Z, Mchutchison J, Albrecht J. Rates and risk factors of liver fibrosis progression in patients with chronic hepatitis C. Journal of Hepatology. 2001;34:730-9.

Projeto Carga de Doença. FIOCRUZ 2003.

Ramos-Casals M, et al. Severe autoimmune cytopenias in treatment-naive hepatitis C virus infection clinical description of 35 cases. Medicine. 2003;82:87-96.

Rauch A, et al. Genetic variation in IL28B is associated with chronic hepatitis C and treatment failure: a genome-wide association study. Gastroenterology. 2010;138(4):1338-45.

Renou C, et al. Threshold for neutropenia in the adjustment of interferon treatment in HCV infection. Hepatology. 2003; 37:949-50.

Russo WR, Fried MW. Side effects of therapy for chronic hepatitis C. Gastroenterology. 2003;124:1711-9.

Salomon JA, et al. Cost-effectiveness of treatment for Chronic Hepatitis C infection in an evolving patient population. JAMA. 2003;290:228-37.

Shiffmam ML. Management of interferon therapy non-responders. Clin Liver Dis. 2001;(4):1025-43.

Shiffman ML, et al. Comparison of three commercially available assays for HCV RNA using the International Unit Standard: implications for management of patients with chronic Hepatitis C virus infection in clinical practice. Am J of Gastroenterol. 2003;98:1159-66.

Strader DB. Understudied populations with hepatitis C. Hepatology. 2002;36:S226-36.

Sulkowski MS, et al. Hepatitis C in the HIV-infected patient. Clinics in Liver Disease. 2003;7:179-94.

Suppiah V, et al. IL28B is associated with response to chronic hepatitis C interferon-alpha and ribavirin therapy. Nat Genet. 2009;41:1100-4.

Tanaka Y, et al. Genome-wide association of IL28B with response to pegylated interferon-alpha and ribavirin therapy for chronic hepatitis C. Nat Genet. 2009;41:1105-9.

Teoh NC, et al. Individualisation of antiviral therapy for chronic hepatitis C. J Gastroenterol Hepatol. 2010;25(7):1206-16.

Thomas DL, et al. Genetic variation in IL28b and spontaneous clearance of hepatitis C virus. Nature. 2009;461:798-801.

Zeuzem S, et al. Twelve weeks of follow-up is sufficient for the determination of sustained virologic response in patients treated with interferon alpha for chronic hepatitis C. Journal of Hepatology. 2003;39:106-11.

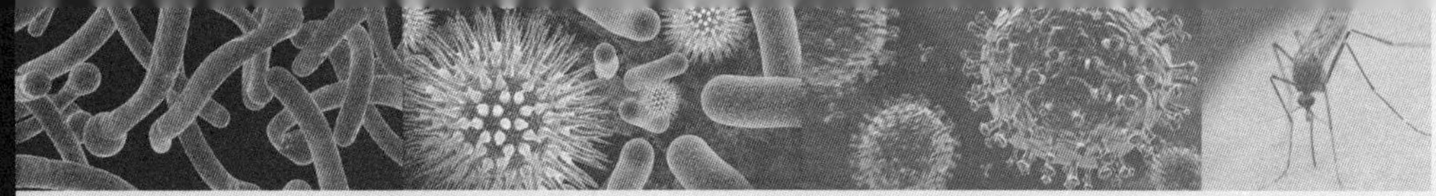

12 Hantavirose

Luiz Tadeu Moraes Figueiredo

CONCEITO

As hantaviroses são zoonoses de roedores. Esses vírus, quando infectam acidentalmente o homem, podem causar doenças graves e de alta letalidade. A infecção humana por *Hantavirus* ocorre por inalação de aerossóis das excretas de roedores infectados. Os *Hantavirus* do continente americano, conhecidos a partir de 1993, são associados a roedores silvestres da subfamília *Sigmodontinae*. Quando infectam o homem, esses *Hantavirus* causam a Síndrome Pulmonar e Cardiovascular, uma doença emergente no Brasil. Na Ásia e na Europa, os *Hantavirus* são causa de febre hemorrágica com síndrome renal.

ETIOLOGIA

Os *Hantavirus* são um gênero na família *Bunyaviridae*. São vírus esféricos, de 80 a 120 nm, que apresentam envelope lipoproteico, contendo projeções de glicoproteínas (proteínas G1 e G2) em sua superfície. Internamente, esses vírus possuem três segmentos de RNA (L, M e S) com fita simples e de polaridade negativa, conforme mostrado na Figura 12.1.

O genoma viral, que possui aproximadamente 12 mil nucleotídios, encontra-se dividido em três segmentos de RNA (L, M e S), os quais se apresentam sob a forma circular, tendo as extremidades 3' e 5' ligadas por oito a 11 nucleotídeos complementares que, provavelmente, são iguais em cada segmento de RNA para todos os vírus do gênero. Os segmentos de RNA são envoltos pela proteína do nucleocapsídio (N) viral e carregam L, uma polimerase de RNA dependente de RNA, que é necessária à síntese dos RNA mensageiros para a síntese proteica da progênie viral. G1 e G2, na superfície viral, atuam como ligantes a receptores da membrana celular, iniciando o processo de infecção celular e, juntamente com N, são importantes antígenos contra os quais se desencadeia a resposta imune do hospedeiro.

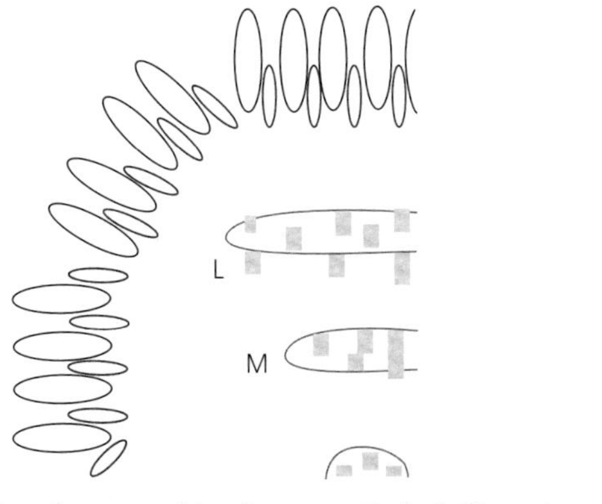

Figura 12.1 Desenho esquemático de uma partícula de Hantavirus e da estratégia para replicação e tradução do RNA viral.

Desde o isolamento do primeiro *Hantavirus*, o vírus Hantaan, que ocorreu na Coreia, na década de 1970, dezenas de *Hantavirus* do velho mundo e do novo mundo têm sido isolados ou tiveram seus genomas detectados, como mostrado na Tabela 12.1.

EPIDEMIOLOGIA

Os *Hantavirus* norte-americanos têm sua evolução em íntimo relacionamento com a evolução de seus animais reservatório, os quais são *Rodentia*, *Muridae* da subfamília *Sigmodontinae,* conforme se pode ver na Tabela 12.1. Os roedores mantêm infecção inaparente persistente e os vírus podem ser detectados em diversos órgãos do animal, mesmo após meses do contágio.

Em 1993, uma epidemia inesperada de pneumopatia infecciosa grave na região sudoeste dos Estados Unidos foi pela primeira vez reconhecida como uma hantavirose. A partir de então, essa doença vem sendo diagnosticada em todo o continente americano. Esses vírus passaram a ser isolados ou a ter seus genomas detectados em materiais provenientes tanto de pacientes como de roedores. Por causa da pneumopatia grave associada a choque cardiogênico e acometimento vascular, que acomete os pacientes, decidiu-se denominar essa doença *síndrome pulmonar e cardiovascular por hantavírus* (SPCVH).

Um *Hantavirus* foi isolado no Brasil, pela primeira vez, no Pará, de um *Rattus norvegicus*, na década de 1980. Também, demonstrou-se presença de anticorpos para o vírus *Hantaan*, de origem asiática, em soros de ratos de Belém (PA), São Paulo (SP) e Recife (PE). Em uma série com 212 soros de pacientes da região norte do Brasil com suspeita de leptospirose, encontrou-se IgG para *Hantaan* em 8,4% e IgM em 1,9%. Em São Paulo, em 1976, cinco dos 409 doentes internados com diagnóstico clínico de leptospirose apresentavam IgM para *Hantaan*. Em 1993, três moradores da área rural de Juquitiba (SP) tiveram enfermidade aguda caracterizada por febre, cefaleia, prostração, náuseas e vômitos. Dois dos

Tabela 12.1 *Hantavirus* das Américas.

Vírus (tipos principais em negrito) Associados a roedores *Sigmodontinae*	Doença	Roedor *Hospedeiro*	Local de Detecção	Virus Isolado?
Sin Nombre	SPCVH	*Peromyscus maniculatus*	Estados Unidos e Canadá	S
Monongahela	SPCVH	*P. maniculatus*	Estados Unidos e Canadá	N
Nova York	SPCVH	*P. leucopus*	Estados Unidos	S
Blue River		*P. leucopus*	Estados Unidos	N
Bayou	SPCVH	*Oryzomys palustris*	Estados Unidos	S
Black Creek Canal	SPCVH	*Sigmodon hispidus*	Estados Unidos	S
Muleshoe		*S. hispidus*	Estados Unidos	N
Caño Delgadito		*S. alstoni*	Venezuela	S
Andes	SPCVH	*Oligoryzomys longicaudatus*	Argentina e Chile	S
Oran	SPCVH	O. longicaudatus	Argentina	N
Lechiguanas	SPCVH	*O. flavescens*	Argentina	N
Bermejo		*O. chacoensis*	Argentina	N
Hu39694	SPCVH	*Unknown*	Argentina	N
Pergamino		*Akadon azarae*	Argentina	N
Maciel		*Bolomys obscurus*	Argentina	N
Laguna Negra	SPCVH	*Calomys laucha*	Paraguai e Bolívia	S
Juquitiba (Juquitiba, Araraquara, Franca e Castelo dos Sonhos)	SPCVH	Desconhecido	Brasil	N
Rio Mamore		*O. microtis*	Bolívia e Peru	S
El Moro Canyon		*Reithrodontomys megalotis*	Estados Unidos e México	N
Rio Segundo Associados a *Arvicolinae*		*R. mexicanus*	Costa Rica	N
Prospect Hill		*Microtus pennsylvanicus*	Estados Unidos, Canada, México	S
Bloodland Lake		*M. ochrogaster*	Estados Unidos, Canadá, México	N
Prospect Hill-like		*M. pennsyl./montanus/ ochrogaster*	Estados Unidos, Canadá, México	N
Isla Vista Associado a *Murinae*		*M. californicus*	Estados Unidos e México	N
Seoul	FHSR	*Rattus norvegicus*	Mundial	S

SPCVH: Síndrome pulmonar e cardiovascular por hantavírus; FHSR: febre hemorrágica com síndrome renal. S: sim; N: não.

pacientes evoluíram com insuficiência respiratória aguda e foram a óbito. Exames sorológicos desses casos confirmaram o diagnóstico de hantavirose, evidenciando o primeiro surto conhecido de SPCVH no Brasil. A partir daí, até setembro de 2002, aproximadamente duzentos casos dessa doença grave foram notificados no país, com uma letalidade próxima a 40%. Observou-se SPCVH nos Estados do Rio Grande do Sul, Minas Gerais, Maranhão, Mato Grosso, Pará e Paraná. A grande maioria dos casos brasileiros ocorre nos Estados do Paraná, São Paulo, Rio Grande do Sul, Santa Catarina e Minas Gerais. Os vírus denominados Juquitiba, Araraquara, Franca e Castelo dos Sonhos tiveram genoma detectado em pacientes ou em roedores e são associados à SPCVH no Brasil.

O mecanismo habitual de infecção humana nas hantaviroses relaciona-se à inalação de aerossóis contendo excretas de roedores. Estudo efetuado no Estado de São Paulo mostrou locais com grande densidade populacional de roedores silvestres e a pesquisa de anticorpos nos animais capturados evidenciou níveis elevados de anticorpos contra *Hantavirus* no "rato do mato ou rabo peludo" (*Bolomys lasiurus*), no "rato da mata" (*Akodon sp.*) e no "ratinho do arroz" (*Oligoryzomys sp.*), mostrados na Figura 12.2. Acredita-se que esses três roedores silvestres sejam reservatórios dos *Hantavirus* que causam SPCVH no Brasil.

A transmissão interpessoal de *Hantavirus* foi descrita em surto argentino ocorrido na região de Bariloche, em 1996, causado pelo vírus Andes. Evidências irrefutáveis mostram que ocorreu transmissão interpessoal do vírus entre os pacientes com SPCVH. Nesse surto, cinco pacientes eram médicos e outros, funcionários de hospital, e um médico e um familiar de paciente infectaram-se pelo contato com outros pacientes, em Buenos Aires. A transmissão interpessoal do vírus teria ocorrido por contato direto, ou inalação de aerossóis e fômites contaminados. As evidências moleculares observadas entre genomas virais detectados de diferentes casos confirmam a transmissão interpessoal ocorrida no surto argentino. A trans-

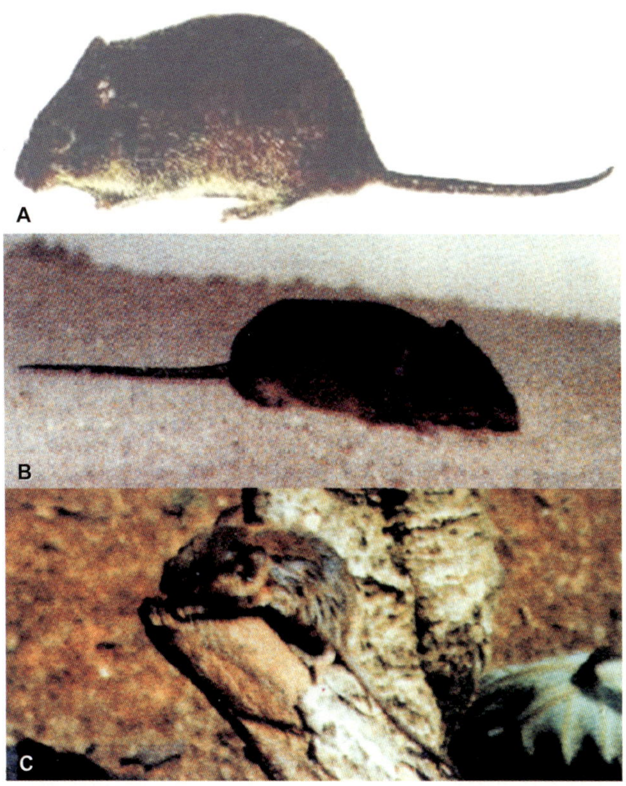

Figura 12.2 Roedores silvestres reservatórios de *Hantavirus* causadores da síndrome pulmonar e cardiovascular no estado de São Paulo. A. *Bolomys lasiurus* (rato do rabo peludo ou rato do mato); B. *Akodon sp*. (rato da mata); C. *Oligoryzomys sp*. (ratinho do arroz).

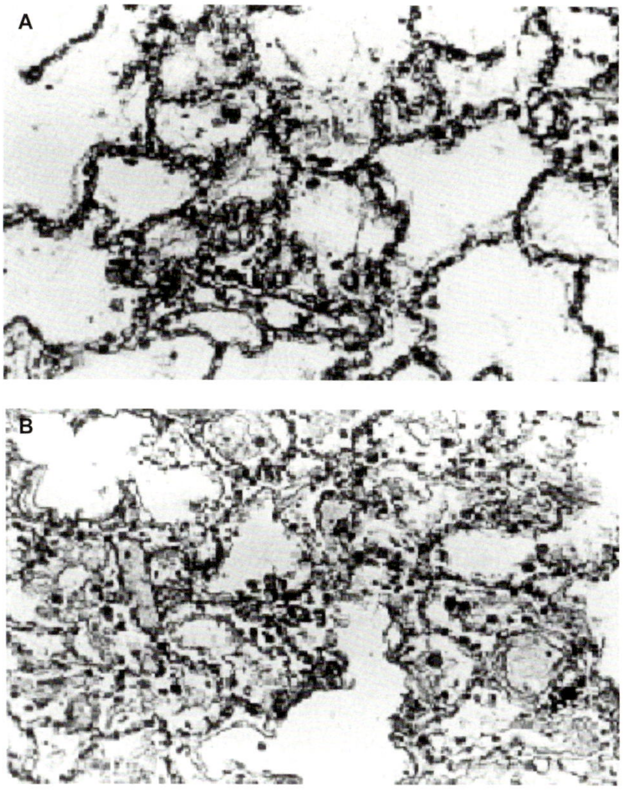

Figura 12.3 A e B. Estudo microscópico do tecido pulmonar de dois pacientes falecidos por síndrome pulmonar e cardiovascular por *Hantavirus* mostrando distensão dos espaços alveolares por edema líquido contendo sangue e membranas hialinas fibrinosas. Observa-se, também, infiltrado intersticial moderado por imunoblastos e alargamento dos septos alveolares.

missão interpessoal de *Hantavirus* foi também descrita em surto ocorrido pelo vírus Andes no Chile.

Entre 1998 e 2002, na região de Ribeirão Preto, São Paulo, ocorreram vinte casos de SPCVH, com letalidade de 60%. Esses pacientes eram adultos de ambos os sexos e, em sua grande maioria, tinham atividade relacionada ao meio rural ou viviam na periferia de cidades.

Apesar de as infecções por *Hantavirus* registradas serem apenas aquelas associadas à SPCVH, formas de doença mais benigna e mesmo infecções assintomáticas ou oligossintomáticas devem ocorrer. Um inquérito sorológico para *Hantavirus,* realizado com 567 soros de moradores da região nordeste do Estado de São Paulo, mostrou positividade de 1,23%. Seis dos sete indivíduos soropositivos foram questionados e negaram ter tido doença pregressa similar à SPCVH. Ainda inquérito sorológico realizado de forma planejada e aleatória no município de Jardinópolis teve 818 participantes de 15 a 70 anos. Destes, 117 apresentavam anticorpos para o *Hantavirus* Andes; positividade de 14,3%. Entretanto, diferentemente do observado nos casos de SPCVH da região, não se observou associação entre a positividade para *Hantavirus* e moradia ou atividade em meio rural. Também, nesse estudo, todos negavam doença pregressa similar à SPCVH. Esses resultados sugerem que a infecção por *Hantavirus* seja comum nesse meio apesar de a SPCVH ser rara. Sendo assim, alguns questionamentos permanecem sem resposta: onde ocorre a maioria das infecções por esses vírus: no meio urbano ou rural? Ao se infectarem, teriam esses indivíduos adoecido? Qual é o quadro clínico causado por essas infecções? Haveria mais de uma espécie de *Hantavirus* circulando naquela localidade? Haveria uma predisposição individual (genética) para o desenvolvimento da SPCVH dentre os múltiplos indivíduos que se infectam com *Hantavirus*?

PATOGENIA

O exame anatomopatológico dos pulmões de casos fatais por SPCVH mostra edema alveolar difuso, membranas hialinas e infiltrado intersticial linfocitário, conforme mostrado na Figura 12.3. O estado preservado em que se encontram as células endoteliais nos pulmões, associado à hemoconcentração e à presença, em alguns casos, de derrames pleurais, sugere que a SPCVH se manifesta com extravasamento de líquidos dos capilares para interstício, alvéolos e espaço pleural, o que levaria à grave insuficiência respiratória que esses doentes apresentam. Também se encontram numerosas células semelhantes a linfócitos atípicos, denominadas imunoblastos, no sangue, nos interstícios pulmonares, nos espaços portais hepáticos e no baço.

A presença de partículas virais e antígenos de *Hantavirus* são descritas nas células endoteliais de seres humanos infectados, bem como em roedores, ao nível dos pulmões, mas também no endotélio renal, cardíaco, hepático, esplênico e em tecido adiposo. Não se observam sinais de miocardite nos pacientes. Nota-se que altas cargas virais se associam a maior intensidade do edema pulmonar.

Os *Hantavirus* norte-americanos utilizam β3 integrinas como receptores para infectar as células. Essas proteínas compõem as *tight junctions*, que unem as células endoteliais e fecham a barreira alveolocapilar. A infecção viral, provavelmente, desencadeia intensa resposta imune humoral e celular, no endotélio vascular, principalmente ao nível pulmonar. Em consequência da infecção viral do endotélio capilar e dessa agressão imune, ocorreria extravasamento de líquidos e edema pulmonar, levando à insuficiência respiratória. Observa-se que o edema pulmonar coincide com queda rápida da viremia. As plaquetas, que também possuem β3 integrinas em membrana, são infectadas pelos *Hantavirus*, ocorrendo trombocitopenia e redução da adesividade plaquetária, o que explica, em parte, os fenômenos hemorrágicos que ocorrem nesses pacientes.

O quadro de choque que ocorre na SPCVH tem mecanismo fisiopatológico pouco conhecido. Observa-se ausência de fenômeno inflamatório em miocárdio de casos fatais. O quadro de choque associa-se a baixos níveis de anticorpos neutralizantes contra o vírus. Nos Estados Unidos, pacientes com SPCVH falecidos em estado de choque mostraram distribuição de frequências fenotípicas associadas a alelos HLA-B, haplótipos MHC: B35 e DR14. Sabendo-se que a região dos genes MHC se associa ao controle da liberação do TNF como alelo hipersecretor e que existem altos títulos de TNF no sangue dos pacientes com SPCVH, supõe-se que o TNF tenha relevante participação no choque cardiogênico que ocorre na SPCVH, atuando como depressor da função miocárdica

QUADRO CLÍNICO

Quatorze pacientes da região de Ribeirão Preto (SP), que apresentaram SPCVH, tiveram o quadro clínico estudado. Observou-se febre em todos os casos, estertores pulmonares, dispneia, tosse e taquicardia acompanhada de hipotensão em 64,2%; cefaleia e sintomas digestivos em 57%; adinamia e indisposição geral em 50%; fenômenos hemorrágicos como hematúria, melena, hiperfluxo menstrual em 28,5%; mialgias em 21,4% e convulsão em um caso, 7,5%. Os sinais e sintomas mais frequentemente observados são mostrados na Figura 12.4.

Os 14 pacientes com SPCVH mostraram doença aguda grave, que nos primeiros dias não causa sintomas respiratórios, manifestando-se, principalmente, por febre alta, mialgias e cefaleia. Esse período prodrômico teve duração de três a sete dias. Nessa fase, a SPCVH poderia ser confundida com outras doenças virais como dengue. Por outro lado, seria interessante fazer a suspeita clínica de SPCVH, ainda nessa fase, o mais precocemente possível, do que dependeriam melhores resultados com o tratamento. Observou-se que, após o terceiro dia de doença, surge tosse seca e dispneia, prenunciando grave pneumonia intersticial e insuficiência respiratória. Ainda agravou-se o quadro com o aparecimento de choque cardiogênico concomitante à insuficiência respiratória. Descrições similares de quadros clínicos foram feitas nos Estados Unidos.

As alterações laboratoriais mais observadas entre 14 pacientes com SPCVH na região de Ribeirão Preto (SP), incluíram contagem de plaquetas no sangue abaixo de 130.000/mm3 em todos os casos, hemoconcentração com hematócrito maior que 55% em 78,6% dos casos (uma das pacientes apresentava anemia associada a hipotireoidismo) e leucocitose com níveis acima de 15.000/mm3 em 64,2%. Nesses leucócitos, observou-se neutrofilia superior a 7.000 células/mm3 e incluindo mais de 600 bastonetes/mm3 em 64,2% dos pacientes. Alterações de função renal detectadas por creatinina sérica acima de 1,5 mg/100 mL foram observadas em 63,6% dos pacientes estudados, e hipoxemia com PO2 inferior a 70 mmHg foi observada em 54,5%. Portanto, no perfil laboratorial que acompanha a SPCVH, ressalta-se a hemoconcentração e a redução nos níveis de plaquetas do sangue. Informações sobre o quadro laboratorial encontram-se na Figura 12.5.

A evolução da SPCVH mostrou-se similar nos 14 pacientes da região de Ribeirão Preto (SP). No início, a doença cursou com febre, astenia e cefaleia. Deve-se ressaltar que os pacientes, nessa fase inicial, não apresentavam tosse, coriza ou outros sintomas respiratórios. Após o terceiro dia de doença, surgiu dispneia aos esforços moderados, tosse seca e os pacientes, em 24 a 48 horas, evoluíram para dispneia em repouso e tosse com eliminação de escarro róseo. Acompanhou o quadro taquicardia e hipotensão arterial que se segue

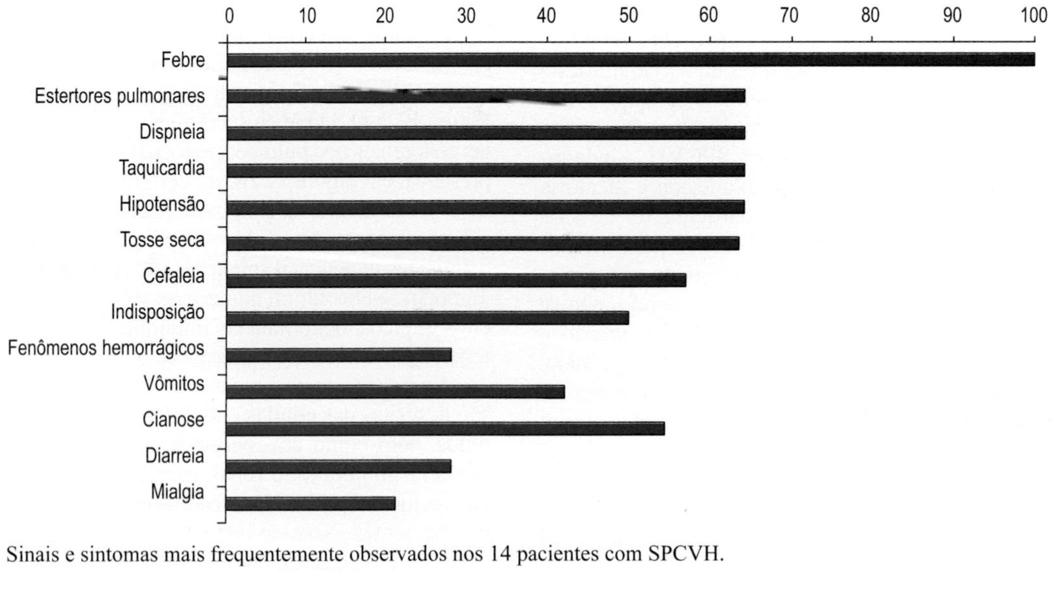

Figura 12.4 Sinais e sintomas mais frequentemente observados nos 14 pacientes com SPCVH.

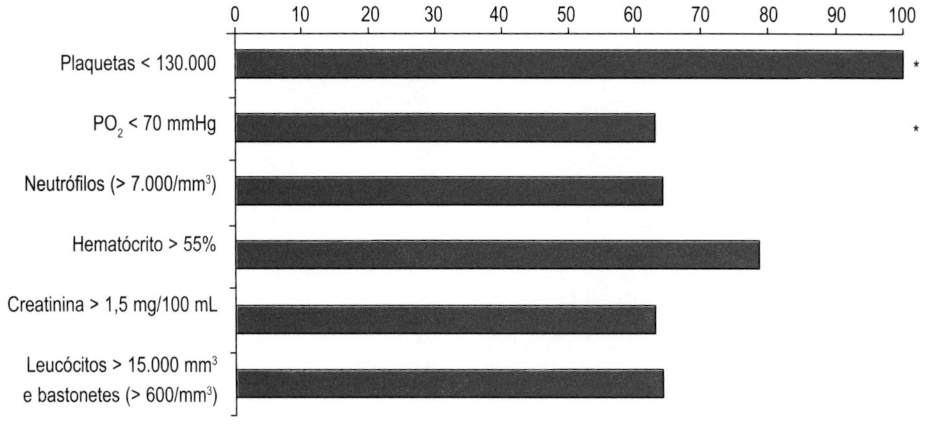

Figura 12.5 Alterações mais observadas em exames laboratoriais dos 14 pacientes com SPCVH.

por choque cardiocirculatório. Também nessa fase ocorrem calafrios, náuseas e vômitos, não sendo incomum a dor abdominal e a diarreia. À insuficiência respiratória e ao choque associam-se as seguintes alterações laboratoriais: hipoxemia, elevação do hematócrito, plaquetopenia e elevação nos níveis de creatinina sérica. Alterações laboratoriais similares foram observadas na América do Norte em pacientes apresentando SPCVH. Quanto à função renal, elevação nos teores de creatinina sérica em torno de 2,0 a 2,5 mg/dL foi observada na maioria dos pacientes e apenas um apresentou creatininemia acima de 5 mg/dL. Na América do Sul, no Chile e na Argentina foram relatados casos de SPCVH com frequente comprometimento renal e elevação proeminente da creatinina em mais da metade dos casos. A cronologia dos sinais e sintomas apresentados pelos 14 pacientes da região de Ribeirão Preto com SPCVH encontra-se na Figura 12.6.

Pacientes com SPCVH, ao exame radiológico de tórax, apresentam, nos primeiros quatro dias de doença, infiltração intersticial bilateral difusa e progressiva, de início tênue, sugerindo pneumonia atípica. Após 48 a 72 horas, a pneumopatia agrava-se e mostra-se ao exame radiológico como uma hipotransparência extensa que se difunde por todos os campos pleuropulmonares. Na Figura 12.7, observa-se a evolução radiológica da paciente CB com SPCVH. Nesse caso, imagens de velamento pulmonar bilateral intersticial que, progressivamente, passaram a infiltrar alvéolos acompanharam o surgimento da febre e da dispneia, em torno do quarto dia de doença. Com o agravamento da insuficiência respiratória, o velamento pulmonar misto foi se tornando progressivamente confluente e acometeu praticamente todos os campos pulmonares. Nessa fase, medidas terapêuticas de oxigenação, como intubação e ventilação mecânica, foram tomadas. Após

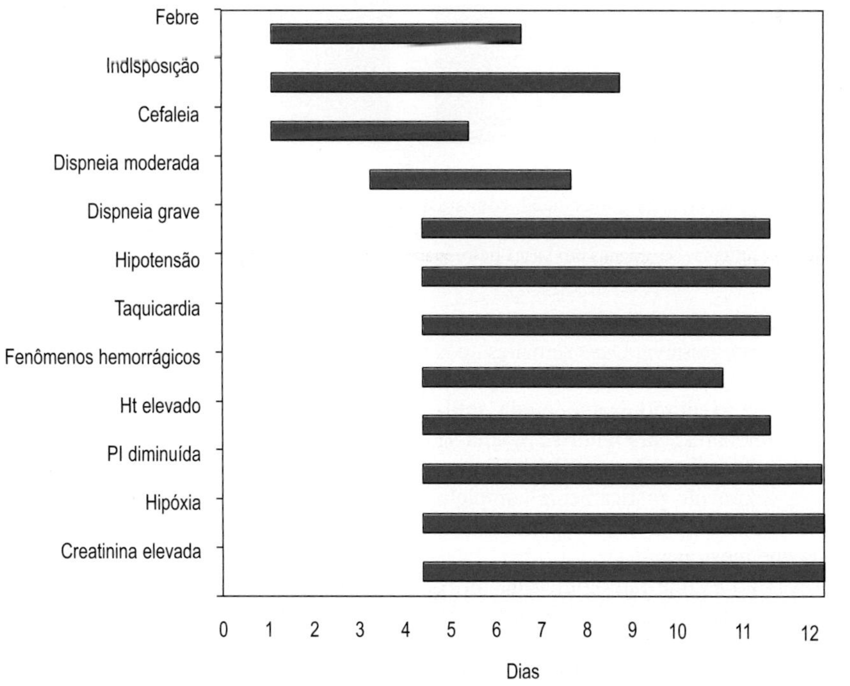

Figura 12.6 Cronologia de sinais, sintomas e alterações laboratoriais observados nos 14 pacientes com SPCVH.

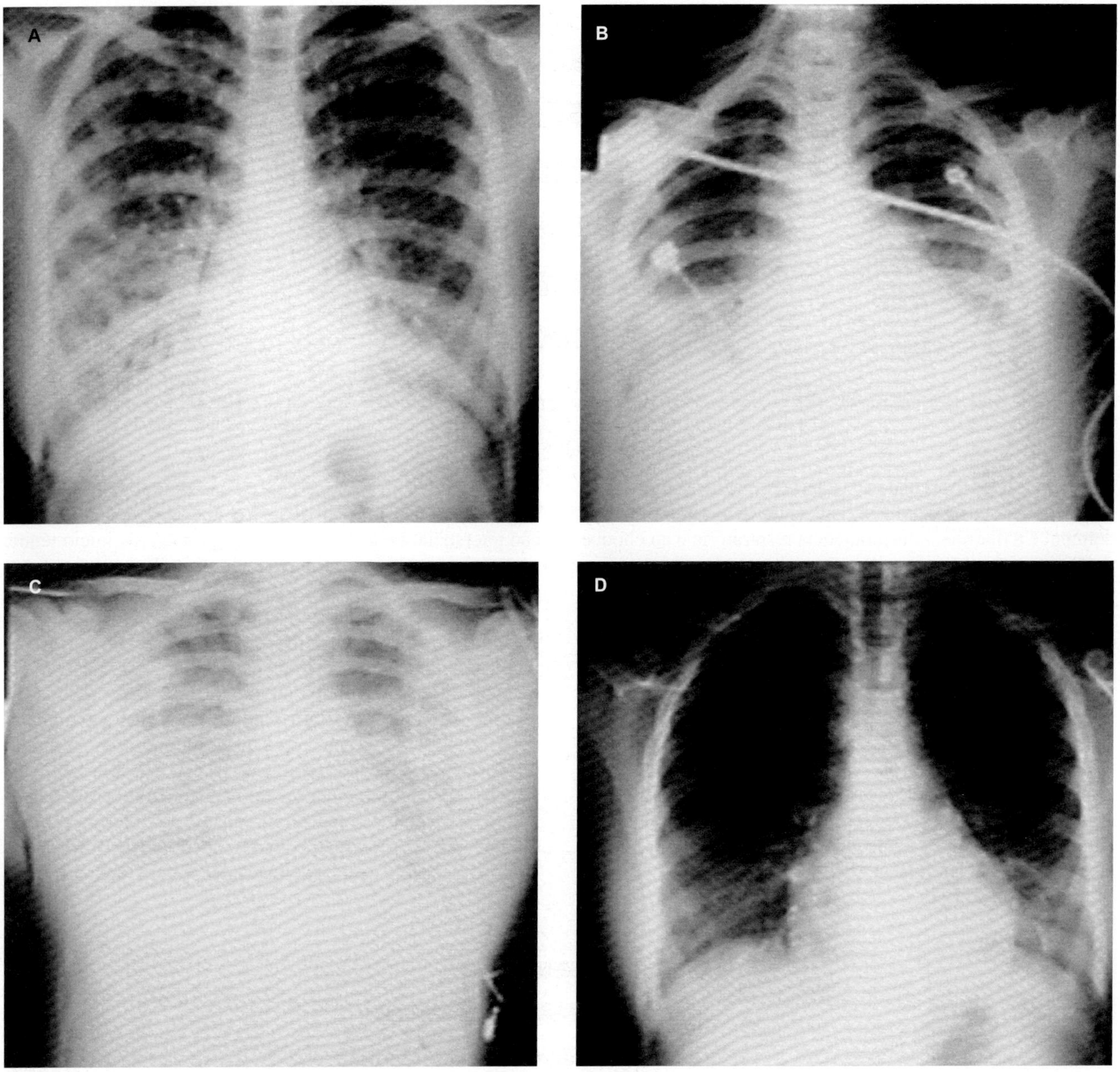

Figura 12.7 Evolução radiológica da paciente com síndrome pulmonar e cardiovascular por *Hantavirus*: no exame de 20/6/99, observa-se velamento pulmonar de padrão misto, alveolar e intersticial, com áreas de confluência nas bases; no exame de 22/6/99, observa-se aumento em extensão e densidade dos velamentos que acometem completamente os pulmões; em 27/6/99, observa-se remissão progressiva dos infiltrados, que em 30/6/99 apresentam-se como reticulações apenas em bases pulmonares.

aproximadamente três dias, o quadro radiológico começou a melhorar e essa remissão foi progressiva. Duas semanas após o aparecimento dos sintomas, a remissão dos velamentos foi quase completa, mantendo-se no último exame, ainda, infiltrado reticular nas bases pulmonares. Na Figura 12.8, nota-se a evolução radiológica de um caso fatal com SPCVH, que, na fase final, apresentava velamento praticamente completo dos campos pleuropulmonares, compatível com a gravíssima insuficiência respiratória que mostrava.

A evolução da SPCVH ao exame radiológico de tórax mostra-se típica e esse padrão radiológico é de importância para o diagnóstico.

Um trabalho realizado no Canadá, em que foram analisados exames radiológicos do tórax de vinte pacientes, divide o quadro radiológico da SPCVH em formas *limitada* e *fulminante*. A forma limitada assemelha-se ao quadro radiológico que observamos em nossos pacientes no período prodrômico. A forma fulminante associou-se ao óbito em 46% dos casos e, provavelmente, corresponde às formas com condensação bilateral, quadro semelhante ao que observamos em nossos pacientes que necessitaram de ventilação mecânica e que é semelhante à síndrome de angústia respiratória do adulto. Entretanto, é possível que os quadros radiológicos descritos como limitados, como nossos casos em fase prodrômica, possam evoluir para exames mostrando quadros fulminantes.

Os achados clínicos, laboratoriais e radiológicos observados nos 14 pacientes com SPCVH da região de Ribeirão Preto foram semelhantes aos descritos em outras regiões do Brasil.

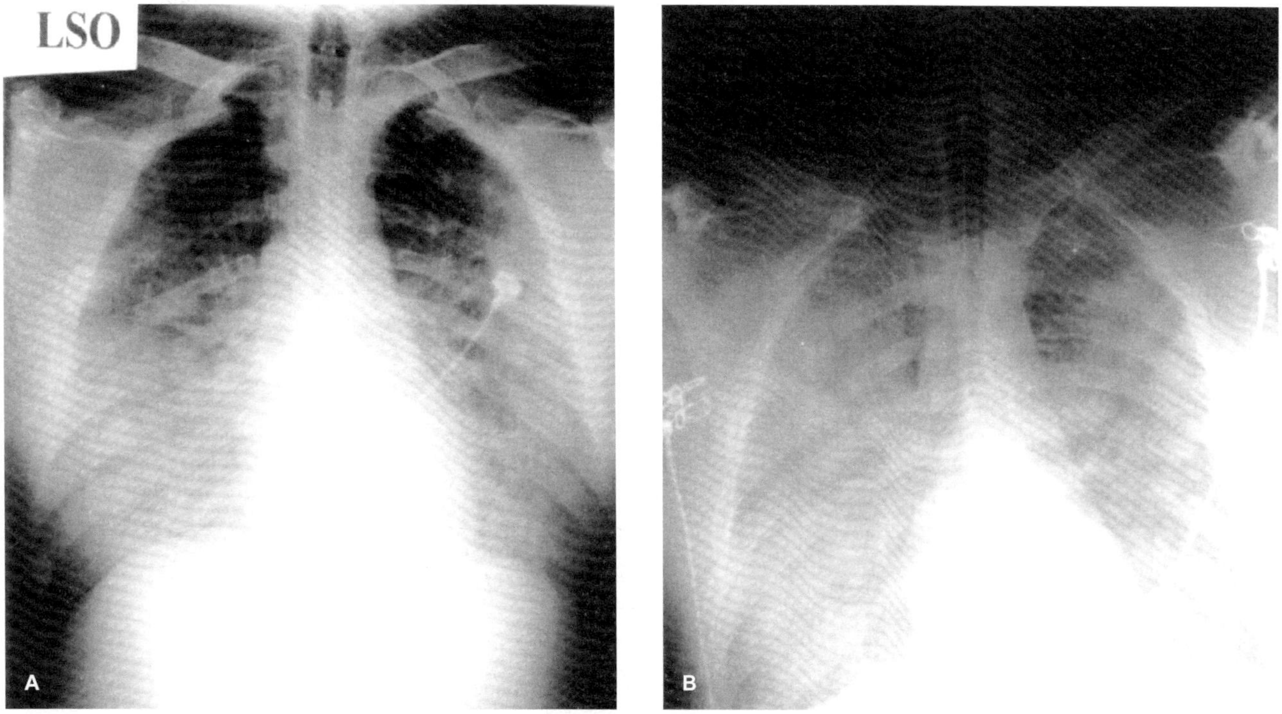

Figura 12.8 Evolução radiológica de paciente, caso fatal de SPCVH.

Com base na apresentação clínica observada nos 14 pacientes da região de Ribeirão Preto, elaborou-se o organograma mostrado na Figura 12.9, o qual indica procedimentos a serem efetuados visando ao diagnóstico clínico de casos prováveis da SPCVH, considerando fase da doença em que já existe acometimento pulmonar. Pacientes previamente saudáveis apresentando tosse e dispneia, mostrando à radiografia torácica hipotransparência bilateral alveolar ou mista e ao exame hematológico plaquetopenia (< 130.000/mm3) e hemoconcentração (hematócrito > 55%), são casos prováveis de SPCVH e deverão ser imediatamente internados em local com acesso a recursos de terapia intensiva.

Fazem diagnóstico diferencial com a SPCVH as infecções virais, como a influenza, as pneumonias atípicas por micoplasma, legionelose, leptospirose, febre Q, tularemia, peste septicêmica, histoplasmose, dengue hemorrágico e, nos pacientes imunocomprometidos, a pneumonia por *Pneumocystis carinii*, e as infecções por citomegalovírus, *Cryptococcus* e *Aspergillus*. Na área médica, a pneumonia por *Pneumocystis carinii* é primeira manifestação da Aids e dengue hemorrágica. Em casos com derrame pleural, estas se mostram importantes doenças para o diagnóstico diferencial com SPCVH.

DIAGNÓSTICO

O diagnóstico laboratorial dos casos humanos de hantavirose no Brasil é comumente feito por método sorológico de Elisa, que visa à detecção de anticorpos especialmente do tipo IgM, associados à infecção recente. O diagnóstico sorológico é possível, mesmo na fase aguda da doença, porque os anticorpos na SPCVH surgem com o aparecimento dos sinais e sintomas. Métodos sorológicos detectando anticorpos específicos do tipo IgG têm sido utilizados em inquéritos populacionais. Utilizam-se nesses testes antígenos dos *Hantavirus Sin Nombre* (Estados Unidos) ou do vírus *Andes* (Argentina). Esses antígenos são produzidos por purificação direta do material viral após inativação ou, preferencialmente, são proteínas recombinantes produzidas em bactérias, como a N ou a G1 da superfície viral. Ambas são importantes antígenos virais. Outros métodos sorológicos menos utilizados no diagnóstico das hantaviroses são a imunofluorescência indireta com células infectadas por *Hantavirus* em *spot slides* e o *Westernblot*.

A metodologia de RT-PCR, que detecta o genoma de *Hantavirus* em materiais clínicos mostra-se extremamente útil e prática para o diagnóstico da SPCVH. Trata-se de metodologia simples, de rápida realização e que pode ser feita em laboratórios sem condições P3 de segurança, as quais são recomendadas para o isolamento de *Hantavirus* em culturas celulares. Para a RT-PCR, extrai-se o RNA do sangue total ou soro do paciente. Também, materiais de roedores podem ser processados dessa forma. Em seguida, utilizando o extrato de RNA do material clínico, guiado por iniciador (*primer*) específico para uma região do genoma de *Hantavirus* e com auxílio da enzima transcriptase reversa (RT), transforma-se o fragmento de genoma viral em DNA complementar, e este, por sua vez, orientado por um par de *primers,* é amplificado milhões de vezes pela reação em cadeia da polimerase (PCR) em ciclos térmicos que utilizam a enzima termorresistente TaqDNA polimerase. A presença do segmento genômico viral amplificado pode ser detectada por uma simples eletroforese conforme mostrado na Figura 12.10. Para a RT-PCR deve-se encaminhar ao laboratório o material clínico em no máximo 12 horas após a coleta, e as amostras devem ser conservadas durante o transporte à temperatura de geladeira (4 °C). Além disso, as amostras

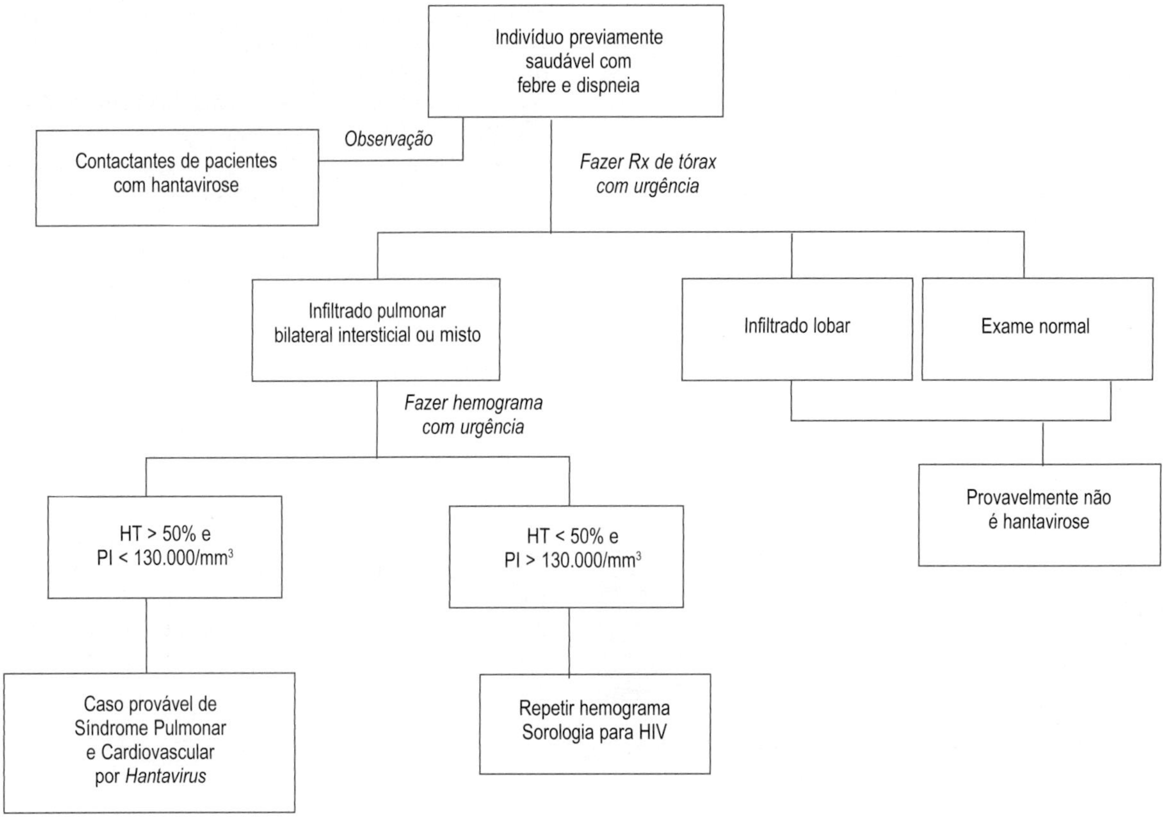

Figura 12.9 Organograma para diagnóstico clínico de casos prováveis da SPCVH. HT = Hematócrito; Pl = Contagem de plaquetas no sangue.

podem ficar armazenadas por longos períodos em nitrogênio líquido ou em refrigeradores a –70 °C.

Também, o produto amplificado da PCR pode ter seus nucleotídeos sequenciados e, por comparação com genomas conhecidos de *Hantavirus*, pode-se obter informação sobre qual é o vírus causador do quadro ou pode-se determinar seu relacionamento filogenético com outros micro-organismos do mesmo gênero, e inclusive permitindo inferências quanto a seus roedores-reservatório. Os *Hantavirus* causadores de SPCVH no Brasil tiveram todos os genomas detectados por

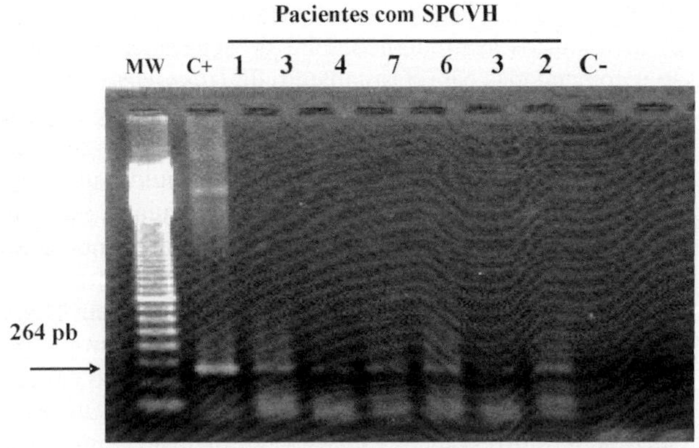

Figura 12.10 Gel de agarose corado com brometo de etídio mostrando à luz ultravioleta bandas com aproximadamente 264 pares de bases (pb) que correspondem a produto amplificado por RT-PCR do gene de N (segmento S do genoma viral) oriundo do sangue de sete pacientes com SPCVH. C+, controle positivo, corresponde a amplicom oriundo de plasmídio clonado com gene N do vírus Sin Nombre. C-, controle negativo, corresponde a água.

RT-PCR, não tendo havido isolamento viral. A análise filogenética dos *Hantavirus* das Américas mostra que os vírus brasileiros Juquitiba e Castelo dos Sonhos, Franca e Araraquara são muito semelhantes a outros *Hantavirus* sul-americanos, particularmente ao vírus argentino Andes, conforme se pode ver na Figura 12.11.

O isolamento de *Hantavirus* deve ser realizado em laboratório de segurança de nível 3, que protege contra eventuais acidentes, tais como nos casos em que o micro-organismo sai do recinto no qual os materiais contaminados estão sendo processados. Além disso, protege o pessoal que ali trabalha quanto à contaminação com esses micro-organismos. O isolamento viral, a partir de materiais clínicos de pacientes com SPCVH ou de roedores, costuma ser feito por inoculação desses materiais em cultura de células de rim de macaco verde africano Vero-E6. Os vírus eventualmente isolados podem ser identificados por métodos de imunofluorescência ou de RT-PCR.

Os materiais da necropsia de casos fatais da SPCVH, como fragmentos de pulmão e outros órgãos, podem ser processados por método imuno-histoquímico e de hibridação visando detectar a presença do *Hantavirus* por visualização em microscópio. Também, pode-se detectar o genoma viral em tecidos por RT-PCR.

PROGNÓSTICO

As infecções por *Hantavirus*, que causam o SPCVH, são de mau prognóstico; a doença tem letalidade de aproximadamente 40% no Brasil. Sabendo-se que o quadro de choque e o de insuficiência respiratória na SPCVH podem

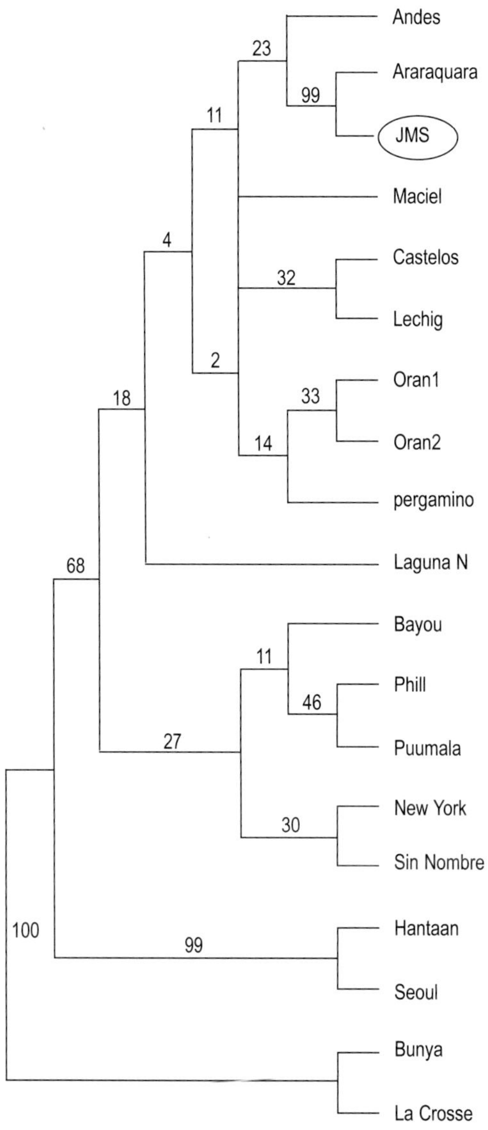

Figura 12.11 Árvore filogenética por parcimônia, baseada em 264 nucleotídeos do gene N viral, mostrando o relacionamento entre os *Hantavirus* brasileiros Araraquara e aquele detectado no paciente JMS da região de Ribeirão Preto com SPCVH. Observa-se que esses vírus brasileiros são mais relacionados aos vírus argentinos Andes e Maciel. Outro *Hantavirus* brasileiro, o Castelo dos Sonhos de Mato Grosso, é mais relacionado ao vírus argentino Lechiguanas. Os vírus *Hantaan* e *Seoul* são *Hantavirus* asiáticos. Nota-se no galho separado embaixo os vírus Bunyamwera e LaCrosse que não são *Hantavirus*.

se instalar ou se tornar irreversíveis, em questão de horas, para melhorar o prognóstico desses pacientes é importante que a suspeita da doença seja precoce, que eles sejam atendidos em local com recursos de terapia intensiva e que, no máximo em 12 horas, sejam iniciadas medidas terapêuticas de suporte. No Brasil, até o presente, grande parte dos casos notificados de SPCVH tem diagnóstico suspeitado apenas à necropsia. Portanto, nesses casos fatais não se pensou em SPCVH e provavelmente medidas terapêuticas de suporte foram postergadas.

Um exemplo de que a letalidade pode ser reduzida com o incremento de informações, aquisição de experiência e capacitação progressiva para diagnosticar casos de SPCVH cada vez mais precocemente ocorreu nos surtos causados pelo vírus *Sin Nombre* na América do Norte. A letalidade, que era superior a 50% em 1993, caiu para 40% em 1994 a 1996, e, em 1997, de 20 casos notificados, apenas 20% morreram.

Os dados de inquéritos sorológicos permitem deduzir que ocorrem numerosas infecções por *Hantavirus* sem que se manifeste a SPCVH. Nesses casos benignos, faz-se necessário estudar as manifestações clínicas e a eventual diferença entre vírus causadores das distintas doenças associadas à hantavirose.

TRATAMENTO

Bons resultados no tratamento da SPCVH dependem da precocidade da internação, antes que o paciente entre em franca insuficiência respiratória e choque. Por outro lado, considerando que ocorreu transmissão interpessoal de *Hantavirus*, inclusive acometendo pessoal médico, em surtos argentinos e chilenos pelo vírus Andes, é recomendável que os pacientes sejam isolados em quarto privativo e que a equipe médica adote precauções universais e respiratórias utilizando luvas, avental, óculos protetores e máscara até o desaparecimento do quadro respiratório e da febre.

Os pacientes internados devem receber cuidados precoces de terapia intensiva, monitoração cuidadosa da oxigenação, do balanço de fluidos, da pressão arterial e ventilação. Inicialmente, pode-se oxigenar o paciente com cânula nasal ou máscara de Venturi. Entretanto, se o edema intersticial progride com extravasamento de líquidos e inundação pulmonar deve-se intubar o paciente e iniciar ventilação mecânica, evitando distensão alveolar excessiva. Também, durante a ventilação, devem-se evitar colapsos e reexpansões alveolares repetidas, utilizando-se pressão expiratória final positiva elevada. Quanto ao choque cardiogênico, observa-se que este cursa com grande aumento da resistência vascular periférica e má perfusão dos órgãos. Para seu monitoramento, deve-se implantar no paciente cateter em artéria pulmonar ou cateter venoso que deverá, além de propiciar o monitoramento do choque (medida da pressão em artéria pulmonar ou da pressão venosa central), ser utilizado na infusão de líquidos e drogas. Entretanto, o tratamento do choque na SPCVH deve ser muito cuidadoso quanto à infusão de líquidos, porque essa infusão agrava o edema pulmonar e a insuficiência respiratória. Recomenda-se: infundir não mais que dois litros de líquidos cristaloides; utilizar plasma fresco congelado para compensar as perdas plasmáticas no interstício pulmonar e não utilizar diuréticos para reduzir o edema pulmonar, pois estes exacerbam o choque. Recomenda-se, também, o uso de aminas vasoativas como dobutamina (5 ug/kg/min) e/ou dopamina, visando melhorar o débito cardíaco e reduzir a resistência vascular periférica. A prevenção da instalação do quadro de choque utilizando precocemente aminas vasoativas, ainda quando o paciente é atendido na unidade de atendimento primário, tem sido recomendada pela Secretaria da Saúde do Estado do Paraná como importante para melhora do prognóstico nos casos de SPCVH. Alguns clínicos preconizam o uso de corticosteroides em altas doses como benéfico para tratamento do extravasamento capilar em casos de SPCVH com grave insuficiência respiratória. Entretanto, trata-se de conduta sem estudo científico comprobatório.

A droga antiviral ribavirina tem ação *in vitro* sobre os *Hantavirus* norte-americanos e tem sido utilizada, com redução da mortalidade em sete vezes, e em casos de febre hemorrágica com síndrome renal, na Ásia. A droga, na dose de 1 g 6/6 h, por quatro dias, seguida de 1 g 8/8 h, por três dias, pode ser utilizada no tratamento de casos de SPCVH. Entretanto, estudo não mostrou benefício clínico da droga, provavelmente, porque ela leva quatro dias para atuar e na SPCVH a doença grave já se encontra instalada após esse tempo.

Outra terapia possível, mas ainda não utilizada na SP-CVH, refere-se à imunização passiva dos pacientes com *pools* de soros de convalescentes contendo altos níveis de anticorpos específicos. Uma indicação para esse tratamento seria a observação de que o quadro de choque se associa a baixos níveis de anticorpos neutralizantes contra o vírus. Também, sabendo que existem altos títulos de TNF no sangue dos pacientes com SPCVH, o desenvolvimento de drogas bloqueadoras do Ffκβ, um precursor na síntese do TNF, seria uma esperança terapêutica para o futuro.

PROFILAXIA

A profilaxia de infecções por *Hantavirus* deve ser feita evitando ou protegendo o contato de seres humanos com excretas contaminadas dos roedores silvestres. Para tanto, deve-se evitar que fontes de alimentos domiciliares ou peridomiciliares sejam utilizadas pelos roedores, especialmente os silvestres, armazenando em recipientes fechados os alimentos e impedindo a penetração desses animais nos domicílios. al´me do mais, deve-se evitar que roedores façam ninhos e procriem nos domicílios e peridomicílios. Cuidados com a limpeza de locais fechados e com presença de roedores devem ser tomados. Os trabalhadores de limpeza devem utilizar máscaras de proteção, idealmente com filtros de ar tipo Hepa II. Deve-se preceder à limpeza, o arejamento e insolação desses locais. Deve-se, ainda, evitar a formação de aerossóis potencialmente contaminados e que são produzidos com a varredura de poeira, lavando-se os locais. Não existem, até o momento, vacinas disponíveis que possam ser utilizadas na prevenção de hantaviroses norte-americanas.

Pesquisas visando ao conhecimento das características biológicas e comportamentais das diferentes espécies de roedores reservatórios de hantaviroses fazem-se necessárias no Brasil, por poder propiciar tomadas de medidas preventivas específicas.

REFERÊNCIAS BIBLIOGRÁFICAS

Boroja M, Barrie JR, Raymong GS. Radiographic findings in 20 patients with Hantavirus pulmonary syndrome correlated with clinical outcome. AJR American Journal of Roent-genology 2002; 178: 159-63.

Campos GM. Estudo clínico-epidemiológico sobre a Síndrome Pulmonar e Cardiovascular por Hantavírus na Região de Ribeirão Preto, SP. Dissertação de Mestrado apresentada à Faculdade de Medicina de Ribeirão Preto, USP 2002.

Castillo C, Sanhueza L, Tager M, Munoz S, Ossa G, Vial P. Seroprevalence of antibodies against hantavirus in 10 communities of the IX Region of Chile where hantavirus infection were diagnosed. Revista Médica Chilena 2002; 130: 251-8.

Centers for Disease Control and Prevention. Biosafety in microbiological and biomedical laboratories 1999; 4th ed.

Centers for Disease Control and Prevention. Hantavirus infection – Southwestern United States: interim recommendations for risk reduction. Morbidity and Mortality Weekly Report 1994.

Chapman LE, Mertz GJ, Peters CJ et al. Intravenous ribavirin for Hantavirus pulmonary syndrome: safety and tolerance during one year of open label experience. Antiviral Therapy 1999; 4: 211-19.

Duchin JS, Koster FT, Peters CJ et al. Hantavirus pulmonary syndrome: a clinical description of 17 patients with a newly recognized disease. New England Journal of Medicine 1994; 330: 949-55.

Enria DA, Briggiler AM, Pini N, Levis S. Clinical manifes-tations of New World hantaviruses. Current Topics in Microbiology and Immunology 2001; 256: 117-34.

Feldmann H, Sanchez A, Morzunov S, Spiropoulou CF, Rollin PE, Ksiazek TG, Peters CJ, Nichol ST. Utilization of autopsy RNA for the synthesis of the nucleocapsid antigen of a newly recognized virus associated with hantavirus pulmonary syndrome. Virus Research 1993; 30:351-67.

Ferreira MS, Nishioka S, Santos TL, Santos RP, Santos OS, Rocha A. Hantavirus pulmonary syndrome in Brazil: clinical aspects of three new cases. Revista do Instituto de Medicina Tropical, São Paulo 2000; 42: 41-6.

Figueiredo LTM, Forster AC, Fulhorst C, Rodrigues EMS, Koster F, Campos GM et al. Contribuição ao diagnóstico, ao tratamento, à epidemiologia e ao controle da síndrome pulmonar e cardiovascular por Hantavirus. Informe Epidemiológico do SUS 2000; 9:167-78.

Figueiredo LTM, Moreli ML, Almeida VSO, Félix PR, Bruno JC, Ferreira IB, Mançano FD. Hantavirus pulmonary syndrome in Guariba, SP, Brazil. Report of 2 cases. Revista do Instituto de Medicina Tropical, São Paulo 1999; 41:131-7.

Fundação Nacional de Saúde, Ministério da Saúde do Brasil 2002.

Furtado G, Muller P. Hantavirose no Estado do Paraná. Secretaria da Saúde do Estado do Paraná 2001.

Gravilovskaya IN, Shepley M, Shaw R, Ginsberg MH, Mackow ER. B3 integrins mediate the cellular entry of hantaviruses that cause respiratory failure. Proceedings of the National Academy of Sciences of USA 1998; 95: 7074-9.

Hallin GW, Simpson SQ, Crowell RE, James DS, Koster FT, Mertz GJ, Levy H. Cardiopulmonary manifestations of hantavirus pulmonary syndrome. Critical Care Medicine 1996; 24: 252-8.

Holmes RR, Boccanera R, Figueiredo LTM, Mançano SR, Pane C. Seroprevalence of Human Hantavirus Infection in the Ribeirão Preto Region of São Paulo State, Brazil. Emerging Infectious Diseases 2000; 6: 5-6 (Letters).

Iversson L. Doença humana por hantavirus. In: Veronesi R, Focaccia R, eds. Tratado de infectologia. São Paulo, Atheneu 1996; p. 219-28.

Iversson LB, Travassos da Rosa APA, Rosa MDB. Infecção humana por hantavírus nas regiões sul e sudeste do Brasil. Revista da Associação Médica Brasileira 1994; 40: 85-92.

Johnson AM, Souza LTM, Ferreira IB, Pereira LE, Ksiazek TG, Rollin PE, Peters CJ, Nichol ST. Genetic investigation of novel hantaviruses causing fatal HPS in Brazil. Journal of Medical Virology 1999; 59: 527-35.

Krüger DH, Ulrich R, Lundkvist A. Hantavirus infection and their prevention. Microbes and Infections 2001; 3: 1129-44.

Lazaro ME, Rosa AJ, Barclay CM, Calanni L, Samengo L, Martinez L, Padula PJ, Pini N, Lasala MB, Elsner B, Enria DA. Hantavirus pulmonary syndrome in southern Argentina. Medicina (B Aires) 2000; 60: 289-301.

LeDuc JW, Smith GA, Pinheiro FP, Vasconcelos PFC, Rosa EST, Maiztegui J. Isolation of a Hantaan-related virus from Brazilian rats and serologic evidence of its widespread distribution in South America. American Journal of Tropical Medicine and Hygiene 1985; 34: 810-15.

Lee HW, Lee PW, Johnson KM. Isolation of the etiologic agent of Korean Hemorrhagic Fever. Journal of Infectious Diseases 1978; 137: 298-308.

Mendes WS, Aragao NJ, Santos HJ, Raposo L, Vasconcelos PF, Rosa ES, Elkhoury MR. Hantavirus pulmonary syndrome in Anajatuba, Maranhao, Brazil. Revista do Instituto de Medicina Tropical, São Paulo 2001; 43: 237-40.

Mertz GJ. Bunyaviridae: bunyaviruruses, phleboviruses, nairoviruses, and hantaviruses. In: Richmann DD; Whitley RJ, Hayden FG (eds). Clinical Virology, New York, Churchill-Livingstone 1997; p. 943-72.

Monroe MC, Morzunov SP, Johnson AM, Bowen MD, Artsob H, Yates T, Peters CJ, Rollin PE, Ksiazek TG, Nichol ST. Genetic diversity and distribution of Peromyscus-borne hantaviruses in North America. Emerging Infectious Diseases 1999; 5: 75-86.

Morelli M, Figueiredo LTM. Detection of the genome of Brazilian Hantavirus in human blood samples by nested-RT-PCR. Manuscrito submetido para publicação no Journal of Virological Methods 2002.

Nolte KB, Feddersen RM, Foucar K, Zaki SR, Koster FT, Madar D, Merlin TL, McFeeley PJ, Umland ET, Zumwalt RE. Hantavirus pulmonary syndrome in the United States: a pathological description of a disease caused by a new agent. Human Pathology 1995; 26: 110-20.

Padula PJ, Edelstein A, Miguel SD, Lópes NM, Rossi CM, Rabinovich RD. Hantavirus Pulmonary Syndrome Outbreak in Argentina: Molecular Evidence for Person-to-Person Transmission of Andes Vírus. Virology 1998; 241: 323-30.

Padula PJ, Rossi CM, Della Valle MO, Martínez PV, Colavec-chia SB, Edelstein A, Miguel SDL, Rabinovich RD, Segura EL. Development and evaluation of a solid-phase enzime immu-noassay based on Andes hantavirus recombinant nucleoprotein. Journal of Medical Microbiology 2000; 49: 149-55.

Pereira LE, Ferreira IB, Souza RP et al. Serological research on rodents (Muridae, Sigmodontinae) infected by Hantavirus in the State of São Paulo, Brazil. Virus Reviews & Research 1998; 3 (S1): 42.

Pereira LE. A atual situação dos hantavírus. Vetores & Pragas 1999; 4: 28-30.

Peters CJ. HPS in the Americas. In: Scheld WM, Craig WA, Hughes JM. Emerging Infections 2, Washington DC, ASM Press 1998. P. 17-64.

Schmaljohn CS, Hooper JW. Bunyaviridae: The viruses and their replication. In: Knipe DM, Howley PM (eds). Fields Virology, 4th edition, Philadelphia, Lippincott Williams & Wilkins 2001; p.1581-601.

Simpson SQ. Hantavirus pulmonary syndrome. Heart & Lung 1998; 27: 51-7.

Sousa RLM, Moreli ML, Badra SJ, Pinto AA, Figueiredo LTM. Phylogenetic study of the S segment of hantavirus from patients having Cardiopulmonary Syndrome. Resumo publicado em Virus Review & Research, v.7 (Supplement 1 – XIII Encontro Nacional de Virologia, Águas de Lindoia, SP, 2002.) 2002; p.91 (EG9).

Wells RM, Estani SS, Yadon ZE. An unusual outbreak in southern Argentina: person to person transmission? Emerging Infectious Diseases 1997;3: 171-4.

Xiao S-Y, LeDuc JW, Chu YK, Schmaljohn CS. Phylogenetic analyses of virus isolates in the genus Hantavirus, family Bunyaviridae. Virology 1994; 198: 205-17.

Zhao X, Hay J. The evolution of Hantaviruses. Immunological Investigations 1997; 26: 191-7.

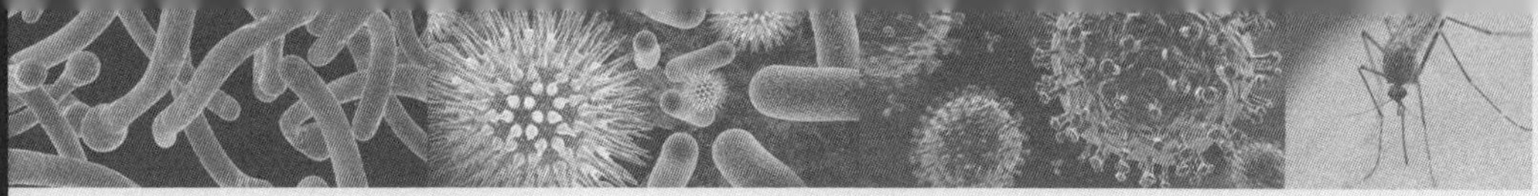

13 HTLV

Augusto César Penalva de Oliveira ▪ Jerusa Smid ▪ Renata Mie Oyama Okajima ▪ Jorge Casseb

Diretrizes para o manejo em pessoas vivendo com vírus linfotrópico de células T humana (HTLV)

INTRODUÇÃO

As retroviroses são importantes causas de morbidade e mortalidade humana, tornando-se pandemias nas últimas duas décadas. Entre essas retroviroses, o vírus linfotrópico de células T humana do tipo 1 (HTLV-1) e o tipo 2 (HTLV-2) podem apresentar um caráter de persistência viral e existir, no hospedeiro, na forma silenciosa, durante várias décadas. Calcula-se que de 15 a 20 milhões de pessoas estejam contaminadas no mundo, e o Brasil apresenta cerca de dois milhões de pessoas infectadas pelo HTLV-1, o que corresponde em até 2% de infectados em banco de sangue em algumas regiões do país.

Na história natural nos indivíduos portadores do HTLV-1, o desenvolvimento da doença pode se iniciar após, aproximadamente, trinta a quarenta anos de infecção, em cerca de 1% a 5% dos portadores, levando a doenças crônicas e progressivas, como a paraparesia espástica tropical/mielopatia associada ao HTLV-1 (TSP/HAM) e a leucemia de células T do adulto (ATL). O HTLV-1 pertence à família *Retroviridae*, subfamília *Oncovirinae*, que é caracterizada por possuir duas fitas simples de RNA, transcriptase reversa (enzima capaz de transcrever RNA em DNA viral) e inserção no genoma do hospedeiro, constituindo o provírus.

As condutas adotadas nesse manual são baseadas na experiência dos autores no Ambulatório HTLV, criado em 1997, com as finalidades mais importantes relacionadas ao acompanhamento clínico-laboratorial e aconselhamento dos indivíduos assintomáticos e também àqueles que desenvolveram doenças associadas ao HTLV no Instituto de Infectologia "Emílio Ribas". Também como objetivo secundário dessa coorte é a promoção do ensino para médicos (infectologista, neurologistas e dermatologistas) e outros profissionais da saúde, como nutricionistas e fisioterapeutas, além da pesquisa nas áreas clínica, laboratorial, de tratamento e prevenção da infecção pelo HTLV em nosso meio.

ORIGEM E CICLO DE VIDA DO HTLV

Assim como o vírus da imunodeficiência humana do tipo 1 (HIV-1), existem evidências de que o HTLV-1 foi introduzido a partir de primatas não humanos. De fato, existe uma grande homologia estrutural entre o vírus da leucemia de células T símia tipo 1 (STLV-1), encontrado em diversas espécies de macacos africanos, e o HTLV-1. Essa similaridade genômica entre esses retrovírus permite que os testes sorológicos para detectar anticorpos anti-HTLV-1 também possam reagir cruzadamente com anticorpos anti-STLV-1.

Os HTLV pertencem a uma extensa família de vírus RNA, chamada *retroviridae*, e têm sido implicados na patogenia de algumas enfermidades em seres vivos. O HTLV-1 foi isolado a partir de cultura de células mononucleares, obtidas do linfonodo de um paciente com linfoma cutâneo de células T, em 1980. Em 1982, outro retrovírus foi isolado e denominado HTLV-2 por apresentar grande homologia genômica com o HTLV-1.

O ciclo de infecção do HTLV começa quando o vírus se liga à molécula CD4 presente nos linfócitos T auxiliares por meio de oligômeros de gp46. Logo após esse contato, ocorre a fusão da gp21 na membrana celular e o vírus é introduzido na célula. Mais recentemente, foi identificado que o vírus utiliza também o receptor de glicose (Glut1) para a fusão do HTLV-1 na célula hospedeira. O RNA viral, após a ação da transcriptase reversa, se transforma em DNA de dupla fita e, sob a ação da integrase, é incorporado ao genoma da célula hospedeira, podendo permanecer em estado de latência por longo tempo. A divisão celular permite a duplicação do genoma e novas células infectadas são formadas. Além disso, pouca ou nenhuma partícula viral tem sido detectada no plasma de pessoas infectadas pelo HTLV-1.

DIAGNÓSTICO LABORATORIAL DO HTLV

A infecção pelos retrovírus humanos, de modo geral, é persistente. Uma vez que não ocorre o clareamento viral, esses vírus permanecem por toda a vida no organismo. Portanto, há necessidade de se estabelecer o diagnóstico laboratorial dessas infecções para elucidar processos patológicos com sinais e sintomas confundíveis. O diagnóstico da infecção baseia-se na detecção sorológica de anticorpos específicos, voltados a constituintes antigênicos das regiões do *core* e do envelope viral.

TRIAGEM SOROLÓGICA

Assim sendo, adota-se o algoritmo para diagnóstico laboratorial de infecção pelo HTLV, recomendado pelo Ministério da Saúde, a realização de teste de triagem com método imunoenzimático (Elisa). Porém, esse teste não apresenta capacidade discriminatória entre as infecções por HTLV-1 e HTLV-2, fazendo-se necessária à confirmação do resultado por ensaios com alta especificidade e capazes de distingui-las, além de ser mandatória a confirmação dos mesmos. Atualmente, é utilizado o kit de Elisa de terceira geração, em que a etapa sólida e o conjugado são constituídos somente por proteínas recombinantes e/ou peptídeos sintéticos sozinhos ou em combinação com o lisado viral total do HTLV-1. Esses ensaios são altamente sensíveis e específicos, quando comparados com os testes de primeira geração, os quais eram compostos por lisado viral total do HTLV-1 (Andersson et al., 1999, Vrielink et al., 1999). O acréscimo de antígenos específicos do HTLV-2 promoveu melhora significativa na sensibilidade para a detecção de anticorpos dirigidos ao HTLV-2.

MÉTODOS SOROLÓGICOS CONFIRMATÓRIOS

A confirmação diagnóstica da infecção pelo HTLV pode ser realizada a partir de diferentes métodos sorológicos, dos quais o mais utilizado em nosso meio é o Western Blot. Ele se baseia na reação de anticorpos da amostra do paciente com antígenos virais nativos, peptídeos recombinantes ou derivados sintéticos, que se encontram fixados separadamente, de acordo com seu peso molecular, em membrana de nitrocelulose. O WB parece ser o teste mais sensível e específico para detectar anticorpos dirigidos a proteínas do *core* viral (p19 e p24) (CDC, 1998) (Tabela 13.1).

O algoritmo de diagnóstico sorológico, atualmente utilizado, embora empregue testes de elevada sensibilidade e especificidade, ainda impossibilita estabelecer o diagnóstico durante a etapa precoce da infecção, a janela imunológica. A frequente apresentação de testes de WB indeterminados ou WB não tipados, ou seja, que não identifica o tipo de HTLV envolvido na infecção, também são condições que requerem métodos que se baseiam na busca do próprio antígeno.

Tabela 13.1 Critérios de interpretação do Western Blot anti-HTLV.

Resultado	Bandas encontradas
Positivo para HTLV-1	P19 e/ou p24 + gd21 + rgp46-1
Positivo para HTLV-2	P19 e/ou p24 + gd21 + rgp46-2
Positivo para HTLV-1 e HTLV-2	P19 e/ou p24 + gd21 + rgp46-1 +rgp46-2
Positivo para HTLV (Não tipado)	P19 e/ou p24 + gd21 + gp46 (nativa ou recombinante)
Indeterminado	Qualquer combinação de banda que não descrita anteriormente
Negativo	Nenhuma reatividade

Legenda: gp: glicoproteína; gd: proteína de transmembrana; rgp: glicoproteína recombinante.

MÉTODOS DE BIOLOGIA MOLECULAR

A PCR é uma técnica de biologia molecular que consiste na detecção do ácido nucléico viral na forma de DNA proviral. É uma técnica que pode ser empregada com diversos materiais biológicos, incluindo células mononucleares do sangue periférico e tecido tumoral, o que possibilita a detecção e distinção de DNA proviral do HTLV-1 e HTLV-2. Esse teste apresenta alta especificidade e sensibilidade, porém necessita de condições laboratoriais com recursos de elevada complexidade

EPIDEMIOLOGIA DA INFECÇÃO PELOS HTLV-1 E 2 NO BRASIL E NO MUNDO

Japão, Caribe, África, América Central e América do Sul são as principais áreas endêmicas para infecção pelo HTLV-1. Estima-se que 15 a 20 milhões de pessoas estejam infectadas pelo HTLV em todo o mundo. No Brasil, esse número pode chegar a 2,5 milhões de infectados, tornando-o o país com maior número absoluto de infectados pelo HTLV. Os indivíduos infectados são geralmente assintomáticos e menos que 5% deles vão desenvolver alguma doença associada à infecção por esse vírus.

No Brasil, existe uma distribuição heterogênea da prevalência de anticorpos anti-HTLV-1/2, segundo estudo realizado com doadores em banco de sangue. A positividade varia de 0,4/1000 testados em Santa Catarina, até 10/1000 no Maranhão. São Paulo apresentou prevalência de 3,2/1000 doadores, enquanto o Estado da Bahia (9,4/1000) e do Pará (9,1/1000) ocupam a segunda e terceira posição entre os estados brasileiros com maior prevalência de infectados pelo HTLV na população estudada. Aproximadamente 85% dos casos procedentes do banco de sangue são infectados pelo HTLV-1 e o restante pelo HTLV-2.

O HTLV-2 é endêmico entre os Ameríndios, principalmente na região amazônica, onde foi possível chegar à hipótese de que o HTLV-2 é originário de primatas do Novo Mundo, enquanto o HTLV-1 é procedente de primatas do Velho Mundo. O HTLV-2 também está presente em aproximadamente 20% a 30% dos usuários de drogas intravenosas em São Paulo.

MECANISMO DE TRANSMISSÃO DA INFECÇÃO POR HTLV-1 E HTLV-2

Aparentemente os retrovírus humanos que infectam seres humanos disseminam-se pelos mesmos mecanismos de transmissão, porém apresentam graus variáveis de infectividade e patogenicidade. (Manns et al., 1991; Hollsberg et al., 1993).

A observação de ocorrência familiar da ATL conduziu os pesquisadores a postularem possíveis vias de transmissão que posteriormente foram confirmadas por inquéritos sorológicos. Esses estudos revelaram que a transmissão materno-fetal e a sexual eram as duas principais vias (Fujino et al., 1992). A transfusão sanguínea é uma via parenteral de transmissão significante, e a contaminação entre usuários de drogas endovenosas assume importância nas áreas onde o problema de abuso de drogas é relevante. Nenhuma evidência de transmissão por meio de vetores foi até então relatada, muito embora a infecção por HTLV seja prevalente em países tropicais.

O HTLV-1 é transmitido através de relações sexuais, principalmente do homem contaminado para a mulher. Murphy et al. (1989), estudando pacientes procedentes de uma clínica de doenças sexualmente transmissíveis, observaram uma prevalência aumentada e concluíram que a úlcera genital era um fator de risco para adquirir o HTLV-1. Esses mesmos autores, ao realizar um estudo demográfico na Jamaica, relataram que a soroprevalência do vírus foi até dez vezes maior em mulheres, considerando a mesma faixa etária dos homens. Um estudo de seguimento, realizado no Japão por dez anos, observou que a estimativa das mulheres que se infectaram com o HTLV-1, a partir de seus maridos contaminados, é de 60%. Quanto da mulher infectada para o homem, no mesmo período, a frequência de transmissão seria de 0,4%. O HTLV-1 também foi detectado no sêmen; esse achado aliado à baixa prevalência de transmissão da mulher para o homem sugere que o sêmen é o principal veículo de transmissão viral. O uso de preservativo pode, então, impedir a transmissão sexual do HTLV. A transmissão desse vírus também pode ocorrer em relações entre homossexuais masculinos, embora maior que na população geral, entre eles é relativamente baixa (0,3% a 0,4%).

A transfusão sanguínea é uma via parenteral de transmissão significante. Transfundir hemoderivados contaminados, geralmente produtos celulares (plaquetas e sangue total) na transmissão do HTLV-1, é mais eficiente quando a estocagem é inferior a 14 dias. Isso pode resultar em uma soroconversão dos receptores de 35% a 60%. Um estudo realizado em pacientes submetidos à poli transfusão pós-cirurgia cardíaca apresentou dados semelhantes. Esse dado de estocagem inferior a 14 dias viabilizando a transmissão por essa via reforça o conceito de que as células brancas são o reservatório para os vírus, uma vez que a estocagem em um tempo maior favoreceria a morte dessas células infectadas. Embora seja o meio mais eficiente de transmissão, o número de infecções atribuído a essa via reflete as práticas dos serviços de transfusão, bem como a endemicidade da região em questão. Por exemplo, no Japão, somente 5% a 10% das infecções por HTLV-1 são atribuídas à transfusão. Nos Estados Unidos, onde o HTLV-1 não é endêmico, essa via pode ser mais eficiente, apesar do número absoluto de indivíduos que adquire essa infecção por essa via ser baixa.

Estudos prévios têm demonstrado que os usuários de drogas endovenosas possuem alto risco para a infecção por esses retrovírus. Um inquérito sorológico, em 1991, mostrou que 25% e 26% dos usuários de drogas endovenosas com Aids em Santos e São Paulo, respectivamente, foram infectados com o HTLV. Dourado et al. investigaram a prevalência da infecção por HTLV-1/2 entre os usuários de drogas endovenosas do sexo masculino e do sexo feminino. Essa soroprevalência aumentou com a atividade sexual, detectando-se 22,0% nos homens e 46,2% nas mulheres em 1998. Como já citado anteriormente, os estudos preliminares em famílias evidenciaram um padrão interessante de transmissão: crianças em famílias em que ambos os pais eram soropositivos para HTLV-1 apresentavam altas taxas de soropositividade. Quando só o pai era soropositivo, não havia evidência de soropositividade. E, quando apenas a mãe era soropositiva, detectava-se a segunda maior taxa de soropositividade entre as crianças. Assim, ficou claro que, nestes e em outros estudos que se seguiram, a mãe soropositiva era a chave da transmissão para seus descendentes. As imunoglobulinas da classe IgG de transmissão passiva são detectadas nas crianças até 6 a 12 meses de vida. As crianças soroconvertem entre 12 e 19 meses de vida, sugerindo que a infecção transplacentária e durante o parto pouco contribui para infecções precoces na criança, dado esse confirmado por meio de estudos em sangue de cordão umbilical.

A presença do HTLV-1 nos linfócitos do cordão umbilical indica a passagem transplacentária dessas células infectadas. No entanto, não é sempre que há evidências da infecção fetal. Ela depende da imunidade preditiva do feto e da proteção, via placenta, de anticorpos maternos. Assim, a transmissão vertical está relacionada ao aleitamento materno, uma vez que os retrovírus se integram ao genoma dos linfócitos presentes no leite de mães soropositivas.

Em Nagasaki, um estudo retrospectivo mostrou que a eficiência de transmissão materna pode variar de 15,4% a 25%. Ela é significativamente mais alta entre crianças amamentadas (27%) acima de três meses, quando comparadas com crianças amamentadas (5%) abaixo desse mesmo período. A taxa de soroconversão em crianças aleitadas por tempo inferior a sete meses foi de 3,8% e 25% nas crianças aleitadas em tempo igual ou superior a esse limite. A taxa de soroconversão em crianças em aleitamento artificial foi muito semelhante à observada em crianças em aleitamento materno de curta duração. Nesse sentido, além da duração do tempo de amamentação, a transmissão mãe-criança também está associada com a idade mais avançada da mãe, com a antigenemia materna, e altos títulos de anticorpos, em particular, a porção imunogênica da glicoproteína externa da gp46.

No que se diz respeito à idade, é interessante notar que a soroprevalência de HTLV aumenta progressivamente em faixas etárias mais elevadas, atingindo maior frequência em pacientes de 30 a 40 anos. Em um estudo realizado no Gabão, comparando-se populações urbanas e rurais por meio de amostras sorológicas de crianças e adultos saudáveis, a prevalência aumentou com a idade, sendo maior nas áreas rurais. Estudos realizados em outras áreas endêmicas têm mostrado a mesma tendência para a idade. Com relação ao HTLV-2, também se observou o mesmo padrão de transmissão materna. De fato, o HTLV-2 pode ser transmitido através da amamentação, pode ser congênito ou ainda a contaminação pode ocorrer no canal do parto. A taxa de prevalência de transmissão vertical no Japão varia de 15% a 25%. Pela seleção sorológica de gestantes no pré-natal e evitando a amamentação nas soropositivas, conseguiu-se no Japão redução de aproximadamente 80% de transmissão vertical desse vírus.

Nessas áreas consideradas endêmicas a interrupção do aleitamento materno pode levar a consequências ainda piores no estado nutricional e nas taxas de mortalidade infantil da população. No entanto, por outro lado, há implicações diretas nos Serviços Públicos de Saúde, uma vez que a extensão da patogenicidade desse vírus ainda está por esclarecer-se. Ainda não existe nenhuma avaliação dessa forma de transmissão, no entanto, sabe-se que em Salvador, Bahia, 0,7% a 0,9% das gestantes de classe socioeconômica baixa são portadoras desse vírus.

ACOMPANHAMENTO DE INDIVÍDUOS ASSINTOMÁTICOS INFECTADOS PELO HTLV-1

A maioria dos indivíduos infectada pelos HTLV-1/2 não desenvolverá doença relacionada a esse vírus, permanecendo assintomática pelo resto da vida. Esse fato tem importantes implicações no aconselhamento e avaliação prospectiva dessa população.

Portadores do vírus, uma vez identificados, devem ser submetidos a anamnese e exame físico geral, objetivando a identificação de manifestações precoces de doença relacionada à infecção viral e das prováveis vias de contaminação, devendo ser avaliados periodicamente a cada seis a 12 meses. Nos usuários de drogas endovenosas, recomenda-se a testagem para outras infecções comuns a essa população, como hepatite B e C, HIV etc. Nos indivíduos com vida sexualmente ativa, recomenda-se a testagem para HTLV dos parceiros. Em mulheres infectadas pelo HTLV-1, os filhos deveriam ser testados a partir do segundo ano de vida.

- Exames laboratoriais periódicos aconselhados no seguimento:
  Hemograma completo com pesquisa de atipia linfocitária e contagem de plaquetas, exame parasitológico de fezes (pesquisa de Strongiloides), exame de urina e sedimento (infecção urinária) a cada seis a 12 meses. A carga proviral de HTLV-1 está em avaliação para sua validação, porém existem alguns estudos que recomendam a quantificação anual.
- Situações especiais:
  Nos casos assintomáticos que apresentem algum indício de doença sistêmica, relacionada ao HTLV, como alteração dermatológica, hiperreflexia, clono e/ou sinal de Babinski;
  Dosagem de cálcio sérico, imunofenotipagem de linfócitos T (CD3, CD4, CD8);
  DHL, CPK, dosagem de folatos e vitamina B12, T4 livre e TSH.

Indivíduos portadores do HTLV-1 saudáveis devem ser aconselhados quanto aos mecanismos de transmissão da infecção e assegurados quanto à reduzida probabilidade de virem a desenvolver doença no futuro. Se necessário, devem ser encaminhados para acompanhamento psicológico especializado.

No momento, não há qualquer indicação – com base em evidências científicas – de que determinado tipo de intervenção farmacológica específica anti-HTLV-1 desempenhe algum papel na profilaxia do desenvolvimento de doenças associadas aos HTLV. Desse modo, não há qualquer indicação para o uso de drogas imunomoduladoras, imunossupressoras ou antirretrovirais nos portadores assintomáticos infectados pelo HTLV.

Indivíduos que apresentarem alteração dermatológica, acrescentar análise hematológica (linfocitose, leucocitose, linfadenopatias ou visceromegalias), visto que como lesão dermatológica principal seria infiltração da leucemia/linfoma na pele e outras causas seriam dermatite infecciosa, dermatopolimiosite, e que, nos casos suspeitos de comprometimento hematológico, como disse na ATLL, esfregaço de sangue periférico, imunofenotipagem sangue e biópsia de pele e linfonodos quando comprometidos.

PATOGENIA

O HTLV-1 causa uma infecção com progressão lenta e com baixa virulência, visto que poucos indivíduos evoluem com paraparesia espástica tropical ou mielopatia associada ao HTLV-1 (TSP/HAM). Acredita-se que fenômenos imunológicos, como a presença de citocinas pró-inflamatórias na região da medula espinhal, possam causar danos à membrana de mielina, que inicialmente apresenta um processo inflamatório, e, com a cronicidade, que podem durar décadas, finalmente um processo mais intenso de desmielinização. Os sintomas e sinais podem estar associados tanto aos processos inflamatórios agudos quanto aos crônicos, e geralmente aparecem a partir da quarta década de vida do portador. Observamos também que a maioria dos casos ocorre nas primeiras três décadas de vida, raramente o início dos sintomas acontece depois dos 50 anos (Casseb e Oliveira, 2008).

DOENÇAS ASSOCIADAS AO HTLV-1

A TSP/HAM, a leucemia/linfoma de células T do adulto (ATLL), a uveíte associada ao HTLV-1 (HU) e a dermatite infectiva associada ao HTLV-1 (DIH) são, atualmente, as entidades clínicas que de modo bem estabelecido estão associadas à infecção pelo HTLV-1. A TSP/HAM foi descrita independentemente no Japão e em países tropicais como uma desordem neurodegenerativa crônica, manifestando-se como uma paraparesia lentamente progressiva, com espasticidade, comprometimento esfincteriano vesical expressivo e por vezes retal, além de mínimas alterações sensitivas, predominando na esfera profunda, quando não associada ao comprometimento do sistema nervoso periférico. Variações na gravidade, ritmo de evolução e afecção de outros sistemas podem, entretanto, ser observados. Em 1988, um Encontro Científico no Japão definiu critérios para o diagnóstico da TSP/HAM, tomando como base aspectos clínicos e laboratoriais.

Quando relatada por pesquisadores japoneses, foi detectada em 14 de 1.464 indivíduos HTLV-1 infectados após um longo período de incubação, com idade aproximada de 43 anos. Estudos posteriores demonstraram que a TSP estava presente no Caribe, na Índia, na África e na América do Sul. O risco de desenvolver TSP/HAM nessas áreas endêmicas é de um para cada 1.000 a 2.000 portadores do vírus no Japão, enquanto no Caribe e na América do Sul varia de 1% a 5%, ou seja, um caso de TSP/HAM em 500 portadores do HTLV-1, na dependência de fatores genéticos, ambientais e virológicos. Desse modo, é importante enfatizar que a maioria dos indivíduos portadores desta infecção (95% a 99%) não desenvolverá sintomas relacionados ao HTLV-1 ao longo da vida. As mulheres são mais acometidas que os homens, numa relação 2:1. O pico de doença é observado na quarta ou quinta década de vida. No Japão, quase 25% dos casos têm antecedentes de transfusão sanguínea, em que o risco de TSP/HAM, após receber produtos celulares contaminados com HTLV-1, é de 30% ao final de três anos. O prognóstico depende do tempo de evolução, e o tratamento nos dois primeiros anos de doença permite melhor resposta.

As alterações no líquido cefalorraquidiano (LCR) são representadas por linfocitose e pleiocitose. A confirmação laboratorial faz-se pela presença de antígenos ou anticorpos para HTLV-1 no sangue e/ou LCR e pelo isolamento viral a partir de espécimes obtidas do sangue ou LCR. É fundamental ainda a exclusão de processos expansivos por meio dos exames de imagem, como a tomografia computadorizada e/ou ressonância magnética, além de outras infecções, como sífilis e esquistossomose, e transtornos metabólicos, como as alterações tireoideanas e as deficiências vitamínicas, principalmente de B12 e folato.

Os principais achados patológicos consistem na reação inflamatória e no processo de desmielinização localizado na coluna vertebral. Possivelmente, o mecanismo envolvido é uma reação inflamatória induzida por antígenos do HTLV-1 ao nível medular. De fato, a carga de DNA proviral parece ter um papel crucial na patogenia, assim como fatores genéticos podem influenciar a lesão inflamatória e, em última instância, o processo de desmielinização na medula toracolombar.

A leucemia/linfoma de células T humanas (ATLL) é frequente no sudeste do Japão, na ilha de Kyushu, onde foi descrita em 1977. A ATLL é uma neoplasia caracterizada por acometer tanto homens como mulheres na quinta e na sexta décadas de vida. A transformação neoplásica ocorre nos linfócitos T CD4+ que apresentam características morfológicas distintas de acordo com o estadiamento clínico da doença. Essas células podem apresentar-se morfologicamente quase normais ou até com elevadas taxas de atipia nos casos mais graves. Os achados, ao exame físico, mais frequentes são a hepatoesplenomegalia e linfadenopatia. O curso clínico depende do perfil dos linfócitos acometidos. O mecanismo admitido para a transformação neoplásica seria a ativação ao nível transcripcional da LTR do provírus HTLV-1 por ação da p40x, levando a redução da apoptose de células T CD4+, permitindo assim a transformação neoplásica. A incidência anual de ATLL no Japão nas áreas endêmicas é de 3,5 para cada 100 mil indivíduos. É importante salientar que, entre os portadores do HTLV-1, aproximadamente 1% a 4% poderão desenvolver ATLL ao longo da vida, principalmente aqueles que o adquiriram na infância.

A uveíte associada ao HTLV-1 é caracterizada por moderada infiltração do corpo vítreo, acompanhada por uma moderada irite e vasculite retiniana.

Atualmente, a dermatite infectiva associada ao HTLV-1 é a única doença dermatológica diretamente relacionada à infecção pelo HTLV-1. Clinicamente, foi descrita 1966, em crianças jamaicanas, e, em 1990, foi estabelecida sua relação com o HTLV-1. Caracteriza-se por lesões eczematosas, infectadas e recidivantes que acometem preferencialmente couro cabeludo, pavilhões auriculares, regiões axilares, inguinais e periorificiais nas narinas. A presença crônica de descarga nasal aquosa na ausência de rinite é importante para o diagnóstico de DIH nas crianças, mas pode estar ausente nos quadros com início na vida adulta. Outras manifestações dermatológicas diagnosticadas com frequência nestes indivíduos são: xerose cutânea, dermatite seborreica, ictiose adquirida e onicomicose. As mucosas também são atingidas, provocando xerostomia e xeroftalmia. Vale ressaltar que a pele pode ser um dos primeiros sítios de *acometimento* num quadro de ATLL.

HTLV-2

A partir de um caso de leucemia de células T pilosas, o HTLV-2 foi isolado pela primeira vez. Entretanto, inúmeras tentativas de novos isolamentos fracassaram. Apenas quatro isolados nos últimos anos foram obtidos, o que coloca em dúvida a etiopatogenicidade do HTLV-2 nessa doença, que apresenta curso fatal. Outro quadro neoplásico do qual o HTLV-2 foi isolado constitui a leucemia de células T CD8+, tipo raro de leucemia. Uma doença crônica neurodegenerativa, associada ao HTLV-2, foi descrita em duas índias norte-americanas do Novo México, Estados Unidos, que desenvolveram comprometimento neurológico progressivo semelhante HAM/TSP. Por outro lado, o HTLV-2 pode estar relacionado com o aparecimento de infecções bacterianas de repetição (trato urinário e abscessos intra-abdominais) em usuários de drogas intravenosas. Indivíduos infectados pelo HIV-1 e coinfectados pelo HTLV-2 podem ser mais suscetíveis ao aparecimento de TSP/HAM e neuropatias periféricas.

Coinfecção HTLV com outras viroses (HIV e HCV)

Em virtude dos retrovírus humanos apresentarem similares modos de transmissão, vários indivíduos podem estar coinfectados com HIV/HTLV-1 e 2. No Brasil, a coinfecção está presente em 10% dos pacientes com Aids de São Paulo, e em 20% dos de Salvador. No Rio de Janeiro, 6% dos casos de pacientes infectados pelo HIV-1 estavam coinfectados com o HTLV-1. Parece existir a possibilidade de esta coinfecção acarretar um aumento da taxa de ataque de doenças associadas ao HTLV-1, como a TSP/HAM, passando de $< 1\%$ entre indivíduos não coinfectados ao longo da vida para aproximadamente 20% a 25% naqueles coinfectados. Por causa das rotas de transmissão semelhantes, diversos indivíduos podem também se apresentar coinfectados com HTLV-1 e HCV. Essa interação entre as viroses pode acarretar maior possibilidade de progressão de doença hepática, como cirrose e carcinoma hepatocelular, como foi observado em uma cidade do Japão. Assim, indivíduos coinfectados deveriam ser monitorados mais atentamente.

TRATAMENTO

Os critérios de tratamento da HAM/TSP são variáveis, porém os casos assintomáticos não devem ser tratados, considerando-se a baixa possibilidade do desenvolvimento da doença. Assim, apenas os pacientes com diagnóstico de entidades clínicas correlatas à infecção pelo HTLV-1 devem ser tratados especificamente. Uma vez configurado o diagnóstico de TSP/HAM, segundo critérios determinados, uma abordagem terapêutica deve ser considerada. Várias referências de estratégias terapêuticas permeiam a literatura, usando medicações de ação antiviral, imunomodulatória e imunossupressora, porém, a maioria com estudos não controlados e com pequeno número de indivíduos arrolados. Os efeitos positivos limitados e não duradouros, no entanto, são pontos de intersecção de quase todas as formas de tratamento hoje disponíveis. Diferentes drogas e com distintas formas de administração já foram testadas. Kataoka et al. (1993) encontraram efeito vantajoso no uso de vitamina C, na dose de 40 mg/kg, cinco dias por semana, em estudo envolvendo sete pacientes. Drogas antirretrovirais, como a zidovudina (AZT) e a zalcitabina (ddC), apesar de inibiram a replicação do HTLV-1 *in vitro*, em estudos clínicos não mostraram qualquer resultado satisfatório

Com experiência um pouco mais vasta, porém ainda carentes de maiores estudos, randomizados e controlados, estão o interferon-alfa e os esteroides. Interferon-alfa mostrou-se eficaz na inibição da replicação viral *in vitro*, e em estudos clínicos pôde ser notada significativa melhora funcional dos pacientes, bem como uma inibição da anteriormente aumentada proliferação linfocitária espontânea, além de queda na carga viral do HTLV-1, na maioria dos pacientes tratados dessa forma.

Os corticosteroides têm sido relatados como vantajosos, sobretudo para os pacientes em fase inicial da instalação dos sintomas, aqueles com histórico de transfusão de sangue anterior e não procedentes de países tropicais. A escolha da droga, a dose e o tempo de administração não estão bem estabelecidos, porém, é sugerido para os casos com recente instalação dos sintomas, apresentando liquor com padrão inflamatório, um pulso com metilprednisolona (1 g/d IV por três dias) por tempo indeterminado. Em nossa experiência, a repetição mais frequente da pulsoterapia poderia trazer benefícios maiores e melhor tolerância do que o uso prolongado e contínuo dos esteroides, com melhora de 25% nas escalas neurológicas. Entretanto, o tempo de instalação do déficit neurológico parece determinar a resposta a essa modalidade de tratamento, com melhor resposta antes de completar cinco após início dos primeiros sintomas da HAM/TSP. Medidas terapêuticas coadjuvantes são de grande valia, como a fisioterapia e o uso de drogas no tratamento da espasticidade, em que destacamos o benzodiazepínico e o baclofeno. Técnicas auxiliares do funcionamento esfincteriano, bem como medicamentos específicos, como a oxibutina, a propantelina e a imipramina, podem ajudar nos distúrbios miccionais. Os tratamentos devem, preferencialmente, ser monitorados por escalas clínicas e medidas laboratoriais, que objetivem os resultados, visando a adequação e individualização da proposta terapêutica.

Para as manifestações dermatológicas mais frequentes, podem-se usar medidas de alívio de sintomas para os pacientes.

- **Xerose cutânea e ictiose adquirida**: creme de Ureia a 10%, uma a duas vezes ao dia;
- **Dermatite seborreica**: corticoides e antifúngicos tópicos em cremes ou xampus;
- **Xerostomia**: manter elevada ingesta hídrica; saliva artificial;
- **Xeroftalmia**: colírios de lágrima artificial.

A leucemia/linfoma de células T do adulto (ATLL) pode ser classificada em quatro formas: latente, crônica, linfomatosa e aguda, tendo alta letalidade nas formas mais agressivas, geralmente relacionada às infecções respiratórias e hipercalcemia. Os tratamentos das formas agudas e linfomatosas são constituídos por quimioterapia combinada (Chop, Vepa ou Comla), com resultados limitados. Parece que o AZT poderia ser um potencial medicamento nos casos de ATLL, porém inexistem ensaios clínicos para validar essa proposta. De fato, novos protocolos terapêuticos são necessários, como o uso de imunomediadores. O estabelecimento de marcadores laboratoriais que possam diferenciar a forma crônica e latente da forma aguda e linfomatosa é necessário para melhor tratamento clínico desses pacientes. A uveíte associada à infecção pelo HTLV-1 (HU) tem prevalência de 112/100.000 portadores da infecção no Japão, e como tratamento é proposto o uso dos corticosteroides tópicos e/ou sistêmicos. O prognóstico visual é favorável, porém, há tendência de recidiva após a suspensão das drogas.

REFERÊNCIAS BIBLIOGRÁFICAS

Araújo AQC, Afonso CR, Leite ACB, Dultra SV. Intravenous methylprednisolone in HTLV-I associated myelopathy/ tropical spastic paraparesis (HAM/TSP). Arq Neuropsiquiatr 1993; 51(3): 325-328.

Blattner WA ed. Human retrovirology: HTLV. New York, Raven Press 1990.

Boschi-Pinto C, Stuver S, Okayama A, Trichopoulos D, Orav EJ, Tsubouchi H, Mueller N. A follow-up study of morbidity and mortality associated with Hepatitis C Virus infection and its interaction with Human T Lymphotropic Virus Type I in Miyazaki, Japan. J Infect Dis 2000; 181:35-41.

Cardoso, D, De Sousa FV, Fonseca LA, Duarte AJS, Casseb J. Influence of Human T-cell lymphotropic virus type 1 (HTLV-1) infection on laboratorial parameters of patients with chronic hepatitis C virus. Revista do Instituto de Medicina Tropical de São Paulo. 51:1- 5, 2009.

Carneiro-Proietti ABF, Ribas JGR, Catalan-Soares BC, Martins ML, Brito-Melo GEA, Martins-Filho AO, Pinheiro SR, Araújo AQC, Castro BG, Oliveira MSP, Guedes AC, Proietti FA. Infecção e doença pelos vírus linfotrópicos humanos de células T (HTLV-I/II) no Brasil. Rev Soc Bras Med Trop 2002; 35:499-508.

Casseb J, Oliveira ACP. Low risk for TSP/HAM development after 50 years old. Clinical Infectious Diseases, 269: 133-7, 2008.

Casseb J, Penalva-De-Oliveira AC. The tropical spastic paraparesis/Human T cell leukemia type 1-associated myelopathy (TSP/HAM). Brazilian Journal of Medical and Biological Research 2000; 33:1395-1401.

Catalan-Soares B, Carneiro-Proietti ABF, Proietti FA. Heterogeneous geographic distribution of human T-cell lymphotropic viruses I and II (HTLVI/II): serological screening prevalence rates in blood donors from large urban areas in Brazil. Cad Saúde Pública 2005;21:926-931.

Caterino-De-Araujo A, De Los Santos-Fortuna E, Meleiro MC, Suleiman J, Calabro ML, Favero A, De Rossi A, Chieco-Bianchi L. Sensitivity of two enzyme-linked immunosorbent assay tests in relation to western blot in detecting human T-cell lymphotropic virus types I and II infection among HIV-1 infected patients from Sao Paulo, Brazil. Diagn Microbiol Infect Dis 1998; 30:173-82.

Centers for Disease Control and Prevention. Recommen-dations for counseling persons infected with human T-lymphotropic virus, types I and II. Annals of Internal Medicine 1993; 118.

Croda MG, Oliveira ACP, Vergara MPP, Bonasser F, Smid J, Duarte AJS, Casseb J. Corticosteroid therapy in TSP/HAM patients: the results from a 10 years open cohort. Journal Neurological Sciences, 269:133 7, 2008

Edlich RF, Arnette JÁ, Williams FM. Global epidemic of human T-cell lymphotropic vírus type-I (HTLV-I). The J Emerg Med 2000;18:109-119.

Galvao-Castro B, Loures L, Rodriques LG, Sereno A, Ferreira Jr. OC, Franco LG, Muller M, Sampaio DA, Santana A, Passos LM, Proietti F. Distribution of human T-lymphotropic virus type I among blood donors: a nationwide Brazilian study. Transfusion 1997; v. 37, p. 242-3.

Gessain A, Francis H, Sinan T, Giordano C, Akani F, Piquemal M, Claudie C, Malone G, Essex M, De-The G. HTLV-I and tropical spastic paraparesis in Africa. Lancet 1986; 2:698.

Gessain A, Gout O. Chronic myelopathy associated with human T-lymphotropic virus type I (HTLV-I). Ann Inter Med 1992; 117: 933-946.

Kalaynaraman VS, Sarngadharan MG, Robert-Guroff M, Miyoshi M, Golde D, Gallo RC. A new type of human T-cell leukemia virus (HTLV-II) associated with a T-cell variant of hairy leukemia. Science 1982; 218:571-3.

Kaplan JE, Osame M, Kubota H, Igata A, Nishitani H, Maeda Y, Khabbaz RF, Janssen RSJ. The risk of development of HTLV-I-associated myelopathy/tropical spastic paraparesis among persons infected with HTLV-I. Acquir Immune Defic Syndr 1990; 3: 1096-1101.

LaGrenade L, Hanchard B, Fletcher V, Cranston B, Blattner W. Infective dermatitis of Jamaican children: a market for HTLV-1 infection. Lancet 1990; 336:1345-7.

LaGrenade L, Manns A, Fletcher V, Carberry C, Hanchard B, Maloney EM, Cranston B, Williams NP, Wilks R, Kang EC, Blattner W. Clinical, pathologic, and immunologic features of human T-lymphotropic virus type-I-associated infective dermatitis in children. Arch Dermatol 1998; 134:439-44.

Maragno L, Casseb J, Fukumori LM, Sotto MN, Duarte AJ, Festa-Neto C, Sanches JA. Human T-cell lymphotropic vírus type-1 infective dermatitis emerging in adulthood. Int J Dermatol 2009; 48:723-30.

MINISTÉRIO DA SAÚDE. Secretaria de Vigilância em Saúde. Programa Nacional de DST e Aids. *Guia de Manejo Clínico do Paciente com HTLV.* Série A. Normas e Manuais Técnicos, Série Manuais n. 58, Brasília – DF, 2004.

Murphy EL, Glynn SA, Fridey J, Smith JW, Sacher RA, Nass CC, Ownby HE, Wright DJ, Nemo GJ. Increased incidence of infectious diseases during prospective follow-up of human T-lymphotropic virus type II- and I-infected blood donors. Retrovirus Epidemiology Donor Study. Arch Intern Med 1999; 159:1485-91.

Nobre V, Guedes ACM, Proietti FA, Stanciolli E, Martins ML, Serufo JC, Antunes CM, Grossi MA, Lambertucci JR. Lesões dermatológicas em pacientes infectados pelo vírus linfotrópico humano de células T do tipo 1 (HTLV-1). Rev Soc Bras Med Trop 2005; 38:43-52.

Oliveira MFSP, Brites C, Ferraz N, Magalhães P, Almeida F, Bittencourt A. Infective dermatitis associated with the human T cell lymphotropic virus type-I in Salvador, Bahia, Brazil. CLin Infect Dis 2005; 40:e90-6.

Osame M, Igata A, Matsumoto M, Kohka M, Usuku K, Izumo S. HTLV-I associated myelopathy (HAM). Treatment trials, retrospective survey and clinical and laboratory findings. Hematol Rev 1990; 3: 271-284.

Osame M, Usuku K, Izumo S, Ijichi N, Amitani H, Igata A, Matsumoto M, Tara M. HTLV-I associated myelopathy: A new clinical entity. Lancet 1986; 1:1031-2.

Osame M. Review of WHO Kagoshima meeting and diagnostic guidelines for HAM/TSP. Pp. 191-197. In: Blattner W (ed). Human Retrovirology: HTLV. New York: Raven Press 1990.

Poiesz BJ, Ruscetti FW, Gazdar AF, Bunn PA, Minna JD, Gallo RC. Detection and isolation of type C retrovirus particles from fresh and cultured lymphocytes of a patient with cutaneous T-cell lymphoma. Proc Natl Acad Sci (USA) 1980; 77:7415-19.

Proietti FA, Carneiro-Proietti ABF, Catlan-Soares B, Murphy EL. Global epidemiology of HTLV-1 infection and associated diseases. Oncogene 2005; 24:6058-6068.

Shimoyama M. Diagnostic criteria and classification of clinical subtypes of the T-cell leukemia-lymphoma. Br J Hematol 1991; 79: 428-439.

Sweet RD. A pattner of eczema in Jamaica. Br J Dermatol 1966; 78:93-100.

Walshe MM. Infective dermatitis in Jamaican children. Br J Dermatol 1967; 79:229-36

www.htlv.com.br. Acessado em 2010.

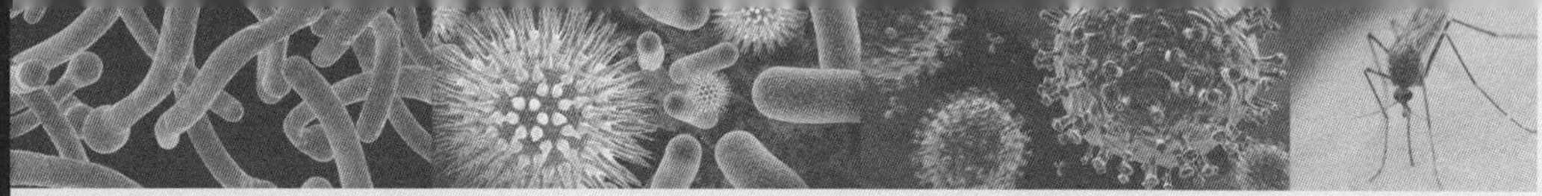

14 Raiva

Alexandre Naime Barbosa

INTRODUÇÃO

A raiva permanece nos dias de hoje como um dos maiores desafios de saúde pública, disseminada por todos os continentes, poupando poucos países, ilhas ou territórios, geralmente isolados por barreiras geográficas e estrita vigilância epidemiológica. Em todo o mundo, são estimadas anualmente 55 mil mortes, 95% delas concentradas na África e na Ásia, predominando nesses locais a transmissão por animais domésticos (em geral, o cão) em crianças menores de 15 anos.

No Brasil, estatísticas oficiais apontam 162 casos nos últimos dez anos (2000-2009), e, a partir de 2007, houve grande redução na incidência, com no máximo três mortes/ano a partir de então (dados preliminares/sujeitos à revisão).[3] A diminuição no número de casos esteve associada, assim como em outros países, a controle ou erradicação da doença em cães domésticos, e, nessa situação, predomina a transmissão por animais silvestres, principalmente pelo morcego.

A transmissão percutânea (mordedura, arranhadura ou lambedura) é responsável pela quase totalidade dos casos, ainda que existam raros relatos de morte pela inalação de aerossóis (caverna infestada por morcegos e manipulação viral em laboratório), zoofilia (sexo com animais), inter-humana (beijo na boca, mordidas e transplacentária), manipulação de carcaças infectadas e transplante de córnea e de órgãos sólidos.[4] Não há transmissão pelo contato de material contaminado com pele íntegra, e viremia nunca foi demonstrada em seres humanos ou animais.

São descritos quatro ciclos naturais inter-relacionados de transmissão ao homem, em ordem de importância:

- Urbano cujo principal hospedeiro são o cão ou o gato doméstico.
- Rural, em que o morcego infecta bovinos, equinos e outros animais de interesse econômico.
- Aéreo, em que o reservatório é o próprio morcego.
- Silvestre-terrestre, em que ampla gama de mamíferos silvestres pode abrigar o vírus, na dependência das características geográficas do país ou da região (no Brasil, cachorro-do-mato, guaxinim, saguis, entre outros).[4]

O vírus causador da raiva clássica pertence à família *Rhabdoviridae*, gênero *Lyssavirus*, tem aspecto cilíndrico em forma de projétil, genoma constituído por RNA e alto neurotropismo. A grande afinidade pelo sistema nervoso determina dois pontos fundamentais na fisiopatologia dessa infecção: o escape da resposta imunológica e a instalação de encefalomielite. Dependendo da distância, após a inoculação, o vírus pode infectar diretamente os nervos periféricos, ou se replicar em células musculares ou do tecido subepitelial até atingir uma concentração adequada para alcançar as terminações nervosas (Figura 14.1). Esse fator, aliado à quantidade de partículas virais introduzidas, explica a grande variação de tempo entre o contato e o surgimento dos primeiros sintomas (período de incubação) em seres humanos, que pode ser de poucos dias até vários anos, com média entre duas a oito semanas.[5] Dessa forma, são de maior risco para progressão rápida as lesões em territórios altamente inervados, como cabeça, face, pescoço, mãos e pés.

Ao atingir os neurônios sensoriais e motores revestidos pela bainha de mielina, o vírus escapa da resposta imune específica, e, protegido, segue inexoravelmente de forma centrípeta até os gânglios espinhais na medula, e de lá ascende ao encéfalo. As estratégias imunoterapêuticas pré e pós-exposição (vacina e soro antirrábico) são eficazes somente antes do acometimento de terminações mielinizadas; após isso, anticorpos, células efetoras do sistema imune e o interferon não têm mais acesso às partículas virais, e assim, a evolução da doença é quase sempre fatal.

No sistema nervoso central (SNC), há intensa replicação, ocasionando o início dos sintomas. O ciclo viral progride na forma de uma segunda onda de migração, agora centrífuga para músculos, córnea, mucosa nasal, pulmões, coração, rins, bexiga, útero, testículos, folículo piloso e, principalmente, para as glândulas salivares, no intuito de promover a transmissão do vírus para outro hospedeiro.

As lesões histopatológicas encontradas no SNC são, até certo ponto, discrepantes em relação à magnitude dos sintomas da doença. Quando comparadas a outras infecções neurológicas, a raiva exibe um fraco componente inflamatório, constituído principalmente por infiltração perivascular.[5,8] O fator de alto impacto patológico da raiva, mais do que a lesão celular em si, parece ser a disfunção neuronal, caracterizada por alterações na neurotransmissão, em especial da acetilcolina, serotonina e do Gaba (ácido gama aminobutírico).[5] O achado de inclusões intracitoplasmáticas perinucleares, conhecidas como corpúsculos de Negri, é patognomônico e demonstra replicação, mas podem não estar presentes em quadros evolutivos muito rápidos.

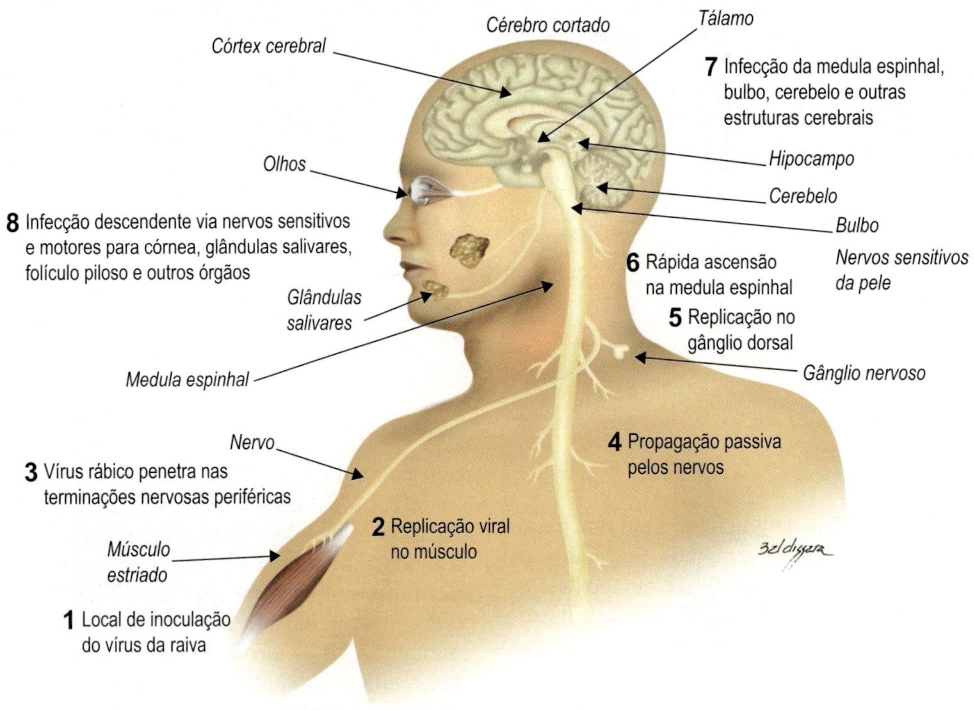

Figura 14.1 Fisiopatologia da raiva (Extraído de Kotait I, et al. 2009[4]).

A migração viral, ao atingir inicialmente o sistema límbico cerebral, provoca transtornos do comportamento, fase conhecida como raiva furiosa, justificando a perda do medo por parte dos animais em relação ao homem, e os consequentes ataques. Já no acometimento subsequente, o neocortex é afetado e a fase paralítica da doença se instala, levando ao coma e à parada respiratória. É de fundamental importância o conhecimento da fisiopatologia para que os procedimentos terapêuticos sejam implementados de forma inequivocada.

DIAGNÓSTICO CLÍNICO

Infecção

Ocorre após a penetração do vírus pelas mucosas, solução de continuidade da pele ou trato respiratório. A velocidade de migração para o SNC dependerá da proximidade e do número de terminações nervosas no local. Todos os esforços da profilaxia são para evitar que o vírus atinja essas terminações e progrida protegido pela bainha de mielina.

Doença

O período de incubação é variável, com extremos de quatro dias até seis anos, mas a maioria dos pacientes adoece entre duas a oito semanas após a exposição.[4] Uma vez o vírus presente nos nervos periféricos, as condutas atuais não interrompem a subsequente disseminação e evolução para as manifestações clínicas, que se dividem em período prodrômico e doença neurológica.

Período prodrômico

Febre, anorexia, mialgia, náuseas, vômitos, cefaleia e mal-estar são os primeiros sintomas. Podem ocorrer simultaneamente dor e parestesia no local da exposição, além de sintomas neurológicos precoces e mais leves, difíceis de reconhecer, que perduram até o óbito. Essa fase tem duração média de dois a dez dias.

Doença neurológica

- **Raiva furiosa**: faceta da doença presente em cerca de 2/3 dos casos; os sintomas são de hiperatividade, cursando com alterações de comportamento, ansiedade, alucinações, salivação, sudorese, hidrofobia, convulsões, hiperventilação, diabetes insípido, arritmias cardíacas, priapismo, ejaculação espontânea, midríase e anisocoria. A evolução para o coma ocorre entre uma e duas semanas e o óbito é quase inevitável, geralmente causado por arritmias. Cuidados de terapia intensiva podem aumentar a sobrevida, mas não dificilmente alteram o prognóstico.[5,8]
- **Raiva paralítica:** em cerca de 1/3 dos pacientes, o quadro clínico se inicia por uma paralisia ascendente progressiva, sendo mais evidente na região da exposição. Apesar da semelhança com a síndrome de Guillain-Barré, há preservação de sensibilidade. Sinais de irritação meníngea podem ocorrer, mas com manutenção do estado de consciência. A progressão leva à confusão mental e ao coma. As terapias de suporte também são pouco eficazes na alteração do prognóstico. Essa fase tem duração média de 14 dias.[5,8]

Diagnóstico diferencial

Os achados do período prodrômico são inespecíficos e semelhantes aos de muitas viroses, como a gripe. Na raiva furiosa, faz-se necessário excluir outras encefalites virais, principalmente quando a hidrofobia e a hiperatividade não são muito pronunciadas. A encefalite herpética tem alterações semelhantes de líquor e eletroencefalograma, situação que não ocorre no tétano que, eventualmente, é confundido com a raiva pela presença de opistótono. A hidrofobia é distinguível de comportamentos histéricos de recusa à ingestão de água e pelos espasmos faríngeos presentes no ato de beber. Encefalites pelo HIV, arbovírus, enterovírus e diversos outros têm descrições de quadros clínicos compatíveis. Intoxicações exógenas por atropina (plantas como *Atropa belladona* e a *Datura stramonium* ou medicações) e por estricnina podem mimetizar sintomatologia semelhante.

A raiva paralítica faz diagnóstico diferencial principalmente com polineuropatia progressiva inflamatória aguda (síndrome de Guillain-Barré) e com mielite transversa; a investigação deve contar com estudos eletromiográficos e de imagem, que são normais nos pacientes com raiva. A poliomielite merece ser lembrada em regiões com baixa cobertura vacinal.

Aspectos clínicos em animais

Os cães mais novos são suscetíveis, iniciando o período prodrômico com alterações sutis de comportamento, como anorexia e desatenção ao dono. Após cerca de três dias, o animal polariza, a exemplo da raiva humana, para a forma furiosa ou paralítica. Na primeira há inquietude, excitação, tendência à agressão, alterações do latido (latido rouco), dificuldade de deglutição, sialorreia, evoluindo para coma e morte. Na última, estão presentes fotofobia e sintomas predominantemente paralíticos, que se iniciam pelos músculos da cabeça e pescoço, paralisia dos membros posteriores, estendendo-se por todo o corpo do animal, dificuldade de deglutição, sialorreia, coma e morte. O curso da doença dura, em média, dez dias e o cão pode estar eliminando vírus na saliva desde o 5º dia antes de apresentar os primeiros sintomas.

Os gatos tendem a apresentar a forma furiosa e suas arranhaduras devem ser consideradas meio de transmissão, visto o hábito de lamber as garras. O morcego pode albergar o vírus rábico em sua saliva e ser infectante antes de adoecer por períodos maiores que os de outras espécies, devendo-se evitar a manipulação de animais doentes ou mortos.

DIAGNÓSTICO LABORATORIAL

Durante o período de incubação, não há nenhum ensaio laboratorial eficiente no diagnóstico, sendo ele então basicamente epidemiológico; a exposição a um animal potencialmente rábico deve ser rapidamente identificada para que a profilaxia seja iniciada.

Diagnóstico laboratorial em animais e *post-mortem*

Em animais com suspeita clínica, não passíveis de observação ou já mortos, deve-se proceder à realização da imunofluorescência direta (IFD) em cérebro (tálamo), exame rápido, bem padronizado, disponível e com efetividade próxima a 100%, que revela em poucas horas a presença ou não de antígenos rábicos. A IFD pode ser complementada juntamente com isolamento viral, após inoculação em camundongos ou cultivo em culturas de células neuroblásticas. Na rotina, testes de biologia molecular ainda não são recomendados para o diagnóstico *post-mortem*.

Diagnóstico laboratorial em humanos *ante-mortem*

O diagnóstico *ante-mortem* em humanos ganhou maior importância após o primeiro caso de cura, relatado após 2004. O sucesso terapêutico depende fundamentalmente de um diagnóstico precoce. Após o início dos sintomas, exames empregados na investigação rotineira de uma encefalite não são específicos para determinar a etiologia; o liquor pode apresentar discreta pleiocitose (5 a 30 células/mm^3) e aumento de proteinorraquia (até 100 mg/mL) e níveis de glicose normais. Exames de imagem são normais, na sua maioria.[8]

A IFD é o exame de escolha, e, em vida, a biópsia deve ser colhida na nuca, região da linha dos cabelos, pois o vírus tende a se localizar nos folículos capilares. Saliva e liquor podem ser materiais para pesquisa por meio de RT-PCR. O Elisa (*enzyme-linked immunosorbent assay*), inicialmente utilizado para detectar anticorpos neutralizantes, foi otimizado para detectar anticorpos dos nucleocapsídeos, denominado de *rapid rabies enzyme immunodiagnosis* (RREID). Apesar de uma boa correlação, tem sensibilidade menor que o IFD, não devendo substituí-lo em laboratórios que disponham desse último. Os testes descritos devem ser realizados em associação, pois apesar de boa especificidade, nenhum dispõe nível ótimo de sensibilidade.

TRATAMENTO (PROFILAXIA)

A potencial exposição ao vírus da raiva deve ser identificada o mais rápido possível, e a situação ideal ocorre quando ações preventivas são capazes de minimizar os riscos. Quando a prevenção falha e ocorre o acidente, é imprescindível que uma completa anamnese seja colhida com informações sobre a história vacinal pregressa, data, localidade, tratamento prévio e natureza da agressão, assim como o tipo e o estado de saúde do animal no momento do acidente e sua evolução após.

Profilaxia pré-exposição

Indicada para indivíduos com mais chance de exposições de risco, como veterinários, vacinadores, laçadores e domadores de cães, profissionais que trabalham com o vírus no laboratório, espeleólogos, entre outros. Após a administração do esquema, é imprescindível a dosagem de anticorpos neutralizantes para confirmar o efeito da imunização. Após o 10º dia, o título deve estar igual a ou acima de 0,5 UI/mL; a verificação deve ser anual, ou mesmo semestral em situações de risco intenso, com a administração de uma dose de reforço se os níveis de anticorpos estiverem insuficientes. Utilizam-se os seguintes esquemas:

- Vacina Fuenzalida-Palacios modificada: doses de 1,0 mL, por via intramuscular em região deltoide. Aplicar nos dias 0, 7 e 14.

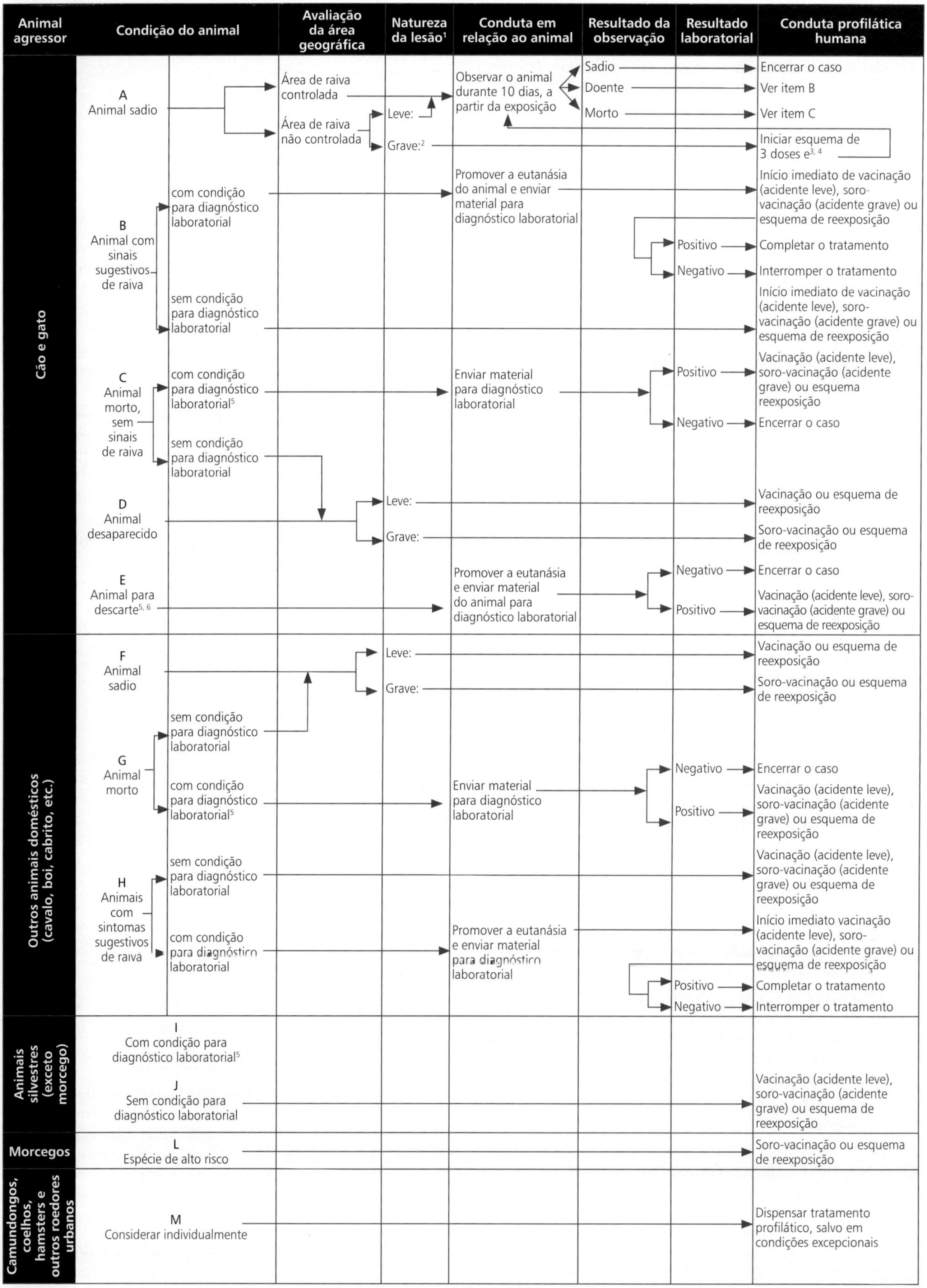

Figura 14.2 Profilaxia da raiva (Extraído de Costa WA et al. 1999[11]).

- Vacina de cultivo celular: doses de 0,5 a 1,0 mL, dependendo das especificações do fabricante, pela via intramuscular, em região deltoide. Aplicar nos dias 0,7 e 28.

Profilaxia pós-exposição

O ferimento deve ser lavado exaustivamente com água corrente e sabão ou outros detergentes, o mais rápido possível, e, após, recomenda-se o uso de antissépticos (álcool iodado). Se houver riscos funcionais, estéticos ou de infecções, a sutura pode ser realizada, porém existe a possibilidade de infiltração mecânica do vírus nas terminações nervosas. A infiltração local com soro ou imunoglobulina antirrábica ajuda a prevenir essa possibilidade. Avaliar a necessidade de profilaxia para tétano.

- **São consideradas lesões leves:** mordedura, arranhadura ou lambedura de ferimento de pele em tronco, membros, excetuando mãos e pés, se único, superficial ou pequeno.
- **São consideradas lesões graves:** mordedura, arranhadura ou lambedura de ferimento de pele em segmento cefálico, pescoço, pés ou mãos e também ferimento múltiplo, extenso ou profundo em qualquer parte do corpo.

As modalidades de esquema de proteção pós-exposição em uso são:

- Vacina Fuenzalida-Palacios modificada: dose de 1,0 mL, por via intramuscular, em região deltoide. A periodicidade de aplicação das doses de vacina é indicada pelo tipo de exposição:
  - Observação do animal: dias 0, 2, 4.
  - Vacinação: diariamente, por sete dias consecutivos, duas doses de reforço dez e vinte dias após a 7ª dose.
  - Sorovacinação: diariamente, por dez dias consecutivos, três doses de reforço dez, vinte e trinta dias após a 10ª dose.
  - Reexposição: considerar o tempo decorrido e o número de doses já aplicadas. Após noventa dias, três doses com dois a três dias de intervalo.
- Vacina de cultivo celular: doses de 0,5 ou 1,0 mL, dependendo do fabricante, por via intramuscular na região deltoide. A periodicidade de aplicação das doses de vacina é indicada pelo tipo de exposição:
  - Observação do animal: dias 0, 3, 7.
  - Vacinação: dias 0, 3, 7, 14, 28.
  - Sorovacinação: dias 0, 3, 7, 14, 28.
  - Reexposição: considerar tempo decorrido, tipo de vacina e número de doses. Após noventa dias, aplicar nos dias 0 e 3.

A sorovacinação consiste em aplicar as doses de vacina previstas associadas ao soro ou imunoglobulina antirrábicos; infiltrar em torno da ferida produzida pelo animal, de modo a cobrir toda sua extensão e profundidade. Se necessário, a dose indicada deve ser diluída, a fim de haver quantidade suficiente de material para os casos de lesões múltiplas e extensas. Se houver sobras, essas devem ser aplicadas, profundamente, na região glútea. As doses são:

- Soro (heterólogo) antirrábico (SAR): 40 UI/kg.
- Imunoglobulina humana antirrábica (HRIG): 20 UI/kg.

A profilaxia deve ter início imediatamente, mesmo quando há demora na procura por assistência médica. Podem-se aguardar até 48 horas pelo exame diagnóstico em animais, desde que eles não estejam demonstrando sintomatologia sugestiva de raiva no momento da agressão. Gravidez não é contraindicação de profilaxia. Toda vez que possível, indivíduos sob utilização de corticosteroides devem ter essa medicação suspensa durante a aplicação da profilaxia pós-exposição indicada.

CONDUTA NO PACIENTE DOENTE POR RAIVA

Até 2004, os poucos pacientes que não evoluíram para o óbito tinham recebido algum tipo de profilaxia anterior ou não eram casos de raiva confirmados. Nesse ano, uma jovem norte-americana de 15 anos, que havia sido mordida por um morcego há cerca de trinta dias, desenvolveu sintomatologia compatível com raiva sem ter recebido profilaxia pré ou pós-exposição. O diagnóstico foi estabelecido por sorologia sérica e liquórica, pois nenhum outro teste realizado foi positivo. Foi então submetida a um processo de coma induzido em conjunto com drogas antivirais, conhecido como protocolo de Milwaukee, e teve bom desfecho clínico.

Outro caso de sucesso que se utilizou desse protocolo aconteceu no Brasil, em 2008, com um garoto de 15 anos, que havia recebido quatro doses de vacina após ataque por morcego, e foi internado com sintomas de raiva confirmada por PCR em biópsia de folículo piloso.

Esses relatos, apesar de causar grande entusiasmo, devem ser vistos com cautela, pois no caso dos Estados Unidos existe a possibilidade de infecção por uma cepa menos virulenta, e o paciente brasileiro tinha recebido profilaxia pós-exposição. O protocolo de Milwaukee pode ter indicação em casos específicos, mas sua implantação requer validação científica, e investimentos de implantação.[13,14] Todos os cuidados, então, devem convergir para diminuir o sofrimento do doente e de seus familiares, além de promover o suporte básico de vida em unidades de terapia intensiva.

REFERÊNCIAS BIBLIOGRÁFICAS

Brasil – Ministério da Saúde. Secretaria de Vigilância em Saúde. Sistema de Informação de Agravos de Notificação – SINAM. [citado em 27 de Jul de 2010] Disponível em URL: http://dtr2004.saude.gov.br/sinanweb/index.php.

Brasil – Ministério da Saúde. Secretaria de Vigilância em Saúde. Nota Técnica COVEV/CGDT/DEVEP/SVS/MS (11/11/2008) – Tratamento de caso de raiva humana em Floresta – Pernambuco. [citado em 27 de Jul de 2010] Disponível em URL: http://portal.saude.gov.br/portal/arquivos/pdf/nota_tecnica_raiva_humana_11_08.pdf.

Consales C, Bolzan VL. Rabies review: Immunopathology, clinical aspects and treatment. J. Venom. Anim. Toxins Trop. Dis. 2007; 13:5-38.

Costa WA, Ávila CA, Valentine EG, et al. Profilaxia da Raiva Humana. São Paulo: Instituto Pasteur, 1999 (Manuais 4). 33p. [citado em 27 de Jul de 2010] Disponível em URL: http://www.pasteur.saude.sp.gov.br/extras/manual_04.pdf.

Fundação Nacional de Saúde (FUNASA). Raiva. In: Guia de Vigilância Epidemiológica. [citado em 27 de Jul de 2010] Disponível em URL: http://www.funasa. gov.br.

Kotait I, Carrieri ML, Takaoka NY. Raiva – Aspectos gerais e clínica. Instituto Pasteur, São Paulo. 2009. 49p.

McKay N, Wallis L. Rabies: a review of UK management. Emerg Med J 2005;22:316–321.

Medical College of Wisconsin. The Milwaukee protocol, 2007. [citado em 27 de Jul de 2010] Disponível em URL: http://www.chw.org/display/displayFile.asp?docid=33223&filename=/Groups/Rabies/Checklist.pdf.

Nigg AJ, Walker PL. Overview, Prevention, and Treatment of Rabies. Pharmacoth. 2009;29:1182-95.

Rupprecht CE, Hanlon CA, Hemachudha T. Rabies re-examined. Lancet Infect Dis. 2002; 2(6):327-43.

Warrell MJ, Warrell DA. Rabies and other lyssavirus diseases. Lancet 2004; 363: 959-969.

Willoughby RE, Tieves KS, Hoffman GM, et al. Survival after treatment of rabies with induction of coma. N Engl. J. Med. 2005; 352:2508-14.

World Health Organization. Epidemiology. Geneva, 2010 [citado em 27 de Jul de 2010]. Disponível em URL: http://www.who.int/rabies/epidemiology/en/.

World Health Organization. Fact Sheet N° 99 December 2008. [citado em 27 de Jul de 2010]. Disponível em URL: http://www.who.int/mediacentre/factsheets/fs099/en/index.html.

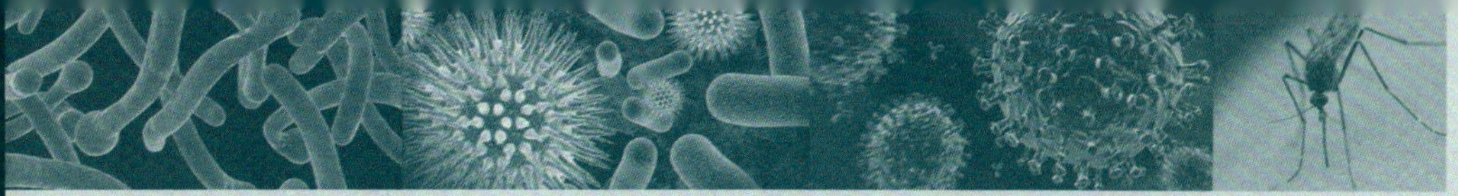

15 Vírus Varicela-zoster

Augusto César Penalva de Oliveira ▪ Jorge Casseb

INTRODUÇÃO

O VZV é um vírus humano alfa-herpesvírus que causa varicela e herpes-zoster. A varicela resulta da infecção primária pelo VZV e é uma doença comum na infância, associada a febre e *rash* cutâneo vesicular pruriginoso generalizado. Como característica do alfa-herpesvírus, o VZV estabelece uma latência nas células na raiz do gânglio dorsal após a infecção primária. O herpes-zoster é uma erupção vesicular localizada e dolorosa envolvendo um ou mais dermátomos e causado por uma reativação do VZV. A incidência do herpes-zoster aumenta com a idade e a imunossupressão.

O VZV consiste em um nucleocapsídeo que envolve um *core* que contém um genoma DNA dupla-hélice; a proteína tegumentar que separa o capsídeo do envelope lípide contém a maioria das principais glicoproteínas virais. O VZV é encontrado em todas as regiões do mundo, mas epidemias são mais comuns em climas temperados. Casos de herpes-zoster podem ser fonte de transmissão de VZV para contatantes suscetíveis. A transmissão do vírus ocorre rapidamente para outros suscetíveis, pois o VZV é transmitido por via respiratória. A taxa de ataque do VZV é em torno de 90% aos expostos suscetíveis intradomiciliares de pessoas com varicela, e o período de contágio compreende um ou dois dias prévios ao aparecimento das vesículas até a presença exclusiva de lesões em crostas.

O herpes-zoster apresenta menor índice de morbidade que a varicela, acometendo, sobretudo, indivíduos na idade adulta, principalmente após os 60 anos. O herpes-zoster não apresenta variação sazonal. A despeito das lesões mais localizadas, os pacientes com herpes-zoster também oferecem risco de contágio, com intervalos de tempo, no tocante à presença de lesões vesiculares, similares ao da varicela.

PATOGENIA

A patogenia da varicela começa pela entrada do vírus nas células localizadas na mucosa do aparelho respiratório; o vírus é então levado para linfonodos regionais, resultando na fase de viremia primária que carreia o vírus para o fígado e outras células do sistema fagócito-monocitário durante o período de incubação. O período de incubação geralmente dura 14 dias. A viremia pode ser detectada nos últimos quatro ou cinco dias antes do pico dos sintomas e há poucos dias do aparecimento do *rash*. A viremia associada celular permite ao vírus acesso às células da epiderme, e a replicação nessas células causa o *rash* característico da varicela.

QUADRO CLÍNICO DA VARICELA

A infecção primária do VZV é caracterizada por um período relativamente prolongado de incubação, variando de dez a 21 dias, com uma duração usual de 14 a 16 dias. Metade dos casos apresenta um pródromo de febre, mal-estar, cefaleia e dor abdominal. Esses sintomas aparecem durante 24 a 48 horas antes do início das lesões de pele e são mais comuns nas crianças mais velhas e adultos. Sintomas sistêmicos, como febre, fadiga e anorexia, persistem ou aparecem durante fases precoces do período exantemático da doença. Sintomas respiratórios graves ou vômitos são raros. As lesões cutâneas da varicela envolvem o couro cabeludo, a face ou o tronco e são pruriginosas. A fase eritematosa macular evolui para a fase vesicular, em um ou dois dias, durante a qual pequenas vesículas cheias de fluidos aparecem em lesões eritematosas. Após dois a quatro dias, as lesões vesiculares se transformam em crostas que permanecem por cerca de quatro a seis dias. Lesões ulcerativas e, às vezes, dolorosas aparecem.

COMPLICAÇÕES DA VARICELA

A varicela geralmente evolui para completa resolução clínica; entretanto, várias complicações podem ocorrer, sobretudo em situações de vulnerabilidade do hospedeiro, como desnutrição, presença de imunossupressão e no primeiro ano de vida.

As complicações incluem a infecção bacteriana secundária pelo *Streptococcus pyogenes*. A celulite, a linfadenopatia regional ou o abscesso subcutâneo podem ocorrer nos locais próximos às lesões.

A disseminação para os pulmões é rara em crianças saudáveis, mas pode aumentar a morbidade e a mortalidade associadas à varicela em adultos, as quais estão relacionadas ao elevado risco de pneumonia nesses pacientes.

O VZV tem o potencial de causar infecção generalizada dos pulmões, fígado, sistema nervoso central e outros órgãos se o sistema imune do hospedeiro for incapaz de inibir a viremia inicial. A varicela pulmonar é caracterizada por aguda infecção das células epiteliais dos alvéolos pulmonares, infiltração mononuclear e edema do septo alveolar.

O processo intersticial inflamatório, ao longo da acumulação de células septais descamadas nos alvéolos, leva à transferência inadequada de oxigênio dos alvéolos para os capilares pulmonares, hipoxia grave e falência respiratória. Hepatite transitória provavelmente ocorre na maioria dos indivíduos saudáveis acometidos pela varicela, mas a extensa replicação viral no fígado, com destruição hepatocelular generalizada devida à lise celular induzida pelo vírus, é a complicação de varicela progressiva, causando fulminante falência hepática.

A encefalite, a ataxia cerebelar, a meningite asséptica e a mielite representam a maioria das complicações neurológicas da varicela, podendo representar até 10% de todos os óbitos associados a ela. De comum patogenia obscura, entre invasão direta viral e mecanismo imunomediado, e instalação posterior ao *rash* cutâneo, as diferentes afecções dos sistemas divergem em gravidade e resíduos disfuncionais. A ataxia cerebelar é, por exemplo, de bom prognóstico funcional, modo evolutivo distinto da encefalite, geralmente mais grave, com taxa de mortalidade entre 5% e 35%.

Outras complicações patológicas da infecção pelo VZV incluem trombocitopenia, que causa coagulopatia e hemorragia, particularmente quando associada à hepatite grave, complicações do globo ocular, artrite e miocardite e síndrome de Reye.

A varicela adquirida pela mãe durante a gestação, sobretudo nas vinte primeiras semanas, pode estar associada à transferência transplancetária de VZV e à ocorrência de varicela congênita. O uso da imunoglobulina específica após a exposição pode reduzir o risco da infecção fetal. Essa patologia é caracterizada por microcefalia, com atrofia cortical e calcificações decorrentes da encefalite intrauterina, hipoplasia límbica, defeitos cutâneos como cicatrizes e áreas hiperpigmentadas, baixo peso, lesões oftálmicas e dano no sistema nervoso autônomo. Já a varicela no período neonatal ocorre após infecção materna em torno do último mês da gestação, com extensão ao feto em cerca de 50% dos casos, tendo estes, em torno de 30%, expressão clínica mormente grave.

Varicela na população de alto risco

Antes da disponibilidade de drogas antivirais, cerca de 32% a 50% das crianças com tumores ou neoplasias linfoproliferativas desenvolviam varicela disseminada, 20% tinham pneumonia por varicela, e a infecção era fatal em 7% a 17% dos casos. Varicela em crianças imunocomprometidas é caracterizada por prolongada formação de novas lesões, aumento do número de lesões cutâneas e o risco de disseminação com pneumonia, hepatite, encefalite e coagulopatia.

QUADRO CLÍNICO DO HERPES-ZOSTER

O quadro clínico de herpes-zoster resulta da reativação de vírus latentes dos gânglios nervosos espinais dorsais ou cranianos e seu retorno, de modo retrógrado, à pele. Compromete principalmente indivíduos a partir dos 60 anos, em frequência de oito a dez vezes maior do que em outras faixas etárias. Os mecanismos desencadeadores de tal fenômeno podem ser físicos (cirúrgicas, manipulações invasivas e radiações) e, sobretudo, estados de imunossupressão de múltiplas origens (infecciosa, neoplásica, iatrogênica etc.).

A dor é sintoma capital e inicial na instalação do quadro clínico. Em geral, situada em trajeto radicular, tem caráter intenso, lancinante e progressivo, muitas vezes acompanhada de disestesias e hipoestesias locais. Compromete especialmente a região dorsal, seguida da face. O sintoma doloroso precede por dias as lesões cutâneas, acompanhado ou não por febre, cefaleia e mal-estar geral. Na evolução natural, em topografia coincidente à dor, aparecem as lesões cutâneas, inicialmente como pápulas eritematosas, evoluindo rapidamente para as características vesículas, com posterior evolução para crostas e resolução espontânea em torno de 15 a vinte dias. As lesões e a dor normalmente respeitam a linha média do corpo, mas, em circunstâncias de imunossupressão mais severas, as lesões podem se disseminar ou ter curso heterogêneo.

Complicações do herpes-zoster

A mais comum complicação da reativação do VZV, a nevralgia pós-herpética (NPH), é definida como dor persistente por mais de seis semanas após a erupção cutânea. Sua incidência é maior no gênero feminino e aumenta com a idade, sobretudo após os 50 anos, atingindo cerca de 40% dos indivíduos acima de 60 anos, principalmente na topografia do trigêmeo. Ainda no tocante ao comprometimento da região trigeminal, o zoster oftálmico pode resultar em lesões de córnea, oftalmoplegia, primordialmente por comprometimento do III par, e mais gravemente conduzir à osteonecrose nas divisões maxilar e mandibular. Ainda na região da cabeça, deve-se destaque à síndrome de Hamsay-Hunt, na circunstância do comprometimento do VII par craniano, quando o *rash* se apresenta na região do pavilhão auditivo. O prognóstico de recuperação funcional dessa apresentação costuma ser sombrio. A paralisia facial periférica idiopática – paralisia de Bell – também tem sido eventualmente reportada em associação com infecção por VZV. Na outra extremidade do neuroeixo, o zoster lombossacral pode ser acompanhado por comprometimento multirradicular lombar e da cauda equina, com alterações vesicais e sensitivomotoras nos membros inferiores.

Em relação ao sistema nervoso central, assim como na varicela, no herpes-zoster podemos encontrar comprometimento por vários mecanismos, com distintas apresentações clínicas. Merece destaque a mielite, a qual pode comprometer indivíduos imunocompetentes de forma aguda transeccional em torno de uma a duas semanas após o *rash* cutâneo. Em pacientes com imunossupressão o curso pode ser mais insidioso e progressivo, às vezes fatal. O comprometimento suprassegmentar pode ter várias formas com diferentes gravidades, apresentando-se como meningite linfomonocitária apenas, por vezes meningoencefalite, até quadros graves de ventriculite necrotizante. Essas formas aqui descritas são mais recentemente aceitas como quadros de vasculopatia primária, acometendo pequenos ou grandes vasos, apresentando-se nos estudos de imagem padrão vascular, inflamatório ou desmielinizante. A encefalite de pequenos vasos é mais encontradiça entre pacientes com imunossupressão mais severa, como em pacientes transplantados, com câncer ou Aids, enquanto a arterite granulomatosa pode acometer indivíduos sem imunossupressão evidente; ambas, além do quadro de encefalite, podem ter curso clínico agudo como acidente vascular cerebral isquêmico ou hemorrágico. Esses quadros podem ocorrer contíguos ao *rash* cutâneo ou guardar distância temporal de meses, bem como, no caso da encefalite de pequenos vasos, podem ocorrer na ausência da erupção cutânea. Isso toma maior importância com o início da epidemia de Aids, quando o herpes-zoster passou a ser reconhecido como uma infecção frequente em pacientes portadores de HIV, quando também formas crônicas de herpes-zoster têm sido relatadas, associadas ao isolamento de vírus resistente ao aciclovir.

Herpes-zoster sem *rash*: *sine herpete*

A descrição de quadros dolorosos sem erupção cutânea associados à infecção pelo VZV é atribuída a Lewis, 1958. Clinicamente, configura-se como um quadro de dor "tipo zoster" e sinais sensoriais em um dermátomo, sem a presença de erupção cutânea. Há outros relatos convergentes, sugerindo a possibilidade desse diagnóstico nas radiculopatias agudas, mesmo na ausência das clássicas lesões dermatológicas. Outras circunstâncias de ausência de *rash* são a denominada neuralgia pré-herpética, quando a dor pode ser intervalada da erupção cutânea por até cem dias e a já anteriormente citada paralisia facial idiopática.

DIAGNÓSTICO

A confirmação rápida do diagnóstico nos casos suspeitos de varicela e herpes-zoster pode ser importante no tratamento clínico para guiar a prescrição da terapia anti-viral. Testes sorológicos podem ainda ser úteis na monitorização de títulos de anticorpos de pessoas vacinadas. Os métodos sorológicos para o diagnóstico de infecção primária por VZV requerem testar soros na fase aguda e na fase convalescente para anticorpos contra VZV da classe IgM e IgG, por meio dos métodos de fixação de complemento, neutralização, imunofluorescência e imunoenzimático; são também importantes no diagnóstico do comprometimento do SNC. Apesar de esses testes serem de valor relativo na identificação de casos na fase aguda, podem ser extremamente úteis na identificação do *status* sorológicos de pessoas vacinadas.

Os métodos virológicos, como a presença de vírus infecciosos, DNA viral ou proteína viral em espécimes clínicos, podem ser úteis para o diagnóstico na fase aguda, como o PCR, que tem sido recentemente empregado com sucesso para diagnóstico de infecção pelo VZ em LCR, sendo mais sensível que o isolamento viral, permitindo ainda diferenciar o vírus vacinal do vírus selvagem.

Para as afecções do SNC, tanto na varicela como no herpes-zoster, os exames de imagem, apesar de inespecíficos, podem corroborar na análise de conjunto com a clínica e outros métodos laboratoriais para o diagnóstico e seguimento na fase terapêutica.

TRATAMENTO

A terapia antiviral previne a progressão da varicela e a disseminação visceral e compensa a resposta imune diminuída das crianças imunocomprometidas com varicela. A mortalidade pela varicela pode ser diminuída primariamente porque a pneumonia por VZV não ocorre ou a pneumonia progressiva é prevenida. A terapia antiviral tem dramaticamente modificado o prognóstico da varicela em crianças de alto risco, diminuindo a mortalidade de 7% a 10% para pouca ou nenhuma fatalidade. Para ótima eficácia, o tratamento com aciclovir em crianças imunocomprometidas com varicela deveria ser iniciado dentro de 24 a 72 horas depois do início do *rash*. Em virtude da pobre absorção oral, a droga deve ser dada por via parenteral, na dose de 500 mg/m^3 por dose, a cada oito horas; a terapia é continuada por sete dias ou até que não apareçam novas lesões por pelo menos 48 horas. O tratamento não deve ser adiado até que a doença cutânea grave esteja evidente, pois a disseminação visceral frequentemente ocorre dentro do mesmo período; a pneumonia por varicela se desenvolve dentro de quatro a oito dias em pacientes imunodeficientes. Terapia precoce com aciclovir também reduz a gravidade do exantema cutâneo da varicela, o que pode reduzir o risco de infecções cutâneas bacterianas secundárias. O tratamento com aciclovir intravenoso é indicado tanto para os pacientes clinicamente estáveis quanto para aqueles com alto risco que apresentam pneumonia, hepatites, trombocitopenia ou encefalites.

A terapia de suporte, incluindo ventilação assistida e outros cuidados intensivos, melhora a sobrevida, uma vez que lesões no pulmão, fígado e outros órgãos e lesões causadas por VZV são reversíveis em muitos casos.

O aciclovir oral está licenciado para tratamento da varicela em crianças saudáveis e adultos com base em vários estudos clínicos (Tabela 15.1). Ele diminui a gravidade da

Tabela 15.1 O uso de aciclovir no tratamento de varicela.

Indicação de aciclovir
Pacientes
▪ Neoplasias, transplantes de órgãos e medula óssea e uso de terapia com altas doses de corticosteroides. ▪ Imunodeficiências congênitas de células T. ▪ Infecção pelo HIV. ▪ Varicela neonatal após varicela materna ter começado dentro de cinco dias antes ou dois dias após o parto. ▪ Pneumonia associada ou encefalite.
Administração
▪ Iniciar assim que possível após as lesões iniciais aparecerem. ▪ Administração intravenosa. ▪ Crianças <1 ano, 10 mg/kg dose de 8/8 horas em uma hora de infusão. ▪ Crianças >1 ano, 500 mg/m2/dose de 8/8 horas em uma hora de infusão. ▪ Adultos, 10 mg/kg dose de 8/8 horas em uma hora de infusão.
Duração: sete dias ou até que novas lesões não tenham aparecido por 48 horas
Aciclovir opcional
Pacientes
▪ Desordens cutâneas crônicas, doenças crônicas como fibrose cística, *diabetes melito* ou doenças que necessitam de uso crônico de salicilatos ou intermitentes de esteroides. ▪ Crianças saudáveis, especialmente aquelas > 12 anos ou contatos secundários intradomiciliares e adultos.
Administração
▪ Iniciar dentro de 24 horas após aparecimento inicial das lesões. ▪ Administração via oral. ▪ Crianças, 20 mg/kg dose (máximo de 800 mg/dose), quatro vezes ao dia. ▪ Adultos, 800 mg/dose em cinco doses por dia.
Duração: cinco dias

infecção primária por VZV em outrora crianças, adolescentes e adultos saudáveis, contanto que o tratamento seja iniciado dentro de 24 horas após o início do aparecimento das primeiras lesões cutâneas. O aciclovir oral é dado na dose de 20 mg/kg, quatro vezes ao dia, por cinco dias, e isso reduziu o número de dias com febre ou número de dias com formação de novas lesões, total número de lesões cutâneas e o prurido em crianças saudáveis com a idade entre 2 e 12 anos. Os efeitos colaterais mais frequentes são sintomas gastrointestinais, erupção cutânea, insuficiência renal e confusão mental, sobretudo na presença de alterações renais.

Em pacientes imunosuprimidos, o uso de famciclovir ou valaciclovir reduz o tempo com febre, o tempo para formação de novas lesões, o tempo para completa descamação e o número total de lesões cutâneas quando são iniciados até 24 a 96 horas após o início do *rash*.

Além do tratamento antiviral, podem ser utilizados sintomáticos, sobretudo no tocante à analgesia e à higiene preventiva das infecções secundárias de pele. Algumas drogas utilizadas para dor são analgésicos comuns, codeína de 30 a 60 mg a cada seis horas, associados a coadjuvantes como a difenil-hidantoína – 300 a 400 mg/d, carbamazepina – 400 a 1.200 mg/d, amitriptilina ou nortriptilina – 25 a 75 mg/d, gabapentina – 900 a 2.400 mg/d, além de outras associações em quadros mais graves, podendo incluir mefenezina, clonazepam e clorpromazina. Mais recentemente, o uso de capsaicina 8% em *pacth* reduziu a dor na maioria dos pacientes.

A utilização de corticosteroides no herpes-zoster, com a finalidade de prevenir a neurite pós-herpética, tem sido objeto de diversos estudos, mas ainda não há consenso sobre o real valor dessa medida. Entretanto, em virtude do acometimento vascular, esse pode ser utilizado, em cursos breves, nos quadros de comprometimento do SNC.

PREVENÇÃO

A transmissão de VZV para indivíduos suscetíveis é difícil de prevenir, porque as pessoas infectadas são transmissoras por 24 a 48 horas antes dos sinais clínicos de varicela ser evidentes. Em função disso, restrições no convívio social e escolar, embora prática comum, não alteram a disseminação da varicela nesses ambientes. No ambiente hospitalar, entretanto, estão indicadas as medidas de isolamento.

PROFILAXIA PASSIVA COM ANTICORPOS (VZIG)

A profilaxia com VZIG é indicada em indivíduos suscetíveis de alto risco, como crianças imunocomprometidas e mulheres grávidas, que tenham tido uma exposição próxima a indivíduos com varicela ou herpes-zoster e para quem pode ser ministrado VZIG dentro de 96 horas (preferencialmente dentro de 48 horas após a exposição).

VACINA CONTRA VARICELA

A vacinação, usando a vacina com vírus vivo atenuado, está indicada em várias situações. Os efeitos protetores são observados em 95% dos vacinados e por pelo menos sete anos.

Grupos importantes para vacinação são os funcionários da área da saúde e crianças sob alto risco (Tabela 15.2). Em indivíduos idosos, pela elevada ocorrência de herpes-zoster, a vacinação contra varicela pode ser uma boa estratégia para prevenção.

Tabela 15.2 Indicações e contraindicações para o uso de vacina para varicela com vírus atenuado.

Indicações e contraindicações
Indicações
▮ Pacientes com idade entre 12 meses e13 anos: uma dose (suscetibilidade pela história).
▮ Pacientes com idade acima de 13 anos até adulto jovem: duas doses, quatro a oito semanas de intervalo (considerar teste sorológico para checar suscetibilidade).
Contraindicações
▮ Imunodeficiências congênitas, discrasias sanguíneas;
▮ Leucemia, linfoma, outras neoplasias exceto leucemia linfocítica aguda em remissão;
▮ Infecção pelo HIV sintomática;
▮ Uso de corticosteroides sistêmico em altas doses;
▮ Gravidez;
▮ Exposição a varicela ou herpes-zoster dentro de 21 dias;
▮ Alergia a neomicina;
▮ Doença intercorrente;
▮ Uso de imunoglobulina e outros produtos sanguíneos dentro de cinco meses;
▮ Uso de salicilatos dentro de seis semanas.

CONSIDERAÇÕES FINAIS

Os objetivos do tratamento são HZ para controle da dor aguda, acelerar a cura de erupções cutâneas, minimizar as complicações sistêmicas e reduzir o risco de neuropatia pós-herpética (NPH) e outras complicações. As terapias existentes, especialmente os agentes antivirais, diminuem a duração da HZ e promovem a cura em curto prazo, mas não são totalmente eficazes na prevenção de NPH, talvez em parte em razão do atraso no diagnóstico e no início de tratamento.

Novos tratamentos com diferentes mecanismos de ação estão em desenvolvimento para a prevenção e conduta da NPH. As terapias existentes para NPH estabelecidas são paliativas e incluem principalmente opioides, inibidores tríclicos e anticonvulsivantes. A meta para o manejo da NPH no futuro deve ser afastar-se dos cuidados paliativos e voltar-se para tratamentos modificadores da doença. Desenvolvimentos recentes na compreensão da neuropatogênese de dor, em geral, e do NPH em particular, identificaram potenciais pontos de intervenção para a gestão futura das síndromes de dor crônica, incluindo a NPH.

REFERÊNCIAS BIBLIOGRÁFICAS

Aitken RS, Brain RT. Facial palsy and infection with zoster virus. Lancet 1933; 1:19-22.

Ampofo KK, Annunziato P. Varicella and Zoster. Current Treatment Options in Infectious Diseases 2002; 4:51-5.

Arvin AM. Varicella-zoster virus. Clinical Microbiology Reviews 1996; 9: 361-381.

Balfour HH, Kelly JM, Suarez CS et al. Acyclovir treatment of varicella in otherwise healthy children. J Pediatr 1990; 116:633-9.

Bastain FO, Rabson AS, Yee CL et al. Herpesvirus varicellae: isolated from human dorsal root ganglia. Arch Pathol 1974; 97-331.

Brunell PA. Fetal and neonatal varicella-zoster infections. Semin Perinatol 1983; 17:47-56.

Burke DG, Kalayjian RC, Vann VR, Madreperla SA, Shick HE, Leonard DGB. Polymerase chain reaction detection and clinical significance of varicella-zoster virus in cerebrospinal fluid human immunodeficiency virus – infected patients. The Journal of Infectious Diseases 1997; 176:1080-4.

Carvalho LHFR, Focaccia R et al. Varicela. Estudo de 167 casos. Comunicação no II Congresso Brasileiro de Infectologia Pediátrica, São Paulo 1980.

Demmler G, Steinberg S, Blum G et al. Rapid enzyme-linked immunosorbent assay for detecting antibody to varicella-zoster virus. J Infect Dis 1988; 157:211-212.

Dunkle LM, Arvin LM, Whitley RW et al. A controlled trial of acyclovir for chickenpox in the normal host. N Engl J Med 1991; 325:1539-44.

Editorial Foscarnet. Méd Lett 1992; 34:3-4.

Enders G, Miller E, Cradock-Watson J et al. Consequences of varicella and herpes-zoster in pregnancy: prospective study of 1.739 cases. Lancet 1994; 343:1548-1551.

Esiri MM, Tomlinson AH. Herpes-zoster: Demonstration of virus in trigeminal nerve and ganglion by immunofluo-rescence and electron microscopy. J Neurol Sci 1972; 15:35.

Esmann V, Kroon S, Petersblund NA et al. Prednisolone does not prevent post-herpetie neuralgia. Lancet 1987; 2:126-9.

Feldman C. Varicela/Herpes-zoster; 534-541. In: Veronesi R & Focaccia R. Atheneu, 2.a Ed. São Paulo 2002.

Friedman-Kien AE, Lafleur FL, Gendler E et al. Herpes-zoster: a possible early clinical sign for development of acquired immunodeficiency syndrome in high risk individuals. J Am Acad Dermatol 1986; 14:1023-8.

Gilden DH, Bennett JL, Kleinschmidt-DeMasters BK, Song DD, Yee AS, Steiner I. The value of cerebrospinal fluid antiviral antibody in the diagnosis of neurologic disease produced by varicella zoster virus. Journal of the Neurological Sciences 1998; 159:140-4.

Gilden DH, Dueland AN, Cohrs R, Martin JR, Kleinschimidt-DeMasters BK, Mahalingam R. Preherpetic neuralgia. Neurology 1991; 41:1215-8.

Gilden DH, Kleinschmidt-DeMasters BK, LaGuardia JJ, Mahalingam R, Cohrs RJ. Neurologic complications of the reactivation of varicella-zoster virus. The New England Journal of Medicine 2000; 342:635-45.

Gilden DH, Mahalinzen R, Dueland AN. Herpes-zoster pathogenesis and latency. In: Melmick JL. Prog Med Virol, Brasil 1992; vol. 39:19-75.

Grandien M, Appelgren P, Espmark A. Determination of varicella immunity by the indirect immunofluorescence test in urgent clinical situations. Scand J Infect Dis 1976; 8:65-69.

Gray F, Bélec L, Lescs MC, Chrétien F, Ciardi A, Hassine D, Flament-Saillour M, Truchis P, Clair B, Scaravilli F. Varicella-zoster virus infection of the central nervous system in the acquired immune deficiency syndrome. Brain 1994; 117:987-99.

Guess HA, Broughton DD, Melton LJ III, Kurland LT. Epidemiology of herpes-zoster in children and adolescents: a population-based study. Pediatrics 1985; 76:512-7.

Hilt DC, Bachhotz D, Krumholz A et al. Herpes-zoster ophtalmicus and delayed contralateral hemipoiesis caused by cerebral angivitis: Diagnosis and management approaches. Ann Neurol 1983;14:543-553.

Hope-Simpson RE. Postherpetic neuralgia. JR Coll Gen Pract 1975; 25:571-5.

Hope-Simpson RE. The nature of herpes-zoster: a long-term study and a new hypothesis. Proc R Soc Med 1965; 58:9.

Huff JC, Bean B, Balfour HH et al. Therapy of herpes-zoster with oral acyclovir 1988; 85(2A):84-9.

Izumi AI, Edwards J. Herpes-zoster and nevrogenic bladdes disfunction. J Am Med Assoc 1973; 224:1748-49.

Johnson R, Milbourn PE. Central nervous system manifes-tation of chickenpox. Can Med J 1970; 102:831.

Kido S, Ozaki T, Asada H et al. Detection of varicella-zoster virus (VZV) DNA in clinical samples from patients with VZV by the polymerase chain reaction. J Clin Micróbio 1991; 29:76-79.

LaRussa P, Steinberg S, Waithe E et al. Comparison of five assays for antibody to varicella-zoster virus and the fluorescent-antibody-to-membrane-antigen test. Clin Microbiol 1987; 25:2059-2062.

Levin MJ. Use of varicella vaccines to prevent herpes-zoster in older individuals. Archives in Virology 2001; 17:151-160.

Lewis GW. Zoster sine herpete. BMJ 1958; 2:418-21.

Linnemann CC, Shea L, Partin JC et al. Reye´s syndrome: epidemiologic and viral studies. Am J Epidemiol 1975; 101:517.

Manz HJ, Canter HG, Melton J. Trigeminal herpes-zoster causing mandibular osteonecrosis and spontaneous tooth exfoliation. South Med J 1986; 79:1026-8.

McCarthy JT & Amer J. Postvaricella acute transverse myelitis: a case presentation and review of the literature. Pediatrics 1978; 62:202-204.

Morton D, Thomson AN. Oral acyclovir treatment of herpes-zoster in general practice. NZ Med J 1989; 109:93-5.

Mulhern LM, Friday GA & Perri JA. Arthritis complicatig varicella infection. Pediatrics 1971; 48:827.

Nicolaides NJ. Fatal systemic varicella: a report of three cases. Med J Aust 1957; 2:88-91.

Ozaki T, Miwata H, Matsui Y et al. Varicella-zoster virus DNA in throat swabs. Arch Dis Child 1990; 65:333-334.

Paryani SG, Arvin AM. Intrauterine infection with varicella-zoster virus after maternal varicella. N Engl J Med 1986; 314:1542-6.

Preblud SR, Bregman DJ, Vernon LL. Deaths from varicella in infants. Pediatr Infect Dis 1985; 4:503-7.

Prober CG, Kirk LE, Keeney RE. Acyclovir therapy of chickenpox in immunosuppressed children: a collaborative study. J Pediatr 1982; 10:622-5.

Puchhammer-Stockol E, Popow-Kraupp T, Heinz F et al. Detection of varicella-zoster virus DNA by polymerase chain reaction in the cerebrospinal fluid of patients suffering from neurological complications associated with chickenpox or herpes-zoster. J Clin Microbiol 1991; 29:1513-1516.

Ragozzino MW, Melton IIILJ, Kurland LT et al. Population based study of herpes-zoster and its sequelae. Medicine (Baltimore) 1982; 51:310-6.

Thiry N, Beutels P, vann damme P, Doorslaer EV. Economic evaluations of Varicella vaccination programmes. Pharmo-economics 2003; 21: 13-38.

Underwood EA. The neurological complications of varicella: a clinical and epidemiological study. Br J Child Dis 1935; 32:83, 177, 241.

Wallace MR, Bowler WA, Murray NB et al. Treatment of adult varicella with oral acyclovir. A randomized, placebo-controlled trial. Ann Intern Med 1992; 117:358-63.

Watson PN, Evans RJ. Postherpetic neuralgia: a review. Arch Neurol 1986; 43:836-40.

Weller TH. Varicella and herpes-zoster; changing concepts of the natural history, control, and importance of a not-so-benign virus. N Engl J Med 1983; 309:1362-8, 1434-40.

Whitley RJ, Volpi A, McKendrick M, Wijck A, Oaklander AL. Management of herpes zoster and post-herpetic neuralgia now and in the future. J Clin Virol. 2010;48 Suppl 1:S20-8.
Whitley RJ. Varicella-zoster virus; 1580-1585. In: Mandell, Douglas and Bennett's. Principles and Practices of Infectious Diseases, 5th Ed. Churchill Livingstone 2000.
Wood MJ, Bean PH, McKendrick MW et al. Efficacy of oral acyclovir treatment of herpes-zoster. Am J Med 1988; 85:(2A):79-83.
Zaia JA & Oxman MN. Antibody to varicella-zoster virus – induced membrane antigen: immunofluorescence assay using monodisperse glutaraldehyde-fixed target cells. J Inf Dis 1977; 136:519-530.

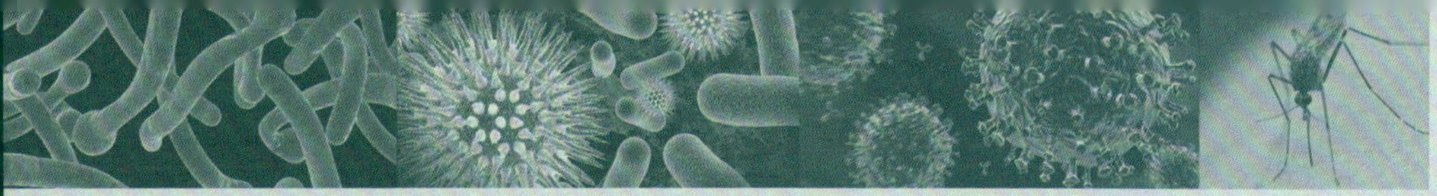

16 Doenças Exantemáticas

Marcelo Luiz Abramczyk

INTRODUÇÃO

Doenças exantemáticas correspondem a um grupo extenso de patologias em que a erupção cutânea ("rash"cutâneo) é o achado clínico predominante.

Dentre as etiologias mais frequentemente observadas na prática médica temos as patologias infecciosas e as patologias alérgicas, muitas vezes de difícil diagnóstico diferencial.

Doenças reumatológicas também podem se apresentar com quadro de exantema cutâneo.

Nosso enfoque principal será relacionado às enfermidades infecciosas.

ETIOLOGIA

Diversos são os agentes infecciosos responsáveis pelas doenças exantemáticas.

Algumas delas, como a doença de Kawasaki, não apresentam etiologia infecciosa bem estabelecida.

As doenças exantemáticas clássicas eram em número de seis, assim definidas:

- primeira doença: sarampo;
- segunda doença: escarlatina;
- terceira doença: rubéola;
- quarta doença: doença de Duke (exantema viral);
- quinta doença: eritema infeccioso;
- sexta doença: exantema súbito (roséola infantil).

Com o desenvolvimento da medicina e o avanço dos métodos diagnósticos diversos, outros agentes foram identificados em doenças exantemáticas.

Devido à diversidade de agentes infecciosos relacionados aos exantemas, é mais conveniente classificar os pacientes com febre e exantema conforme as características das erupções cutâneas.

APRESENTAÇÃO CLÍNICA DO EXANTEMA E AGENTE ETIOLÓGICO PROVÁVEL[1]

a) **lesões purpúricas ou petéquias**:

- meningoccemia;
- estafilococcemia;
- infecções por pneumococos;
- infecção por *Pseudomonas aeruginosa*;
- febre maculosa;
- febre purpúrica brasileira;
- infecção por Echovirus;
- infecção por coxsakievirus;
- infecção por adenovírus;
- varicela hemorrágica;
- endocardite subaguda;
- leptospirose;
- febres hemorrágicas outras (dengue e febre amarela);
- Síndrome luva-meia papular purpúrica.

b) **lesões vesiculares**:

- herpes simples;
- varicela;
- herpes-zoster;
- erupção variceliforme de Kaposi;
- doença mão-pé-boca;

c) **exantema maculopapular ou eritematosos**:

- escarlatina;
- síndrome do choque tóxico estreptocócico (*S. pyogenes*);
- estafilococcias (síndrome do choque tóxico e síndrome da pele escaldada);
- eritema infeccioso;
- rubéola;
- exantema súbito;
- enterovirose;
- mononucleose;
- micoplasma;
- citomegalovírus;
- febre tifoide;
- sífilis secundária;
- sarampo;
- dengue;
- infecções fúngicas;
- doença de Lyme;
- rickettioses;
- infecção primária pelo HIV;
- doença de Kawasaki;
- exantema laterotorácico unilateral;
- síndrome de Gianotti-Crosti.

d) **exantemas urticariformes**:

- micoplasma;
- enteroviroses;

- mononucleose;
- adenovírus.

EPIDEMIOLOGIA

Conforme podemos observar, há vários agentes infecciosos relacionados às doenças exantemáticas, algumas delas sem maior gravidade e outras potencialmente fatais se não diagnosticadas precocemente. Assim, pacientes com febre e exantema necessitam de pronta avaliação clínica.

Embora em algumas situações o diagnóstico clínico seja claro, em muitas ocasiões há dificuldade em se estabelecer o diagnóstico preciso.

Alguns dados epidemiológicos são fundamentais no diagnóstico diferencial das diversas doenças exantemáticas infecciosas.

Na avaliação de todo paciente com exantema é fundamental identificar se ocorreu contato com animais, com outras patologias infecciosas ou viagens recentes. Deve-se também observar cuidadosamente os antecedentes vacinais, o período de incubação e os pródromos da doença; perguntar sobre ingestão de alimentos diferentes e água de local inapropriado; averiguar a estação do ano, uma vez que determinadas doenças são mais prevalentes em determinadas estações e avaliar a possibilidade de alergia medicamentosa ou alimentar.

Em um estudo realizado no Rio de Janeiro durante um surto de sarampo, foram avaliados sorologicamente para rubéola, sarampo, dengue, parvovírus B19 e herpesvírus tipo 6, 327 pacientes com doença exantemática maculopapular. Obteve-se confirmação sorológica em 71% dos casos, e a principal patologia observada foi a dengue (33%), seguida pela rubéola (20%), o exantema súbito (9%), o sarampo (6,7%) e o herpesvírus tipo 6 (2%). Todos os pacientes apresentavam exantema similar ao do sarampo. Os autores concluíram que a diversidade de aspectos clínicos das doenças exantemáticas dificultam um diagnóstico puramente clínico.

Em um estudo realizado na Finlândia em 993 crianças vacinadas contra sarampo e rubéola com doença exantemática aguda, foi observado que apenas 5,9% delas apresentaram sarampo ou rubéola. Outro agente viral foi identificado em 32% dos casos, sendo os mais frequentes o parvovírus (20%), o enterovírus (9%) e o adenovírus (4%). Dentre as crianças, 300 menores de quatro anos foram investigadas para herpesvírus tipo 6, e em 12% delas foi identificado esse agente. Os autores concluíram que doenças exantemáticas em crianças vacinadas contra rubéola e sarampo frequentemente são causadas por outros agentes.

Em um outro estudo realizado na Inglaterra, avaliando 195 crianças com exantema morbiliforme vacinadas contra rubéola e sarampo, obteve-se confirmação laboratorial em 48% dos investigados. O principal agente infeccioso identificado foi o parvovírus B19 (91,7%), seguido pelo *estreptococos do grupo A* (15%), o enterovírus (5%), o adenovírus (4%) e o *estreptococos do grupo C* (3%). Não foi observado nenhum caso de sarampo ou rubéola.

FISIOPATOLOGIA

Os principais mecanismos pelos quais os microrganismos podem lesar a pele são:

a) disseminação sanguínea com agressão direta da epiderme ou da derme através de invasão e multiplicação na pele;
b) ação de toxinas;
c) reação imunológica;
d) dano ao endotélio vascular.

Assim temos a varicela e a infecção pelo herpes simples com lesão direta na pele o principal mecanismo fisiopatológico do exantema. Na escarlatina e na *estafilococcia*, o principal mecanismo é por meio da produção de toxinas. No eritema infeccioso, o principal mecanismo envolvido é por meio de reação imunológica. Na meningoccemia, na endocardite subaguda e na febre maculosa ocorre dano endotelial com vasculite.

PRINCIPAIS DOENÇAS VIRAIS EXANTEMÁTICAS

Sarampo

Doença exantemática viral causada por RNA vírus da família paramyxovirus com período de incubação de sete a 14 dias.

É caracterizada por pródromos marcantes com febre elevada, tosse, coriza e conjuntivite com duração de três a quatro dias, seguida de exantema maculopapular confluente que se inicia em região retroauricular com progressão em 24 a 36 horas para o tronco e as extremidades. A febre persiste caracteristicamente por dois a três dias após o aparecimento do exantema, e depois desse período a persistência de quadro febril sugere complicações. As manchas de Köplik (vesículas esbranquiçadas com halo eritematoso na membrana mucosa do pré-molar), clássico sinal do sarampo, iniciam-se 24 a 48 horas antes do exantema e permanecem por dois a quatro dias após o seu aparecimento.

Apresenta alta contagiosidade e morbidade, sobretudo em imunossuprimidos e desnutridos, sendo a insuficiência respiratória decorrente da pneumonite pelo vírus ou da infecção bacteriana pulmonar secundária a principal causa de óbito.

O período de contagiosidade se estende de dois a quatro dias antes do exantema até dois a cinco dias após o seu aparecimento. A transmissão ocorre por via respiratória.

O diagnóstico de infecção aguda é confirmado através de sorologia (presença de anticorpo IgM específico ou aumento importante do anticorpo IgG ou soconversão dentro de quatro dias do exantema e de duas a quatro semanas após o seu aparecimento) ou por isolamento viral em urina, sangue ou nasofaringe.

A sensibilidade dos diversos métodos de detecção de IgM é variável, sendo os mais realizados a ELISA-captura e a imunofluorescência. A pesquisa de anticorpo IgM pode ser negativa nos primeiros dias da doença, permanecendo positivos por cerca de um mês após a instalação do quadro.

As principais complicações infecciosas bacterianas são pneumonia e otite média aguda.

Não há tratamento específico. Em algumas situações recomenda-se o uso de vitamina A.

A Organização Mundial de Saúde e a UNICEF recomendam a utilização de vitamina A para todas as crianças que habitam locais onde a deficiência de vitamina A seja um problema reconhecido de saúde pública.

A utilização da vitamina A nos países em desenvolvimento tem sido associada à diminuição da morbidade e da mortalidade relacionadas ao sarampo.

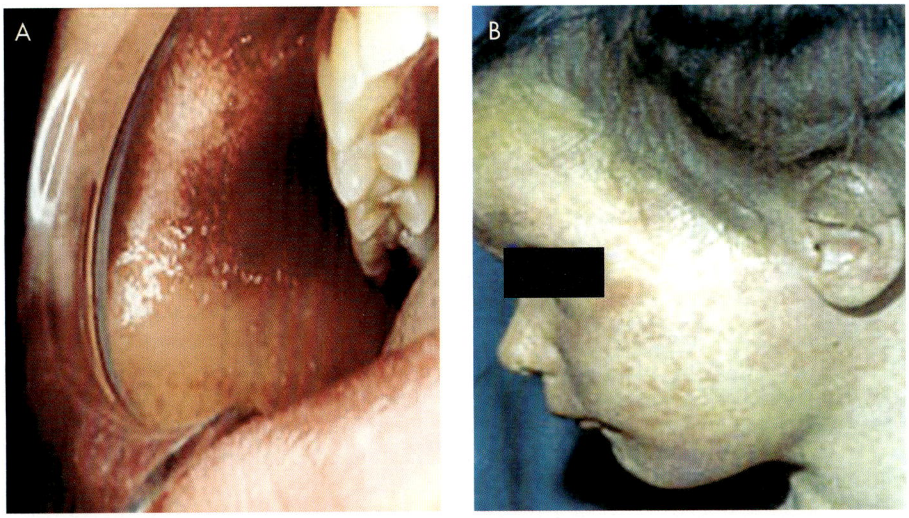

Figura 16.1 A – Manchas de Köplik. B – Sarampo.

Uma suplementação com vitamina A deve ser considerada nas seguintes situações:

- paciente de seis meses a dois anos hospitalizados devido a complicações relacionadas ao sarampo.
- pacientes maiores de seis meses com sarampo e algum fator de risco como imunodeficiência, evidência clínica de deficiência de vitamina A e má absorção intestinal ou desnutrição.

As doses preconizadas são:

- crianças entre seis meses a dois anos: 100.000 UI dose única;
- crianças maiores de dois anos: 200.000 UI dose única.

Há poucos estudos em menores de seis meses.

As doses preconizadas podem ser repetidas no dia seguinte.

Crianças saudáveis hospitalizadas devem permanecer em precaução por aerossóis até quatro dias após o aparecimento do exantema, enquanto pacientes imunossuprimidos devem ser isolados durante todo o período de internação.

A vacinação contra o sarampo pode resultar em medida preventiva caso realizada até 72 horas após o contágio, em suscetíveis sem contraindicações à vacina.

Caso não seja possível realizar a vacinação, pode-se utilizar a gamaglobulina "standart", a qual pode ser aplicada em até seis dias após o contato em pacientes suscetíveis, com o objetivo de prevenir ou atenuar o curso da doença. A dose recomendada é de 0,25 ml/kg IM (máximo 15 ml) em imunossuprimidos, e em prematuros a dose recomendada é de 0,5 ml/kg.

Lactentes menores de cinco meses em geral apresentam proteção parcial ou total contra o sarampo devido à passagem de anticorpos maternos durante a gestação. Caso a mãe desenvolva sarampo devem receber imunoglobulina.

Rubéola

Doença exantemática viral com período de incubação de 14 a 21 dias e período de contagiosidade desde pouco antes do aparecimento do exantema até cinco a sete dias após o seu aparecimento.

Aproximadamente 25% a 50% das infecções são assintomáticas.

É caracterizada por pródromos menos intensos do que os observados no sarampo com febre e cefaleia e aparecimento do exantema macular com duração de um a dois dias, o qual se inicia no pescoço e na face e se propaga para o tronco, seguido por descamação fina. Simultaneamente ao exantema pode ser observado o enantema micromacular e petequial no palato mole e úvula (manchas de Forscheimeir). A característica marcante da rubéola é o engurgitamento ganglionar suboccipital, retroauricular e cervical posterior.

O diagnóstico definitivo de infecção primária é confirmado por sorologia (detecção de IgM ou aumento de anticorpo IgG ou soroconversão entre fase aguda e de convalescença) ou por isolamento viral em secreções nasais.

O teste de inibição de hemaglutinação, anteriormente o mais utilizado tem sido suplantado por testes sorológicos igualmente ou mais sensíveis incluindo aglutinação em látex, imunofluorescência e testes imumoenzimáticos.

A detecção de anticorpo IgM pode ser negativa nos primeiros dias da doença. A ELISA-captura de IgM é um dos principais testes sorológicos para confirmação de infecção aguda, podendo ocorrer resultado negativo falso nos primeiros dias da doença.

Pode ocorrer artralgia, porém a maior preocupação é a rubéola na gestante, uma vez que pode ocasionar graves problemas ao feto.

Doença de Duke

Os vírus (enterovírus, echovírus e coxsakie) são as causas mais comuns de exantemas infecciosos. Muitas vezes são diagnosticados como exantemas virais. Os sintomas mais característicos são febre, vômitos, diarreia, linfoadenomegalia e odinofagia.

O exantema pode aparecer em qualquer momento da doença, sendo mais frequente em crianças. É normalmente generalizado e eritematopapular, podendo se apresentar também como exantema vesicular, urticariforme e mesmo petequial, com envolvimento da planta do pé e da palma da mão. O exantema costuma desaparecer sem descamar ou deixar pigmentação.

Eritema infeccioso

O agente etiológico do eritema infeccioso é o parvovírus B16.

A doença se inicia em alguns casos (cerca de 10%) precedida de febre baixa, mal-estar e odinofagia seguida pelo aparecimento do exantema, o qual se desenvolve em três estágios. Inicialmente ocorre eritema facial constituído de pápulas avermelhadas rapidamente – em horas – confluentes, formando placas avermelhadas, ruborizadas, levemente edematosas e simétricas na região malar, dando um aspecto de "face esbofeteada", característico da doença com duração de cerca de quatro dias (Figura 16.2).

Após dois dias do início do aparecimento do eritema na face se inicia o eritema rendilhado nas extremidades, o qual se estende para o tronco e para as nádegas e possui duração de seis a 14 dias.

As erupções podem desaparecer e posteriormente reaparecer em sítios da face e do corpo previamente afetados durante as próximas duas a três semanas (fase da recorrência), sendo os principais fatores desencadeantes a febre, as emoções e a exposição ao sol.

O exantema recrudesce sem descamação ou pigmentação.

Em pacientes não imunossuprimidos não é necessário o isolamento, pois o exantema ocorre devido a mecanismos imunológicos. Entretanto, em pacientes imunossuprimidos e portadores de anemia falciforme, é recomendado o isolamento respiratório. A infecção pelo parvovírus em gestantes pode ser causa de aborto e hidropsia fetal.

Exantema súbito

Doença causada pelo herpesvírus tipo 6 e 7. O herpesvírus tipo 6 foi inicialmente identificado em 1986 como agente causal do exantema súbito. Posteriormente, em 1990, o herpesvírus tipo 7 também foi identificado como agente causal do exantema súbito.

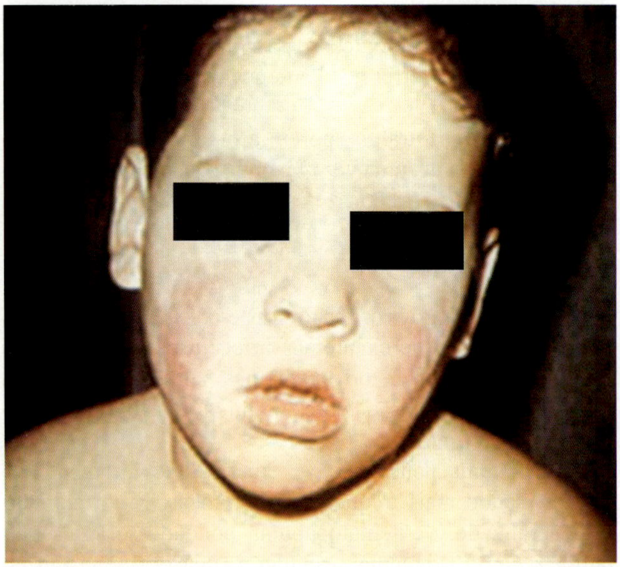

Figura 16.2 Eritema infeccioso; "face esbofeteada".

Ao avaliar 49 soros de pacientes com diagnóstico clínico de exantema súbito, HIDAKA e cols. observaram aumento de título de herpesvírus tipo 6 em 73,5% dos casos, do herpesvírus tipo 7 em 10,2% e não identificaram alteração em 16,3% dos casos.

Caracteriza-se por febre elevada com duração de dois a cinco dias, seguida pelo aparecimento de exantema maculopapular difuso. O surgimento do exantema coincide caracteristicamente com a recrudescência da febre. Pode ocorrer diarreia leve, tosse e coriza.

Avaliando 43 casos de exantema súbito com confirmação pelo herpesvírus tipo 6, OKADA e cols. observaram febre com duração média de 3,2 dias, e duração média do exantema por 3,6 dias. Na maioria dos casos o exantema se iniciou no abdome ou no dorso, sobretudo aquele com características do exantema do sarampo. Em dois pacientes foi observada diarreia.

ASANO e cols. avaliaram 176 crianças com diagnóstico clínico inicial de exantema súbito e posterior confirmação etiológica pelo herpesvírus tipo 6. Constataram que a febre ocorreu na grande maioria dos casos (98%) com duração média de 4,1 dias. O exantema durou em média 3,8 dias, a diarreia leve ocorreu em 60% dos casos, a tosse em 50%, a adenomegalia cervical em 31%, o abaulamento de fontanela em 26% e a crise convulsiva em 8%.

O diagnóstico pode ser realizado por sorologia ou pesquisa genética (reação de cadeia de polimerase).

A complicação mais observada é a convulsão, de maneira geral decorrente do aumento rápido da temperatura (convulsão febril), mas recentemente o vírus no líquor tem sido detectado por meio de reação em cadeia de polimerase (PCR), sendo aventada a hipótese de que a ação direta do vírus possa invadir o SNC durante a fase aguda da doença.

Enteroviroses

Os enterovírus não pólio são os RNA vírus, que incluem 23 coxsakievírus do grupo A, seis coxsakievírus do grupo B, 29 echovírus e 4 enterovírus.

Crianças apresentam pródromos variados com febre, faringite ou diarreia, seguidos pelo aparecimento de exantema de características variáveis, podendo ser maculopapular, vesicular, urticariforme ou petequial.

A síndrome mão-pé-boca é uma doença exantemática geralmente causada pelo coxsakie A 16 ou pelo enterovírus 75, e é caracterizada pela presença de pápulas, vesículas ou petéquias nas palmas das mãos e nas plantas dos pés, além de vesículas em orofaringe.

Em um surto ocorrido em Taiwan em 1998 pelo enterovírus 71, foram observados os aspectos clínicos de 97 infecções em crianças. A síndrome mão-pé-boca ocorreu em 79% das crianças. Vesículas e eritema nas nádegas e membros ocorrerram com frequência, e houve comprometimento neurológico em 35% das crianças, com nove casos fatais.

O diagnóstico definitivo pode ser realizado por meio de isolamento viral em espécimes obtidas de orofaringe ou fezes. Os enterovírus podem ser recuperados no sangue durante a fase aguda da infecção e eventualmente em materiais de biópsia. Um aumento na titulação de anticorpos neutralizantes entre a fase aguda e de convalescença (após duas a quatro semanas) pode ser importante para a confirmação diagnóstica. Outra possibilidade diagnóstica é a pesquisa de enterovírus por meio de técnica genética (PCR), particularmente no líquor, em casos de encefalite.

Viroses respiratórias

Ocorrem mais frequentemente em pré-escolares, com pródromos caracterizados por sintomas respiratórios. O exantema geralmente é maculopapular, sendo importante um diagnóstico diferencial com alergia a drogas.

Mononucleose

Doença de amplo espectro causada por DNA vírus da família herpesvírus. Os sinais clássicos são amigdalite membranosa, adenomegalia e febre prolongada, com presença de linfocitose atípica no hemograma, mais frequentemente na segunda semana de doença. O período de incubação estimado é de 30 a 50 dias. O exantema maculopapular não é muito frequente, mas um fato interessante é o aumento de sua recorrência com o uso de ampicilina.

O diagnóstico da infecção aguda baseia-se em exames sorológicos. Testes de pesquisa de anticorpos heterófilos são frequentemente negativos em crianças menores de quatro anos, podendo ser detectados em até 90% dos casos em crianças maiores e adultos.

Pesquisas de anticorpos específicos, detectados por imunofluorescência ou ELISA, são úteis no diagnóstico de mononucleose com anticorpos heterófilos negativos ou casos atípicos. A pesquisa de anticorpo IgM anticapsídeo viral (VCA-IgM) está indicada para diagnóstico de infecção aguda, persistindo por dois meses. Anticorpos IgG anticapsídeo viral (VCA-IgG) aparecem na fase aguda, persistindo por toda a vida. O anticorpo antinuclear (EBNA) não está presente até semanas a meses após o início da infecção, não sendo útil para a detecção de infecção aguda, porém sua presença no início da suspeita clínica afasta a possibilidade de infecção aguda.

Dengue

A dengue é uma doença viral de curso bifásico transmitida em nosso meio, sobretudo pela picada do Aedes aegypt. Os sintomas iniciais incluem: aparecimento abrupto de febre, cefaleia intensa, dor retro-ocular, vômitos, prostração, anorexia, mialgia e artralgia com duração de dois a sete dias.

Durante o curso da doença podem ser observados dois tipos de exantemas: o primeiro é um exantema maculopapular que ocorre dentro das primeiras 24 a 48 horas após o início do quadro, e o outro é um exantema morbiliforme ou maculopapular que se inicia um a dois dias depois do período de recrudescência da doença e com disseminação para palmas de mão e plantas de pé.

A vasculite hemorrágica pode ocorrer em alguns casos, com potencial evolução para choque e óbito caso não seja realizada a suspeita diagnóstica e o pronto tratamento (reposição volêmica e/ou uso de drogas vasoativas).

O diagnóstico deve ser inicialmente suspeito considerando os dados clínicoepidemiológicos, sendo confirmado por sorologia (a qual deve ser realizada após o sexto dia de doença), pesquisa do antígeno S1 do vírus da dengue ou PCR. Esses exames podem ser realizados nos primeiros dias de doença.

O tratamento é de suporte, sendo contraindicado o uso de ácido acetilsalicílico. Hidratação agressiva e utilização de drogas vasoativas podem estar indicadas para o controle hemodinâmico em casos graves.

PRINCIPAIS DOENÇAS BACTERIANAS

Escarlatina

Doença exantemática de etiologia bacteriana (*Streptococcus pyogenes*) causada por toxina da bactéria.

O exantema consiste de micropápulas avermelhadas que dão consistência áspera à pele, inicia-se no pescoço e se distribui para o resto do corpo, com duração de cinco a seis dias e posterior descamação que pode durar até seis semanas. O paciente pode apresentar os clássicos sinais de Filatoff (exantema poupando a região perioral), exantema mais acentuado nas dobras e língua em framboesa (Figura 16.3).

O diagnóstico é clínico, laboratorial (hemograma com leucocitose, neutrofilia e eosinifilia) e há identificação do *S. pyogenes* (hemocultura ou teste rápido em "swab" de amígdala).

O período de contagiosidade é de 24 horas após o início do tratamento adequado.

O antibiótico de escolha é a amoxacilina (50 mg/kg/dia) por 10 dias. Em pacientes alérgicos à penicilina podem ser utilizados macrolídeos.

Febre maculosa

Doença infecciosa aguda de gravidade variável, transmitida por carrapato da espécie *Amblyoma cajennense*, com maior incidência na primavera e no verão.

O agente etiológico *Rickettsia rickettsii* é uma bactéria gram-negativa intracelular obrigatória. O carrapato é encontrado com frequência no cavalo e no boi. O estado brasileiro com maior número de casos é Minas Gerais, havendo relatos de ocorrências no Rio de Janeiro, Espírito Santo e Bahia.

No estado de São Paulo, até a década de 80 os casos eram provenientes de Mogi das Cruzes, Diadema e Santo André. A partir de 1987 vários casos foram constatados em Campinas e São João da Boa Vista. Até julho de 2002 no estado de São Paulo foram confirmados 76 casos com letalidade de 46%. Em 2002 foram confirmados os primeiros casos em Piracicaba.

A doença se inicia com febre com duração de duas a três semanas, mialgia e cefaleia. O exantema, sinal bem sugestivo da doença, é mais tardio, iniciando-se entre o terceiro e o quinto dia da doença, como máculas eritematosas no tornozelo e punhos, progredindo para o tronco, a face, o pescoço, as palmas das mãos e as plantas dos pés. O exantema evolui para maculopapular, podendo progredir para petéquias, lesões hemorrágicas e necrose.

O diagnóstico laboratorial específico pode ser realizado de forma direta por meio do isolamento direto da bactéria, a partir do sangue e tecidos e, indiretamente, através de métodos sorológicos, sendo o mais utilizado a reação de imunofluorescência indireta, com a realização da coleta da amostra sanguínea sendo realizada após o sétimo dia do advento da doença, lembrando que os anticorpos aumentam em geral após a segunda semana.

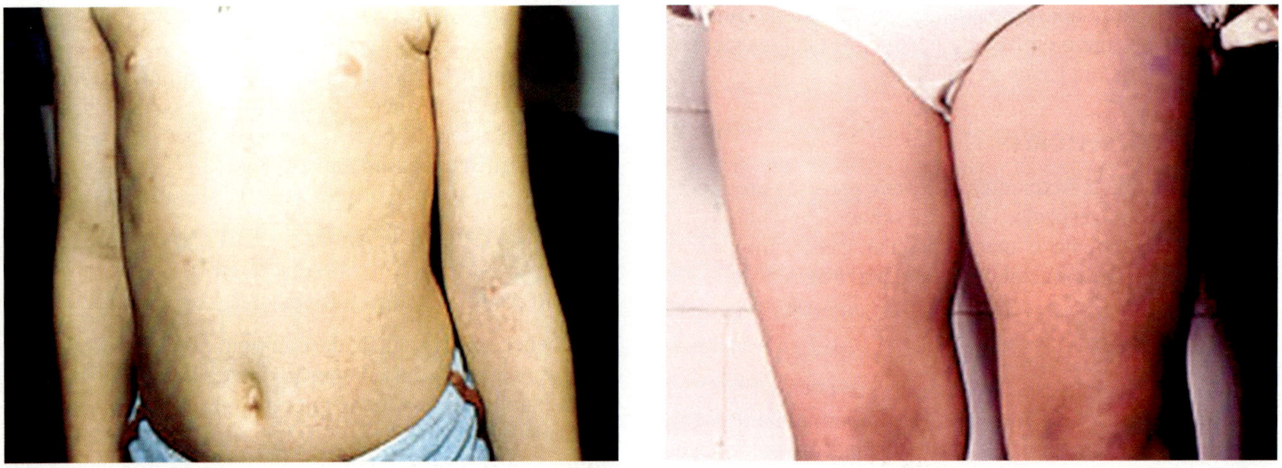

Figura 16.3 Escarlatina.

As drogas de escolha para o tratamento são as tetraciclinas (dose: 25-50 mg/kg/diua de oito em oito horas) e doxiciclina (dose: 100 mg a cada 12 horas) e cloranfenicol (50-100 mg/kg/dia a cada seis horas). É importante lembrar que as tetraciclinas não podem ser utilizadas em crianças menores de oito anos e gestantes.

As principais medidas profiláticas são: evitar contato com carrapato, conhecer as áreas consideradas endêmicas, retirar os carrapatos com calma e não esmagá-los com as unhas. Até o momento não existem estudos conclusivos sobre eficácia da antibioticoprofilaxia para expostos (Figura 16.4).

FEBRE MACULOSA

Micoplasma

Os sintomas respiratórios podem estar associados à exantema eritemamaculopapular confluente em tronco e dorso, ou à exantema urticariforme.

OUTRAS DOENÇAS

Doença de Kawasaki

Doença febril aguda de etiologia desconhecida, mais frequente em crianças menores de quatro anos.

O diagnóstico é basicamente clínico, sendo altamente suspeito na presença de cinco de seis sintomas, a saber: febre por mais de cinco dias, exantema polimorfo mais evidente em tronco sem padrão definido, hiperemia conjuntival bilateral asséptica, adenomegalia não supurativa bilateral, alteração de extremidades (na fase aguda ocorre edema endurado dos dedos da mão e do pé com hiperemia), ocorrência de descamação membranosa das pontas dos dedos a partir da segunda semana e alteração de mucosa oral (lábios hiperemiados, ressecados e com fissuras e língua semelhante à da escarlatina).

A complicação mais temida é o aneurisma coronariano que ocorre em cerca de 10% dos pacientes. Para que haja detecção do aneurisma coronariano são necessários apenas quatro dos sintomas mencionados.

Na primeira semana observa-se no hemograma anemia e leucocitose com desvio à esquerda, as plaquetas encontram-se normais e há aumento do VHS. A partir da segunda semana inicia-se a plaquetose.

O tratamento inclui utilização da aspirina na dose anti-inflamatória na primeira semana e na dose antiagregante (3-5 mg/kg/dia) após a primeira semana por dois meses - ou enquanto perdurar o aneurisma –, e gamaglobulina endovenosa em dose única (2 g/kg de seis em seis horas ou de oito a oito horas) ou fracionada (400 mg/kg/dia por cinco

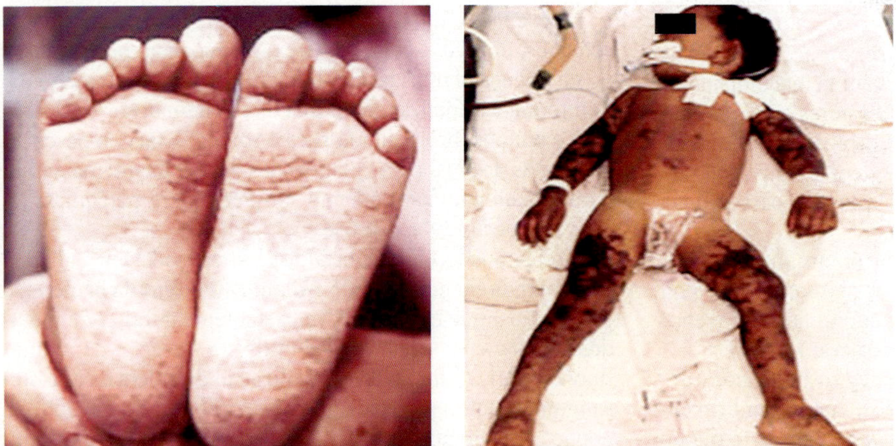

Figura 16.4 Febre maculosa.

dias), devendo ser realizado até o décimo dia da doença. Atualmente tem-se preferido utilizar a gamaglobulina em dose única.

Síndrome de Gianotti-Crosti (ou acrodermatite papular da criança)

Erupção caracterizada por pápulas simétricas de uma única forma na face extensora das extremidades, nádegas e região malar, com tamanho variável de 1 mm a 10 mm e duração de 15 a 20 dias. Sinais acompanhantes podem incluir hepatomegalia, adenomegalia e esplenomegalia.

Tem sido associada a diversos agentes infecciosos, sendo os mais comumente reportados o vírus da hepatite B, o Epstein-Barr vírus, o citomegalovírus e o coxsakie. Em outros casos, infecções por parainfluenza, parvovírus B19 e vírus sincicial respiratório têm sido confirmados.

Imunizações também têm sido associadas a essa patologia, incluindo vacina contra influenza, difteria, coqueluche, pólio e tuberculose e, mais recentemente, vacinação contra caxumba, sarampo e rubéola. Em muitos casos não se identifica agente causal.

O tratamento é sintomático.

Exantema laterotorácico unilateral

Exantema da infância foi inicialmente descrito por Brodemer e Prost em 18 crianças com idade média de 23,3 meses que desenvolveram erupção unilateral em região axilar. O exantema tipicamente se inicia na axila e permanece com predomínio unilateral, geralmente poupando face, planta dos pés e palmas das mãos. Pode ser eczematoso ou escarlitiforme e dissemina-se centrifugamente em duas semanas com resolução espontânea em quatro semanas. Pode ter sintomas associados, tais como febre, coriza, tosse, conjuntivite e diarreia.

Não foi estabelecido um agente etiológico devido à idade precoce de aparecimento. Os sintomas associados e a presença de casos em familiares têm sido sugerido uma etiologia viral.

Exames laboratoriais geralmente se encontram normais, exceto por discreta linfocitose.

O tratamento é sintomático local, e com anti-histamínico se há prurido.

Síndrome luva-meia papular purpúrica

Exantema agudo de extremidades mais frequente em adultos jovens, porém tem sido relatado em crianças.

Ocorre mais frequentemente na primavera e no verão, sendo caracterizado por edema doloroso ou purpúrico simétrico das mãos e pés que, gradualmente, evoluem para pápulas purpúricas ou petéquias. Sintomas sistêmicos incluem anorexia, febre e artralgia.

Manifestações da mucosa podem incluir petéquias em palato duro, erosões em orofaringe e vesículas.

No hemograma, a linfopenia discreta é comum.

Vários vírus, como coxsakie e citomegalovírus, têm sido propostos como agentes etiológicos, mas apenas o parvovírus B19 foi confirmado por biópsia. Evidências atuais sustentam a teoria de que essa patologia é uma doença viral exantemática associada ao parvovírus.

Diferente do que ocorre no eritema infeccioso, em que os pacientes não são considerados transmissores quando aparece exantema, essa doença é tida como transmissível caso os doentes apresentem exantema.

Diagnóstico diferencial das doenças exantemáticas infecciosas

Em vista do grande número de patologias infecciosas associadas ao exantema, é fundamental uma anamnese minuciosa e um exame físico completo.

Alguns dados podem auxiliar no *diagnóstico diferencial entre as doenças exantemáticas* e devem ser valorizados, tais como: idade, procedência, viagens recentes, antecedentes vacinais, contato com doentes, uso de medicamentos, manifestações prodrômicas, antecedentes pessoais, contato com animais, contato com enchente, alimentação e condições de moradia.

Em relação ao exame físico, deve-se observar presença de hepatomegalia, esplenomegalia ou adenomegalia, avaliar o estado geral e hemodinâmico, avaliar sinais e sintomas de envolvimento neurológico, pulmonar e renal, além de observar sinais característicos de determinadas patologias.

Diagnóstico diferencial com patologias não infecciosas

- Exantema Eritematoso:
  - Dermatite atópica;
  - Dermatite de contato;
  - Reação fotoalérgica;
  - Dermatite seborreica;
  - Exantemas associados a doenças sistêmicas;
  - Dermatite de contato;
  - Psoríase;
  - Dermatite seborreica;
  - Doença de Letterer-Siwer;
  - Candidíase;
  - Acrodermatite enteropática.
- Exantema Papular ou Maculopapular:
  - Estrófulo;
  - Escabiose;
  - Desidrose;
  - Urticária;
  - Eritema multiforme;
  - Eritema poliforme.
- Exantema Purpúrico:
  - Púrpura de Henoch-Schönlein;
  - Púrpura trombocitopênica idiopática;
  - Hemofilia;
  - Doença de von Willebrand;
  - Reação a drogas;
  - Trauma (acidental ou decorrente de maus tratos);
  - Vasculites;
  - Síndrome hemolítica urêmica;
  - Leucemia;
  - Aplasia medular;
  - Doenças de depósito (doença de Niemann-Pick, doença de Gaucher).

REFERÊNCIAS BIBLIOGRÁFICAS

Asano Y, Yoshikawa T, Suga S, et al. Clinical features in infants with primary human herpesvirus infection (Exanthem Subitum, Roseola Infantum). Pediatrics. 1994; 93: 104-8.

Burns JC, Capparelli EV, Brown JA, et al. Intravenous gamma--globulin treatment and retreatment in Kawasaki disease. Pediatr Infect Dis J. 1998; 17: 1144-8.

D'Souza RM & D'Souza R. Vitamin A for prevention secondary infections in children with measles – a systematic review. J Trop Pediatr. 2002; 48: 72-7.

D'Souza RM & D'Souza R. Vitamin A for treating measles in children. Cochrane Database Syst Rev. 2002; 1: CD001479.

Davidkin I, Valle M, Peltolta H, et al. Etiology of measles and rubella-like illnesses in measles, mumps and rubella-vacinated children. 1998; 178:1567-70.

Divisão de Zoonoses – Governo do Estado de São Paulo. Febre maculosa – informe técnico. 2002; setembro.

El Mubarak HS, Van De Bildt MWG, Mustafa AO, et al. Serological and virological characterization of clinically diagnosed cases of measles in suburban khartoum. J Clin Microbiol. 2000; 38:987-91.

Frieden IJ. Childhood exanthems. Current Op Pediatric. 1995; 7: 411-4.

Guidotti MB. An outbreak of skin rash by echovirus 25 in an infent homr. J Infect. 1983; 6: 67-70.

Helfand RF, Kebede S., Gary Jr HE, et al. Timing of developing of meales-specific imunoglobulin M and G after primary measles vaccination. Clin Diag Lab Immunol. 1999; 6: 178-80.

Hidaka Y, Okada K, Kusuhara K, et al. Exanthem subitum and human herpesvirus 7 infection. Pediatric Infect Dis J. 1994; 13: 1010-1.

Kondo K, Nagafuji H, Hata A, et al. Association of human herpesvirus infection of the central nervous system with recorrence of febrile convulsions. J Infect Dis. 1993; 167: 1197-200.

Linnemann Jr CC, Steichen J, Sherman WG, Schiff GM. Febrile illness in early infancy associated with ECHO virus infection. J Pediatr. 1974; 84: 49-54.

Macfarlane J. Mycoplasma pneumoniae infection, antibiotics and exanthema. Infection. 1980; 8: 119-20.

Mok JY, Inglis JM, Simpson H. Acta Pediatr Scand. 1979; 68: 833-9.

Nelson JSB & Stone MS. Update on selected viral exanthems. Current Opin Pediatr. 2000; 12: 359-64.

Okada K, Ueda K, Kusuhara K, et al. Exanthem subitum and human herpesvirus 6 infection: clinical observations in fifty--seven cases. Pediatric Infect Dis J. 1993; 12: 204-8.

Oki I, Tanihara T, Nakamura Y, Yanagawa H. A muticenter collaborative study on the risk factors of cardiac sequelae die to Kawasaki disease: a one-year follow-up study. Acta Pediatr. 2000; 89: 1435-8.

Oliveira SA, Siqueira MM, Camacho LA, et al. The aetology of macular rash diseases in Niterói, State of Rio de Janeiro, Brazil: implications for measles surveillance. Epidemiol Infect. 2001; 127:509-16.

Ramsay M, Reacher M, O'Flynn C, et al. Causes of morbiliform rash in a highly immunised English population. Arch Dis Child. 2000; 87:202-6.

Santos Sanches JC, Garcia AP, Pastor EB, et al. Papular acrodermatitis of childhood as Gianotti-Crosti syndrome. An Esp Pediatr. 1985; 22: 407-10.

Schlossberg D. Fever and rash. Infect Dis Clin North Am. 1996; 10: 101-11.

Smith PT, Landry ML, Carey H, et al. Papular-Purpuric Gloves and Socks Syndrome Associated with Acute Parvovirus B19 Infection: Case Report and Review. Clin Infec Dis. 1998; 27: 164-8.

Spear KL & Winkelmann RK. Gianotti-Crosti syndrome. A review of ten cases not associated with hepatite B. Arch Dermatol. 1984; 120: 891-6.

Takei K & Yamamoto YI. Rubéola. In: Diagnóstico Laboratorial das Principais Doenças Infecciosas e Auto-Imunes. FERREIRA AW & ÁVILA SLM. Rio de Janeiro: 67-81, 1996.

Vasques-Rosales JG, Solorzano-Santos F, Bustamante-Calvillo ME, et al. Comparison of five methods for the detection of meales specific immunoglobulin G antibody. Rev Latinoam Microbiol. 1996; 38: 167-75.

Wang SM, Liu CC, Tseng HW, et al. Clinical spectrum of enterovirus 71 infections in Southern Taiwan with an emphasis on neurological complications. Clin Infect Dis. 1999; 28: 184-90.

Wolf MA. Mononucleose infecciosa. In: Diagnóstico Laboratorial das Principais Doenças Infecciosas e Auto-Imunes. FERREIRA AW & ÁVILA SLM. Rio de Janeiro: 62-6; 1996.

Yanagihara K, Tanaka-Taya K, Itagaki Y, et al. Human herpesvirus 6 meningoencephalitis with sequelae. Pediatric Infect Dis J. 1995; 14: 240-1.

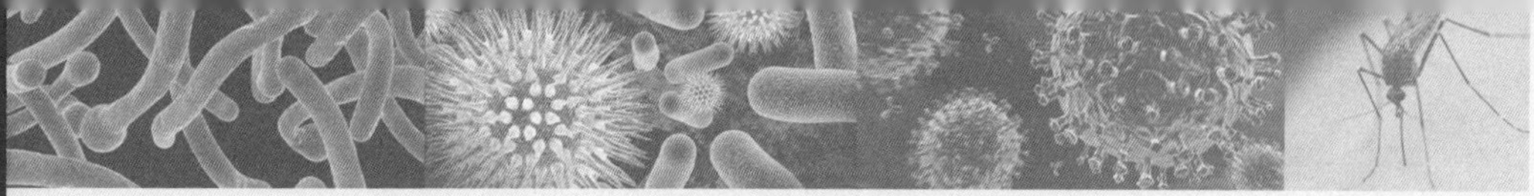

17 Gastroenterite Viral

Alexandre Leite de Souza ▪ Sérgio Cimerman

INTRODUÇÃO

A doença diarreica aguda representa um crítico desafio para o universo da saúde pública, especialmente nos países em desenvolvimento, tais como o Brasil, onde existem consideráveis espaços geográficos carentes de saneamento básico e acesso à água potável (favelas) (de Souza, Lomar, Cimerman, 2009). Globalmente, há aproximadamente um bilhão de seres humanos sem acesso à água potável e 2.6 bilhões de pessoas vivem em ambientes desprovidos de saneamento básico adequado. Como reflexo desse alarmante cenário, há quatro bilhões de casos diarreicos anualmente, contabilizando 4% da mortalidade mundial e 5% dos afastamentos de trabalho, segundo a Organização Mundial de Saúde (OMS). Na década de 70, por exemplo, houve em todo o mundo cinco milhões de óbitos infantis anuais atribuídos à gastroenterite.

Embora importantes descobertas no campo da bacteriologia e parasitologia humana tenham florescido no século XIX, a verdadeira etiologia das doenças diarreicas agudas permaneceu indecifrável por décadas. Acredita-se que após a Segunda Guerra Mundial, os agentes virais tornaram-se os capitais responsáveis pelos quadros clínicos de gastroenterite aguda nos países desenvolvidos (Musher, 2004). Pioneiramente, Kapikian e colaboradores descobriram partículas virais que poderiam estar envolvidas em um surto de gastroenterite ocorrido em Norwalk (Ohio) no ano de 1972 (Kapikian, 1972). Posteriormente, em 1973, Bishop e colaboradores, ao empregarem técnicas de microscopia eletrônica em biópsias duodenais de lactentes, identificaram partículas de rotavírus no material estudado (Bishop, 1973). Hoje, o rotavírus, astrovírus, adenovírus e os calicivírus, como o agente Norwalk, são os patógenos virais clinicamente relevantes como indutores de gastroenterite no ser humano.

Fisiopatologicamente, a diarreia aguda é caracterizada por prejuízo da absorção intestinal tanto de macronutrientes quanto de micronutrientes, induzindo relevantes prejuízos no desenvolvimento físico e cognitivo do ser humano. Dessa forma, o desenvolvimento de novas estratégias de prevenção e tratamento dos casos de diarreia aguda constitui um desafio crucial de saúde pública. Contudo, múltiplos fatores epidemiológicos, clínicos, fisiopatogênicos e terapêuticos da doença diarreica aguda revelam-se negligenciados ou inexplorados pela comunidade médica e científica.

ASPECTOS ESTRUTURAIS DO ROTAVÍRUS

O rotavírus é um vírus não envelopado, recentemente classificado dentro da família *Reoviridae*. À microscopia eletrônica, o valor de seu diâmetro varia entre 70 e 80 nanômetros (nm). O aspecto geométrico do vírus é caracterizado por uma estrutura icosaédrica de revestimento duplo, morfologicamente similar a uma roda, contendo em seu interior 11 segmentos de RNA de duplo filamento. Seu RNA codifica seis proteínas virais (PV) que compõem o capsídeo viral, além de seis proteínas não estruturais (PNE). O núcleo é envolvido por um capsídeo interno, composto predominantemente por uma proteína estrutural do tipo 6 (PV6), comumente detectada pelos métodos diagnósticos (Anderson, 2004). Enquanto o capsídeo viral externo é primariamente formado por proteínas do tipo 4 (PV4) e 7 (PV7), as proteínas virais do tipo 5 (PV5) e 8 (PV8) exercem um crítico papel durante o processo de acoplamento do vírus às células do hospedeiro (Anderson, 2004). Hoje, conhecemos sete grupos distintos de rotavírus, classificados com as letras de A até G, os quais podem infectar múltiplas espécies de mamíferos e aves.

EPIDEMIOLOGIA

Apenas os rotavírus dos grupos A, B e C revelam poder para infectar os seres humanos. Epidemiologicamente, o grupo A apresenta maior distribuição mundial nos dias de hoje (Honma, 2007). Há 30 anos, os rotavírus são universalmente reconhecidos como os capitais agentes envolvidos na gênese de fenômenos diarreicos severos, especialmente em crianças cuja faixa etária oscila entre três e cinco anos de idade (Ruiz-Palacios, 2006; Rossignol, 2007). Em crianças, o comportamento epidemiológico da infecção por rotavírus ostenta um padrão cíclico (sazonal), cujo pico de incidência ocorre nos meses de inverno em climas temperados (Anderson, 2004). Esse quadro contrasta com o Brasil, onde a enfermidade é considerada perene nas últimas décadas. Globalmente, há aproximadamente 138 milhões de episódios anuais de gastroenterite secundários a rotavírus, incluindo 111 milhões de episódios diarreicos requerendo apenas cuidados domiciliares, 25 milhões de consultas médicas e dois milhões de internações hospitalares (Parashar, 2003). Nos Estados Unidos, por exemplo, quatro em cada cinco crianças irão desenvolver gastroenterite por rotavírus nos primeiros cinco anos de vida (American Academy of Pediatrics Committee on Infectious Diseases, 2007). Assustadoramente, estima-se que essa doença roube a vida de quase 900 mil indivíduos anualmente, particularmente nos países em desenvolvimento (Linhares, 2000). Nos Estados Unidos, os custos médicos e sociais gerados pelo rotavírus são substanciais e excedem um bilhão de dólares por ano (Rossignol, 2007). Eventualmente, o rotavírus também tem sido associado com a diarreia dos viajantes (Bolivar, 1978).

Na América Latina, os estudos pioneiros envolvendo gastroenterite induzida por rotavírus datam da década de 70. Em 1976, houve a primeira identificação científica do rotavírus no Brasil (Linhares, 2000). Essa descoberta emergiu por meio da utilização de tecnologia de microscopia eletrônica e, subsequentemente, de ferramentas imunoenzimáticas (ELISA), as quais detectaram o rotavírus em amostras fecais de quatro lactentes. No Brasil, as taxas de quadros diarreicos agudos atribuídos ao rotavírus oscilam entre 12% e 42% (Linhares, 2000). O impacto sobre a mortalidade relacionada aos quadros diarreicos agudos também é proeminente, pois se estima que 40% dos óbitos induzidos por diarreia aguda em crianças menores de cinco anos de idade, estejam ligados ao rotavírus (Carmo, 2006). Dessa forma, em função da magnitude e proeminência das doenças diarreicas agudas em nosso país, instituiu-se a Monitorização das Doenças Diarreicas Agudas (MDDA) em 1994. É um sistema de vigilância sentinela, eficiente e de monitorização ininterrupta, configurando um sensível termômetro para o acompanhamento desses quadros no município. Hoje, encontra-se implantada em 4.379 (78,8%) dos municípios do país. Notavelmente, em 2004, foram notificados 2.395.485 casos de diarreia aguda pelo sistema de vigilância da MDDA ao Ministério da Saúde, apresentando a seguinte distribuição por região estudada: 321.141 casos na região Norte, 995.055 casos na região Nordeste, 212.328 ocorrências no Sul, 586.191 incidências na região Sudeste e 279.770 casos na região Centro-Oeste (Ministério da Saúde do Brasil, 2006). Há substanciais contrastes no número de eventos diarreicos em função da região estudada. Nos municípios da Região Nordeste, por exemplo, há quase um milhão de casos de gastroenterite aguda, contribuindo para elevadas taxas de morbidade e mortalidade infantil. Paralelamente, a distribuição dos quadros diarreicos, segundo a faixa etária, revelou os seguintes números: 409.436 incidiram em menores de um ano, 816.830 no grupo etário de um a quatro anos; 300.196 ocorreram no grupo etário de cinco a nove anos, 831.929 acometeram o grupo etário acima de dez anos e 37.094 casos foram notificados com idade desconhecida (Ministério da Saúde do Brasil, 2006). Lastimavelmente, no Brasil, no período compreendido entre 1996 e 2003 foram constatados 613.533 óbitos em menores de cinco anos, dos quais 33.533 (5,5 %) foram provocados por doenças diarreicas agudas. Entre os óbitos em menores de cinco anos de idade, a maior proporção devido à doença diarreica aguda foi observada na região Nordeste (Ministério da Saúde do Brasil, 2006).

Hoje, embora a ingestão de água ou alimentos contaminados com vírus seja responsável por diversos surtos diarreicos, reconhece-se o papel crítico da via de transmissão por contato entre seres humanos. De fato, o rotavírus é um agente altamente contagioso, pois um pequeno inóculo tem elevado o potencial de infectar muitos indivíduos (Musher, 2004). Ilustrativamente, quando um rotavírus penetra em um ambiente familiar, cerca de 50% das crianças expostas e até 30% dos adultos tornam-se infectados (Musher, 2004). Na verdade, a congruência de múltiplos fatores, tais como pequeno inóculo para causar infecção, potencial do vírus de sobreviver no meio-ambiente e ter uma natureza refratária a diversos produtos de limpeza, caracterizam um verdadeiro desafio para o controle da doença (Musher, 2004).

ESPECTRO CLÍNICO DA INFECÇÃO POR ROTAVÍRUS

A infecção por rotavírus pode evocar diferentes intensidades de respostas clinicas tanto em lactentes como em crianças pequenas, variando de infecção subclínica a quadros dramáticos de severa desidratação que, eventualmente, podem levar ao para óbito. Na verdade, a gastroenterite induzida por rotavírus é frequentemente a mais severa quando comparada a outros agentes virais (Black, 1981). Tipicamente, as manifestações clínicas induzidas pelo rotavírus emergem após um período de incubação próximo de 48 horas, sendo caracterizadas por febre leve a moderada, irritabilidade, cefaleia, dor abdominal e vômitos. Subsequentemente, há surgimento de constantes evacuações de natureza aquosa. O clássico quadro clínico de vômitos e febre advém durante o segundo dia da doença, enquanto que os eventos diarreicos costumam persistir por cinco a sete dias. De maneira geral, as fezes não apresentam sangue ou leucócitos. Enfatizamos que, sobretudo em lactentes, podem ocorrer quadros clínicos mais dramáticos, os quais são assinalados por severa desidratação, desequilíbrio eletrolítico e acidose metabólica. Durante o exame físico, além dos sinais de desidratação, pode-se observar eritema faríngeo ou de membrana timpânica. Nos pacientes hospitalizados, o período de internação médio é de quatro dias, oscilando comumente entre dois e 14 dias. Existem relatos de décadas passadas associando o rotavírus com fenômenos de faringite, laringite, pneumonia e otite média, bem como estudos experimentais. Tal associação necessita de futuras pesquisas para maiores esclarecimentos (Lewis, 1979; Prince, 1986). Outros fenômenos clínicos atribuídos a infecção por rotavírus são: encefalite, meningite, intussuscepção, síndrome de Kawasaki, abscesso hepático, enterocolite necrotizante e pancreatite (Bernstein & Ward, 1998; Bernstein, 2009; Parri, 2010).

FISIOPATOLOGIA MOLECULAR E CELULAR DA DOENÇA

Universalmente, o rotavírus se dissemina de uma pessoa para outra por via fecal-oral. Após ser ingerido, o vírus deflagra múltiplos fenômenos fisiopatológicos dentro do intestino delgado proximal do hospedeiro. Os enterócitos maduros (células do intestino delgado) são seletivamente invadidos pelos agentes virais tanto por um mecanismo direto como por um processo de endocitose dependente de cálcio (Anderson, 2004). O vírus então se replica no interior dos enterócitos maduros até causar rompimento dessas células. Subsequentemente, há liberação de novas partículas virais para dentro da luz intestinal. Esses vírus, então recém-formados, podem infectar porções distais do intestino delgado ou migrar pelas alças intestinais até serem eliminados juntamente com as fezes. Notavelmente, durante um processo infeccioso em crianças, existem aproximadamente entre 10^{10} e 10^{11} partículas virais por grama de fezes (Anderson, 2004). Estudos experimentais fundamentados em achados histológicos revelaram que o rotavírus induz críticas alterações morfológicas nas células do epitélio intestinal, caracterizadas por uma transformação do formato colunar para cuboide, o que resulta em um drástico encurtamento das vilosidades do epitélio intestinal (Bernstein & Ward, 1998). Além disso, observa-se a vacuolização das células epiteliais e a hipertrofia das criptas. Consequentemente, há um significativo prejuízo da função de absorção do epitélio intestinal, promovendo um quadro de secreção profusa de água e eletrólitos, bem como uma severa diarreia osmótica secundária à absorção incompleta dos nutrientes.

FERRAMENTAS DIAGNÓSTICAS

O emprego da tecnologia de microscopia eletrônica permite uma visualização patognomônica da morfologia de "roda" do rotavírus (Anderson, 2004). Contudo, atualmente, o emprego de métodos imunoenzimáticos, tais como ELISA (enzyme-linked immunosorbent assay) ou EIA (enzyme immuno assay) são ferramentas diagnósticas disponíveis no mercado, além da técnica de aglutinação em látex (Bernstein, 2009). Embora tais técnicas não tenham um custo elevado, ainda estão longe da rotina dos países em desenvolvimento, tais como o Brasil. Além disso, essas ferramentas diagnósticas apenas detectam as cepas de rotavírus pertencentes ao sorogrupo A (Anderson, 2004). Por sua vez, as técnicas moleculares, tais como a tecnologia da PCR (Reação em Cadeia Polimerase), são poderosos instrumentos capazes de maximizar a identificação do agente etiológico e, consequentemente, elucidar a verdadeira natureza do quadro diarreico. De fato, a tecnologia da PCR ostenta um potencial de sensibilidade diagnóstica mil vezes maior que as ferramentas imunoenzimáticas (Anderson, 2004). Todavia, essa notável tecnologia está distante da precária realidade do serviço público de nosso país.

AÇÕES PROFILÁTICAS

Ações simples de prevenção, como não se expor a possíveis fontes de contaminação por via fecal-oral, devem ser encorajadas. Por exemplo, o contato com indivíduos doentes ou com água e alimentos potencialmente contaminados devem ser evitados. Enfatizamos que o rotavírus pode permanecer vivo até 60 minutos nos dedos humanos, portanto lavar as mãos é uma ação altamente recomendável (Anderson, 2004).

Globalmente, em função da substancial morbidade e mortalidade associadas com essa enfermidade, urgia o desenvolvimento de uma tecnologia vacinal segura e eficaz (American Academy of Pediatrics Committee on Infectious Diseases, 2007). Historicamente, em 1998, a primeira vacina desenvolvida contra rotavírus foi licenciada nos EUA. Era uma vacina oral de natureza atenuada e tetravalente, cujo rearranjo era símio e humano, sendo aplicada no esquema de três doses aos dois, quatro e seis meses de idade. Todavia, em 1999, tal vacina foi interrompida em função de sua ligação com eventos de intussuscepção intestinal. Em 2000, iniciou-se um estudo com uma vacina oral atenuada monovalente na Finlândia, cuja natureza era de origem humana, altamente imunogênica, eficaz e segura. Há também estudos publicados empregando uma vacina oral atenuada pentavalente cujo rearranjo é humano-bovino, a qual revelou satisfatória proteção para os quadros severos de diarreia aguda por rotavírus. Em março de 2006, a vacina contra rotavírus foi incluída no calendário oficial brasileiro, por meio do Programa Nacional de Imunizações, pela Secretaria de Vigilância em Saúde. A vacina contra rotavírus é produzida a partir de vírus vivos atenuados, sendo aplicada por via oral na população infantil aos dois e quatro meses de idade. Por questões de segurança a vacina não pode ser aplicada em maiores de quatro meses. A cepa vacinal denomina-se RIX4414 e se origina do sorotipo G1 [P8], induzindo proteção cruzada contra os sorotipos G2, G3, G4 e G9. No Brasil, Araujo e colaboradores publicaram os resultados alcançados em um estudo clínico no Belém do Pará envolvendo a eficácia e a segurança da RIX4414 (Rotarix, GlaxoSmithKline). Enfatizamos que, durante o acompanhamento dos lactentes envolvidos nesse estudo brasileiro, a vacina demonstrou ser altamente segura e proporcionar significativo poder de proteção. Essa vacina também foi clinicamente avaliada em outros dois estudos de relevante magnitude epidemiológica, reforçando sua natureza segura e eficaz (Ruiz-Palacios, 2006; Vesikari, 2007).

Entretanto, é importante ressaltar que toda a população brasileira acima de dois anos de idade encontra-se e continuará sem cobertura vacinal para o rotavirus.

ESTRATÉGIAS TERAPÊUTICAS

Como a gastroenterite por rotavírus pode levar a quadros dramáticos de severa desidratação, desordens eletrolíticas e acidose metabólica em lactentes e crianças, a reposição precoce de volume e eletrólitos é vital para a manutenção da homeostase celular. Inicialmente, a terapia de hidratação por via oral deve ser preferida, sendo substituída pela parenteral quando ocorre insucesso da primeira. Além disso, medidas de monitorização dos eletrólitos, sinais vitais e rígido controle do balanço hídrico nos casos mais críticos também são necessários.

Hoje, a utilização de nitazoxanida (500 mg de 12 em 12 horas por três dias para adultos, 7,5 mg/Kg de 12 em 12 horas por três dias para crianças) está aprovada pela ANVISA para doenças diarreicas agudas causadas por rotavírus. A nitazoxanida (Annita) é um agente antiparasitário de amplo espectro de ação, agindo efetivamente tanto sobre os protozoários como sobre os helmintos. Além disso, pode ser utilizada em crianças e adultos. No Brasil, esse medicamento está licenciado para o tratamento de quadros diarreicos induzidos por *Entamoeba histolytica/díspar*, *Cryptosporidium parvum* e *Giardia lamblia/intestinalis*. Seu notável espectro de ação também abrange outros protozoários como *Blastocystis hominis, Balandidium coli* e *Isospora belli*, bem como os principais nematódeos, cestódeos e tramótedeos existentes no país.

Recentemente, um estudo com nitazoxanida envolvendo pacientes pediátricos e cultura de células revelou resultados eficazes para o tratamento de diarreia induzida por rotavírus (Rossignol, 2006). Esse estudo, de caráter duplo cego, randomizado e controlado por placebo, envolveu 38 crianças (idade entre cinco meses e sete anos), as quais foram admitidas com quadro de diarreia severa por rotavírus no Hospital Pediátrico da Universidade do Cairo. Os pacientes foram randomizados para receber nitazoxanida na dose de 7,5 mg/kg a cada 12 horas durante três dias. Os pacientes que receberam nitazoxanida apresentaram melhora clínica após 31 horas, em média. No grupo placebo, por sua vez, os sintomas persistiram durante 75 horas em média. Ressaltamos que nenhum efeito adverso significativo foi observado no grupo tratado com nitazoxanida. Os autores concluíram que o emprego da nitazoxanida durante três dias reduziu drasticamente a duração dos sintomas deletérios gerados pelo rotavírus.

Posteriormente, Rossignol e El-Gohary (2006) também exploraram o potencial terapêutico da nitazoxanida em um novo estudo clínico, controlado por placebo, em indivíduos com idade inicial de 12 anos que apresentavam quadro clínico de diarreia e exame positivo pela técnica imunoenzimática para norovírus, rotavírus ou adenovírus nos espécimes fecais. Os pacientes foram randomizados e a posologia seguiu o padrão do estudo anterior (Rossignol, 2006). Dentre os pacientes, 50 foram selecionados para participar do estudo, o qual foi composto por dois grupos de 25 pessoas. Os resultados foram altamente relevantes, pois mostraram que desde a primeira dose de nitazoxanida até a resolução dos sintomas, o grupo beneficiado com o medicamento apresentou substancial melhora clínica quando comparado ao grupo placebo. Estatisticamente, resultou em alto índice de significância ($p < 0,0001$). Além disso, o tempo médio para a resolução da doença foi igual a 1,5 versus 2,5 dias para o grupo placebo ($p = 0,0052$ para rotavírus, $p = 0,0295$ para norovírus).

Nos últimos anos, diversos estudos controlados e meta-análises sugerem que os probióticos, tais como o *Saccharomyces boulardii* (Floratil), também são efetivos na prevenção e tratamento da gastroenterite. De fato, estudos controlados demonstraram a eficácia do *S. boulardii* para a prevenção ou tratamento de diversas enfermidades intestinais, incluindo diarreia associada a antibióticos, diarreia por *Clostridium difficile*, diarreia aguda em adultos e crianças, bem como a diarreia do viajante (de Souza, Lomar, Cimerman, 2009). Recentemente, a Agência Nacional de Vigilância Sanitária (ANVISA) habilitou a posologia "de ataque" do probiótico *S. boulardii* (Floratil Pack) para diarreia aguda em adultos, confirmando novamente sua segurança e eficácia clínica. A posologia de ataque consiste no seguinte esquema: 750 mg no primeiro dia, 400 mg no segundo dia e 200 mg no terceiro dia, a qual deve ser empregada nos primeiros dias, seguida por uma dose de manutenção até a resolução do quadro.

Embora haja necessidade de futuros estudos clínicos para reforçar a eficácia terapêutica da nitazoxanida e do probiótico *S. boulardii* nos eventos de gastroenterite secundários a rotavírus, os numerosos estudos realizados até o presente momento encorajam a utilização de tais terapias.

REFERÊNCIAS BIBLIOGRÁFICAS

American Academy of Pediatrics Committee on Infectious Diseases. Prevention of rotavirus disease: guidelines for use of rotavirus vaccine. Pediatrics. 2007;119(1):171-82.

Anderson EJ, Weber SG. Rotavirus infection in adults. Lancet Infect Dis. 2004;4(2):91-9.

Araújo EC, Clemens SC, Oliveira CS, Justino MC, Rubio P, Gabbay YB, et al. Safety, immunogenicity, and protective efficacy of two doses of RIX4414 live attenuated human rotavirus vaccine in healthy Brazilian infants. J Pediatr (Rio J). 2007;83:217-24.

Bernstein DI, Ward RL. Rotaviruses. In: Feigin RD, Cherry JD, eds. Textbook of pediatric infectious diseases. 4th ed. Philadelphia: WB Saunders, 1998; 2:1901–13.

Bernstein DI. Rotavirus overview. Pediatr Infect Dis J. 2009;28(3 Suppl):S50-3. Review.

Bilcke J, Van Damme P, Van Ranst M, Hens N, Aerts M, Beutels P. Estimating the incidence of symptomatic rotavirus infections: a systematic review and meta-analysis. PLoS One. 2009;4(6):e6060. Review.

Bishop RF, Davidson GP, Holmes IH, Ruck BJ. Virus particles in epithelial cells of duodenal mucosa from children with acute non-bacterial gastroenteritis. Lancet 1973; 2: 1281–3.

Black RE, Merson MH, Huq I, Alim AR, Yunus M. Incidence and severity of rotavirus and Escherichia coli diarrhoea in rural Bangladesh. Implications for vaccine development. Lancet. 1981;1(8212):141-3.

Bolivar R, Conklin RH, Vollet JJ, et al. Rotavirus in travelers' diarrhea: study of an adult student population in Mexico. J Infect Dis 1978; 137: 324-7.

Bryce J, Boschi-Pinto C, Shibuya K, et al. WHO estimates of the causes of death in children. Lancet. 2005;365:1147–52.

Carmo EH. Diarrheic disease due to rotavirus: magnitude, introduction of the vaccine, and challenges for epidemiological surveillance. Cad Saude Publica. 2006;22(11):2266.

Cimerman, S; de Souza, AL; Parasitoses Intestinais. In: Lopes AC. (Org.). Programa de Atualização em Clínica Médica (PROCLIM). Artmed, 2007, p. 57-99.

De Souza AL, Lomar AV, Cimerman S. *Saccharomyces bourlardii:* an emerging science for treatment of acute diarrhea. Rev Panam Infectol 2009;11(4):41-6.

Escobedo AA, Almirall P, Alfonso M, Cimerman S, Rey S, Terry SL. Treatment of intestinal protozoan infections in children. Arch Dis Child. 2009;94(6):478-82.

Escobedo AA, Cimerman S. Giardiasis: a pharmacotherapy review. Expert Opin Pharmacother. 2007;8(12):1885-902.

Fox LM, Saravolatz, LD. Nitazoxanide: a new thiazolide antiparasitic agent. Clin Infect Dis 2005; 40: 1173–80.

Gerding DN, Muto CA, Owens RC Jr. Treatment of Clostridium difficile infection. Clin Infect Dis. 2008;46 Suppl 1:S32-42.

Greenberg HB, Estes MK. Rotaviruses: from pathogenesis to vaccination. Gastroenterology. 2009;136(6):1939-51. Review.

Honma S, Chizhikov V, Santos N, Tatsumi M, Timenetsky Mdo C, Linhares AC, Mascarenhas JD, Ushijima H, Armah GE, Gentsch JR, Hoshino Y.Development and validation of DNA microarray for genotyping group A rotavirus VP4 (P[4], P[6], P[8], P[9], and P[14]) and VP7 (G1 to G6, G8 to G10, and G12) genes. J Clin Microbiol. 2007;45(8):2641-8.

Kapikian AZ, Wyatt RG, Dolin R, Thornhill TS, Kalica AR, Chanock RM. Visualization by immune electron microscopy of a 27-nm particle associated with acute infectious nonbacterial gastroenteritis. J Virol 1972; 10: 1075–81.

Korba BE, Montero AB, Farrar K, Gaye K, Mukerjee S, Ayers MS, Rossignol JF. Nitazoxanide, tizoxanide and other thiazolides are potent inhibitors of hepatitis B virus and hepatitis C virus replication. Antiviral Res. 2008; 77(1):56-63.

Kosek M, Bern C, Guerrant RL. The global burden of diarrhoeal disease, as estimated from studies published between 1992 and 2000. Bulletin of the World Health Organization 2003;81:197–204.

Lewis HM, Parry JV, Davies HA, Parry RP, Mott A, Dourmashkin RR, Sanderson PJ, Tyrrell DA, Valman HB. A year's experience of the rotavirus syndrome and its association with respiratory illness. Arch Dis Child. 1979;54(5):339-46.

Linhares AC. Rotavirus infection in Brazil: epidemiology and challenges for its control. Cad Saude Publica. 2000;16(3):629-46.

Ministério da Saúde do Brasil. Informe técnico: Doença diarréica por rotavirus: vigilância epidemiológica e prevenção pela vacina oral de rotavírus humano-VORH. 2006.

Musher DM, Logan N, Mehendiratta V, Melgarejo NA, Garud S, Hamill RJ. Clostridium difficile colitis that fails conventional metronidazole therapy: response to nitazoxanide. J Antimicrob Chemother. 2007;59(4):705-10.

Musher DM, Musher BL. Contagious acute gastrointestinal infections. N Engl J Med. 2004;351(23):2417-27.

Parashar UD, Burton A, Lanata C, Boschi-Pinto C, Shibuya K, Steele D, Birmingham M, Glass RI. Global mortality associated with rotavirus disease among children in 2004. J Infect Dis. 2009;200 Suppl 1:S9-S15. Review.

Parashar UD, Hummelman EG, Bresee JS, Miller MA, Glass RI. Global illness and deaths caused by rotavirus disease in children. Emerg Infect Dis. 2003;9(5):565-72.

Parri N, Innocenti L, Collini S, Bechi F, Mannelli F. Acute pancreatitis due to rotavirus gastroenteritis in a child. Pediatr Emerg Care. 2010;26(8):592-3.

Prince DS, Astry C, Vonderfecht S, Jakab G, Shen FM, Yolken RH. Aerosol transmission of experimental rotavirus infection. Pediatr Infect Dis. 1986;5(2):218-22.

Rossignol JF, Abu-Zekry M, Hussein A, Santoro MG. Effect of nitazoxanide for treatment of severe rotavirus diarrhoea: randomised double-blind placebo-controlled trial. Lancet. 2006;368(9530):124-9.

Rossignol JF, Ayoub A, Ayers MS. Treatment of diarrhea caused by Giardia intestinalis and *Entamoeba histolytica* or *E dispar*: a double blind placebo controlled study of nitazoxanide. J Infect Dis 2001;184: 381–84.

Rossignol JF, El-Gohary YM. Nitazoxanide in the treatment of viral gastroenteritis: a randomized double-blind placebo-controlled clinical trial. Aliment Pharmacol Ther. 2006b;24(10):1423-30.

Rossignol JF, Kabil SM, El-Gohary Y, Younis AM. Effect of nitazoxanide in diarrhea and enteritis caused by Cryptosporidium spp. Clin Gastroenterol Hepatol 2006a; 4: 320–24.

Rossignol JF, Kabil SM, El-Gohary Y, Younis AM. Nitazoxanide in the treatment of amoebiasis. Trans R Soc Trop Med Hyg. 2007;101(10):1025-31.

Rossignol JF, Kabil SM, Said M, Samir H, Younis A. Effect of nitazoxanide in persistent diarrhea and enteritis associated with Blastocystis hominis. Clin Gastroenterol Hepatol 2005; 3: 987–91.

Ruiz MC, Leon T, Diaz Y, Michelangeli F. Molecular biology of rotavirus entry and replication. ScientificWorldJournal. 2009;9:1476-97. Review.

Ruiz-Palacios GM, Pérez-Schael I, Velázquez FR, *et al.* Human Rotavirus Vaccine Study Group. Safety and efficacy of an attenuated vaccine against severe rotavirus gastroenteritis. N Engl J Med. 2006;354(1):11-22.

Sanchez-Padilla E, Grais RF, Guerin PJ, Steele AD, Burny ME, Luquero FJ. Burden of disease and circulating serotypes of rotavirus infection in sub-Saharan Africa: systematic review and meta-analysis. Lancet Infect Dis. 2009;9(9):567-76. Review.

Santosham M, Chandran A, Fitzwater S, Fischer-Walker C, Baqui AH, Black R. Progress and barriers for the control of diarrhoeal disease. Lancet. 2010;376(9734):63-7. Review.

Steele AD, Cunliffe N, Tumbo J, Madhi SA, De Vos B, Bouckenooghe A. A review of rotavirus infection in and vaccination of human immunodeficiency virus-infected children. J Infect Dis. 2009;200 Suppl 1:S57-62. Review.

Vesikari T, Karvonen A, Prymula R, Schuster V, Tejedor JC, Cohen R, Meurice F, Han HH, Damaso S, Bouckenooghe A. Efficacy of human rotavirus vaccine against rotavirus gastroenteritis during the first 2 years of life in European infants: randomised, double-blind controlled study. Lancet. 2007;370 (9601):1757-63.

World Health Organization. The World Health Report 2007 – a Safer Future: Global Public Health Security in the 21st Century. Geneva:WHO; 2007.

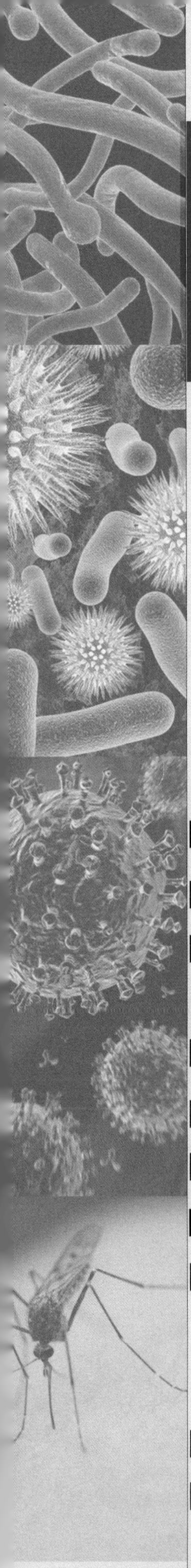

PARTE 3

Doenças Causadas por Bactérias

RESUMO DOS CAPÍTULOS

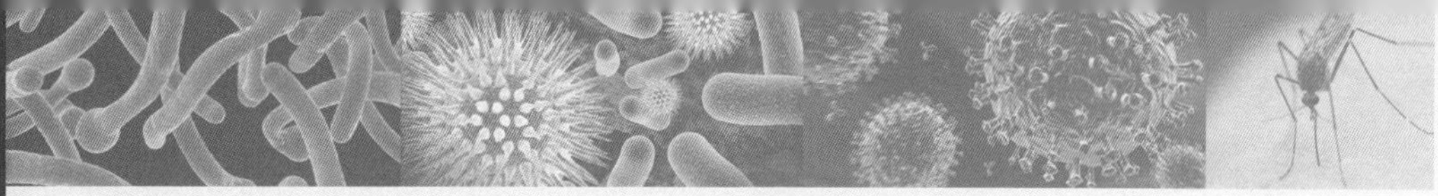

18 Antraz (Carbúnculo)

Henrique Lecour ▪ Lurdes Santos ▪ António Sarmento

INTRODUÇÃO

Antraz, do grego *anthrax,* ou carbúnculo, do latim *carbunculus*, são denominações da mesma doença, justificadas pelo aspecto negro, carbonoso das lesões cutâneas características da afecção. A doença afeta a maioria dos mamíferos, particularmente herbívoros, sendo, pois, uma zoonose que pode atingir o homem.

Conhecido desde a Antiguidade, o antraz foi já citado por Hipócrates e por Plínio em suas obras. Virgílio descreveu num dos seus livros uma epizootia que afetou o gado ovino. Mencione-se ainda que a quinta e a sexta pragas do Egito, referidas no capítulo IX do Êxodo, foram com grande probabilidade epizootias da doença.

O antraz foi a primeira doença bacteriana da qual foi isolado o agente causal, fato conseguido em 1848 pelos veterinários Rayer e Davaine, a partir do sangue de carneiros afetados pela doença. Entre 1850 e 1865, os trabalhos posteriores de Davaine e colaboradores permitiram mostrar que o bacilo era também responsável pela doença em outros herbívoros e pela chamada pústula maligna do homem, tendo ainda provado a transmissão da doença no animal. Em 1877, Roberto Koch descreveu as formas esporuladas do agente, conseguindo também a reprodução do antraz no animal pela inoculação de culturas de *Bacillus anthracis* em carneiros, sendo assim a primeira doença a preencher os chamados postulados de Koch, isto é, a primeira em que uma etiologia bacteriana foi definitivamente esclarecida. Pasteur, na continuidade dos seus trabalhos com outros agentes infecciosos, obteve a atenuação da virulência do *B. anthracis*, cultivando-o a 42ºC, conseguindo assim a primeira vacina contra o antraz animal, cuja eficácia foi demonstrada com a célebre experiência de Pouilly-le-Fort, em maio de 1881. Consistia em um lote de carneiros previamente imunizados com a vacina e posteriormente inoculados com o agente, os quais não contraíram a doença, em total contraste com o sucedido no lote de animais não vacinados e igualmente inoculados, os quais desenvolveram a doença. Embora com a introdução da penicilina no arsenal terapêutico se verificasse uma marcada redução da incidência da doença, continuam a ocorrer epizootias, particularmente nos países em desenvolvimento, e eventuais casos humanos.

ETIOPATOGENIA

O *Bacillus anthracis,* incluído no gênero *Bacillus,* é um agente aeróbio, Gram-positivo, não móvel, desprovido de flagelos, que pode se apresentar sob duas formas: vegetativa e esporulada. As formas vegetativas, de grandes dimensões – cerca de 1 a 8 µm de comprimento por 1 a 1,5 µm de largura – estão usualmente associadas em cadeias. O bacilo é ainda revestido por uma cápsula, presente apenas no animal hospedeiro e em cultura sob certas circunstâncias, sendo as estirpes não capsuladas avirulentas.

As formas vegetativas sobrevivem mal fora do hospedeiro, evoluindo logo para a forma esporulada, altamente estável, de morfologia ovalar, com localização central ou subterminal e cerca de 1 µm as de maior diâmetro. Enquanto as formas vegetativas são prontamente destruídas pelo aquecimento, a forma esporulada é extremamente resistente ao calor, persistindo no estado seco à temperatura de 150ºC durante uma hora, à luz ultravioleta e às radiações gama, bem como a muitos antissépticos. Os esporos do *B. anthracis* podem, dessa maneira, sobreviver no solo por décadas, fator que depende das características do terreno, particularmente de sua riqueza em matéria orgânica e de um pH inferior a 6,0.

Os esporos não se formam nos tecidos dos animais doentes, mas desenvolvem-se rapidamente no exterior ou nos meios de cultura usuais a 37ºC, onde as colônias assumem, na periferia, um aspecto de cabeça de medusa, visto que os bacilos se dispõem em longas cadeias, com a típica aparência de cana de bambu ou de tira de salsichas (Figura 18.1). A germinação dos esporos ocorre rapidamente, logo que o meio ambiente lhe é favorável, particularmente se rico em ácidos aminados, em nucleosídeos e em glicose, como sucede com o sangue e com os tecidos animais.

O genoma do *B. anthracis* foi já sequenciado, estando caracterizadas a nível mundial mais de 1.200 estirpes com grau diverso de virulência.

Os fatores de virulência, presentes nas formas vegetativas, compreendem duas exotoxinas e a cápsula, codificadas por dois plasmídeos: o pXO1 e o pXO2.

O plasmídeo pXO1 codifica os genes que produzem as exotoxinas. Esse complexo gene-toxina é constituído por três componentes: o antígeno protetor – que permite a entrada das toxinas nas células –, o fator letal e o fator de edema. Os três componentes se combinam para formar duas toxinas binárias: a toxina de edema e a toxina letal.

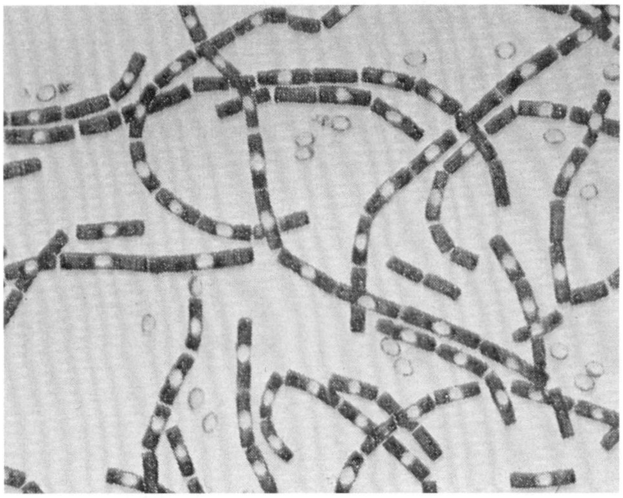

Figura 18.1 Bacilus Anthracis.

A toxina de edema, responsável por uma marcada alteração da homeostase hídrica, da qual resulta o acentuado edema observado nas lesões cutâneas, é constituida pelo fator de edema e pelo antígeno protetor. Essa toxina inibe *in vitro* a atividade dos neutrófilos, função também diminuída nos doentes com antraz cutâneo. A toxina letal é constituída pelo fator letal, que é uma protease metálica, e pelo antígeno protetor. A toxina letal estimula a produção pelos macrófagos do fator da necrose tumoral α e da interleucina-1β, responsáveis pela morte súbita nas formas sistêmicas da doença. Julga-se que cada fator, por si só, não tem atividade biológica, a não ser quando combinado com o antígeno protetor.

O plasmídeo pXO2 contém os genes envolvidos na síntese da cápsula, que é fracamente antigênica e tem a capacidade de inibir a fagocitose das formas vegetativas pelos macrófagos.

A expressão dos fatores de virulência é regulada pelos elementos do hospedeiro, tais como temperatura igual ou superior a 37ºC, concentração de dióxido de carbono igual ou superior a 5% e presença de certos componentes do soro.

Para uma virulência plena, é necessária a presença dos dois plasmídeos, e a falta de qualquer um deles condiciona a atenuação da estirpe. É importante ressaltar que, caso atingida uma fase avançada da infecção, a morte pode ocorrer em consequência do efeito das toxinas, ainda que a bacteremia seja debelada.

As vacinas usadas na imunização do antraz utilizam estirpes atenuadas por ausência de um ou de ambos os plasmídeos.

A doença humana resulta da exposição acidental ou intencional ao agente, podendo ser contraída por três vias: cutânea, respiratória e digestiva.

A forma cutânea resulta da penetração dos esporos através de uma prévia solução de continuidade, já que a pele íntegra parece impedir a infecção. Após a germinação local dos esporos, a produção da toxina provoca o aparecimento de intenso edema local.

A forma pulmonar resulta da inalação de partículas com dimensão de 1 a 5 μm contendo esporos, os quais se depositam nos alvéolos pulmonares, onde são fagocitados pelos macrófagos alveolares, sendo parte desses esporos lisados e destruídos. Os esporos sobreviventes atingem os gânglios linfáticos do mediastino, onde, por um mecanismo não totalmente compreendido, ocorre a germinação e a proliferação das formas vegetativas, com consequente linfadenite regional hemorrágica e libertação bacteriana para as circulações linfática e sanguínea, surgindo então a bacteriemia maciça. A germinação pode acontecer até cerca de 60 dias após a inalação, situação em que o período de incubação da doença é naturalmente longo. Experiências em primatas não humanos mostraram que a morte pode ocorrer entre 58 e 98 dias após a contaminação por via inalatória, e que 0,5% a 1% dos esporos podem ser ainda observados aos 75 dias. Esporos viáveis também foram encontrados nos gânglios mediastínicos de macacos 100 dias após a exposição. No surto registrado na cidade siberiana de Sverdlovsk, os casos de antraz pulmonar ocorreram de dois a 43 dias depois do acidente. Naturalmente essas observações têm como consequência a necessidade de uma quimioprofilaxia e de uma terapêutica antibiótica longas.

Desde que a germinação sucede, logo são observadas as primeiras manifestações clínicas. A libertação das toxinas pelas formas vegetativas provoca hemorragias, edema e necrose tecidular. A despeito de não ser conhecida a dose mínima capaz de causar a doença, estudos no animal indicam que a dose letal inalada capaz de matar 50% da população exposta varia entre 2.500 e 55 mil esporos. Um trabalho recente em primatas sugere, por extrapolação, que um a três esporos podem ser já suficientes para provocar a doença. Ressalte-se que alguns dos casos fatais de antraz pulmonar observados no recente surto de bioterrorismo que afetou os Estados Unidos podem ter sido causados por uma pequena quantidade de esporos.

Quanto à forma gastrointestinal ou abdominal, de ocorrência rara, é resultante da ingestão de carne de animais infectados cujo processamento culinário foi insuficiente, contendo por isso formas viáveis. Deve-se mencionar, ainda, uma forma orofaríngea, também rara, que resulta da deposição e germinação dos esporos a esse nível.

EPIDEMIOLOGIA E MECANISMOS DE TRANSMISSÃO

O reservatório natural do bacilo é o solo. A infecção nos animais dá-se fundamentalmente pela ingestão de vegetais contaminados pelos esporos, o que explica o predomínio da doença nos animais herbívoros, sobretudo nos gados ovino, caprino, bovino e equino. Os animais contaminados podem parecer sãos até a proximidade de sua morte, quando então surgem hemorragias generalizadas, com expulsão de quantidades maciças de bacilos. A circunstância que faz com que os esporos possam sobreviver por décadas no solo torna impeditivo o aproveitamento das pastagens contaminadas por esse agente telúrico, o que leva a uma notável repercussão econômica, já que a doença pode dizimar os rebanhos e as manadas de gado. A situação verificada no Irã, em 1945, quando uma grande epizootia causou a perda de cerca de um milhão de ovinos, é um exemplo bem revelador da gravidade que a doença animal pode assumir. Essas epizootias são atualmente raras e fundamentalmente observadas em países do Terceiro Mundo, onde a atividade pecuária não atingiu o desenvolvimento registrado nos países industrializados, em que a vigilância epidemiológica é realizada pelos serviços veterinários, prevenindo e contendo eventuais surtos.

Ressalte-se que não são conhecidos casos resultantes de contágio inter-humano.

Em relação direta com a prevalência da infecção animal, a quase totalidade dos casos de antraz cutâneo é fundamentalmente observada em áreas rurais de baixo desenvolvimento socioeconômico, tais como Ásia, América Latina e África Subsaariana, sendo rara nos países desenvolvidos.

O antraz é, em muitos países, uma doença de notificação obrigatória. Em Portugal, apenas sete casos foram declarados às autoridades sanitárias entre 2000 e 2008, sendo os últimos notificados em 2002. É um número muito inferior ao registrado na década de 70 do século passado, em que foram declarados 79 casos, todos de antraz cutâneo e ocorridos em áreas rurais do país.

O antraz cutâneo é consequência fundamental da manipulação de animais doentes ou de suas carcaças, vísceras ou outros produtos, tais como pele, couros, lãs, crinas e pelos. Esse fato justifica que determinadas atividades profissionais tenham maior risco de contrair a infecção e que, nessas circunstâncias, a doença possa ser considerada profissional, como se verifica com os trabalhadores da pecuária, agricultores, trabalhadores de matadouros, açougueiros, trabalhadores de curtumes, tosquiadores, manuseadores de lãs, crinas e pelos de animais e veterinários. A designação de doença dos escolhedores de lã para o carbúnculo pulmonar (*woolsorters' disease*) é um exemplo da relação entre essa atividade laboral e a enfermidade.

Se em algumas das atividades descritas o contato direto com animais doentes é evidente, tornando mais imediata a compreensão do contágio, em outras, como é o caso dos trabalhadores das indústrias de curtumes e de peles e dos selecionadores de lã, a contaminação cutânea ou por inalação pode ocorrer afastada dos locais onde se encontram os animais doentes e, portanto, ser mais difícil a detecção do diagnóstico, devido à falta de uma história epidemiológica evidente. O antraz de causa profissional é, no entanto, pouco frequente atualmente, não só pela diminuição da prevalência da infecção animal, como também pela instituição de medidas de proteção dos trabalhadores e melhoria das condições higiênicas dos locais de trabalho.

O antraz pode ser usado como arma em guerra biológica ou com fins terroristas. Uma classificação dos agentes animados passíveis de serem utilizados como armas biológicas, elaborada pelos CDC e de acordo com sua importância e grau de risco, inclui o antraz na categoria A, bem como a varíola, a peste, o botulismo, a tularemia e as febres hemorrágicas virais, o que evidencia bem sua elevada periculosidade.

Um exemplo de bioterrorismo foi a ocorrência de um surto de antraz nos Estados Unidos, no outono de 2001, que resultou da dispersão intencional de esporos de *B. anthracis* através de cartas e de embalagens postais. O surto afetou 22 indivíduos, cinco deles com evolução fatal, e contaminou vários edifícios públicos, gerando pânico na população, marcadamente atingida no seu cotidiano.

Frisando a gravidade da possibilidade de utilização do antraz como arma biológica relata-se, ainda, o surto ocorrido em abril de 1979, em Sverdlovsk, cidade da ex-União Soviética. Uma avaria transitória num dos filtros de uma instalação militar destinada à produção de armas biológicas lançou na atmosfera esporos de *B. anthracis* sob a forma de aerossol, numa quantidade que se julga não ter ultrapassado um miligrama, correspondente a cerca de mil milhões de esporos. Foi suficiente para contaminar uma faixa com a extensão de 50 quilômetros e causar a morte de pelo menos 67 pessoas, além de uma epizootia local. Cite-se ainda que, de acordo com os inspetores da ONU, na década de 1990 o Iraque incluía no seu arsenal de armas de destruição maciça cerca de 8 mil litros de esporos de *B. anthracis*. Essa gravidade pode ser também avaliada por uma estimativa da OMS, que em 1970 considerava que o número de baixas causadas por ataque aéreo a uma cidade de 5 milhões de habitantes, com libertação de 50 kg de esporos e em condições meteorológicas favoráveis, poderia afetar 250 mil habitantes, dos quais 100 mil poderiam morrer caso não fossem medicados.

Em finais de 2009 foi registado na Escócia um surto de antraz em heroinomanos, somando um total de 31 casos, dos quais 11 tiveram evolução fatal. Julga-se que a doença tenha sido causada por contaminação da heroína ou de qualquer outra substância misturada com a droga. Em alguns dos casos a heroína foi administrada por via parentérica, e em outros por via inalatória ou fumada. Um caso idêntico, com evolução fatal, foi também observado na Alemanha.

CLÍNICA

FORMA CUTÂNEA

De longe a forma mais vulgar da doença, pois corresponde a mais de 90% dos casos, o antraz cutâneo – também designado pústula maligna –, localiza-se preferencialmente nas zonas descobertas do corpo. Logo, as mais expostas ao contágio são:a face, o pescoço e os membros superiores. O tempo de incubação é em média de cinco dias, podendo, contudo, variar entre um e dez dias. A lesão inicial, que se situa no local em que sucedeu a infecção, tem o aspecto de uma pápula indolor e pruriginosa, que após um a dois dias evolui para vesículas de 1 a 3 mm de diâmetro, acabando por ulcerar dois a três dias mais tarde, dando saída a uma secreção sanguinolenta rica em bacilos. Forma-se então uma escara negra, rodeada por um notável edema e geralmente acompanhada de linfoadenopatia regional, bem como de febre e mal-estar, por vezes. Na maioria das vezes a lesão é autolimitada, e a queda da escara ocorre de uma a duas semanas mais tarde, dando lugar a uma cicatriz que em geral não é definitiva. Em alguns doentes, o processo pode generalizar-se e evoluir para uma forma septicêmica, de prognóstico grave e potencialmente fatal. É importante salientar ainda que, em contraste com o que se verifica nos casos sem tratamento, em que a mortalidade pode atingir os 20%, o antraz cutâneo sob terapêutica antibiótica raramente possui evolução fatal. Para apoiar a evolução favorável condicionada pelos antibióticos, note-se que nenhum dos casos de antraz cutâneo registrados no acidente de Sverdlovsk foi fatal.

FORMA PULMONAR

A forma pulmonar resulta da inalação de partículas contendo esporos, que se depositam nos alvéolos pulmonares. O tempo de incubação, na maioria dos casos, é menor do que uma semana, embora tenham sido relatados casos com períodos de incubação de até seis semanas, o que demonstra a eventualidade de os esporos se manterem viáveis nos alvéolos pulmonares por longo tempo, ou de o inóculo ter sido menor.

As manifestações clínicas iniciais não permitem a suspeita da etiologia, já que podem ser idênticas às de um quadro respiratório agudo vulgar, a não ser que haja prévio conhecimento de outros casos em que a etiologia tenha já sido definida.

Febre, arrepios, tosse pouco ou nada produtiva, dispneia, grande cansaço, vômitos, mal-estar ou dores torácicas e abdominais são as queixas iniciais mais habituais, acompanhadas de escassos sinais físicos e de alterações laboratoriais inespecíficas. Essa fase inicial persiste por horas ou por poucos dias, para depois se agravar rapidamente. Por vezes, contudo, pode-se verificar um curto período de aparente melhoria. Na fase final, a febre é elevada e acompanhada de sudorese profusa, dispneia progressiva, cianose, estridor, depressão e paralisia do centro respiratório, anoxia, hipotensão e choque, ocorrendo a morte em poucas horas. Há notáveis alterações metabólicas às quais é preciso dar atenção, tais como hipoglicemia acentuada, hipercalemia, alcalose respiratória e acidose terminal.

Nessa fase da doença, quer a radiologia clássica, quer a tomografia axial computorizada, revela alargamento do mediastino, com linfadenite hemorrágica, um sinal muito relevante para o diagnóstico. Pode-se, ainda, observar ingurgitamento hilar e paratraqueal, espessamento peribrônquico, derrame pleural hemorrágico e infiltrados pulmonares, também de natureza hemorrágica, não sendo verificada, contudo, a presença de lesões de broncopneumonia. Ressalte-se que no início da doença esses sinais radiológicos podem ser discretos ou mesmo estar ausentes, o que naturalmente atrasa a detecção do diagnóstico.

Em cerca de metade dos doentes com disseminação da doença há também atingimento meníngeo, revelado por delírio e obnubilação, associados à presença de sinais meníngeos e de líquor hemorrágico.

Forma gastrointestinal

Essa localização é rara, sendo causada pela ingestão de carne proveniente de animais doentes e da qual o processamento culinário não foi suficiente para a sua esterilização. Admite-se que a contaminação possa não ser devida apenas à ingestão de esporos que permanecem viáveis e que germinam no trato digestivo, mas também ser causada pela ingestão de grande quantidade de formas vegetativas. Como é habitualmente resultado de uma ou mais refeições realizadas em comum por vários indivíduos, é frequente que sua ocorrência se apresente como um pequeno surto.

Dores abdominais difusas e intensas são a queixa mais recorrente, surgindo de dois a cinco dias após a ingestão da carne contaminada e acompanhadas de febre, náuseas e vômitos. A situação clínica agrava-se em poucos dias, surgindo diarreia sanguinolenta, sinais de abdome agudo e por vezes notável ascite. A existência de ulcerações ao nível gástrico pode ser causa de hematêmeses. A mortalidade dessa forma clínica é elevada, já que é superior a 50%. A morte ocorre por perfuração intestinal ou por disseminação da doença, com consequente toxemia.

A inoculação sucede ao nível da mucosa intestinal, predominantemente no íleo terminal ou no ceco, onde se observa a presença de infiltrado inflamatório, intenso edema, necrose, hemorragias difusas e ulcerações, ignorando-se, contudo, se tais sintomas se verificam apenas nos locais de penetração do bacilo ou se resultam da ação difusa da toxina. Há consideráveis lesões de linfadenite mesentérica, onde se pode encontrar o agente, também observado no exame direto do exsudato ascítico ou na sua cultura, a qual é geralmente positiva.

Forma orofaríngea

A forma orofaríngea, também resultante da ingestão de produtos animais contaminados, é igualmente uma forma rara da doença. Febre, faringite, intenso edema cervical e linfadenite regional, muitas vezes acompanhadas de disfagia e de dificuldade respiratória, são as manifestações clínicas mais comuns. O exame da orofaringe revela a presença de lesões necróticas ulceradas com aspecto pseudomembranoso. Essa forma clínica geralmente tem um prognóstico de menor gravidade do que a forma gastrointestinal.

DIAGNÓSTICO LABORATORIAL

O diagnóstico microbiológico reveste-se de particular delicadeza. A raridade do carbúnculo, a urgência do seu diagnóstico e o fato de a maioria dos microbiologistas clínicos não ter experiência nesse domínio atualmente são empecilhos que se põem a uma resposta cabal em tempo oportuno.

No caso do antraz cutâneo, o exame direto do exsudato vesicular ou da escara pode permitir a observação de inúmeros bacilos Gram-positivos, capsulados e associados em cadeias mais ou menos longas, embora a taxa de positividade não ultrapasse 65%. A administração precoce de antibióticos pode diminuir esse valor ou mesmo tornar negativo o exame, circunstância em que as amostras devem ser obtidas por punção-biópsia e estudadas por técnicas imuno-histoquímicas ou de PCR. É importante salientar que a expressão do fluido da escara não é recomendada, devido ao eventual risco de disseminação.

Nas formas disseminadas, a hemocultura é quase sempre positiva, particularmente na fase avançada da doença, dada a elevada bacteriemia presente, podendo o esfregaço sanguíneo ser também positivo, bem como o exame do líquido pleural, do líquido ascético e do LCR, no caso da existência de meningite. A ausência de um verdadeiro processo de pneumonia na forma pulmonar do carbúnculo revela ser de pouco valor o exame direto e a cultura da expectoração.

O exame direto e a cultura podem gerar um falso diagnóstico negativo por confusão com outros agentes do gênero *Bacillus*, particularmente o *B. cereus* ou o *B. subtilis*, bactérias ubíquas e saprófitas, que o microbiologista costuma considerar contaminantes dos produtos em estudo. Esses agentes são móveis e provocam hemólise total quando cultivados em ágar-sangue, em contraste com o que se observa com o *B. anthracis,* em que ela não é verificada ou é apenas ligeira e ao redor das colônias. O aspecto característico das colônias, de coloração branco-acinzentada, atipicamente tenazes, já que podem manter a sua forma mesmo quando manipuladas, pode ser sugestivo da etiologia para um microbiologista experiente, em particular se houve prévia informação clínica. O esfregaço obtido a partir da cultura permite visualizar bacilos Gram-positivos, não capsulados, imóveis e dispostos em cadeias longas.

Com exceção do *B. anthracis*, todos os outros agentes do gênero *Bacillus* são resistentes à penicilina, uma vez que produzem β-lactamases de codificação cromossômica. O achado de isolados de *B. anthracis* com resistência à penicilina, natural ou induzida, a despeito de ser uma situação ainda pontual deve, contudo, ser tomado em consideração, obrigando a ser sempre realizado um teste de sensibilidade antibiótica desde que essa etiologia seja presumida.

Quando inoculado em meio ágar nutritivo contendo 0,7% de bicarbonato de sódio, em ambiente a 37ºC e na presença de 5 a 20% de CO_2, durante uma noite, o *B. anthracis* forma a sua característica cápsula, a qual é possível visualizar num esfregaço após coloração com tinta da China, Giemsa ou azul de metileno.

A inoculação nos meios de cultura usuais permite o crescimento bacteriano em seis a 24 horas. Caso haja informação sobre a possibilidade dessa etiologia, a revisão da morfologia das colônias e a realização de provas bioquímicas pode permitir nas 12 a 24 horas seguintes um diagnóstico preliminar. Esse diagnóstico inicial deverá antes de tudo excluir outras espécies de *Bacillus* que, como referido, são achados frequentes no cotidiano laboratorial. De acordo com o padrão de resposta, a utilização de uma bateria de testes químicos, a API 50 CH, em conjugação com outra bateria idêntica, a API 20 E, permite a identificação de 38 espécies e subespécies de *Bacillus*. A confirmação do diagnóstico deverá ser ulteriormente efetuada em laboratórios de referência, com acesso a técnicas imuno-histoquímicas, de PCR e de imunofluorescência direta. A identificação das estirpes de *B. anthracis* também é possível por meio de técnicas de biologia molecular.

Embora nos casos de contaminação por via inalatória possa ser positivo o esfregaço nasal ou sua cultura, não é certo o valor preditivo desse exame, já que ainda não se sabe se pode prever com segurança a ocorrência de doença.

O diagnóstico sorológico fornece uma informação tardia, uma vez que requer uma segunda amostra de soro colhida quatro a seis semanas após a amostra inicial, para que se possa verificar uma elevação significativa do título sérico de anticorpos específicos. Naturalmente essa demora não se compadece com a urgência do tratamento antibiótico, pois o estudo sorológico apenas permite o diagnóstico retrospectivo da doença, podendo, contudo, haver ainda um eventual interesse epidemiológico.

As proteínas do *B. anthracis* com maior capacidade imunogênica são os antígenos capsulares e os componentes das toxinas, geradores de anticorpos com eventual interesse no diagnóstico serológico. A positividade da resposta sérica aos antígenos da cápsula é de 95% a 100%, ao antígeno protetor é de 72%, ao fator letal é de 42% e ao fator de edema é de 26%, sendo por isso mais usada a pesquisa de anticorpos para as duas primeiras estimativas. Saliente-se que o diagnóstico sorológico está disponível apenas em laboratórios de referência.

As limitações apontadas tornam naturalmente desejada a disponibilidade de meios de diagnóstico rápidos e confiáveis nos laboratórios hospitalares.

É importante mencionar, ainda, o teste da antracina, um teste cutâneo que permite avaliar a imunidade de mediação celular (hipersensibilidade retardada). O teste utiliza um complexo de ácido nucleico, de polissacarídeo e de proteína, extraído por métodos químicos de uma estirpe atenuada de *B. anthracis*, que é injetado por via intradérmica. A positividade da reação é constatada pelo aparecimento, 24 horas após, de uma área de eritema com endurecimento, que persiste dois ou mais dias. Em um estudo sobre sua utilidade, o teste foi positivo em 82% dos doentes um a três dias após o aparecimento das primeiras manifestações clínicas e, em 97% a 99% dos casos após a terceira semana de doença, persistindo com valores elevados anos após a cura das lesões cutâneas. O teste da antracina é útil, quer no diagnóstico da infecção aguda, em que sua positividade é superior à dos exames microbiológicos de rotina, quer no diagnóstico de infecção anterior. O baixo custo do teste reforça ainda mais o seu eventual interesse, particularmente quando comparado com outros testes microbiológicos sofisticados, disponíveis apenas em alguns laboratórios.

TRATAMENTO

O *B. anthracis* é sensível *in vitro* à maioria dos antibióticos, tais como penicilina, tetraciclinas, cloranfenicol, macrolídeos, aminoglicosídeos, imipenemo, meropenemo, clindamicina, vancomicina, rifampicina, fluoroquinolonas e cefazolina e outras cefalosporinas de primeira geração. É resistente à cefuroxima e a cefalosporinas de largo espectro, como a cefotaxima, a ceftriaxona e a ceftazidima, bem como ao trimetoprim, ao sulfametoxazol e ao aztreonam. A despeito desse padrão generalizado de sensibilidade, os antibióticos normalmente utilizados na terapêutica do carbúnculo restringem-se à doxicilina, à ciprofloxacina e à penicilina, com base nos padrões de sensibilidade, em ensaios em primatas não humanos e, com exceção da penicilina, numa reduzida experiência clínica. A preferência da doxiciclina em relação a outras tetraciclinas é justificada pela comodidade de administração. A opção dada à ciprofloxacina, apesar de outras fluoroquinolonas poderem ser igualmente eficazes, tem como fundamento ser a única a ter sido utilizada no tratamento da doença humana. Durante muitas décadas, a penicilina teve larga utilização na terapêutica do antraz cutâneo. Entretanto, o fato de ter sido registrada em estirpes recentemente isoladas nos Estados Unidos, a presença de duas β-lactamases naturais e induzidas, uma penicilinase (classe A) e uma cefalosporinase (classe B), faz com que não seja aconselhada a utilização de penicilina, ampicilina ou amoxicilina sem o prévio conhecimento do padrão de sensibilidade da estirpe em causa. Isso ocorre porque essa penicilinase poderia ser ativada na presença de uma elevada concentração bacteriana, como sucede nas formas graves de antraz. Foi também relatada a ocorrência, embora rara, de estirpes resistentes à doxiciclina.

A gravidade do antraz contraído por via inalatória faz com que o tratamento deva ser prontamente iniciado, desde que a avaliação da situação clínica justifique uma suspeita fundamentada, se possível reforçada pela informação epidemiológica. O esquema terapêutico aconselhado utiliza ciprofloxacina na dose de 400 mg de 12 em 12 horas, por via endovenosa ou, como alternativa, doxiciclina na dose de 100 mg de 12 em 12 horas, também por via endovenosa. Esse esquema deve ainda associar a ciprofloxacina ou a doxiciclina a um ou dois outros antibióticos com atividade *in vitro,* assim reforçando a ação terapêutica. No caso da presença de meningite, deverá associar-se penicilina por via endovenosa e em doses elevadas, pela necessidade de uma adequada penetração meníngea, insuficiente com a doxiciclina.

O tratamento antibiótico deve ser mantido durante 60 dias, podendo, contudo, ser modificado o protocolo inicial após o conhecimento do padrão de sensibilidade antibiótica da estirpe responsável. Logo que a situação clínica se estabiliza, pode ser utilizada a via oral. Naturalmente o aparecimento de complicações infecciosas de outra etiologia no decurso da evolução da doença pode obrigar à associação com outros antibióticos.

A associação da terapêutica antibiótica com a vacina pode reduzir o tempo de tratamento para 30 a 45 dias, período durante o qual são administradas três doses da vacina com intervalos de duas semanas.

A possibilidade de ocorrência de alterações do crescimento esquelético com a utilização das quinolonas e de coloração dos dentes e necrose hepática com as tetraciclinas, contraindica, a princípio, sua utilização em crianças e adolescentes, bem como durante a gestação e a lactação. Deve-se ressaltar, no entanto, que a gravidade assumida pelo antraz pulmonar, em contraste com a baixa frequência desses efeitos, é um fator relevante que deve ser ponderado na decisão terapêutica.

O tratamento das formas comuns de antraz cutâneo pode ser feito por via oral, utilizando-se de início ciprofloxacina, na dose de 500 mg de 12 horas em 12 horas, ou doxiciclina na dose de 100 mg, também de 12 em 12 horas. Caso a estirpe seja sensível, pode-se utilizar amoxicilina 500 mg de oito em oito horas, ou penicilina por via endovenosa, quatro milhões de unidades de quatro em quatro horas. Embora a esterilização das lesões possa ser obtida em 24 horas, o tratamento do antraz cutâneo de origem zoonótica deve ser mantido por sete a dez dias. Caso, entretanto, seja admitido que a doença ocorreu num contexto de bioterrorismo, o tratamento deve então ser mantido por um período de 60 dias, devido ao receio da possibilidade de um contágio inalatório simultâneo. A prescrição de tratamento antibiótico, embora não pareça afetar a formação e a evolução da escara, reduz a probabilidade de disseminação sistêmica. Convém citar que não deve ser feita a excisão cirúrgica da escara pelo risco de disseminação do agente, e que o tratamento tópico não é interessante. Nas formas cutâneas graves, o tratamento é idêntico ao do antraz pulmonar, com recurso à via endovenosa.

Antes do advento da penicilina, e mesmo nos primeiros anos de disponibilidade dos antibióticos, era comum nos meios rurais cauterizar a lesão do antraz cutâneo com um objeto em brasa, procedimento que na maioria das vezes provocava uma cicatriz indelével, mais resultado do ato terapêutico do que da doença.

Dada a gravidade que assume o tratamento da forma gastrointestinal da doença, bem como da forma faríngea, obedece às mesmas normas de tratamento do antraz pulmonar.

Corticosteroides podem ter indicação no tratamento adjuvante do edema cutâneo quando extenso, bem como do edema mediastínico.

Seis dos 11 casos de antraz pulmonar relatados nos Estados Unidos no recente surto de bioterrorismo foram curados, o que corresponde a uma taxa de mortalidade de 45,5%, bem distante das taxas superiores a 90% anteriormente registradas. Foram também curados todos os 11 casos de antraz cutâneo que simultaneamente ocorreram. Esses resultados só foram possíveis pela conjugação de uma terapêutica antibiótica precoce e intensa com um cuidadoso tratamento de suporte, que fundamentalmente procurou assegurar o funcionamento das vias respiratórias com eventual suporte ventilatório, prevenir a ocorrência de choque séptico e manter o equilíbrio hidroeletrolítico e metabólico. A drenagem dos derrames pleurais recorrentes foi uma das medidas que muitas vezes resultou em melhora dramática.

A despeito da melhora que esses resultados evidenciam, torna-se necessária a definição de qual deve ser a duração do tratamento, bem como a procura de novos alvos terapêuticos, particularmente no domínio da toxina. O conhecimento de que animais infectados com toxina letal purificada morrem com um quadro idêntico ao dos animais mortos por infecção natural e de que, atingido um determinado nível de toxemia, a morte ocorre no animal, mesmo que o tratamento antibiótico consiga a esterilização sanguínea, sugere que o uso de uma antitoxina possa ser benéfico. A utilização da imunização passiva no tratamento da doença humana foi já usada nas primeiras décadas do século XX, com a administração de soro antiantraz de origem equina, voltando a ser recentemente encarada, com a evidência experimental no animal da proteção obtida com a administração do antissoro antes ou pouco tempo após a exposição à infecção. Essa evidência fez com que os Estados Unidos da America criassem uma reserva de imunoglobulina específica, obtida a partir do plasma de voluntários, nos quais tinham sido administradas quatro ou mais doses de vacina. Em 2006, um caso de antraz pulmonar acidental contraído na África foi tratado com êxito nos Estados Unidos da América, com um protocolo terapêutico que incluiu a utilização da imunoglobulina humana específica por via endovenosa.

No âmbito da procura de novos fármacos, foi também recentemente preparado um anticorpo monoclonal humano contra o antigênio protetor do *B. anthracis*, inativando assim a toxina, embora não dê total proteção. Esse anticorpo, denominado raxibacumab, é administrado por via endovenosa ou intramuscular, embora o seu uso tenha sido registrado apenas em investigação animal.

A utilização de inibidores do TNF, bloqueando o desencadear da sua ação nefasta, pode também ser interessante.

VACINA

A vacina disponível nos Estados Unidos desde 1970 é uma vacina inativada, produzida a partir de um filtrado acelular de uma estirpe avirulenta de *B. anthracis,* não capsulada, da estirpe Sterne, que contém apenas o plamídeo pXO1. Tem como adjuvante o hidróxido de alumínio, e é designada por vacina adsorvida do antraz, administrada por via subcutânea na região_deltoide, num esquema de seis doses de 0,5 mL, as três primeiras separadas por intervalos de duas semanas e as três restantes aos seis, 12 e 18 meses. Embora autorizada apenas para o uso em adultos, nada há que possa contraindicar o seu uso em crianças, caso seja necessária essa utilização, como sucede com outras vacinas inativadas. O principal fator responsável pela indução da imunidade é o antígeno protetor. A eficácia da vacina foi testada em macacos previamente imunizados e posteriormente infectados por via inalatória, tendo sido observada uma proteção total no período de oito semanas, reduzida para 88% no período de 100 semanas. A manutenção da imunidade requer, contudo, o reforço anual da vacinação. Na profilaxia pós-exposição, o uso combinado do antibiótico com as três primeiras doses da vacina pode reduzir a duração da profilaxia antibiótica. Não foram registradas reações graves à vacina, administrada nos últimos dez anos em mais de 1,8 milhões militares americanos, já que apenas uma minoria dos vacinados relatou queixas sistêmicas ligeiras e transitórias, particularmente cefaleias, mal-estar, mialgias, artralgias, febre e perturbações digestivas, bem como reações locais ligeiras ou moderadas.

Uma vacina atenuada para uso humano tem sido utilizada nos países da ex-União Soviética, mas a sua aplicação nos países ocidentais tem sido recusada por razões de segurança.

A circunstância de a vacinação disponível implicar seis doses repartidas ao longo de 18 meses e reforços com periodicidade anual caso os pacientes sejam sujeitos a um contínuo risco de exposição, bem como a necessidade de uma maior capacidade de produção, incentiva a pesquisa de novas vacinas, de mais fácil administração e maior eficácia. A utilização de antígeno protetor de fonte recombinante, de outros antígenos ou de vacinas vivas com recurso a estirpes com mutações que permitam diminuir a virulência, mantendo, contudo, a imunogenicidade, bem como a sua administração por via oral, nasal ou transcutânea, constituem algumas das perspectivas que se levantam nesse âmbito.

QUIMIOPROFILAXIA

Após a avaliação ponderada do risco de exposição ao agente, deve ser imediatamente instituída a quimioprofilaxia, utilizando os mesmos antibióticos administrados no tratamento da doença. Seu emprego não justificado tem, além de elevado custo, o agravante de poder contribuir para a criação de estirpes resistentes entre a população bacteriana comensal.

Embora a duração da profilaxia antibiótica não esteja ainda devidamente estabelecida, a possibilidade de o antraz inalatório poder ter um período de incubação longo obriga sua prescrição durante pelo menos 60 dias, e por vezes mais prolongada na eventualidade de contaminação maciça. Caso não seja confirmada a suspeita de diagnóstico, a profilaxia será interrompida imediatamente.

Com base em estudos farmacológicos e em primatas não humanos, as autoridades sanitárias americanas aprovaram o uso da ciprofloxacina, da doxiciclina e da penicilina para a profilaxia do antraz. No entanto, a possibilidade de resistência à penicilina leva a ciprofloxacina e a doxiciclina a serem os antibióticos mais usados, pelo menos até o conhecimento do padrão de resistência da estirpe em questão.

A ciprofloxacina deve ser prescrita na dose de 500 mg de 12 em 12 horas, enquanto a alternativa da doxiciclina é usada na dose de 100 mg de 12 em 12 horas. Ambos os antibióticos são administrados por via oral. Como opção de utilização em crianças, gestantes e lactantes, considerando os eventuais efeitos adversos desses dois antibióticos, os CDC aconselham o uso de amoxicilina, administrada de 8 em 8 horas, por via oral. Essa alternativa deve, contudo, ser considerada, tendo em vista o benefício da prescrição da ciprofloxacina e da doxiciclina na prevenção dessa grave situação, apesar dos eventuais riscos da sua utilização.

O fato de a quimioprofilaxia dever ser prolongada é naturalmente um obstáculo a uma boa aderência para sua prescrição. No decurso do surto registrado nos Estados Unidos e a despeito do clima de medo coletivo vivido, apenas 44% dos cerca de 10 mil indivíduos a quem foi proposta profilaxia durante 60 dias cumpriram a prescrição. É importante citar que não foi registrado nenhum caso de antraz entre os indivíduos a quem foi aconselhada a profilaxia antibiótica, uma vez que estiveram sujeitos a uma eventual exposição.

Com o objetivo de aumentar a proteção e de encurtar o longo período de administração de antibióticos, é aconselhada a associação da vacina com a profilaxia antibiótica, a qual deverá ser mantida por no mínimo 30 dias, período em que são administradas as três primeiras doses da vacina, a intervalos de duas semanas. A imunização deverá ser concluída depois de acordo com o esquema de utilização aconselhado. No entanto, e porque a resposta imunitária só atinge o seu pico cerca de duas semanas após a terceira dose da vacina, administrada à quatro semanas, alguns autores consideram que é conveniente manter a profilaxia durante seis semanas.

Para além da utilização da imunoglobulina humana específica, já referida no tratamento

CONTROLE DA INFECÇÃO E DESCONTAMINAÇÃO

Visto que não há contágio inter-humano, os doentes não necessitam de hospitalização em regime de isolamento, nem é requerido o uso de máscaras protetoras. Apenas devem ser tomadas precauções em relação a compressas usadas nos casos de antraz cutâneo ou a qualquer material conspurcado com fluidos biológicos contaminados, como líquido pleural ou líquido ascítico, que devem ser incinerados ou tratados por autoclave. Os exames microbiológicos de rotina devem obedecer às normas de segurança laboratorial de nível 2. O material de autópsia também deve ser esterilizado por autoclave, ou incinerado.

Superfícies eventualmente contaminadas devem ser lavadas com solução de hipoclorito de sódio a 0,5% (lixívia de uso doméstico diluída a 1/10), o que pode, contudo, ser corrosivo para alguns materiais.

Não há necessidade de quaisquer precauções em relação aos conviventes íntimos do doente, a não ser que também tenham sido expostos a idêntico risco. Animais contaminados devem ser cremados para evitar a disseminação da doença.

As pessoas com risco de exposição a pó alegadamente contendo esporos, devem trocar imediatamente todo o vestuário e tomar uma copiosa ducha, lavando-se com bastante sabão. O vestuário deve ser colocado em sacos de plástico selados e posteriormente incinerados. Deve ser aconselhada a quimioprofilaxia até o esclarecimento da natureza do produto em causa.

Naturalmente a detecção ou a confirmação de qualquer caso deve ser prontamente comunicada às autoridades sanitárias, para que, caso necessário, se possa colocar em execução uma estratégia previamente definida.

A descontaminação de áreas afetadas por uma larga dispersão de esporos cria algumas dificuldades, tornando-se necessário conhecer a extensão e a duração dessa dispersão, que é condicionada pelas condições meteorológicas locais e pelas características do aerossol utilizado. Um exemplo dessa dificuldade foi a situação verificada na ilha escocesa de Gruinard, cujo solo foi contaminado nos anos 1940, em consequência de ensaios militares com bombas contendo esporos de *B. anthracis*, os quais permaneceram viáveis por quase quatro décadas. A descontaminação, iniciada em 1979, só foi dada por terminada em 1987, tendo a lavagem de todo o solo da pequena ilha sido feita com a utilização de 280 toneladas de formol e de 2 mil toneladas de água do mar. Naturalmente a descontaminação de grandes áreas urbanas é mais difícil de ser concretizada, tendo, além disso, custos muito elevados.

A avaliação de uma superfície suspeita de contaminação por esporos pode ser feita por meio de uma variedade de testes rápidos, embora a sua validade ainda não esteja devidamente comprovada. Durante o surto de antraz ocorrido nos Estados Unidos, foram registrados muitos resultados falsamente positivos com a utilização desses testes, o que demonstra que sua positividade não necessariamente constata a presença de esporos de antraz, mas apenas a indicação para um posterior estudo confirmatório. Desconhece-se também a eventualidade responsável pelo fornecimento de falsos resultados negativos.

REFERÊNCIAS BIBLIOGRÁFICAS

Advisory Committee on Immunization Practices. Use of antrax vaccine in response to terrorism: supplemental recommendations. MMWR Morb Mortal Wkly Rep 2002; 51(45): 1024-26.

Bell DM, Kozarsky Ph E, Stephens D. Conference Summary – Clinical Issues in the Prophylaxis, Diagnosis and Treatment Anthrax. Emerg Infect Dis 2002; 8(2): 222-5.

Booth M, Hood J, Brooks TJ. *et al.* Anthrax infection in drug users. Lancet 2010; 375 (9723): 1345-6

Cybulski Jr R, Sanz P, O`Brien A. Anthrax vaccination strategies. Mol. Aspects Med. 2009; 30: 490-502

Dalton R. Genetic sleuths rush to identify anthrax strains in mail attacks. Nature 2001; 413 (6857): 657-8.

Dixon TC, Meselson M, Guillemin J, Hanna PC. Anthrax. N Eng J Med 1999; 341(11):815-26.

Doenças de declaração obrigatória – Estatísticas. Direcção-Geral da Saúde, Lisboa, Portugal.

Farrar WE. Anthrax: from Mesopotamia to Molecular Biology. Pharos 1995; 58(2): 35-8.

Frankel A, Kuo S, Dostal D *et al.* Pathophysiology of anthrax. Frontiers in Bioscience 2009; 14(Jan 1): 4516-24

Grabenstein J. Countering Anthrax: Vaccines and Immunoglobulins. Clin Inf Dis 2008; 46 (1): 129-36

Inglesby TV, Henderson DA, Bartlett JG, et al. Anthrax as a biological weapon – medical and public health management. JAMA 1999; 281(18): 1735-45.

Inglesby TV, O'Toole T, Henderson DA, et al. Anthrax as a biological weapon, 2002 – Updated recommendations for management. JAMA 2002; 287(17): 2236-52.

Jernigan DB, Raghunathan PL, Bell B, et al. Investigation of bioterrorism-related anthrax, United States, 2001: Epidemiologic aspects. Emerg Infect Dis 2002; 8 (10): 1019-28.

Jernigan JA, Stephens DS, Ashford DA, et al. Bioterrorism-related inhalational anthrax: the first 10 cases reported in the United States. Emerg Infect Dis 2001; 7 (6): 933-44.

Khan A, Morse S, Lillibridge S. Public-health preparedness for biological terrorism in the USA. Lancet 2000; 356(9326): 1179-82.

Kournikakis B, Ho J, Duncan S. Anthrax Letters: Personal Exposure, Building Contamination, and Effectiveness of Immediate Mitigation Measures. J_Occup Environ Hyg. 2010; 7( ): 71-9

Kyriacou D,Adamski B, Khardori N. Anthrax: From Antiquity and Obscurity to a Front-Runner in Bioterrorism. Infect DIs Clinic N Am 2006; 20: 227-51

Manchee RJ, Stewart WD. The decontamination of Gruinard Island. Chem Br 1988, July: 690-1.

Meselson M, Guillemin J, Hugh-Jones M *et al.* The Sverdlovsk anthrax outbreak of 1979. Science 1994; 266(5188): 1202-8.

Migone TS, Subramanian G, Zhong J, et al. Raxibacumab for the Treatment of Inhalational Anthrax. N Eng J Med 2009; 361(2):135-44.

Olson KB. Aum Shinrikyo: once and future threat? Emerg Infect Dis 1999; 5 (4): 513-6.

Pasteur L, Chamberlain CE, Roux E. Compte-rendu sommaire des experiences faites a Pouilly-le-Fort, prés Melun, sur la vaccination charbonneuse. Comptes-rendus des séances de l´Académie des Sciences 1881; 92:1378-83.

Peters CJ, Hartley DM. Antrax inhalation and letal human infection. Lancet 2002; 359(9307): 710-1.

Pile JC, Malone JD, Eitzen EM, Friedlander A. Anthrax as a potential biological warfare agent. Arch Intern Med 1998; 158: 429-34.

Pittman PR, Kim-Ahn G, Pifat DY, et al. Anthrax vaccine: immunogenicity and safety of a dose-reduction, route-change comparison study in humans. Vaccine 2002; 20(9-10): 1412-20.

Radun D, Bernard H, Altmann M, et al. Preliminary case report of fatal anthrax in an injecting drug user in North-Rhin-Westphalia Germany- Eurosurveillance 2010; 15 (2).

Ramsay CN, String A, Smith J, et al. An outbreak of infection with *Bacillus anthracis* in injecting drug users in Scotland. Eurosurveillance 2010; 15 (2).

Shepard CW, Soriano-Gabarro M, Zell ER, et al. Antimicrobial postexposure prophylaxis for anthrax: adverse events and adherence. Emerg Infect Dis 2002; 8 (10): 1124-32.

Shlyakhov E, Rubinstein E. Evaluation of the anthraxin skin test for diagnosis of acute and past human anthrax. Eur J Clin Microbiol Infect Dis 1996;15(3): 242-5.

Sonmez E. A cure for anthrax? Lancet 2002; 359(9304): 448.

Williams R. *Bacillus anthracis* and other spore forming bacilli. In: Braude AI, Davis LE, Ferrer J, eds. Infectious disease and medical microbiology. Philadelphia, PA: WB Saunders Co., 1986; 270-8.

Walsh J, Pesik N, Quinn C, et al. A Case of Naturally Acquired Inhalation Anthrax: Clinical Care and Analyses of Anti-Protective Antigen Immunoglobulin G and Lethal Factor. Clin Inf Dis 2007; 44 (7): 968-71

World Health Organization. Health aspects of chemical and biological weapons. Geneva, Switzerland. World Health Organization 1970: 97-9.

Zilinskas R. Iraq's biological weapons. The past as future? JAMA 1997; 278(5): 418-24.

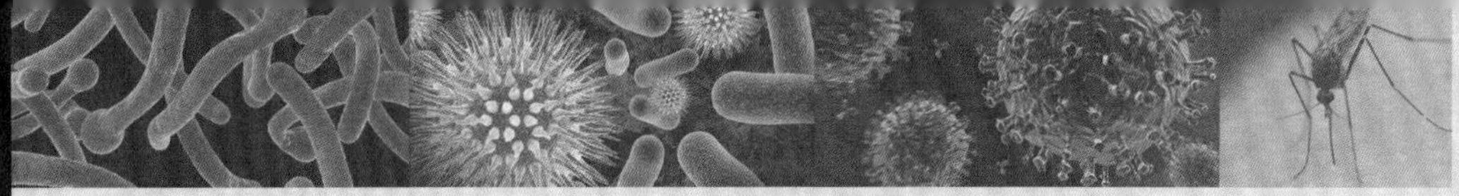

19 Botulismo

Rui Sarmento e Castro

INTRODUÇÃO

O botulismo é uma doença infecciosa caracterizada por paralisias neurológicas resultantes da ação de uma toxina potente produzida por *Clostridium botulinum.*

O termo botulismo deriva da palavra latina *botulus* que significa salsicha (enchido). De fato, os primeiros surtos descritos, ocorridos na Europa, estavam associados à ingestão de enchidos de preparação caseira.

Manifestações clínicas evocando botulismo foram descritas em Constantinopla há vários séculos, mas somente em 1793 foi relatado o primeiro surto da doença, que ocorreu em Wilbald, na Alemanha. Após a ingestão de salsichas, 13 indivíduos adoeceram, e seis deles vieram a falecer. Em 1820, Justinus Kerner descreveu o quadro clínico dessa afecção e confirmou a relação entre o consumo de salsichas e o desenvolvimento de doença paralisante em 230 pessoas, fato que fez com que, durante anos, o botulismo fosse também conhecido como doença de Kerner. Finalmente, em 1897, Van Ermengen, um microbiologista belga, descreveu um surto que atingiu 24 pessoas que haviam ingerido presunto cru e realizou o isolamento de um agente anaeróbio no alimento, o qual designou como *Clostridium botulinum*, cuja toxina era capaz de provocar doença paralisante em gatos.

OS AGENTES

O *Clostridium botulinum* é um bacilo gram-positivo anaeróbio, produtor de toxinas indutoras de quadros de paralisia flácida, o qual se encontra no solo e em fundos marinhos sob a forma de esporos muito resistentes a condições ambientais desfavoráveis. Sabe-se que as toxinas botulínicas são produzidas por várias espécies de *Clostridium botulinicum* que podem ser classificadas de acordo com as suas características fisiológicas, genéticas e bioquímicas, em quatro grupos diferentes. Essas bactérias produzem sete (A a G) toxinas com atividade farmacológica semelhante, mas com propriedades serológicas diferentes. Certas estirpes de outras espécies de *Clostridium* podem também produzir toxina botulínica. O *Clostridium butyricum* sintetiza uma neurotoxina de tipo E e o *Clostridium baratii* produz uma toxina de tipo F.

A anaerobiose, um baixo potencial de oxirredução, uma temperatura de cerca de 25°C, um Ph neutro e baixas concentrações de sal e açucares, favorecem o desenvolvimento, a partir dos esporos, da forma vegetativa que, apesar de ser mais facilmente inativada, é produtora da toxina responsável pelo quadro clínico do botulismo.

Os esporos são muito resistentes ao calor, podendo suportar temperaturas de 100°C durante horas (são destruídos a 120°C durante 10 a 15 minutos) enquanto a toxina é destruída caso aquecida a 100°C durante 10 minutos ou a 80°C durante 30 minutos. A toxina de tipo E é mais termolábil, podendo ser destruída a 60°C durante alguns minutos, e a de tipo F perde atividade a 37°C.

O botulismo humano é causado, particularmente, por estirpes produtoras de toxinas dos tipos A, B e E. Nos últimos anos foram descritos casos de botulismo humano causados por *Clostridium baratii*, produtor de toxina de tipo F, e de *Clostridium butyricum,* que gera toxina de tipo E. Os *Clostridia* produtores de toxinas do tipo C e D causam botulismo em espécies animais.

FISIOPATOLOGIA

A toxina botulínica é considerada a substância letal mais potente que se conhece. A dose letal para o homem não está definida, mas estudos em primatas permitiram concluir que cerca de 0,09 μg a 0,15 μg de toxina cristalina de tipo A, por via endovenosa ou intramuscular, seriam suficientes para matar um indivíduo de 70 (0,7 μg a 0,9 μg por via inalatória e 70 μg por via oral). Apenas um grama de toxina aerossolizada e inalada poderia matar cerca de um milhão de pessoas.

As toxinas botulínicas são proteínas com cerca de 1300 ácidos aminados. Em condições favoráveis os esporos dão origem à forma vegetativa produtora de uma cadeia única, não tóxica, que é depois clivada em duas: uma cadeia leve (L) com cerca de 50 KDa e uma cadeia pesada (H) com cerca de 100 KDa. A cadeia leve é uma metaloendopeptidase com um átomo de zinco indispensável à atividade tóxica. A cadeia pesada tem atividade de hemaglutinina.

A intoxicação dá-se, mais frequentemente, por via digestiva. A toxina resiste ao ambiente ácido e rico em proteases do suco gástrico e é absorvida, exercendo o seu efeito ao nível das junções neuromusculares. Após a absorção e disseminação pela corrente sanguínea, a toxina liga-se, irreversivelmente, à região pré-sináptica do sistema nervoso periférico e dos nervos craneanos, onde inibe a libertação de acetilcolina e impede a contração muscular e a produção de secreções.

Essa ação envolve várias etapas:

1. Fixação da extremidade C-terminal da cadeia pesada a um receptor da membrana pré-sináptica. Essa etapa é reversível pelo soro antibotulínico. Cada tipo de toxina tem um receptor específico.
2. Internalização da toxina numa vesícula de endocitose.
3. Formação de canal transmembranário da vesícula de endocitose. Por esse canal a forma bicatenária ou a cadeia leve atingem o citoplasma.
4. Inibição da libertação de acetilcolina na junção neuromuscular. Há três proteinas essenciais para a fusão das vesículas sinápticas com a membrana pré-sináptica e consequente libertação do mediador colinérgico: sinaptobrevina, SNAP-25 e sintaxina. Consoante o tipo de toxina a cadeia leve exerce a sua atividade contra uma dessas proteinas. A sinaptobrevina é cindida pela toxina de tipo B, enquanto a SNAP-25 serve de substrato para as toxinas de tipo A e E. A sintaxina é cindida pela toxina de tipo C1. A cisão dessas proteínas inibe a fusão das vesículas com a membrana pré-sináptica e impede a libertação de acetilcolina essencial para a contracção muscular. (Figura 19.1)

Note-se que a ligação da toxina ao respectivo receptor é irreversível, e por isso a recuperação implica o desenvolvimento de novas sinapses, o que explica a lentidão da recuperação clínica.

Epidemiologia

O botulismo tem distribuição universal. O número de surtos e de casos é, frequentemente, subestimado porque muitos doentes apresentam apenas formas frustres da afecção.

São reconhecidas três formas clínicas clássicas de botulismo: alimentar, do ferimento e intestinal (do lactente e do adulto). Todas resultam da absorção da toxina a partir de uma superfície mucosa ou de uma ferida. Mas, enquanto na forma alimentar a toxina absorvida é préviamente produzida fora do organismo humano, nas outras há colonização local por *C. botulinum* no tecido desvitalizado ou no lume intestinal, com produção local da toxina.

Duas formas particulares de botulismo devem, também, ser consideradas: o botulismo de inalação e o botulismo iatrogênico. A transmissão por inalação foi provada em macacos e foi causa de um surto registado em 1962, na Alemanha, em que foi identificada toxina de tipo A no sangue de três veterinários que lidavam com toxina aerossolizada em laboratório. O uso da toxina em aerossol, como arma biológica, poderia ter graves consequências. Entre 1990 e 1995, a seita japonesa Aum Shinriky lançou, sem êxito, aerossois contendo toxina botulínica, no centro de Tóquio e em instalações militares americanas instaladas no Japão. Contudo, dificuldades de concentração e estabilização da toxina em aerossol tornam problemático o seu uso. As doses de toxina botulínica usadas em terapêutica ou em correções cosméticas são muito baixas para causar botulismo sistêmico. Contudo, foram descritos, nos últimos anos, alguns casos de botulismo iatrogênico causados pela administração de doses muito

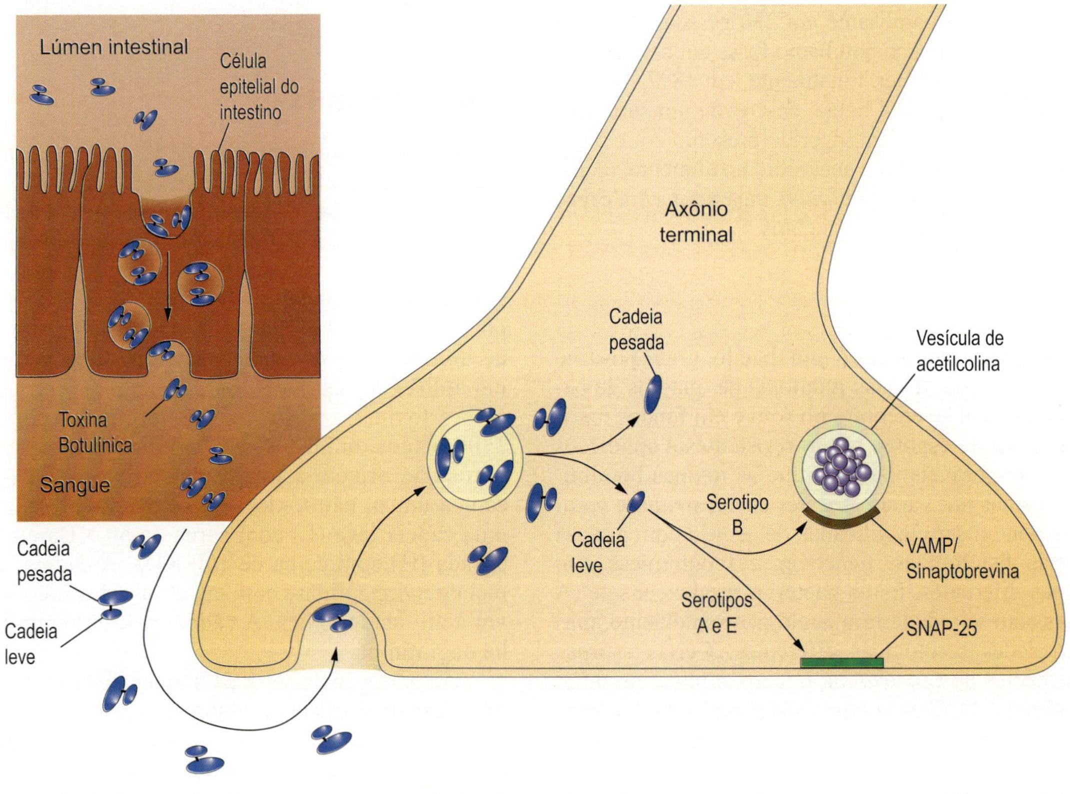

Figura 19.1 Absorção intestinal da toxina botulínica e sua captação pelos neurônios colinérgicos. A clivagem pelas diferentes toxinas das proteinas do complexo de fusão (sintaxina, sinaptobrevina e SNAP-25) impede a liberação da acetilcolina na junção neuromuscular. (*Adaptado de Hospital Practice,vol 4, nº 9*).

elevadas de toxina no tratamento de alterações musculares e pelo uso de uma preparação de toxina concentrada (não autorizada) em cosmética.

Botulismo alimentar

Os esporos de *C. botulinum* encontram condições favoráveis para a germinação e produção de toxina nos alimentos toda vez quesão insuficientemente cozinhados, conservados em anaerobiose à temperatura ambiente e sem acidificante.

Nos surtos de botulismo alimentar registam-se diferenças quanto ao tipo de toxina envolvida em função de diferentes áreas geográficas. Essas diferenças parecem, pelo menos em parte, relacionar-se com a diversidade dos hábitos alimentares.

Na Europa, o botulismo é uma doença de declaração obrigatória. Os países com maior número de surtos e de casos são a França, a Alemanha, a Espanha, a Itália e a Polônia. Entre 1993 e 1996 registaram-se em França 35 surtos envolvendo 70 casos. A toxina foi identificada em 28 desses surtos e era, em todos os casos, do tipo B. Dos doentes, 75% foram internados, mas nenhum faleceu. Em 84% dos casos os alimentos contaminados eram produtos de charcutaria e, nos restantes 16%, tratava-se de conservas de legumes[11]. Em oito surtos declarados nesse país em 1997 (17 casos) foi possível conhecer a etiologia em seis deles. Em quatro desses surtos foi identificada a toxina do tipo B relacionada com a ingestão de conservas caseiras de carne e, nos dois restantes, foi detectada a toxina de tipo E devido à ingestão de peixe ou mariscos. Em Portugal, entre 1970 e 1984, foram relatados 13 surtos. Nos oito em que foi possível esclarecer a etiologia foi identificada a toxina de tipo B relacionada com a ingestão de produtos de charcutaria, nomeadamente presunto, de preparação caseira. Em Portugal, onde a notificação da doença só é obrigatória desde 1999, foram declarados 31 casos no ano 2000.

Nos Estados Unidos, foram declarados, entre 1899 e 1969, 9,4 surtos por ano e, de 1970 a 1975 foram reportados mais 68, correspondendo a uma média de 11,3 surtos ao ano (14). Em 62% desses surtos foi identificada a toxina de tipo A, em 28% foi detectada a toxina de tipo B e em 10% do tipo E. Numa análise dos 287 surtos ocorridos nesse país entre 1974 e 1993 (14 por ano) é reportada uma taxa de mortalidade de 8% e constata-se que, frequentemente, estavam em causa produtos de fabricação caseira como conservas de legumes, frutos e carnes ou peixes e mariscos. Cinco desses surtos tiveram como origem refeições em restaurantes. Nesse país, o tipo predominante de toxina varia em função da região geográfica considerada: a oeste do Mississipi predomina a toxina de tipo A, a leste desse rio predominam os casos associados à toxina de tipo B e, no Alasca, 73% dos casos confirmados são atribuídos à ação da toxina de tipo E presente em alimentos de origem marinha, fermentados ou secos[16]. O botulismo causado pela toxina de tipo F é muito raro (< 0,1%), tendo sido até hoje relatados, nos EUA, apenas três surtos. De 1950 a 1996, 65,1% dos surtos registados nos Estados Unidos foram relacionados com o consumo de conservas caseiras e 7% com a ingestão de produtos de alimentos produzidos industrialmente. Nos surtos restantes o alimento responsável não foi identificado.

No Canadá e no Japão predominam os surtos associados à toxina de tipo E, frequentemente relacionados ao consumo de alimentos de origem marinha conservados à temperatura ambiente e em condições de anaerobiose.

Nos últimos anos foram relatados, no Oriente Médio e na Ásia, surtos envolvendo grande número de doentes e atribuídos a alimentos variados. Em 1991, ocorreu no Egito um surto de botulismo de tipo E, associado ao consumo de peixe eviscerado, em que dos 91 doentes que foram afetados 18 faleceram (20%). No Irã, em 1997, o consumo de queijo de produção semiartesanal causou um surto que envolveu 27 indivíduos, dos quais um faleceu. Na Tailândia foi relatado, em 1998, um surto envolvendo 13 pessoas que haviam consumido rebentos de bambú insuficientemente cozinhados. Nesse mesmo país foi relatado, em 2006, um surto mais uma vez relacionado à ingestão de rebentos de bambú, o qual atingiu 209 pessoas, das quais 42 necessitaram de ventilação assistida.

Botulismo do ferimento

Essa forma, relativamente rara, ocorre quando há crescimento de esporos de *C. botulinum* numa ferida contaminada, com produção de toxina no local. O quadro clínico do botulismo do ferimento é idêntico ao da forma alimentar, com exceção da sintomatologia digestiva e do período de incubação, que é mais longo (média de 7 dias).

Nos 33 casos declarados nos EUA entre 1943 – data da primeira descrição – e 1985, predominavam doentes com toxina botulínica de tipo A (17 de 25 casos com identificação do agente) e depois de tipo B (7 de 25). Tratava-se, em geral, de doentes jovens, do sexo masculino, provenientes de áreas rurais, com feridas nos membros inferiores. Desde 1980, ainda nos EUA, país onde essa forma é mais frequente, registou-se uma alteração das características epidemiológicas dos casos que passaram a ser observados, sobretudo em toxicodependentes. É provável que a contaminação possa ocorrer durante a produção ou o transporte das drogas ou devido à metodologia utilizada no consumo. Foram descritos na Califórnia casos associados à utilização de "heroina negra" proveniente do México. A utilização de cocaína por via nasal parece estar envolvida em um caso de sinusite com presença de *Clostridium* no local e posterior desenvolvimento de um quadro de botulismo.

Na Europa, o botulismo do ferimento é raro. Na última década tem-se registado aumento do número de casos desse tipo de botulismo, relacionados com toxidependência. Foram reportados casos na Itália, na Noruega, na Grã-Bretanha, na Suiça e na Alemanha.

Alguns trabalhos dão conta de casos de botulismo resultantes de ferimento por balas, ou após cirurgia abdominal ou obstétrica, ou ainda em doentes portadores de doença de Crohn. Foi ainda descrito um caso de botulismo numa criança apresentando um abcesso dentário.

Botulismo do lactente

O botulismo do lactente é uma forma da doença que atinge crianças dos 0 aos 12 meses e em que os esporos de *C. botulinum* são ingeridos, sendo a toxina produzida no lume intestinal. Essa forma de botulismo, descrita pela primeira vez nos EUA, em 1976, tem sido notificada em várias regiões do globo, com exceção da África. Até 1994, dos 1270 casos notificados em todo o mundo, 95% tinham sido registados nos EUA, particularmente na Califórnia.

Desde 1980 o botulismo do lactente é a forma mais comum da doença nos EUA (17). Em 1442 casos foram notificados aos CDC. Entre 1976 e 1996, 46,5% estavam associados à toxina botulínica de tipo A e 51,9% à toxina de tipo B. Em diversos estudos, cerca de 20% dos lactentes tinham ingerido mel antes do início do quadro de botulismo, e *Clostridium* foi detectado nos restos desse produto. Exames realizados em produtos usados na alimentação de lactentes revelaram apenas *Clostridia* em xarope de milho. *Clostridias* foram também isolados do solo de jardins e de aspiradores das casas de alguns dos lactentes afectados. Um aspecto epidemiológico interessante é o fato de o botulismo ser mais frequente em lactentes amamentados. Suspeita-se que o leite materno produza alterações da flora intestinal suscetíveis de facilitar a germinação dos esporos.

No Japão, até 1994, foram notificados 14 casos, sendo 64% causados pela toxina de tipo A.

Na Europa, o botulismo do lactente é raro. Alguns casos foram notificados, desde 1996, na Espanha, na Alemanha, na Itália, na Dinamarca e na Noruega.

O botulismo do lactente pode ser também causado por estirpes de *C. butyricum* e *C. baratii* produtoras de toxinas semelhantes, respectivamente, às do tipo E e F, e alguns casos provocados por esses agentes têm sido publicados.

MANIFESTAÇÕES CLÍNICAS

O quadro clínico do botulismo, seja qual for a sua forma, é dominado pelos sinais e sintomas neurológicos resultantes do bloqueio, pela toxina, das junções neuromusculares colinérgicas, afetando a contração muscular voluntária e o sistema nervoso autônomo. Daqui resulta um quadro clínico muito típico, caracterizado por paralisia simétrica dos nervos craneanos, seguida de paralisia flácida simétrica e descendente que pode progredir para paragem respiratória.

As manifestações clínicas são semelhantes qualquer que seja a toxina implicada, embora sejam registradas algumas diferenças. Os casos causados pela toxina de tipo E apresentam um período de incubação mais curto, e a presença de toxina de tipo A associa-se, com maior frequência, a uma evolução clínica mais grave e com maior mortalidade.

A intensidade das manifestações clínicas é diversa, podendo oscilar entre casos com escassa sintomatologia e formas graves de elevada mortalidade. Deve-se salientar que um grande número de casos apresenta sintomatologia desgastada, o que dificulta o seu diagnóstico.

Botulismo alimentar

O período de incubação, entre a ingestão do alimento contaminado e o aparecimento dos primeiros sintomas, pode oscilar entre as seis horas e dez dias, mas em média varia entre 18 e 36 horas.

Na fase inicial, em cerca de um terço dos casos, surgem manifestações digestivas constituidas por náuseas, vômitos, dor abdominal e por vezes diarreia, que dará lugar, na fase de estado, a uma obstipação pertinaz.

As perturbações oculares que se seguem são evocadoras de botulismo, sobretudo quando membros de uma mesma família consultam o oftalmologista por alterações da acomodação causando visão turva e diplopia. Essas manifestações são acompanhadas de secura da boca (Figura 19.2).

Posteriormente, na fase de estado, surgem sinais de atingimento dos sistemas nervoso parassimpático e autônomo.

As manifestações oculares traduzem-se por atingimento da musculatura intrinseca, produzindo midríase, uni ou bilateral, e perturbações da acomodação e por paralisia da musculatura extrínseca, afetando os III, IV e VI pares, resultando em ptose, diplopia, estrabismo e nistagmo (Figura 19.3).

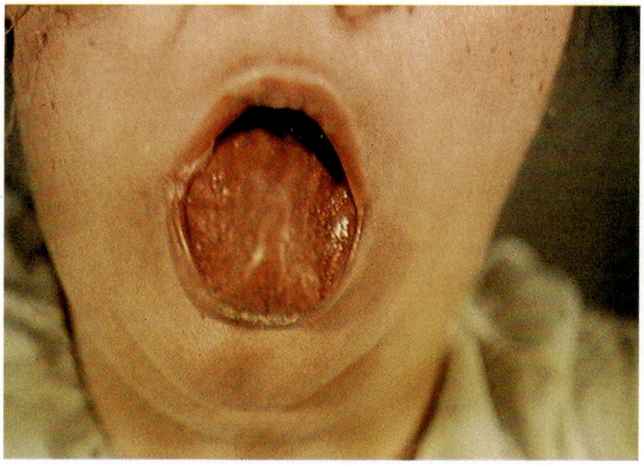

Figura 19.2 Doente do sexo feminino com marcada secura da língua (*cortesia do Professor Henrique Lecour*).

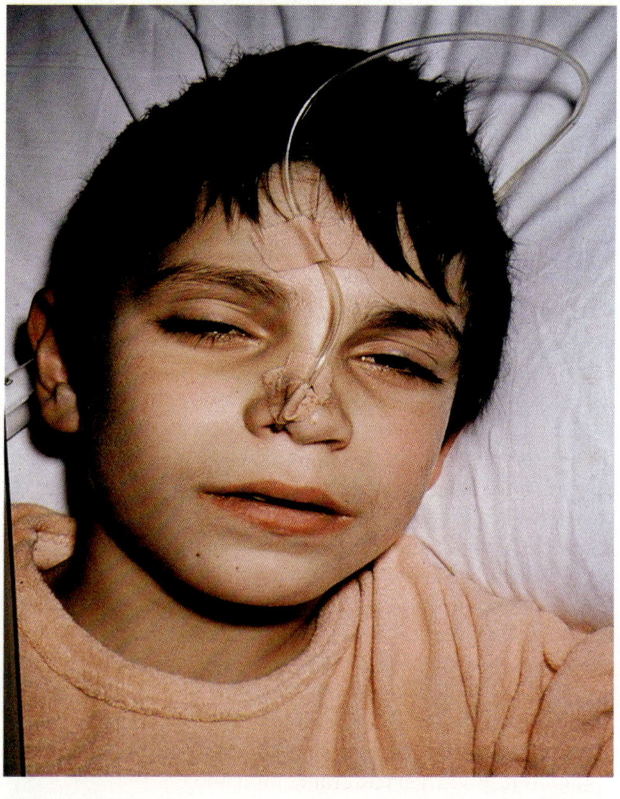

Figura 19.3 Doente com 10 anos evidenciando ptose palpebral (*cortesia do Professor Henrique Lecour*).

Tipicamente, as manifestações neurológicas traduzem-se por uma paralisia descendente, bilateral e simétrica muito evocadora da doença. Inicialmente são atingidos os pares craneanos, surgindo disartria, disfonia e disfagia. Segue-se a fraqueza muscular que pode mesmo manifestar-se por paresias. Todos os músculos podem ser atingidos e, nomeadamente, o diafragma, os intercostais e os abdominais. Nos casos mais graves, devido às paresias da musculatura respiratória, surgem quadros de insuficiência respiratória com necessidade de ventilação mecânica. Esses casos são mais frequentes nos EUA do que na Europa, e com botulismo de tipo A.

Outras manifestações estão relacionadas com a secura generalizada das secreções e o atingimento da musculatura lisa e do sistema nervoso autônomo. Surge secura intensa da boca e da faringe agravando a deglutição, obstipação por atonia intestinal, distensão abdominal e, por vezes, quadros pseudocirúrgicos. A xeroftalmia, a hipotensão ortostática e as alterações do ritmo cardíaco podem também estar presentes. A disúria e a retenção urinária são relativamente frequentes.

É importante salientar que, na ausência de complicações infecciosas, a doença cursa com apirexia. O estado de consciência é normal e o estado geral não está muito alterado. Nas Tabelas 19.1 e 19.2 apresentamos os sintomas e os sinais registrados em 31 casos internados no nosso Serviço entre 1982 e 1989, correspondentes a sete surtos e 50 doentes (19 com sintomatologia ligeira).

As complicações do botulismo alimentar são infecciosas, manifestando-se por conjuntivite, estomatite, faringite, parotidite e pneumonia de inalação, ou resultam da ventilação assistida.

Os fatores identificados como de pior prognóstico são um período de incubação curto, a idade avançada, o atingimento precoce do III par craneano e a manifestação de insuficiência respiratória.

A recuperação é lenta, com regressão dos sintomas por ordem inversa da sua instalação. Na Europa, onde são mais frequentes os casos de botulismo de tipo B, a evolução dos doentes é mais favorável do que nos Estados Unidos. Nesse país, 67% dos doentes com botulismo de tipo A, 52% dos que apresentam toxina de tipo B e 39% dos casos de botulismo de tipo E têm necessidade de ventilação assistida. A mortalidade decorrente do botulismo alimentar é de 5% a 10% e resulta, na fase inicial, de alterações cardiorrespiratórias e, posteriormente, de complicações da ventilação.

Alguns autores avaliam a gravidade do botulismo em função de uma escala em que estão representadas as principais manifestações clínicas (Tabela 19.3).

Botulismo do ferimento

O período de incubação é mais longo nessa forma da doença, variando entre quatro e 18 dias (média de 7 dias). As manifestações clínicas do botulismo do ferimento são semelhantes às do botulismo alimentar, com exceção das manifestações digestivas iniciais que não são observadas nesses casos. Os primeiros casos foram descritos em indivíduos que sofreram traumatismos. Nos últimos anos o botulismo do ferimento associa-se, mais frequentemente, à toxicodependência endovenosa. A presença de um quadro de alterações dos nervos cranianos e de paralisia simétrica e descendente em toxicodependentes evoca, fortemente, o diagnóstico de botulismo.

Tabela 19.1 Sintomas registrados em 31doentes hospitalizados (1982 – 1989).

Sintomas	Nº de doentes	%
Astenia	31	100
Visão turva	31	100
Disfagia	28	90
Obstipação	28	90
Secura da boca	27	87
Náusea e vômito	22	70
Retenção urinária	16	51
Diarreia inicial	11	35
Disfonia	10	32
Diplopia	10	32
Vertigens	8	26
Dispneia	6	19

Tabela 19.2 Sinais observados em 31 doentes hospitalizados (1982 – 1989).

Sinais	Número de doentes	%
Midríase	25	80
Dim. reflexo pupilar	23	74
Dim. reflexo velopalatino	14	45
Disartria	9	29
Ptose palpebral	9	29
Hipotensão	7	22
Dim. sudorese	3	10
Dim. reflexos osteotendinosos	1	3

Tabela 19.3 Escala de gravidade do botulismo alimentar.

Manifestações clínicas	Pontuação
Paralisia da acomodação	1
Secura das mucosas	1
Disfagia para líquidos ou sólidos	1
Diminuição da motilidade intestinal	1
Obstipação pertinaz	1
Disúria ou retenção urinária	1
Astenia	1
Paralisia respiratória	1
Paralisia periférica + impossibilidade de alimentação oral	1
Total	$1 \leq T \leq 9$

Interpretação da escala: ≤ 3 pontos – forma *minor*; ≥ 4 e ≤ 7 pontos – forma moderada; > 8 pontos – forma grave (ou sempre que surja insuficiência respiratória ou paralisia periférica associada à impossibilidade de alimentação oral).

Botulismo do lactente

Essa forma de botulismo atinge, com maior frequência, crianças entre 0 e 20 semanas de vida. As primeiras manifestações clínicas são digestivas, como obstipação e recusa alimentar. Seguem-se letargia, choro fraco, incapacidade da sucção e atonia generalizada caracterizada por queda da cabeça. Tal como no adulto, podem ser observados sinais de atingimento dos pares cranianos, embora no lactente não sejam tão evocadores da afecção. Com o agravamento da situação clínica, o comprometimento da musculatura intercostal e do diafragma podem originar quadros de insuficiência respiratória grave ou mesmo mortal. Contudo, a evolução de grande parte dos casos é favorável, com recuperação lenta. Alguns autores admitem a hipótese de que o botulismo possa ser causa de morte súbita do lactente.

Botulismo infeccioso do adulto

Foram descritos casos raros dessa forma. O *C. botulinum* coloniza o intestino, sendo a toxina produzida no local. Em geral, os doentes têm doença subjacente ou tomaram antibióticos que alteraram a flora intestinal. As toxinas de tipo A e B são as mais frequentes, embora tenham sido relatados casos em que estirpes de *C. baratii* causaram botulismo de tipo F e nos quais estirpes de *C. butyricum* produziram toxina de tipo E.

DIAGNÓSTICO

O botulismo é uma doença frequentemente subdiagnosticada. Por ser relativamente rara, muitos clínicos a desconhecem. Caso em um doente, ou em vários membros de uma família que partilharam produtos ou conservas de preparação caseira, seja registrada a presença de um quadro clínico de início súbito de secura da boca, visão turva, disfagia, disfonia e disartria, deve-se suspeitar da doença. A instalação posterior de paralisia simétrica e descendente é fortemente evocadora do botulismo.

O diagnóstico do botulismo é, inicialmente, clínico. A morosidade dos exames biológicos e a necessidade de iniciar uma terapêutica imediata nas formas graves implica o reconhecimento da afecção.

Os exames bacteriológicos são imprescindíveis para a identificação do agente e o estabelecimento da etiologia. Os exames analíticos usuais não dão informação útil para o diagnóstico. O hemograma, a contagem diferencial dos leucócitos, a bioquímica do soro e o exame do LCR são normais. As hemoculturas são estéreis. A radiologia e a electromiografia dão apoio no diagnóstico diferencial.

Dado que a identificação do agente é demorada, o diagnóstico é frequentemente estabelecido por meio da identificação da toxina, a qual deve ser pesquisada no sangue, nas fezes, no conteúdo gástrico e no alimento contaminado. A pesquisa deve ser realizada sem demora e sempre antes da administração do soro antibotulínico, uma vez que a presença da toxina no sangue pode ser fugaz. Contudo, em alguns casos, a toxemia pode permanecer por semanas e ser detectada mesmo após a administração desse soro. A toxina é identificada pelo teste de seroneutralização realizado em ratinhos. Cada ratinho é inoculado com uma suspensão contendo o produto em análise e uma antitoxina monovalente (A, B ou E). Sobrevive apenas o animal cuja suspensão contém a antitoxina adequada. Essa técnica não está disponível em muitos laboratórios e pode ser demorada, por isso outras foram desenvolvidas ou estão em validação, como as técnicas de ELISA (menor sensibilidade que o teste de seroneutralização no ratinho), com ou sem amplificação de sinal, e testes baseados na atividade proteolítica das toxinas (testes complexos, exigindo equipamento especial). É importante ressaltar que é excepcional a detecção da toxina no sangue dos lactentes. Por isso, seja qual for a forma de botulismo, a toxina deve ser pesquisada em todos os produtos disponiveis.

A identificação de *Clostridium* é feita por cultura em anaerobiose. A técnica é complexa e morosa. Deve ser utilizada para a detecção do agente nas fezes (imprescindível no caso do botulismo do lactente), no conteúdo gástrico e nos alimentos. A pesquisa deve ser feita, ainda, em esfregaços das lesões nos casos de botulismo do ferimento. As técnicas de biologia molecular, baseadas na amplificação de ADN por PCR, são muito sensíveis e rápidas, e podem constituir uma boa alternativa para a identificação de *C. botulinum*.

A electromiografia apoia o diagnóstico. Apesar das alterações não serem específicas do botulismo, sugerem-no fortemente. O exame *standard* do músculo e a velocidade de condução nervosa são normais. As alterações observadas atestam a presença de bloqueio neuromuscular. No exame, registam-se potenciais de ação espontânea aumentados em número, mas de baixa amplitude. A estimulação repetitiva rápida dos nervos motores, com frequências de 20 Hz a 50 Hz, dá lugar a um aumento do tempo de latência das respostas e ao aumento progressivo dos potenciais de ação (fenômeno de facilitação).

DIAGNÓSTICO DIFERENCIAL

Várias entidades nosológicas podem sugerir quadros de botulismo e devem ser consideradas no estabelecimento do diagnóstico definitivo. A diminuição generalizada da força muscular e as alterações oculomotoras e faringolaríngeas, observadas na miastenia gravis, podem sugerir o botulismo. Contudo, na miastenia não há atingimento do sistema nervoso autônomo, a instalação das manifestações é mais lenta e a prova da piridostigmina é positiva, o que não acontece com o botulismo. A síndrome miastênica de Eaton-Lambert, de instalação insidiosa e, em geral, associada ao carcinoma brônquico, também deve ser considerada. Na síndrome de Miller e Fisher regista-se um compromisso dos pares cranianos e ataxia, manifestação que está ausente no botulismo.

Outra entidade que deve ser afastada é a síndrome de Guillain-Barré. Nela observamos um quadro de paralisia simétrica ascendente, com atingimento tardio dos pares cranianos, acompanhado de dor muscular e parestesias. A electromiografia ajuda na distinção das duas entidades. A dissociação albuminocitológica observada no LCR, característica da síndrome de Guillain- Barré, não é observada no botulismo.

O diagnóstico diferencial com acidente vascular cerebral pode ser feito com apoio de tomografia ou de ressonância magnética cerebral, que são normais nos doentes com botulismo.

A gastrenterite, a apendicite aguda e a faringite também podem ser confundidas com botulismo. Contudo, neste, a diarreia é transitória, e a instalação das manifestações neurológicas, ausentes naquelas patologias, permite estabelecer a distinção.

Entidades a serem consideradas no diagnóstico diferencial são ainda a intoxicação por atropina ou por cogumelos. Contudo, o rubor facial e as alucinações que acompanham a intoxicação por atropina, as cólicas violentas, e os vômitos com evolução para o coma, características da intoxicação por cogumelos, permitem estabelecer os respectivos diagnósticos.

No lactente, quadros de sépsis podem ser confundidos com botulismo. Entretanto, a sépsis é acompanhada de febre e atingimento grave do nível de consciência, além de não serem observadas as alterações dos pares cranianos, típicas do botulismo.

TRATAMENTO

A mortalidade e as sequelas resultantes do botulismo têm diminuido consideravelmente. Nos EUA, na década de 50 do século passado, a mortalidade era de cerca de 25%, enquanto no período de 1990 a 1996, foi apenas de 6%, tendo sido registada diminuição proporcional para cada tipo de toxina. A recuperação das sequelas é lenta, podendo durar de semanas a meses, e pode obrigar à manutenção – por período longo, de suportes nutricional e ventilatório – e ao tratamento de outras complicações.

O tratamento do botulismo tem por base a instituição de medidas de suporte e a imunização passiva com antitoxina de origem equina.

MEDIDAS DE SUPORTE

Os doentes devem ser hospitalizados e é necessário que haja vigilância contínua da função cardíaca. A secura das mucosas pode obrigar à hidratação através de nebulizadores e ao uso de lágrimas artificiais. Na presença de alterações da deglutição, a alimentação deve ser feita através de sonda nasogástrica ou por via parentérica. O aparecimento de sinais de insuficiência respiratória implica uso imediato de intubação e ventilação assistida. Em caso de retenção urinária o doente precisa ser algaliado e, caso seja registrada obstipação significativa, deve recorrer-se ao uso de enemas.

Os antibióticos não têm efeito contra a toxina e, portanto, o seu uso só é justificado no tratamento de infecções secundárias. É importante salientar que a utilização de aminoglicosídeos e de clindamicina está contraindicada devido à potencial exacerbação do bloqueio neuromuscular.

IMUNIZAÇÃO PASSIVA

A antitoxina só neutraliza a toxina ainda circulante e não tem efeito sobre a toxina já fixada. Por isso a administração da antitoxina deve ser realizada o mais depressa possível nos doentes com atingimento neurológico em que o diagnóstico clínico de botulismo é estabelecido. A antitoxina neutraliza a toxina circulante e impede a sua fixação, diminuindo assim a extensão das lesões neurológicas e, portanto, a severidade da doença.

Nos Estados Unidos, mais de 80% dos casos de botulismo do adulto são tratados com antitoxina, dada a elevada prevalência de casos de botulismo de tipo A e E. Deve-se ressaltar, contudo, que não há consenso quanto à utilização da antitoxina. Em muitos países europeus, e sobretudo em Portugal, onde os casos de botulismo de tipo B são dominantes e a apresentação clínica é menos severa, a antitoxina não tem sido utilizada e a evolução dos doentes tem sido favorável.

Usa-se, em geral, uma antitoxina trivalente de origem equina que contém anticorpos anti A, B e E, tendo em conta a maior prevalência desse tipo de toxinas. Até 1996, o doente recebia de duas a quatro doses de antitoxina, mas a partir dessa data, administra-se (EUA, Canadá) uma só dose contendo 7500 UI de soro anti A, 5500 UI de soro anti B e 8500 UI de soro anti E. Os níveis de antitoxina detectados no soro com essa dose única, excedem largamente os valores de toxina já detectados no sangue em casos de botulismo alimentar. Um estudo publicado há vários anos demonstrou que a mortalidade nos doentes que receberam antitoxina foi significativamente menor do que naqueles não tratados.

A origem equina da antitoxina justifica os efeitos adversos descritos em muitos casos. Na época em que se usavam várias doses, cerca de 9% dos pacientes apresentavam urticária, doença do soro ou outras manifestações de hipersensibilidade. A anafilaxia ocorria nos primeiros 10 minutos em cerca de 2% dos doentes. O uso de uma só dose tem diminuido essas manifestações adversas, porém, antes da administração da dose total, os doentes devem fazer uma pequena dose de teste. Se o teste for positivo, deve-se proceder à dessensibilização do paciente durante três a quatro horas. Em caso de aparecimento de reações adversas quando há infusão da dose total de antitoxina, deve-se recorrer imediatamente à administração de difenidramina ou de epinefrina.

Os riscos de hipersensibilidade fazem com que o uso de antitoxina não seja aconselhado em lactentes, para os quais está disponível uma imunoglobulina humana específica de elevado custo, cuja utilização depende da autorização dos CDC.

PREVENÇÃO

Produtos alimentares de preparação industrial podem causar surtos importantes de botulismo. Para além das normas de higiene, impostas pelas autoridades sanitárias de cada país, algumas medidas particulares podem prevenir os surtos. Na preparação industrial de conservas de frutas e legumes, além da lavagem, o aquecimento, a temperatura elevada, a esterilização prolongada, a conservação em local seco e a acidificação são importantes medidas de prevenção. É importante ressaltar que a conservação dos alimentos em sacos plásticos cria as condições de anaerobiose ideais para a germinação de esporos de *C. botulinum*. A preparação industrial de produtos à base de carne de porco impõe que, além das medidas de higiene, o abate dos animais seja feito somente após 12 a 24 horas de jejum. Esse procedimento diminui a permeabilidade digestiva e limita uma eventual bacteremia durante o abate. Essa medida contribuiu, em vários países da Europa, para a diminuição dos casos de botulismo.

Durante a preparação de produtos de conservação caseira, o cozimento, a salga e a acidificação constituem, conforme o tipo dos alimentos em questão, medidas de prevenção do botulismo.

Ao comprar produtos congelados pré-cozinhados é preciso dar atenção ao aspecto das embalagens e rejeitar as que estejam danificadas. Deve-se, ainda, evitar o consumo de conservas com aspecto descolorido, com bolor, com espuma ou com odor desagradável. O mel, suspeito de causar botulismo no lactente, não deve ser utilizado na sua alimentação.

A prevenção do botulismo por meio de imunização com toxoide botulínico pentavalente (A,B,C,D,E) é recomendada apenas para os trabalhadores de laboratório em risco de exposição à toxina. Nos Estados Unidos, o toxoide é utilizado também para imunizar as forças armadas como proteção contra um eventual ataque biológico.

APLICAÇÕES TERAPÊUTICAS DA TOXINA BOTULÍNICA

A capacidade da toxina botulínica de diminuir, ou mesmo paralisar a atividade muscular, vem sendo usada desde há pelo menos duas décadas. Pequenas doses de toxina, injetadas no grupo muscular que se pretende atingir, permitem controlar por meses a atividade espasmódica, e dessa maneira corrigir alterações neuromusculares e, eventualmente, aliviar a dor. A toxina tem sido usada, em alternativa à cirurgia, na correção do estrabismo e ainda no tratamento do blefarospasmo, do espasmo da face, da distonia cervical e da acalásia. Mais recentemente, a toxina tem sido aplicada em situações de hiperhidrose e de hipersalivação, e ainda na correção de rugas faciais, na diminuição da espasticidade do punho e dos dedos resultantes de acidente vascular cerebral.

REFERÊNCIAS BIBLIOGRÁFICAS

Angulo FJ, Getz J, Taylor JP, et al. A large outbreak of botulism: the hazardous baked potato. J Infect Dis 1998;178:172-7.

Arnon SS, Midura TF, Clay SA, et al. Infant botulism: epidemiological, clinical and laboratory aspects. JAMA 1977; 237:1946-51

Arnon SS, Midura TF, Damus K. Honey and other environmental risk factors for infant botulism. J Pediatr 1979;94:331-6.

Arnon SS, Schechter R, Inglesby TV, et al. Botulinum toxin as a biological weapon. Jama 2001;285:1059-70.

Arnon SS. Botulism as intestinal toxemia. In: Blaser MJ, Smith PD, Radvin JI, Greemberg HB, Guerrant RL eds. Infections of the gastrointestinal tract. New York: Raven Press, 1995: 257-71.

Aureli P, Fenicia L, Pasolini B, et al. Two cases of type E infant botulism caused by neurotoxigenic *Clostridium butyricum* in Italy. J infect Dis 1986;154(2):207-11.

Black RE, Gunn RA. Hypersensitivity reactions associated with botulinal antitoxin. Am J Med 1980;69:567-70.

Brett MM, Hallas G, Mpamugo O. Wound botulism in UK and Ireland. J Med Microbiol 2004:53:555-61).

Buchman T, Kabatnik M, Sander A, et al. Botulism with respiratory insufficiency requiring extra corporeal carbon dioxid removal. Eur J Anaest 1999;24:1184-7.Bulletin Épidémiologique Hebdomadaire, 1998;(n° spécial):40.

Burningham MD, Walter FG, Mechmec J, et al. Wound botulism. Ann Emerg Med 1994;24:1184-7.

Byard RW, Moore L, Bourne AJ, et al. *Clostridium botulinum* and sudden infant death syndrome: a 10-year prospective study. J Paediatr Child Health 1992;28:156-7.

CDC. Botulism in the United States, 1899-1996. Handbook for epidemiologists, clinicians, and laboratory workers, Atlanta, GA, 1998.

Delas N. Le botulisme cause possible de mort subite de l'enfant?. Nouv Presse Med 1978;7:646-8.

Department of Health Services, California. Wound botulism in California – a 35-year review. California Morb 1986;3:1

Faucheux RC, Shetty AK, Cowan CS. Infant botulism. Clin Pediatr 1997;36:591-4.

Fenicia L, Franciosa G, Porshaban M, Aureli P. Intestinal toxemic botulism in two young people, caused by *Clostridium butyricum* type E. Clin Infect Dis 1999;29:1381-7.

Food-borne botulism associated with home-canned bamboo shoots. Thailand 1998. MMWR 1999;48:437-9.

Hall JD, McCroskey LM, Pincomb BL, Hatheway CL. Isolation of an organism resembling *Clostridium baratii* which produces type F botulinal toxin from an infant with botulism. J Clin Microbiol 1985;21(4):654-5.

Herrero BA, Ecklung AE, Streett CS, Ford DF, King JK. Experimental botulism in monkeys: a clinical pathological study. Exp Mol Pathol. 1967;6:84-95.

Holzer VE. Botulism from inhalation [in German]. Med Klin. 1962;57:1735-8.

Horwitz MA, Hughes JM Merson MH, et al. Food-borne botulism in the United States 1970-1975. J Infect Dis 1977;136:153-9.

Hughes JM, Blumenthal JR, Merson MH, et al. Clinical features of types A and B food-borne botulism. Ann Intern Med 1981;95:442-5.

Kakinuma H, Maruyama H, Takahashi H, et al.The first case of infant botulism in Japan. Acta Paediatr Jpn 1996;38:541-3.

Kautter DA, Lilly T, Solomon HM, et al. *Clostridium botulinum* spores in infant foods: a survey. J Food Protection 1982;45:1028-9.

Kudrow DB, Henry DA, Haake DA, et al. Botulism associated with Clostridium botulinum sinusitis after intranasal cocaine abuse. Ann Intern Med 1988;109:984-5.

Lecour H, Ramos H, Almeida B, Barbosa R. Food-borne botulism. A review of 13 outbreaks. Arch Intern Med1988;148:578-80

Lecour H. Botulismo. Dissertação da prova complementar de doutoramento. Porto, 1983.

MacDonald Kl, Rutherford GW, Friedman SM, et al. Botulism and botulism-like illness in chronic drug abusers. Ann Intern Med 1985;102:616-8.

Maselli RA. Pathogenesis of human botulism. Ann N Y Acad Sci 1998;841:122-39.

McCroskey LM, Hatheway CL, Woodruff BA, Geenberg JA, Jurgenson P. Type F botulism due to neurotoxigenic *Clostridium baratii* from an unknown source in an adult. J Clin Microbiol 1991;29:2618-20.

Merson MH, Dowell VR Jr. Epidemiological, clinical and laboratory aspects of wound botulism. N Eng J Med 1973;289:1105-10.

MorrisJG, Snyder JD, Wilson R, et al. Infant botulism in the United States: an epidemiologic study of the cases occurring outside California. Am J Public Health 1983;73:1385-88.

Passaro DJ, Werner SB, McGee Jim, et al. Wound botulism associated with black tar heroin among injecting drug users. JAMA 1998;279:859-63.

Pickett J, Berg B, Chaplin E, et al. Syndrome of botulism in infancy: clinical and electrophysiologic study. N Engl J Med 1976;295:770-2.

Popoff M, Carlier JP, Poulain B. Botulisme. EMC (Elsevier Masson SAS, Paris), Maladies infectieuses, 8-038-H-50, 2009).

Pourshafie MR, Saifie M, Shafiee A, et al. An outbreak of food-borne botulism associated with contaminated locally made cheese in Iran. Scand J Infect Dis 1998;30:92-4.

Roblot F, Le Moal G, Paccalin M. Botulisme. Encycl Méd Chir, Maladies Infectieuses, 8-038-H-50, 2000.

Roblot P, Roblot F, Fauchère JL, et al. Retrospective study of 108 cases of botulism in Poitiers, France. J Med Microbiol 1994;40:379-84.

Rowland LP. Stroke, spasticity, and botulinum toxin. N Engl J Med 2002;347:382-3.

Salomon J, Delaroque-Astagneau E, Popoff M, Carlier JP. Le botulisme en France en 1997. BEH; nº44.

Santos JI, Swensen P, Glasgow LA. Potentiation of *Clostridium botulinum* toxin by aminoglicoside antibiotics: clinical and laboratory observations. Pediatrics 1981;68:50-4.

Sarmento e Castro R, Rocha-Marques A, Ramos MH, Almeida BM. Botulismo alimentar – casuística do Serviço de Doenças Infecciosas do Hospital de Joaquim Urbano. Rev Port D Inf 1990;3:167-71.

Schulze J, Toepfer M, Schroff KC, et al. Clindamycin and nicotinic neuromuscular transmission. Lancet 1999; 354:1792-3.

Scott AB, Suzuki D. Systemic toxicity of botulinum toxin by intramuscular injection in the monkey. Mov Disord. 1988;3:333-5.

Simcock PR, Kelleher S, Dunne JA. Neuro-ophtalmic findings in botulism type B. Eye 1994;8:646-8.

Sobel J, Tucker N, Sulka A, McLaughlin J, Maslanka S. Foodborne botulisme in the United States, 1990-2000. Emerg Infect Dis 2004;10:1606-11.

St Louis ME, Peck SH, Bowering D, et al. Botulism from chopped garlic: delayed recognition of a major outbreak. Ann Intern Med 1988;108:363-8.

Tacket CO, Shandera WX, Mann JM, et al. Equine antitoxin use and other factors that predict outcome in type A foodborne botulism. Am J Med 1984;76:794-8.

Therre H. Le botulisme en Europe. Eurosurveillance 1999; 4:2-7.

Ungchusak K, Chunsuttiwat S, Braden C, Aldis W, Ueno K, Olsen S, et al. The need for global planned mobilization of essential medicine: lessons from a massive Thai botulism outbreak. Bull World Health Organ 2007;85:238-40.

Wainwright RB, Heyward WL, Middaugh JP, et al. Food-borne botulism in Alaska, 1947-1985: epidemiology and clinical findings. J Infect Dis 1998;157:1158-62.

Weber JT, Goodpasture HC, Alexander H, et al. Wound botulism in a patient with a tooth abscess: case report and review. Clin Infect Dis 1993;167:451-4.

Weber JT, Hibbs Rg, Darwish A, et al. A massive outbreak of type E botulism associated with traditional salted fish in Cairo. J Infect Dis 1993;167:451-4.

Wilson R, Morris JG, Snyder JD, et al. Clinical characteristics of infant botulism in the United States: a study of the non-California cases. Pediatr Infect Dis J 1982;1:148-50.

Woodruff BA, Griffin PM, McCroskey LM, et al. Clinical and laboratory comparison of botulism from toxin types A, B and E in the United States, 1975-1988. J Infect Dis 1992; 166:1281-6.

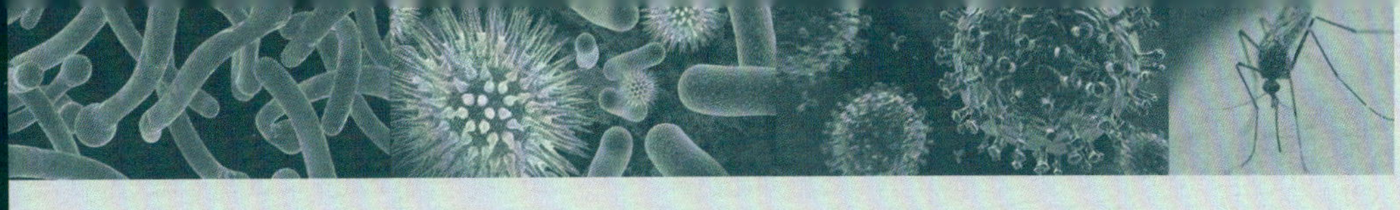

20 Bartoneloses

Francisco Bonasser Filho ▪ Roberta Schiavon Nogueira

INTRODUÇÃO

O número de espécies que compõem a família *Barto-nellaceae*, gênero *Bartonella*, foi acrescido de um para quatorze, e pelo menos cinco delas (*B. bacilliformis, B. henselae, B. quintana, B. elizabethae, B. clarridgeae*) são patogênicas ao homem e têm sido associadas a várias síndromes clínicas.

HISTÓRICO

A primeira descrição de doença relacionada ao gênero *Bartonella* ocorreu no Peru no final do século XIX, com a identificação da *Bartonella bacilliformis* como o agente etiológico da febre de Oroya ou verruga peruana, que se apresentava como doença febril aguda associada com anemia e posteriormente progredia para uma forma cutânea com verrugas e nódulos. Existem relatos de descrição de doença semelhante à verruga peruana nas cerâmicas pré-Incas. Posteriormente, Garcilazo de la Vega, que acompanhava as tropas de Francisco Pizarro em 1532, descreve uma doença que se manifestava pela presença de verrugas hemorrágicas nas tropas espanholas no Equador.

Entre 1869 e 1873 houve uma epidemia caracterizada por anemia hemolítica e febre, causando aproximadamente 7 mil óbitos, e que recebeu a denominação de "febre de Oroya".

Em 1885, um estudante de medicina chamado Daniel Alcides Carrión, inoculou-se com fluido obtido de verruga da fase crônica da doença. Evoluiu com quadro clínico de febre de Oroya, vindo a falecer 18 dias após o início da doença. A partir desse fato deduziu-se que a febre com anemia era uma fase evolutiva da verruga peruana. Foi denominada "doença de Carrión" em 1896.

Em 1909 o agente etiológico foi identificado por Barton, sendo designado como *Bartonella bacilliformis*.

A febre das trincheiras foi a primeira manifestação de infecção do gênero *Bartonella* a ser documentada na Europa. Recebeu essa denominação porque a doença foi relatada durante a Primeira Guerra Mundial e atingiu os soldados das tropas da Alemanha e dos exércitos aliados. Nesse período foram relatados cerca de um milhão de casos, com quadro de febre associada a dores nos ossos das pernas, raramente fatais, os quais causavam prolongado estado clínico.

Houve novo surto durante a Segunda Guerra Mundial, principalmente entre as tropas alemãs, que levaram a infecção para a Finlândia, a Iugoslávia e a Noruega.

McNee *et al.* foram os primeiros a relacionar a importância dos piolhos como transmissor da febre das trincheiras. Em 1917, Papepenheimer e Muller obtiveram sucesso ao reproduzir a doença de um paciente com febre das trincheiras em três voluntários utilizando piolhos provenientes desses pacientes.

Em 1939, Sparrow demonstrou a presença de *R. quintana* em carrapatos no norte da África em pacientes que apresentavam quadro clínico semelhante ao da febre das trincheiras. Posteriormente, novos relatos de quadro similar foram descritos no Japão, na China e no México.

Em 1949, Topfer *et al.* relacionaram a *Rickettsia quintana* como o agente etiológico da febre das trincheiras.

Em 1950, Debré *et al.* descreveram uma nova manifestação de doença que posteriormente seria relacionada ao gênero *Bartonella*. A doença da arranhadura do gato é autolimitada e benigna, manifestando-se com adenomegalia dolorosa. A maioria dos casos ocorria no outono e estava relacionada com a presença de gatos.

Durante 44 anos, vários agentes foram incriminados como prováveis causadores da doença da arranhadura do gato, como *Herpesvirus*, *Pasteurella* e *Chlamydia*. Em 1988 foi isolada uma bactéria proveniente de linfonodo de um paciente com doença da arranhadura do gato por meio da coloração de Whartin-Starry. Em 1992, esse agente foi denominado *Afipia felis*. Apesar de várias tentativas de recuperar novos isolados de *A. felis* de pacientes com doença da arranhadura do gato, não foi possível evidenciar uma resposta imune ou celular nos pacientes com o antígeno cultivado de *A. felis*. A história da doença da arranhadura do gato modifica-se após o reconhecimento de uma nova manifestação de doença em pacientes com infecção pelo vírus da imunodeficiência humana (HIV).

Em 1983, Stoler *et al.* descreveram uma nova síndrome relacionada em pacientes com AIDS: a angiomatose bacilar, que se apresentava como doença com múltiplas lesões cutâneas e subcutâneas, as quais, quando coradas pelo método de Whartin-Starry, mostravam presença de bacilos. O quadro clínico resolvia-se com o uso de antimicrobianos.

Embora os achados provenientes da coloração pela prata e da microscopia eletrônica não possibilitassem uma diferenciação entre os agentes causadores de angiomatose bacilar e a doença da arranhadura do gato, várias dúvidas persistiam para que um único agente fosse definido como o agente etiológico das duas doenças. As descobertas histopatológicas apresentavam nítida diferença entre os dois quadros clínicos, como a formação de granuloma na doença da arranhadura do gato e proliferação vascular sem formação de granuloma na angiomatose bacilar.

Por meio da utilização de técnicas de avaliação do DNA dessas bactérias constatou-se grande semelhança com a *Rochalimaea quintana*, o agente causador da febre das trincheiras.

Slater *et al.* encontraram em Oklahoma, Estados Unidos, uma bactéria semelhante à *Rochalimaea quintana* em pacientes com quadro de bacteremia sem lesões cutâneas.

Em Houston, Estados Unidos, Regnery *et al.*, trabalhando com pacientes infectados pelo HIV que apresentavam febre de origem indeterminada, isolaram um agente semelhante à *Rochalimaea*. As amostras isoladas em Oklahoma e em Houston foram obtidas de pacientes que não apresentavam lesões cutâneas. As amostras isoladas em Houston (Houston-1) foram identificadas como o protótipo de uma nova espécie de *Rochalimaea* por meio de identificação genotípica, incluindo análise do RNA ribossômico. Welch *et al.* chegaram à mesma conclusão utilizando a análise do DNA. Esses isolados foram caracterizados como uma nova espécie, a *R. henselae*, assim denominada em homenagem à pesquisadora Diane Hensel, que participou do seu isolamento.

Em 1990, Relman *et al.* caracterizaram o bacilo por meio de PCR (reação de polimerase em cadeia) utilizando fragmentos do RNA 16 s obtidos de válvulas cardíacas transplantadas provenientes de três pacientes com infecção pelo HIV.

Comparando-se as sequências de bases amplificadas, observou-se que o material isolado desses três pacientes era relacionado filogeneticamente à *Rochalimaea quintana*.

Perkocha *et al.*, em 1990, documentaram em pacientes com AIDS uma nova manifestação clínica que se apresentava no fígado, denominada peliose hepática (formação de lagos venosos dentro do parênquima hepático), e Slater *et al.* obtiveram o isolamento de *B. henselae*, através de hemocultura de pacientes com bacteremia.

Em 1992, Koehler *et al.* isolaram bacilos diretamente das lesões cutâneas de pacientes com angiomatose bacilar.

O CDC (Centro de Controle de Doenças dos Estados Unidos) desenvolveu um teste de imunofluorescência indireta para *Rochalimaea*. Quando foram testadas amostras de pacientes com doença da arranhadura do gato para esse teste de imunofluorescência, verificou-se que 88% das amostras eram positivas para *Rochalimaea henselae*.

Koehler *et al.* definiram o gato como sendo reservatório da *R. henselae*, demonstrando a presença da bactéria através de cultura e PCR de material proveniente de pulgas de gatos que apresentavam bacteremia. Em 1993, a *R. henselae* foi identificada diretamente de linfonodos de dois pacientes com doença da arranhadura do gato por meio de análise genotípica. Ambos os pacientes apresentavam resposta aos antígenos de *Rochalimaea*. A análise genotípica dos membros do gênero *Rochalimaea*, quando avaliados os fragmentos 16 s do RNA ribossômico, leva à conclusão de que os componentes desse gênero são próximos da *Bartonella bacilliformis*, o agente causador da doença de Carrión, da febre de Oroya e da verruga peruana. Embora a *B. henselae* seja atualmente reconhecida como causadora da doença da arranhadura do gato, bacteremia e endocardite, muitas questões permanecem sem resposta:

1. Quais seriam as explicações para a demora no isolamento e identificação da *B. henselae?* Parte da resposta pode decorrer da dificuldade para o seu crescimento (nove a 40 dias) em cultura, com exigência de exposição prolongada a atmosfera com gás carbônico.
2. Em pacientes imunocomprometidos, a *B. quintana* também causa angiomatose bacilar e atualmente vem sendo relacionada com casos de febre urbana das trincheiras em moradores de rua. Outra espécie, a *B. elizabethae,* foi isolada em um paciente submetido à troca de válvula aórtica.
3. Estudos controlados em populações sadias identificaram de 4% a 6% de anticorpos para *Bartonella* por imunofluorescência. Esse fato poderia ser indicativo da ocorrência de infecção subclínica e, portanto, não diagnosticada de doença relacionada à *Bartonella*?
4. Qual seria a evolução natural das infecções por *Bartonella* em imunocompetentes? Atualmente sabe-se que as espécies de *Bartonella* podem causar infecção em pacientes imunossuprimidos e imunocompetentes com manifestações clínicas distintas. Essas questões mostram que a epidemiologia e a história natural das infecções relacionadas ao gênero *Bartonella* necessitam de melhores esclarecimentos.

VERRUGA PERUANA

Sinonímia

Febre de Oroya, doença de Carrión.

Epidemiologia e mecanismos de transmissão

A verruga peruana é endêmica em áreas do Peru, em vales de rios com altitudes de 500 a 3.200 m acima do nível do mar, com relatos em áreas florestais da Colômbia e do Equador. Estudos sorológicos sugerem que, em áreas endêmicas, mais de 60% da população esteja infectada, e culturas dessas populações mostraram aproximadamente 10% de bacteremia em alguma fase. Isso é possível, já que a maioria das infecções ocorre em crianças que vivem com pessoas que se expõem ao vetor durante a noite.

Witaker *et al.* relataram em 1966 uma doença febril com anemia associada a elementos semelhantes à *B. bacil-liformis* na Tailândia.

Vetor

Lutzomya verrucarum (inseto de hábitos noturnos, com autonomia de voo de até 2 km).

Também foram descritos em áreas endêmicas o *L. noguchii* e o *L. peruensis*.

Na epidemia do vale Mantaro, as espécies encontradas foram a *L. pescei* e *L. bicornutus*, sendo a primeira a que coincide com a área de dispersão da doença, motivo pelo qual se considera a *L. pescei* também como possível agente causador da verruga peruana.

Reservatório

Homem doente ou sadio, portador durante longo prazo. Em 1953, Herrer recuperou após dias, em esquilos, *Bartonellas* inoculadas, por via subcutânea. Com base nesses achados, postula-se a viabilidade de *Bartonella* em roedores não suscetíveis que tenham sido picados por insetos contaminados. São desconhecidos outros reservatórios e não há outros estudos que confirmem essa hipótese.

Agente etiológico

Bartonella bacilliformis, identificada por Alberto Barton em 1905.

Bacilo Gram-negativo, móvel, polimórfico, endoglobular, aeróbico, variando de 0,25 μ a 0,5 μ de largura e 1 μ a 3 μ de comprimento. Cresce em ágar-sangue e cora-se por Giemsa, Leishman e similares.

A gravidade do quadro possui relação direta com a porcentagem de hemácias parasitadas e o número de bactérias por hemácia.

Imunopatogenia e histopatologia

A verruga peruana, ou doença de Carrión, possui dois aspectos clínicos distintos: a primeira fase febril, com anemia grave, e a segunda caracterizada por erupção verrucosa.

A primeira fase caracteriza-se por invasão da *B. bacilliformis*, que utiliza seu flagelo polar para mover-se, aderir-se e invadir as hemácias, com posterior replicação nos vacúolos. Essa espécie induz a produção de um fator estimulador de células endoteliais e células sanguíneas. Nessa fase, a *Bartonella* encontra-se no sangue periférico, especialmente nas hemácias, na forma baciliforme no início. Depois, durante a evolução do quadro, tornam-se mais numerosas as formas cocoides.

Strong *et al.* descreveram *Bartonellas* em protoplasmas de células endoteliais, sendo chamadas de "células de Strong".

A anemia grave tem origem fundamental na fagocitose do complexo hemácia-*Bartonella*, principalmente ao nível dos gânglios. Não há trabalhos que evidenciem a ação hemolítica direta da bactéria. A anemia hemolítica deve-se à intensa eritrofagia, que destrói as células do sistema reticuloendotelial, caracterizando uma hemólise extracelular. Ocorre também um distúrbio na síntese de hemoglobina e redução na vida média da hemácia devido à sua maior fragilidade relacionada diretamente ao parasitismo celular.

Ocorre declínio das mesmas até não serem mais observadas em lâminas de sangue periférico, coincidindo com a melhora da febre.

O uso de antimicrobiano causa rápida transformação de formas bacilares em formas cocoides.

Na fase verrucosa não se observa *Bartonella* no exame direto de sangue periférico, e seu isolamento se dá através de hemoculturas. Há alguns relatos de isolamento a partir da verruga. O protoplasma dos histiócitos possui elementos semelhantes a corpos de inclusão denominados "clamidozoários". As verrugas caracterizam-se por proliferação angioblástica. A observação mais comumente encontrada caracteriza-se por grande neoformação vascular, proliferação fibroblástica entre os capilares, com organismos extracelulares no interstício fibrilar e não no citoplasma. Podem-se encontrar verrugas em vísceras, incluindo o eixo neural.

QUADRO CLÍNICO

Período de incubação

É considerado de 21 dias, geralmente após a exposição noturna a áreas endêmicas, com média de 60 dias, podendo chegar a extremos, variando de uma a 30 semanas.

Sinais e sintomas

As duas formas da doença de Carrión ocorrem sequencialmente, algumas vezes com um período assintomático entre elas. A primeira fase, conhecida como "febre hemática", "febre de Oroya" ou "febre grave de Carrión", instala-se abruptamente com febre, calafrios, mal-estar generalizado, anorexia e cefaleia. Encontram-se também artralgia, mialgia, sonolência, anorexia e dispneia. Casos severos podem levar a miocardite, convulsão, delírio, insuficiência respiratória aguda e evoluir para anasarca, com derrame em órgãos fechados, como o pericárdio.

O sinal mais importante é a palidez cutaneomucosa, traduzindo a intensidade da anemia. Em casos graves, com grande número de hemácias invadidas pela *Bartonella*, pode-se perder cerca de 300 mil a 400 mil Hm por dia, com hematócrito inferior a seis. Podemos encontrar icterícia, hepatomegalia e/ou esplenomegalia e hipertrofia ganglionar.

Essa primeira fase caracteriza-se por alta mortalidade com índices de 40% na era pré-antibiótica e 8% em pacientes atualmente hospitalizados. Gray *et al.* relataram recentemente mortalidade de 88% em uma área rural do Peru. Esse período febril tem duração variável entre sete e 28 dias, com média de 15 dias.

A segunda fase, denominada eruptiva, é a verruga propriamente dita. Geralmente inicia-se após duas semanas, podendo durar anos. Aparecem formações cutâneas de tamanho e número variáveis, principalmente na cabeça e nas extremidades distais. Algumas vezes podem ocorrer no nariz, na conjuntiva e na mucosa oral. Essa fase eruptiva crônica pode ocorrer em pacientes sem precedentes de bartonelose aguda (Figura 20.1).

São observados três tipos mais comuns:

- **Erupções miliares:** muito abundantes, com dimensões reduzidas.
- **Nodulares**: um pouco maiores.
- **Mulares**: aquelas que crescem excessivamente.

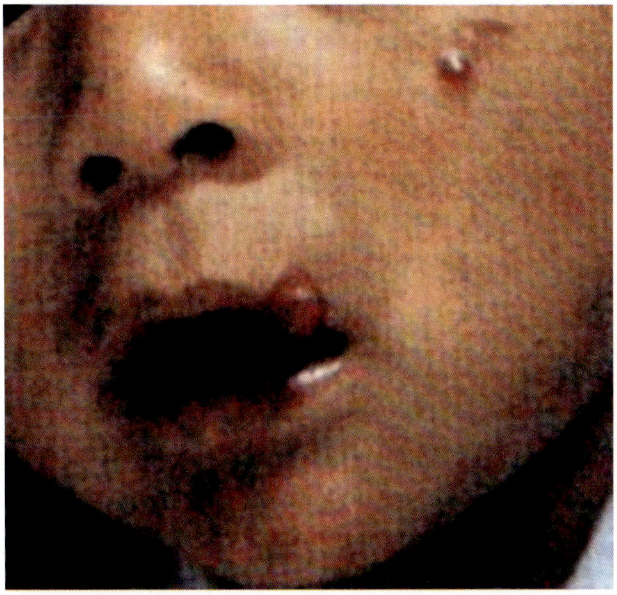

Figura 20.1 Lesão em face de verruga peruana.

- Não é raro encontrar erupção também em mucosas e no subcutâneo. Podem ocorrer febrícula e dores osteoarticulares durante o surto.

Características das verrugas

Geralmente são rosadas, de cor pálida ou vermelho-vinho, indolores e sangrantes. As maiores tendem a ser pediculadas e com pele sã entre elas. Podem durar de semanas a meses, e desaparecem por atrofia e reabsorção ou se destacam e caem, sem deixar sequelas.

Infecção durante a gestação pode causar infecção transplacentária, aborto, morte fetal e/ou materna.

Complicações, evolução, prognóstico, letalidade

Alta letalidade na fase febril aguda anemiante.

É comum o aparecimento de infecções associadas, principalmente por Gram-negativos, como as salmonelas (*S. typhimurium* e *typhi*), geralmente no final ou após o período febril, sendo em grande maioria dos casos a causa do óbito.

Encontram-se relatos de reativação de processos infecciosos crônicos como malária, tuberculose, toxoplasmose, ameba, pneumocistose, herpesvírus, hepatite B e histoplasmose.

Diagnóstico

Os dados epidemiológicos são essenciais para o diagnóstico.

Dados específicos

- **Isolamento da *Bartonella***: pesquisa em sangue periférico, podendo ser pesquisado em gota espessa, em casos de baixo parasitismo.
- **Hemocultura**: pouco valor diagnóstico, devendo sempre ser solicitado para afastar infecção associada.
- **Provas sorológicas**:
  - Elisa: sensibilidade de 95%.
  - *Western-blot*: próximo a 100%.
  - Imunofluorescência indireta (IgG e IgM).
  - Hemaglutinação indireta: provas de aglutinação têm alta positividade na fase eruptiva, bem como o isolamento a partir de verrucomas.

Dados inespecíficos

Leucocitose moderada em até metade dos casos, raramente leucopenia, anemia hemolítica, trombocitopenia, aumento das enzimas hepáticas, aumento de bilirrubinas com predomínio de indireta, aumento do urobilinogênio fecal.

Tratamento

O cloranfenicol constitui a droga de escolha, principalmente pela ação também contra as salmonelas. Outros antimicrobianos com ação para *Bartonella*: doxiciclina, macrolídeos, penicilina, fluorquinolonas, estreptomicina, eritromicina.

- **Tempo de terapia antimicrobiana**: no mínimo uma semana, geralmente três semanas.
- **Suporte clínico**: correção de distúrbios hidroeletrolíticos, suporte ventilatório, controle de infecções associadas.

Prevenção e profilaxia

Controle do vetor em áreas endêmicas com inseticidas. Evitar passeios noturnos em áreas endêmicas.

FEBRE DAS TRINCHEIRAS

Sinonímia

Febre dos cinco dias, febre quintana, doença de His-Werner, febre de Wolhyian.

Reconhecida como a primeira infecção relacionada ao gênero *Bartonella*, foi descrita na Rússia durante a Primeira Guerra Mundial, quando causou uma epidemia com um milhão de casos.

O agente etiológico é a *Bartonella quintana*, transmitida pelo piolho humano (*Pediculus humanis*).

A *B. quintana* é uma bactéria Gram-negativa, arredondada, medindo de 0,3 a 0,5 micra de largura e 1 a 1,7 micra de comprimento. Cresce em ágar-sangue enriquecido com aminoácidos e soro fetal bovino. Utiliza como fonte de energia o succinato, o piruvato e a glutamina. O crescimento é estimulado pela presença de CO_2, apresentando colônias rugosas profundamente distribuídas no meio, e se dá em 12 a 14 dias, porém podem ser necessários até 45 dias. Tem genoma com 1.700 kb.

O reservatório natural é desconhecido. O piolho humano tem sido relacionado com o único vetor, embora a relação entre o vetor e a *B. quintana* não seja conhecida.

As manifestações clínicas da infecção por *B. quintana* não têm sido reproduzidas em animais de laboratório, embora Mooser tenha induzido bacteremia em macacos *Rhesus*.

Epidemiologia

Os humanos são os únicos hospedeiros nos quais a *B. quintana* causa doença. Sua transmissão está relacionada ao piolho humano. Rocha Lima descreveu o encontro da *B. quintana* no lúmen do intestino do piolho em localização extracelular, sugerindo que ela seja comensal para o piolho.

A *B. quintana* é encontrada no sangue dos pacientes durante o curso febril da febre das trincheiras, podendo a infecção persistir após o desaparecimento dos sintomas. Embora apresente ocorrência em surtos, a doença foi considerada uma enfermidade do passado, cuja importância médica desapareceu com o abandono das técnicas militares que deram nome à doença. Relatos recentes mostram uma reemergência das infecções por *B. quintana*, como as descritas nos Estados Unidos e na França, em Marselha, onde foi constatado em um paciente morador de rua quadro de febre recidivante associado com dor nas pernas, cefaleia e desidratação. Posteriormente, esse paciente apresentou recidiva do quadro e sorologia positiva para *B. quintana*.

Quadro clínico

O período de incubação varia entre 15 e 25 dias. O quadro clássico corresponde a doença febril aguda acompanhada por cefaleia e dor nos ossos longos das pernas. O período prodrômico pode durar dois dias, a cefaleia é mais frequentemente retro-orbitária e ocorre congestão conjuntival. As áreas dolorosas são relacionadas com envolvimento dos músculos, tendões e ossos. A esplenomegalia é manifestada durante o período febril.

A febre é periódica, e o intervalo entre seus cursos varia de quatro a oito dias, sendo mais frequente o período de cinco dias, que dá nome à doença (febre quintana). Cada episódio de febre é menos severo do que o anterior, embora em alguns casos a dor nas pernas se torne- mais persistente. São observadas máculas eritematosas ou pápulas medindo 1 cm ou menos no abdome, no tronco e na região dorsal. Ocorrem leucocitose e anemia, as quais podem ser observadas em pacientes crônicos.

Os quadros persistem por quatro a seis semanas, e um pequeno número de casos evolui para a cronicidade, quando se manifestam cansaço, cefaleia, dor articular, irritabilidade, depressão, sudorese, diminuição da temperatura das extremidades, emagrecimento e anemia. Podem ocorrer também dispneia, precordialgia e distúrbios de ritmo cardíaco.

Diagnóstico

1. Isolamento de cultura em meio especial como ágar--chocolate e ágar-sangue de carneiro. São incubadas em meio com 5% de dióxido de carbono a 35ºC, com culturas brancas e profundamente aderidas. Manter o cultivo por 45 dias.
2. Cultivo em cultura de células, utilizando-se amostras de tecido.
3. Sorologia: imunofluorescência, hemaglutinação, ELISA, reação de fixação do complemento.
4. Identificação genotípica: sequenciamento do gene 16 s RNA r, acitrato sintetase e hibridização do DNA.

Tratamento

A doença apresenta curso clínico autolimitado e os antibióticos de escolha são o cloranfenicol ou a tetraciclina, os quais mostram resposta efetiva após dois dias de uso.

DOENÇA DA ARRANHADURA DO GATO

Introdução

Síndrome clínica subaguda, caracterizada por linfoadenopatia regional após inoculação cutânea, geralmente de curso longo – de dois a três meses –, com resolução espontânea. O contato com gato geralmente está presente.

Agente etiológico

Bartonella henselae: 84% a 95% dos pacientes demonstram anticorpo para *B. henselae.*

Transmissão

Inoculação cutânea, com frequência reconhecida posteriormente pelos pacientes e/ou médicos. Em grandes séries, 87% a 99% dos pacientes tiveram contato com gatos, dos quais 57% a 73% confirmaram arranhadura e/ou mordida pelo animal. Na maioria dos estudos os gatos são jovens, com idade média de seis meses de vida. Há raros casos em que não se consegue evidenciar contato com gatos, porém apresentam ferimentos por cães, lascas de madeira, alfinetes, anzóis de pesca, espinhos de cactos, ouriço ou porco-espinho.

Há séries de trabalhos evidenciando alta parasitemia por *B. henselae* em gatos, caracterizando-a como uma zoonose.

A transmissão de gatos para humanos faz-se através de arranhaduras e/ou mordidas, enquanto entre felinos ela se dá através do vetor: a pulga do gato, cientificamente denominada como *Ctenocephalides felis.*

Epidemiologia

Em várias séries de doença da arranhadura do gato nos Estados Unidos a sazonalidade foi demonstrada, ocorrendo sobretudo no outono e no inverno, provavelmente pela maior aquisição de novos animais nessa época. Nos países tropicais como o Brasil, esse fato não foi evidenciado. A doença é mais comum entre crianças, principalmente na faixa etária dos dois aos 14 anos.

A incidência americana é de aproximadamente 9,3 por 100 mil pacientes ao ano, com 2 mil casos necessitando de hospitalização.

Patologia

Os achados patológicos do sítio de inoculação primário e dos gânglios são semelhantes. Ambos apresentam necrose central avascular circundada por linfócitos, com algumas células gigantes e histiócitos. Há três estágios evolutivos de comprometimento ganglionar, os quais podem coexistir. Inicialmente há um alargamento generalizado do linfonodo, com enlargamento do córtex, hipertrofia dos centros germinativos, predomínio de linfócitos e granulomas epitelioides contendo células gigantes de Langerhans. Posteriormente, os granulomas tornam-se mais densos, com infiltrados de leucócitos polimorfonucleares, e inicia-se uma necrose central caseosa. Finalmente a cápsula no nódulo pode romper--se, resultando em reação inflamatória e comprometimento de substâncias adjacentes.

Quadro clínico

Após o período de incubação (três a 30 dias), geralmente entre o sétimo e 12º dia, podem surgir pequenas pápulas não pruriginosas, avermelhadas e de 2 mm a 5 mm de diâmetro no sítio de inoculação, as quais geralmente passam despercebidas pelo paciente. Em análise retrógrada, esse achado está presente em até 93% dos casos. Essas lesões persistem até o desenvolvimento de linfadenopatia, geralmente entre uma e quatro semanas. Há relatos de aumento dos gânglios uma semana até dois meses após a exposição (Figura 20.2).

A linfadenopatia crônica é o sinal característico da doença da arranhadura do gato, e geralmente está presente sem linfangite associada, acometendo cerca de 80% das vítimas. Os sítios atingidos em ordem decrescente são: as cadeias axilar, cervical, submandibular e pré-auricular. Com menos frequência atinge a cadeia epitroclear, femoral e inguinal. Os gânglios são sensíveis e a pele encontra-se hiperemiada, endurecida e quente. Pode ocorrer supuração em 10% a 15% dos casos.

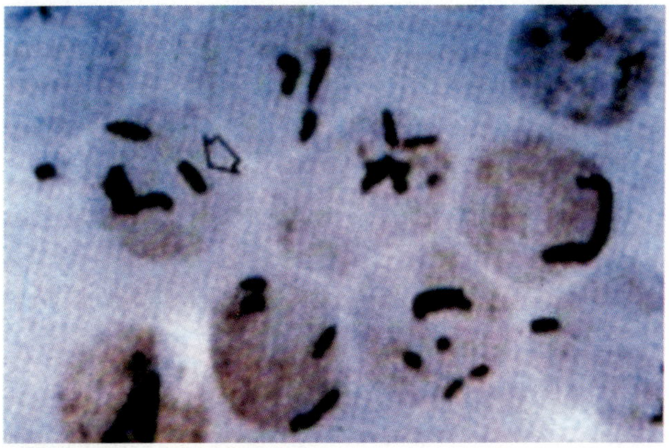

Figura 20.2 Coloração.

A linfadenopatia dura de quatro a seis semanas, embora raramente possa persistir por até 12 meses ou mais.

Ocorre febre baixa em 1/3 a 2/3 dos pacientes durante vários dias, com poucos casos de Tax > 38°C–39°C.

Astenia, fadiga, anorexia e cefaleia são comuns, embora muitos pacientes encontrem-se bem apesar do aumento ganglionar. Outros sintomas raramente encontrados são dor abdominal, náuseas, vômitos, esplenomegalia, mialgia e artralgia.

Outras alterações descritas: alterações de pele em até 5% dos casos (*rash* maculopapular, erupções vesiculares, eritema nodoso, eritema multiforme, urticária, púrpura e vasculite leucocitoclástica).

Diagnóstico

Antes de a etiologia ser estabelecida, um somatório de alterações era usado para o diagnóstico. A versão atualmente em uso baseia-se nos critérios de Carithers: "Regulamento dos 5" (Tabela 20.1):

Alterações Laboratoriais

Específico

Sorologias: Elisa, IFI (84% a 88% de sensibilidade e 94% a 96% de especificidade).

Aumento de quatro vezes no título de anticorpos (IgM seguido de IgG) entre sorologias pareadas colhidas entre 10 e 14 dias.

Tabela 20.1 Critérios de *Carithers*.

Critérios	Pontos
Linfoadenopatia regional	1 ponto
Contato com gatos (geralmente jovens)	2 pontos
Sítio de inoculação	2 pontos
Teste cutâneo positivo	2 pontos
Fortemente sugestivo: total de 5 pontos.	
Diagnóstico definitivo: total de 7 pontos.	

Títulos de IgM > 1:16 sugere infecção recente, enquanto nível de IgG > 1:256 sugere infecção corrente ou passada.

Pode ocorrer reação cruzada entre *B. henselae, quintana, Chlamydia sp* e *Coxiella burnetii.*

A confirmação por cultura é difícil.

Uso de técnicas de PCR: alta especificidade e sensibilidade (16S rRNA).

Histopatologia: impregnação pela prata (Wharthin-Starry).

Inespecífico

Pode ocorrer leucocitose e, raramente, eosinofilia.

Tratamento

Várias drogas têm sido usadas com sucesso, porém o tempo ideal de início e de uso ainda permanece em aberto, devido ao caráter autolimitado da doença da arranhadura do gato.

A terapia é indicada na tentativa de reduzir a dor e a possibilidade de complicações da doença.

Após duas a três semanas do início de terapia sem melhora, deve-se considerar troca para azitromicina, cotrimoxazol ou quinolona.

As penicilinas e cefalosporinas não são ativas contra *B. henselae*.

A duração usual da terapia é de três a seis semanas.

Em casos de neurorretinites e comprometimento do sistema nervoso central (SNC), os agentes de penetração no SNC com combinação de duas drogas devem ser considerados, tais como a doxiciclina ou a azitromicina, possivelmente em combinação com rifampicina, claritromicina ou novas fluorquinolonas (Tabela 20.2).

Apresentações atípicas e complicações

Pode ocorrer adenopatia persistente por seis a 24 meses em 20% dos casos.

Cerca de 5% a 10% dos casos podem se apresentar de forma atípica, como as citadas abaixo:

- **Hepatite granulomatosa ou granulomas em baço e ossos**: há relatos de osteomielite com lesões líticas no RX, associada a doença sistêmica e com inoculação direta através de arranhadura de gatos, com isolamento de *B. henselae* a partir dessas lesões. As lesões líticas caracterizam-se por dor localizada, sem eritema.
- **Síndrome oculoglandular de Parinaud**: ocorre por contaminação dos olhos por meio das próprias mãos do paciente (sítio de inoculação). Manifesta-se com conjuntivite granulomatosa indolor associada a alargamento ganglionar.
- **Encefalopatia**: manifestação grave e rara (cerca de 2% a 4%), que ocorre nas seis primeiras semanas após a linfoadenopatia. Caracteriza-se por cefaleia, agitação psicomotora, convulsões, alterações neurológicas com paralisia de pares cranianos, hemiparesia, mielopatia, afasia e ataxia. Há relatos de déficit intelectual persistente. LCR geralmente normal ou raramente apresentando um discreto aumento de proteínas e de células PMN (polimorfonucleares).

Tabela 20.2 Esquemas de tratamento para a doença de arranhadura do gato.

Droga	*Doxiciclina*	*Eritromicina*	*Azitromicina*	*Claritromicina*	*Ciprofloxacina*
Dose adulto	100 a 200 mg VO 2 × dia por 15 ou mais dias	Base – 250 mg 4 × dia VO Succinato – 40 mg 4 × dia VO	500 mg no 1º dia, seguidos de 250 mg até o 5º dia (repetir se sintomas não resolverem)	250 a 500 mg 2 × dia	500 a 750 mg 2 × dia
Dose pediátrica	< 8 anos – não recomendado > 8 anos – não estabelecida	Succinato – 30-50 mg/kg/dia (não exceder 250 mg)	1º dia: 10 mg/kg, seguidos de 5 mg/kg até o 5º dia	7,5 mg/kg 2 × dia	Não recomendado

- **Neurorretinite**: o paciente apresenta um quadro semelhante ao da influenza, com ou sem aumento ganglionar, seguido de redução da acuidade visual, geralmente com resolução espontânea, exceto em imunodeprimidos. É comum a presença de papiledema na fundoscopia. O diagnóstico pode ser feito através de sorologias e, em alguns casos, com biópsia de retina e histopatologia.
- Púrpura trombocitopênica, anemia hemolítica, pneumonia e/ou derrame pleural, artrite, sinovite, tireoidite e uretrite.

DIAGNÓSTICO DIFERENCIAL

O diagnóstico diferencial é feito com outras patologias que cursam com aumento ganglionar e doença sistêmica, tais como: tuberculose, linfoma, leucemia, doenças fúngicas, AIDS, sífilis, linfogranuloma venéreo, tularemia, brucelose, mononucleose etc.

ANGIOMATOSE BACILAR

DEFINIÇÃO

É uma doença proliferativa vascular, mais frequentemente descrita em pacientes com AIDS que apresentam contagem de células CD4+ menores que 100 por mm^3 e em pacientes submetidos a quimioterapia por tumores de linhagem hematológica, com imunossupressão após transplante renal e cardíaco.

Em 1998, Camargo relatou um caso de angiomatose bacilar associado com síndrome retroviral aguda. As manifestações clínicas são descritas como tumores cutâneos que podem envolver o fígado, o baço, os ossos e o sistema nervoso central. Pode, ainda, haver febre e bacteremia sem lesões cutâneas. Os agentes etiológicos relacionados são bactérias do gênero *Bartonella*, *B. henselae* e *B. quintana*.

EPIDEMIOLOGIA

As descrições iniciais dos casos de angiomatose bacilar foram relacionadas a contato com gato, através de mordida ou arranhadura.

Koehler *et al.* identificaram *B. henselae* em hemoculturas colhidas de gatos de estimação de quatro pacientes com diagnóstico de angiomatose bacilar. Um estudo em São Francisco, Estados Unidos, avaliou bacteremias em gatos de estimação, e de 61 casos 25 (41%) apresentavam *B. henselae*. Da mesma forma, gatos de outras regiões dos Estados Unidos mostravam-se infectados. Childs *et al.* avaliaram gatos em Baltimore, e 15% das amostras examinadas apresentavam anticorpos para *B. henselae*.

Koehler *et al.* isolaram *B. henselae* de pulgas provenientes de gatos com bacteremia, mostrando a pulga do gato (*Xenopsilla cheopis*) como sendo potencial vetor de transmissão de *B. henselae* entre os felinos e deles para o homem.

Os fatores de risco para a infecção por *B. quintana e B. henselae* são diferentes. Não foram identificados reservatórios animais para a *B. quintana*. Alguns casos de angiomatose bacilar causados por *B. quintana* foram observados em pacientes moradores de rua que apresentavam infestação por piolhos, condições inicialmente descritas para os quadros de infecção por *B. quintana,* a chamada febre das trincheiras. Algumas ocorrências de bacteremia, endocardite, angiomatose bacilar e peliose hepática causadas por *B. quintana* têm sido constatadas em pacientes que apresentam situação econômica desfavorável e infestação por piolhos, sugerindo que essas condições possam ser importantes para a transmissão de infecção por *B. quintana*.

QUADRO CLÍNICO

1. **Manifestações cutâneas**: são descritas lesões angiomatosas, verrucosas, papulares e pedunculadas. Embora as lesões mais frequentemente observadas sejam eritematosas, podem se apresentar hiperceratósicas, secas e escarificadas. Pode haver ocorrência de nódulos subcutâneos, dolorosos ou infiltrados do tecido subcutâneo com eritema local e formação de tumores cutâneos. Há febre, emagrecimento, anorexia e cefaleia.
2. **Ossos**: as lesões ósseas são geralmente dolorosas e localizam-se no rádio, na fíbula ou na tíbia, e observam-se celulite e dor nesses locais. A maioria dos casos é diagnosticada inicialmente por exames radiológicos, que mostram lesões líticas, e posteriormente realiza-se a biópsia.
3. **Linfonodos**: muitas vezes acompanham as lesões cutâneas e raramente fistulizam.
4. **Peliose e esplenite**: a peliose hepática (formação de lagos venosos dentro do parênquima hepático) tem sido observada em pacientes em fase final de neoplasias ou após terapia com esteroide. As lesões foram inicialmente descritas através de tomografia computadorizada, como lesões hipodensas dentro do parênquima hepático. São observados aumentos de fosfatase alcalina e das aminotransferases, com valores de cinco a 10 vezes acima do normal. A esplenomegalia também é diagnosticada e frequentemente associada com pancitopenia progressiva.

5. **Miosite**.
6. **Comprometimento visceral**: tem sido descrito com lesões anais, orais, pulmonares e gástricas. As manifestações no sistema nervoso central podem se apresentar como quadros psiquiátricos, tais como demência, meningite asséptica, neurorretinite, encefalopatia e paralisia de nervos cranianos com lesões, causando efeito de tumores intracranianos à tomografia.

Diagnóstico

1. **Sorologia**: detecção de IgG e IgM direcionados para antígenos de *B. henselae* e *B. quintana*; IFA e EIA.
2. **Histopatológico**: as amostras de biópsia de pele ou lesões subcutâneas podem apresentar proliferação lobular dos pequenos capilares sanguíneos. São observados neutrófilos, e podem demonstrar agregados nucleares que correspondem a ninhos de bactérias quando corados com Whartin-Starry. As lesões endoteliais são protuberantes e raramente as bactérias são encontradas dentro de células. O infiltrado inflamatório apresenta linfócitos e neutrófilos com áreas de necrose. As lesões da peliose se apresentam com capilares dilatados e alargados císticos, penetrando nos parênquimas hepático e esplênico. Pode ocorrer reação cruzada entre *B. henselae* e *B. quintana* quando submetidas à imuno-histoquímica com antígenos específicos para cada espécie. Permanece indeterminada a causa da angiogênese que ocorre na angiomatose bacilar, uma vez que a *B. henselae* não produz fatores capazes de estimular a angiogênese. Da mesma forma que ocorre quando se analisa a fisiopatogenia das doenças relacionadas com *B. quintana,* os fenômenos relacionados à angiogênese não são explicados, uma vez que os pacientes que apresentam febre das trincheiras e endocardites não exibem proliferação dos capilares.
3. **Hemoculturas**: quando semeadas em ágar-sangue enriquecido com CO_2 a 5% em temperatura de 30°C a 37°C, necessitam de 45 dias para o crescimento, o que dificulta o diagnóstico com o isolamento em cultura. Pode ser utilizada a laranja acridina que, sendo fluorescente, estabelece interação com o DNA da bactéria e esses isolados são semeados posteriormente em ágar-chocolate até que seu crescimento seja visível.
4. **Cultura em células**: Kohler utilizou cocultivo em células endoteliais de biópsia de paciente com angiomatose bacilar para isolar *B. quintana*.
5. **Reação de polimerase em cadeia (PCR)**: essa técnica tem sido utilizada para demonstrar a presença do DNA de *Bartonella* em amostras, especialmente quando o crescimento é difícil ou lento. Relman desenvolveu os *primers* iniciais que utilizavam fragmentos de 296 pares de bases do gene 16 s do RNA ribossômico (rDNA). Koehler *et al.* utilizaram esses *primers* para demonstrar a presença de espécies de *Bartonella* em isolados de pacientes com angiomatose bacilar que apresentavam *B. quintana* em alguns casos e *B. henselae* em outros casos, os quais foram confirmados por testes mais específicos com hibridização DNA-DNA. Tem sido utilizada a amplificação do gene da citrato sintetase com posterior sequenciamento ou análise por meio do polimorfismo de fragmento longo (RLFP) para distinguir as espécies de *Bartonella*. Esses testes não são comercialmente disponíveis.

Diagnóstico diferencial

Hemangioma, sarcoma de Kaposi, verruga peruana, granuloma piogênico.

Tratamento

O tratamento com antimicrobianos está claramente indicado. Embora o tratamento para os casos de peliose hepática não tenha sido sistematizado, a experiência adquirida durante o cuidado dos pacientes em São Francisco apresentou resposta efetiva com o uso de doxiciclina ou eritromicina. Outros antimicrobianos, como tetraciclina, minociclina ou azitromicina podem ser utilizados com sucesso. Os esquemas recomendados são:

1. **Lesões cutâneas**:
   - Eritromicina 500 mg VO 4 ×/dia por oito semanas ou
   - Doxiciclina 100 mg VO 2 ×/dia por oito semanas.
2. **Osteomielite e peliose hepática**:
   - Eritromicina 500 mg VO 4 ×/dia 16 semanas ou
   - Doxiciclina 100 mg VO 2 ×/dia por 16 semanas.
3. **Recorrências**:
   - Considerar a possibilidade de manter os esquemas terapêuticos em pacientes HIV + por toda a vida.

BACTEREMIA

Pacientes com infecção por HIV que apresentam angiomatose bacilar ou peliose hepática ou sem lesões focais podem apresentar bacteremia por *Bartonella*. Slater *et al.* descreveram três pacientes imunossuprimidos (dois HIV+ e um transplante de medula óssea) que desenvolveram bacteremia por *B. henselae*. Febre prolongada e algumas vezes recidivante associada com perda de peso foi observada nesses pacientes.

Spach *et al.* descreveram um surto de bacteremia por *B. quintana* em Seattle, Estados Unidos. Três desses pacientes apresentavam perda de peso de mais de 9 kg. Foi observada febre em sete deles, e um apresentava hipotermia.

A *B. quintana* foi isolada em 34 amostras de hemocultura dos 10 pacientes. Foi utilizado Bactec não radiométrico aeróbico como meio de cultura. A identificação foi realizada por meio de imunofluorescência e hibridização do DNA.

Todos os pacientes residiam em Seattle, sendo oito moradores de rua, dos quais seis aceitaram realizar o teste para HIV, que resultou negativo. Foi observada esplenomegalia em dois pacientes. Três referiram recente contato com gato (arranhadura), cinco apresentavam escabiose e um apresentava piolhos. Foram realizados estudos ecocardiográficos em cinco pacientes, dentre os quais quatro foram normais. O outro paciente apresentava vegetação em válvula aórtica, que revelou presença de *B. quintana* através de PCR depois de retirada cirúrgica.

Os pacientes não apresentavam sintomas relacionados com febre das trincheiras, tais como exantema, dor nos ossos longos das pernas e cefaleia.

A febre das trincheiras clássica é transmitida por piolhos por meio do contato próximo entre as pessoas. Nos casos estudados, foi predominante a presença de moradores de rua e alcoolismo, condições que propiciam a falta de higiene e o contato próximo, facilitando a presença de piolhos, os quais foram identificados somente em um dos pacientes estudados.

Os isolados de hemocultura eram similares, e por isso não foi possível a distinção entre os achados, mesmo utilizando-se PCR e análise por RFLP. Desses isolados, quatro apresentavam padrão semelhante ao observado em São Francisco (Estados Unidos), notificado por Koehler *et al.*

Os pacientes foram tratados com vancomicina, ceftriaxone, cefuroxime, nafcilina e penicilina associada com gentamicina, e depois alguns deles receberam azitromicina. Dessa forma não foi possível estabelecer qual é o melhor esquema de tratamento.

ENDOCARDITES

As bactérias do gênero *Bartonella* relacionadas com quadros de endocardite são a *B. quintana,* a *B. elizabethae* e a *B. henselae*.

Raoult *et al.* descreveram casos de endocardite bacteriana em pacientes com hemoculturas negativas que apresentaram diagnóstico de endocardite por bactérias do gênero *Bartonella*. Foram avaliados 22 pacientes com endocardite bacteriana que haviam sido submetidos a uma cirurgia cardíaca valvular, e a identificação dos isolados era proveniente do material colhido dessas válvulas. Foram identificados cinco casos de endocardite por *B. quintana* e quatro por *B. henselae*, e em 13 desses não foi possível a detecção da espécie, somente a definição do gênero como *Bartonella*. A análise epidemiológica dos casos mostrava com dados relevantes que os pacientes eram moradores de rua, 8/22, apresentavam história de contato com gatos, 3/22, e alcoolismo, 10/22, e um era infectado pelo HIV. A idade dos pacientes era em média de 47 anos e 17 eram do sexo masculino. Os resultados de hemocultura foram positivos em cinco dos casos. Um isolamento foi feito por meio de cultura de material proveniente da válvula cardíaca retirada e cultivada em células endoteliais. A confirmação em seis casos foi possível através do PCR do gene da citrato sintetase em material obtido de válvula retirada. O trabalho de Raoult *et al.* mostra que as infecções por *Bartonella* são responsáveis por 3% dos casos de endocardite bacteriana com hemocultura negativa. Os relatos de literatura mostravam 11 casos descritos antes desse. Raoult *et al.* haviam descrito a relação entre infecção por *Chlamydia* e infecção por *Bartonella* em casos que inicialmente foram identificados como sendo de endocardite por *Chlamydia*, e que em uma posterior reavaliação foram confirmados como de etiologia *Bartonella*.

O isolamento de bactérias do gênero *Bartonella* em cultura é muito difícil, e a sorologia e a amplificação do DNA por PCR em válvula são os melhores métodos diagnósticos para os casos de endocardite. Raoult *et al.* consideram *B. quintana* o agente mais frequente de endocardite entre os moradores de rua e *B. henselae* entre os pacientes que relatavam contato com gatos, mostrando relação entre os possíveis vetores dessas bactérias.

Drancourt *et al.* descreveram três pacientes com quadro de bacteremia por *B. quintana* e que posteriormente evoluíram para endocardite. Todos apresentavam perda de peso de 12 kg a 15 kg, e os exames laboratoriais indicavam trombocitopenia e elevação da velocidade de hemossedimentação em dois pacientes. Foram relatados comprometimento de válvula mitral em 1/3, aórtica em 1/3 e mitral e aórtica em 1/3 dos casos. Todos os pacientes foram submetidos à cirurgia para troca de válvula cardíaca.

REFERÊNCIAS BIBLIOGRÁFICAS

Anderson BE, Neuman MA. *Bartonella* spp as emerging pathogens. Clin Microbiol Rev 1997; 203-19.

Canadian Paediatric Society: Cat-scratch disease. Paediatrics & Child Health 1997; 2(4):275-8.

Carithers HA,Carithers CM, Edward RO Jr. Cat-scrath disease: Its natural history. JAMA 1969; 207:312-6.

Daly JS, Worthington MG, Brenner DJ, Moss CW, Hollis DG, Weyant RS, et al. Rochalimae elizabethae sp nov, isolated from a patient with endocarditis. J Clin Microbiol 1993; 31: 872-81.

Drancourt M, Mainardi JL, Brouqui P, et al. Bartonella (Rochalimaea) Quintana endocarditis in three homeless men. N Engl J Med 1995; 332.

Gasquet S, Maurin M, Broqui P, Hubert L, Raoult D. Bacillary angiomatosis in imunocompromised patients. AIDS 1998; 12: 793-1803.

Gray GC, et al. An epidmic of Oroya fever in tht Peruvian Andes. Am J Trop Med Hyg 1990; 42:215.

Infeccion por Bartonella Bacilliformis en una poblacion Peruana no endemica. The J of Infect. Dis 2000; 182(3):865-72.

Jauregui CL, Sanchez FM. Acute retroviral syndrome associated to bacilar angiomatosis: report of a case and bibliographic review. Med Int Mex 1998; 14(5) 229-32.

Koehler JE, Quinn FD, Berger TG, et al. Isolation of Rochalimaea species from cutaneous and osseous lesions of bacillary angiomatosis. N Engl J Med 1992; 327: 1625.

Maguiña C, Gotuzzo E. Bartonellosis new and old. Infect Dis Clin North Am 2000; 14: 1-20.

Margileth AM. Dermatologic manifestations and update of cat-scratch disease. Pediatri Dermatol 1988; 5:1-9.

Maurin M, Raoult D, *Bartonella(Rochalimaea) quintana* infections. Clin Microbiol Rev 1996; 273-92.

Milde P, Brunner M, Borchard F, Sudhoff T and col. Cuta-neous bacillary angiomatosis in patient with chonic lympho-cytic leukemia. Archi Dermat 1995; 131:933-65.

Raoult D, Fournier PE, Drancourt M, Marrie TJ, Etienne J, Cosserat J, et al. Diagnosis of 22 new cases of Bartonella endocarditis. Ann Intern Med 1996; 125: 646-52.

Regnery R, Tappero J. Unraveling mysteries mssocated with cat--scratch-disease, bacillary angiomatosis and related syndromes. Emerg Infect Dis 1995; vol 1 nº1 16-21.

Rickltts W. Intercurrent infection of Carrion's disease observed in Peru. Am Jour Trop Med 1948; 38(3):437.

Slater LN, Welch DF, Hensel D, et al. A newly recognized fastidiuos gram-negative pathogen as a cause of fever and bacteremia. N Engl J Med 1990; 323: 1587.

Slater LN, Welch DF, Min K-W. Rochalimaea henselae causes bacillary angiomatosis and peliosis hapatis. Arch Intern Med 1992; 152: 602.

Spach DH, Kanter AS, Dougherty MJ, Larson AM, Coyle MB, Brenner DJ et al. Bartonella(Rochalimaea) quintana bacteremia in inner-city patients with chronic alcoholism. N Engl J Med 1995; 332: 424-8.

Stoler MH, Bonfiglio TA, Steigbigel RT, Pereira M. An atypical subcutaneous infection associated with acquired immune deficiency syndrome. Am J ClinPathol 1983; 80:714-18.

Strong RP, Tyzzer EE, Brues CT, et al. Report o first Expedition to South America, 1913. Cambridge, Mass, Harvard Un. Press 1915.

Zangwill, KM,Hamilton, DH,Perkins, BA, et al. Cat-scrath disease in Connecticut: Epidemiology, risk factors, and evaluation of a new diagnostic test. N Engl J Med 1993; 329:8-13.

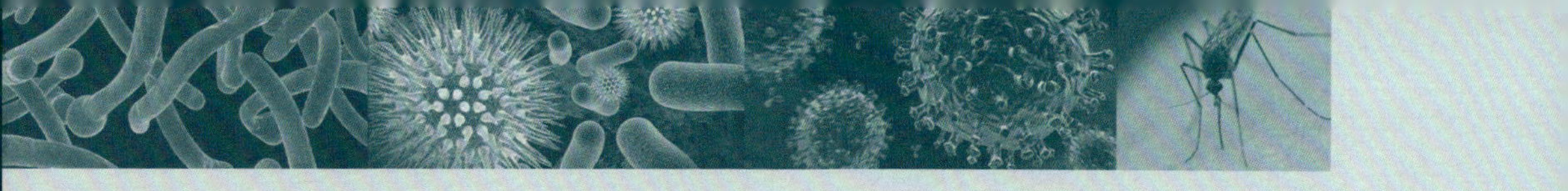

21 Difteria

Marinela Della Negra

INTRODUÇÃO

A difteria é uma doença toxi-infecciosa aguda causada por um bacilo denominado por Lehmann e Newmann em 1896 de *Corynebacterium diphtheriae*. Em 1951, Freeman provou ser necessária a presença de um fago para a produção de toxina.

A doença caracteriza-se pela presença de placa pseudomembranosa, principalmente em oro e/ou nasofaringe, podendo acometer outras mucosas e a pele. A difteria já era conhecida antes de Hipócrates e é responsabilizada por epidemias desde o início da era cristã.

O *Corynebacterium diphtheriae* é um bacilo Gram-positivo, não esporulado, aeróbico, não encapsulado, imóvel e pleomórfico. Sua divisão se dá por fratura e ele se agrupa em "paliçada" ou formando ângulos similares a "caracteres chineses".

A cultura em meio de Pai e a coloração pelo método Albert Laybour evidenciam granulações metacromáticas (grânulos de Babes-Ernst).

São quatro as subespécies ou variedades de acordo com o tipo de colônias produzidas no meio de cultura CTBA: gravis, intermedius, mitis e belfante.

O poder de invasão local é devido à bactéria *Corynebacterium diphtheriae*, que se multiplica nas mucosas e há produção de toxina, que é absorvida por via hematogênica, indo atingir os tecidos, principalmente no coração, sistema nervoso e rins.

A exotoxina é a responsável pela fisiopatologia da doença, e sua produção está na dependência de um bacteriófago que carrega o gene que codifica a toxina (tox +). Na fase lisogênica, o DNA do fago se integra ao material genético da bactéria, havendo então a produção de toxina; sem a presença do fago não há presença de toxina.

Quando hidrolisada, a exotoxina se divide em dois fragmentos: fragmento A e fragmento B. O fragmento B liga-se ao receptor de membrana, permitindo a entrada do fragmento A no citoplasma da célula através de um canal de pinocitose. O fragmento A inativa o Fator de Alongamento 2 (EF2), fundamental na síntese proteica celular. Essa inibição de síntese proteica tem como consequência uma diminuição de produção de L-carnitina, importante carregador de ácidos graxos livres de cadeia longa para oxidação de mitocôndria. Consequentemente, há uma menor β-oxidação de lipídios, fonte energética importante.

O único reservatório conhecido é o homem, podendo este estar na condição de doente ou portador, sendo o portador muito importante para a disseminação da doença.

A transmissão se dá por contato direto, através de secreção (gotículas de Flügge), fômites, ou ainda através do exsudato das lesões de pele. No nosso meio, a difteria pode ocorrer durante todo o ano, porém é mais frequente nos meses frios quando ocorrem as maiores aglomerações.

O período médio de incubação varia de três a seis dias, e a faixa etária de maior incidência é a pré-escolar, quando a cobertura vacinal (DPP) está acima de 80%, e se desloca para adolescentes e adultos jovens, pois a revacinação a cada dez anos com a dupla adulto ainda não é rotina em nosso meio. É importante ressaltar que a doença pode acometer indivíduos corretamente vacinados, casos esses, porém, revestidos de menor gravidade.

A doença não confere imunidade, sendo necessário que o paciente continue com o seu calendário vacinal. O exame de cultura de orofaringe dos contactantes é importante para o diagnóstico precoce dos doentes ou portadores, para que se possa instituir o tratamento dos doentes ou a esterilização dos portadores, assim como a vacinação destes últimos, caso não convenientemente vacinados.

A incidência da difteria diminuiu nos últimos 20 anos de 16 para 0,2 por milhão de habitante na Europa e nos Estados Unidos. A doença permanece endêmica nos países em desenvolvimento como Brasil, Nigéria e Índia. No Brasil, contudo, apresenta nítido declínio desde 1977, devido à política de vacinação. A maioria dos casos se concentra nas regiões Norte e Nordeste. Em São Paulo, o coeficiente de incidência é menor, 1/100 mil habitantes, e a letalidade tem diminuído para 8,4%.

O ressurgimento de uma grande epidemia na antiga União Soviética no início dos anos 1990 chamou a atenção: somente em 1995 foram notificados 50.412 casos, com coeficiente de incidência de 16,9/100 mil habitantes, e 1.500 mortes. Um dos fatores responsáveis por essa epidemia foi a desorganização na vacinação devido à desintegração da antiga União Soviética que fornecia o suporte de vacinas aos países independentes. Em 1997 o número de casos já havia diminuído para 4.057 com coeficiente de incidência de 2,7/100 mil habitantes. Mais da metade dos casos ocorreu em pessoas com mais de 15 anos, indicando que as crianças estavam relativamente vacinadas.

A epidemia ocorrida na União Soviética serve como alerta. Para mantermos sob controle uma doença infecciosa prevenível por vacina é necessário não descuidar da vacinação básica e dos reforços.

DIAGNÓSTICO CLÍNICO

O diagnóstico da difteria é fundamentalmente clínico, e a terapêutica deve ser instituída sempre que houver suspeita clínica, visto que o diagnóstico laboratorial é demorado. A bacterioscopia e a cultura podem dar resultados falso-negativos e não informam se o *Corynebacterium diphtheriae* é ou não produtor de toxina. A prova de toxigenicidade (prova de Eleck), que é feita usando-se a cultura do paciente em meio de ágar-soro e antitoxina, demora em média 10 dias.

DIAGNÓSTICO LABORATORIAL

No diagnóstico laboratorial, a bacterioscopia não tem valor efetivo devido à baixa especificidade do método, já que a visualização do *C. diphtheriae* é dificultada pela presença de diversos agentes próprios da flora natural ou patogênica. A cultura é o meio mais usado na prática para isolamento e identificação do bacilo, pois associada aos quadros clínico e epidemiológico confirma o diagnóstico, mesmo sem provas de toxigenicidade. Por meio de um *swab* estéril retira-se material das bordas das pseudomembranas existentes na garganta e no nariz, semeando-o em meio de cultura de Pai. Na coleta do material da orofaringe, a pseudomembrana não deve ser removida, já que sua remoção acelera a absorção da toxina e leva a sangramento. No meio de cultura de Pai, após 8 a 12 horas faz-se um esfregaço das colônias obtidas através do método de coloração de Albert-Laybourn (visualização dos caracteres chineses e coloração das granulações metacromáticas). A partir daí, a identificação do bacilo diftérico é feita através da semeadura em meio CTBA por 48 horas, a 37ºC, pelos testes bioquímicos de fermentação dos açúcares, hidrólise da ureia, redução do nitrato e presença de catalase e oxidase.

Além disso, a prova de toxigenicidade de Eleck permite identificar *in vitro* a cepa virulenta pela precipitação de imunocomplexos através de uma antitoxina diftérica frente ao bacilo, incubada por dez dias. A prova *in vivo* pode ser realizada com testes cutâneos em cobaias. Em laboratórios especializados, realiza-se o PCR (*polymerase chain reaction*) para identificar o gene que codifica a subunidade A da toxina diftérica. A imunofluorescência constitui método rápido para detectar casos de difteria nas epidemias.

DIAGNÓSTICO DIFERENCIAL

Angina diftérica

- **Amigdalite estreptocócica**: o paciente relata normalmente amigdalite de repetição, as placas são restritas às amígdalas, de caráter purulento, e o paciente não se encontra toxemiado. A temperatura é mais elevada e não há edema periganglionar.
- **Angina monocítica da mononucleose infecciosa**: aqui são observadas placas esbranquiçadas, adenomegalia generalizada, hepatosplenomegalia e, no hemograma, linfocitose com atípias linfocitárias. O paciente não apresenta toxemia.
- **Angina de Paul-Vincent**: é uma angina por associação fusoespiralar que ocorre normalmente em indivíduos desprovidos de hábitos higiênicos ou em imunodeprimidos; eles se apresentam com placas necróticas de odor fétido e febre alta. Na bacterioscopia são vistos bastonetes Gram-negativos fusiformes e espirilos.
- **Gengivoestomatite herpética**: normalmente ocorre em crianças menores de três anos e as lesões atingem gengiva, palato e língua, sem toxemia.
- **Monilíase**: em lactentes, quando há grande quantidade de monília na orofaringe, pode haver confusão com angina diftérica.
- **Agranulocitose**: podem aparecer placas e necrose; a história, porém, é mais longa e o diagnóstico é feito através do hemograma e punção de medula.

Difteria laríngea

- **Laringite viral (*laringe estridulosa*)**: aqui não se nota exsudato; há história de infecção respiratória prévia.
- **Epiglotite aguda**: causada pelo *Haemophilus influenzae*, também não costuma apresentar placas e há história de infecção respiratória prévia.
- **Aspiração de corpo estranho**: apresenta uma história aguda e aos raios X pode-se, às vezes, visualizar o corpo estranho ou sinais de aspiração.

Rinite diftérica

- **Rinite catarral**: a coriza tem aspecto hialino e, eventualmente, purulento; não apresenta placas nem secreção sanguinolenta.
- **Sífilis congênita**: principalmente em lactentes e jovens, nos quais a difteria é bem rara; a hepatosplenomegalia é frequente.
- **Corpo estranho**: o exame local e a história aguda podem ajudar no diagnóstico; habitualmente a secreção é unilateral.

Difteria cutânea

Devido à ausência de toxemia e às características polivalentes da lesão, devemos pensar no diagnóstico diferencial toda vez que tivermos lesão de pele com erosão e crostas.

TRATAMENTO E PROFILAXIA

O paciente diftérico deve permanecer em isolamento por dez dias, necessitando, para sua liberação, de culturas de nasofaringe e orofaringe negativas. A doença é de notificação compulsória.

O doente deve permanecer internado sob vigilância cuidadosa para controle de insuficiência respiratória, insuficiência cardíaca e alterações neurológicas.

Nos casos mais graves, quando a obstrução de vias aéreas determinar insuficiência respiratória, o paciente deve ser traqueotomizado, sendo absolutamente contraindicado a intubação. O eletrocardiograma deve ser feito pelo menos em dias alternados, e quando ocorrer miocardite podem ser utilizados diuréticos e antiarrítmicos. O uso de digitálicos deve ser criterioso, pois há facilidade de intoxicação. O paciente deve permanecer monitorizado devido ao risco de arritmias graves. A utilização profilática de marca-passo pode ser bastante útil nos distúrbios de condução atrioventricular. A utilização de L-carnitina em trabalhos experimentais tem-se mostrado útil para melhorar o prognóstico das miocardites.

Quando ocorrer paralisia do véu do palato, a alimentação deve ser cuidadosa para evitar broncoaspiração. Nos lactentes, aconselha-se o uso de sonda nasogástrica. A assistência respiratória pode ser necessária quando ocorrer paralisia intercostal e diafragmática.

Se estiver presente nefrite, além dos diuréticos faz-se restrição hídrica. Eventualmente os pacientes desenvolvem anúria e necessitam de diálise.

O tratamento específico visa atingir o agente e a toxina. Os antibióticos utilizados são eritromicina (quando o paciente pode deglutir), ou penicilina procaína, por dez dias; eritromicina na dose de 40 a 50 mg/kg/dia VO, em quatro tomadas diárias (máximo de 1,0 g/dia); e penicilina na dose de 50.000 U/kg/dia, por via IM, em duas tomadas diárias (máximo de 800.000 U/dia).

Para neutralização da toxina utiliza-se soro antidiftérico (SAD) heterófilo, obtido de cavalo. A dosagem varia com a gravidade do caso, independentemente da idade do paciente, de 40.000 a 100.000 U, em dose única, IM ou IV (diluída em cerca de 100 mL de soro fisiológico) para correr em meia hora, aplicada na admissão. A antitoxina, quando ministrada por via IV, atinge pico sérico em 30 minutos, enquanto por via IM este pico é alcançado em seis horas.

A utilização do SAD pode ser assim esquematizada:

1. **Casos leves**: 40.000 U, metade IV e metade IM;
2. **Casos médios**: 60.000 a 80.000 U, metade IV e metade IM;
3. **Casos graves**: 100.000 U, dois terços IV e o restante IM.

A administração do soro deve ser precedida de rigorosa anamnese para detecção de história de alergia manifesta a soros heterólogos, e do teste de sensibilidade. A maneira de se fazer o teste diverge segundo alguns autores. No hospital Emílio Ribas, procede-se diluindo 1 mL de SAD em 9 mL de soro fisiológico. Injeta-se 0,1 mL por via subcutânea e aguarda-se 20 minutos; em caso de eritema maior que 1 cm de diâmetro significa uma reação positiva. Nesse caso, procede-se à dessensibilização. Deve estar disponível medicação para combater uma possível anafilaxia.

A dessensibilização deve ser feita utilizando-se a mesma solução anterior, em aplicações crescentes de 0,1 mL, 0,2 mL, 0,3 mL, 0,4 mL e 0,5 mL, por via subcutânea, aguardando-se um intervalo de meia hora entre uma e outra. Toda vez que houver uma reação alérgica, voltar à dosagem anterior, e assim progressivamente, até que se alcance 0,5 mL sem reação. Dar, então, a dose total como foi preconizado anteriormente.

Após oito dias da administração do SAD podemos ter reação urticariforme, febre moderada e infartamento ganglionar, caracterizando a doença do soro.

O tratamento deve ser instituído logo que suspeitarmos da doença: quanto mais precoce, melhor o prognóstico.

PREVENÇÃO

Como a transmissão é direta, de pessoa a pessoa, os únicos métodos de profilaxia são a vacinação e o controle de portadores.

Há países, como a Romênia, onde o *Corynebacterium diphtheriae* é fagotipado, conseguindo-se, pois, chegar ao foco inicial da disseminação do agente.

O emprego da vacina iniciou-se em 1923, ocorrendo uma queda acentuada da doença nos países que adotaram a vacinação maciça. A imunização ativa é feita através da DPT, que deve ser aplicada no 2º, 4º e 6º meses de vida, com reforços aos 18 meses (três anos), e dos quatro aos seis anos. A vacina antidiftérica deve ser aplicada de dez em dez anos, já que a imunidade conferida tanto pela vacina como pela doença não é duradoura, e os títulos de anticorpos na maioria dos pacientes após dez anos não são mais protetores. A orientação de revacinação foi introduzida em 1989.

Outro dado fundamental é o controle dos portadores: os contactantes devem fazer cultura de orofaringe e nasofaringe, e os casos com cultura positiva devem receber eritromicina durante dez dias e ser encaminhados para vacinação primária ou complementação do esquema vacinal. O paciente também deve receber ou completar seu esquema vacinal.

A vacina DPT, quando feita corretamente, confere imunidade em cerca de 86% dos indivíduos vacinados, e os 14% restantes, caso adquiram a doença, não a terão em formas graves. Hoje estudos mostram que as vacinas conjugadas, DTaP-IPV e DTaP-IPV/Hib, são seguras e imunogênicas e têm a vantagem de diminuir o número de injeções. Para analisar a condição imunitária de um indivíduo, utiliza-se o teste Schick, que consiste na injeção intradérmica de toxina (1/50 da dose letal mínima para cobaia) no antebraço direito. No antebraço esquerdo injeta-se esta solução submetida a 70ºC por dez minutos, para destruir a toxigenicidade, mas manter ainda seu poder alergênico. Este teste pode ser utilizado para estimar-se a suscetibilidade de uma população à difteria. O teste de Schick pode ser assim interpretado:

1. **Reação de hipersensibilidade presente nos dois antebraços**: é a chamada pseudorreação;
2. **Reação do antebraço esquerdo desaparece e a reação do antebraço direito permanece com uma evolução mais demorada seguida de descamação local**: é a chamada reação combinada;
3. **Reação positiva**: é aquela que ocorre só no antebraço direito;
4. **Ausência de reação**: ocorre nos dois braços em indivíduos imunes.

Os países que têm a difteria sob controle apresentam 90% a 95% da população negativa para o teste de Schick.

A quantidade de antitoxina circulante também pode ser medida para avaliar a imunidade, mas o método ainda não está sendo usado de rotina.

REFERÊNCIAS BIBLIOGRÁFICAS

Barkin RM et al. Pediatric diphtheria and tetanus toxoids vaccine: clinical and immunologic response when admi-nistered as the primary series. J Pediatr, 1985; 106(5):779-81.

Centers of Disease control and Prevention. Diphtheria, tetanus and pertussis: recommendations for vaccine use and other preventive measures. MMWR Morb Mortal Wkly Rep, 1991; 40: RR10.

Coller RJ. Diphtheria toxin: mode of action and structure. Bact Rev, 1975; 39:54-85.

Coller RJ. Effect of diphtheria toxin on protein syntesis: inactivation of one the transfer factos. J Molec Biol, 1987; 25:83-98.

CVE, Centro de vigilância Epidemiológica "Professor Alexandre Vranjac". Manual de Vigilância Epidemiológica. Difteria. Normas e Instruções. Secretaria de Estado da Saúde de São Paulo.

Dixon JMS. Diphtheria in North America. J Hyg (Camb.), 1984; 93:419-32.

Efstration A, George RC. Screening tests for the presumptive identification of Corynebacterium diphtheriae in a diagnostic laboratory. J Clin Microbiol, Dec 1996; 34 (12):32-51.

Golaz A, Vitek C, Popovic T, Wharton M. Epidemiology of Diphtheriae in the 1990s. Clin Microbiol Newsletter, 2001; 23(5):33-7.

Hidalgo NTR, Vasconcelos MJ, Alves CS. Difteria – Aspectos clínicos e epidemiológicos de pacientes atendidos no Instituto de Infectologia "Emílio Ribas". Rev Soc Bras Med Trop, 1995; 28(1).

Johns TL, Hutter GE. New Combination Vaccines: DTaP-IPV (Kinrix) and DTaP-IPV/Hib (Pentacel) Pharmacother Ann., 2010 Mar; 44 (3):515-23.

Kalapothaki V et al. Prevalence of diphtheria carriers in a population with disappearing clinical diphtheria. Infect, 1984; 12:387-9.

Longo JC, Medeiros EAS. Difteria. In Veronesi R: Tratado de Infectologia, 2ª Ed. 2002, vol. 1, cap. 48: 634-44.

MacGregor RR. Corynebacterium diphtheriae. In Mandel GL, Bennett J, Dolin R. Principles and Practice of Infectious Diseases. 5th ed. 2000; vol. 2, chapter 193: 2190-8.

Olander RM, Auranen K, T Härkänen, T Leino. High tetanus and diphtheria antitoxin concentrations in Finnish adults – time for new booster recommendations? Vaccine, 2009 Aug 27;27(39):5295-8. Epub 2009 Jul 9.

Pappenneimer Jr. AM. The diphtheria bacillus and this toxin: a model system. J Hyg (Camb.), 1984; 93:405-17.

Sudiantoro JE et al. Intramuscular and intravenous ADS treatment. Pediatr Indones, 1986; 26(1-2):18.

Update: Diphtheria Epidemic – New Independent States of the Former Soviet Union, January 1995 – March 1996. MMWR Mortal Wkly Rep., 1996; 45(32):693-7.

Walher E. Revaccination of adults against diphtheria. Br Med J, 1986; 292:507.

Wharton M, Dittmann S, Strebel PM, Mortiner EA. Control of Epidemic Diphtheria in the Newly Independent States of the former soviet Union, 1990-1998. J Infect Dis, 2000; 181, Suppl. 1.

White C, Halperin SA, Scheifele DW. Pediatric combined formulation DTaP – IPV/Hib vaccine. Expert Rev Vaccines, 2009 Jul; 8(7):831-40.

Wittles B, Spann Jr. JF. Detective lipid metabolism in the failing heart. J Clin Invest, 1986; 47:1787-94.

Wong J, Lindquist D, Daugherthy MP. Misidentification of Corynebacterium diphtheriae. Dec. 1996; 34(12):3251-2.

Zepp F, Schmitt HJ, Cleerbout J, Verstraeten T, Schuerman L, Jacquet JM. Review of 8 years of experience with Infanrix hexa (DTPa-HBV-IPV/Hib hexavalent vaccine). Expert Rev Vaccines, 2009 Jun; 8(6):663-78.

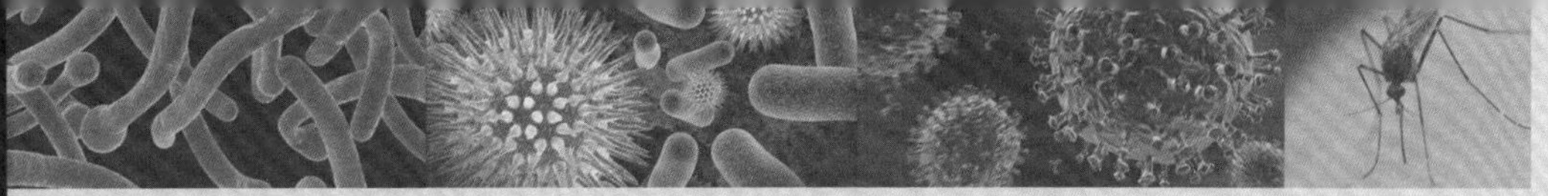

22 Endocardite Infecciosa

Alexandre Leite de Souza ▪ Sérgio Cimerman

INTRODUÇÃO

Classicamente, a endocardite infecciosa (EI) é definida como uma inflamação do endocárdio (membrana que reveste o interior do coração), sendo caracterizada histopatologicamente pela presença de uma vegetação, a qual é constituída por plaquetas, fibrina, células inflamatórias e microrganismos (Mylonakis & Calderwood, 2001). Habitualmente, os patógenos causadores de EI são de natureza bacteriana e encontram-se mergulhados abaixo da camada de fibrina. Contudo, outros organismos como riquétsias e fungos também podem estar envolvidos (Fournier, 2010). Assim, o termo adequado é endocardite infecciosa, e não bacteriana. Além disso, enfermidades de natureza imunológica, tais como artrite reumatoide (DeLong CE & Roldan, 2007) e lúpus eritematoso sistêmico (Lee, 2009), também podem causar endocardite, sendo esta última denominada de endocardite de Libman-Sacks.

Tipicamente, as válvulas cardíacas constituem o principal sítio de localização das vegetações. Contudo, as vegetações podem emergir em outros sítios anatômicos do endocárdio. O comprometimento de locais intravasculares que não fazem parte da anatomia cardíaca é denominado de endarterite.

MICROBIOLOGIA

Caracteristicamente, os microrganismos mais frequentemente associados à EI são aqueles com elevado potencial de ancoragem às células endoteliais do endocárdio valvar. Hoje, 80% dos casos de EI são causados pelos seguintes agentes infecciosos: *Staphylococcus aureus, Streptococcus* spp e *Enterococcus* spp (Moreillon & Que, 2004). Esses organismos ostentam moléculas em sua superfície denominadas de adesinas, as quais exercem um crítico papel no processo de ancoragem ou fixação às células endoteliais do endocárdio (Patti & Hook, 1994). A seguir, assinalamos os agentes centrais envolvidos na EI.

Estafilococos

Universalmente, os *Staphylococcus aureus* estão presentes na pele e mucosa da orofaringe humana. Nas últimas décadas, a incidência de endocardite por S. aureus aumentou substancialmente, tornando esse organismo o principal causador de EI na grande maioria dos estudos clínicos e epidemiológicos (McDonald, 2009; Mylonakis & Calderwood, 2001). O recrudescimento do uso de cateteres e dispositivos protéticos desenhou um cenário propício para a bacteremia estafilocócica, colocando mais pacientes em risco para EI.

Tipicamente, o *S. aureus* tende a envolver mais a valva mitral que a aórtica, estando associado a maiores taxas de embolização sistêmica e mortalidade quando comparado a outros organismos causadores de EI. De fato, fenômenos embólicos podem advir em 60% dos casos de EI causada por *S. aureus*.

Os estafilococos coagulase-negativos associam-se fundamentalmente a EI envolvendo próteses valvares e dispositivos endovenosos.

Estreptococos

Aproximadamente, os estreptococos causam 30% de todos os casos de EI, em particular os estreptococos do grupo viridans, organismos da microflora indígena da cavidade oral humana. Os estreptococos do grupo viridans compreendem os seguintes tipos: *S. mitis, S. mutans, S. salivarius, S. sanguis* e o grupo *S. intermedius* (*S. intermedius, S. anginosus* e *S. constellatus*) (McDonald, 2009).

O *Streptococcus bovis*, uma espécie estreptocócica do grupo D, é o principal estreptococo não viridans causador de EI. Em geral, o *S. bovis* causa entre 5% e 15% dos casos de EI nos Estados Unidos (McDonald, 2009). É importante enfatizar que o isolamento de *S. bovis* em hemocultura indica a necessidade de avaliação detalhada do trato gastro-intestinal, sobretudo do cólon, devido a relevante associação desse agente infeccioso com neoplasia de cólon (Klein, 1977). Recentemente, um interessante estudo clínico envolvendo 199 pacientes com EI também estabeleceu um significativo elo epidemiológico entre *Streptococcus bovis* e doença hepática avançada (Tripodi, 2004).

Enterococos

Após os estafilococos e estreptococos, os enterococos emergem como a terceira principal causa de endocardite, sendo responsáveis por 10% dos casos (McDonald, 2009). Peculiarmente, a EI evocada por enterococos acomete homens mais velhos e que apresentam comorbidades, localiza-se frequentemente na valva aórtica e não está usualmente associada a fenômenos embólicos (McDonald, 2009).

Bacilos Gram-negativos

Em geral, os bacilos Gram-negativos produzem 5% dos casos de EI (McDonald, 2009). Tais organismos estão divididos em 2 grupos centrais: HACEK e não HACEK. O grupo HACEK compreende os seguintes patógenos: *Haemophilus, Actinobacillus, Cardiobacterium, Eikenella* e *Kingella*. Caracteristicamente, o quadro clínico não é agudo ou catastrófico e tais organismos exibem crescimento lento em cultura, podendo resultar em casos de EI com cultura negativa (Fournier, 2010).

Estudos recentes apontam que apenas 1,8% dos casos de EI é induzido pelo grupo não HACEK (McDonald, 2009). Os relevantes agentes infecciosos desse grupo englobam a *Escherichia coli* e *Pseudomonas aeruginosa* (Shekar, 1985).

EPIDEMIOLOGIA

Globalmente, a endocardite infecciosa (EI) permanece com drásticas taxas de morbidade e mortalidade, não se observando redução em sua taxa de incidência nas últimas duas décadas, apesar dos revolucionários avanços das estratégias profiláticas, do surgimento de novos antibióticos, assim como de poderosas tecnologias de imagem e complexas técnicas cirúrgicas.

Anualmente, há 15 mil novos casos de EI nos Estados Unidos, sendo essa infecção responsável por uma internação em cada 1.000 admissões hospitalares. Em geral, a incidência oscila entre 2 e 10 casos por 100.000 pessoas nos estudos epidemiológicos, alcançando um pico de incidência igual a 20 casos por 100.000 pessoas na população idosa (McDonald, 2009). Peculiarmente, a EI é duas vezes mais frequente em homens do que em mulheres e há aumento da incidência com o transcorrer da idade (Moreillon & Que, 2004).

Países onde há maior incidência de valvopatias secundárias à doença reumática, tais como o Brasil, revelam um pico precoce de incidência de EI, isto é, há maior número de casos entre adolescentes e adultos jovens (Tleyjeh, 2005). Enfatizamos que, nessa faixa etária, a EI também pode estar ligada à cardiopatia congênita ou ao uso de drogas ilícitas endovenosas (Mathew, 1995). Já nos países desenvolvidos, há um típico pico de incidência mais tardio, isto é, a partir da quinta década de vida. Esse perfil epidemiológico dos países desenvolvidos ocorre em função de diversos fatores, tais como os seguintes: envelhecimento progressivo da população; pacientes nefropatas submetidos a terapias de substituição renal via hemodiálise (Abbott & Agodoa, 2002); pacientes imunodeprimidos (quimioterapia, transplantados, portadores de doença crônica); aumento da incidência de estenose aórtica de origem degenerativa e substancial avanço do número de procedimentos invasivos em unidades de terapia intensiva (Mourvillier, 2004). Hoje, nos Estados Unidos, mais da metade dos casos de EI advém em pessoas acima dos 60 anos de idade.

Epidemiologicamente, os usuários de drogas endovenosas também representam um grupo suscetível à EI (Frontera & Gradon, 2000; Mathew, 1995; Wilson, 2002). A média de idade desse grupo oscila entre 30 e 40 anos, sendo a valva tricúspide acometida em 50% dos casos, seguida pela valva aórtica em 25% e pela valva mitral em 20% dos casos (Moreillon & Que, 2004). Os patógenos usualmente originam-se da pele, explicando a predominância do *Staphylococcus aureus*. Patógenos como *Pseudomonas aeruginosa* e fungos também podem estar envolvidos e causam formas severas de EI (Shekar, 1985). Em indivíduos HIV positivos usuários de drogas endovenosas, tanto o risco quanto a mortalidade aumentam inversamente com a contagem de células CD4. Em indivíduos com contagem de CD4 $\geq$ 500 células/µL não há aumento da incidência. Contudo, observa-se um dramático aumento de 4 vezes na incidência em indivíduos cujo CD4 é menor que 200 células/µL (Wilson, 2002). Além disso, os pacientes HIV positivos podem desenvolver EI por organismos atípicos como *Bartonella* spp, salmonela e listeria.

Outras condições associadas com um aumento da incidência de EI incluem higiene bucal precária (Strom, 2000), hemodiálise (Abbott & Agodoa, 2002), diabetes mellitus (Chirillo, 2010) e prolapso de valva mitral (Tleyjeh, 2005). A incidência de EI em indivíduos com prolapso de valva mitral é aproximadamente 100/100.000 pacientes-anos, sendo o risco mais substancial em homens acima dos 45 anos de idade (Mylonakis & Calderwood, 2001). Contudo, o tópico envolvendo prolapso mitral é controverso. Na verdade, apenas os indivíduos com prolapso mitral que apresentam refluxo mitral ou espessamento dos folhetos valvares ostentam um risco verdadeiramente elevado de EI (Moreillon & Que, 2004; Mylonakis & Calderwood, 2001). Finalmente, a questão envolvendo válvulas mecânicas ou biopróteses como potenciais fatores de risco para EI permanece imperfeitamente compreendida (Moreillon & Que, 2004).

MORTALIDADE

A taxa de mortalidade nos pacientes com EI varia em função dos seguintes fatores:

1. Agente etiológico: 4% a 16% de mortalidade para *Streptococcus viridans* e *Streptococcus bovis*; 15% a 25% para enterococo; 25% a 47% para *Staphylococcus aureus*; 5 a 37% para *Coxiella burnetii* (febre Q) e acima de 50% para *Pseudomonas aeruginosa,* enterobactérias ou fungos (Mylonakis & Calderwood, 2001).
2. Presença de comorbidades tais como cardiopatia, nefropatia, hepatopatia e severa imunossupressão (HIV).
3. Desenvolvimento de abscesso miocárdico ou comprometimento perivalvar.

Em geral, as taxas de mortalidade tanto para valva nativa quanto para prótese valvar permanece entre 20% e 25%, resultando o óbito principalmente de eventos embólicos para o sistema nervoso central e colapso cardiovascular. Em usuários de drogas endovenosas com EI do lado direito, a taxa de mortalidade é geralmente menor, aproximadamente igual a 10% (Mylonakis & Calderwood, 2001).

ESPECTRO CLÍNICO

O espectro clínico da EI envolve febre e as manifestações tanto cardíacas quanto extracardíacas que emergem em função dos seguintes fatores:

- da própria infecção valvular;
- da embolização de fragmentos da vegetação;
- de complicações supurativas secundárias à disseminação do processo infeccioso;
- da resposta imunológica do hospedeiro à infecção, a qual pode induzir vasculite e formação de imunocomplexos.

Frequentemente, os sintomas florescem 2 semanas após o evento de bacteremia. As *manifestações sistêmicas* de EI incluem febre (sinal e sintoma central), sudorese noturna, artralgia, mialgia (sobretudo em sítio lombar e membros inferiores) e perda de peso. A febre é comumente baixa, e os picos não ultrapassam 39,4°C. Embora a febre seja o principal sinal e sintoma, enfatizamos que alguns pacientes podem não expressar febre, a exemplo dos idosos, nefropatas, hepatopatas e cardiopatas (Mylonakis & Calderwood, 2001).

Além disso, o hospedeiro pode desenvolver respostas imunológicas como glomerulonefrite, meningite, poliartrite e nódulos de Osler. Clinicamente, as lesões de Janeway e os nódulos Osler são considerados importantes achados para o diagnóstico de endocardite infecciosa, mas não são patognomônicos. Os nódulos de Osler são causados por vasculite mediada por imunocomplexos, enquanto as lesões de Janeway são produzidas por microembolia séptica. Tipicamente, os nódulos de Osler são dolorosos e localizam-se nas polpas digitais, enquanto as manchas de Janeway são indolores e hemorrágicas (hemorragia subcutânea), localizando-se nas plantas dos pés e palmas das mãos. Já as clássicas manchas de Roth são caracterizadas por hemorragias retinianas ovais cujo centro é pálido.

As *manifestações cardíacas* incluem sopros de insuficiência valvular devido à deformação ou destruição de uma valva e suas estruturas de sustentação ou estenose valvar causada por extensas vegetações. O desenvolvimento de abscesso do anel valvular pode causar febre persistente independente da antibioticoterapia adequada. O indivíduo também pode desenvolver bloqueio atrioventricular (BAV) secundário a comprometimento das vias de condução no sítio do nódulo atrioventricular e feixe de Hiss no septo interventricular. Há casos de infarto agudo do miocárdio que são deflagrados por embolização da vegetação para a artéria coronária. Podem advir também quadros de pericardite ou hemopericardio secundário a abscesso no pericárdio. Outras complicações incluem abscesso do miocárdio e miocardite induzida por vasculite e imunocomplexos. A insuficiência cardíaca é a complicação mais frequente da endocardite, podendo advir em até 60% dos pacientes, resultando principalmente do comprometimento valvar, em particular da valva aórtica (McDonald, 2009).

As *manifestações extracardíacas* envolvem fenômenos embólicos que podem causar infartos em múltiplos sítios anatômicos. Quando a EI localiza-se do lado direito do coração, o pulmão pode sofrer extensas áreas de infarto. Já quando a EI encontra-se do lado esquerdo do coração, o cérebro, o baço e os rins tornam-se suscetíveis a críticas áreas de infarto. De fato, a embolização sistêmica pode ter efeitos catastróficos, especialmente quando compromete a circulação cerebral, o que advém em 20 a 40% dos pacientes com EI do lado esquerdo. Contudo, é incomum ocorrer abscesso cerebral, exceto quando a EI é causada pelo *Staphylococcus aureus*.

FISIOPATOLOGIA

A EI deriva da interação de múltiplos fatores, destacando-se os seguintes:

1. Fatores do hospedeiro que predispõem o endotélio à infecção;
2. Situações que geram bacteremia transitória;
3. Virulência dos agentes infecciosos.

A fisiopatologia da formação da vegetação no endocárdio envolve múltiplos e complexos mecanismos moleculares e celulares (Fowler, 2005a; Frontera & Gradon, 2000; Moreillon, 2002; Patti, 1994; Scheld, 1978; Widmer, 2006). A gênese desse processo fisiopatológico está associada com uma lesão endotelial no endocárdio. Classicamente, o principal mecanismo de lesão do endotélio é a presença de um fluxo sanguíneo turbulento (McDonald, 2009), o qual pode emergir como resultado de uma cardiopatia congênita ou adquirida (febre reumática, por exemplo). Tipicamente, o sítio anatômico mais acometido localiza-se na linha de fechamento da superfície valvar, precisamente sobre a superfície atrial das valvas atrioventriculares ou sobre a superfície ventricular das valvas semilunares. Em usuários de drogas endovenosas, a inoculação de debris contaminados pode lesar a superfície da valva tricúspide (McDonald, 2009).

Fisiologicamente, a célula endotelial íntegra não é trombogênica. Contudo, quando o endotélio sofre uma lesão, torna-se um crítico indutor da cascata de coagulação sanguínea. Como mencionado previamente, algumas cardiopatias congênitas ou adquiridas podem propiciar uma corrente sanguínea de alta velocidade de uma câmera de alta pressão para outra de baixa pressão (insuficiência aórtica ou mitral) ou originarem um gradiente de pressão através de um orifício estreito entre duas câmaras (estenose aórtica ou coarctação de aorta). Fisiopatologicamente, o jato de alta velocidade gera um fluxo sanguíneo turbulento distalmente ao gradiente de pressão, resultando em lesão do endotélio valvular. Por sua vez, a célula endotelial lesada promove ativação das células plaquetárias, as quais migram da corrente sanguínea para o sítio endotelial lesado, onde se depositam. Subsequentemente, as plaquetas sofrem desgranulação e induzem precipitação de uma rede de fibrina sobre o local afetado, resultando no florescimento de um trombo.

Uma vez que o trombo está presente na superfície do endocárdio, um cenário de bacteremia transitória pode infectar esse trombo. Tipicamente, as bactérias emergem na corrente sanguínea quando uma superfície corpórea densamente colonizada por bactérias, tais como a cavidade oral, o lúmen intestinal ou a mucosa genito-urinária, é traumatizada. Atividades habituais como escovar os dentes podem induzir tal fenômeno de bacteremia transitória em indivíduos saudáveis. Uma vez que os patógenos bacterianos alcançam a corrente sanguínea, eles podem se fixar ao trombo formado no endocárdio. Fisiopatologicamente, as bactérias apresentam diferentes mecanismos de adesão, os quais dependem das características de superfície da bactéria e de seus fatores naturais de virulência, tais como as adesinas. Por exemplo, as propriedades de adesão do *Streptococcus viridans* envolvem as moléculas de dextrano presentes em sua parede celular e suas proteínas de superfície denominadas de FimA (Scheld, 1978).

Avidamente, as bactérias associadas à EI iniciam um processo de colonização do trombo, resultando no florescimento de uma lesão vegetante no endocárdio. As bactérias aderidas ao trombo induzem ativação de monócitos sanguíneos, os quais, por sua vez, secretam citocinas e fator tecidual (molécula pró-coagulante) (Moreillon & Que, 2004). Essas citocinas e fatores pró-coagulantes contribuem drasticamente para o crescimento da lesão e induzem precipitação de uma camada adicional de fibrina sobre o trombo, tornando-o "maduro" (McDonald, 2009). Histopatologicamente, a lesão vegetante é caracterizada pela presença de fibrina, plaquetas, células inflamatórias e bactérias (Mylonakis & Calderwood, 2001). A principal concentração de bactérias em uma vegetação encontra-se abaixo da sua superfície, protegida dos fagócitos e antibióticos que circulam na corrente sanguínea. Esse complexo cenário cria um verdadeiro "santuário" (nicho) para o desenvolvimento e multiplicação das bactérias, desafiando as modernas estratégias terapêuticas.

DIAGNÓSTICO

O diagnóstico da EI necessita de uma avaliação clínica e laboratorial, juntamente com estudos ecocardiográficos. Anormalidades laboratoriais podem estar presentes, incluindo anemia, leucocitose, alterações urinárias e ascensão da Proteína C Reativa. Enfatizamos que pacientes com suspeita de EI deveriam ter um eletrocardiograma realizado na admissão e repetido durante a evolução da enfermidade quando apropriado. O surgimento de um novo bloqueio atrioventricular, particularmente no contexto de uma endocardite localizada em valva aórtica, sugere invasão perivalvular, e tais pacientes necessitam de monitorização cardiológica até recuperarem a estabilidade (Mylonakis & Calderwood, 2001). De fato, um novo bloqueio atrioventricular tem um relevante valor preditivo positivo para existência de um abscesso miocárdico, embora a sensibilidade seja baixa.

Em 1994, novos critérios diagnósticos fundamentados por informações microbiológicas e estudos ecocardiográficos foram propostos para endocardite (Bayer, 1994; Durack, 1994). Globalmente, esses critérios denominados de Duke foram validados. Posteriormente, no ano 2000, os critérios de Duke foram redefinidos (Tabelas 22.1 e 22.2) para maximizar o diagnóstico de EI, englobando situações de cultura negativa e bacteremia por *S. aureus* (Li, 2000). Todos os pacientes com suspeita de EI devem ser submetidos à avaliação ecocardiográfica, incluindo ecotransesofágico em determinadas situações. Contudo, um exame ecocardiográfico com resultado negativo não exclui EI se outros critérios estiverem positivos (Moreillon & Que, 2004).

Um cenário desafiador emerge quando a EI é acompanhada de cultura negativa (Fournier, 2010). Nessa situação, a identificação do agente etiológico depende do emprego de ferramentas diagnósticas especiais, tais como testes sorológicos, técnicas de aglutinação, imunoflorescência indireta, ELISA, fixação de complemento e poderosas técnicas de biologia molecular como a PCR (Reação de Cadeia Polimerase) (Moreillon & Que, 2004). Peculiarmente, os agentes infecciosos envolvidos com endocardite e que apresentam hemocultura negativa são os seguintes: *Brucella* spp, *Coxiella burnetti, Bartonella* spp, *Chlamydia* spp, *Mycoplasma* spp, *Legionella* spp e *Tropheryma whipplei* (Fournier, 2010; Moreillon & Que, 2004).

As Tabelas 22.1 e 22.2 apresentam os critérios maiores e menores para o diagnóstico de EI.

O diagnóstico definitivo de EI necessita de 2 critérios maiores ou 1 critério maior e 3 menores ou 5 critérios menores. O diagnóstico possível de EI necessita de 1 critério maior e 1 critério menor ou 3 critérios menores (McDonald, 2009; Moreillon & Que, 2004).

ESTRATÉGIAS TERAPÊUTICAS

Assinalamos que o tratamento da endocardite infecciosa deve englobar uma abordagem multidisciplinar, incluindo especialistas em doenças infecciosas, cardiologistas e cirurgiões cardíacos. Os antibióticos bactericidas representam a medula da terapêutica e devem ser iniciados imediatamente após a coleta das hemoculturas, direcionados pelos dados clínicos e epidemiológicos do doente, como uso de prótese ou não, por exemplo. Posteriormente, os resultados das

Tabela 22.1 Adaptado de McDonald, 2009; Moreillon & Que, 2004.

Critérios modificados de Duke para o diagnóstico de EI	
Critérios maiores	
Evidência microbiológica de EI	**Evidência de envolvimento do endocárdio**
• Patógeno típico isolado em hemoculturas (≥ 2/2) coletadas separadamente. Os patógenos típicos são os seguintes: Streptococcus viridans, S. aureus, HACEK (*Haemophilus, Actinobacillus, Cardiobacterium, Eikenella* e *Kingella*), Streptococcus bovis, enterococo adquirido na comunidade na ausência de um sítio primário de infecção. • Hemocultura persistentemente positiva para outro microrganismo. É definida como duas hemoculturas positivas coletadas com intervalo de 12 horas; ou todas de 3 ou a maioria de 4 hemoculturas coletadas com intervalo maior que uma hora entre a primeira e a última. • Uma única hemocultura positiva para Coxiella burnetti ou 1 título de IgG > 1:800.	• O ecotransesofágico é recomendado em indivíduos com prótese valvar, em indivíduos considerados com possível EI pelos critérios clínicos ou casos de EI com complicação (abscesso perivalvar); o ecotranstorácico é a primeira opção nos demais pacientes. • O ecocardiograma positivo para EI revela os seguintes achados: massa intracardíaca oscilante ou abscesso ou deiscência parcial de valva protética ou regurgitação valvular nova.

Tabela 22.2 Adaptado de McDonald, 2009; Moreillon & Que, 2004.

Critérios modificados de Duke para o diagnóstico de EI
Critérios menores
▮ Predisposição para EI. Definida como EI prévia, usuários de drogas endovenosas, valva cardíaca protética ou lesão cardíaca causando fluxo sanguíneo turbulento. ▮ Febre ≥ 38°C. ▮ Fenômenos vasculares definidos como embolismo arterial, infarto pulmonar, aneurisma micótico, hemorragia cerebral ou conjuntival ou lesões de Janeway. ▮ Fenômenos imunológicos definidos como glomerulonefrite, nódulos de Osler, manchas de Roth ou Fator Reumatoide positivo. ▮ Achados microbiológicos que não preenchem os critérios maiores.

hemoculturas irão nortear o tratamento. É vital monitorizar a função renal dos pacientes, pois alguns antibióticos empregados são potencialmente nefrotóxicos, resultando em necessidade de ajuste da posologia de acordo com a função renal ao longo do tratamento. Em valvas nativas, a terapia de anticoagulação não demonstrou prevenir fenômenos embólicos e aumentou o risco de hemorragia cerebral (Mylonakis & Calderwood, 2001). No cenário de EI em próteses valvares, os pacientes em uso de anticoagulantes devem ser cuidadosamente monitorizados e, se houver uma hemorragia cerebral, sugere-se a suspensão temporária dos anticoagulantes (Mylonakis & Calderwood, 2001).

Habitualmente, o paciente torna-se afebril entre 3 e 5 dias após o início da terapêutica apropriada. Todavia, a EI por *S. aureus* apresenta recuperação mais lenta, podendo os pacientes desenvolver febre até o sétimo dia. Os esquemas terapêuticos recomendados estão apresentados nas Tabelas de 22.3 a 22.10.

Tabela 22.3 Antibioticoterapia para EI em valva nativa por estreptococos viridans ou *S. Bovis* altamente suscetíveis à penicilina (CIM < 0,12 µg/mL).

Antibiótico	Posologia	Duração
Penicilina G cristalina	12-18 milhões UI em 24h EV em infusão contínua ou em doses de 4 em 4h ou 6/6h	4 semanas
	ou	
Ceftriaxone	2g EV ou IM em 24h	4 semanas
	ou	
Penicilina G cristalina	12-18 milhões UI em 24h EV em infusão contínua ou em doses de 4 em 4h ou 6/6h	4 semanas
	+	
Gentamicina	1mg/kg (dose máxima de 80 mg) EV ou IM de 8 em 8h ou dose única de 3mg/kg a cada 24h	2 semanas
	Se alergia à penicilina	
Vancomicina	15 mg/kg EV de 12 em 12h (dose máxima de 1g de 12 em 12h)	4 semanas

CIM = Concentração Inibitória Mínima

Fonte: McDonald, 2009; Moreillon & Que, 2004

Tabela 22.4 Antibioticoterapia para EI em valva nativa por estreptococos viridans ou *S. Bovis* relativamente resistentes à penicilina (CIM > 0,12 µg/mL e < 0,5 µg/mL).

Antibiótico	Posologia	Duração
Penicilina G cristalina	24 milhões UI em 24h EV em infusão contínua ou em doses de 4 em 4h ou 6/6h	4 semanas
	+	
Gentamicina	1mg/kg (dose máxima de 80 mg) EV ou IM de 8 em 8h ou dose única de 3mg/kg a cada 24h	2 semanas
	ou	
Ceftriaxone	2g EV ou IM em 24h	4 semanas
	+	
Gentamicina	1mg/kg (dose máxima de 80 mg) EV ou IM de 8 em 8h ou dose única de 3mg/kg a cada 24h	2 semanas
	Se alergia à penicilina	
Vancomicina	15 mg/kg EV de 12 em 12h (dose máxima de 1g de 12 em 12 h)	4 semanas

CIM = Concentração Inibitória Mínima

Fonte: McDonald, 2009; Moreillon & Que, 2004

Tabela 22.5 Antibioticoterapia para EI em valva nativa por enterococos suscetíveis à penicilina.

Antibiótico	Posologia	Duração
Ampicilina	2g EV de 4 em 4h	4-6 semanas
	+	
Gentamicina	1mg/kg (dose máxima de 80 mg) EV ou IM de 8 em 8h ou dose única de 3mg/kg a cada 24h	4-6 semanas
	Se alergia à penicilina	
Vancomicina	15 mg/kg EV de 12 em 12h (dose máxima de 1g de 12 em 12 h)	6 semanas
	+	
Gentamicina	1mg/kg (dose máxima de 80 mg) EV ou IM de 8 em 8h ou dose única de 3mg/kg a cada 24h	6 semanas

Fonte: McDonald, 2009; Moreillon & Que, 2004

Tabela 22.6 Antibioticoterapia para EI em valva nativa por enterococos ou estreptococos ou *S. Bovis* resistentes à penicilina (CIM > 0,5 µg/mL).

Antibiótico	Posologia	Duração
Vancomicina	15 mg/kg EV de 12 em 12h (dose máxima de 1g de 12 em 12h)	6 semanas
	+	
Gentamicina	1mg/kg (dose máxima de 80 mg) EV ou IM de 8 em 8h ou dose única de 3mg/kg a cada 24h	6 semanas

CIM = Concentração Inibitória Mínima

Fonte: McDonald, 2009; Moreillon & Que, 2004

Tabela 22.7 Antibioticoterapia para EI em valva nativa por estafilococos sensíveis à meticilina (oxacilina).

Antibiótico	Posologia	Duração
Oxacilina	2g EV de 4 em 4h **com ou sem**	6 semanas
Gentamicina	1mg/kg (dose máxima de 80 mg) EV ou IM de 8 em 8h ou dose única de 3mg/kg a cada 24h	3-5 dias
Se alergia à penicilina		
Vancomicina	15 mg/kg EV de 12 em 12h (dose máxima de 1g de 12 em 12h)	6 semanas
Antibioticoterapia para EI em valva nativa por estafilococos resistentes à meticilina (oxacilina)		
Antibiótico	**Posologia**	**Duração**
Vancomicina	15 mg/kg EV de 12 em 12h (dose máxima de 1g de 12 em 12h)	6 semanas

Fonte: McDonald, 2009; Moreillon & Que, 2004

Tabela 22.8 Antibioticoterapia para EI em valva nativa por microrganismos do grupo *Hacek*.

Antibiótico	Posologia	Duração
Ceftriaxone	2g EV ou IM em 24h	4 semanas
	ou	
Ampicilina	2g EV de 4 em 4h	4 semanas
	+	
Gentamicina	1mg/kg (dose máxima de 80 mg) EV ou IM de 8 em 8h ou dose única de 3mg/kg a cada 24h	4 semanas

Fonte: McDonald, 2009; Moreillon & Que, 2004

Tabela 22.9 Antibioticoterapia para EI causada por estafilococos suscetíveis à meticilina em prótese valvar.

Antibiótico	Posologia	Duração
Oxacilina	2g EV de 4 em 4h	6 semanas
	+	
Rifampicina	300 mg VO de 8 em 8h	6 semanas
	+	
Gentamicina	1mg/kg (dose máxima de 80 mg) EV ou IM de 8 em 8h ou dose única de 3mg/kg a cada 24h	2 semanas

Fonte: McDonald, 2009; Moreillon & Que, 2004

Tabela 22.10 Antibioticoterapia para EI causada por estafilococos resistentes à meticilina em prótese valvar.

Antibiótico	Posologia	Duração
Vancomicina	15 mg/kg EV de 12 em 12h (dose máxima de 1g de 12 em 12h)	6 semanas
	+	
Rifampicina	300 mg VO de 8 em 8h	6 semanas
	+	
Gentamicina	1mg/kg (dose máxima de 80 mg) EV ou IM de 8 em 8h ou dose única de 3mg/kg a cada 24h	6 semanas

Fonte: McDonald, 2009; Moreillon & Que, 2004

REFERÊNCIAS BIBLIOGRÁFICAS

Abbott KC, Agodoa LY. Hospitalizations for bacterial endocarditis after initiation of chronic dialysis in the United States. Nephron. 2002; 91: 203-09.

Baddour LM, Wilson WR, Bayer AS *et al.* Infective endocarditis: diagnosis, antimicrobial therapy, and management of complications: a statement for healthcare professionals from the Committee on Rheumatic Fever, Endocarditis, and Kawasaki Disease, Council on Cardiovascular Disease in the Young, and the Councils on Clinical Cardiology, Stroke, and Cardiovascular Surgery and Anesthesia, American Heart Association: endorsed by the Infectious Diseases Society of America. Circulation. 2005; 111(23): e394-434.

Baddour LM, Bayer AS. Cerebrovascular complications in patients with left-sided infective endocarditis: out of site, out of mind. Clin Infect Dis. 2008; 47(1): 31-2.

Bayer AS, Ward JI, Ginzton LE, Shapiro SM. Evaluation of new clinical criteria for the diagnosis of infective endocarditis. Am J Med. 1994; 96(3): 211-9.

Benito N, Miró JM, de Lazzari E *et al.* Health care-associated native valve endocarditis: importance of non-nosocomial acquisition. Ann Intern Med. 2009; 150(9): 586-94.

Bouza E, Menasalvas A, Munoz P, Vasallo FJ, del Mar Moreno M, Garcia Fernandez MA. Infective endocarditis: a prospective study at the end of the twentieth century-new predisposing conditions, new etiologic agents, and still a high mortality. Medicine (Baltimore). 2001; 80: 298-307.

Chirillo F, Bacchion F, Pedrocco A, Scotton P, De Leo A, Rocco F, Valfrè C, Olivari Z. Infective endocarditis in patients with diabetes mellitus. J Heart Valve Dis. 2010; 19(3): 312-20.

DeLong CE, Roldan CA. Noninfective endocarditis in rheumatoid arthritis. Am J Med. 2007; 120(12): e1-2.

Durack DT, Lukes AS, Bright DK. New criteria for diagnosis of infective endocarditis: utilization of specific echocardiographic findings. Duke Endocarditis Service. Am J Med. 1994; 96(3): 200-9.

Fernández-Hidalgo N, Almirante B, Tornos P, Pigrau C, Sambola A, Igual A, Pahissa A. Contemporary epidemiology and prognosis of health care-associated infective endocarditis. Clin Infect Dis. 2008; 47(10): 1287-97.

Fournier PE, Thuny F, Richet H, Lepidi H, Casalta JP, Arzouni JP, Maurin M, Célard M, Mainardi JL, Caus T, Collart F, Habib G, Raoult D. Comprehensive diagnostic strategy for blood culture-negative endocarditis: a prospective study of 819 new cases. Clin Infect Dis. 2010; 51(2): 131-40.

Fowler VG Jr, Sanders LL, Kong LK, et al. Infective endocarditis due to *Staphylococcus aureus*: 59 prospectively identified cases with follow-up. Clin Infect Dis. 1999; 28: 106–14.

Fowler GV, Scheld MW, and Bayer AS, Endocarditis and intravascular infections. In: G.L. Mandell, J.E. Bennett and R. Dolin, Editors, Mandell, Douglas and Bennett's principles and practice of infectious diseases (6th edition), Churchill Livingstone, Philadelphia (2005a), pp. 975–1021.

Fowler VG Jr, Miro JM, Hoen B, Cabell CH, Abrutyn E, Rubinstein E, Corey GR, Spelman D, Bradley SF, Barsic B, Pappas PA, Anstrom KJ, Wray D, Fortes CQ, Anguera I, Athan E, Jones P, van der Meer JT, Elliott TS, Levine DP, Bayer AS; ICE Investigators. *Staphylococcus aureus* endocarditis: a consequence of medical progress. JAMA. 2005b; 293(24): 3012-21.

Frontera JA, Gradon JD. Right-side endocarditis in injection drug users: review of proposed mechanisms of pathogenesis. Clin Infect Dis. 2000; 30(2): 374-9. Review.

Issa VS, Fabri J Jr, Pomerantzeff PM, Grinberg M, Pereira-Barreto AC, Mansur AJ. Duration of symptoms in patients with infective endocarditis. Int J Cardiol. 2003;89(1):63-70.

Klein RS, Recco RA, Catalano MT, Edberg SC, Casey JI, Steigbigel NH. Association of *Streptococcus bovis* and carcinoma of the colon. N Engl J Med. 1977; 297: 800-802.

Lee JL, Naguwa SM, Cheema GS, Gershwin ME. Revisiting Libman-Sacks endocarditis: a historical review and update. Clin Rev Allergy Immunol. 2009; 36(23): 126-30. Review.

Li JS, Sexton DJ, Mick N, Nettles R, Fowler VG Jr, Ryan T, Bashore T, Corey GR. Proposed modifications to the Duke criteria for the diagnosis of infective endocarditis. Clin Infect Dis. 2000; 30(4): 633-8.

Mathew J, Addai T, Anand A, Morrobel A, Maheshwari P, Freels S. Clinical features, site of involvement, bacteriologic findings, and outcome of infective endocarditis in intravenous drug users. Arch Intern Med. 1995; 155: 1641–48.

McDonald JR. Acute infective endocarditis. Infect Dis Clin North Am. 2009; 23(3): 643-64. Review.

Miro JM, Anguera I, Cabell CH, Chen AY, Stafford JA, Corey GR, Olaison L, Eykyn S, Hoen B, Abrutyn E, Raoult D, Bayer A, Fowler VG Jr. International Collaboration on Endocarditis Merged Database Study Group. *Staphylococcus aureus* native valve infective endocarditis: report of 566 episodes from the International Collaboration on Endocarditis Merged Database. Clin Infect Dis. 2005; 41(4): 507-14.

Mocchegiani R, Nataloni M. Complications of infective endocarditis. Cardiovasc Hematol Disord Drug Targets. 2009; 9(4): 240-8.

Moreillon P, Que YA, Bayer AS. Pathogenesis of streptococcal and staphylococcal endocarditis. Infect Dis Clin North Am. 2002; 16(2): 297-318.

Moreillon P, Que YA. Infective endocarditis. Lancet. 2004; 363(9403): 139-49.

Mourvillier B, Trouillet JL, Timsit JF, Baudot J, Chastre J, Régnier B, Gibert C, Wolff M. Infective endocarditis in the intensive care unit: clinical spectrum and prognostic factors in 228 consecutive patients. Intensive Care Med. 2004; 30(11): 2046-52.

Murtagh B, Frazier OH, Letsou GV. Diagnosis and management of bacterial endocarditis in 2003. Curr Opin Cardiol. 2003; 18(2): 106-10. Review.

Mylonakis E, Calderwood SB. Infective endocarditis in adults. N Engl J Med. 2001; 345(18): 1318-30. Review.

Naber CK, Erbel R, Baddour LM, Horstkotte D. New guidelines for infective endocarditis: a call for collaborative research. Int J Antimicrob Agents. 2007; 29(6): 615-6.

Patti JM, Hook M. Microbial adhesins recognizing extracellular matrix macromolecules. Curr Opin Cell Biol. 1994; 6: 752-58.

Røder BL, Wandall DA, Espersen F, Frimodt-Møller N, Skinhøj P, Rosdahl VT. Neurologic manifestations in *Staphylococcus aureus* endocarditis: a review of 260 bacteremic cases in nondrug addicts. Am J Med. 1997; 102(4): 379-86.

Scheld WM, Valvone JA, Sande MA. Bacterial adherence in the pathogenesis of endocarditis. Interaction of bacterial dextran, platelets, and fibrin. J Clin Invest 1978; 61: 1394-403.

Shekar R, Rice TW, Zierdt CH, Kallick CA. Outbreak of endocarditis caused by *Pseudomonas aeruginosa* serotype O11 among pentazocine and tripelennamine abusers in Chicago. J Infect Dis. 1985; 151: 203-08.

Snygg-Martin U, Gustafsson L, Rosengren L, Alsiö A, Ackerholm P, Andersson R, Olaison L. Cerebrovascular complications in patients with left-sided infective endocarditis are common: a prospective study using magnetic resonance imaging and neurochemical brain damage markers. Clin Infect Dis. 2008; 47(1): 23-30.

Strom BL, Abrutyn E, Berlin JA, Kinman JL, Feldman RS, Stolley PD, Levison ME, Korzeniowski OM, Kaye D. Risk factors for infective endocarditis: oral hygiene and nondental exposures. Circulation. 2000; 102(23): 2842-8.

Tleyjeh IM, Abdel-Latif A, Rahbi H, Scott CG, Bailey KR, Steckelberg JM, Wilson WR, Baddour LM. A systematic review of population-based studies of infective endocarditis. Chest. 2007; 132(3): 1025-35. Review.

Tleyjeh IM, Baddour LM. The potential impact of survivor treatment selection bias on the perceived efficacy of valve surgery in the treatment of infective endocarditis. Clin Infect Dis. 2007, 44(10): 1392-3.

Tleyjeh IM, Steckelberg JM, Murad HS, Anavekar NS, Ghomrawi HM, Mirzoyev Z, Moustafa SE, Hoskin TL, Mandrekar JN, Wilson WR, Baddour LM. Temporal trends in infective endocarditis: a population-based study in Olmsted County, Minnesota. JAMA. 2005; 293(24): 3022-8.

Tornos P, Almirante B, Olona M, et al. Clinical outcome and long-term prognosis of late prosthetic valve endocarditis: a 20-year experience. Clin Infect Dis. 1997; 24: 381–86.

Tripodi MF, Adinolfi LE, Raone E, Durnte Mangoni E, Fortunato R, Iarussi D, Ruggiero G, Utili R. *Streptococcus bovis* endocarditis and its association with chronic liver disease: an underestimate risk factor. Clin Infect Dis. 2004; 38: 1394-1400.

Widmer E, Que YA, Entenza JM, Moreillon P. New concepts in the pathophysiology of infective endocarditis. Curr Infect Dis Rep. 2006; 8(4): 271-9.

Wilson LE, Thomas DL, Astemborski J, Freedman TL, Vlahov D. Prospective study of infective endocarditis among injection drug users. J Infect Dis. 2002; 185: 1761-66.

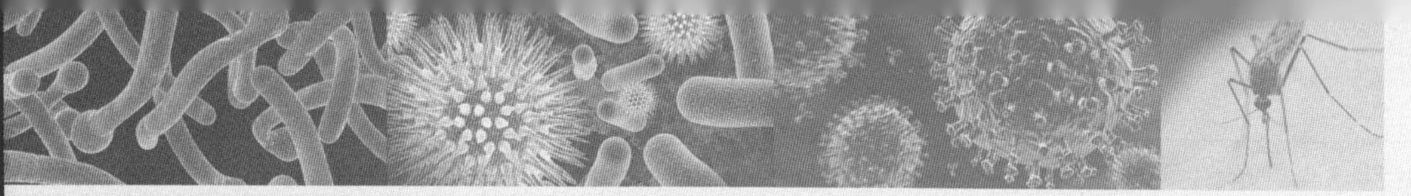

23 Estreptococcias

Juvencio José Duailibe Furtado ▪ Adilson Joaquim Westheimer Cavalcante

INTRODUÇÃO

As doenças causadas pelos estreptococos ocupam importante lugar nas doenças infecciosas e merecem abordagem detalhada tanto em aspectos microbiológicos e clínicos, principalmente. Algumas variedades de estreptococos são encontradas rotineiramente na microbiota humana. Muitas dessas espécies são importantes causadoras de doenças, acometendo desde crianças até idosos com manifestações clínicas de diferentes graus.

O estreptococo do grupo A, responsável por faringite estreptocócica em crianças de idade escolar; o estreptococo do grupo B, que causa sepse e meningite em recém-nascidos; o pneumococo, agente causador da mais comum das pneumonias adquiridas na comunidade; o enterococo, importante causador de bacteremia hospitalar e os estreptococos do grupo viridans, causadores de endocardites subagudas, são algumas das mais de trinta espécies identificadas na família dos estreptococos.

O conhecimento da etiologia, classificação, doenças mais comuns, tratamento, profilaxia e discussão sobre a resistência aos antibióticos são alguns dos objetivos abordados neste capítulo.

ETIOLOGIA

Os estreptococos pertencem à família *Streptococcaceae*. São bactérias gram-positivas, catalase negativos, anaeróbios facultativos de forma esférica ou ovoide de aproximadamente 2µm de diâmetro. Algumas cepas de *S.pneumoniae* e algumas espécies de *S.viridans* requerem elevadas concentrações de CO_2 e meios ricos para seu crescimento, como sangue e glicose. São produtores de ácido lático.

São encontrados parasitando humanos e outros animais. Algumas cepas são patógenos de alto grau de invasibilidade, causadores de doenças, enquanto outras fazem parte da microbiota habitual de vários órgãos como pele, mucosas, trato respiratório, digestivo e urinário.

CLASSIFICAÇÃO

Ainda não existe uma única classificação para esse heterogêneo grupo de microrganismos. Na Tabela 23.1 apresentamos um esquema de classificação dos diferentes tipos de estreptococos que causam infecção em humanos.

Nessa classificação são analisados diferentes fatores como: o tipo de hemólise observada em placas de ágar-sangue, composição antigênica, características de crescimento, reações bioquímicas e, mais recentemente, análises genéticas.

Quando os estreptococos são cultivados em placas contendo ágar-sangue podemos perceber diferentes características morfológicas entre os diversos tipos de cepas.

A alfa-hemólise é um tipo incompleto de hemólise produzida por algumas cepas de estreptococos, na qual os glóbulos vermelhos que rodeiam as colônias são parcialmente danificados. Os estreptococos alfa-hemolíticos são denominados frequentemente *Streptococcus viridans*. A beta-hemólise provoca lise completa dos glóbulos vermelhos ao redor das colônias, mostrando uma área clara ao seu redor. Os *Streptococcus pyogenes* e muitos outros estreptococos patogênicos em humanos causam esse tipo de hemólise. O termo hemolítico, não hemolítico caracteriza as cepas que não causam hemólise em placas contendo ágar-sangue.

No princípio da década de 1930, Rebeca Lancefield identificou cinco grupos antigênicos de estreptococos com base em diferenças sorológicas nos carboidratos da parede celular, sendo denominados A, B, C, D e E. Hoje se detecta grupos sorológicos classificados de A a H e de K a V. Os sorogrupos A, B, C, D e G são responsáveis pela maioria das infecções humanas. Os sorogrupos E, L, P, U e V são isolados raramente em humanos. A identificação laboratorial dos estreptococos está resumida na Tabela 23.2.

O teste de sensibilidade a bacitracina é usado para identificação de estreptococos do grupo A. Em 1953, Maxted verificou que o crescimento dos estreptococos do grupo A era inibido por uma baixa concentração (0,002 a 0,04 unidades) de bacitracina em discos de papel colocados em um meio de ágar-sangue, enquanto o desenvolvimento da maioria dos outros estreptococos não sofria alteração.

A prova CAMP é utilizada para identificação de estreptococos do grupo B. O fator CAMP é uma substância extracelular sintetizada por estreptococos do grupo B, que identifica a lise de glóbulos vermelhos produzidos pela β-lisina estafilocócica. A prova é realizada estriando-se o ágar-sangue com uma cepa de estafilococo produtora de β-lisina, de forma perpendicular à estria dos estreptococos B a serem investigados. Uma área de hemólise mais intensa, detectada pela presença de uma zona de clareamento em forma de ponta de flecha na intercessão de ambas as estrias, indica positividade para estreptococos do grupo B (Figura 23.1).

Tabela 23.1 Classificação de estreptococos em infecções em humanos.

Grupo Lancefield	Espécies	Hemólise	Infecções típicas
A	*S. pyogenes*	β	Faringite, impetigo celulite, escarlatina
B	*S. agalactiae*	β, γ	Infecção neonatal e meningite, infecção puerperal, infecção do trato urinário, úlcera diabética infectada, endocardite
C, G	*S. equisimiles, S. dysgalactiae*	β-	Celulite, bacteremia, endocardite e septicemia
D	Grupo do *S. bovis*	α, γ	Infecção do trato urinário, infecção hospitalar, endocardite
Antígeno não detectável	*Streptococcus pneumoniae*	α	Meningite, pneumonia, otite, sinusite
A, C, F, G ou antígeno não detectável	Especies de *Streptococcus anginosus*	α, β ou γ	Endocardite, abscesso dentários, abscesso cerebral, infecções de vias aéreas superior e inferior, abscesso hepático.
Não diferenciável	Especies do grupo *S. mutans*	α e ocasionalmente β	Cáries dentárias e endocardite.
Não diferenciável	Espécies do grupo *S. salivarius*	α,	Infecções em pacientes imunossuprimidos.
Não diferenciável	Espécies do grupo *S. mitis*	α	Endocardite, sepse em paciente neutropênicos

Tabela 23.2 Identificação laboratorial dos estreptococos.

Grupo de estreptococo	Hemólise	Sensibilidade a bacitracina	Teste CAMP	Hidrólise em bile-esculina	Tolerância ao NaCl a 6,5%
A	β	+*	--	--	--
B	β (raramente α ou γ)	-- +	+	--	V
Enterococos (grupo D)	α, β ou γ	--	--	+	+
Não enterococos do grupo D	Geralmente γ ou raramente α	--	--	+	+
Grupo viridans	Geralmente α ou raramente γ	V	--	--	--

* + = 90% ou mais cepas positivas; -- = 10% ou menos de cepas positivas; V = variável

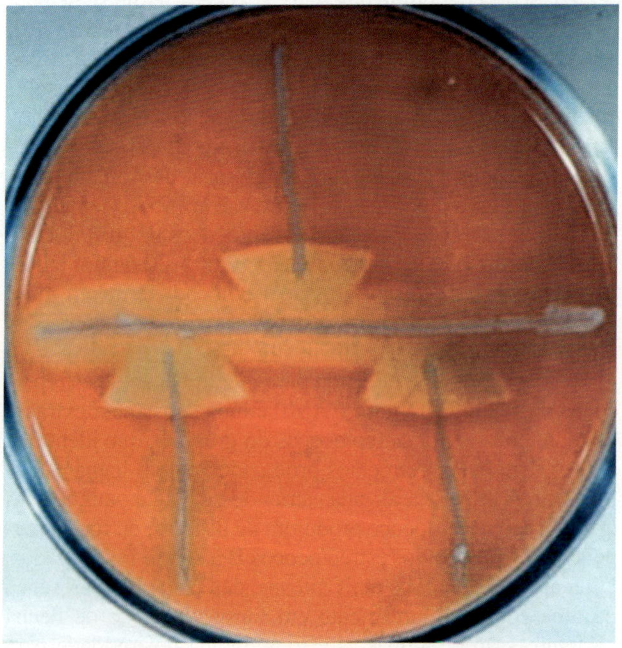

Figura 23.1 Prova CAMP positiva para SGB.

A reação da bile-esculina pode estudar a capacidade de um organismo de se desenvolver em presença de sais biliares a 4% e hidrolizar a esculina, corando de marrom escuro o meio de cultura. É uma reação específica para estreptococos do grupo D.

A tolerância ao cloreto de sódio a 6,5% permite diferenciar os enterococos do grupo D, que são capazes de crescer em presença de NaCl a 6,5%, dos não enterococos do grupo D que não crescem nesse meio.

Os testes sorológicos são usados para avaliar a resposta imune a produtos extracelulares (estreptolisina O, hialuronidase, DNase B, NADase e estreptoquinase), componentes celulares (proteína M, antígeno do grupo A), em pacientes acometidos por doenças devido ao *S. pyogenes*. Esses testes são usados para demonstrar infecções estreptocócicas recentes que evoluíram com sequelas não supurativas (febre reumática, glomerulonefrite).

Também existem várias técnicas viáveis para detecção rápida de antígenos e anticorpos em fluídos biológicos.

A contra-imunoeletroforese (CIE) é útil no diagnóstico precoce de meningite pneumocócica, meningocócica e por *Haemophilus influenzae* do tipo B; é uma técnica rápida, sensível e adequada para detectar antígenos bacterianos no líquido cefalorraquidiano (LCR). A aglutinação de látex serve como matrizes para fixação e transporte de anticorpos bacterianos.

Streptococus Pyogenes

Streptococus pyogenes ou estreptococo do grupo A (SGA) é uma bactéria patogênica responsável pela maioria das infecções em humanos (Bisno AL, 2001). É o microrganismo que mais causa faringite bacteriana e uma variedade de infecções na pele ou em outros órgãos. Responsável por infecções não supurativas como a febre reumática e a glomerulonefrite pós-estreptocócica aguda. Infecções mais severas são responsáveis por incapacitação e morte em todas as partes do mundo.

O SGA é um patógeno esférico ovoide de 0,6 a 1,0μm de diâmetro, cresce aos pares e forma pequenas cadeias quando cultivado em placas com sangue. É um organismo gram-positivo, imóvel, não esporulado, catalase negativo, anaeróbio facultativo e que provoca hemólise completa ao redor dos glóbulos vermelhos que estão ao seu redor no meio de cultura (ß-hemolítico) (Koneman EW, Allen SD & Dowell VR, 1993).

São envolvidos por um envelope de ácido hialurônico que aumenta sua capacidade invasiva e dificulta a fagocitose por macrófagos e polimorfinucleares. A parede celular contém muitas substâncias antigênicas. A proteína M é a substância de maior virulência dos SGA. Essas cepas ricas nessa proteína são resistentes a fagocitose por células polimorfinucleares e multiplicam-se rapidamente na corrente sanguínea. A imunidade em humanos é baseada no desenvolvimento de anticorpos específicos antiproteína M. Essa imunidade é tipo específico e duradoura, podendo permanecer por anos e, talvez, por tempo indeterminado.

Em indivíduos não imunes, a proteína M exerce seus efeitos antifagocitários através da inibição da ativação da via alternativa do complemento sobre a superfície celular. Esse efeito está medido pela capacidade da proteína M em unir-se ao fator H do complemento.

Outro antígeno proteico que está relacionado com a proteína M do SGA é o denominado opsonização sérica (OF). Esse fator é uma β-lipoproteinase. Essa substância é importante por duas razões: primeiro por ser um marcador epidemiológico que ajuda a classificar os estreptococos inclusive quando não são identificados pelo tipo M; segundo, por apresentar respostas imunes tipo específicas e não específicas contra a proteína M estreptocócica que são mais frágeis após a infecção faríngea por cepas OF-positivas.

Dois outros constituintes da parede celular, o ácido lipoteicóico e a proteína F cumprem papéis críticos na colonização por meio da aderência do SGA na fibronectina da superfície das células epiteliais humanas.

Os SGA produzem exotoxinas pirógenas, antes conhecidas como toxinas eritrogênicas, que são responsáveis pelo exantema da escarlatina. Existem cinco exotoxinas pirógenas reconhecidas atualmente: A, B, C, fatores mitogênicos e superantígeno estreptocócico.

Dois tipos distintos de hemolisinas são elaborados: a estreptolisina O e a estreptolisina S. A primeira é uma toxina que exibe uma variedade de propriedades tóxicas como citotoxidade e o efeito pirogênico. A estreptolisina O, produzida pela maioria dos SGA, é antigênica.

A presença de antiestreptolisina O (ASLO) é um importante marcador sorológico de infecção recente por SGA. A estreptolisina S não é antigênica, portanto não conseguimos detectar nenhum anticorpo contra estreptolisina S que neutralizaria sua atividade hemolítica. Ao contrário da estreptolisina O, ela não é inativada em presença de oxigênio, porém é termolábil. A maioria das cepas de SGA produz essas duas hemolisinas.

INFECÇÕES CAUSADAS PELO *STREPTOCOCUS PYOGENES*

Faringite estreptocócica

Os SGA são os agentes infecciosos que mais comumente causam a faringite estreptocócica, sendo responsáveis por 15 a 30% dos casos em crianças e 5 a 10% em adultos. Embora possa ser encontrada em todas as faixas etárias, a infecção é mais comum na infância e rara abaixo dos três anos de idade.

A transmissão é feita de pessoa a pessoa ou pelo contato com secreções e fômites do infectado. O período de incubação é de um a quatro dias.

Os sinais e sintomas mais frequentes são: febre, mal-estar, linfonodopatia cervical, às vezes dor abdominal, náuseas e vômitos, principalmente em crianças.

Ao exame físico verifica-se febre (pode ser alta ou baixa), linfonodomegalias submandibulares, hiperemia e hipertrofia de amígdalas, hiperemia de faringe e palato mole com presença de exudato purulento puntiforme ou mesmo placas amigdalianas.

O diagnóstico diferencial inclui outras faringites bacterianas e faringites viróticas como a mononucleose infecciosa e faringite por adenovírus. A difteria é importante diagnóstico diferencial, embora seja rara devido à vacinação em massa. Outras causas de faringite são: infecções pelo vírus coxsackie e influenza, *Micoplasma pneumoniae, Neisseria gonorreae* e infecção pelo HIV.

O diagnóstico é clínico, mas a cultura da secreção é importante na definição da etiologia, quando feita com swab estéril esfregado rigorosamente sobre ambos os pilares amigdalianos e processado de forma adequada. Tem boa sensibilidade e especificidade para o diagnóstico definitivo.

A evolução habitual, sem complicações, é de três a cinco dias e é pouco alterado com o tratamento antimicrobiano, que é feito, em princípio, para evitar complicações supurativas e doença reumática.

As complicações tornam-se incomuns, uma vez instituída a terapia adequada com antibióticos, mas complicações por disseminação hematogênica ou linfática podem ocorrer, com a formação de abscesso periamigdaliano ou para faríngeo, sinusite, otite média, meningite, bacteremia, endocardite e pneumonia.

Não existem orientações definitivas para a abordagem de portadores assintomáticos de estreptococos do grupo A. Estudos mostraram que o risco de transmissão para outras pessoas ou evolução para doença reumática, nesses pacientes, é menor do que naqueles sintomáticos (Bisno AL, 2001).

Tratamento

- Penicilina G benzatina – 1.200.000 U por via intramuscular para adultos e crianças com mais de 27 quilos (se < 27kg – 600 000U intramuscular).
- Penicilina V 250mg por via oral a cada 6 horas por 10 dias.
- Eritromicina 10mg/kg a cada 6 horas até o máximo de 250mg por dose.
- Azitromicina 500/mg por dia por três dias (crianças 10mg/kg/ dose única diária).

Ainda como opções podemos utilizar: amoxicilina, cefuroxima, cefixima e cefalexina com bons resultados na erradicação da infecção estreptocócica; entretanto, deve-se ressaltar que o uso indiscriminado ou incorreto de antibióticos vem causando o aumento da resistência dos estreptococos do grupo A. A resistência dessas bactérias aos macrolídeos é descrita em vários países do chamado primeiro mundo (Huovien P, 2002).

Os objetivos da terapia para faringite estreptocócica são prevenir as complicações supurativas, prevenir febre reumática, diminuir a infectividade da doença fazendo com que a criança volte mais cedo para a escola e os adultos ao trabalho e ainda diminuir o tempo total de doença. Não há evidências de que o tratamento de infecções de garganta já resolvidas possa evitar o desenvolvimento da glomerulonefrite aguda.

Escarlatina

A escarlatina é o resultado da infecção por uma cepa de estreptococos que elabora exotoxinas pirógenas (toxina eritrogênica). Embora a doença seja frequentemente associada com a infecção faríngea, também pode ser secundária a infecções estreptocócicas de outros sítios, como infecções de pele ou sepse puerperal.

O exantema causado pela exotoxina aparece em torno do segundo dia de doença clínica. Apresenta-se com lesões hiperemiadas, circulares, confluentes, difusas, que desaparecem a vitropressão. Surge primeiramente na parte superior do tórax e logo se dissemina pelo resto do tronco, pescoço e extremidades poupando as regiões plantar e palmar e a face. Nas pregas cutâneas do pescoço, axilas, região inguinal, dos cotovelos e dos joelhos aparecem lesões hiperemiadas lineares mais acentuadas (sinal de Pastia). Surgem petéquias e a prova do laço é positiva. Observa-se um rubor facial intenso com palidez de mucosa perioral (sinal de Filatov). A oclusão das glândulas sudoríparas deixa a pele com uma textura de lixa, um achado que pode ser útil nos pacientes da raça negra.

Na inspeção da orofaringe, além da tonsilite exudativa e amigdalite, observam-se lesões enantemáticas caracterizadas por pequenas manchas hemorrágicas no palato duro e mole. No início a língua apresenta uma película branca através da qual se observam as papilas bastantes hiperemiadas. Quando essa película desaparece, a língua aparece com uma cor vermelho "carne" (língua em framboesa).

O exantema desaparece em uma semana, surgindo uma descamação extensa (furfurácea ou em placas) da pele que pode durar várias semanas.

A apresentação severa da escarlatina pode se manifestar com febre alta e toxicidade sistêmica. As complicações supurativas são: celulite periamigdaliana, abscesso retrofaríngeo, sinusite, otite média, meningite, linfangite cervical supurativa e mastoidite. As complicações não supurativas são a doença reumática e a glomerulonefrite aguda.

No diagnóstico diferencial devemos descartar exantemas virais, farmacodermia, síndrome do choque tóxico estafilocóccico e doença de Kawasaki.

O diagnóstico é eminentemente clínico apesar de existirem testes rápidos com detecção do antígeno estreptocócico através de swab faríngeo ou através de cultura. Mais recentemente foram disponibilizadas provas diagnósticas que utilizam imunoensaios ópticos e sondas de DNA quimioluminescentes (Mandell GL, Bennett JE & Dolin R, 2000).

O tratamento está dirigido para a prevenção das complicações não supurativas e das complicações supurativas. O antibiótico de escolha é a penicilina devido a sua eficácia na prevenção da doença reumática, segurança, espectro reduzido e baixo custo.

A dose de penicilina benzatina é de 1.200.000 U em dose única via intramuscular profunda (criança com menos de 27 kg a dose é de 600.000U). Nos pacientes alérgicos a penicilina administra-se a eritromocina. O uso de amoxicilina, cefalosporinas orais de primeira e segunda geração, azitromicina e clindamicina também são outras opções terapêuticas no tratamento da escarlatina.

Pioderma estreptocócico

O termo impetigo estreptocócico ou impetigo contagioso é utilizado para descrever lesões purulentas separadas que parecem ser infecções primárias da pele e são prevalentes em todo o mundo. É mais frequente em crianças que vivem em áreas tropicais e subtropicais em condições socioeconômicas desfavoráveis. Ocorre principalmente em crianças de dois a cinco anos de idade. Não tem predileção por sexo ou raça. Os fatores predisponentes mais importantes na prevalência do impetigo estreptocócico são o clima e o nível de higiene.

O mecanismo de surgimento das lesões é ainda obscuro, mas é provável que se deva à inoculação intradérmica das bactérias da superfície da pele por ferimentos, traumatismos ou picadas de insetos.

As lesões começam com uma pápula que, com rapidez, evolui para vesícula circundada por uma área de eritema. As lesões vesiculares são evanecentes e logo dão lugar a pústulas, que de modo gradual aumentam de tamanho e se rompem formando crostas em quatro a seis dias.

Manifesta-se em áreas expostas do corpo, com mais frequência nos membros inferiores.

O tratamento pode ser feito com penicilina, cefalexina, cefadroxil e cefaclor. Por muito tempo o antibiótico de primeira escolha foi a eritromicina, mas devido à resistência a essa medicaçã, seu uso tornou-se restrito (Huovien P, 2002). O uso de mupirocina tópica três vezes ao dia por dez dias aplicada sobre as lesões mostrou taxa de cura equivalente ao uso de antibióticos orais. A orientação higiênica também auxilia no tratamento.

Erisipela

É uma inflamação aguda da pele com comprometimento dos vasos linfáticos cutâneos e é produzida pelo SGA. É comum em lactantes e pessoas com menos de 30 anos, acometendo também idosos com drenagem linfática deficiente e estase venosa em membros inferiores. À lesão acompanha febre, calafrios e toxemia e a manifestação cutânea começa com uma área localizada de hiperemia e edema que logo se dissemina.

A infecção inicia-se através de um foco primário que pode ser traumático ou mesmo uma incisão cirúrgica.

O tratamento com penicilinas é eficiente.

Fasceíte necrotizante

É uma infecção grave do tecido subcutâneo e fáscias mais profundas, caracterizadas por necrose externa e gangrena que se dissemina com rapidez pela pele e estruturas subjacentes.

Inicia-se através de um traumatismo qualquer, às vezes inaparente. A lesão inicial é eritematosa que evolui rapidamente nas primeiras 24 a 72 horas, quando a inflamação se torna mais pronunciada e extensa. O paciente fica prostrado e com febre alta. Apesar do tratamento adequado apresenta altas taxas de mortalidade.

O diagnóstico precoce é fundamental no prognóstico da doença. A febre e dor intensa são as primeiras manifestações da doença. Cerca de 80% dos pacientes com fasceíte necrotizante não apresentam porta de entrada bem definida, tendo seu início em um plano profundo da pele, por meio de um hematoma traumático, esforço físico excessivo, lesão muscular traumática ou trauma articular. Quando a porta de entrada não é bem definida pode simular uma tromboflebite profunda.

É fundamental a abordagem cirúrgica dos tecidos profundos, com amplo desbridamento da área necrótica e dos tecidos desvitalizados.

Como a infecção é geralmente polimicrobiana, o uso de antibióticos de amplo espectro é fundamental para cobertura empírica da infecção. Uma vez confirmada a presença de SGA, deverá optar-se pelo uso de penicilina e clindamicina em altas doses.

Medidas de suporte intensivo também devem ser utilizadas.

Síndrome do choque tóxico estreptocócico (SCT)

A SCT pode ser causada por *S. aureus* ou estreptococos do grupo A (SGA). Ambos os microrganismos podem causar doença aguda caracterizada por febre, hipotensão de início rápido, insuficiência renal aguda e envolvimento orgânico multissistêmico.

A maioria dos casos de SCT mediada por SGA é causada por linhagens produtoras de pelo menos uma de cinco exotoxinas pirogênicas estreptocócicas.

A incidência dessa doença parece ser maior em crianças, particularmente aquelas com varicela, e idosos. Outros grupos de risco são os diabéticos, os portadores de doença pulmonar ou cardíaca crônicas, infecção pelo HIV e os etilistas e usuários de drogas endovenosas. As taxas de mortalidade são maiores em adultos do que em crianças.

O período de incubação não é definido claramente e pode depender do foco primário.

As hemoculturas são positivas em mais de 50% dos pacientes sendo estas a melhor prova diagnóstica.

A definição de caso de SCT segue o consenso abaixo (Working Group on Severe Streptococcal Infections, 1993):

1. Isolamento de um grupo de estreptococos beta hemolítico do grupo A:
   a) De local normalmente estéril (sangue, LCR, líquido peritoneal e amostra de biopsia de tecido);
   b) De local não estéril (garganta e vagina).
2. Sinais clínicos de gravidade:
   a) Hipotensão: pressão sanguínea sistólica <90mmHg em adultos ou menor que o quinto percentil para idade em crianças; e
   b) Dois ou mais dos seguintes sinais:
      - Falência renal: nível de creatinina > 2mg/dL para adultos ou duas vezes ou mais o limite superior de normalidade para a idade.
      - Coagulopatia: contagem de plaquetas < 100.000/µL ou coagulação intravascular disseminada.
      - Envolvimento hepático: níveis de TGO, TGP ou bilirrubina total duas vezes ou mais o limite superior da normalidade.
      - Síndrome da angústia respiratória do adulto.
      - Exantema macular generalizado, que pode descamar.
      - Necrose de tecido mole, incluindo fasceíte necrotizante ou miosite ou gangrena.

Uma doença preenchendo os critérios IA e IIA e IIB pode ser classificada como um caso definitivo. Uma doença preenchendo os critérios IB e IIA e IIB pode ser definida como um caso provável, se nenhuma outra causa para a doença for identificada.

O tratamento consiste em reposição volêmica, mantendo retorno venoso e pressão de enchimento cardíaco adequadas; evitar a falência de múltiplos órgãos através da terapia antimicrobiana adequada; considerar o uso de imunoglobulina intravenosa na infecção refratária após várias horas de terapia, quando o foco infeccioso não é drenável ou existe oligúria persistente com edema pulmonar. Deve ser analisada a possibilidade de intervenção cirúrgica imediata, bem como exploração ou biopsia incisional para diagnóstico e cultura. Todo o tecido necrótico deve ser retirado, e se a infecção persistir ou progredir avaliar a possibilidade de nova intervenção cirúrgica.

Recomendam-se as precauções de rotina e o isolamento de contato para todos os pacientes com STC, uma vez que a transmissão pessoa a pessoa pode ocorrer.

Se a SCT for causada por SGA, a antibióticoterapia de escolha é feita com penicilina e clindamicina em doses terapêutica máximas.

ESTREPTOCOCOS DO GRUPO B (SGB)

Os estreptococos do grupo B (*Streptoccocus agalactiae*) são responsáveis por infecções invasivas e graves na infância, principalmente quando ocorrem na primeira semana de vida. As infecções tardias ocorrem com mais de uma semana, sendo que a maioria delas se manifesta até o terceiro mês de vida.

A pneumonia e a sepse são as doenças invasivas mais comuns e, com menor frequência, as meningites, osteomielites e artrites sépticas. A proporção de crianças com meningite é menor naquelas com infecção tardia.

Em 1970 foram descritas as primeiras infecções neonatais por SGB e mais de 50% desses pacientes morreram. Durante a década de 1990, as infecções tardias e precoces que causaram óbito em crianças foram de 4% devido aos avanços dos cuidados intensivos em neonatologia (Centers for Disease Control and Prevention, 2002).

A infecção intrauterina por SGB é devida à ascensão dessas bactérias que ficam colonizadas na vagina de mulheres assintomáticas. A aspiração de líquido amniótico contendo SGB pode causar pneumonia neonatal ou sepse. Durante o trabalho de parto também pode haver infecção.

Em mulheres grávidas, o SGB pode causar infecções, mas a maioria delas não possui sintomas associados com a colonização do trato genital. As infecções do Trato Urinário (ITU) causadas por SGB ocorrem em 2% a 4% das gestações (Centers for Disease Control and Prevention, 2002). Durante a gravidez ou no pós-parto imediato, as mulheres podem desenvolver endometrites, sepse e, raramente meningites, causadas por SGB. A morte em gestantes com infecções associadas é extremamente rara.

O trato gastrintestinal é um reservatório natural do SGB. A região vaginal é uma fonte comum de colonização que é mais frequente a partir da adolescência. Aproximadamente 10 a 30% das mulheres grávidas têm colonização vaginal recente por SGB. Essa colonização pode ser transitória, crônica ou intermitente.

A colonização vaginal em gestantes por SGB é um grande fator de risco para infecção precoce em recém-nascidos, pois a transmissão vertical de SGB pode ocorrer imediatamente após a ruptura das membranas.

A pesquisa através de culturas, para SGB, da região vaginal e anal durante o pré-natal poderá detectar a colonização por essas bactérias e definir o risco de transmissão perinatal.

Estudos clássicos conduzidos durante a década de 1980 revelaram que as mulheres com colonização vaginal durante o pré-natal causaram 25 vezes mais infecções precoces em recém-nascidos do que aquelas que tinham cultura negativa para SGB durante o pré-natal.

Baseados em vários estudos foram feitas recomendações para a prevenção de infecções perinatal por SGB.

Alguns fatores de risco devem ser destacados para a ocorrência de infecção perinatal por SGB, como a colonização vaginal, o trabalho de parto com menos de 37 semanas de gestação, infecção intra-amniótica, idade materna avançada, membranas maternas rotas com mais de 12 horas, baixos níveis de anticorpos anticapsulares maternos e temperatura > 37,5ºC durante o trabalho de parto.

A profilaxia com antibióticos durante o trabalho de parto com mulheres com os fatores relacionados acima diminuem o risco de infecção perinatal (Centers for Disease Control and Prevention, 2002).

MANIFESTAÇÕES CLÍNICAS DAS INFECÇÕES POR SGB

Infecções neonatais precoces

Os sinais e sintomas encontrados nas infecções neonatais precoces são: letargia, anorexia, icterícia, febre, respiração ruidosa, palidez e hipotensão. Esses achados não são suficientes para fazer o diagnóstico diferencial com outras infecções bacterianas.

Crianças recém-nascidas que têm bacteremia com pneumonia podem apresentar dispneia, taquipneia, rouquidão e cianose cutâneo-mucosa. A presença de infiltrado pulmonar ao raio X de tórax sugere o diagnóstico, mas não o distingue da membrana hialina. Na maioria das crianças com essa infecção, os sintomas manifestam-se poucas horas após o nascimento.

Crianças que têm os sintomas clínicos de meningite deverão ser submetidas a punção liquórica para identificação dos SGB, pois clinicamente é muito difícil distinguir de outra infecção meníngea.

Infecções neonatais tardias

Ocorrem, geralmente, entre o sétimo dia e o terceiro mês de vida, em média no 24º dia de vida.

Bacteremia com meningite concomitante é a manifestação clínica mais comum da infecção tardia causada pelo SGB.

Sintomas inespecíficos como letargia, anorexia, irritabilidade e febre são achados comuns nessas infecções. Essas crianças podem evoluir rapidamente para choque séptico, com instabilidade hemodinâmica e neurológica podendo ir rapidamente a óbito se medidas de cuidado intensivo não forem iniciadas. O risco de mortalidade ou sequelas neurológicas é maior quando a infecção progride rapidamente.

A identificação de um foco de entrada é muito importante, portanto procurar celulite ou adenite periauricular ou submandibular, otite média, conjuntivite, peritonite, endocardite ou abscesso profundo facilita no seguimento da infecção. Cada um desses focos de infecção pode ter ocorrido em associação com uma infecção neonatal precoce.

A osteomielite e a artrite séptica são infecções comuns por SGB em crianças.

Infecções em adultos

As infecções por SGB são causas de morbidade e mortalidade em adultos. As infecções mais comuns são:

- **Infecção do trato genital feminino**: ocorre principalmente no pós-parto. As manifestações clínicas são muito variadas, sendo mais comumente a endometrite que se manifesta, na maioria das vezes, 48 horas após o parto. Os sintomas mais comuns são: febre, mal-estar, adinamia e disúria.
  Corioamnioite é outra infecção comum nas mulheres com SGB colonizando o trato genital.
  - A infecção do trato urinário pode manifestar-se sintomaticamente como forma de cistite ou pielonefrite (menos frequente), mas a maioria das vezes é assintomática no trabalho de parto.
- **Pneumonia**: mais comum em pacientes com diabetes ou problemas neurológicos. Os achados radiológicos mostram infiltrado lobar bilateral. A infecção pode ser polimicrobiana, mas com predomínio do SGB. Empiema pleural já fio descrito em associação com pneumonia. A mortalidade varia de 30 a 85% (Mandell GL, Bennett JE & Dolin R, 2000).
- **Endocardite**: pode ocorrer de forma aguda ou subaguda. Acomete mais comumente a valva mitral (48%), seguida da valva aórtica (29%) e valva mitral e aórtica

(10%). São encontradas grandes vegetações friáveis em valvas cardíacas, e a acelerada destruição valvar pode ocorrer rapidamente necessitando procedimento invasivo precoce em alguns pacientes.

- **Artrite e osteomielite**: a artrite geralmente é monoarticular, afeta mais frequentemente joelho, quadril ou ombro, embora a doença poliarticular já tenha sido descrita. Diabetes melitus, osteoartrite e próteses articulares são fatores predisponentes a artrite séptica por SGB. As manifestações mais comuns são: dor articular, febre e sepse.

Com antibióticoterapia apropriada, aspiração e drenagem da secreção articular e remoção da prótese (se presente) a cura ocorrerá na maioria dos pacientes.

A osteomielite ocorre como consequência de infecção prévia de articulação, doença vascular periférica, cirurgia ortopédica e sinusite.

- **Infecção de pele e partes moles**: os SGB são responsáveis por 1/3 da infecção de pele e partes moles descritas atualmente. Celulites, úlceras em pés, escaras de decúbitos e abscessos são as manifestações mais comuns. Diabetes mellitus, traumas, procedimentos invasivos e implantes cirúrgicos (silicone, por exemplo) são fatores predisponentes a esse tipo de infecção.
- **Manifestações incomuns**: tem sido descritos casos de meningite por SGB em adultos. Alguns fatores predisponentes eram a presença de sinusite crônica ou cirurgias oncológicas (Mandell GL, Bennett JE & Dolin R, 2000).

A infecção urinária é responsável por 2% da positivação de hemoculturas em pacientes não grávidas.

Infecções como abscessos mamários em mulheres não lactantes, abscesso em epiglote, infecção de marcapasso reimplantado, bacteremia pós-esplenectomia, bacteremia após cateterização cardíaca e febre de origem indeterminada são outras causas menos comuns de infecções por SGB.

Diagnóstico

O isolamento do SGB no sangue LCR ou outros sítios estéreis e pontos de drenagem focal são os únicos meios de diagnosticar uma infecção invasiva.

Pode-se estabelecer um diagnóstico presuntivo a partir da detecção do antígeno do estreptococo do grupo B no sangue e líquor, por meio de aglutinação em látex.

A detecção de colonização por SGB durante o pré-natal de gestantes pode selecionar as mulheres de alto risco para serem submetidas a quimioterapia precoce.

Tratamento

O tratamento para infecções por SGB é resumido na Tabela 23.3.

A quimioprofilaxia e a imunoprofilaxia são os melhores meios de prevenir as infecções por SGB.

Em 2002, o CDC revisou e publicou um guia para prevenção de doença neonatal por SGB (5). As recomendações são as seguintes:

1. Todas as mulheres grávidas devem ser submetidas a exame para pesquisa de colonização de SGB em região vaginal e retal entre a 35ª e 37ª semana de gestação.
2. Mulheres com SGB isoladas na urina, em qualquer quantidade de colônias, durante a gravidez deverão ser submetidas à quimioprofilaxia no trabalho de parto. A infecção do trato urinário, em mulheres grávidas, sintomáticas ou não, deverá ser tratada.
3. Mulheres que tiveram filhos com infecção precoce por SGB, em gestações prévias, deveriam receber quimioprofilaxia durante o parto da nova gestação.
4. As mulheres com fatores de risco, mas que a cultura de SGB é desconhecida, deveriam receber quimioprofilaxia no trabalho de parto.
5. Mulheres com gestação < 37 semanas deverão ser avaliadas para a necessidade de quimioprofilaxia durante o trabalho de parto de acordo como mostra a Figura 23.2.

Tabela 23.3 Tratamento das infecções por estreptococos do grupo B.

Diagnóstico	Recém-nascidos e lactantes	Adultos	Alternativas para alérgicos a penicilina	Duração
Bacteremia, infecções severas de outros órgãos	Ampicilina (150 mg/Kg/dia) associada a um aminoglicosídeo no início, após penicilina G (200.000 U/Kg/dia)	Penicilina G (10 a 12 milhões U/dia)	Vancomicina	10 dias
Meningite	Ampicilina (300-400 mg/Kg/dia) associada a gentamicina no início, após penicilina G (500.000 U/Kg/dia)	Penicilina G (20 a 30 milhões U/dia)	Vancomicina	14 a 21 dias (mínimo)
Osteomielite	Penicilina G (200.000 U/Kg/dia)	Penicilina G (10 a 12 milhões U/dia)	Vancomicina	três a quatro semanas
Endocardite	Penicilina G (400.000 U/Kg/dia)	Penicilina G (20 a 30 milhões de U/dia) associada com gentamicina durante duas semanas	Vancomicina associada a um aminoglicosídeo	quatro a seis semanas

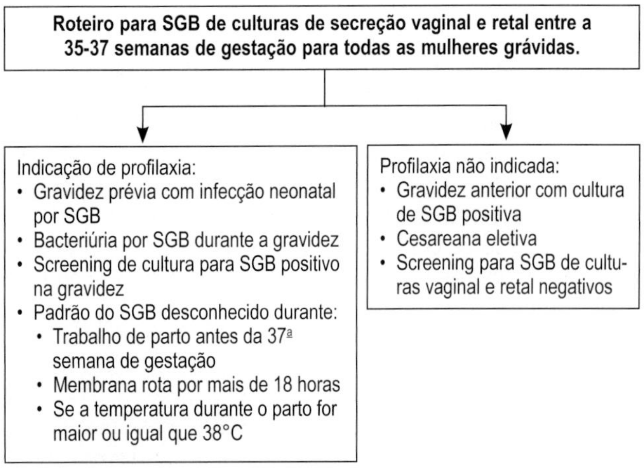

Figura 23.2 Indicações de quimioprofilaxia durante o trabalho de parto.

6. Ter um sistema de saúde adequado para contactar e avisar a todas as gestantes que apresentarem cultura positiva de SGB.
7. Gestantes com colonização por SGB que serão submetidas a cesárea e realização de ruptura das membranas antes do trabalho de parto e com baixo risco para ter infecção neonatal precoce não tomarão a quimioprofilaxia durante o trabalho de parto.
8. A quimioprofilaxia sugerida no intraparto encontra-se na Tabela 23.4.
9. Recém-nascidos cujas mães receberam quimioprofilaxia durante o trabalho de parto não tem indicação de profilaxia antibiótica.

STREPTOCOCCUS PNEUMONIAE

Introdução

Os *Streptococcus pneumoniae* (pneumococos) são bactérias patógenas que afetam crianças e adultos no mundo inteiro. São um importante causador de infecções adquiridas na comunidade, sobretudo em crianças, idosos e indivíduos imunocomprometidos. São o principal agente responsável por pneumonia e meningite, mas também causam peritonite, sepse e uma grande variedade de infecções. Nos EUA, são responsáveis por aproximadamente 3.300 casos de meningite e 60.000 caso de doenças invasivas, entre 100.000 e 135.000 hospitalizações por pneumonia e mais de dois milhões de casos de otite média ao ano.

Descoberto por Louis Pasteur em 1881, na França, o pneumococo foi o primeiro microrganismo a mostrar uma importante patogenicidade bacteriana extracelular. Denominado *Diplococus pneumoniae* na década de 1920, o nome desse microrganismo foi mudado para *Streptococcus pneumoniae* em 1974. Em 1967, descreveu-se o primeiro caso de resistência à penicilina por *S. pneumoniae* na Austrália e na Papua-Nova Guiné; em 1970, a África do Sul e muitos países do oeste europeu descreveram essa resistência que nos últimos anos vem aumentando nos EUA e na América do Sul, incluindo o Brasil. Atualmente mais de 40% das infecções causadas por cepas de pneumococos são resistentes a pelo menos um antibiótico e 15% dessas cepas são resistentes a três ou mais antibióticos.

Estratégias preventivas contra infecções pneumocócicas (incluindo uso de vacina pneumocócica conjugada 23-valente para indivíduos com mais de dois anos de idade e uma rotina na imunização de crianças com vacina conjugada 7-valente) têm sido adotadas em larga escala, pois a prevenção talvez seja uma das poucas chances para combater o aumento da resistência aos antibióticos pelas cepas de pneumococos.

Tabela 23.4 Regime de antibiótico-profilaxia no intraparto para prevenção de infecção por SGB.

Recomendado	Penicilina G, cinco milhões de unidades de dose inicial, após 2,5 milhões de unidades a cada 4 horas até o nascimento
Alternativa	Ampicilina 2g IV de dose inicial seguido de 1g IV a 4 horas até o nascimento
Se alérgico a penicilina	
Pacientes sem alto risco de anafilaxia	Cefazolina 2g IV de dose inicial seguidos de 1g IV a cada 8 horas até o nascimento
Pacientes com alto risco de anafilaxia (SGB sensíveis a clindamicina e eritromicina)	Clindamicina, 900 mg IV a cada 8 horas **ou** eritromicina 500 mg IV a cada 6 horas até o nascimento
SGB resistentes a clindamicina e eritromicina com sensibilidade desconhecida	Vancomicina 1g IV a cada 12 horas até o nascimento

Epidemiologia

O pneumococo é um patógeno humano, não sendo encontrado em reservatórios animais. Coloniza normalmente a nasofaringe, e estudos de prevalência mostram que pode ser isolado em 5 a 10% dos adultos saudáveis e de 20 a 40% das crianças saudáveis. Essa colonização tem sua prevalência aumentada no inverno (Weber DJ & Rustala WA, 2003).

São transmitidas de pessoa a pessoa através do contato direto e por via respiratória.

A incidência da infecção invasiva varia com a idade, sendo maior em crianças de dois anos e adultos com mais de 65 anos de idade.

Fisiopatologia

A expressão "estado de portador pneumocócico" refere-se à presença do pneumococo em indivíduos sãos. Para que a doença se desenvolva é preciso que ocorra a colonização da nasofaringe pelo pneumococo que vai aderir às células da faringe do homem por meio de vários mecanismos que compreendem a interação específica na superfície bacteriana e os receptores epiteliais. Uma vez colonizado, a infecção poderá surgir se os microrganismos forem transportados para o interior de cavidades das quais não são eliminados com facilidade.

A cápsula de polissacarídeos do pneumococo é um fator de alta invasibilidade. Ela inibe a fagocitose e pode interferir com a destruição intracelular dos pneumococos fagocitados. Os polissacarídeos capsulares bacterianos induzem uma resposta imune dos linfócitos B: essa resposta só se desenvolve inteiramente em um sistema imune maduro totalmente funcionante. A parede celular do pneumococo estimula a produção de citocinas inflamatórias e a via alternativa da cascata de complemento e ativa a proteína C.

Outros constituintes da parede celular, incluída a pneumolisina, proteínas de superfície e autolisina, contribuem com a patogenia da infecção pneumocócica.

O baço é o principal órgão de depuração dos pneumococos da corrente sanguínea. Em pessoas submetidas à esplenectomia, ou naqueles em que o funcionamento é anormal, pode haver uma infecção devastadora.

Fatores que predispõem a infecção por pneumococos

Uma variedade de desordens, síndromes, doenças e estilo de vida predispõem as infecções por pneumococos. A Tabela 23.5 cita alguns desses fatores.

Doenças associadas ao pneumococo

O pneumococo é importante patógeno de infecções comunitárias capazes de causar diversas síndromes (Tabela 23.6), sendo as mais importantes a meningite, a pneumonia e a sepse (Weber DJ & Rustala WA, 2003).

Tabela 23.5 Fatores de risco para infecção por pneumococo.

■ Defeitos imunes: • Defeito na produção de anticorpos: • Imunodeficiências congênitas • Mieloma múltiplo • Linfoma • Infecção pelo HIV
■ Defeitos na produção de células polimorfinucleares • Neutropenia cíclica • Anemia aplásica • Corticoterapia • Hepatopatia crônica • Insuficiência renal crônica
■ Defeitos na depuração do pneumococo do sangue • Esplenectomia • Asplenia congênita • Anemia falciforme
■ Defeitos do complemento
■ Fatores variados • Crianças com menos de dois anos ou adultos com mais de 65 anos de idade • Desnutrição • Alcoolismo • Diabetes mellitus • Insuficiência renal crônica • Hepatopatia crônica • Corticoterapia
■ Aumento da exposição ao pneumococo • Creches • Presídios • Campos militares • Asilos
■ Fatores de risco órgão específico: • Tabagismo • Doença pulmonar obstrutiva crônica • Pneumonia viral • Fístula liquórica

Tabela 23.6 Doenças associadas ao pneumococo.

■ Síndromes mais comuns: • Trato respiratório: sinusite*, otite média*, traqueobronquite, pneumonia, empiema • Meningite • Peritonite
■ Síndromes mais raras: • Pericardite, endocardite, osteomielite, artrite séptica, abscesso epidural, abscesso cerebral, infecção de pele e partes moles

* Frequentemente com flora mista

Meningite

O pneumococo é o agente etiológico mais comum de meningite bacteriana em adultos. Países que fizeram vacinação em massa, através de campanhas adequadas, para o *H. influenzae* tipo B, passaram a ter o pneumococo como o agente mais comum em lactentes e em crianças.

A patogenia da meningite pode estar relacionada diretamente com uma infecção de ouvido médio ou seios da face, assim como pode surgir meningite pós-trauma crânio-encefálico, ou por meio de uma fístula liquórica. Outra forma de adquirir meningite é através da disseminação hematogênica.

O diagnóstico é feito por meio do isolamento do pneumococo no exame de LCR.

Pneumonia

O pneumococo é o agente mais comum das pneumonias adquiridas na comunidade. A incidência de infecção é de 9 a 18 casos em 10.000 adultos.

Acredita-se que o mecanismo de desenvolvimento da pneumonia é feito pela entrada da bactéria através da nasofaringe indo até os alvéolos pulmonares, onde se adere às células locais. Uma vez aderidos, os pneumococos multiplicam-se e invadem o epitélio alveolar. Eventualmente a consolidação envolve alguns segmentos pulmonares.

Os sinais e sintomas clássicos da pneumonia lobar são febre alta, dor torácica, dispneia, tosse produtiva com escarro purulento e os achados radiológicos evidenciando consolidação lobar. Com o exame físico encontramos febre, taquicardia, taquidispneia, às vezes cianose de extremidades e presença de estertores creptantes na ausculta pulmonar. Complicações como empiema, hipóxia e bacteremia com disseminação para outros órgãos podem ocorrer. A bacteremia ocorre em aproximadamente 25% dos pacientes. Alguns fatores de risco podem piorar a evolução da doença, como infecção pelo HIV, doença pulmonar obstrutiva crônica, doenças cardíacas e uso de drogas imunossupressoras.

Os achados laboratoriais na pneumonia podem mostrar anemia e leucocitose ou leucopenia (indicador de mau prognóstico). A bilirrubina total pode estar aumentada e os níveis de desidrogenase lática podem também estar aumentados. A gasometria arterial pode mostrar hipoxemia e/ou acidose metabólica.

O diagnóstico é clínico. Os métodos complementares para diagnóstico de pneumonia adquirida na comunidade se destinam a três finalidades:

1. Obter confirmação de que o parênquima pulmonar está afetado e com que extensão, através de métodos radiológicos;

2. Identificar o agente etiológico através de exame microbiológico ou sorológico;
3. Avaliar a condição geral do paciente.

O exame bacteriológico do escarro inclui a coloração pelo gram, a cultura e o antibiograma. Embora com certas limitações, o exame direto do escarro pode orientar o tratamento inicial. A cultura do escarro pode demonstrar a etiologia em um número importante de casos, embora sua importância prática baseia-se na possibilidade de documentar a sensibilidade dos microrganismos aos antibióticos. A sensibilidade em culturas para isolamento do patógeno varia entre 0,5 e 20%, dependendo da gravidade do quadro clínico (Weber DJ & Rustala WA, 2003).

Métodos diagnósticos mais invasivos são necessários em alguns pacientes. As técnicas mais utilizadas são a broncoscopia com lavado broncoalveolar e a biópsia pulmonar.

As provas sorológicas servem para o diagnóstico de algumas pneumonias viróticas, bacterianas atípicas e fungos.

Existem vários consensos a respeito do diagnóstico e tratamento das pneumonias adquiridas na comunidade.

Sensibilidade do pneumococo aos antibióticos

Por muitos anos as penicilinas foram o antibiótico de escolha nas infecções por pneumococos. Em 1967 foi descrita a primeira infecção por pneumococo resistente à penicilina (PRP) na Austrália e na Papua-Nova Guiné.

Análises de cepas de pneumococos resistentes à penicilina sugerem a hipótese de que o fator dominante para essa emergência de resistência nos EUA durante a década de 1990 foi devido à transmissão inter-humana de pequenos grupos de cepas que possuíam resistência prévia a múltiplas classes de antibióticos. O fator principal que favoreceu essa resistência a vários antibióticos, provavelmente, foi a pressão seletiva àqueles antibióticos.

Nas duas últimas décadas, os pneumococos vêm ficando cada vez mais resistentes à penicilina e outros antibióticos.

O Clinical and Laboratory Standart Institute (CLSI), que era conhecido como National Committee for Clinical Laboratory Standards (NCCLS), definiu como resistente, intermediário e sensível à susceptibilidade de cepas baseadas em testes de sensibilidade a antimicrobianos através da concentração inibitória mínima (MIC). A Tabela 23.7 mostra os padrões de sensibilidade do pneumococo.

Tabela 23.7 Critérios para interpretação do perfil de sensibilidade das amostras de *S. pneumoniae* de acordo com o documento M100-S18 (CLSI, 2008).

Antibiótico	MIC (mcg/mL) Interpretação padrão		
	S	I	R
Penicilina	</= 0,06	0,12 - 1	>/= 0,12
Cefotaxima (meningite)	</= 0,5	um	>/= 2
Ceftriaxona (meningite)	</= 0,5	um	>/= 2
Cefotaxima (não meningite)	</= 1	dois	>/= 4
Ceftriaxona (não meningite)	</= 1	dois	>/= 4
Penicilina oral	</= 0,06	0,12 – 1	>/= 4
Vancomicina	</= 1	---	---
Clindamicina	</= 0,25	0,5	>/= 1
Linezolida	</= 2	---	---

Fatores de risco para resistência

Vários estudos mostram evidências de que o uso incorreto (tanto nas indicações quanto ao tempo de tratamento) de antibióticos, principalmente em centros pediátricos, levou ao aumento da resistência dos patógenos respiratórios (3, 9, 20). A alta penetração sérica dos antibióticos betalactâmicos (penicilinas e cefalosporinas) no tratamento de pneumonias bacterianas da comunidade é efetiva contra o pneumococo com MIC<2µg/ml (aproximadamente 95% dos isolados clínicos), mas se as infecções forem causadas por pneumococos com MIC>4µg/ml para penicilina ou MIC>2µg/ml cefotaxime, a terapia com betalactâmicos é ineficaz.

Isso nos faz concluir que a terapia definitiva de infecções pneumocócicas deve ser baseada em alguns critérios:

- sítio da infecção;
- resultado do padrão de sensibilidade a antibióticos;
- gravidade da infecção;
- fatores do hospedeiro (incluindo as alergias aos antibióticos, idade, possíveis interações medicamentosas, insuficiência renal ou hepática ou gravidez).

Tratamento de infecções por pneumococos

As cepas de pneumococos sensíveis devem ser tratadas com penicilinas ou cefalosporinas. Os alérgicos a penicilinas ou cefalosporinas devem receber macrolídeos em infecções moderadas e vancomicina em infecções graves. Como alternativa para esse tipo de infecção severa temos fluorquinolonas, gilcopeptídeos, linezolida e quinupristina-dalfopristina.

Tratamento da meningite pneumocócica

É utilizada a penicilina (12 a 24 milhões de unidades ao dia) ou ceftriaxona um a 4g por dia. Cepas de pneumococos com resistência intermediária às cefalosporinas de terceira geração deverão ser tratadas com vancomicina, e a adição de rifampicina (400mg ao dia em 2 tomadas) deve ser considerada, pois a maioria das cepas é sensível a essa medicação e além de tudo tem boa penetração no LCR.

Tratamento das pneumonias

Vários guias para o manejo e tratamento das pneumonias adquiridas na comunidade são publicados com grande frequência. A terapia recomendada de pneumonia pneumocócica deve ser feita com penicilina G ou amoxicilina (como alternativas temos cefalosporinas de segunda geração, macrolídeos fluorquinolonas com atividade contra pneumococos). Para as cepas resistentes à penicilina, a escolha empírica do antibiótico vai depender da severidade da doença, dos fatores epidemiológicos e do hospedeiro. Nicodemo e colaboradores estudaram a atividade das fluorquinolonas e de outros antibióticos contra o pneumococo, e os resultados do estudo são semelhantes aos dados da literatura, em que o uso das fluorquinolonas é seguro em pneumonias com cepas resistentes a penicilina e macrolídeos (Nicodemo AC, Mendes CFM, Oplustil CP & Sinto S, 2001).

O CDC recomenda para o tratamento empírico da pneumonia adquirida na comunidade (Bisno AL, 2001):

- Pacientes com critérios de tratamento ambulatorial deverão receber um macrolídeo, doxiciclina ou um beta-lactâmico oral, amoxicilina, amoxicilina/clavulanato e, como terapia de segunda linha, as fluorquinolonas (levofloxacina, gatifloxacina ou moxifloxacina).
- Pacientes que têm indicação de internação hospitalar deverão receber, além dos cuidados de suporte, betalactâmicos parentais (cefuroxime, cefotaxime, ceftriaxome, ampicilina/sulbactan) associados a um macrolídeo. Como terapia de segunda linha recomenda-se uma fluorquinolona.
- As fluorquinolonas devem ser escolhidas em situações em que sua terapêutica oferecerá clara vantagem em relações a outras classes de antibióticos, preferencialmente devido ao espectro de ação. O uso racional e apropriado dessa classe de antibiótico pode minimizar o desenvolvimento de resistência bacteriana.

Tratamento da bacteremia pneumocócica

A cada ano, nos EUA, ocorrem aproximadamente 60.000 casos de doença pneumocócica invasiva, com mortalidade de aproximadamente 14% dos pacientes hospitalizados (Torres A, Serra-Batles J, Ferrer A, Jiménez P & Celis R, 1991).

Em crianças abaixo de cinco anos de idade, 70% das doenças por pneumococos apresentavam bacteremia sem um foco primário de infecção (Black S & Shinefield H, 1997). Em adultos, a bacteremia está geralmente associada a um sítio primário de infecção, especialmente pneumonia e meningite.

Pacientes esplenectomizados tem maior risco de bacteremia. A incidência de infecção pós-esplenectomia é de aproximadamente 0,2-0,4 casos/100 pessoas/ano, com risco de vida de aproximadamente 5%. O pneumococo é encontrado em 50 a 90% dos isolados em culturas (Centers for Disease Control and Prevention, 1997).

Medidas para prevenir a doença invasiva entre indivíduos de alto risco incluem o uso de vacina pneumocócica, tratamento precoce das infecções e terapia empírica direcionada contra o pneumococo (Black S & Shinefield H, 1997). É também recomendada a vacina contra o meningococo e *H. influenzae* tipo B. O ideal é que todas as vacinas sejam administradas pelo menos duas semanas antes da esplenectomia eletiva (Centers for Disease Control and Prevention, 1997).

Alguns autores prescrevem amoxicilina/clavulanato quando o paciente apresenta qualquer tipo de febre.

Vacinas antipneumocócicas

A vacina antipneumocócica representa uma importante estratégia para prevenir infecção por pneumococo diminuindo assim o uso de antibiótico e o surgimento de novas cepas resistentes. A vacina também diminui a mortalidade associada a infecções pneumocócicas. Vacinas polissacarídicas contendo pequeno número de sorotipos de pneumococo demonstram ser imunogênicos e seguros em indivíduos jovens e previamente saudáveis.

Em 1977 surgiu a vacina polissacarídea 14-valente e, em 1983, a formulação da vacina polissacarídea 23-valente (1, 2, 3, 4, 5, 6b, 7f, 8, 9n, 9v, 10a, 11a, 12f, 14, 15b, 17f, 18c, 19a, 19f, 20, 22f, 23f e 33f). Essa formulação não é efetiva para crianças abaixo de dois anos de idade. A eficácia da vacina antipneumocócica 23-valente já foi comprovada em vários estudos e tem boa eficácia para prevenir a doença invasiva em todos os pacientes, em aproximadamente 57% (Centers for Disease Control and Prevention, 1997).

A vacina 23-valente está indicada apenas para indivíduos maiores de dois anos e para os indivíduos relacionados abaixo:

1. Todas as pessoas a partir de 65 anos de idade;
2. Portadores de asplenia de causa anatômica (congênita ou cirúrgica) ou funcional (principalmente anemia falciforme);
3. Pessoas entre 2 e 64 anos de idade que tenham insuficiência cardíaca congestiva, cardiomiopatias, doença pulmonar obstrutiva crônica, doença hepática crônica, fístulas liquóricas e etilistas;
4. Indivíduos imunocomprometidos com infecção por HIV, leucemia, linfoma, doença de Hodgkin, mieloma múltiplo, insuficiência renal crônica, síndrome nefrótica, pessoas que recebem drogas imunossurpressoras (quimioterapia e corticoterapia), transplantados de órgãos, transplantados de medula óssea e doenças malignas em geral.

OBSERVAÇÃO

A revacinação deve ser imediata, caso a última dose tenha sido administrada há mais de cinco anos em indivíduos que foram vacinados antes dos 65 anos de idade. A vacina 23-valente tem uma eficácia de 60 a 70% contra os sorotipos nela presentes.

Para crianças menores que dois anos existe a vacina pneumocócica conjugada 7-valente. Essa vacina contém 7 sorotipos de pneumococos (4, 9V, 14, 18C, 19F, 23F e 6B). Tem indicação de início no primeiro ano de vida com quatro doses: aos dois, quatro e seis meses de vida com um reforço entre doze e quinze meses de vida. Crianças menores de 10 anos que não iniciaram o esquema vacinal na época apropriada devem ser vacinadas o mais precocemente possível, obedecendo aos esquemas: crianças de 7 a 11 meses: duas doses com intervalo de dois meses e posterior reforço com 15 meses; crianças entre 12 e 24 meses: duas doses com intervalo de dois meses; crianças maiores de 24 meses: dose única, se imunodeprimido, duas doses com intervalo de dois meses entre elas.

CONSIDERAÇÕES EM GRUPOS ESPECIAIS

Recém-nascidos prematuros

O sistema imune de prematuros apresenta resposta humoral e celular comprometidas, o que torna esse grupo, em tese, mais suscetível à doença pneumocócica invasiva (DPI). Contudo, são poucos os estudos controlados que demonstram maior incidência da doença em recém-nascidos pré-termo ou de baixo peso, quando comparados com os recém-nascidos a termo e com peso adequado. Shinefield (Shinefield H, Black S, Ray P, Fireman B, Schwalbe J &

Lewis E, 2002) demonstrou risco relativo maior quanto menor o peso e a idade gestacional: neonatos com menos de 2.500 g ao nascer apresentaram 2,6 vezes mais chances de DPI em comparação com aqueles com mais de 2.500 g; e os com menos de 38 semanas, 1,6 vezes a mais, quando comparados com os neonatos a termo. O risco aumenta quanto menor o peso de nascimento e menor a idade gestacional. Outros fatores estão associados ao aumento de risco: doença pulmonar crônica, especialmente displasia broncopulmonar, comum nesse grupo de pacientes; uso de drogas imunossupressoras – geralmente corticosteroides; além de patologias raras, como fístula liquórica e asplenia. Apesar da resposta imune nesses recém-nascidos ser menos robusta, os títulos séricos de anticorpos, contra os diferentes sorotipos contidos na vacina, são semelhantes aos obtidos quando se imuniza recém-nascidos a termo ou de peso normal após o esquema básico de três doses. Não há diferenças significativas entre a média geométrica dos títulos de anticorpos para nenhum sorotipo vacinal, quando se compara os diferentes grupos. Porém, para alguns sorotipos, especialmente o 19F, o 9V e o 4, os pré-termos apresentaram títulos ligeiramente superiores.

Vacinação de grupos especiais - Recomendações do Ministério da Saúde do Brasil – Indicações dos CRIEs

Crianças, adolescentes e adultos considerados de risco especial para as DPI podem receber gratuitamente as vacinas pneumocócicas nos Centros de Referência para Imunobiológicos Especias (CRIEs) (Manual dos Centros de Referência para Imunobiológicos Especiais, 2006). Abaixo seguem os pacientes que são contemplados nos CRIEs para receber a vacina pneumocócica:

1. HIV/Aids;
2. Asplenia anatômica ou funcional e doenças relacionadas;
3. Pneumopatias crônicas, exceto asma;
4. Asma grave em usos de corticoide em dose imunossupressora;
5. Cardiopatias crônicas;
6. Nefropatias crônicas / hemodiálise / síndrome nefrótica;
7. Transplantados de órgãos sólidos ou medula óssea;
8. Imunodeficiência devido a câncer ou imunossupressão terapêutica;
9. Diabetes mellitus;
10. Fístula liquórica;
11. Fibrose cística (mucoviscidose);
12. Doenças neurológicas crônicas incapacitantes;
13. Implante de cóclea;
14. Trissomias;
15. Imunodeficiências congênitas;
16. Hepatopatias crônicas;
17. Doenças de depósito;
18. Crianças menores de 1 ano de idade, nascidas com menos de 35 semanas de gestação e submetidas a assistência ventilatória (CPAP ou ventilação mecânica).

Em fevereiro de 2010 foi aprovada pelo Food and Drug Administration (FAD) e recomendada pelo Advisory Committee on Immunization Practices (ACIP) uma nova vacina conjugada contendo 13 sorotipos de penumococo (PCV13 – sorotipos de *Streptococcus penumoniae* 1, 3, 4, 5, 6A, 6B, 7F, 9V, 14, 18C, 19A, 19F, and 23F,) que irá substituir a vacina conjugada com 7 sorotipos no calendário de imunização para crianças nos Estados Unidos (MMWR, 2010).

Enterococos

Os enterococos são cocos gram-positivos que se encontram dispostos aos pares ou em cadeias curtas. Até pouco tempo atrás eram classificados como estreptococos. Pela classificação de Lancefield os enterococos eram incluídos no grupo dos estreptococos do grupo D, que incluía tanto espécies de enterococos como de não enterococos.

Existem pelo menos 12 espécies de enterococos, descritos na Tabela 23.8:

Tabela 23.8 Espécies de enterococos.

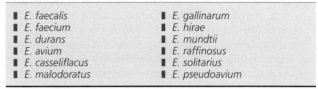

E. faecalis	*E. gallinarum*
E. faecium	*E. hirae*
E. durans	*E. mundtii*
E. avium	*E. raffinosus*
E. casseliflacus	*E. solitarius*
E. malodoratus	*E. pseudoavium*

Os enterococos são aeróbios facultativos capazes de crescer em diversas condições.

Os isolados clínicos mais frequentes são os *E. faecalis* (80-90% dos achados em laboratório) e o *E. faecium,* que representa de 5 a 10% dos isolamentos.

Os enterococos podem ser encontrados em comida, água e em uma grande variedade de animais, mas o habitat mais frequente desses microrganismos parece ser o trato gastrintestinal do homem e de outros animais, onde fazem parte da flora intestinal normal. Um pequeno número de enterococos é encontrado ocasionalmente em infecções orofaríngeas, vaginais e principalmente em região perineal.

Epidemiologia

Os enterococos são capazes de causar infecções intra-hospitalares e extra-hospitalares. Antigamente se imaginava que a maior parte das infecções causadas por enterococos eram adquiridas de maneira endógenas, através da própria microbiota do paciente. A maioria das infecções ocorre em ambiente hospitalar ou em pacientes que são submetidos à hemodiálise ou diálise peritoneal, e os microrganismos responsáveis pelas infecções seriam adquiridos de forma exógena.

Existem várias evidências que comprovam a transmissão inter-humana e a propagação dessas bactérias entre hospitais. Cepas de enterococos têm sido encontradas nas mãos de profissionais da saúde que trabalham em ambiente hospitalar. É difícil estimar a importância desses achados porque o ambiente pode ter sido simplesmente contaminado de forma passiva por fezes e urina de pacientes infectados. Existem evidências que mostram que os profissionais da saúde portadores de cepas de enterococos resistentes podem ser responsáveis pela colonização em pacientes hospitalizados.

Uma vez colonizados por enterococos resistentes, os pacientes podem mantê-los em seu trato gastrintestinal por meses ou anos.

Atualmente os enterococos ocupam o 2º ou 3º lugar de causas de infecções hospitalares nos EUA (Carmeli Y, Eliopoulos GM, Samore MH, 2002). Os fatores de risco incluem a colonização gastrintestinal, doenças severas, tempo de internação hospitalar, cirurgias prévias, insuficiência renal, neutropenia, transplantes (principalmente fígado e medula óssea), presença de sonda vesical ou cateteres vasculares e internações em UTIs. A terapia prévia com antibióticos também é um dos fatores de risco importantes para a aquisição de enterococos resistentes.

Infecções clínicas dos *Enterococcus*

Os enterococos são responsáveis por diversas infecções, entre as quais merecem destaque as infecções do trato urinário, bacteremia, endocardites, infecções intra-abdominais e pélvicas, meningite, sepse neonatal e infecções urinárias.

A infecção do trato urinário é a doença clínica mais comum causada pelo enterococo. Quase todas são adquiridas durante a internação hospitalar e são associadas ao uso de sondas vesicais de demora e intervenções cirúrgicas. A principal complicação da infecção urinária é a bacteremia.

A maioria dos casos de bacteremia por enterococos tem como foco primário a infecção do trato urinário, a sepse intra-abdominal, feridas (queimaduras, escaras ou pé diabético), cateteres venosos ou arteriais e a colangite. A bacteremia enterocócica primária acontece mais frequentemente em pacientes imunocomprometidos.

A endocardite por enterococos acomete indivíduos com doença valvar prévia ou aqueles com prótese valvar. É a causa comum de endocardite em idosos. A válvula mais acometida é a mitral seguida pela valva aórtica (pacientes usuários de drogas ilícitas intravenosas).

A meningite por enterococos ocorre em pacientes com traumatismo crânio-encefálico com neurocirurgia prévia, naqueles com defeitos anatômicos no sistema nervoso central e em pacientes imunocomprometidos.

Tratamento

O enterococo tem uma resistência intrínseca e adquirida a uma grande variedade de antibióticos usados no tratamento de bactérias gram-positivas. Todos os enterococos, incluindo aqueles que nunca tiveram contato prévio com antibióticos, apresentam uma resistência relativa aos agentes betalactâmicos (Carmeli Y, Eliopoulos GM, Samore MH, 2002). Atualmente nenhuma cefalosporina tem atividade efetiva contra os enterococos. A resistência intrínseca aos aminoglicosídeos se deve a uma diminuição da capacidade que esses agentes têm de atravessar a parede celular externa dos enterococos.

A maior parte dos mecanismos de resistência extrínseca não medida por genes codificados em plasmídeos. Outro grande problema é o surgimento do enterococo resistente a vancomicina (VRE) que foi isolado pela primeira vez em 1980 (Carmeli Y, Eliopoulos GM, Samore MH, 2002).

O VRE é responsável por mais de 20% das infecções enterocócicas em alguns hospitais. Inicialmente a maioria dos VREs isolados era registrada em pacientes de UTI. Com o passar do tempo a presença de VRE tornou-se mais prevalente em pacientes de outras unidades. Certamente condições preexistentes, como doenças malignas, transplantes de órgãos e insuficiência renal crônica, são fatores importantes associados ao aumento do risco de VRE, bem como o uso indiscriminado de antibióticos em ambiente hospitalar. Estudos epidemiológicos mostraram que a terapia frequente com vancomicina é um fator de risco para infecção ou colonização por VRE. Outros estudos têm demonstrado a associação entre o VRE e o uso prévio de outros antibióticos como cefalosporinas, quinolonas e metronidazol (Carmeli Y, Eliopoulos GM, Samore MH, 2002).

O VRE é o patógeno emergente que mais se dissemina desde que foram detectados pela primeira vez há aproximadamente vinte anos. A resistência a vancomicina seria de maior importância não fosse o fato que muitas dessas cepas são sensíveis a ampicilina. Portanto, para o tratamento adequado e eficaz de infecções por enterococos, é necessário utilizar técnicas especiais para demonstrar a sua sensibilidade *in vitro,* embora a avaliação dessa sensibilidade possa produzir resultados falso-positivos.

A penicilina ou ampicilina são os antibióticos de primeira escolha para a maior parte das infecções enterocócicas. Em pacientes alérgicos a penicilina, o tratamento pode ser feito com vancomicina ou a teicoplanina.

A nitrofurantoína pode ser empregada com sucesso no tratamento de infecções urinárias por enterococos, já que a maioria dessas cepas ainda é sensível a esse antibiótico. A ciprofloxacina, a ofloxacina e as fluorquinolonas de última geração também têm boa atividade contra infecções do trato urinário.

Para o tratamento da endocardite por enterococos, devemos usar doses adequadas de penicilina G (vinte a trinta milhões de unidades por dia) ou ampicilina (doze a dezesseis gramas por dia) associada com gentamicina (três a cinco mg/Kg/dia) ou estreptomicina (20 mg/Kg/dia) durante um período de quatro a seis semanas. Se o paciente for alérgico a penicilina, a opção terapêutica é o uso de vancomicina (30 mg/Kg/dia) associado com estreptomicina ou gentamicina por um período de quatro a seis semanas.

As meningites por enterococo são tratadas da mesma maneira que a endocardite por um período de dois a três semanas.

Os enterococos que produzem betalactamases ainda são sensíveis a vancomicina, teicoplanina, ampicilina-sulbactan e amoxicilina-clavulanato. Em relação às novas classes de antibióticos que mostram espectro contra enterococos multirresistentes temos as estreptograminas (quinupristina-dalfopristina), as oxazolidinonas (linezolida), a everminomicina e um novo glicopeptídeo semissintético, a Oritavancina.

Strepcoccus bovis

Os *Streptococcus bovis* ou estreptococos do grupo D de Lancefield são cocos gram-positivos que muitas vezes se confundem com os enterococos e estreptococos viridans (principalmente o *S. salivarius*). Já foram descritos alguns biotipos do *S. bovis*:

- *S. bovis* biotipo I
- *S. bovis* biotipo II/1
- *S. bovis* biotipo II/2

O *S. bovis* I tem correlação com a endocardite e carcinoma gastrintestinal em maior escala que o *S. bovis* II.

As infecções clínicas mais importantes causadas pelo *S. bovis* são a bacteremia e a endocardite. O foco de entrada das bacteremias é geralmente o trato gastrintestinal.

A endocardite é geralmente subaguda, tem raras complicações por sepse periférica e uma resposta excelente ao tratamento com antibióticos. Um fator de risco importante para a endocardite é a presença de prótese valvar ou anormalidades valvares preexistentes.

Existe uma associação entre bacteremia por *S. bovis* e câncer de cólon. Não está bem claro se o *S. bovis* desempenha um papel etiológico para câncer de cólon ou é apenas um marcador para a doença; vários estudos têm mostrado um aumento de *S. bovis* nas fezes de pacientes com lesões malignas ou pré-malignas do cólon, comparando com pessoas sem lesões nas quais o *S. bovis* era raramente isolado nas coproculturas.

O *S. bovis* é sensível a penicilina (MIC entre 0,01 e 0,12 µg/mL), como também é sensível a ampicilina, cefalosporina, clindamicina e vancomicina.

STREPTOCOCCUS INTERMEDIUS

Os *S. intermedius* são cocos gram-positivos de forma esférica ou ovoide que formam cadeias ou pares em meio de cultura. Essas bactérias têm algumas características fenotípicas dos estreptococos. Seu padrão hemolítico é variável e a reação da bile-esculina é positiva (Koneman EW, Allen SD, Dowell VR & Sommers HM, 1993).

Tem como habitat normal a cavidade oral dos humanos, sendo considerados como pertencentes à flora normal. Podem ser isolados na saliva, em placas dentárias e nas raízes dos dentes. Também se encontram colonizando os seios da face e a nasofaringe. Às vezes podem ser encontrados no trato gastrintestinal e no trato urinário e sua presença no canal de parto pode provocar infecção neonatal.

Suas infecções mais típicas são os abscessos, porém sua patogenicidade ainda não está bem esclarecida. A presença de abscessos dentários associados a um procedimento odontológico ou traumatismo e a pansinusite ajuda a formação de abscessos intracranianos e orbitários e até casos de fasceíte fulminante de cabeça e pescoço. Os fatores associados com abscessos cerebrais causados por essas bactérias incluem defeitos cardíacos congênitos, sinusite, otite média, doenças hepáticas e trauma cranioencefálico. Raramente causam meningite. Podem causar abscessos pulmonares ou empiema pleural. Os fatores de risco para essa doença são pneumonia prévia, etilismo e câncer. Essas infecções têm altas taxas de mortalidade e o tratamento deve ser agressivo.

Tem sido descrito também caso de bacteremia, endocardite, infecções abdominais, osteomielite, artrite séptica, infecções de pele e partes moles pelos membros do grupo *S. intermedius* (*S. intermedius, S. Consteleatus* e o *S. anginosus*).

O tratamento baseia-se na drenagem cirúrgica dos abscessos associados à terapia de suporte e o uso de antibióticos.

O antibiótico de escolha é a penicilina G; para os pacientes alérgicos a opção é a clindamicina ou a vancomicina. A resistência do *S. intermedius* é menor que 2% ao grupo das penicilinas.

STREPTOCOCCUS VIRIDANS

Os *S. viridans* são cocos anaeróbios facultativos, gram-positivos, catalase negativos e que têm padrão hemolítico variável. O termo *viridans* deriva da palavra *viridis* que significa verde. As cepas que causam hemólise originam uma coloração esverdeada na placa de ágar-sangue.

Atualmente, as espécies clinicamente significativas identificadas nesse grupo são: *S. anginosus, S. constellatus, S. crista, S. gordonii, S. intermedius, S. mitis, S. mutans, S. ovalis, S. parasanguis, S. salivarius, S. sanguis, S. thermophilus* e *S. vestibularis* (Teng LJ, Hsuech PR,Tsai JC, Chen PW, Hsu JC, Lai HC, 2002).

Os *S. viridans* fazem parte da flora microbiana normal dos humanos e animais. São encontrados no trato respiratório superior, trato genital feminino e em todo o trato gastrintestinal, mas tem sua maior prevalência na cavidade oral.

São bactérias de baixa virulência, não produzem endotoxinas e exotoxinas. Sua patogenia nas infecções está relacionada na produção de enzimas proteolíticas.

Os *S. viridans* são causa comum de endocardite infecciosa em humanos (Huang IF, Chiou CC, Liu YC, Hsieh KS, 2002). É desconhecido o mecanismo de aderência envolvendo a colonização de valvas nativas normais (são presentes em até 40% das valvas nativas na endocardite) (Allen BL & Hook M, 2002).

A maioria das endocardites infecciosas causadas por essa bactéria ocorre em pacientes portadores de valvopatias. Com a diminuição da febre reumática, o prolapso da valva mitral e as lesões degenerativas assumiram o papel mais importante na incidência dessa infecção. Suas manifestações clínicas iniciais são insidiosas e progressivas. Os sintomas se desenvolvem dentro de duas a cinco semanas. A febre é a queixa mais comum, e está presente em quase todos os pacientes. Sintomas como fadiga, anorexia, emagrecimento e mal-estar geral acompanham a febre. Em 90 % dos casos os pacientes têm sopro cardíaco e metade dos casos tem esplenomegalia.

Os *S. viridans* são importantes agentes etiológicos causadores de sepse em paciente neutropênicos com doenças hematológicas (Westling K, Ljungman P, Thalme A & Julander I, 2002; Tunkel AR & Sepkowitz KA, 2002). Os fatores de risco para essa população de pacientes são: neutropenia severa, mucosite oral, administração de altas doses de citosina arabinosídeo e antibioticoprofilaxia com sulfametoxazol-trimetropin ou uma fluorquinolona. Alguns desses pacientes podem desenvolver bacteremia e evoluir para síndrome do choque tóxico. O *S. mitiis* tem sido o agente etiológico mais comum na maioria dos casos.

Tratamento

Os *S. viridans* vêm apresentando importante aumento de resistência aos antibióticos, em especial a penicilina e o grupo dos betalactâmicos.

O programa de vigilância antimicrobiana SENTRY testou, em 2002, o padrão de sensibilidade de 15 antibióticos de 3400 amostras isoladas de estreptococos beta hemolíticos e *S. viridans*. O estudo foi multicêntrico e seguiu os padrões do NCCLS para interpretar as amostras. Sete quinolonas, dois betalactâmicos, eritromicina, clindamicina, dalfopristina-quinupristina, vancomicina, teicoplanina e linezolida foram testados (Gordon KA, Beach ML, Biedenbach DJ, Jones RN, Rhomberg PR, Mutrick AH, 2002).

Entre o grupo dos *S. viridans* a sensibilidade seguiu a seguinte ordem:

- Vancomicina, teicoplanina e linezolida – 100%;
- Dalfopristina-quinupristina – 99,1%;
- Gatifloxacina, levofloxacina e trovafloxacina – 98%;
- Grepafloxacina – 96,5%;
- Ceftriaxone – 92,8%;
- Clindamicina – 90,3%
- Penicilina – 68,6%;
- Eritromicina – 64,5% (Gordon KA, Beach ML, Biedenbach DJ, Jones RN, Rhomberg PR, Mutrick AH, 2002).

A resistência aos macrolídeos foi alta nas Américas, com um padrão de emergência surgindo na Europa e na Ásia. Esses dados mostram que, além dos pneumococos, os outros estreptococos têm adquirido aumento de resistência aos antibióticos e requer uma vigilância rigorosa direcionada a terapêutica adequada (Gordon KA, Beach ML, Biedenbach DJ, Jones RN, Rhomberg PR, Mutrick AH, 2002).

ESTREPTOCOCOS DO GRUPO C E G

Estreptococo do grupo C

O *S. equisimiles* é o estreptococo do grupo C que causa, com maior frequência, infecção e colonização em humanos. Essas bactérias podem ser confundidas com SGA, pois são beta hemolíticos e suas infecções podem produzir altos títulos de ASLO. Tem sido isolado nos seios da face, nariz e trato genital de portadores assintomáticos (Mandell GL, Bennett JE, Dolin R, 2000).

Os *S. equi* e *S. zooepidemicus* causam infecções em animais domésticos e, raramente, infectam humanos.

Estreptococo do grupo G

Essas bactérias foram descritas pela primeira vez por Lancefield e Hare em 1935. Os estreptococos do grupo G são beta hemolíticos e produzem uma enzima antigenicamente semelhante a estreptolizina O, produzida pelos SGA, portanto pacientes com faringite por estreptococos do grupo G podem ter um aumento significativo dos títulos de ASLO (Mandell GL, Bennett JE, Dolin R, 2000).

Os estreptococos do grupo C e G podem causar faringite, infecções de pele e partes moles, artrite séptica, osteomielite, pneumonia, endocardite, meningite, infecção puerperal, sepse neonatal e bacteremia. Em geral são infecções severas e se assemelham muito àquelas causadas por estreptococos beta hemolíticos do grupo A e B.

O antibiótico de escolha para as infecções causadas por bactérias é a penicilina G. Outros antibióticos como cefalosporinas de primeira geração, macrolídeos, vancomicina e penicilinas semissintéticas também têm boa atividade contra esses microrganismos.

REFERÊNCIAS BIBLIOGRÁFICAS

Allen BL, Hook M.. Isolation of a putative laminin binding protein from *Streptococcus anginosus*. Microb Pathog; 23-31, jul. 2002.

Bisno AL. Primary Care: Acute Pharyngitis. N Engl J Med; 344: 205-11, 18 de jan., de 2001.

Black S, Shinefield H. Issues and challenges: pneumococcal vaccination in pediatrics. Pediatr Ann. 1997: 26: 355-360.

Carmeli Y, Eliopoulos GM, Samore MH. Antecedent Treatment wich Different Antibiotic Agents as a Risk Factor for Vancomycin – Resistent Enterococcus. Emerg Infect Dis: 8 (8), 19 de set. de 2002.

Centers for Disease Control and Prevention. Prevention of Perinatal Group B Streptococcal Disease – Revised Guidelines from CDC. MMWR; 16 de ago. de 2002.

Centers for Disease Control and Prevention. Prevention of pneumococcal disease. Recommendations of the Advisory Committee on Immunization Pratices (ACIP). MMWR. 1997; 46 (RR-8): 1-24, 1997.

Chayakul P, Hortiwakul R., Yipintsui T, Inguiya N. Viridans streptococci in the oral flora of the patients at risk for infective endocarditis: especies and penicillin susceptibilities. J Med Assoc Thai; 85 (7): 825-30, jul. 2002.

Edson RS, Osmon DR, Berry DJ. Septic arthritis due to *Streptococcus sanguis*. Mayo Clin Proc; 77 (7): 709-10, jul. de 2002.

Facklam R. What happened to the streptococci: Overview of taxonomic and nomenclature changes. Clin Microbiol Rev. 2002; 15: 613-630.

File TM. Appropriate use of antimicrobials for drug-reisistant pneumonia: focus on the significance of beta-lactam-resistant *Streptococcus pneumoniae*. Clin Infect Dis 2002; 34 (1): 517-26, 2002.

Foster DA, Heller ST, Young JK, Tayloe D, Wilbur RS, Wihtney CG, at al. Multidrog-resistant *Streptococcus pneumoniae*. N Engl J Med; 344: 1329-1331, 26 de abril de 2001.

Giebink GS. Current Concepts: The prevention of pneumococcal disease in children. N Engl J Med; 345: 1177-1183, 18 de out. de 2001.

Gordon KA, Beach ML, Biedenbach DJ, Jones RN, Rhomberg PR, Mutrick AH. Antimicrobial susceptibility patterns of beta-hemlytc and viridans group streptococci: report from the SENTRY antimicrobial surveillance prgram (1997-2000). Diag Microbiol Infect Dis; 43 (2) : 157-62, jun. de 2002.

Hall GE, Baddour LM. Apparent failure of endocaditis prophylaxis caused by penicillin-resistant *Streptococcus mitis*. Am J Med Sci; 324 (1): 513, jul. 2002.

Hardie JM. Bergey´s Manual of Sistematic Bacteriology. Vol 2, p. 1043-1071, 1986.

Huang IF, Chiou CC, Liu YC, Hsieh KS. Endocarditis caused by penicillin-resistant Streptococcus mitis in a 12-year-old boy. J Microbiol Immunol Infect; 35 (2): 129-32, jun.de 2002.

Huovien P. Macrolide-resistant group A Streptococcus – Now in the United States. N Engl J Med; 346: 1243-1245, 18 de abril de 2002.

Jones RN, Anderegg TR, Deshpande LM. AZD2563, a new oxazolidinone: bactericidal activity and synergy studies combined with gentamicin or vancomycin aginst staphylococci and streptococcal strains. Diagn Microbiol Inect Dis; 43 (1): 87-90, jul. de 2002.

Koneman EW, Allen SD, Dowell VR, Sommers HM. Atlas and textbook of Diagnostic Microbiology. 2nd ed, 1993.

Mandell GL, Bennett JE, Dolin R. Principles and Practice of Infectious Diseases. 5th ed, 2000.

Manual dos Centros de Referência para Imunobiológicos Especiais. Ministério da Saúde. Secretaria de Vigilância à Saúde. 2006.

Marrie TJ. Severe Community Acquired Pneumonia. N Engl J Med; 345: 1714, 6 de dez. de 2001.

MMWR. Weekly. Vol. 59/ nº 9, 12 de mar. de 2010.

Murray BE. Vancomycin-resistent enterococcal infections. N Engl J Med 2000; 342: 710-21, 2000.

NCCLS. Methods for dilluition antimicrobial susceptibility tests for bacteria that grow aerobically; aproved standart. 6th ed. NCCLS document M7 – A6. 1993.

Nicodemo AC, Mendes CFM, Oplustil CP, Sinto S. In vitro Activity of Fluorquinolones (Gatifloxacin, Levofloxacin and Trrovafloxacin) and Seven Other Antibiotics Against *Streptococcus pneumoniae*. Braz J Infect Dis 2001; 5 (2): 50-52, 5 de abril de 2001.

Performance standards for antimicrobial susceptibility testing. Eighteenth informeational supplement. CLSI document M100--S18. Pennsylvania; 2006.

Ruoff KL, Whiley RA, Beighton D. Streptococcus. In: Murray PR, Baron EJ, Jorgensen JH, *et al*., eds. Manual of Clinical Microbiology. Washington, DC: Americaan Society for Microbiology: 2003: 405-421.

Sethi S, Evans N, Grant BJB, Murphy TF. New strais of bacteria and exacerbations of chronic obstrutive pulmonary disease. N Engl J Med; 347: 465-471, 15 de ago. de 2002.

Shinefield H, Black S, Ray P, Fireman B, Schwalbe J, Lewis E. Efficacy, immunogenicity and safety of heptavalent pneumococcal conjugate vaccine in low birth weight and preterm infants. *Pediatr Infect Dis* J 2002; 21: 182-6.

Swartz MN. Attacking the Pneumococcus – A Hundred Years´s War. N Engl J Med; 346: 722, 7 de mar. de 2002.

Teng LJ, Hsuech PR,Tsai JC, Chen PW, Hsu JC, Lai HC, *et al.* GroESL sequence determination, phylogenetic analisys, and species differentiation for viridans group streptococci. J Clin Microbiol; 40 (9): 3172-8, set. de 2002.

Torres A, Serra-Batles J, Ferrer A, Jiménez P, Celis R, Cobo E, *et al.* Severe community-acquired pneumonia: epidemiology and prognostic factors. Am Rev Respir Dis 1991; 144: 312-318, 1991.

Tunkel AR, Sepkowitz KA. Infections caused by viridans streptococci in patients with neutropenia. Clin Infect Dis; 34 (11): 1524-9, 1 de jun. de 2002.

Weber DJ, Rustala WA. Streptococcus pneumoniae infections: microbiology, epidemiology, treatment, and prevention. Medscape; 17 de abril de 2003.

Westling K, Ljungman P, Thalme A, Julander I. Streptococcus viridans septicemia: a comparison study in patients admitted to the departments of infectious diseases and haematology in a university hospital. Scand J Infect Dis; 34 (4): 316-9, 2002.

Woodhead MA, McFarlane JT, McCraken JS, Rose DH, Finch RG. Prospective study on the aetology and outcome of pneumonia in the community. Lancet 1987; 1: 671-674, 1987.

Working Group on Severe Streptococcal Infections. Defining the goup A streptococcal toxic shock syndrom: rationale and consensus definition. JAMA; 269: 390-391, 1993.

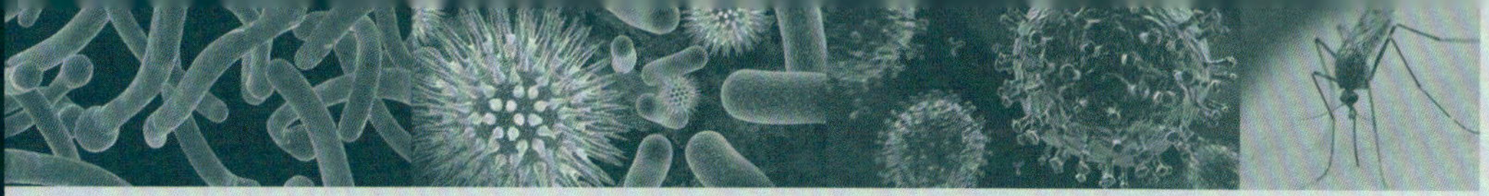

24 Febre Tifoide

Marília de Abreu Silva ▪ Marcelo Eduardo Moreira Goulart

DEFINIÇÃO E ETIOPATOGENIA

A febre tifoide é uma doença infecciosa aguda e sistêmica, causada por bactérias gram-negativas da família *Enterobacteriaceae*, gênero *Salmonella*, sorotipos *typhi*, *paratyphi A*, *B* e *C*. Cabe ressaltar que a infecção pela *S. typhi* é exclusiva da espécie humana, enquanto as *S. paratyphi A*, *B* e *C* podem infectar outros animais.

Na água, a *S. typhi* pode sobreviver até quatro semanas, principalmente em temperaturas mais baixas, nível elevado de oxigênio e com presença de material orgânico suficiente para não causar consumo de oxigênio. A água do mar não é um bom meio. Nas ostras, mariscos e outros moluscos, foi demonstrada sobrevida de até quatro semanas. Leite, manteiga e outros laticínios representam excelente meio, podendo ser infectantes por até dois meses. Pode, ainda, sobreviver por período superior a três semanas na superfície do pão e por dois meses na carne crua. São descritos três tipos de antígenos: "O" ou antígeno somático, presente no corpo bacteriano, é grupo específico e responsável pela antigenicidade; "H" ou flagelar é tipo específico e encontrado em todas as formas flageladas; e "Vi" (virulência), presente em apenas algumas cepas de *S. typhi* e *paratyphi A*, *B* e *C*; admite-se que seja responsável por maior grau de patogenicidade, pois protege a bactéria da ação dos anticorpos e da fagocitose.

Para que a infecção ocorra, é necessária a ingestão de um inóculo de 10 a 10, a fim de suplantar a ação limitante conferida pela acidez gástrica. Portanto, toda situação que leve à sua diminuição acarretará maior suscetibilidade (acloridria, antiácidos, etc.). Ultrapassada a barreira gástrica, ocorre a penetração das bactérias pela mucosa, principalmente no jejuno e no íleo distal. Elas multiplicam-se nos tecidos linfoides locais (placas de Peyer), atingem os linfonodos mesentéricos e, a seguir, o duto torácico. Ganham a circulação, disseminando-se para todo o organismo, comprometendo principalmente órgãos do sistema fagocítico mononuclear (fígado, baço e medula óssea).

EPIDEMIOLOGIA

A frequência e a distribuição da doença estão diretamente relacionadas às condições de saneamento básico existente e aos hábitos individuais, acometendo predominantemente indivíduos de nível socioeconômico mais baixo de áreas rurais e periferia dos centros urbanos. Nas regiões endêmicas, acomete com maior frequência indivíduos entre 15 e 45 anos, sem predominância de sexo. A transmissão ocorre através da via fecal-oral, principalmente a partir de água e alimentos contaminados (forma indireta). A contaminação se dá ao serem manipulados por indivíduos oligossintomáticos ou portadores crônicos sem hábitos higiênicos. Sabe-se que, mesmo após tratamento, cerca de 3% dos pacientes continuam eliminando *S. typhi* por períodos prolongados devido à multiplicação lenta e contínua da bactéria na vesícula biliar. Esses indivíduos possuem grande importância epidemiológica porque mantêm a endemia, além de responderem por surtos epidêmicos. No Brasil, persiste de forma endêmica com superposição de epidemias, especialmente no Norte e Nordeste, refletindo as condições de vida dessas regiões. A redução do número de casos e óbitos por essa doença também é patente. Na primeira metade da década de 1980, a média de casos registrados dessa doença superava os quatro mil anuais, e as mortes eram superiores a 100 (Figura 24.1).

QUADRO CLÍNICO

Devido ao uso indiscriminado de antibióticos em nosso meio para o tratamento de quadros febris, além da possibilidade de diagnóstico mais precoce, a apresentação clínica de início insidioso e evolução arrastada classicamente descrita tornou-se cada vez menos observada. Nesse contexto, a febre pode ser a única manifestação.

O período de incubação dura em média duas semanas, podendo variar de três a 60 dias, dependendo do tamanho do inóculo e da imunidade do indivíduo. A primeira semana da doença é caracterizada pela instalação de sintomas gerais inespecíficos como astenia, anorexia, náuseas, vômitos, dor abdominal e cefaleia. A febre aumenta progressivamente, podendo atingir até 40°C. Caracteristicamente, ocorre dissociação pulso-temperatura. A partir da segunda semana, o quadro se agrava, com comprometimento do sensório (obnubilação e torpor), piora da dor abdominal com meteorismo intenso, esplenomegalia, diarreia ou constipação. Apesar de pouco observadas, são descritas as roséolas tíficas caracterizadas por exantema macular transitório localizado na parede abdominal, tórax e região lombar. As complicações mais importantes descritas são as hemorragias digestivas e a perfuração intestinal. Uma forma de apresentação clínica com

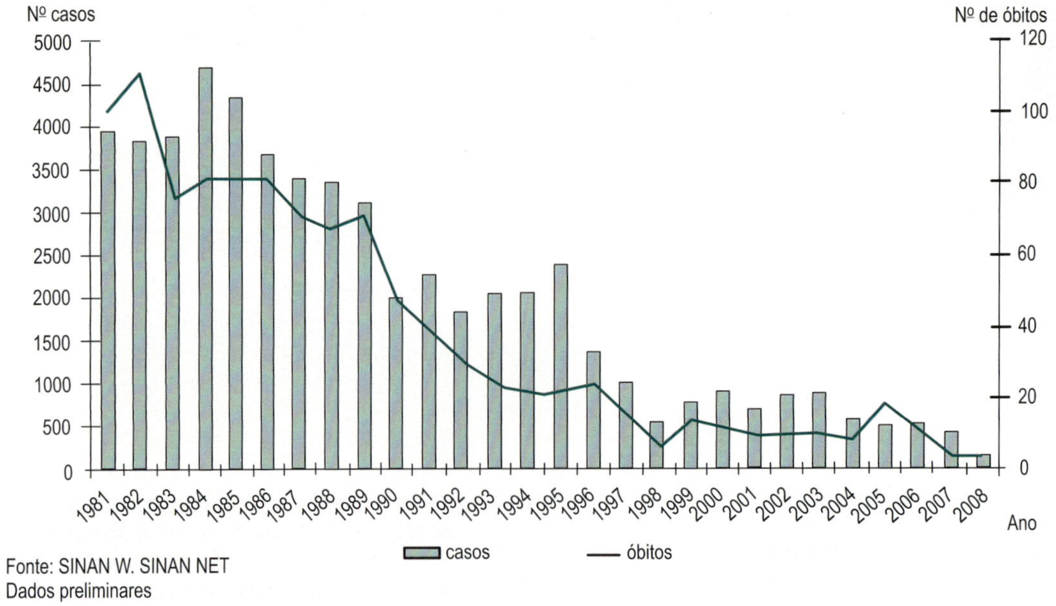

Figura 24.1 Número de casos e óbitos por febre tifoide Brasil, 1981-2008.

febre de curso prolongado (vários meses) e acompanhada de sudorese, calafrios, anorexia, perda de peso, aumento do volume abdominal, edema e petéquias dos membros inferiores, palidez e hepatoesplenomegalia está associada com a forma hepatoesplênica da esquistossomose mansônica. É denominada salmonelose septicêmica prolongada, cujo principal diagnóstico diferencial se faz com o calazar (Figura 24.2).

PROFILAXIA

- Destino adequado dos dejetos humanos.
- Armanezamento, manipulação, preparo e conservação dos alimentos de forma correta.
- Medidas de educação em saúde.
- **Vacinação**: a vacina disponível no país é constituída por bactérias inativadas pelo calor e pelo fenol para aplicação por via subcutânea. Está indicada apenas para situações de grande risco, como trabalho em esgotos e viagem para áreas de alta endemicidade. Não está indicada para o controle de surtos nem em situações de calamidade. Deve-se lembrar, ainda, que a vacina não possui alto poder imunogênico e que a imunidade é de curta duração. A vacina Ty21a é formada por bactérias vivas e atenuadas, administrada por via oral, consistindo na ingestão de uma cápsula de liberação entérica, uma vez ao dia, por quatro dias consecutivos. Deve ser mantida sob refrigeração e ingerida com líquido que não seja quente, 1 hora antes das refeições. Não deve ser administrada a crianças menores de seis anos de idade. Uma outra vacina, contendo o antígeno Vi (ViCPS), é indicada por via intramuscular. Ambas conferiram proteção entre 50 a 80% dos vacinados.

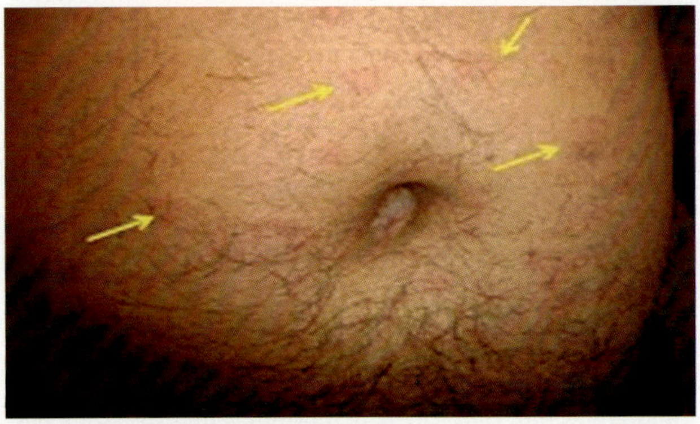

Figura 24.2 Roséolas tíficas.

DIAGNÓSTICO

Devido à falta de especificidade na apresentação clínica, o que pode simular diversas doenças infecciosas, torna-se imprescindível o concurso do laboratório a fim de confirmar a suspeita clínica. Para o diagnóstico, métodos bacteriológicos e testes sorológicos são utilizados. Entretanto, o isolamento e a identificação da bactéria devem ser sempre perseguidos, pois, além de estabelecerem o diagnóstico definitivo, permitem avaliar o perfil de sensibilidade dos antimicrobianos. Exames complementares inespecíficos auxiliam na detecção de complicações e na melhor condução do caso.

Métodos Bacteriológicos

Hemocultura

Constitui-se, ainda, no principal exame utilizado no diagnóstico da doença, por apresentar sensibilidade alta e ser de execução fácil. Preferencialmente, as amostras de sangue devem ser colhidas durante a primeira semana de doença, período no qual a positividade é maior. A partir da segunda semana do início das manifestações clínicas, o isolamento do agente etiológico torna-se progressivamente mais difícil, devido ao surgimento de aglutininas séricas específicas. O uso prévio de antimicrobianos diminui substancialmente a positividade do exame. Em cada frasco, deve-se manter uma relação de 1:10 de sangue para meio de cultura. Devem ser colhidas três amostras, não sendo necessário intervalo maior que 30 minutos entre elas. Não é recomendada a refrigeração após a introdução do sangue no meio de cultura. Meio de cultura utilizando caldo biliado mostrou-se ser o de maior sensibilidade para amostras de sangue, as quais devem ser mantidas incubadas por 21 dias para serem consideradas negativas.

Coprocultura

Por apresentar maior positividade numa fase mais tardia da doença (3ª a 4ª semana), possui valor diagnóstico mais limitado. Também se encontra indicada no controle de cura e na pesquisa de portadores crônicos de *Salmonella*. Diante de um caso suspeito originário de área de alta endemicidade, um resultado positivo não confirma, necessariamente, o diagnóstico, devendo ser interpretado como diagnóstico presuntivo. Crianças apresentam maior incidência de exames positivos do que os adultos (60 e 27%, respectivamente). A fim de diminuir o risco de um resultado falso-negativo, as amostras colhidas *in natura* devem ser remetidas ao laboratório em até duas horas, em temperatura ambiente, ou em seis horas, sob refrigeração. Quando se torna necessário um prazo maior para o envio do material, utilizar soluções preservadoras (p. ex., fórmula de Teague-Clurman). Para o diagnóstico de portadores assintomáticos, recomenda-se a coleta de sete amostras sequenciadas.

Mielocultura

É considerado o exame diagnóstico de maior sensibilidade (até 90%). Possui vantagem sobre a hemocultura, pois mantém sua positividade mesmo nos indivíduos que fizeram uso prévio de antibióticos por até cinco dias, fato comum na nossa população. Logo após o procedimento, o sangue aspirado deve ser semeado em meio de cultura contendo ágar-sulfato de bismuto (Wilson e Blair ou Hektoen), diretamente na placa de Petri. A necessidade de profissional treinado para a realização do procedimento e o fato de ser exame invasivo e desconfortável para o paciente podem ser fatores limitantes de seu emprego de modo mais amplo no nosso meio.

Urinocultura

Seu valor diagnóstico é limitado, pois, de forma semelhante à coprocultura, apresenta positividade máxima na terceira semana de doença, mesmo assim em percentual inaceitavelmente baixo.

Culturas de outros sítios

Quando indicadas em situações especiais, podem ser realizadas culturas de secreções purulentas, líquor, líquido articular, secreção brônquica, bile, roséola tífica e outros materiais. Em crianças, demonstrou-se que a associação de hemoculturas com cultura de bile, além de ser menos invasiva, foi tão sensível quanto a mielocultura. A cultura de fragmento de roséola tífica apresenta positividade em mais de 60% dos pacientes e, à semelhança da mielocultura, permanece positiva mesmo em vigência de tratamento com antibiótico.

Métodos Sorológicos

Reação de Widal

Introduzida há mais de um século e ainda amplamente utilizada para o diagnóstico da doença, a reação de Widal é um teste de soroaglutinação que detecta anticorpos (aglutininas) contra os antígenos O e H. As primeiras aglutininas a serem detectadas são as anti-O, a partir do 10º dia de doença, alcançando títulos inferiores aos da anti-H. Ocorre queda rápida, desaparecendo por volta do 30º dia. Já as aglutininas anti-H surgem no fim da segunda semana de doença, apresentando títulos crescentes até o 30º dia. A seguir, declinam mais lentamente, podendo permanecer detectáveis por meses. Embora não haja consenso na literatura, admite-se que um teste possa ser considerado positivo quando for observado título de anti-O maior que 1:50 ou 1:100 em uma única amostra colhida entre a segunda e a terceira semanas de doença ou aumento dos níveis dos títulos de anti-O em quatro vezes após duas semanas da primeira coleta.

Apesar de ser teste de fácil e rápida execução, além de baixo custo, a reação de Widal apresenta algumas limitações que conduzem a erros de interpretação dos resultados devido à ausência de estandardização entre os antígenos comercializados e aos seguintes fatores:

- A alta prevalência das aglutininas entre indivíduos maiores de dez anos de idade nas áreas endêmicas faz com que a positividade do teste em uma única amostra desse grupo não apresente valor diagnóstico. Portanto, um teste deverá ser considerado positivo em um indivíduo não vacinado caso este provenha de área não endêmica ou, então, se menor de dez anos, caso seja de área endêmica. Por outro lado, um resultado negativo em área endêmica praticamente afasta o diagnóstico.
- Nas áreas endêmicas, indivíduos que apresentaram a doença no passado podem responder com aumento das aglutininas (especialmente anti-H) em decorrência de outras infecções, fato esse conhecido como resposta anamnéstica. Nessa situação, o diagnóstico fica comprometido caso leve-se em consideração um resultado positivo em uma única amostra.
- A utilização precoce de antibióticos pode comprometer a resposta imunológica, impedindo a positivação da segunda amostra naqueles pacientes que apresentam o primeiro teste negativo, e mesmo naqueles em que o primeiro teste foi positivo um aumento significativo pode não ser alcançado. Ou seja, uma titulação negativa ou baixa após uso de antibióticos não afasta o diagnóstico de febre tifoide. Entretanto, do ponto de vista prático, a conduta terapêutica é tomada com base em uma única amostra, uma vez que, diante de um quadro sugestivo da doença, não é possível esperar dez a 14 dias para o pareamento.
- A vacinação é responsável por aumento transitório do título de antígeno O e por uma elevação persistente do título do antígeno H.
- Pode haver reação cruzada contra outras espécies de *Salmonella* devido à presença em comum do antígeno

O. Assim, um título elevado desse antígeno pode significar apenas infecção por outra bactéria do gênero.

- Pacientes não tratados podem evoluir sem aumento dos títulos de aglutininas, mesmo após a terceira semana de doença.

Apesar da sua baixa especificidade, a reação de Widal representa, ainda, um recurso de fácil acesso e útil para o diagnóstico da febre tifoide, desde que seja interpretado levando-se em consideração as limitações expostas anteriormente.

Outros testes

A necessidade de se ter disponível um exame laboratorial para o diagnóstico rápido e correto da doença levou ao desenvolvimento de vários testes sorológicos, incluindo contra-imunoeletroforese (CIE), ensaios imunoenzimáticos (ELISA), dot-ELISA, hemaglutinação (HA) e coaglutinação. Entretanto, esses testes exigem, além do maior custo, alguma complexidade técnica, requerem equipamento especial e dependem de eletricidade ou refrigeração para a guarda do material. Além disso, apresentam variações na sensibilidade e especificidade devido a diferenças entre as cepas utilizadas, não sendo utilizados na prática clínica. Mais recentemente, um teste utilizando o método ELISA para a detecção de anticorpos IgM específicos contra a *S. typhi* mostrou sensibilidade de até 100% nas amostras colhidas após nove dias de doença. No teste, é utilizada uma fita de nitrocelulose contendo o antígeno e um anticorpo monoclonal antiimunoglobulina humana conjugado a uma suspensão coloidal de vermelho Palanyl. À fita é adicionado o soro do paciente além de um reagente. Ao final de três horas, em temperatura ambiente, é observada a intensidade da coloração apresentada, comparando-a com uma fita de referência. Esse teste tem a vantagem de ser de fácil manipulação, não necessita de técnico especializado, de equipamento especial e de refrigeração, além de estar pronto em três horas. Pode ser de utilidade nos pacientes com suspeita da doença que apresentam hemocultura negativa ou em regiões onde os métodos microbiológicos não estejam disponíveis.

Exames Inespecíficos

No hemograma, geralmente são encontradas leucopenia, neutropenia e linfomonocitose relativa. Anemia e trombocitopenia também são achados frequentes. O exame deve ser solicitado semanalmente, uma vez que o surgimento de neutrofilia e leucocitose, principalmente se associado à piora do quadro abdominal, é sugestivo de perfuração intestinal. Também é de ajuda naqueles pacientes em uso de cloranfenicol, quando a presença de leucopenia importante pode significar acometimento da medula óssea pelo antibiótico. A velocidade de hemossedimentação (VHS) encontra-se normal ou baixa.

TRATAMENTO DA FEBRE TIFOIDE NÃO COMPLICADA

Inespecífico

Além de uma cuidadosa reposição hidroeletrolítica, deve-se atentar para a profilaxia das complicações, com especial atenção para a alimentação, que deve ser pobre em resíduos, e a não realização de procedimentos que tragam risco de hemorragia ou perfuração intestinal, em especial clisteres e lavagens intestinais e colonoscopias.

Nas formas graves, hipertóxicas, adultos e crianças beneficiam-se com administração de dexametasona na dose inicial de 3 mg/kg, intravenosa, num período de 30 minutos, seguida por 1 mg/kg fracionada a cada seis horas. A mortalidade foi reduzida de 50% para 10%.

Específico

Fluorquinolonas

Podem ser usadas em qualquer idade e com boa resposta num período curto de tratamento, de três a sete dias. Com elas obtêm-se os melhores índices de cura, superiores a 96%. São utilizadas na dose de 15 mg/kg/dia, por cinco a sete dias. Os pacientes tornam-se apiréticos até o quarto dia de tratamento. As fluorquinolonas não alteram as taxas de recidiva e de desenvolvimento do estado de portador assintomático (menor 2% dos casos).

A ofloxacina, a ciprofloxacina e a pefloxacina são altamente ativas e eficazes. A norfloxacina, por ter biodisponibilidade oral inadequada, não deve ser usada no tratamento.

Nos pacientes com febre tifoide quinolona-resistente podem ser usadas as fluorquinolonas na dose de 20 mg/kg/dia, por dez a 14 dias, com índice de cura de 90 a 95%. O paciente torna-se apirético até o sétimo dia e o estado de portador assintomático não é alterado (20% dos casos).

Nas cepas multidroga-resistente estão indicadas a azitromicina na dose de 8 a 10 mg/kg/dia, por sete dias ou cefalosporinas de terceira geração na dose de 20 mg/kg/dia, por dez a 14 dias.

Cefalosporinas de terceira geração (ceftriaxona, cefixima, cefotaxima, cefoperazona) e azitromicina

Estudos mostram que, principalmente com a ceftriaxona e a cefotaxima, a febre desaparece em até sete dias, e a falha terapêutica ocorre em 5 a 10%. A recaída foi de 3 a 6% e o estado de portador assintomático foi menor que 3%. As doses de ceftriaxona e cefotaxima são de 20 mg/kg/dia, por dez a 14 dias. Nos casos graves, a dose recomendada de ceftriaxona é de 60 mg/kg/dia, e a de cefotaxima é de 80 mg/kg/dia. Com azitromicina a cura foi de 95%. A apirexia ocorreu em média de quatro a sete dias após a recaída e o estado de portador assintomático foi menor que 3%. A dose recomendada é de 8 a 10 mg/kg/dia. Aztreonam e imipenem são drogas de terceira linha.

Cloranfenicol

Constitui-se a droga apropriada para tratamento da febre tifoide nas áreas em que a bactéria é sucetível e as fluorquinolonas não estão disponíveis. É acessível, disponível e raramente associada a efeitos colaterais. A dose recomendada é de 100 mg/kg/dia fracionada de seis em seis horas, IV . A defervescência dos sintomas ocorre num período de cinco a sete dias, a partir do qual aguarda-se 48 horas para reduzir a dose da droga à metade, mantendo-se, então, por mais dez a 14 dias. A cura é de 95%, a recaída é de 1% a 7% e o estado de portador assintomático é de 2% a 10%.

Ampicilina

As indicações para seu uso são a intolerância ao cloranfenicol e o tratamento dos portadores crônicos devido à sua alta concentração nas vias biliares. Deve ser utilizada na dose de 100 mg/kg/dia, fracionada de seis em seis horas, intravenosa, por 14 dias. A apirexia costuma ocorrer, em média, ao redor do oitavo ao décimo quarto dia. Quando se pretende completar o tratamento (14 dias após a apirexia) por via oral, opta-se pelo uso da *amoxicilina*, na dose de 50 a 75 mg/kg/dia fracionada em três tomadas.

Sulfametoxazol e trimetoprim

Essa associação apresenta índices de cura semelhantes aos obtidos com a ampicilina. A dose recomendada é de 160/800 mg/kg/dia, fracionada a cada seis horas por via oral e de 8 a 10 mg/kg/dia a cada seis horas, intravenosa.

Há poucos estudos na literatura sobre o tratamento da febre tifoide na gestante. Os betalactâmicos são considerados seguros, e nos casos graves tem sido usada fluorquinolona com sucesso.

TRATAMENTO DA FEBRE TIFOIDE GRAVE

Hemorragia Digestiva

A hemorragia digestiva ocorre em menos de 10% dos casos, habitualmente a partir do final da segunda semana. Muitas vezes não é grave, podendo ser tratada com reposição hidroeletrolítica e dieta zero. Em casos de exteriorização de sangramento vultoso, pode ser necessária laparotomia para ressecção ileocecal. A mortalidade antes da perfuração varia entre 10% e 32%.

Perfuração Intestinal

A perfuração intestinal ocorre em menos de 5% dos pacientes, podendo apresentar ou não sinais de peritonite. A localização preferencial é o íleo terminal. O acompanhamento deve ser semanal (após terceira semana), com solicitação de hemograma, onde a evidência de leu-cocitose e desvio à esquerda pode ser decisivo para diagnóstico precoce de peritonite, sendo, portanto, necessária a intervenção terapêutica com antimicrobianos eficazes para bastonetes gram-negativos, como amino-glicosídeos ou cefalosporinas de terceira geração. Essas medidas não sendo suficientes, deve-se indicar ressecção de segmento intestinal e lavagem da cavidade abdominal.

Raramente ocorrem outras complicações, como miocardites, pancreatite, colecistite, insuficiência renal, pneumonias, derrames pleurais e abscessos de localização variada.

Recaídas ocorrem em menos de 10% dos pacientes, geralmente associadas a curto tempo de tratamento. A maioria dos portadores de perfuração intestinal podem ser tratados com ampicilina ou amoxicilina na dose de 100 mg/kg/dia associada a 30 mg/kg/dia de probenecida por três meses; com sulfametoxazol-trimetoprim dois comprimidos duas vezes ao dia por três meses; ou com ciprofloxacina na dose de 750 mg duas vezes ao dia por 28 dias. A média de cura está em torno de 80%. Na presença de colelitíase, deve ser indicada a colecistectomia além da antibioticoterapia.

REFERÊNCIAS BIBLIOGRÁFICAS

Barroso PF. Febre Tifoide. In: Schechter, M, Marangoni, DV. Doenças Infecciosas: Conduta Diagnóstica e Terapêutica. Guanabara-Koogan 1998; p. 201-4.

Bhutta ZA, Mansurali N. Rapid Serologic Diagnosis of Pediatric Typhoid Fever in an Endemic Area: A Prospective Evaluation of Two Dot-Enzyme Immunoassays and the Widal Test. Am J Trop Med Hyg 1999; 61(4): 654-7.

Bitar RE, Tarpley J. Intestinal perforation in typhoid fever: a historical and state-of-the-art review. Rev Infect Dis 1985; 7: 257-71. [Medline]

Butler T. Sridhar CB, Daga MK *et al.* Treatment of typhoid fever with azithromycin versus chloramphecicol in a randomized mul- ticentre trial in India. J Antimicrob. Chemother 1999; 44: 243-50.

Carneiro ICS, Ramos FL, Lins-Lainso ZC. Febre Tifoide e Paratifoide. In: Leão RNQ. Doenças Infecciosas e Parasitárias – Enfoque Amazônico. Editora CEJUP 1997; p. 475-85.

Centers for Disease Control and Prevention. National Center for Infectious Diseases. Travelers' Health. Disponível em: www.cdc.gov/travel/diseases/typhoid.htm. Acesso em: 2002.

Chinh NT, Parry CM, Ly NT *et al.* A randomized con-trolled comparison of azithromycin and ofloxacin for treatment of multidrug-resistant and nalidixic acid-resistant enteric fever. Antimicrob Agents Chemother 1999; 44: 1855-9.

Edelman R, Levine MM. Summary of an International Work-shop on Typhoid Fever. Rev Infect Dis 1986; 8 (3): 329-49.

Gasem MH, Dolmans WM, Isbandrio BB *et al.* Culture of *Salmonella typhi* and *Salmonella paratyphi* from blood and bone marrow in suspected typhoid fever. Trop Geogr Med 1995; 47 (4): 164-7.

Gilman RH, Terminel M, Levine MM, Hernandez-Mendoza, P, Hornick RB. Relative Efficacy of Blood, Urine, Rectal Swab, Bone-Marrow and Rose-Spot Cultures for Recovery of *Salmonella typhi* in Typhoid Fever. Lancet 1975; May 31, p. 1211-3.

Girgis NI, Butler T, French RW *et al.* Azithromycin versus ciprofloxacin for treatment of uncomplicated typhoid fever in a randomized trial in Egypt that includes patients with multidrug resistance. Antimicrob Agents Chemother 1999; 43: 1441-44.

Gotuzzo E, Carrillo C. Quinlones in typhoid fever. Infet Dis Clin Pract 1994; 3: 345-51.

Hatta M, Goris MGA, Heerkens J *et al.* Simple Dipstick Assay for the Detection of *Salmonella typhi*-Specific IgM Antibodies and the Evolution of the Immune Response in Patients with Typhoid Fever. Am J Trop Med Hyg 2002; 66(4): 416-21.

Hoffman SL, Punjabi NH, Kumala, S. *et al.* Reduction of mortality in chloramphenicol-treated severe typhoid fever by high-dose dexamethasone. N Engl J MED 1984; 310: 82-8. [Abstract]

Hoffman SL, Punjabi NH, Rockhill RC *et al.* Duodenal String--Capsule Culture Compared with Bone-Marrow, Blood, and Rectal-Swab Cultures for Diagnosing Typhoid and Parathyphoid Fever. J Infect Dis 1984; 149 (2): 157-1614.

House D, Wain J, Ho VA *et al.* Serology of Typhoid Fever in an Area of Endemicity and Its Relevance to Diagnosis. J Clin Microbiol 1999; 39: 1002-7.

Leung D, Venkatatesan P, Boswell T *et al.* Treatment of typhoid fever. Lancet 1995; 346: 648 [Medline]

Levine MM, Black RE, Lanata C. Precise estimation of the numbers of chronic carriers of Salmonella thyphi in Santiago, Chile, an endemic area. J Infect Dis 1982; 6:724-6. [Medline]

Levine MM, Grados O, GIlman RH. *et al*. Diagnostic Value of the Widal Test in Areas Endemic for Typhoid Fever. Am J Trop Med Hyg 1978; 27(4): 795-800.

Ministério da Saúde. Fundação Nacional de Saúde. Centro Nacional de Epidemiologia. Guia de Vigilância Epidemiológica. Capítulo 5.12. Febre Tifoide, 1998.

Ministério da Saúde. Fundação Nacional de Saúde. Guia de Doenças. Disponível em: www.funasa.gov.br. Acesso em: 2002.

Pang T, Puthucheary SD. False Positive Widal Test in Non-typhoid Salmonella Infections. Southeast Asian J Trop Med Pub Hlth 1989; 20 (1): 163-4.

Pang T, Puthucheary SD. Significance and Value of the Widal Test in the Diagnosis of Typhoid Fever in an Endemic Area. J Clin Pathol 1983; 36: 471-5.

Parry CM, Hoa NTT, Diep TS *et al*. Value of a Single-Tube Widal test in Diagnosis of Typhoid Fever in Vietnam. J Clin Microbiol 1999; 37(9): 2882-6.

Parry, CM, Hien, TT, Dougan, G *et al*. Typhoid fever. N Engl J Med 2002; 347 (22): 1770-82.

Saravía-Gomez J, Focaccia R, Lima VP. Febres Tifoide e Paratifoide. In: Veronesi, R, Focaccia, R. Tratado de Infectologia. Editora Atheneu 1996; p. 697-709.

Schroeder SA. Interpretation of Serologic Tests for Typhoid Fever. JAMA 1968; 206 (4): 839-40.

Seoud M, Saade G, Uwaydah M *et al*. Typhoid fever in pregnancy. Obstet Gynecol 1988; 71:711-14. [Medline]

Van Basten JP, Stockenbrugger, R. Typhoid perforation: a review of the literature since 1960. Trop Geogr Med 1999; 46: 336-9. [Medline]

Wain J, Hoa NT, Chinh NT *et al*. Quinolone-resistant *Salmonella typhi* in Vietnam: molecular basis of resistance and clinical response to treatment. Clin Infect Dis 1997; 25: 1404-10.

White NJ, Parry CM. The treatment of typhoid fever. Curr Opin Infect Dis 1996; 9:298-302.

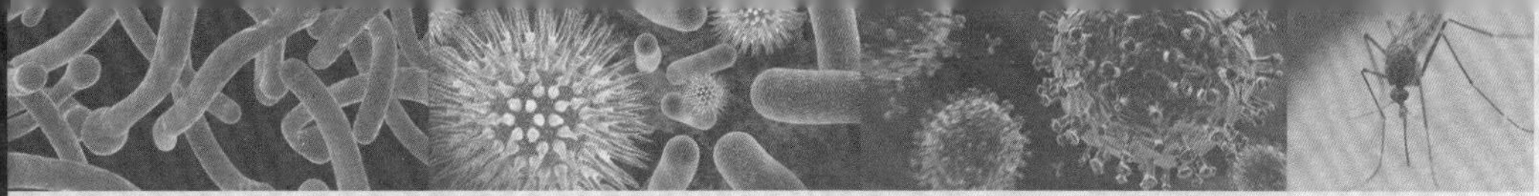

25 *Helicobacter Pylori*

Ricardo Mincis ▪ Moysés Mincis ▪ Rodrigo Mincis

INTRODUÇÃO

A Gastroenterologia moderna nasceu no dia 6 de junho de 1822, quando o Dr. William Beaumont, tratando um ferimento do paciente Alexis St. Martin necessitou deixar o estômago exposto através da parede abdominal. As clássicas experiências realizadas por Beaumont demonstraram a presença do ácido hidroclorídrico no suco gástrico, estabeleceram a íntima correlação entre o estado emocional, secreção e digestão gástrica, delinearam detalhes da atividade motora do estômago e, de certo modo, abriram as fronteiras para as pesquisas em fisiologia do aparelho digestivo.

Em 1902 William Bayliss e Ernest Starling demonstraram que uma substância química – a secretina – era capaz de estimular a secreção da glândula pancreática, independentemente da estimulação através dos nervos (invalidando a teoria pavloviana, segundo a qual os nervos eram os únicos reguladores da secreção gastrointestinal). Assim, de certo modo, a endocrinologia nasceu como "filha" da Gastroenterologia.

Em 1904, John Edkins demonstrou a presença, na mucosa antral, de uma substância que estimulava a produção de ácido pelo estômago, à qual denominou gastrina. Muitos outros hormônios que atuam na função gastrointestinal foram posteriormente descritos.

Entre muitas outras contribuições para o estudo dos mecanismos envolvidos em doenças do trato digestivo, merece ser salientada a pesquisa de Dragsted e Owens que seccionaram os nervos *vagus* para o tratamento da úlcera péptica.

Em 1934 Minot, Murphy e Whipple receberam o Prêmio Nobel por terem descoberto que a administração de vitamina B12 pode curar uma doença, até então fatal, a anemia perniciosa.

Em 1965 B.S. Blumberg et al., demonstraram a existência do antígeno Austrália (AgHbs), descoberta fundamental para o estudo diagnóstico das hepatites virais. Por causa dessa importante contribuição esses autores receberam, em 1976, o Prêmio Nobel.

Muitas outras contribuições para o desenvolvimento da gastroenterologia moderna foram naturalmente surgindo no decorrer dos anos. Entretanto, merece destaque muito especial a "revolução" no diagnóstico e terapêutico proporcionada pela endoscopia digestiva e pelos métodos diagnósticos por imagem. Mas, um dos mais importantes avanços em gastroenterologia foi, indubitavelmente, a redescoberta, em 1983, por Warren e Marshall, da bactéria *Helicobacter pylori* (HP) (Marshall e Warren, 1984).

Há um século aproximadamente já havia sido descrita a presença de bactérias espiraladas no estômago não tendo sido, entretanto, identificadas e cultivadas. Denominadas inicialmente como *Campylobacter pyloridis*, por apresentar algumas características do gênero *Campylobacter* (Anonymous, 1985) foi posteriormente reconhecido que a designação da espécie estava gramaticamente incorreta, sendo mudada para *Campylobacter pylori* (Marshall e Goodwin, 1987). Em 1989, foi demonstrado que o organismo não possuía características ultraestruturais, sequência DNA, propriedades bioquímicas e enzimáticas, entre outras, próprias do gênero *Campylobacter*, sendo então definido um novo gênero, o *Helicobacter pylori* (Graham, 1991). A infecção gástrica pelo HP é, atualmente, considerada a segunda infecção mais prevalente do homem suplantada apenas pela cárie dentária. Cerca de 40% a 50% da população mundial estão infectadas pela bactéria. A distribuição dessa infecção varia conforme as regiões consideradas, estando relacionada com as condições de higiene pessoal e sanitária, superpopulação, más condições de habitação, que propiciam aglomerados familiares, sendo, pois os países em desenvolvimento os que apresentam os mais altos índices de infectados (Coelho e Castro, 2002) (Tabela 25.1). Nos países em desenvolvimento, a infecção pelo HP ocorre nos primeiros anos de vida, podendo atingir já na fase crônica cerca de 80% dos adultos jovens. Nos países desenvolvidos, há um progressivo aumento de prevalência da infecção em razão da idade, acometendo cerca de 50% da população na velhice e sendo pouco frequente na infância (Coelho, 2002). HP é encontrada em pelo menos 50% dos indivíduos submetidos à endoscopia digestiva alta. Com relação às taxas de infecção no Brasil não há dados suficientes que estejam relacionados à população do país, como um todo. Em alguns trabalhos estima-se que a prevalência varia entre 40% e 80% da população adulta. A transmissão dessa bactéria ocorre de pessoa a pessoa, de forma direta ou indireta. Há dúvidas quanto à forma de transmissão, se por via oral-oral, fecal-oral, ambas ou mesmo gastro-oral. A via fecal-oral seria a dominante em populações com alta prevalência da infecção na infância e baixo nível socioeconômico, enquanto a via oral-oral predominaria nas populações com melhores condições socioeconômicas (portanto, com menores riscos de contaminação fecal). Nos países em desenvolvimento, poderia também ser transmitido através da água (Goodman KJ, Correa P, Tengana Aux HJ, 1996; Parsonnet, 1999). O micro-organismo pode também ser transmitido pelo exame endoscópico (embora essa não seja via importante). O HP é considerado agente carcinogênico do grupo I para a ocorrência do câncer gástrico (promove condições favoráveis ao desenvolvimento do tumor).

Características da bactéria

HP é um bacilo gram-negativo, ligeiramente espiralado, medindo aproximadamente 0,5 µm por 2,5 µm, que coloniza a superfície das células epiteliais e as criptas da mucosa gástrica humana. Possui de um a seis flagelos, medindo 2,5 µm de comprimento e em torno de 30 Nm de espessura, que são unipolares, pois se prendem ao bacilo em um único polo de inserção. Com seus múltiplos flagelos e movimentos serpentiformes, possui apreciável mobilidade em ambientes viscosos, como o do muco gástrico.

Estudos *in vitro* demonstraram que colônias de HP eram completamente inibidas em PH $< 3,6$, mas que a adição de ureia permitia sua sobrevivência em pH $= 2,6$, sugerindo que a elevada produção de urease pelo micro-organismo favorece sua sobrevivência em ambientes ácidos. Além da enzima uréase, o PH produz também peroxidase, superróxido dismutase extracelular e catálase, que permitem resistir aos mecanismos oxidativos líticos de polimorfonucleares e macrófagos. O HP dispõe de recursos necessários para sobreviver temporariamente em meio ácido, penetrar com rapidez na camada de muco que recobre o estômago e atingir a superfície epitelial e as criptas gástricas humanas – seu nicho ecológico habitual – onde encontra um microambiente ligeiramente alcalino, resultante da secreção de bicarbonato pelas células epiteliais. Por se constituir de um micro-organismo microaerófilo é capaz de aí sobreviver, ao contrário de bactérias aeróbicas, que necessitam de ambientes com maior tensão de oxigênio.

Fatores de patogenicidade

Os fatores de patogenicidade da HP estão relacionados com as características da bactéria, do meio em que se encontra e com diversos tipos de reações resultantes. Quanto às características devem ser mencionadas: motilidade, aderência, produção de toxinas e maior concentração plasmática de gastrina e de ácido (com consequente atuação sobre as secreções do antro e oxíntica). A HP apresenta grande motilidade o que favorece sua penetração no muco que reveste a mucosa. As cepas mais móveis seriam as mais virulentas e por possuir estrutura fibrilar flexível pode aderir mais facilmente às células epiteliais do estômago. A adesão da HP no epitélio constitui fator de virulência. A bactéria tem ação tóxica direta (através de citotoxina vacuolante) alterando as características físico-químicas de muco, favorecendo o aparecimento de lesões epiteliais.

Indivíduos com infecção por HP apresentam maior concentração plasmática de gastrina e de ácido que os não infectados, um aspecto que pode favorecer alterações fisiopatológicas e relacionadas com algumas doenças. A infecção por HP desencadeia produção local de várias citosinas, infiltração de neutrófilos, respostas específicas de células B e T e o desenvolvimento de folículos linfoides gástricos. Apesar dos avanços no conhecimento da patogenia envolvida com essa bactéria, ainda há muito a ser esclarecido (Tabela 25.1).

Tabela 25.1 Prevalência mundial da infecção por HP.

América Latina	60%-70%
África	70%-90%
Estados Unidos e Canadá	30%-40%
Europa Ocidental	70%
Ásia	70%-90%
Austrália	20%

HP e afecções associadas

Essa associação vem sendo muito estudada, há anos. Em algumas delas, a relação etiológica foi suficientemente comprovada. Em outras, porém, é duvidosa ou se baseia em estudos preliminares. A Tabela 25.2 lista algumas afecções que estão e outras que poderiam, eventualmente, estar associadas ao HP (Mincis, 1999).

Úlcera péptica gástrica ou duodenal

A úlcera péptica é uma doença multifatorial e resultante da interação de fatores genéticos e ambientais, preponderando, entretanto, os fatores ambientais, representados especialmente pelo HP. Considera-se, (segundo vários trabalhos), o HP responsável por 80%-85% das úlceras duodenais e 70-80% das úlceras gástricas. Numerosas observações clínicas possibilitaram demonstrar que a erradicação do HP impede a recidiva da úlcera péptica na grande maioria das vezes (Mincis, 2002).

Gastrites agudas e crônicas

Embora a priminfecção pelo HP passe despercebido na maioria dos doentes, às vezes, após um período de 3-7 dias, alguns desenvolvem dor ou mal-estar epigástrico, cefaleia, pirose, náusea, vômito, flatulência, halitose e astenia. Há comprovação histológica da existência da gastrite aguda pelo HP. O HP é atualmente considerado o principal agente etiológico em, pelo menos 95% das gastrites crônicas (Cas-

Tabela 25.2 *Helicobacter Pylori* e afecções associadas.

- úlcera péptica duodenal
- úlcera péptica gástrica
- gastrites agudas e crônicas
- carcinoma gástrico
- linfoma gástrico (MALT)
- dispepsia funcional
- formas especiais de gastrites:
  - doença de Ménétrier
  - gastrite linfocítica
  - gastrite hipertrófica
- encefalopatia hepática
- extradigestivas:
  - agente de retardo de crescimento em crianças
  - doença coronariana
  - câncer da vesícula
  - doença vascular cerebral
  - urticária crônica
  - fenônemo de Raynaud
  - púrpura de Henoch-Scholein

tro e Passos, 2002). O antro é, em geral, a primeira região a ser acometida, podendo, às vezes, predominar o comprometimento do corpo ou de todo o órgão. A grande maioria das gastrites crônicas é assintomática. O diagnóstico é essencialmente histológico, embora a nova classificação das gastrites pelo Sistema Sydney tenha adotado a expressão gastrite endoscópica para caracterizar qualquer alteração gástrica que não esteja relacionada com entidades específicas, tais como úlcera gástrica, carcinoma ou pólipo.

Carcinoma gástrico

Estudos epidemiológicos e experimentais verificaram que há correlação etiológica entre HP e esta neoplasia (Parsonnet J, Friedman GD, Orentreich N et al., 1997). Um estudo multicêntrico europeu envolvendo 3.000 indivíduos, em 13 países, possibilitou verificar correlação entre a variação regional da mortalidade por câncer gástrico com a prevalência por HP. Esta bactéria é considerada carcinógeno do grupo 1 em humanos. Alguns autores admitem que a aquisição do HP desde longa data aumenta o risco para o desenvolvimento de câncer gástrico. A incidência desse tumor é elevada sendo considerado o segundo mais frequente em todo o mundo, com o aparecimento de mais de 800 mil novos casos por ano. Com relação ao Brasil, dados do Ministério da Saúde estimaram que em 2000 houve a ocorrência de aproximadamente 20 mil novos casos de carcinoma gástrico, sendo 67% em homens (Mincis e Possik, 2002).

Linfoma gástrico

Resultados de estudos epidemiológicos sugerem que o linfoma gástrico não Hodgkin – o linfoma MALT (tecido linfoide associado à mucosa) possa estar associado à infecção prévia pelo HP. Em alguns ensaios clínicos, verificou-se que a erradicação do micro-organismo veio acompanhada de regressão completa do tumor.

Dispepsia funcional

Em alguns trabalhos não houve associação entre HP e dispepsia funcional. Em estudos prospectivos a erradicação atenuou os sintomas (principalmente se eram "ulcerlike") mas, em outros não modificou a sintomatologia. Apesar das controvérsias a Associação Americana de Gastroenterologia recomenda tratar pacientes com dispepsia HP^+, com idade inferior a 50 anos. No item Tratamento outros dados serão mencionados.

Formas especiais de gastrites

Evidências iniciais também relacionam HP com a Doença de Ménétrier, Gastrite Linfocítica e Gastrite Hipertrófica.

Afecções extradigestivas

Em alguns estudos epidemiológicos verificou-se que HP atua como agente etiológico de retardo de crescimento em crianças (por liberação de mediadores inflamatórios sistêmicos ou apenas como marcador de outras doenças crônicas como diabetes e doença inflamatória intestinal que comprometem inespecificamente o crescimento), entretanto, não comprovado em outros. Há controvérsias quanto à associação entre HP e doença coronária. Pasceri, Cammarota e Patti (1998) verificaram que existe essa associação enquanto Danesh e Peto (1998) em estudo de meta-análise concluíram que a presença dessa bactéria não constitui fator de risco para doença cardiovascular. Estudos preliminares também relacionam HP com câncer da vesícula, doença vascular cerebral, urticária crônica, fenômeno de Raynaud, Púrpura de Henoch-Scholein, entre outras doenças.

Diagnóstico

A confirmação da presença de HP pode ser feita baseada em testes realizados sem exame endoscópico e em testes realizados durante o exame endoscópico (Tabela 25.3).

Tabela 25.3 Testes respiratórios com ureia marcada.

▮ Com carbono 13 ou 14. ▮ Testes sorológicos. ▮ Determinação de antígenos fecais. ▮ Testes moleculares.
Durante Exame Endoscópico ▮ Teste da uréase. ▮ Histologia. ▮ Cultura.

Diagnóstico da presença de HP

Sem exame endoscópico

- **Teste respiratórios:** possibilita detectar a produção de CO_2 (e não a liberação de amônia, como o teste da uréase, que será comentado). A ureia pode ser marcada no átomo de carbono com isótopo 14C (fracamente radioativo) ou 13C (isótopo estável, não radioativo). Sempre que possível deve-se preferir o teste com 13C, que é absolutamente seguro (não radioativo), mas disponível apenas em grandes centros. Alguns consideram o teste respiratório o padrão ouro para o diagnóstico e controle da infecção pelo HP (autores consideram também o histológico padrão-ouro).
- **Testes sorológicos:** são úteis para estudos epidemiológicos e não úteis, em princípio, no acompanhamento de pacientes que receberam terapêutica para a erradicação da bactéria. Em geral, os testes pela técnica de Elisa têm sido mais utilizados. Há estudos sobre testes sorológicos rápidos, qualitativos, empregando sangue total obtido por micropunção digital para a detecção de anticorpos anti-*H.pylori* (no próprio local do atendimento médico), para detectar infecção pela bactéria.
- **Determinação de antígenos fecais:** estes testes seriam eventualmente, método de escolha na população pediátrica (para o diagnóstico e determinar se houve erradicação da bactéria).
- **Testes moleculares:** métodos moleculares especialmente a PCR vêm sendo utilizados no diagnóstico da infecção pelo HP. Apesar de alguns casos de falsos positivos que podem ocorrer, a sensibilidade e especificidade do PCR para o diagnóstico variam entre 90% e 100%.

Durante o exame endoscópico

- **Teste da uréase:** possibilita confirmar a presença de HP nos fragmentos de biópsia gástrica. Vários tipos de testes têm sido utilizados com sensibilidade de 95% e especificidade de cerca de 98%. O uso concomitante de inibidores da bomba de prótons e bloqueadores dos receptores da histamina afeta a acerácea do teste da uréase, sendo recomendado não usar pelo menos sete dias antes (esses medicamentos).
- **Histologia:** o exame histológico é método importante, um dos mais utilizados. São realizados cortes histológicos corados pelo Gram, Giemsa, modificado ou não Gimenez, laranja de acridina e carbolfucsina. Naturalmente essas técnicas não informam que o organismo visto é o HP (salvo quando realizado por técnicas de imuno-histoquímica ou reação de PCR). Uma nova técnica (Genta) impregnação pela prata, hematoxilina-eosina, possibilita avaliação simultânea da presença de HP e aspectos histológicos das alterações. Segundo alguns autores o exame histológico seria exame padrão-ouro.
- **Cultura:** possibilita o diagnóstico definitivo e, também, estudo da suscetibilidade da amostra aos antibióticos. A cultura apresenta sensibilidade 82% a 98%.

Tratamento

Indicações: para auxiliar na escolha de esquemas no tratamento do HP, as Sociedades Médicas estabeleceram os consensos, isto é, padronização de procedimentos sobre os conhecimentos científicos de forma adequada a ser seguida pelo médico. Foram realizados, em 1995, no Brasil dois consensos. Em 1999 realizou-se no Rio de Janeiro o Consenso Latino-americano sobre a infecção pelo HP. Quando se compara as conclusões desses consensos verifica-se que há algumas diferenças. Em 2000, surgiu o Consenso de Maastrich sob a coordenação do Grupo Europeu para o Estudo do HP com a participação de destacados especialistas de diferentes partes do mundo. Os pontos mais importantes abordados foram o manuseio da infecção quanto aos cuidados primários, o posicionamento da infecção por HP. Como uma questão de saúde pública, os critérios para seleção dos indivíduos a serem tratados e a definição dos regimes terapêuticos. As recomendações e os conceitos estabelecidos foram com base em cinco níveis de evidências científicas. Como conclusões desses critérios foram classificados em três níveis:

1. fortemente recomendado;
2. aconselhável; e
3. incerta.

Tabela 25.4 Indicações para o tratamento.

Fortemente recomendadas	Nível de evidência científica
Úlcera duodenal/úlcera gástrica (ativa ou não, incluindo úlcera péptica complicada)	1
MALToma	2
Gastrite atrófica	2
Pós-ressecção de câncer gástrico	3
Familiares de primeiro grau de pacientes com câncer gástrico.	3
Desejo do paciente (após consulta com o médico).	4

Tabela 25.5 Indicações de aconselhamento e conceitos relevantes.

Aconselhável e conceitos relevantes	Nível de evidência científica
Dispepsia Funcional	2
Doença do refluxo gastroesofágico (DRGE)	
Erradicação do HP:	
Na maioria dos casos não está associado ao desenvolvimento de DRGE.	3
Não exacerba DRGE preexistente	3
HP deve ser erradicado, particularmente, em pacientes que necessitam supressão ácida profunda e prolongada.	3
Anti-inflamatórios não esteroides (AINE)	
Erradicação do HP:	
Reduz a incidência de úlcera quando a erradicação é anterior ao início de AINE.	2
Isoladamente, é insuficiente para prevenir a recorrência de úlcera hemorrágica em usuários de alto risco.	2
Não favorece a cicatrização da úlcera gástrica ou duodenal em pacientes em terapêutica antissecretora, ainda recebendo AINE	1
HP e AINE/aspirina são fatores de risco independentes para doença como úlcera péptica.	2

Tabela 25.6 Principais agentes anti-*H. pylori.*

- citrato de bismuto ranitidina;
- sais de bismuto;
- claritromicina;
- amoxicilina;
- nitroimidazólicos;
- furazolidona;s
- azitromicina;
- tetraciclina.
- Indicações incertas (ou não indicadas em geral)*
- Doença cardiovascular
- Anemia e trombocitopemia

* Só indicar em poucos casos, após avaliação adequada.

Como tratar

Tratamento anti-*helicobacter Pylori*

Com a erradicação da bactéria, em geral, ocorre melhora da sintomatologia dolorosa, a cicatrização da úlcera e, eventualmente, previne (em muitos casos) recidiva e complicações. O esquema que vem sendo utilizado em todo o mundo é o seguinte: omeprazol 20 mg, lanzoprazol 30 mg, pantoprazol 40 mg, rabeprazol 20 mg ou esomeprazol 40 mg + claritromicina 500 mg + amoxicilina 1000 mg, todos duas vezes ao dia durante sete dias. Os índices de erradicação com esse esquema terapêutico é, em nossa experiência, de 80% a 85%, sendo geralmente bem tolerado e com poucos efeitos adversos. Outros esquemas terapêuticos que, como o primeiro, foram recomendados por ocasião de Segundo Consenso Brasileiro sobre *Helicobacter pylori* (2004) são os seguintes: IBP (mesmas doses do primeiro esquema) uma vez ao dia, claritromicina 500 mg duas vezes ao dia e furazolidona 200 mg duas vezes ao dia (durante sete dias). Os esquemas de retratamento compreendem: 1) IBP (mesmas doses) duas vezes ao dia + sais de bismuto 240 mg, duas vezes ao dia, furazolidona 200 mg, duas vezes ao dia, amoxicilina 1000 mg (ou doxicilina 100 mg) duas vezes ao dia, durante 10 a 14 dias. 2) IBP + levofloxacina 500 mg, uma vez ao dia + amoxicilina 1000 mg, duas vezes ao dia, durante dez dias. 3) IBP + levofloxacina 500 mg + furazolidona 400 mg, em dose única diária durante dez dias. Os índices de erradicação com os esquemas 1, 2 e 3 são menores do que com os do primeiro esquema mencionado e, eventualmente, mais efeitos adversos. Alguns autores verificaram que os pacientes com a citotoxina associada ao gene A (CagA) respondem melhor (a terapêutica é mais eficaz) ao tratamento "standard". Já outros autores verificaram que o tratamento "sequencial" foi mais eficaz que o primeiro esquema tríplice mencionado; utilizaram o esquema: pantoprazol 40 mg + amoxicilina 1000 mg, duas vezes ao dia durante cinco dias, seguidos de pantoprazol 40 mg + claritromicina 500 mg + tinidazol 500 mg, durante cinco dias. Esse esquema foi comparado com o esquema tríplice, utilizado durante dez dias (Vieira et al., 2007). Alguns trabalhos apresentados no Congresso DDW (Digestive Disease Week) apresentados em Washington DC, em 2007, relataram os resultados da utilização de levofloxacina associada ao IBP e a amoxicilina para a erradicação do HP, com índices de 70%-80%, tanto na segunda como na terceira linha de retratamento. A associação de probióticos diminui a intensidade de colonização de HP. Os probióticos exercem ação bactericida porque produzem ácidos orgânicos e bacteriocinas que interferem na adesão do HP às células epiteliais. Esses medicamentos apresentam também propriedades antioxidantes e anti-inflamatórias capazes de estabilizar a função e diminuir a inflamação da mucosa gástrica (DDW, 2007). Em publicação recente, vale acrescentar, destaca-se que a administração de probióticos reduz a inflamação por exercer efeitos benéficos sobre a disfunção de células epiteliais e do sistema imune que constituem a base da inflamação (Boirivant e Strober, 2007).

Recentemente, outros esquemas terapêuticos surgiram. Em um trabalho, de meta-análise verificou-se que o uso concomitante de inibidor de bomba de prótons com claritromicina, amoxicilina e nitroimidazole, proporcionou erradicação da bactéria em cerca de 89% (NIH Public Access, Helicobacter,2009). Em outro estudo verificou-se que um esquema de "curta duração" administrando claritromicina 400mg/dia com furazolidona durante uma semana, com duas semanas de amoxicilina, omeprazol e subcitrato de bismuto, foi um bom esquema para a erradicação de HP (Hasan SR et al., The Saúdo Journal of Gastroenterology, 2010). Após insucesso de duas tentativas para a erradicação da bactéria, alguns autores sugerem prosseguir com o tratamento anti-*Helicobacter-Pylori*. Pode-se afirmar que houve erradicação quando o micro-organismo não foi detectado e estava ausente nos exames realizados pelo menos um mês após o término do tratamento.

REFERÊNCIAS BIBLIOGRÁFICAS

Anonymous. Validation of publication of new games and new combinations previously effectively published out side the I J S B. Int J Syst Bacteriol. 1985;35:223-5.

Castro LP, Passos MCF. Gastrites. In: Mincis M. Gastroenterologia & Hepatologia. 3ª ed. São Paulo: Lemos Editorial. 2002; 291-303.

Coelho LGV. Helicobacter Pylori e Afecções Associadas. In: Mincis M. Gastroenterologia & Hepatologia. 3ª ed. São Paulo: Lemos Editorial. 2002;331-58.

Coelho LGV, Castro LP. Helicobacter pylori – quando e como erradicar. In: Alves JG. Temas de Atualização em Gastroenterologia. Rio de Janeiro: Livraria Rubio Ltda. 2002;105-7.

Coelho LGV, Castro LP. Helicobacter pylori – Desafios para sua Erradicação em Países em Desenvolvimento. In: Rosa H, Dani R, Alves JG. Terapêutica em Gastroenterlogia. São Paulo: Lemos Editorial. 2002;51-9.

Danesh J, Peto R. Risk factors for coronary heart disease and infection with H. pylori meta-analysis of 18 studies. BMJ. 1998;316:1130-2.

Gisbert JP. "Rescue" regimens after Helicobacter pylori treatment. Worl J Gastroenterol. 2008;14(35):5385-402.

Gisbert JP, Gisbert J-L, Marcos S, I-Alonso-Jimenez, Monteno-Otero R, Palares JM. Empirical rescue Therapy after Helicobacter pylori treatment failure a 10-year single-centre study of 500 patients. Aliment Pharmacol Ther. 2008;27:346-54.

Goodman KJ, Correa P, Tengana Aux HJ et al. Helicobacter pylori infection in the Colombian Andes: a population – based study of transmission pathways. Am J Epidemiol. 1996;144:290-9.

Graham DY. Helicobacter pylori: its epidemiology and its role in duodenal ulcer disease. J Gastroenterol Hepatol. 1991; 100:495-501.

Graham DY. Therapy of Helicobacter pylori: Current Status and Issues. Gastroenterology. 2000;118:52-8.

Hasan SR, Vahid V, Reza PM, Roham SR, Short-Duration Furazolidone Therapy in Combination with Amoxicilin, Bismuth Subcitrate and Omeprazol for Erradication of Helicobacter pylori. The Saudi Journal of Gastroenterology.2010;16(1)14-8.

Lima VP, Rabenhorst SHB. Genes Associados à Virulência de Helicobacter Pylori. Revista Brasileira de Cancerologia. 2009;55(4):389-96.

Malfertheiner P, Mégraud F, O'Morain C et al. Current in the management of Helicobacter pylori. The Maastricht 2 – 2000 Consensus Report. Aliment Pharmacol Ther. 2002;16:167-80.

Marshall BJ, Goodwin CS. Revised nomenclature of C.pyloridis. Int J Syst Bacteriol. 1987;37:68.

Marshall BJ, Warren JR. Unidentified curved bacilli in the stomach of patients with gastritis and peptic ulceration. Lancet.1984;i:1311-5

Mincis M. Helicobacter pylori: avanços e problemas. Rev. Bras. Med. 1999;56:472-7.

Mincis M. Úlcera Péptica Gastroduodenal. In: Mincis M. Gastroenterologia & Hepatologia 3ª ed. São Paulo: Lemos Editorial. 2002;313-22.

Mincis M. Úlcera Péptica Gastroduodenal. In: Mincis M. Gastroenterologia & Hepatologia. 4ª ed. São Paulo: Casa Leitura Médica. 2008;403-14.

Mincis M, Possik R. Câncer Gástrico. In: Mincis M. Gastroenterologia & Hepatologia. 3ª ed. São Paulo: Lemos Editorial. 2002;371-84.

Moura SAB R, Gerbi M, Medeiros AMC, Souto MF, Emiliano G-B Guedes, Souza JMA. Identificação de Helicobacter Pylori na Saliva e Biofilm Dental. International Journal of Dentistry, Recife. 2004;3(2):349-52.

Parsonnet J, Friedmann GD, Orentreich N et al. Risk for gastric cancer in (1 "p") people with CagA positive or CagA negative Helicobacter pylori infection. Gut. 1997;40:297-30.

Parsonnet J, Shmuely H, Haggerty T. Fecal and oral shedding of Helycobacter pylori from healthy infected adulto. JAMA. 1999;282:2240-5.

Pasceri V, Cammarota G, Patti G. Association of virulent Helicobacter pylori strains with ischemic heart disease. Circulation. 1998;97:1675-9.

Peterson WL, Frendick AM, Cave DR et al. Helicobacter pylori – related diseases: guidelines for testing and treatment. Arch Inter Med. 2000;160:1265-91.

Shah R. Dyspepsia and Helicobacter pylori. BMJ. 2007;334 (7583):41-3.

Siqueira JS, Lima PSS, Barreto AS, Quintanas-Junior LJ. Aspectos Gerais nas Infecções por Helicobacter pylori. RBAC. 2007;39(1):4-13.

Suerbaum S, Michetti P. Helicobacter pylori infection N Engl J Med.2002;347:1175-86.

Xie F, Luo N, Lee HP. Cost effectiveness analysis of population – based serology sereening and ^{13}C-urea breath test for Helicobacter pylori to prevent gastric cancer: A markov model. Worl J Gastroenterol. 2008;14 (19):3021-27.

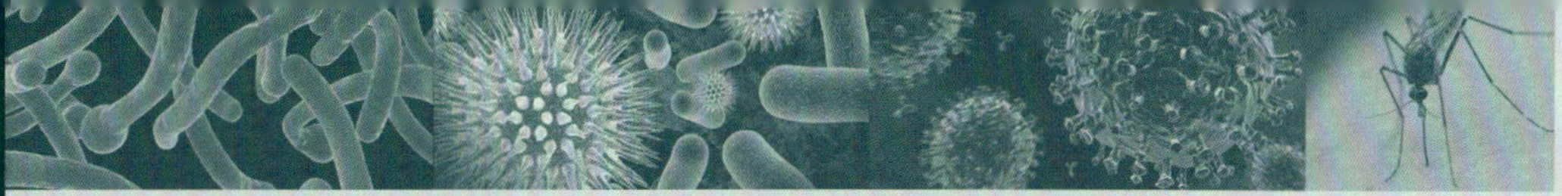

26 Doenças causadas por bactérias

Alexandre Leite de Souza ▪ Zaira Araújo Silva ▪ Melissa Rodrigues de Lara ▪ Ivan de Oliveira Castro (in memorian) ▪ Tuba Milstein Kuschnaroff

26.1. Doença Meningocócica: de Hipócrates às Bases Moleculares e Celulares da Doença

Globalmente, a população humana é estimada em 6,2 bilhões de indivíduos, há anualmente 57 milhões de óbitos e, assustadoramente, 15 milhões (26%) dessas mortes são reivindicadas pelos agentes infecciosos (Morens, Folkers e Fauci, 2008). Nas últimas décadas, o conhecimento sobre os mecanismos moleculares, celulares e genéticos envolvidos na fisiopatologia da infecção meningocócica vivenciou um explosivo crescimento (de Souza, van de Beek e Scheld, 2011). Contudo, o medo evocado por esta violenta síndrome infecciosa não se enfraqueceu diante da luz dos novos conhecimentos e poderosas estratégias terapêuticas. Na verdade, há 1.2 milhões de novos casos dessa infecção anualmente, resultando em 135 mil mortes em todo mundo, segundo a Organização Mundial de Saúde (OMS) (Tan, Carlone e Borrow, 2010). Além disso, aproximadamente 20% dos sobreviventes permanecem com algum tipo de sequela. Desta forma, a doença meningocócica permanece como uma significativa causa de morbidade e mortalidade, mundialmente (de Souza e Seguro, 2008a).

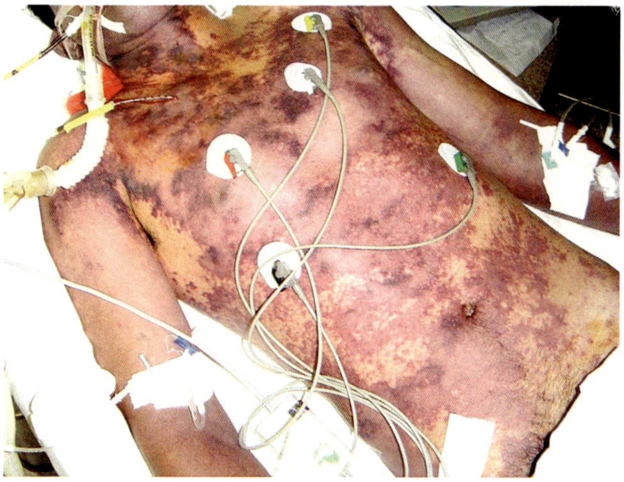

Figura 26.1 Infecção meningocócica pode evoluir para quadros dramáticos, tais como purpura fulminans, caracterizado por coagulação intravascular disseminada (CIVD), extensas lesões púrpuras na pele e disfunção de múltiplos órgãos. (Fonte: de Souza e Seguro, 2008f).

Historicamente, a jornada desse personagem infeccioso pode ter raízes milenares. Dependendo de como interpretamos determinadas narrativas bíblicas ou os Textos Hipocráticos, podemos encontrar descrições de sinais e sintomas que são potencialmente compatíveis com o espectro clínico da infecção meningocócica. Por exemplo, no Antigo Testamento, há um texto no livro de Job que pode indicar um clássico quadro clínico de *purpura fulminans* (Figura 26.1) ou sepse meningocócica: *"My skin is black upon me, and my bones are burned with heat"* (Verghese, 1987). No século V a.C, o ilustre filósofo Hipócrates, considerado o precursor da medicina ocidental, fez menção em seus estudos a uma enfermidade com características similares a meningite meningocócica (Figura 26.2): *"If, during fever, the neck shall have been suddenly twisted, the deglutition be rendered difficult without any tumor, it is a fatal sign"* (Verghese, 1987). Notavelmente, Hipócrates descreveu em seu livro 3, intitulado *De morbis*, algumas características fisiopatológicas da meningite que estão subjacentes ao quadro clínico: "Se o cérebro aumentar de volume pressionado por uma inflamação, ocorrem dores de cabeça – mais intensas na parte em que a inflamação predomina. Sente-se dor também nas têmporas. Zumbem os ouvidos do paciente e sua audição fica reduzida. Os vasos sanguíneos tornam-se tensos e latejam. Seguem-se calafrios e febre, mas a dor não cede, diminuindo somente quando a febre se prolonga. A doença é fatal. Não se pode prever o dia que ocorrerá o óbito." Além de descrever aspectos da inflamação e hipertensão no sistema nervoso central, também ressaltou sinais clínicos como anisocoria e diplopia: "Quando se forma água no cérebro, há violentas dores nas têmporas e em outras partes da cabeça. A intervalos, há calafrios e febre. A área ao redor dos olhos torna-se dolorida, a visão enfraquece-se, as pupilas ficam deformadas. Surge, em consequência, a visão dupla. Se o paciente se levanta, sente-se tonto. Não tolera a luz. Sente zoada nos ouvidos, vomita saliva, muco e, às vezes, alimento". Etimologicamente, a própria palavra "meningococcus" deriva da fusão de dois vocábulos gregos: *"meninx"* cujo significado é membrana e *"coccus"* cujo significado é grão ou semente.

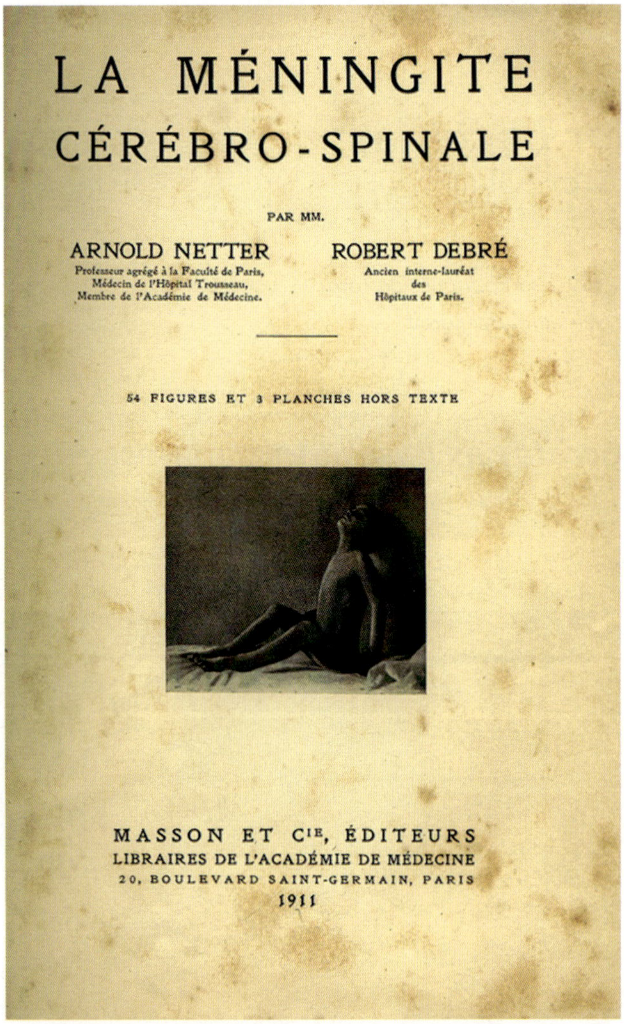

LA MÉNINGITE
CÉRÉBRO-SPINALE

PAR MM.

ARNOLD NETTER
Professeur agrégé à la Faculté de Paris,
Médecin de l'Hôpital Trousseau,
Membre de l'Académie de Médecine.

ROBERT DEBRÉ
Ancien interne-lauréat
des
Hôpitaux de Paris.

54 FIGURES ET 3 PLANCHES HORS TEXTE

MASSON ET CIE, ÉDITEURS
LIBRAIRES DE L'ACADÉMIE DE MÉDECINE
20, BOULEVARD SAINT-GERMAIN, PARIS
1911

Figura 26.2 Em 1911, os pesquisadores franceses Netter e Debré publicaram uma obra clássica sobre infecção meningocócica, a qual foi intitulada *"La meningite cérebro-spinale"*.

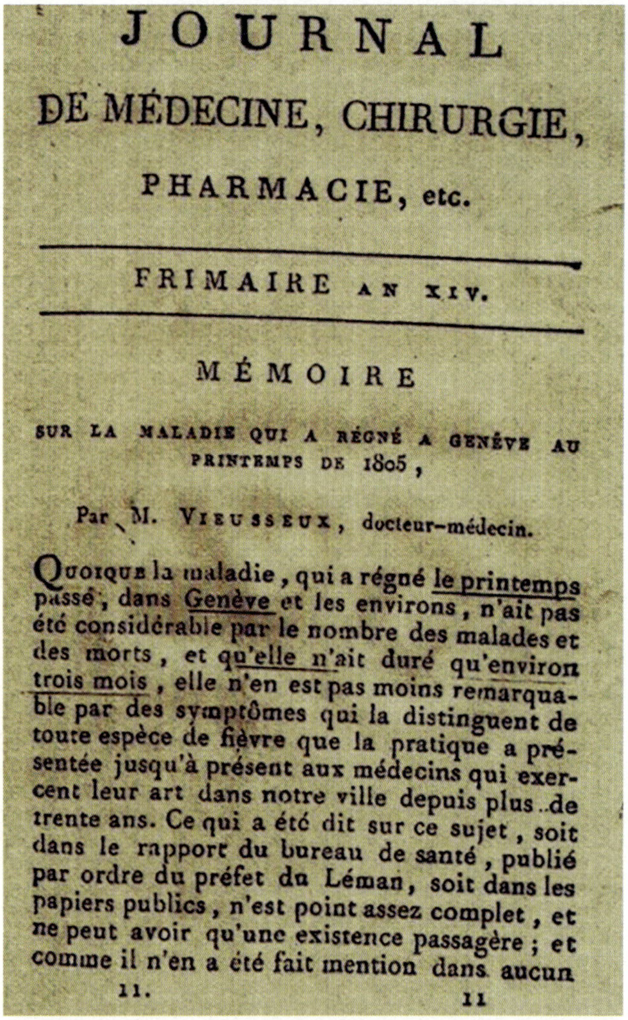

JOURNAL
DE MÉDECINE, CHIRURGIE,
PHARMACIE, etc.

FRIMAIRE AN XIV.

MÉMOIRE

SUR LA MALADIE QUI A RÉGNÉ A GENÈVE AU PRINTEMPS DE 1805,

Par M. VIEUSSEUX, docteur-médecin.

Quoique la maladie, qui a régné le printemps passé, dans Genève et les environs, n'ait pas été considérable par le nombre des malades et des morts, et qu'elle n'ait duré qu'environ trois mois, elle n'en est pas moins remarquable par des symptômes qui la distinguent de toute espèce de fièvre que la pratique a présentée jusqu'à présent aux médecins qui exercent leur art dans notre ville depuis plus de trente ans. Ce qui a été dit sur ce sujet, soit dans le rapport du bureau de santé, publié par ordre du préfet du Léman, soit dans les papiers publics, n'est point assez complet, et ne peut avoir qu'une existence passagère ; et comme il n'en a été fait mention dans aucun

11. 11

Figura 26.3 Manuscrito francês de 1805, cujo autor, Vieusseux, descreveu a natureza epidêmica da infecção meningocócica, assim como caracterizou os fenômenos clínicos universais da enfermidade, tais como petéquias e púrpuras.

No século XVII, uma agressiva enfermidade infecciosa afligiu as tribos indígenas americanas localizadas em Michigan, criando um cenário similar à infecção meningocócica, segundo Plazak. Atravessando o Atlântico, ainda no século XVII, o anatomista e fisiologista inglês, Thomas Willis, o qual é conhecido pela clássica descrição do "Polígono de Willis", publicou uma obra intitulada *"A description of epidemical fever"*, na qual caracterizou a meningite como uma entidade nosológica.

Contudo, a maioria dos pesquisadores considera o artigo de 1805 do médico suíço Gaspard Vieusseux como a principal fronteira literária para o estudo desta moléstia. Vieusseux publicou seu trabalho no *"Journal de Médicine, Chirurgie, Pharmacie"*, sendo intitulado *"Sur la maladie qui a régne a genêve au printers de 1805"* (Figura 26.3). Clinicamente, Vieusseux descreveu o seguinte cenário (*"Description de la maladie"*): "Inicia-se subitamente com prostração das forças, frequentemente extrema. A fisionomia torna-se distorcida, o pulso filiforme e rápido (130 a 140 batimentos por minuto). Há violentas dores de cabeça, principalmente na região frontal. Então há dor no coração, vômitos esverdeados, rigidez de nuca e ocorrem convulsões nas crianças. Nos casos fatais há perda de consciência. A evolução da doença é rápida, evoluindo para cura ou óbito. A maioria dos doentes definha em 24 horas e seus corpos são cobertos por máculas púrpuras". Em outro trecho, encontra-se a descrição de um *"spectacle horrible"*, no qual o enfermo teve seu corpo coberto de manchas violetas e *"pétéchies"* da cabeça aos pés (Figura 26.1). A necropsia revelou que os vasos sanguíneos do cérebro estavam ingurgitados e as membranas inflamadas. Em relação ao tratamento, o médico suíço empregou as seguintes estratégias terapêuticas: sanguessugas, sangrias, purgativos e tartarato de potássio antimoniato como emético. Admiravelmente, Vieusseux denominou esta moléstia de *"Fièvre cérébrale maligne non contagieuse"*, pois não acreditou em seu potencial de transmissibilidade: *"Le mal parut tenir à une constitution particulière de l'air, et non à une contagion se communiquant de proche en proche"*. Na verdade, Vieusseux foi induzido ao erro pela complexa natureza da *Neisseria meningitidis*, pois esta bactéria ocultou um elo epidemiológico que só floresceria no fim do século XIX: o portador assintomático. Esse crítico elo epidemiológico foi agregado ao conhecimento da infecção meningocócica por Kiefer em 1896, quando este perspicaz pesquisador encontrou o meningococo na nasofaringe de pessoas saudáveis, ou seja, portadores assintomáticos. Posteriormente, Albrecht e Ghon (1901) confirmaram os achados de Kiefer. Um contemporâneo de Vieusseux, Elisha North, publicou em 1811 um histórico estudo sobre a doença meningocócica em New England (região nordeste dos EUA), o qual foi intitulado *"A Treatise on a Malignant Epidemic commonly called* Spotted *Fever"* no qual repetiu o mesmo engano de Vieusseux ao escrever: *"Although the typhus fever [typhoid] is very contagious, yet the spotted fever has appeared not to be communicated by contagion. Children and young persons are the most liable, although I have heard of one woman who was 60 years old who died with it."* Hoje, sabemos que a naso-orofaringe humana representa o habitat natural da *Neisseria meningitidis*, onde este complexo patógeno é capaz de viver sem causar a doença e infectar outros indivíduos através do beijo ou secreções respiratórias. Nos Estados Unidos, esse fenômeno infeccioso foi pioneiramente documentado no Estado de Massachusetts pelos médicos Danielson e Mann no ano de 1806. Contrastando com Vieusseux e Elisha North, Danielson e Mann acreditavam que a doença poderia ser contagiosa, embora não soubessem o verdadeiro mecanismo de transmissão.

A revolucionária descoberta de que múltiplas doenças são originadas por micro-organismos ocorreu no crepúsculo do século XIX, deflagrando uma fascinante jornada rumo aos enigmas do universo infeccioso. Em 1879, Louis Pasteur demonstrou o desconhecido elo entre alguns micro-organismos e a sepse puerperal. Finalmente, em 1887, o patologista Anton Weichselbaum decifrou a natureza microbiológica da infecção meningocócica ao demonstrar pioneiramente a presença de *Diplococcus* no líquor de doentes com meningite cérebro-espinal. O agente foi então batizado como *Diplococcus intracellularis meningitidis* por Weichselbaum. Em 1891, Heinrich Quincke foi responsável pelo desenvolvimento da técnica de punção lombar em seres humanos vivos. Isso significou a introdução de uma ferramenta com potencial tanto diagnóstico quanto terapêutico no cenário da meningite.

Em 1909, o meningococo teve seus sorogrupos reconhecidos por Dopter e Pauron, os quais ao realizarem experimentos com aglutininas e bacteriolisinas, concluíram que havia diferentes tipos de meningococo. Na França, os médicos Arnold Netter e Robert Debré escreveram um formidável livro sobre a infecção meningocócica, o qual foi publicado em 1911 e intitulado *"La Meningite cérebro-spinale"* (Figura 26.2). O livro é ilustrado por 54 figuras e os autores exploram os seguintes tópicos: profilaxia; terapêutica; patogenia da doença meningocócica; aspectos liquóricos e de necropsia; espectro clínico da síndrome infecciosa, incluindo a descrição de herpes simples na vigência da infecção, assim como quadros dramáticos de hidrocefalia e opistótono (Figura 26.2).

No início do século XX, a taxa de letalidade da doença meningocócica era de aproximadamente 80%, pois não existia nenhuma terapêutica efetiva. Desta forma, os doentes eram violentamente subjugados pela infecção na maior parte dos casos, outros definhavam lentamente ao longo de meses, enquanto uma pequena percentagem evoluía para cura espontânea. Todavia, em 1906, o pesquisador Simon Flexner aventurou-se no desenvolvimento de um soro para o tratamento dos doentes. Então, em 1913, publicou seu notável estudo envolvendo seres humanos, no qual demonstrou uma drástica redução na taxa de letalidade da doença para 30%. Flexner empregou um soro de origem equina (desenvolvido pelo Instituto Rockefeller) e utilizou o espaço subaracnóide como via de aplicação. Posteriormente, o advento dos antibióticos significou uma nova promessa para o combate desta bactéria de natureza devastadora e epidêmica. Na década de 1930, houve a introdução das sulfonamidas no arsenal médico, reduzindo a taxa de letalidade da moléstia para aproximadamente 15%. Em 1937, Schwentker e colaboradores publicaram uma taxa de letalidade igual a 9%, empregando sulfanilamida por via subcutânea e no espaço subaracnóide. Finalmente, a penicilina (substância derivada de um fungo – *Penicillium notatum*) descoberta por Alexander Fleming em 1928 veio fortalecer essa promessa de vitória sobre o meningococo. Este antibiótico foi originalmente desenvolvido na Inglaterra e, durante a segunda Guerra Mundial, os grandes laboratórios dos Estados Unidos iniciaram a sua produção em escala comercial. Notavelmente, em 1946, Kinsman e D'Alonzo publicaram um estudo envolvendo 18 pacientes tratados com penicilina via intravenosa e intramuscular no qual não houve óbitos. Assim, durante a década de 40, a penicilina emergiu como uma nova opção terapêutica para o tratamento da moléstia meningocócica. Como quimioprofilaxia, as sulfonamidas foram empregadas em acampamentos militares na segunda Guerra Mundial. Contudo, no final da década de 40, meningococos com perfil de resistência aos sulfamídicos emergiram. Em 1970, a tecnologia vacinal (imunoprofilaxia) começou a ser explorada no exército americano. Em 1985, descreveu-se o primeiro caso de meningococo resistente à penicilina na Espanha. Na década de 90, as esperanças convergiram para uma nova tecnologia vacinal, isto é, as vacinas conjugadas, as quais são quimicamente compostas por polissacarídeos (A, C, Y, W135) conjugados a proteínas. Hoje, numerosos estudos clínicos confirmam que as vacinas conjugadas são altamente efetivas para induzir uma imunidade duradoura e eficaz. Recentemente, o mapeamento completo dos genomas do meningococo A e B simbolizou uma nova fronteira científica sobre o conhecimento da biologia molecular e celular da *Neisseria meningitidis*.

No Brasil, a doença meningocócica floresceu no início do século XX. Em 1906, o navio *Provence* cruzou o Atlântico até o porto de Santos, onde numerosos imigrantes, oriundos de Portugal e Espanha, desembarcaram. Alguns tripulantes pereceram durante a jornada com o diagnóstico de "insolação", enquanto que os imigrantes que desembarcaram doentes foram encaminhados para a Santa Casa e, posteriormente, transferidos para o Hospital de Isolamento (atual Instituto de Infectologia Emílio Ribas – IIER) em função da suspeita de "pneumonia pestosa". Embora eminentes médicos e pesquisadores tenham participado da assistência e diagnóstico desses pacientes, o prognóstico foi desfavorável. Destacam-se as seguintes personalidades envolvidas nesse cenário: Victor Godinho, Adolpho Lutz, Carlos Meyer e Theodoro Bayma (Figura 26.4). Godinho, além de ser um dos protagonistas desse cenário infeccioso, também é autor do artigo no qual documentou os seguintes fatos: "A autopsia feita pelos médicos Adolpho Lutz, Carlos Meyer e Theodoro Bayma revelou a existência do meningococo de Weischselbaum, estabelecendo a certeza no diagnostico de meningite cérebro-espinhal epidêmica. O gérmen foi encontrado no liquido cephalo-rachidiano e é representado na figura 1, resultado do desenho de uma preparação directa, colorida pelo Dr. Carlos Meyer". Desta forma, o IIER foi o hospital onde o primeiro caso de infecção meningocócica foi diagnosticado no Brasil, incluindo confirmação microbiológica. Astuciosamente, Godinho escreveu em 1906: "A introducção de immigrantes, dos quaes tanto precisa o nosso paiz, tem também a desvantagem de trazer-nos ás vezes molestias que ainda não existem no Brasil. Foi assim importado há annos o cholera e assim entrou a diphteria, de que infelizmente temos sempre casos em S. Paulo. Em fevereiro desse anno o vapor *Provence* que nos trouxe immigrantes, introduziu também, entre elles, doentes de meningite cérebro-espinhal epidêmica".

No Brasil, há registro de quatros ondas epidêmicas envolvendo a infecção meningocócica: 1920-1925 (causada pelo sorogrupo A), 1945-1951 (sorogrupo A), 1971-1977 (sorogrupos C e A) e a última entre 1988 e 2002 (B e C). A epidemia que emergiu na década de 70 foi a mais catastrófica da história do Brasil, pois apresentou um comportamento atípico, o qual foi caracterizado pela sobreposição de duas ondas epidêmicas. Inicialmente, a epidemia emergiu através do sorogrupo C e, posteriormente, deflagrou-se outra causada pelo sorogrupo A. Durante o ano de 1974, no município de São Paulo, 1 em cada 300 habitantes desenvolveu a enfermidade e foram registrados 18.466 casos apenas no IIER (Figura 26.5). Incontestavelmente, o cenário sócio-político da década de 70 suscitou uma atmosfera favorável para o fortalecimento e expansão desta infecção, pois tanto a população quanto os profissionais de saúde não foram adequadamente informados e preparados para confrontar a moléstia. Na verdade, o Governo Militar tentou "censurar" a epidemia. Contudo, o horror criado pela epidemia meningocócica foi crescendo, tornou-se uma histeria, e superou o medo da ditadura militar. A imprensa então começou a revelar a dramática realidade: "Colchões espalhados pelos corredores, crianças colocadas sobre pias de laboratórios, médicos ajoelhados no chão para atender os doentes – esta cena se repete no Hospital Emílio Ribas há quase um mês e atingiu nos últimos dias os seus momentos mais dramáticos. Já são quase mil os pacientes com meningite internados no Hospital – o dobro de sua capacidade – e diariamente ele recebe cerca de 100 pessoas com os sintomas da doença" (matéria publicada pelo *O Estado de São Paulo*, 19 julho de 1974). Essa brutal epidemia apenas foi controlada após o início da vacinação em massa da população através da vacina polissacarídica para os sorogrupos A e C.

Há séculos, essa complexa e dramática guerra molecular emergiu dentro das artérias e células do corpo humano. Embora o fim dessa guerra ainda não tenha florescido no horizonte, muitas batalhas já foram ganhas e certamente haverá mais vitórias no futuro (Figura 26.6).

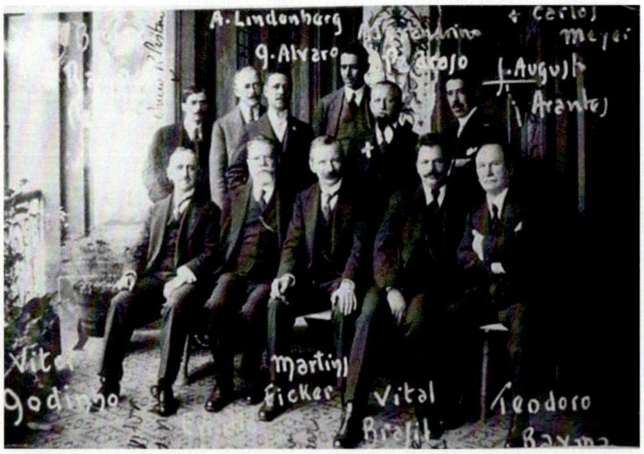

Figura 26.4 Foto histórica do início do século XX, onde se observam diversas figuras ilustres. Da esquerda para direita, sentados, podemos ver: Victor Godinho, Emílio Ribas, Martins Ficker, Vital Brasil e Teodoro Bayma.

INSTITUTO DE INFECTOLOGIA "EMILIO RIBAS"
MENINGITES - TENDENCIA SECULAR - 1960 A AGOSTO/1988

ANO	DOENÇA MENINGOCOCICA	BACTERIANA INDETERMINADA	OUTRAS ETIOLOGIAS	TOTAL
1960	98	126	393	617
1961	86	139	399	624
1962	162	176	446	784
1963	158	197	534	889
1964	134	172	524	830
1965	127	175	483	785
1966	131	138	518	787
1967	106	138	535	779
1968	135	217	601	953
1969	168	230	604	1002
1970	235	244	558	1037
1971	684	362	950	1996
1972	1662	687	1087	3436
1973	3288	995	1160	5443
1974	18466	8794	4119	31379
1975	5094	4254	1842	11190
1976	1205	1583	995	3783
1977	*	*	*	*
1978	376	1691	1191	3258
1979	262	1019	1072	2353
1980	220	729	967	1916
1981	168	786	926	1880
1982	126	701	825	1652
1983	221	918	1694	2833
1984	203	518	1502	2223
1985	212	340	1461	2013
1986	292	336	1497	2125
1987	306	393	1205	1904
1988	349	**	**	1031

(*) Não há dados (**) Não há dados confirmatórios
FONTE: SERVIÇO DE EPIDEMIOLOGIA DO INSTITUTO DE INFECTOLOGIA "EMILIO RIBAS"

Figura 26.5 Tendência secular da doença meningocócica (1960 a 1988).

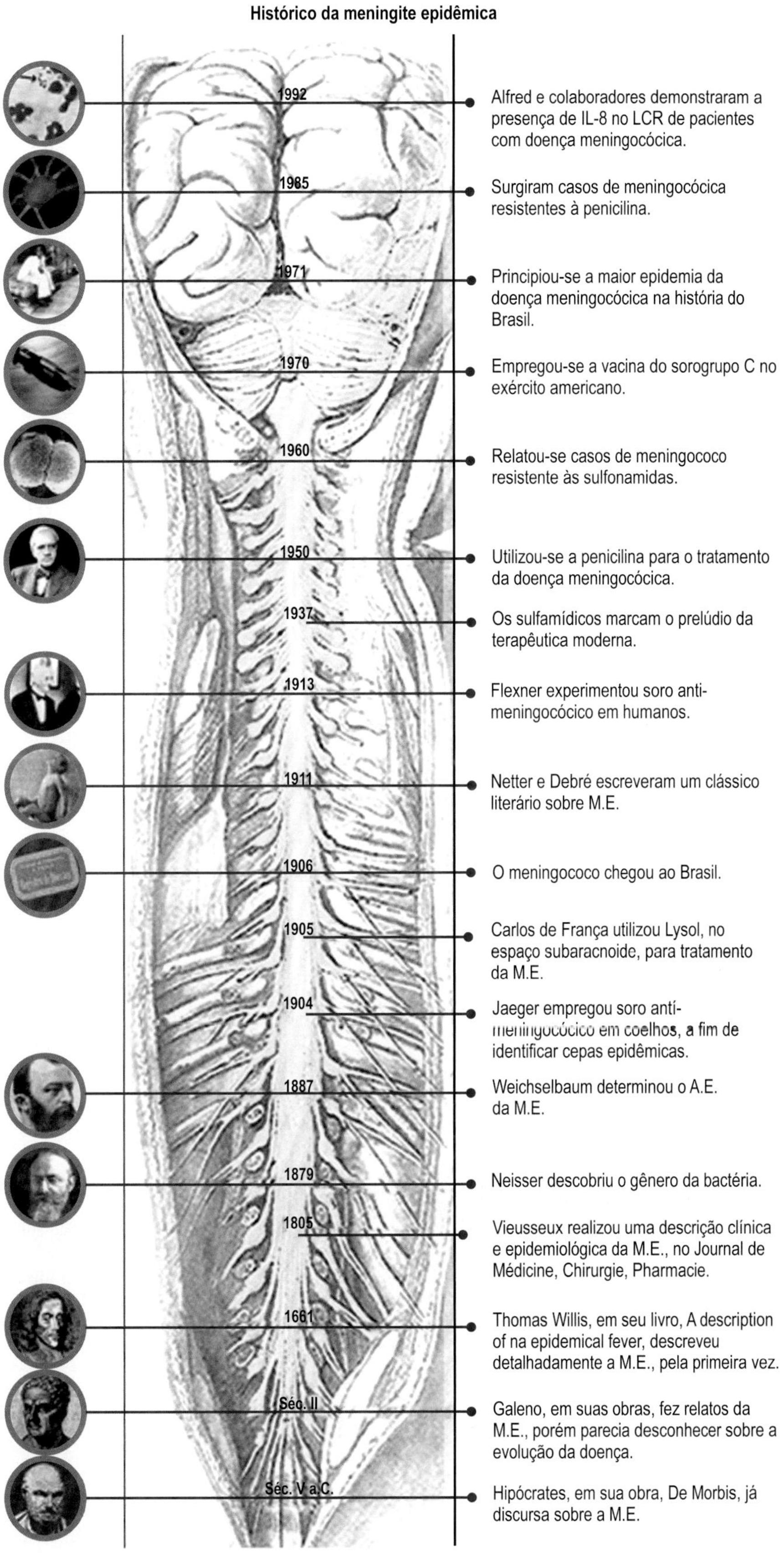
Histórico da meningite epidêmica
1992
Alfred e colaboradores demonstraram a presença de IL-8 no LCR de pacientes com doença meningocócica.
1985
Surgiram casos de meningocócica resistentes à penicilina.
1971
Principiou-se a maior epidemia da doença meningocócica na história do Brasil.
1970
Empregou-se a vacina do sorogrupo C no exército americano.
1960
Relatou-se casos de meningococo resistente às sulfonamidas.
1950
Utilizou-se a penicilina para o tratamento da doença meningocócica.
1937
Os sulfamídicos marcam o prelúdio da terapêutica moderna.
1913
Flexner experimentou soro anti-meningocócico em humanos.
1911
Netter e Debré escreveram um clássico literário sobre M.E.
1906
O meningococo chegou ao Brasil.
1905
Carlos de França utilizou Lysol, no espaço subaracnoide, para tratamento da M.E.
1904
Jaeger empregou soro antí-meningocócico em coelhos, a fim de identificar cepas epidêmicas.
1887
Weichselbaum determinou o A.E. da M.E.
1879
Neisser descobriu o gênero da bactéria.
1805
Vieusseux realizou uma descrição clínica e epidemiológica da M.E., no Journal de Médicine, Chirurgie, Pharmacie.
1661
Thomas Willis, em seu livro, A description of na epidemical fever, descreveu detalhadamente a M.E., pela primeira vez.
Séc. II
Galeno, em suas obras, fez relatos da M.E., porém parecia desconhecer sobre a evolução da doença.
Séc. V a.C.
Hipócrates, em sua obra, De Morbis, já discursa sobre a M.E.

Figura 26.6 Linha histórica da doença meningocócica.

REFERÊNCIAS BIBLIOGRÁFICAS

Albrecht H, Ghon A. Uber die Aetiologie und pathologische Anatomie der Meningitis cerebro spinalis epidemica. Wien Klin Wochenschr. 1901;14:984-91.

Apicella MA. *Neisseria meningitidis*. In: Mandell GL, Bennett JE, Dolin R, eds. Principles and Practice of Infectious Diseases, 7th edition. New York: Churchill Livingstone, 2010:2737-52.

Artenstein MS, Gold R, Zimmerly JG, *et al*. Prevention of meningococcal disease by group C polysaccharide vaccine. N Engl J Méd. 1970; 282:417-420.

Aschoff A., Kremer P., Hashemi B., M., Kunze S. The Scientific History of Hydrocephalus and Its Treatment. Neurosurgical Reviews 1999; 22:67-93.

Barata, Rita de Cássia Barradas. Meningite: uma doença sob censura? São Paulo, Cortez Editora, 1.988.

Barata, Rita de Cassia Barradas; Moraes, Jose Cassio de; Fonseca, Cristina. O livro da Meningite: uma doença sob a luz da cidade. 2004; São Paulo: Segmento Farma.

Branham SE. Milestones in the history of the meningococcus. Can J Microbiol. 1956;2(3):175-88.

Danielson, L. & Mann, E. The history of a singular and very mortal disease, which lately made its appearance in Medfield. Med Agric Reg. 1806; 1, 65–69.

de Moraes JC, Barata RB. Meningococcal disease in São Paulo, Brazil, in the 20th century: epidemiological characteristics. Cad Saude Publica. 2005;21(5):1458-71.

de Souza AL, Seguro AC. Compartmentalization of the inflammatory response in meningococcal peritonitis. Shock. 2008d;30(3):336.

de Souza AL, Seguro AC. Meningococcal pericarditis in the intensive care unit. Crit Care Med. 2008b;36(2):651.

de Souza AL, Seguro AC. Stroke secondary to meningococcal meningitidis: a potential link between endothelial dysfunction and cytokines. Arch Neurol. 2008c;65(2):283-4.

de Souza AL, Seguro AC. Two centuries of meningococcal infection: from Vieusseux to the cellular and molecular basis of disease. J Med Microbiol. 2008a;57(Pt 11):1313-21. Review

de Souza AL, Sztajnbok J, Seguro AC. Myocardial infarction after meningococcal infection: a potential inflammatory link or a challenging puzzle? Int J Cardiol. 2008e;131(1):141-2;

de Souza AL, van de Beek D, Scheld WM. Meningococcal disease. In: Richard L. Guerrant, David H. Walker, Peter F. Weller, eds. Tropical Infectious Diseases: Principles, Pathogens and Practice, 3th ed, Philadelphia, Pa, Churchill Livingstone Elsevier, 2011: 174-183.

de Souza, AL; Seguro, AC. Dois Séculos de Doença Meningocócica: de Vieusseux à Rede de Sinalização de Receptores Toll-Like e ao Mapeamento Genético. Prática Hospitalar. 2008f;15:51-55.

Dopter C. Etude de quelques germes isoles du rhino-pharynx, voisans du meningocoque (parameningocoques). C R Soc Biol (Paris) 1909; 67:74-83.

Feltsos, T J. Cerebrospinal meningitis in Greece. Public Health Reports, 1911, XXVI, 1006.

Fleming A. On the antibacterial action of cultures of a penicillium, with special reference to their use in the isolation of *B. influenzae*. British Journal of Experimental Pathology 10:226-236, 1929.

Flexner, S. Experimental cerebrospinal meningitis and its serum treatment. JAMA. 1906; 47, 560–6.

Flexner, S. The results of the serum treatment in thirteen hundred cases of epidemic meningitis. J Exp Med. 1913; 17:553-62.

Godinho V. Meningite cérebro-espinhal epidêmica. Rev Méd SP. 1906; 9:130-136.

Grady FJ. Some early american reports on meningitis with special reference to the inaugural dissertation of Nathan Strong. J Hist Med Allied Sci. 1965; 20: 27-32.

Greenwood B. Editorial: 100 years of epidemic meningitis in West Africa - has anything changed? Trop Med Int Health. 2006;11(6):773-80.

Grossman CM. The first use of penicillin in the United States. Ann Intern Med. 2008;149(2):135-6.

Herrick, W. W. Extrameningeal meningococcus infections. Arch Intern Med. 1919; 23, 409–418.

Hirsch. A. Epidemic cerebrospinal meningitis. In Handbook of Geographical and Historical Pathology, vol.III, New Sydenham Society, London, 1886; p. 549-594.

Kiefer F. Zur differential Diagnose des Erregers der epidemischen Cerebrospinalmeningitis und der Gonorrhoea. Berl Klin Wochenschr. 1896; 33:628-33.

Kinsman JM, D'Alonzo CA. Meningococcemia: A description of the clinical picture and a comparison of the efficacy of sulfadiazine and penicillin in the treatment of thirty cases. Ann Intern Med. 1946; 24:606-617.

Kuhns, DM; Nelson CT; Feldman, HA; *et al*. The prophylactic value of sulfadiazine in the control of meningococcic meningitis. JAMA. 1943; 123:335–339.

Morens DM, Folkers GK, Fauci AS. Emerging infections: a perpetual challenge. Lancet Infect Dis. 2008;8(11):710-9.

Mullener, E R. Six Geneva physicians on meningitis. J Hist Med Allied Sci.1965; 20, 1-26.

Netter, A; Debré, R. Définition et Historique. Netter, A; Debré, R eds. La meningite cérebro-spinale. Paris, Masson et CIE; 1911: 1-51.

North E. Classics in infectious diseases. Concerning the epidemic of spotted fever in New England: Elisha North, 1811. Rev Infect Dis. 1980;2(5):811-6.

Parkhill J, Achtman M, James KD, Bentley SD, Churcher C, *et al*. Complete DNA sequence of a serogroup A strain of *Neisseria meningitidis* Z2491. Nature. 2000; 404: 502–506.

Plazak, DJ. Epidemic meningitis in 1670. Bull Hist Med. 1951; 25(5):467-9.

Roberts L. Infectious disease. An ill wind, bringing meningitis. Science. 2008;320(5884):1710-5.

Rosenberg DH, Arling PA. Penicillin in the treatment of meningitis. JAMA. 1944; 125:1011-7.

Schreiber, W; Mathys, F K. Meningite epidêmica. In: Infectio. Doenças Infecciosas na História da Medicina. 1991; 113-15.

Schwentker FF, Gelman S, Long PH. The treatment of meningococcic meningitis with sulfanilamide. JAMA. 1937; 108 (17):1407-8.

Shulman, ST. The history of pediatric infectious diseases. Pediatr Res. 2004; 55, 163–176.

Swartz MN. Bacterial meningitis - a view of the past 90 years. N Engl J Med. 2004;351(18):1826-8.

Tan LK, Carlone GM, Borrow R. Advances in the development of vaccines against Neisseria meningitidis. N Engl J Med. 2010; 362(16):1511-20.

Tettelin H, Saunders NJ, Heidelberg J, Jeffries AC, Nelson KE, *et al*. Complete genome sequence of *Neisseria meningitidis* serogroup B strain MC58. Science. 2000; 287: 1809–1815.

Verghese A, Gallemore G. Kernig's and Brudzinski's signs revisited. Rev Infect Dis.1987; 9(6):1187-92.

Vieusseux, M. Mémoire sur la maladie qui a regné a Genêve au printemps de 1805. J Med Chir Pharm. 1805; 11, 163–182.

Weichselbaum, A. Üeber die Aetiologie der akuten Meningitis Cerebrospinalis. Fortschr Med. 1887; 5, 573–87.

26.2. Doença Meningocócica

Alexandre Leite de Souza ▪ *Antonio Carlos Seguro*

INTRODUÇÃO

A doença meningocócica é uma síndrome infecciosa causada pela bactéria *Neisseria meningitidis* (de Souza, van de Beek e Scheld, 2011). Esta enfermidade pode ter consequências catastróficas nos seres humanos, assim como apresentar comportamento epidêmico em países desenvolvidos e em desenvolvimento. No Brasil, a infecção meningocócica é endêmica e ostenta um padrão cíclico, onde a maioria dos casos ocorre durante o inverno. Anualmente, no Instituto de Infectologia Emílio Ribas (IIER), há aproximadamente 100 casos (de Souza e Seguro, 2008a). Desta forma, nós tivemos a oportunidade de observar o amplo espectro clínico ligado a esta síndrome infecciosa, incluindo quadros dramáticos como *purpura fulminans* (Figura 26.7) e manifestações atípicas como peritonite.

EPIDEMIOLOGIA E BIOLOGIA DA *N. MENINGITIDIS*

Globalmente, a doença meningocócica permanece como uma relevante causa de morbidade e mortalidade. Após a introdução da vacina conjugada para *Haemophilus influenzae* tipo B no calendário vacinal, a *N. meningitidis* tornou-se a principal causa de meningite bacteriana e sepse tanto no Brasil quanto nos países desenvolvidos. Segundo a Organização Mundial de Saúde (OMS), há anualmente 1.2 milhões de novos casos de infecção meningocócica em todo mundo, resultando em 135.000 óbitos (Tan, 2010). Há 100 anos, o "cinturão africano da meningite" (uma região de savana que se estende desde a Etiópia até o Senegal) é o cenário de drásticas ondas epidêmicas deflagradas pela *N. meningitidis* sorogrupo A. Ilustrativamente, em 1996, a OMS documentou nessa área geográfica uma brutal onda epidêmica constituída por 152.813 casos, cujo impacto foi de 15.783 óbitos.

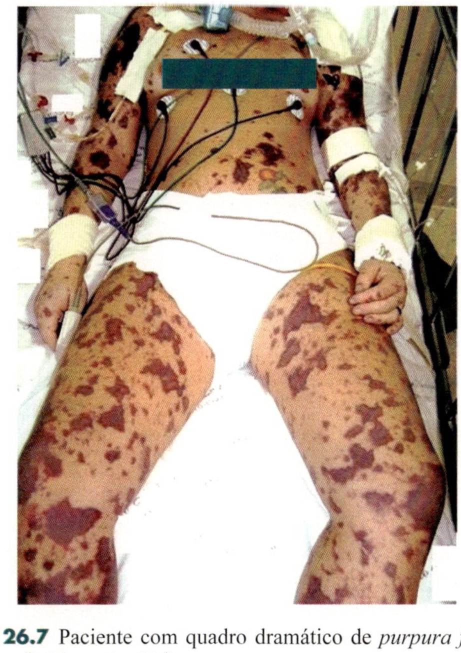

Figura 26.7 Paciente com quadro dramático de *purpura fulminans* causado pela *N. meningitidis*.

Os sorogrupos A, B e C são os principais responsáveis pela infecção no mundo, sendo que os sorogrupos B e C predominam nos continentes Europeu e Americano, enquanto que os sorogrupos A e C predominam na Ásia e África. Hoje, no Brasil, a infecção é atribuída especialmente ao sorogrupo C, seguida do B e apenas uma pequena percentagem ao sorogrupo W-135. Notavelmente, os meningococos trocam genes responsáveis pela síntese da cápsula e, desta forma, um meningococo do sorogrupo B pode tornar-se do sorogrupo C e vice-versa. Este mecanismo de "switch" de cápsula ilustra uma formidável plasticidade gênica do agente com relevante impacto sobre as estratégias de vacinação. Recentemente, um interessante estudo epidemiológico realizado por Howitz e colaboradores (2009) apontou 2 fenótipos de *N. meningitidis* associados com maiores taxas de letalidade: B:15:P1.7,16 (sorogrupo:B; sorotipo:15; subtipo: P1.7,16) e C:2a:P1.2,5 (sorogrupo:C; sorotipo:2a; subtipo: P1.2,5). Além disso, este estudo atribuiu ao fenótipo B:15:P1.7,16 maiores taxas de déficit auditivo. Há 12 anos, Erickson e De Wals também encontraram maiores taxas de morbidade e letalidade associadas com o fenótipo C:2a em um estudo realizado no Canadá.

Classicamente, a letalidade da infecção meningocócica está associada com a forma clínica predominante. Por exemplo, quando há choque séptico, a taxa de letalidade alcança 50%, já na forma meningite com sepse é igual a 25%, enquanto que na forma meningite sem sepse é igual a 10%. Embora a doença tenha maior incidência em crianças, particularmente na faixa etária compreendida entre 1 e 4 anos, todas as faixas etárias são suscetíveis. Enfatizamos que crianças menores de 6 meses de idade apresentam menor incidência da infecção em função do efeito protetor dos anticorpos maternos. Embora haja estudos que apontem predomínio de casos no sexo masculino (Hubacek, 2001), as taxas de letalidade são significativamente maiores nos pacientes do sexo feminino (Lodder,1996; Scholten, 1995).

No Brasil, esta infecção é endêmica e ostenta um padrão cíclico, isto é, há maior número de casos no inverno. Anualmente, há 3000 casos da doença em nosso país, resultando em 600 óbitos aproximadamente. A taxa de incidência é igual a 3,28/100.000 habitantes e a letalidade envolvendo todas as formas clínicas aproxima-se de 20%. No ano de 2009, houve 1200 casos da doença no Estado de São Paulo e observou-se maior letalidade nos extremos de idade, isto é, em crianças menores de 1 ano e indivíduos com mais de 40 anos (CVE, 2010). Recentemente, o Ministério da Saúde adicionou a vacina conjugada contra o meningococo C ao calendário básico de vacinação da rede pública de saúde em nosso país. A primeira dose desta vacina deve ser dada aos 3 meses de idade, a segunda dose aos 5 meses e um reforço aos 15 meses de idade.

Ecologicamente, a nasofaringe da espécie humana é o habitat natural da *N. meningitidis,* a qual coloniza 10% da população em geral sem causar doença (estado de portador assintomático). Contudo, a taxa de colonização pode exceder 50%, quando a população estudada está infectada por vírus respiratórios. Universalmente, a moléstia é transmitida de uma pessoa para outra via gotículas aéreas, secreções respiratórias e contato físico direto tal como beijo. Contudo, nas últimas décadas, descobriu-se um intrigante comportamento ecológico da *N. meningitidis* e sabemos hoje que a nasofaringe humana não é o único habitat deste micro-organismo. Na verdade, este patógeno tem sido encontrado em sítios inesperados, tais como os seguintes: mucosa cervical, canal anal e conjuntiva. O potencial do meningococo em colonizar a mucosa cervical está ligado ao transporte desta bactéria a partir da orofaringe até o sítio genital via sexo oral. Por sua vez, a mucosa cervical colonizada poderia contaminar a conjuntiva do recém nascido durante o parto (transmissão vertical). Similarmente, o canal anal pode se tornar o habitat do meningococo através da prática de sexo-oral. Desta forma, o meningococo expandiu as fronteiras de seu habitat original e desafiou o tradicional entendimento epidemiológico sobre a doença.

Em 2007, um estudo experimental de Swain e Martin demonstrou que uma cepa epidêmica de meningococo B:4:P1.7-2,4 (sorogrupo:B; sorotipo:4; subtipo: P1.7-2,4), oriunda da Nova Zelândia, conseguiu sobreviver durante dias sobre utensílios de vidro. Além disso, esta cepa conservou sua capacidade de expressar cápsula e proteínas da membrana externa (fatores envolvidos na virulência do agente). Estes surpreendentes achados sugerem o potencial de transmissão do patógeno via fômites (copos, talheres, pratos) contaminados com secreções de orofaringe de portadores do meningococo.

FISIOPATOLOGIA

Hoje, sabemos que há uma tríade fundamental envolvida no delicado equilíbrio entre a *N. meningitidis* e o hospedeiro humano: fatores ambientais tais como tabagismo passivo ou ativo, baixa umidade relativa do ar e baixas temperaturas (Palmgren, 2009; Roberts, 2008); fatores ligados à virulência do meningococo (fenótipo do meningococo, bacteriófagos); fatores ligados ao hospedeiro (polimorfismo genético, deficiência de complemento ou imunoglobulinas). A seguir, destacamos os centrais fenômenos fisiopatológicos envolvidos nessa enfermidade infecciosa.

Adesão, Colonização e Invasão das Células do Hospedeiro

Habitualmente, o meningococo se comporta como um organismo comensal da nasofaringe humana, sendo incomum seu comportamento invasivo. Contudo, uma agressão ao epitélio colunar ciliado humano, causada por tabagismo ou vírus respiratórios, pode criar um ambiente favorável para o meningococo se fixar ao epitélio e, subsequentemente, colonizá-lo (Fischer, 1997; Stanwell-Smith, 1994). De fato, o tabagismo induz perda dos cílios do epitélio colunar da nasofaringe. Esse efeito deletério do tabagismo é altamente relevante, pois o meningococo apenas consegue aderir às células epiteliais desprovidas de cílios, já que estes constituem uma barreira física para o patógeno. Desta forma, nas células epiteliais não ciliadas da nasofaringe irá ocorrer o contato primário entre a *N. meningitidis* e o ser humano (Stephens, 1983). Fisiopatologicamente, o meningococo irá ancorar nessas células epiteliais via receptor CD46. O receptor CD46 é uma glicoproteína presente na superfície celular do epitélio respiratório e barreira hemato-encefálica (Johansson, 2003). A ancoragem ou acoplamento do meningococo às células eucarióticas é um fenômeno altamente intricado, pois envolve diferentes fatores de adesão e depende de estruturas específicas de cada compartimento humano. A ligação da *N. meningitidis* ao receptor CD46 depende de estruturas bacterianas denominadas de pili tipo 4. Fímbrias ou pili são projeções protéicas flexíveis que "coroam" a célula meningocócica, as quais funcionam como um verdadeira estrutura sensorial bacteriana, imprescindíveis para estabelecer uma comunicação primária entre o patógeno e as células alvo do hospedeiro (Nassif, 2000). Desta forma, o pili tipo 4 reconhece o receptor CD46, uma glicoproteína presente na superfície celular, estabelecendo um crucial elo de ligação entre a *N. meningitidis* e as células alvo durante a fase inicial da infecção. Subsequentemente, após a fixação do patógeno ao epitélio, seguem-se múltiplos fenômenos físico-químicos, caracterizados pela ativação de diversos mensageiros intracelulares e substanciais alterações na arquitetura do citoesqueleto das células epiteliais da nasofaringe. Morfologicamente, como efeito dessas alterações de citoesqueleto, projeções citoplasmáticas emergem ao redor da célula meningocócica, envolvendo-a e formando um vacúolo fagocítico que interioriza o meningococo dentro da própria célula epitelial. Via transcelular, a bactéria será então transportada da porção apical até a porção basal, onde o meningococo será exteriorizado da célula epitelial, alcançando o espaço submucoso e penetrando enfim na corrente sanguínea (bacteremia). Assinalamos que o fenômeno de bacteremia poderá ou não induzir uma síndrome da resposta inflamatória sistêmica (SIRS), ou seja, bacteremia não é uma fase inexoravelmente seguida de sepse (de Souza e Seguro, 2010). De fato, há casos de bacteremia oculta por meningococo, isto é, casos clinicamente silenciosos, os quais evoluem espontaneamente para cura, sem nenhum tipo de tratamento, incluindo antibióticos (Sullivan, 1987). Além disso, bacteremia sem sepse constitui uma das 4 principais expressões clinicas da doença meningocócica (Apicella, 2010).

Similarmente, o meningococo invade o espaço subaracnóide. Ao circular dentro da corrente sanguínea, a *N. meningitidis* alcança a barreira hemato-encefálica e interage com as células endoteliais do plexo coróide no sistema nervoso central (SNC). Inicialmente, o meningococo emprega seu pili tipo 4 para criar um elo de comunicação com o receptor CD46, o qual também está presente na superfície das células endoteliais. Essa interação entre pili e receptor CD46 induz profundas alterações morfológicas na arquitetura da célula endotelial, resultando na formação de projeções citoplasmáticas ao redor do meningococo. Consequentemente, o meningococo é internalizado dentro de vacúolos e transportado via transcelular até o espaço subaracnóide, onde poderá evocar uma resposta inflamatória (meningite).

Biologia Molecular e Celular

Os fenômenos fisiopatológicos subjacentes ao quadro clínico de sepse ou meningite são altamente complexos. Na verdade, o cenário fisiopatológico da infecção meningocócica envolve múltiplos elos, os quais formam uma intricada e delicada cadeia de eventos, desde o acoplamento da *N. meningitidis* às células epiteliais da nasofaringe humana até o quadro de sepse ou meningite. Há uma constelação de moléculas e células envolvidas na interação entre o meningococo e o hospedeiro humano. Tais moléculas e células se comunicam e interagem com diferentes vias dentro do compartimento vascular e SNC. Alguns desses fatores e vias centrais envolvidos na doença são os seguintes: sistema complemento; cascata de coagulação; rede de citocinas; sistema neuroendócrino; receptores "Toll-like" (TLR) 2, TLR-4 e TLR-9; receptor CD46; moléculas de endotoxina ou lipo-oligossacárides (LOS), óxido nítrico, agentes oxidantes, assim como moléculas de colesterol e lipoproteínas (Baines, 1999; Vermont, 2005). Contudo, o universo molecular e celular envolvido na infecção meningocócica ainda não foi completamente decifrado. A resposta imunológica é vital para o controle do agente infeccioso, mas também pode se transformar em uma força inflamatória devastadora para a homeostase celular humana, resultando em colapso circulatório, disfunção de múltiplos órgãos e morte.

Na década de 70, o pesquisador DeVoe demonstrou que as células meningocócicas, durante seu processo de divisão celular, liberam produtos biologicamente ativos denominados de lipo-oligossacárides (LOS) (Figura 26.8). As moléculas de LOS contêm lipídeo A, o qual é um poderoso gatilho da resposta inflamatória, tanto dentro do compartimento vascular quanto dentro no SNC. De fato, tanto a severidade quanto a letalidade da infecção meningocócica estão relacionadas aos níveis de LOS circulantes no sangue. Em 1989, Brandtzaeg e colaboradores demonstraram que elevados níveis de LOS no sangue de doentes com infecção meningocócica estão correlacionados ao desenvolvimento de choque séptico persistente, insuficiência renal aguda (IRA) e síndrome da angústia respiratória aguda (SARA). Além disso, a molécula de LOS desempenha um importante papel na ativação da cascata de coagulação via fator tecidual (Fransen, 2009). Outras estruturas presentes na célula meningocócica também induzem resposta inflamatória, tais como as moléculas de DNA liberadas durante a lise do meningococo, mas essa força inflamatória é substancialmente menor que a evocada pelas moléculas de LOS (Sprong, 2001).

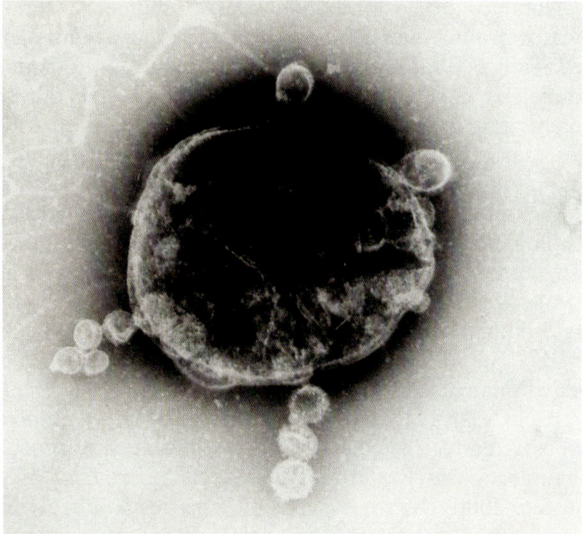

Figura 26.8 Meningococo por microscopia eletrônica, onde se observa a síntese de endotoxinas na forma de "blebs" (formações vesiculares), a partir da membrana externa. (Fonte: de Souza e Seguro, 2008a).

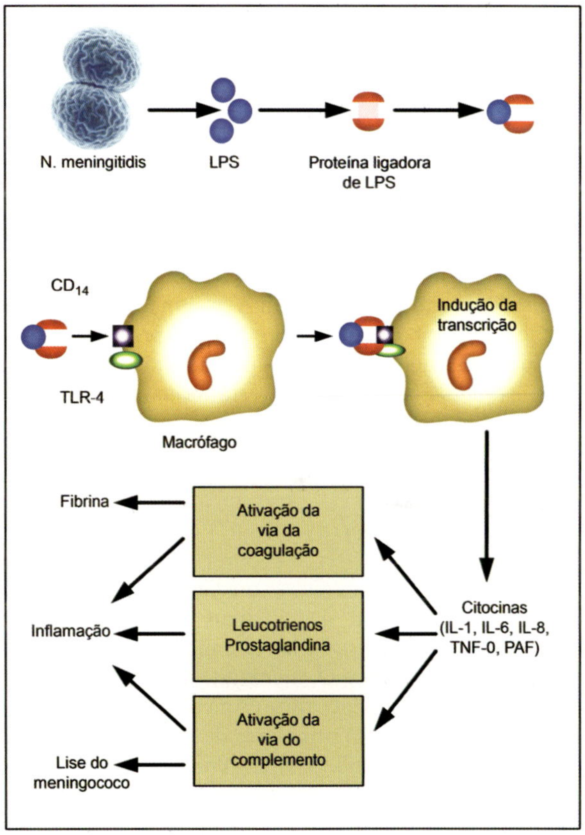

Figura 26.9 As células meningocócicas liberam moléculas denominadas endotoxinas (lipo-oligossacárides = LPS). Por sua vez, a molécula de LPS forma um complexo com a proteína ligadora de LPS. Subsequentemente, este complexo interage com os receptores de membrana (TLR-4 e CD14) de células como os macrófagos. Esta interação gera um sinal intracelular que irá promover a transcrição de genes envolvidos com a síntese de citocinas.

Dentro da corrente sanguínea, as moléculas de LOS se ligam a proteínas transportadoras de LOS, formando um complexo que irá se ligar a um receptor de membrana denominado de CD14, o qual está presente em várias células do sistema imunológico, tais como macrófagos e células dendríticas (Figura 26.9). Subsequentemente, o receptor CD14 interage com um receptor transmembrana denominado TLR-4 e seu cofator denominado de fator 2 de diferenciação mielóide (MD-2), os quais, por sua vez, geram um sinal dentro da célula para que haja a transcrição dos genes envolvidos com a síntese de citocinas (Mogensen, 2006, 2009). Citocinas são mensageiros moleculares estratégicos tanto do sistema imunológico quanto da cascata inflamatória e constituem um elo fundamental dentro da complexa teia fisiopatológica da doença. De fato, tanto a severidade quanto a letalidade da infecção meningocócica estão relacionadas aos níveis de citocinas (van Deuren, 1995; Waage, 1987,1989).

Durante a sepse meningocócica, inúmeras células sintetizam citocinas dentro da árvore vascular, tais como as seguintes: linfócitos, macrófagos, neutrófilos, células endoteliais e células dendríticas. Enquanto que durante a meningite meningocócica, as citocinas e quimiocinas presentes no líquor são produzidas pelas seguintes células: micróglias, astrócitos, células ependimárias, células endoteliais e macrófagos oriundos da corrente sanguínea. Fisiologicamente, o líquor contém poucos fatores de defesa humorais e celulares. Essa característica do líquor permite que a *N. meningitidis* se multiplique livremente nesse ambiente e, concomitantemente, secrete moléculas de LOS que irão induzir uma resposta inflamatória via citocinas dentro do SNC.

Além disso, as citocinas orquestram e integram as respostas endócrina, metabólica e hemostática à infecção meningocócica (Brandtzaeg, 1989; den Brinker, 2005; Joosten, 2000). Na verdade, as citocinas estão envolvidas em múltiplos fenômenos fisiopatológicos: sepse, choque séptico, coagulação intravascular disseminada (CIVD), síndrome do eutiroidiano doente, rabdomiólise, disfunção miocárdica, pericardite, peritonite, acidente vascular cerebral (AVC), degradação de albumina, hipocalcemia, hipocalemia, hipomagnesemia, hipofosfatemia, *purpura fulminans* e SARA. Ressaltamos que embora os níveis de citocinas no sangue estejam elevados durante a sepse meningocócica, declinam velozmente após a introdução dos antibióticos, refletindo um mecanismo de controle sobre a infecção (van Deuren, 2000).

Notavelmente, pacientes com choque séptico causado por bactérias Gram-positivas como *Streptococcus pneumoniae* e *Staphylococcus aureus* apresentam maiores concentrações plasmáticas de interferon-gama (IFN-γ) do que pacientes com choque séptico por *N. meningitidis*. Enquanto que choque séptico por *N. meningitidis* apresenta maiores níveis de interleucina-10 (IL-10) do que choque séptico por *S. pneumoniae* (Bjerre, 2004). Desta forma, há um distinto padrão de citocinas entre bactérias Gram-positivas e *N. meningitidis*.

ESPECTRO CLÍNICO

Classicamente, a literatura médica sobre a infecção meningocócica destaca 4 principais síndromes clínicas atribuídas a *N. meningitidis*: bacteremia sem sepse, meningococcemia sem meningite, meningite com ou sem meningococcemia e meningoencefalite (Apicella, 2010). Contudo, esta classificação clínica origina-se de um estudo realizado no final da década de 60 (Wolfe, 1968) e o conhecimento sobre os mecanismos moleculares e celulares envolvidos na fisiopatologia da doença meningocócica vivenciou um explosivo crescimento nos últimos anos. Hoje, a infecção meningocócica é considerada um protótipo universal para o estudo de sepse e choque séptico. Portanto, necessita-se caracterizar o espectro clínico da doença em função das atuais definições de sepse e choque séptico, assim como dos novos conhecimentos de fisiopatologia, a fim de otimizar o diagnóstico e tratamento do doente (Dellinger 2008; Tarlow, 1992). Propomos a seguir uma adaptação da classificação de Wolfe às contemporâneas definições de sepse, norteada pelo mecanismo de compartimentalização do processo inflamatório e respeito às particularidades da doença (Brandtzaeg, 1992; Cavaillon, 2006).

1. Estado de portador. Globalmente, 10% dos indivíduos são hospedeiros da *N. meningitidis,* a qual se comporta habitualmente como um comensal da nasofaringe humana. Contudo, alguns autores consideram tal interação como uma forma de infecção, pois os indivíduos colonizados podem desenvolver faringite e apresentar ascensão dos níveis de anticorpos contra a bactéria.
2. Bacteremia sem sepse (bacteremia oculta). Fisiopatologicamente, a bactéria circula dentro da corrente sanguínea (bacteremia), mas não produz uma resposta inflamatória sistêmica (sepse). Notavelmente, alguns indivíduos podem evoluir espontaneamente para cura, isto é, sem receberem antibiótico (Sullivan, 1987). Por definição, o único sintoma é febre e não existe um foco infeccioso (Sullivan, 1987). Habitualmente, o médico solicita uma hemocultura, prescreve sintomáticos e encaminha o paciente para casa. Posteriormente, a *N. meningitidis* é surpreendentemente isolada na hemocultura (Kuppermann, 1999). Em 1987, Sullivan e LaScolea relacionaram a evolução deste quadro ao número de organismos circulantes na corrente sanguínea. Isto é, todos os indivíduos cuja bacteremia foi maior que 500 organismos/mL de sangue desenvolveram sepse. Enquanto que apenas 55% dos indivíduos cuja bacteremia foi menor que 500 organismos/mL desenvolveram sepse ou meningite.
3. Sepse meningocócica. Caracteriza-se por uma resposta inflamatória sistêmica deflagrada pela *N. meningitidis* e/ou seus produtos (LOS). Clinicamente, o doente deve apresentar 2 ou mais dos seguintes sinais (Annane, 2005): taquicardia (FC > 90 bpm), taquipneia (FR > 20 rpm), alteração da temperatura corpórea (T > 38.5°C ou < 35°C), alteração do número ou perfil dos leucócitos no hemograma (leucocitose > 12.000/mm^3 ou leucopenia < 4000/mm^3 ou formas jovens > 10%). Em geral, o doente desenvolve lesões cutâneas e na conjuntiva (petéquias ou púrpuras) (Figuras 26.10 e 26.11) e refere uma mialgia severa, sobretudo em membros inferiores.
4. Sepse meningocócica severa. Definida pela presença de sepse e disfunção ou hipoperfusão de pelo menos um órgão, esta sendo caracterizada por um dos seguintes fatores (Annane, 2005): tempo de enchimento capilar > 3 segundos, débito urinário < 0,5 mL/Kg/h, lactato > 2 mmol/L, mudança brusca do nível de consciência, contagem de plaquetas < 100.000/mL, lesão pulmonar

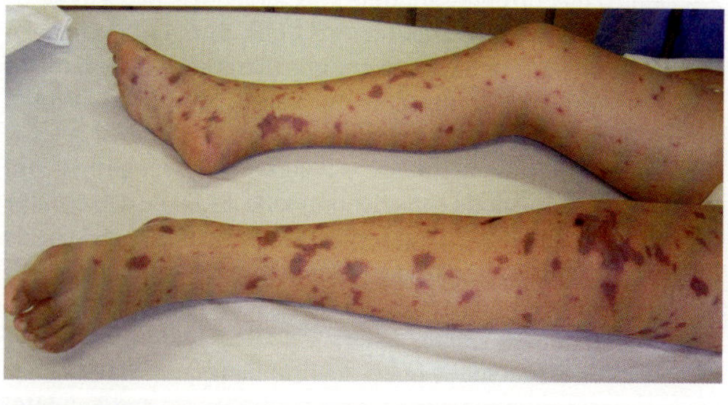

Figura 26.10 Paciente com infecção meningocócica apresentando lesões cutâneas (petéquias e púrpuras). (Fonte: de Souza, van de Beek e Scheld, 2011).

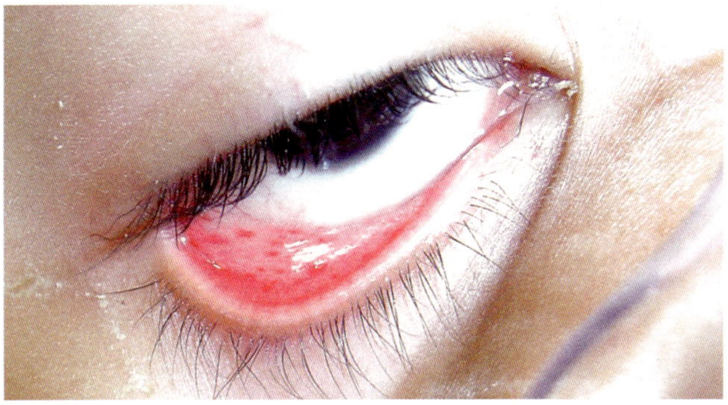

Figura 26.11 Paciente com infecção meningocócica apresentando lesões em mucosa ocular (petéquias).

aguda (SARA) ou disfunção cardíaca (avaliada pelo ecodopplercardiograma).

5. Choque séptico meningocócico. Caracteriza-se pela presença de sepse severa e pressão arterial média < 60 mmHg (PAM = 2 x PAD + 1 x PAS / 3) após 40 a 60 mL/kg de reposição volêmica com cristalóide, resultando na necessidade do emprego de vasopressores para manter uma PAM > 60 mmHg (Annane, 2005). As características clínicas do choque séptico emergem quando a perfusão de órgãos vitais, tais como cérebro e coração, é mantida às custas da hipoperfusão de órgãos como rim, pele e trato gastro-intestinal (Derikx, 2010). Fisiopatologicamente, o choque séptico meningocócico envolve múltiplas vias e mecanismos, tais como: disfunção miocárdica, alteração do tônus vasomotor, CIVD e síndrome do extravasamento capilar. Subjacente a estes mecanismos cardiovasculares e hemostáticos existe uma complexa orquestra de citocinas, a qual já foi discutida na seção de biologia molecular e celular. A letalidade deste cenário dramático flutua entre 50% e 80% e até 50% dos sobreviventes podem desenvolver sequelas, incluindo cicatrizes cutâneas e amputação de membros (Buysse, 2008; Tarlow, 1992). Peculiarmente, 90% desses óbitos ocorrem nas primeiras 48 horas (Kornelisse, 1997).
6. Meningoencefalite. Nesta forma clínica, o paciente apresenta comprometimento predominante do SNC, caracterizado por meningite ou encefalite. Os reflexos superficiais e osteotendínosos podem estar alterados, assim como há relevante alteração do nível de consciência. A letalidade desta forma clínica é usualmente 5% e a principal sequela é o déficit auditivo neurosensorial, o qual está associado à lesão da cóclea (Abad, 1983; Tarlow, 1992).

Nas formas clínicas de sepse, sepse severa e choque séptico há compartimentalização do processo inflamatório dentro da árvore vascular, já na meningoencefalite há compartimentalização do processo inflamatório dentro do SNC (Brandtzaeg, 1992). Em geral, a meningite acompanha as formas clínicas de sepse e sepse severa, enquanto que no choque séptico ou *purpura fulminans* o doente morre antes de desenvolver meningite (Anderson, 1998). Embora a *N. meningitidis* apresente um especial tropismo pelas leptomeninges (compartimento do SNC), o compartimento do hospedeiro que é inexoravelmente invadido pela bactéria é a corrente sanguínea (compartimento da árvore vascular). De fato, o fenômeno de bacteremia é uma condição *"sine qua non"* para o desenvolvimento da doença, reflete a própria essência da enfermidade (de Souza e Seguro, 2010). Sempre há bacteremia, mas nem sempre há meningite (Herrick, 1919). Ressaltamos finalmente que o comportamento da doença é altamente dinâmico, isto é, um quadro de bacteremia sem sepse pode evoluir velozmente para choque séptico e disfunção de múltiplos órgãos.

Notavelmente, a infecção meningocócica relaciona-se a uma constelação de fenômenos clínicos e fisiopatológicos, tais como os seguintes: osteomielite, pericardite séptica e imunológica, forma crônica, bacteremia oculta (Kuppermann, 1999; Sullivan, 1987), síndrome do eutiroidiano doente, ceratite, conjuntivite, hepatite colestática, vasculite gastrointestinal, insuficiência renal aguda (IRA), síndrome da angústia respiratória aguda (SARA), acidente vascular cerebral (AVC), infarto agudo do miocárdio (IAM), inflamação do sistema de condução atrioventricular, abscesso cerebral, infecção intra-uterina (Bhutta, 1991), alterações eletrolíticas e do equilíbrio ácido-base, celulite, disfunção miocárdica, endocardite, rabdomiólise e uretrite. Recentemente, Wehrhahn e colaboradores (2009) descreveram um intrigante caso de meningite crônica causado pela *N. meningitidis*.

Disfunção Miocárdica

Durante a sepse meningocócica, o comprometimento do miocárdio influencia dramaticamente a evolução do doente, sendo que a incidência de disfunção miocárdica atribuída ao meningococo é maior do que a causada por outros patógenos (van Deuren, 2005). De fato, em 1969, um estudo histopatológico encontrou uma taxa de miocardite igual a 78% entre 200 casos fatais de infecção meningocócica (Hardman, 1969). É vital assinalar que, nos 10 primeiros dias da doença, o comprometimento cardíaco ameaça drasticamente a vida do doente (van Deuren, 2005). Clinicamente, o comprometimento cardiológico pode ser reconhecido pela presença de uma taquicardia persistente, refratária à administração de volume. O estudo ecocardiográfico revela um coração dilatado e decréscimo da fração de ejeção do ventrículo esquerdo (< 50%). A disfunção miocárdica também é uma importante causa de edema pulmonar agudo e colapso circulatório. De fato, substancial edema pulmonar pode emergir entre o terceiro e sétimo dia da infecção, pois há reabsorção do edema periférico, resultando em aumento do volume intravascular (van Deuren, 2005). Há também casos que podem evoluir fatalmente em função de assistolia secundária à inflamação do sistema de condução cardíaco ou desequilíbrio eletrolítico.

Durante a sepse meningocócica, a disfunção das células miocárdicas deriva de múltiplos mecanismos fisiopatológicos, incluindo alterações eletrolíticas, desequilíbrio acido-base e comprometimento metabólico, ilustrados a seguir: hipoxemia, acidemia, hipocalemia, hipocalcemia, hipofosfatemia, hipomagnesemia e hipoglicemia (Nadel, 2007). Além disso, um estudo clínico, envolvendo infecção meningocócica, mostrou que 5 de 22 doentes demonstrou sinais de isquemia miocárdica, a qual foi caracterizada pela elevação dos níveis de troponina I (Briassoulis, 2001). Comumente, a contratilidade miocárdica melhora com a reposição volêmica e correção dos desequilíbrios acido-base e eletrolíticos.

Contudo, pacientes críticos com persistência de instabilidade hemodinâmica, apesar de adequada reposição volêmica, irão demandar emprego de vasopressores para melhorar a função cardíaca. Restaurar a homeostase celular é vital para a evolução do doente.

Há 30 anos, estudos avaliando potenciais fatores inotrópicos negativos começaram a florescer na literatura médica (van Deuren, 2005). Em 2004, Pathan e colaboradores demonstraram que a interleucina-6 (IL-6) exerceu relevante ação depressora no miocárdio (dose-dependente), enquanto que o fator de necrose tumoral-alfa (TNF-α) não teve um papel relevante. Contudo, o papel de outros mediadores moleculares sobre a célula miocárdica permanece imperfeitamente entendido.

FERRAMENTAS DIAGNÓSTICAS

O método "gold standard" para o diagnóstico da infecção meningocócica é a cultura da *N. meningitidis* a partir de um material biológico usualmente estéril como sangue, líquor ou líquido pericárdico. O isolamento da *N. meningitidis* através de uma cultura permite a caracterização fenotípica e genotípica deste organismo, gerando informações cruciais sobre o perfil de sensibilidade da bactéria, além de nortear as estratégias de vacinação. Contudo, após o paciente receber antibióticos, a cultura é normalmente negativa. Assim, é necessário explorar outras ferramentas diagnósticas como o teste de aglutinação em látex e a contraimunoeletroforese (CIE), os quais podem detectar antígenos da bactéria em diversos fluídos biológicos como sangue, líquor, urina, líquido pericárdico ou líquido peritoneal. Além disso, é possível utilizar a bacterioscopia no líquor, sangue (Figura 26.12) e raspado de lesão cutânea (Figura 26.13), onde poderão ser visualizados os diplococos Gram negativo (DGN).

Atualmente, as técnicas de biologia molecular, a exemplo da reação de cadeia polimerase (PCR), constituem poderosas ferramentas diagnósticas, especialmente quando já houve administração de antibióticos, pois são altamente sensíveis e específicas.

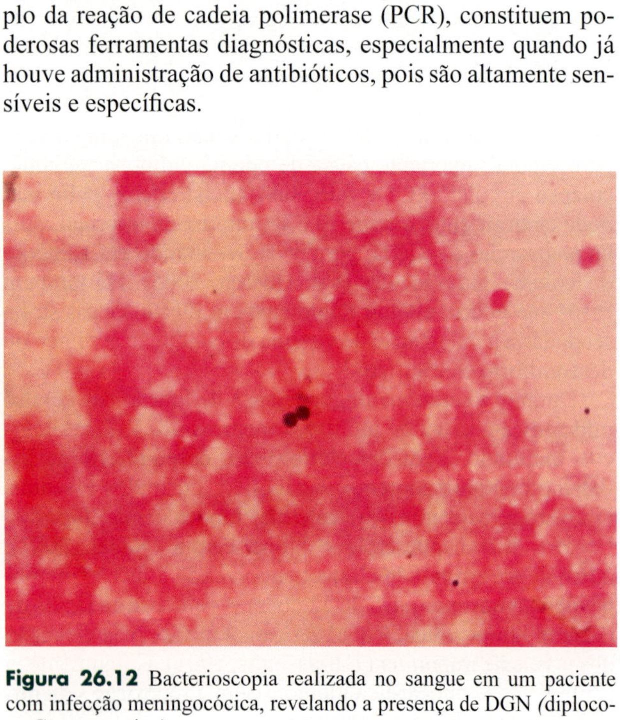

Figura 26.12 Bacterioscopia realizada no sangue em um paciente com infecção meningocócica, revelando a presença de DGN (diplococo Gram negativo).

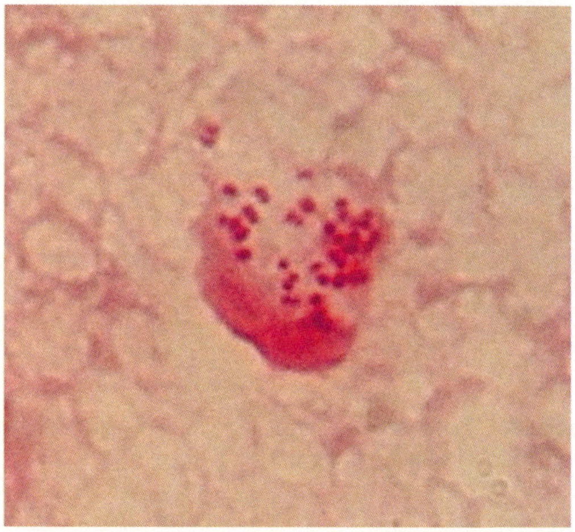

Figura 26.13 Bacterioscopia realizada em material biológico oriundo de lesões cutâneas (petéquias) em um paciente com infecção meningocócica, revelando a presença de DGN (diplococo Gram negativo). (Fonte: de Souza *et al.*, 2007).

ESTRATÉGIAS TERAPÊUTICAS

ANTIBIÓTICOS E TERAPIAS ADJUVANTES

A ênfase no tratamento da doença meningocócica permanece no diagnóstico precoce e imediata introdução dos antibióticos. Para cepas sensíveis de *N. meningitidis*, a penicilina G cristalina 300.000 unidades/kg/dia (4/4 horas por 5 dias) ou ampicilina 400 mg/kg/dia (4/4 horas por 5 dias) são os antibióticos de eleição. Para cepas de meningococo resistentes a penicilina, as cefalosporinas de terceira geração como cefotaxima ou ceftriaxone constituem uma terapia adequada. Ceftriaxone 100 mg/Kg/dia (12/12 horas por 5 dias) ou cefotaxima 200 mg/Kg/dia (8/8 horas por 5 dias).

Como as taxas de morbidade e mortalidade da doença meningocócica são significativas mesmo quando o antibiótico apropriado é empregado, as terapias adjuvantes emergem como uma promessa de melhor prognóstico. Por exemplo, evidências produzidas por estudos atuais justificam o uso dos esteróides para todos os casos de meningite bacteriana adquirida na comunidade, independente do agente etiológico ter sido identificado (Fitch, 2008). Recomenda-se o seguinte esquema: dexametasona 10 mg IV de 6/6 horas por 4 dias para adultos e dexametasona 0,15mg/Kg IV de 6/6 horas por 4 dias para crianças. Enfatizamos que a dexametasona deve ser iniciada antes ou concomitantemente aos antibióticos.

Glicerol, um diurético osmótico, constitui outro instrumento que tem sido avaliado como adjuvante no tratamento da meningite bacteriana. Um estudo multicêntrico e randomizado, envolvendo 654 crianças (cuja idade variou entre 2 meses e 16 anos) com diagnóstico de meningite bacteriana, demonstrou que os grupos de pacientes que receberam glicerol ou glicerol + dexametasona apresentaram menos sequelas neurológicas quando comparados ao grupo placebo (Peltola, 2007). O esquema de glicerol empregado foi de 1,5g/Kg de 6/6 horas por via oral durante 48 horas, enquanto que a dexametasona foi administrada na dose de 0,15 mg/Kg de 6/6 horas por via intravenosa durante 48 horas.

A Doença Meningocócica na Unidade de Terapia Intensiva

Hoje, a doença meningocócica é considerada um protótipo para o estudo de sepse e choque séptico. Assim, o choque séptico secundário à infecção meningocócica deve ser norteado pelas diretrizes do "Surviving Sepsis Campain" (Dellinger, 2008). Universalmente, a terapia de suporte objetiva restituir a delicada homeostase celular do doente. Assim, é imprescindível monitorar múltiplos parâmetros clínicos e laboratoriais, incluindo exames de coagulação, gasometria, lactato, bioquímica sanguínea, débito urinário, frequência cardíaca, pressão venosa central (PVC) e saturação venosa de oxigênio (SvO2). Em geral, o lactato sérico eleva-se antes do paciente desenvolver hipotensão e sinaliza a presença de hipoperfusão tecidual (Dellinger, 2008). Durante o cenário de sepse severa ou choque séptico, as principais metas a serem alcançadas nas primeiras 6 horas de resuscitação são as seguintes: PVC entre 8 e 12 mmHg, pressão arterial média (PAM) $\geq$ 65 mmHg, débito urinário $\geq$ 0,5 mL/kg/hora e SvO2 $\geq$ 70% (Dellinger, 2008). Se durante as primeiras 6 horas, uma SvO2 igual a 70% não for alcançada via reposição volêmica e o paciente já atingiu uma PVC entre 8 e 12 mmHg, devemos considerar a necessidade de transfusão sanguínea para obter um hematócrito igual a 30% e/ou administração de dobutamina (máximo de 20 µg/Kg/min). Além disso, se insistirmos em uma reposição volêmica agressiva, mesmo após alcançarmos uma PVC adequada, haverá sobrecarga hídrica e risco de edema pulmonar severo.

Nos quadros de insuficiência renal aguda severa ou anuria persistente, devemos considerar a necessidade de terapias de substituição renal, tais como hemodiálise e diálise peritoneal (Andrade, 2008). Finalmente, quando o choque séptico é refratário a volume e vasopressores, podemos empregar um corticóide, pois há possibilidade de um quadro de insuficiência de adrenal. A hidrocortisona pode ser empregada na dose de 100 mg a cada 8 horas por 7 dias (Dellinger, 2008).

Embora a causa da taquicardia no paciente séptico seja multifatorial, um decréscimo da frequência cardíaca após resuscitação volêmica reflete geralmente otimização do volume intravascular efetivo (Dellinger, 2008). Em crianças, é vital sublinhar que monitorar a pressão sistólica é insuficiente para detectar o desenvolvimento de choque séptico (van Deuren, 1992; Nadel, 2007). De fato, em crianças, o diagnóstico de choque não depende do desenvolvimento de hipotensão. Crianças são capazes de compensar perdas substanciais de volume intravascular (acima de 40%) sem desenvolverem hipotensão (Nadel, 2007). Além disso, as crianças habitualmente aparentam um nível de consciência "normal" mesmo quando estão em choque séptico, devido à preservação do fluxo sanguíneo cerebral. Desta forma, ao assistirmos crianças, devemos valorizar os seguintes parâmetros clínicos: débito urinário < 0,5 mL/Kg/hora, tempo de enchimento capilar $\geq$ 3 segundos, extremidades frias e taquicardia.

Virtualmente, algum grau de disfunção hemostática (alteração nos fatores de coagulação e número de plaquetas) advém nos pacientes com doença meningocócica. Clinicamente, esse desequilíbrio hemostático é denominado de CIVD (Figura 26.14). O status hemostático do doente é avaliado e acompanhado através dos seguintes parâmetros: tamanho e número de lesões cutâneas (petéquias e sufusões hemorrágicas), medida do Tempo de Protrombina (TP) + *Tempo de Tromboplastina* Parcialmente *Ativada (TTPA) e contagem do número de plaquetas. O quadro de CIVD pode ser tratado via transfusão de plasma, transfusão de plaquetas e administração de vitamina K* (van Deuren, 1992).

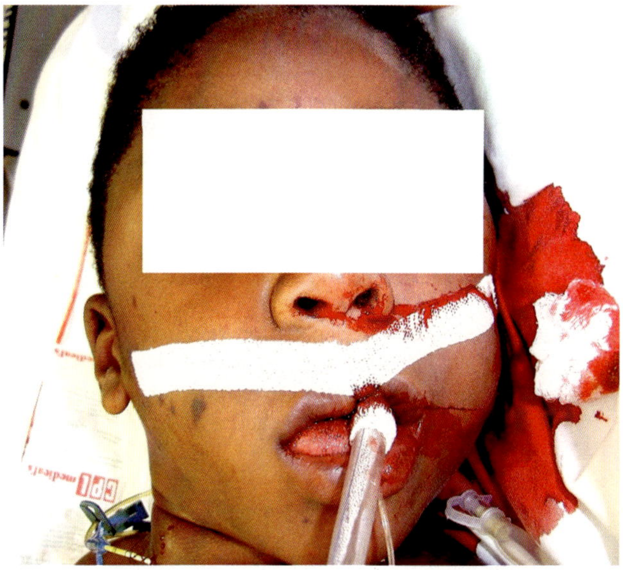

Figura 26.14 Paciente com quadro dramático de coagulação intravascular disseminada (CIVD) causado pela *N. meningitidis*, caracterizado clinicamente por sangramento espontâneo de mucosa oral e nasal.

REFERÊNCIAS BIBLIOGRÁFICAS

Apicella MA. *Neisseria meningitidis*. In: Mandell GL, Bennett JE, Dolin R, eds. Principles and Practice of Infectious Diseases, 7th edition. New York: Churchill Livingstone, 2010:2737-52.

Anderson MS, Glodé MP, Smith AL. Meningococcal disease. In: Feigin RD, Cherry JD, eds. Textbook of Pediatric Infectious Diseases. 4th ed. Philadelphia, Pennsylvania: WB Saunders Co; 1998:1143-1156.

Ackerman A. Meningococcal sepsis in children: persistent problem; new insights? Crit Care Med. 2010;38(1):316-7.

Annane D, Bellissant E, Cavaillon JM. Septic shock. Lancet. 2005;365(9453):63-78. Review.

Abad VC, Ng B, Somasunderam M. Hearing loss as an initial symptom of meningococcal meningitis. Arch Neurol. 1983;40(7):451-3

Andrade L, de Francesco Daher E, Seguro AC. Leptospiral nephropathy. Semin Nephrol. 2008;28(4):383-94.

Baines PB, Thomson AP, Fraser WD, Hart CA. Hypocalcaemia in severe meningococcal infections. Arch Dis Child. 2000;83(6):510-3.

Baines PB, Stanford S, Bishop-Bailey D, Sills JA, Thomson AP, Mitchell JA, Fear SC, Hart CA, Petros AJ. Nitric oxide production in meningococcal disease is directly related to disease severity. Crit Care Med. 1999;27(6):1187-90.

Bernardini G, Braconi D, Lusini P, Santucci A. Postgenomics *of Neisseria meningitidis*: an update. Expert Rev Proteomics. 2009;6(2):135-43. Review.

Bhutta ZA, Khan IA, Agha Z. Fatal intrauterine meningococcal infection. Pediatr Infect Dis J. 1991;10(11):868-9.

Bjerre A, Brusletto B, Høiby EA, Kierulf P, Brandtzaeg P. Plasma interferon-gamma and interleukin-10 concentrations in systemic meningococcal disease compared with severe systemic Gram-positive septic shock. Crit Care Med. 2004;32(2):433-8.

Borg J, Christie D, Coen PG, Booy R, Viner RM. Outcomes of meningococcal disease in adolescence: prospective, matched--cohort study. Pediatrics. 2009;123(3):e502-9.

Brandtzaeg P, Kierulf P, Gaustad P, Skulberg A, Bruun JN, Halvorsen S, Sørensen E. Plasma endotoxin as a predictor of multiple organ failure and death in systemic meningococcal disease. J Infect Dis. 1989;159(2):195-204.

Brandtzaeg P, Sandset PM, Joø GB, Ovstebø R, Abildgaard U, Kierulf P. The quantitative association of plasma endotoxin, antithrombin, protein C, extrinsic pathway inhibitor and fibrinopeptide A in systemic meningococcal disease. Thromb Res. 1989;55(4):459-70.

Brandtzaeg P, Halstensen A, Kierulf P, Espevik T, Waage A. Molecular mechanisms in the compartmentalized inflammatory response presenting as meningococcal meningitis or septic shock. Microb Pathog. 1992;13(6):423-31. Review.

Brandtzaeg P, van Deuren M. Current concepts in the role of the host response in Neisseria meningitidis septic shock. Curr Opin Infect Dis. 2002;15(3):247-52. Review.

Briassoulis G, Narlioglou M, Zavras N, Hatzis T. Myocardial injury in meningococcal-induced purpura fulminans in children. Intensive Care Med 2001; 27:1073-1082.

Buijze GA, Snoep AW, Brevoord J. Serogroup C meningococcal osteomyelitis: a case report and review of the literature. Pediatr Infect Dis J. 2009;28(10):929-30.

Buysse CM, Raat H, Hazelzet JA, Hop WC, Maliepaard M, Joosten KF. Surviving meningococcal septic shock: health consequences and quality of life in children and their parents up to 2 years after pediatric intensive care unit discharge. Crit Care Med. 2008;36(2):596-602.

Campbell WN, Joshi M, Sileo D. Osteonecrosis following meningococcemia and disseminated intravascular coagulation in an adult: case report and review. Clin Infect Dis. 1997;24(3):452-5. Review.

Cavaillon JM, Annane D. Compartmentalization of the inflammatory response in sepsis and SIRS. J Endotoxin Res. 2006;12(3):151-70. Review.

Coureuil M, Mikaty G, Miller F, Lécuyer H, Bernard C, Bourdoulous S, Duménil G, Mège RM, Weksler BB, Romero IA, Couraud PO, Nassif X. Meningococcal type IV pili recruit the polarity complex to cross the brain endothelium. Science. 2009;325(5936):83-7.

de Souza AL, van de Beek D, Scheld WM. Meningococcal disease. In: Richard L. Guerrant, David H. Walker, Peter F. Weller, eds. Tropical Infectious Diseases: Principles, Pathogens and Practice, 3th ed, Philadelphia, Pa, Churchill Livingstone Elsevier, 2011: 174-183.

de Souza AL, Seguro AC. Two centuries of meningococcal infection: from Vieusseux to the cellular and molecular basis of disease. J Med Microbiol. 2008a;57(Pt 11):1313-21. Review

de Souza AL, Seguro AC. Meningococcal pericarditis in the intensive care unit. Crit Care Med. 2008b;36(2):651.

de Souza AL, Seguro AC. Stroke secondary to meningococcal meningitidis: a potential link between endothelial dysfunction and cytokines. Arch Neurol. 2008c;65(2):283-4.

de Souza AL, Seguro AC. Compartmentalization of the inflammatory response in meningococcal peritonitis. Shock. 2008d;30(3):336.

de Souza AL, Seguro AC. Purpura fulminans secondary to *Streptococcus pneumoniae* sepsis: unraveling the pattern of cytokines. Am J Med. 2008e;121(3):e5.

de Souza AL, Sztajnbok J, Seguro AC. Cerebellar hemorrhage as an atypical complication of meningococcal meningitis. Int J Infect Dis. 2008;12(5):558-9.

de Souza AL, de Oliveira AC, Romano CC, Sztajnbok J, Duarte AJ, Seguro AC. Interleukin-6 activation in ischemic stroke caused by *Neisseria meningitidis* serogroup C. Int J Cardiol. 2008;127(3):e160-3.

de Souza AL, Sztajnbok J, Seguro AC. Myocardial infarction after meningococcal infection: a potential inflammatory link or a challenging puzzle? Int J Cardiol. 2008;131(1):141-2.

de Souza AL, Seguro AC. The fundamental nature of meningococcal disease. J Adolesc Health. 2010;46(6):613.

de Souza AL, Marques Salgado M, Romano CC, Alkmin MG, Sztajnbok J, Vidal JE, Duarte AJ, Seguro AC. Cytokine activation in purulent pericarditis caused by *Neisseria meningitidis* serogroup C. Int J Cardiol. 2006;113(3):419-21.

de Souza AL, Sztajnbok J, Marques Salgado M, Romano CC, Alkmin MG, Duarte AJ, Seguro AC. Compartmentalization of interleukin-6 response in a patient with septic meningococcal peritonitis. Clin Vaccine Immunol. 2006;13(11):1287-90.

de Souza AL, Salgado MM, Alkmin MD, Sztajnbok J, Seguro AC. Purulent pericarditis caused by *Neisseria meningitidis* serogroup C and confirmed through polymerase chain reaction. Scand J Infect Dis. 2006;38(2):143-5.

de Souza AL, Sztajnbok J, Salgado MM, Romano CC, Alkmin MG, Duarte AJ, Seguro AC. Severe myalgia of the lower extremities as the first clinical feature of meningococcal purpura fulminans. Am J Trop Med Hyg. 2007;77(4):723-6.

de Souza AL, Seguro AC. Conjunctivitis secondary to *Neisseria meningitidis*: a potential vertical transmission pathway. Clin Pediatr (Phila). 2009;48(1):119.

de Souza AL, Andrade L, Seguro AC. Purpura fulminans without meningitis: a rare condition? Am J Med. 2007;120(7):e17.

de Souza AL, Seguro AC. Gram staining: an unexplored diagnostic tool for diagnosis of meningococcal infection in the developing world. J Emerg Med. 2009;37(1):83-4.

de Souza AL, Seguro AC. Pericarditis secondary to *Neisseria meningitidis*: a potential cytokine network pathway. Echocardiography. 2007;24(7):780.

de Souza AL, Rodrigues C, Sztajnbok J, Andrade L, Romano CC, Duarte AJ, Seguro AC. Hypoelectrolytemia accompanied by acute renal failure in exertional heatstroke. Am J Emerg Med. 2006;24(7):888-9.

Dellinger RP, Levy MM, Carlet JM, Bion J, Parker MM, Jaeschke R, Reinhart K, Angus DC, Brun-Buisson C, Beale R, Calandra T, Dhainaut JF, Gerlach H, Harvey M, Marini JJ, Marshall J, Ranieri M, Ramsay G, Sevransky J, Thompson BT, Townsend S, Vender JS, Zimmerman JL, Vincent JL. Surviving Sepsis Campaign: international guidelines for management of severe sepsis and septic shock: 2008. Crit Care Med. 2008;36(1):296-327.

den Brinker M, Joosten KF, Visser TJ, Hop WC, de Rijke YB, Hazelzet JA, Boonstra VH, Hokken-Koelega AC. Euthyroid sick syndrome in meningococcal sepsis: the impact of peripheral thyroid hormone metabolism and binding proteins. J Clin Endocrinol Metab. 2005;90(10):5613-20.

den Brinker M, Dumas B, Visser TJ, Hop WC, Hazelzet JA, Festen DA, Hokken-Koelega AC, Joosten KF. Thyroid function and outcome in children who survived meningococcal septic shock. Intensive Care Med. 2005;31(7):970-6.

Derikx JP, Bijker EM, Vos GD, van Bijnen AA, Heineman E, Buurman WA, van Waardenburg DA. Gut mucosal cell damage in meningococcal sepsis in children: relation with clinical outcome. Crit Care Med. 2010;38(1):133-7.

Devoe IW, Gilchrist JE. Release of endotoxin in the form of cell wall blebs during *in vitro* growth of *Neisseria meningitidis*. J Exp Med. 1973;138(5):1156-67.

Eisenhut M, Wallace H, Barton P, Gaillard E, Newland P, Diver M, Southern KW. Pulmonary edema in meningococcal septicemia associated with reduced epithelial chloride transport. Pediatr Crit Care Med. 2006;7(2):119-24.

Elias JA, Pandit RT. Primary *Neisseria meningitidis* Keratitis. Cornea. 2009;28(6):714-5.

Erickson L, De Wals P. Complications and sequelae of meningococcal disease in Quebec, Canada, 1990-1994. Clin Infect Dis. 1998;26(5):1159-64.

Faust SN, Levin M, Harrison OB, Goldin RD, Lockhart MS, Kondaveeti S, Laszik Z, Esmon CT, Heyderman RS. Dysfunction of endothelial protein C activation in severe meningococcal sepsis. N Engl J Med. 2001;345(6):408-16.

Feavers IM. ABC of meningococcal diversity. Nature. 2000;404(6777):451-2.

Fischer M, Hedberg K, Cardosi P, Plikaytis BD, Hoesly FC, Steingart KR, Bell TA, Fleming DW, Wenger JD, Perkins BA. Tobacco smoke as a risk factor for meningococcal disease. Pediatr Infect Dis J. 1997;16(10):979-83.

Fitch MT, van de Beek D. Drug Insight: steroids in CNS infectious diseases-new indications for an old therapy. Nat Clin Pract Neurol. 2008;4(2):97-104.

Fransen F, Heckenberg SG, Hamstra HJ, Feller M, Boog CJ, van Putten JP, van de Beek D, van der Ende A, van der Ley P. Naturally occurring lipid A mutants in *Neisseria meningitidis* from patients with invasive meningococcal disease are associated with reduced coagulopathy. PLoS Pathog. 2009;5(4):e1000396.

Frieling JT, van Deuren M, Wijdenes J, van Dalen R, Bartelink AK, van der Linden CJ, Sauerwein RW. Interleukin-6 and its soluble receptor during acute meningococcal infections: effect of plasma or whole blood exchange. Crit Care Med. 1996;24(11):1801-5.

Girardin E, Grau GE, Dayer JM, Roux-Lombard P, Lambert PH. Tumor necrosis factor and interleukin-1 in the serum of children with severe infectious purpura. N Engl J Med. 1988 ;319(7):397-400.

Hardman JM, Earle KM. Myocarditis in 200 fatal meningococcal infections. Arch Pathol. 1969;87(3):318-25.

Healy CM, Butler KM, Smith EO, Hensey OP, Bate T, Moloney AC, MacMahon P, Cosgrove J, Cafferkey MT. Influence of serogroup on the presentation, course, and outcome of invasive meningococcal disease in children in the Republic of Ireland, 1995-2000. Clin Infect Dis. 2002;34(10):1323-30.

Heckenberg SG, de Gans J, Brouwer MC, Weisfelt M, Piet JR, Spanjaard L, van der Ende A, van de Beek D. Clinical features, outcome, and meningococcal genotype in 258 adults with meningococcal meningitis: a prospective cohort study. Medicine (Baltimore). 2008;87(4):185-92.

Herrick WW. Extrameningeal meningococcus infections. Arch Intern Méd 1919;23:409-418.

Holland PC, Hancock SW, Hodge D, Thompson D, Shires S, Evans S. Degradation of albumin in meningococcal sepsis. Lancet. 2001;357(9274):2102-4.

Holland PC, Thompson D, Hancock S, Hodge D. Calciphylaxis, proteases, and purpura: an alternative hypothesis for the severe shock, rash, and hypocalcemia associated with meningococcal septicemia. Crit Care Med. 2002;30(12):2757-61. Review.

Howitz M, Lambertsen L, Simonsen JB, Christensen JJ, Mølbak K. Morbidity, mortality and spatial distribution of meningococcal disease, 1974-2007. Epidemiol Infect. 2009;137(11):1631-40.

Hubacek JA, Stüber F, Fröhlich D, Book M, Wetegrove S, Ritter M, Rothe G, Schmitz G. Gene variants of the bactericidal/permeability increasing protein and lipopolysaccharide binding protein in sepsis patients: gender-specific genetic predisposition to sepsis. Crit Care Med. 2001;29(3):557-61.

Johansson L, Rytkonen A, Bergman P, Albiger B, Källström H, Hökfelt T, Agerberth B, Cattaneo R, Jonsson AB. CD46 in meningococcal disease. Science. 2003;301(5631):373-5.

Joosten KF, de Kleijn ED, Westerterp M, de Hoog M, Eijck FC, Hop WCJ, Voort EV, Hazelzet JA, Hokken-Koelega AC. Endocrine and metabolic responses in children with meningoccocal sepsis: striking differences between survivors and nonsurvivors. J Clin Endocrinol Metab. 2000;85(10):3746-53.

Kolb-Mäurer A, Unkmeir A, Kämmerer U, Hübner C, Leimbach T, Stade A, Kämpgen E, Frosch M, Dietrich G. Interaction of *Neisseria meningitidis* with human dendritic cells. Infect Immun. 2001;69(11):6912-22.

Kornelisse RF, Hazelzet JA, Hop WC, Spanjaard L, Suur MH, van der Voort E, de Groot R. Meningococcal septic shock in children: clinical and laboratory features, outcome, and development of a prognostic score. Clin Infect Dis. 1997;25:640-6.

Kuppermann N, Malley R, Inkelis SH, Fleisher GR. Clinical and hematologic features do not reliably identify children with unsuspected meningococcal disease. Pediatrics. 1999;103(2):E20.

Lehmann AK, Halstensen A, Sørnes S, Røkke O, Waage A. High levels of interleukin 10 in serum are associated with fatality in meningococcal disease. Infect Immun. 1995;63(6):2109-12.

Lodder MC, Schildkamp RL, Bijlmer HA, Dankert J, Kuik DJ, Scholten RJ. Prognostic indicators of the outcome of meningococcal disease: a study of 562 patients. J Med Microbiol. 1996;45(1):16-20.

Mogensen TH, Paludan SR, Kilian M, Ostergaard L. Live *Streptococcus pneumoniae, Haemophilus influenzae,* and *Neisseria meningitidis* activate the inflammatory response through Toll-like receptors 2, 4, and 9 in species-specific patterns. J Leukoc Biol. 2006;80(2):267-77.

Mogensen TH. Pathogen recognition and inflammatory signaling in innate immune defenses. Clin Microbiol Rev. 2009;22(2):240-73. Review.

Nadel S, Kroll JS. Diagnosis and management of meningococcal disease: the need for centralized care. FEMS Microbiol Rev. 2007;31(1):71-83.

Nassif X. Microbiology. A furtive pathogen revealed. Science. 2000;287(5459):1767-8.

Palmgren H. Meningococcal disease and climate. Glob Health Action. 2009 (article in press)

Parmentier L, Garzoni C, Antille C, Kaiser L, Ninet B, Borradori L. Value of a novel *Neisseria meningitidis*-specific polymerase chain reaction assay in skin biopsy specimens as a diagnostic tool in chronic meningococcemia. Arch Dermatol. 2008;144(6):770-3.

Pathan N, Hemingway CA, Alizadeh AA, Stephens AC, Boldrick JC, Oragui EE, McCabe C, Welch SB, Whitney A, O'Gara P, Nadel S, Relman DA, Harding SE, Levin M. Role of interleukin 6 in myocardial dysfunction of meningococcal septic shock. Lancet. 2004;363(9404):203-9.

Peltola H, Roine I, Fernández J, Zavala I, Ayala SG, Mata AG, Arbo A, Bologna R, Miño G, Goyo J, López E, de Andrade SD,

Sarna S. Adjuvant glycerol and/or dexamethasone to improve the outcomes of childhood bacterial meningitis: a prospective, randomized, double-blind, placebo-controlled trial. Clin Infect Dis. 2007;45(10):1277-86.

Prins JM, Lauw FN, Derkx BH, Speelman P, Kuijper EJ, Dankert J, van Deventer SJ. Endotoxin release and cytokine production in acute and chronic meningococcaemia. Clin Exp Immunol. 1998;114(2):215-9.

Roberts L. Infectious disease. An ill wind, bringing meningitis. Science. 2008;320 (5884):1710-5.

Rosenstein NE, Perkins BA, Stephens DS, Popovic T, Hughes JM. Meningococcal disease. N Engl J Med. 2001;344(18):1378-88. Review.

Rothbaum E, Nicholson O, Prince A. Cerebral abscess associated with meningococcal meningitis. Pediatr Infect Dis J. 2006;25(8):754-6.

Rytkönen A, Albiger B, Hansson-Palo P, Källström H, Olcén P, Fredlund H, Jonsson AB. *Neisseria meningitidis* undergoes PilC phase variation and PilE sequence variation during invasive disease. J Infect Dis. 2004;189(3):402-9.

Scholten RJ, Bijlmer HA, Valkenburg HA, Dankert J. Patient and strain characteristics in relation to the outcome of meningococcal disease: a multivariate analysis. Epidemiol Infect. 1994;112(1):115-24.

Scholten RJ, Bijlmer HA. Excess female fatalities among patients with meningococcal disease. Int J Epidemiol. 1995;24(1):244-5.

Seaton RA, Nathwani D, Dick J, Smith D. Acute meningococcaemia complicated by late onset gastrointestinal vasculitis. J Infect. 2000;41(2):190-1.

Sprong T, van der Ley P, Steeghs L, Taw WJ, Verver-Janssen TJ, Netea MG, van der Meer JW, van Deuren M. *Neisseria meningitidis* can induce pro-inflammatory cytokine production via pathways independent from CD14 and toll-like receptor 4. Eur Cytokine Netw. 2002;13(4):411-7.

Sprong T, Stikkelbroeck N, van der Ley P, Steeghs L, van Alphen L, Klein N, Netea MG, van der Meer JW, van Deuren M. Contributions of *Neisseria meningitidis* LPS and non--LPS to proinflammatory cytokine response. J Leukoc Biol. 2001;70(2):283-8.

Stanwell-Smith RE, Stuart JM, Hughes AO, Robinson P, Griffin MB, Cartwright K. Smoking, the environment and meningococcal disease: a case control study. Epidemiol Infect. 1994;112(2):315-28.

Stephens DS, Hoffman LH, McGee ZA. Interaction of *Neisseria meningitidis* with human nasopharyngeal mucosa: attachment and entry into columnar epithelial cells. J Infect Dis. 1983;148(3):369-76.

Sullivan TD, LaScolea LJ Jr. *Neisseria meningitidis* bacteremia in children: quantitation of bacteremia and spontaneous clinical recovery without antibiotic therapy. Pediatrics. 1987;80(1):63-7.

Swain CL, Martin DR. Survival of meningococci outside of the host: implications for acquisition. Epidemiol Infect. 2007;135(2):315-20.

Tan LK, Carlone GM, Borrow R. Advances in the development of vaccines against Neisseria meningitidis. N Engl J Med. 2010;362(16):1511-20.

Tarlow MJ, Geddes AM. Meningococcal meningitis or septicaemia: a plea for diagnostic clarity. Lancet. 1992;340(8833):1481.

Thompson MJ, Ninis N, Perera R, Mayon-White R, Phillips C, Bailey L, Harnden A, Mant D, Levin M. Clinical recognition of meningococcal disease in children and adolescents. Lancet. 2006;367(9508):397-403.

Van Amersfoort ES, Van Berkel TJ, Kuiper J. Receptors, mediators, and mechanisms involved in bacterial sepsis and septic shock. Clin Microbiol Rev. 2003;16(3):379-414.

van Deuren M, Brandtzaeg P. Myocardial dysfunction in meningococcal septic shock: no clear answer yet. Crit Care Med. 2005;33(8):1884-6.

van Deuren M, Frieling JT, van der Ven-Jongekrijg J, Neeleman C, Russel FG, van Lier HJ, Bartelink AK, van der Meer JW. Plasma patterns of tumor necrosis factor-alpha (TNF) and TNF soluble receptors during acute meningococcal infections and the effect of plasma exchange. Clin Infect Dis. 1998;26(4):918-23.

Van Deuren M, Neeleman C, Van 't Hek LG, Van der Meer JW. A normal platelet count at admission in acute meningococcal disease does not exclude a fulminant course. Intensive Care Med. 1998;24(2):157-61.

van Deuren M, Santman FW, van Dalen R, Sauerwein RW, Span LF, van der Meer JW. Plasma and whole blood exchange in meningococcal sepsis. Clin Infect Dis. 1992;15(3):424-30.

van Deuren M, van der Ven-Jongekrijg J, Bartelink AK, van Dalen R, Sauerwein RW, van der Meer JW. Correlation between proinflammatory cytokines and antiinflammatory mediators and the severity of disease in meningococcal infections. J Infect Dis. 1995;172(2):433-9.

van Deuren M, Neeleman C, Assmann KJ, Wetzels JF, van der Meer JW. Rhabdomyolysis during the subacute stage of meningococcal sepsis. Clin Infect Dis. 1998;26(1):214-5.

van Deuren M, Brandtzaeg P, van der Meer JW. Update on meningococcal disease with emphasis on pathogenesis and clinical management. Clin Microbiol Rev. 2000;13(1):144-66. Review.

van der Flier M, Geelen SP, Kimpen JL, Hoepelman IM, Tuomanen EI. Reprogramming the host response in bacterial meningitis: how best to improve outcome? Clin Microbiol Rev. 2003;16(3):415-29. Review.

Vermont CL, den Brinker M, Kâkeci N, de Kleijn ED, de Rijke YB, Joosten KF, de Groot R, Hazelzet JA. Serum lipids and disease severity in children with severe meningococcal sepsis. Crit Care Med. 2005;33(7):1610-5.

Vermunt LC, Buysse CM, Joosten KF, Hazelzet JA, Verhulst FC, Utens EM. Behavioural, emotional, and post-traumatic stress problems in children and adolescents, long term after septic shock caused by *Neisseria meningitidis*. Br J Clin Psychol. 2008;47(Pt 3):251-63.

Visser JJ, Scholten RJ, Hoekman K. Nitric oxide synthesis in meningococcal meningitis. Ann Intern Med. 1994;120(4):345-6.

Waage A, Aasen AO. Different role of cytokine mediators in septic shock related to meningococcal disease and surgery/polytrauma. Immunol Rev. 1992;127:221-30. Review.

Waage A, Halstensen A, Espevik T. Association between tumour necrosis factor in serum and fatal outcome in patients with meningococcal disease. Lancet. 1987;1(8529):355-7.

Waage A, Brandtzaeg P, Halstensen A, Kierulf P, Espevik T. The complex pattern of cytokines in serum from patients with meningococcal septic shock. Association between interleukin 6, interleukin 1, and fatal outcome. J Exp Med. 1989;169(1):333-8.

Wehrhahn MC, Heath CH, Leong W. A cold case of meningococcal meningitis. Lancet Infect Dis. 2009;9(7):454.

Wolf RE, Birbara CA. Meningococcal infections at an army training center. Am J Med. 1968;44(2):243-55.

26.3. Meningites bacterianas

Alexandre Ely Campéas ▪ Marisa Virginia de Simone Campéas ▪ Alexandre Suzuki Horie ▪ Fernanda Brandão Ferrari

INTRODUÇÃO

As meningites bacterianas representam um grave problema de saúde, responsável por sequelas graves e debilitantes, sendo algumas vezes fatais. Desde o seu reconhecimento em meados de 1805 até o início do século XX, as meningites bacterianas foram consideradas 100% fatais. Foi a partir de 1913, quando Flexner iniciou experimentos intratecais com antissoro, que algumas mortes começaram a ser evitadas. A partir daí, o prognóstico dos pacientes acometidos pela doença só melhorou com o advento dos antimicrobianos sistêmicos, a partir dos anos 1930. Mesmo após o surgimento dos atuais antibióticos, com alta penetração liquórica e alta eficácia em esterilizar o LCR, a meningite bacteriana continua a ser causa importante de morbidade e mortalidade no mundo.

AS MENINGES E O LÍQUOR

A medula espinal tem em média 45 cm de comprimento, estendendo-se do forame magno até a porção superior da região lombar, terminando entre a 12ª vértebra torácica e a 3ª vértebra lombar. Abaixo deste nível, o canal vertebral é ocupado pelas meninges e raízes dos nervos espinais.

A medula espinal, assim como o encéfalo, é revestida e protegida pelas meninges, que são três membranas: dura-máter, aracnoide e pia-máter. A primeira também é denominada paquimeninge, e as duas últimas, constituem a leptomeninge. Entre a paquimeninge e a face interna do revestimento ósseo há o espaço epidural. Entre a leptomeninge e a paquimeninge encontra-se um espaço virtual, denominado espaço subdural, revestido por fibrócitos dos colágenos dural e leptomeníngeo. Na espessura da leptomeninge, um trabeculado muito delicado, com lacunas de diversos tamanhos, forma o espaço subaracnoideo ou intra-aracnoideo, ou, ainda, cavidade leptomeníngea, por onde circula o líquor.

O líquor é formado, principalmente, nos plexos coroides dos ventrículos laterais e do 3º ventrículo. As vilosidades e granulações aracnoideas são responsáveis pela drenagem liquórica para os seios venosos da dura-máter intracraniana e veias espinais. Suas funções não estão inteiramente esclarecidas. Atua como um tampão líquido para a proteção do tecido nervoso e compensa as alterações do volume sanguíneo, permitindo que o conteúdo da caixa craniana permaneça com volume constante.

DEFINIÇÃO

Por definição, a meningite bacteriana é o processo inflamatório da leptomeninge (conjunto pia-máter-aracnoide), causado por agente infeccioso, provocando exsudato inflamatório no espaço subaracnoideo, levando a reação purulenta detectável no líquor.

Trata-se de uma emergência médica, onde o diagnóstico imediato e o início do tratamento antimicrobiano apropriado devem ser instituídos de forma precoce, já que a mortalidade de casos não tratados se aproxima de 100%. E mesmo com terapêutica adequada, a morbidade e mortalidade podem ocorrer, sendo as sequelas neurológicas comuns.

ETIOLOGIA

As meningites de etiologia infecciosa podem ser classificadas em:

- Bacterianas (ou purulentas).
- Virais.
- Granulomatosas (tuberculosas e fúngicas).

Entre aquelas que nos interessam, no presente capítulo, as meningites bacterianas têm sua etiologia baseada na faixa etária e na provável porta de entrada do agente infeccioso.

Didaticamente, podemos dividi-la em:

1. Meningite neonatal (do recém-nascido até os três meses de vida), onde predominam, em ordem crescente:
   - *Streptococcus agalactiae* (estreptococo B), *Listeria monocytogenes,* bacilos Gram-negativos, especialmente a *Escherichia coli* e as salmonelas, e por último o *Streptococcus pneumoniae* (pneumococo).
2. Meningite do lactente e pré-escolar (dos quatro meses de vida até as crianças menores de cinco anos), onde predominam:
   - *Haemophilus influenzae* tipo b, a *Neisseria meningitidis* (meningococo) e por último o *Streptococcus pneumoniae.*
3. Meningite do escolar e adulto (dos cinco anos até a idade adulta jovem), onde predominam:
   - *Streptococcus pneumoniae* e a *Neisseria meningitidis* (meningococo).

Há situações especiais, nas quais a etiologia não respeitará as faixas etárias, como por exemplo:

1. Em períodos epidêmicos, onde o meningococo ocupa o primeiro lugar, tendendo a deslocar-se para os extremos da vida (recém-nascidos e idosos).
2. Nas meningites bacterianas por trauma fechado de crânio (Figura 26.15), com fístula liquórica, ou as deficiências imunológicas das frações iniciais do complemento, onde há o predomínio do pneumococo.
3. Nos traumas de crânio com exposição de massa encefálica predomina o *Staphylococcus aureus* e o *Staphylococcus epidermidis*.
4. Os bacilos Gram-negativos estão usualmente associados a procedimentos envolvendo o abdômen.

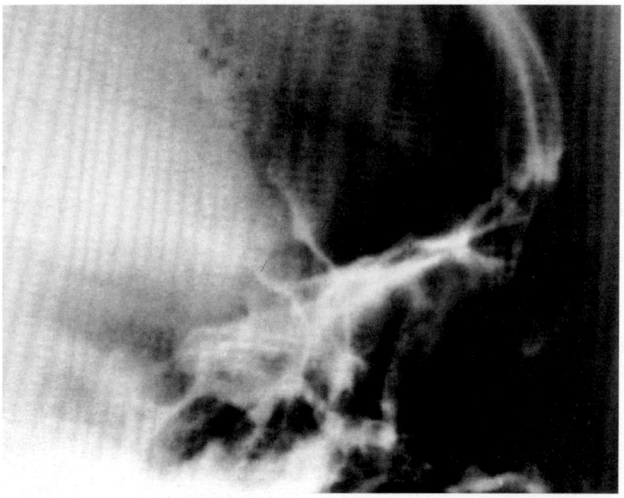

Figura 26.15 Meningite bacteriana recorrente: radiografia mostrando fratura na região da lâmina crivoide. Adaptado de Infections of the Central Nervous System. unit 3: 3.4 in: Lambert HP, Farrar WE. Slide Atlas of Infectious Diseases, Gower Medical Publishing, USA, 1990.

5. A meningite como complicação de punção liquórica pode ocorrer, sendo os principais agentes o *Staphylococcus aureus* e bactérias Gram-negativas, como *Pseudomonas aeruginosa* e *Klebsiella pneumoniae*.
6. Na meningite pós-procedimentos neurocirúrgicos, temos isolado germes anaeróbicos, principalmente o *Propionebacterium acne*.

EPIDEMIOLOGIA, MECANISMOS DE TRANSMISSÃO E CONTÁGIO

No Brasil, somente após a criação do Sistema Nacional de Vigilância Epidemiológica (SNVE), em 1975, é que dados mais precisos puderam ser obtidos com relação à etiologia das meningites bacterianas. A incidência pode variar de acordo com a região geográfica e o período considerado (endêmico ou epidêmico). A meningite incide nos dois sexos em proporção semelhante e não há diferenças de susceptibilidade entre as várias raças.

A melhoria das condições sanitárias e o advento dos antibióticos e vacinas colocaram a meningite bacteriana em lugar secundário com relação à saúde pública nos países desenvolvidos, o que não ocorre nos países do terceiro mundo, onde o problema ainda é grave. No Brasil, segundo Farhat, as meningites bacterianas agudas de causa determinada têm como agentes mais comuns *Haemophilus influenzae* (20,3%), *Neisseria meningitidis* (20,2%) e *Streptococcus pneumoniae* (11,6%), representando 52,1% do total de meningites do Hospital Emílio Ribas, e responsáveis por cerca de 80% das meningites bacterianas de etiologia conhecida em São Paulo. Este dado foi confirmado nos EUA em 1995. Há grande variação nas taxas de prevalência média anual das meningites bacterianas em diferentes estudos disponíveis. Nos EUA, essas taxas variam de 3-4,6 a 10 por 100 mil habitantes/ano, na dependência da população e período estudados. Já em Dakar, estudos mostraram taxas de incidência média anual que variaram de 38,4 a 50 casos por 100 mil habitantes/ano, de acordo com o período considerado.

Apesar do advento da vacina contra *Haemophilus influenzae* b (já incorporada à rede pública) e do início da vacina pneumocócica 10 valente (na rede pública a partir de 2010) e meningocócica conjugada (utilizada somente em clínicas particulares, e de uso restrito e recente), não houve estratégia e nem tempo hábil de mudar o panorama epidemiológico em nível nacional. Nos EUA houve queda de 2,9 casos/100 mil habitantes em 1986 para 0,2 caso/100 mil em 1995. Com a introdução da vacina contra Hib e das vacinas conjugadas contra o pneumococo, no calendário vacinal americano, em 1990 e 2000, respectivamente, houve uma mudança no pico de incidência das meningites bacterianas, das crianças menores de cinco anos para os adultos, demonstrando assim o impacto das vacinas na prevenção da meningite bacteriana nos mais susceptíveis.

A meningite meningocócica continua a ser significativa causa de morbimortalidade nos países em desenvolvimento, afetando principalmente crianças e adultos jovens. Em São Paulo, predomina o meningococo C, e em seguida o B.

O *Haemophilus influenzae* teve significativa redução com o uso da vacina na rede pública a partir dos dois meses de vida. O pneumococo ocorre em todas as faixas etárias e, principalmente, em situações que implicam diminuição da resposta imunitária: anemia falciforme, esplenectomia, alcoolismo, transplante de medula óssea, traumatismos cranioencefálicos, fístula liquórica e endocardite bacteriana. O pneumococo é o agente etiológico mais comum em períodos interepidêmicos.

A taxa de letalidade das meningites bacterianas é muito variável em diferentes partes do mundo. Alguns autores descrevem taxas de 5% a 40%, dependendo do agente etiológico. Além da mortalidade, ocorrem sequelas neurológicas graves e muitas vezes permanentes. Com o advento da terapêutica antibiótica, a letalidade decresceu de cerca de 90% para 15% a 30%.

A incidência de meningite bacteriana no período neonatal varia de 0,2 a 0,5 casos para cada 1.000 nascidos vivos (um terço a um quarto dos casos de sepse, neste período). Ocorre mais em prematuros e recém-nascidos com baixo peso ao nascer, ou naqueles cujas mães tiveram bolsa rota por mais de 24 horas, corioamnionite, infecções urinárias ou genitais, complicações no parto, como sofrimento fetal, trauma obstétrico, anormalidades placentárias. Outro fator muito importante é a falta de higiene e lavagem de mãos das pessoas que manipulam o recém-nascido, assim como material e equipamentos contaminados. A mortalidade nesta faixa etária é alta (15% a 40%), e as sequelas neurológicas são encontradas em 30% a 50% dos sobreviventes.

PATOGENIA

A patogenia ou patogênese das meningites bacterianas envolvem um complexo arranjo entre os fatores de virulência do patógeno contra a resposta imune do hospedeiro. Muito dos danos da doença podem ser atribuídos ao resultado de citocinas liberadas no líquor, devido à resposta imune do hospedeiro. Para compreender melhor tal agressão, devemos entender onde tal processo se dá e como tem início.

O sistema nervoso central, especificamente o cérebro, possui um sistema protetor eficiente contra agentes patogênicos invasivos, composto pela caixa craniana, meninges e barreira hematoliquórica.

Inúmeros micro-organismos podem ser causa de meningite aguda. A infecção da leptomeninge pode ocorrer por três mecanismos básicos:

a. Propagação direta (contiguidade): infecção dos ossos, vasos sanguíneos, sistema nervoso, traumatismo craniano ou fístula liquórica.
b. Via hematogênica (primária ou secundária a foco de infecção a distância).
c. Contágio pela bainha dos nervos: em geral pelo nervo olfativo, em consequência de traumatismo da região.

A principal barreira para a disseminação hematogênica da infecção para o sistema nervoso é a presença dos anticorpos (imunoglobulinas) circulantes e a atividade bactericida mediada pelo complemento. Portanto, deficiências de imunoglobulinas predispõem a meningites bacterianas por bactérias encapsuladas (*S. pneumoniae*, *H. influenzae* e *N. meningitidis*), cujo principal meio de defesa do hospedeiro, se dá pela ação conjunta de anticorpos e sistema complemento.

No recém-nascido, a meningite bacteriana, ocorre por aspiração do líquido amniótico, por penetração de germes pela pele ou mucosa, e, principalmente, por processos infecciosos gastrointestinais. O déficit de imunoglobulina M tem importante papel na menor resistência às infecções por bactérias Gram-negativas.

Alguns trabalhos relatam que, ao longo das paredes dos seios venosos encefálicos, onde a pressão do sistema nervoso é baixa, as bactérias se distribuem com maior facilidade: elas penetram pela dura-máter, de onde progridem para o espaço subaracnoideo. Se os mecanismos locais de defesa forem ineficazes, os micro-organismos colonizam e disseminam a infecção.

As bactérias possuem fatores próprios de virulência para sobrepujar o sistema imune de defesa. No caso dos meningococos temos as adesinas (pilli), que facilitam adesão à mucosa e a colonização local. Os pneumococos, hemófilos e meningococos secretam proteases que fazem a clivagem das IgA secretórias na superfície da mucosa oral. Além disso, no sistema nervoso central, o sistema humoral de defesa é deficiente. Os componentes bacterianos induzem a produção e secreção local de citocinas (interleucina 1, interleucina 6 e fator de necrose tumoral) que regulam o processo inflamatório.

No caso da meningite neonatal, a fonte dos patógenos é habitualmente a mãe ou o ambiente pós-natal.

As principais vias de infecção são:

1. Transplacentária (*Listeria monocytogenes*).
2. Vertical (*Escherichia coli*, *Streptococcus agalactiae*).
3. Horizontal após o nascimento (*Staphylococcus aureus*, *Staphylococcus epidermidis*).

A colonização bacteriana ocorre de início na pele, no coto umbilical, na nasofaringe e no reto; promove bacteremia e invasão meníngea. Há imaturidade do sistema imune do recém-nascido (deficiência de anticorpos, vias do complemento, concentrações reduzidas de fibronectina e alteração da função microbicida dos neutrófilos), sendo que os prematuros têm níveis ainda mais diminuídos de IgG que o recém-nascido normal, e ambos apresentam baixas concentrações de IgM e IGA, facilitando assim, infecções por germes Gram-negativos e penetração de bactérias pelo trato respiratório e gastrointestinal.

PATOLOGIA, PATOGENIA E FISIOPATOLOGIA (FIGURA 26.16)

As principais alterações na fase aguda das meningites bacterianas são aracnoidite, ventriculite, edema cerebral, tromboses, infartos, encefalopatia. Ocorrem de início uma plexite coroide e ventriculite, que evolui para a lesão característica que é a aracnoidite. Esses achados podem ser observados em qualquer etiologia bacteriana. No processo inflamatório inicial, predominam leucócitos polimorfonucleares e macrófagos com bactérias no seu interior. Após algumas semanas eles diminuem, predominando os mononucleares, principalmente histiócitos e macrófagos. O exsudato diminui e se desenvolve fibrose aracnoidea.

Para que ocorra o desenvolvimento da meningite bacteriana, os fatores de virulência do patógeno devem sobrepor os mecanismos de defesa do hospedeiro.

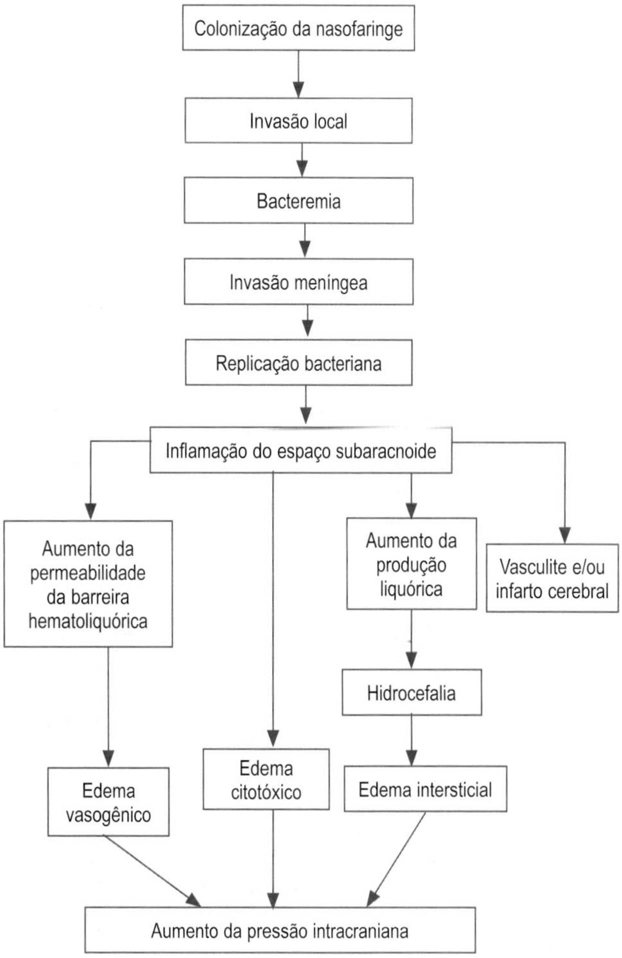

Figura 26.16 Esquema da patogenia e fisiopatologia das meningites bacterianas. Traduzido e adaptado de Roos KL, Tunkel AR, Scheld WM. Meningites bacterianas agudas em crianças e adultos. In: Scheld WM, Whitley RJ, Durack DT (eds.). Infecção do sistema nervoso central. New York: Raven Press; 1991. p. 335-410.

Inicialmente, a bactéria coloniza a mucosa (Figura 26.17) da nasofaringe através da ação de alguns fatores bacterianos (fímbrias, polissacárides da cápsula e produção de IgA protease) e o hospedeiro tenta se defender através da mucosa epitelial, IgA secretória, atividade ciliar e anticorpos anticapsulares (Figura 26.18). Portanto:

1ª fase) Colonização e invasão da mucosa epitelial por evasão da IgA secretória através da produção de IgA protease, facilitando a aderência bacteriana às células epiteliais. Após a colonização, a invasão ocorre por via intracelular ou por entre as células, mediado por adesinas da superfície bacteriana.

2ª fase) Entrada na corrente sanguínea e evasão do sistema complemento via alternativa (via da properdina), devido à cápsula polissacarídica da bactéria. Logo, a bactéria sobrevive e consegue ultrapassar a barreira hematoliquórica. A partir daí ocorre uma invasão da bactéria pelo sistema intravascular das meninges, através da ação das fímbrias que provocam adesão, associadas com os monócitos e presença do gene IBE 10. O hospedeiro tenta se defender através do sistema complemento e da barreira hematoliquórica, ocorrendo então a:

3ª fase) Penetração no SNC, que diferente da fase na corrente sanguínea, onde o sistema complemento via alternativa é evitado pela bactéria, no SNC, a via clássica do sistema complemento pode ser ativada, o que contribuiria com a lesão tecidual, principalmente nas meningites por pneumococo.

A bactéria se replica no espaço subaracnoide por ação de polissacárides capsulares e o hospedeiro não consegue combatê-la pela imunidade humoral inadequada no líquor, especialmente as baixas concentrações de anticorpos e complemento, o que levaria à pobre atividade de opsonização, facilidade de replicação bacteriana e consequente inflamação.

As manifestações clínicas são decorrentes da resposta inflamatória dada pela interação de componentes da bactéria e da resposta imune do hospedeiro, atuando sobre a integridade neuronal e da barreira hematoliquórica.

Existem fatores que auxiliam na instalação do processo inflamatório no espaço subaracnoide, como:

1. Bacteriano:
   - Componentes da parede celular bacteriana, lipo-oligossacárides, vesículas da membrana, peptidoglican.
2. Hospedeiro:
   - Prostaglandinas E2, prostaciclina, interleucinas 1β, 6, 8, 12, interferon gama, fator de necrose tumoral alfa, proteínas inflamatórias dos macrófagos 1, 2, integrinas dos leucócitos (D 18, moléculas de adesão).
   - Portanto, a bactéria sobrevive no espaço subaracnoide e induz processo inflamatório, com produção de citosinas, levando a:

4ª fase) Vasculite cerebral pelo processo inflamatório no espaço subaracnoideo que pode determinar infarto cerebral, que também culmina com o decréscimo do fluxo sanguíneo cerebral para autorregulação.

5ª fase) Edema citotóxico induzido pelo peptidoglican e pelo processo inflamatório, levando ao aumento da pressão intracraniana, o que também diminui o fluxo sanguíneo cerebral para preservar a autorregulação.

6ª fase) Geração de citosinas inflamatórias, como IL-1, IL-6 e TNF alfa, que em conjunto com os componentes de superfície bacteriana,como os lipossacárides, induzem à síntese de glicoproteínas de adesão (selectinas e ICAM-1), facilitando a adesão e diapedese de neutrófilos para dentro do SNC.

A permeabilidade da barreira hematoliquórica (composta por membrana aracnoide, epitélio do plexo coroide e endotélio microvascular cerebral) é alterada, o que leva a:

7ª fase) Edema vasogênico, com consequente aumento da pressão intracraniana, levando à diminuição do fluxo sanguíneo cerebral para autorregulação cerebrovascular.

8ª fase) Aumento da produção liquórica e/ou menor reabsorção, com consequente hidrocefalia e edema intersticial.

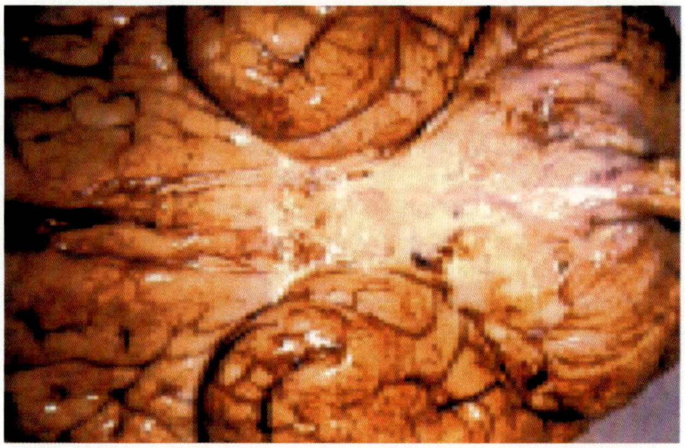

Figura 26.17 Meningite pneumocócica: congestão vascular e extensa coleção de exsudato purulento na base do cérebro. Adaptado de Infections of the Central Nervous System – unit 3: 3.2 in: Lambert HP, Farrar WE. Slide Atlas of Infectious Diseases, Gower Medical Publishing, USA, 1990.

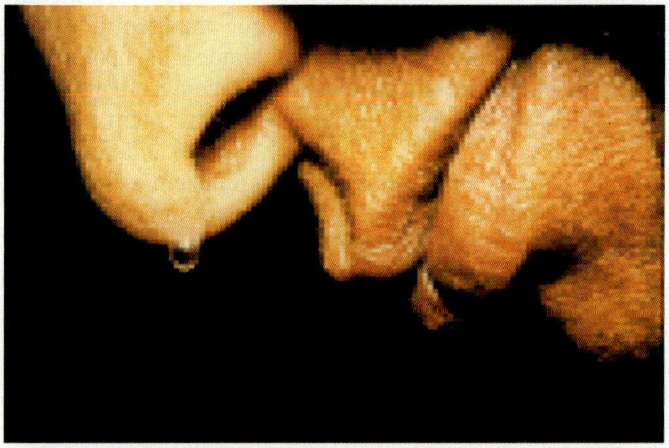

Figura 26.18 Meningite bacteriana recorrente: demonstração de rinorreia cerebrospinal. Adaptado de Infections of the Central Nervous System unit 3: 3.5 in: Lambert HP, Farrar WE. Slide Atlas of Infectious Diseases, Gower Medical Publishing, USA, 1990.

CUIDADOS PREVENTIVOS E AÇÕES SOCIAIS CORRELATAS

Profilaxia pré-exposição (vacinação)

Dispomos na atualidade das vacinas conjugadas para o Haemophilus influenzae tipo b a partir dos dois meses de vida, com grande proteção; as vacinas meningocócicas A e C e a vacina conjugada contra o meningococo C (acima dos dois meses de vida) com diminuição de 88% na incidência da meningite meningocócica no Reino Unido.

Hoje temos, no Brasil, as vacinas contra o pneumococo conjugadas (7V, 10V e recentemente 13V), indicada a partir dos sete meses de vida, com grande proteção. Nas crianças maiores de dois anos e adultos com doença crônica de base, temos a vacina pneumocócica 23-valente (vacina polissacarídica) com boa proteção, por cerca de dois anos.

Estas três vacinas conjugadas (Haemophilus influenzae tipo b, pneumococo conjugada e meningococo C) poderão mudar o panorama nacional.

Profilaxia pós-exposição (quimioprofilaxia)

Visa a eliminação do estado de portador assintomático ou não.

No caso da *N. meningitidis* visa à eliminação da mesma da orofaringe do portador. Utilizam-se antimicrobianos apenas para os contactos íntimos e prolongados com o caso inicial (pessoas que comem e dormem no mesmo ambiente que o doente, mesmo domicílio, instituições fechadas). Esses portadores devem receber rifampicina 10 mg/kg/dose, duas doses, via oral, por dois dias e 600 mg para adultos cada 12 horas, por dois dias. De preferência, a quimioprofilaxia deve ser iniciada nas primeiras 24 horas, mas pode ser realizada até 30 dias após o contágio. Nos pacientes tratados com ceftriaxone, não é necessária a profilaxia, pois erradica o meningococo da orofaringe.

No caso do Haemophilus influenzae tipo b utilizamos rifampicina 20 mg/kg/dia, dose única, e no adulto 600 mg dose única diária durante quatro dias. Isso é preconizado para contatos domiciliares menores de cinco anos e em creches para crianças menores de dois anos. Também deverá ser realizado, o mais precoce possível, sendo indicada até 30 dias após o contágio. Não devemos esquecer a necessidade de vacinação no paciente com meningite por Hib, já que a doença não imuniza.

No caso do pneumococo, não há necessidade de quimioprofilaxia.

Para profilaxia com ceftriaxone, tanto para N. meningitidis quanto para Haemophilus influenzae tipo b, utiliza-se 125 mg, intramuscular, dose única, para crianças menores de 12 anos, e 250 mg, intramuscular, para adultos e crianças maiores de 12 anos. Também se utiliza a ciprofloxacina, dose única, via oral, 250 mg em crianças e 500 mg em adultos (entretanto, tal terapêutica não é padronizada no Brasil).

A grávida e o recém-nascido podem ser submetidos à quimioprofilaxia, normalmente, até 30 dias do contágio.

Consideram-se contatos íntimos quatro horas diárias ou oito horas em dias alternados na mesma semana em ambientes fechados.

DIAGNÓSTICO CLÍNICO (Figura 26.19)

A suspeita diagnóstica das meningites é sempre baseada em dados clínicos.

O curso da doença, geralmente segue duas formas:

- com desenvolvimento progressivo, de um a alguns dias, precedido de doença febril;

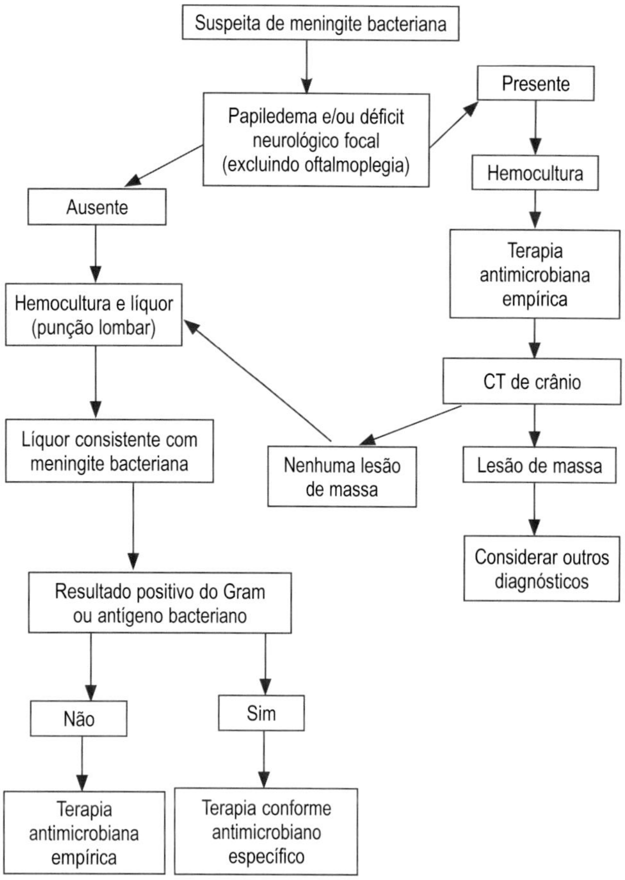

Figura 26.19 Algoritmo do manejo inicial de pacientes com meningite. Adaptado de Tunkel AR, Scheld WM. Acute bacterial meningitis. Lancet. 1995; 346:1675-80.

- ou, de forma aguda e fulminante, com manifestações de sepse e meningite surgindo em apenas algumas horas, frequentemente associado a edema cerebral.

Os sintomas e sinais dependem, em geral, da duração da doença, da resposta do hospedeiro frente à mesma e a idade do paciente.

No recém-nascido e no lactante, pela imaturidade do sistema nervoso e do tônus, os sinais meníngeos não estão presentes. Portanto, o diagnóstico, torna-se extremamente difícil e se caracteriza por pequenos detalhes conhecidos como sinais de alarme: febre alta ou hipotermia, apatia, recusa alimentar, vômitos seguidos, sem relação com a alimentação e não precedidos de náuseas, apneia (sem causa cardíaca ou pulmonar), fontanela abaulada e tensa, convulsões.

Na criança maior e no adulto, nos quais os tônus cervicais e dorsais já estão bem estabelecidos, os sinais clínicos já são mais comuns, tornando a suspeita clínica mais evidente. Ocorrem basicamente três síndromes: síndrome infecciosa, síndrome de irritação radicular ou meníngea e síndrome de hipertensão intracraniana ou encefalítica.

a) A *síndrome infecciosa* é caracterizada por febre ou hipotermia, anorexia, apatia e sinais indiretos de infecção.

b) A *síndrome de irritação radicular* ou meníngea caracteriza-se por sinal de Brudzinski (flexão involuntária da perna sobre a coxa e desta sobre a bacia ao se tentar antefletir a cabeça), sinal de Köernig (resposta em flexão da articulação do joelho quando a coxa é colocada em certo grau de flexão relativo ao tronco, ou seja, não se consegue fletir a cabeça sobre o tronco), rigidez de nuca, sinal de Lasègue, na criança, o sinal do gatilho de fuzil (deita-se toda encolhida para não estirar as raízes nervosas), sinal do tripé (senta-se com as mãos apoiadas para trás) (Figura 26.20).

c) A *síndrome de hipertensão intracraniana* ou encefalítica ocorrem cefaleia intensa, vômitos, e ao exame do fundo de olho observa-se edema de papila. Pode ocorrer alteração de sensório e, às vezes, torpor ou coma. No lactante com fontanela aberta, por adaptação da conformação da caixa craniana, esta se apresenta abaulada e tensa, acompanhada de vômitos e sem alteração do exame do fundo de olho.

No caso da meningite meningocócica e da pneumocócica em asplênicos e pacientes com doenças hematológicas, pode ocorrer apenas quadro septicêmico (meningococcemia ou pneumococcemia) pela vasculite e quadro inflamatório intenso,

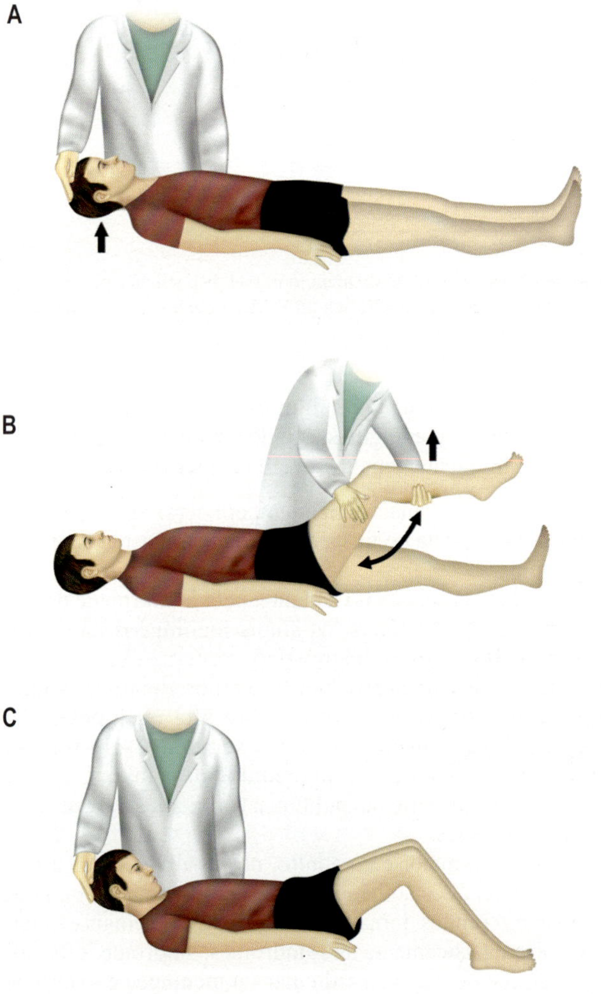

Figura 26.20 Sinais clássicos de irritação meníngea: (A) rigidez de nuca: resistência à flexão passiva da nuca; (B) sinal de Koërnig: flexão da coxa e joelhos enquanto o paciente fica em posição supina. (C) sinal de Brudzinski: a flexão passiva do pescoço causa flexão de quadril e joelhos. Adaptado de Acute Bacterial Meningitidis – Central Nervous System and Eye Infections – vol. III: 1.7 in: Mandel GL – Atlas of Infectious Diseases, Churchill Livingstone, 1995.

com alta letalidade, septicemia associada à meningite, ou apenas meningite. O início do quadro se caracteriza por petéquias na conjuntiva e artralgia, e em questão de minutos ou horas essas petéquias podem se disseminar pelo corpo todo, com quadro toxêmico grave, hipotensão arterial, choque e morte.

Pode ocorrer na meningococcemia o quadro de necrose de suprarrenal, conhecida como síndrome de Waterhouse-Friederickson, com grande mortalidade.

AVALIAÇÃO

Inicialmente devemos lembrar, que toda meningite bacteriana, trata-se de uma emergência médica. Devendo ser levado em conta:

1. Na história:
   - o curso da doença;
   - sintomas compatíveis com irritação meníngea;
   - presença de convulsões;
   - presença de fatores predisponentes, como: infecções respiratórias recentes, otites, trauma craniano, contato com pessoa portadora de meningite, defeito anatômico/de imunidade, implantação coclear etc.;
   - antecedente vicinal;
   - antecedente alérgico, principalmente por antimicrobianos;
   - uso recente de antimicrobianos.
2. No exame físico:
   - Os sinais vitais servem como parâmetros da volemia, se há presença de choque, ou aumento da pressão intracraniana. A presença de hipertensão sistêmica, bradicardia e depressão respiratória (tríade de Cushing) é um sinal tardio de aumento da pressão intracraniana.
   - o perímetro cefálico deve ser medido na admissão de crianças menores de 18 meses;
   - observar sinais meningeos e manifestações cutâneas;
   - checar a presença de outras infecções associadas como celulites, sinusopatias, otites, artrites ou pneumonia.

DIAGNÓSTICO LABORATORIAL

Na suspeita clínica de meningite, deve-se sempre proceder à punção liquórica, salvo raras contraindicações, para confirmar o diagnóstico e iniciar o tratamento precocemente. A punção liquórica é frequentemente realizada na região lombar, entre L1 e S1, sendo mais indicados os espaços L3-L4, L4-L5 ou L5-S1. A única contraindicação formal para a punção liquórica lombar (desde que se suspeite de meningite) é a infecção no local da punção (Figura 26.21). Havendo suspeita de hipertensão endocraniana grave (pressão acima de 40 cm de água), deve-se evitar a retirada de líquor neste momento, fazendo uso de medicamentos antiedema cerebral para baixar a pressão e posteriormente realizá-la.

Em hipertensões leves ou moderadas, deve-se, de preferência, puncionar o paciente deitado, para diminuir a ação da gravidade, e utilizar raquimanômetro para medir a pressão liquórica. Alguns autores usam dados matemáticos (a pressão final deve estar acima da metade da pressão inicial, ao término do procedimento) para se evitar engasgamento de amígdalas. Profissionais bem treinados, como neurologistas e infectologistas, podem realizar também a punção

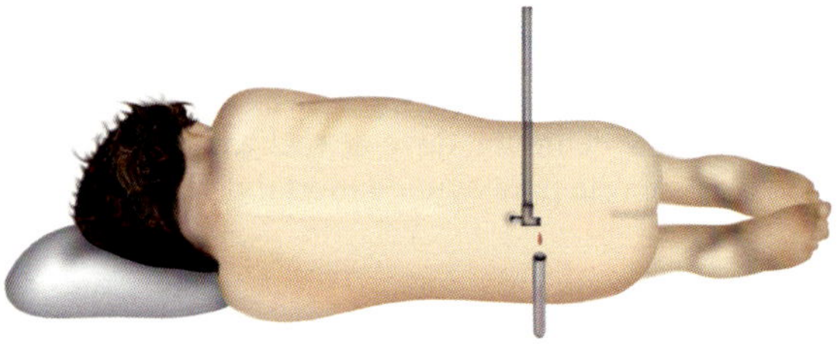

Figura 26.21 Técnica de punção lombar: paciente em decúbito lateral, com pernas e joelhos fletidos. Punção realizada entre as vértebras L4-L5 ou L3-L4, no espaço subaracnóideo. Adaptado de Fishman RA: Examination of the cerebrospinal fluid: techniques and complications. In: Fishman RA (ed.): Cerebrospinal fluid in diseases of the central nervous system, 2nd ed. Philadelphia: W.B. Saunders: 157-182, 1992.

suboccipital ou ventricular. O líquor deve ser colhido para exames quimiocitológico e bacterioscópico e semeado em culturas para isolamento bacteriano sempre que possível. Quando houver edema intenso ou sinais localizatórios, realizar tomografia cerebral antes da punção. O líquor normal é límpido e incolor como "água de rocha". O volume normal é de 80 a 150 mL. O aumento de elementos figurados (células) causa a turvação no líquor, variando sua intensidade com a quantidade e o tipo desses elementos.

Devem-se realizar os seguintes exames no líquor (Tabela 26.1):

a. Quimiocitológico:

- Realizado imediatamente após a punção para evitar falsos resultados decorrente da autólise celular e/ou alterações químicas. Analisa-se o aspecto do líquor, que pode ser purulento, turvo, xantocrômico ou límpido e incolor. Procede-se a nova análise após a centrifugação. Em seguida, faz-se a contagem do número de células (leucócitos) no líquor, cuja interpretação apresenta variações na literatura: considera-se normal no líquor do recém-nascido de zero a quinze células, e para alguns autores até 30 ou 50 células. Na criança maior e no adulto, considera-se até quatro a cinco células. Os neutrófilos predominam na fase aguda; os linfócitos, monócitos e eosinófilos, nos casos subagudos e crônicos. Faz-se a contagem total de células por mm^3 e o diferencial através de esfregaços corados.

b. Bioquímico:

- Utilizam-se técnicas bioquímicas para dosagem de glicose, proteínas, cloretos e ureia.
- O nível de glicose liquórica deve corresponder a dois terços da glicemia. Varia normalmente de 42 a 78 mg% no recém-nascido, e de 15 a 45 mg% na criança maior e no adulto. Nas meningites bacterianas, pela lesão neuronal e processo inflamatório importante, a glicorraquia geralmente é muito reduzida de início.

Tabela 26.1 Terapia antimicrobiana específica para meningites bacterianas agudas.

Micro-organismo/Bactéria	Terapia padrão	Terapia alternativa
Haemophilus influenzae		
β-lactamase negativa	ampicilina	cefalosporina 3ª geração, cefepime, cloranfenicol, aztreonam
β-lactamase positiva	cefalosporina 3ª geração	cefepime, cloranfenicol, aztreonam, fluoroquinolona
Neisseria meningitidis		
penicilina MIC < 0,1 mg/mL	penicilina G ou ampicilina	cefalosporina 3ª geração, cloranfenicol
penicilina MIC < 0,1-1,0 mg/mL	cefalosporina 3ª geração	cloranfenicol, fluoroquinolona
Streptococcus pneumoniae		
penicilina MIC < 0,1 mg/mL	penicilina G ou ampicilina	cefalosporina 3ª geração, cloranfenicol, vancomicina
penicilina MIC < 0,1-1,0 mg/mL	cefalosporina 3ª geração	meropenem, vancomicina
penicilina MIC > ou igual 2,0 mg/mL	vancomicina + cefalosporina 3ª geração	meropenem
Enterobacteriaceae	cefalosporina 3ª geração	aztreonam, fluoroquinolona, sulfametoxazol-trimetoprim
Pseudomonas aeruginosa	cefotazidima	aztreonam, fluoroquinolona, meropenem
Listeria monocytogenes	ampicilina ou penicilina G	sulfametoxazol-trimetoprim
Streptococcus agalactiae	ampicilina ou penicilina G	cefalosporina 3ª geração, vancomicina
Staphylococcus aureus		
meticilino-sensível	oxacilina	vancomicina
meticilino-resistente	vancomicina	

De Tunkel AR, Scheld WM. Acute meningitis. In: Mandell GL, Bennett JE, Dolin R. Principles and practice of infectious diseases. 5th, USA, Churchill Livingstone Inc. 2000;71:959-997.

- A quantidade de proteínas varia com a idade, sendo maior nas primeiras semanas de vida e na velhice. Varia também com o local da punção. No recém-nascido ou na criança maior e em adultos, varia até 20 mg% (líquor ventricular), 30 mg% (líquor suboccipital) e de 15% a 45 mg% (líquor lombar). Nas meningites bacterianas, a proteína costuma estar elevada pelo menos três vezes o valor normal.
- O cloreto varia de 680 a 750 mg% na criança maior e no adulto; e de 702 a 749 mg% no recém-nascido. A ureia varia de 15 a 42 mg% em qualquer faixa etária. O cloreto e a ureia são de pouca importância nas meningites bacterianas. Além disso, temos as reações de Pandy, Nonne-Alpert, benjoim coloidal e Takata-Ara, que detectam a presença de globulinas, servindo para avaliação evolutiva das meningites.

c. **Coloração por Gram:**
- A presença de um organismo corado pelo Gram pode sugerir a etiologia, de forma precoce, antes do resultado da cultura. A ausência de organismo corado pelo Gram, não exclui o diagnóstico de etiologia bacteriana. A probabilidade de visualizar a bactéria depende do número de bactérias e é aumentado com a centrifugação.

As características morfológicas dos patógenos mais comuns das meningites bacterianas, são:
- diplococo gram-positivo sugere *S. pneumoniae*;
- diplococo gram-negativo sugere *N. meningitidis*;
- cocobacilo pequeno e pleomorfico Gram-negativo sugere *Hib*;
- coco ou cocobacilo gram-positivo sugere estreptococo do grupo B;
- bastonete e cocobacilo gram-positivo sugere *L. monocytogenes*.

d. **Cultura:**
- Isolamento de patógeno bacteriano no líquor, confirma o diagnóstico de meningite bacteriana, entretanto a cultura negativa em um determinado momento, não exclui o desenvolvimento da meningite.

e. **Provas imunobiológicas:**
- Látex, contraimunoeletroforese (sérica e liquórica).
- Nos hospitais que possuem microscopia de fluorescência, pode-se realizar alaranjado de acridina ou azul de metileno; estes exames detectam 10^3-10^4 colônias/mL, sendo superiores ao Gram, que detecta apenas 10^5-10^6 colônias/mL e dão positividade alta, mesmo com uso prévio de antibióticos.

A seguir, realizamos sob assepsia a cultura de líquor e hemocultura, tentando-se isolar o agente etiológico. Para cultura de líquor, semeiam-se três a cinco gotas nos meios de ágar-sangue ou ágar-chocolate e Muller-Hynton com os fatores X e V do estafilococo, facilitando o crescimento do meningococo, do pneumococo e de hemófilos. Os meios de cultura devem ser distribuídos a quente nos frascos, sendo em seguida vedados com rolha de borracha estéril e tampa de alumínio e estocados em geladeira. Os *kits* devem ser distribuídos aos pontos de coleta de líquor acondicionados em caixa isotérmica ou em sacos plásticos resistentes e bem vedados. Deve-se ter cuidado especial na identificação de cada amostra de material.

TRATAMENTO

Estabelecida a suspeita diagnóstica e confirmada pelo resultado do exame de líquor, deve-se realizar o tratamento específico e de suporte para evitar a mortalidade e as sequelas.

Princípios gerais

Há dois princípios gerais importantes no tratamento da meningite bacteriana:

1. Início rápido de tratamento antimicrobiano, quando ocorra alta suspeita de meningite bacteriana, pois o atraso na terapêutica pode levar a sequelas nos pacientes.
2. Antibioticoterapia adequada, sendo que :
   - deve ter ação bactericida contra o agente causador da meningite;
   - deve penetrar a barreira hematoliquórica de forma eficaz e alcançar concentrações terapêuticas no líquor.

Manejo inicial

- Assegurar adequada ventilação e perfusão do paciente.
- Monitoramento hemodinâmico.
- Acesso venoso.
- Uso de expansores volêmicos, se necessário, para o tratamento do choque.
- Administração de dexametasona, após avaliação de risco X benefício, antes ou imediatamente após administrar a primeira dose do antimicrobiano.
- Início da antibioticoterapia empírica.
- Uso de glicose em hipoglicemia documentada.
- Tratamento da acidose e coagulopatia quando presentes.

Tratamento de suporte

Nos casos de menor gravidade:

- Proceder à hidratação do paciente com muito cuidado, corrigindo-se distúrbios hidroeletrolíticos e ácido básicos.
- A seguir, administrar o corticosteroide (dexametasona), de preferência 30 minutos antes da primeira dose de antibióticos (Segundo vários autores, isso reduziria em torno de 28% o risco de surdez nas meningites pneumocócicas e por hemófilos, sendo que, na doença meningocócica, seu uso ainda é controverso).

Nos casos graves com meningococcemia, choque séptico e CIVD, deve-se:

- Como medidas de suporte, fazer pausa alimentar, uso de sonda nasogástrica aberta, suporte de glicose para evitar a cetose de jejum, fisioterapia respiratória e motora, controle de diurese, pressão arterial, PVC, frequência cardíaca, aquecimento do paciente, desobstrução das vias aéreas superiores, aspiração das secreções e uso de cateter nasal com oxigênio.
- Cateterizar veia profunda central para instalar PVC.
- Corrigir-se a hipovolemia com soro fisiológico 20 mL/kg a cada hora ou coloides, como a albumina a 20% (2,5 mL/kg) em duas horas.

- Corrigir distúrbios do equilíbrio ácido básico e hidro-letrolítico (após avaliar gasometria e eletrólitos) para a adequação do débito cardíaco. Se necessário, quando o pH for menor que 7,1 e bicarbonato de sódio menor que 10, administrar bicarbonato de sódio 8,4% e corrigir sódio e potássio.

Quando, após essas correções, persistirem os sinais de choque com hipotensão, utilizar:

- Drogas vasoativas endovenosas, como a dobutamina, na dose de 5 microgramas/kg/minuto, ou dopamina, 4 microgramas/kg/minuto.

Se houver sinais de hipertensão intracraniana grave, com alterações do nível de consciência (escala de coma de Glasgow menor que 10) e sinais de descorticação ou descerebração, utilizar:

- Manitol a 20% na dose de 0,25 a 1 g/kg EV lentamente, por 20 a 30 minutos, ou furosemida na dose de 1 a 4 mg/kg/dia associado à dexatemasona. Podendo também utilizar o glicerol.

Em casos de convulsões contínuas ou prolongadas:

- Administrar um benzodiazepínico (diazepam na dose de 0,25 a 0,5 mg/kg/EV) lentamente (dose menor que 1 mg/minuto) até cessar a crise, seguido de difenilidantoína na dose de 15 a 20 mg/kg/EV, divididos em três tomadas, ou fenobarbital sódico, seguindo-se com dose de manutenção de 5 a 7 mg/kg/dia, divididas em duas doses, endovenosa ou via oral, mantendo-se por cinco a sete dias, quando se associa o fenobarbital na dose de 5 mg/kg/dia intramuscular ou via oral por tempo prolongado, dependendo da avaliação neurológica e do eletroencefalograma. Caso persistam convulsões, procede-se à entubação, ventilação mecânica e uso de tionembutal ou midazolam.

Tardiamente, se houver:

- Miocardite, utilizar digitálicos com um terço a um quarto da dose e diuréticos.
- Artrite tardia, decorrente da deposição de imunocomplexos, com edema e dor usar ácido acetilsalicílico 75 a 100 mg/kg/dia em quatro tomadas por poucos dias.
- Lesões necróticas da pele e extremidades fazer aquecimento do local com enfaixamento. Os anticoagulantes são pouco eficazes. Após instalação das lesões deve-se fazer o debridamento do tecido necrótico e, às vezes, até a amputação.

Tratamento adjuvante

A administração da dexametasona na dose de 0,15 mg/kg/dose a cada seis horas, via endovenosa, por quatro dias, mostra-se eficaz, reduzindo sequelas auditivas e neurológicas causadas pelo Haemophilus influenzae a partir da inibição da liberação das citosinas, diminuindo o processo inflamatório.

A Academia Americana de Pediatria (AAP) sugere que o uso de dexametasona pode ser benéfico para crianças com meningite por Hib se iniciada antes ou dada junto com a 1ª dose de antibiótico, sendo ineficaz quando dada após uma hora do antibiótico. No caso da meningite por pneumococo, a dexametasona deve ser considerada apenas em crianças acima de 6 semanas de vida, após se avaliar o potencial risco X benefício da terapêutica.

O glicerol é outro agente que está sendo estudado como terapêutica adjuvante no tratamento das meningites bacterianas, pois é um agente diurético hiperosmolar, que reduz a pressão tecidual. Ele também reduz a inflamação meníngea, atuando sobre os radicais livres de oxigênio. Seu uso é aparentemente seguro, barato, podendo ser administrado oralmente e sem necessidade de armazenamento especial. Devido ao seu potencial de reduzir o edema vasogênico, foi usado experimentalmente nos anos 1970. Sabe-se que os estudos mais recentes, apresentam boas perspectivas quanto ao uso do glicerol como terapêutica adjuvante no tratamento das meningites bacterianas, entretanto, ainda há poucos estudos para definir o seu uso como rotina terapêutica.

TRATAMENTO ESPECÍFICO

Nas meningites neonatais, em menores de um mês de vida, o CDC de Atlanta contraindica o uso de ceftriaxone pelo risco de *kernicterus*, preferindo-se a cefotaxima na dose de 150 a 200 mg/kg, dividida em quatro tomadas, associada à penicilina cristalina 300 mil UI a 500 mil UI/kg/dia divididas em duas doses por 14 a 21 dias. Nos maiores de um mês até três meses, utiliza-se o ceftriaxone na dose de 100 mg/kg/dia dividida em uma ou duas doses, endovenosa, associado a penicilina cristalina na dose já descrita, divididas de três em três ou de quatro em quatro horas, ou ampicilina na dose de 200 a 400 mg/kg/dia dividida em quatro tomadas. Em crianças de quatro meses até cinco anos incompletos, onde predomina o *Haemophilus influenzae*, poderemos utilizar o cloranfenicol na dose de 100 mg/kg/dia dividida em quatro tomadas, via oral ou endovenosa, ou ceftriaxone na dose de 100 mg/kg/dia em uma ou duas doses endovenosas por 14 a 21 dias. Nos maiores de cinco anos, onde predominam o pneumococo e o meningococo, pode-se utilizar a penicilina cristalina na dose de 300 mil a 500 mil UI/kg/dia dividida em quatro tomadas, endovenosa, ou ampicilina na dose de 200 a 400 mg/kg/dia dividida em quatro tomadas, e nos casos de pneumococo resistente, ceftriaxone nas doses já descritas e/ou vancomicina na dose de 60 mg/kg/dia divididos em quatro tomadas, endovenosa, por 10 a 14 dias. Nos casos de meningococo, penicilina ou ampicilina por cinco a sete dias.

Nos casos especiais (*shunt*, pós-punção, infecção de válvula), tentamos isolar o agente e geralmente fazemos cobertura com vancomicina e ceftriaxone ou ceftazidima na dose de 200 mg/kg/dia nos casos de *Pseudomonas*.

COMPLICAÇÕES E SEQUELAS

As complicações iniciais das meningites são mais graves, incluindo-se choque, miocardite, distúrbios eletrolíticos e ácido básicos, encefalopatia, insuficiência renal. Quando o paciente sobrevive às complicações iniciais devemos estar atentos às tardias, que ocorrem na segunda e terceira semanas de doença, principalmente as neurológicas (coleções subdurais, empiemas subdurais, ventriculites e hidrocefalia), cuja suspeita é feita pela persistência ou reaparecimento da

Tabela 26.2 Rotina laboratorial das meningites bacterianas. Centro de Vigilância Epidemiológica da Secretaria Estadual de Saúde do Estado de São Paulo, 2002.

Meningites Bacterianas – Identificação do Agente Etiológico – Exames Básicos				
Tipo de material	**Exames necessários**	**Coletar**	**Recipientes**	**Conservação do material biológico até a entrega no laboratório**
Líquor	1. Quimiocitológico + 2. Bacterioscopia	2 a 3 mL	1 tubo estéril	▮ Encaminhar imediatamente ao laboratório. ▮ Estes exames devem ser realizados no laboratório da Unidade.
Líquor	3. Contraimunoeletroforese + 4. Aglutinação pelo látex	1 a 2 mL	1 tubo estéril	▮ Realização em até 3 horas – manter em temperatura ambiente. ▮ Realização mais de 3 horas – manter a 4 oC, excepcionalmente até 7 dias.
Líquor	5. Cultura	5 a 10 gotas (0,5 mL)	1 tubo ágar chocolate - base Müeler-Hinton	▮ Semear imediatamente neste meio de cultura. ▮ Manter em estufa a 37 °C.
Líquor			1 tubo estéril	▮ Encaminhar imediatamente ao laboratório. ▮ Semear e manssster em estufa a 37 °C.
Sangue	6. Cultura	10 a 20% a quantidade do caldo da cultura	Frasco com meio de cultura (BHI ou TSB)	▮ Manter em estufa a 37 °C.
Sangue	7. Contraimunoeletroforese + 8. Aglutinação pelo látex	5 mL	1 tubo estéril sem anticogulante para obter soro	▮ Manter a 4 °C até 24 horas. ▮ Acima de 24 horas manter a 4 °C ou congelar.

febre, líquor com sinais de dissociação proteico-citológica e CT de crânio alterada. Como sequelas, destas complicações, podemos ter surdez ou hipoacusia (10%), amaurose, labirintite ossificante com perda auditiva, retardo neuropsicomotor.

PROGNÓSTICO

O prognóstico depende da faixa etária, do diagnóstico precoce e da forma clínica da doença.

No caso do meningococo, a letalidade varia de 7% a 19%, chegando a 18% a 53% na presença de meningococcemia.

Em épocas epidêmicas, a letalidade diminui, pois todos ficam atentos para o diagnóstico precoce e o tratamento adequado. São sinais de mau prognóstico: petéquias com menos de duas horas do início dos sintomas, choque, ausência de meningite, leucócitos séricos menores que 10.000/mm^3 e VHS menor que 10 mm/hora.

DIAGNÓSTICO DIFERENCIAL

- meningites virais;
- meningoencefalite HSV-1;
- febre maculosa;
- hemorragia subaracnoide;
- meningite tuberculosa;
- meningite fúngica;
- abscesso cerebral;
- empiema subdural;
- endocardites;
- síndromes neurolépticas malignas.

REFERÊNCIAS BIBLIOGRÁFICAS

Black SB, Shinefield HR, Fireman B, *et al.* Efficacy, safety and imunogecity of heptavalent pneumococcal conjugate vaccine in children. Pediatr Infect Dis. 2000;19:187-195.

Black SB, Shinefield HR, Ray P, *et al.* Safety of combined oligosaccharide conjugate Haemophilus influenzae type b (HbOC) and whole cell diphtheriae tetanus toxoids-pertussis vaccine in infancy. Pediatr Infect Dis. 1993; 2:981-5.

Brandtzaeg P, Mollnes TE, Kierulf P. Complement activation and endotoxin levels in systemic meningococcal disease. J Infect Dis. 1989;160:58-65.

Burroughs M, Prasad S, Cabellos C, *et al.* The biologic activities of peptido-glycan in experimental Haemophilus influenzae meningitis. J Infect Dis. 1993;167:464-8.

Campéas AE. O método do alaranjado de acridina no diagnóstico das meningites bacterianas. Tese de dissertação de mestrado apresentada à UNIFESP, 1991.

Farhat CK. Meningites. In: Farhat CK & Kopelman B.J. Infecções perinatais. São Paulo: Atheneu,. 1992;284.

Faria SM, Farhat CK. Meningites bacterianas no período neonatal. In: Veronesi R, Focaccia R. Tratado de infectologia. 2ª ed., São Paulo: Atheneu. 2002;663(1):844-852.

Fink S, Karp W, Robertson A. Ceftriaxone effect on bilirubin-albumin biding. Pediatrics. 1987;80(6):873-5.

Fitoussi F, Doit C, Benali K, *et al.* Comparative *in vitro* killing activities of meropenem, imipenem, ceftriaxone, and ceftriaxone plus vancomycin at clinically achievable cerebrospinal fluid concentracions against penicillin-resistant Streptococcus pneumoniae isolates from children with meningitis. Anti-microb. Agents Chemoter. 1998;42:942-4.

Focaccia R. Meningites bacterianas – etioepidemiologia e meningites agudas. In: Veronesi R, Focaccia R. Tratado de infectologia. 2ª ed. São Paulo: Atheneu. 2002;66.1(1):827-43.

Hoffman JA, Zhang Y, Badger JL, Kim KS. Identification of a novel gene locus contributing to E. coli invasion of the blood-brain barrier. In: Program and abstracts of the 37th interscience conference on antimicrobial agents and chemotherapy. Washington. DC: American Society for Microbiology, 1998.

Kilpi T, Peltola H, Jauhiainem T, *et al.* Oral glycerol and intravenous dexamethasone in preventing neurologic and audiologic sequelae of childhood bacterial meningitis. Pediatr Infect Dis J. 1995;14:270-8.

Longo JC, Pereira CAP. Meningites bacterianas agudas. In: Prado FC, Ramos J, Valle JR. Atualização terapêutica, 20ª ed. São Paulo: Artes Médicas. 2001;221-4.

Lopez- Cortes LF, Cruz Ruiz M, Gomez-Mateos J, *et al.* Measurement of levels of tumor necrosis factor a and interleukin-1 β in the CSF of patients with meningitis of different etiologies: Utility in the differential diagnosis. Clin Infect Dis. 1993;16:534-9.

Meningites – Manual de Instruções – critérios de confirmação e classificação. 1-10, Secretaria Estadual de Saúde de São Paulo, Coordenadoria de Institutos de Pesquisa, Centro de Vigilância Epidemiológica, Divisão de Doenças de Transmissão Respiratória, jan. 2000.

Meningites em geral. In: Guia de vigilância epidemiológica, Ministério da Saúde, Fundação Nacional de Saúde, Centro Nacional de Epidemiologia, Brasília. 1998;520:1-9.

Miller E, Salisbury D, Ramsay M. Planning, registration and implementation of an immunization campain against meningococcal serogroup C disease in the UK: a success story. Vaccine 2002;20:558-67.

Moller B, Mogensen SC, Wendelboe P, *et al.* Bioactive and inactive forms of tumor necrosis factor α in spinal fluid from patients with meningitis. J Infect Dis. 1991;163:886-9.

Odio CM, Faingezicht I, Paris M, *et al.* The beneficial effects of early dexamethasone administration in infants and children with bacterial meningitis. N Engl J Med. 1991;324:1525-31.

Quagliarello V, Scheld W.M. Bacterial meningitis: Patho-genesis, Pathophysiology, and Progress. N Engl J Med. 1992;327:864-72.

Tunkel AR, Scheld WM. Acute meningitis. In: Mandell GL, Bennett JE, Dolin R. Principles and practice of infectious diseases. 5th, USA, Churchill Livingstone Inc. 2000;71:959-97.

Tunkel AR, Scheld WM. Acute Bacterial Meningitis. Lancet. 1995;346:1675-80.

Tunkel AR, Scheld WM. Pathogenesis and Pathophysiology of Bacterial Meningitis. Clin Microbiol Rev. 1993;6:118-36.

Tunkel AR, Wispelwey B, Scheld WM. Pathogenesis and pathophysiology of meningitis. Infect Dis Clin North Am. 1990;4:555-81.

Tureen JH, Dworkin SL, Kennedy SL, *et al.* Loss of cerebrovascular autoregulation in experimental meningitis in rabbits. J Clin Invest. 1990;85:577-81.

Schwentker, FF, Gelman, S, Long, PH. The treatment of meningococcic meningitis with sulfanilamide. JAMA. 1937;108:1407.

Supplementary statement: change in administration schedule for haemophilus b conjugate vaccines. MMWR Morb Mortal Wkly Rep. 1990;39:232.

Preventing pneumococcal disease among infants and young children. Recommendations of the Advisory Committee on Immunization Practices (ACIP). MMWR Recomm Rep. 2000;49:1.

Schuchat, A, Robinson, K, Wenger, JD, *et al.* Bacterial meningitis in the United States in 1995. Active Surveillance Team. N Engl J Med. 1997;337:970.

Thigpen, M, Rosenstein, NE, Whitney, CG, *et al.* Bacterial meningitis in the United States – 1998-2003. Presented at the 43rd Annual Meeting of the Infectious Diseases Society of America, San Francisco, CA, oct. 2005, Abstract #65.

Plaut, AG. The IgA1 proteases of pathogenic bacteria. Annu Rev Microbiol. 1983;37:603.

Stephens, DS, Farley, MM. Pathogenic events during infection of the human nasopharynx with Neisseria meningitidis and Haemophilus influenzae. Rev Infect Dis. 1991;13:22.

Simberkoff, MS, Moldover, NH, Rahal, J Jr. Absence of detectable bactericidal and opsonic activities in normal and infected human cerebrospinal fluids: A regional host defense deficiency. J Lab Clin Med. 1980;95:362.

Feigin, RD, McCracken, GH Jr, Klein JO. Diagnosis and management of meningitis. Pediatr Infect Dis J. 1992;11:785

Kilpi, T, Anttila, M, Kallio, MJ, Peltola, H. Severity of childhood bacterial meningitis and duration of illness before diagnosis. Lancet. 1991;338:406.

Neuman, MI, Tolford, S, Harper, MB. Test Characteristics and Interpretation of Cerebrospinal Fluid Gram Stain in Children. Pediatr Infect Dis J. 2008;27:309.

La Scolea, LJ Jr, Dryja, D. Quantitation of bacteria in cerebrospinal fluid and blood of children with meningitis and its diagnostic significance. J Clin Microbiol. 1984;19:187.

Klein, J, Feigin, RD, McCracken, GH Jr. Report of the task force on the diagnosis and management of meningitis. Pediatrics. 1986;78:959.

Peltola, H, Roine, I, Fernandez, J, *et al.* Adjuvant glycerol and/or dexamethasone to improve the outcomes of childhood bacterial meningitis: a prospective, randomized, double-blind, placebo-controlled trial. Clin Infect Dis. 2007;45:1277.

Singhi, S, Jarvinen, A, Peltola, H. Increase in serum osmolality is possible mechanism for the beneficial effects of glycerol in childhood bacterial meningitis. Pediatr Infect Dis J. 2008;27:892.

Buckell, M, Walsh, L. Effect of glycerol by mouth on raised intracranial pressure in man. Lancet. 1964;2:1151.

Gilsanz, V, Rebollar, JL, Buencuerpo, J, Chantres, MT. Controlled trial of glycerol versus dexamethasone in the treatment of cerebral oedema in acute cerebral infarction. Lancet. 1975;1:1049.

Rottenberg, DA, Hurwitz, BJ, Posner, JB. The effect of oral glycerol on intraventricular pressure in man. Neurology.1977;27:600.

Bayer, AJ, Pathy, MS, Newcombe, R. Double-blind randomised trial of intravenous glycerol in acute stroke. Lancet. 1987;1:405.

McCurdy, DK, Schneider, B, Scheie, HG. Oral glycerol: the mechanism of intraocular hypotension. Am J Ophthalmol. 1966;61:1244.

Zoghbi, HY, Okumura, S, Laurent, JP, Fishman, MA. Acute effect of glycerol on net cerebrospinal fluid production in dogs. J Neurosurg. 1985 63:759.

Nau, R, Prins, FJ, Kolenda, H, Prange, HW. Temporary reversal of serum to cerebrospinal fluid glycerol concentration gradient after intravenous infusion of glycerol. Eur J Clin Pharmacol. 1992;42:181.

Tourtellotte, WW, Reinglass, JL, Newkirk, TA. Cerebral dehydration action of glycerol. I. Historical aspects with emphasis on the toxicity and intravenous administration. Clin Pharmacol Ther. 1972;13:159.

Lutsar, I, McCracken, GH, Friedland, IR. Antibiotic pharmacodynamics in the cerebrospinal fluid. Clin Infect Dis. 1998; 27:1117.

Fleisher, GR. Infectious disease emergencies. In: Textbook of Pediatric Emergency Medicine, 5th ed, Fleisher, GR, Ludwig, S, Henretig, FM (Eds), Lippincott, Williams & Wilkins, Philadelphia. 2006; 783.

Feigin, RD, Cutrer,WB. Bacterial meningitis beyond the neonatal period. In: Textbook of Pediatric Infectious Diseases, 6th ed, Feigin, RD, Cherry, JD, Demmler-Harrison, GJ, Kaplan, SL (Eds), Saunders, Philadelphia. 2009; 439.

27 Tétano

Jairo Aparecido Ayres ▪ Benedito Barraviera

INTRODUÇÃO

O tétano é doença infecciosa, não contagiosa, causada pela ação da exotoxina liberada pela forma vegetativa do *Clostridium tetani*. Esta bactéria tem a capacidade de produzir exotoxina composta de duas frações: tetanolisina e tetanospasmina. Esta última fração tem ação principalmente no sistema nervoso central, provocando estado de hiperexcitabilidade, hipertonia muscular, hiper-reflexia, espasmos e contratura, podendo levar o doente ao óbito por distúrbios respiratórios ou metabólicos.

Trata-se de doença prevenível por meio de vacina, que é segura e eficiente. Esta tem contribuído para a menor frequência de casos nos países desenvolvidos, porém ainda está presente nas regiões subdesenvolvidas, representando um importante problema de saúde pública. No Brasil, de acordo com o Ministério da Saúde, no ano de 2000 ocorreram 507 casos confirmados de tétano acidental. A maioria dos casos ocorreu nos estados do Nordeste. É uma doença infecciosa com alta letalidade, exigindo um tratamento complexo, utilizando recursos técnicos e humanos de alta qualidade. Portanto, se o tratamento do tétano é muito oneroso, a profilaxia por meio do uso de vacinas é eficaz e de baixo custo, podendo contribuir de forma adequada para a erradicação da doença.

ETIOLOGIA

O *Clostridium tetani* é um bacilo Gram-positivo, anaeróbico estrito, com aspecto de baqueta de tambor, medindo 2,5 μ de comprimento por 0,5 μ de largura. Sobrevive no meio ambiente sob a forma de esporos extremamente resistentes.

Existem disseminados no solo, em terra fértil, areias contaminadas com fezes de animais ou humanas, águas putrefeitas, espinhos de arbustos, pregos ou latas enferrujadas, agulhas de injeção esterilizadas indevidamente e instrumentos de lavoura. Podem permanecer latentes nos tecidos em condições viáveis durante meses. As fezes de animais, como cavalos, carneiros, bovinos, cães, gatos, cobaias, galinhas e até o homem podem conter o bacilo. Dessa forma, em qualquer situação em que ocorra uma quebra da barreira da pele pode haver a inoculação dos esporos, que em condições favoráveis assumem a forma vegetativa. Há necessidade, nesse caso, de ocorrer diminuição do potencial de oxirredução local, propiciando, assim, condições de anaerobiose, facilitando dessa forma o crescimento e o desenvolvimento da bactéria. A forma vegetativa do *Clostridium tetani* não é invasiva, mas é capaz de produzir exotoxinas altamente neurotrópicas, cuja potência só é superada pela toxina botulínica.

EPIDEMIOLOGIA

O tétano é uma doença grave, de distribuição universal, cuja maior ocorrência encontra-se nas áreas de baixa cobertura vacinal e de deficiência dos serviços de saúde. Continua sendo um problema de saúde pública, apesar de tratar-se de uma doença imunoprevenível cuja vacina é segura e eficiente. Tem ocorrido numa frequência cada vez menor nos países desenvolvidos, porém ainda é comum nos países pobres. O índice de mortalidade por tétano apresentou tendência decrescente ao longo dos anos. No Brasil, a mortalidade por tétano foi de 1,6/100.000 habitantes em 1993. Segundo a Fundação Nacional da Saúde, houve um decréscimo do número de casos. Em 1982, ocorreram 1.297 casos; em 2001, apenas 366, com um evidente deslocamento da faixa etária mais acometida para as pessoas idosas. Desta forma, a vacinação antitetânica foi introduzida na campanha do idoso, objetivando fortalecer a estratégica de um maior controle da doença. As mortes causadas pelo tétano acidental também acompanharam uma tendência declinante, visto que no ano de 1982 foram registradas 713 ocorrências anuais, com uma redução extremamente significativa no ano de 2001 para 86 casos. Por outro lado, o tétano neonatal, que em 1982 foi de 584 casos, sofreu uma redução em 2001 para 34 casos. Isso deveu-se à iniciativa do Ministério da Saúde de intensificar a vacinação entre mulheres em idade fértil, como compromisso internacional de eliminar o tétano neonatal. Assim, o Brasil já atingiu a meta de incidência inferior a um caso por 1.000 nascidos vivos, considerada pela OPAS como indicativo de controle.

Embora não se ignore a tendência de declínio da doença no Brasil, permanece a necessidade de se instituírem medidas mais efetivas de vigilância e controle visando reduzir as sequelas e evitar a ocorrência de óbitos, em especial na faixa etária entre 20 e 49 anos de idade, período mais produtivo da vida humana.

PATOGENIA

Havendo condições de anaerobiose, ou seja, queda do potencial de oxirredução, o esporo do tétano se transforma na forma vegetativa no prazo de aproximadamente seis horas. Inicia-se assim a produção de sua potente exotoxina, cuja fração tetanospasmina é a responsável pela maioria das manifestações clínicas da doença. Em geral, a "porta de entrada" do esporo é a pele, onde irá desenvolver-se e produzir a toxina a partir do foco da infecção. A seguir, propaga-se até as células motoras do sistema nervoso central, interagindo no controle motor, na função autonômica e na junção neuromuscular.

Os efeitos no controle motor ocorrem uma vez que a toxina penetra no sistema nervoso, primariamente pela junção neuromuscular dos neurônios alfa-motores. A toxina move-se por meio do sistema de transporte retrógrado até o corpo da célula neuronal. No interior dos neurônios não é neutralizada pela antitoxina, o que explica a progressão da doença por vários dias após o início do tratamento do doente. Após ser transportada para a medula espinhal e daí para o tronco cerebral, a toxina é liberada para o espaço extracelular, migrando transinapticamente e penetrando a seguir para o interior das células inibidoras. No interior destes neurônios, migra em direção às vesículas liberadoras de glicina, impedindo sua liberação. Acredita-se que a porção A da molécula de tetanospasmina seja a responsável pela inibição da liberação do neurotransmissor. Schiavo *et al.* propõem que a cadeia leve da toxina, que possui atividade proteásica, cliva a proteína sinaptobrevin-2 da membrana das vesículas sinápticas, perdendo assim a capacidade de liberar os neurotransmissores. Estas células, também conhecidas como neurônios internunciais, utilizam a glicina ou o ácido gama-aminobutírico (GABA) como neurotransmissor. As células produtoras de glicina são as mais importantes células inibidoras, localizadas na medula espinhal, enquanto as células produtoras de GABA são as responsáveis pela inibição em nível de tronco cerebral. Dessa forma, os neurônios inibidores perdem a capacidade de destruir informações indesejáveis que chegam ao sistema nervoso. Nesta situação, devido à falta de inibição fisiológica dos motoneurônios, o resultado será a rigidez muscular de repouso. Além disso, a qualquer estímulo do tipo aferente, o sistema motor responde com contrações simultâneas de músculos agonistas e antagonistas, o que caracteriza o espasmo tetânico. Além disso, outras conexões com neurônios interoceptivos e com o sistema reticular ascendente vão determinar o fato de estímulos viscerais como distensão vesical, distensão abdominal, tosse e deglutição serem capazes de determinar espasmos.

A toxina atua também sobre o sistema nervoso autônomo, determinando a síndrome da hiperatividade simpática. Atua ainda nos nervos periféricos e pares cranianos, principalmente no denominado tétano cefálico, em que, ao contrário das outras formas da doença, ocorrem manifestações paralíticas, decorrentes da ação da toxina sobre os pares cranianos.

DIAGNÓSTICO

O diagnóstico do tétano é basicamente clínico-epidemiológico, uma vez que esta doença não conta com apoio laboratorial para o seu diagnóstico.

Os dados epidemiológicos auxiliam no diagnóstico da doença, pois traduzem aspectos da natureza do ferimento e da zona geográfica onde ocorreu o acidente.

QUADRO CLÍNICO

O tétano pode ser apresentado didaticamente em quatro tipos, a saber: *localizado*, *cefálico*, *generalizado* e *neonatal*. A princípio, o tétano deve ser considerado uma doença grave, pois sua evolução não pode ser prevista. Por esse motivo, todo paciente deve ser mantido em Unidade de Terapia Intensiva com pessoal médico e de enfermagem especializado. Para uma melhor classificação do quadro clínico do tétano, há necessidade de se definir o período de incubação e o período de progressão da doença.

Período de incubação: é o tempo transcorrido desde o ferimento com a implantação do esporo do *Clostridium tetani* até o aparecimento do primeiro sintoma, que em geral é o trismo. O período de incubação em geral dura de sete a 10 dias, podendo estender-se até três ou quatro semanas e reduzir-se, às vezes, para até três dias ou menos. O menor período de incubação relatado na literatura é de 18 horas.

Período de progressão: é o tempo decorrido entre o primeiro sintoma clínico, que em 60% dos casos é o trismo, até o primeiro espasmo muscular. O período de progressão varia de poucas horas a vários dias.

Os períodos de incubação e de progressão estão relacionados à gravidade da doença. Assim, quanto menores os períodos de incubação e progressão, mais grave é o tétano. O inverso também é verdadeiro, ou seja, quanto maiores os períodos de incubação e progressão, menos grave é a doença.

A gravidade do tétano também está relacionada à porta de entrada ou ao foco de infecção do bacilo tetânico. As lesões ocorridas na cabeça, no tronco e nos membros superiores em geral são mais graves. Está incluído nessa situação o tétano cefálico ou de Rose, no qual a porta de entrada está situada na cabeça (face, ouvidos, amígdalas, dentes, boca, etc.). Em alguns casos de tétano cefálico, não é possível evidenciar a porta de entrada da bactéria. O tétano cirúrgico, resultante da contaminação de feridas operatórias, apresenta elevado índice de letalidade. Essas características também são observadas no tétano obstétrico, que pode instalar-se nos abortamentos infectados. O tétano neonatal, causado pela aplicação de diversos tipos de substâncias no coto umbilical, apresenta um período de incubação de aproximadamente sete dias ou menos, daí ser denominado "mal dos sete dias".

No tétano localizado, o quadro clínico pode restringir-se a sintomas não característicos e representados por mialgias decorrentes da contração involuntária dos grupos musculares vizinhos da fonte de infecção. O doente refere apenas "beliscões" ou discretos repuxamentos de grupos musculares de determinado membro. Esses doentes em geral são parcialmente imunes, devido à vacinação ter sido feita há mais de dez anos ou à aplicação recente de soro antitetânico ou imunoglobulina humana antitetânica. Uma outra possibilidade é a de que houve pequena produção de toxina pelo bacilo, suficiente apenas para acometer determinados grupos musculares. Nestes doentes, o período de incubação costuma ser prolongado, podendo estender-se por vários meses.

Um tipo especial de tétano localizado e grave é o tétano cefálico de Rose, em que se observa a presença do trismo, paralisia de um ou mais nervos cranianos, entre eles o terceiro, quarto, sexto e 12º pares. A paralisia observada acomete o nervo localizado no lado do foco infeccioso. Esses casos são graves e, em geral, acompanhados de febre. O trismo é constituído pela contração permanente dos músculos masséteres, sendo o sinal mais característico tanto do tétano cefálico quanto do tétano generalizado. Neste caso, pode haver também a contração concomitante dos músculos da mímica facial, configurando o "riso sardônico" próprio da doença.

O tétano generalizado é a variedade clínica mais comum e é observado em cerca de 80% dos casos. Deve-se salientar que tanto o tétano localizado quanto o tétano cefálico podem generalizar-se. A evolução dessa forma clínica da doença se inicia por febre pouco elevada e trismo. A seguir, ocorre enrijecimento da musculatura paravertebral, cervical e abdominal. Clinicamente, observam-se opistótono, rigidez de nuca e abdomen em "tábua". Dependendo da intensidade da rigidez de nuca e da contratura da musculatura paravertebral, o doente pode apresentar intensidade maior ou menor do opistótono. O fato é que, no tétano generalizado, são acometidos todos ou quase todos os grupos musculares, variando a atitude tomada pelo doente de acordo com a força de cada grupo muscular. As pernas permanecem em extensão, por causa da maior potência dos músculos extensores destes segmentos. Em decorrência desses fatores, instalam-se flexões dorsais dos pés, dos braços e contratura dos músculos da parede abdominal.

À medida que a doença evolui, surgem os espasmos, que são leves e transitórios no início, porém progridem rapidamente, com aumento de frequência e intensidade. Como qualquer músculo pode ser atingido pelos espasmos, quando isso ocorre nos músculos respiratórios e da glote, indica-se a traqueostomia, pois pode evoluir para insuficiência respiratória e morte.

Os espasmos podem ser desencadeados por qualquer tipo de estímulos: extereoceptivos (tato, pressão, dor, variações de temperatura ambiente, ruídos, etc.), interoceptivos (de origem visceral) e proprioceptivos (dos músculos, tendões, etc.). Os espasmos são acompanhados por intensas mialgias e podem determinar fraturas, sobretudo em vértebras. Nos casos graves, os espasmos repetidos podem atingir os músculos respiratórios (intercostais e do diafragma) e os constritores da faringe e da glote. Os músculos da deglutição (em particular os elevadores e constritores da faringe) sofrem espasmos dos músculos intercostais, do diafragma e da glote e podem determinar asfixia e anoxia – muitas vezes responsável pela morte do doente –, diretamente e em consequência da retenção de secreções na árvore brônquica. A incapacidade, comumente observada, de o paciente com tétano expelir ou deglutir secreções, às vezes até a própria saliva, contribui para o agravamento da insuficiência respiratória e propicia condições para a instalação de infecções secundárias, em particular a broncopneumonia.

O tétano umbilical tem início, em geral, entre cinco e 13 dias, com uma média de sete dias, após a contaminação do coto umbilical. O primeiro sinal a denunciar o tétano neonatal é a dificuldade do bebê para sugar o seio materno ou o bico da mamadeira. Dentro de algumas horas, essa dificuldade se acentua, surgindo trismo e disfagia, com ausência dos reflexos da sucção. Os membros inferiores permanecem em hipotensão, e os superiores, em hipertensão, colados ao tórax, com flexão forçada de difícil abertura das mãos. O opistótono é, geralmente, intenso; a musculatura da mímica facial se contrai, apresentando o riso sardônico, os olhos cerrados, a fronte pregueada e os lábios contraídos.

Os doentes com a forma grave da doença podem evoluir com a chamada "síndrome da hiperatividade simpática". Estes doentes em geral necessitam de traqueostomia, curarização e ventilação assistida. Muitas complicações e mortes observadas no tétano grave são atribuídas a essa síndrome, que se caracteriza por variação nos níveis pressóricos, ou seja, hipertensão arterial seguida de hipotensão e vice-versa, taquiarritmias cardíacas, hipertermia podendo chegar a 42°C, intensos aumentos dos níveis urinários de catecolaminas, vasoconstrição periférica, sudorese profusa, excesso de secreções pulmonares, íleo paralítico e perda de pulso periférico.

A síndrome da hiperatividade simpática parece ter papel importante no prognóstico e na taxa de mortalidade. Assim, o controle farmacológico do sistema nervoso simpático pela depressão contínua deste, pelo uso de agentes bloqueadores periféricos ou pela combinação de ambos parece justificado.

A síndrome pode variar de poucos dias a duas semanas após o início dos sintomas da doença. Alguns autores têm sugerido que a variação da pressão arterial pode ser resultante da ação da toxina no nível do tronco cerebral, em vista da proximidade do 10º núcleo dorsal com o centro vasomotor. Acarretando prejuízos para o doente, principalmente durante os surtos de hipotensão, evoluindo para oligúria, anúria e consequente quadro de insuficiência renal aguda. O diagnóstico precoce e o tratamento adequado podem prevenir esse quadro.

O uso de bloqueadores apenas tem sido preconizado por vários autores. Deve-se salientar que, no Brasil, essas drogas são veiculadas pela via oral, devendo o doente nessa situação estar com sonda nasogástrica. Além disso, o medicamento não deve ser administrado de maneira contínua, ou seja, deve ser suspenso ou ter a dose diminuída à medida que o doente responda com a normalização dos níveis pressóricos e do ritmo cardíaco. Deve-se avaliar previamente se o doente não é asmático e se está recebendo digitálicos e/ou bloqueadores de canais de cálcio.

DIAGNÓSTICOS DIFERENCIAIS

O diagnóstico diferencial do tétano deve ser feito com várias patologias, em particular com aquelas que cursam com trismo. Podemos destacar os abscessos amigdaliano, retrofaríngeo, periodontal e a parotidite epidêmica. As meningites devem ser diferenciadas do tétano, pois cursam com febre alta, rigidez de nuca, sinais de Kernig e Brudizinsky, cefaleia e vômitos e, às vezes, opistótono sem apresentar o trismo. As meningoencefalites, entre elas a raiva, podem simular o tétano, porém, quando há ausência de história de ferimentos provocados por animais, convulsão e alterações de comportamento, descarta-se esta hipótese. Na intoxicação por estricnina há ausência de trismo e de hipertonia generalizada. A hipocalcemia decorrente de tetania ou alcalose apresenta espasmos de extremidades com ausência de trismo e os sinais de Chvostek e Trousseau positivos. A resposta à administração intravenosa de cálcio facilita o esclarecimento diagnóstico.

A doença do soro pode cursar com trismo decorrente da artrite têmporo-mandibular, que se instala após o uso do soro heterólogo. Além disso, podem ser observadas lesões maculopapulares, adenopatias, alterações renais e artrites.

EXAMES LABORATORIAIS

O diagnóstico do tétano é fundamentalmente clínico, já que não se dispõe, na atualidade, de exame laboratorial de aplicação prática para demonstração do agente etiológico ou de sua toxina. O laboratório auxilia no controle das complicações e no tratamento do paciente, uma vez que o hemograma habitualmente é normal, exceto quando há infecção inespecífica associada. As transaminases e a ureia sanguíneas podem estar elevadas nas formas graves da doença. A dosagem de eletrólitos é importante nos casos de insuficiência respiratória. O controle radiológico se faz necessário para o diagnóstico de infecções pneumônicas e fraturas de vértebras. Hemoculturas, culturas de secreção e de urina são indicadas nos casos de suspeita de infecção secundária.

TRATAMENTO

O tratamento do tétano pode ser dividido didaticamente em específico, sintomático e intensivo.

Tratamento específico

O tratamento específico visa combater o bacilo e neutralizar a toxina que deverá ser feito pelo desbridamento do foco tetânico, pelo emprego de antibióticos e por soroterapia específica.

Desbridamento do foco tetânico

Deve-se desbridar amplamente o foco suspeito, para retirar do local o agente etiológico e eliminar as condições de anaerobiose, imprescindíveis à transformação do esporo na forma vegetativa, aplicando-se previamente ao redor do local cerca de 5.000 a 10.000 unidades de soro antitetânico a fim de neutralizar a toxina difundida. Essa conduta deve ser realizada meia hora antes de proceder o desbridamento, que deve ser amplo e profundo, com o objetivo de remover todo o tecido desvitalizado. Após a limpeza criteriosa, assegura-se a eliminação de todos os elementos que favorecem a anaerobiose. A seguir, aplicam-se substâncias oxidantes, tais como a água oxigenada ou solução de permanganato de potássio a 1/5.000. O desbridamento do foco tetânico deve ser realizado sempre após o controle dos espasmos, sob anestesia local.

Antibióticos

Os antibióticos exercem ação bacteriostática e bactericida sobre o *Clostridium tetani* e ainda têm ação em outros órgãos tais como os pulmões, onde frequentemente ocorrem focos pneumônicos, decorrentes da dificuldade na aspiração de secreções e na mobilização do paciente.

O antibiótico de escolha no Serviço de Moléstias Infecciosas e Parasitárias é a penicilina G cristalina na dose de 500.000 a 2.000.000 unidades cada quatro ou seis horas. Também é recomendado o uso de tetraciclina por via intramuscular ou endovenosa na dose de 2 a 4 gramas diárias. A penicilina ainda é amplamente utilizada em pacientes com tétano. Outros antibióticos podem ser adicionados quando houver necessidade de ampliação do espectro para o tratamento de outros agentes microbiológicos envolvidos, com base em critérios clínicos e laboratoriais. Segundo, Cavalcante um outro antibiótico utilizado é o metronidazol por sete dias. Bleck justifica a escolha tomando como base três aspectos: inicialmente a penicilina tem ação antagonista ao GABA em neurônios corticais de coelho; Clarck & Hill (1972) descrevem que se poderia potencializar a ação da toxina reduzindo a eficácia do diazepam; a seguir, pacientes tratados com metronidazol no esquema de 500 mg de 6/6 horas apresentam maior sobrevida e menor tempo de hospitalização em comparação a outros tratados com penicilina procaína 1.500.000 de 8/8 horas por via intramuscular. Para indivíduos adultos, utilizar dois milhões de unidades, diluídas em 250 mL de solução glicosada a 5%, por via intravenosa, de quatro em quatro horas, durante 10 dias. Em crianças, utilizar 150.000 unidades/kg/dia, diluídas em 50 mL de solução glicosada a 5%, por via intravenosa, de quatro em quatro horas, durante dez dias. Nos casos de alergia à penicilina, utilizar o cloranfenicol, nas doses de 0,5 a 1,0 g de seis em seis horas, por via intramuscular ou intravenosa, durante dez dias. Para crianças, empregar o cloranfenicol na dose de 30 a 50 mg/kg/dia.

Por outro lado, Bleck tem preconizado o uso do metronidazol na dosagem de 500 mg por via intravenosa de seis em seis horas, durante sete a dez dias, isto porque, de acordo com Clark e Hill, a penicilina atua como um antagonista central dos neurônios inibidores que utilizam o ácido gama-aminobutírico como neurotransmissor. De acordo com Bleck, a penicilina poderia atuar sinergicamente com a tetanospasmina, piorando a hipertonia muscular e diminuindo a eficácia dos benzodiazepínicos.

Soroterapia específica

Para neutralizar a toxina não ligada aos receptores, administra-se a imunoglobulina antitetânica humana ou heteróloga na dose de 500 a 1.000 unidades perilesionalmente e os 400 a 4.500 restantes nos demais membros. Recomenda-se que a imunoglobulina e as doses da vacina devem ser aplicadas em topografias diferentes.

O soro homólogo (gamaglobulina hiperimune antitetânica) é utilizado na dose de 2.500 unidades para crianças e de 5.000 unidades para adultos, por via subcutânea ou intramuscular. A utilização da via intratecal para administração de antitoxina seria uma forma de encurtar o tempo de internação, diminuir gravidade e, com isso, reduzir a mortalidade do tétano. A toxina produzida pelo *Clostridium tetani* liga-se à junção neuromuscular e então consegue ser transportada para os neurônios alfa-motores, de onde entra pela espinha adjacente nos internunciais inibidores impedindo a liberação de neurotransmissores e bloqueando a inibição normal dos antagonistas musculares. Uma vez a toxina ligada ao axônio ascendente, a terapêutica da imunoglobulina antitetânica não pode se deter na aplicação sistêmica, provavelmente por via intratecal tem ação a esse nível. A antitoxina por via intra-raquidiana agiria neutralizando a toxina já fixada no sistema nervoso central e a toxina livre no líquido cefalorraquidiano, em virtude de seu acesso direto, sem ter que ultrapassar a barreira hematoliquórica. Esse mecanismo, porém, é teórico. Veronesi *et al.* preconizam a aplicação por via raquidiana, preferencialmente por punção suboccipital, em dose única, de 1.000 unidades de antitoxina homóloga ou heteróloga, concomitantemente com a aplicação intravenosa de 10.000 unidades.

Por outro lado, as complicações advindas da soroterapia intratecal em geral são discretas e transitórias, embora existam complicações psicomotoras, paraplegia dos membros, reações anafiláticas, parada respiratória e óbito. Por conseguinte, os autores que preconizam esse tipo de tratamento utilizam anti-histamínicos do tipo Fenergan, por via sistêmica, associados a corticosteróides sistêmicos e intratecais.

Levin et al., em revisão recente do assunto, discutem a indicação desse tipo de tratamento e sugerem estudos prospectivos bem controlados e que levem em consideração as muitas variáveis envolvidas, para obtenção de conclusões definitivas.

Tratamento sintomático

O tratamento sintomático inclui as medidas gerais, a sedação e o relaxamento muscular.

Medidas gerais

O doente deve ser internado em ambiente confortável e desprovido de iluminação intensa e direta. O local precisa ser silencioso e deve-se manipular o doente o mínimo possível. Para tanto, é importante que se dê preferência à via intravenosa para infusão de medicamentos por meio de cateter central ou dissecção venosa. Aconselha-se estar atento ao ritmo respiratório, a fim de surpreender uma possível crise de depressão ou parada respiratória. Não esquecer que o paciente com tétano permanece consciente durante todo o tratamento. A equipe deve ser orientada a manter a discrição em seus prógnósticos. Quanto à higiene, deve ser sacrificada, limitando-se ao mínimo a manipulação do doente.

A alimentação deve basear-se na infusão venosa de 500 mL de solução glicosada a 50% a cada 12 horas para um indivíduo adulto. Em crianças, utiliza-se veia central para aplicar 130 a 150 mg/kg de peso/dia de solução de glicose a 50%. Quando o tratamento for prolongado, isto é, por mais de dez dias, avaliar a necessidade de nutrição parenteral total. A nutrição enteral preconizada por alguns autores deve ser utilizada somente após terem cessado totalmente os espasmos, uma vez que pode haver risco de aspiração de conteúdo gastrintestinal. A hidratação com solução fisiológica deve ser adequada, devido à grande perda de líquidos pela sudorese intensa, decorrente da própria doença. A avaliação hidroeletrolítica, com determinação dos níveis séricos de sódio, potássio e cálcio, deve ser diária ou feita a cada dois dias.

Sedação e relaxamento muscular

A sedação e o relaxamento muscular são feitos de preferência com a associação de hidrato de cloral e benzoadiazepínicos. Estes últimos exercem seu efeito principal no relaxamento muscular. A dose habitual de diazepínicos varia de 1 a 10 mg/kg/dia. As doses iniciais são de 2 mg/kg/dia. Tais doses são aumentadas gradativamente, de acordo com a resposta terapêutica e a gravidade do caso. A aplicação deve ser feita por via intravenosa, diluindo-se o medicamento em 250 mL de solução glicosada a 5%. Eventualmente, durante uma crise de espasmo muscular, pode-se utilizar uma ampola de 10 mg de benzodiazepínico diluída em 10 mL de solução glicosada a 5% e aplicada lentamente por via intravenosa, até que cessem os espasmos. Em indivíduos idosos, deve-se ter o cuidado de não se induzir coma prolongado em virtude do uso de dose excessiva.

O hidrato de cloral tem excelente efeito sedativo, além de potencializar os efeitos dos diazepínicos. A aplicação deve ser na forma de clister, de quatro a seis vezes por dia, na dosagem de:

- Hidrato de cloral 0,5 a 1g
- Julepo gomoso ou mucilagem de goma 20 mL
- Láudano de Sydenham ou elixir paregórico 30 gotas

Os barbitúricos e a clorpromazina também podem ser utilizados como sedativos. Os barbitúricos podem deprimir o centro respiratório, porém estão indicados no controle de emergências, principalmente espasmos violentos e apneias transitórias. Na prática, são utilizados os de ação lenta, tais como o fenobarbital, nas doses de 10 a 20 mg/kg/dia.

A clorpromazina apresenta sinergismo com outros depressores do sistema nervoso central. Entre os inconvenientes que pode causar, mencionam-se taquicardia, palidez, hipotensão arterial, glicosúria, icterícia e sudorese. As doses preconizadas variam de 5 a 10 mg, a cada seis a oito horas, por via intramuscular ou intravenosa, para adultos, e 1 mg/kg de peso/dia para recém-nascidos.

Tratamento intensivo

O tratamento intensivo do tétano grave inclui a respiração assistida e o tratamento da síndrome da hiperatividade simpática.

Respiração assistida

Quando se tratar de tétano grave, com espasmos incontroláveis e/ou presença de depressão respiratória, não existe uniformidade quanto ao momento certo de realização de traqueostomia e com indicação quando há presença de apneia, disfagia com acúmulo de secreções traqueobrônquicas, espasmos frequentes e duradouros, parâmetros gasométricos indicam hipoxemia e hipoventilação. Por outro lado, a traqueostomia permite a aspiração mais eficaz das secreções traqueobrônquicas e deve ser realizada com frequência, empregando-se técnicas assépticas com uso de material esterilizado. Também se indica a instilação de solução fisiológica na traqueia, o que facilitará a remoção das secreções. O ar do aparelho deve ser umidificado.

Em geral, o controle da hipertonia e dos espasmos musculares paroxísticos pode ser obtido com a administração de benzodiazepínicos de forma continua, e sua posologia variará conforme a intensidade dos espasmos e também de acordo com a resposta individual. Por vezes, quando não se consegue o controle sobre os espasmos mais intensos, há necessidade de administrar, associadamente, um sedativo do grupo dos fenotiazínicos. Mesmo assim, quando as contraturas são incontroláveis e já se atingiu o limite máximo das drogas, recomenda-se a curarização do paciente com instalação da respiração artificial.

Entre os *curares*, dar preferência ao cloreto de alcurônio (Alloferine), que também pode ser utilizado em gestantes porque não atravessa a placenta, não libera histamina, não produz alterações hidroeletrolíticas e não tem efeitos simpaticomiméticos importantes. Essa droga está contra-indicada na insuficiência renal. A aplicação é feita inicialmente diluindo-se duas ampolas (20 mg) em 10 mL de solução glicosada a 5% para infusão intravenosa de 0,08 a 0,15 mg/kg de peso. Após esta indução inicial, de acordo com a resposta clínica. Em crianças, utilizar 0,125 a 0,20 mg/kg de peso durante a indução e um terço da dose na fase de manutenção.

Em vigência de insuficiência renal, utilizar o brometo de pancurônio. Na indicação, são diluídas duas ampolas (4 mg) em 10 mL de solução glicosada a 5% para infundir 0,08 mg/kg de peso. Na fase de manutenção, utiliza-se um terço da dose inicial a cada 45 minutos, de acordo com a resposta clínica. Em crianças, utilizar 0,04 mg/kg de peso durante a indução e um terço da dose na fase de manutenção. Outro curare útil é o besilato de atracúrio (Tracrium), que é um derivado da papaverina também utilizado em dosagens individualizadas por via endovenosa (0,08 a 0,5 mg/kg). Assim como o pancurônio, o besilato de atracúrio não pode ser administrado na gravidez. Os curares não devem ser administrados em pacientes portadores de *mias-tenia gravis*.

Após a curarização, deve-se suspender as drogas anteriormente citadas e usar os tiobarbitúricos, a fim de suprimir o estado de consciência do doente. Para tanto, utilizar 100 mg de tionembutal diluídos em 50 mL de solução a glicosada a 5% por via intravenosa lenta. Para a fase de manutenção, utilizar 900 mg diluídos em 500 mL de solução glicosada a 5% nas 24 horas. Não se deve ultrapassar a dose de 1 g/dia. Em crianças, utilizar metade da dose preconizada para adultos. A curarização deve ser feita e orientada por anestesista.

Quando o doente estiver sentindo dor intensa, principalmente se tiver sido submetido a cirurgia, utilizar a meperidina, em doses variáveis, diluídas em 50 a 100 mL de solução glicosada a 5%. Aplicar 2 mL dessa mistura, por via intravenosa, quando necessário. Para crianças, a dose recomendada é de 1,5 mg/kg de peso por dia.

Atualmente, temos utilizado no Serviço de Moléstias Infecciosas e Parasitárias da Faculdade de Medicina de Botucatu – UNESP, para os casos de tétano grave, a associação terapêutica entre os *curares*, o midazolam (derivado imidazobenzodiazepínico) (Dormonid) e o cloridrato de fentanila (analgésico potente) (Fentanil). As doses de curare já foram discutidas. O midazolam pode ser empregado nas doses entre 0,03 e 0,3 mg/kg de peso pela via intravenosa. A dose de manutenção preconizada varia entre 0,03 e 0,2 mg/kg de peso/hora. O cloridrato de fentanila deve ser utilizado nas doses entre 0,002 e 0,02 mg/kg de peso corporal. O doente deve ser acompanhado em regime de terapia intensiva, avaliando-se de hora em hora os estados de curarização e de consciência. Avaliamos estas situações pela estimulação do nervo ulnar, com aparelho específico. A resposta ideal é aquela na qual apenas o dedo mínimo responde a um estímulo quando o nervo ulnar é estimulado pelo aparelho. Quando os demais dedos apresentarem resposta após a estimulação adequada, estaremos diante de uma situação na qual o doente necessita de maiores doses das drogas preconizadas. Se, porventura, não houver resposta após estimulação do nervo ulnar, estaremos diante de um caso de excesso de medicamento. Neste caso, devemos diminuir a infusão das drogas e esperar a superficialização do paciente.

Além da traqueostomia com respiração assistida, curarização, uso de barbitúricos e/ou derivados benzodiazepínicos e analgésicos, outros cuidados devem ser tomados, como exemplificados a seguir:

- sondagem vesical, mantendo-se o volume urinário em torno de 0,5 a 1,0 mL/minuto;
- controle da hidratação e da pressão venosa central;
- aspiração de secreções traqueobrônquicas de hora em hora, momento em que o doente deve ser "desligado" do aparelho de respiração assistida por meio da utilização de ambu. Nessa ocasião, aproveita-se para desinsuflar o manguito da cânula de traqueostomia, para prevenir os efeitos colaterais tardios;
- dosagem arterial de gases, mantendo-se a pressão parcial de oxigênio acima de 70 mmHg e gás carbônico entre 30 e 40 mmHg;
- avaliação clínica e controle de pulso, pressão arterial, frequência respiratória e frequência cardíaca de hora em hora;
- exame radiológico do tórax, para avaliar as condições pulmonares. Entre as complicações mais frequentes, observam-se broncopneumonia, atelectasia, pneumotórax, embolia, fibrose pulmonar, etc.
- controle da hiperatividade simpática, caracterizada por elevação da frequência cardíaca, da pressão arterial, pressão venosa central oscilante, febre, choque e sudorese profusa.
- Trujillo et al. avaliaram o impacto da terapia intensiva no prognóstico dos doentes com tétano e verificaram que a mortalidade decaiu de 43,58%, quando não se utilizava terapia intensiva, para 15,03% após a sua utilização. De acordo com estes autores a mortalidade do doente de tétano, após a indicação de terapia intensiva, decaiu quatro vezes.

Tratamento da síndrome de hiperatividade simpática

O tratamento da síndrome da hiperatividade simpática tem sido realizado com o emprego de drogas vasoativas, entre elas os betabloqueadores adrenérgicos (propranolol) só ou associados a drogas alfa-adrenérgicas (alpre-nolol). O propranolol tem sido utilizado na dose de 10 mg/dia. Domenighetti *et al.* trataram um doente de 74 anos de idade com tétano grave e utilizaram o labetalol, bloqueador alfa e beta do sistema nervoso, para o controle da hiperatividade simpática. Preconizam atualmente, de 0,25 a 1 mg/minuto da droga pela via intravenosa como tratamento de escolha para a síndrome. No Serviço de Moléstias Infecciosas e Parasitárias da Faculdade de Medicina de Botucatu, temos utilizado o propranolol, pela via oral, na dose de 10 mg/dia, de acordo com a evolução clínica do doente. Infelizmente não dispomos destas drogas no Brasil pela via injetável.

Novas propostas terapêuticas

Dolar tem empregado a atropina, um potente agente anticolinérgico, em infusão contínua, para o tratamento do tétano grave. O autor acompanhou quatro casos, que, além do tratamento sedativo com tiopental em Unidade de Terapia Intensiva, receberam também a atropina. Ressalta que não foi necessária a curarização dos doentes.

Bborgeat *et al.* utilizaram o propofol, um sedativo usado pela via injetável em Unidades de Terapia Intensiva, e observaram a redução dos espasmos musculares e da rigidez. Discutem a possibilidade do propofol ser um relaxante muscular com efeito promissor no tétano.

Autores têm preconizado o sulfato de magnésio para os casos graves com disfunção autonômica, baseados nas seguintes observações:

- o magnésio é potente relaxante muscular;
- bloqueia a liberação de catecolaminas pelas glândulas adrenais;
- é vasodilatador e antagonista do cálcio, com consequente efeito cardiovascular;
- pode causar sedação e anestesia.

James e Manson utilizaram o sulfato de magnésio associado a sedativos, bloqueadores neuromusculares e ventilação mecânica em dez doentes com tétano grave. Dois deles evoluíram para o óbito.

Lipman *et al.* trataram um doente com sulfato de magnésio e demonstraram queda acentuada nos níveis de catecolaminas. Deve ser salientado que o magnésio só foi eficaz associado a sedativos.

É possível que o sulfato de magnésio, associado aos agentes sedativos e músculo relaxantes, venha ser uma nova proposta no tratamento do tétano.

COMPLICAÇÕES

As complicações do doente com tétano podem ser atribuídas ao efeito da própria doença ou ser inerentes à terapia intensiva a que muitas vezes o doente é submetido.

As fraturas vertebrais são de intensidade variáveis e estão relacionadas a idade, grau de hipertonia e frequência de espasmos musculares. As lesões são bastante frequentes nos doentes adolescentes e adultos jovens, e quase inexistentes nos velhos e nos neonatos. As lesões atingem, de preferência, as vértebras dorsais, entre D1 e D8, e acometem as superfícies das mesmas.

As complicações pulmonares, entre elas as broncopneumonias, as atelectasias, as embolias e o pneumotórax, podem ocorrer como decorrentes da hipersecreção pulmonar, associadas à manipulação da cânula de traqueostomia, com o objetivo de aspirar secreções.

Em geral, no doente submetido a regime de terapia intensiva, o aparecimento de febre por volta do quinto ou sétimo dia pode ser decorrente de uma broncopneumonia causada por um germe hospitalar. Nesse caso, a etiologia recai sobre os *Staphylococcus aureus* e bactérias Gram-negativas. Antibióticos de amplo espectro do tipo cefalosporinas de terceira geração, aminoglicosídeos ou tienami-cina devem ser associados à penicilina. Uma outra possibilidade para o aparecimento da febre é que a síndrome da hiperatividade simpática esteja se instalando. Nesse caso, os antibióticos não terão efeito sobre os níveis febris.

Outras complicações observadas nos doentes sob regime de terapia intensiva são as complicações cardiovasculares, infecciosas, respiratórias e outras tais como sangramentos intestinais e até ruptura de aneurisma cerebral. De acordo com Trujillo *et al.*, a complicação mais frequentemente observada em doentes tratados em terapia intensiva é a parada cardíaca. Esta ocorre de maneira inexplicada, sendo às vezes reversível, porém muitas vezes leva o doente ao óbito. Este tipo de complicação, de causa desconhecida, tem sido atribuída à síndrome da hiperatividade simpática. Os encontros histológicos no miocárdio são semelhantes aos observados nos doentes com feocromocitoma, e ambas as doenças evoluem com níveis elevados de catecolaminas séricas e urinárias, tendo estas talvez o papel etiopatogênico.

Outras complicações cardiovasculares, tais como o infarto do miocárdio, embolias pulmonares e hemorragias, também são observadas.

As complicações respiratórias observadas são: broncopneumonias, pneumonite aspirativa, hemoptises, pneumotórax, broncoespasmos, atelectasias e, tardiamente, estenose de traqueia. A maioria destas complicações ocorre devido à dificuldade em se fazer adequadamente uma boa fisioterapia respiratória.

Os doentes com tétano grave permanecem em média de 20 a 30 dias na Unidade de Terapia Intensiva.

Após a total cessação dos espasmos musculares, é chegado o momento da retirada das drogas sedativas e musculorrelaxantes. Assim que for possível, deve-se iniciar a fisioterapia, que em geral promove boa recuperação. Muitas vezes o doente acaba tendo alta hospitalar sem sequelas.

PROFILAXIA

A profilaxia do tétano consiste em vários recursos, que podem ser aplicados isoladamente ou associados, dependendo da situação ou do estado imunitário do indivíduo. Para tanto, se faz necessário um conhecimento prévio dos aspectos fisiopatológicos que desencadeiam tétano, e a implementação de ações que visem ao reconhecimento dos casos suspeitos, assegurando o diagnóstico e o tratamento precoces. Não há dúvida de que a vacinação com a utilização do toxóide tetânico é hoje uma das medidas mais eficazes e seguras em nosso meio, iniciando-se com a vacinação de recém-nascidos, gestantes e adultos (Tabela 27.1).

A vacinação do recém-nascido é feita com a vacina tríplice (DTP), composta da associação do toxóide diftérico, *Bordetella pertussis* inativada e toxóide tetânico. O esquema básico consiste em três doses com intervalo de 60 dias, e nos casos incompletos, até seis anos e 11 meses, utilizar a vacina dupla tipo adulto (dT). A criança estará devidamente imunizada quando completar o esquema básico, recebendo o primeiro reforço seis a doze meses após a vacinação básica e o segundo reforço aos cinco ou seis anos de idade. A cada dez anos deve-se fazer reforço com vacina dupla tipo adulto (dT). A vacina deve ser aplicada por via intramuscular profunda, na região

Tabela 27.1 Imunização antitetânica e ferimentos.

História de imunização antitetânica	Ferimento limpo ou superficial		Outros ferimentos	
	VAT	SAT	VAT	SAT
Incerta ou menos de duas doses	Sim	Não	Sim	Não
Duas doses	Sim	Não	Sim	Não
Três doses ou mais	Não	Não	Não	Não

VAT = Vacinação contra o tétano para crianças abaixo de sete anos: DTP (tríplice) ou DT (dupla infantil), se o componente pertussis for contraindicado. A partir dos sete anos, dT (dupla adulto) ou, na falta destes, o TT (toxoide tetânico).
SAT = Imunização passiva: de preferência à imunoglobulina humana antitetânica, na dose de 250 U por via intramuscular, ou ao soro antitetânico heterólogo na dose de 5.000 U por via intramuscular. Aplicar em lugar diferente da vacina.

1. Aproveitar a oportunidade para indicar a complementação do esquema de vacinação
2. Exceto quando o ferimento ocorreu há mais de 24 horas
3. Exceto quando a última dose tenha sido dada há mais de dez anos
4. Exceto quando a última dose tenha sido dada há mais de cinco anos.

glútea ou no vasto lateral da coxa; em crianças maiores de dois anos pode-se utilizar a região do deltoide.

As reações que podem ocorrer com a vacina DTP raramente são de grande intensidade. Podemos ter dor local com vermelhidão, edema e induração, febrícula e sensação de mal-estar, com intensidade variável e passageira. Raramente a febre ultrapassa 39°C; nesses casos, consideramos a reação como intensa.

A vacina dupla infantil (DT) deve ser usada somente em crianças que tenham contra-indicação para receber a vacina tríplice ou tenham tido coqueluche, com diagnóstico bem fundamentado. Tanto a vacina tríplice quanto a vacina dupla infantil podem ser utilizadas em crianças que não completaram ainda sete anos de idade. Crianças acima de sete anos, quando houver indicação, devem receber a vacina dupla do tipo adulto (dT), que contém dose reduzida do componente diftérico, evitando-se assim a possibilidade do aparecimento de efeitos colaterais à vacina, mais comuns a partir desta idade.

A criança adequadamente vacinada deve receber uma dose de reforço de antitetânica ou, idealmente, da dupla tipo adulto, a cada 10 anos. Deve-se tomar cuidado com a aplicação frequente e desnecessária do toxóide tetânico, prática comum em nossos pronto-socorros, pois, na idade adulta, isto pode levar a quadros de neurite periférica.

O esquema básico na gestação para adequada profilaxia do tétano neonatal compreende aplicação de duas doses da vacina dupla tipo adulto (dT). Na falta desta, utiliza-se a vacina contra o tétano (TT), com intervalo de dois meses ou mais entre as doses. A primeira dose deve ser administrada o mais precocemente possível, e a segunda dose até 20 dias antes do parto. Para a adequada proteção da mãe e prevenção do tétano neonatal em gestação futura, é importante a aplicação de uma terceira dose, que deverá ser feita seis meses após a segunda dose. Quando a gestante já estiver vacinada com três doses, aplicar uma dose de reforço somente quando a última tiver sido aplicada há mais de cinco anos.

Para a profilaxia do tétano após ferimentos sugerimos:

1. Limpeza do ferimento com água e sabão, seguido de desbridamento profundo, se necessário, o mais rápido possível.
2. Não há indicação para o emprego da penicilina benza-tina. Quando houver infecção no local do ferimento, utilizar antibióticos, tais como penicilina, eritromicina, cefalosporinas ou tetraciclinas, com o propósito de tratar a infecção.
3. A necessidade de vacinação contra o tétano (VAT) com ou sem imunização passiva (SAT) depende do tipo e das condições do ferimento e da história de imunização prévia.
4. A imunoglobulina humana antitetânica deve ser administrada por via intramuscular, na dose de 250 U para as crianças e 500 U para os adultos.
5. O soro antitetânico heterólogo deve também ser aplicado por via intramuscular, na dose de 3.000 U para crianças e 5.000 U para adultos. A administração simultânea de vacina e imunoglobulina humana antitetânica e/ou soro antitetânico deve ser feita em locais diferentes.

Com o advento dos transplantes, Ljungman *et al.* avaliaram a resposta à imunização tetânica em 48 doentes transplantados de medula óssea. Observaram que todos os doentes devem ser reimunizados contra o tétano e que o esquema de três doses proporciona resposta imune adequada. Nesse sentido, as crianças com AIDS devem receber a imunização antitetânica básica convencional.

Recentemente, Crone e Reder divulgaram três casos de tétano grave em doentes previamente imunizados e com níveis adequados de anticorpos séricos. Sugerem que a falha pode ter sido por variação antigênica entre a toxina e o toxóide empregado.

Por fim, deve ser salientado que alguns autores têm proposto a avaliação do estado imunológico utilizando o teste da hemaglutinação, no que concerne ao nível de anticorpos protetores contra o tétano, para os doentes acidentados que procuram as unidades de emergência e que serão submetidos a imunização. Por outro lado, houve uma concordância de 82% entre níveis de anticorpos pesquisados e indicação de imunização utilizando-se o quadro apresentado. Dessa forma, o método proposto necessita ser barateado sobremaneira, a fim de que possa ser utilizado nos serviços de emergência dos países subdesenvolvidos. Nesse caso, a utilização do quadro apresentado ainda é a maneira mais eficaz, barata e adequada de se prevenir o tétano nos doentes acidentados.

Vacina combinada acelular contra difteria, tétano e coqueluche (DTPa)

A vacina antipertussis de células inteiras combinada com os toxóides tetânico e diftérico (DTP) vem sendo utilizada desde a década de 1940. Nos países com elevada cobertura vacinal, a vacina DTP foi responsável por uma dramática redução no número de casos de coqueluche. Nesses países, com a diminuição da importância da coqueluche como um problema de saúde pública, surgiu a preocupação com os eventos adversos associados à vacina, que, apesar de eficaz, é bastante reatogênica, causando reações locais, sistêmicas e de caráter neurológico.

Entre os eventos adversos, devemos lembrar das reações locais ou sistêmicas, das convulsões e da síndrome hipotônica-hiporresponsiva (SHH). A ocorrência destes eventos e a suspeita de reações neurológicas graves, tais como a encefalite, foi responsável pela redução e/ou suspensão do uso da vacina de células inteiras em diversos países.

Com o progresso no conhecimento dos constituintes mais importantes da *Bordetella pertussis* e do papel que eles têm na resposta imunológica, foi possível desenvolver vacinas mais purificadas e menos reatogênicas – as vacinas acelulares (DTPa). Estas apresentam eficácia semelhante à das vacinas de células inteiras e causam menos efeitos colaterais do que as vacinas celulares. Em alguns países desenvolvidos, foram incorporadas ao calendário de rotina, substituindo a vacina DTP. No Canadá e nos Estados Unidos, após a substituição da vacina de células inteiras pelas vacinas acelulares no calendário de rotina, os episódios de convulsão e SHH associados à vacina contra coqueluche foram reduzidos em 80%.

Por serem menos reatogênicas, as vacinas acelulares podem ser utilizadas na prevenção da coqueluche em adolescentes e adultos. Isto porque, na última década, em diversos países, verificou-se um aumento na incidência de coqueluche nesses grupos. Apesar de os adolescentes e adultos apresentarem menores taxas de complicação da coqueluche do que os lactentes e crianças jovens, a doença causa enorme morbidade em todas as faixas etárias.

Enquanto a vacina DTP é contra-indicada para crianças maiores de sete anos, as vacinas acelulares combinadas com os toxóides tetânico e diftérico, em formulação para uso adulto (DTPa), apresentam excelente eficácia e são bem toleradas por adolescentes e adultos. Dessa forma, as vacinas acelulares podem ser recomendadas para indivíduos com mais de sete anos de idade, como dose de reforço a cada 10 anos. Esta formulação previniria, além da coqueluche, ainda o tétano e a difteria.

A indicação da vacina DTPa para adolescentes e adultos, em que pese seu custo ainda elevado, abre a perspectiva de erradicação da coqueluche, pois com a vacinação desses grupos seria possível eliminar as fontes de infecção para os lactentes.

REFERÊNCIAS BIBLIOGRÁFICAS

Barone AA, Raineri HC, Ferreira JM. Tétano: aspectos epidemiológicos, clínicos e terapêuticos. Análise de 461 casos. Rev Hosp Clin Fac Med S. Paulo, São Paulo. 1976; v. 31, p. 215-25.

Barraviera B, Peraçoli TS. Soroterapia heteróloga. In: Barraviera B. Venenos animais: uma visão integrada, Rio de Janeiro: EPUME, 1994; cap. 28. p. 361-2.

Bborgeat A *et al.* Sedation by propofol intetanus – is it a muscular relaxant? Intensive Care Med. New York, 1991; v. 17, p 427-429.

Beytout J *et al.* Rapide evaluation of tetanus immunity by a haemagglutination test in the injured at a hospital emergency unit. Biomed. Pharmacother, Paris 1989; v. 43, p. 621-5.

Bleck TP. Tetanus. In: Scheld WM, Whitney RJ, Durack DT. Infections of the central nervous system. New York: Raven Press 1991; p. 603-23.

Bleck TP. Tetanus: Pathophysiology, management and prophilaxis. Dis Mon St Louis 1954; v. 115, p. 1535.

Brasil. Ministério da Saúde. Boletim Epidemiológico. Brasília: FUNASA, 1999; p. 26.

Brasil. Ministério da Saúde. Fundação Nacional de Saúde. Guia de Vigilância Epidemiológica. Brasília, 2002; v. 2, p. 776-809.

Brasil. Ministério da Saúde. Fundação Nacional de Saúde. Manual de normas de vacinação. 3a ed. Brasília: FUNASA, 2001; 68 p.

Brasil. Ministério da Saúde. Fundação Nacional Sanitária do Centro Nacional de Epidemiologia. Guia de Vigilância Epidemiológica. Brasília, 1994; p. 373.

Brasil. Ministério da Saúde. Situação epidemiológica das doenças transmissíveis no Brasil. Brasília: FUNASA, 2002; p. 9-43.

Cavalcante NJF. Incidência e fatores de risco para pneumonia hospitalar e complicações respiratórias em pacientes com tétano. 2001; 129 p. Tese (Doutorado) Faculdade de Medicina, Universidade de São Paulo, São Paulo.

Clarck G HIll, RG Effects of a focal penicillin lesion on response of rabbit cortical neurones to putative neurotrans-mitters. Br. J. Pharmacol., London, 1972; v. 44, p. 435-41.

Crone N, Reder AT. Severe tetanus in immunized patients with high anti-tetanus titers. Neurology, Minneapolis 1992; v. 42, p. 761-4.

Dolar D. The use of continuous atropine infusion in the management of severe tetanus. Intensive Care Med., New York 1992; v. 18, p. 26-31.

Domenighetti GM, Savary S, Striker H. Hyperadrenergic syndrome in severe tetanus. Br. Med. J., London 1991; v. 288. p. 1483-4.

Filho DBM. Tratamento do tétano com imunoglobulina antitetânica por via intratecal. 2001. 139p. Tese (Doutorado) – Faculdade de Medicina, Universidade de São Paulo, São Paulo.

James MFM.; Manson EDM. The use of magnesium sulphate infusions the management of very severe tetanus. Intensive Care Med., New York 1985; v. 11, p. 5-12.

Kerr JH. *et al.* Involvement of the sympathetic nervous system in tetanus. Lancet, London 1968; v. 2, p. 236-41.

Levin ASS.; Barone Aashiroma M. Soroterapia intratecal no tétano. Revisão. Rev. Inst. Med. Trop. S. Paulo, São Paulo 1987; v. 29, p. 255-67.

Lipmam J *et al.* Autonomic dysfunction in severe tetanus: magnesium sulfate as an adjunct to deep sedation. Crit. Care. Med., Baltimore 1987; v. 15, p. 987-8.

Ljungman P *et al.* Response to tetanus toxoid immunization after allogenic bone marrow transplation. J. Infect. Dis., Chicago 1990; v. 162, p. 496-500.

Menon J, Mathews L. Intrathecal immunoglobulin in the treatment of tetanus. Indian. Pediatr., New Delhi 2002; v. 39, p. 654-7.

Prys-Roberts *et al.* Treatment of sympathetic overacivity in tetanus. Lancet, London 1969; v. 2, p. 542-6.

São Paulo. Centro de Vigilância Epidemiológica. Norma do Programa de Imunização. "Prof. Alexandre Vranjac". São Paulo, 1998; 51 p.

Schiavo G *et al.* Tetanus and botulinum-B neurotoxins block neurotransmitter by proteolitic cleavage of synaptobrevin. Nature, London 1992; v. 359, p. 832-5.

Schiavo GO *et al.* Tetanus and botulinum-B neurotoxins block neurotransmitter release and protease activity depend on zinc. EMBO. J., Oxford 1992; v. 11, p. 3577-83.

Trujillo MH *et al.* Impact of intensive management on the prognosis of tetanus. Chest, El Paso 1987; v. 92, p. 63-5.

Tsueda K, Oliver, PB Richter, RW. Cardiovascular manifes-tations of tetanus. Anesthesiology, Philadelphia 1974; v. 40. p. 588-92.

Veronesi R. *et al.* Tétano. In: Veronesi R, Focaccia R. Tratado de Infectologia. 2a ed. São Paulo: Atheneu 1996; cap. 73, p. 887-912.

Veronesi R, Foccacciar, Mazza CC. Tétano. In: Veronesi, R. Doenças infecciosas e parasitárias. 8a ed. Rio de Janeiro: Guanabara Koogan 1991; cap. 59, p. 447-66.

Weckx LY, Amato Neto V. Controvérsias em imunização. São Paulo: Lemos Editorial 2002; 140p.

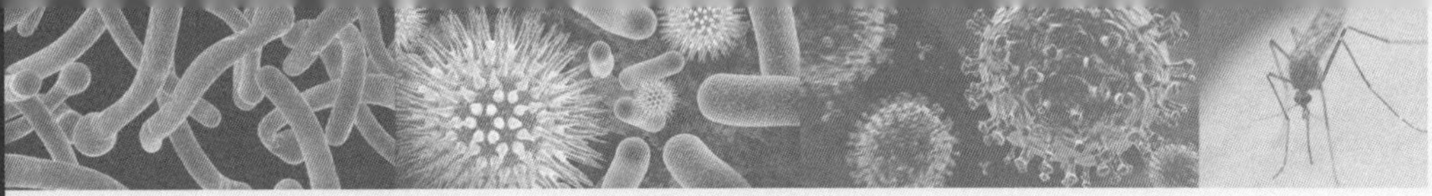

28 Tuberculose

Hélio Arthur Bacha

INTRODUÇÃO

A tuberculose (tb) é doença humana desde o período neolítico, como consequência da domesticação do gado bovino e sua transmissão via leite bovino através de um agente bacteriano geneticamente similar ao *Mycobacterium bovis* atual.

Apesar de hoje dispormos de terapia medicamentosa teoricamente eficaz e capaz de curar, teoricamente, 100% dos casos a tb mantém-se como um problema de saúde pública no mundo. Apresenta uma prevalência ainda mais elevada nos países subdesenvolvidos e nas populações pobres de países ricos. Em 2007, no mundo, houve 9,27 milhões de casos novos, 55% dos casos na Ásia e 31% na África.

No Brasil um terço da população adulta está infectado por *Mycobacterium tuberculosis*. Em 2007, foram notificados 72.194 casos, com 4.500 óbitos.

A tb, no século XIX, ainda como doença incurável, foi símbolo do romantismo e foi a inspiração de poetas, pintores e músicos na criação de uma nova estética nas artes, o Romantismo. No início do século XXI, após a descoberta dos quimioterápicos eficazes em curá-la, transformou-se em um símbolo da irresponsabilidade mundial de nossas políticas sanitárias, em uma das muitas faces da estética da miséria.

A tb, a hanseníase e a micobacteriose são doenças infecciosas que têm como agentes causais micobactérias.

O gênero *Mycobacteria*, da família *Mycobacteriaceae*, compõe com as famílias *Actinomycetaceae* e *Streptomycetaceae* a ordem *Actninomycetales*. É formado por mais de uma centena de espécies de micobactérias das quais várias são agentes de doenças no homem. O *Bergey's Manual of Systematic Bacteriology* em sua edição de 1986 relacionava apenas 54 espécies de micobactérias demonstrando o grande número de novas espécies de micobactérias descritas nas últimas décadas.

As micobactérias se definem por apresentar características tintoriais específicas decorrentes da presença do ácido micólico em sua parede celular. São bacilos álcool-ácido resistentes quando submetidos à coloração com a técnica de Ziehl-Neelsen (ZN).

O ácido micólico é um dos componentes lipídicos que constituem a complexa e grande estrutura da parede celular das micobactérias. Enquanto as bactérias gram-positivas têm em torno de 5%, as gram-negativas 20%, as micobactérias têm 60% de sua parede celular constituída por componentes lipídicos.

Se as micobactérias são sempre, por definição, fortemente álcool-ácido resistentes outras bactérias também possuem estas características, porém em menor grau:

- *mycobacterium* (fortemente álcool-ácido resistente);
- *nocardia* (parcialmente álcool-ácido resistente);
- *rhodococcus* (parcialmente álcool-ácido resistente);
- *corynebacterium* (algumas vezes fracamente álcool-ácido resistente).

Os padrões bioquímicos mínimos para inclusão de uma espécie no gênero *Mycobacterium* são:

1. Resistência à descoloração álcool-ácido.
2. Conter ácidos micólico com cadeias de 60-90 carbonos que são clivados por pirólise em ácidos graxos com 22 a 26 carbonos.
3. Conter entre 61% a 71% de guanina + citosina em seu DNA.

O único hospedeiro importante em termos epidemiológicos da tb é o homem. Outras fontes de transmissão são possíveis, o leite como transmissor do *Mycobacterium bovis*, por exemplo, é um exemplo histórico dos tempos em que o leite não era pasteurizado. Entretanto, na atualidade, a quase totalidade dos casos de transmissão se faz pessoa a pessoa.

O gênero *Mycobacterium* tem suas espécies agrupadas em complexos conforme sua identidade genética. O *Complexo M. tuberculosis* contem cinco espécies, todas podem causar doença no homem: *M. tuberculosis, M. bovis, Mycobacterium africanum, Mycobacterium canetti* e *Mycobacterium microti*. *M. microti* é uma espécie que compõe o complexo por sua estrutura genética. Inicialmente, esta espécie era tida como causa de doença somente em algumas espécies de roedores, mas não no homem, entretanto vários trabalhos a têm identificado como causadora de doença humana mesmo entre pacientes imunocompetentes.

O bacilo da tuberculose é estritamente aeróbico, não apresenta motilidade e tem multiplicação intracelular. Mede de 2 a 4 μm de comprimento por 0,2 a 0,5 μm de largura, ao Gram apresenta reação fracamente positiva. Sua multiplicação celular é lenta, leva de 15 a 20 horas para cada divisão celular e três a quatro semanas para formar colônias perceptíveis em meio de cultura específico.

EPIDEMIOLOGIA

A tb, mesmo após a introdução de esquemas antimicrobianos eficientes, capazes de curar praticamente todos os casos da doença, continua sendo um desafio para o homem. Para a tb os números são ainda muito significativos: um terço da população mundial está infectada pelo *M. tuberculosis*. Em 2007 houve, no mundo, 9.270.000 novos casos de tb dos quais cerca de 1.800.000 morreram em decorrência da doença. 10% das pessoas infectadas pela *M. tuberculosis* desenvolverão a doença, 5% nos três primeiros anos pós-infecção e os outros 5% no tempo restante de suas vidas.

Índia, China, Indonésia, Nigéria e África do Sul são os cinco primeiros países em número de casos no mundo.

O Brasil é um dos 22 países priorizados pela OMS, que representam 80% da carga mundial de tb. Em 2007, foram notificados 72.194 casos novos, o que faz um coeficiente de incidência 38/100 mil habitantes. No mundo o Brasil ocupa a 19ª posição em termos de número absoluto de casos e a 104ª em termos de coeficiente de incidência. Em termos absolutos o maior número de casos ocorre no Estado de São Paulo e o Rio de Janeiro apresenta o maior coeficiente de incidência.

No Brasil ainda morrem 4.500 pessoas por tuberculose por ano. A tb foi a quarta causa de morte por doenças infecciosas e a primeira causa de morte entre os pacientes com AIDS em 2008.

DIAGNÓSTICO

Como a fonte de importância na transmissão da tuberculose é o próprio homem deve-se procurar identificar precocemente os casos de pacientes bacilíferos de forma a instituir tratamento e romper a cadeia de transmissão da doença. Isso deve ser realizado através da busca ativa de sintomáticos respiratórios, isto é, pacientes que tossem por mais de três semanas, não importando se apresentam ou não outros sintomas tais como febre ou emagrecimento. Esses pacientes devem realizar baciloscopia com pesquisa de bacilos ácido-álcool resistentes em três amostras de escarro.

O diagnóstico de certeza da tuberculose é feita com o isolamento do *M. tuberculosis* em algum sítio biológico do paciente suspeito. Deve-se sempre procurar identificar o agente como confirmação diagnóstica. Vários exames podem nos auxiliar:

Baciloscopia de escarro

Todo paciente suspeito de tuberculose deve ter, no mínimo, duas amostras de escarro examinadas como método de pesquisa diagnóstica para micobactéria.

A amostra de escarro deve ser colhida logo após o paciente acordar e realizar higiene oral e ser encaminhada para exame de pesquisa direta de BAAR através de coloração específica. Para os pacientes que não conseguem espontaneamente produzir escarro podemos induzi-lo através de inalação de solução salina hipertônica provocando tosse.

A baciloscopia é um exame de fácil execução e deve ser realizado em todos os pacientes que produzem escarro. Sua sensibilidade é de 75% sendo estimado que sejam necessários de 10^4 a 10^5 bacilos/mL de escarro para ser possível a sua detecção ao microscópio ótico.

Cultura

A cultura para micobactéria tem mais sensibilidade que a baciloscopia. São necessários somente 10 a 100 bacilos por mililitro de espécime para dar crescimento de colônias em meio específico (Löwenstein-Jensen – sólido e Middlebrook 7H9 – líquido). São necessárias três há quatro semanas para a comprovação de positividade de micobactérias com as técnicas convencionais.

Três sistemas automatizados de monitoração contínua de detecção de crescimento de micro-organismos no sangue estão adaptados para detecção também de micobactérias: sistema BACTEC 9000MB (Becton Dickinson Diagnostic Instrument Systems), sistema ESP II (AccuMed International, Westlake, Ohio) e sistema MB/Bact (Organon Teknicka, Durham North Caroline).

- BACTEC 9000 MB usa o meio Middlebrook 7H9 enriquecido com PANTA (suplemento contendo uma mistura de antimicrobianos composta por polimixina B, anfotericina B, ácido nalidíxico, trimetoprim e azlocilina) inibidor de crescimento de micro-organismo contaminante) e um composto que contém ácido oleico, dextrose e albumina, estimulador de crescimento de micobactérias. Possui um sensor impregnado com rutênio capaz de medir o oxigênio consumido pelo meio que contém micobactérias em crescimento quando recebe luz ultravioleta.
- MB/Bact utiliza o meio similar ao Middlebrook 7H9 suplementado com fatores de crescimento e antimicrobianos inibidores de contaminantes. Possui um sensor colorimétrico que mede o nível de CO_2 produzido nos frascos de hemocultura contendo micobactérias em crescimento.
- ESP II detecta produção de gases pelas bactérias em multiplicação através de um sensor de pressão conectado aos frascos.

Todos os três sistemas apresentam desempenho e características operacionais semelhantes.

Identificação da micobactéria

Toda micobactéria isolada em cultura deve ser identificada quanto a sua espécie. O método tradicional de identificação se faz através da verificação das características de crescimento, pigmentação da colônia e testes bioquímicos convencionais (arilsulfatase, catalase, oxidação férrica, niacina, redução de nitrato, pirazinamidase, uréase entre outros) que são capazes de identificar peculiaridades metabólicas específicas de cada espécie de micobactéria. Os meios e reagentes específicos para realização desses testes estão disponíveis comercialmente. A identificação microbiológica tradicional tem boa padronização, é relativamente de baixo custo e de fácil realização, entretanto é demorada. Desde 1987 está disponível no mercado o Amplified Mycobacterium Tuberculosis Direct Test *Accuprobe®* [Gen-Probe, Inc] teste de hibridização de DNA complementar que diminui o tempo de identificação da micobactéria para duas horas, com sensibilidade de 100% e especificidade de 99,2%.

O Accu-Probe® utiliza técnica de hibridização do ácido nucleico baseada na sua capacidade de alinhamento específico de seus pares de bases em fita complementarem formando complexos estáveis de filamento duplo. O sistema AccuProbe® usa uma sonda de fita única de DNA com um marcador luminescente químico que é complementar ao RNA ribossomal da micobactéria-alvo. O RNA ribossomal combina com a sonda de DNA específica que contém o marcador produzindo luminescência. O aparelho de leitura da Gen-Probe é composto por um luminômetro capaz de identificar combinações estáveis de DNA/RNA que significam positividade para identificação do marcador específico com especificidade de sequências conhecidas dos complexos de micobactérias.

Estas sondas estão disponíveis para a identificação dos complexos *M. tuberculosis, M. gordonae, M.kansasii, M. avium/intracellulare.*

Testes para imunodiagnóstico

O imunodiagnóstico tem sua indicação principal no diagnóstico da tuberculose infecção como é modernamente denominamos aqueles casos de infecção pelo *M. tuberculosis* que não evoluem, temporária ou definitivamente, para doença ativa ("tuberculose latente"). Até poucos anos atrás, o único método disponível era a prova tuberculínica.

Teste tuberculínico (TT) – indica a infecção por micobactéria, mas não necessariamente por *M. tuberculosis*, e a sua capacidade de resposta imunológica celular do paciente. Os indivíduos com imunodeficiência grave, mesmo que infectados, não terão condições de resposta imunológica para positivar o exame. No Brasil, a prova é realizada injetando-se, por via subcutânea, 0,1 mL de PPD RT23 e fazendo-se leitura, por pessoa com treinamento específico prévio, de 72 a 96 horas após a aplicação através de régua milimetrada.

A interpretação do resultado do TT deve levar em conta se o paciente é imunodeficiente, se tem vacinação prévia recente com BCGid, se tem contacto íntimo com portador de tuberculose pulmonar bacilífera, se tem risco profissional para tuberculose (profissionais da saúde).

Medida superior a 15 mm indica, com certeza, a infecção por micobactéria tuberculosa. Entretanto, nos pacientes com imunodeficiência grave medidas de até 2 mm devem ser valorizadas.

Todo paciente HIV+, não importa sua contagem de linfócitos CD4+, carga viral ou estágio clínico, deve ter sua reação ao PPD testada logo na primeira investigação laboratorial.

IGRAs – como o TT apresenta dificuldades operacionais de leitura do resultado 48 a 72 horas após a sua aplicação e falsos positivos em decorrência da imunização pelo BCGid bem como por infecção por outras micobactérias, modernamente ganha importância os métodos de quantificação de interferon γ secretado por células (linfócitos) T sensibilizados – IGRA do inglês interferon-γ release assay.

Há a disponibilidade comercial de dois produtos IGRAs: QuantiFERON-TB Gold Assay (QFT-Gold) e o T-SPOT. TB Assay (T-SPOT) com sensibilidade e especificidade semelhantes.

Estes métodos apresentam como vantagens sobre o TT: uma única visita do paciente para coletar material (sangue) e os critérios para análise dos resultados do testes são objetivos. Nos pacientes vacinados com BCG-id o teste apresenta especificidade para tuberculose.

Raio X de tórax – desde sua introdução na prática médica a radiologia tem sido usada na investigação diagnóstica da tuberculose. No Brasil, até o final dos anos 1970, o cadastro torácico foi o principal meio de busca de casos de tuberculose, entretanto, pela sua baixa especificidade e não identificação do paciente bacilífero foi substituído pela baciloscopia de escarro como primeiro instrumento de triagem diagnóstica. Por outro lado, mantém-se como importante exame complementar de avaliação de extensão da doença bem como de identificação de outras doenças ou comorbidades no paciente sintomático respiratório.

A lesões típicas de tuberculose ao raio X são cavitação, infiltrados, nódulos em segmentos pulmonares apicais posteriores, mas qualquer imagem de lesão pulmonar, desde discreta infiltração até grande imagens de condensação, é compatível com tuberculose; não há possibilidade, pelo exame radiológico, de excluir tuberculose como hipótese diagnóstica.

É incomum tuberculose pulmonar cavitária com baciloscopia de escarro negativa para micobactéria, assim devemos indicar maior investigação diagnóstica nesses casos, pois há forte possibilidade de outra patologia ser a causa da lesão pulmonar.

Adenosina deaminase

Adenosina deaminase – ADA – é uma enzima produzida na proliferação de linfócitos que tem sido encontrada aumentada nas efusões produzidas nos quadros de tuberculose. Tem a vantagem de ser um exame rápido e não caro. Sua maior utilidade tem sido no diagnóstico diferencial do derrame pleural, sendo suspeito de tuberculose índices maiores que 40 unidades.

A utilidade da ADA como recurso auxiliar no diagnóstico de tuberculose paucibacilar e na avaliação da eficácia do tratamento tem sido pesquisada.

Amplificação genômica

A reação em cadeia da polimerase (PCR) é um método de amplificação de DNA que possibilita identificação de agentes infecciosos com alta sensibilidade teórica. Pode ser útil no diagnóstico diferencial da tb com outras infecções pulmonares, pois apresenta sensibilidade semelhante a da cultura normal com um tempo de realização menor (24 horas). Há possibilidade de diagnóstico de tb disseminada através de exame de PCR diretamente em amostra de sangue de pacientes portadores de AIDS com suspeita de tb.

Inicialmente os estudos clínicos demonstraram um excelente desempenho (sensibilidade de 95% a 96%, especificidade 100%) quando testados em amostras de escarro de pacientes bacilíferos ao ZN. Quando testados em pacientes BAAR negativos à baciloscopia de escarro a PCR não teve o mesmo nível de qualidade: sensibilidade de 48% a 53% e especificidade de 96% a 99%. Esses resultados levaram o CDC a recomendar, em 1996, o uso da PCR apenas nos pacientes com escarro positivo na baciloscopia. Posteriormente, analisando resultados de outro trabalho de investigação clínica onde a PCR foi testada em presidiários onde a sensibilidade foi de 87,5% para pacientes BAAR negativo ao escarro, o CDC modificou sua recomendação para, em algumas situações, a PCR ter seu uso em diagnóstico de tb em amostra de escarro negativas à baciloscopia.

Não há recomendação oficial de uso da PCR em amostras que não sejam de material do trato respiratório. A PCR, apesar das esperanças iniciais em tê-lo como um exame rápido, sensível e específico, ainda é uma técnica sem padronização laboratorial clínico e caro. Sendo assim, é um exame de alto custo e que, atualmente, não substitui os métodos tradicionais, como a baciloscopia e cultura, não tendo indicação como método diagnóstico de rotina nos países com alta carga de casos da doença.

QUADRO CLÍNICO

A clínica da tuberculose pulmonar tem vários padrões de apresentação. Na maior parte das vezes inicia-se com sintomas inespecíficos. O quadro clínico típico da tuberculose pulmonar tem como sintomas principais tosse que se inicia quase imperceptivelmente e se intensifica com a evolução da doença, astenia, anorexia e febre – geralmente em torno de 38 ºC e vespertina – e sudorese noturna. Nas formas mais graves pode evoluir com hemoptise e insuficiência respiratória. A tosse é mais intensa nas primeiras horas da manhã, logo após o paciente se levantar. A febre pode apresentar-se com padrão de variação diurna: vai se elevando durante o dia apresentando sua intensidade máxima vespertina, voltando aos níveis normais durante a noite quando surge, então, um quadro de diaforese. Com a evolução da doença aparece perda de peso.

Os sintomas mais comuns na tuberculose pulmonar são: tosse (75,8%), febre (50,6%), fadiga (58,6%), perda de peso (43%), anorexia (40,2%), hemoptise (23,8%).

O exame físico também é pouco específico especialmente nas formas iniciais da doença mesmo quando ao exame radiológico já se apresenta com grande comprometimento de parênquima. Nos casos mais graves, podemos observar estertores crepitantes e/ou bolhosos na ausculta pulmonar.

A tuberculose faz diagnóstico diferencial com pneumoconiose, pneumonia, bronquiectasia, sarcoidose, abscesso pulmonar, neoplasias e infecções fúngicas, podendo ocorrer simultaneamente com quaisquer dessas patologias.

Em crianças o sintoma mais comum e quase único é febre que pode acompanhar-se de retardo de desenvolvimento físico.

Tuberculose extrapulmonar

A tuberculose pode desenvolver-se em qualquer parte do corpo humano e tem sido observado, nas últimas décadas, um aumento do número de casos de tuberculose extrapulmonar tanto em pacientes HIV+ como naqueles com sorologia negativa. Os pacientes imunodeprimidos, em especial os pacientes com AIDS, apresentam um maior número de casos de forma de tuberculose extrapulmonar. Em países subdesenvolvidos *Mycobacterium tuberculosis* tem sido uma importante causa de septicemia.

Formas mais comuns de tuberculose extrapulmonar: Tuberculose pleural

A pleura pode ser sede tanto de tuberculose por processo específico local como por resposta inflamatória de foco pulmonar. A tuberculose pleural é a principal causa de efusão pleural entre pacientes nos serviços de pneumologia e clínica médica, acometendo geralmente um único hemitórax sem preferência por lado. A efusão tem característica de exsudato com padrão linfocitário. A adenosina deaminase (ADA) é um marcador altamente sensível sendo importante no diagnóstico diferencial de outras causas de derrame pleural. A baciloscopia direta do líquido pleural quase nunca identifica a micobactéria e a cultura, em meio específico para tuberculose é em torno de 20%.

Tuberculose do SNC

O envolvimento do sistema nervoso central é a apresentação mais grave da tuberculose que, se não tratada, tem uma mortalidade de quase 100% em especial em crianças e idosos.

A infecção do sistema nervoso central é secundária a outro foco original da infecção tuberculosa. Nos adultos cerca de 50% dos casos de envolvimento do SNC por tuberculose podemos identificar um foco primário em outro órgão, geralmente o pulmão. Em crianças esse número chega a 90%. Pode-se afirmar que 60% das crianças que morrem de tuberculose apresentam meningoencefalite. Entre todos os casos de tuberculose, 8% se complicam com meningoencefalite, em indivíduo que abrigue os bacilos tuberculosos. As infecções agudas, principalmente o sarampo e a coqueluche, podem desempenhar o papel de fatores desencadeantes em crianças. A micobactéria, geralmente, aloja-se nas meninges por via hematogênica proveniente de um foco primário pulmonar quando da primoinfecção. Em raros casos a via pode se dar por contiguidade como nos casos de otite ou mastoidite por tuberculose.

O diagnóstico precoce e a imediata introdução de terapia específica podem diminuir esse número. A apresentação clínica da tuberculose do SNC é muito variada. Febre, meningismo, cefaleia, febre, mudança no comportamento, envolvimento de nervos cranianos – o VI par é o afetado na maior parte das vezes – geralmente são observados, mas nem sempre. O tempo de evolução também não é constante. A apresentação pode ocorrer sem nenhum pródromo como, por outro lado, existem casos com meses de evolução de sintomas inespecíficos antecedendo a abertura típica do caso clínico.

É clássica a classificação em três estágios de apresentação clínica:

- **Estágio I**: apenas sintomas inespecíficos, sem deficiência neurológica ou de consciência;
- **Estágio II:** meningismo, envolvimento de pares cranianos com paresias menos intensas;
- **Estágio III:** movimentos anormais, convulsões, estupor, coma, envolvimento neurológico severo.

O diagnóstico ainda é dependente de uma alta presunção clínica, devendo introduzir-se a terapia específica logo após a coleta de uma amostra liquórica para bacilos copia e cultura. A baciloscopia é positiva em menos de 10% dos casos, a cultura é positiva em cerca de 50% dos casos. Em um estudo, 10% dos casos confirmados de meningite por tuberculose tinham tomografia computadorizada normal.

TUBERCULOSE URINÁRIA

A tuberculose renal é sempre uma complicação da tuberculose pulmonar por disseminação hematogênica. É grande o número de pacientes com tuberculose renal que se mantém assintomáticos e que são diagnosticados por suspeita de uma análise de sedimento urinário com leucocitúria estéril. Os sintomas mais comuns são disúria, dor lombar e hematúria.

A urografia excretora se apresenta com lesões na grande maioria dos casos. As mais comuns são estenoses ureterais múltiplas, diminuição da capacidade vesical, cavitação de parênquima renal e calcificações de contornos irregulares.

IMUNIZAÇÃO

A vacina disponível é produzida com cultura de *Mycobacterium bovis* atenuado universalmente denominado de Calmette-Guerin. Não previne casos novos, mas é eficaz em prevenir a evolução da doença para gravidade. Deve ser realizada prioritariamente em recém-nascidos, com peso acima de 2 kg, ainda na maternidade. No Brasil, a grande cobertura vacinal é tida como importante fator da queda do número de óbitos por tuberculose em crianças nos últimos dez anos.

TRATAMENTO

Na ausência de tratamento antimicobacteriano a letalidade da tuberculose é aproximadamente 50%. O tratamento efetivo da tuberculose teve início nos anos 1940 com a introdução da estreptomicina que se mostrou capaz de negativar escarro de pacientes com tuberculose pulmonar. O entusiasmo inicial logo se desfez quando se deparou com a resistência bacteriana. No início dos anos 1950 a introdução da isoniazida associada à estreptomicina e ao ácido para-amino-salicílico por tempo prolongado (2 meses com as 3 drogas e manutenção da isoniazida até 24 meses) mostrou que a capacidade da micobactéria resistir a várias drogas ao mesmo tempo era praticamente nula e a taxa de cura chegava a quase 100% dos pacientes. A tuberculose se tornou uma doença curável.

Entretanto, os efeitos colaterais das drogas e a extensão muito longa do tratamento levavam a uma baixa adesão ao esquema levando a uma taxa de abandono grande. Nos anos 1970, a introdução da rifampicina propiciou o tratamento por seis meses com eficácia clínica e bacteriológica.

Fatores que influenciam resposta ao tratamento

Sem importância:

- repouso;
- acomodação;
- dieta;
- enfermagem;
- clima;
- fatores psicológicos.

Relativamente sem importância:

- gravidade da doença.

Importantes:

- uso da medicação;
- cooperação do paciente.

PRINCIPAIS DROGAS UTILIZADAS NO TRATAMENTO DA TUBERCULOSE

Os medicamentos de eleição para o tratamento da tb são denominados *drogas de primeira linha*. Seguem seus nomes e principais características:

- **Isoniazida:** droga largamente usada no tratamento da tuberculose foi introduzida na prática clínica no início dos anos 1950. É a droga bactericida mais potente disponível ainda hoje. É, em associação com outras drogas, o principal agente terapêutico na terapia da tuberculose. É muito ativa contra a *M. tuberculosis* quando se encontra em divisão celular. A isoniazida é absorvida rapidamente após ingestão oral e se distribui por todo o organismo tanto no espaço extra como intracelular. O seu principal efeito colateral é a hepatotoxicidade que pode ir desde um discreto aumento das transaminases até hepatite medicamentosa que pode levar ao óbito. A gravidade é maior nos pacientes mais velhos e nos alcoólatras. Todos pacientes, antes de iniciar o tratamento, devem ter seus níveis de enzimas hepáticas monitorizados. Outro efeito colateral importante é a neuropatia periférica, muito comum nos pacientes HIV+ bem como nos alcoólatras, esse efeito é decorrente da competição da isoniazida com a vitamina B6, estando, assim, indicado o uso profilático com esse produto nos pacientes com risco.
- **Rifampicina:** é um antibiótico de largo espectro, isolado em 1957, que demonstrou efeito bactericida contra *M. tuberculosis*. É considerado o agente *esterilizador* por sua ação bactericida mesmo nas formas quiescentes do *M. tuberculosis*. Associado à isoniazida e à pirazinamida possibilitou, nos anos 1970, a adoção do esquema curto (seis meses) com eficácia semelhante ao esquema clássico com isoniazida + PAS + estreptomicina por um ano. A hepatoxicidade por rifampicina é controversa, sabe-se, entretanto, que interfere na excreção de bilirrubina podendo elevar a bilirrubina sérica e tem uma importante ação de potencializar a hepatoxicidade da isoniazida quando usada em esquema associado.
  A rifampicina é um potente indutor da atividade enzimática do sistema P450 hepático, acelerando a metabolização de um grande número de outras substâncias entre elas: inibidores da protease, azólicos, corticosteroides, anticoagulantes orais, opiáceos, hipoglicemiantes orais, anticoncepcionais orais, macrolídeos, fenil-hidantoina, bloqueadores do canal de cálcio, ß-bloqueadores, benzodiazepínicos e ciclosporina. Sendo que inibidores da protease, azólicos e ciprofloxacino são compostos que inibem as enzimas do citocromo P450 provocando um aumento da meia-vida da rifampicina.
- **Pirazinamida:** a pirazinamida é um droga estruturalmente análoga à nicotinamida sintetizada no início dos anos 1950 e que foi considerada medicação de segunda linha contra a tuberculose pela sua hepatotoxicidade na dose então utilizada. Nos anos 1970, constatou-se sua utilidade como terceiro agente no esquema de terapia curta com a toxicidade hepática contornada com seu uso de apenas dois meses na dose de 25 a 35 mg/kg por dia. Dessa forma a pirazinamida

é, no esquema antituberculose atual, a terceira dose de eleição em associação com a isoniazida e rifampicina. A pirazinamida pode causar elevação da uricemia levando à poliartralgia cerca de 40% dos pacientes que costuma ceder com uso de analgésicos comuns.

- **Etambutol:** composto sintetizado em 1961 é bem absorvido por via oral e excretado por via renal devendo ter dose corrigida na insuficiência renal. Em altas doses pode levar a quadro de neurite ótica com diminuição da acuidade visual, na dosagem de 15 a 25 mg/kg peso, entretanto, esse efeito é baixo. O etambutol tem sido a droga de escolha para se associar ao esquema I (isoniazida, rifampicina e pirazinamida) quando se deseja uma segurança maior em evitar resistência: retratamento, tratamento em regiões com números significativos de resistência primária à isoniazida.
- **Estreptomicina:** primeira droga com eficácia comprovada usada no tratamento da tuberculose. É um antibiótico do grupo dos aminoglicosídeos descoberto em 1940. Sua absorção por via oral é insignificante sendo obrigatório o seu uso parenteral – tanto intramuscular como intravenoso. Deve ser usado na dose de 15 mg/kg de peso com dose máxima de 1g por dia. Para pessoas com menos de 60 anos a dose máxima deve ser de 500mg.
  Pode causar efeitos colaterais como, disfunção coclear com ataxia e perda de acuidade auditiva irreversíveis bem como, tal qual outros aminoglicosídeos, nefrotoxicidade.
- **Rifabutina:** como a rifampicina é um antibiótico do grupo das rifamicinas. Tem um impacto menor nas enzimas hepáticas do sistema P450 o que possibilita seu uso, desde que tenha seus níveis plasmáticos monitorizados, com antirretrovirais inibidores da protease. Não é disponível comercialmente no mercado brasileiro.
- **Rifapentina:** é a única droga a ser aprovada para o tratamento da tuberculose nos EUA em 25 anos. É, como a rifampicina, um antibiótico do grupo das rifamicinas. Por apresentar uma meia-vida muito longa possibilita dose semanal de tomada da medicação. Tem eficácia clínica semelhante a da rifampicina em pacientes imunocompetentes. Entretanto, por ter apresentado falha terapêutica em um grande número de pacientes HIV+, nesses pacientes seu uso está contraindicado. Não se encontra disponível no mercado brasileiro.
- **Moxifloxacino:** entre as fluorquinolonas o moxifloxacino é a droga que apresenta maior potência contra o *M. tuberculosis*. O ciprofloxacino, em decorrência de sua menor potência no tratamento da tb, deve ser evitado na composição dos esquemas de tratamento anti-tb.

Drogas de segunda linha

Drogas de segunda linha são aquelas substâncias que têm atividade contra a *M. Tuberculosis*, mas que, no entanto, pela sua toxicidade e/ou menor potência contra a micobactéria podem ser reservadas como alternativas terapêuticas na situação de falência de tratamento com as drogas de primeira linha. As principais são:

- **Rifabutina:** como a rifampicina é um antibiótico do grupo das rifamicinas. Tem um impacto menor nas enzimas hepáticas do sistema P450 o que possibilita seu uso, desde que tenha seus níveis plasmáticos monitorizados, com antirretrovirais inibidores da protease. Não é disponível comercialmente no mercado brasileiro.
- **Rifapentina:** é a única droga a ser aprovada para o tratamento da tuberculose nos EUA em 25 anos. É, como a rifampicina, um antibiótico do grupo das rifamicinas. Por apresentar uma meia-vida muito longa possibilitando a prescrição de dose semanal da medicação. Tem eficácia clínica semelhante a da rifampicina em pacientes imunocompetentes. Entretanto, por ter apresentado falha terapêutica em um grande número de pacientes HIV+, seu uso está está contraindicado para esses pacientes.
- **Ácido *para*-aminosalicílico (PAS):** essa droga compunha o grupo de agentes antimicobacterianos do primeiro esquema tríplice, no início dos anos 1950. Com a descoberta da rifampicina e do etambutol as indicações do PAS na terapia da tuberculose tornaram-se mais restritas.
- **Etionamida:** como a isoniazida é um derivado do ácido isonicotínico, entretanto menos potente, apresentando mais efeitos colaterais que o seu congênere.
- **Cicloserina:** é um antibiótico isolado em 1955 que apresentou efeito antimicobacteriano que na atual prática clínica está reservada como droga para compor esquemas de tratamento de tuberculose multirresistente. Seu principal efeito colateral é a neurotoxicidade que pode levar a quadros convulsivos e/ou psiquiátricos especialmente em pacientes alcoólatras.
- **Tiacetazona:** em países com grande restrição de financiamento dos serviços de saúde pública essa droga tem sido usada para compor esquema de 18 meses de tratamento em conjunto com a estreptomicina e isoniazida. Em pacientes com AIDS tem provocado casos de necrólise de pele gravíssimos estando contraindicado seu uso nesses pacientes.

LOCAL DE TRATAMENTO

O tratamento de tuberculose deve ser feito preferencialmente em ambulatório através de observação de adesão ao regime terapêutico prescrito. Essa estratégia denomina-se tratamento diretamente observado – DOT – do inglês *Directly Observed Treatment*. Pode ocorrer tanto na residência (lar, rua, presídio etc.) do paciente por algum agente de saúde ou na própria UBS.

NOVO ESQUEMA TERAPÊUTICO EM ADULTOS E ADOLESCENTES

No Brasil, em 2009, pela constatação de resistência primária à isoniazida de 6% *M. tuberculosis* no país, substituiu-se o esquema de três drogas adotado desde 1989 com rifampicina, isoniazida e pirazinamida (RHZ), pelo esquema de quatro, com a adição do etambutol (RHZE) na fase intensiva da terapia, primeiro dois meses, nos pacientes com idade acima de dez anos.

Nos pacientes abaixo de dez anos o esquema básico de tratamento mantém-se com as três drogas (RHZ por dois meses + RH por quatro meses).

Extinguiram-se os esquemas I e III. Em todos os casos de retratamento deve ser solicitada cultura de escarro com identificação e perfil de resistência da micobactéria.

Todos os esquemas são de administração diária e em tomada única.

O esquema básico de tratamento da tuberculose para adolescentes e adultos passa a ter a apresentação das quatro drogas em um só comprimido – "quatro em um" – na fase intensiva (dois primeiros meses). Cada comprimido apresesenta a seguinte dosagem: rifampicina 150 mg, isoniazida 75 mg, pirazinamida 400 mg e etambutol 275 mg.

Nos dois primeiros meses o número de comprimidos indicado por peso é:

20 a 35 kg	2 comprimidos por dia;
36 a 50 kg	3 comprimidos por dia;
mais de 50 kg	4 comprimidos por dia.

Nos últimos quatro meses – fase de manutenção – dispomos de duas apresentações de comprimidos: rifampicina 300 mg + isoniazida 200 mg e rifampicina 150 mg + isoniazida 100 mg. Nessa fase, o número de comprimidos com as duas drogas por peso é:

20 a 35 kg	1 comprimido 300/200 mg por dia;
36 a 50 kg	1 comprimido 300/200 mg + 1 cp. 150/100 mg por dia;
Mais de 50 kg	2 comprimidos de 300/200 mg por dia.

TRATAMENTO DA TUBERCULOSE LATENTE – QUIMIOPROFILAXIA PRIMÁRIA

Nos casos de infecção latente, o tratamento com isoniazida por seis a nove meses previne a evolução para tuberculose doença na grande maior parte dos casos.

Principais indicações de quimioprofilaxia:

- recém-nascidos comunicantes de pacientes com tuberculose bacílifera;
- crianças, não vacinadas com BCG-id, de até dez anos, comunicantes de tuberculose com TT acima de 5 mm;
- crianças, vacinadas com BCG-id, de até dez anos, comunicantes de tuberculose com TT acima de 10 mm;
- pacientes com conversão tuberculínica (acima de 5 mm) comunicantes de tuberculose ou profissional de saúde;
- pacientes TT acima de 5 mm em uso de terapia imunossupressora;
- pacientes HIV/AIDS com TT acima de 5 mm.

A droga indicada para quimioprofilaxia é a isoniazida na dose de 5 mg/kg de peso/dia, máximo de 300 mg/dia, por seis a nove meses.

TRATAMENTO DA TUBERCULOSE DO SNC

Nos casos de envolvimento do SNC deve-se adicionar corticosteroide: prednisona via oral 1 a 2 mg por quilograma de peso por dia durante quatro semanas ou dexametasona 0,4 mg por quilograma de peso por dia durante 4 a 8 semanas. Após os dois meses da fase intensiva deve-se manter a fase de manutenção por sete meses.

TRATAMENTO DA TUBERCULOSE NO PACIENTE HIV+

A tuberculose no paciente HIV+ provoca uma evolução mais rápida da doença viral levando a um aumento da carga viral e diminuição do número de linfócitos CD4+ tanto em curto como em longo prazo. A intensidade e a frequência dos efeitos colaterais são maiores tornando a adesão do paciente mais difícil. Os esquemas indicados para os pacientes não infectados pelo HIV são os mesmos indicados para os pacientes HIV+, entretanto, nos pacientes com sua imunidade mais comprometida o esquema I poderá ter seu período prolongado até nove meses de tratamento para evitar taxa inaceitável de recidiva.

A grande dificuldade da terapêutica antituberculose no paciente HIV+ é a contraindicação do uso da rifampicina – fármaco que possibilita o esquema curto de seis meses de tratamento – associado aos inibidores da protease ou dos inibidores não nucleosídeos da transcriptase reversa que são as principais armas na terapia antirretroviral. A rifampicina é metabolizada pela enzima hepática citocromo P450 3A4 que sendo ativada diminui a *área sobre a curva* dos inibidores da protease e dos inibidores não nucleosídeos da transcriptase reversa em até 80%.

As opções de tratamento da tuberculose com substituição da rifampicina são de prazo mais prolongado e com medicações menos potentes e de administração parenteral levando a maiores taxas de não adesão.

É possível combinar a rifampicina com o inibidor da transcriptase reversa não nucleosídeo efavirenz ou com a combinação dos dois inibidores de protease ritonavir + saquinavir. O esquema antirretroviral preferencial para associar ao esquema básico antituberculose é o primeiro.

RESISTÊNCIA ÀS DROGAS ANTITUBERCULOSE

DEFINIÇÕES

- **Monorresistência:** resistência a apenas uma das drogas de primeira linha: isoniazida, rifampicina, pirazinamida, etambutol ou estreptomicina.
- **Polirresistência:** resistência a duas ou mais drogas que não a rifampicina e isoniazida concomitantemente.
- **Multirresistência:** resistência concomitante à rifampicina e à isoniazida.
- **Multirresistência expandida:** multirresistência (isoniazida + rifampicina) expandida a fluorquinolonas e a um dos aminoglicosídeos concomitantemente (amicacina, kanamicina, capreomicina).

ESQUEMAS DE TRATAMENTO EM CASOS DE RESISTÊNCIA

- **Monorresistência à isoniazida:** dois meses de fase intensiva com rifampicina + pirazinamida + etambutol + estreptomicina e quatro meses de manutenção com rifampicina + etambutol.

- **Monorresitência à rifampicina:** dois meses de fase intensiva com isoniazida + pirazinamida + etambutol + estreptomicina e fase de manutenção prolongada por dez meses com isoniazida + etambutol.
- **Polirresistência à isoniazida e à pirazinamida:** dois meses de fase intensiva com rifampicina + etambutol + estreptomicina + ofloxacino e fase de manutenção de sete meses com rifampicina + etambutol + ofloxacino.
- **Polirresistência à rifampicina e pirazinamida:** fase intensiva de três meses com isoniazida + etambutol + estreptomicina + ofloxacino e fase de manutenção de nove meses com isoniazida + etambutol + ofloxacino.
- **Multirresistência:** o tratamento dos casos de multirresistência deve ser realizado em centro de referência por pessoal com capacitação específica. O número de fármacos deve ser de no mínimo, geralmente são utilizados cinco, com tempo de duração do tratamento entre 18 a 24 meses.

REFERÊNCIAS BIBLIOGRÁFICAS

Ait-Khaled N, Alarcon E, Bissell K, *et al.* Isoniazid preventive therapy for people living with HIV: public health challenges and implementation issues. Int J Tuberc Lung Dis. 2009;13:927-35.

Aranda CP. Pyrazinamida in Tuberculosis William Ron/Stuart Garay, 1996.

Aranda PA. Second-Line Agents: *p*-Aminosalicylic Acid, Ethionamide, Cycloserine and Thiacetazone in Tuberculosis William Ron/Stuart Garay. 1996;811-816

Bacha HA, Cimerman S, de Souza SA, Hadad DJ, Mendes CM. Prevalence of mycobacteremia in patients with AIDS and persistant fever. Braz J Infect Dis. 2004;8:290-5.

Bollela VR,. Sato DN, Fonseca BAL. Problemas na padronização da reação em cadeia da polimerase para diagnóstico da tuberculose pulmonar. Rev Saúde Pública. 1999;33:281-6.

British Thoracic and Tuberculosis Association. Short-course chemotherapy in the treatment of tuberculosis. Lancet. 1975;1:119-21.

Caminero JA. Multidrug-resistant tuberculosis: epidemiology, risk factors and case finding. Int J Tuberc Lung Dis. 2010;14: 382-90.

Center for Diseases Control and Prevention - CDC. Notice to readers Update: Nucleic Acid Amplification Tests for Tuberculosis. MMWR. 2000;49:593-4.

Center for Diseases Control and Prevention – CDC. Nucleic acid amplificarion tests for tuberculosis. MMWR. 1996;45:950-1.

Collazos J, España P, Mayo J, Martínez E, Izquierdo F. Sequential Evaluation of Serum Adenosine Deaminase in Patients Treated for Tuberculosis. Chest. 1998;114:432-5.

Condos R, McClune A, Rom WN, Schluger NW. Peripheral-blood-based PCR assay to identify patients with active pulmonary tuberculosis. Lancet. 1996;347:1082-5.

Diagnostic Standards and Classification of Tuberculosis American Review of Respiratory Disease American Thoracic Society Medical Section of American Lung Association. 1990 sept;142(3):725-35.

Diagnostic Standards and Classification of Tuberculosis. Americ Rev Respir Dis. 1990;142:725-35.

Donnabella V, Martiniuk F. Rifampin in Tuberculosis William Ron/Stuart Garay. 1996;779.

Drug & Ther Perspect Adis International Limited. 1999;13(7):1-4.

Dye C, Maher D, Weil D, Espinal M, Raviglione M. Targets for global tuberculosis control. Int J Tuberc Lung Dis. 2006;10:460-2.

Eisenstein BI. The polymerase chain reaction, a new method of using molecular genetics for medical diagnosis. N Engl J Med. 1990;322:178-83.

Folgueira L, Delgado R, Palenque E, Aguado JM, Noriega AR. Rapid diagnosis of Mycobacterium tuberculosis bacteremia by PCR. J Clin Microbiol. 1996;34:512-5.

Fredricks DN, Relman DA. Application of polymerase chain reaction to the diagnosis of infectious diseases. Clin Infect Dis. 1999;29:475-88.

Gatti G, Papa P, Torre D, Andreoni M, Poggio A, Bassetti M *et al.* Population Pharmacokinetics of Rifabutin in Human Immunodeficiency Vírus-Infected Patients. Antimicrob Agents Chemother. 1998; 42(8):2017-23.

Geerligs W A, van Altena R, de Lange W C M, van Soolingen D, van der Werf T S. Multidrug-resistant tuberculosis: longterm treatment outcome in the Netherlands. Int J Tuberc Lung Dis. 2000;4:758-764.

Glaziou P, Floyd K, Raviglione M. Global Burden and Epidemiology of Tuberculosis Clin Chest Med. 2009;631-6.

Goble M, Iseman M D, Madsen L A, Waite D, Ackerson L, Horsburgh C R Jr. Treatment of 171 patients with pulmonary tuberculosis resistant to isoniazid and rifampin. N Engl J Med. 1993;328:527-32.

Goldfarb DS, Saiman L. Tuberculosis of the Genitourinary Tract in Tuberculosis William Ron/Stuart Garay. 1996;609-621.

Hale YM, Pfyffer GE, Salfinger M. Laboratory diagnosis of mycobacterial infections: new tools and lessons learned. Clin Infect Dis. 2001;33:834-46.

Hanna BA. Diagnosis of Tuberculosis by Microbiologic Techniques. In: Tuberculosis William Ron/Stuart Garay. 1996;149-59.

Harris HW Chemotherapy of Tuberculosis: The Beginning. In: Tuberculosis William Ron/Stuart Garay. 1996;745

Heifets LB, Good RC: Current laboratory methods for the diagnosis of tuberculosis, in Bloom BR (ed): Tuberculosis: Pathogenesis, Protection and Control. ASM Press, Washington, DC. 1994;85-110.

Holdiness MR. Clinical pharmocokinetics of the antituberculosis drugs. Clin Pharmacokinet. 1984;9:511-544.

Hopewell PC, Migliori GB, Raviglione MC. Tuberculosis care and control. Bull World Health Organ. 2006;84:428.

Hopewell PC, Pai M, Maher D, Uplekar M, Raviglione MC. International standards for tuberculosis care. Lancet Infect Dis. 2006;6:710-25.

Iseman MD, A Clinician's Guide to Tuberculosis. Philadelphia: Lippincott Williams & Wilkins. 2000;21-2.

Jombo GT, Peters EJ, Gyuse AN, Nwankon JP. Outcome of directly observed therapy short course (DOTS) regimen in a rural community of the Nigerian Niger Delta. Niger J Med. 2008;17:61-6.

Kremer K, van Soolingen D, van Embden J, Hughes S, Inwald J, Hewinson G. Mycobacterium microti: more widespread than previously thought. J Clin Microbiol. 1998;36:2793-94.

Kuyucu N, Karakurt C, Bilaloglu E, Daracan C, Teziç T. Adenosine Deaminase in Childhood Pulmonary Tuberculosis: Diagnostic Value in Serum. Journal of Tropical Pediatrics. 1999;45:245-7.

Law DF, Weiden. Streptomycin, Other Aminoglycosides, and Capreomycin in Tuberculosis William Ron/Stuart Garay, 1996.

Lewis ML, Aranda CP, Berkowitz KA, Smith RL. Ethambutol in Tuberculosis William Ron/Stuart Garay. 1996;803.

Lincoln EM. Tuberculous meningitis in children with special reference to serous meningitis. Part I Am Ver Tuberc. 1947;56:75-94.

Manual de Recomendações para o Controle de Tuberculose no Brasil. Ministério da Saúde, Secretaria de Vigilância em Saúde, Programa Nacional de Controle da Tuberculose, 2010.

McDonald LC, Archibald LK, Rheanpumikankit S, Tansuphaswadikul S, Eampokalap B, Nwanyanawu O *et al.* Unrecognised Mycobacterium tuberculosis bacteraemia among hospital inpatients in less developed countries. The Lancet. 1999;354:1159-1163.

Migliori GB, Hopewell PC, Blasi F, Spanevello A, Raviglione MC. Improving the TB case management: The International Standards for Tuberculosis Care. Eur Respir J. 2006;28:687-90.

Miller LG, Asch SM, Yu EI, Knowles L, Gelberg L, Davidson P. A Population-Based Survey of Tuberculosis Symptoms: How Atypical Are Atypical Presentations? Clinical Infectious Diseases. 2000;30:293-299.

Mitnick CD, Shin SS, Seung KJ, *et al.* Comprehensive treatment of extensively drug-resistant tuberculosis. N Engl J Med. 2008;359:563-74.

Monedero I, Caminero JA. MDR-/XDR-TB management: what it was, current standards and what is ahead. Expert Rev Respir Med. 2009;3:133-45.

Moulding TS, Redeker AG, Kanel GC. Twenty isoniazid-associated deaths in one state. Am Rev Respir Dis. 1989;140:700-5.

Musial CE, Tice LS, Stockman L, Roberts GD. Identification of mycobacteria from culture by using the Gen-Probe Rapid Diagnostic System for Mycobacterium avium complex and Mycobacterium tuberculosis complex. J Clin Microbiol. 1988;26:2120-3.

Nathanson E, Nunn P, Uplekar M, *et al.* MDR Tuberculosis – Critical Steps for Prevention and Control. New England Journal of Medicine. 2010;363:1050-8.

Pérez-Rodríguez E, Walton IJP, Hernández JJS, Pallarés E, Rubi J, Castro DJ *et al.* ADA1/ADAp ratio in pleural tuberculosis: an excellent diagnostic parameter in pleural fluid. Respir Med. 1999 93:816-821.

Raviglione MC, Uplekar MW. WHO's new Stop TB Strategy. Lancet. 2006;367:952-5.

Raviglione MC. The Global Plan to Stop TB, 2006-2015. Int J Tuberc Lung Dis. 2006;10:238-9.

Reid A, Scano F, Getahun H *et al.* Towards universal access to HIV prevention, treatment, care, and support: the role of tuberculosis/HIV collaboration. Lancet Infect Dis. 2006;6:483-95.

Roth A, Garly ML, Jensen H, Nielsen J, Aaby P. Bacillus Calmette--Guerin vaccination and infant mortality. Expert Rev Vaccines. 2006;5:277-93.

Schluger NW, Rom WN. The polymerase chain reaction in diagnosis and evaluation of pulmonary infections. Am J Respir Crit Care Med. 1995;152:11-6.

Shinnick TM, Good RC. Mycobacterial taxonomy. Eur J Clin Microbiol Infect Dis. 1994;13:884-901.

Tabarsi P, Chitsaz E, Baghaei P, *et al.* Impact of extensively drug-resistant tuberculosis on treatment outcome of multidrug-resistant tuberculosis patients with standardized regimen: report from Iran. Microb Drug Resist. 2010;16:81-6.

The Mycobacteria in Bergey's Manual of Systematic Bacteriology v. 2 Baltimore: Lippincott Willians & Wilkins, 1986.

Valdés L, Álvarez D, San José E, Penela P, Valle JM, García-Pazos JM *et al.* Tuberculous Pleurisy: A Study of 254 Patients. Arch Intern Med. 1998 158:2017-2021.

van Soolingen D, Hoogenboezem T, de Haas PE, Hermans PW, Koedam MA, Teppema KS, *et al.* A novel pathogenic taxon of the *Mycobacterium tuberculosis* complex, Canetti: characterization of an exceptional isolate from Africa. Int J Syst Bacteriol. 1997;47:1236-45.

Van Soolingen D, van der Zanden AG, de Haas PE, Noordhoek GT, Kiers A, Foudraine NA, *et al.* Diagnosis of Mycobaterium microti infections among humans by using novel genetic markers. J Clin Microbiol. 1998,36:1840-5.

Verdon R; Chevret S; Laissy J; Wolff M. Tuberculous Meningitis in Adults: Review of 48 Cases. Clinical Infectious Diseases. 1996;22(6):982.

Whalen C, Horsburgh CR, Hom D, Lahart C, Simberkoff M, Ellner J. Accelerated course of human immunodeficiency virus infection after tuberculosis. Am J Respir Crit Care Med. 1995,151:129-35.

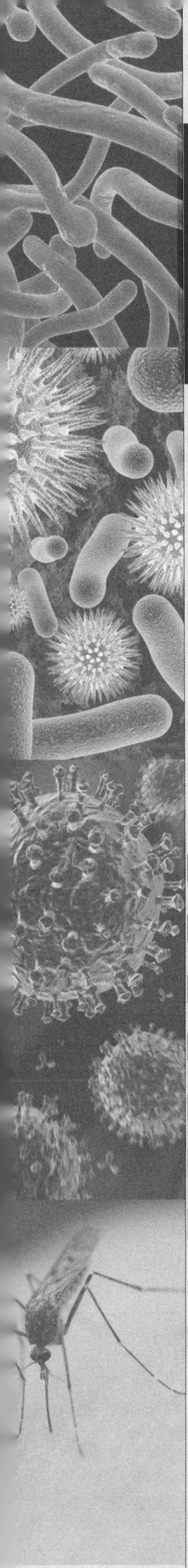

PARTE 4

Doenças Causadas por Parasitas

RESUMO DOS CAPÍTULOS

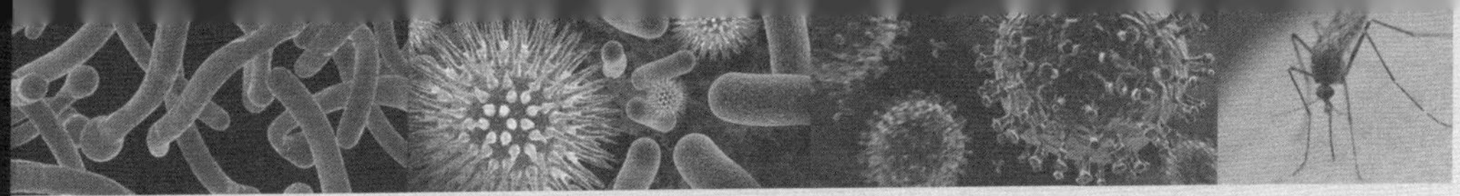

29 Cisticercose

Raul E. Istúriz ▪ Jaime R. Torres R.

INTRODUÇÃO

Entende-se por cisticercose a infecção tecidual do homem ou dos animais causada pelo *Cysticercus cellulosae* e *Cysticercus racemosus*, formas larvárias, metacestodeos da *Taenia solium*. A afecção do SNC (neurocisticercose ou NCC) é considerada, em nível global, como a enfermidade parasitaria neurológica mais comum no ser humano.

Trata-se de uma parasitose zoonótica na qual tanto o ser humano como o gado suíno podem atuar como hospedeiros naturais intermediários; mas somente o humano, hospedando o cestodeo adulto, serve como hospedeiro definitivo. A enfermidade constitui um sério problema de saúde pública para alguns países em desenvolvimento e está relacionada como uma das enfermidades emergentes nas populações dos países desenvolvidos que recebem grande imigração de indivíduos provenientes de áreas endêmicas.

ETIOLOGIA, CICLO VITAL E EPIDEMIOLOGIA

O cisticerco típico e uma vesícula única elipsoidal com um a dois centímetros de diâmetro, de cor branco-acinzentada opalescente, constituída por uma parede membranosa translucida de três capas que contém um líquido claro, que, por sua vez, recobre um protoescolex esférico invaginado, equipado com ganchos e ventosas na cabeça, e ligado a capa interna reticular por um estróbilo rudimentar. Sua localização mais frequente e no córtex cerebral, nos gânglios basais e na substância branca. Em localizações subaracnóideas, como a fissura Silvia e as cisternas basais, podem crescer, provavelmente por menor limitação de pressão, até uns cinco centímetros. Os cisticercos intraventriculares são de tamanho variável e podem flutuar livremente ou aderir-se ao plexo coroide. O cisticerco racemoso se forma por crescimento desproporcionado da membrana e consiste em múltiplas estruturas císticas, acefalias a olho nu, interconectadas, com subdivisões ou ramificações irregulares lobuladas, e de até dez centímetros de diâmetro em conjunto. A apresentação clínica tende a ser mais agressiva e a localização preferencial nas cisternas basais. As razões pelas quais se desenvolve uma ou outra forma cestodica larvária ainda não são bem definidas; ambas podem ser observadas no mesmo paciente.

O ser humano adquire cisticercose ao ingerir ovos de *Taenia solium* provenientes de sua própria infecção intestinal ou das fezes de outras pessoas com teníase, fenômeno denominado autoinfecção externa. A autoinfecção interna também e possível através do transporte dos proglotides grávidos ou ovos por um fenômeno de retro peristaltismo para o estômago humano. Os estudos epidemiológicos mostram a aglomeração de casos clínicos de NCC nas proximidades de indivíduos portadores de teniase intestinal, sugerindo que a contaminação é direta e não através do ambiente, seja a principal fonte de infecção no ser humano. Embora seja possível registrar uma história de teniase intestinal prévia em aproximadamente 25% dos pacientes com NCC, menos de 10% são portadores de teniase no momento do diagnóstico.

Uma vez ingeridos, os ovos liberam no duodeno os embriões, denominados oncosferas, que penetram na mucosa intestinal e ganha acesso a circulação sanguínea, onde se distribuem em numerosos locais ou órgãos corporais, especialmente nos tecidos subcutâneos, músculo esqueléticos e nervosos, nos quais maturam lentamente recobrindo-se de uma cápsula fibrosa, até que, eventualmente, entrem em um processo de degeneração que termina com a morte. Esse processo evolutivo sucede por etapas que são imaginativamente estimáveis e pode durar em torno de cinco anos, o parasito morto dá lugar finalmente a uma lesão nodular calcificada.

A cisticercose e endêmica em numerosas áreas do mundo. Na America Latina, os países nos quais se observa a incidência mais alta são: México, Peru, Brasil, Bolívia, Colômbia, Equador e Venezuela. A incidência também e alta na Índia e nas Filipinas, assim como nas regiões da África e Ásia, especialmente no Sudeste Asiático e em todas as áreas onde se consome carne de porco. Estimativas recentes indicam que cerca de 75 milhões de pessoas vivem em áreas onde a cisticercose e endêmica e aproximadamente 400 mil delas sofrem de doença sintomática. A proporção de casos de epilepsia de instalação tardia (em indivíduos com idade acima de 25 anos) atribuíveis a NCC em áreas de endemicidade na America Latina é de 25% a 50%, sendo assim possível assumir que, nessas mesmas áreas, para cada mil habitantes, quatro a cinco casos de epilepsia são devidos a NCC.

A enfermidade está nitidamente ausente em países ou comunidades islâmicas ou judaicas, onde a proibição religiosa dessa dieta impede a propagação da *teniase solium* e interrompe seu ciclo vital. Na Europa meridional e na Europa oriental, Espanha e Portugal a cisticercose continua endêmica, porém a incidência e menor. Nos EUA e em outras nações industrializadas, nas quais se exerce um controle sanitário da carne de porco que limita a incidência de *teniase*, a cisticercose é vista, às vezes, com características epidemiológicas de problema emergente em imigrantes, em cidadãos que regressam de áreas endêmicas, ou transmitida de forma autóctone a indivíduos que não viajaram, mas que têm contato caseiro com infectados por *Taenia solium*. A recente descrição no Brooklin, Estado de Nova York, de um surto de NCC em uma comunidade judaica ortodoxa e, portanto, sem história de consumo de carne de porco, porém com imigrantes ilegais como empregados domésticos, serve de exemplo para recordar que a cisticercose não e causada pela ingestão de carne de porco, mas pelos ovos da *Taenia solium*.

FISIOPATOLOGIA

A oncosfera, após alojar-se no tecido, evolui para metacestódeo em dois ou três meses, e estado larvário patogênico. Os cisticercos são cobertos por uma membrana colágeno-epitelial nutriente e, enquanto se mantêm saudáveis, não provocam maior reação imunológica local. Os cistos típicos crescem muito lentamente, em anos ou décadas. Nessa fase, podem determinar alterações fisiológicas por compressão e atrofia do tecido circunjacente. E quando começa sua degeneração e até depois de sua morte, que provocam uma reação inflamatória local tipo granulomatosa, e são encerrados por uma rede de tecido conectivo celularmente rica composta de células plasmocíticas, linfócitos, eosinófilos e macrófagos. A gravidade da inflamação está associada ao nível de deterioração do parasito. Embora a maioria dos cisticercos se aloje na musculatura estriada, as manifestações da doença. Geralmente. provêm das localizações no SNC. De 1 a 1.000 cisticercos (geralmente menos de 10) podem se localizar aproximadamente no tecido parenquimatoso cerebral (60%), o espaço subaracnóideo; na região meningobasal e cortical (40%); no sistema ventricular (10%); em diversas áreas simultâneas (> 50%); e na medula espinhal (1%). Em alguns casos, o processo inflamatório pode produzir vasculite, neurite e fenômenos vasculares obstrutivos que tornam o diagnóstico diferencial ainda mais difícil. A presença de parasitos nos ventrículos e sua passagem para as meninges se associam a meningite basal. A elevação da pressão intracraniana resultante é frequente na NCC.

A cisticercose humana e acompanhada também de uma resposta defensiva sistêmica, principalmente humoral, que pode ser medida para fins diagnósticos e prognósticos no soro, líquor e até na saliva.

QUADRO CLÍNICO

O estado de invasão de cisticercose é, geralmente, assintomático ou produz sintomas leves e inespecíficos como febre, fadiga e dores musculares, podendo ser acompanhados de eosinofilia. As infecções nos tecidos moles costumam se manifestar com o aparecimento de nódulos palpáveis ou até visíveis que se convertem em dados diagnósticos especialmente em pacientes da Ásia e da África.

A NCC pode variar de assintomática a letal e seu prognóstico é sempre reservado. Quando há produção de sinais e/ou sintomas, os mesmos aparecem por volta dos 4,8 anos após a infecção e dependem da localização das lesões, do número e tipo de cistos e, principalmente, da resposta inflamatória do paciente. Esse pleomorfismo de localização, tamanho e grau de inflamação no SNC explica a variabilidade das síndromes e enfermidades neurológicas resultantes que podem ser desde muito simples até extraordinariamente complexas.

A epilepsia e a apresentação mais constante, presente em mais de 50% dos casos com localizações intracerebrais. O exame neurológico entre as crises, que podem ser focais ou generalizadas, costuma ser normal. A NCC é uma causa tão importante de epilepsia em regiões endêmicas que seu aparecimento, especialmente em adultos, deve sugerir o diagnóstico e constitui uma indicação para exames complementares adequados. A cefaleia é outro sintoma frequente. Os cistos intraventriculares costumam provocar sintomas subagudos como convulsões, cefaleias, sinais de focalização neurológica e demência, que podem progredir de forma rápida. Os mesmos são causados por hidrocefalia causada pela obstrução do fluxo normal do LCR ou por inflamação meningea. A hidrocefalia pode, também, ser causada pela presença de encefalite ou obstrução por cistos de grande tamanho. Neste último caso, quando se apresenta a síndrome de Brun – perda súbita do conhecimento relacionada à posição da cabeça que favorece a posição do cisto nas áreas de passagem do LCR. A hipertensão intracraniana se apresenta com cefaleia severa e, às vezes, violenta, acompanhada de vômitos, alterações visuais e papiledemas que podem ser intermitentes ou progressivos. Manifestações psiquiátricas podem ocorrer associadas ou não a outra sintomatologia neurológica. Os sintomas focais mais frequentes são subagudos ou crônicos, e incluem sinais piramidais, sensoriais, cerebelos, extrapiramidais e disfunção na haste cerebral. A encefalite cisticercótica é uma forma muito severa de NCC, na qual a infecção e maciça. É vista frequentemente em mulheres jovens e em crianças, e se caracteriza pela diminuição progressiva sensorial, hipertensão intracraniana severa é mal prognóstico.

Recentemente, foi descrita na América Latina uma forma de apresentação particular de NCC caracterizada pela ocorrência de infecção cerebral maciça com cistos viáveis e mínima reação inflamatória no parênquima circundante (veja a Figura 29.1), em associação com uma inesperada e elevada incidência de teniase intestinal.

A cisticercose racemosa é outra apresentação agressiva de NCC, na qual cistos proliferativos crescem na base do cérebro produzindo, algumas vezes, deterioração neurológica nlpida, coma e morte. As lesões intraespinhais apresentam sintomas precocemente, as extraespinhais, mais gradativamente. As manifestações são também inespecíficas. Os cistos intraparenquimatosos produzem déficits motores e sensitivos, a aracnoidite ocorre com dor radicular e debilidade, todos no nível da lesão. As manifestações oculares são, geralmente, causadas pela localização dos cistos no humor vítreo e nos tecidos subrretinianos, e podem se complicar com o desprendimento da retina e coriorretinite. A cisticercose miocárdica é geralmente assintomática.

Diversos sintomas neurológicos associados com múltiplos cistos em localizações e em fases de desenvolvimento diferentes podem produzir uma progressão de manifestações neurológicas bizarras, capazes de desafiar as habilidades diagnósticas dos melhores clínicos.

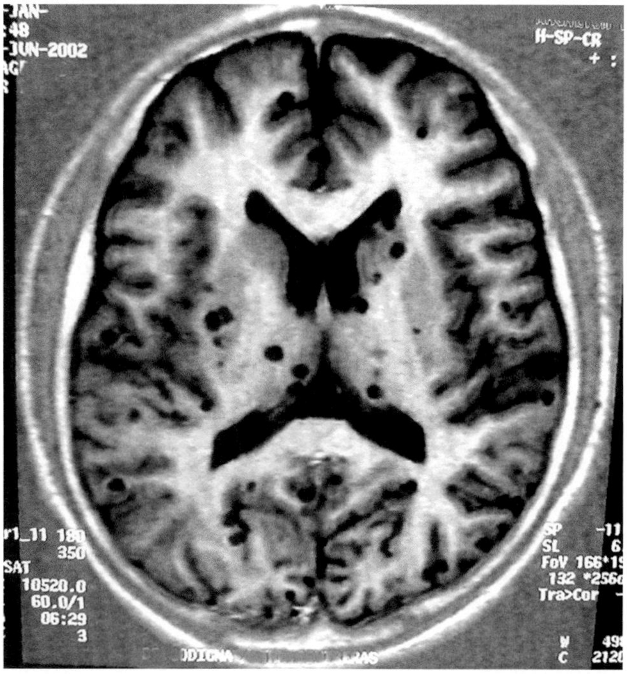

Figura 29.1 Ressonância magnética nuclear de cérebro, em fase T1, mostrando múltiples lesões císticas parenquimatosas viáveis, com ausência de resposta inflamatória.

DIAGNÓSTICO IMAGENOLOGICO E LABORATORIAL

Com a impossibilidade da visualização direta do metacestodeo a olho nu, embora a presença da teniase intestinal ou a história da permanência em locais endêmicos, o achado de nódulos subcutâneos é uma enfermidade neurológica com eosinofilia moderada elou pleocitose do LCR – dados que sugerem cisticercose –, não e possível realizar um diagnóstico confiável da afecção. Por outro lado, a recuperação do parasito do SNC é muito difícil. Entretanto, o emprego de métodos neuroimagenológicos, que permitem mostrar a localização dos cisticercos e suas diversas fases de desenvolvimento ou involução e, também, a identificação de áreas de atrofia ou edema cerebral, e a medição dos ventrículos, em associação com técnicas sorológicas que avaliam a resposta humoral específica do paciente no soro ou no LCR, podem ser de grande utilidade e tornam possível a realização de um diagnóstico mais adequado.

Das técnicas de imagens cerebrais, a tomografia axial computadorizada (TAC), especialmente se acompanhada do uso do contraste, e a ressonância magnética nuclear (RM) são as mais úteis, especialmente quando mostram a típica lesão hipodensa (cisto) com um ponto excêntrico (escolex) em seu interior, ou os maiores racemos (cistos racemosos) característicos. A TAC é preferível para demonstrar calcificações e a utilização de contrastes facilita o reconhecimento do edema perilesional. A RM visualiza melhor os cistos em áreas como as convexidades circunvolucionais, o edema cerebral que rodeia algumas lesões e pode evidenciar melhor as alterações evolutivas internas no cisticerco. Em algumas ocasiões, ambas as técnicas são suplementares e necessárias no mesmo paciente.

A detecção de anticorpos específicos anticisticerco no soro ou no LCR permite a confirmação diagnóstica. A prova preferida e o imunoblot (imunoblot enzimático de eletrotransferência), que utiliza antígenos de glicoproteínas purificadas de cisticercos. Sua especificidade e de 100% e sua sensibilidade excede 90% em enfermos com múltiples cistos viáveis; entretanto, reduz para 50% a 70% em pacientes com lesões únicas ou somente com lesões calcificadas.

Recentemente, um teste ELISA com anticorpos monoclonais para detecção de antígenos de *T. solium* na urina tem sido descrita. A sensibilidade de detecção de antígeno na urina de parasitas viáveis é maior de 90%, que diminuiu para perto de 60% em pacientes com um único quisto. A maioria dos indivíduos com lesões calcificadas são antígeno de urina negativa. Este ensaio pode ser útil no diagnóstico da NCC e avaliar a eficácia do tratamento.

DIAGNÓSTICO DIFERENCIAL

As manifestações clínicas da NCC são tão inespecíficas e pleomórficas, que o diagnóstico pode ser confundido com numerosas enfermidades neurológicas, especialmente as que cursam com convulsões, efeito de massa, hidrocefalia, meningite crônica, encefalite e lesões da medula espinhal. A epilepsia, os tumores cerebrais ou espinhais, a enfermidade vascular cerebral, incluindo a vasculite e diversas outras enfermidades neuropsiquiátricas produzem quadros indistinguíveis. As neuroimagens compatíveis devem ser diferenciadas de cistos coenurais ou hidáticos, de neoplasias primárias ou secundárias, de lesões isquêmicas e de abscessos, tuberculomas, e infecções fúngicas e luéticas do SNC.

TRATAMENTO

Muitos pacientes com NCC requerem tratamento específico e, para a maioria deles, o tratamento escolhido e o farmacológico. Entretanto, o emprego de tratamento antiparasitário na NCC continua sendo motivo de controvérsia.

É de grande importância reconhecer que, por tratar-se a NCC de uma patologia pleomórfica, tanto do ponto de vista do quadro clínico como da viabilidade do parasito, não existe um tratamento único para todas as apresentações. Por essa razão, a individualização é a chave da terapêutica vitoriosa.

Tanto o albendazol (10 a 15 mg/kg/ dia durante oito dias) como o praziquantel (50 mg/kg/dia durante 15 a 30 dias) possuem propriedades cisticidas *in vivo*; melhoram as lesões tomográficas e favorecem a evolução de pacientes selecionados. Ambos mostraram utilidade quando as lesões de NCC são produzidas por cistos viáveis que se encontram em localização intraparenquimatosa. O albendazol também pode ser utilizado, embora com menor sucesso, no tratamento de cistos subaracnóideos grandes e na cisticercose intraocular.

A ivermectina tem-se mostrado recentemente eficaz e não dá origem a efeitos secundários significativos quando utilizada para tratar um número reduzido de pacientes, que eram resistentes ao tratamento convencional com albendazol e/ou praziquantel.

Outra utilidade possível das substâncias anticisticercóticas é o seu papel ao permitir o diagnóstico diferencial de lesões císticas parenquimatosas em pacientes com convulsões. A exacerbação da inflamação local que se produz concomitantemente a rápida perda de viabilidade dos cistos cisticercóticos, como efeito do tratamento antiparasitário, pode ser responsável pela exacerbação (às vezes severa) dos sintomas entre o segundo e o quinto dia. O uso de esteroides controla o edema e a hipertensão endocraniana resultantes, porém pode diminuir os níveis séricos de praziquantel. Outro potencial inconveniente do praziquantel é que os níveis séricos de difenilidantoina e de carbamazepina podem baixar quando são administras para o mesmo paciente, que requer uma medicação apropriada durante todo o tratamento.

Lesões de NCC que afetam as cisternas basais ou laterais, lesões calcificadas e aquelas causadas pela forma racemosa não respondem bem ao tratamento anticisticercótico e requerem avaliação e intervenção neurocirúrgica, às vezes, de urgência. A extirpação do metacestodeo e a colocação de válvulas apropriadas para a melhoria da hidrocefalia resultante podem ser requisito para salvar a vida ou preservar a integridade neurológica do paciente. A hidrocefalia cisticercótica e difícil de tratar. As derivações com frequência devem ser alteradas por obstrução causada pela inversão do trânsito do LCR e a passagem de células inflamatórias e restos parasitários. O prognóstico piora em cada alteração. Novos projetos de válvulas para derivação que produzem fluxo constante estão em fase de avaliação. Pacientes com NCC, frequentemente, exigem fármacos antiepilépticos, e seu uso, às vezes, deve ser mantido mesmo depois de obter a morte dos parasitos, especialmente quando se encontram calcificações depois de tratamento com albendazol, ou quando o paciente apresentava convulsões recorrentes e múltiplos cistos antes do tratamento. Os esteroides são, também, frequentemente necessários, em ocasiões mandatórias, algumas vezes associados ao manitol e outras medidas antiedema.

PROFILAXIA, PREVENÇÃO E CONTROLE

A erradicação vitoriosa da injeção por *Taenia salium* tem sido possível em países industrializados por meio de práticas estritas de processamento e inspeção da carne de porco, de medidas higiênicas e instalações sanitárias adequadas que permitam a disposição segura de excrementos humanos, de educação sanitária, assim como o tratamento massivo de grandes números de indivíduos com fármacos tenicidas. O diagnóstico precoce da teníase em imigrantes de áreas endêmicas e o seu tratamento protegem grupos selecionados da população de países desenvolvidos. A niclosamida e o praziquantel foram particularmente úteis nessa indicação, diminuindo com eficácia os reservatórios de ovos infectantes no hospedeiro definitivo e, consequentemente, no ambiente. A niclosamida deve ser seguida por um laxante suave para evitar a autoinfecção potencial retroperistáltica, e o praziquantel tem o risco de incluir sintomas neurológicos nos pacientes portadores de uma NCC assintomática, necessitando por isso de uma administração rigorosamente acompanhada. O oxfendazol mostrou ser eficaz e barato para o tratamento do hospedeiro suíno. Entretanto, em países em desenvolvimento a manutenção e a disseminação destas zoonoses são um fato, porque as medidas mencionadas não foram aplicáveis. O desenvolvimento de uma vacina contra a *Taenia solium*, teoricamente possível por clonagem do imunógeno contra *Taenia avis*, está atrasado em virtude da falta de um modelo animal experimental.

Em pacientes com lesões císticas e viáveis, com convulsões, especialmente quando estas são generalizadas, o tratamento com albendazol diminui a carga parasitaria e reduz o número de convulsões com poucos efeitos secundários se comparado ao placebo.

O emprego de drogas antiparasitárias no tratamento da neurocisticercose tem sido um tema intensamente controverso por mais de 20 anos. Três argumentos importantes contra o uso corrente da terapia antiparasitária em neurocisticercose tem sido empregados:

a) podem desencadear riscos imediatos devido aos sintomas neurológicos associados a inflamação aguda como resultado da morte dos cistos;
b) o prognóstico em largo prazo do transtorno convulsivo subjacente pode agravar-se devido ao crescimento de maiores cicatrizes corticais pelo processo inflamatório agudo;e
c) o tratamento é desnecessário já que a maioria dos cistos morre por si própria em um período relativamente curto.

Não obstante, estudos recentes, com numerosos pacientes acompanhados de forma prospectiva e controlada, mostram que em doentes com convulsões causadas por cistos parenquimatosos viáveis, a terapia antiparasitária com albendazol diminui a carga parasitaria de forma segura e eficaz, pelo menos em relação à redução do número de crises convulsivas generalizadas, se comparado a pacientes tratados somente com placebo. Por outro lado, os cistos cerebrais resolvem-se bem mais rapidamente depois do tratamento com albendazol do que depois do placebo, tal como tem sido demonstrado, também previamente, em estudos de tratamento em porcos e em diversas séries de pacientes tratados sem grupos de controle comparativos.

A revisão crítica dos dados disponíveis dos ensaios comparativos mediante metanalisis sugere que albendazol é mais eficaz do que praziquantel em relação aos resultados clinicamente importantes em doentes com neurocisticercose. No entanto, dada a relativa escassez de estudos disponíveis, mais estudos comparativos de intervenção – especialmente estudos randomizados controlados – são obrigados a extrair uma conclusão segura sobre o melhor esquema para o tratamento de doentes com neurocisticercose parenquimatosa.

Em pacientes com lesões císticas parenquimatosas viáveis, evidências de ensaios clínicos em adultos sugerem que albendazol reduz consistentemente o número de lesões em mais do 80%-90%. Nos ensaios de lesões não viáveis (calcificadas), a recorrência de crises é substancialmente menor com albendazole, achado que é contraintuitivo. Os esteroides parecem melhorar a dor de cabeça e os sintomas de irritação meningea durante o tratamento antiparasitário, mas pesquisas adicionais são necessárias para comprová-lo.

REFERÊNCIAS BIBLIOGRÁFICAS

Bern C, Garcia HH, Evans C *et al.* Magnitude of the disease burden from neurocysticercosis in a developing country. Clin Infect Dis. 1999;29:1-203.

Bickerstaff ER, Cloake PCp, Hughes B *et al.* The racemose form of cerebral cysticercosis. Brain. 1952;75:12.

Castillo Y, Rodriguez S, García HH, *et al.* Urine Antigen Detection for the Diagnosis of Human Neurocysticercosis. Am. J. Trop. Med. Hyg. 2009,80:379-383.

Colli BO, Martelli N, Assirati JA Jr. *et al.* Results of surgical treatment of neurocysticercosis. J Neurosurg. 1986;65:309.
Cysticercosis working group in Peru. The marketing of cysticercotic pig in the sierra of Peru. Bull World Health Organ. 1993;71(2):223.
Del Brutto O, Sotelo J, Aguirre R *et al.* Albendazol therapy for giant subarachnoid cysticerci. Arch Neurol. 1992;49:535.
Del Brutto 0, Sotelo J, Roman Gc. Therapy for neurocyssticercosis: A reappraisal. Clin Infect Dis. 1993;17:730.
Diazgranados-Sánchez JA, Barrios-Arrázola G, Costa JL, Burbano-Pabon J, Pinzón-Bedoya J. Ivermectin as a therapeutic alternative in neurocysticercosis that is resistant to conventional pharmacological treatment. Rev Neurol. 2008,46:671-4.
Dixon HBF, Lipscomb FM. Cysticercosis: An analysis and follow--up of 450 cases. Medical Research Council report n. 299. London, Her Majesty's Stationary Office. 1961;1.
Escobar A. The pathology of neurocysticercosis. In: Palacios E, Rodriguez-Carbajal J, Taveras JM editores: Cysticercosis of the Central Nervous System. Springfield, Il, Charles C Thomas. 1983;27.
Garcia HH, Del Brutto O. Taenia solium cysticercosis. In: E Gotuzzo R Isturiz editores, Infect Dis Clin North Am. 2000;14(2):91.
Garcia HH, Del Brutto OH. Heavy nonencephalitic cerebral cysticercosis in tapeworm carriers. Neurology.1999;53:1.582.
Garcia HH, Gilman R, Martinez R *et al.* Cysticercosis, a maajor cause of epilepsy in Peru. Lancet. 1993;341:197.
Garcia HH, Harrison lJS, Parkhuose RME *et al.* and the Cysticercosis Working Group in Peru: 1998. Application of a specific antigen detection ELISA to the diagnosis of human neurocysticercosis. Trans R Soc Trop Med Hyg. 1994;92:411-414.
Garcia HH, Herrera G, Gilman RH *et al.* Discrepancies between cerebral computed tomography and western blot in the diagnosis of neurocysticercosis. Trans R Soc Trop Med Hyg. 1994;50:152.
Garcia HH, Martinez SM. Taenia solium: TaeniasisiCistiicercosis, 21 ed. Lima, Editorial Universo. 1999;346.
Garcia HH, Pretell E], Gilman RH *et al.* A trial of antiparasitic treatment to reduce the rate of seizures due to cerebral cysticercosis. N Eng J Med. 2004;350:249-258.
Garcia HH, Pretell E, Gilman RH, Martinez SM, *et al*, A Trial of Antiparasitic Treatment to Reduce the Rate of Seizures Due to Cerebral Cysticercosis. NEJM. 2004;350:249-258.
Martinez HR, Rangel-Guerra R, Elizondo G *et al.* MR imaging in neurocysticercosis: A study of 56 cases. Neuroradiol. 1989;10:1-011.
Matthaiou DK, Panos G, Adamidi ES, Falagas ME. Albendazole versus praziquantel in the treatment of neurocysticercosis: a meta-analysis of comparative trials. PLoS Negl Trop Dis. 2008:12,2(3): 194.
Mervis B, Lotz\V, Computed tomography (CT) in parennchymatous cerebral cysticercosis. Clin Radio 1. 1980;31:521.
Miller B, Goldberg MA, Heiner D *et al.* A new immunologic test for CNS cysticercosis. Neurology. 1984;34:695.
Rangel R, Torres B, Del Brutto, et al. Cysticercotic encephalitis. A severe form in young females. Am J Trop Med Hyg. 1987;36:387.
Ramaratnam AK, Ranganathan LN. Anthelmintics for people with neurocysticercosis. Cochrane Database Syst Rev. 2010, Mar 17;3:CD000215.
Santoyo H, Corona R, Sotelo. Total recovery of visual function after treatment for cerebral cysticercosis. N Eng] J Med. 1991;324:1-137.
Schantz PM, Moore AC, Munoz J *et al.* Neurocysticercosis in an orthodox jewish commu nity in New York City. N Eng J Moo. 1992;327:692.
Schantz PM. Larval cetodiases. In: Hoeprich PD, ColinJordan M, Ronald A, editores. Infectious Diseases. JB Lippincot, Philadelphia. 1994; 850.
Sotelo J, Marin C. Hydrocephalus secondary to cysticercotic arachnoiditis: A long term follow-up review of 92 cases. J Neurosurg. 1987;66:686.
Sotelo J, Rubalcava MA, Gomez-Llata S. A new shunt for hydrocephalus that relies on CSF production rather than on ventricular pressure: Initial clinical experiences. Surg Neurol. 1995;43:324.
Torres JR, Noya O, Noya BA *et al.* Seizures and praziquantel. Rev Inst Med Trop São Paulo. 1988;30:6:36.
Tsang VCW, Brand], Boyer E. Enzime-linked immunooelectrotransferency blot assay and glicoprotein antigens for diagnosing human cysticercosis. J Infect Dis. 1989;159:50.
White AC Jr. Neurocysticercosis: A common cause of neurological disease worldwide. Clin Infect Dis. 1997;24:101.

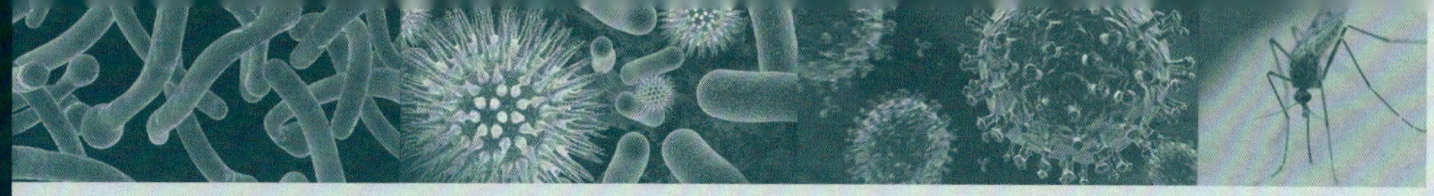

30 Doença de Chagas

Maria Aparecida Shikanai Yasuda

INTRODUÇÃO

A tripanossomíase americana (doença de Chagas) é uma antropozoonose causada pelo protozoário *Trypano-soma cruzi* (*T. cruzi*). A doença aguda pode ocorrer em qualquer idade, sendo caracterizada por febre, edema palpebral bilateral e de membros, linfadenopatia, esplenomegalia, miocardite e meningoencefalite. A doença crônica ocorre, em geral, em pacientes com mais de 20 anos, podendo ser assintomática ou se manifestar com sintomas e sinais de comprometimento cardíaco ou digestivo. A forma crônica é classificada como forma indeterminada, cardíaca e digestiva.

Tem grande importância no contexto médico-social pela elevada prevalência, originando importante absenteísmo, morbidade e mortalidade consideráveis pela gravidade que pode atingir, além do alto custo do tratamento das formas graves de arritmias, da implantação de marca-passo ou das intervenções cirúrgicas nas formas digestiva e cardíaca.

É uma endemia presente em centros urbanos pelo elevado contingente populacional de migrantes das zonas endêmicas para as grandes metrópoles tanto em países endêmicos como países não endêmicos tais como EUA, Espanha, França, Inglaterra, Suíça entre outros. É, considerada hoje uma doença emergente em grandes centros, manifestando-se não apenas pelos quadros crônicos, mas, também, sob formas de reativação em pacientes submetidos à imunossupressão por medicamentos para o controle de rejeição ou doenças autoimunes ou neoplasias ou mesmo infectados pelo vírus da imunodeficiência humana. Também pode se expressar como infecção primária em receptores susceptíveis de transplantes de órgãos que recebem órgãos ou tecidos de doadores infectados.

EPIDEMIOLOGIA

Distribuição

A doença de Chagas ocorre endemicamente na América – do México, ao norte, até a Argentina e o Chile, ao sul. Estima-se cerca de 13 milhões de indivíduos infectados, principalmente no Brasil, Argentina, Venezuela, Chile, Bolívia, Paraguai e Uruguai, onde de 1 a 10% da população rural suburbana é infectada. O inquérito nacional sorológico realizado em 1975 e 1980 mostrou uma prevalência de 4,2% em áreas rurais no Brasil excetuando o Estado de São Paulo, corrigida para 2,7% para a população geral do Brasil e elevando-se para 3,1% com a inclusão de São Paulo, acometendo cerca de 3.472.000 pessoas. Em 1995, estimava-se que a soroprevalência no Brasil era de 1,3% com 1.961.000 infectados. A transmissão vetorial por *Triatoma infestans* está controlada em dez dos 12 estados endêmicos, excetuando-se Goiás e Tocantins, conforme se pode observar na Figura 30.1. O sucesso do controle vetorial é comprovado pelo baixo índice de triatomíneos intradomiciliares e redução drástica da taxa de crianças infectadas em recente inquérito nacional em escolares.

Uma análise da efetividade do Programa Nacional de Controle da Doença de Chagas no Brasil estimou que fossem prevenidas 5% das transmissões potenciais de infecção, 41% de mortes e 50% de incapacitação por doença de Chagas; considerando-se a triagem sorológica em bancos de sangue, a efetividade estimada foi de 81%. Quanto aos gastos médico-hospitalares, estimou-se uma redução de 64% bem como de 19% de gastos previdenciários.

Ciclo de vida do parasito

T. cruzi é um protozoário hemoflagelado (isto é, utiliza a hematina obtida da hemoglobina sanguínea para respiração aeróbica), que é transmitido por insetos hematófilos do gênero *Triatoma* (vetores) para um hospedeiro vertebrado.

São conhecidos dois ciclos, doméstico e silvestre, envolvendo, respectivamente, animais domésticos e silvestres. O triatomíneo injeta o parasita quando se alimenta do sangue do vertebrado. O protozoário se mantém no intestino do inseto nos 6 a 15 dias seguintes sob a forma de epimastigotas, que se multiplicam e migram para o intestino grosso ou reto, onde eventualmente evoluirão para a forma de tripomastigotas metacíclicos. Estes são, então, eliminados pelas fezes do inseto enquanto ele se alimenta de sangue na pele do hospedeiro vertebrado e penetram na pele com erosão ou com mucosas intactas. Apesar disso, a transmissão não ocorre necessariamente em qualquer refeição de sangue do inseto.

Dentro do hospedeiro vertebrado, os protozoários passam por uma multiplicação intracelular nos fagócitos mononucleares na forma de amastigotas, sendo então eliminados no sangue periférico como formas tripomastigotas, havendo parasitemia elevada na fase aguda, e baixa e persistente na fase crônica da doença.

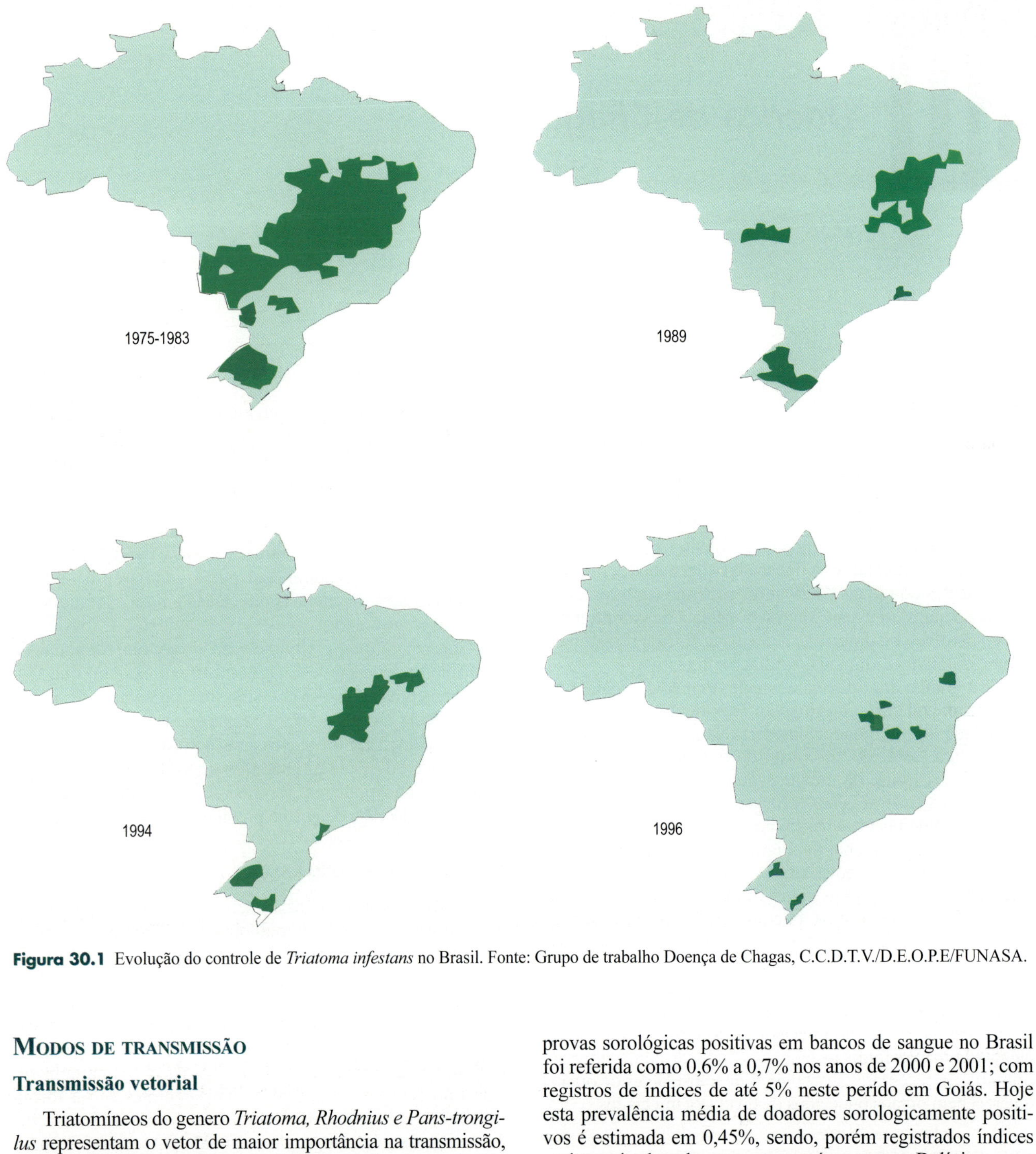

Figura 30.1 Evolução do controle de *Triatoma infestans* no Brasil. Fonte: Grupo de trabalho Doença de Chagas, C.C.D.T.V./D.E.O.P.E/FUNASA.

Modos de transmissão

Transmissão vetorial

Triatomíneos do genero *Triatoma, Rhodnius e Pans-trongilus* representam o vetor de maior importância na transmissão, ocorrendo contaminação após a picada, com deposição de formas infectantes após o repasto sanguíneo e inoculação dessas formas metacíclicas após o ato de coçar no local da picada.

A transmissão vetorial representa a forma mais importante e comum de contaminação. O período de incubação varia de 5 a 22 dias.

Transmissão por transfusão de sangue

Transfusão de sangue é um importante meio de transmissão nos países endêmicos em decorrência da migração para centros urbanos, como no Brasil e em áreas não endêmicas nas quais imigrantes infectados podem se tornar doadores de sangue como nos EUA. A prevalência média de doadores com provas sorológicas positivas em bancos de sangue no Brasil foi referida como 0,6% a 0,7% nos anos de 2000 e 2001; com registros de índices de até 5% neste perído em Goiás. Hoje esta prevalência média de doadores sorologicamente positivos é estimada em 0,45%, sendo, porém registrados índices muito mais elevados em outros países como a Bolívia.

A transmissão por via transfusional ocorre na ausência de triagem sorológica adequada dos doadores com técnicas de referência (ELISA ou imunofluorescência). O período de incubação varia de 10 a 117 dias.

Transmissão congênita

Em relação à transmissão congênita, considera-se que, no Brasil, o risco de transmissão é de cerca de 1%, sendo variável de 0,5% a 4% ao ano, ocorrendo após o terceiro mês de gestação. Em países como a Bolívia e o Chile, essa forma de transmissão tem mais importância. Dados preliminares em pacientes infectados pelo vírus da imunodeficiência humana (HIV) sugerem que essa taxa seja muito mais elevada em mães coinfectadas por HIV e *T. cruzi*.

Transmissão por via ora

Esta forma de transmissão tem grande importância na região Amazônica, onde surtos de contaminação oral, envolvendo açaí, bacaba e outros frutos de palmeira têm sido descritos, sendo responsáveis por 2/3 dos quadros agudos descritos nessa região. São também conhecidos como prováveis veículos de transmissão oral bebidas ou alimentos contaminados por triatomíneos infectados ou excreção de glândula anal de gambás. A infecção por via oral com bebidas contaminadas artificialmente tem sido reproduzida em animais de laboratório. A transmissão do parasito durante a amamentação por ingestão de leite materno contendo formas infectantes ou de sangue de mãe infectadas através de fissuras mamilares é incomumente descrita.

Hábitos higiênicos na manipulação dos alimentos desde a sua coleta após a oferta ao consumidor são fundamentais para evitar a contaminação. A pasteurização garante a perda de efetividade dos alimentos.

Transmissão por acidentes perfurocortantes

Acidentes em laboratório com inoculação inadvertida de formas infectantes durante pesquisas experimentais ou mesmo em ambientes hospitalares por contaminação através do sangue de pacientes com elevada parasitemia apontam para a necessidade de práticas seguras para evitá-los e para o controle de infecção assintomática de todos os trabalhadores que lidam com essas formas.

Transmissão por transplantes de órgãos

Embora a transmissão da doença a partir de um doador infectado a um receptor não infectado represente uma via menos frequente de contaminação, ela ocorre quando a triagem do doador não é realizada adequadamente por duas provas de elevada sensibilidade. Tem importância a transmissão por transplante de medula óssea ou rim ou outros órgãos sólidos.

Outras vias de transmissão

Vias alternativas de infecção por outros vetores que não os triatomíneos, tais como contaminação com líquido menstrual, têm sido objeto de discussão, porém sem estudos conclusivos a respeito.

PATOGENIA E PATOLOGIA

Após a introdução das formas infectantes, ocorre um período de incubação variável segundo a via de transmissão.

Após a infecção no hospedeiro vertebrado, o parasito é fagocitado pelo macrófago, multiplicando-se como amastigota até o rompimento da célula, seguido pela liberação de formas íntegras ou degeneradas de epi, tripo e amastigotas. Qualquer célula pode ser parasitada, com exceção dos eritrócitos, havendo disseminação para o sangue e para os tecidos.

Na forma aguda

A parasitemia por tripomastigotas é elevada e um infiltrado mononuclear é observado ao redor dos parasitos no miocárdio e nos plexos mioentéricos, assim como circundando fibras não parasitadas. Desnervação intensa também pode ocorrer. Deve-se lembrar que, na forma vetorial, estima-se um caso agudo aparente para aproximadamente 29 inaparentes, atribuindo-se importante papel ao hospedeiro para definir uma forma aguda aparente. A resposta inflamatória é devida à presença do parasito, sugerindo-se que, após a primeira semana, a amplificação da resposta de hipersensibilidade tardia aos antígenos do parasito contribua para a manutenção do infiltrado inflamatório ao nível do miocárdio.

Na forma crônica

A parasitemia é baixa e persistente, encontrando-se os parasitos sob forma de amastigotas no tecidos, nos quais o infiltrado linfomononuclear é observado na fase crônica. Nesse estágio, os parasitos são escassos no miocárdio e nos plexos mioentéricos. Esta escassez de parasitos na presença de foco inflamatório em associação ao reconhecimento de epitopos comuns entre o parasito e fibra cardíaca ou nervosa sugere que a inflamação na forma crônica também se deve à reatividade cruzada entre tais epitopos. Tem-se, no entanto, demonstrado que antígenos de *T. cruzi* e mesmo do DNA do parasito estão presentes no foco inflamatório na cardiopatia chagásica crônica. Na doença humana, é necessário estabelecer a relação quantitativa entre presença de DNA e foco inflamatório em áreas mais extensas, com e sem lesão, já que o DNA do parasito pode persistir nos tecidos.

Por outro lado, embora baixa a parasitemia é persistente nessa forma, supondo-se que a multiplicação de amastigotas na fibra cardíaca facilite a liberação de antígenos, que se incorporarão novamente às células cardíacas, servindo de alvo às células citotóxicas. Dessa forma, a pesquisa de tratamento mais eficiente na forma crônica, capaz de eliminar formas amastigotas nos tecidos não é suficiente apenas para suprimir a parasitemia.

Estudos mais recentes sugerem que na forma crônica indeterminada predomina a secreção de citosinas do tipo TH2 e na forma cardíaca as de tipo TH1. A presença de maior número de células CD8 citotóxicas, com poucos macrófagos, expressão de fator de necrose tumoral e moléculas de classe 1 do complexo principal de histocompatibilidade sugere a participação de mecanismos citotóxicos destruindo a fibra cardíaca.

Ocorre fibrose no miocárdio e intensa desenervação neu-ronal no plexo mioentérico. Cardiomegalia, dilatação e hipertrofia das câmaras, aneurismas e tromboses apicais, insuficiência mitral e tricúspide podem, também, estar presentes. Dilatação do esôfago (megaesôfago) e/ou dilatação (megacolo) e alongamento (dolicolo) do colo, possivelmente como consequência de destruição neuronal, caracterizam a forma digestiva da doença.

Quadro clínico

Fase aguda

É chamada de forma aguda quando clinicamente aparente apenas um em cada 30 pacientes que apresentam a doença crônica tiveram sinais clínicos da forma aguda. O período de incubação da doença é de 5 a 22 dias (mais frequentemente de seis a dez dias) depois da picada do triatomíneo ou de 10 a 117 dias (mais comumente de 10 a 20 dias) depois da transfusão do sangue infectado. A parasitemia dura de um a três meses. A fase aguda pode passar despercebida; na maior parte dos pacientes, com desaparecimento dos sintomas após 4 a 12 semanas. A doença pode ser grave em função do comprometimento miocárdico, encefálico ou sistêmico em neonatos, lactentes e em pacientes idosos ou imunodeprimidos, sendo responsável por 5% a 10% de letalidade particularmente nos extremos de idade. Em imunodeprimidos, a letalidade pode atingir 100% na ausência de tratamento precoce.

Lesões da porta de entrada

São detectadas em 50% dos pacientes infectados por vetores. Elas compreendem chagomas de inoculação, o sinal de Romaña (um edema bipalpebral indolor, unilateral de cor róseo-violáceo, acompanhado de hiperemia e congestão conjuntival, como se vê na Figura 30.2) e aumento de linfonodos satélites. Na transmissão por via transfusional e por via oral, faltam os sinais da porta de entrada.

Hepato e esplenomegalia, febre e exantema cutâneo

Ocorrem frequentemente. O exantema pode ser máculo-papular, vesicular retequial, purpúrico podendo simular quaisquer outros exantemas.

Edema não inflamatório

Característica comum na doença aguda. Pode ser restrito à face ou generalizado. Nesse estágio o edema não tem relação com a insuficiência cardíaca.

Miocardite

Taquicardia sinusal e sopro mitral sistólico, com ou sem cardiomegalia, podem estar presentes em pacientes com miocardite. O eletrocardiograma de repouso mostra alterações primárias na repolarização ventricular, complexos QRS de baixa voltagem, bloqueio atrioventricular de primeiro grau e arritmias. Pericardite tem sido observada em vários surtos de contaminação oral aumentando a gravidade do comprometimento cardíaco.

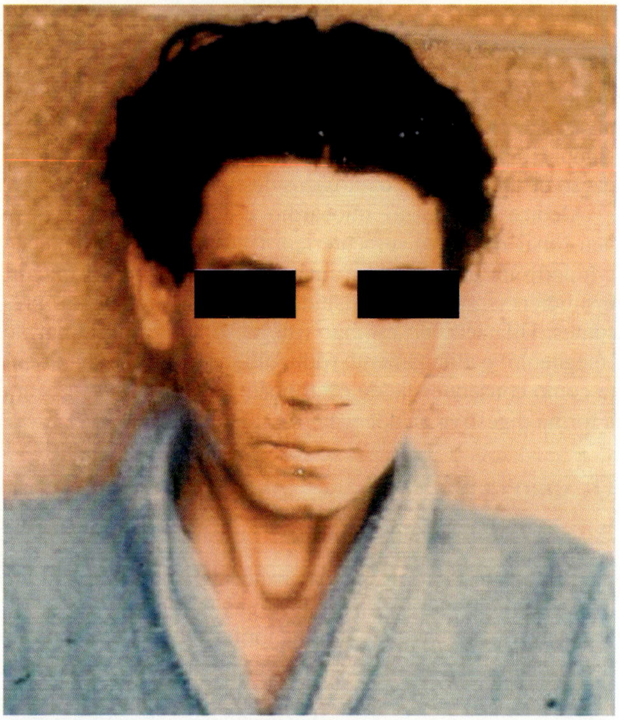

Figura 30.2 Paciente com sinal de Romaña – Doença de Chagas aguda. (Cortesia do Dr. Mario Shiroma)

Meningoencefalite

Pode estar presente, podendo o parasito ser encontrado no liquor, com hiperproteinorraquia e celularidade predominantemente linfomononuclear.

Hemorragia, icterícia

Em vários surtos transmitidos por via oral, têm sido registrados quadros clínicos incomuns como hemorragia, icterícia, derrame pleural, sugerindo-se que o primeiro possa estar relacionamento ao processo inflamatório decorrente da entrada do parasito na mucosa digestiva.

Gravidez

A infecção pode causar aborto, prematuridade e baixo peso ao nascer. Neonatos com infecção congênita podem ter acometimento cardíaco, aumento do sistema fagocitário mononuclear (gânglios, fígado e baço e do SNC) e icterícia. Apesar do pequeno número de casos, a associação com reativação da doença de Chagas em grávidas com infecção por HIV mostrou elevada porcentagem de transmissão da protozoose para o feto.

Fase crônica

Com a diminuição da elevada parasitemia da fase aguda, permanece baixa parasitemia persistente, característica da fase crônica, que pode se apresentar sem sintomas ou sinais clínico-laboratoriais pelo resto da vida (forma indeterminada) ou evoluir com comprometimento cardíaco (forma cardíaca, com sinais de comprometimento cardíaco) ou digestivo (sinais de comprometimento digestivo), em função da presença do parasito e da interação com o hospedeiro nos tecidos, resultando em infiltrado inflamatório e lesão da fibra cardíaca ou desenervação neuronal com consequente dilatação do tubo digestivo nos seus diversos níveis.

Forma indeterminada

A forma indeterminada da doença de Chagas representa, em geral, o período inicial da fase crônica da doença, podendo, no entanto, permanecer pelo resto da vida, acometendo aproximadamente 40% dos indivíduos infectados no Brasil e 20% na Argentina e Chile, 20 a 30 anos após a contaminação.

O paciente é assintomático, normal ao exame físico, tem um ECG de repouso sem alterações e radiografias de coração e esôfago normais. Aproximadamente 30% a 50% dos pacientes nas regiões endêmicas apresentam a forma indeterminada da doença. Investigações com técnicas mais sensíveis, eletrocardiografia dinâmica, ecocardiograma e vetocardiograma, estudos com radioisótopos e histopatológicos detectam alterações em 30% a 60% dos pacientes, porém geralmente sem a gravidade das anormalidades encontradas na forma cardíaca mais avançada.

Forma cardíaca

Ocorre em 30% a 40% dos pacientes com tripanossomíase crônica nas regiões endêmicas do Brasil sendo a forma mais comum em adultos jovens, geralmente homens com idade superior aos 25 anos. Dispneia, palpitação e dor no peito são os sinais e sintomas mais presentes. Arritmias, insuficiência cardíaca e episódios de tromboembolismo podem ocorrer. Palpitações isoladas ou associadas a tonturas, decorrentes de distúrbios importantes de condução, como, por exemplo, a síndrome de Stokes-Adams, com síncope por baixo débito, com indicação de marca-passo, também foram registradas. Pacientes oligossintomáticos aparecem em frequência variável, sendo comumente encontrados entre candidatos a doadores de sangue, tendo o diagnóstico confirmado pelos exames eletrocardiográfico e sorológico.

O ECG mostra alterações na condução no ritmo, na morfologia, variando de alterações pouco significativas juntamente às relacionadas a um pior prognóstico (arritmias ventriculares polifocais frequentes, taquicardia ventricular paroxística, padrões de fibrose, entre outras).

Estudando-se grupos de pessoas com provas sorológicas positivas e negativas para doença de Chagas em regiões endêmicas, as seguintes alterações eletrocardiográficas foram consideradas sugestivas de doença de Chagas.

Alterações de Ritmo

- bradicardia sinusal (menor que 50 batimentos por minuto);
- taquicardia sinusal;
- extrasístoles ventriculares polifocais;
- fibrilação e *flutter* atrial;
- alteração de condução;
- bloqueio completo de ramo direito;
- bloqueio da divisão anterosuperior;
- BAV 2º grau;
- BAV total;
- alterações morfológicas;
- alterações da onda T e do QRS sem hipertrofia ventricular por outras afecções cardíacas;
- padrões de fibrose.

O exame de eletrocardiografia dinâmica tem valor para avaliação de arritmias, sendo mais sensível que o eletrocardiograma de repouso.

Insuficiência cardíaca ocorre por falência do miocárdio, podendo haver também pericardite. A evolução pode ser insidiosa ou rápida para a morte. O coração pode ou não estar aumentado. O estudo radiológico de área cardíaca pode mostrar o seu aumento (Figura 30.3) e o ecocardiograma mostra uma hipomotilidade de todo o coração ou da região apical e os trombos podem ser vistos na superfície do endocárdio, podendo originar êmbolos no coração e em outros órgãos.

Forma gastrintestinal

Disfagia ou dificuldade de deglutição progressiva a sólidos e depois a líquidos, dor retroesternal causada pela esofagite de refluxo, regurgitação, hipersalivação e hipertrofia da glândula parótida são ocorrências normais em pacientes com megaesôfago. Nas formas mais graves, ocorre subnutrição e caquexia com complicação de broncoaspiração; a pneumonia pode ser responsável por graves dificuldades. Alongamento (dolico) e dilatação de vísceras ocas (mega) do estômago, intestino delgado ou grosso podem estar presentes, sendo mais frequentes no esôfago e colo. Pacientes com megacolo sofrem de obstipação maior que seis dias, chegando a meses no fecaloma. A torção do colo sobre a sua própria raiz provoca um quadro de abdomen agudo conhecido por volvo.

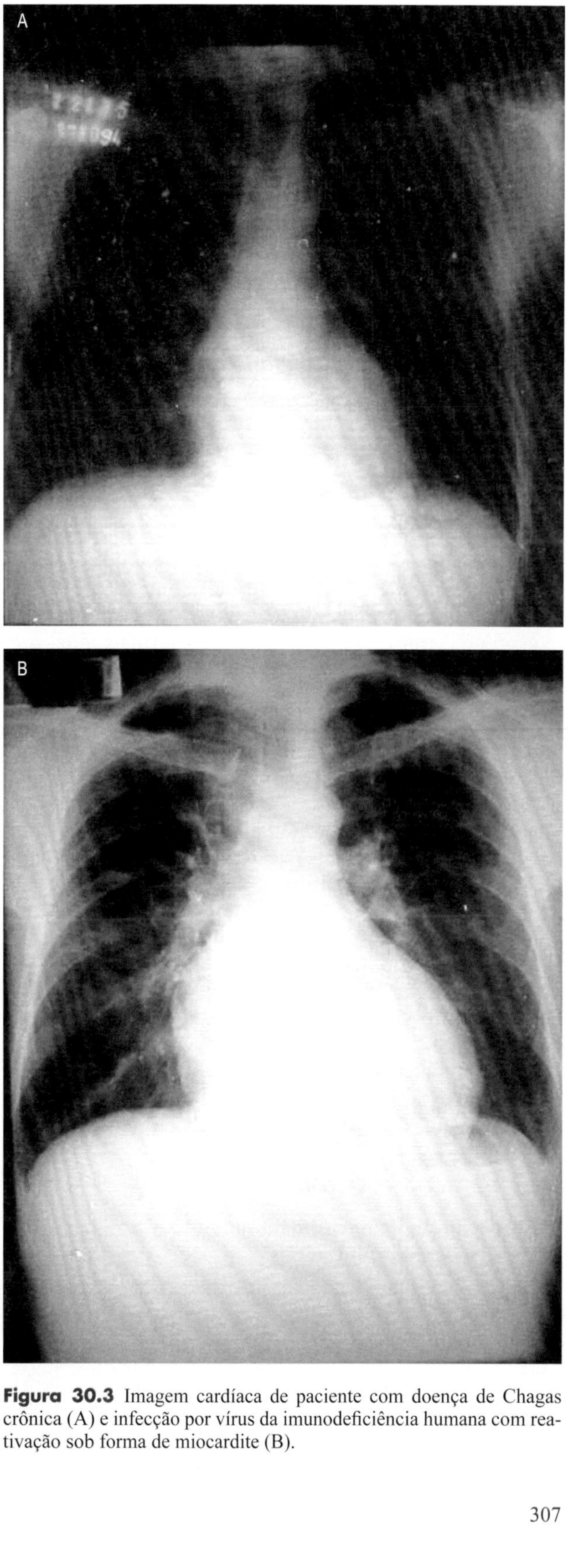

Figura 30.3 Imagem cardíaca de paciente com doença de Chagas crônica (A) e infecção por vírus da imunodeficiência humana com reativação sob forma de miocardite (B).

Forma neurológica

Apesar de alterações no EEG terem sido descritas na doença de Chagas crônica, há controvérsias entre os clínicos sobre a existência de uma forma neurológica da doença.

DOENÇA DE CHAGAS EM IMUNODEPRIMIDOS

Pode ocorrer associadamente a: a) infecção por vírus da imunodeficiência humana (HIV); b) doenças hematológicas, particularmente leucemias e linfomas; c) receptores de transplante de órgãos de pacientes chagásicos; e d) pacientes com doença de Chagas crônica submetidos a transplante de coração.

A doença manifesta-se de forma grave como encefalite e miocardite agudas em função da deficiência de imunidade celular, em pacientes com AIDS associado a baixos níveis de CD4.

Essa reativação tem como características:

- detecção do parasito no sangue ou fluido cefalorraquidiano (LCR) por exame direto ou por meio de tratamento com acridina orange;
- achados histopatológicos similares aos encontrados na doença de Chagas.

DIAGNÓSTICO

Diagnóstico clínico-epidemiológico

Paralelamente a suspeita clínico-epidemiológica de sinais e sintomas das diferentes formas clínicas, bem como dos antecedentes epidemiológicos, tem importância o leucograma com linfocitose e atipia na forma aguda, presença de pleocitose no liquor. Quanto aos exames complementares na forma cardíaca, o eletrocardiograma de repouso mostra as alterações de ritmo, condução e morfologia e a eletrocardiografia dinâmica é mais sensível para a detecção de alterações de ritmo. O estudo radiológico de tórax pode mostrar cardiomegalia e possível congestão pulmonar, e o ecocardiograma dá mais informações sobre o interior das câmaras cardíacas e aspectos funcionais das funções ventriculares e auriculares, bem como sobre a presença de áreas com hipomotilidade. O estudo radiológico do trato digestiv o complementa as informações sobre a morfologia e a função dos diversos órgãos e a endoscopia digestiva alta e colonoscopia/retossigmoidoscopia dão informações sobre a mucosa digestiva e outras possíveis alterações presentes.

É ainda fundamental para o diagnóstico da forma aguda um método parasitológico direto e para o diagnóstico da forma crônica uma técnica sorológica de elevada sensibilidade.

Diagnóstico parasitológico

Pesquisa direta do parasito no sangue periférico ou líquidos estéreis

Pesquisa direta do parasito no sangue periférico (creme leucocitário ou método de Strout) ou líquidos estéreis (liquor, pericárdio), com elevada sensibilidade na fase aguda e ausência de parasitos na fase crônica (Figura 30.4 e Tabela 30.1.) É o método de eleição para o diagnóstico da fase aguda incluindo a doença congênita.

A aplicação da técnica de QBC (*quantitative buffy coat*), inicialmente descrita na malária, mostrou ser altamente sensível na doença de Chagas aguda para identificação dos parasitos corados por acridina orange (Figura 30.4), sendo negativo na fase crônica.

A identificação de parasitos por gota espessa ou por coloração dos leucócitos em esfregaço (Giemsa – Figura 30.4) não é realizada com segurança por pessoas sem experiência pela presença de restos de elementos celulares e corantes que dão margem à confusão no exame direto.

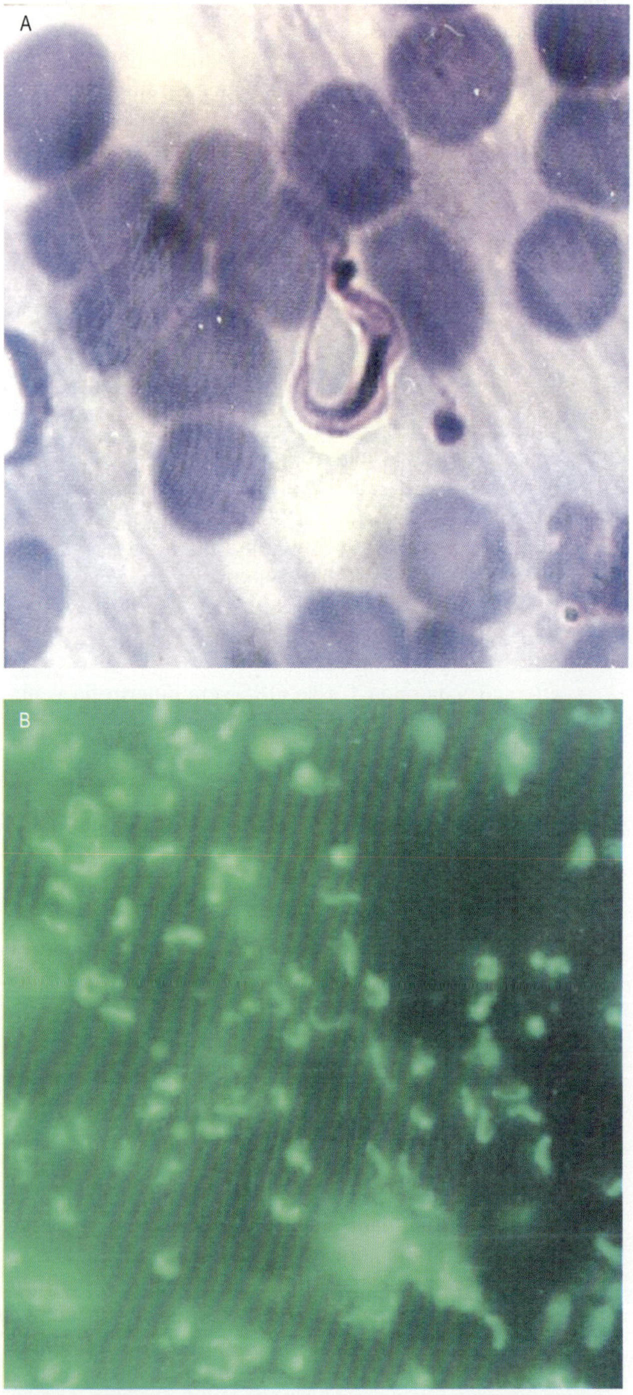

Figura 30.4 (A) Esfregaço de sangue periférico com *Trypanosoma cruzi* corado por Giemsa; (B). Formas tripomastigotas em sangue periférico por QBC (quantitative buffy coat). Cortesia do LIM Parasitologia.

Tabela 30.1 Diagnóstico de laboratório na Doença de Chagas segundo a forma clínica.

Forma Clínica	Aguda	Crônica
Parasitemia		
▮ Exame direto	++++	-----
▮ Exames indiretos (xeno, hemocultura)	+++	+ ou –
PCR	++++	++ ou –
Anticorpos Específicos (ELISA < IF*)		
▮ IgM	+++++	———
▮ IgG	+, após IgM	++++
▮ Imunoblot	anti-SAPA** +	anti-160 Kda +
Antígeno		
▮ Urina	+++	+ ou –

*IF = reação de imunofluorescência indireta.
**SAPA = *shed acute phase antigen.*
Imunoblot, PCR e antigenúria = não disponíveis na rotina.

Pesquisa indireta do parasito no sangue periférico

Xenodiagnóstico in vivo e *in vitro:* o *xenodiagnóstico in vivo*, também chamado de xenodiagnóstico natural, é realizado com 20 a 40 ninfas de terceiro estágio de *Triatoma infestans* ou de primeiro estágio de *Dipetalogaster maximus*, criadas em laboratório e deixadas em jejum antes de serem aplicadas, dentro de caixas, sobre a pele dos pacientes durante 30 minutos. No sangue ingerido, caso o parasito esteja presente, se multiplicará no interior do tubo digestivo do inseto e será eliminado pelos excretas que são observados por leitura microscópica aos 30, 60 e 90 dias, quer individualmente quer juntando-se as excreções do conjunto de ninfas. A leitura individual tem permitido observar a porcentagem de ninfas infectadas, variável particularmente útil na detecção da reativação da doença de Chagas em imunodeprimidos por ser mais elevada nesta condição em comparação à encontrada em pacientes crônicos.

Xenodiagnóstico in vitro ou artificial: realizado por meio da coleta de 10 mL de sangue do paciente em seringa heparinizada, oferecida através de uma membrana (Magipack) ao mesmo número de ninfas do xenodiagnóstico natural em ótimas condições para a alimentação, mantendo-se a temperatura do sangue coletado similar à do corpo humano. De acordo com nossos estudos, a sensibilidade alcançada com o exame artificial é levemente inferior ao natural, porém na literatura vários autores encontram resultados similares ou até superiores no exame artificial. A principal vantagem desse exame é evitar a exposição do paciente à picada e aos antígenos inoculados pelo inseto, não havendo riscos de reações adversas aos antígenos do vetores após exames sucessivos, além de soluções de continuidade facilitadoras de infecções em pacientes imunodeprimidos.

O exame do xenodiagnóstico é muito sensível na fase aguda (100%) e tem baixa sensibilidade na fase crônica (30% a 50%), porém em um caso individual de paciente com antecedentes pregressos epidemiológicos de doença de Chagas não permite excluir um caso agudo de um caso crônico. Por isso, na fase aguda, o exame parasitológico indicado é o exame direto, negativo na fase crônica.

Hemocultura: realizada com 10 a 30 mL de sangue em meio de LIT, no qual os parasitos crescem durante 30, 60, 90 e 120 dias, sendo a leitura realizada por microscopia em amostras do sangue nestes períodos.

Resultados de elevada sensibilidade na fase aguda e de 30% a 60% de positividade na forma crônica.

Diagnóstico molecular

PCR

Mais recentemente, as reações de PCR com iniciadores que amplificam o DNA do cinetoplasto ou DNA genômico têm sido usadas para o diagnóstico de doença de Chagas aguda e crônica, sendo a sensibilidade ótima na fase aguda e variável de 45% a 100% na forma crônica. A reação de amplificação da polimerase em cadeia tem como vantagem fornecer resultados mais rápidos que os exames indiretos, porém devem ser considerados os riscos inerentes à elevada sensibilidade de alguns oligonucleotídeos iniciadores, propiciando contaminação e, consequentemente, resultados falso-positivos. Pelas dificuldades inerentes a essa técnica, tais como necessidade de infraestrutura adequada e risco de contaminação, sua aplicação tem lugar particularmente no diagnóstico da doença congênita, de pacientes com provas sorológicas duvidosas e no controle de tratamento na forma crônica da doença.

Embora considerada mais precoce que o método direto de identificação do parasito tanto nos fluidos orgânicos como nos tecidos, deve-se salientar que a PCR tem grande valor no diagnóstico da infecção primária devendo ser utilizada com cautela isoladamente para o diagnóstico de reativação já que pacientes na forma crônica podem apresentar tal prova positiva. Tem-se recomendado a padronização do método quantitativo com estabelecimento de um Limiar de Reatividade para situações específicas visando diferenciar os diferentes graus de parasitemia.

Provas sorológicas

São provas de referência o imunoensaio (ELISA), a reação de imunofluorescência indireta e a hemaglutinação indireta, com elevadas positividades nas fases aguda e crônica.

A prova ELISA com antígeno de epimastigotas (extrato alcalino) tem sido empregada como padrão ouro. Na fase aguda, anticorpos IgM específicos aparecem mais precocemente que anticorpos IgG tanto por ELISA como por imunofluorescência indireta. Deve-se estar atento à presença do fator reumatoide com consequentes resultados falso-positivos à pesquisa de IgM, devendo ser absorvido antes de se processar a reação.

Na fase crônica, a pesquisa de anticorpos constitui o método de escolha para o diagnóstico.

Em função da possibilidade de reatividade cruzada com outros tripanossomatídeos, outras provas sorológicas com técnicas mais sensíveis (imunoblot com antígeno de secreção e excreção de formas tripomastigotas e reação de quimioluminescência com mucina de formas tripomastigotas) têm sido propostas na fase aguda, a prova de imunoblot permite a detecção de anticorpos IgM antifrações antigênicas de alto peso molecular (anti-SAPA, *shed acute phase antigen*), sendo útil, também, na forma crônica por detectar anticorpos IgG antifração de 160 Kda.

Pesquisa de antigenúria

Técnica descrita como alternativa para o diagnóstico da forma congênita na qual a pesquisa de anticorpos específicos não apresenta a sensibilidade desejável, havendo dificuldades para o processamento de técnicas parasitológicas indiretas em curto espaço de tempo. Tem-se observado a positividade de antígeno específico do parasito na urina em 60% dos casos crônicos e em mais de 90% dos casos agudos. Não é rotineiramente executada, sendo mais recentemente utilizada a PCR para diagnóstico da doença congênita.

Diagnóstico diferencial

Na fase aguda, o sinal de Romaña deve ser diferenciado das picadas do inseto. Na ausência de uma porta de entrada visível, outras síndromes mononucleose-símile ou outras causas de miocardite e de meningoencefalite devem ser excluídas.

O diagnóstico diferencial de cardiomiopatia crônica deve incluir doenças isquêmicas e hipertensivas, outras cardiomiopatias e derrame pericárdico. Em pacientes com infecção por vírus da imunodeficiência humana, o diagnóstico diferencial de meningoencefalite deve incluir neurotoxoplasmose, linfoma, tuberculose e micoses do sistema nervoso central.

Tratamento

O tratamento sintomático da insuficiência cardíaca deve ser realizado com sintomáticos, diuréticos, sendo por vezes indicados os cardiotônicos em doses baixas. Amiodarona e outros antiarrítmicos podem ser utilizados, porém nas formas graves de arritmia a resposta não é satisfatória.

Refluxo esofágico deve ser tratado com orientação sobre postura e dieta. Educação intestinal, dieta e supositórios podem ajudar o paciente com obstipação.

Tratamento cirúrgico

Técnicas não invasivas (dilatação do segmento inferior) ou ressecção cirúrgica são indicadas para correção do megaesôfago, particularmente em graus avançados. O tratamento cirúrgico do megacolo é indicado para as formas mais graves (casos avançados) e presença de volvo.

Tratamento específico

Tem indicação absoluta nas formas agudas, incluindo a doença congênita, e na reativação da parasitose. Também indicado na forma crônica precoce (infecção há menos de cinco anos ou em indivíduos menores de 10 a 14 anos) pela referência de resultados similares aos da fase aguda e menor incidência de eventos adversos que na forma crônica. Paralelamente, apesar de índices de cura com negativação de provas sorológicas clássicas em cerca de 20%-10% de casos, estudos clínicos não randomizados têm sugerido o valor da terapêutica no controle da evolução dos sintomas e sinais da cardiopatia chagásica não avançada na forma crônica. Está em andamento um estudo randomizado em pacientes com cardiopatia não avançada visando estabelecer o valor da terapêutica específica. O tratamento na forma crônica quando indicado pelo médico com consentimento do paciente sob controle médico, em função dos eventos adversos descritos a seguir que podem ocorrer em 30% a 70% dos casos. Considerado o papel do parasito na gênese das lesões da fase aguda e crônica, considera-se que a sua eliminação ou redução nos tecidos poderia ter algum valor na evolução da doença, mas não há estudos controlados a respeito. Por outro lado, é fundamental a pesquia de drogas menos tóxicas, que possam atuar com eficácia nos tecidos. É bem conhecida a ação supressiva das drogas descritas a seguir sobre o parasito circulante, sendo possível que a falta de uma maior ação tecidual explique a menor eficácia na forma crônica.

Nifurtimox: indicado na dose de 8 a 10 mg/kg de peso/dia para adultos e 15 mg/kg de peso/dia para crianças. Efeitos colaterais como náusea, anorexia, vômitos, perda de peso, insônia, polineuropatia, psicose, alergia cutânea e leucopenia são comuns.

Benznidazol: na dose de 5 a 7 mg/kg/dia em adultos e de 5 a 10 mg/kg/dia para crianças, ministrado em duas doses durante 60 dias, é a medicação mais utilizada no Brasil, com resultados superiores ao nifurtimox. Pode causar os seguintes efeitos colaterais: náusea, vômitos, exantema maculopapular ou purpúrico, eritema polimorfo, polineuropatia, agranulocitose.

A eficácia do nifurtimox foi confirmada na Argentina, no Chile e no sul do Brasil. O benznidazol foi eficaz na fase aguda no Brasil e em outros países, com 60% a 90% de cura em pacientes (65% no Brasil). Deve ser prescrito na reativação da doença de Chagas (7 a 10 mg/kg/dia) por mais de 60 dias. Não há estudos controlados para indicar que pacientes portadores de AIDS com encefalite ou miocardite aguda necessitem de manutenção com benznidazol; depois do tratamento inicial por 60 dias. Alguns autores recomendam a sua utilização até o aumento das clélulas CD4 para > 300/mm^3. Na doença crônica, a negativação das provas sorológicas ocorre em torno de 20% dos casos, não apresentando segurança quanto à cura em função da menor sensibilidade de técnicas parasitológicas. Uma das dificuldades reside na falta de critérios mais adequados para o controle da cura na fase crônica. As provas sorológicas permanecem positivas e o parasito pode não ser detectável antes do tratamento em função da baixa sensibilidade das provas parasitológicas.

A PCR, por sua elevada sensibilidade, pode ser uma opção no controle pós-terapêutico, se estiver positiva persistentemente antes do tratamento. Pacientes sob tratamento devem ter hemogramas completos repetidos a cada duas semanas. Se houver agranulocitose, ela pode ser revertida por descontinuidade imediata da droga.

Prognóstico

O prognóstico de um paciente com a forma aguda da doença depende da idade e da gravidade. A letalidade é alta na doença congênita, em pacientes imunodeprimidos, lactentes e idosos.

Quanto à doença crônica, cardiomegalia, insuficiência cardíaca e arritmias ventriculares e atriais graves indicam um mau prognóstico na forma cardíaca crônica. São indicadores de mau prognóstico: fração de ejeção de VE < 50%, extrassistolia ventricular polifocal, bloqueio AV total, padrões de fibrose, taquicardia ventricular paroxística. Nesta forma, o óbito pode advir da insuficiência cardíaca ou de acidentes tromboembólicos ou por morte súbita por taquiarritmia cardíaca, taquicardia ventricular paroxística com fibrilação ventricular ou por causa ainda não definida.

Na forma crônica digestiva, a morte pode decorrer de desnutrição grave ou broncoaspiração e complicações subsequentes nos pacientes com megaesôfago ou de obstrução intestinal aguda (volvo) ou complicações nos pacientes com megacolo.

Prevenção

O principal método de prevenção é o controle do vetor. Isso foi alcançado em algumas áreas através de dedetização periódica do interior das casas com inseticidas residuais tais como hexacloreto de benzeno (BHC) ou com o piretroide sintético menos tóxico (deltametrina ou cipermetrina).

Outras medidas de prevenção muito válidas são projetos de educação sanitária e manutenção da casa.

Medidas essenciais para prevenção da transmissão da doença por transfusão são:

- triagem sorológica de doadores de sangue usando no mínimo ensaios altamente sensíveis, incluindo a prova ELISA e/ou reação de imunofluorescência indireta. Tem-se recomendado no Brasil uma prova sorológica ELISA para triagem em Banco de Sangue, no caso de transplante de órgãos duas provas dão maior segurança à triagem do doador;
- tratamento do sangue para transfusão com violeta genciana (0,25 g/1.000 mL de sangue a 4 °C por 24 horas).
- Em caso de acidentes perfurocortantes com material biológico com parasitemia elevada, recomenda-se o uso de benzonidazol 5 a 7 mg/kg/dia por dez dias, dividido de 8/8 ou 12/12 horas. O tratamento por 30 dias também é indicado por ocasião de acidentes de laboratório com elevadas quantidades do parasito, após descrição de falha de profilaxia com o emprego de medicamento específico por dez dias.

REFERÊNCIAS BIBLIOGRÁFICAS

Akhavan D. Análise de custo-efetividade do programa de controle da doença de Chagas no Brasil. PNUD/FNS. 1996.

Almeida IC, Covas DT, Soussumi LM, Travassos LR. A highly sensitive and specific chemiluminescent enzyme-linked immunosorbent assay for diagnosis of active Trypanosoma cruzi infection. Transfusion 1997;37:850-7.

Borges-Pereira J, Junqueira AC, Santos LC, de Castro JA, Araújo IB & Coura JC. Xenodiagnóstico na doença de Chagas crônica: Sensibilidade de Panstrongylus megistus e Triatoma infestans. Rev Soc Bras Med Trop. 1996;29:341-47.

Britto C., Cardoso, MA, Vanni CM, Hasslocher-Moreno, A, Xavier SS, Oeleman W et al. Polymerase chain reaction detection of Trypa-nosoma cruzi in human blood samples as a tool for diagnosis and treatment evaluation. Parasitology. 1995;110:241-47.

Camargo ME & Takeda GKF. Diagnóstico de laboratório. In Brener Z. & Andrade Z. Trypanosoma cruzi e doença de Chagas. 1ª ed. Guanabara Koogan SA, Rio de Janeiro. 1979;165-98.

Chiari E, Dias JCP, Lana M, Chiari CA. Hemocultures for the parasitological diagnosis of human chronic Chagas' disease. Rev Soc Bras Med Trop. 1989;22:19-23.

Luz MP, Coutinho MG, Cançado JR, Krettli AU. Hemocultura: Técnica sensível na detecção de Trypanosoma cruzi em pacientes chagásicos na fase crônica da doença de Chagas. Rev Soc Bras Med. Trop. 1994;27:134-8.

Moraes-Souza H. Chagas infection transmission control: Situation of transfusional transfusion in Brazil and other countries of Latin America. Mem Inst. Oswaldo Cruz. 1999;94: supl.1; 419-23.

Moser DR, Kirchhoff LV, Donelson JE. Detection of Trypa-nosoma cruzi by DNA amplification using the polimerase chain reaction. J Clin Microbiol. 1989;27:1.477-82.

Pinto Dias JC. Epidemiologia in Trypanosoma cruzi e doença de Chagas. Brener Z, Andrade ZA, Barral-Neto M. 2a ed. Guanabara Koogan. 2000; 48-74.

Portela Lindoso AA, Shikanai-Yasuda MA. Chronic Chagas disease: from xenodiagnosis and hemoculture to polymerase chain reaction. Rev Saúde Pública. 2002;37:107-115.

Russomando G, Figueredo A, Almiron M, Sakamoto M, Morita K. Polimerase chain reaction-based detection of Trypanosoma cruzi DNA in serum. J Clin Microbiol. 1992;302:864-8.

Santos AH, Silva IG, Rassi A. Estudo comparativo entre o xenodiagnóstico natural e artificial, em chagásicos crônicos. Rev Soc Bras Med Trop. 1995;28:367-73.

Sartori AMC, Eluf Neto J, Nunes EV, Braz LMA, Caiaffa-Filho H, Oliveira OC et al. Trypanosoma cruzi parasitemia in chronic Chagas disease: comparison between human immunodeficiency vírus (HIV)-positive and HIV-negative patients. J Infect Dis. 2002;19:872-875.

Silveira AC & Vinhaes MC. Elimination of vector-borne trans-mission on Chagas disease. Mem Inst. Oswaldo Cruz. 1999;94: supl. 1;405-11.

Umezawa ES, Shikanai-Yasuda MA, Stolf AM. Changes in isotype composition and antigen recognition of anti-Trypa-nosoma cruzi antibodies from acute to chronic Chagas disease. J Clin Lab Analysis. 1996;10:407-13.

Wincker P. et al. PCR-based diagnosis for Chagas' Disease in Bolivia children living in an active transmission area: Com-parison with conventional serological and parasitological diag-nosis. Parasitology. 1996;114:367-73.

31

Filariose Bancroftiana

Gerusa Dreyer ▪ Joaquim Norões ▪ José Figueredo-Silva

INTRODUÇÃO

O entendimento da patogenia da filariose bancroftiana mudou consideravelmente ao longo dos últimos 10 anos, trazendo como consequência novas possibilidades de melhora para os portadores das formas crônicas dessa infecção. O reconhecimento de ser a filariose bancroftiana uma doença multifatorial e o seu substrato anatomopatológico uma linfangiectasia não obstrutiva permitiu que os profissionais de saúde chegassem mais perto do paciente, com esperanças concretas de que a evolução para as formas crônicas desfigurantes pudesse ser adiada e até mesmo prevenida. A intenção do presente capítulo é trazer, de uma forma prática, as condutas utilizadas na rotina diagnóstica e de tratamento dos pacientes referidos ao pediatra, clínico geral, infectologista, dermatologista, angiologista e urologista, apresentando as diversas formas clínicas direta ou indiretamente relacionadas, à infecção filarial presente ou passada. Sempre que for pertinente, os métodos de investigação da infecção ou da doença serão ressaltados, assim como as condutas clínicas, de modo a conduzir o paciente de forma mais eficaz, contribuindo para a melhoria de sua qualidade de vida, em um menor espaço de tempo. O embasamento para a confecção do presente capítulo foi obtido de estudos nos quais, diferentes aspectos da doença foram abordados, incluindo a ultrassonografia no armamentário diagnóstico e propedêutico da infecção e da doença, materiais didáticos de autoajuda para o paciente, manuais para os profissionais de saúde e vídeos educativos. Assim, para um maior aprofundamento sobre as bases da classificação das formas clínicas e seus mecanismos aqui citados, deve-se buscá-los na lista de leitura recomendada no final do capítulo.

GENERALIDADES

A filariose bancroftiana, doença exclusiva do homem, também conhecida por elefantíase (Figura 31.1), é causada por um nematódeo intravascular, a *Wuchereria bancrofti,* que é transmitido por um mosquito que, na maioria das regiões do mundo, é o *Culex quinquefasciatus,* conhecido nas áreas endêmicas do Brasil como muriçoca e carapanã.

A bancroftose afeta pelo menos cerca de 100 milhões de pessoas, distribuídas em 80 países emdiferentes continentes. A doença de Bancroft, por meio das suas sequelas crônicas, é um duro encargo social e econômico inerente aos trópicos e subtrópicos da Ásia, da África, do Pacífico Ocidental e de certas regiões das Américas. Embora a distribuição da doença seja global, ela não é uniforme, e aproximadamente um terço dos indivíduos infectados, reside na Índia, outro terço na África e o menor número restante se encontram, predominantemente, na região ocidental do Pacífico e no sudeste da Ásia. As Américas representam apenas 0,3% da prevalência global, tendo o Haiti com o maior número de casos, seguido da República Dominicana e, em terceiro lugar, o Brasil, com focos de transmissão ativa no Grande Recife, em Pernambuco, e na cidade de Maceió, em Alagoas. O Belém do Pará, que na década de 1960 era a área de maior prevalência no Brasil, hoje é considerado um foco sob controle, onde a transmissão foi interrompida.

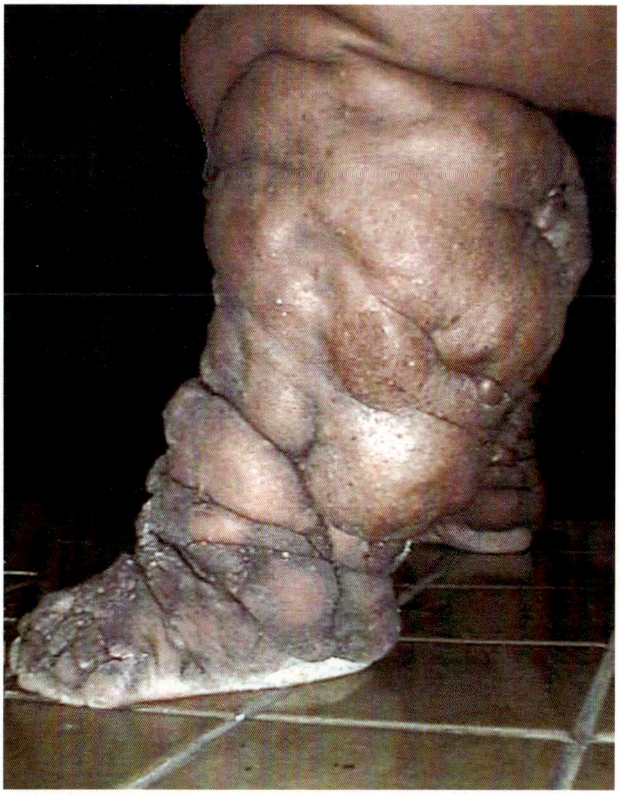

Figura 31.1 Elefantíase em membros inferiores em paciente do sexo feminino vivendo em área endêmica de filariose bancroftiana.

O desenvolvimento de metodologias de diagnóstico individual e de tratamento em massa tem proporcionado novos horizontes, no sentido de eliminar globalmente a *W. bancrofti*. Em 1993, a Força Tarefa para Erradicação de Doenças, elegeu a filariose linfática como uma das seis doenças potencialmente elimináveis. Em maio de 1997, a Assembleia Mundial de Saúde consolidou essa resolução, anunciando a eliminação global da filariose como um problema de saúde pública. Em julho de 1997, em Townsville, Queensland, Austrália, representantes da OMS, de seus centros colaboradores, ministérios de saúde, organizações não governamentais, academias científicas e indústrias estabeleceram que o controle da filariose fosse baseado em dois grandes pilares: a interrupção da transmissão e o controle da morbidade, cujas bases científicas para a nova metodologia do tratamento nos seus diversos níveis, foram revistas recentemente por Dreyer & Dreyer.

As manifestações clínicas da filariose podem ser derivadas tanto dos vermes adultos quanto das microfilárias. Enquanto os vermes adultos causam lesão, primariamente, no vaso linfático, as microfilárias são imputadas como responsáveis pela produção de manifestações extralinfáticas. Na dependência do sexo e da idade dos indivíduos infectados, os parasitos adultos têm sítios de localizações diferentes. Assim, na pré-puberdade, o local de predileção são os linfonodos mais periféricos. Nessa idade, os vermes adultos podem ser encontrados em qualquer cadeia de drenagem, desde a submandibular, as axilares e até as cadeias inguinais. Assim, em área endêmica nesse grupo etário, é importante colocar a filariose como diagnóstico diferencial de adenopatia isolada, recorrente ou não. Já na população adulta, masculina e feminina, esse estágio do parasito pode, apenas eventualmente, ser encontrado em linfonodos. Nos indivíduos do sexo feminino, em idade pós-púbere, a localização mais frequente dos vermes adultos é em linfáticos periféricos que drenam os linfonodos crurais, inguinais, epitrocleanos e mamários, não parecendo haver predileção desses sítios entre si. Nos indivíduos do sexo masculino em idade adulta, a grande maioria dos parasitos se localiza em linfáticos que drenam o conteúdo escrotal, promovendo o aparecimento de linfangiectasias clínicas ou apenas subclínicas. Tanto os vermes *per se*, como as complicações decorrentes da dilatação dos linfáticos intraescrotais podem determinar o acúmulo de líquido na cavidade serosa, dando lugar à forma clínica mais comum da bancroftose, a hidrocele testicular. Nos adultos, existe outra forma clínica crônica, a quilúria, comum aos dois sexos. O aspecto leitoso da urina é dado pelo rico conteúdo linfático de quilomícrons, resultantes da absorção de gordura intestinal, e pelo consequente refluxo para os vasos que drenam e se rompem para dentro do sistema excretor do aparelho urinário.

Assim, a localização do vaso linfático dilatado, fistulado ou íntegro, influencia no tipo de forma clínica que o paciente poderá desenvolver. Quando o vaso linfático em questão drena a pele, o paciente está sob o risco de desenvolver linfedema, pela possibilidade de estar mais suscetível a infecções bacterianas secundárias causadas pela disfunção linfática produzida pela linfangiectasia. Por outro lado, quando a linfangiectasia compromete linfáticos de drenagem de segmentos internos do corpo, onde normalmente não existem bactérias, como ocorre com o conteúdo escrotal e com o trato urinário, a ruptura do vaso determina o aparecimento de sídromes de fistulização como a quilúria e a quilocele, já citadas anteriormente. Diferentemente das manifestações crônicas descritas, a linfangite e a adenite filarial aguda sucedem, imediatamente, a morte da filária adulta. Os detalhes desses processos estão descritos no item de tratamento antifilarial.

Recentemente foi definido que, na grande maioria dos pacientes encontrados em área endêmica, o que predispõe ao linfedema crônico e à sua evolução para a elefantíase é a recorrência dos episódios infecciosos agudos da pele causados por bactérias (Figura 31.2) e não a reação inflamatória decorrente da morte da filária adulta, por ação de droga antifilarial ou por indução de reações imunológicas. Ao que tudo indica a presença de lesões interdigitais (Figura 31.3) que agem como porta de entrada, parece determinar uma maior predisposição a infecções bacterianas. Vale salientar, novamente, que a linfangiectasia – determinada pela *W. bancrofti* – isoladamente não leva ao edema crônico. Para que este ocorra, é necessária a presença de cofatores que, somados ao dano linfático induzido pelo parasito, estabelecem em conjunto as condições que levam à progressão do linfedema e, consequentemente, à sua cronicidade. Compreendendo o processo dessa maneira, fica fácil entender que as medidas gerais que visam a evitar os episódios agudos bacterianos, passam a ser a primeira linha na conduta clínica referida para esses pacientes.

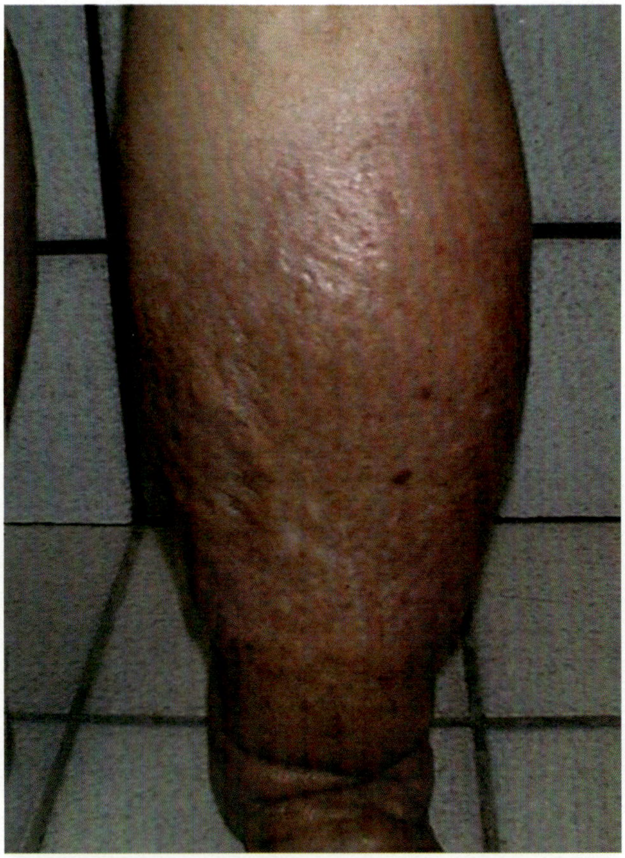

Figura 31.2 Episódio bacteriano agudo em membro inferior de paciente portadora de linfedema vivendo em área endêmica de filariose bancroftiana. Os episódios agudos são muito dolorosos e muitas vezes incapacitam temporariamente os pacientes.

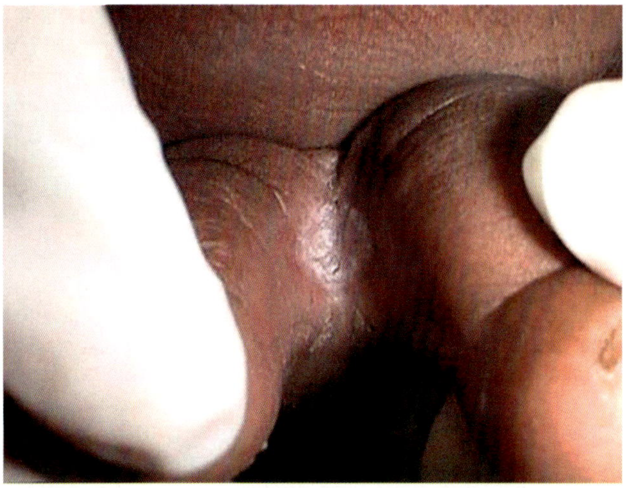

Figura 31.3 Membro inferior direito mostrando lesão interdigital. Essa lesão é considerada a principal porta de entrada para bactérias, com o consequente desencadeamento de episódio de dermatolinfoangioadenite.

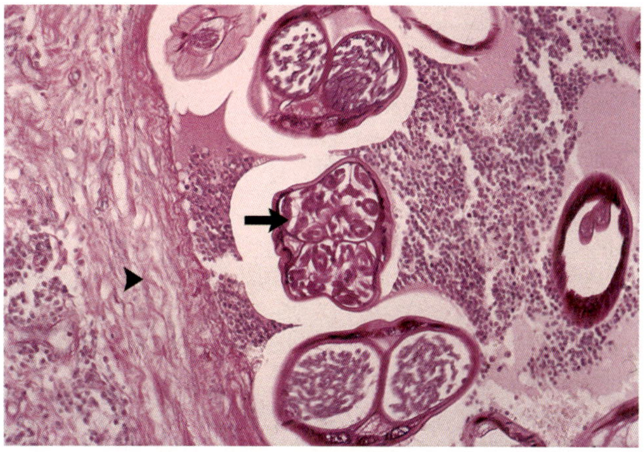

Figura 31.4 Linfático eferente de linfonodo inguinal. Notar a linfangiectasia e cortes transversais de vermes adultos íntegros; microfilárias intrauterinas são facilmente identificadas (seta). A parede do linfático (cabeça de seta) não mostra atividade inflamatória. Linfócitos, constituintes normais da linfa, parecem mais numerosos no lúmen, provavelmente por um aumento de tráfico através do linfonodo adjacente. PAS, 100x.

DIAGNÓSTICO PARASITOLÓGICO

Pesquisa de microfilária circulante

O diagnóstico parasitológico clássico é feito pela pesquisa da microfilária (Mf) em sangue periférico. A forma mais difundida é a gota-espessa, mensurada ou não, preferida para inquéritos hemoscópicos e para a triagem individual, especialmente para o indivíduo adulto, jovem do sexo masculino. Tem boa sensibilidade em casos de elevada parasitemia, mas essa é menor quando os níveis de microfilaremia se encontram abaixo de 30 Mf/mL de sangue. Já as técnicas que pesquisam a presença da microfilária em volumes maiores de sangue venoso periférico, corrigem essa falha na sensibilidade demonstrada na gota-espessa. A técnica de filtração de sangue em membrana de policarbonato é usada na rotina dos centros de pesquisa e é considerada o teste ouro para a identificação e a quantificação da microfilaremia. Qualquer que seja a metodologia empregada, a pesquisa ou a avaliação da densidade de microfilaremia, deve ocorrer obedecendo o critério da periodicidade do aparecimento do embrião em sangue periférico. No caso das áreas endêmicas no Brasil, as Mf são de periodicidade noturna, sendo o horário de pico entre 23:00 e 01:00h da manhã.

Pesquisa de Vermes Adultos

Vermes adultos degenerados, calcificados ou aparentemente intactos são facilmente identificáveis em material de biópsia. Enquanto vivos, os parasitos induzem linfangienctasia sem inflamação do vaso linfático (Figura 31.4). A morte parasitária – natural ou induzida pelo tratamento antifilarial – desencadeia um processo inflamatório com formação de nódulos ao longo dos tratos linfáticos, os assim chamados, granulomas filariais. Histologicamente, os vermes adultos mostram diferentes estágios de desintegração e são envolvidos por reação inflamatória granulomatosa (Figura 31.5), cuja evolução tende para a reabsorção dos restos parasitários, com redução e fibrose do granuloma, ocorrendo remodelagem vascular. O exame citológico de material obtido por punção aspirativa por agulha fina, também pode ser utilizado. Microfilárias e/ou vermes adultos têm sido detectados em material colhido de linfonodos e mama, ou de outras localizações.

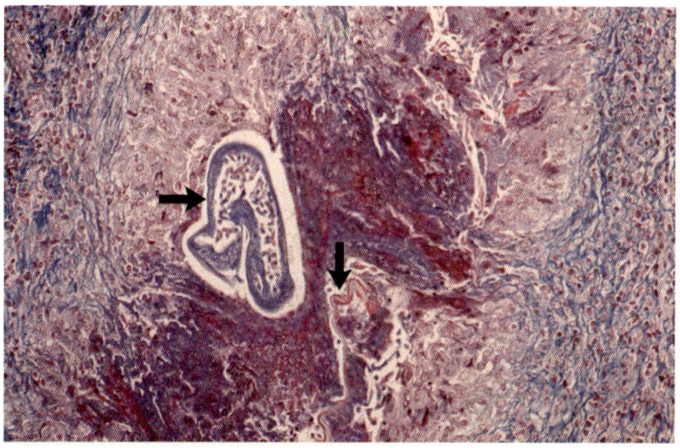

Figura 31.5 Verme adulto em diferentes estágios de desintegração (setas), envolvido por reação inflamatória granulomatosa composta por macrófagos, linfócitos e, em geral, grande número de eosinófilos. Tricrômico de Masson, 100x.

Normalmente, a adenectomia como método de diagnóstico de doença filarial, não deve constituir uma rotina para a pesquisa do parasito, apesar de ter espaço no diagnóstico diferencial em relação a outras adenopatias de prognóstico mais reservado. Por outro lado, a persistência da suspeita de filariose, a falta e a necessidade da sua comprovação clínico-laboratorial, levam à indicação da biópsia de nódulos em vasos linfáticos encontrados no exame físico, quando localizados no conteúdo escrotal.

Recentemente, a ultrassonografia mostrou-se eficaz na identificação e na localização desses vermes em segmentos de vasos linfáticos dilatados da região escrotal. Por meiodo ultrassom, com sonda de 7,5 MHz, pode-se detectar os parasitos (Figura 31.6), graças aos seus movimentos ativos e

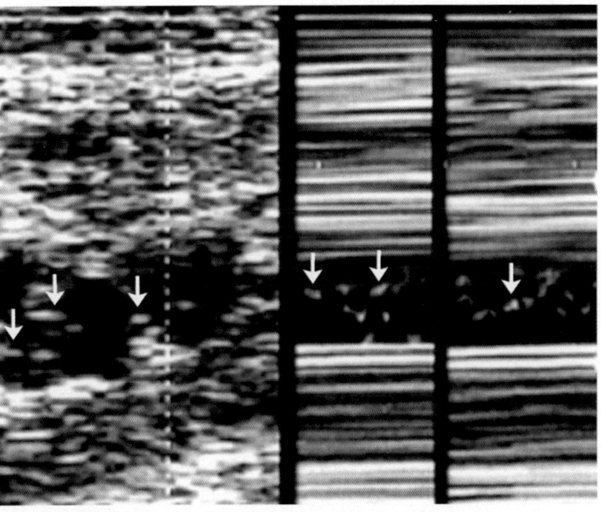

Figura 31.6 Ultrassonografia do conteúdo escrotal com sonda de 7,5 MHz. Em modo B (à esquerda), visualiza-se linfangiectasia com o Sinal da Dança da Filaria (SDF) (setas). À direita, em modo M, o registro gráfico do SDF (setas).

contínuos, denominados "sinal da dança da filaria (SDF)". O SDF pode ser visto com sonda de 7,5 MHz ou de maior resolução, quando o calibre do vaso linfático é superior a 1 mm de diâmetro. Em vasos de diâmetros maiores, as filárias adultas podem ser identificadas até com sonda de 3,5 MHz. A ultrassonografia mostrou-se útil também, na visualização desse estágio do parasito em outras localizações, como nos linfáticos superficiais da mama feminina, dos membros superiores e inferiores e em linfonodos.

Até o momento, dois anticorpos monoclonais (AcMo) foram obtidos e são usados nos testes do "Og4C3" (com a técnica de ELISA) e do "ICT card" (com a técnica imunocromatográfica em cartão). Os AcMo reconhecem produtos excretórios e secretórios de vermes adultos de *W. bancrofti*, devendo-se, *a priori,* interpretar o teste positivo como resultado da presença da filária adulta, independentemente da presença ou ausência de microfilaremia. Esses dois testes podem ser feitos durante o dia. Têm boa sensibilidade, permitindo a identificação de todos os pacientes infectados que apresentem densidade de microfilária a partir de 1 até 5 Mf/mL de sangue, da maioria dos pacientes portadores de densidades ultrabaixas e de, pelo menos, 50% dos amicrofilarêmicos portadores de vermes adultos. Apesar de serem importados, esses testes já estão disponíveis comercialmente. Pela simplicidade, o teste do ICT parece bastante promissor para ser utilizado em larga escala nas áreas endêmicas. No entanto, estudos complementares sobre a especificidade dos testes devem ser encorajados, principalmente por haver relatados da existência de reação cruzada com a dracunculíase. Recentemente, a sensibilidade do ICT card foi avaliada variando de 52% a 100%, quando os pacientes foram agrupados por diferentes critérios como idade, sexo, presença/ausência de vermes adultos detectados pela ultrassonografia, microfilaremia positiva/negativa e densidade de micro filárias circulantes.

Também, várias técnicas de PCR (*polymerase chain reaction*) têm possibilitado a detecção espécie-específica do DNA de *Brugia* e de *Wuchereria*. A sensibilidade dos testes aumentou com a utilização de sondas direcionadas às sequências repetitivas de DNA, tal como *repeat* SspI, ou à sequência completa AccI. No entanto, um estudo comparativo entre as técnicas de PCR, Og4C3 ELISA e ultrassonografia, revelou que a PCR foi incapaz de detectar DNA em pacientes amicrofilarêmicos antígeno positivo e em amicrofilarêmicos, mas portadores de vermes adultos.

TRATAMENTO ANTIFILARIAL

O tratamento antifilarial está indicado em todos os indivíduos com evidências de infecção ativa (vermes adultos e/ou microfilárias), independentemente de apresentarem ou não qualquer manifestação clínica relacionada, direta ou indiretamente, à bancroftose. Duas drogas estão registradas para o uso em filariose linfática: a dietilcarbamazina (DEC)*, com efeitos micro e macrofilaricida, e a ivermectina (IV)**, com um efeito somente microfilaricida. No entanto, pela sua potente ação sobre as microfilárias, a ivermectina é a droga mais promissora para a interrupção da transmissão nos programas de tratamento em massa. Para o tratamento individual da bancroftose nas áreas onde não existe a coinfecção pela *Onchocerca volvulus* ou pela *Loa loa*, a droga de escolha é a dietilcarbamazina, pois a maioria das formas clínicas está relacionada ao verme adulto. Infelizmente, o seu poder adulticida está longe do ideal, uma vez que, pelo que se estima, cerca de 50 a 60% dos vermes adultos são refratários ao tratamento. Esse aspecto pode ser observado diretamente por meio do uso da ultrassonografia como forma de monitorização do tratamento de pacientes comprovadamente com vermes adultos. Dessa forma, foi possível definir a existência de ninhos de vermes com subpopulações sensíveis e outras que não respondiam ao tratamento com a DEC. Isso acontece mesmo quando se administram doses tão altas da droga quanto 12 mg/kg de peso corporal, por um período de até 30 dias. Até o momento, não se tem uma explicação exata para esse mecanismo de falha. Assim, a cura parasitológica de um determinado indivíduo está na dependência da sensibilidade dos vermes à droga e, desse modo, não é possível antever a resposta terapêutica. O esquema clássico, recomendado pela Organização Mundial de Saúde para o tratamento individual de portadores de microfilaremia é o de 6 mg/kg de peso por 12 dias. Essa conduta foi preconizada quando não se sabia ainda que a dose única de 6 mg/kg tem o mesmo efeito macrofilaricida que o tratamento por 12 dias. Assim sendo, o efeito adulticida da DEC é dose-independente, a partir de 6 mg/kg de peso corporal, em uma única tomada. Portanto, se o tratamento individual objetiva a morte do verme adulto, ele poderá ser feito em dose única. Já o efeito microfilaricida em curto prazo da DEC é dose-dependente, mas, após um ano, o resultado, utilizando-se dose única, é equivalente ao do tratamento por um período de 12 dias. Se o tratamento individual visa ao efeito microfilaricida (forma clínica extralinfática), doses maiores podem ser usadas.

Os efeitos colaterais do tratamento antifilarial, isto é, aqueles que não se relacionam com a morte do parasito são dose-dependentes. Eles inexistem com a ivermectina e são leves e transitórios quando se usa a DEC. Esses efeitos se caracterizam por sonolência, náusea e mal-estar gástrico que, geralmente, desaparecem após o terceiro dia da administração da droga, mesmo sem redução da dose, quando o tratamento de 12 ou 30 dias é recomendado.

As reações adversas sistêmicas são microfilária-dependentes e semelhantes para as duas drogas, caracterizando-se principalmente por hematúria transitória, geralmente microscópica, e febre, podendo ainda existir cefaléea e mialgia. Tais reações podem ocorrer precocemente em cinco horas, desaparecendo em torno de 48 horas após o início do tratamento. Não há como predizer se um determinado indivíduo irá ou não apresentar reações adversas sistêmicas, no entanto, uma vez presentes essas reações serão tanto mais severa quanto mais elevada for a microfilaremia, podendo ocorrer reação adversa sistêmica com parasitemia a partir de 250 a 300/mL. Em alguns poucos casos, pode haver necessidade do uso de antitérmicos e analgésicos. Não há indicação para o emprego de corticosteroides com a finalidade de minimizar ou abolir tais reações.

As reações adversas localizadas estão associadas à morte dos vermes adultos e clinicamente apresentam-se como linfangite e adenite, dependendo de onde o verme adulto estar localizado, no vaso linfático ou no linfonodo, respectivamente. Tais reações podem ocorrer após o uso da DEC, mas não são observadas com a ivermectina quando essa droga é administrada isoladamente. O processo inflamatório conhecido como linfangite ou adenite filarial aguda (LFA) é exatamente o mesmo, independentemente de a morte do parasito ser induzida por droga ou não.

É importante fazer uma ressalva para a destoante severidade da linfangite filarial aguda observada em algumas mulheres grávidas. Além de sentirem dor intensa localizada, elas podem evoluir com quadro clínico sistêmico semelhante ao de uma infecção bacteriana, incluindo febre alta, calafrios, náusea e até vômitos, nos casos mais severos. Nessas situações, o tratamento sintomático permitido para gestantes é somado ao repouso e ao uso de compressas frias no local. Mesmo intenso esse processo agudo não deixa sequelas crônicas.

Apesar de não existirem relatos na literatura de teratogênese em seres humanos relacionada com a DEC, ela não é recomendada para uso em mulheres grávidas e no primeiro mês de lactação. Em crianças, pode ser usada em qualquer faixa etária, não existindo limite de idade para a sua utilização. É importante lembrar, contudo, a possibilidade do aparecimento de reações adversas sistêmicas nos microfilarêmicos idosos com outras doenças associadas, como cardiopatias e pneumopatias. Esses casos merecem um acompanhamento cuidadoso, principalmente nas primeiras 48 horas do tratamento.

No Brasil, a DEC não está disponível comercialmente, mas é encontrada nos postos de saúde da rede pública e na própria Fundação Nacional de Saúde das áreas endêmicas. Para que o paciente possa dispor da medicação, o médico assistente deve fazer uma prescrição com uma justificativa da indicação do tratamento.

FORMAS CLÍNICAS, CONDUTAS DIAGNÓSTICAS E TERAPÊUTICAS

Indivíduos assintomáticos infectados

Todo indivíduo que vive em área endêmica de filariose, ao procurar o médico assistente, deve ser orientado para fazer a pesquisa de microfilária em sangue periférico por gota-espessa nos postos de saúde da rede pública, a cada seis meses. O exame deve ser estendido aos familiares. Os indivíduos com informações epidemiológicas relevantes e que apresentarem gota-espessa negativa devem ser submetidos à pesquisa de antígeno circulante, se o teste estiver disponível. Também nos indivíduos adultos do sexo masculino, independentemente da pesquisa parasitológica, existe indicação para a realização da ultrassonografia escrotal, para a pesquisa do SDF. Caso o SDF seja identificado e o indivíduo levado ao tratamento com a DEC, a ultrassonografia, associada ao exame físico, será útil na monitorização do efeito macrofilaricida da droga. O SDF pode menos frequentemente, ser encontrado na mama feminina e nos linfáticos periféricos de mulheres e crianças. A ultrassonografia também pode ser indicada para se investigarem essas populações. Nos casos de pesquisa de microfilárias negativa em gota-espessa, quando for importante continuar com a investigação e não se dispuser da pesquisa de antígeno e da ultrassonografia, deve-se solicitar a pesquisa de microfilárias em volumes maiores de sangue, pela técnica de concentração de Knott. O volume de sangue pesquisado varia de 1 a 15 mL, a critério do médico assistente ou da rotina do laboratório.

Mesmo que a investigação parasitológica para a filariose dos familiares (ou dos que habitam a mesma residência) do indivíduo infectado seja negativa, deixa-se a sugestão para o tratamento dos familiares de 6 mg/kg em dose única, semelhante ao que ocorreria nos programas em massa. Isso permitiria que indivíduos não identificados na rotina diagnóstica, mas infectados recebessem o tratamento antifilarial.

Doença linfática: verme adulto dependente

Adenopatia/adenite filarial

A adenopatia filarial é uma ocorrência praticamente restrita à faixa etária pediátrica. No entanto, deve-se enfatizar que, dependendo da época do(s) primeiro(s) contato(s) com o parasito, a linfadenopatia pode ocorrer em qualquer idade, como nos mostram as observações fornecidas por meio do que ocorre com os imigrantes adultos e mesmo na população endêmica adulta, embora em uma percentagem muito pequena. À medida que o indivíduo envelhece, o parasito parece "evitar" o linfonodo como seu *habitat* permanente. A explicação para esse processo ainda não é conhecida. O parênquima propriamente dito dos linfonodos, não parece ser um *habitat* usual ou permanente dos parasitas adultos vivos que são encontrados nos linfáticos aferentes ou eferentes. A adenopatia, nessas circunstâncias, é de caráter hiperplásico. Vermes mortos, no entanto, podem ficar retidos nos linfonodos, onde desencadeiam uma verdadeira linfadenite granulomatosa em tudo semelhante ao processo inflamatório descrito nos vasos linfáticos.

Enquanto o parasito está vivo, existe a adenopatia – geralmente isolada – de consistência elástica e não aderente aos planos mais profundos. Na grande maioria dos pacientes, a adenopatia crônica é praticamente indolor à palpação. Pode regredir de forma silenciosa e nunca provoca edema crônico distal ipsilateral. Não existem sinais ou sintomas sistêmicos ou eosinofilia periférica induzida pelos vermes adultos vivos ou pelas microfilárias circulantes. Caso o paciente apresente eosinofilia, devem-se investigar outras causas, como, por exemplo, as parasitoses intestinais. A ultrassonografia tem um papel fundamental na investigação do linfonodo. A identificação do verme adulto vivo pelo

SDF, ou de estruturas tubulares ou císticas sem fluxo no seu interior, representando linfangiectasia intranodal, ou mesmo subcapsular, coloca a filariose como a primeira hipótese diagnóstica. O tratamento antifilarial está indicado, e a adenectomia proscrita. Caso o diagnóstico de filariose não seja definitivo ou altamente sugestivo pelos achados ultrassonográficos e exista a necessidade de se descartar outras doenças, como tuberculose, tumor, fica a critério do médico assistente a realização da biópsia do linfonodo.

A adenite filarial pode ocorrer em duas circunstâncias: após o tratamento com a DEC ou devido à morte espontânea do parasito no interior do linfonodo, já descrito com mais detalhes no item de tratamento antifilarial. Está indicado também o uso da ultrassonografia, porém seriada, com intervalos de uma semana a um, dois e três meses após o episódio agudo. Isso é necessário para se ter a certeza de que todos os parasitos morreram. Caso se continue visualizando o SDF nos pacientes que tiveram a morte espontânea do verme, o tratamento com a DEC está indicado, após resolução completa do quadro inflamatório. Se o verme for sensível à DEC, um novo episódio de adenite filarial deve ocorrer. Os pacientes não apresentam sintomatologia sistêmica durante a fase aguda, induzida pela morte do parasito adulto. Quando sintomáticos, referem dor local leve, geralmente não dificultando a marcha, quando a reação granulomatosa é localizada em membros inferiores. Pode haver hiperemia local. O edema agudo ipsilateral é raríssimo. Se necessário, compressas frias no local e repouso devem ser usados. O uso de anti-inflamatório ou de antibiótico não está indicado. Não há ocorrência de edema crônico ipsilateral seguindo-se à morte de vermes adultos em linfonodos.

Linfangiectasia/linfangite filarial

Por meio da avaliação ultrassonográfica, a linfangiectasia é encontrada na maioria dos infectados. O local mais frequente de visualização das varizes linfáticas é a região escrotal, em particular os linfáticos de drenagem dos testículos, fazendo-se, portanto, necessário diferenciá-las de varicocele. Mesmo sem o auxílio do Doppler, essa diferenciação pode ser feita por meio da ultrassonografia, sendo comum se detectar o SDF no interior dos vasos dilatados. Na maioria das vezes, essas dilatações não são percebidas ao exame físico. São denominadas assim, de linfangiectasias subclínicas e têm calibre geralmente inferior a 6 mm de diâmetro (Joaquim Norões, comunicação pessoal). Algumas vezes, elas podem ser mais calibrosas, com diâmetros superiores a esse valor, passando a ser palpáveis ou, mais raramente, visualizadas à inspeção, sendo denominadas de linfangiectasias clínicas. Apesar de difícil, a diferenciação entre esta última condição e a varicocele pode ser feita por meio da palpação do conteúdo escrotal. Em mulheres e crianças, não se tem detectado linfangiectasia clínica. A razão para isso é desconhecida; não se sabe se, nessas populações, a resposta do vaso linfático ao estímulo da dilatação é menor, se é menor a vida média dos parasitos, ou mesmo se, por questões anatômicas, as condições para que ocorram ou se visualizem as dilatações de grande calibre são desfavoráveis.

A morte do parasito adulto no interior do vaso linfático causa a linfangite filarial, que é de fácil diagnóstico quando ocorre em vasos linfáticos periféricos dos membros superiores e inferiores. Nesse caso, ela é sempre retrógrada a partir do local onde o nódulo se formou. Acompanhando a linfangite, pode ocorrer adenite satélite, situação diferente da adenite filarial. Ao contrário da adenite filarial, a linfangite pode determinar o aparecimento de edema agudo distal ipsilateral, quando o volume do granuloma é suficiente para ocluir a luz de um importante vaso linfático de drenagem. Essa, no entanto, não é uma situação frequentemente vista, porque, na maioria das vezes, a linfangiectasia já existe e, por isso, o nódulo não chega a ocluir toda a luz do vaso linfático dilatado. Quando ocorre, o edema agudo é leve e transitório, desaparecendo à medida que o granuloma vai sendo reabsorvido. Os casos mais demorados podem chegar a, no máximo, 6 meses de duração.

Em caso da ocorrência do granuloma filarial em vasos linfáticos de drenagem intraescrotal, o nódulo pode ser detectado por meio da palpação cuidadosa do conteúdo escrotal. A ultrassonografia, por sua vez, não identifica facilmente esses granulomas, dada a semelhança da ecogenicidade do nódulo com a das estruturas circunvizinhas, principalmente no início do quadro. A linfangite filarial aguda pode não determinar sintomas ou apenas causar dor que, geralmente, é de pequena intensidade no local ou nas proximidades de onde ocorreu a morte dos vermes. Além da dor, pode haver um leve aumento de volume no conteúdo escrotal, consequência que se deve tanto à formação do granuloma filarial quanto ao aparecimento de hidrocele aguda. A reação granulomatosa é circunscrita ao local do nódulo e, por ser um processo localizado, não determina, verdadeiramente, um quadro de funiculite, epididimite ou orquite. O que leva autores a fazerem citações como essa é, talvez, o fato de a dor, quando presente, ser referida pelos pacientes como sendo de localização intraescrotal e, ao exame físico, se identificar uma massa, fruto de uma reação inflamatória aderente a uma dessas estruturas. Só raramente pode haver hiperemia de parede da bolsa escrotal, enquanto o edema nunca é visto. Deve ser ressaltado que, em áreas endêmicas, o desenvolvimento de nódulos intraescrotais deve, *a priori*, ser considerado um indicativo de infecção filarial.

À semelhança do que ocorre em relação à adenite filarial, esses pacientes devem-se submeter à ultrassonografia seriada e, naqueles casos em que se encontram vermes adultos sem tratamento prévio, deve-se prescrever a DEC, após a resolução do processo agudo. O uso de analgésicos é necessário, apenas ocasionalmente, e os anti-inflamatórios não devem ser prescritos. Recomendam-se apenas repouso relativo e a aplicação de compressas frias na região escrotal, se necessários. Quando o granuloma causa obstrução de um tronco importante de drenagem linfática da túnica vaginal parietal, pode haver a formação de hidrocele aguda, que reverte espontaneamente, na maioria dos casos (cerca de 80%), em até 7 meses, a partir da sua formação. Nas hidroceles que cronificam, os pacientes devem ser encaminhados ao urologista.

Hidrocele/quilocele

Recentemente foi demonstrado que, diferentemente da hidrocele não filarial, o acúmulo crônico de líquido em pacientes ocorre por diferente mecanismo: o fluido hidrocélico seria formado por diferentes concentrações de líquido seroso, produzido pelas células mesoteliais da túnica vaginal, assim como de linfa proveniente da fistulização linfática. A linfa pode ser de aspecto amarelo citrino ou leitoso, na dependência da ausência ou presença de quilomicros, respectivamente. Os pacientes com hidrocele crônica ou quilocele devem ser encaminhados ao urologista para avaliação e decisão da conduta cirúrgica.

Nas áreas endêmicas de filariose, a hidrocele/quilocele é a forma clínica prevalente da doença. Diferentemente dos portadores de linfedema crônico, os portadores de hidrocele/ quilocele têm uma maior possibilidade de apresentar infecção ativa filarial concomitante e, por isso, devem ser investigados para a presença do verme adulto ou para microfilárias circulantes (ver diagnóstico parasitológico anteriormente). Os pacientes com infecção ativa devem ser tratados com droga antifilarial, antes do tratamento cirúrgico.

Quilúria

A ruptura ou a fistulização de vasos linfáticos dilatados para dentro do sistema excretor urinário, leva ao extravasamento de linfa, que se junta à urina, produzindo a quilúria. A sua causa mais comum, em regiões endêmicas, é a filariose bancroftiana, apesar da existência de inúmeras etiologias, como doenças inflamatórias crônicas, por exemplo, tuberculose, malformações congênitas – quando a quilúria ocorre em idade mais precoce após o nascimento –, traumatismo abdominal, gravidez, entre outras. É preciso observar que, quando a urina assume um aspecto turvo e esbranquiçado, por piúria ou fosfatúria, ela pode ser confundida com a urina leitosa da quilúria. Para se fazer a diferenciação, basta deixar a urina em repouso e observá-la após alguns minutos: a urina quilosa permanece com aspecto homogêneo (não se visualiza uma camada de urina normal e de sedimento), enquanto, nas outras situações, haverá uma nítida diferença entre o sedimento e o sobrenadante, que assume o aspecto de urina normal. Concomitante à quilúria, sempre ocorre algum grau de micro-hematúria, que resulta da ruptura dos vasos sanguíneos nutridores da parede dos vasos linfáticos. Quanto mais calibroso for o vaso sanguíneo, mais importante será a hematúria, que poderá passar a ser macroscópica, conferindo um aspecto rosado ou sanguinolento à urina leitosa, denominando-se a quilúria de hematoquilúria.

A quilúria de origem filarial parece acometer, em igual proporção, homens e mulheres e é incomum antes dos 15 anos de idade. Apesar do seu clássico aparecimento intermitente, a importante perda proteica associada, faz da quilúria, a mais consumptiva dentre todas as manifestações da filariose de Bancrofti. O quadro clínico é completado por anorexia, astenia e importante perda de peso, que tem na proteinúria o seu principal responsável. A proteína presente na urina é o fibrinogênio, seguido, em menor escala, das imunoglobulinas. Assim, o resultado da proteinúria na quilúria é a magreza e não o edema generalizado, como ocorre na síndrome nefrótica, por exemplo, em que a perda urinária de proteína é representada pela albumina. A imunoglobinúria, na grande maioria dos casos, não determina o comprometimento imunológico do paciente portador de quilúria, mesmo em casos nos quais a manutenção da urina leitosa se prolonga por um tempo mais longo. Como exame de triagem, o sumário de urina tem o seu papel, demonstrando, além da proteinúria, a hematúria e um grande número de células mononucleares. A pesquisa positiva de linfócitos como principal componente do sedimento urinário faz, contudo, a confirmação diagnóstica laboratorial da quilúria.

O tratamento da quilúria é eminentemente clínico, consistindo em uma dieta hipolipídica e hiperproteica. A dieta deve conter, principalmente, triglicerídeos de cadeia média. A hidratação generosa é uma recomendação feita com a finalidade de, aumentando-se a diurese, diminui-se a ação irritativa da linfa no epitélio vesical, como também o risco de formação de trombos proteináceos que causam desconforto e dor miccional, podendo, algumas vezes, levar à retenção aguda de urina e à consequente necessidade de cateterismo vesical de alívio. O tratamento cirúrgico, que ocupou destacado papel no passado, é hoje rara indicação.

Os pacientes devem ser monitorizados com vistas à resposta do seu estado nutricional, a melhoria da eventual anemia – dependendo da importância da hematoquilúria – e a monitorização da proteinúria, para que se possam avaliar os necessários ajustes na dieta. A resposta ao tratamento clínico é bastante satisfatória, sendo importante o papel conjunto de um nutricionista e um assistente social, na adaptação da nova dieta às condições econômicas reais do paciente. Esse papel, na maioria das vezes, é o fator que pode fazer diferença no sucesso ou fracasso da conduta médica. O trabalho desses profissionais é de suma importância para trazer o paciente motivado e, junto com ele, buscar soluções criativas que se sobreponham aos problemas de ordem social em que está inserido.

Linfedema

A educação do paciente é um passo fundamental no tratamento do linfedema. Deve ser usada tanto para mudar os conceitos errôneos e fatalistas pré-existentes de uma doença inevitável, quanto para ensinar os procedimentos corretos para os cuidados diários, encorajando-o e motivando-o a participar do programa de tratamento. Nas áreas endêmicas de filariose, onde as condições de higiene pessoal estão muito aquém das ideais, o mais importante para a prevenção dos episódios agudos bacterianos de repetição é um programa de educação visando à higiene corporal, com ênfase para o membro afetado. É uma forma simples de prevenir a progressão do edema e de curar as portas de entrada, principalmente as interdigitais, utilizando-se água e sabão comum (Figura 31.7). Vale ressaltar também, a importância dos cuidados de higiene no membro contralateral, mesmo que este não esteja afetado, para evitar as portas de entrada e consequentemente c o primeiro episódio agudo bacteriano. O tratamento tópico das lesões com cremes antibióticos e/ ou antifúngicos pode ser necessário, principalmente em pacientes com doença mais avançada. Da mesma forma, deve-se chamar a atenção para a importância das medidas que visam ao melhoramento do retorno linfático e venoso, como a fisioterapia ativa e a drenagem postural (noturna e diurna). Individualmente, como recomendação adicional, pode-se fazer uso de medidas compressivas, sempre com o acompanhamento do fisioterapeuta.

O edema crônico de membros superiores geralmente está ligado à disfunção linfática mais complexa, desencadeada pela mastectomia, com adenectomia axilar ou malformação linfática. O edema crônico de mama é raro e, normalmente, inicia-se durante a lactação, se houver o aparecimento de lesões que provoquem os episódios agudos bacterianos de repetição. O uso de antibiótico profilático de depósito, a cada três semanas, como a benzetacil, está indicado nos casos mais

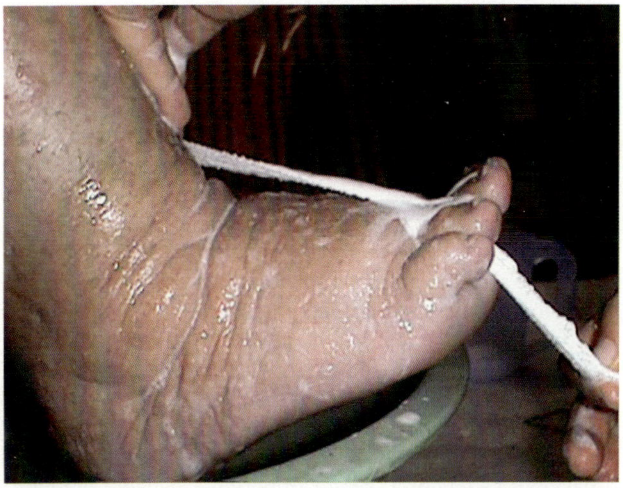

Figura 31.7 Higiene com água e sabão comum do membro inferior de paciente portadora de linfedema. Realce para a maneira simples da higiene dos espaços interdigitais, utilizando-se movimentos delicados de vaivém.

severos, devendo estender-se por um período a ser avaliado pelo médico assistente, dependendo do número de episódios agudos no ano anterior. Como regra, a cirurgia reconstrutora nos membros inferiores não é indicada para a grande maioria dos pacientes, ao contrário da intervenção para a retirada de nódulos ou formações verrucoides, principalmente das lesões pediculadas. Esse procedimento ajuda não só a reduzir as portas potenciais de entrada, por se tratarem de lesões mais susceptíveis ao trauma, mas também é útil pelo efeito estético, importante em alguns pacientes. Isso, em muitos casos, torna mais fácil a confecção de sapatos.

A linfocintigrafia pode ser utilizada para se avaliar a disfunção linfática apresentada pelo paciente, mas, independentemente dos resultados, ela não tem nenhum papel em indicar ou sugerir a etiologia filarial do edema.

Os episódios bacterianos agudos (denominados de dermatolinfangioadenite aguda ou DLAA) são tratados com o emprego de repouso, da elevação do membro afetado e de antibioticoterapia sistêmica (oral ou parenteral, dependendo da severidade do quadro clínico, e mantida por sete a dez dias). A essas medidas se adiciona o uso no local de compressas úmidas e frias, que devem ser usadas de forma contínua, até o desaparecimento da dor, sendo de fundamental importância para que se evite o dano linfático adicional. Em muitas situações, o tratamento de resfriamento com essas compressas pode evitar o aparecimento de bolhas que pioram o prognóstico dos pacientes. Quanto mais cedo se iniciar o antibiótico sistêmico, menor será a duração do episódio agudo e a lesão linfática adicional. Os anti-inflamatórios não devem fazer parte do tratamento, por sua ineficiência nesses casos. Tão logo tenha condições para fazê-los, prontamente o paciente deve retomar os cuidados de higiene. O tratamento das lesões interdigitais ou de qualquer outra porta de entrada deve fazer parte da conduta durante o episódio agudo. Para o melhor manejo clínico do paciente nas fases agudas e crônicas, o linfedema de membros inferiores foi agrupado em sete estágios, de acordo com a necessidade do uso de antissépticos, de tratamento medicamentoso curativo e preventivo e de cirurgia cosmética.

O mecanismo fisiopatológico que se aplica para o linfedema dos membros inferiores é o mesmo do linfedema da genitália externa masculina. Assim, o estabelecimento do linfedema crônico do pênis e da bolsa escrotal é determinado pelos episódios repetitivos de infecção bacteriana da pele dessa região (Figura 31.8). Da mesma maneira, é igual à conduta terapêutica para os casos crônicos e agudos do linfedema de outras regiões do corpo. Diferente, no entanto, é o resultado do referido tratamento, uma vez que a maioria dos casos de edema linfático da genitália externa, não segue um padrão de resposta relativamente uniforme, como o observado com o tratamento do linfedema dos membros inferiores. O fator determinante dessa diferença é encontrado principalmente nas relações sexuais, por conduzirem a uma maior exposição bacteriana e provocarem traumatismos pelo atrito do coito, gerando lesões, portas de entrada e, por isso, uma maior vulnerabilidade da pele aos repetidos surtos de infecção aguda, com a consequente progressão da doença. O maior volume do pênis pelo edema é, por si só, um fator propiciador e perpetuador de traumatismos por ocasião do coito. Esses geram ferimentos, favorecendo o aparecimento de infecções que intensificam o edema existente, agravando, progressivamente, o quadro anterior.

Uma variável clínica urológica do linfedema é o linfoescroto, quando na superfície da pele aparecem vesículas linfáticas que podem facilmente ser rompidas e a secreção linfática serve como um excelente meio de cultura, propiciando os episódios de DLAA. Para os pacientes portadores de linfedema com ou sem linfoescroto, a cura pode ser obtida por meio da cirurgia reconstrutora, com retirada completa da pele doente, substituindo-a por autoenxerto (Joaquim Norões, comunicação pessoal). O uso do tratamento antifilarial em nada ajuda esses pacientes, embora esteja indicado no caso de infecção filarial ativa, o que, na realidade, é muito raro nos portadores de linfedema crônico.

Os princípios básicos podem também ser empregados em pacientes com linfedema que não sejam procedentes de áreas endêmicas de filariose.

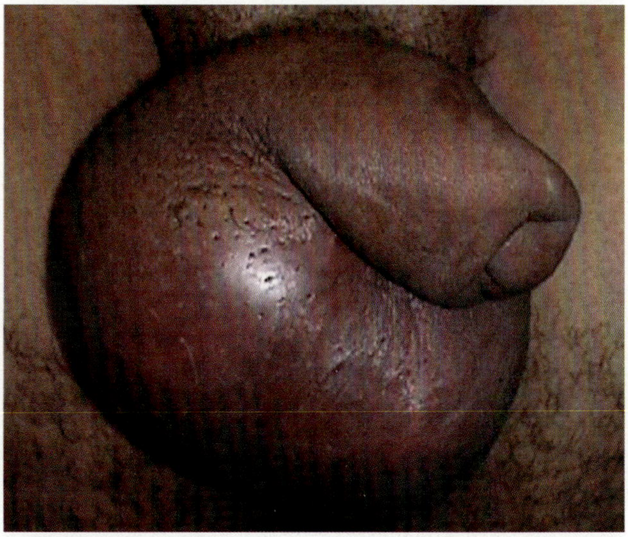

Figura 31.8 Episódio bacteriano agudo de pênis e saco escrotal em paciente vivendo em área endêmica de filariose. Chama a atenção, além do edema, a pele brilhosa e avermelhada característica do processo inflamatório agudo.

Em áreas endêmicas de filariose, pessoas portadoras de linfedema tendem a ser excluídas da vida em comunidade devido às dificuldades físicas, psicológicas e sociais trazidas pela doença. Essa exclusão, quando associada à ideia de que a progressão da doença é inevitável, produz nesses pacientes, sentimentos de dependência, passividade e desespero. Essa realidade pode ser transformada por meio da implementação dos programas de tratamento que será assegurada pela criação de Clubes da Esperança – nos quais, os pacientes compartilham experiências, motivando uns aos outros a voltarem a participar como membros ativos da sociedade. Os Clubes da Esperança são resultado de um trabalho inovador que nasceu em 1993 no Centro de Pesquisas Aggeu Magalhães – FIOCRUZ, Recife, Brasil e continuado pelo Núcleo de Ensino e Pesquisa em Filariose (NEPAF na Universidade Federal de Pernambuco). A estratégia do Clube de Esperança foi realidade por mais de uma década (de 1993 a 2004), congregando mais de mil sócios, entre pacientes e familiares. As bases do programa de tratamento estão resumidas em um manual de 16 páginas, nos idiomas: português, crioulo, inglês, árabe, francês e espanhol. A versão em inglês do manual é disponibilizada, gratuitamente, pelos Centers for Diseases Control and Prevention (CDC–EUA) e pode ser acessado também no site da ONG Amaury Coutinho (www.amaurycoutinho.org.br). Tanto os manuais como os vídeos/CDs educativos visam ao paciente, mas também estão voltados para o treinamento dos agentes de saúde que vivem nas comunidades endêmicas.

DOENÇAS EXTRALINFÁTICA: MICROFILÁRIA DEPENDENTE

Doença renal

A doença renal decorrente da filariose se traduz por hematúria e proteinúria, que podem ser observadas em cerca de um terço dos indivíduos microfilarêmicos adultos do sexo masculino que ainda não receberam tratamento específico. A hematúria é predominantemente do tipo microscópica e nunca foi identificada nos pacientes sem microfilaremia, não apresentando, todavia, relação com a densidade dos embriões circulantes. Quando se institui o tratamento antifilarial com a DEC ou com a ivermectina nos indivíduos com doença renal, observa-se uma exacerbação transitória da proteinúria, enquanto a micro-hematúria desaparece em paralelo com o desaparecimento das microfilárias circulantes. É interessante observar que, muitos dos indivíduos com parasitemia, nos quais não se encontram hematúria microscópica nem proteinúria pré-tratamento quando recebem a medicação antifilarial, apresentam um sumário de urina denunciando, transitoriamente, a presença de hemácias na sedimentoscopia. Ao contrário do que ocorre com pacientes com quilúria, nos quais essas alterações são encontradas e originadas no sistema excretor urinário, tais alterações têm como berço o glomérulo renal. A despeito de se imputar a ação direta das microfilárias como responsável pelo dano renal que leva à hematúria, acredita-se que a responsabilidade pela patologia renal, seja a deposição de imunocomplexos na membrana basal glomerular, uma vez que, já se detectou glomerulonefrite em pacientes com infecção filarial diferente da bancroftiana. No entanto, somente em pacientes com oncocercose, tem sido formalmente determinado que os antígenos e os imunocomplexos depositados nos rins são de origem filarial. Nos portadores de hematúria filarial, o tratamento de 12 dias deve ser repetido quantas vezes forem necessárias para levar ao desaparecimento das microfilárias circulantes. Quando o paciente apresentar vermes adultos não susceptíveis e continuar produzindo microfilárias com o reaparecimento da hematúria, deve-se lançar mão da associação da DEC com a ivermectina (6 mg/kg e 400 mg/kg de peso, respectivamente, em dose única). Essa indicação tem como objetivo a melhor ação microfilaricida da combinação das duas drogas e, consequentemente, a obtenção de um maior tempo de desaparecimento das microfilárias circulantes.

Eosinofilia pulmonar tropical

Muitas espécies de helmintos podem causar infiltrado pulmonar e eosinofilia, resultando na síndrome eosinofílica pulmonar (SEP), uma condição geralmente aguda e transitória decorrente da migração das larvas através do pulmão. Os vermes filariais são os que mais frequentemente causam uma variante crônica da SEP, conhecida como Eosinofilia Pulmonar Tropical ou EPT que ocorre, particularmente, em pacientes do sexo masculino, não apresentando ocorrências antes dos 15 anos de idade e acomete apenas uma parcela muito pequena da população infectada com a filária linfática (*Wuchereria* e *Brugia*). Os outros helmintos podem, também, causar uma síndrome pulmonar similar, denominada de *EPT-like* que se caracteriza clinicamente por ataques asmatiformes e tosse paroxística, predominantemente noturnos, anorexia e perda de peso. É a única forma clínica da filariose bancroftiana em que os pacientes apresentam eosinofilia periférica e os níveis de eosinófilos estão situados acima de 2.500 a 3.000/mm3, podendo chegar a valores tão altos quanto 60.000/mm3. De uma forma característica, a pesquisa de microfilária em sangue periférico é, consistentemente, negativa, mesmo quando se analisam volumes maiores de sangue, como 10 a 20 mL. Daí a EPT ser também conhecida como "filariose oculta". Os testes de função pulmonar podem revelar padrões obstrutivos, restritivos ou mistos. Acreditava-se que a doença intersticial pulmonar seria resultante de uma hiperreatividade às microfilárias, que eram retidas e destruídas no pulmão por citotoxicidade anticorpo-dependente, com envolvimento dos eosinófilos, antes de serem lançadas à circulação geral.

Mais recentemente, está se construindo uma base molecular da doença, ao se considerar a EPT como consequência de um processo autoimune. O antígeno derivado da Brugia malayi, chamado Bm2325, é o maior indutor de IgE no hospedeiro. Esse anticorpo específico da classe IgE reage com células epiteliais de pulmão humano. O antígeno filarial é um homólogo total do precursor da γ-glutamil transpeptidase (γ-GT), uma enzima-chave na síntese e na degradação do glutationa. O precursor filarial codifica tanto as subunidades das cadeias pesada e leve e compartilha similaridades estruturais com as enzimas dos mamíferos. O alérgeno Bm2325 foi identificado como um homólogo da subunidade da cadeia leve. Anticorpos murinos contra o recombinante filarial γ-GT reagiram de forma cruzada com a enzima presente nas vias aéreas humanas. O γ-GT humano é, assim, um alvo para anticorpos presentes no soro de pacientes com EPT. A presença de vermes adultos vivos, que se localizam em vasos linfáticos, pode ser identificada pela ultrassonografia em portadores de EPT. Eles produzem as microfilárias que promovem o estímulo que garantirá a cronicidade da síndrome clínica. A DEC deve ser usada por até 30 dias, na dose de 6 a 12 mg/kg por dia, dividida geralmente em três ou quatro tomadas diárias. É oportuno ressaltar que, essa síndrome pode levar o paciente ao óbito pelo desenvolvimento de fibrose intersticial pulmonar. Dessa forma, existindo dúvidas quanto ao diagnóstico diferencial em relação a outras síndromes pulmonares eosinófilas, o teste terapêutico com a DEC se faz imperativo. É importante frisar que os corticoesteróodes não estão indicados para o tratamento de EPT, por reduzirem o efeito microfilaricida da DEC e por proporcionarem uma melhora apenas passageira, com o subsequente agravamento do quadro clínico.

AGRADECIMENTOS

A confecção do presente capítulo foi financiada pela organização não governamental Amaury Coutinho (www.amaurycoutinho.org.br).

REFERÊNCIAS BIBLIOGRÁFICAS

Amaral F, Dreyer G, Figueredo-Silva J, Norões J, Cavalcanti A, Samico SF *et al.* Live adult worms detected by ultrasonography in human bancroftian filariasis. Am J Trop Med Hyg 1994; 50(6): 753-7.

Andrade LD, Medeiros Z, Pires ML, Pimentel A, Rocha A, Figueredo-Silva J *et al.* Comparative efficacy of three different diethylcarbamazine regimens in lymphatic filariasis. Trans R Soc Trop Med Hyg 1995; 89(3): 319-21.

Centers for Disease Control and Prevention – CDC. Lymphatic filariasis: hope for a better life. Video-executive producer, promoted by the WHO Collaborating Center for Control and Elimination of Lymphatic Filariasis in the Americas. Volumes I e II, 2000.

Dissanayke S, Rocha A, Norões J, Medeiros Z, Dreyer G, Piessens WF. Evaluation of PCR-based methods for the diagnosis of infection in bancroftian filariasis. Trans R Soc Trop Med Hyg 2000; 94(5):526-30.

Dreyer G, Addiss D, Aguiar AM, Bettinger J, Dreyer P, Luiz A, *et al.* New hope for people with lymphedema. CDC, 1999, 16 pages.

Dreyer G, Addiss D, Dreyer P, Noroes J. Basic lymphoedema management: treatment and prevention of problems associated with lymphatic filariasis. Hollis, NH: Hollis Publishing Co, 2002.

Dreyer G, Addiss D, Roberts J, Norões J. Progression of lymphatic vessel dilatation in the presence of living adult *Wuchereria bancrofti.* Trans R Soc Trop Med Hyg 2002; 96(2): 157-61.

Dreyer G, Addiss D, Santos A, Figueredo-Silva J, Norões J. Direct assessment *in vivo* of the efficacy of combined single-dose ivermectin and diethylcarbamazine against adult *Wuchereria bancrofti.* Trans R Soc Trop Med Hyg 1998; 92(2): 219-22.

Dreyer G, Brandão AC, Amaral F, Medeiros Z, Addiss D. Detection by ultrasound of living adult *Wuchereria bancrofti* in the female breast. Mem Inst Oswaldo Cruz 1996; 91(1): 95-6.

Dreyer G, Dreyer P, Piessens W. Extralymphatic disease due to bancroftian filariasis. Braz J Med Biol Res 1999; 32(12): 1467-72.

Dreyer G, Dreyer P. Bases para o tratamento da morbidade em áreas endêmicas de filariose. Rev Soc Bras Med Trop 2000; 33(2): 217-21.

Dreyer G, Dreyer P. Diagnóstico Laboratorial da Filariose Bancroftiana. In: De Carli GA, ed. Parasitologia clínica: seleção e uso de métodos e técnicas de laboratório para o diagnóstico das parasitoses humanas. São Paulo: Atheneu 2007; 395-418.

Dreyer G, Medeiros Z, Netto MJ, Leal NC, De Castro LG, Piessens WF. Acute attacks in the extremities of persons living in an area endemic for bancroftian filariasis: differentiation of two syndromes. Trans R Soc Trop Med Hyg 1999; 93(4): 413-7.

Dreyer G, Norões J, Addiss D, Santos A, Medeiros Z, Figueredo-Silva J. Bancroftian filariasis in a paediatric population: an ultrasonographic study. Trans R Soc Trop Med Hyg 1999; 93(6): 633-6.

Dreyer G, Norões J, Figueredo-Silva J, Piessens WF. Pathogenesis of lymphatic disease in bancroftian filariasis: a clinical perspective. Parasitol Today 2000; 16(12): 544-8.

Dreyer G, Norões J, Mattos D. Terapia complementar em área endêmica de filariose bancroftiana, pelos Clubes da Esperança. Rev Soc Bras Med Trop 2006; 39(4):365-9.

Dreyer G, Norões J, Rocha A, Addiss D. Detection of living adult *Wuchereria bancrofti* in a patient with tropical pulmonar eosinophilia. Braz J Med Biol Res 1996; 29(8): 1005-8.

Dreyer G, Pimentel A, Medeiros Z, Béliz F, Galdino E, Moura E *et al.* Studies on the periodicity and intravascular distribution of *Wuchereria bancrofti* microfilariae in paired samples of capillary and venous blood from Recife, Brazil. Trop Med Int Hlth 1996; 1(2): 264-72.

Dreyer G, Santos A, Norões J, Addiss D. Proposed panel of diagnostic criteria, including the use of ultrasound, to refine the concept of "endemic normals" in lymphatic filariasis. Trop Med Int Hlth 1999; 4(8): 575-9.

Dreyer G, Santos A, Norões J, Rocha A, Addiss D. Amicrofilaraemic carriers of adult *Wuchereria bancrofti.* Trans R Soc Trop Med Hyg 1996; 90(3): 288-9.

Dreyer G, Lins R, Noroes J, Rizzo JA, Figueredo-Silva J. Sensitivity of the immunochromatographic test relative to detection of adult *Wuchereria bancrofti* worms by ultrasound. Am J Trop Med Hyg 2008; 78(1): 28-34.

Figueredo-Silva J, Norões J, Cedenho, A, Dreyer G. The histopathology of bancroftian filariasis revisited: the role of the adult worm in the lymphatic-vessel disease. Ann Trop Med Parasitol 2002; 96(6): 531-41.

Figueredo-Silva J, Dreyer G. Bancroftian filariasis in children and adolescents: clinical-pathological observations in 22 cases from an endemic area. Ann Trop Med Parasitol 2005; 99(8): 759-69.

Fontes G, Rocha EMM, Brito AC, Antunes CMF. Lymphatic filariasis in brazilian urban area (Maceió, Alagoas). Mem Inst Oswaldo Cruz 1998; 93(6): 705-10.

Marchetti F, Piessens FW, Medeiros Z, Dreyer G. Abnormalities of the leg lymphatics are not specific for bancroftian filariasis. Trans R Soc Trop Med Hyg 1998; 92(6): 650-2.

Medeiros Z, Gomes J, Beliz F, Coutinho A, Dreyer P, Dreyer G. Screening of army soldiers for *Wuchereria bancrofti* infection in metropolitan Recife region, Brazil: implications for epidemiological surveillance. Trop Med Int Hlth 1999; 4(7): 499-505.

Ngu JL, Chatelanat F, Leke R, Ndumbe P, Youmbissi J. Nephropathy in Cameroon: evidence for filarial derived immune-complex pathogenesis in some cases. Clin Nephrol 1985; 24(3): 128-34.

Norões J, Addiss D, Cedenho, Figueredo-Silva J, Lima G, Dreyer G. Pathogenesis of filarial hydrocele: risk associated with intrascrotal nodules caused by death of adult *Wuchereria bancrofti.* Trans R Soc Trop Med Hyg. 2003; 97(5): 561-66.

Norões J, Addiss D, Santos A, Medeiros Z, Coutinho A, Dreyer G. Ultrasonographic evidence of abnormal lymphatic vessels in young men with adult *Wuchereria bancrofti* infection in the scrotal area. J Urol 1996; 156(2): 409-12.

Norões J, Dreyer G. A mechanism for chronic filarial hydrocele with implications for its surgical repair. PLoS Negl Trop Dis 2010; No prelo.

Norões J, Dreyer G. A mechanism for chronic filarial hydrocele with implications for its surgical repair. PLoS Negl Trop Dis 2010; No prelo.

Norões J, Dreyer G, Santos A, Mendes VG, Medeiros Z, Addiss D. Assessment of the efficacy of diethylcarbamazine on adult *Wuchereria bancrofti in vivo*. Trans R Soc Trop Med Hyg 1997; 91(1): 78-81.

Norões J, Figueredo-Silva J, Dreyer G. Intrascrotal nodules in adult men as a marker for filarial granuloma in a bancroftian filariasis-endemic area. Am J Trop Med Hyg 2009; 81(2):317-21.

Rocha A, Dreyer G, Poindexter RW, Ottesen EA. Syndrome resembling tropical pulmonary eosinophilia but of non-filarial aetiology: serological findings with filarial antigens. Trans R Soc Trop Med Hyg 1995; 89(5): 573-5.

Trent SC. Reevaluation of World War II veterans with filariasis acquired in the South Pacific. Am J Trop Med Hyg 1963; 12:877-87.

World Health Organization – WHO. Strategies for control of lymphatic filariasis infection and disease: Report of a WHO/CTD/TDR consultative meeting held at the Universiti Sains Malaysia, Penang, Malaysia, 22-24 August 1994 (TDR/CTD/FIL/PENANG/94.1).

Yenkeshwar PN, Kumbhalkar DT, Bobhate SK. Microfilariae in fine needle aspirates: a report of 22 cases. Indian J Pathol Microbiol 2006; 49(3): 365-9.

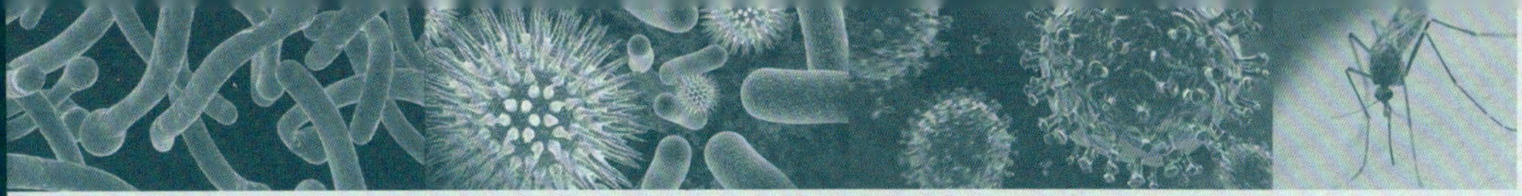

32 Oncocercose

Alexandre Ely Campéas ▪ Marisa Virginia de Simone Campéas ▪
Fernanda Brandão Ferrari ▪ Alexandre Suzuki Horie

HISTÓRICO

A filaríase foi descoberta por O'Neil em 1875, na costa da Guiné.

Em 1893, o verme adulto, obtido de nódulos removidos da escápula de um nativo do oeste da África, foi designado por Leuckart como filária *volvulus*. Blanchard, em 1899, demonstrou o parasita em um tumor, também encontrado por outros pesquisadores na África Ocidental e Central.

Em 1915, Robles descreveu a doença na Guatemala, mostrando que os nódulos do couro cabeludo se associavam a perturbações oculares e admitiu que os simúlios eram os vetores.

Luna, em 1918, descreveu as lesões oculares e Calderón definiu a situação das zonas endêmicas na América Central.

No ano seguinte, Brumpt estudou parasitas africanos e americanos e constatou pequenas diferenças morfológicas entre ambos, o que, aliado à diferente distribuição geográfica e à localização dos tumores, justificava denominar os últimos de *Onchocerca coecutiens* (filária que causava cegueira). Fullebon (1924, 1926) e Sandground (1933) refutavam essa denominação, considerando os parasitas americanos como variedade biológica dos africanos, visto que as únicas diferenças entre eles residem na distribuição geográfica e na espécie de vetor habitual.

Blaclok, em 1926, demonstrou, como Robles, a transmissão dessa filariose por simúlios.

DEFINIÇÃO

Helmintíase causada pela filária nematoide *Onchocerca volvulus*, promovendo doença crônica da pele e olhos, podendo levar à perda da acuidade visual.

São filárias do gênero *Onchocerca*, família Dipetalonematidae, subfamília Onchocercinae.

Foram descritas duas espécies morfologicamente semelhantes: *Onchocerca volvulus* (africana) e *Onchocerca coecutiens* (americana), atualmente designadas, em geral, como *Onchocerca volvulus*.

SINONÍMIA

Cegueira dos rios, doença de Robles, volvulose, erisipela da costa, mal morado, oncocercíase.

ETIOPATOGENIA E HISTOPATOLOGIA

Os vermes adultos vivem enovelados e encapsulados no tecido celular subcutâneo ou em tecidos intramusculares profundos do hospedeiro, têm cutícula com estriação transversal e suas dimensões variam de acordo com o sexo (Figura 32.1).

A larva infectante é inoculada na pele durante a picada do mosquito, desenvolvendo-se em uma hora.

As fêmeas adultas podem viver cerca de 15 horas nos nódulos fibrosos abaixo do subcutâneo. Os vermes machos adultos migram entre os nódulos e periodicamente inseminam as fêmeas. Estes vermes maduros produzem microfilárias vivas que migram ao redor da pele e invadem os olhos.

As fêmeas, muito longas, têm de 20 a 80 cm de comprimento por apenas 0,3 a 0,4 mm de espessura. Os machos pequenos têm somente 3 a 5 cm de comprimento por 0,15 a 0,20 mm de espessura. Vivem cerca de 15 anos, mas a sua vitalidade se reduz com a idade de infestação. Cada fêmea origina cerca de um milhão de embriões por ano, 1000 a 3000 microfilárias por dia, que podem sobreviver de 1 a 2 anos.

As microfilárias de *Onchocerca volvulus* são de dois tipos, no que diz respeito às dimensões (com comprimento mínimo de 150, e máximo de 370 micras), são encontradas na pele, não têm bainha, possuem coluna de núcleos alongados que não atingem a extremidade posterior (deixando espaço claro maior que na *D. streptocerca*) e têm a extremidade da cauda pontiaguda.

Os nódulos são constituídos por camadas concêntricas, contendo do centro para a periferia: helmintos enovelados, tecido granulomatoso pouco vascularizado, infiltrado de células redondas, plasmócitos, eosinófilos, neutrófilos, fagócitos endoteliais e células gigantes, fibroblastos e cápsula fibrosa resultantes da condensação de tecido conjuntivo à periferia (Figura 32.3). Com a instituição do tratamento, ocorrem alterações na estrutura dos nódulos, acompanhadas de necrose das microfilárias intrauterinas e reabsorção lenta dos vermes. Vermes adultos também podem ser encontrados fora dos nódulos, não encapsulados, entre os músculos e na proximidade de ossos e articulações.

A persistência de microfilárias nos tecidos por longo tempo leva a sinais inflamatórios crônicos no tegumento, na córnea ou nos gânglios linfáticos, com infiltração linfoplasmocitária, que se acompanha de neoformação vascular e proliferação conjuntiva (Figura 32.4).

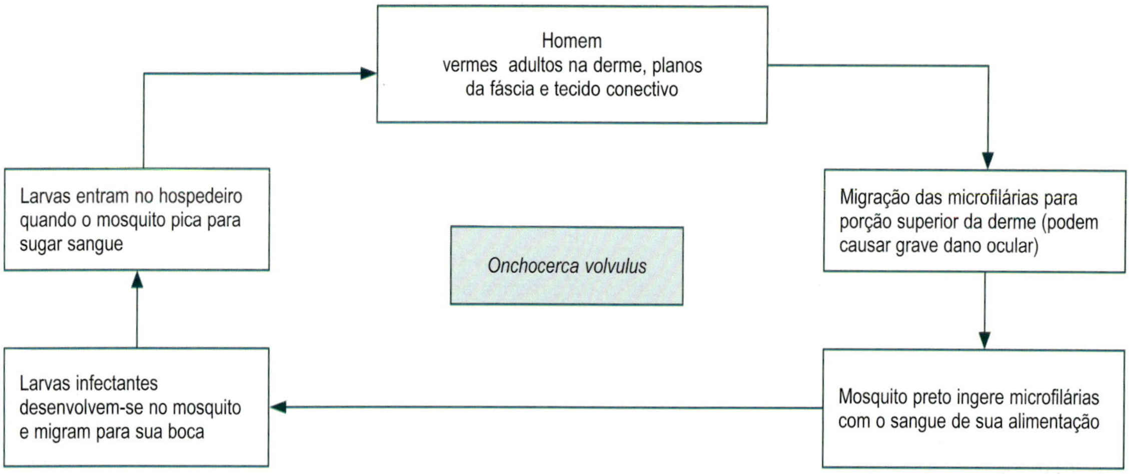

Figura 32.1 Ciclo de vida da oncocercose. De: *Filarial nematodes*. chap. 12: 253. in: Garcia LS, Bruckner DA. Diagnostic Medical Parasitology, 2ª ed., Washington, USA, 1993.

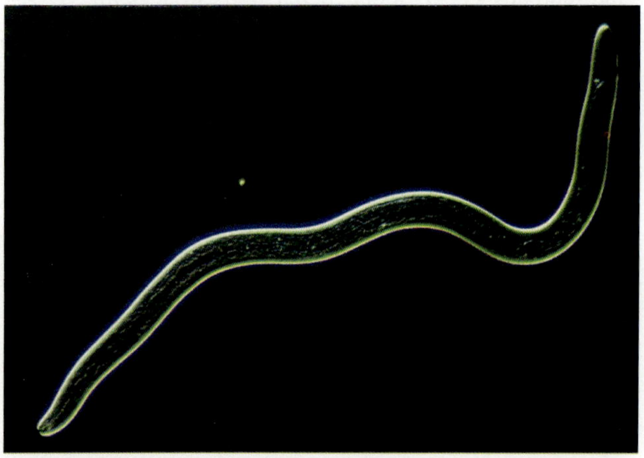

Figura 32.2 Larva infectante de *Onchocerca volvulus*. Retirado de Black Filies and Onchocerciasis. Ectoparasitic diseases of the skin. vol. II:8.11 in: Mandell GL, Stevens DL. Atlas of Infectious Diseases, Churchill Livingstones, 1995.

As microfilárias são mais abundantes nas áreas ao redor dos nódulos, encontrando-se nas papilas dérmicas abaixo da camada germinativa da epiderme e em partes profundas do córion.

Ao nível da pele observam-se acantose, hiper e paraqueratose associadas a infiltrados linfoplasmocitários, eosinofílicos e histiocítico. A lesão mais precoce é a diminuição das fibras elásticas subepidérmicas, que desaparecem levando à atrofia, espessamento e despigmentação, com consequente aumento do tecido conjuntivo. Encontram-se granulomas focais na superfície da derme, linfedema e alterações vasculares (oclusão e transformação fibrosa) depois da morte das microfilárias. Histologicamente, a conjuntiva mostra lesões semelhantes às da pele: proliferação perivascular, infiltrado celular, fibroblastos e invasão por microfilárias, que atingem o olho através da junção córneo-escleral ou pela circulação, encontrando-se ainda na bainha do nervo óptico.

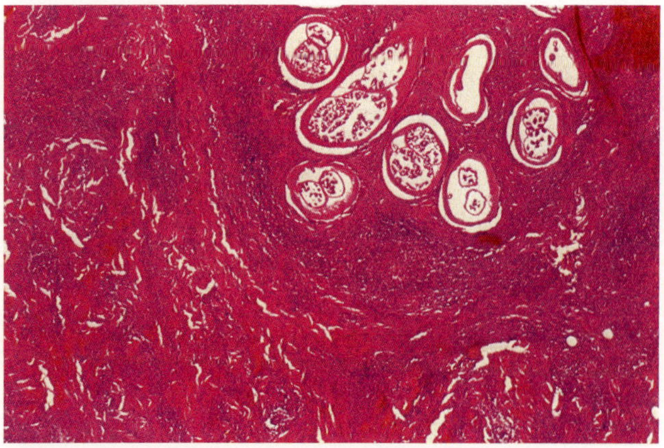

Figura 32.3 Corte de um nódulo subcutâneo corado pela hematoxilina-eosina, mostrando lesão granulomatosa com numerosos vermes adultos de *Onchocerca volvulus*. Adaptado de Lambert HP, Farrar WE. Parasitic infections II, unit 14:14.14. Slide Atlas of Infectious Diseases, Gower Medical Publishing, 1990.

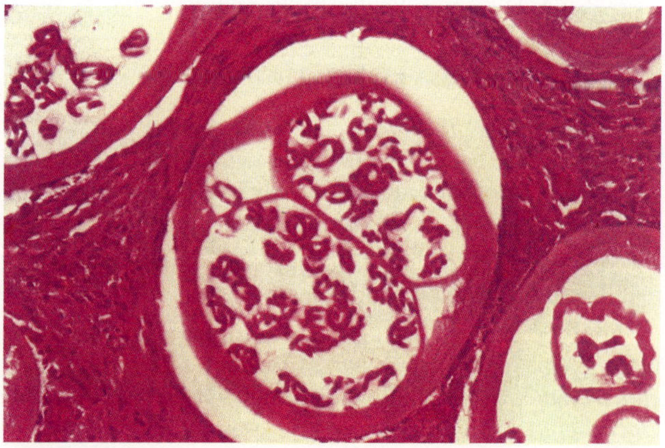

Figura 32.4 Corte histológico corado pela hematoxilina-eosina, evidenciando fêmea de *Onchocerca volvulus* com numerosas microfilárias imaturas dentro do útero. Adaptado de Lambert HP, Farrar WE. Parasitic infections II, unit14: 14.14. Slide Atlas of Infectious Diseases, Gower Medical Publishing, 1990.

EPIDEMIOLOGIA E MECANISMOS DE TRANSMISSÃO E CONTÁGIO

A Infecção e a doença são mais comuns entre os paralelos 20ºN e 12ºS abrangidos nas regiões intertropical e saariana da África, menores focos no Iêmen (Ásia), sudeste do México, Guatemala, Equador, Colômbia, Venezuela e Amazônia brasileira (Figura 32.5).

A ocorrência de oncocercose está na dependência do sistema hidrográfico dos territórios onde é endêmica. Sua prevalência é influenciada pela proximidade dos rios e seus afluentes, com velocidade de corrente de 3-4 km/hora, que são os locais do desenvolvimento larvar dos vetores, sendo os humanos os únicos hospedeiros definitivos.

Das cerca de 18 milhões de pessoas infectadas em todo o mundo, mais de 99% dos casos sintomáticos ocorrem na África subsaariana, principalmente Nigéria e Zaire; 3 a 4 milhões de pessoas apresentam doença de pele e cerca de 1 a 2 milhões desenvolvem cegueira ou têm a visão prejudicada, com pico dos 40 aos 50 anos e aparecimento das manifestações clínicas mais tardiamente.

A infestação prevalece no sexo masculino e aumenta proporcionalmente com a idade nas áreas hiperendêmicas com taxas que variam de 80 a 100% na faixa dos 20 anos.

Na África há variações do grau de infestação nas zonas de floresta densa e de savanas, devido a fatores relativos ao vetor (densidade, grau de dispersão, longevidade da fêmea, possibilidade de contato com o homem e coeficientes de transmissão, natureza dos focos de infestação difusos ou circunscritos). Nas zonas de floresta, os nódulos são abundantes, mas as concentrações de microfilárias são moderadas e a perda visual atinge cerca de 3% dos doentes. Nas savanas, os nódulos são menos numerosos e as concentrações de microfilárias são altas, com acometimento ocular frequente. Na América, especialmente México e Venezuela, os nódulos e as microfilárias predominam na cabeça e no dorso, com grande risco de lesões oculares, embora a transmissão seja menos intensa nessa região do mundo.

O homem é hospedeiro definitivo, com significado epidemiológico, e o gorila e o chimpanzé são reservatórios. Os vetores da oncocercose são dípteros do gênero Simulium (família Simulidae) (Figura 32.6), que têm distribuição geográfica maior que a da doença e cujo habitat depende da proximidade de cursos de água. Na América temos como vetores principais: *S. metallicum*, *S. ochraeceum*, *S. callidum*; na África Ocidental, o *S. damnosum*; e na África Oriental, o *S. naevi*. Os simúlios (moscas negras) picam durante o dia, próximo das margens dos rios e não atacam à noite e em habitações à noite, tendo maior longevidade nas zonas florestais. As espécies de savanas, porém, são mais agressivas. A fêmea hematófaga ingere as microfilárias do tecido celular subcutâneo dos doentes e após um período de incubação extrínseco, cerca de uma semana, torna-se infectante. Existem raças biológicas, em função das áreas bioclimáticas de florestas ou de savanas, que influenciam a sua densidade, longevidade, raio de ação e poder de dispersão; verificando-se variações estacionais na sua biologia e atividade, o que afeta secundariamente o ritmo de transmissão.

A intensidade da inflamação de um hospedeiro é variável e depende tanto do número de microfilárias circulantes como da resposta imune do hospedeiro. Alguns indivíduos têm resposta imune mínima aos antígenos desses parasitas, permitindo proliferação das microfilárias na ausência de sintomas. Outros têm resposta relativamente forte às microfilárias circulantes. Indivíduos com infecção cedo têm uma resposta imune celular mediada substancial, enquanto que os com infecção crônica têm resposta imune enfraquecida. Entre indivíduos com resposta imune celular significante, a

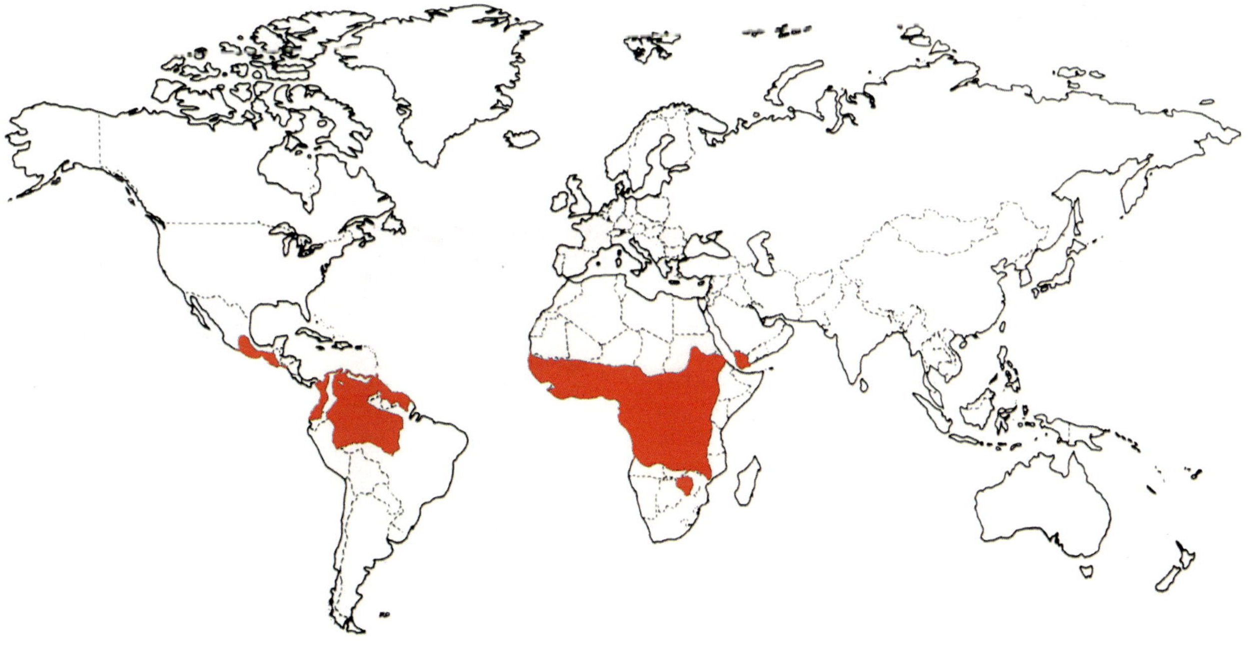

Figura 32.5 Distribuição mundial da oncocercose. Retirado de Handbook of diseases of military importance. Publ no DST. 181 OH-001-82. Washington. DC. Defense Intelligece Agency: 1982.

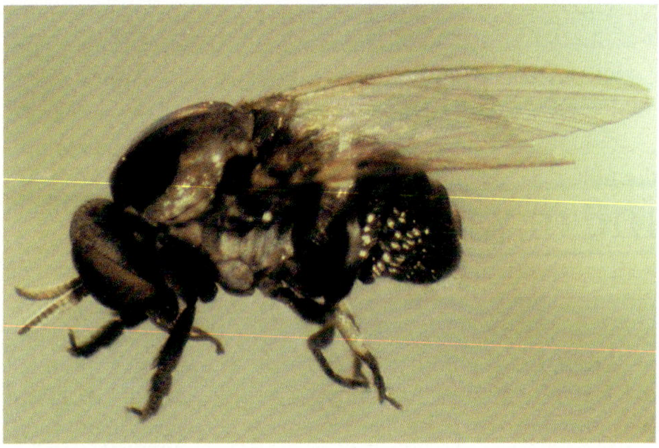

Figura 32.6 Mosquito preto (*Simulium yahense*) vetor da oncocercose humana. Retirado de Black Files and Onchocerciasis. Ectoparasitic diseases of the skin. vol. II: 8.11 in: Mandel GL, Stevens DL. Atlas of Infectious Diseases, Churchill Livingstone, 1995.

atuação de células B policlonal e hipergama são comuns, assim como elevações não específicas de IgG e IgE. Entretanto, há uma mínima evidência para imunidade adquirida em áreas endêmicas.

DIAGNÓSTICO CLÍNICOEPIDEMIOLÓGICO

É baseado em dados regionais e em sinais e sintomas clínicos.

O período de incubação é longo, cerca de um ano, com variação de 3 a 15 meses, após o qual aparecem os nódulos subcutâneos, alterações da pele e lesões oculares. Mede-se a gravidade da situação clínica pela contagem dos nódulos, pela sua localização próxima da cabeça e pelo número de microfilárias em retalho cutâneo (a densidade é alta quando estiver presente no olho ou houver mais de 25 microfilárias por mg) (Tabela 32.1).

Doença nodular

Os nódulos subcutâneos (oncocercomas) que contêm vermes adultos são visíveis e palpáveis, porém assintomáticos (Figura 32.7). São compostos por células inflamatórias e por tecido fibrótico em várias proporções, sendo que os nódulos mais velhos têm caseum e calcificação. Tipicamente aparecem sobre proeminências ósseas e têm uma aparente predisposição por diferentes locais anatômicos, dependendo da região em que a infecção foi adquirida. Infecções adquiridas na África tendem a causar nódulos sobre as cristas ilíacas e os membros inferiores (70-80%), enquanto que aquelas adquiridas na América Latina são mais comumente associadas a nódulos na cabeça, pescoço e extremidades superiores (30%).

O número varia de um nódulo único (raro) até cem nódulos. São de forma esférica ou ovoide, de 0,5 a 3 cm de diâmetro, de contorno liso e regular ou bocelado; em geral duros, não aderentes à pele, indolores, exceto os justarticulares. A supuração é rara. Constituem-se em aglomerado de vermes rodeados de reação inflamatória granulomatosa e infiltração celular.

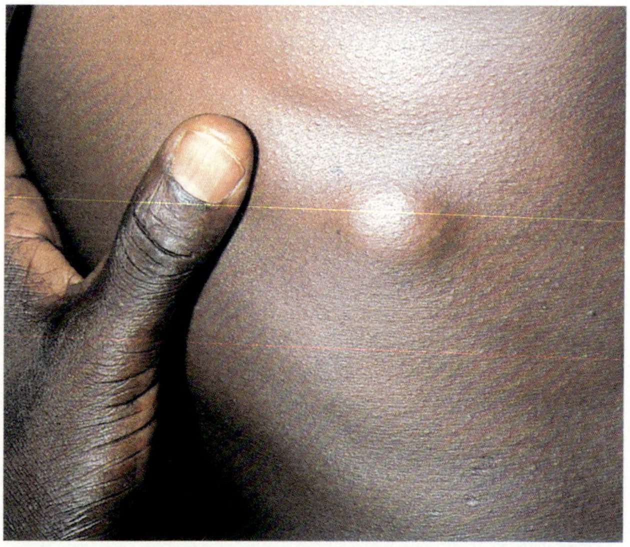

Figura 32.7 Nódulo de *Onchocerca volvulus* na pele. *Retirado de Ectoparasitic Diseases of the Skin, vol. II:8.12 in: Mandell GL, Stevens DL. Atlas of Infectious Diseases, Churchill Livingstone, 1995.*

Doença dermatológica (Figura 32.8)

A dermatite oncocercária é causada pelo estágio de microfilária do parasita, constituindo-se num processo papulonodular inflamatório pruriginoso que pode afetar metade dos indivíduos em comunidades endêmicas.

As lesões de pele usualmente consistem em *rash* maculopapular com escoriações secundárias, que podem evoluir com ulcerações, liquenificação, xerodermia, pseudoictiose, com moderada linfadenopatia. Podem ainda ocorrer atrofia da pele, grande aumento de nódulos inguinais e femorais, obstrução linfática, hipopigmentação pré-tibial, inguinal e na parte inferior do tecido celular, além de áreas transitórias com edema e eritema. A estase linfática se traduz por linfedema, hipertrofia ganglionar indolor, adenolinfocele, hidrocele e elefantíase. A dermatite oncocercal é generalizada na

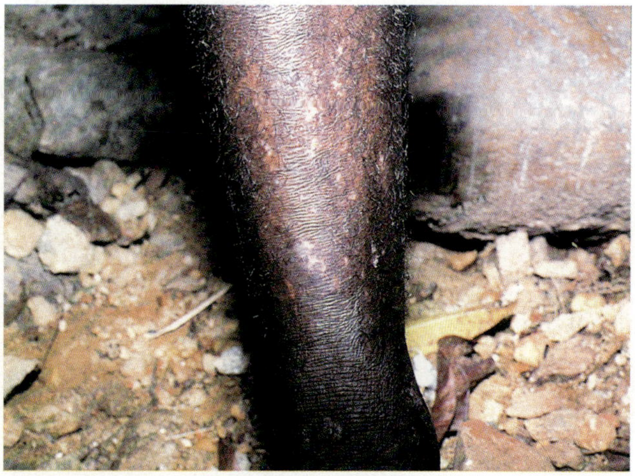

Figura 32.8 Despigmentação da pele na oncocercose. Retirado de Ectoparasitic Diseases of the Skin, vol II: 8.12 in: Mandell GL, Stevens DL. Atlas of Infections Diseases, Churchill Livingstone, 1995.

maioria dos pacientes, porém a dermatite eczematosa com hiperqueratose e variação pigmentar (Sowdah) é comum somente no Iêmen e na Arábia Saudita.

O diagnóstico diferencial da forma dermatológica da oncocercose deve ser feito com fotodermatites, escabiose, bouba, lepra, micoses e avitaminoses.

Doenças dos olhos (Figura 32.9)

Após o tracoma, a oncocercose é a segunda maior causa de cegueira no mundo, com mortalidade 4 vezes maior e diminuição da expectativa de vida de 7 a 12 anos. É comum na Savana (região da África) onde predomina a ceratite esclerosante, e menos comum em áreas florestais chuvosas onde é causada por lesões de coriorretinite; mais rara ainda nas Américas, onde é causada por lesões do segmento posterior do olho.

Os fatores predisponentes são o tempo da infecção, nódulos na parte superior do corpo, áreas de maior densidade de microfilárias na pele e carência de proteínas e vitamina A.

Varia de formas leves de alteração visual até a perda completa. Ocorre anos depois de contraída a infecção. Inicialmente, microfilárias causam inflamação de tecido ocular, levando a uma queratite pontilhada reversível, conhecida como "opacidade em flocos de neve".

As lesões do olho anterior incluem conjuntivite, com edema de pálpebras e xerose, ceratite e infiltrado inflamatório do corpo ciliar e córnea. Pode ainda ocorrer uveíte anterior ou iridociclite que leva à deformação da pupila, coriorretinite, neurite óptica e atrofia óptica.

As lesões da porção posterior do olho afetam as estruturas profundas e são tardias, bilaterais e de evolução crônica. Raramente se observam microfilárias nos tecidos atingidos. As lesões podem ser de caráter inflamatório e inespecíficas, com intensa congestão dos vasos da coroide, com oclusão e fibrose secundária à lesão da parte anterior do olho, com esclerose, despigmentação da coroide e atrofia óptica.

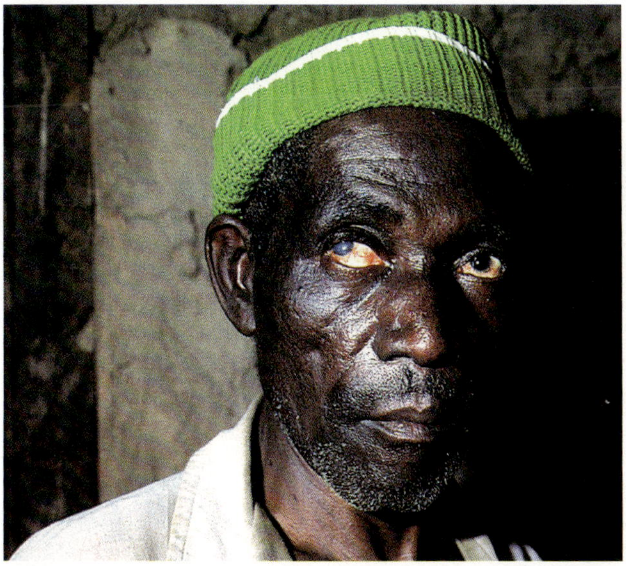

Figura 32.9 Cegueira no olho direito em pacientes com oncocercose. Retirado do Ectoparrasitic Diseases of the Skin, vol II: 8.12 in: Mandell GL, Stevens DL. Atlas of Infectious Diseases, Churchill Livingstone, 1995.

A coriorretinite difusa degenerativa pode ser uni ou bilateral, com esclerose da coroide, anomalias pigmentares do fundo de olho, com aspecto tigroide, atrofia do nervo óptico e retinite tipo Ridlei (atrofia capilar da coroide, manchas irregulares e zonas nacaradas de esclerose em áreas onde a atrofia é total).

O diagnóstico diferencial deve ser feito com catarata senil, tracoma, intoxicações, carências alimentares, sífilis, lepra e tripanossomíase africana.

Existe grande associação entre loíase e oncocercose com glomerulonefrite membranosa ou membranoproliferativa.

DIAGNÓSTICO LABORATORIAL

Consiste na identificação do verme adulto ou das microfilárias nos tecidos. Dentre os exames inespecíficos temos eosinofilia, com contagens de eosinófilos acima de 30%; hipergamaglobulinemia (aumento de IgE) e a intradermorreação.

A reação Mazzotti tem sido utilizada como diagnóstico pressuposto quando a pesquisa de microfilárias na pele for negativa. Consiste na administração de uma única dose de dietilcarbamazina (DECA) em pacientes infectados, o que em geral provoca um intenso prurido em poucas horas, que desaparece em dois a três dias. Pode ser usado tanto em áreas endêmicas como não endêmicas, com sensibilidade acima de 90%, porém, pouco usado na rotina devido à possibilidade de efeitos adversos.

No exame biomicroscópico aumenta-se a positividade com a movimentação da cabeça ou massagens do globo ocular. Na conjuntiva raramente é utilizado. Na lâmpada de fenda podem ser visualizadas microfilárias em câmara anterior dos olhos ou queratite pontilhada com ou sem inflamação, sendo esta sugestiva de oncocercose, porém não patognomônica.

Os nódulos palpáveis são detectados pela ultrassonografia ou MRI *Scanning*, e podem ser excisados e examinados para vermes adultos pela rotina histológica após digestão com colagenase. Nos nódulos subcutâneos pesquisam-se as microfilárias por punção com agulhas e aspiração após prévia injeção de algumas gotas de soro fisiológico e massagem dos nódulos. Na pele, a pesquisa é feita por biópsia de retalho, contendo epitélio e derme a fresco após 30 minutos de imersão em soro fisiológico e coloração. A biópsia de pele é um método diagnóstico altamente específico devido à visualização de microfilárias, embora seja inadequada para detectar infecções precoces ou com baixo número de larvas. São necessários cerca de 18 meses para a larva se tornar madura e ter número de microfilárias para serem detectadas microscopicamente.

Devem-se repetir os exames, pois há variação do número de microfilárias, também ausentes em certas áreas de pele. Os locais de eleição para biópsia são junto aos nódulos ou à espádua e cristas ilíacas para a oncocercose americana e glúteo para a africana.

A pesquisa no sedimento urinário tem relação à presença de microfilárias com sua densidade na pele e presença de proteinúria.

Raramente encontram-se microfilárias nos linfócitos das camadas profundas da pele, gânglios da proximidade dos vermes, sangue e sistema muscular.

Podem-se utilizar ainda os testes sorodiagnósticos e os de imunidade, utilizando-se de antígenos recombinantes de oncocerca específicos. As sorologias acabam sendo exames muito limitados, pois não podem diferenciar infecções prévias de agudas, principalmente em áreas endêmicas. Modernamente temos utilizado a técnica de reação em cadeia de polimerase (PCR) baseada nos métodos para detectar parasitas DNA em biópsia de pele, com DNA probes espécie-específicos, que são mais sensíveis do que as técnicas-padrão. O PCR mostra alta sensibilidade (96%), enquanto a presença de IgG 4 (marcador específico para infecção ativa) foi detectada em 94% das amostras e o Western blot em apenas 70% dos casos.

TRATAMENTO

O tratamento deve ser misto utilizando-se um fármaco ativo contra as microfilárias (microfilaricida) e outro contra os vermes adultos (macrofilaricida). O microfilaricida é a DECA ou a ivermectina e o macrofilaricida é a suramina. Durante muitos anos utilizou-se a DECA em doses pequenas de 50 mg/dia, com aumento de 0,5 a 1 mg/kg/dia até 6 a 9 mg/kg/dia, divididas em três doses diárias, por duas a três semanas. Deve ser repetida após o tratamento com o macrofilaricida. Os comprimidos são de 50 e 100 mg administrados após as refeições e rapidamente absorvidos via oral, atingindo concentração máxima sérica em três horas, caindo à concentração zero em 48 horas, sendo, então, excretado na urina.

Atualmente a DECA não é recomendada para oncocercose, pois está associada a diversos efeitos colaterais, tais como febre, prurido, nefrotoxicidade, com danos na pele e olhos, incluindo agravamento de lesão ocular, cegueira, hipotensão e morte e, raramente, encefalopatia e colapso cardiovascular. Nestes casos, deve-se introduzir a prednisona na dose de 0,5 a 1 mg/kg/dia e atropina simultaneamente.

A suramina é efetiva, administrada por via endovenosa, semanalmente, na dose de 15 mg/kg, com dose total para adultos de 4,5 a 5,5 g. Deve ser utilizada por várias semanas, pois tem atividade macro e microfilaricida. Além da sua toxicidade, existem as reações provocadas pela morte das microfilárias, como ocorre com a DECA, incluindo dores nos nódulos e nas articulações.

A droga de escolha é a ivermectina dada em dose única de 150 mg/kg, via oral, duas a três vezes por ano. Utili-

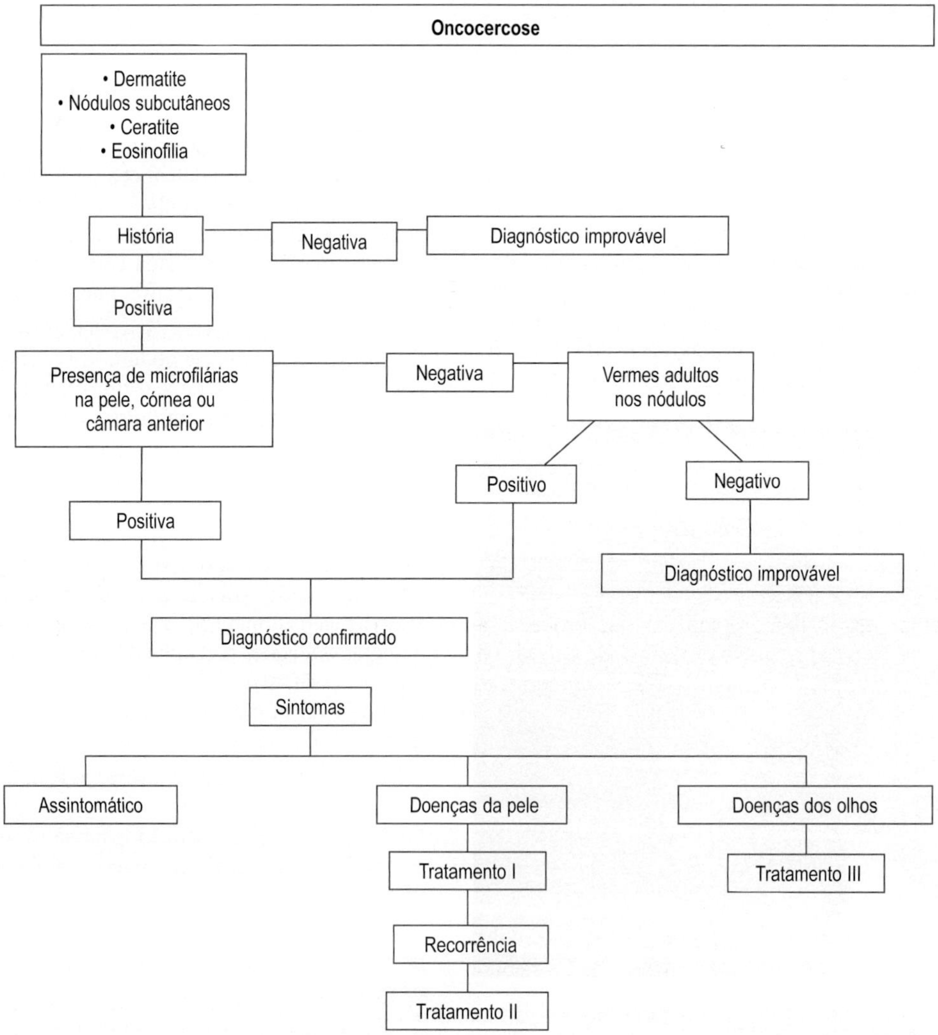

Figura 32.10 Algoritmo da oncocercose. Filarial Nematodes, cap. 12: 245. In: Garcia LS, Bruckner DA. Diagnostic Medical Parasitology, 2ª ed., Washington, USA, 1993.

zada desde 1987 é um antibiótico semissintético, derivado da ivermectina B, produzida pelo *Streptomyces avermititis*. Estudos recentes realizados em Recife revelam que doses únicas baixas de ivermectina (20 mg/kg), via oral, são tão eficazes quanto doses altas (200 mg/kg) e com menos efeitos adversos.

A ivermectina não deve ser administrada em menores de cinco anos de idade, ou com peso menor de 15 kg, mulheres grávidas, mães nutrizes durante o primeiro ano de vida e pessoas severamente doentes. Em cerca de 48 horas, reduz as microfilárias na pele e nos olhos. Apesar de não matar os vermes adultos, bloqueia o desenvolvimento de microfilárias no útero por vários meses. As reações adversas decorrentes da sua toxicidade química geralmente surgem logo após sua ingestão e persistem durante poucas horas. Os principais sintomas são astenia, tontura, letargia, sonolência, náuseas e vômitos. Os efeitos colaterais são quantitativamente similares aos da DECA, porém menos comuns e severos. Os efeitos colaterais decorrentes da morte dos parasitas são mais frequentes e severos, caracterizados por pruridos, edema de pele, artralgia, cefaleia e raramente hipotensão. Embora reduza significativamente as microfilárias no hospedeiro e a dermatite, não tem efeito na melhora da despigmentação e não evita a formação de escaras.

A doxiciclina também se mostrou uma droga eficaz na redução de microfilárias, devendo ser administrada na dose de 100mg/dia, via oral, por seis semanas. Alguns estudos levantam a possibilidade da associação desse medicamento com a ivermectina no controle de rotina da oncocercose.

Como opções terapêuticas ainda temos o mebendazol, albendazol, flubendazol, benzimidazole e derivados que são efetivos microfilaricidas. O melarsoprol e o melasonil potássico foram abandonados como microfilaricidas.

O mebendazol não é absorvido e requer múltiplas doses, é teratogênico e embriogênico em experimentos com animais de laboratório, e contraindicado na gravidez. Embora o flubendazol de uso intramuscular não seja teratogênico, produz ulcerações no local da injeção.

A amocarzina é uma nova droga que age como macro e microfilaricida e não previne a evolução da coriorretinopatia, porém ainda sem muita experiência em humanos.

O metrifonato, a amodiaquina e a nitrofurantoína são também ativos, porém ainda com poucos estudos controlados.

Além do tratamento farmacológico deve-se proceder a nodulectomia para eliminação dos vermes adultos, o que é útil quando os nódulos são acessíveis e em pequeno número.

Tabela 32.1 Graus de endemia por oncocercose.

Grau de Endemia	Presença de Nódulos (%)	Índice de Infecção por Microfilária (%)
Hipoendemia	Até 15	Até 30
Mesoendemia	Entre 16 e 40	31 a 69
Hiperendemia	Entre 41 e 60	70 ou Maior

Ferreira FSC (*in memorian*), Rocha LAC, Veronesi R. Filaríases, vol. II, cap. 110: 1.414. In: Veronesi R, Focaccia R. Tratado de Infectologia, 2ª ed., Atheneu, São Paulo, 2002.

CUIDADOS PREVENTIVOS E AÇÕES SOCIAIS CORRELATAS

Nenhuma droga tem se mostrado protetora contra a infecção por *Onchocerca volvulus* e ainda não existe nenhuma vacina para sua prevenção. Ao mesmo tempo, a administração anual ou semestral de ivermectina tem efetivo controle sobre a doença e pode diminuir a transmissão do parasita.

A remoção cirúrgica de todos os oncocercomas acessíveis reduz a contagem de microfilárias na pele e pode diminuir a prevalência de perda da acuidade visual.

Na teoria é possível minimizar a picada do simúlio pela captura manual, em zonas de baixa densidade vetorial com intervalos de 1 a 2 semanas. Admite-se que a transmissão cesse ou diminua quando se atinge o número crítico de um simúlio/capturador/hora. Além disso, os inseticidas para larvas e inseto adulto não afetam os ovos. Quanto a estes, retiram-se as plantas aquáticas que lhes servem de suporte, ou com modificação de velocidade da corrente pela construção de barragens ou derivação da água para lagos artificiais.

Outro mecanismo profilático e de ação social é a proteção da população sã: aconselha-se evitar as margens dos rios (locais de simúlios) e aplicar repelentes de ação prolongada.

Uma campanha deve primeiramente conhecer perfeitamente a região para determinação dos índices epidemiológicos relativos a doentes e vetores. Deve haver uma fase preparatória incluindo o tratamento dos reservatórios das microfilárias e o combate aos simúlios (larvicidas e imagocidas), com aumento progressivo do raio de ação das operações.

A seguir deve-se passar para a fase de ataque, de modo a abranger a cobertura total da região de risco. Por último fazemos a manutenção e consolidação dos resultados, depois de reduzir em nível crítico a densidade de vetores, vigiando os focos residuais e elaborando novas estratégias para êxito da campanha.

REFERÊNCIAS BILBIOGRÁFICAS

Alley, ES, Plaisier, AP, Boatin, BA, *et al.* The impact of five years of annual ivermectin treatment on skin microfilarial loads in the onchocerciasis focus of Asubende, Ghana. Trans R Soc Trop Med Hyg 1994;88:581.

American Academy of Pediatrics [onchocerciasis (river blindness, filariasis)] in: Pickering LK, ed. 2000. Red book: Report of the committee on infectious diseases, 25a ed. Elk Grove Village, IL: American Academy of Pediatrics 2000;[412-413].

Anonymous. Onchocerciasis and its control world health organ. Tech Rep Ser 1995;852:1-104.

Anonymous. Onchocerciasis: Progress towards elimination in the Americas. WKLY Epidemiol Rec 1996;71: 277-279.

Bradley JE, Unnasch TR. Molecular approaches to the diagnosis of onchocerciasis. ADV Parasitol 1996;37:57-106.

Brattig, NW. Pathogenesis and host responses in human onchocerciasis: impact of Onchocerca filariae and wolbachia endobacteria. Microbes Infect 2004; 6:113.

Burnham, G. Onchocerciasis. Lancet 1998;351:1341.

Chandrashekar, R, Ogunrinade, AF, Weil, GJ. Use of recombinant Onchocerca volvulus antigens for diagnosis and surveillance of human onchocerciasis. Trop Med Int Health 1996;1:575.

Connor, DH, George, GH, Gibson, DW. Pathologic changes of human onchocerciasis: implications for future research. Rev Infect Dis 1985;7:809.

Cooper PJ, Proano R, Beltran C, *et al.* Onchocerciasis in Ecuador, evolution of chorioretinopathy after amocarzine treatment. BR J Ophthalmol 1996;80:337-342.

Cooper, PJ, Mancero, T, Espinel, M, *et al.* Early human infection with Onchocerca volvulus is associated with an enhanced parasite-specific cellular immune response. J Infect Dis 2001;183:1662.

Davidson RN, Godfrey-Fausset P, Bryleson ADM. Adverse reactions in expatriates treated with ivermectin. Lancet 1990;336:1.005.

Davies JB. Sixty years of onchocerciasis vector control: A chronological summary with comments on eradication, reinvasion, and insecticide resistance. Annu Rev Entomol 1994;39:23-45.

Drugs for Parasitic Infections. Treatment Guidelines from The Medical Letter 2007; vol. 5 (Suppl).

Ferreira FSC (in memoriam), Rocha LAC, Veronesi R. Filaríases. vol. II, cap. 110:1.412-24. In: Veronesi R, Focaccia R. Tratado de Infectologia. 2ª ed., Atheneu, São Paulo, 2002.

Freedman, D. Onchocerciasis. Chapter 100. In: Guerrant, R, Walker, DH, Weller, PF, (Eds), Tropical Infectious Diseases: Principles, Pathogens and Practice. 2nd ed. Churchill Livingstone, Philadelphia 2005. p.1176.

Goa, KL, McTavish, D, Clissold, SP. Ivermectin. A review of its antifilarial activity, pharmacokinetic properties and clinical efficacy in onchocerciasis. Drugs 1991;42:640.

Higazi, TB, Filiano, A, Katholi, CR, *et al.* Wolbachia endosymbiont levels in severe and mild strains of Onchocerca volvulus. Mol Biochem Parasitol 2005;141:109.

Hoerauf, A, Kruse, S, Brattig, NW, *et al.* The variant Arg110Gln of human IL-13 is associated with an immunologically hyper-reactive form of onchocerciasis (sowda). Microbes Infect 2002;4:37.

King, CL, Nutman, TB. Regulation of the immune response in lymphatic filariasis and onchocerciasis. Immunol Today 1991;12:A54.

Klager S, Whitworth JA, Downham MD. Viability and fertility of adult onchocerca volvulus after six years of treatment of ivermectin. Trop Med Int Health 1996;1: 581-589.

Lipner, EM, Dembele, N, Souleymane, S, et al. Field applicability of a rapid-format anti-Ov-16 antibody test for the assessment of onchocerciasis control measures in regions of endemicity. J Infect Dis 2006; 194:216.

Longo JC, Camargo LFA, Campéas AE. Filarioses Sec. 4: 281-283. In: Prado FC, Ramos JA, Valle. Atualização terapêutica – Manual prático de diagnóstico e tratamento. 20ª ed., Artes Médicas, São Paulo, 2001.

Mabey D, Whitworth JA, Eckstein M, *et al.* The effects of multiple doses of ivermectin on ocular onchocerciasis. A six-year follow-up. Ophthalmology 1996;103:1.001-8.

Merediti Seo, Schoone GJ, Kroon CCM, *et al.* Detection of onchocerca volvulus DNA in blood using the PCR. Parasite. J Soc Franc Parasit 1994;1:22.

Murdoch ME, Hay RJ, Mackenzie CD, *et al.* A clinical classification and grading system of the cutaneos changes in onchocerciasis BR J Dermatol 1993;129:260-269.

Murdoch, ME, Hay, RJ, Mackenzie, CD, *et al.* A clinical classification and grading system of the cutaneous changes in onchocerciasis. Br J Dermatol 1993;129:260.

Newland HS, White AT, Greene BM, *et al.* Ocular manifestations of onchocerciasis in a rain forest area of West Africa. BR J Ophthalmol 1991;75:163-169.

Nguyen, JC, Murphy, ME, Nutman, TB, *et al.* Cutaneous onchocerciasis in an American traveler. Int J Dermatol 2005; 44:125.

Ogunrinade, A, Boakye, D, Merriweather, A, Unnasch, TR. Distribution of the blinding and nonblinding strains of Onchocerca volvulus in Nigeria. J Infect Dis 1999;179:1577.

OMS. Deuxième Rapport du Comitê OMS D'Experts de L'Onchocercose. OMS. Ser Rapp Techn 1966; nº 355.

OMS. Epidemiologie de L'Onchocercose. Rapport D'un Comité OMS d'Experts. OMS. Ser Rapp Techn 1976; nº 597.

Onchocerca volvulus (onchocerciasis). Grove DI. cap. 278 (2): 2.943-49. In: Mandell GL, Bennett JE, Dolin P. Principles and practice of infectious diseases. 5ª ed., USA, 2000.

Onchocerciasis and its control. Report of a WHO Expert Committee on Onchocerciasis Control. World Health Organ Tech Rep Ser 1995;852:1.

Onchocerciasis Sec. cap. 13:161. Parasitic Infectious: 1.267-68. In: The Merck manual of diagnosis and therapy. 17ª ed., Division of Merck & CO, Inc., Whitehouse Station, N.J., 1999.

Ottesen, EA. Immune responsiveness and the pathogenesis of human onchocerciasis. J Infect Dis 1995;171:659.

Plaisier AP, Alley ES, Boatin BA, *et al.* Irreversible effects of ivermectin on adult parasits in onchocerciasis patients in the onchocerciasis control programme in West Africa. J Infect Dis 1995;172:204-210.

Prost, A, Nebout, M, Rougemont, A. Lepromatous leprosy and onchocerciasis. Br Med J 1979;1:589.

Semba RD, Murphy bRP, Newland HS, *et al.* Longitudinal study of lesions of the posterior segment in onchocerciasis ophthalmology 1990;97:1.334-1.341.

Soboslay PT, Geiger SM, Weis N, *et al.* The diverse expression of immunity in humans at distinct states of onchocerca volvulus infection. Immunology 1997;90:592-599.

Stingl, P, Ross, M, Gibson, DW, et al. A diagnostic "patch test" for onchocerciasis using topical diethylcarbamazine. Trans R Soc Trop Med Hyg 1984; 78:254.

Taylor HR. Recent development in the treatment of oncho-cerciasis. Bull Who 1984;62:509.

Taylor, HR. Onchocerciasis. Int Ophthalmol 1990; 14:189.

Van Lae T, Lopes C. Treatment of onchocerciasis. Drugs 1996;52:861-869.

Whitworth JA, Maude GH, Downham MD. Clinical and parasitological responses after up to 6,5 years of ivermectin treatment for onchocerciasis. Trop Med Int Health 1996;1:786-793.

Winthrop, KL, Proano, R, Oliva, O, *et al.* The reliability of anterior segment lesions as indicators of onchocercal eye disease in Guatemala. Am J Trop Med Hyg 2006;75:1058.

www.emro.who.int/publications/RegionalPublications/Specimen_Collection/Spcec_Coll_Body_Surface_Skin_Snips.htm [Accessed November 10, 2005].

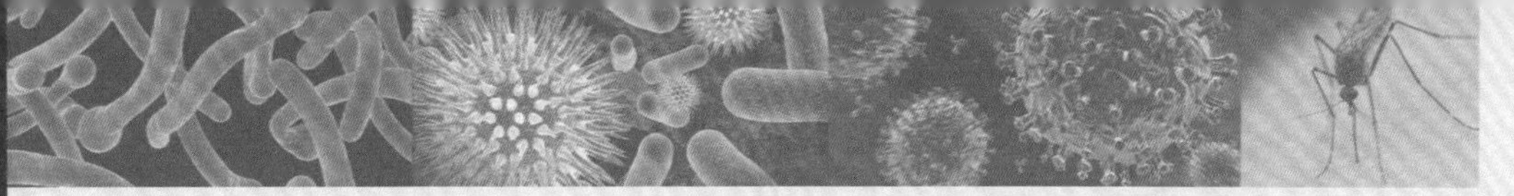

33 Leishmaniose

Reynaldo Dietze

INTRODUÇÃO

O termo "leishmanioses" engloba um grupo de doenças causadas por diferentes espécies de protozoários do gênero *Leishmania* (Ross, 1903). Suas diferentes apresentações clínicas dependem da espécie causadora da infecção, de fatores ligados ao hospedeiro e podem acometer em graus variados a pele, mucosas (boca, nariz, faringe e laringe) e órgãos do sistema fagocítico mononuclear.

A transmissão da doença ocorre por meio da picada de insetos hematófagos conhecidos genericamente por flebotomíneos. Cerca de 30 espécies de *Leishmania* são conhecidas atualmente no mundo, das quais 21 são consideradas patogênicas para o homem. Destas, 15 já foram descritas no continente americano (Tabela 33.1).

Tabela 33.1 Leishmaniose tegumentar americana: subgêneros e espécies patogênicas para o homem descritas nas Américas.

Subgêneros	Espécies
Viannia Lainson & Shaw, 1987	*L. (V.) brasiliensis* – Vianna, 1911 *L. (V.) guyanensis* – Floch, 1954 *L. (V.) panamensis* – Lainson & Shaw, 1972 *L. (V.) peruviana* – Velez, 1913 *L. (V.) lainsoni* – Silveira *et al.*, 1987 *L. (V.) naifi* – Lainson & Shaw, 1989 *L. (V.) shawi* – Lainson *et al.*, 1989 *L. (V.) colombiensis* – Kreutzer *et al.*, 1972 *L. (V.) equatoriensis* – Grimaldi *et al.*, 1972
Leishmania Ross, 1903	*L. (L.) mexicana* – Biagi, 1953 *L. (L.) amazonensis* – Lainson & Shaw, 1972 *L. (L.) pifanoi* – Medina & Romero, 1959 *L. (L.) venezuelensis* – Bonfante & Garrido, 1980 *L. (L.) garnhami* – Scorza *et al.*, 1979 *L. (L.) chagasi* *L. (L.) donovani* *L. (L.) infatum*

DIAGNÓSTICO CLÍNICO DA LEISHMANIOSE VISCERAL AMERICANA

A infecção causada pela *L.* (L.) *chagasi* apresenta um espectro clínico amplo que varia desde formas completamente assintomáticas (infecção inaparente) passando por formas clínicas com sintomatologia discreta ou moderada até aquelas de apresentação mais grave (infecção aparente).

As infecções inaparentes são sempre assintomáticas e, portanto, sem evidência clínica de doença. O diagnóstico é baseado em resultados sorológicos (RIFI ou ELISA) ou por meio da intradermorreação de Montenegro (leishmanina). Os títulos de anticorpos em geral são baixos e podem permanecer positivos por longo tempo. Vale à pena lembrar que: **a.** os pacientes com história prévia de LV ou leishmaniose tegumentar podem "mimetizar imunologicamente" (sorologia e intradermorreação positiva) os pacientes com infecção inaparente; **b.** nas demais formas da doença a intradermorreação de Montenegro é classicamente negativa. Portanto, as formas assintomáticas são aquelas vistas em pacientes provenientes de áreas endêmicas, onde há evidência epidemiológica e imunológica (sorológica ou intradermorreação) da infecção. Não existe qualquer indicação terapêutica nesses casos. O conhecimento da existência das infecções inaparentes tem importância durante o diagnóstico diferencial de doenças febris agudas ou subagudas causadas por outros agentes infecciosos quando nos deparamos com uma sorologia positiva para LV. Nestes casos uma intradermorreação de Montenegro positiva exclui o diagnóstico de LV.

As infecções aparentes variam desde formas clínicas discretas com pouca sintomatologia passando por formas clínicas moderadas até aquelas de apresentação mais grave que, se não tratadas, levam o paciente ao óbito. Deve-se suspeitar clinicamente de LV quando o paciente apresentar os seguintes sinais e sintomas: febre há mais de duas semanas, anemia (palidez cutaneomucosa), adinamia e esplenomegalia associada ou não à hepatomegalia. A doença apresenta período de incubação variável com cerca de três meses, podendo ser superior a 12 meses. Entretanto, devido à instalação insidiosa da doença, essa informação geralmente é imprecisa e de pouca valia. Do ponto de vista clínico-evolutivo, as formas aparentes da leishmaniose visceral podem ser divididas em períodos: inicial, de estado e final.

PERÍODO INICIAL

Esta fase da doença caracteriza o início da sintomatologia que pode ser variável, mas na maioria dos casos inclui febre irregular com duração inferior a quatro semanas, palidez cutaneomucosa e hepatoesplenomegalia. O estado geral do paciente via de regra está preservado e a esplenomegalia geralmente é discreta, não ultrapassando 5 cm do rebordo costal esquerdo. Esses pacientes não raro procuram o serviço médico fazendo uso de antimicrobianos sem resposta clínica e muitas vezes apresentam história de tosse seca e diarreia.

Um percentual pequeno de pacientes, geralmente crianças, pode apresentar na fase inicial da doença, um quadro clínico discreto com pequena hepatoesplenomegalia, palidez cutaneomucosa leve, febre baixa, diarreia e/ou tosse não produtiva de curta duração, geralmente inferior a duas semanas, que pode evoluir para cura espontânea (forma oligossintomática). Esta apresentação clínica se confunde facilmente com outros processos infecciosos de natureza benigna.

Período de estado

Neste período exacerbam-se os sinais e sintomas da fase inicial da doença descritos anteriormente. O paciente apresenta febre irregular com um a dois picos diários, adinamia, emagrecimento progressivo evidente, mucosas descoradas e aumento da hepatoesplenomegalia, palpação abdominal, o baço apresenta consistência elástica ligeiramente endurecida. O crescimento do fígado é uniforme, não havendo predomínio do lobo esquerdo como ocorre na esquistossomose. Geralmente os pacientes procuram o médico relatando história de um quadro clínico arrastado por mais de dois meses de evolução, geralmente associado ao comprometimento do estado geral com patente palidez cutaneomucosa. O abdomen está aumentado à custa de volumosa hepatoesplenomegalia (Figura 33.1).

A Tabela 33.2 resume os principais sinais e sintomas descritos na LV clássica.

Período final

Sem diagnóstico e tratamento, a doença evolui progressivamente para o período final, caracterizado por febre contínua e comprometimento mais acentuado do estado geral. Instala-se a desnutrição protéico-calórica (cabelos quebradiços, cílios alongados e pele seca) e edema dos membros inferiores que pode evoluir para anasarca. Outras manifestações importantes incluem distúrbios hemorrágicos (enterorragias, epistaxes, gengivorragias e petéquias), icterícia e ascite. Nestes pacientes, o óbito geralmente ocorre por infecções bacterianas e sangramentos. As principais causas de óbito são as pneumonias, sepses, insuficiência cardíaca (cor anêmico), gastroenterites e hemorragias digestivas agudas.

Tabela 33.2 Frequência dos principais sinais e sintomas presentes na Leishmaniose visceral clássica.

Sinais e Sintomas	Frequência
Febre	98% a 100%
Esplenomegalia	98% a 100%
Hepatomegalia	90% a 100%
Linfoadenopatia	30% a 50%
Diarreia	15% a 35%
Emagrecimento	80% a 100%
Palidez	35% a 70%
Adinamia	80% a 100%
Epistaxis	15% a 30%
Petéquias	20%
Icterícia	5%

O diagnóstico diferencial da LV pode variar conforme sua distribuição geográfica e a coexistência de outras endemias na região. Ele deve incluir:

a) **Malária**: o diagnóstico diferencial deve ser feito principalmente nas formas "crônicas", recidivantes da malária (indivíduos com imunidade parcial) e na Síndrome da Esplenomegalia Hiper-reativa da Malá-

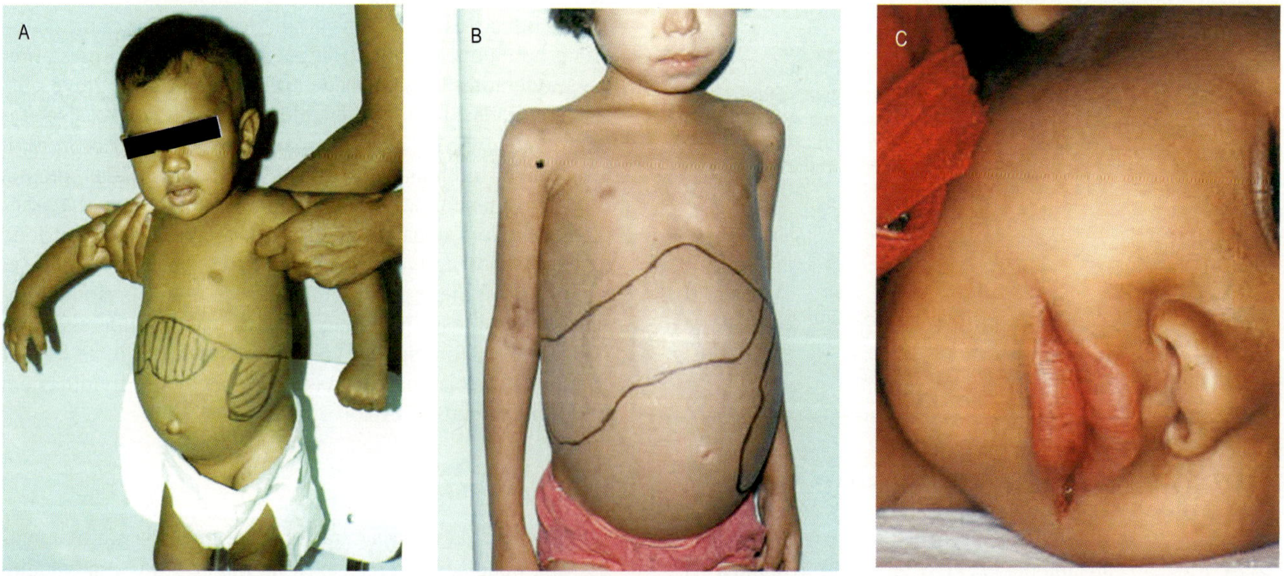

Figura 33.1 (A) Período inicial da doença. O estado geral do paciente ainda está preservado e a perda de peso não é acentuada. (B) Período de estado da doença. Nota-se o emagrecimento, o aumento acentuado do volume abdominal e a volumosa hepatosplenomegalia. (C) Sangramento espontâneo na comissura labial esquerda.

ria, em que a esplenomegalia está presente, podendo ou não, estar acompanhada de hiperesplenismo e hipergamaglobulinemia. Nestes casos a ausência ou encontro de plasmódios no sangue periférico não exclui o diagnóstico de LV. Caso a intradermorreação de leishmanina seja positiva, ela afasta o diagnóstico de LV, que só poderá ser confirmado de forma parasitológica ou sorológica. A malária aguda raramente se confunde com o calazar. A doença apresenta uma evolução mais aguda, a febre é, via de regra, mais elevada e acompanhada de calafrios e a anemia é mais proeminente e rapidamente progressiva. O hemograma geralmente mostra número de leucócitos normais ou discretamente aumentados;

b) **Histoplasmose disseminada**: pode produzir sintomatologia clínica praticamente idêntica à da LV com febre, emagrecimento, linfoadenomegalias, hepatoesplenomegalia e pancitopenia. O diagnóstico da histoplasmose pode ser confirmado por meio da sorologia, exame direto e cultura do fungo durante a mesma propedêutica utilizada na LV: punção aspirativa de medula óssea, baço e linfonodos. O histoplasma também se cora pelo Giemsa e pode se confundir à primeira vista, com formas amastigotas da *Leishmania*, mas não apresenta os aspectos característicos do núcleo e cinetoplasto;

c) **Enterobacteriose septicêmica prolongada (ESP)**: a ESP também pode produzir sintomatologia clínica idêntica à da LV com febre irregular e prolongada e grande hepatoesplenomegalia. O lobo esquerdo do fígado é proeminente e de consistência endurecida devido à esquistossomose. O hemograma também mostra anemia, mas os leucócitos estão normais ou em número aumentado, com presença de eosinófilos. A enterobactéria responsável pela doença pode ser isolada das hemoculturas ou da mielocultura. O exame de fezes é positivo para ovos de *S. mansoni* e a febre desaparece com o tratamento da esquistossomose;

d) **Esquistossomose mansônica aguda**: a esquistossomose aguda pode ser confundida com o calazar, pois febre alta e persistente e hepatoesplenomegalia fazem parte de seu quadro clínico. Entretanto, os sintomas gastrintestinais são mais exuberantes com diarreia muco-sanguinolenta e dor abdominal. O hemograma mostra leucocitose com eosinofilia marcante. A história epidemiológica de contato prévio com coleções hídricas suspeitas é decisiva para que a esquistossomose possa ser incluída no diagnóstico diferencial. O exame de fezes é positivo para ovos de *S. mansoni* somente após 45 dias do contato infectante.

Algumas doenças infecciosas podem em algum ponto de sua evolução mimetizar os sinais e sintomas da leishmaniose visceral. São elas: a tuberculose miliar, a paracoccidioidomicose, a brucelose, a toxoplasmose, a doença de Chagas aguda, a febre tifoide, a endocardite infecciosa e a sífilis secundária. Devem também ser consideradas no diagnóstico diferencial da LV doenças não infecciosas como as hemoglobinopatias (anemia falciforme), leucemias (especialmente em crianças) e os linfomas não Hodgkin.

DIAGNÓSTICO LABORATORIAL DA LEISHMANIOSE VISCERAL

Os achados laboratoriais mais constantes da LV são: pancitopenia, hipergamaglobulinemia e hipoalbuminemia. Entretanto, dependendo da fase evolutiva da doença, eles podem ser mais ou menos proeminentes.

Na forma oligossintomática o hemograma revela anemia, geralmente normocítica normocrômica, porém pouco expressiva (Hb > 9 g/dL). A contagem de leucócitos ainda está dentro dos valores normais, porém próximo de seus limites inferiores havendo predominância de células linfomonocitárias. A contagem de plaquetas também se encontra dentro dos limites normais. A velocidade de hemossedimentação está elevada (> 50 mm) e a eletroforese de proteínas, discretamente alterada. A sorologia é invariavelmente reativa (RIFI e ELISA) e a intradermor reação negativa. A punção aspirativa de baço e medula óssea pode ou não mostrar a presença de formas amastigotas do parasita.

No período de estado da doença as alterações do hemograma descritas (anemia, trombocitopenia e leucopenia com linfomonocitose e anaeosinofilia) tornam-se mais evidentes. Há uma inversão na relação albumina/globulina. As provas bioquímicas anteriormente normais podem estar alteradas, como elevação das aminotransferases (duas a três vezes os valores normais) e bilirrubinas assim como alteração discreta nos níveis de ureia e creatinina. Os títulos de anticorpos específicos antileishmânia estão elevados e a intradermorreação é negativa. Nesse período evolutivo da doença, as leishmânias são facilmente demonstráveis, por meio de exame direto em esfregaços de aspirado de medula óssea ou baço ou pelo cultivo desse material em meio de NNN ou Schneider.

No período final as alterações laboratoriais descritas tornam-se ainda mais acentuadas. Os leucócitos geralmente estão abaixo de 3.000 mm3 e as plaquetas abaixo de 70.000 mm3. A fração gamaglobulina está elevada e os níveis séricos de albumina bastante diminuídos.

DIAGNÓSTICO IMUNOLÓGICO

Na LV os testes sorológicos apresentam, em geral, boa sensibilidade em virtude da grande quantidade de anticorpos (principalmente IgG) presentes na doença, secundários à ativação policlonal de células B. Os testes sorológicos entretanto são métodos indiretos de detecção do parasita e, devido à sua praticidade, devem preceder, sempre que possível, os métodos parasitológicos podendo até, em algumas situações, substitui-los. Na presença de dados clínicos e laboratoriais, uma sorologia reagente praticamente confirma o diagnóstico de calazar. Entretanto, um teste reagente na ausência de manifestações clínicas sugestivas não autoriza o início do tratamento.

No Brasil, as técnicas mais usadas são a imunofluorescência indireta (RIFI) e os ensaios imunoenzimáticos (ELISA, imunocromatografia). Os resultados da imunofluorescência normalmente são expressos em diluições, sendo reagentes os títulos iguais ou superiores a 1:40. A RIFI, apesar de ser menos sensível que o ELISA, é o método mais utilizado no Brasil. O teste imunoenzimático ELISA tem seu resultado expresso em unidades de absorbância a um raio de luz (espectrofotometria), em uma reação que pode utilizar diluições fixas (resultado quantitativo) ou apenas reagente ou não (resultado qualitativo). Apesar de ser um método sensível, ele apresenta como desvantagem o fato de não estar, até o momento, disponível comercialmente para venda, o que dificulta sua padronização. Mais recentemente antígenos recombinantes (K39, K26) têm sido empregados em testes rápidos imunocromatográficos com sensibilidade e especificidade variando de 67 a 100% e de 98 a 100%, respectivamente. Esses testes já foram incorporados na rotina diagnóstica de vários países endêmicos dado sua simplicidade e rapidez de resultados.

A intradermorreação de Montenegro, ou teste de leishmanina, não tem indicação de uso no diagnóstico da leishmaniose visceral. Ao contrário do que ocorre na leishmaniose tegumentar, a intradermorreação de Montenegro é sempre negativa durante a doença, tornando-se positiva somente após a cura clínica dos pacientes. Na grande maioria, a intradermorreação positiva-se em um período que varia de seis meses a três anos após o término do tratamento.

DIAGNÓSTICO PARASITOLÓGICO

O diagnóstico parasitológico da LV pode ser feito por meioda visualização do parasita em cultura (formas promastigotas) ou em esfregaço de punção aspirativa de baço, medula óssea, linfonodos ou em biópsias de tecido (formas amastigotas) (Figura 33.2).

O aspirado esplênico é o método de maior sensibilidade, seguido do aspirado de medula óssea, biópsia hepática e aspiração de linfonodos. Na prática, devido à quase ausência de efeitos colaterais recomenda-se o aspirado de medula óssea esternal ou da crista ilíaca posterior na rotina diagnóstica da doença. A punção esplênica deve ser realizada somente por pessoa treinada e em hospitais com retaguarda cirúrgica e banco de sangue.

As lâminas devem estar limpas e desengorduradas. Após secagem, o esfregaço deve ser fixado em álcool metílico e corado pelo Giemsa ou, alternativamente, Wright, Leishman ou Diff-quick; todas essencialmente colorações de Romanovsky. O encontro das formas amastigotas do parasita é diretamente proporcional à qualidade do material do aspirado de medula, à experiência do microscopista e ao número de campos observados. Portanto, é necessário que a lâmina seja exaustivamente examinada antes de ser considerada negativa. Em situações ideais, a sensibilidade do aspirado de medula óssea é de aproximadamente 85%.

Além do exame direto, o material das punções aspirativas pode ser inoculado em meios especiais de cultura. O clássico meio de NNN, contendo ágar e sangue desfibrinado de coelho é o mais comumente empregado. A utilização de uma interface líquida sobre o NNN, como o meio LIT ou Schneider, aumenta e acelera a positividade da cultura. As culturas devem ser mantidas entre 24 e 26°C e observadas em microscópio óptico invertido semanalmente, por até quatro semanas.

A inoculação intraperitoneal em hamsters (*Mesocricetus auratus*) das amostras clínicas obtidas da punção aspirativa de medula óssea ou baço dos pacientes, não tem valor prático no diagnóstico da doença devido ao seu longo tempo de positivação (um a três meses).

DIAGNÓSTICO CLÍNICO DA LEISHMANIOSE TEGUMENTAR AMERICANA (LTA)

Do ponto de vista didático a LTA pode ser dividida em cinco formas clínicas: a leishmaniose cutânea localizada (LCL), a leishmaniose cutânea disseminada ou generalizada (LCD), a leishmaniose cutânea anérgica difusa (LCAD), a leishmaniose mucosa (LM) e a leishmaniose cutaneomucosa (LCM).

A apresentação cutânea localizada (LCL) da LTA é a manifestação clínica mais frequente, observada em 85% dos pacientes. A lesão cutânea característica é uma úlcera com bordos elevados e emoldurados, geralmente indolor. A lesão é pouco exsudativa, sem sinais flogísticos, com fundo granuloso avermelhado ou amarelado quando há deposição de fibrina. A lesão pode também apresentar-se recoberta por uma crosta serofibrinosa que esconde o aspecto ulcerado típico. A presença de sinais flogísticos é indicativa de infecção bacteriana associada que, nesses casos, confere um aspecto purulento à lesão que pode ser dolorosa.

A localização das lesões causadas pela *L. (V.) braziliensis* (espécie de maior importância epidemiológica no Brasil

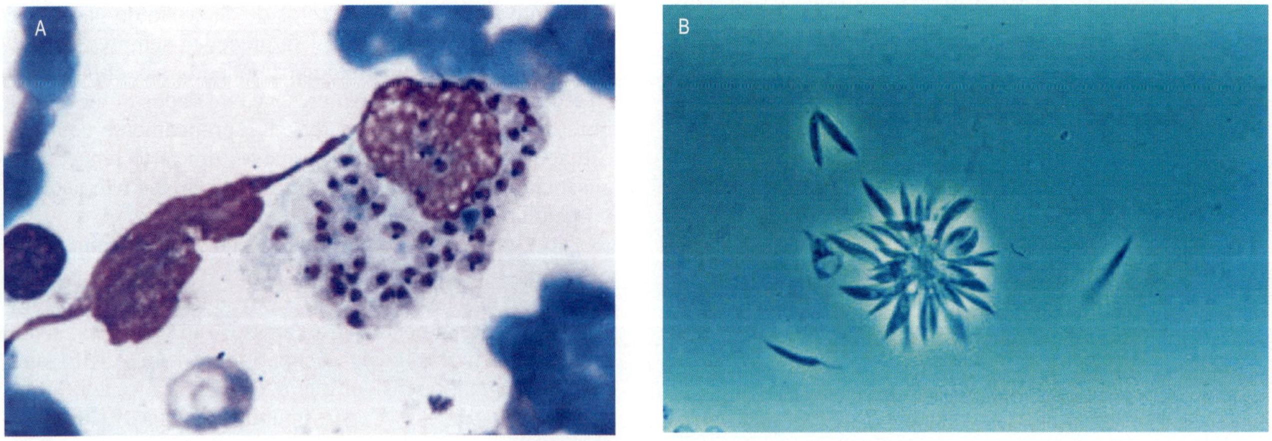

Figura 33.2 (A) Formas amastigotas em esfregaço de medula óssea de paciente com LVA. Notar as características morfológicas do parasita (membrana, núcleo e cinetoplasto). (B) Formas promastigotas de Leishmania.

e América Latina) pode variar conforme a faixa etária. Nas crianças com idade inferior a cinco anos existe uma predominância de lesões acima da cintura. Na faixa etária de seis a 15 anos as lesões se distribuem igualmente acima e abaixo da cintura, e nos pacientes com 15 anos ou mais as lesões tendem a ocorrer abaixo da cintura. As lesões cicatriciais são atróficas e hipocrômicas, semelhantes àquelas secundárias a queimaduras. O comprometimento ganglionar pode chegar a 83% dos casos. Na LTA causada pela *L. (V.) guyanensis* (segunda espécie em importância epidemiológica no Brasil com distribuição por toda calha norte do rio Amazonas nos estados do Pará, Amapá, Amazonas e Roraima), as lesões tendem a ser menores e mais numerosas e de localização acima da cintura. O comprometimento ganglionar é menor (60%) se comparado à doença causada pela *L. (V.) braziliensis*.

O período de incubação da LCL situa-se normalmente entre quatro e oito semanas. No local da picada surge inicialmente uma pápula que evolui para ulceração, e esta, se não tratada, aumenta progressivamente durante os primeiros três a quatro meses quando então se estabiliza e começa a regredir. Pode haver cura espontânea em até 50% dos casos ao longo de seis meses nos casos de LTA causada por *L. (V.) braziliensis* (Marsden PD *et al.*, 1984). Lesões com aspectos diferentes dos mencionados são menos frequentes e incluem: lesões úlcero-crostosas, úlcero-vegetantes, verrucosas, impetigoides, ectimatoides, tuberosas e liquenoides. Nestas formas, em sua fase inicial, é frequente a linfangite e/ou adenopatia satélite que pode preceder a lesão de pele. Às vezes, os nódulos linfangíticos podem se ulcerar lembrando a esporotricose (Figuras 33.3 e 33.4).

Na LCL o diagnóstico diferencial deve ser feito com as úlceras crônicas de membros inferiores (úlcera de estase, úlcera hipertensiva, etc.), com as úlceras de etiologia fuso-espiralar (úlcera tropical), com a esporotricose, paracoccidioidomicose, impetigo, miíase e neoplasias de pele (carcinoma basocelular e espinocelular). Nas lesões verrucosas e vegetantes, o diagnóstico diferencial deve ser feito principalmente com a cromomicose, histoplasmose e tuberculose cutânea (Figura 33.4).

A leishmaniose cutânea disseminada ou generalizada (LCD) caracteriza-se pela presença de lesões ulceradas pequenas, muitas vezes de aspecto acneiforme, distribuídas por todo o corpo. Essas lesões seriam secundárias à disseminação hematogênica do parasita. Na quase totalidade dos casos essa forma clínica é descrita nas infecções causadas por leishmânias do subgênero *Viannia*, mas recentemente também descrita com *L. (L.) amazonensis*. Tanto a LCL quanto a LCD respondem bem a terapêutica com antimoniais. Na fase inicial da disseminação, o diagnóstico diferencial deve ser feito com o impetigo (Figura 33.5).

A Leishmaniose cutânea anérgica difusa (LCAD) é uma apresentação clínica rara da LTA, apresentada até o momento somente com espécies do subgênero *Leishmania*. A doença

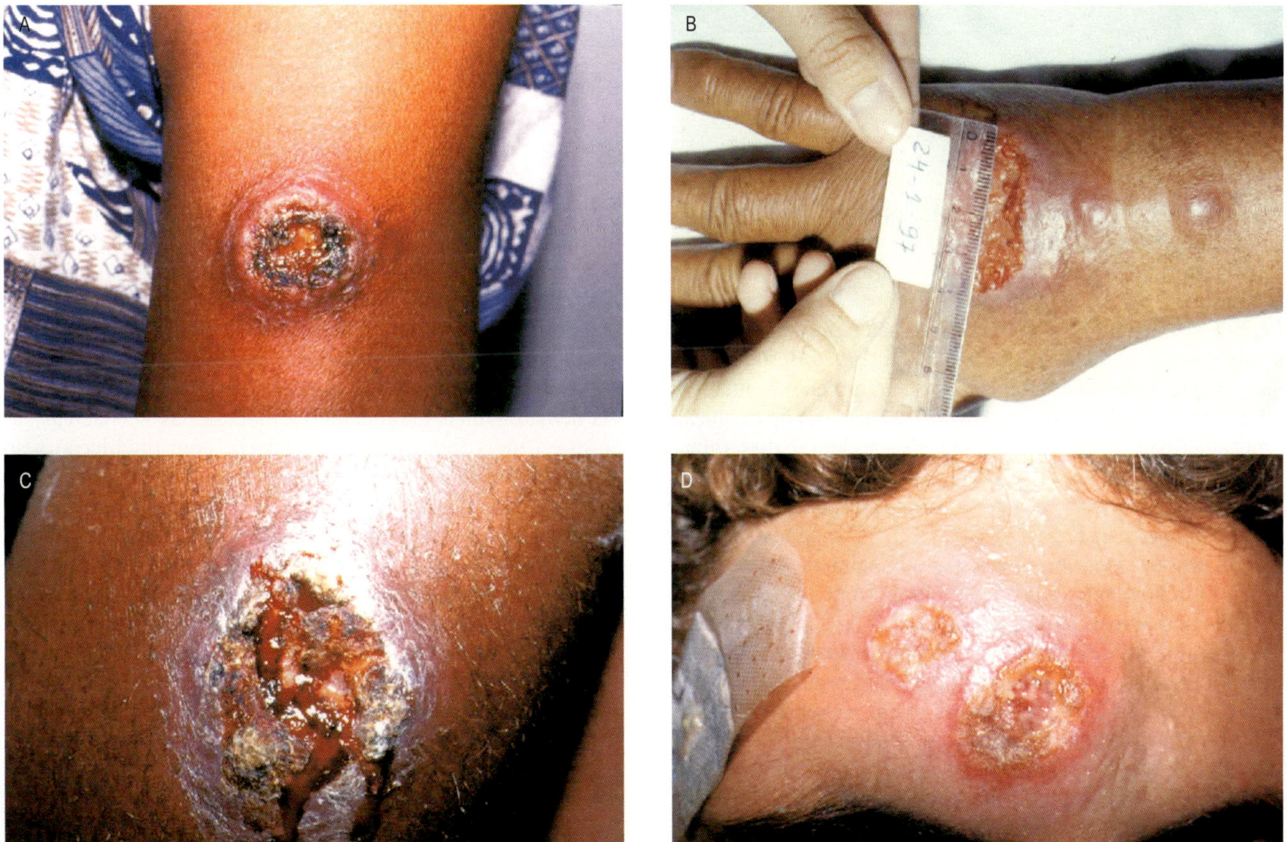

Figura 33.3 (A) Úlcera leishmaniótica típica. (B) Úlcera leishmaniótica em dorso da mão com comprometimento ganglionar. (C) Lesão ulcerada leishmaniótica com infecção bacteriana secundária. (D) Úlcera leishmaniótica em região frontal com fundo recoberto de fibrina.

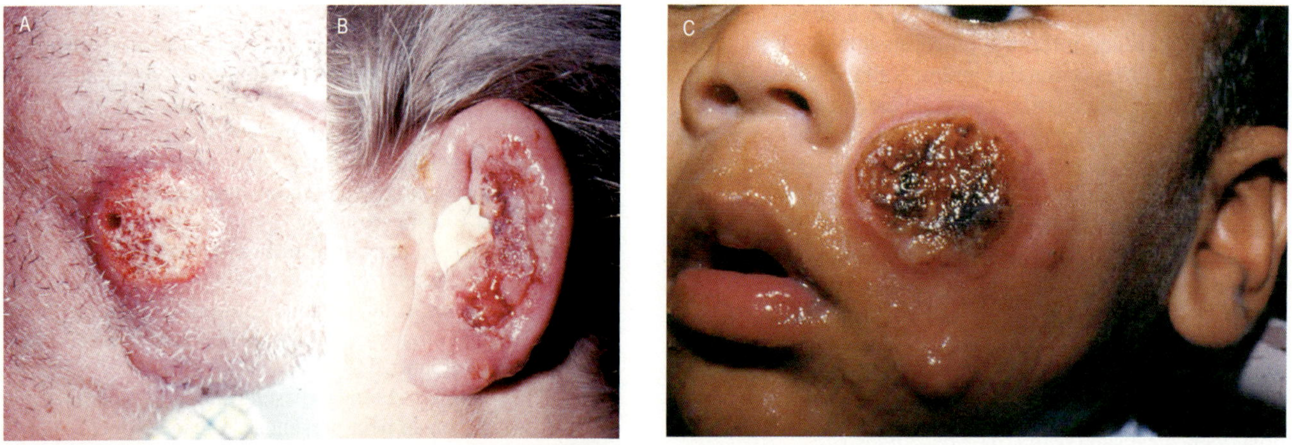

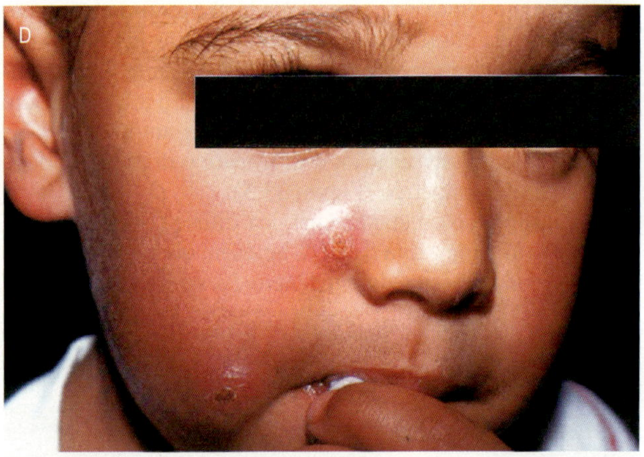

Figura 33.4 (A) Lesão em mento secundária a miíase (notar o ponto de saída da larva). (B) Leishmaniose tegumentar americana de pavilhão auricular. (C) Esporotricose com linfangite. (D) LTA com lesões recentes impetigoides, comuns em crianças.

foi descrita pela primeira vez por Convit na Venezuela. A LCAD também já foi descrita na Colômbia e no Brasil nos estados do Pará, Maranhão, Bahia e Paraná. Entre nós, a *L. (L.) amazonensis* é a única espécie responsável pelos casos de LCAD. Clinicamente a doença se caracteriza por infiltração difusa da pele, onde vemos grande quantidade de lesões nodulares, papulares e placas infiltradas que raramente se ulceram lembrando a hanseníase virchowiana. Nos casos de evolução arrastada (mais de cinco anos), as lesões podem se disseminar ocupando quase toda a superfície corporal, embora as lesões de extremidades sejam predominantes. A resposta terapêutica é insatisfatória e as recidivas são a regra. O diagnóstico diferencial nesses casos deve ser feito principalmente com a hanseníase virchowiana e a doença de Jorge Lobo (lobomicose).

A leishmaniose mucosa ocorre em 3 a 5% dos pacientes e geralmente se manifesta anos após o aparecimento das lesões cutâneas, mas pode também, surgir na vigência de lesões ativas (14 a 28% dos casos) e em pacientes sem história prévia de lesões cutâneas. As lesões geralmente surgem ao longo dos primeiros cinco anos subsequentes à lesão cutânea inicial, mas já foram descritos casos após décadas da lesão primária. Não existem dados definitivos sobre os fatores de risco envolvidos no desenvolvimento desse tipo de lesão, mas especula-se que estariam sob risco, pacientes com lesões múltiplas localizadas acima da cintura, pacientes que não receberam tratamento adequado e pacientes com polimorfismo no gene CCL2 que codifica a quimiocina proinflamatória MCP-1 (monocyte chemoattractant protein 1. (Ramasawmy R, Menezes E, Magalhães A *et all*. The -2518bp promoter polymorphism at CCL2/MCP1 influences susceptibility to mucosal but not localized cutaneous leishmaniasis in Brazi. Infect Genet Evol 10(5):607-13, 2010).

A disseminação para as mucosas se dá provavelmente por via hematogênica, acometendo a mucosa das vias aéreas superiores, mais frequentemente o nariz, com predileção pelo septo nasal e envolvimento menos frequente da mucosa da cavidade oral e laringe. Nos casos de lesões nasais, as queixas clínicas mais comuns são: obstrução nasal, epistaxes, rinorreia e formação de crostas. No início, a doença pode se manifestar sob a forma de uma rinite alérgica que não responde aos tratamentos convencionais. Nas lesões de faringe o principal sintoma é a odinofagia e nas lesões laríngeas a rouquidão e a tosse. Em alguns casos as lesões podem ser pequenas e os sintomas discretos, daí a necessidade do exame rotineiro da cavidade nasal. Ao exame clínico pode-se observar infiltração, ulceração, lesões úlcero-vegetantes ou úlcero-crostosas e perfuração do septo nasal que pode estar desviado para o lado contralateral da lesão. As lesões da cavidade oral (língua, gengivas e mucosa jugal) são raras e estão geralmente presentes na leishmaniose cutaneomucosa. A maioria das lesões mucosas é causada por parasitas do subgênero *Viannia* geralmente a *L. (V.) braziliensis* (Figuras 33.6 e 33.7)

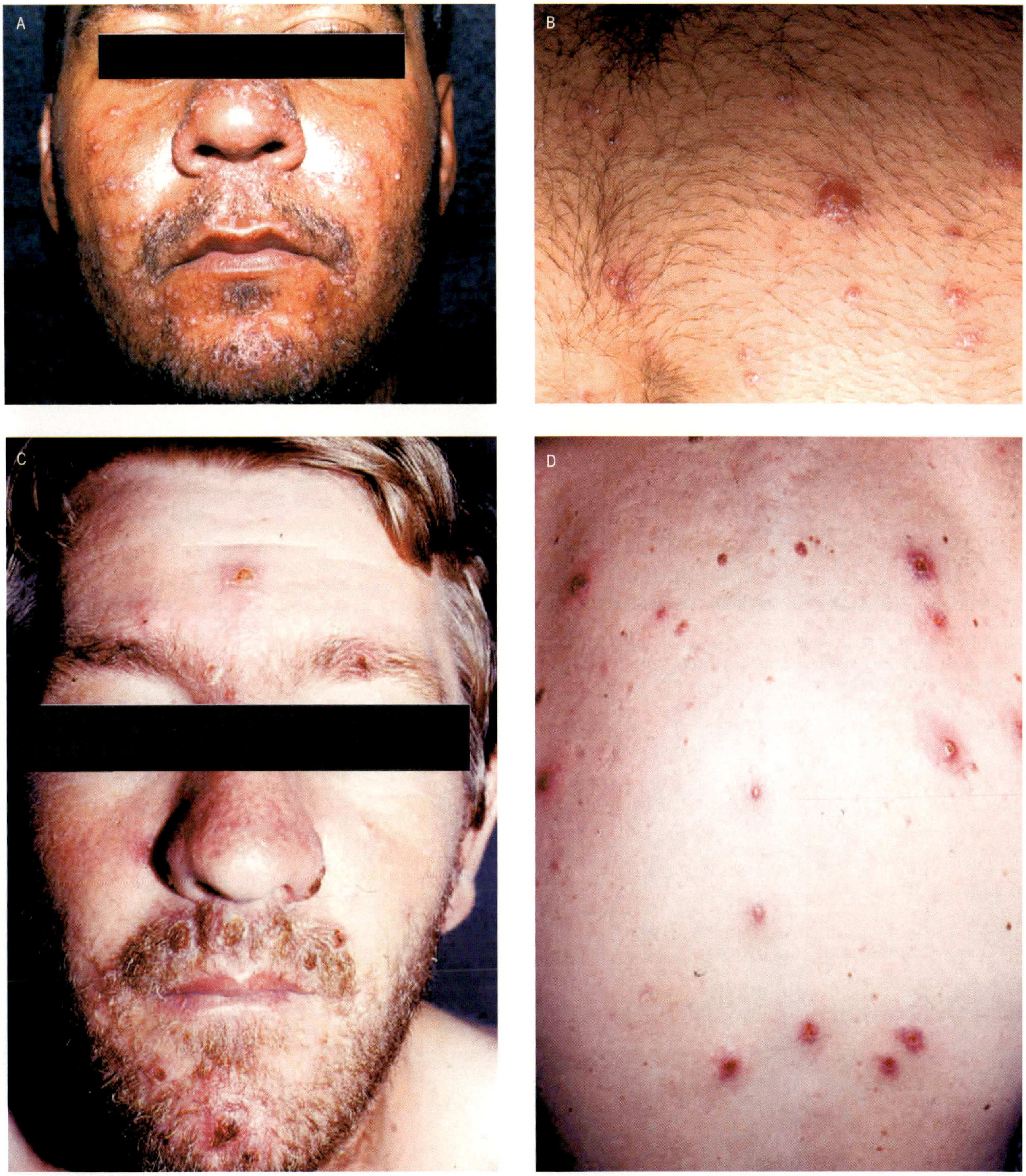

Figura 33.5 Diversas apresentações de lesões da leishmaniose cutânea disseminada.

O diagnóstico diferencial da LM deve incluir as doenças granulomatosas de mesma localização anatômica que produzem perfuração do septo nasal como a hanseníase e sífilis. Outras doenças incluem o *cancrum oris* (noma), a paracoccidioidomicose, a tuberculose, rinosporidiose, granuloma da linha média e neoplasias em geral (Figura 33.7).

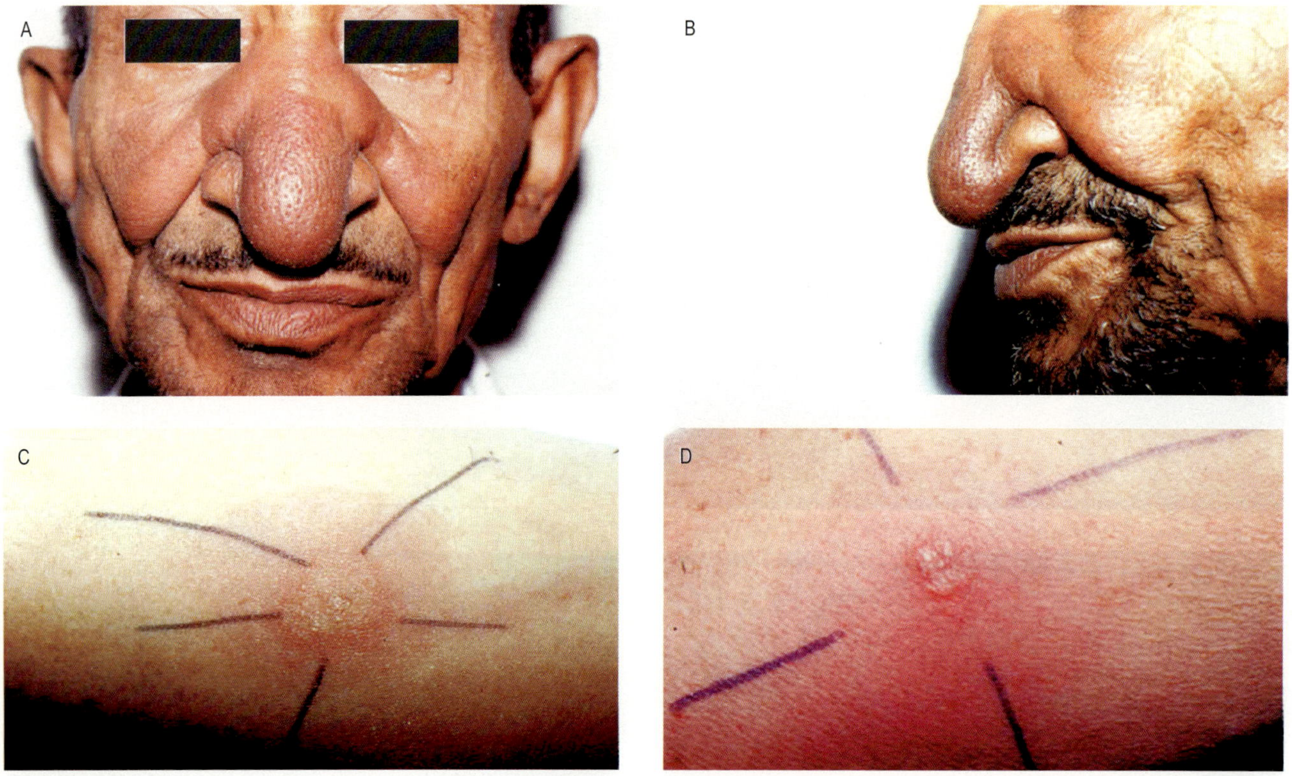

Figura 33.6 (A) e (B) Leishmaniose Mucosa. Notar a destruição do septo nasal com desabamento do nariz (nariz de anta ou tapir). (C) e (D) Intradermorreação de Montenegro (pacientes com lesões mucosas são geralmente reatores fortes. Nestes casos pode correr flictena ou necrose no local da aplicação).

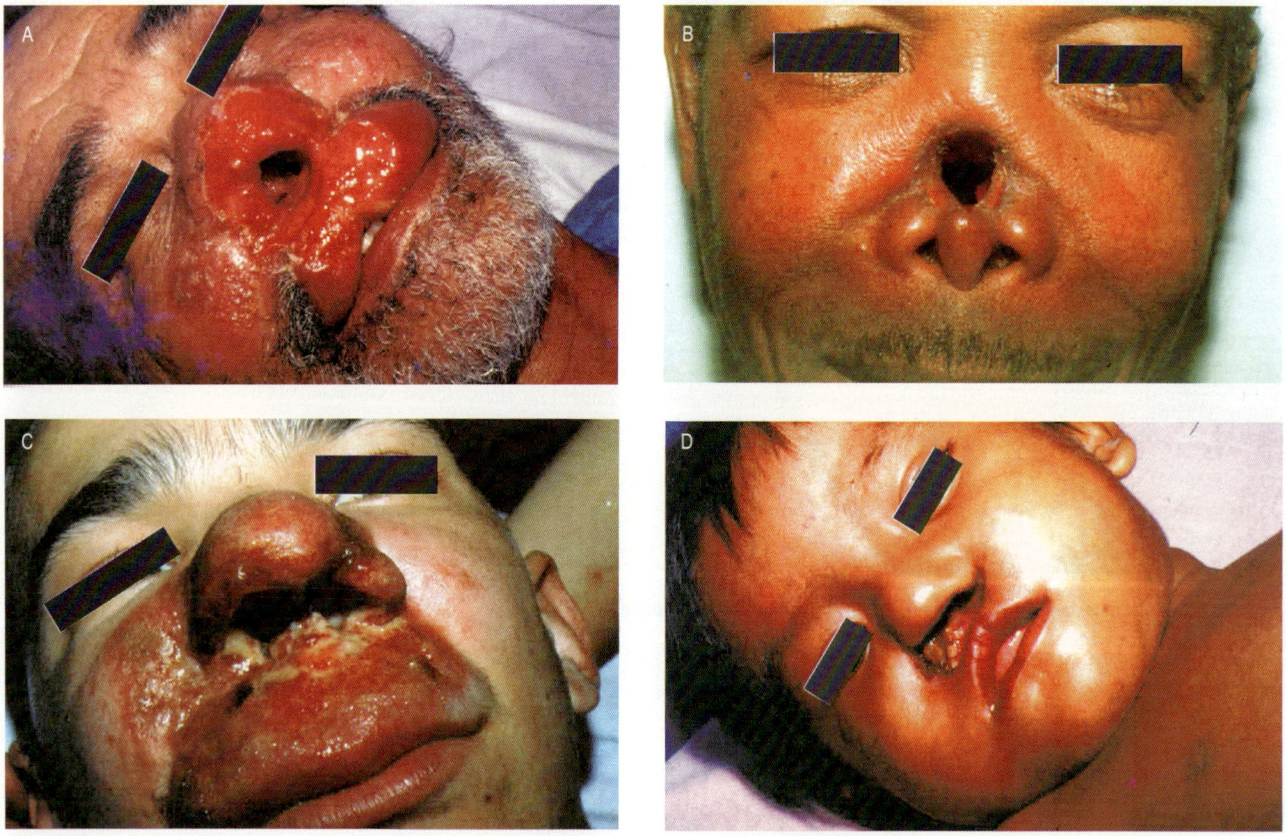

Figura 33.7 (A) e (C) Leishmaniose Cutaneomucosa com destruição extensa do nariz e lábio superior. (B) Leishmaniose Mucosa com destruição completa do septo nasal. (D) Cancrum oris ou Noma. Lesão de etiologia bacteriana de evolução rápida (5-7 dias).

DIAGNÓSTICO LABORATORIAL DA LEISHMANIOSE TEGUMENTAR AMERICANA

O diagnóstico laboratorial da LTA pode ser feito por meiode métodos diretos (biópsia com impressão por aposição, histopatologia e cultura), imunomarcação (imunofluorescência direta, imunohistoquímica), métodos moleculares (hibridização e reação em cadeia pela polimerase) e métodos indiretos (intradermorreação de Montenegro e reações sorológicas de ELISA e RIFI). Na prática, entretanto, os dois métodos diagnósticos mais utilizados são o exame direto do esfregaço obtido por impressão por aposição de material de biópsia ou raspado da lesão e a intradermorreação de Montenegro.

O material para exame direto (biópsia ou raspado da lesão) deve ser obtido antes do início do tratamento. A biópsia deve ser feita sempre na borda da lesão e, em caso de raspado, o mesmo deve ser feito preferencialmente, em áreas não necróticas e sem infecção secundária. As lâminas onde serão feitos os esfregaços devem estar limpas e desengorduradas. Após secagem, o esfregaço deve ser fixado em álcool metílico e corado pelo Giemsa ou, alternativamente, Wright, Leishman ou Diff-quick, todas elas essencialmente colorações de Romanovsky. O encontro das formas amastigotas do parasita é diretamente proporcional à qualidade do material coletado, à experiência do microscopista e ao número de campos observados. Portanto, é necessário que a lâmina seja exaustivamente examinada, antes de ser considerada negativa. Deve-se também ter em mente que o encontro do parasita em material da lesão é inversamente proporcional ao tempo de evolução da doença.

Além do exame direto, o material da biópsia, raspado ou punção aspirativa da lesão, pode ser inoculado em meios especiais de cultura. O clássico meio de NNN, contendo ágar e sangue desfibrinado de coelho, é o mais comumente empregado. A utilização de uma interface líquida sobre o NNN, como o meio LIT ou Schneider, aumenta e acelera a positividade da cultura. As culturas devem ser mantidas entre 24 e 26°C e observadas em microscópio óptico invertido semanalmente até quatro semanas, quando então devem ser descartadas.

A inoculação em pata ou focinho de hamster (*Mesocricetus auratus*) das amostras clínicas obtidas dos pacientes, não tem valor prático no diagnóstico da doença devido ao seu longo tempo de positivação (um a três meses).

Na LTA, a sensibilidade dos métodos diretos é variável. Na Guatemala, Navin *et al.* (1990) recomendam a associação de raspado da lesão com cultivo do parasita como forma de aumentar a sensibilidade diagnóstica que foi de 83%. No Panamá, a sensibilidade do exame histopatológico da lesão foi de 77%, da cultura 65% e a combinação de ambas 89%. Na Colômbia a sensibilidade foi 58% (exame direto de aspirado da lesão + cultura). Apesar dos bons resultados obtidos no Panamá, a histopatologia apresenta em geral, baixa sensibilidade (14 a 35%) e não deve ser usada como método isolado no diagnóstico da LTA. Entretanto ela pode ser útil nos casos em que não foi possível o isolamento ou visualização do parasita, uma vez que, o tipo de infiltrado celular pode sugerir ou afastar o diagnóstico de LTA.

A sensibilidade dos métodos diretos pode ser melhorada por meiode técnicas de imunomarcação (imunofluorescência com anticorpos monoclonais) e de técnicas de biologia molecular (PCR ou técnicas de hibridização *in situ*). Com o auxílio destas técnicas a sensibilidade pode chegar a percentuais acima de 90%. Entretanto, elas ainda não estão disponíveis para uso rotineiro.

A intradermorreação de Montenegro foi idealizada pelo médico João Batista de Freitas Montenegro em 1926, que utilizou extrato bruto do parasita como antígeno para o teste intradérmico. É usada até os dias atuais e consiste na aplicação intradérmica de 0,1 mL de antígeno fenolado de formas promastigotas do parasita. Sua leitura é feita 48 a 72 horas após a injeção e indurações com diâmetro acima de 5 mm são consideradas positivas. Um teste positivo indica infecção, mas não necessariamente doença. Em áreas endêmicas, percentuais de até 35% de positividade podem ser encontrados, associados ou não à história pregressa de leishmaniose, o que sem dúvida pode induzir a erro diagnóstico em pacientes com lesões suspeitas, mas de outras etiologias (Pignatti MG *et al.*, 1995). A reação de Montenegro torna-se positiva três a seis semanas após o aparecimento da lesão e mantém-se nesse estado provavelmente por toda a vida. A sensibilidade da intradermorreação de Montenegro é elevada nas infecções causadas por *L. (V.) braziliensis* (80 a 95%), mas baixa nas infecções causadas por *L. (L) amazonensis* (51%). Antígenos de diferentes espécies de *Leishmania* (velho e novo mundo) já foram testados em diferentes regiões do mundo mostrando que existe reação cruzada entre eles. Entretanto, para se obter otimização da sensibilidade deve-se, sempre que possível, dar preferência a antígenos que utilizem cepas homólogas (Abramson MA *et al.*, 1995).

Várias técnicas têm sido utilizadas no diagnóstico sorológico da LTA. A reação de imunofluorescência indireta (RIFI) é a mais difundida, mas sua sensibilidade (67%) é inferior àquela obtida com métodos diretos. Além do mais, pode haver reação cruzada com a doença de chagas. O ponto de corte da reação é 1:32 e títulos mais elevados ocorrem nos pacientes com múltiplas lesões.

A reação imunoenzimática de ELISA é mais sensível que a RIFI (76 a 91%), mas também existe reação cruzada com a doença de chagas.

Os títulos de anticorpos específicos antileishmânia geralmente persistem por anos, mesmo após a cura clínica da lesão. Entretanto, o principal problema das reações sorológicas é a ausência de padronização dos antígenos utilizados e sua não produção sob condições de boas práticas de fabricação (GMP), o que impede sua comercialização.

TRATAMENTOS DAS LEISHMANIOSES

Os compostos antimoniais trivalentes foram as primeiras drogas clinicamente eficazes usadas no tratamento da leishmaniose. Esta descoberta foi feita em 1912 por Gaspar Vianna, que tratou com sucesso um paciente com leishmaniose cutaneomucosa utilizando o tártaro emético. No calazar a droga só foi utilizada dois anos após, na Itália. Os derivados pentavalentes (Sb+5), utilizados atualmente, foram introduzidos na década de 1940 e desde então têm sido considerados as drogas de primeira escolha no tratamento da doença em todo o mundo. Existem duas formulações disponíveis comercialmente: o estibogluconato de sódio e o antimoniato de N-metil-glucamina. Aceita-se que ambas tenham eficácia terapêutica semelhante. A formulação disponível no Brasil é o antimoniato de N-metil-glucamina. A droga é distribuída pelo Ministério da Saúde em ampolas de 5 mL, contendo 405 mg de Sb+5 (1 mL = 81 mg de Sb+5).

Após mais de seis décadas de uso dos antimoniais, pouco se conhece sobre seus mecanismos de ação. Sabe-se que eles inibem enzimas da via glicolítica e da oxidação de ácidos graxos do parasita. Entretanto, por se tratar de metais pesados, é provável que tenham outros sítios de ação. Também já foram descritos casos de resistência tanto *in vitro* quanto *in vivo* aos antimoniais. Os mecanismos intrínsecos desta "resistência" ainda não estão totalmente esclarecidos, mas sabe-se que os parasitas podem ser induzidos a adquirir resistência *in vitro,* por meiode sua exposição a doses crescentes de estibogluconato de sódio. Estudos *in vitro* sugerem ainda, que essa resistência estaria na dependência da presença de uma P-glicoproteína nas *Leishmanias* mutantes.

Por não existirem diferenças significativas na farmacocinética dos antimoniais em relação à via de administração, os mesmos podem ser utilizados tanto por via intramuscular quanto endovenosa. Nos casos de administração endovenosa, a infusão deve ser feita lentamente ao longo de cinco minutos. A dose pode ser diluída em solução glicosada a 5% para facilitar a infusão.

Os efeitos colaterais dos antimoniais são bem conhecidos e estão relacionados à sua toxicidade cardíaca, hepática, pancreática, renal e sobre o sistema musculoesquelético.

A cardiotoxicidade traduz-se principalmente por distúrbios da repolarização ventricular que incluem alterações de onda T (achatamento ou inversão) e aumento do intervalo QTc. Estas alterações estão presentes em percentuais que variam de 10 a 50% dos casos e são dose e tempo dependentes. Os mecanismos envolvidos na cardiotoxicidade ainda são desconhecidos, mas sabe-se que lotes do medicamento com osmolaridade elevada (acima de 1.000 mOsm/L) apresentam risco aumentado deste para-efeito. Por serem drogas potencialmente arritmogênicas, os antimoniais estão contraindicados em pacientes que fazem uso de betabloqueadores (principalmente sotalol e propranolol) e drogas antiarrítmicas, como a amiodarona e quinidina. Os antimoniais também estão contra-indicados em pacientes com intervalo QTc superior a 400 ms (homens) e 450 ms (mulheres).

Os efeitos colaterais relacionados ao aparelho gastrintestinal são os mais frequentes e incluem náuseas, anorexia e dor abdominal, em percentuais que variam de 12 a 28%. A hepatotoxicidade também é frequente e pode ocorrer em até 50% dos pacientes tratados. Sabe-se atualmente que as manifestações gastrintestinais são decorrentes, em parte, de uma pancreatite química presente na quase totalidade dos pacientes. Essa pancreatite raramente contraindica a continuidade do tratamento por ser assintomática na maioria dos doentes. Entretanto, o tratamento deve ser interrompido se os níveis séricos de amilase e lipase forem superiores, respectivamente, de 4 a 15 vezes os valores normais de referência.

Os antimoniais são eliminados principalmente por via renal. Esta eliminação é rápida com 80% da droga excretada nas primeiras seis horas após administração parenteral. Após 16 horas, os níveis plasmáticos do medicamento caem a 1% dos valores de pico. Portanto, qualquer diminuição do *clearance* renal da droga potencializa seus efeitos tóxicos. A insuficiência renal secundária ao uso do Sb+5, nas doses habituais, é um evento raro. O principal efeito nefrotóxico dos antimoniais, quando utilizados nas doses habituais, é uma diminuição na capacidade de concentração urinária. Esse para-efeito, reversível após o tratamento, seria secundário a uma competição da droga com o hormônio antidiurético nos tubos coletores renais. A excreção renal dos antimoniais e a inexistência de tabela de ajuste de doses na insuficiência renal contraindicam o seu uso em pacientes com qualquer grau de insuficiência renal. Nestes casos, por mais paradoxal que pareça, a droga de escolha seria o desoxicolato de anfotericina B ou sua formulação liposomal (Ambisome®). Apesar da nefrotoxicidade potencial, essa indicação deve-se à eliminação extra-renal da anfotericina B e ao fato de seus níveis séricos não serem afetados na insuficiência renal. Devido à ausência de estudos conclusivos sobre a teratogenicidade dos antimoniais no período gestacional, a anfotericina B também é a droga de escolha para tratamento da doença durante a gravidez.

Outros efeitos colaterais descritos com o uso de antimoniais incluem: neuropatia periférica reversível, leucopenia grave, hemorragias, artralgia e mialgias, farmacodermia e morte súbita.

Leishmaniose tegumentar americana

No Brasil, a dose recomendada pelo Ministério da Saúde para o tratamento da LTA é de 10 a 20 mg de Sb+5 por kg/dia (sugere-se 15 mg) em doses consecutivas durante 20 dias tanto para a LCL quanto para a LCD com limite máximo de três ampolas por dia (Funasa - SVS, 2007). Espera-se com esta posologia que haja cicatrização das lesões ao final de três meses. Caso isto não ocorra, o tratamento deve ser repetido utilizando-se as mesmas doses, porém com 30 dias de duração (vide critérios de cura).

Na LM a dose recomenda é de 20mg de Sb+5 por kg/dia em doses consecutivas durante 30 dias, administradas de preferência em ambiente hospitalar. Caso não ocorra cicatrização completa da lesão ao final de três meses o tratamento deverá ser repetido mais uma vez. Em caso de nova recidiva ou não resposta terapêutica deve-se iniciar tratamento com anfotericina B (veja adiante).

Os índices de cura dos antimoniais na LTA são difíceis de serem precisados devido à falta de estudos controlados sobre o assunto e das diferentes posologias empregadas. Além do mais, a partir de 1996 antimoniais pentavalentes de diferentes origens e fabricantes foram utilizados no país, alguns deles retirados do mercado posteriormente devido a problemas no seu controle de qualidade. Com as doses recomendadas os índices de cura na LCL variam de 62 a 81% Na doença causada pela *L. (V.) guyanensis* os índices de cura são ainda menores (40%).

Na leishmaniose mucosa ou cutaneomucosa, os índices de cura com antimoniais nas doses preconizadas são variáveis (30 a 75%), mas em geral, inferiores àqueles obtidos na LCL e LCD. As recidivas são frequentes (30%) e os pacientes virgens de tratamento são os que melhor respondem ao tratamento. Estudos recentes mostraram que a associação de inibidores de TNF-α + Sb^{+5} eleva os índices de cura da LM para 90%. A dose recomendada de pentoxifilina nestes casos é de 400mg 3x/d/30 dias, administrada às refeições. (Machado PR, Lessa H, Lessa M, *et. al.* Oral pentoxifylline combined with pentavalent antimony: a randomized trial for mucosal leishmaniasis. Clin Infect Dis. 44(6):788-93, 2007).

Logo após o início do tratamento, pacientes com lesões extensas de orofaringe e laringe podem apresentar piora do quadro clínico e sintomas de obstrução das vias aéreas superiores, devido a edema da área lesionada secundário ao aumento da reação inflamatória em resposta à destruição dos parasitas. Nestes tipos de lesão mucosa, recomenda-se a terapêutica com corticosteroides antes e durante a primeira semana do início do tratamento antileishmânia.

Leishmaniose visceral

Desde o início do uso disseminado dos antimoniais no tratamento da LV em meados da década de 1940, doses progressivamente maiores dessa substância têm sido preconizadas no seu tratamento. Isto se deve a "resistência" ou não resposta terapêutica cada vez mais frequentes em países como Índia, Quênia, Etiópia e China. Na Índia, por exemplo, um tratamento com 10 doses administradas em dias consecutivos era suficiente para curar 94% dos pacientes na década de 1950. Nos anos 1980, os índices de "resistência primária", ou não resposta terapêutica, subiram para 10% e doses de 20 mg de Sb+5 por kg/dia durante 40 dias passaram a ser preconizadas. Atualmente, esses percentuais chegam a 60% dos casos, o que praticamente contraindica o uso desses medicamentos no tratamento da doença na Índia. No Brasil, doses menores que as preconizadas atualmente, também foram usadas no passado no tratamento da LV. Na década de 1960, o professor Jaime Neves utilizou a posologia de uma ampola de antimoniato de N-metil-glucamina duas vezes por semana no total de dez ampolas, independente do peso e faixa etária do paciente, com índices de cura próximos a 100%. Entre nós, o fenômeno da não resposta terapêutica tem sido observado em menor escala, e ainda não existem estudos *in vitro* que o comprovem, sendo às vezes observada *in vivo*. Do ponto de vista prático, os relatos na literatura sobre o insucesso terapêutico na doença e a inexistência de estudos controlados sobre a dimensão exata do problema acabaram por elevar as doses recomendadas no tratamento da LV em todo o mundo. A dose recomendada atualmente no Brasil é de 20 mg de Sb+5 por kg/dia por no mínimo 20 e no máximo 40 dias, com limite máximo de três ampolas por dia. Este tempo máximo de tratamento estaria reservado aos casos mais avançados da doença, onde a resposta clínica nos primeiros 20 dias não foi satisfatória (vide critérios de cura). Alguns cuidados devem ser observados antes do início do tratamento. As condições clínicas do paciente devem ser avaliadas e estabilizadas e as infecções concomitantes tratadas simultaneamente. A indicação de transfusões sanguíneas deve ficar a critério médico. Todavia recomenda-se níveis de hemoglobina acima de 8 g/dL para o início do tratamento, que pode ser feito em ambulatório desde que existam condições de seguimento. Entretanto, as seguintes condições contraindicam o tratamento ambulatorial: **a.** anemia acentuada (hemoglobina inferior a 5 g/dL); **b.** diarreia grave ou prolongada; **c.** edema generalizado; **d.** desnutrição grave; **e.** presença de sangramento ou infecções bacterianas concomitantes; **f.** doenças associadas (cardiopatia, nefropatia, hepatopatia, hipertensão arterial); **g.** presença de icterícia e **h.** pacientes com menos de seis meses de vida ou mais de 65 anos.

Como foi dito anteriormente, os antimoniais podem ser usados tanto por via endovenosa quanto intramuscular. Entretanto, a via endovenosa está formalmente indicada nos pacientes com trombocitopenia e/ou com desnutrição devido a pouca massa muscular. Nos casos de administração endovenosa, a infusão deve ser feita lentamente ao longo de 10 a 30 minutos. A dose deve ser diluída em solução glicosada a 5% para facilitar a infusão.

TRATAMENTO DAS LEISHMANIOSES: DROGAS DE SEGUNDA ESCOLHA

Anfotericina B

De todas as drogas já usadas até o momento no tratamento das leishmanioses, a anfotericina B é a que possui ação leishmanicida mais potente, tanto *in vitro* quanto *in vivo*.

A anfotericina B pertence ao grupo dos antibióticos poliênicos isolados de diferentes espécies de *Streptomyces*. Ela foi obtida a partir do *Streptomyces nodosus*, isolado da bacia do rio Orinoco na Venezuela em 1956. Existem duas formas de anfotericina: A e B, sendo a última mais ativa e a única usada clinicamente.

A anfotericina B é uma droga anfotérica, insolúvel em solução aquosa de pH neutro. As preparações comerciais utilizam o desoxicolato de sódio como agente "dispersante", para aumentar sua solubilidade. Seu mecanismo de ação se dá por meioda ligação preferencial da droga com esterois (ergosterol ou episterol) presentes na membrana plasmática da *Leishmania*, alterando dessa forma sua permeabilidade, promovendo perda de nutrientes e consequentemente, lise celular.

Após a infusão de uma dose terapêutica (0,65 mg/kg), níveis séricos máximos de 1,8 a 3,5 μL são atingidos na primeira hora de infusão. Estes níveis permanecem por seis a oito horas para só então caírem gradualmente. A anfotericina B não sofre acumulação plasmática com a utilização de doses diárias. Ao final de uma infusão de quatro horas, ela é eliminada do sangue com meia vida inicial de 24 a 48 horas. Ao final do sexto dia de aplicação, ocorre equilíbrio do compartimento periférico extravascular de órgãos com capilares não contínuos como fígado, baço e intestino, aumentando à meia-vida da droga para aproximadamente 15 dias. Esta meia-vida final longa é responsável pelo encontro do medicamento no soro e urina dos pacientes até sete semanas após o término do tratamento. Nenhum metabólito da anfotericina B foi identificado até o momento nem se conhece sua via de eliminação. A eliminação da droga por via urinária e biliar contribui com menos de 5% do total da dose infundida. Os níveis séricos da anfotericina B não são afetados por disfunção hepática ou renal nem por hemodiálise ou diálise peritoneal.

Os principais efeitos colaterais da anfotericina B são: febre, calafrio, cefaleia, astenia, dores musculares e articulares, vômitos e hipotensão, todos eles geralmente observados durante a infusão da droga. A flebite também é um para-efeito comum. Nas doses comumente usadas no tratamento das infecções fúngicas, a anfotericina B produz anemia em 75% dos pacientes tratados e dano renal temporário e reversível em praticamente todos os pacientes. Durante o tratamento, a filtração glomerular medida pelo *clearance* de creatinina diminui em aproximadamente 40%. Essas alterações seriam secundárias à vasoconstricção renal com consequente isquemia cortical e diminuição da filtração glomerular. Nos tratamentos prolongados pode ocorrer hipopotassemia devido à perda aumentada deste íon no túbulo contornado distal. Hipocalcemia, hipomagnesemia, neurotoxicidade e cardiotoxicidade também podem ocorrer. Parada cardíaca já foi descrita em casos de infusão rápida (menos de uma hora), assim como desconforto respiratório, dispneia e cianose. Estas alterações seriam secundárias à ação direta da droga sobre células mononucleares e células do endotélio vascular com liberação de ácido araquidônico, cujos metabólitos (prostaciclinas e tromboxano A2) causariam vasoconstricção e hipertensão pulmonar. Estes efeitos podem ser antagonizados pelos antiinflamatórios inibidores da Cox-2 (ciclooxigenase-2).

Leishmaniose tegumentar americana

A anfotericina B foi usada com sucesso e pela primeira vez na terapêutica da LTA (Lacaz et al., 1959) no tratamento de três pacientes com leishmaniose mucosa. Posteriormente, os mesmos autores trataram com sucesso 20 pacientes com leishmaniose cutaneomucosa.

Apesar de sua superior eficácia *in vitro*, a experiência clínica acumulada com o uso da anfotericina B (desoxicolato) no tratamento da LTA, ainda é pequena e está restrita aos casos de LM ou LCM e LACD que não responderam inicialmente aos antimoniais.

A dose recomendada pelo Ministério da Saúde é de 1 mg/kg (máximo de 50 mg/dose), administrada em dias alternados, na dose total de 1 a 1,5 g na leishmaniose cutânea e 2,5 a 3 g na leishmaniose mucosa.

Mais recentemente, formulações lipídicas da anfotericina B começaram a ser usadas no tratamento da LTA com bons resultados. Estas novas formulações são menos tóxicas que o desoxicolato de anfotericina B podendo ser administradas em doses maiores que a anfotericina B convencional. No momento sua utilização estaria restrita aos casos não responsivos aos antimoniais, em que a toxicidade da anfotericina B convencional é a maior preocupação. Existem atualmente disponíveis para uso clínico, três formulações lipídicas da anfotericina B: o AmBisome®, o Amphocil® e o Abelcet®. Das três, o AmBisome® parece ser o menos tóxico e com melhor eficácia terapêutica. A dose recomendada é de 2 a 3 mg/kg/dose durante 14 dias. Os efeitos colaterais descritos com essas formulações são semelhantes, porém de menor monta que aqueles descritos para a anfotericina B e incluem: febre, calafrios, taquipneia, flebite, cefaleia, náuseas e vômitos.

Leishmaniose visceral

A anfotericina B foi usada com sucesso pela primeira vez na terapêutica da leishmaniose visceral pelo professor Aluísio Prata em 1960, que tratou e curou, três pacientes em Salvador, Bahia.

A partir de então, principalmente devido a sua toxicidade com as doses e posologias empregadas, esse medicamento teve seu uso limitado aos casos em que não havia resposta terapêutica aos antimoniais. Nesses casos a dose recomendada era de 1 mg/kg (máximo de 50 mg/dose), administrada em dias alternados, na dose total de 25 a 30 mg/kg de peso, o que implicava tempo de tratamento aproximado de dois meses. A partir do início da década de 1990, devido ao aumento da não resposta terapêutica aos antimoniais pentavalentes na Índia, pesquisadores desse país começaram a utilizar a anfotericina B em doses menores (0,5 a 1 mg/kg/dose em dias alternados) e tempo reduzido (14 a 20 doses) com índices de cura próximos a 100%. Posteriormente, Thakur *et al.* mostraram não haver diferença quanto a eficácia clínica (cura de 100%) e toxicidade da anfotericina B (20 doses de 1 mg/kg) em relação ao tempo de administração (se em dias alternados ou consecutivos). Devido aos elevados índices de cura e à baixa toxicidade descrita nos estudos citados, a anfotericina B passou a ser a droga de escolha no tratamento da LV na Índia (Shyam Sundar, comunicação pessoal). No Brasil, Carvalho comparou a eficácia clínica e toxicidade de 14 doses de anfotericina (0,5 e 1 mg/kg/dose) administradas em dias consecutivos em 101 pacientes pediátricos com LV. Os resultados com a dose de 0,5 mg/kg mostraram índices de cura de somente 57%, bem abaixo daqueles obtidos nos estudos indianos. Entretanto a dose de 1 mg/kg/dia curou 97,5% dos pacientes. Os efeitos colaterais observados (52% dos pacientes) foram de pequena monta e relacionados principalmente à infusão da droga (febre e calafrios). A toxicidade renal (aumento de ureia e creatinina) ocorreu em apenas dois pacientes, não havendo, mesmo nesses casos, necessidade de interrupção da medicação. A utilização de baixas doses de anfotericina B no tratamento da LV é uma alternativa interessante, pois associa altos índices de cura a uma curta duração do tratamento (duas semanas).

Mais recentemente, formulações lipídicas da anfotericina B tornaram-se disponíveis para o tratamento da LV. Essas novas formulações são menos tóxicas que o desoxicolato de anfotericina B, podendo ser administradas em doses elevadas e por períodos de tempo ainda mais curtos que a anfotericina B convencional (cinco a dez dias). A lógica de sua utilização no tratamento da LV, estaria na rápida retirada da circulação das partículas lipídicas que contém a anfotericina B. Este *clearance* da droga seria feito pelas células do sistema fagocítico mononuclear do fígado, baço e medula óssea, local de refúgio e multiplicação das *Leishmanias*, diminuindo assim, os efeitos colaterais da medicação e potencializando a destruição do parasita. Portanto, sua utilização estaria indicada, em situações nas quais a toxicidade e a duração da terapia são as maiores preocupações. Existem, atualmente, para uso clínico, três formulações lipídicas disponíveis da anfotericina B: o AmBi-some®, o Amphocil® e o Abelcet®. Inúmeros estudos relatando índices de cura semelhantes aos da anfotericina B convencional já foram publicados utilizando as diferentes formulações lipídicas no tratamento da LV, tanto em pacientes imunocompetentes quanto em pacientes co-infectados com o vírus HIV. Apesar de todos os estudos terem sido unânimesquanto a boa tolerabilidade das formulações, o Amphocil® parece ser a apresentação mais tóxica, o Abelcet® de toxicidade intermediária e o AmBisome® a menos tóxica. Os efeitos colaterais descritos com essas formulações são semelhantes àqueles descritos para a anfotericina B e incluem: febre, calafrios, taquipneia, flebite, cefaleia, náuseas e vômitos. Apesar da inexistência de estudos comparando a eficácia e toxicidade das três apresentações, a formulação recomendada para o tratamento da LV é o AmBisome® e suas doses variam dependendo do local de infecção do paciente. Para a doença adquirida na Europa ou Brasil, a posologia recomendada é de 3 a 4 mg/kg/dose. Para o continente africano é de 3 mg/kg/dose e para o calazar indiano, de 2 a 3 mg/kg/dose. Todas as doses administradas em seis aplicações, sendo as cinco primeiras, em dias consecutivos e a sexta no 10o dia de tratamento. Apesar de menos tóxicas e aparentemente mais eficazes que o desoxicolato de anfotericina B, essas novas formulações lipídicas são bem mais caras que a anfotericina convencional, dificultando seu uso rotineiro.

Pentamidina

A pentamidina (Pentacarinate® e Pentan®) é uma diamidina aromática cujo mecanismo de ação ainda não é totalmente conhecido, mas parece estar relacionado à inibição da RNA polimerase, função ribossomial e síntese de proteínas e fosfolipídios. Seu efeito leishmanicida deve-se à sua ligação seletiva ao DNA do cinetoplasto *da Leishmania*, causando edema e perda da sua função. A pentamidina não possui ação sinérgica com os Sb+5 e nenhuma combinação lógica foi testada até o momento com outras drogas. Nos vários estudos publicados, os índices de cura são semelhantes àqueles obtidos com os antimoniais.

Os efeitos colaterais mais comumente encontrados são anorexia, astenia, náuseas, dor abdominal, dor no local da aplicação da injeção, abscesso subcutâneo estéril, mialgias, cefaleia, pirose, hepatite, gosto metálico, taquicardia, insuficiência renal reversível em 25% dos pacientes, hipotensão, hiper e hipoglicemia reversível e hipocalcemia em 10% dos pacientes tratados. A pancreatite pode levar ao aparecimento de *diabetes mellitus* irreversível em 5 a 15% dos casos tratados.

Leishmaniose tegumentar americana

A dose recomendada no tratamento da LTA é de 3 a 4 mg/kg, por via intramuscular profunda, três vezes por semana, não devendo ser ultrapassada a dose total de 2 g. Na região amazônica, doses menores têm sido usadas com bons resultados (três doses de 4 mg/kg com intervalo de dois dias). Com esta posologia os efeitos colaterais são menos frequentes e de pequena monta.

Leishmaniose visceral

Apesar de a pentamidina ser efetiva no tratamento da LV, esquemas prolongados são necessários para prevenir recidivas, tornando alta sua toxicidade. Nos vários estudos publicados, os índices de cura variam de 25% a percentuais próximos a 100%. Nesses estudos, entretanto, a pentamidina não foi comparada a nenhuma outra droga. Um único estudo publicado, comparando a pentamidina com a anfotericina B, mostrou que esta última apresenta índices de cura superiores aos da pentamidina (98% *versus* 77%).

A dose recomendada no tratamento do calazar é de 4 mg/kg, IM ou EV, três vezes por semana, durante 5a 25 semanas dependendo da resposta clínica e parasitológica do paciente.

Outros medicamentos

Leishmaniose tegumentar americana

Tratamentos alternativos, associados ou não aos antimoniais, também já foram tentados e inclui o uso de imunomoduladores (interferon gama, imiquimod), paramomicina, a terapêutica com derivados imidazólicos e triazólicos, alopurinol e macrolídeos dentre outros. Com raras exceções os estudos que avaliaram estes medicamentos ou são estudos descritivos ou não controlados e com pequena casuística. Recentemente dois ensaios clínicos randomizados utilizando a miltefosina (2,5mg/kg/dose durante 28 dias dose máxima diária de 150mg) no tratamento da LTA conduzidos em Manaus [*L. (V). guyanensis*] e Corte de Pedra (BA) [*L. (V.) braziliensis*] revelaram índices de cura superiores aos dos antimoniais – 74% *versus* 43% e 86% *versus* 50% respectivamente. A miltefosina ainda não está registrada para uso no país e, um ensaio clínico pragmático, deverá ser iniciado no primeiro semestre de 2011. Se a boa eficácia clínica observada nos estudos anteriores for confirmada, no próximo estudo a droga deverá ser aprovada para uso no país.

Leishmaniose visceral

A ideia do uso de imunomoduladores (interferon gama) no tratamento da LV surgiu a partir da constatação *in vitro* e *in vivo* de que existem, durante a evolução da doença, alterações no sistema imune do hospedeiro responsáveis pela persistência do parasita e progressão da doença como, por exemplo, a ausência de resposta blastogênica dos monócitos do sangue periférico de pacientes a antígenos do parasita, produção diminuída de interleucina 2 e interferon gama, dentre outras. Nove estudos clínicos já foram publicados sobre o assunto com resultados variados. O que se pode concluir desses estudos é que:

a) o interferon gama, usado como monoterapia no tratamento da leishmaniose visceral, apesar de reduzir a carga parasitária do paciente não é suficiente para curar a doença;
b) a associação de antimoniais com interferon gama induz a uma negativação mais precoce do aspirado esplênico quando comparado ao antimônio isoladamente;
c) os percentuais de cura clínica obtidos com a associação interferon gama + Sb+5, não são diferentes daqueles obtidos com o uso isolado dos antimoniais, apesar de alguns autores sugerirem que percentuais de cura aceitáveis poderiam ser obtidos com esquemas mais curtos de tratamento, utilizando essa associação.

Ao menos na Índia, onde a eficácia terapêutica dos antimoniais tem declinado progressivamente nas duas últimas décadas, essa assertiva não pôde ser confirmada. Além do seu elevado custo, o interferon gama apresenta como principais efeitos colaterais: febre, sensação de "formigamento" no local da aplicação, adinamia, mialgias e cefaleia.

Na esperança de se encontrar o tratamento ideal para a leishmaniose visceral, inúmeras drogas já foram avaliadas em ensaios clínicos, na tentativa de se identificar uma que pudesse substituir os antimoniais. Todas, entretanto, ou não têm efeito sobre a doença ou são menos potentes que os antimoniais pentavalentes. São elas: o alopurinol, os derivados imidazólicos e triazólicos, o etambutol isolado ou associado à isoniazida, rifampicina associada à isoniazida, o cotrimazol, o metronidazol, e uma 8-amino-quinoleína (WR6026).

Mais recentemente, uma droga oral antineoplásica, Miltefosine® (Metil-hexadecilfosfocolina) tem sido usada com resultados promissores no tratamento da leishmaniose visceral na Índia. Os ensaios clínicos de fase 3 mostraram índices de cura próximos a 100% com doses de 2,5mg/kg (dose máxima de 100mg/dia) fracionadas em, duas ou três tomadas sempre às refeições durante 28 dias. Os efeitos colaterais relacionados ao seu uso incluem distúrbios gastrintestinais em mais de 50% dos pacientes (náuseas, vômitos e diarreia), insuficiência renal, elevação dos níveis séricos da creatinina e das aminotransferases. No Brasil a miltefosina apresentou índices de cura ao redor de 50% quando usada na mesma posologia e, portanto não deve ser usada no tratamento da LV causada por *L. chagasi*.

CRITÉRIOS DE CURA

A cura parasitológica na LTA é difícil de ser definida por falta de marcadores parasitológicos. O critério de cura utilizado é, portanto clínico e pode ser definido como reepitelização das lesões com regressão do edema e da infiltração, três meses após o término do tratamento e ausência de sinais da doença no seguimento de 12 meses. Nas formas mucosas, o critério de cura baseia-se na regressão de todos os sinais e sintomas da doença até seis meses após o término do tratamento. O paciente deve mostrar no exame otorrinolaringológico ausência de sinais de atividade da doença. A alta por cura clínica do paciente será dada no seguimento de 12 meses após o término do tratamento.

A cura parasitológica na LV é difícil de ser precisada por não existirem ainda métodos disponíveis para tal. O critério de cura utilizado em todo o mundo é clínico e pode ser definido como a ausência de sinais e sintomas da doença no seguimento de 12 meses após do término do tratamento. Entretanto, antes deste período, marcadores clínicos e laboratoriais da resposta terapêutica podem ser usados como indicadores de possível cura/recidiva da doença. São eles:

a) o desaparecimento da febre, que é precoce e geralmente ocorre por volta do 5º dia de tratamento;
b) a redução da hepatoesplenomegalia nas duas primeiras semanas do tratamento (ao final do mesmo o baço geralmente apresenta redução de 50% ou mais, em relação à medida inicial);
c) os parâmetros hematológicos (hemoglobina e leucócitos) melhoram a partir da segunda semana. A presença de eosinofilia ao hemograma é sinal de bom prognóstico;
d) a volta do apetite e o ganho ponderal são evidentes e se traduzem na melhora do estado geral do doente.

Quando estas condições estão presentes, o controle parasitológico (punção aspirativa de medula óssea ou baço) ao término do tratamento é dispensável, uma vez que a presença ou ausência das formas amastigotas do parasita nesta fase, não pressupõe cura ou recidiva da doença. As provas sorológicas e a eletroforese de proteínas, não têm utilidade no seguimento do paciente porque se normalizam tardiamente.

REFERÊNCIAS BIBLIOGRÁFICAS

Abramson MA, Dietze R, Frucht DM, Schwantz R, Kenney RT. Comparison of new and old world leishmanins in an endemic region of Brazil. Clin Infect Dis 1995; 20(5): 1.292-7.

Amato VS, Nicodemo AC, Amato JG, Boulos M, Neto VA. Mucocutaneous leishmaniasis associated with HIV infection treated successfully with liposomal amphotericin B (Am-Bisome). J Antimicrob Chemother 2000; 46(2): 341-2.

Andresen K, Gaafar A, El-Hassan AM, Ismail A, Dafalla M, Theander TG, Kharazmi A. Evaluation of the polymerase chain reaction in the diagnosis of cutaneous leishmaniasis due to *Leishmania major*: A comparison with direct microscopy of smears and sections from lesions. Trans R Soc Trop Med Hyg 1996; 90(2): 133-5.

Anthony RL, Christensen HA, Johnson CM. Micro enzyme-linked immunosorbent assay (ELISA) for the serodiagnosis of new world leishmaniasis. Am J Trop Med Hyg 1980; 29(2): 190-4.

Berman JD, Wyler DJ. An in vitro model for investigation of chemotherapeutic agent in leishmaniasis. J Infec Dis 1980; 142(1): 83-86.

Berman JD. Human leishmaniasis: Clinical, diagnostic, and chemotherapeutic developments in the last 10 years. Clin Infec Dis 1997; 24(4): 684-703.

Berman JD. US food and drug administration approval of AmBisome (liposomal amphotericin B) for treatment of visceral leishmaniasis. Clin Infec Dis 1999; 28(1): 49-51.

Bittencourt A, Barral A, de Jesus AR, de Almeida RP, Grimaldi Junior G. In situ identification of *Leishmania* amazonensis associated with diffuse cutaneous leishmaniasis in Bahia, Brazil. Mem Inst Oswaldo Cruz 1989; 84(4): 585-6.

Bryceson ADM et al. Visceral leishmaniasis unresponsive to antimonial drugs. II. Response to high dosage sodium stibogluconate or prolonged treatment with pentamidine. Trans Roy Soc Trop Med Hyg 1985; 79(5): 705-714.

Carvalho SF, Lemos EM, Corey R, Dietze R. Performance of recombinant K39 antigen in the diagnosis of brazilian visceral leishmaniasis. Am J Trop Med Hyg 2003; 68(3): 321-4.

Chico ME, Guderian RH, Cooper PJ, Armijos R, Grogl M. Evaluation of a direct immunofluorescent antibody (DIFMA) test using *Leishmania* genus-specific monoclonal antibody in the routine diagnosis of cutaneous leishmaniasis. Rev Soc Bras Med Trop 1995; 28(2): 99-103.

Convit J, Lapenta P. Sobre un caso de leishmaniasis tegumentaria de forma diseminada. Rev Policlin Caracas 1948; 17:153-58.

Corredor A, Kreutzer RD, Tesh RB, Boshell J, Palau MT, Caceres E, Duque S, Pelaez D, Rodriguez G, Nichols S. Distribution and etiology of leishmaniasis in Colombia. Am J Trop Med Hyg 1990; 42(3): 206-14.

Correia D, Macedo VO, Carvalho EM, Barral A, Magalhães AV, de Abreu MV, Orge ML, Marsden P. Comparative study of meglumine antimoniate, pentamidine isethionate and aminosidine sulfate in the treatment of primary skin lesions caused by *Leishmania (Viannia) braziliensis*. Rev Soc Bras Med Trop 1996; 29(5): 447-53.

Costa JM, Saldanha AC, Silva CD, Neto AS, Galvão CE, Godinho AM, da Silva AR, Mendes WS, Mello e Silva AC. Current status of diffuse cutaneous leishmaniasis (DCL) in the State of Maranhão. I. Preliminary report. Rev Soc Bras Med Trop 1991; 24(1): 59-60.

David C, Dimier-David L, Vargas F, Torrez M, Dedet JP. Fifteen years of cutaneous and mucocutaneous leishmaniasis in Bolivia: A retrospective study. Trans R Soc Trop Med Hyg 1993; 87(1): 7-9.

De Brujin MH, Labrada LA, Smyth AJ, Santrich C, Barker DC. A comparative study of diagnosis by the polymerase chain reaction and by current clinical methods using biopsies from colombian patients with suspected leishmaniasis. Trop Med Parasitol 1993; 44(3): 201-7.

De-Lalla F. et al. Acute pancreatitis associated with the administration of meglumine antimonate for the treatment of visceral leishmaniasis. Clin Infec Dis 1993; 16(5): 730-731.

Deps PD, Viana MC, Falqueto A, Dietze R. Comparative assessment of the efficacy and toxicity of N-methyl-glucamine and

BP88 sodium stibogluconate in the treatment of localized cutaneous leishmaniasis. Rev Soc Bras Med Trop 2000; 33(6): 535-43.

Dietze R. et al. Ensaio terapêutico com glucantime em saguis (*Callithrix jacchus*) infectados com uma cepa de *Leishmania donovani* aparentemente resistente ao tratamento. Rev Soc Bras Med Trop 1985; 18(1): 39-42.

Dimier-David L, David C, Munoz M, Vargas F, Bustillos R, Valda L, Dedet JP. Epidemiological, clinical and biological features of mucocutaneous leishmaniasis in Bolivia after a 221 patient sample. Bull Soc Pathol Exot 1993; 86(2): 106-11.

FUNASA – SVS. Manual de Vigilância da Leishmaniose Tegumentar Americana. Ministério da Saúde, Brasília, DF 2007; 180p. Série Normas e Manuais Técnicos.

Garcia-Miss MR, Andrade-Narvaez FJ, Esquivel-Vinas RE, Sim-monds-Diaz EB, Canto-Lara SB, Cruz-Ruiz AL. Localized cuta-neous leishmaniasis (chiclero's ulcer) in Mexico: Sensitivity and specificity of ELISA for IgG antibodies to *Leishmania* me-xicana mexicana. Trans R Soc Trop Med Hyg 1990; 84(3): 356-8.

Gasser Jr RA. et al. Pancreatitis induced by pentavalent anti-monial agents during treatment of leishmaniasis. Clin Infec Dis 1994; 18:83-89.

Giri OP. Amphotericin B in visceral leishmaniasis. Indian Pediatrics 1993; 30(1): 74-78.

Giri OP. Amphotericin B therapy in kala-azar. J Ind Med Ass 1993; 91(4): 91-93.

Grögl M et al. Leishmaniasis spp.: Development of pentos-tan-resistant clones in vitro by discontinuous drug exposure. Exp Parasitol 1989; 69:78-90.

Guimarães MC, Celeste BJ, Franco EL. Diagnostic performance indices for immunofluorescent tests and enzyme immu-no-assays of leishmaniasis sera from northern and north-eastern Brazil. Bull World Health Organ 1990; 68(1): 39-43.

Jha TK. Evaluation of diamidine compound (pentamidine is-ethionate) in the treatment resistant cases of kala-azar occurring in North Bihar, India. Trans R Soc Trop Med Hyg 1983; 2(77):167-170.

Kinsky SC. Antibiotic interactions with model membranes. Ann Rev Phar 1970; 10:119-42.

Kotler-Brajtburg J. Classification of polyene antibiotics according to chemical structure and biological effects. Antimicrob Agents Chemother 1979; 15:716.

Lacaz CS. O tratamento da leishmaniose tegumentar com Anfotericina B. Rev Paulista Med 1959; 55:86.

Laskay T, Miko TL, Negesse Y, Solbach W, Rollinghoff M, Frommel D. Detection of cutaneous *Leishmania* infection in paraffin-embedded skin biopsies using the polymerase chain reaction. Trans R Soc Trop Med Hyg 1995; 89(3): 273-5.

Leonard A, Gerber GB. Mutagenicity, carcinogenicity and teratogenicity of antimony compounds. Mutations Research 1996; 366:1-8.

Llanos-Cuentas EA, Marsden PD, Cuba CC, Barreto AC, Campos M. Possible risk factors in development of mucosal lesions in leishmaniasis. Lancet 1984; 2(8397):295.

Llanos-Cuentas EA. Estudo evolutivo da leishmaniose em área endêmica de *Leishmania braziliensis braziliensis*, Três Braços, Bahia. Tese Mestrado, Faculdade de Ciências da Saúde, NMT, Brasília, DF, 1984.

Marsden PD, Tada MS, Barreto AC, Cuba CC. Spontaneous healing of *Leishmania braziliensis braziliensis* skin ulcers. Trans R Soc Trop Med Hyg 1984; 78(4): 561-2.

Marsden PD. Mucosal leishmaniasis ("espundia" Escomel, 1911). Trans R Soc Trop Med Hyg 1986; 80(6): 859-76.

Marsden PD. Mucosal leishmaniasis due to *Leishmania (Viannia) braziliensis* L(V)b in Três Braços, Bahia-Brazil. Rev Soc Bras Med Trop 1994; 27(2): 93-101.

Martinez JE, Alba, Arias L, Escobar MA, Saravia NG. Haemoculture of *Leishmania (Viannia) braziliensis* from two cases of mucosal leishmaniasis: Re-examination of haemato-genous dissemination. Trans R Soc Trop Med Hyg 1992; 86(4): 392-4.

Marzochi MC, Coutinho SG, Sabroza PC, de Souza WJ. Indirect immunofluorescence reaction and intradermo-reaction for american cutaneous leishmaniasis in residents of the Jacarepagua region (Rio de Janeiro). Comparative study of results observed in 1974 and 1978. Rev Inst Med Trop São Paulo 1980; 22(3): 149-55.

Mendonça SC, Souza WJ, Nunes MP, Marzochi MC, Coutinho SG. Indirect immunofluorescence test in new world leishmaniasis: Serological and clinical relationship. Mem Inst Oswaldo Cruz 1988; 83(3): 347-55.

Mishra M et al. Amphotericin B for second-line treatment of Indian kala-azar. Lancet 1991; 337:926.

Mishra M et al. Amphotericin versus pentamidine in antimony – unresponsive kala-azar. Lancet 1992; 340:1256-1257.

Nacher M, Carme B, Sainte Marie D, Couppie P, Clyti E, Guibert P, Pradinaud R. Influence of clinical presentation on the efficacy of a short course of pentamidine in the treatment of cutaneous leishmaniasis in French Guiana. Ann Trop Med Parasitol 2001; 95(4): 331-6.

Navin TR, Arana FE, de Merida AM, Arana BA, Castillo AL, Silvers DN. Cutaneous leishmaniasis in Guatemala: Comparison of diagnostic methods. Am J Trop Med Hyg 1990; 42(1): 36-42.

Neal, RA et al. Reversal of drug resistance in *Trypanosoma cruzi* and *Leishmania donovani* by verapamil. Trans R Soc Trop Med Hyg 1989; 83:197-198.

Pignatti MG, Mayo RC, Alves MJ, Souza SS, Macedo F, Pereira RM. American tegumentary leishmaniasis in the northeastern state of São Paulo-Brazil. Rev Soc Bras Med Trop 1995; 28(3): 243-7.

Prata A. Treatment of kala-azar with amphotericin B. Trans R Soc Trop Med Hyg 1963; 57:266-268.

Romero GA et al. Physico-chemical characteristics of meglumine antimoniate in different storage conditions. Rev Soc Bras Med Trop 1996; 29(5): 461-465.

Romero GA, Vinitius De Farias Guerra M, Gomes Paes M, de Oliveira Macedo V. Comparison of cutaneous leishmaniasis due to *Leishmania (Viannia) braziliensis* and *L. (V.) guyanensis* in Brazil: Clinical findings and diagnostic approach. Clin Infect Dis 2001; 32(9): 1.304-12.

Romero GA. Estudo da doença cutânea causada por *L. (V.) braziliensis* e *L. (V.) guyanensis*. Tese de Doutorado. Faculdade de Medicina, NMT, Brasília, DF, 1984. 222p, 2000.

Saldanha AC, Romero GA, Merchan-Hamann E, Magalhães AV, Macedo V. Estudo comparativo entre estibogluconato de sódio e o antimoniato de meglumina no tratamento da leishmaniose cutânea. I. Eficácia e segurança. Rev Soc Bras Med Trop 1999; 32(4): 383-387.

Sampaio RN & Marsden PD. Treatment of the mucosal form of leishmaniasis without response to glucantime, with liposomal amphotericin B. Rev Soc Bras Med Trop 1997; 30(2): 125-8.

Sampaio RN, Marsden PD. Mucosal leishmaniasis unres-ponsive to glucantime therapy successfully treated with AmBisome. Trans R Soc Trop Med Hyg 1997; 91(1): 77.

Sampaio SAP et al. The treatment of americam (mucocu-taneous) leishmaniasis with amphotericin B. Arch Dermatol 1960; 82:627-635.

Sanchez JL, Diniega BM, Small JW, Miller RN, Andujar JM, Weina PJ, Lawyer PG, Ballou WR, Lovelace JK. Epidemio-logic investigation of an outbreak of cutaneous leishmaniasis in a defined geographic focus of transmission. Am J Trop Med Hyg 1992; 47(1): 47-54.

Silveira FT, Souza AA, Lainson R, Shaw JJ, Braga RR, Ishikawa EE. Cutaneous leishmaniasis in the Amazon region: natural infection of the sandfly *Lutzomyia ubiquitalis* (Psychodidae: Phlebotominae) by *Leishmania (Viannia) Lainsoni* in Pará State, Brazil. Mem Inst Oswaldo Cruz 1991; 86(1):127-30.

Silveira TG, Teodoro U, Lonardoni MV, Guilherme AL, Toledo MJ, Ramos M, Arraes SM, Bertolini DA, Spinoza RP, Barbosa OC. Epidemiologic aspects of cutaneous leishmaniasis in an endemic area of the state of Paraná, Brazil. Cad Saúde Pública 1996; 12(2): 141-147.

Silveira, FT. Patogenia da leishmaniose tegumentar americana: Caracterização clínica, histopatológica e imunopatológica na leishmaniose cutânea disseminada, com ênfase na doença causada pela *L. (L.) amazonensis*. Tese de Doutorado FMUSP, São Paulo 2001; 181p.

Soto-Mancipe J, Grogl M, Berman JD. Evaluation of pentami-dine for the treatment of cutaneous leishmaniasis in Colombia. Clin Infect Dis 1993; 16(3): 417-25.

Sundar S et al. A cluster of cases of severe cardiotoxicity among kala-azar patients treated with a high-osmolarity lot of sodium antimony gluconate. Am J Trop Med Hyg 1998; 59(1): 139-143.

Sundar S et al. Trial of oral miltefosine for visceral leishma-niasis. Lancet 1998; 352(9143): 1.821-33.

Sundar S, Makharia A, More DK, Agrawal G, Voss A, Fischer C, Bachmann P, Murray HW. Short-course of oral miltefosine for treatment of visceral leishmaniasis. Clin Infect Dis 2000; 31(4): 1.110-3.

Sundar S, Sahu M, Mehta H, Gupta A, Kohli U, Rai M, Berman JD, Murray HW. Noninvasive management of Indian visceral leishmaniasis: Clinical application of diagnosis by K39 antigen strip testing at a kala-azar referral unit. Clin Infect Dis 2002; 1; 35(5): 581-6.

Thakur CP et al. Are incremental doses of amphotericin B required for the treatment of visceral leishmaniasis? AnnTrop Med Parasitol 1994; 88(4): 365-370.

Thakur CP et al. Daily versus alternate-day regimen of amphotericin B in the treatment of kala-azar: A randomized comparison. Bull World Health Org 1994; 72(6): 931-936.

Veiga JP, Wolff ER, Sampaio RN, Marsden PD. Renal tubular dysfunction in patients with mucocutaneous leishmaniasis treated with pentavalent antimonials. Lancet 1983; 2(8349):569.

Vidal S, Gros P, Skamene E. Natural resistance to infection with intracellular parasites: Molecular genetics identifies Nramp1 as the Bcg/Ity/Lsh locus. J Leukoc Biol 1995; 58(4): 382-90.

Vidal S, Tremblay ML, Govoni G, Gauthier S, Sebastiani G, Malo D, Skamene E, Olivier M, Jothy S, Gros P. The Ity/Lsh/Bcg locus: Natural resistance to infection with intracelular parasites is abrogated by disruption of the Nramp1 gene. J Exp Med 1995; 182(3): 655-66.

Weigle KA, de Davalos M, Heredia P, Molineros R, Saravia NG, D'Alessandro A. Diagnosis of cutaneous and mucocutaneous leishmaniasis in Colombia: A comparison of seven methods. Am J Trop Med Hyg 1987; 36(3): 489-96.

Yardley V, Croft SL. A comparison of the activities of three amphotericin B lipid formulations against experimental visceral and cutaneous leishmaniasis. Int J Antimicrob Agents 2000; 13(4): 243-8.

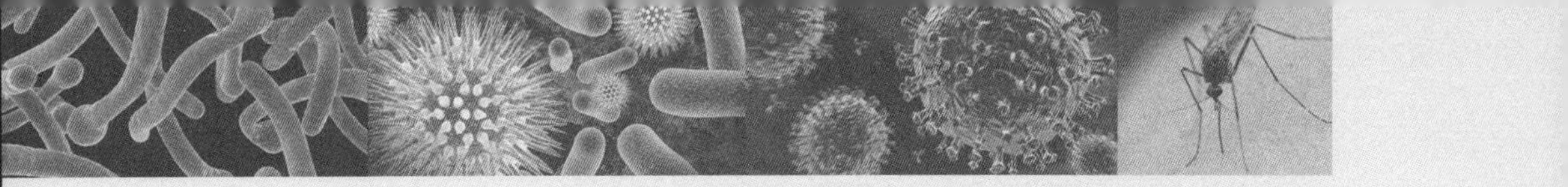

34 Malária

Pedro Luiz Tauil ▪ Cor Jesus Fontes

INTRODUÇÃO

A malária é uma doença infecciosa, parasitária, caracterizada por acessos febris, precedidos por calafrios e seguidos por sudorese e cefaleia. É conhecida também como maleita, impaludismo, sezão, febre intermitente, entre outros nomes.

Tem como agentes etiológicos protozoários do gênero *Plasmodium*. Mais de cem espécies deste gênero são conhecidas, infectando répteis, aves e mamíferos. Entre estes encon tram-se espécies de roedores, morcegos, ungulados e primatas. Admite-se que nenhum dos plasmódios animais seja infectante para a espécie humana, com exceção de alguns que parasitam outros primatas e têm sido responsáveis por infecções experimentais, acidentais e até algumas vezes naturais, em seres humanos. As espécies de plasmódios que estão associadas à malária humana são *Plasmodium falciparum, P. vivax, P. malariae* e *P. ovale*. No Brasil nunca foi registrada transmissão autóctone de *P. ovale*. Esta espécie está restrita a determinadas regiões da África.

Recentemente, outra espécie, o *Plasmodium knowlesi*, tem sido associada a casos clínicos de malária no continente asiático. Essa espécie encontra-se intimamente associada a regiões de florestas, sendo seus principais hospedeiros vertebrados as espécies *Macaca fascicularis* e *Macaca nemestrina*.

A transmissão natural da malária ocorre por meio da picada de fêmeas de mosquitos da família Culicidae, do gênero *Anopheles*. Várias espécies podem ser vetores da doença, sendo que no Brasil as mais importantes pertencem a duas subespécies são: *Nyssorhinhcus* e *Kerteszia*: *A. (N) darlingi, A. (N) aquasalis, A. (N) albitarsis, A. (K) cruzii* e *A. (K) bellator*. O *A. darlingi* é o transmissor de maior importância epidemiológica pela sua abundância, ampla dispersão no território nacional, distribuindo-se por todo o interior do país, e por apresentar elevado grau de antropofilia, domesticidade, endofagia e capacidade de transmitir diferentes espécies de plasmódio humano. Seus criadouros preferenciais são lugares de água limpa, quente, sombreada e de baixo fluxo, muito frequentes na Amazônia brasileira. O *A. aquasalis* distribui-se na faixa litorânea que vai do Amapá até o norte de São Paulo e tem como criadouros preferenciais lugares de água salobra. O *A. albitarsis,* sabe-se hoje, é um complexo de espécies com diferentes capacidades vetoriais, sendo o *A. marajoara* e o *A. deaneorum* duas espécies já encontradas naturalmente infectadas no Brasil, nos estados da região amazônica. O *A. cruzii* e o *A. bellator* encontram-se ao sul de São Paulo, e nos estados do Paraná, Santa Catarina e Rio Grande do Sul, tendo como criadouros preferenciais lugares de água acumulada na base das folhas de plantas bromeliáceas.

Atualmente, no Brasil, mais de 99% dos casos de malária ocorre na região amazônica, onde fatores de natureza biológica, ecológica, social e econômica favorecem a incidência da doença e dificultam seu controle.

CICLO BIOLÓGICO DOS PLASMÓDIOS

O conhecimento do ciclo biológico dos plasmódios facilita a compreensão do local de ação das drogas antimaláricas, tornando o tratamento da malária mais racional.

A Figura 34.1 apresenta o ciclo biológico dos plasmódios nos hospedeiros humanos e nos mosquitos anofelinos.

Os esporozoítos são a forma infectante para os seres humanos, inoculados nos capilares sanguíneos pela picada dos insetos vetores. Permanecem pouco tempo na circulação sanguínea, penetrando nos hepatócitos. Nestas células, evoluem para trofozoítos e, por esquizogonia, originam os esquizontes tissulares, ou pré-eritrocíticos. Esta fase constitui a fase pré-eritrocítica ou tecidual. Os esquizontes multiplicam-se também assexuadamente, dando origem a milhares de merozoítos, que rompem os hepatócitos e, caindo na circulação sanguínea, vão invadir os glóbulos vermelhos, dando início à segunda fase do ciclo, a fase eritrocítica.

Na fase tecidual, os indivíduos infectados não apresentam manifestação clínica da doença. Sua duração varia conforme a espécie de plasmódio: cerca de uma semana para o *P. vivax* e *P. falciparum* e de duas semanas para o *P. malariae*. No caso do *P. vivax* e do *P. ovale,* existem populações de esporozoítos distintas quanto à duração da sua atividade dentro dos hepatócitos, sendo umas mais lentas, denominadas hipnozoítos. Estas formas explicariam as recaídas que ocorrem nos doentes por esses plasmódios, quando não são devidamente tratados.

Na fase eritrocítica, os merozoítos que invadiram os eritrócitos, transformam-se em trofozoítos, que, por reprodução assexuada, multiplicam-se em esquizontes e estes se multiplicam em novos merozoítos, que rompem as hemácias e penetram em outras, dando início a outros ciclos de esquizogonia eritrocitária. Depois de algumas gerações de merozoítos, algumas formas se diferenciam em formas sexuadas: os macrogametócios e microgametócitos. Estes não mais se dividem e se desenvolvem nos insetos vetores para dar origem a novos esporozoítos.

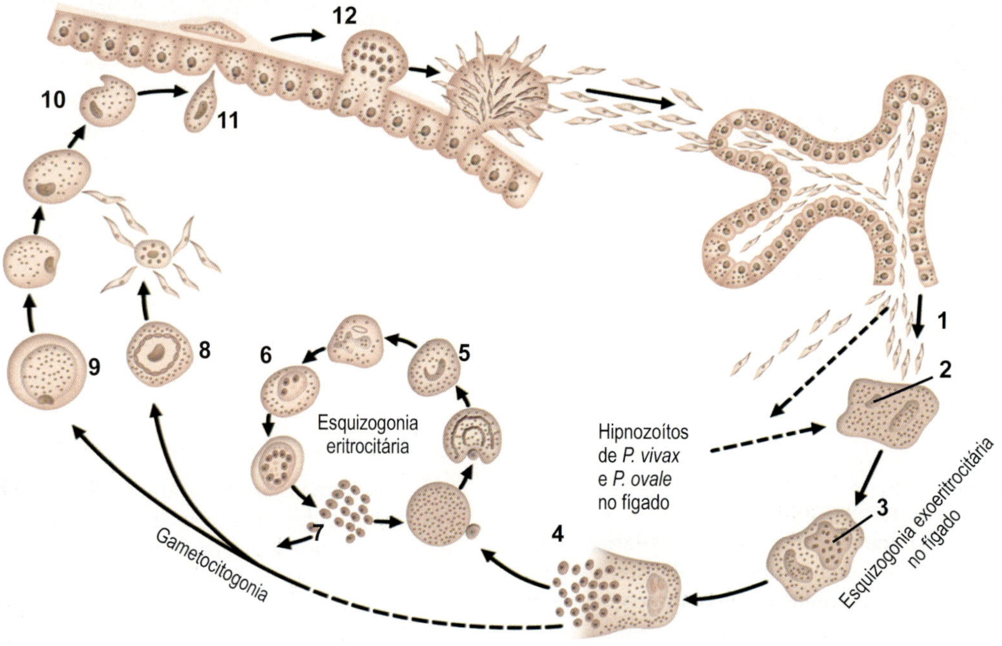

Figura 34.1 Ciclo evolutivo dos plasmódios. 1. Esporozoítos; 2, 3 e 4. Trofozoíto, esquizonte e merozoítos pré-eritrocitários; 5, 6 e 7. Trofozoíto anular, esquizonte e merozoítos eritrocitários; 8 e 9. Gametócitos masculino e feminino; 10. Zigoto; 11. Oocineto; 12. Oocisto; 13. Esporozoítos na glândula salivar dos mosquitos.

Os ciclos eritrocitários repetem-se a cada 48 horas nas infecções por *P. vivax,* e *P. falciparum* e a cada 72 horas nas infecções por *P. malariae.*

MANIFESTAÇÕES CLÍNICAS

O período de incubação vai da inoculação dos esporozítos nos seres humanos até o aparecimento dos sintomas. Varia de sete dias a vários meses, dependendo da espécie e da cepa de plasmódio, da quantidade de parasitos e da exposição prévia à malária. Em zonas temperadas, nas infecções por *P. vivax,* esse período pode levar até oito meses ou mais.

O período pré-patente compreende a fase pré-eritrocítica do parasito, quando ele está restrito ao fígado. Vai desde a sua inoculação até a detecção microscópica no sangue periférico. Este tempo varia com a espécie de plasmódio.

O período patente refere-se à fase de manifestações clínicas e corresponde ao tempo em que os plasmódios são visíveis em amostras de sangue. Nos indivíduos semi imunes, pode ocorrer parasitemia sem sintomas clínicos. São chamados de portadores assintomáticos.

A crise aguda da malária caracteriza-se por episódios de calafrios, febre e sudorese. Tem duração variável de 6a 12 horas. A febre pode alcançar 40ºC e não responde aos antitérmicos. Em geral esses paroxismos são acompanhados por cefaleia, mialgias, náuseas e vômitos. A febre relaciona-se com a liberação dos merozoítos sanguíneos pelas hemácias rompidas ao final da esquizogonia. Após os primeiros paroxismos, a febre pode passar a ser intermitente, caracterizando as febres terçãs (a cada 48 horas), nas infecções por *P. vivax* e por *P. falciparum,* e as febres quartãs (a cada 72 horas), nas infecções por *P. malariae.* Pela destruição de hemácias, a anemia costuma estar presente na grande maioria dos doentes.

Os quadros clínico ns da malária podem ser leves, moderados ou graves, na dependência da espécie de parasito, do nível de parasitemia, do tempo de doença e do nível de imunidade adquirida. As gestantes, as crianças e os primoinfectados estão sujeitos a maior gravidade da doença. As infecções por *P. falciparum* são as que produzem a grande maioria das formas mais graves e letais. O diagnóstico precoce e o tratamento correto e oportuno são os meios mais adequados para reduzir a gravidade e a letalidade por malária.

As manifestações da malária grave são principalmente anemia intensa, hipoglicemia, icterícia, distúrbios neurológicos, insuficiência renal, insuficiência pulmonar e distúrbios da coagulação sanguínea.

O diagnóstico clínico é amplamente praticado em regiões dos países onde há dificuldades técnicas, operacionais e financeiras para comprovação laboratorial da doença, particularmente na África, ao sul do deserto do Saara. Apesar de ser simples, de baixo custo e bastante sensível, principalmente em áreas endêmicas, o diagnóstico clínico não é muito específico, pois outras doenças febris agudas podem apresentar sinais e sintomas semelhantes aos da malária, como algumas arboviroses, entre elas a febre amarela e a dengue, a leptospirose e a febre tifoide.

DIAGNÓSTICO LABORATORIAL

O diagnóstico laboratorial específico baseia-se no encontro de parasitos da malária no sangue de indivíduos com manifestações clínicas suspeitas da doença. O método mais frequentemente utilizado é o exame microscópico do sangue pela técnica da gota espessa. O sangue é coletado por punção digital, depositado numa lâmina e corado geralmente pelo Giemsa. A gota é examinada ao microscópico óptico com uma lente objetiva de imersão de aumento de 100 vezes. O exame cuidadoso dessa lâmina bem corada, por profissional treinado e experiente, é considerado ainda o padrão-ouro para a detecção e identificação dos parasitos da malária. A caracterização das espécies de *Plasmodium* pode ainda ser mais bem visualizada em esfregaços de sangue. Porém, a técnica de preparo desse tipo de lâmina é mais complexa e exige maior habilidade do coletador de sangue. O exame microscópico é bem sensível, conseguindo detectar densidades baixas de parasitos (5 a 10 parasitos por µL de sangue). Contudo, em geral nas condições de campo, o limite inferior de detecção é de 100 parasitos por µL de sangue. Permite diferenciação das espécies de *Plasmodium* e do estágio de evolução do parasito circulante. Pode-se ainda calcular a densidade da parasitemia, comparando-se com o número de leucócitos ou de hemácias. Ainda permite o armazenamento da lâmina por tempo indeterminado, possibilitando o seu controle de qualidade. O exame microscópico é relativamente barato, mesmo considerando as despesas com equipamento, treinamento do pessoal examinador, supervisão e controle de qualidade. O exame microscópico apresenta algumas desvantagens, como o tempo de exame (cerca de 60 minutos, entre a coleta do sangue e o fornecimento do resultado). Depende de boa técnica de preparo da lâmina, da qualidade dos reagentes, de pessoal bem treinado e experiente na leitura das lâminas e de permanente supervisão.

Métodos de diagnóstico rápido da malária também têm sido utilizados, principalmente em áreas remotas ou em caso de epidemias. Utilizam anticorpos monoclonais e policlonais dirigidos contra a proteína 2 rica em histidina do *P. falciparum* (PfHRP-2) e contra a enzima desidrogenase do lactato (pDHL) das quatro espécies de plasmódio. Tem a vantagem de diferenciar o *P. falciparum* das demais espécies, as quais são identificadas como não-*P. falciparum* pelo teste. Alem disso, a pDHL é uma enzima intracelular produzida em abundancia pelos parasitos vivos, o que permite diferenciar entre fase aguda e convalescença da infecção. Possui alta sensibilidade e alta especificidade, sendo úteis para a confirmação diagnostica da malária em locais onde não existem técnicos qualificados para o exame microscópico. Uma desvantagem, portanto, é não permitir o diagnóstico de uma infecção mista. São de fácil execução e interpretação de resultados, dispensam o uso de microscópico e de treinamento prolongado de pessoal. Entre suas desvantagens estão à impossibilidade de distinguir *P. vivax*, *P. malariae e P. ovale;* podem manter resultados positivos mesmo após tratamento correto e eficaz; não mensuram os níveis de parasitemia; e não detectam infecções mistas que incluem o *P. falciparum.* Seu custo ainda é mais elevado que o da gota espessa.

Com o desenvolvimento da tecnologia de amplificação do DNA dos plasmódios usando a reação em cadeia da polimerase (PCR), o diagnóstico da malária com base na detecção de ácido nucleico mostrou grande progresso em termos de eficácia. Além disso, com a extensa utilização da PCR para diagnóstico de outras doenças, as técnicas de extração e purificação de DNA foram aprimoradas e simplificadas. O diagnóstico de malária pela PCR é ainda restrito a laboratórios de pesquisa, em virtude de seu custo elevado e maior complexidade de equipamentos.

A detecção de anticorpos por métodos sorológicos, por meio das técnicas de imunofluorescência indireta, imunoabsorção enzimática (ELISA) e hemaglutinação, pode ser utilizada no diagnóstico da malária, porém não na rotina para detecção de casos agudos em condições de campo.

TRATAMENTO

O surgimento da resistência do *P. falciparum* à cloroquina no final dos anos 70 é hoje amplamente disseminada em todo o mundo, constituindo um dos principais desafios ao controle da malária no mundo. No Brasil, a constatação da disseminação de cepas do *P. falciparum* resistentes às 4-aminoquinolinas se deu em 1987, resultando na suspensão do uso da cloroquina, e posteriormente da amodiaquina, para o tratamento dessa espécie de plasmódio no país.

O tratamento da malária visa atingir o parasito em pontos-chave de seu ciclo evolutivo, os quais podem ser didaticamente resumidos em:

a) interrupção da esquizogonia sanguínea, responsável pela patogenia e manifestações clínicas da infecção;
b) destruição de formas latentes do parasito no ciclo tecidual (hipnozoítos) das espécies *P. vivax* e *P. ovale,* evitando assim as recaídas tardias;
c) interrupção da transmissão do parasito pelo uso de drogas que eliminam as formas sexuadas dos parasitos (gametócitos).

Para atingir esses objetivos, diversas drogas são utilizadas, cada uma delas agindo de forma específica, tentando impedir o desenvolvimento do parasito no hospedeiro.

As drogas antimaláricas mais comumente utilizadas são classificadas de acordo com o seu grupo químico em arilaminoalcoois (*quinina, mefloquina, halofantrina e lumefantrina*), 4-aminoquinolinas (*cloroquina e amodiaquina*), 8-aminoquinolinas (*primaquina*), peróxido de lactona sesquiterpênica (derivados da *artemisinina*), naftoquinonas (*atovaquona*), biguanidas (*proguanil*), ou pela sua função terapêutica em antibióticos (*tetraciclina, doxiciclina* e *clindamicina*).

Três principais mecanismos de ação dessas drogas são identificados:

a) degradação da hemoglobina no vacúolo lisossômico do parasito;
b) depressão da atividade metabólica mitocondrial do parasito;
c) interferência na via metabólica das purinas.

Entretanto, na prática clínica, essa ação medicamentosa é geralmente identificada pelos seus efeitos no ciclo biológico do plasmódio, que são:

a) drogas esquizonticidas teciduais ou hipnozoiticidas (cura radical do *P. vivax* e *P. ovale*);
b) drogas esquizonticidas sanguíneas (promovem a cura clínica);
c) drogas gametocitocidas (bloqueiam a transmissão).

Os esquemas de tratamento da malária variam entre as diferentes áreas endêmicas do mundo, principalmente em função do perfil de endemicidade, o que gera perfis diferenciados de imunidade, e da suscetibilidade do parasito aos antimaláricos. Para facilitar a escolha do melhor esquema terapêutico da malária, é fundamental que se tenham as seguintes informações:

a) espécie de plasmódio causadora da doença;
b) gravidade da doença;
c) idade do paciente;
d) história de exposição anterior à infecção: indivíduos primoinfectados tendem a apresentar formas mais graves da doença;
e) susceptibilidade dos parasitos da região aos antimaláricos convencionais;
f) condições associadas, tais como gravidez e outros problemas de saúde.

No Brasil, a seleção e a recomendação das drogas antimaláricas, assim como todas as informações concernentes ao tratamento da malária são periodicamente revisadas e disponibilizadas aos profissionais da saúde por meio de manuais técnicos editados pelo Ministério da Saúde. Detalhes sobre doses e administração dos medicamentos utilizados para o tratamento dessa doença causada pelas espécies de plasmódio prevalentes no Brasil são apresentados nas Tabelas 34.1 e 34.2.

Tabela 34.1 Tratamento das infecções por *Plasmodium falciparum* com a combinação de artemeter+lumefantrina em 3 dias.

Idade/ Peso	Número de comprimidos por dia					
	1º dia		2º dia		3º dia	
	Manhã	Noite	Manhã	Noite	Manhã	Noite
6 meses-2 anos 5-14 Kg	1	1	1	1	1	1
3-8 anos 15-24Kg	2	2	2	2	2	2
9-14 anos 25-34 Kg	3	3	3	3	3	3
≥ 15 anos ≥ 35 kg	4	4	4	4	4	4

- Comprimido: 20 mg de artemeter e 120 mg de lumefantrina. É apresentado em uma cartela individual, em quatro tipos de embalagem, de acordo com o peso ou idade das pessoas.
- Sempre dar preferência ao peso para a escolha da dose.
- No primeiro dia, a segunda dose pode ser administrada em intervalo de 8 à 12 horas.
- Para crianças pequenas, esmagar o comprimido para facilitar a administração, podendo ingerir o comprimido com água ou leite.
- Recomenda-se administrar o comprimido junto com alimentos.
- Não administrar a gestantes durante o primeiro trimestre de gravidez, nem crianças menores de 6 meses.

Tratamento das infecções por *Plasmodium falciparum* com a combinação de artesunato+mefloquina em 3 dias.

Idade/ Peso	Número de comprimidos por dia		
	1º dia	2º dia	3º dia
	5 mg	5 mg	5 mg
6-11 meses 5-8 Kg	1	1	1
1-5 anos 9-17 Kg	2	2	2
Idade/ Peso	**Adulto**	**Adulto**	**Adulto**
6-11 anos 18-29 kg	1	1	1
≥ 12 anos ≥ 30 kg	2	2	2

- Comprimido infantil: 25 mg de artesunato e 50 mg de mefloquina; adulto: 100 mg de artesunato e 200 mg de mefloquina. É apresentado em uma cartela individual, em quatro tipos de embalagem, de acordo com o peso ou idade da pessoa.
- Sempre dar preferência ao peso para a escolha da dose.
- Para crianças pequenas, esmagar o comprimido para facilitar a administração, podendo ingerir o comprimido com água ou leite.
- Recomenda-se administrar o comprimido junto com alimentos.
- Não administrar a gestantes durante o primeiro trimestre de gravidez, nem a crianças menores de 6 meses.

Tabela 34.2 Tratamento das infecções por *Plasmodium vivax* e *P. ovale* com cloroquina em 3 dias e primaquina em 7 dias.

Idade/Peso	Número de comprimidos por medicamento por dia						
	1º dia		2º dia		3º dia		4º ao 7º dias
	Cloroquina	Primaquina 5 mg	Cloroquina	Primaquina 5 mg	Cloroquina	Primaquina 5 mg	Primaquina 5 mg
6-11 meses 5-9 kg	1/2	1	1/4	1	1/4	1	1/2
1-3 anos 10-14 kg	1	2	1/2	1	1/2	1	1
4-8 anos 15-24 kg	1	2	1	2	1	2	2
	Cloroquina	Primaquina 15 mg	Cloroquina	Primaquina 15 mg	Cloroquina	Primaquina 15 mg	Primaquina 15 mg
9-11 anos 25-34 kg	2	1	2	1	2	1	1
12-14 anos 35-49 kg	3	2	2	2	2	2	1
≥15 anos ≥50 kg	4	2	3	2	3	2	2

- Cloroquina: comprimidos de 150 mg; Primaquina infantil: comprimidos de 5 mg e Primaquina adulto: comprimidos de 15 mg.
- Sempre dar preferência ao peso para a escolha da dose.
- Todos os medicamentos devem ser administrados em dose única diária.
- Administrar os medicamentos preferencialmente às refeições.
- Não administrar primaquina para gestantes ou crianças menores de 6 meses.
- Se surgir icterícia, suspender a primaquina.
- Se o paciente tiver mais de 70 kg, ajustar a primaquina para a dose total de 3,2 mg/kg de peso e administrá-la num período maior de dias (até 14 dias, se necessário).

Tratamento da malária causada pelo *P. malariae*

Deve ser tratada com a cloroquina, ativa contra as formas sanguíneas e também contra os gametócitos dessa espécie (Tabela 34.2).

Tratamento das malárias causadas por *P. vivax* e *P. ovale*

Deve ser tratada com a cloroquina, ativa contra as formas sanguíneas e também contra os gametócitos dessas espécies. A cura radical é conseguida pela associação de um esquizonticida tecidual, a primaquina, que irá atuar sobre os hipnozoítos que podem estar presentes nessas espécies de plasmódio (Tabela 34.2). Em caso de pacientes com mais de 70 kg de peso, a dose de primaquina pode ser ajustada, calculando-se a dose total de 3,2 mg/kg de peso, que pode ser atingida num período maior de dias.

Tratamento da malária causada pelo *P. falciparum* (Tabela 34.1)

Após o surgimento da resistência do *P. falciparum* a cloroquina, constantes mudanças têm sido observadas no perfil de resposta deste plasmódio aos antimaláricos convencionais. Nos últimos anos, a Organização Mundial da Saúde tem recomendado a combinação de diferentes antimaláricos como estratégia para tratar a malária causada pelo *P. falciparum*. O principio fundamental dessa estratégia e o reconhecimento do potencial antimalárico sinergístico ou aditivo de duas ou mais drogas, com vistas a incrementar a eficácia e também retardar o desenvolvimento da resistência aos componentes da combinação.

A partir de 2007, o Ministério da Saúde brasileiro vem recomendando a associação de artemeter + lumefantrina e de artesunato + mefloquina como esquemas de primeira escolha para tratamento da malária não complicada pelo *P. falciparum*. Ambos apresentam eficácia e tolerabilidade comprovadas em outras áreas endêmicas do mundo e tem contribuído muito para a redução da transmissão desta espécie de parasito em nosso meio.

O artemeter e o artesunato são medicamentos derivados da artemisinina, que é um princpio ativo extraído de uma planta chinesa denominada *Artemisia annua*, tradicionalmente utilizada como antitérmico e antimalárico naquela região. São muito bem tolerados, existindo relatos esporádicos dos seguintes efeitos colaterais: sonolência, distúrbios gastrointestinais, zumbido, reticulocitopenia, neutropenia, elevação das enzimas hepáticas e alterações do eletrocardiograma, incluindo bradicardia e prolongamento do intervalo QT. Em animais, podem ser teratogênicos.

A associação artemeter + lumefantrina e artesunato + mefloquina são contraindicadas no primeiro trimestre da gravidez. No entanto, podem ser usadas durante o segundo e terceiro trimestres, devendo se considerar, o risco – beneficio do tratamento, isto é, a gravidade da paciente e a impossibilidade de uso da quinina isolada ou associada à clindamicina. Também não deve ser usada para mulheres em lactação, nem para crianças com menos de 5 kg, já que não se conhecem os seus efeitos para recém-nascidos e lactentes. Náusea, desconforto abdominal, cefaleia, tonteira e prolongamento do intervalo QT no eletrocardiograma são seus principais efeitos colaterais.

Embora eficaz contra o *P. falciparum*, a combinação de quinina + doxiciclina está associada à menor adesão dos pacientes e à maior frequência de efeitos colaterais. Por isso, representa atualmente o esquema de segunda escolha para o tratamento dessa espécie de *Plasmodium*, devendo ser indicada quando não há disponibilidade ou indicação dos esquemas contendo derivados de artemisinina. Sua utilização em áreas de transmissão ativa da doença deve ser complementada com fármacos gametocitocidas, visando à interrupção da transmissão. Nesse caso, a primaquina, único medicamento com ação sobre os gametófitos do *P. falciparum*, deve ser administrada na dose de 0,75 mg/kg, em uma única tomada no 6º dia de tratamento.

A quinina pode causar o "cinchonismo", que se caracteriza por zumbido, audição abafada, algumas vezes vertigem e tontura. Em geral, esses sintomas se desenvolvem no segundo ou terceiro dia do tratamento e, quando não muito intensos, não obrigam à suspensão da medicação e são reversíveis. Os outros efeitos colaterais limitam-se, geralmente, aos sistemas cardiovascular (hipotensão arterial), gastrointestinal e nervoso central. No eletrocardiograma pode ocorrer prolongamento do intervalo QT e do QRS. Aparecem geralmente após infusão muito rápida da droga e, também, por causa da acumulação que se segue à administração oral. Outras manifestações menos frequentes são plaquetopenia e anemia hemolítica. Injeções intramusculares de quinina podem causar dor local, necrose focal e formação de abscesso.

Para os casos graves de malária por *P. falciparum* indicam-se os derivados da artemisinina como primeira opção e a quinina como opção alternativa. Nesses casos, as vias de administração parenteral devem ser preferidas, sendo intramuscular para o artemeter e endovenosa para o artesunato e para a quinina. Para ambas as escolhas, deve-se associar outro antimalárico como, por exemplo, um antibiótico com ação antimalárica, tais como a clindamicina ou doxiciclina

Tratamento das infecções mistas

Para pacientes com infecção mista causada por *P. falciparum* + *P. vivax* (ou *P. ovale*), o tratamento deve incluir droga esquizonticida sanguínea eficaz para o *P. falciparum*, associada à primaquina (esquizonticida tecidual). Se a infecção mista é causada pelo *P. falciparum* + *P. malariae*, o tratamento deve ser dirigido apenas para o *P. falciparum*.

Tratamento da malária na gravidez

Sabe-se que a placenta favorece o desenvolvimento do parasito na gestante, e que a gravidez é causa conhecida de depressão da resposta imune. Portanto, a malária durante a gravidez constitui risco substancial para a mãe, feto e recém-nascido. Em geral, mulheres grávidas de segundo e terceiro trimestres são mais suscetíveis aos quadros graves e complicados da malária causada pelo *P. falciparum*, o que pode resultar em aborto espontâneo, prematuridade, baixo peso do bebê ao nascer e morte materna. Por esta razão, o tratamento da malária deve ser precoce, a fim de impedir essas complicações. Além disso, é recomendável avaliar criteriosamente o recém-nascido durante as quatro primeiras semanas de vida, pelo risco de malária congênita.

A gestante com malária pelo *P. vivax* deve ser tratada apenas com a cloroquina, que é uma droga segura na gravidez. O uso da primaquina como esquizonticida tecidual deve ser postergado, pelo alto risco de hemólise fetal. Alternativamente, a prevenção de recaídas pode ser feita com a administração semanal de cloroquina, na dose de 5 mg/kg, durante 12 semanas ou até o final da gestação. A primaquina, na dose esquizonticida tecidual, poderá ser iniciada somente após o segundo mês de aleitamento materno.

No caso de malária por *P. falciparum* durante a gestação, apenas a quinina em monoterapia ou a quinina associada à clindamicina devem ser utilizadas no primeiro trimestre de gestação. Tetraciclina e doxiciclina são contraindicadas, enquanto a mefloquina e os derivados da artemisinina ainda não apresentaram informações suficientes sobre sua segurança na gravidez. Exceção é feita aos derivados da artemisinina nos casos de malária grave, caso seja iminente o risco de vida da mãe. Para mulheres no segundo ou terceiro trimestres da gestação as combinações de artemeter + lumefantrina ou de artesunato + mefloquina podem ser utilizadas.

Terapia em combinação de antimaláricos

Nos últimos anos, a Organização Mundial de Saúde tem recomendado o estudo criterioso da eficácia e efetividade de diferentes combinações de antimaláricos. O princípio fundamental dessa estratégia é o reconhecimento do potencial antimalárico sinergístico ou aditivo de duas ou mais drogas, com vistas a incrementar a eficácia e também retardar o desenvolvimento da resistência aos componentes da combinação. Embora ainda não disponíveis comercialmente no Brasil, alguns esquemas de combinação de drogas antimaláricas com eficácia conhecida são :

Profilaxia da malária

Como não é disponível uma vacina ou uma droga profilática causal para a malária, a ação esquizonticida sanguínea de alguns antimaláricos tem sido usada como forma de prevenir as suas manifestações clínicas, principalmente em viajantes para as áreas endêmicas da Ásia e África. Entretanto, a progressiva expansão do *P. falciparum* resistente e o maior potencial tóxico dos antimaláricos disponíveis fizeram com que a quimioprofilaxia da malária, passasse a representar um tema polêmico nos últimos anos. Uma boa razão para isso é o risco de aceleramento da resistência do *P.falciparum* às drogas utilizadas na quimioprofilaxia disseminada, como já observado para a mefloquina.

A situação no Brasil é muitíssimo diferente da África, tanto em termos de nível de incidência como de apoio diagnóstico e tratamento, uma vez que possui melhor estrutura disponível de serviços de saúde. Principalmente na Região Amazônica, onde a doença é endêmica, o diagnostico de malária pode ser obtido em curtíssimo prazo e a medicação também está disponível, gratuitamente, em quase todos os municípios. Outro aspecto importante é que, no Brasil, tanto o *P. falciparum* quanto o *P. vivax* são prevalentes, e devem receber abordagem diferenciada, quanto ao uso de drogas antimaláricas. Assim sendo, a política adotada atualmente com relação à profilaxia da malária é centrada na orientação para o diagnóstico e tratamento precoces (na presença de qualquer sinal suspeito) e nas medidas de proteção individual, para reduzir a probabilidade da picada do mosquito.

Como medida de curto prazo, a quimioprofilaxia pode ser recomendada apenas para viajantes internacionais e grupos especiais que viajam para áreas de intensa transmissão, como militares, missionários, diplomatas ou qualquer outro trabalhador vinculado a projetos específicos, cuja duração não ultrapasse o período de dois meses. Indivíduos esplenectomizados, por serem mais suscetíveis à infecção mais grave, devem também ser considerados prioritários.

Dentro do Brasil, a recomendação para viajantes que visitarão regiões de alto risco de transmissão na Amazônia Legal é condicionada aos destinos cujo acesso ao diagnóstico e tratamento da malária ocorrem em tempo superior a 24 horas (informações obtidas nos serviços estaduais e municipais de saúde) e apenas para aqueles que permanecerão na região por tempo maior que o período de incubação da doença e inferior a seis meses. As drogas sugeridas no Brasil para a quimioprofilaxia são a doxiciclina (100mg/dia) e a mefloquina (250mg semanalmente), que devem ser iniciadas uma semana antes do deslocamento para o local de destino e interrompidas após quatro semanas do regresso à área de origem. Deve-se ter em mente que a proteção pela quimioprofilaxia não é, necessariamente, completa em todos os indivíduos que dela fazem uso. Os medicamentos disponíveis não atuam sobre esporozoítos ou formas hepáticas (hipnozoítos) do *P. vivax*, não protegendo, portanto, das recaídas causadas por esta espécie de plasmódio. Além disso, seu índice terapêutico é baixo, isto é, a dose efetiva está muito próxima da dose tóxica. Quando em uso profilático esse índice é ainda menor, uma vez que tendo meia-vida de eliminação muito grande e em uso prolongado, ocorre o acúmulo da droga no organismo, aumentando muito os riscos de efeitos adversos, que muitas vezes são graves. Aos indivíduos para os quais a mefloquina for recomendada, devem ser repassadas informações sobre possíveis efeitos colaterais (pesadelos, insônia, vertigem, tontura, ansiedade, depressão, dificuldades visuais e cefaleia) e como proceder para ter o diagnóstico e tratamento adequados da doença, caso tornem-se sintomáticos durante ou após a viagem.

Em síntese, a profilaxia medicamentosa para a malária não deve ser medida adotada indiscriminadamente em nosso país. Cada situação deve ser estudada particularmente, analisando-se criteriosamente os potenciais riscos e benefícios resultantes do uso prolongado de medicamentos, tendo-se o cuidado de restringir a sua indicação apenas para situações especiais e nas quais os indivíduos não permaneçam por mais de 60 dias nas áreas de transmissão. Para tanto, os profissionais de saúde devem estar constantemente atualizados sobre as áreas e atividades de maior risco de contrair malária, sobre a distribuição da incidência das espécies de plasmódio em nosso território e, principalmente, sobre as limitações e os efeitos adversos da quimioprofilaxia.

Como medidas coletivas algumas estratégias têm sido consideradas atualmente para reduzir os níveis de transmissão nas áreas endêmicas. Destacam-se *as medidas de combate ao vetor adulto*, por meio da borrifação nas paredes dos domicílios com inseticidas de ação residual; *medidas de combate às larvas*, por meio principalmente do controle biológico de larvas, utilizando o *Bacillus turigiensis* e o *B. sphericu; medidas de saneamento básico* para evitar a formação de "criadouros" de mosquitos, surgidos principalmente a partir das águas pluviais e das modificações ambientais provocadas pelo homem; *medidas para melhorar as condições de vida,* por meio da informação, educação e comunicação, a fim de provocar mudanças de atitude da população em relação aos fatores que facilitam a exposição à transmissão.

REFERÊNCIAS BIBLIOGRÁFICAS

Boulos M. Clínica de la infección malárica. In Diagnóstico de la malaria. Organización Panamericana de la Salud. Publi-cación Científica nº 512, Washington, DC, 20.037, EUA, 1988.

Duarte EC, Fontes CJF, Gyorkos TW, Abrahamowicz T. Randomized controlled trial of artesunate plus tetracycline versus standard treatment (quinine plus tetracycline) for uncomplicated *P. falciparum* malaria in Brazil. Am J Trop Med Hyg 1996; 54: 197-202.

Duarte EC, Pang LW, Ribeiro LC, Fontes CJF. Association of subtherapeutic dosages of a standard drug regimen with failures in preventing relapses of vivax malaria. Am J Trop Med Hyg 2001; 65: 471-6.

Ministério da Saúde. Fundação Nacional de Saúde. Doenças infecciosas e parasitárias. 2ª ed., Brasília, FUNASA, 2000.

Ministério da Saúde. Fundação Nacional de Saúde. Manual de terapêutica da malária. Brasília, FUNASA, 2001.

Organização Mundial da Saúde. Tratamento da malária grave e complicada. Guia de condutas práticas. 2ª ed., Brasília, Gráfica Ed Brasil, 2000.

Organización Panamericana de la Salud. Diagnóstico de malaria. Publicación Científica nº 512, Washington, DC, 20.037, EUA, 1988.

Rosenthal PJ. Antimalarial chemotherapy. Totowa, Humana Press, 2001.

World Health Organization. Antimalarial drug combination therapy, Geneva, WHO/CDS/RBM/2001.35, 2001.

World Health Organization. Malaria diagnosis: New perspectives. Geneva, WHO/CDS/RBM/2000.14, WHO/MAL/2000.35, 1091.

World Health Organization. Severe falciparum malaria (Severe and complicated malaria, 3ª ed.). Trans R Soc Trop Med Hyg 2000; 94 (Suppl 1):1-90.

World Health Organization. The use of antimalarial compounds. Geneva, WHO/CDS/RBM/2001.33, 2001.

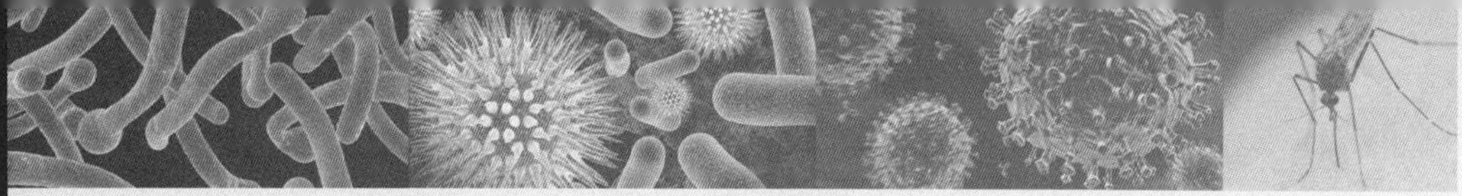

35 Parasitoses Intestinais

Sergio Cimerman ▪ Benjamin Cimerman

35.1 Protozooses Intestinais

INTRODUÇÃO

As infecções causadas por parasitoses intestinais estão entre as mais comuns no gênero humano e encontram-se distribuídas por todos os países, registrando elevadas taxas de prevalência.

Estimativas atuais sugerem que, pelo menos, um quarto da população mundial esteja infectada cronicamente por parasitos intestinais e, a maioria destes indivíduos situa-se nos países em desenvolvimento.

Os dados disponíveis, apesar de serem antigos divulgados pela Organização Mundial de Saúde (OMS) revelam uma prevalência global de 1 bilhão de indivíduos infectados com *Ascaris lumbricoides*, 900 milhões de *ancilostomídeos* e 500 milhões de *Trichiuris trichiura*, além de 400 milhões com *Entamoeba histolytica* e 200 milhões por *Giardia lamblia.*

O último grande estudo multicêntrico sobre a taxa de prevalência de parasitoses intestinais no Brasil ocorreu em 1988, mediante coordenação do professor Rubens Campos. Foram realizadas 18.151 amostras de fezes em uma população de crianças em idade escolar, entre 7 e 14 anos, em distintos centros universitários. Considerando-se sua distribuição geográfica no território nacional, os dados revelaram uma prevalência de 28,5% de giardíase e 8,8% de amebíase entre o grupo de protozoários. Em relação aos helmintos, foram observados 56,5% de ascaridíase, 51,1% de tricuríase e 10,8% de ancilostomíase. A falta de interesse pelos novos estudos e a extensa área geográfica do Brasil fazem com que a prevalência das parasitoses intestinais possa não revelar dados confiáveis, expressando apenas resultados locais de cada estudo em particular.

Em razão dessas assertivas, as infecções parasitárias intestinais constituem-se em um grave problema de saúde pública, com altas taxas de morbimortalidade.

A doença parasitária é um reflexo da luta parasito-hospedeiro, constituindo a resultante das forças em ação dos mecanismos de agressão do parasita e dos meios de defesa do hospedeiro. Explica-se esta afirmação através de um elo entre desnutrição, pobreza, infecção, falta de educação, privação sociocultural, aliadas às baixas condições sanitárias.

Os protozoários de maior importância clínica são: a *Giardia lamblia* e a *Entamoeba histolytica*. Com o advento da AIDS, protozoários que eram casuais e não habituais, assumiram grande importância e são considerados como infecções oportunistícas, como a criptosporidiose, a isosporíase e microsporidiose. Dentre as helmintíases intestinais destacam-se a ascaridíase, a enterobíase, a ancilostomíase, a tricuríase, a esquistossomose e, por fim, a estrongiloidíase.

As condições socioeconômicas, a precariedade de higiene, o baixo nível cultural da população, a desnutrição protéico-calórica, dentre outros fatores, predizem uma ocorrência maior dessas enteroparasitoses. Deve-se ter em mente que a transmissão das enteroparasitoses é provocada pelo próprio homem que, estando parasitado, através de seus dejetos, contamina seu próprio ambiente pela eliminação de cistos, ovos e larvas de parasitos na água, onde podem ser preservados por longos períodos e transportados a grandes distâncias. O solo permite seu desenvolvimento a estágios infectados e os alimentos vegetais, consumidos crus, trazem-nos de volta ao hospedeiro susceptível, o homem.

O acometimento das parasitoses intestinais varia muito de região para região em nosso país. Isto pode ser explicado através da variação de porcentagem de indivíduos parasitados em cada estado brasileiro, como: São Paulo (34,4%), Rio Grande do Sul (44,4%) e Minas Gerais (44,2%) com índices bem inferiores a regiões no norte e nordeste, como nos casos da Bahia (84,5%), de Pernambuco (82,3%), do Pará (82,3%), de Alagoas (77,6%) e do Amazonas (77,5%).

O diagnóstico laboratorial das parasitoses intestinais é de fácil execução prática e de custo barato, tornando-se viável em qualquer local.

Mesmo com o avanço de técnicas diagnósticas, como a pesquisa de *Cryptosporidium* e *Giardia lamblia* pelos métodos enzimáticos e imunofluorescência direta e indireta, o exame parasitológico de fezes é, ainda, considerado o padrão ouro (*gold standard*). Vale a ressalva que, no IIER, não contamos com os métodos enzimáticos; porém, com o trabalho e a capacidade profissional dos que estão no setor da parasitologia, os resultados são confiáveis.

Os métodos coproscópicos e as técnicas de coloração especiais são, em sua grande maioria de fácil execução e, muitas vezes, específicos para cada parasita em questão.

O tratamento das enteroparasitoses deve ser o mais simplificado possível, dando-se preferência a esquemas de dose única, a fim de se conseguir maior aderência à terapêutica.

A realização de programas de controle das parasitoses intestinais deve ser estimulada. A OMS, em conjunto com a Organização Pan-Americana de Saúde (OPAS), espelha-se em campanhas promovidas pela Fundação Rockfeller, tentando assim, desenvolver esses programas principalmente nos países da América Latina como Chile, Colômbia, Brasil, Venezuela e Costa Rica.

A quimioterapia em massa pode ter apenas efeito momentâneo. A atuação em forma de integração assistencial, promovendo melhores condições de saneamento básico e educação para a população, evitará a propagação de novas infecções entéricas.

GIARDÍASE

A *Giardia lamblia* foi isolada inicialmente por Anton van Leeuwenhoek, em 4 de novembro de 1681, em carta enviada a Robert Hooke, então secretário geral da Royal Society of London, nos seus próprios espécimes fecais. Em 1859, Vilem Lambl descreveu o parasito em fezes diarréicas de crianças, sendo a forma trofozoítica denominada de *Cercomonas intestinalis*. Em 1879, Grassi descobriu a forma cística e, finalmente, em 1915, assumiu a denominação atualmente empregada, homenagem ao professor Alfred Giard.

O ciclo de vida da *Giardia* é composto de dois estágios: trofozoíto e cisto. Os cistos são as formas infectantes, sendo responsáveis pela disseminação do parasito. As infecções podem ser resultantes da ingestão de 10 ou menos cistos de *Giardia*. Esses, são resistentes, podendo permanecer viáveis durante dois meses no meio exterior. Condições de temperatura e umidade, como a água entre 4ºC a 10ºC, podem manter os cistos por muitos meses.

A cloração da água e a desinfecção pela luz ultravioleta são insuficientes para destruir os cistos, situação esta evidenciada em vários surtos que ocorreram em piscinas e cidades através das fontes de abastecimento de água. Muitas vezes, faz-se necessário o aquecimento da água acima de 60ºC, a fim de erradicar essa forma do parasito. A eliminação dos cistos não é contínua, sendo altamente variável, justificando-se exames parasitológicos de fezes com resultados falso-negativos. Admite-se hoje que, em infecções de média intensidade, o número de cistos eliminados por dia varia de 300 milhões a 14 bilhões. O ciclo de vida é completado quando os cistos são ingeridos pelo homem.

A giardíase é uma doença que ocorre em todas as regiões do mundo, preferencialmente nas de climas temperado e tropical, sendo mais comum em grupos etários inferiores a 10 anos.

É considerada pela OMS como uma zoonose, devido a evidências de contaminação de riachos e reservatórios de água por animais parasitados. Tem seu maior acometimento em regiões com condições sanitárias precárias e tratamento de água inadequada, sendo, portanto, de grande prevalência em países em desenvolvimento. Nos países desenvolvidos tem-se revelado ser uma patologia emergente causada por diversos surtos veiculados através de alimentos contaminados e, principalmente, de água contaminada. Esses surtos ocorreram com maior intensidade nos Estados Unidos, sobretudo, em piscinas públicas e reservatórios de água.

Existem relações de acometimento em pacientes imunocomprometidos, como aqueles que apresentam hipo ou agamaglobulinemia e AIDS. Em estudo por nós realizado no Instituto de Infectologia "Emílio Ribas" e na Universidade Federal de São Paulo, verificamos que em pacientes com AIDS, na cidade de São Paulo, a prevalência foi em torno de 26%, revelando ser a *G. lamblia* o parasito com maior acometimento. Outros fatores, como a infecção pelo *Helicobacter pylori,* ajudam a incrementar a presença da giardíase, devido à redução da secreção do ácido gástrico. Fatores nutricionais e HLA-B12 também podem estar envolvidos em um maior achado da moléstia.

De modo geral, a transmissão ocorre, principalmente, através da água; da ingestão de verduras, legumes e frutas cruas contaminadas pelos cistos; de manipuladores de alimentos; do contato direto pessoa-pessoa (fecal-oral), principalmente em creches, asilos, orfanatos e clínicas psiquiátricas; de artrópodes, como as moscas e baratas, através de seus dejetos ou regurgitamento; da relação anal-oral no caso de indivíduos homossexuais.

CLÍNICA

O espectro clínico da giardíase é extensivo, variando de infecções assintomáticas, caracterizadas através de portadores sãos, até infecções severas com diarreia crônica e má absorção intestinal. O período de incubação é aproximadamente de uma a duas semanas antes do aparecimento da sintomatologia, podendo variar de um a 45 dias. O principal sintoma é, sem dúvida alguma, o aparecimento de diarreia, inicialmente líquida, podendo chegar ao grau de esteatorreia acompanhada de náuseas, desconforto abdominal e perda de peso.

DIAGNÓSTICO LABORATORIAL (TABELA 35.1)

Exame de fezes

O exame parasitológico de fezes constitui a melhor maneira de estabelecer o diagnóstico da giardíase por ser um método de fácil execução, baixo custo e utilizar equipamento disponível em todos os laboratórios de parasitologia. Em fezes liquefeitas recomenda-se, na coleta, a utilização de um conservante (SAF ou Schaudin) para a pesquisa das formas de trofozoítos. Os métodos usados correntemente são o direto e o corado pela hematoxilina férrica (Figura 35.1).

Tabela 35.1 Recursos diagnósticos na giardíase

Diagnóstico laboratorial	Comentários
Exame de fezes	Baixo custo, fácil execução, conservante (fezes liquefeitas)
Enterotest ou teste do barbante	Pouco uso no Brasil, baixa positividade
Antígeno nas fezes	Testes imunoenzimáticos com alta sensibilidade
Sorologia	Apenas em estudos epidemiológicos, anticorpos permanecem detectáveis até 6 meses após erradicação da infecção
Radiologia	Exame não específico
Biologia molecular	Experimental, altamente sensível

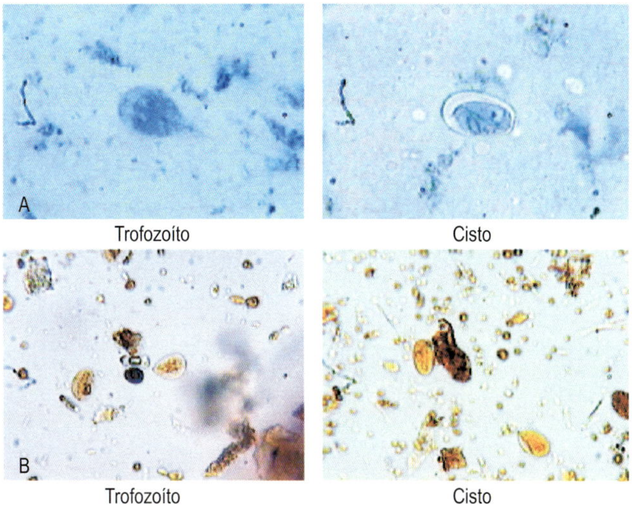

Figura 35.1 *Giardia lamblia* (trofozoíto e cisto) corada pela hematoxilina (A) e pelo lugol (B).

Em fezes formadas ou pastosas, pesquisa-se a presença de cistos utilizando-se a metodologia direta ou de concentração de Ritchie ou Faust *et al.* Como a eliminação de cistos não é contínua, ocorrendo períodos de sete a dez dias durante os quais estão presentes em pequena quantidade ou desaparecem, exames falso-negativos tornam-se comuns. Deste modo, sugerimos, como forma de padronização, a realização de três exames, preferencialmente realizado um a cada três dias.

Enterotest ou teste do barbante

É um teste não muito difundido entre nós, porém, com relativo uso em outros países, como México, Peru, Chile, Cuba e Estados Unidos.

Consiste em uma cápsula gelatinosa que envolve um pequeno saco de borracha siliconizada, em cujo interior se encontra um peso de aço, que vai ser carreado ao duodeno através da peristalse. O paciente deverá estar em jejum de pelo menos quatro horas para a realização deste procedimento, que tem como finalidade, a obtenção do suco duodenal para a pesquisa de trofozoítos de *G. lamblia*. A positividade deste teste não alcança cifras superiores a 50%.

Antígeno nas fezes

Este processo tem vários métodos, sendo o mais amplamente conhecido aquele relacionado com a técnica imunoenzimática (ELISA). Outra técnica empregada, em larga escala, é a da imunofluorescência direta ou indireta. Geralmente, estas técnicas utilizam anticorpos monoclonais ou policlonais contra os antígenos dos cistos ou trofozoítos. No mercado existem alguns *kits* comerciais, que são: ProSpecT/Giardia Assay (Alexon, Inc., Mountain View, Califórnia) e Merifluor Assay (Meridian Diagnostics, Cincinnati, Ohio). A técnica de ELISA detecta uma proteína glicosilada de alto peso molecular, cerca de 65 kD, com uma sensibilidade de 91% a 98% e especificidade em torno de 100%. Estudos comparando a técnica de imunofluorescência com o exame convencional parasitológico de fezes revelam uma sensibilidade de 99,2 contra 66,4%.

Recentemente, uma nova técnica foi proposta utilizando-se a imunocromatografia qualitativa de fase sólida, revelando alta sensibilidade e especificidade de 96,1 e 98,5%, respectivamente. Essa técnica permite que se possa trabalhar com fezes frescas ou fixadas por formalina, mostrando também a não existência de reações cruzadas com outros parasitos, além de ser bastante rápida. O *kit* comercial leva o nome de Color-Pac Giardia/Cryptosporidium (Becton Dickinson).

Sorologia

Tem sido empregada apenas em estudos epidemiológicos devido à alta prevalência da giardíase no mundo. Os títulos antigiárdia IgM são apenas elevados naqueles indivíduos com infecção corrente. Aproximadamente um terço dos pacientes desenvolve anticorpos específicos de resposta antigiárdia IgA. Resultados negativos não afastam a doença. Anticorpos anti-IgG podem permanecer elevados por longos períodos, prejudicando deste modo o diagnóstico, principalmente, em se tratando de região de endemicidade. Os anticorpos podem permanecer detectáveis até seis meses após a erradicação da infecção.

Radiologia

Geralmente não é específico, sendo de pouco uso no diagnóstico da giardíase, revelando outras lesões que podem ampliar um possível diagnóstico diferencial. Mudanças radiológicas podem aparecer no trato gastrintestinal alto, principalmente uma dilatação no intestino delgado, não sendo específico propriamente no caso da giardíase.

Biologia molecular

A detecção do ácido nucléico da *Giardia* pela reação de cadeia polimerase ou pelas sondas genéticas é altamente sensível, porém é experimental até o presente momento, não deixando de ser viável, apesar de todas as dificuldades para amplificação.

Tratamento (Tabela 35.2)

Quando avaliamos a eficácia clínica dos agentes usados no tratamento da giardíase, notamos uma dificuldade enorme em compararmos os estudos, através de seus resultados expressos na literatura corrente. Isso é facilmente explicado devido à metodologia que cada estudo realiza, como, por exemplo, a população estudada, medidas de evolução clínica, procedimento da randomização dos pacientes e a duração do seguimento do tratamento dos indivíduos que entraram no estudo científico. A revisão crítica da literatura permite estabelecer alguns parâmetros para a escolha de drogas preferenciais. Para classificá-los, adotamos prioritariamente alguns critérios: eficácia, efeitos colaterais, tolerabilidade, comodidade posológica e, sobretudo, a experiência pessoal dos autores.

Secnidazol

É um 5-nitroimidazólico que tem sido largamente utilizado para tratamento da giardíase em esquema de dose única, em países da América Latina, com especial atenção ao Brasil, Chile, Colômbia e México, entre outros. Até o presente momento, a droga não está comercialmente disponível nos Estados Unidos.

É uma droga completamente absorvida após administração oral, apresentando o maior tempo de meia-vida dentre

Tabela 35.2 Esquemas terapêuticos utilizados em giardíase.

Droga	Posologia	Eficácia	Efeitos adversos	Comentários
Secnidazol	2 g, ou 30 mg/kg, dose única, via oral	89% a 96%	Náuseas, vômitos, gosto amargo e metálico	Possível teratogenicidade
Tinidazol	2 g ou 50 mg/kg, dose única oral	92% a 96,6%	Náuseas, vômitos, gosto amargo e metálico	Possível teratogenicidade
Metronidazol	250 mg, 12/12 h ou 15 mg/kg por 5 dias, via oral	86% a 97%	Náuseas, gosto metálico, cefaleia, vertigens, neutropenias (raro)	Pode ser usado no segundo trimestre de gestação
Albendazol	400 mg/d, por 5 dias, via oral	77% a 97%	Anorexia, constipação, aumento de provas hepáticas, neutropenia (raro)	Contraindicado em grávidas
Furazolidona	200 mg, 12/12 h ou 2,5 mg/kg, 12/12h, de 7 a 10 dias, via oral	70% a 80%	Náuseas, vômitos, diarreia, hemólise (deficiência de G6PD)	Contraindicado em crianças menores de 1 ano e gestantes
Quinacrina	100 mg, 8/8 h ou 6 mg/kg, 8/8 h, de 5 a 7 dias	95%	Náuseas, vômitos, cefaleia, vertigem, dermatite esfoliativa e retinopatia (raro)	Contraindicado em grávidas; pode exarcebar quadros de psoríase
Paramomicina	500 mg, 8/8 h ou 10 mg/kg, 8/8 h, por 10 dias	55% a 90%	Nefrotoxicidade e ototoxicidade	Não disponível no Brasil; droga de eleição no primeiro trimestre de gestação
Nitazoxanida	500mg ou 7,5mg/kg 12/12 h, 3 dias	71% a 78%	Cefaleia, vômitos, dor abdominal, diarreia, urina esverdeada	Precaução durante amamentação

todos os outros imidazólicos, cerca de 20 a 25 horas. A concentração giardicida é de 0,2 mg/mL, sendo que na primeira hora e na 72ª hora após a administração, atinge concentrações plasmáticas de 46,3 mg/mL e 4 mg/mL respectivamente, ou seja, 230 e 20 vezes acima da concentração inibitória mínima (CIM).

O secnidazol reúne todas as condições necessárias para o tratamento completo em uma única dose, devido à sua meia-vida prolongada e CIM baixa. Sua tolerabilidade é boa, uma vez que todos os efeitos adversos são de intensidade leve ou moderada, e representados por náuseas e vômitos, anorexia e cólica intestinal.

A posologia preconizada para adultos é de 2 g em dose única, preferentemente após uma refeição, e para crianças é de 30 mg/kg, também em esquema de dosagem única, com alimentos. A eficácia, descrita na literatura, é em torno de 89 a 96% de cura parasitológica. A apresentação é na forma de comprimidos de 500 mg e de 1 g, além de suspensão líquida, nas apresentações de 450 mg, até 15 kg, e de 900 mg, até 30 kg.

Tinidazol

Outro derivado nitroimidazólico, facilmente absorvido por via oral e excretado por via renal. Sua meia-vida elevada, em torno de 12 horas, também proporciona o uso em esquema de dose única. Apresenta algumas diferenças em relação ao secnidazol, principalmente, nos efeitos colaterais. Sua tolerabilidade é regular e os relatos da literatura e experiência pessoal evidenciam náuseas, vômitos, gosto amargo e metálico, sobretudo na apresentação de suspensão. Apresenta como esquema posológico também a mesma dose de 2 g, com quatro cápsulas, em esquema único para os adultos e em relação às crianças, a dose é de 50 mg/kg, também em dose única, sempre sendo administrada preferencialmente após uma refeição. A eficácia é elevada, com cifras de 92 a 96,6% de cura parasitológica. Também ainda não é comercializada nos Estados Unidos, porém, como o secnidazol, tem amplo uso em nosso meio.

Metronidazol

Em 1962, o pesquisador Darbon relatou, na literatura, o uso do metronidazol para tratar pacientes com giardíase. É uma droga também pertencente à classe dos nitroimidazólicos, com mecanismo de ação bastante definido, valendo-se do metabolismo anaeróbio dos caminhos presentes na infecção pela *Giardia*.

É uma medicação com absorção oral excelente, penetrando nos tecidos e secreções, como a saliva, leite materno, sêmen e secreção vaginal. A droga é metabolizada no fígado e excretada via urina. Assim como o secnidazol e o tinidazol, apresenta alta eficácia *in vitro* e *in vivo*, diferindo das anteriores por apresentar uma meia-vida menor, de oito horas, impossibilitando esquemas de dose única e fazendo com que a administração seja prolongada. Resistência *in vitro* ao metronidazol é bem descrita na literatura, sendo correlacionada com um decréscimo da atividade do piruvato do parasito, através da enzima denominada ferrodixina oxidorredutase. Em relação ao secnidazol e tinidazol, até o presente momento, não se observaram relatos de resistência.

A posologia para indivíduos adultos é de 250 mg, duas vezes ao dia, por cinco dias, enquanto na população pediátrica é de 15 mg/kg, também por cinco dias. Como efeitos adversos pode-se citar náuseas, gosto metálico, cefaleia, vertigens e, raramente, neutropenia reversível. Já foi tentado seu uso em dose única, porém apresentou baixos índices de cura, não chegando aos 60%. A eficácia clínica é de 86 a 97% de cura parasitológica.

Albendazol

Pertencente à classe dos benzoimidazólicos, é mal absorvido no trato gastrintestinal, com absorção no fígado e excreção renal. Sua baixa meia-vida, oito horas, torna o tratamento em dose única ineficiente, sendo recomendado o uso prolongado por cinco dias, na dose de 400 mg/dia, tanto para adultos quanto para crianças. A sua cura parasitológica é de 77 a 97%. Esta droga apresenta teratogenicidade, sendo seu uso na gestação contraindicado. Em relação aos efeitos colaterais, destacam-se a anorexia e a constipação, com raros casos de neutropenia reversível e elevação de testes hepáticos. É uma droga disponível em forma de suspensão e comprimidos.

Furazolidona

Descoberta em 1940, possui efeito sobre vários patógenos, dentre eles a *Giardia lamblia*. Esta droga era, até pouco tempo, a mais usada nos Estados Unidos, porém com pouco uso nos países da América Latina, apesar de seu baixo custo. É pouco absorvida no trato digestivo, com mecanismo de ação não completamente explicado. Inúmeros estudos clínicos com esta droga são registrados na literatura, com esquema de administração de 400 mg/dia, divididos em duas doses, por sete dias para os adultos, enquanto na faixa etária pediátrica é de 2,5 mg/kg, também duas doses e por sete a dez dias, chegando a uma cura parasitológica em torno de 70 a 80%. Os principais efeitos colaterais são náuseas, vômitos e diarreia. Alguns pacientes podem apresentar quadros de hemólise devido à deficiência de G6PD. Apresenta contraindicação formal em crianças menores de um mês, devido a um possível quadro de anemia hemolítica.

Quinacrina

A partir de 1992 foi descontinuada a comercialização nos Estados Unidos, tendo até então, seu uso em larga escala como forma de tratamento. O seu mecanismo antiprotozoário ainda não foi elucidado e apresenta altos índices de resistência induzida *in vitro*. A dose habitualmente era de 100 mg, três vezes por dia, de cinco a sete dias para os adultos, e as crianças faziam uso de 6 mg/kg/dia, dividido também em três tomadas, pelo mesmo período terapêutico. A eficácia girava em torno de 95%, com altos índices de efeitos colaterais, como vômitos, náuseas, cefaleia e vertigem. Casos de dermatite esfoliativa e retinopatia já foram descritos. Existem relatos de que pode exacerbar quadros de psoríase. É também contraindicada em grávidas.

Paramomicina

Droga pertencente à família dos aminoglicosídeos, não disponível ainda no Brasil, devendo ser importada. Apresenta uma pobre absorção oral no lúmen intestinal. O seu mecanismo de ação é a inibição da síntese protéica da *G. lamblia*, interferindo nas subunidades ribossômicas 50S e 30S. Os estudos clínicos são bastante limitados, com eficácia clínica em torno de 55 a 90%. A dose habitual é de 500 mg, três vezes por dia, por dez dias em adultos e nas crianças é de 25 a 30 mg/kg, dividido também em três doses. Deve-se atentar para o seu uso em pacientes com falência renal, pelo fato de a droga ser nefrotóxica e ter também um efeito de ototoxicidade.

Nitazoxanida

Nitazoxanida é uma nitrotiazolil-salicilamida, cuja estrutura química é (2-acetoliloxi-N-5-nitro-2-tiazolil benzamida). É, portanto, um derivado nitrotiazólico, o qual foi primeiramente sintetizado em 1974 e, posteriormente, descrito como droga dotada de atividade contra *Taenia saginata* e *Hymenolepsis nana* em 1984. É ativa contra uma ampla variedade de parasitos que infectam animais e humanos. Os estudos clínicos realizados mostram sua atividade contra protozoários (*Cryptosporidium parvum, Isospora belli, Cyclospora cayaetanensis, Giardia lamblia* e *Entamoeba histolytica/dispar*), nematódeos intestinais (nematelmintos, ancilostomídeos, *Trichuris trichiura*, cestodas pequenos e grandes) e *Fasciola hepatica*.

A nitazoxanida é bem absorvida no trato gastrointestinal sendo duplicada quando administrada com alimentos, apresentando um pico sérico dentro de 1-4 horas, com meia-vida de seis minutos, devido à elevada hidrólise. No plasma, a nitazoxanida é rapidamente metabolizada para tizoxanida, que é seu metabolito ativo; posteriormente, metabolizada por glucuronidação transformando-se em tizoxanida glucuronídeo. O metabolito ativo é eliminado pela urina em 33% e 67% pelas fezes.

Stockis e cols, em 2002, notaram que a ingestão de alimentos determinou uma concentração sérica 100% maior, quando comparada com a concentração sérica obtida com a ingestão da droga em jejum e, esse aumento foi constatado independentemente da dose administrada; o estudo conclui que a nitazoxanida pode ser administrada, com segurança, em dose única de até 4g, com ou sem alimento, embora tenha ficado demonstrado que a ingestão concomitante de alimento eleva, substancialmente, sua concentração sérica.

Os efeitos colaterais são mínimos ou ausentes, com destaque para aqueles relacionados a sintomas gastrointestinais inespecíficos tais como: náuseas, vômitos e dor abdominal. Merece atenção do prescritor a urina, que pode mudar de coloração, assumindo algo na tonalidade esverdeada, bem como em outras secreções.

Situações Especiais

Infecções assintomáticas

No início, acreditava-se que só doentes sintomáticos deveriam receber medicamento. Em seguida foram introduzidos critérios epidemiológicos, isto é, o indivíduo assintomático eliminava cistos, sendo assim um contaminador da coletividade. Mais adiante, verificou-se que a duração e a gravidade da infecção dependiam mais da qualidade da defesa do hospedeiro que da virulência do parasito e, consequentemente, o parasito, inócuo para uma pessoa, poderia ser gravemente prejudicial à outra. Firmou-se, então, o conceito de que todo indivíduo parasitado, sintomático ou assintomático, deveria ser tratado.

Gravidez e lactação

Mulheres que apresentarem infecção assintomática ou leve no primeiro trimestre de gestação não devem ser tratadas. Caso seja necessária a terapêutica, opta-se pela paramomicina na dose já citada. Se for uma infecção no segundo ou terceiro trimestre de gravidez, existem como opção o metronidazol ou a paramomicina. É contraindicado o uso da quinacrina, furazolidona e albendazol. Em relação ao tinidazol e ao secnidazol, opta-se por sua não introdução, pois estudos adicionais ainda deverão ser realizados para comprovar sua teratogenicidade.

Resistência e recidivas

Falência terapêutica tem sido frequentemente relatada na literatura, incluindo agentes como o metronidazol, quinacrina, furazolidona e albendazol. O clínico precisa ter comprovação se o paciente está realmente resistente à droga empregada ou é apenas uma reinfecção do mesmo, devido ao retorno da sintomatologia que o levou à consulta inicial. Deve-se insistir nos exames de fezes, para observar se não é outro parasito com sintomatologia semelhante. As reinfecções ocorrem frequentemente em áreas endêmicas e com condições precárias de higiene. Relatos de resistência induzida *in vitro* são cada vez mais habituais. Resistências clínicas têm sido tratadas com repetidos cursos das drogas escolhidas pelo médico, que não a utilizada inicialmente. Atualmente, a recomendação nessas situações é o emprego de droga de diferente classe ou uma combinação de nitroimidazólicos mais a quinacrina por um período de pelo menos duas semanas ou mais, dependendo da sintomatologia e do quadro laboratorial do paciente. Essa situação também pode ser usada naqueles indivíduos com deficiência imunológica, como, por exemplo, a hipogamaglobulinemia ou em pacientes com AIDS. Nesta última situação específica, deve-se ficar atento às inúmeras drogas que estes pacientes utilizam e que podem confundir a sua sintomatologia, levando o médico muitas vezes a pensar em recidiva ou reinfecção. Outra situação, que muitas vezes esquecemos, é no tocante à intolerância à lactose, que ocorre em torno de 20 a 40% dos pacientes. Deve-se, nestes casos, realizar o exame de fezes, e sendo este negativo para parasitos, orientar o paciente a evitar alimentos e líquidos à base de lactose, podendo ter uma melhora em até várias semanas.

AMEBÍASE

Desde as primeiras descobertas em 1875, na Rússia, em São Petersburgo, por Fedor Losch, o parasito causador da amebíase, *Entamoeba histolytica*, tem sido o centro de inúmeras controvérsias. Losch descobriu a presença de trofozoítos móveis em fezes disentéricas, atribuindo-lhes inicialmente o nome de *Amoeba coli*.

O nome genérico de *Entamoeba* foi estabelecido pelos trabalhos de Csagrandi e Bergallo, mostrando que indivíduos saudáveis e assintomáticos abrigavam um parasito denominado de *Entamoeba coli*.

Em 1903, Schaudinn reservou a denominação de *E. coli* para as espécies nãopatogênicas e introduziu a designação de *E. histolytica* para aqueles produtores de disenteria.

Em 1997, a OMS homologou a designação de *E. histolytica* como sendo um complexo formado pela *E. histolytica* (Schaudinn, 1903) e pela *E. dispar* (Brumpt, 1925).

Os trofozoítos de *E. histolytica* e *E. dispar* são morfologicamente indistinguíveis, variando seu tamanho de 10 a 60 mm, com uma média de 25 mm, de núcleo simples e cariossoma central, podendo viver como meros comensais na luz do intestino grosso.

A doença é adquirida, mais comumente, através da ingestão de água ou alimentos contaminados com fezes contendo a forma cística madura do parasito, podendo também ocorrer pela transmissão sexual, em indivíduos homossexuais, pelo contato fecal-oral.

A patologia da amebíase tem ampla distribuição mundial, pois, segundo estimativas de Walsh, atinge em sua forma invasiva, cerca de 50 milhões de pessoas em todo o globo, ocasionando de 40 a 100 mil mortes anuais. É mais prevalente em áreas tropicais, correlacionadas com pobre saneamento básico e *status* econômico.

O México indubitavelmente é o país com a maioria dos casos, chegando a ter 16 milhões de portadores, sendo 1,3 milhão de doentes, com 10 a 30 mil mortes anuais. Prevalências altas também se encontram no Brasil e na Colômbia, chegando a 40% de indivíduos acometidos com a doença. Nos Estados Unidos a taxa é bem menor, não ultrapassando os 10%. Em pacientes com AIDS, observamos uma ausência de quadros invasivos na sua grande maioria, como revelam estudos realizados em Recife.

Os cistos são viáveis por semanas a meses, em meio ambiente apropriado e sensível a temperaturas > 40ºC ou < 5ºC, sendo destruídos após fervura da água. São resistentes ao cloro, não sendo destruídos por concentrações utilizadas em água, e sobrevivem pelo menos 48 horas a temperaturas de 20°C a 25°C em alimentos, como por exemplo, queijos, pães, salada verde e frutas.

Os trofozoítos são rapidamente destruídos pelo pH gástrico baixo e por enzimas gástricas.

CLÍNICA

Intestinal

As manifestações clínicas da amebíase intestinal são, em sua grande maioria, assintomáticas. Quanto à sintomatologia, são clássicos o aparecimento de diarreia, a disenteria com dor abdominal, tenesmo e fezes sanguinolentas e com muco presente. É raro o aparecimento de febre nos pacientes. O período de incubação é difícil de ser determinado, variando de dias a meses.

Extraintestinal

A manifestação mais comum da amebíase extraintestinal é o abscesso amebiano hepático, com clínica de febre e dor em quadrante superior direito, acompanhado de calafrios, náuseas, mal-estar, anorexia e hepatomegalia dolorosa e, às vezes, icterícia. O quadro não ultrapassa de duas a quatro semanas de evolução, revelando uma leucocitose, anemia normocítica e fosfatase alcalina elevada.

Outros sítios extraintestinais de envolvimento são pericárdio, sistema nervoso central, aparelho geniturinário, pleuropulmonar e pele.

A amebíase pleuropulmonar apresenta-se como consequência da ruptura de abscesso hepático amebiano através do diafragma e, raramente, por disseminação hematogênica. Os sintomas clássicos são: tosse com expectoração, dor torácica, dispneia e eliminação de conteúdo purulento por via brônquica, além de febre, mal-estar geral, algumas vezes associados aos sintomas de amebíase hepática e colite disentéricos.

A amebíase cutânea caracteriza-se por apresentar fundo úmido, granuloso, necrótico, com odor fétido e de bordas proeminentes. É de evolução rápida e destrutiva, podendo mimetizar quadros carcinomatosos.

Os abscessos cerebrais amebianos são escassos e fatais, não ultrapassando 1% do seu achado, sendo diagnosticado em autópsias.

Complicações

Dentre as complicações clínicas, as de colite fulminante podem se destacar, incluindo quadros de hemorragia, perfuração e peritonite. Podemos citar, ainda, o ameboma, megacólon tóxico, apendicite, abscessos perinefréticos, abscessos esplênicos, cistos retais infectados, fístulas retovaginais, úlceras cervicais, acometimento uterino e lesões vaginais.

A amebíase perfurada ou necrotizante promove uma perfuração de maneira lenta em relação ao peritônio, porém mais abrupta quando em cavidade abdominal. Nesta situação, observa-se distensão abdominal, com intensa dor e resistência da musculatura, além de vômitos, desidratação, toxemia e alteração da temperatura corporal, que geralmente é verificada.

O ameboma se manifesta como uma massa dolorosa palpável, de tamanho variável, localizada mais frequentemente no ceco, sigmóide e reto, nem sempre associada à amebíase aguda intestinal. Essa complicação pode ser confundida com carcinoma.

A apendicite amebiana apresenta manifestações clínicas similares às de etiologia bacteriana, facilitando o diagnóstico mediante estudo histopatológico.

Diagnóstico Laboratorial

Parasitológico de fezes

O diagnóstico da amebíase intestinal baseia-se, inicialmente, na pesquisa de cistos ou trofozoítos de *E. histolytica* nas fezes dos pacientes. As fezes colhidas a fresco devem ser examinadas em temperatura ambiente, no máximo 30 minutos após a coleta, a fim de evitar a desintegração dos trofozoítos. Caso não seja possível esse procedimento, adota-se o uso de material conservante. A presença de trofozoítos é sempre visualizada pela técnica de coloração com hematoxilina férrica, enquanto a mistura formol-éter concentra os cistos e o iodo auxilia a delinear sua morfologia interna. Lembrar que bário, bismuto, antiácidos, laxativos, agentes antimicrobianos e soluções hipertônicas de enema podem interferir na identificação do organismo.

Provas imunológicas

Atualmente, sua utilidade no diagnóstico clínico está claramente estabelecida nos casos de amebíase extraintestinal, especificamente nos abscessos hepáticos, chegando a 95% de sensibilidade e especificidade. Em contrapartida, nos casos de acometimento intestinal, esses valores têm uma sensível diminuição entre 18 e 70%.

1. **Anticorpos**: os anticorpos podem persistir por meses a anos, após a erradicação da infecção, sendo necessária uma correlação clínica mais aprofundada. A identificação dos anticorpos contra *E. histolytica* pode ser realizada em soro, saliva, fezes e colostro. São utilizadas com relativa frequência as técnicas de hemaglutinação indireta e contraimunoeletroforese, com sensibilidade e especificidade de 90 e 95%, respectivamente. Os títulos elevados de anticorpos circulantes são indicativos de amebíase invasora e diminuem, paulatinamente, depois de empregada a terapêutica específica. Existem locais que utilizam outras metodologias, como: teste imunoenzimático (ELISA), imunofluorescência, contraimunofluorescência e imunoeletroforese.
2. **Antígenos:** até o presente momento só se pode identificar os antígenos em fezes e lisado hepático, sendo este último através de ELISA, permitindo identificar 67 a 100% dos casos de pacientes com amebíase hepática.

Reação em cadeia da polimerase (PCR)

Baseia-se na amplificação de pequenas subunidades do RNA ribossômico, podendo ser usado para detectar *E. histolytica* em amostras fecais. Cifras em torno de 87% de sensibilidade já foram isoladas de *E. histolytica*. Ainda não se dispõe desta metodologia para aplicabilidade clínica, devendo-se ainda realizar estudos adicionais, para podermos firmar um diagnóstico mais preciso.

Endoscopia

Os estudos endoscópicos utilizados para o diagnóstico da amebíase intestinal são a retossigmoidoscopia e a colonoscopia, com preferência para a primeira. As lesões caracterizam-se por úlceras de cor branco-acinzentado, geralmente, rodeadas por mucosa sadia e, algumas vezes, pode-se observar úlceras grandes e pseudomembranas. Devemos proceder a uma biópsia para estudo histopatológico, sendo feita nas bordas das úlceras coradas com ácido periódico de Schiff (PAS).

Procedimentos de imagem

A ultrassonografia, a tomografia computadorizada e a ressonância nuclear magnética são utilizadas para detectar abscessos amebianos no fígado.

A ultrassonografia do quadrante superior direito é, habitualmente, vista como lesão hipoecóica arredondada ou com formato oval sem ecos parietais. Esse exame auxilia como fim de diagnóstico e de tratamento, possibilitando a punção biópsia e a esvaziadora. Permite medir o diâmetro do abscesso, calcular a quantidade de lisado hepático contido em seu interior, a distância que separa da parede abdominal, diafragmática e das estruturas anatômicas vizinhas, assim como observar outros órgãos abdominais e retroperitoneais.

A tomografia computadorizada tem o seu valor no diagnóstico, apesar da ultrassonografia permitir o diagnóstico em até 95% dos casos estudados. Permite visualizar zonas hipodensas e torna-se um alicerce importante quando os abscessos são menores que 2 cm.

A ressonância magnética permite demonstrar imagens com maior nitidez que os outros anteriormente explicitados.

Tratamento

A terapêutica da amebíase tem-se mostrado complicada devido a diversos fatores, incluindo a variação de efeito das drogas em três diferentes sítios da replicação amebiana (lúmen do intestino, submucosa do intestino e sítios extraintestinais), disponibilidade das drogas nos diferentes países, desenvolvimento de novos fármacos e diferenças de opinião sobre efeitos colaterais e eficácia clínica e laboratorial.

No tratamento atual da amebíase intestinal, dois grupos de drogas são utilizados: amebicidas de contato ou luminais e amebicidas teciduais ou sistêmicos.

Os amebicidas luminais atuam sobre as formas que se situam na luz intestinal, não atuando sobre os trofozoítos invasores da amebíase invasora e extraintestinal. São capazes de eliminar cistos de portadores assintomáticos. Apresentam boa tolerabilidade e, com frequência, a flatulência como efeito adverso. Em nosso país estão disponíveis apenas os derivados dicloroacetamídicos (etofamida e teclosan). Outras drogas que compõem esse grupo de amebicidas são: furoato de diloxinida, paramomicina e iodoquinol.

Os esquemas posológicos recomendados destas drogas:

- **Furoato de diloxinida**: 500 mg, três vezes ao dia, ou 20 mg/kg/dia dividido em três doses, por dez dias.
- **Paramomicina**: 500 a 650 mg, três vezes ao dia ou 30 mg/kg, dividido em três doses, por dez dias.
- **Iodoquinol**: 650 mg ou 40 mg/kg/dia, três vezes ao dia, por 20 dias.
- **Etofamida**: 500 mg, duas vezes por dia, ou 10 mL três vezes por dia, por três dias.
- **Teclosan**: 500 mg, de 12/12 horas, por cinco dias. Crianças menores de oito anos, 5 mL de 12/12 horas, pelo mesmo tempo de duração.

Os amebicidas de ação principalmente tecidual e parcialmente luminal constituem um avanço na terapia, devido à sua excelente absorção tecidual; indicados para os casos de amebas invadindo a parede do cólon e também nos casos extraintestinais.

As principais drogas antiamebianas são derivadas dos 5-nitroimidazólicos, dentre os quais, destacam-se: secnidazol, metronidazol, tinidazol e ornidazol.

Todas estas drogas podem ser utilizadas por administração oral, sendo que o metronidazol e o ornidazol apresentam-se também de uso parenteral. Todos estes compostos têm alto poder de difusão nos tecidos, sendo que o secnidazol e o tinidazol permanecem por um período maior pelo fato de sua meia-vida ser maior que a de outros remédios. A eliminação é feita basicamente pela urina (75 a 80%), podendo ter também excreção fecal (20 a 25%). É necessário que essas drogas sejam administradas com alimentos, para atenuar efeitos adversos, sem esquecer-se de evitar o uso concomitante de álcool. Até o presente momento, não se indica o uso desses fármacos no primeiro trimestre da gravidez devido a possíveis ações teratogênicas. Também não devem ser utilizadas concomitantemente com anticoagulantes orais e em pacientes com antecedentes de doenças neurológicas e discrasias sanguíneas.

Os esquemas posológicos recomendados são:

- **Secnidazol**: 2 g para adultos, dose única e 30 mg/kg para crianças. Eficácia: 93 a 100% de cura parasitológica.
- **Tinidazol**: 2 g para adultos por dois dias em uma tomada e 50 a 60 mg/kg para crianças por dois dias.
- **Metronidazol**: 750 mg, três vezes ao dia, por sete a dez dias. Em crianças optar por 30 mg/kg/dia.
- **Ornidazol**: 1 g/dia, por cinco a dez dias. Existem opções como 1,5 a 2 g/dia por apenas três dias de tratamento. Para crianças entre 7 e 12 anos indica-se 3/4 do comprimido, duas vezes ao dia; entre 1 e 6 anos reduz-se a 1/2 comprimido, e menores de 1 ano, 1/4 do comprimido nos mesmos moldes antes citados (cada comprimido = 500 mg).

Nos amebicidas de ação exclusivamente tecidual lista-se apenas a deidroemetina. Devido a seus efeitos colaterais pronunciados em relação às outras drogas aprovadas para uso comercial, tem seu uso bastante restrito e, praticamente, abandonado em nosso meio.

Pode ser administrada por via subcutânea ou intramuscular, na dose de 1 a 1,5 mg/kg/dia, por seis a dez dias de tratamento.

O tratamento da amebíase nos quadros de abscessos hepáticos baseia-se, preferencialmente, na administração de drogas amebicidas e, se indicado em algumas situações, na aspiração do abscesso como procedimento cirúrgico. Em relação às drogas, opta-se pelos 5-nitroimidazólicos, com especial destaque para o metronidazol. A literatura americana ainda incluiu no esquema de tratamento, nesse tipo de situação, a paramomicina ou o furoato de diloxenida, experiência não considerada de rotina nos centros brasileiros. Os outros imidazólicos passaram a ser também usados, devido à sua eficácia e grande difusibilidade, como o secnidazol e o tinidazol.

Outros fármacos podem ser empregados, porém, com menor uso por parte da equipe médica como, por exemplo, a deidroemetina e a cloroquina, por seus efeitos colaterais tóxicos. Dentre estes efeitos podemos citar: cefaleia, convulsões, retinopatia, anorexia, náuseas, vômitos, diarreia, cólica abdominal, hipotensão e alterações eletrocardiográficas, no caso do uso da cloroquina.

Os esquemas posológicos propostos e recomendados atualmente são:

- **Metronidazol**: 750 mg, de 8/8 horas, por via oral ou endovenosa, por dez dias (> 95% de cura).
- **Secnidazol**: 30 mg/kg/dia, dose única diária, por três a cinco dias (91% de cura).
- **Tinidazol**: 50 a 60 mg/ kg/dia, dose única diária, por três a cinco dias.
- **Ornidazol**: mesmas doses do metronidazol.
- **Dehidroemetina**: 1 mg/kg/dia, por cinco a dez dias.
- **Cloroquina**: 600 mg, uma vez por dia, por dois dias, seguido de esquema de 300 mg, também por via oral, por 14 a 21 dias.

Quando se faz necessária a aspiração do abscesso hepático por drenagem, opta-se pelo uso de metronidazol em doses mais altas, 800 mg, três vezes ao dia, por dez dias, quando o abscesso revela-se maior que 5 cm ou existe a possibilidade de ruptura para cavidade abdominal, para o pulmão e pleura e também para o pericárdio.

Os casos de amebíase pleuropulmonar são realizados nos mesmos moldes do abscesso amebiano hepático.

Em relação à amebíase cutânea e de mucosas, opta-se pelo uso de antiamebianos sistêmicos. A utilização de líquidos antissépticos contribui para eliminar infecções secundárias e material necrótico e, em algumas situações, vê-se a necessidade de tratamento cirúrgico.

Na situação em que observamos o megacólon tóxico, está indicada a ressecção colônica.

BLASTOCISTOSE

Blastocystis hominis é um parasito descrito no início do século XX, por Alexeieff e, posteriormente, por Brumpt. Tomou posição de destaque apenas nas décadas de 1970 e 1980, merecendo atenção de biólogos e clínicos graças aos estudos numerosos de Charles Zierdt. O *B. hominis* apresenta três formas distintas, a saber: vacuolar, granula e amebóide. Sua patogenicidade ainda permanece bastante controversa, levando deste modo a diversas interpretações clínicas de se proceder ou não o tratamento desta protozoose intestinal.

Clínica

Os sintomas comumente atribuídos a esta infecção incluem a diarreia líquida e profusa e outros sintomas como: dor abdominal, cólicas, desconforto abdominal e náuseas. Diversos outros comemorativos clínicos como fadiga, anorexia, flatulência e febre podem ser verificados nos pacientes. Lembra-se ainda a possibilidade de eosinofilia periférica, hepatoesplenomegalia e *rash* cutâneo. A literatura revela, também, uma associação da patologia com leucemias e diabetes. Sabe-se atualmente que em pacientes imunossuprimidos, especialmente os com AIDS, existe a possibilidade de carrear mais *B. hominis* do que naqueles indivíduos com infecções iniciais do HIV.

Diagnóstico Laboratorial

Usualmente é identificado microscopicamente pela presença da forma vacuolar. Existem casos em que a forma cística pode ser predominante, devendo existir pessoal técnico treinado para o encontro desta parasitose. Tricrômio é a técnica de rotina para evidenciar o B. *hominis* nos espécimes fecais. Existem ainda outras possibilidades como: hematoxilina férrica, Giemsa, Gram e Wright.

Métodos de concentração e culturas têm sido mostrados para aumentar a sensibilidade da detecção da blastocistose. Não temos ainda anticorpos específicos para aumentar a possibilidade de diagnóstico. Às vezes consegue-se evidenciar o parasito em técnicas invasivas, como a endoscopia e sigmoidoscopia.

Tratamento

A terapia ainda permanece controversa na literatura médica. Em nossa experiência pessoal, optamos sempre por tratar os pacientes, principalmente, aqueles com infecção pelo HIV, independentemente de manifestação diarreica.

Dentre as drogas antiparasitárias, a preferência recai sobre a administração do metronidazol por dez dias ou iodo-quinol, este último sem experiência pessoal (Tabela 35.3).

Outras drogas com sucesso terapêutico incluem a sulfametoxazol-trimetoprim com sete dias de tratamento. Furazolidona, quinacrina, ornidazol e cetoconazol foram usadas tanto com sucesso como ineficazes no desaparecimento da blastocistose.

Tabela 35.3 Drogas para tratamento de casos com blastocisto.

Droga	Posologia	Comentário
Metronidazol	750 mg, 8/8 h, dez dias	Existe possibilidade de menor dose e tempo mais curto de tratamento (250 a 500 mg, 8/8 h, por cinco dias)
Sulfametoxazol-trimetoprim	1600 mg SMX + 320 mg TMP, 1x/dia, por sete dias	Segunda escolha com sucesso considerável
Iodoquinol	300 mg, 8/8 h, por 10 dias ou 650 mg, 8/8 h, por 20 dias	Ausência de experiência pessoal

BALANTIDÍASE

Esta doença apresenta como reservatório principal o porco, tendo como causador o *Balantidium coli*. É uma infecção cosmopolita cuja transmissão inter-humana ainda é questionável. O seu quadro clínico geralmente é pouco significativo, podendo em poucas situações levar a quadros de enterorragia e prolapso do reto. Normalmente cursa com diarreia diária acompanhada de dores abdominais, astenia, tenesmo, meteorismo e cefaleia.

Confunde-se com a maioria das parasitoses intestinais e quadros entéricos bacterianos, sendo necessário demonstrar o parasito nas fezes. Além desta metodologia, existe a possibilidade de cultura em meios apropriados.

O tratamento pode ser verificado na Tabela 35.4.

Tabela 35.4 Drogas comumente usadas em balantidíase.

Droga	*Posologia*
Tetraciclina	500 mg, 6/6 hs, ou 40 mg/kg/d, por dez dias
Metronidazol	750 mg, 8/8 hs, por dez dias
Paramomicina	50 a 100 mg/dia, por dez dias

PARASITOSES INTESTINAIS OPORTUNÍSTICAS

O trato gastrintestinal, portanto, desempenha um papel crítico na patogenia da AIDS, e as enfermidades diarréicas assumem lugar de destaque, chegando a 50% dos casos nos países desenvolvidos, enquanto nos em desenvolvimento ocorrem relatos de incidência até de 95%, como no Haiti e no continente africano. Nas fases tardias, os distúrbios nas defesas inespecíficas na produção de IgA e a diminuição das respostas celulares imunes locais também progridem, aumentando assim a susceptibilidade a vários patógenos oportunistas intestinais, dentre os quais se destacam: *Cryptosporidium parvum*, *Isospora belli* e os microsporídeos.

Com o aparecimento da AIDS, estes parasitas, até então conhecidos apenas em medicina veterinária, deixaram de ser comensais a fim de se tornarem patogênicos e comuns a estes pacientes, constituindo-se importante agravo secundário; muitas vezes responsáveis pela piora do estado geral, em decorrência de quadros diarréicos de difícil controle, levando alguns indivíduos ao óbito.

Criptosporidiose

O acomentimento da criptosporidiose foi verificado em humanos apenas em 1976. Em 1907, Tyzzer isolou em glândulas gástricas de ratos o parasito *Cryptospodium sp.* É um parasito intracelular pertencente ao filo Apicom-plexa, com nove espécies aceitas até o presente momento. O mais comum em seres humanos é o *C. parvum*, podendo ser isolados outros como: *C. felis*, *C. muris*, *C. meleagridis*, *C. hominis* e *C. canis*. Adota-se para fins acadêmicos a designação de *Cryptosporidium spp.* porque, para termos a espécie envolvida, temos de ter a realização de exames de biologia molecular.

É uma infecção que ocorre com mais frequência em indivíduos imunocomprometidos, em especial pacientes com AIDS. Apresenta uma maior prevalência em países em desenvolvimento do que nos desenvolvidos. Em nosso país, antes da era da terapia antirretroviral altamente efetiva e potente (HAART), Cimerman *et al.* verificaram que casos com diarreia apresentavam uma taxa de acometimento de 24,44%. Avaliando após a introdução dos inibidores da protease e não análogos nucleosídeos da transcriptase reversa, essa cifra caiu sensivelmente para 6,8%, evidenciando que a melhoria da imunidade nos pacientes com AIDS faz diminuir as infecções oportunistas.

A transmissão tem sido veiculada pelo contato com todos os tipos de água, ou seja, de piscinas, filtrada, não potável e, até mesmo, em águas engarrafadas (minerais). O maior surto da doença ocorreu na cidade de Milwaukee, com estimativa de 403 mil pessoas, no ano de 1993. Outros modos de transmissão são: a prática sexual homossexual; através de fômites e escarro; além de ser considerada uma zoonose cujos reservatórios são gado e ovelhas.

Clínica

O *Cryptosporidium* pode causar de infecções assintomáticas (raras) a quadros leves de diarreias ou, até mesmo, enterites severas de difícil controle. Após um período de incubação de sete a dez dias, mais de 90% dos pacientes apresentam diarreia liquída, podendo chegar a 20 episódios ao longo do dia. Acompanhando o quadro, outros sintomas podem ser visualizados como: cólica abdominal, febre, vômitos, perda de peso, caquexia. Frequentemente, os pacientes imunodeprimidos apresentam uma deterioração imunológica inferior a 100 células/mm^3. Manifestações extraintestinais ocorrem com menor incidência, podendo ter envolvimento do trato respiratório, pancreatites, hepatites, colangites, colecistites, ouvido médio. Estes sítios representam a extensão da infecção intestinal primária. A criptosporidiose biliar apresenta uma manifestação extraintestinal mais comum, afetando de 10 a 30% dos pacientes com um quadro clínico bastante característico: dor no quadrante superior direito, náuseas, vômitos, febre, acompanhado de elevação de fosfatase alcalina sérica. Os quadros biliares aumentam a morbidade nos pacientes com AIDS, porém não afetam a sobrevivência.

Em indivíduos imunocompetentes, o quadro diarréico é autolimitado podendo manter-se por várias semanas, com uma média de dez a 14 dias.

Diagnóstico laboratorial

Os métodos parasitológicos convencionais aliados a técnicas de coloração fazem com que aumentem e melhorem a visualização dos oocistos de *C. parvum*. O Kynioum modificado ou Ziehl Neelsen é a técnica mais utilizada nos vários centros de pesquisa. Vale lembrar que outras colorações têm apresentado uso corrente como a safranina, auramina-rodamina e fucsina carbólica para o encontro desta coccidiose.

Com a finalidade de aumentar a sensibilidade e especificidade do encontro do *C.parvum*, existem disponíveis antígenos de captura por ELISA e pesquisa de anticorpos monoclonais. Estes testes imunológicos têm vantagens também de uso fácil e não são afetados por substâncias conservantes, porém apresentam uma desvantagem de suma importância que é o custo, principalmente, quando falamos em países em desenvolvimento.

Detecção sorológica utilizando imunofluorescência ou ELISA tem valor apenas epidemiológico devido ao anticorpo permanecer persistente mesmo em pessoas saudáveis.

A reação em cadeia polimerase (PCR) tem sua aplicabilidade apenas em estudos de pesquisa, devendo sofrer um aprimoramento nos *primers* do DNA. Sabe-se que esta metodologia é importante em investigações epidemiológicas e, em adição, provê informação valiosa acerca do genótipo do *Cryptosporidium.* A casuísta de aumento de casos ligados a água está fazendo com que indústrias ligadas a esta atividade desenvolvam técnicas de quantificação da contaminação de oocistos que são patogênicos ao homem.

Tratamento

Uma infinidade de drogas anticriptosporídeas já foram testadas sem eficácia na erradicação do organismo. Atualmente, sabe-se que a terapia HAART, usada para os pacientes com AIDS, promove uma reconstituição imune, melhorando sobremaneira os quadros diarréicos. Advoga-se a ideia de associar ao esquema HAART antimicrobianos específicos além de um suporte de agentes antidiarréicos, cuja opinião é corroborada por nós.

Atualmente, temos usado com frequência a nitazoxanida com sucesso clínico e parasitológico aos níveis descritos por autores internacionais baseado no tempo de tratamento a contagem de células linfociticas CD4. Nossa experiência aponta que em pacientes com CD4 superior a 50 células/mm^3 a dose varia de 500 mg a 1g por via oral, de 12 em 12 horas, por 14 dias. Em contrapartida, quando o paciente apresenta um nível de imunodeficiência avançado, inferior a 50 células/mm^3, a dose é aumentada de 1g a 1,5 g de 12 em 12 horas, estendendo a terapia por 8 semanas. Outra possibilidade de fármaco poderia recair para a azitromicina, com resultados expressivos do ponto de vista de melhoria clínica, e não tanto do ponto de vista parasitológico.

Outras drogas antiparasitárias utilizadas e com menor sucesso de eficácia foram: metronidazol, letrazuril e diclazuril (drogas em medicina veterinária), espiramicina, colostro hiper-imune bovino, atovaquone e até o octreotídeo.

ISOSPORÍASE

O *Isospora belli* é um coccídeo descrito pela primeira vez em 1915 por Woodcock e, posteriormente, por Wenyon em 1923. Atinge áreas tropicais e subtropicais sendo endêmico na América do Sul, África e Sudoeste Asiático, apresentando ocorrência de 15% no Haiti, 0,2% nos EUA e 6,67% no Brasil.

A baixa prevalência de isosporíase, em nosso meio, pode ser justificada em razão da profilaxia secundária com sulfametoxazol-trimetoprim para a pneumocistose apresentada nos pacientes com AIDS, durante o curso da doença, visto ser o *Isospora belli* sensível a sulfametoxazol-trimetoprim.

O *Isospora belli* difere morfologicamente do *Cryptos-poridium sp.* não só pela morfologia (oocisto elíptico de 22 x 15cm de diâmetro, contendo em seu interior dois esporocistos com quatro esporozoitos), mas também pela localização intracelular absortiva, enquanto o *Cryptos-poridium* é restrito às bordas, em escova imediatamente abaixo da membrana apical das células absortivas.

Clínica

O período de incubação varia de três a 14 dias, com manifestações principalmente em indivíduos imunossuprimidos.

O quadro diarreico é profuso, líquido, não sanguinolento e pode, às vezes, conter muco acompanhado de febre, cólicas intestinais, anorexia, dores abdominais, emagrecimento, mal-estar geral, cefaleia, vômitos, desidratação e eosinofilia periférica.

A isosporíase pode apresentar quadros de disseminação extraintestinal, acometendo linfonodos mesentéricos, periaórticos, mediastinais e traqueobrônquico. Também pode estar relacionada à doença biliar, originando quadros de colecistite acalculosa.

Diagnóstico Laboratorial

O encontro dos oocistos de *I.belli* se faz nos mesmos moldes do *C. parvum* através das técnicas de coloração específicas. Vale acrescentar, como comentário, que até o momento não existem evidências de testes imunológicos para diagnosticar este coccídeo.

Tratamento

A recomendação terapêutica é o emprego do sulfametoxazol-trimetoprim por um período de dez dias, seguido de esquema profilático por mais de três semanas, levando à diminuição no número de evacuações e recuperação do peso corporal. Nos quadros recidivantes, ou em pacientes que não respondem ao tratamento, faz-se necessária a instituição de outras drogas, como a pirimetamina isolada ou associada à sulfadiazina, roxitromicina e metronidazol, como outras opções. Em nossa opinião, a ciprofloxacina seria a melhor droga como segunda opção, segundo estudos científicos. Drogas como a tetraciclina, ampicilina, nitrofurantoína, quinacrina e furazolidona já foram utilizadas, porém, sem sucesso terapêutico. Recentemente, averiguou-se a nitazoxanida como um recurso a mais no tratamento em estudos, com pouca casuística. Em uso em nossa enfermaria, não visualizamos melhoria do quadro clínico e parasitológico dos pacientes mesmo quando utilizada por períodos maiores. Acreditamos a necessidade de estudos adicionais para poder incluir este fármaco no rol de opções terapêuticas. (Tabela 35.5).

Tabela 35.5 Fármacos utilizados em casos de isosporíase humana.

Droga	Posologia
SMX-TMP	160 mg TMP + 800 mg SMX, 6/6 h, por dez dias e 12/12 h por três semanas
Pirimetamina	50 a 75 mg/dia, por dez dias, seguido de 25 mg como manutenção
Ciprofloxacina	500 mg, 12/12 h, de sete a dez dias

CICLOSPORÍASE

Os primeiros relatos de ciclosporíase ocorreram em Papua, Nova Guiné, por Ashford, seguindo diversos achados ao longo de países em desenvolvimento, em áreas tropicais. A partir de 1983, no Haiti, o organismo foi encontrado nas fezes de pacientes com AIDS e diarreia crônica. Foi classificado em 1993 pelos estudos da Dra. Inês Ortega, baseados na microscopia eletrônica, na esporulação *in vitro* e no estudo da excistação do *Cyclospora cayetanensis*. Assim como o *C.parvum* e *I. belli*, é um coccídeo que vem merecendo destaque na literatura.

Na literatura encontramos diversos surtos veiculados, em sua maioria, por alimentos contaminados. O de maior destaque, incluso na mídia leiga, foi correlacionado às framboesas importadas provenientes da Guatemala, nos Estados Unidos. Outros foram reportados como infecção dos oocistos em basílico, salada de verdes, cenouras dentre outros legumes.

Apresenta uma baixa prevalência pelo fato de os pacientes com AIDS fazerem uso rotineiro de sulfametoxazol-trimetoprim, como profilaxia, em casos de pneumocistose.

Clínica

Adquire-se a doença pela ingestão de oocistos de *C. cayetanensis* com um período de incubação médio de sete dias.

Em indivíduos imunocompetentes a diarreia é autolimitada, podendo se prolongar até por 42 dias.

Nos pacientes com infecção pelo HIV/AIDS, a sintomatologia é expressiva, com diarreia líquida, dor abdominal, fadiga generalizada, além de febre, vômitos, desidratação e perda de peso.

Quadros extraintestinais também ocorrem com menor intensidade, como por exemplo, o acometimento em árvore biliar, mimetizando clínica de colangites acalculosas e colecistites.

Diagnóstico Laboratorial

Procede-se o achado dos oocistos do *Cyclopora* nos espécimes fecais pelas mesmas técnicas especiais de coloração que a criptosporidiose e isosporíase.

Deve-se atentar que a similaridade com o *C. parvum* dificulta em muito seu encontro e visualização. Diferencia-se pelo tamanho dos oocistos (8 a 10 μ) em comparação ao *C. parvum* (4 a 6 μ), graças ao uso de uma ocular micrométrica. Aqui, vale nova ressalva que poucos centros dispõem de tal recurso, fazendo com que exista uma subnotificação dos casos da doença.

Outros recursos que podem auxiliar, na evidenciação do parasito, são a técnica de esporulação pelo bicromato de potássio e as biópsias jejunais diagnosticadas por microscopia eletrônica, como ocorre em procedimentos mais invasivos. Até o presente momento não existem testes sorológicos comerciais.

Tratamento

Todos os pacientes devem receber terapia de reidratação oral quando se fizer necessário. O tratamento farmacológico de eleição é o sulfametoxazol-trimetoprim (SMX-TMP), seguido de segunda escolha pelo grupo das quinolonas, com a ciprofloxacina. As doses e tempo de terapia são evidenciados na Tabela 35.6.

Tabela 35.6 Tratamento farmacológico da ciclosporíase em pacientes com AIDS.

Droga	Esquema posológico
SMX-TMP	160 mg TMP + 800 mg SMX ou 5 mg/kg TMP + 25 mg/kg SMX,12/12 h, 7 dias*
Ciprofloxacina	500 mg, 12/12 h, 7 dias*

*Se os sintomas persistirem, prolongar o tratamento por mais 7 dias.

MICROSPORIDIOSE

Os microsporídeos apresentam mais de 140 gêneros e 1.200 espécies que parasitam todos os grupos animais. Em relação às infecções em humanos tem-se apenas sete gêneros, com a presença do *Enterocytozoon bieneusi* e *Encephalitazoon intestinalis*. São parasitos intracelulares obrigatórios com uma prevalência mundial que varia de 7 a 50 % dos casos. A transmissão é ainda desconhecida, porém existem relatos de transmissão congênita e inalação de esporos no ar.

A primeira descrição de microsporidiose intestinal em paciente HIV positivo ocorreu na França. Sua descrição no Brasil data de 1993, com casos provenientes do Rio de Janeiro, São Paulo e Ceará.

Devemos verificar que esse encontro de esporos de microsporídeos é uma realidade difícil em nossos laboratórios, melhorando apenas quando do uso de técnicas de microscopia óptica. No Brasil, dispomos de poucos centros que conseguem realizar o diagnóstico com segurança, levando a pensar que muitos casos passam por diarreias crônicas inespecíficas nos pacientes com AIDS.

Clínica

As manifestações clínicas variam desde o acometimento intestinal, mais prevalente, até quadros oculares (ceratoconjuntivites), hepatites, peritonites, manifestações hepatobiliares, vias aéreas superiores (rinossinusite e polipose nasal) e inferiores (pneumonites e bronquiolite), urinário (nefrite, cistite e uretrite).

Dentre os sintomas gastrintestinais, a diarreia é progressiva, não sanguinolenta e intermitente, com uma frequência de até quatro episódios ao dia. Acompanham o quadro ainda náuseas, vômitos, dor abdominal e perda de peso, e a febre é rara nos pacientes. A maioria dos pacientes apresenta evidências de má absorção de carboidratos e gorduras. Apresenta-se ainda uma anormalidade eletrolítica particularmente com hipocalemia e hipomagnesemia além de uma deterioração da contagem de células CD4 inferior a 100/mm^3.

Em relação às manifestações hepatobiliares, vale destacar a presença de dor em quadrante superior direito ou dor epigástrica em aproximadamente 90% dos doentes, além de náuseas, vômitos e febre. Casos de prurido são raros e icterícia em apenas 10% dos pacientes. Anormalidades laboratoriais de elevação de fosfatase alcalina e alteração ao nível de transaminases não ultrapassam duas vezes o patamar da normalidade com bilirrubina sérica, não chegando a valores acima de 2 mg/dL. A ultra-sonografia auxilia em muito revelando sinais de colangiopatia em até 75% dos casos.

Diagnóstico Laboratorial

Com o avanço das técnicas diagnósticas, principalmente com a melhoria na microscopia óptica, o achado dos esporos de microsporídeos tem-se tornado mais viável. Claro que com a terapia HAART, praticamente, não se observam casos de microsporidiose sendo, portanto, uma raridade em nosso meio atualmente. Esta afirmação fica bem evidente quando se analisaram amostras de fezes de 200 pacientes com AIDS em uso de terapia antirretroviral, com relato de apenas um caso de positividade na amostra estudada, com o uso da técnica baseada em microscopia óptica, desenvolvida por Weber, que é a do Chromotrope. A Tabela 35.7 mostra todos os recursos diagnósticos em uso corrente e com possibilidade de pesquisa na área em questão.

Tratamento

As opções terapêuticas são limitadas. Como eleição temos preconizado a terapia HAART, que irá promover uma reconstituição imunológica, seguida de terapia específica com albendazol. O albendazol é administrado de 400 mg, duas vezes ao dia, por um período de três a quatro semanas. Outros fármacos podem compor o arsenal de tratamento da microsporidiose como talidomida, nitazoxanida, atovaquone, azitromicina, doxiclina, octreotídeo, itraconazol, metronidazol, furazolidona, paramomicina. Estas drogas necessitam de estudos adicionais para uma consistência maior de que possam erradicar a infecção.

Nas manifestações oculares, tem-se mostrado com sucesso, o uso do fumagilin tópico associado ao albendazol sistêmico. Alguns casos evoluem para a necessidade de procedimento cirúrgico, que incluem o desbridamento epitelial da córnea e ceratoplastia, nos casos de acometimento no estroma corneal.

CONTROLE DE CURA DE TODAS AS PROTOZOOSES INTESTINAIS

Devido às peculiaridades do ciclo evolutivo, o controle de cura de todas as protozooses intestinais abordadas, neste capítulo, foi recentemente rediscutido por vários pesquisadores especialistas no assunto, estabelecendo a realização do exame de fezes a partir do sétimo dia do término da medicação, em dias alternados, preferencialmente em três coletas.

Tabela 35.7 Microsporidiose: técnicas diagnósticas recomendadas.

Técnica	Uso	Comentários
Microscópia óptica		
Fezes		
Tricrômio modificado	++	Disponível; infecções leves, dificuldade
Giemsa	–	Não recomendado em rotina; difícil em ler
Quimiofluorescência	++	Calcofluor, Fungifluor, Uvitex 2B; sensível e não específico
Imunofluorescência	(++)	Uso limitado comercialmente; produto em desenvolvimento
Microscópia óptica		
Outros fluídos corporais		
Tricrômio modificado	++	Disponível; infecções leves, dificuldade
Giemsa	+	Urina, *swab* conjuntival, lavado broncoalveolar, liquor e aspirado duodenal
Quimiofluorescência	++	Calcofluor, Fungifluor, Uvitex 2B; sensível e não específico
Imunofluorescência	(++)	Uso limitado comercialmente; produto em desenvolvimento
Citologia		
Tricrômio modificado	++	Disponível; infecções leves: dificuldade
Giemsa	+	Urina, *swab* conjuntival, lavado broncoalveolar, liquor e aspirado duodenal
Quimiofluorescência	++	Calcofluor, Fungifluor, Uvitex 2B; sensível e não específico
Imunofluorescência	(++)	Uso limitado comercialmente; produto em desenvolvimento
Gram	+	Recomendado, especialmente para pequenos fragmentos
Histologia de rotina		
Hematoxilina-eosina	+	Sensibilidade duvidosa com baixa quantidade de parasitos
PAS	+	Controverso sua efetividade
Gram modificado	++	Sensível, geralmente recomendado
Giemsa	+	Sensibilidade duvidosa com baixa quantidade de parasitos
Warthin-Starry	+	Frequentemente usado
Tricrômio modificado	++	Sensível
Imunofluorescência	(++)	Uso limitado comercialmente; produto em desenvolvimento; usado apenas em pesquisas para confirmar as espécies
Seção de plástico		
Azul de toluidina	++	Recomendado; método sensível
Azul de metileno-azure II- fucsina básica	++	Recomendado como alternativa ao azul de toluidina
Microscopia eletrônica		
Fluidos corporais	+	Específico, sensibilidade desconhecida; usado para identificação de algumas espécies
Fragmentos de tecidos	++	Padrão-ouro para confirmação, com baixa sensibilidade se comparado à detecção dos esporos em fezes e urina; usados para identificação das espécies
Testes moleculares	–	Disponibilidade limitada para pesquisa em laboratórios; estudos promissores
Testes sorológicos	–	Reagentes não disponíveis comercialmente
Cultura	–	Geralmente só usado em pesquisas

REFERÊNCIAS BIBLIOGRÁFICAS

Chappell CL & Okhuysen PC. Cryptosporidiosis. Curr Opin Infect Dis 2002; 15:523-527.

Chen XM, Keithly JS, Paya CV, LaRusso NF. Cryptos-poridiosis. New Engl J Med 2002; 346:1723-1730.

Cimerman B & Cimerman S. Atualização em giardíase: diagnóstico e tratamento. Pediatr Mod 1996; 32: 239-242.

Cimerman B & Cimerman S. Giardíase: visão crítica. Gastroclínica Atual 1998; 6(5): 15-19.

Cimerman B, Camilo-Coura L, Salles, JMC, Gurvitz R, Rocha RS, Bandeira S, Cimerman S, Katz N. Evaluation of secni-dazole gel and tinidazole suspension in the treatment of giardiasis in children. Braz J Infect Dis 1997; 1(5): 241-247.

Cimerman B, Cimerman S. Giardíase. Parasitologia Humana e seus Fundamentos Gerais. 2 ed.Editora Atheneu, Rio de Janeiro, Brasil, 2001;2:28-33.

Cimerman B, Cimerman S, Katz N, Gurvitz R, Puccini R, Camilo--Coura L, Neto FD. Eficácia e tolerabilidade do secnidazol suspensão *versus* tinidazol suspensão no tratamento da giardíase em crianças. Pediatr Mod 1999; 35: 313-318.

Cimerman B, Cury FM, Moreno CT, Fonseca CRTP, Arosa SM, Cimerman S. Avaliação terapêutica do secnidazol dose única no tratamento da giardíase em crianças. Pediatr Mod 1994; 6: 1008-1012.

Cimerman B, Boruchovski H, Cury FM, Bichued LM, Ieri A. Estudo comparativo entre o secnidazol e o metronidazol no tratamento da giardíase. Arq Bras Méd 1988; 62: 291-294.

Cimerman S, Castañeda CG, Iuliano WA, Palacios R. Perfil das enteroparasitoses diagnosticadas em pacientes com infecção pelo vírus HIV na era da terapia anti-retroviral potente em um centro de referência em São Paulo, Brasil. Parasitol latino--americana 2002 (In Press).

Cimerman S, Cimerman B, Lewi DS. Avaliação da relação entre parasitoses intestinais e fatores de risco para o HIV em pacientes com AIDS. Rev Soc Bras Med Trop 1999; 32(2):181-5.

Cimerman S, Cimerman B, Lewi DS. Enteric parasites and AIDS. São Paulo Med J 1999; 117(6):266-273.

Cimerman S, Cimerman B, Lewi DS. Parasitoses intestinais – Visão crítica de sua importância em nosso meio. Ars Cvrandi 1998; 31: 5-9.

Cimerman S, Cimerman B, Lewi DS. Prevalence of intestinal parasitic infections in patients with acquired immuno-deficiency syndrome in Brazil. Int J Infect Dis 1999; 3:203-206.

Cimerman S. Prevalêncifa de parasitoses intestinais em pacientes portadores da síndrome da imunodeficiência adquirida (AIDS). São Paulo, 1998. [Tese de mestrado – Universidade Federal de São Paulo].

Eberhard ML & Arrowood. Cyclospora spp. Curr Opin Infect Dis 2002; 15: 519-522.

Fitzgerald DW & Pape JW. Cyclosporiasis. Curr Treat Options Infect Dis 2001; 3: 345-349.

Flaningan T, et al. Cryptosporidium infection and CD4 counts. Ann Intern Med 1992; 116: 840-2.

FLAP. Miembros del comite de expertos de la federación latino--americana de parasitólogos. Normas para evaluar medicamentos en parasitosis del tubo digestivo y anexos del hombre. Parasitol.al día 2000; 24:3-4.

Garcia LS. Laboratory identification of the microsporidia. J Clin Microbiol 2002; 40: 1892-1901.

Marzochi MCA & Carvalheiro JR. Estudo dos fatores envolvidos na disseminação dos enteroparasitas. Rev Inst Med Trop 1978; 20:31-35.

Ok UZ, Girginkardesler N, Balcioglu C, Ertan P, Pirildar T, Kilimcioglu AA. Effect of trimethoprim-sulfamethaxazole in Blastocystis hominis infection. Am J Gastroenterol 1999; 94:3245-3247.

Parisi, MT, Tierno Jr, PM. Evaluation of new rapid commercial enzyme immunoassay for detection of *Cryptos-poridium* oocysts in untreated stool specimens. J Clin Microbiol 1995; 33:1963-1965.

Ravdin JI. Entamoeba histolytica. In: Mandell, Douglas and Bennett´s- Priciples and Practice of Infectious Diseases. Fifth Edition, Churchill-Livingstone, Philadelphia 2000; pp. 2798-2809.

Rossignol, JF; Cavier, R. New derivatives of 2-benzamido 5-nitrothiazoles. United States patent Nº 3.950.351, April 13,1976.

Rossignol, JF; Maisonneuve, H. Nitazoxanide in the treatment of Taenia saginata and Hymenolepis nana. Am J Trop Med Hyg 1984; 33: 511-512.

Rossignol, JF; Hidalgo, H; Feregrino, M; Higuera, F; Gomez, WH; Romero, JL; Padierna, J; Geyne, A; Ayers, MS. A double-blind placebo controlled study of nitazoxanide in the treatment of cryptosporidial diarrhea in AIDS patients in Mexico. Trans R Soc Trop Med Hyg 1998; 92:663-666.

Rossignol, JF; Ayoub, A; Ayers, MS. Treatment of diarrhea caused by Cryptosporidium parvum: a prospective randomized, double-blind,placebo-controlled study of nitazoxanide. J Infect Dis 2001; 184: 103-106.

Rossignol, JF; Ayoub, A; Ayers, MS. Treatment of diarrhea caused by Giardia intestinalis and Entamoeba histolytica or E. dispar: a randomized, double-blind, placebo-controlled study of nitazoxanide. J Infect Dis 2001; 184: 381-384.

Savioli L, Bundy D, Tomkins A. Intestinal parasitic infections: a soluble public health problem. Trans R Soc Trop Med Hyg 1993; 86:353-354.

Sheikh RA, Prindiville TP, Yenamandra S, Munn RJ, Ruebner BH. Microsporidial AIDS cholangiopathy due to Encepha-litozoon intestinalis: case report and review. Am J Gastro-enterol 2000; 95: 2364-2371.

Silva EF, Salles JMC, Salles MJC. In.: Parasitologia Humana- Seus Fundamentos e Bases Gerais. Cimerman & Cimerman- Editora Atheneu, São Paulo 1999; pp.113-125.

Stenzel DJ & Boreham PFL. Blastocystis hominis revisited. Clin Microbiol Rev 1996; 9:563-584.

Tan KSW, Singh M, Yap EH. Recent advances in Blastocystis hominis research: hot spots in terra incognita. Int J Parasitol 2002; 32: 789-804.

World Health Organization – Prevention and control of intestinal parasitic infections. Geneva, World Health Organization, 1987. (Technical Report Series, number 749).

Zaat JOM, Mank THG, Assendelft WJJ. Drugs for treating giardiasis (Cochrane Review). In: The Cocharane Library, Issue 4, 2000. Oxford: Update Software.

35.2 Helmintíases intestinais

Angel Arturo Escobedo ▪ *Pedro Almirall*

INTRODUÇÃO

As helmintíases intestinais são um grupo de infecções produzidas por parasitas cujo habitat é o trato gastrintestinal humano. A distribuição dessas infecções é mundial, embora estejam estreitamente ligadas ao modo e estilo de vida, à pobreza e às más condições sanitárias, de modo que surgem com mais frequência em países subdesenvolvidos ou em determinados grupos sociais dentro dos países industrializados, onde estão os imigrantes de países pobres e aqueles com rendimentos mais baixos.

Existem muitos fatores que facilitam a presença, disseminação e perpetuação dos helmintos intestinais; dentre eles estão: a ausência ou a deficiência de saneamento, a contaminação do solo com fezes de animais ou de seres humanos, os fatores socioeconômicos e culturais, ausência ou precariedade de controle veterinário dos animais cuja carne é utilizada para consumo humano, bem como acesso e disponibilidade de água potável.

AGENTES ETIOLÓGICOS DAS HELMINTÍASES INTESTINAIS MAIS FREQUENTES

Os helmintos são organismos multicelulares com órgãos internos e ciclos de vida complexos que, por vezes requerem condições especiais de temperatura e umidade no ambiente para sobreviver e alcançar o seu hospedeiro definitivo e, em outros momentos, requerem um hospedeiro intermediário (vertebrado ou não) para completar seu ciclo. São transmitidos principalmente por via oral, em que a água e os alimentos têm uma participação importante, pois podem conter os ovos ou as larvas infectantes. Além disso, alguns são transmitidos pela penetração através da pele íntegra, como é o caso das larvas de ancilostomídeos e de *Strongyloides stercoralis*.

Os helmintos intestinais, com exceção do *S. stercoralis* e do *Hymenolepis nana*, são incapazes de se multiplicarem dentro de seu hospedeiro.

A forma de apresentação da infecção por esses parasitas pode variar desde assintomática ou com sintomas mínimos (dispepsia, dor abdominal leve e difusa, etc) que não excedem o limite do tolerável, até doenças graves que podem comprometer a vida do hospedeiro. A forma de apresentação vai depender, em grande medida, de fatores como o tipo de parasita e a carga parasitária (muitos quadros graves estão relacionados ao número de parasitas adultos no interior do corpo humano), como as infecções maciças por *Ascaris lumbricoides*, onde o número de vermes no intestino causa uma obstrução intestinal; entretanto, ocasionalmente, um único adulto pode ser a causa de sintomas graves, como quando *A. lumbricoides* migra até o ducto pancreático e provoca pancreatite. Além disso, fatores relacionados com o hospedeiro, como idade do indivíduo infectado e a resposta imunológica, influenciam a resposta a infecções por helmintos.

Para seu estudo são divididos em três grupos principais, de acordo com suas características morfológicas: nematódeos, cestódeos e trematódeos. Esta classificação, além de possibilitar a organização desses parasitas, facilita a utilização de quimioterapia pelo terapeuta, pois muitas vezes os membros de um mesmo grupo compartilham susceptibilidade semelhante a esses fármacos. Consulte a Tabela 35.8.

NEMATÓDEOS INTESTINAIS

São cilíndricos e com simetria bilateral. Seu aparelho digestivo é completo, têm sexos separados. Seu sistema reprodutor é altamente desenvolvido. Entre os mais comuns estão:

***Ascaris lumbricoides*:** os adultos desse helminto habitam o intestino delgado. A fêmea tem 20 a 25 cm e o macho 15 a 17 cm. A fêmea desse helminto põe cerca de 200.000 ovos por dia. Esses ovos precisam da terra e de condições de temperatura e umidade favoráveis ao desenvolvimento, que ocorre em cerca de 2 a 3 semanas. O hospedeiro suscetível é infectado pela ingestão de ovos embrionados juntamente com alimentos ou água contaminada; quando chegam ao intestino, as larvas são liberadas e imediatamente atravessam a parede intestinal e transitam pelos vasos sanguíneos até os pulmões, onde sofrem mudanças. Durante a sua estada nos pulmões, pode causar síndrome de Loeffler em alguns casos, que se traduz em manifestações clínicas caracterizadas por febre, tosse, eosinofilia e sibilo, que acompanham um infiltrado pulmonar cuja característica radiológica é a presença de opacidades transitórias. Em seguida, as larvas passam para os alvéolos, sobem a traqueia e são deglutidas, voltando ao intestino delgado, onde se desenvolvem até ficarem adultas. Nesse local, podem causar sintomas mínimos, como dispepsia, ou quadros graves, como obstrução intestinal, dentre outros. A migração desses parasitas para outras partes do corpo não é incomum e pode ser reforçada pelo uso de alguns medicamentos, anestésicos, assim como febre ou consumo de álcool.

***Ancilostomídeos*:** sob este termo estão parasitas de dois gêneros diferentes, com muitos aspectos da sua biologia, clínica e epidemiologia em comum: *Ancylostoma duodenale* e *Necator americanus*. Ambas as espécies habitam o intestino delgado (especialmente o duodeno e o jejuno) e são de tamanho pequeno; a espécie maior é o *Ancylostoma duodenale*, que não excede 18 mm. Eles são, basicamente, hematófagos, e provocam quadros de anemia em crianças e adultos.

Com as fezes, os ovos são expulsos para o exterior, onde passam por um período de maturação, porque precisam de terra e de condições de temperatura e umidade favoráveis para o desenvolvimento e para converterem-se em larvas filariformes embainhadas (forma infecciosa). E, desta forma aguardam nas camadas mais externas do solo ou na parte superior da grama, de onde eles têm acesso às partes expostas da pele (geralmente mãos, pés e região glútea) de um hospedeiro suscetível. Depois de atravessar a pele, as larvas transitam pelo sistema circulatório, até atingirem os capilares pulmonares, de lá passam aos alvéolos e sobem pelo sistema respiratório até a faringe, onde são deglutidos e chegam ao intestino delgado. No caso de *A. duodenale*, as larvas podem ser deglutidas e alcançar o intestino delgado, diretamente, sem passar pelo pulmão.

Na porta de entrada, é possível encontrar erupção papulosa, edema, acompanhados por prurido e urticária. Durante a migração pulmonar, pode surgir síndrome de Loeffler, semelhante ao descrito em *A. lumbricoides*. Uma vez localizados no intestino delgado, são capazes de produzir quadros de anemia microcítica hipocrômica (mais grave em caso de infecção por *A. duodenale* do que as causadas por *N. americanus*), astenia acentuada, dispneia ao esforço e, em crianças, atraso do crescimento (peso e estatura).

Strongyloides stercoralis: geralmente localizado no intestino delgado (duodeno e primeiras porções do jejuno). Apesar de ser o menor nematódeo intestinal dentre os que infectam seres humanos, pode colocar a vida do paciente em risco, especialmente em hospedeiros imunodeprimidos (pacientes desnutridos, com neutropenia, tratados com imunossupressores ou corticoides, dentre outros), pode desenvolver superinfecção caracterizada pela migração de larvas através do corpo. A bacteremia gram-negativa é uma coinfecção comum resultante da ruptura da mucosa intestinal pelas larvas invasoras.

O ciclo biológico tem duas formas: direta e indireta. Na forma direta, muito parecida com a dos ancilostimídeos, a infecção começa quando a larva filariforme penetra na pele exposta e trafega através dos vasos sanguíneos, até atingir os alvéolos, onde passa alguns dias e muda em duas ocasiões. Um tempo depois migra para o trato digestivo e é deglutido, completando seu desenvolvimento como vermes adultos no intestino delgado. Nesse local, cada parasita fêmea põe diariamente 30 a 40 ovos que, ao eclodir, liberam larvas rabditiformes e escapam para o exterior pelas fezes. Dependendo das condições fora do corpo, pode passar para a forma filariforme e ficar pronto para infectar um novo hospedeiro. Alternativamente, as larvas rabditiformes podem iniciar formas de vida livre.

Na forma indireta, as larvas desenvolvem-se no solo até tornarem-se fêmeas e machos adultos de vida livre. Ocorre a fecundação, que dá origem aos ovos, dos quais emergem novas larvas rabditiformes e delas as larvas filariformes que podem infectar os seres humanos novamente.

A autoinfecção ocorre quando as larvas rabditiformes mudam prematuramente transformando-se em filariformes, sendo capazes de infectar a pessoa novamente, sem sair para o exterior (autoinfecção interna). Se há penetração da larva filariforme da região perianal, ocorre uma autoinfecção externa. Em ambos os casos, as larvas fazem o mesmo ciclo circulatório-pulmonar-digestivo.

Clinicamente, a infecção com *S. stercoralis* pode permanecer assintomática na maioria das vezes. Quando os sintomas ocorrem, as manifestações podem ser variadas, incluindo dermatite no local da penetração das larvas, na infecção inicial tosse, estertores quando da passagem das larvas pelos pulmões e sintomas abdominais, quando chegam ao intestino. A dor abdominal é semelhante à dor da úlcera péptica; diarreia e urticária são os sintomas clássicos. A diarreia é do tipo alto e pode ser acompanhada por náuseas, vômitos e fraqueza. Em alguns casos, pode ocorrer obstipação. Essa infecção pode persistir durante anos, mesmo décadas depois que a pessoa deixou a área endêmica.

Nos pacientes imunocomprometidos, é necessário um acompanhamento mais próximo do caso e repetir ou até estender o tratamento por mais tempo.

Trichuris trichiura: este parasita tem forma de chicote. A fêmea mede 5 cm e o macho 4 cm, aproximadamente. Após o acasalamento, a partir do intestino grosso – sua localização final no hospedeiro – a fêmea expele os ovos que precisam passar um tempo (10 a 14 dias) no solo e de condições de temperatura e umidade favoráveis para continuar seu desenvolvimento e conseguir converter-se em ovos embrionados. Esses últimos são ingeridos com água ou alimentos contaminados; uma vez chegando ao intestino delgado, liberam larvas que trafegam lentamente até o intestino grosso, de onde, em um período de cerca de 3 meses, chegam à idade adulta. O quadro clínico depende da intensidade da infecção. As infecções leves e moderadas são frequentemente assintomáticas ou com sintomas mínimos. As infecções intensas provocam reação inflamatória com infiltração celular acentuada, chegando a produzir diarreias acompanhadas de muco e sangue, desnutrição e prolapso retal.

Enterobius vermicularis: os machos medem 2 a 5 cm e as fêmeas 8 a 13 mm. Habitam o intestino grosso, principalmente o ceco, local a partir do qual a fêmea grávida migra durante a noite para realizar a oviposição. Um novo hospedeiro pode adquirir a infecção pela ingestão de ovos por via oral, por inalação de ovos presentes na poeira do ambiente, pela ingestão de alimentos contaminados. O mesmo hospedeiro pode autoinfectar-se pois ovos que ficam nas margens do ânus são transportados pelas mãos até a boca (autoinfecção externa). É provável que pessoas da mesma família adquiram essa infecção. Após os ovos serem ingeridos, as larvas no duodeno emergem e dirigem-se para o ceco, onde se fixam. Quando atingem a idade adulta, o acasalamento ocorre e o ciclo começa novamente.

A infecção por *E. vermicularis* é uma infecção benigna. A manifestação clínica mais característica é o prurido anal noturno que ocorre enquanto a fêmea está se arrastando ao longo das margens do ânus. Outros problemas relatados pelos pacientes incluem irritabilidade e insônia. Nas meninas, o produto de migração para a área da vulva pode surgir como vulvite, vaginite, bem como formações granulomatosas, mas essas complicações não costumam ser frequentes.

Nessa helmintíase é necessário tratar a pessoa infectada e seus familiares e deve-se repetir o tratamento após 15 dias.

Capillaria philippinensis: parasitose do intestino delgado, adquirida pela ingestão de peixe cru ou mal cozido que esteja infectado com larvas de espécies desse parasita; natural das Filipinas ou de outras áreas endêmicas, causador de uma enteropatia com perda maciça de proteínas, síndrome de má absorção e perda de peso grave.

Anisakis spp: parasitose causadora de quadros dispépticos e uma resposta inflamatória dolorosa quando as larvas invadem as paredes do estômago e do intestino delgado ou cólon. Adquirida após a ingestão de peixe cru ou mal cozido que esteja infectado com larvas de espécies desses parasitas. Ocasionalmente, as larvas podem ser visualizadas e removidas por via endoscópica.

Cestódeos Intestinais

São vermes hermafroditas, geralmente longos, embora algumas espécies sejam pequenas. Estes microrganismos são compostos de uma pequena escólex com ventosas para fixação, pescoço e corpo composto de uma sequência de proglotes. O habitat de todos é o intestino delgado.

Taenia saginata: esta espécie tem como hospedeiro intermediário o gado bovino e os seres humanos como hospedeiros definitivos. É adquirida pela ingestão de carne crua ou mal cozida que contém formas larvares denominadas *Cysticercus bovis*. Essas larvas, uma vez ingeridas, chegam ao intestino delgado onde se tornam adultas. Geralmente, é um único exemplar e atinge até 12 m de comprimento.

As manifestações clínicas da doença podem estar ausentes ou ser muito inespecíficas. A mais frequente é o prurido anal que os proglotes provocam ao sair pelas margens do ânus.

Depois de tratar com algum dos fármacos tenicidas disponíveis, dentro dos critérios de cura, é necessária a observação da escólex nas fezes, que deve ser realizada com a técnica de tamização durante os primeiros três dias após o tratamento. Se não houver certeza de que a escólex foi eliminada, deve-se manter o paciente sob observação por três meses. Se durante esse tempo não eliminar proglotes, pode-se considerar curado. Caso contrário, considera-se a falha terapêutica e trata-se novamente.

Taenia solium: ao contrário da espécie anterior, seu hospedeiro intermediário é o porco e, excepcionalmente, o homem. Além disso, tem um tamanho menor, atingindo 3 a 5 m de comprimento. Os seres humanos adquirem a infecção após comer carne de porco crua ou mal cozida que contenha as larvas desse parasita, conhecidas como *Cysticercus cellulosae*. Elas desenvolvem-se no intestino delgado até chegar a tênia adulta e começa a eliminar os proglotes e ovos nas fezes. As manifestações clínicas são semelhantes às causadas por *T. saginata*.

Ocorre um quadro diferente se a pessoa suscetível ingerir ovos maduros de *T. solium* eliminados nas fezes por outra pessoa, se ocorrer autoinfecção pelo mecanismo mão-ânus-boca ou por fenômenos retroperistálticos; em qualquer destes três casos, os ovos são a forma infectante que possibilita que as larvas tenham acesso à corrente sanguínea e atinjam diferentes órgãos do corpo, provocando cisticercose, cujo quadro mais grave é a cisticercose cerebral.

Depois do tratamento, os critérios de cura são iguais aos levantados na infecção por *T. saginata*.

Diphyllobothrium latum: é uma tênia mundialmente disseminada, relatada nos EUA, Canadá, Rússia, Escandinávia, Argentina, Chile. Seu tamanho atinge entre 2 e 10 m. Os seres humanos são os hospedeiros definitivos. Quando os ovos saem com a matéria fecal e chegam à água, amadurecem em 9 a 12 dias; o embrião (corasidio) sai e nada até ser ingerido por crustáceos de água doce encontrados no plâncton (copépodes) do gênero *Cyclops*. Nesse último, chega à cavidade corporal onde cresce e transforma-se em larva procercoide. Quando esse copépode infectado é ingerido por peixes de água doce, como o salmão, as larvas procercoides atravessam a parede intestinal e parasitam as vísceras e músculos e em um curto espaço de tempo (1-4 semanas) transformam-se em larvas plerocercoides. Quando um hospedeiro suscetível ingere peixes crus ou mal cozidos, as larvas atingem o intestino e aderem à parede intestinal amadurecendo em 3 a 5 semanas.

Essa parasitose transcorre com poucas manifestações clínicas. O problema fundamental está relacionado com a afinidade do parasita, vitamina B12, que pode causar anemia megaloblástica no hospedeiro.

Hymenolepis nana: é o menor cestódeo que parasita o intestino humano e atinge entre 15-45 mm de comprimento. O hospedeiro definitivo é o ser humano, que também pode ser um intermediário. As crianças infectam-se com mais frequência que os adultos. Este cestódeo apresenta dois tipos de evolução: direta e indireta. Na direta, os seres humanos são infectados pela ingestão de ovos do parasita na água ou alimentos contaminados por eles. Quando chega ao intestino delgado, a oncosfera de cada ovo é liberada e penetra uma vilosidade intestinal. Nesse local, crescem e em 72 horas transformam-se em larvas, conhecidas por cisticercoides. Em menos de uma semana cada larva retorna à luz, fixa sua escólex no intestino e torna-se adulta em um período de duas a três semanas. Após as proglotes ficarem grávidas, liberam os ovos na luz intestinal, tornando-se imediatamente infecciosas, e podem ser transmitidas de pessoa para pessoa, sem necessidade de um hospedeiro intermediário. Pode haver casos de autoinfecção interna. Os ovos que saem com as fezes também são infecciosos para roedores e algumas pulgas como *Pulex irritans*, *Ctenocephalides canis* e *Xenopsylla cheopis*, assim como *Tenebrio molitor* e *Tenebrio obscurus*. Todos esses, se ingerem os ovos, podem atuar como hospedeiros intermediários. A oncosfera eclode no intestino dos artrópodes e desenvolve a cisticercoide. Quando o artrópode é ingerido por seres humanos ou roedores, fecha-se o ciclo indireto.

As infecções leves geralmente são assintomáticas. Em infecções maciças, e especialmente em crianças em tenra idade, podem provocar dores abdominais, enterite, com ou sem diarreias, diarreia, anorexia, perda de peso e fraqueza, entre outros sinais e sintomas inespecíficos.

Uma vez tratado o caso, o paciente deve ser reavaliado em duas semanas.

Hymenolepis diminuta: parasita mundialmente disseminado, muito comum em roedores e que atinge 10-60 cm de comprimento. Os humanos são infectados pela ingestão acidental de artrópodes infectados que servem como hospedeiros intermediários como as larvas de pulga de ratos e coleópteros de grãos. Em seu interior, especialmente no hemoceloma, transformam-se em cisticercoides sem esperar que o inseto fique adulto.

A infecção por este parasita não está relacionada com sintomas clínicos. Raramente, ocorrem náuseas, dor abdominal e diarreias; nesses casos, há uma relação com o número de parasitas no intestino.

Dipylidium caninum: cestódeo frequente em cães e gatos que infectam acidentalmente os seres humanos, especialmente as crianças. Os seres humanos são infectados pela ingestão de pulgas adultas que em sua fase larval ingeriram proglotes que migraram do ânus do animal ou foram expulsas nas fezes. A infecção raramente provoca sintomas, sendo que o mais típico é a identificação de proglotes em forma de sementes de pepino na superfície das fezes ou nas margem do ânus.

Inermicapsifer madagascariensis: é a infecção por um cestódeo pequeno cujo ciclo evolutivo ainda é desconhecido, embora haja suspeita de que sua transmissão esteja envolvida com algum artrópode como hospedeiro intermediário. Dentre os países onde houve notificação, estão Madagascar, Zaire, Zimbábue, Porto Rico, Tailândia, Venezuela, Cuba e Filipinas.

A infecção transcorre assintomática ou com sintomas mínimos. O fato mais marcante é a expulsão, com as fezes, de partículas semelhantes a "grãos de arroz", o que indica a presença do parasita, fato confirmado pela compressão, entre lâminas de vidro, de proglotes grávidas, que liberam grande quantidade de cápsulas ovíferas onde se observam os ovos do parasita agrupados.

Trematódeos intestinais

São vermes planos não segmentados, cujos ciclos são complexos, envolvendo um ou mais hospedeiros intermediários.

Fasciolopsis buski: parasita comum em várias partes da Ásia (China, Taiwan, Vietnã, Tailândia, Indonésia, Malásia e Índia), cujos hospedeiros definitivos são o homem e o porco. Nos seres humanos, vive no intestino delgado (duodeno e jejuno) onde se encontra aderido à mucosa através de sua ventosa ventral. Cada parasita adulto é capaz de por 25.000 ovos por dia, que são eliminados do corpo com as fezes e, se chegam à água, amadurecem a uma temperatura entre 27-30ºC em 3-7 semanas. Tempo em que se convertem em miracídios e invadem moluscos de vários gêneros, que servem como hospedeiros intermediários. Nesses, evoluem por 4 a 6 semanas até converterem-se em cercarias, deixam o molusco e trafegam livremente na água onde, ao encontrar uma planta aquática, como o bambu, encistam-se. Quando a planta crua é descascada com os dentes, as larvas penetram e quando chegam ao duodeno, aderem à mucosa e em um mês tornam-se um parasita adulto.

As manifestações clínicas desse parasita estão relacionadas com as lesões que ocorrem no local de fixação, causando inflamação local e ulceração, que resultam em dor epigástrica semelhante à dor da úlcera. Poucos parasitas podem não causar sintomas acentuados. No entanto, as infecções graves podem ser acompanhadas de náuseas e diarreia amarelada com restos de alimentos não digeridos. Não é raro encontrar anemia, leucocitose e eosinofilia. Em casos graves, pode haver edema e ascite.

Outros trematódeos intestinais são menos frequentes e localizados em áreas específicas do planeta, como *Heterophyes heterophyes*, que foi relatado no Japão, Coreia, China, Taiwan, Filipinas, Índia, Egito e Israel. *Metagonimus yokogawai* foi relatado nos Balcãs, Espanha, Indonésia e Israel. Ambos são adquiridos pela ingestão de peixes crus ou mal cozidos e sua localização no hospedeiro definitivo é o intestino delgado.

Echinostoma sp: foi relatado no Japão, Malásia, Sumatra, Java, Filipinas e é adquirido pela ingestão de caracóis crus e seu habitat no hospedeiro definitivo é o intestino delgado, onde pode causar reação inflamatória e ulceração que leva a diarreia.

Gastrodiscoides hominis é relatado na Índia, Sudeste Asiático e na Malásia. A localização no hospedeiro definitivo é o ceco e o cólon ascendente onde causam inflamação local que pode levar a diarreia mucosa.

DIAGNÓSTICO LABORATORIAL

O diagnóstico laboratorial geralmente é feito através da detecção dos ovos, larvas ou dos adultos de helmintos intestinais em amostras de fezes. As formas do parasita que são eliminadas com as fezes variam muito de uma pessoa para outra, de um dia para outro e até mesmo dentro do mesmo dia, por isso recomenda-se coletar várias amostras de fezes (geralmente três ou mais) em dias alternados, embora em pacientes com alta suspeita clínica o número de amostras coletadas possa ser muito maior.

Embora existam muitos modelos de frascos projetados para conter as fezes, recomenda-se o uso de recipientes de plástico ou vidro, de boca larga para facilitar a coleta das fezes, com ou sem conservantes.

As técnicas de exame direto macroscópico e microscópico ajudam na identificação das formas parasitas presentes. Os exames por concentração ajudam a identificar parasitose naquelas em que a quantidade de ovos presentes na amostra dificulta o diagnóstico. Entre estes, o método de formol-éter com base na centrifugação e sedimentação é útil. Também útil é o método de Willis e Malloy que se baseia na flutuação e possibilita a observação dos ovos de helmintos com peso leve.

Deve-se também medir a intensidade da infecção com técnicas quantitativas, como a de Stoll ou Kato-Katz.

Para concentrar as larvas de helmintos, a indicação do método de Baermann costuma ser muito útil. Além disso, contra as infecções por ancilostomídeos, solicite a técnica de coprocultura de Harada-Mori para diferenciar as larvas de *N. americanus* e *A. duodenale* entre si, observando suas características morfológicas.

As técnicas especiais, como swab anal e a técnica de Graham, possibilitam recuperar mais facilmente os ovos de *E. vermicularis*, *Taenia* spp. e *D. caninum*. Nestes parasitas, as técnicas de exame direto com eosina e lugol apresentam pouca sensibilidade. Deve-se sugerir ao paciente que o teste seja realizado nas primeiras horas da manhã sem fazer a higiene da região perianal.

Em alguns parasitas, as técnicas endoscópicas podem ser úteis. Esse é o caso de uma endoscopia digestiva para diagnosticar e remover *Anisakis* sp; ou quando endoscopias do sistema digestório inferior evidenciam a presença de adultos de *E. vermicularis* e *T. trichiura*.

Em infecções como *A. lumbricoides*, embora não sejam indicadas para o diagnóstico, as técnicas radiográficas com contraste podem revelar a presença de vermes no intestino delgado.

É útil ter em mente a possibilidade de anemia e eosinofilia, que acompanham algumas destas infecções; portanto, é obrigatório o hemograma completo em todos os casos suspeitos dessas infecções.

Para a avaliação de cura nos casos de infecção por *Taenia* sp, deve-se realizar a técnica de tamização, pela qual pode-se evidenciar, dias depois do tratamento, a presença do escólex, com o que pode-se considerar a pessoa infectada curada

TRATAMENTO

A quimioterapia anti-helmíntica e a aplicação de outras intervenções de saúde promovem um melhor controle destes parasitas, tanto no âmbito individual como no comunitário. A Tabela 35.8 apresenta os helmintos intestinais mais comuns e os fármacos para aqueles que têm demonstrado sensibilidade. As orientações de tratamento mais recentes apenas prescrevem um fármaco de escolha e algum alternativo (Tabela 35.9). No entanto, conhecer a sensibilidade global facilita o trabalho, especialmente quando os recursos são escassos e nem sempre há disponibilidade de todos os fármacos (muito provavelmente em locais onde essas parasitoses são prevalentes), ou simplesmente o fármaco não seja comprovadamente seguro durante a gravidez e seja necessário prescrever outro fármaco com efeito antiparasitário igual, mas sem riscos, ou com riscos mínimos, nesses casos.

Em geral, pode-se afirmar que a quimioterapia anti-helmíntica pode ter alguns efeitos, como melhora na ingestão alimentar, no crescimento e desempenho cognitivo em crianças, diminuição da incidência de quadros ou complicações clínicas e, em casos de infecção por ancilostomídeos, melhora dos estoques de ferro e melhora na infecção por *D. latum*, melhora nas reservas de vitamina B12. Ocasionalmente, é necessário corrigir diretamente a deficiência de ferro.

Infelizmente, em áreas endêmicas, frequentemente observa-se que os tratamentos apenas diminuem as cargas parasitárias e ajudam a evitar complicações das infecções crônicas por estes helmintos, devido às frequentes reinfecções. É por isso que são necessários programas de controle, onde a intersetorialidade, a participação social e a vontade política sejam bem articuladas para atingir o objetivo comum de reduzir ao mínimo essas infecções e as doenças causadas por elas.

PROFILAXIA DAS HELMINTÍASES INTESTINAIS

Como, com exceção de *H. nana* e *S. stercoralis*, esses parasitas não se multiplicam no interior do organismo, a prevenção e o controle costuma ser mais fácil, com modificação de estilos de vida, assim como de atitudes e de comportamento ante essas infecções. As medidas sanitárias para conseguir evitar as infecções intestinais por helmintos estão estreitamente relacionadas com o modo de infecção e a disseminação desses agentes. Portanto, será abordada de maneira geral a educação sanitária que cubra aspectos relacionados com: estilos de vida saudáveis, como o uso de calçados e luvas, a lavagem das mãos e a defecação em áreas protegidas, como latrinas ou vasos sanitários, evitando-se que ocorra a céu aberto; eliminação das fezes dos animais e seres humanos de maneira adequada, evitando que entrem em contato com água ou vegetais de consumo, como ocorre, por exemplo, quando se usa esterco como fertilizante; proteção dos animais contra o contato com matéria fecal; realização de inspeção veterinária dos bovinos e suínos, assim como evitar a ingestão de peixes crus ou mal cozidos; controle sanitário de alimentos, utilizando-se o congelamento ou o calor, conforme necessário, no grau e tempo suficiente para inativar as formas infectantes desses helmintos; dedetização e desratização; uso de moluscocidas e a destruição de

Tabela 35.8 Sensibilidade dos helmintos intestinais aos diferentes fármacos antiparasitários.

Helminto	MBZ	LVS	ABZ	IVM	TBZ	PPT	POT	PPZ	PZQ	NCS	NTZ	QC	PMC
A. lumbricoides	x	x	x	x	x	x		x			x		
Ancilostomídeos	x	x	x		x	x							
T. trichiura	x	x	x	x			x				x		
S. stercoralis	x		x	x	x						x		
E. vermicularis	x	x	x	x	x	x		x		x	x		
C. phylippinensis	x				x								
T. saginata	x		x						x	x	x	x	x
T. solium	x		x						x	x		x	x
H. nana									x	x	x		x
H. diminuta									x	x		x	x
D. caninum									x	x		x	x
I. madagascariensis									x	x			
D. latum									x	x			
F. buski									x				

Legenda: ABZ: Albendazol; MBZ: Mebendazol; LVS: Levamisol; IVM: Ivermectina; TBZ: Tiabendazol; PPZ: Piperazina; PZQ: Praziquantel; NCS: Niclosamida; NTZ: Nitazoxanida; QC: Quinacrina; PMC: Paromomicina; PPT: Pamoato de Pirantel; POT: Pamoato de Oxantel

Tabela 35.9 Tratamento farmacológico das helmintíases intestinais

Helminto	Fármaco	Dose
Nematódeos		
A. lumbricoides	ABZ* ou MBZ ou IVM ou Pirantel¶ ou NTZ	400 mg oral, DU 100 mg oral 2 vezes ao dia, por 3 dias 150-200 μg/kg oral DU 11 mg/kg base, oral DU 7,5 mg/kg, oral cada 12 horas por 3 dias
Ancilostomídeos	ABZ* ou MBZ ou Pirantel¶	400 mg oral, DU 100 mg oral, DU 11 mg/kg base, oral ao dia, por 3 dias
T. trichiura	ABZ* ou MBZ ou IVM ou NTZ	400 mg oral, por 3 dias 100 mg oral 2 vezes ao dia por 3 dias 200 μg/kg oral diários por 3 dias 7,5 mg/kg, oral cada 12 horas por 3 dias.
S. stercoralis	IVM* ou ABZ	200 μg/kg/d, oral por 2 dias 400 mg oral, 2 vezes ao dia por 7 dias
E. vermicularis[1]	ABZ* ou Pirantel¶ ou MBZ	400 mg oral, DU† 11 mg/kg base, oral DU† 100 mg oral, DU†
C. phillipinensis	MBZ* ou ABZ	200 mg oral, 2 vezes ao dia por 20 dias 400 mg oral, diários por 10 dias
Anisakis sp.	Extração por via endoscópica	
Cestódeos		
T. saginata		
T. solium		
D. latum	PZQ	5-10 mg/kg oral, DU
H. diminuta		
D. caninum		
H. nana	PZQ ou NTZ	25 mg/kg, oral DU 7,5 mg/kg, oral cada 12 horas por 3 dias
Trematódeos		
F. buski *H. heterophyes* *M. yokogaway*	PZQ	75 mg/kg/d, oral em 3 doses por 1 d

Legenda:
MBZ: Mebendazol; IVM: Ivermectina; PZQ: Praziquantel; NTZ: Nitazoxanida
* Tratamento de escolha.
DU: dose única
d: dia
¶: Não passar de 1 g
†: Repetir em 2 semanas
1.- O tratamento deve estender-se à família que convive com o caso sintomático. Ao mesmo tempo, deve-se ferver a roupa de cama e roupas íntimas do paciente, juntamente com a retirada do pó com panos úmidos na casa.

cercárias em áreas endêmicas da parasitose transmitida por esses agentes; e cobertura promocional e publicitaria, assim como o tratamento medicamentoso, devem ser adicionados à ação comunitária. As comunidades afetadas devem buscar o fornecimento contínuo de água potável e ser informadas sobre endemias parasitárias para, unidas ao setor de saúde, promover o seu controle a partir de uma participação ativa e consciente.

REFERÊNCIAS BIBLIOGRÁFICAS

Almirall P, Escobedo AA, Alfonso M, Cimerman S, Terry S. Comunicación en salud como una herramienta más en la lucha contra los helmintos intestinales. Revista Panamericana de Infectología 2008;10(4):58-66.

Cañete R, Escobedo AA, Almirall P, González ME, Brito K, Cimerman S. Mebendazole in parasitic infections other than those caused by soil-transmitted helminths. Transactions of the Royal Society, Tropical Medicine and Hygiene 2009; 103:437-442.

de Silva N, Guyatt H, Bundy D. Anthelmintics. A comparative review of their clinical pharmacology. Drugs 1997; 53: 769-788.

Escobedo AA. Control de las geohelmintiasis: un compromiso permanente. Revista Panamericana de Infectología 2008; 10 (1):7.

Escobedo AA. Ancylostoma y Necator. En: Llop, Valdés Dapena y Zuazo. Microbiología y Parasitología médicas. Capitulo 97. p221-226.

Escobedo AA. Taenia saginata y taenia solium. En: Microbiología y Parasitología médicas. Alina Llop Hernandez, Margarita Valdes-Dapena, Jorge L. Zuazo. Editorial Ciencias Médicas. La Habana, 2001. Capitulo 112. p331-337.

Escobedo AA. Hymenolepis. En: Microbiología y Parasitología médicas. Alina Llop Hernandez, Margarita Valdes-Dapena, Jorge L. Zuazo. Editorial Ciencias Médicas. La Habana, 2001. Capitulo 118. p365-370.

Escobedo AA. Diphyllobothrium. En: Microbiología y Parasitología médicas. Alina Llop Hernandez, Margarita Valdes-Dapena, Jorge L. Zuazo. Editorial Ciencias Médicas. La Habana, 2001. Capitulo 117. p361-364.

Núñez Fernández FA. Inermicapsifer madagascariensis. En: L En: Microbiología y Parasitología médicas. Alina Llop Hernandez, Margarita Valdes-Dapena, Jorge L. Zuazo. Editorial Ciencias Médicas. La Habana, 2001. Capitulo 117. 371-375.

Keiser J, Utzinger J. Helminth Infections: Systematic Review and Efficacy of Current Drugs Against Soil-Transmitted Meta--analysis. JAMA. 2008;299:1937-1948.

Pilles HM, Hoffman PS. Treatment of intestinal parasitic infections: a review of nitazoxanide. Trends in Parasitol 2002; 18:95-97.

Taylor-Robinson DC, Jones AP, Garner P Fármacos antihelmínticos para el tratamiento de parásitos intestinalestransmitidos por el contacto con el suelo en niños: efectos sobre el crecimiento y el rendimiento escolar (Revisión Cochrane traducida). En: La Biblioteca Cochrane Plus, 2008 Número 4. Oxford: Update Software Ltd. Disponible en: http://www.update-software.com. (Traducida de The Cochrane Library, 2008 Issue 3. Chichester, UK: John Wiley & Sons, Ltd.).

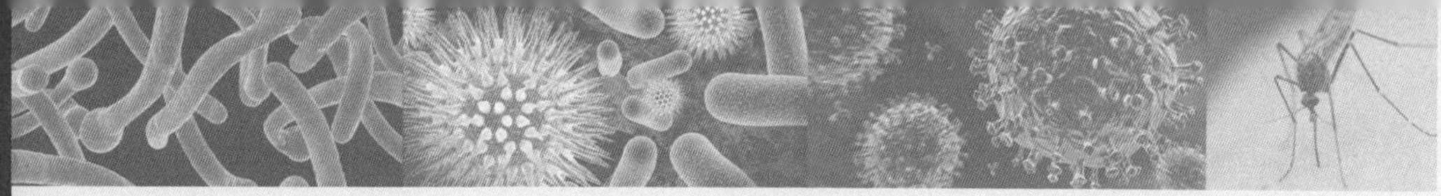

36 Toxoplasmose

Jussara Marcondes Machado

O *Toxoplasma gondii* (*T. gondii*) é protozoário capaz, virtualmente, de invadir qualquer célula nucleada. Tem distribuição mundial, infectando o homem e uma variedade de animais, desde urso polar, lince e porcos até mamíferos marinhos, como as baleias. A infecção pode ser congênita, quando acomete o embrião ou o feto e adquirida, quando ocorre após o nascimento. A infecção primária adquirida geralmente é subclínica, mas, se ocorrerem sinais e sintomas, estes têm curso agudo, sendo que, no hospedeiro imunocompetente, a resposta imune, rápida e eficiente, força o encistamento dos taquizoítas. Segue-se, então, a fase de infecção crônica, que é assintomática. No entanto, na presença de supressão da imunidade celular, como observada em receptores de transplantes de órgãos, indivíduos em quimioterapia para tratamento de neoplasias, recém-nascidos com doença adquirida na perinatalidade e indivíduos com Aids, a infecção crônica pode recrudescer.

O *T. gondii* apresenta-se na natureza sob três formas: taquizoíta, forma de multiplicação rápida em qualquer célula do hospedeiro intermediário, os mamíferos e as aves; bradizoíta, forma de multiplicação lenta dentro de cistos teciduais dos hospedeiros intermediários e dos definitivos, os felinos; esporozoítas, formas que se desenvolvem dentro do oocisto, no hospedeiro definitivo, após esporulação no meio ambiente.

Nessas condições, a infecção humana adquirida pode ocorrer por ingestão de oocistos, eliminados pelos hospedeiros definitivos, os gatos e outros felinos. Os gatos domésticos são a principal fonte de contaminação: após a ingestão de um único cisto tecidual, excretam milhões de oocistos, durante uma a duas semanas. Os oocistos esporulados sobrevivem por longos períodos no ambiente, permanecendo por meses, e até anos, em solo úmido; podem, também, ser carregados mecanicamente por moscas, baratas, besouros e minhocas, resultando, por vezes, em contaminação alimentar. As condições de maior risco de contágio por oocistos são o contato com o solo, com gatos e a ingestão de água não tratada. A infecção por *T.gondii* pode, ainda, dar-se por ingestão de cistos, presentes nos hospedeiros intermediários, os suínos, ovinos e caprinos, que são fontes alimentares para o homem. O parasita pode sobreviver por anos nos cistos teciduais desses animais. No entanto, os cistos se apresentam em número reduzido, calculando-se que haja apenas um para cada 100g de carne. O contágio por cistos acontece, principalmente, por manuseio ou ingestão de carne infectada, crua ou mal passada. Na forma congênita da infecção, a transmissão do parasita é transplacentária, com infecção aguda adquirida durante a gravidez, da mãe para o embrião ou feto.

A falta de higiene pessoal também tem papel importante na transmissão, que ainda ocorre por transfusão de sangue e por transplante de órgãos. Esta última acontece quando o órgão, contendo cistos, é implantado em um receptor suscetível e que está sob terapia imunossupressora. Finalmente, a infecção pode ser laboratorial, por ingestão acidental de oocistos esporulados, contidos em fezes de felinos ou, ainda, por contato de pele ou mucosa com taquizoítas ou bradizoítas, presentes em tecidos do homem ou de animais e em culturas.

Cistos e oocistos ingeridos liberam, no trato gastrointestinal, os taquizoítas, que penetram no epitélio intestinal, aí se multiplicam e são transportados, pelos linfáticos, até os linfonodos regionais e, pelo sangue, para fígado, pulmões, cérebro e outros órgãos. O desenvolvimento da imunidade, celular e humoral, faz os taquizoítas desaparecerem dos tecidos, ficando os bradizoítas, que persistem por toda a vida do hospedeiro, caracterizando a infecção crônica. Como a maior quantidade de bradizoítas está no sistema nervoso central, a reativação da infecção crônica se vê, mais frequentemente, nesse tecido, quando há imunossupressão. A ruptura dos cistos também pode acontecer no fundo do olho, em crianças e adultos com toxoplasmose congênita.

As alterações patológicas da toxoplasmose caracterizam-se por processo inflamatório com necrose, presença de taquizoítas ou cistos em fígado, baço, pâncreas, suprarrenais, rins, medula óssea e outros órgãos. A forma mais frequente da toxoplasmose adquirida é a linfadenítica, encontrando-se infiltração do centro germinativo por histiócitos epitelióides, sem necrose e com presença de taquizoítas.

O comprometimento do sistema nervoso central, por reativação de cistos no imunossuprimido, caracteriza-se por vasculite, resultado da hiperplasia endotelial e infiltrado inflamatório perivascular, e necrose. No paciente com Aids, a encefalite necrotizante pode ser difusa, mas é, mais frequentemente, focal. Na encefalite congênita, também há comprometimento meníngeo, além da hidrocefalia e presença de calcificação e áreas necróticas. As lesões da retina se iniciam como focos de necrose, únicos ou múltiplos, com numerosos cistos.

Um amplo espectro clínico ocorre na criança com infecção congênita. A doença leve consiste em visão ligeiramente diminuída, enquanto que, na grave, a criança pode apresentar a tétrade de sinais: retinocoroidite, hidrocefalia, convulsões e calcificações cerebrais. A hidrocefalia é a lesão menos comum, porém, a mais grave da toxoplasmose. A sequela mais frequente da infecção congênita é a retinocoroidite. A infecção congênita, que ocorre apenas se a mulher se contaminar durante a gravidez, é mais grave quando se dá no primeiro trimestre da gestação.

Indivíduos com infecção aguda adquirida permanecem, na maioria, assintomáticos (infecção subclínica). A doença que se segue à infecção adquirida, no indivíduo imunocompetente, pode ser localizada ou generalizada, sendo que as formas mais graves são resultantes da ingestão de oocistos. Linfadenopatia é a manifestação clínica mais frequente, podendo estar associada à febre, fadiga, dor muscular e de garganta e cefaleia. As apresentações de maior gravidade correspondem às de pneumonites, hepatites, cardites, entre outras.

A coriorretinite por *T. gondii,* maior causa de uveíte posterior em todo o mundo, pode ocorrer durante a infecção aguda ou, mais comumente, como reativação da infecção congênita ou adquirida. Como queixas, visão borrada, escotomas, dor e fotofobia. Ao exame oftalmológico, aparecem as características lesões focais esbranquiçadas, arredondadas, com margens pouco nítidas, circundadas por edema, na retina.

No imunossuprimido, a manifestação mais frequente e grave da toxoplasmose é a encefalite. Esta é a forma mais comum em pacientes com Aids no Brasil, presente naqueles com imunossupressão grave (< 200 linfócitos T – CD4/mm^3). O paciente pode apresentar cefaleia, desorientação, sonolência, hemiparesia, alterações nos reflexos e convulsões, e muitos entram em coma. O imunossuprimido com Aids pode ter, ainda, comprometimento de outros órgãos, como testículos e medula espinal.

DIAGNÓSTICO

O diagnóstico de toxoplasmose pode ser sugerido pelas evidências, epidemiológicas e clínicas, identificadas durante a realização da observação clínica do paciente. Assim, nos indivíduos imunocompetentes, a menção da ingestão de carne mal cozida, ou de verduras mal lavadas, ou, ainda, contato com gatos, ao lado de manifestações clínicas compatíveis com as diferentes formas com que se apresenta, permitem ao médico formular a hipótese de toxoplasmose. Naqueles em que há imunodeficiência, tal como acontece, por exemplo, em doentes com Aids, que apresentam manifestações clínicas e achados de tomografia computadorizada de crânio, compatíveis com neurotoxoplasmose, também não é difícil levantar essa possibilidade.

Para se estabelecer o diagnóstico da infecção, recorre-se aos testes laboratoriais, que são escolhidos de acordo com a forma clínica apresentada pelo paciente: toxoplasmose do imunocompetente, do imunossuprimido, ocular, da gravidez, congênita. Por isso, e também pelas dificuldades em se estabelecer se se trata de infecção aguda recente, ou de vestígio de infecção crônica, pregressa, as possibilidades de diagnóstico laboratorial na toxoplasmose precisam ser muito bem conhecidas.

DIAGNÓSTICO LABORATORIAL

I – Métodos diretos

Demonstração do parasita

Taquizoítas e bradizoítas de *T. gondii* podem ser demonstrados em esfregaços de fluidos orgânicos ou em amostras de tecidos contaminados, corados pelo Giemsa. Em cortes histológicos, os taquizoítas são demonstrados mais facilmente pela hematoxilina-eosina e os bradizoítas, pelo PAS. A coloração com anticorpos específicos, ligados à fluoresceína ou enzima, também permite demonstrar o parasita. Toda vez que taquizoítas forem identificados em meio à necrose tecidual, ou celular, mesmo que se demonstrem também cistos, diz-se que a infecção é ativa. O achado apenas de cistos teciduais, quando numerosos e na presença de inflamação e necrose, sugere, mas não comprova, infecção aguda. Se encontrados na placenta ou no recém-nascido, taquizoítas têm valor diagnóstico de infecção ativa.

Isolamento do parasita

Sangue (creme leucocitário), fluidos orgânicos (lavado brônquico, líquor cefalorraquidiano, líquido amniótico) e tecido de biópsia ou autópsia podem ser inoculados na cavidade peritoneal de camundongos, particularmente os atímicos, hamsters ou em cultura de células. No exsudato peritoneal, que se forma após inoculação animal, taquizoítas podem ser isolados, em geral, após uma semana. Os cistos podem ser demonstrados no cérebro dos animais sobreviventes, após seis a oito semanas. Os taquizoítas podem, ainda, ser demonstrados nas células ou no sobrenadante de cultura celular, pela coloração com o Giemsa.

Reação em cadeia da polimerase

A Reação em Cadeia da Polimerase (PCR) é utilizada para amplificação do DNA do *T. gondii* e permite diagnóstico precoce e definitivo de infecção. Pode ser desenvolvida para identificação de parasitas em fluidos orgânicos e em tecidos, sendo útil para diagnóstico de infecção intrauterina, pelo exame do líquido amniótico e de todas as localizações do toxoplasma no indivíduo com Aids. A sensibilidade do teste pode variar, mas a especificidade é perto de 100%. Como o tratamento compromete a sensibilidade, a PCR deve ser realizada antes ou, no máximo, durante a primeira semana do tratamento.

II – Métodos indiretos

Na prática, o diagnóstico de toxoplasmose se baseia no encontro de anticorpos específicos para *T. gondii*. No entanto, a interpretação destes resultados nem sempre é muito fácil. Por exemplo, a detecção de anticorpos da classe IgM, ou o aumento significativo no nível dos anticorpos específicos IgG, ou ambos, são tradicionalmente utilizados para o diagnóstico de infecção aguda. No entanto, a prevalência de altos títulos de IgG anti- *T. gondii* entre indivíduos normais, na maioria das populações, e a persistência, em algumas pessoas, de anticorpos específicos IgM, trazem dificuldade para a interpretação diagnóstica.

Além disso, não há um teste sorológico único, que possa ser usado para identificar uma infecção aguda ou crônica pelo *T. gondii*. Existe um grande número de exames sorológicos que podem ser realizados, devendo-se atentar para os resultados falso-positivos e falso-negativos.

Os testes sorológicos mais frequentemente utilizados para diagnosticar infecção pelo *T. gondii* são descritos a seguir.

Reação de Sabin-Feldman

A reação de Sabin-Feldman (RSF) é de neutralização, altamente específica e sensível, descrita em 1948, e que constitui, até hoje, referência para o diagnóstico de infecção para o *T. gondii*. Baseia-se na capacidade de anticorpos específicos, na presença de complemento, lisarem o parasita. Ao microscópio e na presença de azul de metileno, os taquizoítas lisados aparecem incolores e os intactos, em azul. No entanto, por utilizar toxoplasmas vivos, é realizado por poucos laboratórios. Mede, principalmente, anticorpos da classe IgG, que aparecem após a primeira semana de infecção e atingem os níveis mais altos em torno do segundo mês, caindo, lentamente, para títulos baixos, que persistem por toda a vida do indivíduo. Resultado negativo praticamente exclui infecção pelo *T. gondii, a* menos que tenha ocorrido dentro das duas semanas anteriores. Os resultados falso-negativos são raros.

Reação de Imunofluorescência Indireta

Tão logo surgiram, os testes de imunofluorescência indireta (RIFI) substituíram a RSF, principalmente, por não necessitarem de toxoplasmas vivos, por demonstrarem anticorpos das classes IgG e IgM, além de apresentarem resultados, em geral, comparáveis aos da RSF. Na aferição de anticorpos específicos IgG, os resultados falso-positivos da RIFI são decorrentes da presença de fator anti-núcleo e os falso-negativos, dos baixos títulos séricos de IgG.

Os anticorpos IgM-RIFI específicos aparecem já na primeira semana de infecção; aumentam rapidamente, atingindo títulos muito altos quando da presença de sinais e sintomas, desaparecendo, em geral, após o quarto mês de infecção. Em alguns infectados, IgM pode persistir, em títulos baixos, por até 18 meses. Fator antinúcleo e fator reumatóide são responsáveis pelos resultados falso-positivos, podendo também ocorrer os falso-negativos, por bloqueio antigênico, quando IgG está presente em títulos muito altos.

Teste Imunoenzimático

O Teste Imunoenzimático (ELISA) é hoje o mais utilizado. Os soros suspeitos são incubados, em diferentes diluições, inicialmente com antígenos de *T. gondii* fixados em superfície inerte e, a seguir, com conjugado enzimático anti-imunoglobulinas (IgG,IgM). Finalmente, incuba-se com substrato que, sofrendo ação enzimática, determina desenvolvimento de cor, cuja intensidade, lida em espectrofotômetro, é diretamente proporcional à quantidade de anticorpos antitoxoplasma presente no soro. O teste ELISA-IgG leva a resultados paralelos aos da RIFI. No entanto, a realização do teste em apenas um momento da infecção, mesmo que se obtenham títulos muito altos, não permite que se diferencie infecção recente (aguda) daquela adquirida no passado (crônica).

O teste ELISA-IgM convencional, assim como o RIFI-IgM, pode levar a resultados falso-positivos, em soros que têm fator reumatóide (IgM anti-IgG). Como solução para essa dificuldade, utiliza-se o teste da captura, capaz de demonstrar quantidades mínimas de IgM. No teste de captura, placas recobertas com anticorpos anti-IgM humana recebem o soro para diagnóstico. Se IgM estiver presente, este anticorpo é capturado pelo anti-IgM. Em seguida, adiciona-se, para incubação, antígeno de *T. gondii* ligado à enzima. Se houver IgM específica anti-toxoplasma, presa à anti-IgM inicial, o antígeno de toxoplasma se fixará, desenvolvendo-se cor. Como este teste é muito sensível, também pode haver falso-positivos, isto é, indivíduos que já saíram da fase aguda da infecção, mas que ainda têm quantidades residuais de IgM anti-toxoplasma.

ISAGA – Teste da captura de IgM

Neste teste, ISAGA (Immunosorbent Agglutination Assay), o soro para diagnóstico é colocado em placas com anti – IgM humana, previamente fixada. A IgM, se presente no soro, é capturada. Em seguida, são adicionados taquizoítas fixados inteiros, que vão se ligar à IgM específica anti – *T. gondii* capturada. No resultado positivo, veem – se taquizoítas forrando completamente o fundo da placa. É útil para o diagnóstico de infecção congênita em crianças com até seis meses.

Teste de hemaglutinação

Este teste permite que se demonstre a presença de anticorpos IgG e IgM. Para seu desenvolvimento, hemácias de aves, recobertas por antígenos de *T. gondii*, são colocadas sobre diversas diluições de soro do paciente que se quer testar. A aglutinação é vista, após uma hora de incubação, nas reações positivas. Para se detectar a presença de IgM, repete-se a operação, tratando-se previamente as diluições do soros com 2- mercaptoetanol, capaz de inativar esse anticorpo. Se houver diminuição dos títulos iniciais, confirma-se a presença de IgM.

Os títulos de anticorpos medidos pela hemaglutinação, nas fases precoces da infecção, são mais baixos do que os demonstrados por outras reações sorológicas, devido à presença de IgG com avidez ainda baixa pelos antígenos do toxoplasma.

Aglutinação direta

No teste de aglutinação direta, taquizoítas fixados por formalina são colocados na presença do soro do paciente, para que se detectem anticorpos IgG.

A reação de aglutinação também pode ser realizada utilizando-se taquizoítas fixados pela acetona e, quando se comparam os resultados obtidos com uma e outra preparação antigênica, verifica-se que elas divergem na sua capacidade de reconhecer soros obtidos nas fases aguda e crônica da infecção. Assim, altos títulos obtidos com taquizoítas, fixados por acetona, são indicativos de infecção recente e, ao contrário, parasitas fixados com formalina reconhecem anticorpos produzidos por indivíduos na fase crônica da infecção.

Teste de avidez de IgG

Este teste baseia-se na fraca ligação dos anticorpos IgG, durante a infecção aguda por *T. gondii*, com o antígeno, por apresentarem ainda, baixa avidez antigênica. Ao contrário, essa ligação é muito mais forte na fase tardia ou crônica da infecção, quando se diz ser alta a avidez da IgG. A maior ou menor facilidade de ruptura da ligação de IgG com o antígeno pode ser demonstrada por um teste imunoenzimático.

O tempo de conversão de baixa para alta avidez é muito variável, mas, em soros com alta avidez, em geral, considera-se que a infecção ocorreu, no mínimo, entre três e cinco meses antes. Este teste deve ser utilizado em indivíduos com IgM positiva ou duvidosa, ou quando os resultados de uma bateria de testes é duvidoso, ou indicativo de infecção recente.

Em gestantes, deve ser utilizado no início da gravidez, já que avidez alta, no fim do período gestacional, não afasta infecção ocorrida no início da gestação. Inclusive, na grávida, o teste da avidez deve ser apenas confirmatório, não devendo ser indicado, isoladamente, para diagnosticar infecção, aguda ou crônica.

Demonstração de anticorpos IgA e IgE

Os anticorpos IgA e IgE específicos contra *T. gondii* podem ser medidos por ELISA e pela captura-ISAGA. Os anticorpos IgA são frequentemente detectados na toxoplasmose aguda, dirigidos contra o AgP30 do *T. gondii*. Como a resposta com produção de IgA é mais lenta do que a de IgM, a demonstração de IgA poderia melhorar o diagnóstico laboratorial em casos em que a IgM já desapareceu e um aumento progressivo de IgG não pôde, ainda, ser observado. São anticorpos importantes para o diagnóstico de infecção congênita. A IgA contra *T. gondii* não foi demonstrada no soro de indivíduos com toxoplasmose crônica. No paciente com Aids e encefalite por *T. gondii,* anticorpos IgA são raramente demonstrados no soro.

Os anticorpos IgE aparecem no sangue de adultos com infecção aguda e na encefalite por *T. gondii*. Também são encontrados em crianças com infecção congênita ou com coriorretinite. Na fase neonatal, é menos sensível do que IgA e IgM, portanto, deve ser utilizado em associação.

Diagnóstico por imagem

Nos imunodeficientes por Aids ou por outras causas, infecção por *T. gondii* causa manifestações clínicas inespecíficas. Por isso mesmo, deve-se sempre pensar em toxoplasmose para esses doentes porque, se não receberem tratamento, têm alta mortalidade.

A triagem dos pacientes que se supõem com toxoplasmose começa com a pesquisa de IgG específica, já que a reativação de infecção crônica é a causa mais comum de doença nesses indivíduos. Quando houver comprometimento do sistema nervoso central, deve-se realizar exames de imagem, como tomografia computadorizada e ressonância magnética, esta última, mais sensível. Em geral, o achado típico corresponde à lesão com reforço anelar em paciente com presença de anticorpos da classe IgG anti-*T. gondii* e imunodeficiência importante (contagem de linfócitos T -CD4+ < 200 células/ mm^3 no indivíduo com aids; doente com tratamento imunossupressor em curso). As lesões observadas nos exames de imagem podem ser múltiplas, bilaterais, ou únicas.

Utilizado no auxílio ao diagnóstico de infecção fetal, o ultrassom é realizado com especial atenção para tamanho dos ventrículos cerebrais laterais, espessura da placenta, presença de ascite, hepatoesplenomegalia ou calcificações cerebrais.

Utilização dos métodos diagnósticos

A toxoplasmose aguda adquirida raramente se diagnostica pela detecção se parasitas nos líquidos orgânicos, tecidos ou secreções; o método mais comum para diagnóstico baseia-se na detecção de anticorpos. A presença de níveis elevados de anticorpos específicos anti-*T. gondii* da classe IgG indica que a infecção ocorreu em algum momento, mas não esclarece se recentemente, ou há muito tempo. Na infecção aguda, anticorpos das classes IgM e IgG, geralmente, elevam-se dentro de uma a duas semanas de infecção. A detecção de anticorpos da classe IgM específicos para toxoplasma é utilizada para tentar determinar o momento da infecção, mas anticorpos da classe IgM podem persistir por 18 meses após a infecção. Um resultado negativo para IgM e positivo para IgG indica infecção há, pelo menos, um ano. Quando o IgM está positivo, a infecção pode ter ocorrido há menor tempo. É sempre importante a obtenção de uma segunda amostra de sangue, duas semanas após, para nova pesquisa de anticorpos IgM e IgG anti-toxoplasma. Se necessário, realizar testes de captura de IgM, da avidez, da aglutinação direta, pesquisa de IgA e IgE específicos, para que se estime, com maior precisão, o momento da infecção.

A determinação do momento da infecção pelo *T.gondii* na grávida é muito importante, pois, a infecção que ocorre antes da concepção, não traz risco para o feto. Nesses casos, encontra-se presença de anticorpos da classe IgG e ausência de IgM nos dois primeiros trimestres da gestação. Avidez de IgG alta nos primeiros três a cinco meses da gestação, mesmo na presença de IgM, também indica que não há risco para o feto. Ao contrário, infecção materna após a concepção traz risco de transmissão para o feto. O diagnóstico de infecção fetal se faz pela PCR no líquido amniótico. Quando um exame ultrassonográfico sugerir infecção fetal e a PCR não puder ser realizada, deve-se obter sangue do cordão umbilical para pesquisa do *T. gondii* por inoculação em camundongo ou cultivo celular, ou, ainda, de anticorpos específicos da classe IgM.

No indivíduo com Aids, os níveis de IgG podem ser baixos e os de IgM, IgA e IgE negativos. Em pacientes com contagem sanguínea de linfócitos T-CD4+ < 200 células/ mm^3, deve-se pesquisar encefalite pelo *Toxoplasma gondii,* por meio de tomografia computadorizada e de ressonância magnética. Quando não se consegue fazer o diagnóstico por estes métodos indiretos, pode-se indicar a biópsia cerebral.

A coriorretinite por toxoplasma tem diagnóstico baseado no exame oftalmológico, que revela retinite focal, com lesões ovais ou circulares branco-amareladas. Na reativação, as novas lesões parecem adjacentes a cicatrizes atróficas, enegrecidas. O critério clínico é subsidiado pela sorologia: nos casos agudos, aumento de quatro diluições nos títulos de anticorpos ou conversão de negativo para positivo; nos casos de reativação, que representa a maioria deles, verifica-se apenas presença de títulos baixos de anticorpos da classe IgG.

Tratamento

No tratamento da toxoplasmose deve-se considerar, inicialmente, se o doente tem lesão em atividade, isto é, infecção aguda ou reativação de infecção crônica. Pacientes imunocompetentes com a forma linfadenítica e presença de sinais e sintomas exuberantes, assim como aqueles com comprometimento visceral pelo protozoário, necessitam de tratamento. No entanto, todas as mulheres grávidas, com infecção aguda, com ou sem sintomas, devem ser tratadas. Também são tratadas sempre, as infecções adquiridas em acidente laboratorial ou transfusão sanguínea, mesmo que nos imunocompetentes, por trazerem maior gravidade. Os imunossuprimidos com infecção aguda também devem, na sua maioria, ser tratados, porque costumam apresentar formas clínicas mais graves.

Crianças com infecção congênita devem ser tratadas toda vez que diagnosticadas, não importando se sintomáticas ou assintomáticas.

O tratamento em infecções crônicas só se faz durante reativação da lesão, quando há taquizoítas presentes, pois os medicamentos disponíveis, até o momento não têm atividade contra os bradizoítas, encontrados dentro dos cistos. No imunocompetente, a reativação costuma originar a forma ocular, enquanto que, no imunossuprimido, encefalite e, muitas vezes, hipertensão intracraniana, é mais frequente.

A melhor droga para o tratamento da toxoplasmose, e que deve ser usada sempre que não houver contraindicação, é a pirimetamina. A ela se associa a sulfadiazina, seja para evitar monoterapia, seja porque as duas têm efeito sinérgico.

Desse modo, a primeira escolha para tratamento da toxoplasmose aguda do indivíduo imunocompetente é a associação sulfadiazina-pirimetamina. Para adultos e crianças maiores, utiliza-se a sulfadiazina na dose de 70 - 100 mg/kg/dia, pela via oral, divididos em quatro tomadas. Para crianças menores, 100 mg/kg/dia, pela via oral, em quatro tomadas. A pirimetamina emprega-se no primeiro dia, para adultos e crianças maiores, na dose de 100 - 200 mg pela via oral, divididos em duas tomadas. Já crianças pequenas e bebês, no primeiro dia, recebem 2 mg/kg, também divididos em duas tomadas, pela via oral. A partir do segundo dia, utiliza-se a pirimetamina, na dose de 25 mg/dia, pela via oral, de uma só vez, para adultos e crianças maiores, e para crianças pequenas e bebês, 1mg/kg/dia e no máximo 25 mg, pela via oral, de uma só vez, até o final do tratamento. O tempo total de terapêutica com a associação sulfadiazina-pirimetamina é de quatro a seis semanas.

A associação sulfadiazina-pirimetamina pode causar depressão medular, originando leucopenia, anemia e trombocitopenia, o que torna necessário que se faça a contagem semanal de plaquetas e glóbulos brancos. Quando o número de plaquetas for inferior a 100.000/mm^3, ou quando não for possível fazer o seguimento hematológico semanal, deve-se utilizar ácido folínico (e não ácido fólico) na dose de 3 - 10 mg/dia pela via oral, para adultos e de 1 mg/dia, para crianças. Fermento de padeiro, de 5 - 10 g/dia para adultos e 100 mg/dia para crianças, misturado aos alimentos ou dissolvido em sucos, pode ser uma alternativa ao ácido folínico. A sulfadiazina pode, ainda, originar cristalúria e reação de hipersensibilidade cutânea.

Em mulheres grávidas com toxoplasmose aguda adquirida, deve-se evitar a associação sulfadiazina-pirimetamina, recomendando-se a espiramicina. Como esta última parece não alterar, de maneira significativa, a patologia da infecção fetal, ela só deve ser utilizada na ausência de evidências do comprometimento do concepto pelo parasita, na dose de 500 a 750 mg, quatro vezes ao dia, pela via oral, durante quatro a seis semanas. A seguir, como a terapêutica deve ser mantida até o término da gestação, devem-se fazer cursos de três semanas de tratamento, intercaladas por uma ou duas semanas de descanso. Efeitos adversos são raros e incluem parestesias, hipersensibilidade cutânea, náusea, vômito e diarreia.

Se a espiramicina não puder ser utilizada na gestante, até a 17ª semana de gestação pode-se utilizar a sulfadiazina, sozinha, em altas doses. Após a 17ª semana, tendo passado o risco de teratogenicidade pela pirimetamina, pode-se utilizar a associação sulfadiazina-pirimetamina que, no entanto, é obrigatória quando houver indicação de infecção fetal, sendo que o tratamento se faz até o final da gravidez. Portanto, deve-se tentar o diagnóstico de certeza de infecção fetal toda vez que possível. Quando não, o diagnóstico deve ser considerado positivo em mães com comprovação de infecção aguda durante o segundo trimestre de gestação, que se associa com maior risco de doença fetal, e no terceiro trimestre, em que a probabilidade de transmissão para o feto é maior.

O tratamento da grávida com infecção por *T. gondii* adquirida no primeiro trimestre de gestação diminui, mas, não elimina o risco de contaminação fetal.

A criança com infecção congênita, mesmo que assintomática, deve ser tratada de maneira contínua, durante todo o primeiro ano de vida extrauterina. Deve-se optar pela associação sulfadiazina-pirimetamina, na mesma posologia já indicada para infecção aguda, adquirida do imunocompetente.

O tratamento da coriorretinite, secundária à infecção congênita ou adquirida por *T.gondii*, tem o objetivo de reduzir o risco de perda permanente da visão (pela redução do tamanho da cicatriz), o risco da recorrência e a gravidade e duração dos sintomas. Por isso, alguns não preconizam tratar se a lesão for pequena e estiver na periferia da retina. Também aqui se utiliza, como primeira escolha, a associação sulfadiazina-pirimetamina, durante quatro a seis semanas, tempo suficiente para o desaparecimento da inflamação no vítreo. Clindamicina, na dose de 450 mg, de seis em seis horas, pela via oral, durante pelo menos três semanas, constitui outra possibilidade terapêutica. Pode ser utilizada juntamente com a pirimetamina, nos impedimentos de emprego da sulfadiazina ou, ainda, como uma terceira droga, junto com a associação sulfadiazina-pirimetamina. Para diminuir a gravidade do processo inflamatório, principalmente se houver envolvimento da mácula e do nervo óptico, e a duração dos sintomas, os corticosteróides são indicados. Como as doses devem ser altas e, portanto, imunossupressoras, os corticóides são sempre empregados junto com o tratamento antiparasitário. Utiliza-se a prednisona, 50 a 75 mg/dia, pela via oral, durante os primeiros dez dias e, depois, retira-se em torno de 5 mg por dia até a suspensão completa, que deve coincidir com o fim do tratamento anti-infeccioso.

Também o doente com Aids e encefalite por *T. gondii* deve ser tratado, preferencialmente, com a associação sulfadiazina-pirimetamina. Utiliza-se a pirimetamina, na dose de 200 mg, pela via oral, no primeiro dia. A seguir, 50 mg/dia (<60Kg) ou 75mg/dia (>60Kg), pela via oral. A sulfadiazina é recomendada na dose de 1,0g (<60Kg) a 1,5g (>60Kg), a cada seis horas, pela via oral. A clindamicina pode ser utilizada em associação com a pirimetamina, na dose de 600 mg, pela via oral ou parenteral, a cada seis horas. O tratamento de ataque é longo, devendo ser utilizado, em geral, até quatro a seis semanas após o desaparecimento dos sinais e sintomas. Por isso mesmo, utiliza-se, de rotina, o ácido folínico, junto com os antiparasitários para esses pacientes, nas doses de 10 - 20 mg/dia, até 50 mg/dia, pela via oral ou parenteral. Tratamentos alternativos, se necessário: sulfametoxazol+trimetoprim, 5mg/Kg/dia (podendo chegar até 15-20mg/Kg/dia) de trimetoprim, via oral ou intravenosa, divididos em duas tomadas, a cada 12 horas; pirimetamina, nas doses já indicadas, associada a atovaquona (1,5g duas vezes ao dia, via oral) ou a claritromicina (500mg duas vezes ao dia, via oral) ou azitromicina (900-1200mg por dia, via oral) ou dapsona (100mg por dia, via oral). Após o tratamento de ataque, o paciente, que deve estar recebendo antirretrovirais (Highly active antiretroviral therapy – HAART), inicia o tratamento de manutenção, ou de profilaxia secundária, até que sua contagem de linfócitos T- CD4 seja superior a 200 células/mm^3: pirimetamina, 25 – 50 mg/dia, via oral e sulfadiazina, na dose de 2 – 4 g/dia, divididos em quatro tomadas, pela via oral.

A associação clindamicina-pirimetamina e ácido folínico parece ter efeito comparável ao da sulfadiazina-pirimetamina. A dose recomendada de clindamicina, nesses casos, é de 600 mg, pela via oral, a cada seis horas, podendo-se chegar a 1200 mg a cada seis horas, pela via intravenosa.

Profilaxia

A profilaxia da infecção pelo *T.gondii* visa evitar a ingestão de cistos e de oocistos esporulados do protozoário. A observação de métodos profiláticos deve ser fortemente recomendada para as gestantes soronegativas para *T.gondii* e o os imunocomprometidos.

A infecção por *T. gondii* pode ser evitada por um ou mais dos seguintes hábitos: cozinhar carne em temperatura suficiente (maior que 60º C) para matar os parasitas nos cistos; descascar ou lavar cuidadosamente frutas e vegetais, antes de comer; limpar superfícies e utensílios que tiverem tido contato com carnes e aves cruas, ou frutas e vegetais não lavados; trocar diariamente a areia dos recipientes que contêm fezes dos gatos de estimação, utilizando luvas, lavando cuidadosamente as mãos ao término da tarefa, tarefa que não deve ser executada por gestantes; não oferecer carne crua ou mal passada para gatos, mantendo-os dentro de casa para que não cacem presas infectadas pelo *T. gondii* para sua alimentação.

A morbidade e a mortalidade na toxoplasmose congênita podem ser reduzidas pelas seguintes intervenções: educar as adolescentes, mulheres em idade de concepção e gestantes quanto às medidas de prevenção da infecção; investigar as grávidas durante pré-natal e os recém-nascidos para diagnosticar e tratar a infecção congênita; adotar métodos de criação animal e de produção alimentar apropriados para reduzir a contaminação da carne com *T. gondii.*

Além disso, é aconselhável lavar as mãos com água e sabão, após manuseio de carne crua, para eliminar bradizoítas que possam ter ficado na pele. Álcool e desinfetantes químicos também podem ser utilizados. Lembrar que ovos crus e leite não pasteurizado são, da mesma maneira, fontes de infecção.

Como oocistos esporulados do T.gondii podem, com sombra e umidade suficientes, permanecer viáveis no solo por um ano ou mais, toda vez que se for tocar com as mãos solo potencialmente contaminado por fezes de gato, deve-se enluvá-las ou lavá-las com água e sabão após o manuseio.

Indivíduos com imunodeficiência não deveriam receber transfusão de sangue, nem implantação de órgãos provenientes de doadores soropositivos para *T.gondii.* Se não se puder evitar, aconselha-se fazer profilaxia por seis semanas com pirimetamina, 25 mg/dia, via oral, a partir do momento do procedimento de risco.

Referências Bibliográficas

Camargo ME. Toxoplasmose. In: Ferreira AW & Avilla SLM eds. Diagnóstico laboratorial das principais doenças infecciosas e autoimunes. 2ª ed. Rio de Janeiro, Guanabara-Koogan, 2001; 278-288.

Carruthers VB & Suzuki Y. Effects of *Toxoplasma gondii* Infection on the Brain. Schizophrenia Bulletin, 2007; 33: 745–51.

Colombo FA, Vidal JE, Oliveira ACP *et al.* Diagnosis of cerebral toxoplasmosis in AIDS patients in Brazil: importance of molecular and immunological methods using peripheral blood samples. J Clin Microbiol, 2005; 43: 5044–5047.

Cox FEG. History of Human Parasitology. Clin Microbiol Rev, 2002; 15: 595–612.

Dammemman BR, Vaughan WC, Tulliez P, *et al.* Differential agglutinat ion test for diagnosis of recently acquired infection with *Toxoplasma gondii.* J Clin Microbiol 1990; 28:1928-33.

Dammemman BR, McCutchan JA, Israelski DA *et al.* Treatment of toxoplasmosis encephalitis in patients with AIDS: A randomized trial comparing pyrimethamine plus clindamicine to pyrimethamine plus sulfadiazine. Ann Intern Med, 1992; 116: 33-43.

Dupon M, Cazenave J, Pellegrin JL *et al.* Detection of *Toxoplasma gondii* by PCR and tissue culture in cerebrospinal fluid and blood of human immunodeficiency virus-positive patients. J Clin Microbiol, 1995; 33:2421-2426.

Eggleston TL, Fitzpatrick E & Hager KM. Parasitology as a teaching tool: isolation of apicomplexan cysts from store-bought meat. CBE – Life Sciences Education 2008; 7: 184-192.

Espy MJ, Uhl JR, Sloan LM *et al.* Real-Time PCR in clinical microbiology: applications for routine laboratory testing. Clin Microbiol Rev, 2006; 19:165–256.

Forestier F. Les foetopaties infectieuses-prevention, diagnostique prenatal e attitude pratique. Presse Med, 1991; 20:1448-1454.

Grossman PL & Remington JS. The effect of trimethoprim and sulfamethoxazole on *Toxoplasma gondii in vitro* e in vivo. Am J Trop Med Hyg 1979; 28:445-455.

Hedman K, Lappalainen M, Seppala I *et al.* Recent primary *Toxoplasma* infection indicated by a low avidity of specific IgG. J Infect Dis, 1989; 159:736-9.

Herwaldt Bl. Laboratory-acquired parasitic infections from accidental exposures. Clin Microbiol Rev, 2001; 14: 659–688.

Hill D & Dubey JP. *Toxoplasma gondii:* Transmission diagnosis and prevention. Clin Microbiol Infect, 2000; 8:634-40.

McLeod R, Kieffer F, Sautter M, Hosten T *et al.* Why prevent, diagnose and treat congenital toxoplasmosis? *Mem Inst Oswaldo Cruz*, 2009; 104: 320–344.

Montoya JG, Boothroyd JC, Kovacs JA. *T. gondii.* In: Mandell GL, Bennett JE, Dolin R, eds. Principles and Practice of Infectious Diseases. Philadelphia, Churchill-Livingstone, 2010; 3495-3526.

Remington JS, McLeod R, Thulliez P *et al.* Toxoplasmosis. In: Remington JS & Klein JO, eds. Infectious diseases of the fetus and newborn infant. Philadelphia, WB Saunders Company, 2001; 205-346.

Ross DS, Jones JL. & Lynch MF. Toxoplasmosis, Cytomegalovirus, Listeriosis, and Preconception Care. Matern Child Health J, 2006; 10:187–191.

Suzuki LA, Rocha RJ, Rossi CL. Evaluation of serological markers for the immunodiagnosis of acute acquired toxoplasmosis. J. Med. Microbiol., 2001; 62-70.

Talabani H, Asseraf M, Yera H *et al.* Contributions of Immunoblotting, Real-Time PCR, and the Goldmann-Witmer Coefficient to diagnosis of atypical toxoplasmic retinochoroiditis. J. Clin. Microbiol., 2009; 47: 2131–2135.

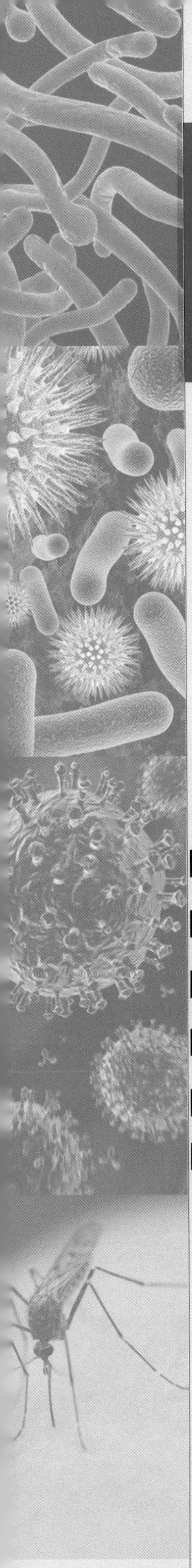

PARTE 5

Doenças Causadas por Fungos

RESUMO DOS CAPÍTULOS

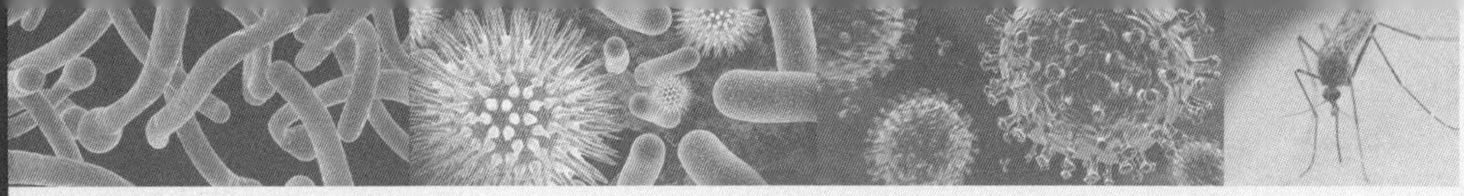

37 Candidíase

Maria Luiza Moretti-Branchini ▪ *Arnaldo Lopes Colombo*

As infecções por leveduras do gênero *Candida* são as infecções fúngicas mais comuns nos pacientes infectados pelo HIV. A grande maioria das infecções envolve o acometimento das mucosas do trato gastrintestinal, como a monilíase oral e a monilíase esofagiana. A doença sistêmica é rara e constitui um evento tardio na evolução da doença pelo HIV. A candidíase orofaríngea ocorre em, aproximadamente, três quartos de todos os pacientes com infecção pelo HIV, e um terço destes pacientes tende a apresentar recorrências progressivas à medida que a doença pelo HIV se torna mais avançada. O envolvimento do esôfago ocorre em 30 a 40% dos pacientes com severa imunodeficiência e depleção dos linfócitos CD4. No entanto, o advento da terapia antirretroviral de alta eficácia vem reduzindo a incidência de candidíase em até 60 a 80% dos pacientes. A candidíase vulvovaginal ocorre em aproximadamente 30 a 40% das mulheres infectadas pelo HIV. A doença invasiva ocorre mais raramente e o faz em pacientes com severo grau de imunodepressão e estádios avançados da AIDS.

O mecanismo exato do processo que controla a infecção por *Candida* nos pacientes HIV, ainda não é conhecido. Entretanto, a candidíase está claramente relacionada com o desenvolvimento de imunodeficiência celular adquirida nos pacientes HIV. A candidíase esofagiana é preditora independente de imunodeficiência nos pacientes com AIDS, e a contagem de CD4 < 200 células/mm^3 constitui o maior risco para o desenvolvimento de candidíase oral.

A candidíase orofaríngea é mais frequente em homens, e a candidíase vaginal recorrente é uma manifestação precoce da infecção pelo HIV na mulher. Em um estudo com 66 mulheres HIV positivas, a candidíase ocorreu em mais de 50% das pacientes, durante 14 meses de seguimento, e nelas a ocorrência de candidíase vaginal esteve relacionada com contagem média de CD4 de 500 células/mm^3, a candidíase orofaríngea com média de CD4 de 230 células/mm^3, e a esofagite, com média de CD4 de 30 células/mm.

Embora existam muitas espécies de *Candida,* somente algumas delas são importantes patógenos para os pacientes com imunodepressão. Entre elas podem ser destacadas: *C. albicans, C. tropicalis* e *C. parapsilosis*. Outras espécies também causam doença menos frequentemente. Mais recentemente, uma nova espécie de *Candida*, a *C. dubli-niensis,* foi implicada como causadora de infecção em mucosa gastrointestinal e sistêmica nos pacientes HIV. A *C. dubliniensis* foi descrita por Sullivan *et al.* em 1995 e, desde então, o isolamento desta nova espécie de *Candida* tem sido descrito em diversos países no mundo, inclusive no Brasil. A *C. dubliniensis* parece estar relacionada com a *C. albicans* em muitos aspectos e características fenotípicas.

A *C.albicans* é a espécie mais comumente isolada nos pacientes com candidíase e AIDS, representando entre 63% e 93% dos casos. As diferentes espécies de *Candida* normalmente colonizam o trato gastrintestinal dos pacientes HIV adultos e, na maioria dos casos, a candidíase é adquirida de fonte endógena. Durante o curso da infecção do HIV, os pacientes podem ser colonizados por mais de uma espécie de *Candida* e por mais de uma cepa de uma mesma espécie. No entanto, estudos sugerem que uma cepa pode predominar e que as recorrências são, muitas vezes, pela mesma cepa e espécie de *Candida.*

Mais recentemente, os testes *in vitro* para sensibilidade da *Candida* aos antifúngicos foram padronizados e apresentam boa correlação entre os resultados *in vitro* e a resposta clínica dos pacientes com candidíase.

PATOGÊNESE DA INFECÇÃO POR *CANDIDA* NOS PACIENTES HIV

Múltiplos fatores são responsáveis pela ocorrência de infecção orofaríngea nos pacientes com AIDS, tais como: mecanismos alterados de defesa da imunidade celular, lesão das glândulas salivares pelo HIV com consequente diminuição do volume de saliva, contagem de CD4 menor do que 200 células/mm^3, carga viral acima de 10.000 cópias/mL.

A aderência da *Candida* na superfície da cavidade oral é o primeiro passo para a colonização e subsequente infecção. Dentre os fatores relacionados com a patogenicidade da *Candida,* destacam-se a capacidade de aderência à mucosa oral e a produção das aspartil proteinases secretadas. Foi demonstrado que as glicoproteínas do envelope do HIV, gp 160 e gp41, ligam-se à parede celular da *C.albicans* e modulam a síntese de aspartil proteinases, induzindo a elevação da produção e da sua atividade.

A AIDS tem sido associada com várias disfunções dos monócitos, incluindo defeitos de quimiotaxia e fagocitose. É conhecido que os monócitos humanos têm atividade fungicida, e sua disfunção associada com a redução do número de linfócitos T deve contribuir para a predisposição das candidíases oral e esofagiana nos pacientes HIV positivos.

Outros fatores, como falta de higiene oral, fumo e uso de antibióticos, são fatores de risco bastante conhecidos para o desenvolvimento de candidíase oral. Alterações da pele causadas por trauma, maceração, queimaduras ou mesmo a quebra da barreira tegumentar pela introdução de cateteres criam uma porta de entrada para o fungo.

MANIFESTAÇÃO CLÍNICA E DIAGNÓSTICO

As infecções por *Candida* podem ser divididas, de forma prática, em duas categorias: candidíase mucocutânea, que é a forma mais comum de apresentação da doença no paciente HIV, e candidíase sistêmica, rara no paciente HIV e associada a pacientes com tempos de internação prolongados, uso de antibióticos de largo espectro, neutropenia, defeitos da fagocitose de neutrófilos etc.

Candidíase orofaríngea

A candidíase orofaríngea caracteriza-se pela presença de placas cremosas, esbranquiçadas, semelhantes a leite coalhado, sobre a língua e a mucosa bucal. As placas são pseudomembranas formadas de células epiteliais, leucócitos, leveduras e células necróticas. Após a remoção da placa, a mucosa exposta pode estar dolorosa, inflamada e apresentar sangramento. A candidíase pode se apresentar sem exsudato e causar inflamação, ulceração e dor.

A candidíase atrófica aguda ou glossite mediana pode ser uma possível sequela de candidíase pseudomembranosa aguda, como consequência de ter abrigado a pseudomembrana. As áreas acometidas aparentam lesões eritematosas simétricas, com bordos bem definidos sobre a superfície mediana dorsal da língua e com concomitante perda das papilas linguais. A forma hipertrófica, frequentemente, envolve a superfície inferior da língua ou o palato da mucosa bucal. Caracteriza-se por placa não removível, firmemente aderente e muito semelhante à leucoplasia pilosa e afeta, em geral, a mucosa oral, bilateralmente. A queilite angular está associada com lesões avermelhadas ulceradas ou crostosas e fissuras nos cantos da boca. Essas lesões frequentemente causam dor, queimação ou dificuldade para abrir a boca.

O diagnóstico de candidíase oral inclui o eritema difuso ou placas esbranquiçadas, o isolamento de *Candida sp.* em cultura de secreções orais, raspado da lesão ou da biópsia; a presença de micélios na observação direta da lesão oral e a biópsia evidenciando hifa no epitélio. O diagnóstico de candidíase oral deve ser diferenciado de colonização. A presença de hifas ou pseudo-hifas no exame microscópico dos raspados da mucosa oral ou da língua, associada ao quadro clínico, vem sugerir o diagnóstico de doença. O isolamento de *Candida sp.* em cultura de secreções orais ou do raspado de lesões não confirma o diagnóstico de candidíase orofaríngea, uma vez que a presença de *Candida* em cavidade oral pode representar apenas colonização.

Candidíase esofagiana

O diagnóstico de candidíase esofagiana em um paciente HIV é indicador de doença avançada e é um critério suficiente para o diagnóstico de AIDS. A candidíase esofagiana inclui sintomas de disfagia, dor retroesternal e odinofagia. Náuseas, vômitos e hematêmese são queixas menos frequentes. A formação de pseudomembranas extensas pode causar, mais raramente, obstrução parcial do esôfago. A febre pode estar presente em alguns casos. Embora muitos pacientes com candidíase esofagiana também apresentem monilíase oral, cerca de 30% dos pacientes podem apresentar somente a infecção em esôfago. Na maioria dos pacientes com esofagite por *Candida,* o grau de intensidade dos sintomas corresponde com o grau de severidade das lesões observadas na endoscopia. Porém, alguns pacientes podem apresentar significativas lesões esofágicas com pouco ou nenhum sintoma.

O diagnóstico de candidíase esofagiana é confirmado pela evidência de invasão tecidual pelo fungo. A endoscopia permite o acesso direto ao tecido pela biópsia ou pelo lavado de lesões esofágicas. O material obtido pela endoscopia possibilita evidenciar o fungo no tecido. A visão característica da endoscopia consiste na presença de pseudomembranas esbranquiçadas, friáveis, que recobrem a mucosa esofágica eritematosa, lembrando a aparência da lesão oral. O diagnóstico, com base apenas na visualização endoscópica, pode levar a falsa impressão, pois lesões semelhantes podem ser causadas por bactérias, vírus (herpes simples ou citomegalovírus) e refluxo esofagiano.

Para o diagnóstico de esofagite, o lavado esofágico apresenta sensibilidade maior que a biópsia, entretanto, a presença de elementos fúngicos no lavado brônquico não significa necessariamente esofagite, já que as *Candida sp.* são leveduras comensais do tubo gastrointestinal.

A radiografia contrastada com bário pode, algumas vezes, mostrar lesões compatíveis com a esofagite por *Candida*, porém não é específica, e as lesões leves podem não ser detectadas. O mesmo padrão radiológico pode ser encontrado na esofagite por herpes simples.

Candidíase vaginal

A candidíase vaginal é uma infecção comum nas mulheres com infecção pelo HIV. Caracteriza-se por corrimento vaginal esbranquiçado, prurido e edema eritematoso da membrana vaginal e da região labial. As mulheres com infecção pelo HIV apresentam um maior número de episódios de candidíase vaginal, com duração mais prolongada dos sintomas e quadro clínico mais severo que as mulheres sem infecção pelo HIV. As mulheres com candidíase de repetição ou com episódios mais severos e de difícil controle devem ser alertadas para realizarem sorologias para HIV. À medida que a imunossupressão se torna mais profunda, ocorre o aparecimento de monilíase oral. A maioria das mulheres que apresenta candidíase oral já teve episódios de infecção vaginal precedente.

Outras infecções mucocutâneas por *Candida sp.* incluem: foliculite, onicomicose e intertrigo.

Infecção sistêmica ou candidíase hematogênica

A infecção sistêmica é raramente encontrada nos pacientes HIV e quando presente está associada a outros fatores de risco para infecção sistêmica. A septicemia por *Candida* ocorre em geral nos pacientes terminais tratados com antibióticos de largo espectro e submetidos a diversos fatores de risco. Os fatores de risco associados com infecção sistêmica por *Candida* estão apresentados na Tabela 37.1. Nos pacientes com

Tabela 37.1 Principais fatores de riscos associados a fungemia em pacientes hospitalizados.

Fatores de risco
Uso de antimicrobianos (número e duração)
Corticoesteróides
Quimioterapia
Doenças hematogênicas e transplantes de órgãos
Colonização prévia
Cateteres vasculares
Nutrição parenteral
Neutropenia (< 500 células/mm^3)
Grandes cirurgias ou queimados
Respiradores mecânicos
Hospitalização em unidade de terapia intensiva • Hemodiálise

AIDS, a ocorrência de infecção sistêmica está associada aos mesmos riscos que os pacientes sem infecção pelo HIV.

Sinais e sintomas da candidíase sistêmica

Os sintomas de candidemia não são específicos. A presença de febre e calafrios sem melhora com o uso de antibióticos constitui o sintoma mais frequente. Se a infecção apresentar disseminação para órgãos profundos, tais como rins, fígado, ossos, músculos, articulações, baço, olhos, outros sintomas relacionados aos novos sítios de infecção podem estar presentes.

A maioria dos pacientes que apresentam doença sistêmica são acometidos de doenças graves e crônicas que podem levar a neutropenia, como também o são aqueles submetidos a períodos prolongados de internação, hospitalização em unidades de terapia intensiva, ou trauma. Tais pacientes frequentemente são submetidos a procedimentos invasivos, como sondagem vesical de demora, uso de cateteres intravasculares e intubação traqueal com ou sem ventilação mecânica. Pacientes diabéticos ou em nutrição parenteral prolongada e corticoesteróides também são de risco para aquisição de candidemia. O somatório de fatores de risco, como neutropenia, uso de nutrição parenteral prolongada e corticóides, constitui uma combinação potente para o desenvolvimento de infecção fúngica sistêmica.

Não existe um conjunto de sinais e sintomas característicos de candidíase disseminada. O paciente com febre persistente não responsiva, em uso de antibióticos de largo espectro e que se encaixe nas características citadas no parágrafo anterior pode ser um candidato a apresentar doença fúngica sistêmica. A febre, em geral, não apresenta uma característica especial e pode ser acompanhada de hipotensão e taquicardia. A presença de infiltrado pulmonar pode ou não estar presente. A febre pode estar mascarada pelo uso de corticoesteróides. Muitos pacientes apresentam também infecção bacteriana, o que pode dificultar o diagnóstico da infecção fúngica. Ocorre também a deterioração do estado geral do paciente.

O paciente deve ser examinado muito cuidadosamente, buscando-se a presença de sinais sugestivos de infecção disseminada. A ocorrência de endoftalmite pode ser reconhecida como um sinal diagnóstico de infecção fúngica sistêmica podendo estar presente em 5% a 50% dos casos. A presença de candidíase em orofaringe ocorre, muito frequentemente, em pacientes em quimioterapia e em uso de antibiótico de largo espectro e não constitui sinal de infecção sistêmica. No entanto, a colonização prévia e a infecção em orofaringe são fatores predisponentes importantes para candidemia. As lesões cutâneas são descritas em até 10% dos pacientes que apresentam infecção disseminada e constituem-se de pequenas lesões nodulares avermelhadas localizadas nas extremidades ou generalizadas, e as leveduras podem ser cultivadas a partir de biópsias das lesões. A Tabela 37.2 apresenta um quadro resumido para investigação de candidíase sistêmica.

Tabela 37.2 Investigação para o diagnóstico de candidíase sistêmica.

História clínica do paciente e exame físico
Culturas
Sangue, tecidos, líquidos estéreis superfícies mucosas
Diagnóstico por imagens
Histopatologia
Detecção de antígenos de Candida circulantes
Detecção de anticorpos anti-Candida
Detecção de metabólitos
Detecção de componentes da parede celular • PCR

TRATAMENTO

Estão disponíveis opções terapêuticas orais e sistêmicas para o tratamento das infecções por *Candida* no paciente HIV. Muitos estudos têm mostrado a eficácia do tratamento da candidíase orofaríngea em pacientes com AIDS. A resposta clínica com resolução dos sintomas ocorre em aproximadamente 90% a 100% dos pacientes, em geral, dentro de sete dias após o início do tratamento. Entretanto, a resposta micológica não corresponde à resposta clínica, e a *Candida* pode ser isolada de cultura de espécime de cavidade oral em muitos pacientes, mesmo após resposta clínica adequada.

O uso de inibidores de proteases na terapêutica antirretroviral reduz a recorrência de candidíase orofaríngea, em comparação com outros agentes antirretrovirais ($p < 0,001$). Os inibidores de protease inativam uma das proteases do HIV, e as proteases do HIV e da *C. albicans* pertencem à mesma classe de enzimas. Saquinavir e indinavir também agem como inibidores das aspartil proteases da *Candida*, e os pacientes em uso de inibidores de protease apresentam redução da incidência de candidíase orofaríngea mesmo antes da recuperação da imunidade mediada por linfócitos CD4.

Candidíase orofaríngea, esofagite e vaginite

Opções terapêuticas:

- **Nistatina**: suspensão oral ou pastilhas; 400 a 600.000 unidades (4 a 6 mL) quatro vezes ao dia; uma a duas pastilhas quatro vezes ao dia;

- **Clotrimazol**: 10 mg cinco vezes ao dia.
- **Cetoconazol**: Candidíase oral: 200 mg/dia por 14 dias; candidíase esofagiana: 400 a 600 mg/dia por 14 dias.
- **Fluconazol**: uso oral; 200 mg no primeiro dia; seguir com 100 mg/dia por 14 dias;
- **Itraconazol**: uso oral; 100 mg/duas vezes ao dia por 14 dias.

A candidíase esofagiana requer sempre tratamento com antifúngico sistêmico, preferencialmente, com fluconazol ou itraconazol pela via oral.

Na candidíase orofaríngea, diversos estudos têm demonstrado uma resposta semelhante, entre 75% a 100%, com regimes terapêuticos tópicos e sistêmicos, embora os sintomas e sinais respondam mais rapidamente com o tratamento sistêmico. Os pacientes tratados com agentes tópicos têm menor probabilidade de apresentar cultura negativa após o tratamento. As recaídas após terapêutica sistêmica também parecem ser equivalentes ao tratamento com agentes tópicos. De modo prático, para os pacientes com estágio avançado da AIDS, recomenda-se o uso de fluconazol ou itraconazol em relação ao cetoconazol. A absorção do cetoconazol depende da acidez gástrica, e os pacientes com AIDS avançada apresentam frequente redução desta acidez. O cetoconazol deve ser administrado com bebidas gasosas (refrigerantes), que promovem o aumento da acidez gástrica e melhoram a absorção. O itraconazol deve ser tomado com alimentos, e a suspensão oral de itraconazol (não disponível no Brasil) está associada com melhor resposta clínica do que o itraconazol em cápsulas.

Candidíase orofaríngea refratária

Nos casos de candidíase refratária ao esquema anterior de fluconazol, seguem-se as seguintes opções:

- **Anfotericina B:** uso parenteral 0,3 a 0,5 mg/kg/dia por sete a dez dias.
- **Fluconazol:** 400 a 800 mg/dia.
- **Itraconazol:** 100 mg duas vezes ao dia.

Mais recentemente, voriconazol e caspofungina, dois novos antifúngicos, têm apresentado atividade *in vitro* contra cepas de *Candida spp.* resistentes ao fluconazol, podendo ser considerados alternativas na terapêutica da candidíase orofaríngea refratária.

A falha terapêutica com o esquema habitual com azólicos tem sido associada ao seu uso prolongado e recorrente e à seleção de cepas e espécies com resistência intrínseca aos azólicos. A introdução do fluconazol e sua utilização ampla no tratamento e na profilaxia da candidíase têm produzido relatos de casos de resistência a este antifúngico. O aumento da resistência *in vitro* tem sido associado com uso prolongado dessa droga e difícil correlação com a resposta clínica. A incidência de candidíase refratária ao fluconazol permanece baixa, em torno de 4%, apesar do extenso uso deste agente. Antes do uso da terapia antirretroviral de alta eficácia, 5% a 7% dos pacientes com AIDS avançada desenvolviam candidíase refratária ao tratamento com fluconazol. A imunodepressão avançada tem sido um fator de risco para o desenvolvimento da candidíase refratária, e os pacientes apresentam uma média de células CD4 menor de 50 células/mm^3 e frequentemente CD4 < 10 células/mm^3. Os isolados tendem a ser prioritariamente espécies de *Candida nãoalbicans* e tendem a apresentar sensibilidade intermediária ou CIM $\geq$ 64mg/mL para o fluconazol. A terapia para a candidíase refratária é muitas vezes insatisfatória, e a melhora do paciente depende muito mais da melhora das funções imunes. O uso de esquemas mais potentes de terapia antirretroviral de alta eficácia pode ser indicado nesses casos. Altas doses de fluconazol — 800 mg/dia — podem ser eficazes em pacientes com cepas de sensibilidade intermediária ou dose-dependente. O uso de itraconazol 100 mg duas vezes ao dia, por 14 dias, apresentou sucesso terapêutico em aproximadamente 55% dos casos. A suspensão oral de anfotericina B, na dose de 100 mg/mL (5 mL) via oral, quatro vezes ao dia, apresentou resposta em 42,6% dos pacientes refratários ao fluconazol, com 70% de recaída. No Brasil, existem poucos dados acerca da resistência aos azólicos em candidíase oral. Milan *et al.* estudaram 109 pacientes com cultura de cavidade oral positiva para *Candida*: 21 (19%) apresentaram isolados resistentes ou com susceptibilidade dose-dependente a um ou mais azólicos, e desses, 18 isolados eram *Candida não albicans*.

Os episódios de vulvovaginite por *Candida* podem ser tratados com terapia tópica. Muitas preparações tópicas, em cremes ou supositórios, estão disponíveis no comércio, tais como: nistatina, clotrimazol, miconazol etc. O uso de antifúngicos orais está indicado na falha terapêutica com agentes tópicos ou quando a recorrência se dá logo após o final da terapêutica.

O voriconazol é um novo antifúngico triazólico com amplo espectro de atividade. *In vitro*, o voriconazol é altamente ativo contra muitos dos patógenos encontrados em infecções fúngicas graves, tais como *Aspergillus spp.*, *Candida spp.*, incluindo-se as cepas resistentes de *C. krusei* e *C. grablata*, e *Cryptococcus spp.* O voriconazol é também ativo contra muitos fungos endêmicos e fungos patogênicos emergentes, incluindo os resistentes ao itraconazol, fluconazol e anfotericina B. Tem atividade fungicida para *Aspergillus spp.*, estando indicado no tratamento da aspergilose invasiva, *Scedosporium spp.*, *Fusarium spp.* e infecções por *Candida* resistentes ao fluconazol.

Ally *et al.* realizaram um estudo multicêntrico, randomizado e duplo cego em 391 pacientes imunocomprometidos com candidíase esofagiana. Os pacientes tinham entre 18 e 75 anos e eram procedentes de 15 países. O tratamento foi realizado com voriconazol: 400 mg no primeiro dia, seguido de 200 mg duas vezes ao dia ou fluconazol 400 mg no primeiro dia, seguido de 200 mg qd. A duração do tratamento foi de duas a seis semanas. Os dados deste estudo mostraram que o voriconazol foi eficaz, com cura em 94,8% dos pacientes tratados. Não houve diferença significativa em relação à cura avaliada pela esofagoscopia, bem como pelo desaparecimento dos sintomas no grupo de pacientes tratados com voriconazol e fluconazol.

Candidíase sistêmica

A escolha da terapêutica depende do quadro clínico do paciente, da espécie de *Candida* isolada em cultura e da sensibilidade aos antifúngicos. As três espécies de *Candida* que mais frequentemente causam candidemia são a *C. albicans*, a *C. tropicalis* e a *C. parapsilosis*. As espécies não *albicans* podem apresentar susceptibilidade variável ao fluconazol, a saber: a *C. krusei* apresenta alta resistência ao fluconazol, e várias cepas de *C. glabrata* apresentam susceptibilidade relativa a este azólico. Já a *C. lusitaniae* e a *C. guilliermondi* são resistentes à anfotericina B.

A candidíase hematogênica consiste em doença grave e fatal. Apesar dos muitos progressos no aprimoramento da terapêutica, ainda existem muitas dúvidas e controvérsias quanto à melhor conduta. As decisões devem considerar a presença dos fatores de risco acima mencionados, a espécie de *Candida* isolada e o perfil de sensibilidade aos agentes antifúngicos. Cabe ressaltar que ainda são limitados e controversos os dados sobre a correlação entre os resultados da sensibilidade aos antifúngicos e a resposta clínica terapêutica. Todos os pacientes com candidemia devem ser tratados, pois a ausência de tratamento pode resultar em óbito ou sequelas posteriores, tais como a endoftalmite. A incidência de sequelas é significativamente maior nos pacientes não tratados. O objetivo do tratamento antifúngico é tratar todo e qualquer sítio de infecção por disseminação hematogênica e resolver os sinais e sintomas clínicos associados ao quadro séptico.

TERAPÊUTICA

Candidemia (Infecção de corrente sanguínea sem foco metastático diagnosticado)

Observação importante é a retirada ou a troca de cateteres venosos centrais e a busca de sinais e sintomas de lesões metastáticas, como a endoftalmite, ou em outros órgãos profundos.

Fluconazol: 400 mg/dia IV por sete dias e a seguir fluconazol: 400 mg/dia VO por 14 dias após a última hemocultura positiva, ou anfotericina B: 0,5 a 0,6 mg/kg/dia IV, com dose total de 5 a 7 mg/kg. Em pacientes com falta de resposta terapêutica ou que evoluem com deterioração do quadro clínico, devem ser utilizadas doses mais altas de antifúngicos; anfotericina B: 0,8 a 1 mg/kg/dia IV ou fluconazol: 800 mg/dia IV.

Um novo antifúngico não azólico, o acetato de caspofungina, foi utilizado como tratamento nos casos de candidemia. Foram tratados 224 pacientes, e a caspofungina foi tão eficaz quanto a anfotericina B. A dose de ataque recomendada é de 70 mg IV no primeiro dia, seguida de 50 mg/dia IV. A duração do tratamento segue as recomendações acima mencionadas.

Candidemia no paciente neutropênico estável

Fluconazol: 400 mg/dia IV por sete dias e continuar VO até a resolução da neutropenia, ou anfotericina B: 0,5 a 0,6 mg/kg/dia até a dose total de 5 a 7 mg/kg e a seguir fluconazol 400 mg/dia VO até resolução da neutropenia.

Candidemia no paciente instável, com quadro clínico em deterioração com ou sem neutropenia

Anfotericina B: 0,8 a 1 mg/kg/dia ou fluconazol: 800 mg/dia IV. A duração do tratamento IV deve ser de no mínimo sete dias, e a seguir fluconazol 400 mg/dia VO por 14 dias após a data da última hemocultura positiva. Nos casos mais complicados ou com demorada resposta terapêutica, a duração do tratamento IV pode ser prolongada por dez a 14 dias.

Profilaxia secundária

A recomendação é não realizar terapia supressiva ou profilaxia secundária.

As recaídas de candidíase em mucosas são comuns e ocorrem em pelo menos um terço dos pacientes. A recomendação atual é tratar cada episódio individualmente, no momento em que ele ocorre. No entanto, em alguns pacientes, as recorrências apresentam-se de forma muito sintomática e severa. Nesses casos, deve ser considerada a terapia supressora com fluconazol, 100 a 200 mg/dia/via oral, que se mostrou eficaz na prevenção de recorrências de candidíase esofágica e de orofaringe. A dose de 100 mg uma vez por semana mostrou-se eficaz na prevenção de candidíase vulvovaginal. A grande preocupação do uso profilático é a emergência ou seleção de cepas resistentes aos azólicos.

Terapêutica empírica em paciente febril não neutropênico com suspeita de infecção sistêmica por *Candida*

A colonização prévia do tubo gastrointestinal e de diversos outros sítios, o uso de antimicrobianos de largo espectro, a administração de alimentação parenteral prolongada, cirurgias de aparelho digestivo e internação prolongada em UTI estão associadas à presença de infecção invasiva por *Candida*. Pacientes que apresentam os fatores acima citados associados à febre nãoresponsiva aos antibióticos deverão ser pesquisados para o diagnóstico de colonização por *Candida spp*.

Não está ainda definida uma terapia antifúngica empírica nesses pacientes. Se a decisão for iniciar a terapêutica antifúngica, esta deve ser limitada aos pacientes que apresentam um somatório dos fatores de risco acima citados, na ausência de um diagnóstico definitivo para a causa da febre. No caso do isolamento de *Candida* como microrganismo colonizante, a terapêutica antifúngica deverá ser dirigida para a espécie que foi isolada.

Terapêutica empírica em paciente febril neutropênico com suspeita de infecção sistêmica por *Candida*

Se, apesar do uso de antimicrobianos, o paciente neutropênico persistir com quadro febril, deverá ser considerada a opção do uso de antifúngicos. Uma vez iniciada a terapêutica antifúngica, esta deverá ser mantida até a resolução da neutropenia. Nesses pacientes, tem sido indicada anfotericina B, na dose de 0,5 a 0,7 mg/kg/dia, podendo ser trocada pelo fluconazol quando as condições clínicas do paciente permitirem.

Os pacientes com neutropenia e febre persistente são tratados frequentemente com anfotericina B ou anfotericina B lipossomal para prevenir infecções fúngicas invasivas. O estudo de Walsh *et al*., randomizado, internacional e multicêntrico, comparou o voriconazol com a anfotericina B lipossomal na terapia empírica antifúngica. Este trabalho apontou resultados semelhantes entre os dois esquemas terapêuticos. Em relação à toxicidade, o voriconazol apresentou menos reações associadas à infusão endovenosa e nefrotoxicidade do que a anfotericina B. Alterações visuais foram significativamente mais frequentes em pacientes que recebiam voriconazol, incluindo visão turva e alucinações. A dose recomendada de voriconazol é de 6 mg/kg cada 12 horas nas primeiras 24 horas, seguida de 4 mg/kg cada 12 horas. A administração intravenosa desta droga deve ser na dose de 3 mg/kg/h em um tempo de uma a duas horas. O tratamento pode ser seguido de voriconazol na apresentação oral de 200 mg duas vezes ao dia até a recuperação da neutropenia.

Terapêutica de outras formas de candidíase disseminada

Candidíase Hepato-esplênica

Fluconazol: 6 mg/kg/dia em pacientes estáveis. Anfotericina B: 0,7 mg/kg/dia em pacientes graves ou refratários ao uso de fluconazol. O curso de anfotericina B por uma a duas semanas deverá ser utilizado como terapia inicial seguida de fluconazol por via oral até a resolução das lesões. Os pacientes em uso obrigatório de quimioterapia deverão receber a terapêutica antifúngica durante todo o tempo de quimioterapia.

Candidíase Urinária

A candidúria consiste em um evento raro em pessoas saudáveis, porém comum, em pacientes hospitalizados. A maioria dos pacientes adquire infecção do trato urinário por via ascendente, e uma minoria apresenta infecção sistêmica com envolvimento renal adquirido por via hematogênica.

Os fatores de risco mais importantes para candidúria são o uso de cateter urinário prolongado, uso recente de antibióticos, idade avançada e instrumentação de vias urinárias e *diabetes mellitus*. Em muitos pacientes, o isolamento de *Candida* na urina representa uma situação benigna. A terapia em pacientes assintomáticos e não neutropênicos não tem demonstrado valor, ficando restrita a pacientes com candidúria e que se apresentam neutropênicos, pacientes transplantados ou pacientes gravemente enfermos internados em UTI, nos quais a candidúria poderia representar infecção sistêmica ou um risco para tal.

Cateter vesical e candidúria: A troca de sonda vesical pode negativar a cultura de urina em 20% dos casos, e a retirada da sonda vesical resulta em erradicação da *Candida* na urina em 40% dos casos. Dessa forma, as indicações para o tratamento são controversas, por falta de literatura consistente. Recomenda-se o curso de sete a 14 dias de tratamento com fluconazol oral na dose de 100 mg/dia. Sempre que possível, deve-se retirar a sonda vesical ou outro tipo de cateter presente em vias urinárias e, quando essa possibilidade não for viável, deve ser feita a troca da sonda vesical. Quando ocorre persistência de candidúria no imunocomprometido, devem ser realizados os exames de ultrassonografia ou tomografia computadorizada dos rins e vias urinárias.

Profilaxia

Paciente neutropênico

O objetivo da profilaxia com antifúngico no paciente neutropênico é reduzir o risco de infecção fúngica sistêmica. Os estudos randomizados prospectivos e estudos de casos controles têm mostrado que o uso profilático de antifúngicos pode reduzir a ocorrência de candidemia. O esquema recomendado durante o período de neutropenia é feito com fluconazol 400 mg/dia pela via oral. Estão incluídos nesse grupo os pacientes em quimioterapia para leucemia aguda e para transplante de medula óssea.

Paciente transplantado de órgão sólido

Os pacientes transplantados de fígado que possuem risco aumentado de infecção fúngica sistêmica incluem os pacientes com retransplante, elevação da creatinina sérica, coledocojejunostomia e colonização fúngica dentro dos três primeiros dias pós-transplante. Portanto, o uso de profilaxia com antifúngicos deve ser realizado durante o período pós-operatório precoce, podendo ser utilizado o fluconazol na dose de 400 mg/dia endovenoso ou anfotericina B, 10 a 20 mg/dia.

Paciente gravemente enfermo

Não existe consenso de profilaxia com antifúngicos em pacientes graves internados em unidades de terapia intensiva.

CONSIDERAÇÕES FINAIS

A emergência de novas espécies de *Candida* como responsáveis por infecção sistêmica e as diferenças no perfil de resistência aos antifúngicos demandam uma vigilância crescente e constante das infecções fúngicas nosocomiais. Os estudos sobre o mecanismo de transmissão das infecções sistêmicas por leveduras do gênero *Candida* o consideravam, por muitos anos, como de fonte endógena. Mais recentemente, novos reservatórios, como as mãos dos profissionais da saúde, o próprio ambiente hospitalar e as soluções de nutrição parenteral, passaram a ter um papel importante na transmissão exógena dessas infecções. A mudança dinâmica do perfil dos pacientes internados nos hospitais terciários e a constante introdução de novas terapêuticas, novas modalidades de transplantes e procedimentos invasivos vêm trazer um novo panorama nas infecções fúngicas nosocomiais envolvendo patógenos emergentes com apresentações clínicas diversas e desafios para a terapêutica.

REFERÊNCIAS BIBLIOGRÁFICAS

Ally R, Schürmann D, Kreisel W *et al.* A randomized double-blind, double-dummy multicenter trial of voriconazole and fluconazole in the treatment of esophageal candidiasis in immunocompromised patients. Clin Infect Dis; 2001; 33:1447-1454.

Alves SH, Milan EP, Moretti-Branchini ML *et al.* First isolation of *Candida dubliniensis* in Rio Grande do Sul, Brazil. Diag Microbiol Infect Dis; 2001; 39:165-168.

Ampel NM. Emerging diseases issues and fungal pathogens associated with HIV infection. Emerg Infect Dis; 1996; 2.

Belanger P, Nast CC, Fratti R *et al.* Voriconazole inhibits the growth and alters the morphology of fluconazole-susceptible and resistant Candida species. Antimicrob Agents Chemother; 1997; 41:1840-1842.

Boletim de DST e AIDS. Ministério da Saúde. Brasil. Disponível em: <http://www.aids/gov.br/final/dados/aids>. Acesso em: 10 fev. 2002.

Bouscarat F, Levacher M, Dazza MC *et al.* Prospective study of CD8+ lymphocyte activation in relation to viral load in HIV-infected patients with > or = 400 CD4+ lymphocytes per microliter. AIDS Res Hum Retroviruses; 1999; 15:1419-1425.

Boyde GP. Candidiasis. Pathogenesis, Diagnosis and Treatment. 2nd ed. Raven Press, New York 1993.

Cassone A, de Bernardis F, Torosantucci A *et al. In vitro* and *in vivo* anticandidal activity of immunodeficiency virus protease inhibitors. J Infect Dis 1999; 180:448-453.

Center for Disease Control and prevention. MMWR; 1991; 40:681.

Christenson JC, Guruswamy A, Mukwaya G, Rettig PG. *Candida lusitaniae*: an emerging human pathogen. Pediatr. Infect. Dis. J.; 1987; 6:755-757.

Colombo AL, Barchiesi F, McGough DA, Gough DA, Rinaldi MG. Comparison of Etest and National committee for clinical laboratory standards broth macrodilution method for azole antifungal susceptibility testing. J. Clin. Microbiol.; 1995; 33:535-540.

Colombo AL, Nucci M, Salomao R *et al*. High rate of non-albicans candidemia in Brazilian tertiary care hospitals. Diagn. Microb. Infect. Dis.; 1999; 34:281-286.

Darouiche RO. Oropharynfgeal and esophageal candidiasis in immunocompromised patients: treatment issues. Clin. Infect. Dis.; 1998; 26:259-274.

Fichtembaum CJ, Koletar S, Yiannoutsos C *et al*. Refractory mucosal candidiasis in advanced human immunodeficiency vírus infection. Clin. Infect. Dis.; 2000; 30:749-756.

Fichtenbaum CJ, Zackin R, Rajicic N *et al*. Amphotericin B oral suspension for fluconazole-refractory oral candidiasis in persons with HIV infection. Adult AIDS Clinical Trials Group Study Team 295. AIDS; 2000; 14:845-852.

Fisher-Hoch SP, Hutwagner L. Opportunistic candidiasis: an epidemic of the 1980s. Clin. Infect. Dis.; 1995; 21:897-904.

Fridkin SK, Jarvis WR. Epidemiology of nosocomial fungal infections. Clin. Microbiol. Rev. 1996; 9:499-511.

Greenspan D, Komaroff E, Redford M *et al*. Oral mucosa lesions and HIV viral load in the women´s interagency HIV study (WIHS). J Acquir. Immune Defic. Syndr.; 2000; 25:44-50.

Herbrecht R Denning DW, Patterson TF *et al*. Voriconazole versus amphotericin B for primary therapy of invasive aspergillosis. N. Engl. J. Med. 2002; 347:408-415.

Imam N, Carpenter CC, Mayer KH *et al*. Hierarchical pattern of mucosal *Candida* infections in HIV-seropositive women. Am. J. Med.; 1990; 89:142-146.

Milan EP, Burattini MN, Kállas EG *et al*. Azole resistance among oral *Candida* spp isolates from AIDS patients under ketoconazole exposure. Diag. Microbiol. Infect. Dis.; 1998; 32:111-116.

Moretti-Branchini ML, Nucci M, Fischman O *et al*. Molecular typing for discriminating *Candida albicans* and *Candida parapsilosis* isolates causing bloodstream infection in general tertiary care hospitals. 39th Annual ICAAC 1999; 562.

Mota-Duarte J, Betts R, Rotstein C, Colombo AL *et al*. Comparison of caspofungin and amphotericin B for invasive candidiasis. N. Engl. J. Med 2002; 347:2020-2029.

National Committee for Clinical Laboratory Standards. Reference method for broth dilution antifungal susceptibility testing of yeast. Approved standard. NCCLS document; 1997; M27-A.

Nguyen MH, Peacock JE Jr.,Tanner DC *et al*. Therapeutic approaches in patients with candidemia: evaluation in a multicenter, prospective, observational study. Arch. Intern. Med. 1995; 155:2429-2435.

Patton LL Mckaig RG, Eron JJ *et al*. Oral hairy leukoplakia and oral candidiasis as predictors of HIV viral load. AIDS 1999; 13:2174-2176.

Pfaller MA. Nosocomial candidiasis. Emerging species, reservoirs and modes of transmission. Clin. Infect. Dis.; 1996; 22:S89-S94.

Phillips P, Shafran S, Garber G *et al*. Multicenter randomized trial of fluconazole versus amphotericin B for treatment of candidemia in non-neutropenic patients. Eur. J. Clin. Microbiol. Infect. Dis.; 1997; 16:337-45.

Pons V. Greenspan D. Debruin M *et al*. Therapy for oropharyngeal candidiasis in HIV patients: A randomized prospective multicenter study of oral fluconazole vs. clotrimazole troches. J. Acquir. Immune Defic. Syndr. Hum. Retrovirol. 1993; 6:1311-1316.

Porro GB, Parente F, Cernuschi M. The diagnosis of esophageal candidiasis in patients with acquired immune deficiency syndrome: is endoscopy always necessary? Am. J. Gastroenterol.; 1998; 84:143-146.

Powderly WG, Gallant JE, Ghannoum MA *et al*. Oropharyngeal candidiasis in patients with HIV: suggested guidelines for therapy. AIDS Res. Hum. Retroviruses; 1999; 15:1619-1923.

Powderly WG, Robinson K, Keath EJ. Molecular epidemiology of recurrent oral candidiasis in human immunodeficiency virus-positive patients: evidence for two patterns of recurrence. J. Infect. Dis. 1993; 168:463-466.

Powderly WG. Fungal infections: Diagnosis and Management in patients with HIV disease. HIV Clinical Management; 6:1999. <www.medscape.com/Medscape/HIV/ClinicalMgmt/CM.v06/pnt-CM.v06.html>.

Revankar SG, Dib OP, Kirkpatrick WR *et al*. Clinical evaluation and microbiology of oropharyngeal infection due to fluconazole-resistant *Candida* in human immuno-deficiency virus infected patients. Clin. Infect. Dis.; 1998; 26:960-963.

Rex JH, Walsh TJ, Sobel JD, Filler SG, Pappas PG, Dismukes WE, Edwards JE. Practice guidelines for the treatment of candidiasis. Clin. Infect. Dis.; 2000; 30:662-678.

Sullivan DJ, Westerneng TJ, Haynes KA *et al*. *Candida dubliniensis* sp. nov.: phenotypic and molecular characte-rization of a novel species associated with oral candidosis in HIV-infected individuals. Microbiology; 1995; 141:1507-1521.

Uzun O, Anaissie E. Problems and controversies in the management of hematogenous candidiasis. Clin. Infec. Dis.; 1996; 22:S95-S101.

Valdez H, Gripshover BM, Slata RA, Lederman MM. Resolution of azole-resistant oropharyngeal candidiasis after initiation of potent combination antiretroviral therapy. AIDS; 1998; 12:538.

Walsh TJ, Pappas P, Winston D *et al*. Voriconazole compared with liposomal amphotericim B for empirical antifungal therapy in patients with neutropenia and persistent fever. N. Engl. J. Med.; 2002; 346:225-234.

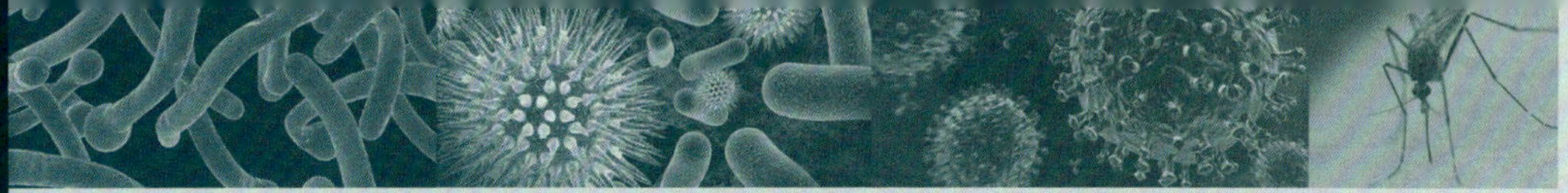

38 Criptococose

Flavio de Queiroz Telles Filho ▪ Maria Luiza Moretti

INTRODUÇÃO

A criptococose é uma infecção fúngica sistêmica causada por uma levedura encapsulada, *Cryptococcus neoformans,* que apresenta duas variedades: a variedade *neoformans,* com os sorotipos A, D e AD, e a variedade *gattii*, com os sorotipos B e C. Outras espécies de *Cryptococcus,* como *C. albidus* e *C. laurentis*, foram esporadicamente relatadas como agentes de infecção humana. Além da forma leveduriforme, cuja reprodução é assexuada, o fungo pode apresentar na natureza ou sob certas condições experimentais a forma sexuada ou perfeita, denominada *Filoba-sidiela neoformans*. A criptococose e seu agente são conhecidos há mais de 100 anos, e da interação entre parasita e hospedeiro pode resultar doença localizada ou disseminada, de curso agudo ou crônico. *C. neoformans* var. *neoformans* apresenta uma distribuição cosmopolita, e o fungo pode ser isolado a partir de diversas fontes ambientais, incluindo fezes e ninhos de pombos e de outras aves gregárias. Já *C. neoformans* var. *gatti* apresenta uma distribuição mais restrita, tendo sido isolado de folhas e flores de *Eucalyptus camauldulensis* na Austrália. Há outros relatos de isolamentos desta variedade a partir de diversas fontes ambientais. No Brasil, seu isolamento foi obtido a partir de ocos de árvores (*Cassia grandis* e *Ficus microcarpa*).

Até a primeira metade do século XX, a criptococose ocorria muito esporadicamente. Em 1919, foram relatados somente 13 casos de meningite criptocócica. Em 1931, Freeman *et al.* realizaram extensa revisão bibliográfica e identificaram 43 casos. Já por volta da metade do século XX, a casuística era de 300. Estima-se que a frequência de infecção por *C. neoformans* seja de dois casos por milhão de habitantes por ano. A criptococose não é doença de notificação obrigatória, portanto, sua incidência não é conhecida. A grande maioria dos indivíduos acometidos apresenta alguma alteração de seus mecanismos de defesa, quer por doença de base, quer pelo uso de drogas imunossupressoras. Entretanto, no final da década de 1970, ficou claro que a criptococose estava se tornando mais frequente. Kaufman e Blumer, revisando sua epidemiologia, a chamaram de um "gigante acordando" entre as micoses sistêmicas. O aumento progressivo de casos relatados de criptococose antes de 1981 foi, provavelmente, o resultado de uma combinação de fatores, incluindo a melhora dos métodos diagnósticos desta micose e as doenças de base, incluindo a AIDS, transplantes de órgãos sólidos, linfomas e leucemias crônicas, cirrose e sarcoidose.

Antes do início da pandemia de AIDS, a criptococose ocorria, esporádica e principalmente, em pacientes acometidos por doenças imunossupressoras graves. Com o advento da AIDS, essa micose tornou-se a segunda causa de infecção fúngica mais frequente nesses pacientes, depois de infecções por *Candida*. A criptococose, em especial a meningite criptocócica, tem sido reconhecida como uma das principais causas de morbidade e mortalidade em indivíduos com AIDS, com incidência estimada em torno de 4% no Brasil, 15% nos Estados Unidos, de 6 a 10% na Europa Ocidental e chegando a 15% a 30% nos países africanos localizados, geograficamente, abaixo do Saara. Além do caráter oportunístico, a criptococose também pode acometer indivíduos aparentemente hígidos em relação aos mecanismos de defesa. Nesta situação, pode prevalecer a infecção por *C. neoformans* var. *gatti.*

PATOGENICIDADE E MECANISMO DE AQUISIÇÃO DA DOENÇA

A patogenicidade do *Cryptococcus* é determinada, principalmente, por três fatores: as condições de defesa imune do hospedeiro, o tamanho do inóculo e a virulência da cepa. No entanto, a condição referente à imunidade do hospedeiro parece ser o principal fator determinante para o desenvolvimento da doença.

O mecanismo exato da aquisição da criptococose ainda não está completamente elucidado, porém, a via inalatória tem sido a mais aceita. Por ser isolado de excretas de pombos e do solo, *C. neoformans* var. *neoformans* tem nesses substratos orgânicos seu principal reservatório natural. Devido à alta concentração de leveduras no guano de pombos e à alta prevalência dessas aves em muitas regiões urbanas, vários casos de criptococose têm sido relacionados a essas fontes de exposição ambiental. No hospedeiro sem imunodepressão, a infecção pulmonar inicia-se com o envolvimento de linfonodo pulmonar, representado por um pequeno granuloma pulmonar criptocócico ou uma pequena linfadenite pulmonar granulomatosa. O complexo primário pulmonar da criptococose é semelhante ao mecanismo fisiopatogênico observado na paracoccidioidomicose, na histoplasmose e em outras micoses sistêmicas. No hospedeiro imunocomprometido, o complexo linfonodo-pulmão pode tornar-se uma pneumonia difusa com linfadenite. Essa fase é silenciosa e muito pouco diagnosticada.

Atualmente, a hipótese para a aquisição da doença baseia-se na infecção do hospedeiro pela inalação de leveduras medindo 1 a 2 mm, que determinam um complexo primário pulmonar-linfático. Na maioria dos casos, os fungos morrem ou permanecem dormentes, porém, pode haver reativação e doença posteriormente, se o paciente apresentar imunossupressão. Na infecção primária, podem ocorrer sintomas pulmonares se o paciente for imunodeprimido ou se receber um grande volume de inóculo fúngico. A disseminação para demais órgãos e sistemas ocorre como resultado tanto de uma infecção primária como de uma infecção secundária. Do pulmão, a infecção pode disseminar-se por via hematogênica, acometendo outros órgãos, mas com especial tropismo pelo sistema nervoso central, cujo acometimento é responsável pela principal manifestação clínica da doença, a meningoencefalite criptocócica. As causas do neurotropismo ainda não são bem conhecidas. O segundo órgão mais acometido é o pulmão, onde podem ser observadas imagens nodulares únicas ou múltiplas, grandes massas pulmonares e, mais raramente, derrame pleural. A concomitância de acometimento neurológico e pulmonar é mais frequentemente observada na infecção por *C. neoformans* var. *gatti* (Figura 38.1).

A criptococose é relativamente rara na faixa etária pediátrica, ocorrendo, principalmente, em crianças com deficiência da defesa celular. Entretanto, relatos recentes descrevem vários casos de infecção por *C. neoformans* var. *gatti* em crianças aparentemente sem deficiência imunológica.

MANIFESTAÇÕES CLÍNICAS GERAIS DA CRIPTOCOCOSE

A criptococose pode apresentar diferentes quadros clínicos, tanto no paciente com imunossupressão como no paciente com AIDS. A severidade da doença pode variar desde um nódulo único pulmonar que, por suspeita de doença maligna, pode ser removido cirurgicamente, até formas severas no paciente imunossuprimido, podendo inclusive levá-lo ao óbito.

O quadro clínico dos pacientes com grave imunodepressão, como transplantados e/ou submetidos a altas doses de corticoesteróides por tempo prolongado, assemelha-se muito com o dos pacientes com AIDS. Nestes, a criptococose é caracterizada pela alta frequência de isolamento de fungos na urina e no sangue, altos títulos de antígenos polissacarídeos no sangue, grande número de leveduras no SNC com pouca resposta inflamatória associada a alta incidência de manifestações clínicas e recaídas. Nos pacientes com grave imunossupressão, a doença é disseminada, podendo acometer fígado, pulmões, próstata, pele, rins, olhos, coração, linfonodos, adrenais, entre outros (Figura 38.2). O paciente imunocomprometido sem infecção pelo HIV, geralmente, desenvolve um curso clínico da doença mais rápido e com grande tendência à disseminação da infecção. Normalmente, apresenta quadro meníngeo mais do que síndrome pulmonar. O pulmão é a porta de entrada da infecção, podendo, deste órgão, a doença disseminar-se para múltiplos órgãos, mas com especial predileção para o sistema nervoso central. O acometimento pulmonar pode incluir quadros que variam desde a presença de nódulos solitários assintomáticos até doença grave com insuficiência respiratória aguda. Um fato novo é o desenvolvimento de criptococose pulmonar nos pacientes com transplante coração-pulmão, onde o órgão transplantado estava previamente acometido pelo *C. neoformans*. A revisão clássica de Kerkering *et al.* de criptococose pulmonar em pacientes imunocomprometidos, antes da era AIDS, mostrou que 83% dos pacientes desenvolveram doença disseminada. Esse fato enfatiza o risco de disseminação do *C. neoformans* a partir do pulmão, quando o paciente apresenta a condição de imunodepressão. A maioria

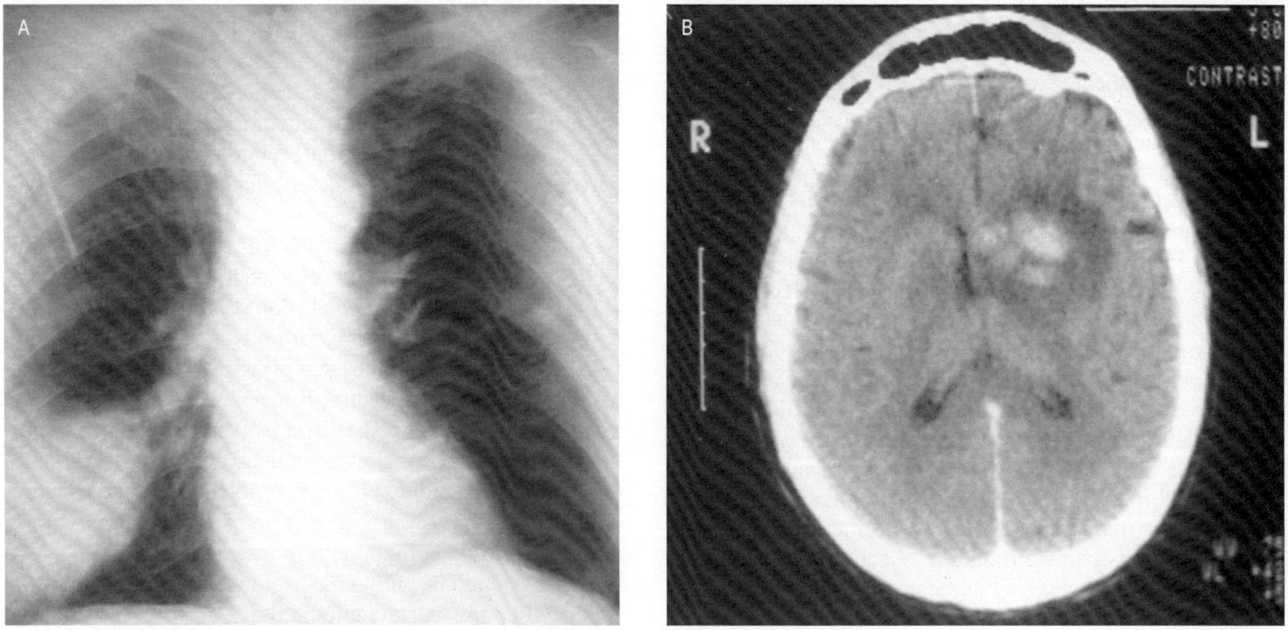

Figura 38.1 Infecção por *Cryptococcus neoformans var. gatti*. (A) Radiografia de tórax mostrando grande opacidade em base pulmonar direita. (B) Tomografia computadorizada mostrando no mesmo paciente processos expansivos, heterogêneos, hipodensos, com realce central pelo contraste, localizada em topografia de núcleos da base e compressão sobre o corno anterior do ventrículo lateral esquerdo e desvio discreto da linha média para a direita.

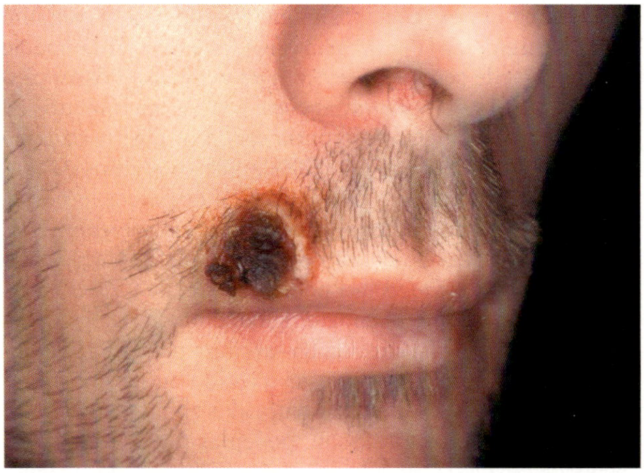

Figura 38.2 Lesão ulceronecrótica em paciente com criptococose e AIDS.

dos pacientes desta série apresentou sintomas constitucionais, tais como: febre (63%), fraqueza (61%), dor no peito (44%), perda de peso (37%), suores noturnos (24%), tosse (17%), e hemoptise/cefaleia (7%). Os achados radiológicos, pela ordem de frequência, foram: infiltrados alveolares e intersticiais, lesões únicas ou múltiplas em forma de moedas, massas, lesões cavitárias e derrame pleural.

INFECÇÃO NO SISTEMA NERVOSO CENTRAL (SNC)

Como afirmado anteriormente, ainda é pouco conhecida a razão da predileção do *C. neoformans* pelo SNC, onde pode causar meningite, encefalite, granulomas focais ou criptococomas e, menos frequentemente, efusões subdurais e lesões em medula. O neurotropismo tem sido relacionado

Tabela 38.1 Principais achados clínicos e laboratoriais da meningite criptococócica em pacientes com e sem HIV/AIDS.

Sinais e sintomas	AIDS	Não AIDS
Febre	+++	+++
Cefaleia	++	++++
Duração dos sintomas > 2 semanas	++	+++
Tinta da China + no LCR	++++	++
Alterações bioquímicas do LCR (glicose; proteínas)	++	++++
CD4 < 100 células/mm^3	++++	+
Antígeno sérico positivo	+++	+
Diâmetro da cápsula	++	++++
Criptococcemia	+++	+
Meningismo	++	+++
Déficit sensorial	+	+
Elevação da pressão intracraniana	++	+
Recaída	++	+
C. neoformans var. *neoformans*	++++	+++
Títulos de antígeno liquórico > 1:1024	++	+

Adaptado de Casadevall A.[6]

à atividade de uma enzima, a fenoloxidase, e à sua habilidade de produzir melanina a partir de precursores de catecolaminas. Embora a porta de entrada do *C. neoformans* seja o trato respiratório, a infecção no sistema nervoso central é a manifestação mais frequente da criptococose. A maioria dos pacientes apresenta quadro clínico de meningite. A literatura, em geral, refere-se à meningite criptocócica para a síndrome meníngea, embora a lesão histopatológica seja a meningoencefalite, pois ocorre o envolvimento tanto da meninge como do parênquima cerebral. A Tabela 38.1 descreve as principais manifestações clínicas da meningite por *Cryptococcus* entre os pacientes com e sem AIDS.

Manifestações clínicas gerais relacionadas ao SNC

Em geral, apresenta-se como meningite e, menos frequentemente, como granulomas intraparenquimatosos (neurocriptococomas). Pode, em certas ocasiões, associar-se aos comprometimentos pulmonar e cutâneo. As principais manifestações clínicas da meningite criptocócica incluem: febre, cefaleia, mudanças no nível de consciência (sonolência, confusão mental, estupor ou coma), tonturas, distúrbios visuais, convulsões, irritabilidade, náuseas ou vômitos. No exame físico é possível verificar rigidez de nuca e outros sinais meníngeos. O edema de papila é relativamente comum e está diretamente relacionado ao aumento da pressão intracraniana acima de 350 mm H_2O. Pode também ocorrer paralisia de nervos cranianos, acompanhando-se de diplopia, redução da acuidade visual, paresia ou paralisia facial. Também se refere hiper-reflexia, resposta do extensor plantar aumentado e clônus no tornozelo. Ademais, podem ser encontrados sintomas como ataxia, alterações sensoriais, afasia e outros achados neurológicos, e a demência, em alguns casos, pode ser a única manifestação clínica da doença. No paciente sem imunodeficiência aparente, esses achados podem se desenvolver de forma subaguda para crônica progressiva, por um período de duas a quatro semanas ou mais, seguindo o padrão das meningites crônicas, o que difere da meningite bacteriana. Os sintomas iniciais mais frequentes são: cefaleia, febre, fraqueza, náuseas e vômitos. A cefaleia tem caráter frontal ou temporal. A presença de convulsões é incomum, e sinais focais podem estar associados à presença de neurocriptococomas. Sintomas focais ocorrem em 18% dos pacientes; no entanto, a presença de sinais focais pode refletir tumor ou outra infecção. Os sinais de fotofobia e meningismo ocorrem em uma minoria de pacientes.

Manifestações clínicas nos indivíduos imunossuprimidos

Os pacientes imunossuprimidos apresentam, em geral, o curso mais agudo da doença, embora alguns doentes apresentem pouco ou mesmo nenhum sintoma. Ao contrário da neuroinfecção observada em pacientes não coinfectados pelo vírus HIV, nos quais os sinais neurológicos, especialmente a irritação das meninges são mais evidentes, em pacientes com AIDS o(s) sintoma(s) predominante(s) pode ser febre e/ou cefaleia. Pode também ocorrer uma ampla variedade de sinais neurológicos, como convulsões, alterações comportamentais ou demência, às vezes, associados à hipertensão intracraniana.

Em uma série de casos estudados por Chuck *et al.*, 76% dos pacientes apresentaram dor de cabeça e 65% apresentaram febre. Deste modo, qualquer paciente com AIDS e febre de origem indeterminada, demência progressiva ou confusão mental deve ser investigado quanto à presença de meningoencefalite criptocócica. A meningite critptocócica começa a incidir em pacientes com CD4 < 50 a 100 $cels/mm^3$. Nestes, à medida que ocorre a progressão da doença de base, torna-se difícil o tratamento e o controle da infecção criptocócica, e o que em geral ocorre são remissões seguidas de recaídas da doença.

Sequelas neurológicas

Após um episódio de meningite criptocócia, uma grande proporção de pacientes vai apresentar sequelas definitivas, tais como: paralisias de nervos cranianos, redução da acuidade visual e auditiva em diferentes graus e hidrocefalia. Pode ocorrer também perda severa da visão por invasão direta do nervo óptico pelo fungo ou relacionada à elevação da pressão intracraniana. Na era pré-AIDS, em uma casuística de 111 pacientes com meningite criptocócica, a cura foi obtida em 62 e as taxas de sequelas foram as seguintes: diminuição da capacidade mental, 31%; perda residual de visão: 8%; sequelas motoras, 5%; e paralisias de nervos cranianos em diferentes graus, 3%.

Hipertensão intracraniana

Os níveis de pressão liquórica inicial são, usualmente, elevados nos pacientes com meningite criptocócica e variam de 190 a 310 mm H_2O. Esses achados são mais frequentes em pacientes com AIDS, entre os quais, mais de 60% apresentam pressão liquórica acima de 250 mm H_2O, e em 30% a pressão liquórica está acima de 350 mm H_2O. No entanto, estes níveis iniciais elevados de pressão muitas vezes não se associam a sinais e sintomas clínicos, portanto, recomenda-se medir a pressão inicial em todos os pacientes e não somente naqueles com manifestações clínicas exuberantes. Como já mencionado anteriormente, níveis de pressão liquórica elevados, tanto no início como durante o tratamento, indicam prognóstico ruim da meningite criptocócica.

DIAGNÓSTICO LABORATORIAL

Exame micrológico direto e cultura

Vários espécimes clínicos, tais como líquor, escarro e raspados ou biópsias de pele, podem ser examinados diretamente ao microscópio após montagem com tinta nanquim ou com a nigrosina (Figura 38.3 A). A levedura é usualmente esférica e mede cerca de 5 a 7 mm de diâmetro. Possui cápsula cuja espessura pode variar entre poucos micrômetros ou até exceder o diâmetro da própria célula. A positividade do exame da tinta da China é de 30% a 50% nos casos de meningite criptocócica. Em pacientes HIV negativos, a positividade da cultura pode chegar a 89%, e nos pacientes HIV positivos, as taxas de cultura de líquido cefalorraquidiano positivas para *Cryptococcus* podem chegar de 95% a 100% dos casos. Ao exame histopatológico, em colorações como HE, Grocott e PAS, a cápsula da levedura pode não ser evidenciada. Entretanto, ao corar-se o tecido ou mesmo esfregaços de espécimes clínicos por métodos como mucicarmim de Mayer ou Fontana-Masson, podemos ter uma demonstração adequada da cápsula de mucopolissacarídeos (Figura 38.3 B). O exame positivo da tinta da China, geralmente, indica uma concentração de leveduras em torno de 10^3 UFC/mL. É possível o encontro de exames falso-positivos quando leucócitos, células teciduais ou glóbulos de mielina são confundidos com leveduras. A centrifugação do líquor até 500 rpm por dez minutos pode melhorar a sensibilidade deste teste. Embora o exame direto após coloração com a tinta da China seja excelente para propósitos diagnósticos, este exame não deve ser utilizado como controle de tratamento, e a persistência de positividade da tinta da China não se correlaciona, diretamente, com prognóstico ruim da meningite.

Na doença disseminada, o isolamento de fungos em outros sítios, tais como urina e sangue, varia entre 36% a 68% dos casos. O *C. neoformans* pode ser isolado em vários meios rotineiros de cultura de microbiologia e também para fungos, como ágar Sabouraud dextrose, ágar "corn meal", acrescido de cloranfenicol, e incubado na temperatura de 30°C a 37°C (Figura 38.3 C). Isolamentos a partir de secreções respiratórias sem a concomitância de quadro clínico e/ou radiológico podem representar colonização pulmonar. A cultura quantitativa do LCR não é realizada de modo rotineiro na prática clínica, porém, quando realizada, podem ser encontradas concentrações de leveduras entre 10^3 a 10^7 UFC/mL. Sempre que possível, a identificação de *Cryptococcus* deve ser comprovada por métodos bioquímicos e/ou pela pigmentação, após semeadura em meios contendo ácido caféico, ágar níger etc. Alguns pacientes que receberam terapêutica antifúngica, a despeito da melhora clínica, podem apresentar, no final do tratamento, positividade no exame da tinta da China, com cepas nãoviáveis na cultura.

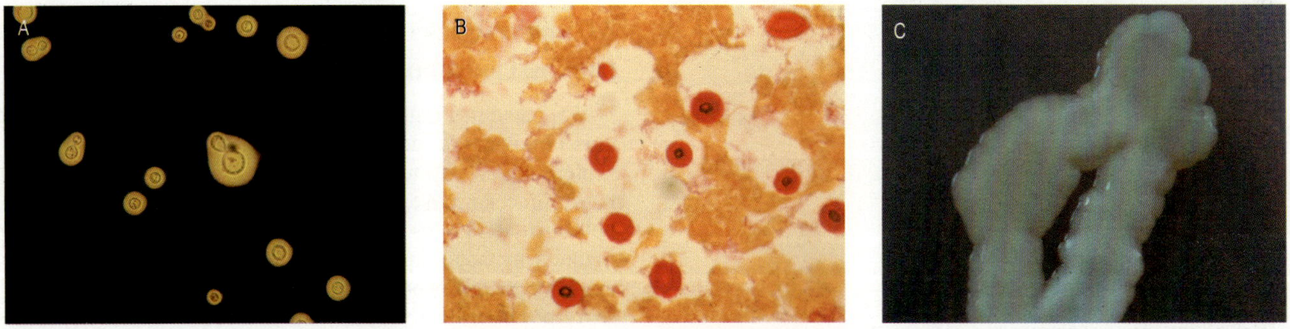

Figura 38.3 (A) *Cryptococcus neoformans*. Exame microscópico com coloração da tinta da China. (B) *Cryptococcus neoformans* em corte histológico de pulmão, *mucicarmin* de Mayer. Aumento de 400x. (Gentileza do Prof. Alberto Thomaz Londero.) (C) Cultivo de *Cryptococcus neoformans* em ágar Sabouraud.

Embora esses *Cryptococcus* não sejam viáveis, sua presença representa um motivo importante de preocupação de, no futuro, ocorrer uma possível recaída de doença ativa.

Testes Sorológicos

Um recurso diagnóstico importante refere-se à determinação de títulos de antígenos criptocócicos no líquor pelo método de aglutinação de partícula de látex ou "teste do látex". Este exame apresenta uma sensibilidade em mais de 90% dos casos comprovados de meningite criptocócica em pacientes HIV positivos. A detecção de anticorpos na criptococose não é realizada rotineiramente em virtude da freqüência de pacientes com imunodepressão e também por ser o *Cryptococcus neoformans* um fungo pouco imunogênico. A pouca sensibilização do sistema imune deve-se aos mucopolissacarídeos da cápsula, que servem como disfarce imunológico ao fungo. Embora o teste do látex seja muito útil, é importante lembrar que também podem ocorrer tanto resultados falso-positivos como falso-negativos, ainda que em pequeno percentual. Os títulos de antígenos criptocócicos não são recomendados para o seguimento e decisões terapêuticas porque a cinética do clareamento do antígeno tanto no líquor como no sangue é imprevisível. Outro dado importante a ser lembrado é que o este antígeno não atravessa a barreira hematoliquórica, portanto os níveis séricos não influenciam nos níveis liquóricos. Sua positividade no sangue é mais detectada em pacientes com neurocriptococose do que sem a disseminação para o sistema nervoso central.

Os diversos testes comerciais disponíveis para o diagnóstico de criptococose invasiva apresentam sensibilidade e especificidade entre 93% a 100% no LCR e de 83 a 97% no sangue, respectivamente. Resultados de testes falso-negativos no LCR podem ocorrer, de forma pouco frequente, em pacientes com meningite. Resultados falso-positivos podem ser encontrados em pacientes com infecção sistêmica por *Trichosporon.*

Alterações liquóricas da meningite criptocócica

A resposta inflamatória frente ao *C. neoformans* induz ao aparecimento de leucócitos no líquor entre 50 a 500 células/mL. Embora as células mononucleares sejam predominantes, em 25% dos casos pode ocorrer aumento de neutrófilos, tanto no início como durante o curso da doença. A pleocitose é muito menor nos pacientes com AIDS, e, se a contagem de células for automatizada, tanto as leveduras como as células brancas serão incluídas, podendo ocorrer uma elevação falsa na contagem das células brancas.

As proteínas no líquor podem estar levemente aumentadas e estão relacionadas com a resposta inflamatória e a presença de anticorpos anticriptocócicos no líquor. Altos níveis de proteínas podem ser indicativos de bloqueio da circulação liquórica. A glicose no líquor está diminuída em pelo menos um quarto dos pacientes com meningite criptocócica, e a presença de hipoglicorraquia está relacionada com prognóstico ruim.

Tomografia computadorizada de crânio

Nos pacientes sem infecção pelo HIV19, os achados mais comuns da tomografia computadorizada de crânio (TCC) foram: normal, 50%; hidrocefalia, 25%; massas focais, únicas ou múltiplas, com ou sem realce, 15 a 25%. Nos pacientes com AIDS: normal, 50%; atrofia cortical difusa, 34%; massas focais, 11%; hidrocefalia, 9%.

Entre as indicações da TCC nos pacientes com meningite criptocócica, estas podem ser consideradas como importantes no manejo destes pacientes. A hidrocefalia pode requerer drenagem cirúrgica para alívio da pressão intracraniana, devendo ser diagnosticada e tratada precocemente. As lesões focais requerem o seguimento tomográfico para determinação de algum tipo de tratamento especial. Nos pacientes com AIDS, a TCC sempre se faz necessária, lembrando que tais pacientes podem apresentar outros tipos de doença oportunista do sistema nervoso central, tais como toxoplasmose cerebral, linfoma, entre outras.

FATORES PROGNÓSTICOS

Entre 15 e 30% dos pacientes HIV negativos e, aproximadamente, 50% dos pacientes com AIDS apresentam recaídas de meningite criptocócica. Nos pacientes sem AIDS, os fatores prognósticos pré-tratamento e que estão estatisticamente relacionados com prognóstico ruim são: doenças do sistema linforreticular, uso prolongado de corti-cóides, alteração do estado mental, pressão liquórica inicial elevada, níveis de glicorraquia persistentemente baixos durante o curso da terapêutica, contagem de leucócitos <20 cels/mm^3, tinta da China positiva, títulos de antígeno criptocócico elevados (> 1:32) e culturas positivas em outros sítios extraneurais. Já os fatores prognósticos pós-tratamento, tais como a duração do tempo de positividade da tinta da China e/ou alterações liquóricas, não estão relacionados com prognóstico pobre. Vários pacientes com resposta terapêutica satisfatória apresentaram alterações dos níveis de proteínas liquóricas por períodos de até cinco anos após o término do tratamento, e também foi encontrada presença de pleiocitose baixa (10 a 50 cels/mm^3) por mais de seis meses em pacientes com boa evolução clínica.

Os fatores prognósticos também estão estabelecidos para o paciente com AIDS e meningite criptocócica, tais como: uso endovenoso de drogas, idade > 30 anos, alteração do estado de consciência, pressão liquórica elevada (> 350 mm H_2O), altos títulos de antígeno criptocócico (> 1:32) e cultura de sangue e urina positivas. Por outro lado, o número de CD4 parece não estar relacionado com a evolução da doença; entretanto, a meningite criptocócia é rara em pacientes com mais de 50 células CD4/mm^3. Em conclusão, o estado imunológico do paciente parece ser o fator crucial para o desenvolvimento da doença.

TRATAMENTO

Como em outras micoses sistêmicas, nas últimas duas décadas foram observados importantes avanços terapêuticos em criptococose. Também, novas perspectivas são vislumbradas com o desenvolvimento de novas drogas antifúngicas. Considera-se que o prognóstico do paciente depende do sítio da infecção, do estado do hospedeiro e de fatores do agente, como sua variedade (*neoformans* versus *gatti*), tamanho do inóculo e, possivelmente, sua virulência.

A meningite criptocócica foi uma doença fatal antes da introdução da anfotericina B, e a experiência terapêutica com esse agente reduziu sua mortalidade em torno de 30%. O arsenal terapêutico atualmente disponível para o tratamento da criptococose inclui a anfotericina B em soluções de desoxicolato ou lipídica, a 5-flucitosina e derivados triazólicos de primeira geração, como o fluconazol e o itraconazol. Os agentes terapêuticos disponíveis podem ser empregados isoladamente ou em combinação. A única associação terapêutica de eficácia comprovada por ensaio clínico randomizado é a da anfotericina B com 5-flucitosina, onde a redução da mortalidade foi de 41%. Apesar de a associação de anfotericina B + 5-flucitosina ter sido superior ao uso individual de anfotericina B, o tratamento da infecção criptocócica somente com a 5-flucitosina é considerado inaceitável. Outras combinações, como a de derivados triazólicos e 5-flucitosina ou de anfotericina B com derivados triazólicos, foram empregadas com embasamento em relato de casos, em estudos abertos de fase II, ou mesmo como terapêutica de resgate.

Tratamento da criptococose no paciente sem coinfecção por HIV/AIDS

Infecção do sistema nervoso central

o melhor esquema terapêutico de indução para esses pacientes é a associação de 0,7 a 1 mg/kg/dia de anfotericina B associados a 5-flucitosina na dose de 100 mg/kg/dia, durante duas semanas. Esta associação possivelmente sinérgica mostrou-se capaz de esterilizar o líquor de indivíduos com meningite sem HIV/AIDS. Infelizmente, a 5-flucitosina atualmente não é comercializada no Brasil, sendo difícil a sua utilização para a maioria dos pacientes. Na impossibilidade de associar-se a 5-flucitosina, deve-se empregar como indução a anfotericina B desoxicolato, 1 mg/kg/dia, ou soluções lipídicas de anfotericina B, na dose de 3 a 6 mg/kg/dia. Nos casos de uso exclusivo de anfotericina B, o tempo de indução necessário ao clareamento liquórico pode se prolongar por até seis ou dez semanas. Uma vez verificada a negativação do exame micológico e da cultura de amostras liquóricas, pode-se introduzir o fluconazol como manutenção. Os pacientes imunocomprometidos requerem maior tempo de tratamento. Com base na experiência dos pacientes com AIDS e doença critptocócica, é razoável seguir a mesma recomendação para a terapia de indução, consolidação e supressão: anfotericina B (0,7 a 1 mg/kg/dia) por duas semanas, seguida de oito a dez semanas de fluconazol (400 a 800 mg/dia,VO), seguida de esquema supressor com fluconazol (200 mg/dia VO) por seis a 12 meses.

A elevação da pressão intracraniana ocorre em 50% dos casos de meningite criptocócica, tanto nos pacientes com ou sem infecção pelo HIV. Os níveis acima de 200 mm H_2O são considerados elevados.

Nos pacientes com elevação da pressão intracraniana (> 250 mm H_2O) deverá ser realizada a punção do LCR para alívio dos sintomas ou colocação sistemas de drenagem ou derivação liquórica. Não há descrição de que o uso de esteróides ou de manitol melhore o quadro de hipertensão intracraniana (Tabela 38.2).

A ausência de detecção de antígenos capsulares de *C. neoformans* no líquor pelo teste de aglutinação de partículas de látex constitui um bom parâmetro para se encerrar o tratamento de manutenção.

Tabela 38.2 Opções de tratamento para doença por *C. neoformans* em pacientes HIV negativos.

Pulmonar
Leve a moderada ou culturas positivas de espécimes do sítio pulmonar ▪ Fluconazol, 200 a 400 mg/dia por seis a 12 meses ▪ Itraconazol 200 a 400 mg/dia por seis a 12 meses ▪ Anfotericina B 0,5 a 1 mg/kg/dia, dose total de 1.000-2.000 g.
Formas severas e pacientes imunocomprometidos ▪ Tratar como doença em SNC
Sistema nervoso central
Indução/consolidação: ▪ Anfotericina B: 0,7 a 1 mg/kg/dia + 5-flucitosina (100 mg/kg/dia) por duas semanas; seguir com fluconazol 400 mg/dia por pelo menos dez semanas; ▪ Anfotericina B: 0,7 a 1 mg/kg/dia mais 5-flucitosina (100 mg/kg/dia) por seis a dez semanas; ▪ Anfotericina B: 0,7 a 1 mg/kg/dia por seis a dez semanas; ▪ Anfotericina B: formulação lipídica, 3 a 6 mg/kg/dia por seis a dez semanas.
Opcional: continuar a terapia com fluconazol (200 mg/dia) por seis a 12 meses.

Adaptado de Saag, MS et al[43].

Infecção pulmonar e de outros sítios

Poucos estudos terapêuticos foram realizados para se analisar o melhor tratamento da infecção pulmonar e de outros sítios que não o SNC em pacientes não coinfectados pelo HIV/AIDS. Em princípio, nódulos pulmonares solitários e assintomáticos, em pacientes não imunodeprimidos, podem ser acompanhados clínica e radiologicamente, sem tratamento com antifúngicos ou cirurgia. Todas as exceções, incluindo casos respiratórios sintomáticos, pacientes imunodeprimidos e portadores de infecções em outros locais, como sistema ósteo-articular, pele e a criptococcemia, requerem tratamento com antifúngicos sistêmicos. Após excluir-se a concomitância de infecção neurológica através da punção lombar, nos casos não graves podem ser empregados o itraconazol, 200 a 400 mg diários por seis a 12 meses, ou o fluconazol, na dose de 200 a 400 mg diários pelo mesmo período. Formas graves podem exigir o emprego da anfotericina B. Em pacientes portadores de nódulos ou massas pulmonares, ou mesmo na existência de lesões ósteo-articulares, pode ser necessária a associação de tratamento cirúrgico, pela pouca penetração das drogas nas lesões criptocócicas. O tratamento precoce e apropriado das formas pulmonares e extrapulmonares sem envolvimento do SNC diminui a morbidade e previne a progressão da infecção para casos graves de acometimento do SNC.

Criptococose em vigência de HIV/AIDS

Infecção do sistema nervoso central

As medidas terapêuticas devem ter por objetivo erradicar o agente etiológico e diminuir a pressão intracraniana.

Entretanto, a persistência de imunodepressão celular nesses pacientes torna a primeira etapa difícil de ser atingida, sendo necessários longos períodos de terapia de manutenção. Estudos clínicos demonstraram que a anfotericina B seguida de fluconazol era mais eficaz que essas mesmas drogas sob monoterapia. A associação da flucitosina com a anfotericina B ou com o fluconazol pode ser mais vantajosa do que as mesmas drogas isoladamente. As formulações lipídicas da anfotericina B podem ter vantagem por reduzir a toxicidade da formulação em desoxicolato. As doses empregadas de anfotericina B, flucitosina ou fluconazol são as mesmas descritas para uso em pacientes sem AIDS. A 5-flucitosina apresenta excelente penetração liquórica, em torno de 60 a 75% dos níveis plasmáticos. De acordo com o protocolo do IDSA-MSG, essa combinação deve ser considerada a melhor opção terapêutica para os períodos de indução e consolidação em pacientes tanto HIV positivos como HIV negativos. Os efeitos colaterais da flucitosina podem ser particularmente sérios no paciente HIV positivo (toxicidade medular, distúrbios gastrointestinais), fato que pode complicar o uso desta combinação no paciente com AIDS em fase avançada da doença. A terapêutica de manutenção é preferencialmente realizada com fluconazol, 200 mg/dia. Essa medida é fundamental devido à elevada incidência de recaídas em indivíduos previamente responsivos à anfotericina B. Estudos clínicos randomizados demonstraram que a falta de tratamento de manutenção pode ocasionar recaídas em até 37% dos pacientes. Deve-se sempre empregar um potente esquema terapêutico HAART associado à terapêutica antifúngica para controlar a replicação do HIV, diminuindo-se os malefícios da imunodepressão sobre a evolução da infecção fúngica. Pacientes com boa resposta à terapêutica HAART, com carga viral indetectável, podem descontinuar a terapêutica de manutenção com fluconazol após 12 a 18 meses.

Criptococose pulmonar

A criptococose pulmonar poderá ser tratada com fluconazol, 200 a 400 mg diários por toda a vida ou quando a terapêutica HAART tornar a carga viral indetectável. Uma alternativa ao fluconazol é o itraconazol, 400 mg diários. Por ser lipofílico, este triazólico de primeira geração atinge níveis tissulares elevados no parênquima pulmonar, na pele e no tecido celular subcutâneo, sendo, portanto, indicado para tratar outros sítios da doença fora do SNC. Em formas graves, como em outras micoses invasivas, deve-se preferir sempre um antifúngico de uso intravenoso, como a anfotericina B ou o fluconazol.

Alternativas terapêuticas no tratamento da meningite criptocócica

Anfotericina B intratecal: os níveis liquóricos da anfotericina B são baixos, e conseqüentemente a administração intraventricular desta droga foi tentada em casos graves de meningite criptocócica com resultados até satisfatórios. No entanto, tem sido descrito um grande número de efeitos colaterais, tais como o efeito irritativo da anfotericina B, que levam a cefaleia e vômitos, parestesias e até severa aracnoidite. Uma vez que faltam estudos comparativos e randomizados para este regime terapêutico, não existe uma recomendação específica para tal. Considerando-se o lançamento de novos antifúngicos com boa penetração liquórica, o uso intratecal de anfotericina B ficou muito restrito aos casos especialmente graves, onde ocorreram falhas com outros regimes terapêuticos.

Associações lipídicas de anfotericina B

Atualmente, estão comercializadas três preparações lipídicas de anfotericina B: anfotericina B dispersão coloidal (ABCD: Amphocil e Amphotec), anfotericina B complexo lipídico (ABLC; Abelcet) e anfotericina B lipossomal (L-AMB; Ambisome). Essas formulações, embora muito mais caras que a anfotericina B desoxicolato, apresentam menor toxicidade renal e podem ser administradas em doses mais elevadas do que a anfotericina B em sua formulação comum. Estudos experimentais utilizando as mesmas doses de 1 mg/kg/dia de anfotericina B desoxicolato e de anfotericina B em formulações lipídicas mostraram a superioridade da anfotericina B desoxicolato. Estudos clínicos comparativos entre as duas formulações da anfotericina B são ainda limitados. Um estudo utilizando anfotericina lipossomal (4 mg/kg/dia) *versus* anfotericina B desoxicolato (0,7 mg/kg/dia) mostrou resposta clínica semelhante em ambos os grupos. No entanto, o grupo tratado com a formulação lipossomal apresentou menos toxicidade renal e clareamento mais rápido do líquor. De acordo com as recomendações do IDSA-MSG, a anfotericina B lipossomal, na dose de 4 mg/kg/dia, tem sido considerada a melhor opção terapêutica entre esses agentes.

Itraconazol

Apesar de o itraconazol ter penetração baixa no líquor, a distribuição tissular deste agente e seu acúmulo nas células e nos tecidos do hospedeiro fazem desta droga uma opção terapêutica na criptococose do sistema nervoso central. Denning *et al.* apontaram uma taxa de cura de 65% na meningite criptocócica com o uso de itraconazol na dose de 200 mg duas vezes ao dia. É importante lembrar que a absorção do itraconazol é errática, de modo que sua concentração sérica pode ser muito variável. Uma nova formulação líquida para uso oral contendo ciclodextrina como veículo apresentou melhor absorção do itraconazol em 30%. Mais recentemente, foi lançada a formulação endovenosa, porém ainda não existem dados clínicos sobre o uso dessas formulações para a criptococose do sistema nervoso central. As soluções orais e intravenosas de itraconazol atualmente não estão disponíveis no Brasil.

Nos pacientes com AIDS, o itraconazol tem-se mostrado menos eficaz do que a anfotericina B + flucitosina na indução da terapêutica da meningite criptocócica. Os resultados do uso do itraconazol como terapêutica de manutenção nos pacientes com AIDS têm sido desencorajadores.

Outros agentes

É possível que os derivados triazólicos de segunda geração, como o voriconazol e o posaconazol, venham a ser também empregados na terapêutica da criptococose. Entretanto, há necessidade de se avaliar a eficácia e a segurança dessas drogas nessa infecção através de ensaios clínicos. Já as drogas inibidoras da parede celular pertencentes à classe das equinocandinas, como a caspofungina e a micafungina, não atuam em *C. neoformans*. Os dados *in vitro* de posaconazol têm mostrado atividade efetiva contra o *C. neoformans*, sugerindo ser um agente promissor no tratamento da meningite criptocócica. O voriconazol é dotado de amplo espectro e potência antifúngica e boa penetração no SNC. Recentemente foram relatados resultados encorajadores quando este derivado foi utilizado como terapêutica de resgate.

SITUAÇÕES CLÍNICAS DE DIFÍCIL MANEJO

HIPERTENSÃO INTRACRANIANA

A fisiopatologia da hipertensão intracraniana na meningite criptocócica envolve níveis variáveis de inflamação das meninges que interferem na reabsorção do líquido cefalorraquidiano. Quando a terapêutica é iniciada, ocorre um acúmulo de materiais osmóticos, tais como manitol e antígenos polissacarídeos, que podem ser liberados dentro do líquor devido à morte das leveduras. Nos pacientes com grande quantidade de fungos no líquor, pode desenvolver-se a síndrome de hipertensão intracraniana, com pressão liquórica lombar > 350 mm H_2O e com TCC ou ressonância magnética normais. Tais achados estão associados com edema de papila, reflexos patológicos, alterações auditivas e visuais e demora no clareamento micológico do líquor. Outros achados mais sérios incluem perda súbita da visão e/ou da audição, neuropatias e morte súbita. Aproximadamente mais de 60% dos pacientes com AIDS e meningite criptocócica apresentam interrupção da passagem do líquor através das vilosidades da aracnóide e pressão liquórica maior que 250 mmH_2O.

Diversos procedimentos têm sido realizados no sentido de reduzir os níveis de pressão intracraniana e, conseqüentemente, das seqüelas deste problema. A punção lombar seriada tem sido indicada em todos os pacientes com pressão liquórica inicial maior que 250 mm H_2O. Este procedimento melhora a remoção de material fúngico polissacarídeo e também alivia a pressão liquórica. Alguns autores têm alertado para o risco de herniação com essa técnica. Pacientes que permanecem com pressão liquórica elevada após quatro a sete dias sob punção lombar seriada diária devem ser submetidos a colocação de drenos lombares ou derivação ventrículo-peritoneal. Estes pacientes podem morrer de herniação intracraniana se o problema não for apropriadamente tratado.

Outros medicamentos têm sido utilizados para o controle da hipertensão intracraniana, como a acetazolamida, o manitol ou corticoesteróides. Entretanto, não há evidências científicas que sustentem o uso dessas medicações. O uso de esteróides tem sido associado com piora da doença pela diminuição da resposta imune.

A colocação de derivações ventriculoperitoniais ou ventriculoatriais tem sido utilizada no tratamento da hidrocefalia. A colocação de derivações não aumenta o risco de disseminação da doença, e isto pode ser feito logo no início do tratamento ou em qualquer momento durante a terapêutica antifúngica, não existindo necessidade de negativação micológica para a colocação da derivação.

ABSCESSO CEREBRAL POR *C. NEOFORMANS* OU CRIPTOCOCOMA

A presença de lesões focais ou múltiplas no parênquima cerebral pode ocorrer mesmo sem envolvimento das meninges. Os abscessos intracerebrais, também chamados de criptococomas, caracterizam-se por lesões com cápsula fibrosa e vários graus de reação inflamatória granulomatosa ou piogênica, podendo conter uma massa central de *Cryptococcus*. Tais lesões podem ser identificadas através da tomografia computadorizada cerebral ou da ressonância magnética, nos pacientes com AIDS em até 11% dos casos e em torno de 25% no hospedeiro normal. Outro tipo de lesão dessa categoria é o chamado pseudocisto de aspecto gelatinoso. Essas lesões caracterizam-se por coleções de fungos bem encapsulados e circundados por mínima ou nenhuma resposta inflamatória. Os exames radiológico e histopatológico mostram lesões com dilatação dos espaços perivasculares maiores que 3 mm. Na tomografia cerebral, observam-se lesões isodensas ou hipodensas que não captam contraste (Figura 38.4).

Menos frequentes são as lesões septadas dentro dos espaços intraventriculares e ao redor do plexo coróide. O tratamento dessas modalidades de lesões é o tratamento clínico. As recomendações do IDSA-MSG indicam a abordagem cirúrgica para lesões maiores que 3 cm. No entanto, esta conduta deve ser considerada no contexto dos dados clínicos e da evolução do paciente, uma vez que as lesões intraparenquimatosas podem persistir em exames de imagem, como a TCC e a ressonância, por mais de cinco anos em pacientes tratados com sucesso.

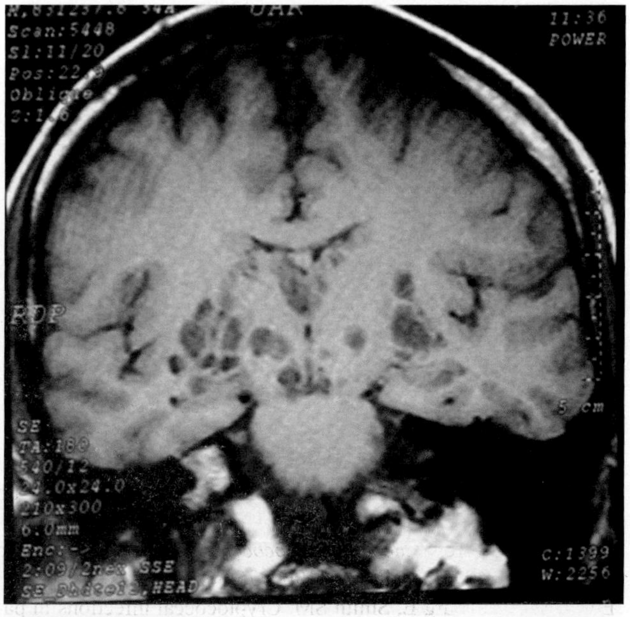

Figura 38.4 Neurocriptococose e AIDS. Ressonância magnética mostrando múltiplas imagens císticas arredondadas, septadas, com efeito de massa.

REFERÊNCIAS BIBLIOGRÁFICAS

Alejo L. Soil as natural reservoir for human pathogenic fungi. Science 1956; 123:876-879.

Bennet JE, WE Dismukes RJ, Duma G, Medoff MA, Sande H, Gallis J, Leonard BT, Fields M, Bradshaw H, Haywood ZA, McGee TR, Cate CG, Cobbs JF, Warner and DW, Alling. A comparison of amphotericin B alone and combined with flucytosine in the treatment of cryptococcal meningitis. N Engl J Med 1979; 301:126-131.

Boletim de DST e AIDS. Ministério da Saúde. Brasil. http://www.aids/gov.br/final/dados/aids. Dados revistos em 10/2/2002.

Calvo BM, Colombo AL, Fischman O, Santiago, Thompson L, Lazera M, Fukushima K, Nishimura K, Miyaji M, Moretti-Branchini ML. Antifungal susceptibility, varieties and electrophoretic karyotype of clinical isolates of *Cryptococcus neoformans* from Brazil, Chile and Venezuela. J Clin Microbiol 2001; 39:2348-50.

Campbell CK, Payne AL, Teall AJ et al. Cryptococcal latex antigen test positive in patients with *Trichosporon beigelii* infection. Lancet 1985; ii:43-4.

Casadevall A. & Perfect JR. Human cryptococcosis. In*: Cryptococcus neoformans*. ed. ASM press. Washington DC 1998; 407-56.

Chuck SL, Sande MA. Infections with Cryptococcus neo-formans in acquired immunodeficiency syndrome. N Engl J Med 1989; 321:794-9.

Clumeck N, Sonnet J, Taelman H et al. Acquired immuno-deficiency syndrome in African patients. N Engl J Med 1984; 320:492-7.

Cornell, SH and Jacoby CG. The varied computed tomo-graphic appearance of intracranial cryptococcosis. Radiology 1982; 143:703-7.

Correa, MPSC, Oliveira, EC, Duarte, RRBS, Pardal, PPO, Oliveira, FM, Sevdero LC. Criptococose em crianças no Estado do Pará, Brasil. Ver Soc Bras Med Trop 1999; 32:505-8.

Correa, MPSC, Severo, LC, Oliveira, FM, Irion, K, Londero, AT. The spectrum of computadorized tomography findings in central nervous system infection due to *Cryptococcus neoformans* var. *gatti* in immunocompetent children. Rev Inst Med Trop S. Paulo 2002; 44: 283-7.

Currie BP, Casadevall A. Estimation of the prevalence of cryptococcus infection among HIV infected individulals in New York City. Clin Infect Dis 1994; 19:1029-33.

de Gans JP, Portegies G, Tiessens JK. Eeftinck Schattenkerk, C. J. van Boxtel, R. J. van Ketel, and J. Stam. Itraconazole compared with amphotericin B plus flucytosine in AIDS patients with cryptococcal meningitis. AIDS 1992; 6:185-90.

Denning, DW, Tucker RM, Hanson LH, Hamilton JR and Stevens DA. Itraconazole therapy for cryptococcal meningitis and cryptococcosis. Arch Intern Med 1989; 149:2301-8.

Diamond RD and Bennett JE. Prognostic factors in crypto-coccal meningitis: a study in 111 cases. Ann Intern Med 1974; 80:176-81.

Denton JF, Di Salvo AF. The prevalence of *Cryptococcus neoformans* in various natural habitats. Sabouraudia 1968; 6:217-21.

Dromer F, Mathoulin S, Dupont B, Laporte A. Epidemiology of cryptococcosis in France: a 9 year survey (1985-1993). Clin Infect Dis 1996; 23:82-90.

Emmons CW. Prevalence of *Cryptococcus neoformans* in pigeon habitats. Public Health Rep 1960; 75:362-4.

Eng RHK, Bishburg E, Smith SM. Cryptococcal infections in patients with acquired immune deficiency syndrome. Am J Med 1996; 81:19-23.

Freeman, W. Torula infection of the central nervous system. J Psychol Neurol 1931; 43:2243-345.

Gallis HA, Drew RH and Pickard WW. Amphotericin B: 30 years of clinical experience. Rev Infect Dis 1990; 12:308-29.

Graybill JR, Sobel J, Saag M, van der Horst C, Powderly W, Cloud G, Riser L, Hamill R and Dismukes W. Diagnosis and management of increased intracranial pressure in patients with AIDS and cryptococcal meningitis. Clin Infect Dis 2000; 30:47-54.

Graybill JR and Sobel J. The role of lumbar puncture in the management of elevated intracranial pressure in patients with AIDS--associated cryptococcal meningitis – Reply. Clin Infect Dis 2000; 31:1310-11.

Kaplan MH, Roses PP, Armstrong D. Cryptococcosis in a cancer hospital. Clinical and pathological correlates in forty-six patients. Cancer 1977; 39:2265-74.

Kaufman L, Blumer S. Cryptococcosis: the awaking giant, abstr. 176-82. Proc. Forth International Conference on the Mycosis. PAHO Scientific publication no. 356, 1977.

Kazel TR. Virulence factors of *Cryptococcus neoformans*. Trends Microbiol 1995; 3:295-9.

Kerkering TM, Duma RJ, Shadomy S. The evolution of pulmonary cryptococcosis, clinical implications from a study of 41 patients with and without compromising host factors. Ann Intern Med 1981; 94:611-16.

Kovacs JA, Kovacs, J. A., A. A. Kovacs, P. M, W. C. Wright, G. V. J, C. U. Tuazon, E. P. Gelmann, H. C. Lane, R. Longfield, G. Overturb, A. M. Macher, A. S. Fauci, J. E. Parrillo, J. E. Bennett, and H. Masur. Kovacs AA, Pollis M et al. Cryptococcosis in the acquired immunodeficiency syndrome. Ann Intern Med 1985; 103:533-8.

Lazera MS et al. *Cryptococcus neoformans* var. *gatti* – incidence for a natural habit related to deacying wood in a pottery tree hollow. Med Mycol 1998; 36: 119-22.

Levin EA. Torula infection of the central nervous system. Arch Intern Med 1937; 59:667-84.

Littman ML. Cryptococcosis. Am J Med 1959; 27:976-98.

Littman ML, Borok R. Relation of the pigeon to crypto-coccosis: natural carrier state, heat resistance and survival of *Cryptococcus neoformans*. Mycopathol Mycol Appl 1968; 35:329-45.

Mathews VP, Alo PL, Glass JD, Kumar AJ and McArthur JC. AIDS-related CNS cryptococcosis: radiologic-pathologic correlation. AJNR Am J Neuroradiol 1992; 13:1477-86.

Mitchell TG, Perfect JT. Cryptococcosis in the era of AIDS-100 years after the discovery of *Cryptococcus neoformans*. Clin Microbiol Rev 1995; 8: 515-48.

Pappas PG, Perfect JR, Cloud GA, Larsen RA, Pankey GA, Lancaster DJ, Henderson H, Kauffman CA, Haas DW, Saccente M, Hamill RJ, Holloway MS, Warren RM and Dismukes WE. Cryptococcosis in human immunodeficiency virus-negative patients in the era of effective azole therapy. Clin Infect Dis 2001; 33:690-9.

Perfect JR and Wright KA. Amphotericin B lipid complex in the treatment of experimental cryptococcal meningitis and disseminated candidosis. J Antimicrob Chemother 1994; 33:73-81.

Pfaller MA, J. Zhang, S. A. Messer, M. E. Brandt, R. A. Hajjeh, C. J. Jessup, M. Tumberland, E. K. Mbidde, and M. A. Ghannoum. In vitro activities of voriconazole, fluconazole, and itraconazole against 566 clinical isolates of Cryptococcus neoformans from the United States and Africa. Antimicrob Agents Chemother 1999; 43:169-71.

Polsky, B., M. R. Depman, J. W. M. Gold, J. H. Galicich, and D. Armstrong. Intraventricular therapy of cryptococcal meningitis via a subcutaneous reservoir. Am J Med 1986; 81:24-8.

Popovich, M. J., R. H. Arthur, and E. Helmer. CT of intracranial cryptococcosis. AJR Am J Roentgenol 1990; 154:603-6.

Rippon, J.W. Cryptococosis. in *Medical Mycology. The pathogenic Fungi and the pathogenic actinomycetes*. Third ed. Philadelphia. Ed. W.B.Saunders Co. 1988; 582-609.

Rozenbaum R, Gonçalves AJ. Clinical epidemiological study of 171 cases of cryptococcosis. Clin Infec Dis 1994; 18:369-80.

Rozenbaum R, Gonçalves AJ, Wanke B et al. *Cryptococcus neoformans* varieties as agents of cryptococcosis in Brazil. Mycopathologia 1992; 119:133-6.

Saag, MS, Cloud GA, Graybill JR, Sobel JD, Tuazon CU, Johnson PC, Fessel WJ, Moskovitz BL, Wiesinger B, Cosmatos D,

Riser L, Thomas C, Hafner R and Dismukes WE. A comparison of itraconazole versus fluconazole as maintenance therapy for AIDS-associated cryptococcal meningitis. Clin Infect Dis 1999; 28:291-6.

Saag MS, Graybill RJ, Larsen RA et. Practice guidelines for the management of Cryptococcal disease. Clin Infec Dis 2000; 30:710-8.

Saros GA, Parker JD, Doto IL and Tosh FE. Amphotericin B in cryptococcal meningitis. Long-term results of treatment. Ann Intern Med 1969; 71:1079-1087.

Steele PE. Current concepts of fungal virulence. Adv Pathol Lab Med 1991; 4:107-119.

Taelman H, Clerinx J, Kagame A et al. Cryptococcsis, another growing burden in central Africa. Lancet 1991; 338:761.

White M, Cirrincione A, Bllevins A, Armstrong D. Crypto-coccal meningitis: outcome in patients with AIDS and patients with neoplasic disease. J Infect Dis 1992; 165:960-3.

Witt MD, Lewis RJ, Larsen RA, Milefchik EN, Leal MAE, Haubrich RH, Richie JA, Edwards JE, Jr. and Ghannoum MA. Identification of patients with acute AIDS-associated cryptococcal meningitis who can be effectively treated with fluconazole: The role of antifungal susceptibility testing. Clin Infect Dis 1996; 22:322-328.

Yamazumi T, Pfaller MA, Messer SA, Houston A, Hollis RJ and Jones RN. In vitro activities of ravuconazole (BMS-207147) against 541 clinical isolates of Cryptococcus neoformans. Antimicrob Agents Chemother 2000; 44:2883-2886.

39 *Histoplasmose*

Ricardo Negroni

INTRODUÇÃO

A histoplasmose clássica é uma micose sistêmica causada pelo fungo Histoplasma capsulatum var. capsulatum. O estágio miceliano deste microrganismo, se encontra em terras ricas em substâncias orgânicas, de pH ácido, em climas úmidos temperados ou subtropicais. As fezes de aves, de várias espécies de pássaros pretos, incrementam a qualidade de esporos deste fungo na terra e podem ocasionar focos de microepidemias. A infecção no homem e em várias espécies animais, especialmente cachorros e roedores, se produz pela inalação dos esporos do estágio micelial. A evolução da infecção depende do número de microaleu-riospores inalados e do estado imunológico do hóspede.

ETIOPATOGENIA

Histoplasma capsulatum var. capsulatum apresenta-se nos tecidos infectados com leveduras ovais de 3 a 5 μm de diâmetro com um só broto e com uma parede celular grossa, que não é tingida com os corantes de anilina, simulando uma cápsula. Esses elementos situam-se dentro de grandes macrófagos ou células gigantes, e raras vezes situam-se no interior de polimorfonucleares neutrófilos; nos doentes com imunocomprometimento grave, podem ser achados fora das células. Nas preparações tingidas com Giemsa ou Wrigth, estas leveduras apresentam uma massa cromática polar, intensamente azul e na forma de meia lua. No entanto, o resto do citoplasma é da cor celeste. Nos estendidos, H. capsulatum é Gram-positivo e nas preparações histopatológicas toma a cor vermelha com o PAS e se tinge nacor marrom escuro ou preto com a metenamina-prata de Grocott.

Em ágar glicosado de Sabouraud, ágar batata glicosado e lactrimel de Borelli, incubados a $28^{O}C$, desenvolve o estágio miceliano, que atinge a maturidade detrês a quatro semanas, com colônias de algodão branco-cinza ou de cor canela. Mostra um micélio hialino, ramificado e septado, de 2 a 4 μm de diâmetro e as micronídias são piriformes e de paredes lisas, e medem 2 a 5 μm de diâmetro. Já as macronídias são esféricas, de parede celular grossa e tuberculada ou com apêndices digitiformes; seu diâmetro varia de 15 a 20 μm.

Este microrganismo produz por copulação heterotálica e em meios de cultivos pobres, como ágar extrato de terra ou ágar extrato de levedura sem glicose, cleistotécios esféricos, de 100 a 150 μm de diâmetro, com hifas peridiales frouxas e filamentos grossos e espiralados. Esses frutos contêm ascos globulosos com oito ascósporos elípticos. A fase sexuada denomina-se Ajellomyces capsulatus e pertence à família Onygenaceae da subdivisão Ascomycotina. Noventa por cento das cepas de H. capsulatum isoladas de infecções humanas são do tipo sexual, razão pela qual é infrequente isolar a fase sexuada deste agente no laboratório clínico.

Em meios de Francis (ágar sangue cisteína) ou em ágar infusão de cérebro e coração com 5% de sangue de coelho, incubados a $37^{O}C$, desenvolve-se a fase leveduriforme. As colônias são cremosas; pregadas e de consistência branda, mostrando microscopicamente leveduras pequenas com broto único.

Histoplasma capsulatum é geneticamente heterogêneo, principais de cepas; as isoladas de um determinado lugar apresentam idêntico ADN.

O estágio miceliano de H. capsulatum pode confundir-se com fungos dos gêneros Chrysosporium, Sepedonium e Remispora, mas nenhum deles é dimorfo. Além disso, pode ser identificado por meio de provas de exoantígeno e de identificação do ADN (Gen-Probe).

Na maioria das vezes, a infecção ocorre por inalação de micronídias da fase filamentosa, as que penetram em elementos leveduriformes brotantes. Estes últimos se reproduzem dentro das células, progridem por contiguidade no parênquima pulmonar, logo invadem os gânglios linfáticos, hilo-mediatinais e finalmente disseminam-se pelo torrente sanguíneo. Esta fungemia, habitualmente assintomática, permite que H. capsulatum se espalhe por todos os tecidos ricos em sistema monocítico-histocitário e as estruturas linfáticas aderidas do trato gastrintestinal. Nas fases iniciais da infecção, a resposta inflamatória não é característica, com predomínio de polimorfonucleares neutrófilos nos primeiros dias, que depois são substituídos por linfócitos e macrófagos. Estes últimos são capazes de fagocitar as leveduras de H. capsulatum, mas, nesta fase, não podem lesar, permitindo assim, seu desenvolvimento intracelular. Após a segunda ou terceira semana de produzida a infecção, alguns clones de linfócitos CD_4+, de tipo Th1, sensibilizam-se e aumentam a produção de algumas citoquinas, cominterferon gama, fator estimulante de colônias de macrófagos, os que adquirem a capacidade de lesar as leveduras de H. capsulatum. Origina-se, assim, uma resposta de tipo protetor, com formação de granulomas epitelioides com células gigantes, uma área de necrose caseosa e uma zona periférica de fibrose colágena, que tende a se calcificar. Ao mesmo tempo, produz-se a virada até a positividade da prova cutânea com histoplasmina. Depois de duas semanas, pode-se detectar anticorpos específicos no soro. Este tipo de resposta imunológica conduz à cura espontânea da infecção primária, com focos residuais fibrosos ou calcificados, situados nos pulmões, nos gânglios linfáticos e no baço, podendo conter leveduras vivas ou mortas de H. capsulatum. Neste estado, as pessoas são muito resistentes a novas infecções; só raras vezes elasocorrem e quando acontece, o período de incubação e o curso da infecção são mais breves.

Excepcionalmente, têm-se registrado primos-infecções cutâneas, com a formação de nódulos localizados no sítio de penetração, linfangite nodular e adenomegalias satélites (síndrome cacriforme). Este quadro tende à cura espontânea.

As pessoas que sofrem processos obstrutivos do pulmão apresentam infecções por H. capsulatum que não curam espontaneamente. Surgem focos de pneumonite que se reativam em forma periódica, e com o tempo produz lesões do pulmão escavadas e crônicas.

As formas disseminadas progressivas de histoplasmose deve-se a falas da imunidade mediada por células. Naqueles casos em que não se conseguem antecedentes claros de imunodepressão, a resposta imune apresenta um predomínio de linfócitos Th2, que produzem um incremento de interleucinas 4 e 10, assim como do fator de necrose tumoral alfa. Este tipo de reação produz granulomas laxos, com grande proliferação de macrófagos, sem tendência à focalização da infecção. Os pacientes geralmente apresentam reação cutânea negativa à histoplasmina, produzem alto título de anticorpos séricos específicos e os macrófagos são menos aptos para fagocitar e lesar leveduras. Quanto mais grave for a fala da imunidade mediada por células, maior será o número de órgãos afetados e o curso da doença será mais agudo.

EPIDEMIOLOGIA

As áreas endêmicas de histoplasmose encontram-se amplamente distribuídas no mundo. A maior parte situa-se ao longo dos grandes vales fluviais ou na proximidade dos lagos; a temperatura média anual oscila entre os 15 a 20°C e a pluviometria varia entre os 800 e os 1.200 mm anuais.

Como já foi assinado, existem focos com maior densidade de esporos que se chamam "pontos epidêmicos". Estes podem se situar tanto dentro como fora das zonas endêmicas.

Esta micose tem sido achada em mais de 60 países do mundo, com predominância na América e na África. No continente americano, as áreas endêmicas de maior extensão situam-se ao longo dos vales dos rios Mississipi, Missouri e Ohio, na América do Norte e os vales do rio Orinoco, rio da Prata e a região da Serra do Mar na América do Sul. Têm-se diagnosticado casos autóctones na África, Austrália, Índia, meio e extremo Oriente. A incidência de histoplasmose na Europa é muito baixa, ainda há relatados casos na Itália.

Nas regiões de alta endemicidade, mais de 80% da população, com idade superior a 20 anos, apresenta reações cutâneas de hipersensibilidade atrasada à histoplasmina positiva. Estas não representam, no entanto, a totalidade das infecções, uma vez que as pessoas que não sofrem novas infecções por H. capsulatum tendem a negativizar esta prova depois de dois a três anos. A prova cutânea de histoplasmina é a arma mais simples e eficaz para o reconhecimento retrospectivo de infecções assintomáticas ou subclínicas. Esta reação serve afinal, para estabelecer a endemicidade de uma região. Outros procedimentos que podem ser utilizados para este último propósito são: o diagnóstico de casos de infecção em animais domésticos ou silvestres, o registro de pacientes autóctones da zona e o isolamento de H. capsulatum de amostras do solo.

A maior parte das infecções é assintomática ou surta com quadros respiratórios leves e autolimitados, que deixam como única sequela a hipersensibilidade à histoplasmina e focos de calcificação do pulmão, ganglionares e esplênicos. Este estado é denominado histoplasmose-infecção. As formas progressivas de histoplasmose, conhecidas como histoplasmose-doença, são muito menos frequentes e podem corresponder a formas pulmonares crônicas ou processos disseminados. As primeiras podem ser observadas em homens maiores de 50 anos, de cor branca, com doença obstrutiva broncopulmonar crônica. As formas disseminadas se apresentam em pacientes com diversos graus de compromisso da imunidade mediada por células, os mais frequentes são as infecções pelo vírus HIV ou os que recebem doses imunossupressoras de corticosteroides (doenças autoimunes, receptores de transplantes de órgãos). As formas disseminadas progressivas também têm sido comprovadas num número reduzido de pessoas sem antecedentes claros de imunodepressão, mas com idades extremas, em menores de dois e maiores de 54 anos de idade; neste último caso, há grande predomínio no sexo masculino.

Em condições naturais, não existe a transmissão inter-humana, nem dos animais ao homem. No entanto, têm-se relatado casos graves de histoplasmose disseminada em pessoas que receberam transplantes de órgãos, provenientes de pacientes que tinham infecções latentes por H. capsulatum.

O manuseio do estágio miceliano de H. capsulatum nos laboratórios de micologia deve ser realizado em câmeras de fluxo laminar e sob estritas condições de biossegurança. Isto porque o operador corre perigo pela inalação de micronídias.

Como medida preventiva, recomenda-se evitar a exposição desnecessária a fontes massivas de infecção (grutas habitadas por morcegos, limpeza de galinheiros, ingresso em lugares fechados com fezes de aves). Quando esta exposição não puder ser evitada, aconselha-se o uso de máscaras protetoras e molhar o solo com solução de formol a 3%. As pessoas em tratamento com corticoides, assim como, indivíduos com compromisso da imunidade mediada por células, devem evitar os lugares anteriormente mencionados, bem como o trabalho nos laboratórios de micologia.

Até agora não existem vacinas para uso humano, embora vários antígenos de H. capsulatum têm demonstrado serem eficientes na prevenção da histoplasmose murina, dentre eles, o antígeno H.

No Centro-oeste dos Estados Unidos, propôs-se o uso de itraconazol como profilaxia primária nos pacientes HIV positivos, com menos de 100 células CD2+/μl, devido a que os mesmos apresentam uma incidência de histoplasmose disseminada de 27%. Nas demais áreas endêmicas, consideram-se que esta medida seja desnecessária, devido à menor incidência de micoses, o que eleva o custo da atenção dos pacientes e cria dificuldades por sua interação com outros medicamentos. O uso de profilaxia secundária para os pacientes HIV positivos com histoplasmose disseminada é amplamente aceito em todo o mundo.

DIAGNÓSTICO

DIAGNÓSTICO CLÍNICO

Primo-infecção assintomática

Representa a maior parte das infecções primárias. Reconhece-se pela virada das provas cutâneas com histoplasmina de negativas a positivas. Raras vezes, detectam-se em exames de rotina focos de neumonites ou adenomegalias hilares. Em um terço dos casos, após meses ou anos, formam-se nódulos calcificados nos pulmões, nos gânglios linfáticos ou no baço. Só um quinto dos infectados apresentam reações de fixação de complemento positivas, que perdem o título e se negativizam ao se curar espontaneamente da infecção.

Infecção pulmonar aguda

Corresponde a primo-infecção sintomática. Apresenta uma ampla categoria de manifestações clínicas, desde casos que simulam um catarro ou uma gripe até neumopatias agudas graves com insuficiência respiratória. A intensidade da sintomatologia relaciona-se com a quantidade de micronídias inaladas. A maior parte destes casos se produz no surto de brotos epidêmicos, pelo contato com fontes de infecção massiva (exploração de guano de morcegos ou de galinhas com fertilizantes, exploração de cavernas com morcegos, demolição de galinheiros velhos etc.). No México, muitas primos-infecções são fatais devido à restrição respiratória produzida pelas fibroses ou as calcificações geradas ao curar os focos de pneumonites. A tosse é o sintoma mais frequente; observam-se, na totalidade dos casos, febre com mais de uma semana de duração. Astenia, anorexia, dor torácica, cefaleia e mialgias completam o quadro clínico. Radiologicamente, podem-se apreciar infiltrados pulmonares difusos, uni ou bilaterais, habitualmente para-hiliares. Podem observar-se também nódulos, únicos ou múltiplos e disseminados em ambos pulmões, com aumento do tamanho dos gânglios hiliares ou mediastinais. A extensão até os gânglios mediastinais pode produzir tosse seca e persistente, assim como atelectasia por compressão do brônquio fonte do lóbulo meio. A invasão dos gânglios subcarínicos pode dar origem ao compromisso paricárdico.

Depois de duas ou três semanas do contato infectante, e como consequência da hipersensibilidade aos antígenos de H. capsulatum, podem ser produzidas manifestações de hiperer-gia, tais como eritema nodoso, conjuntivite flictenular, pleurisia serfibirinosa, derrame pericárdico de tipo citrino e flogoses articular em 5 a 6% das infecções. A pericardite pode ser de evolução mais crônica e, tal como acontece na tuberculose, ocasiona uma invalidez prolongada. Em oportunidades determina processos agudos e graves, como o tampona-mento cardíaco, ou crônicos, como a pericardite constritiva.

Nesta forma clínica, produz-se a autolimitação e involução das lesões em um a três meses e deixa como sequelas calcificações pulmonares e extrapulmonares. Durante sua evolução, H. capsulatum pode ser isolado do escarro e com menor frequência de hemoculturas ou uroculturas. As reações sorológicas, particularmente as contra-imunoeletroforeses, atingem seu maior índice de positivização aos dois ou três meses e logo após se negativizam ou permanecem positivas com títulos muito baixos. As provas cutâneas com histoplasmina são positivas. Os exames de laboratório mostram aceleração da eritrosedimentação, leucocitose neutrófila e elevação dos níveis das enzimas hepáticas.

A convalescença pode durar várias semanas. Raras vezes, em pacientes imunocomprometidos graves, a primo-infecção sintomática não evolui e progride até dar origem a formas disseminadas agudas.

Histoplasmose pulmonar crônica

Esta forma clínica é idêntica à tuberculose avançada, fibrocaseosa, do adulto, e pode ser observada, principalmente, em pacientes do sexo masculino, com mais de 50 anos de idade e com antecedentes de DPOC. Quase a totalidade dos doentes exibe uma redução marcada do fluxo expiratório forçado no exame funcional respiratório. Seria ocasionada pela deficiente resposta do hóspede diante da primo-infecção pulmonar devido às alterações da arquitetura deste órgão.

Pode evoluir por brotos e suas principais manifestações são: tosse, expectoração mucopurulenta, raras vezes hemoptise, dor torácica, dispneia de esforço, febrícula vespertina, astenia, anorexia e perda de peso. O exame físico apresenta alterações próprias do enfisema pulmonar.

Radiologicamente, comprovam-se infiltrados pulmonares biapicais, engrossamento de ambas as camadas pleurais, cavidades uni ou bilaterais situadas nos vértices, retração dos lóbulos superiores, desvio da traqueia e nódulos pulmonares calcificados, situados habitualmente nos campos médios. Em princípio, as lesões radiológicas consistem em nódulos ou infiltrados difusos não escavados, situados em ambos os vértices. Logo aparecem cavidades de paredes finas. Estas lesões iniciais podem involuir sem tratamento em alguns casos. Pelo contrário, as grandes cavidades com paredes de uma espessura superior a 2 mm, não remitem espontaneamente. Esta forma clínica evolui até a insuficiência respiratória ou a caquexia, é fatal em 80% dos casos e apresenta pouca tendência a disseminar-se fora do pulmão

O isolamento de H. capsulatum a partir do escarro ou das secreções bronquiais é difícil, as provas de imunodifusão no gel de ágar e fixação de complemento são habitualmente positivas e a intradermorreação com histoplasmina mostra resultados variáveis, de acordo com o estado geral do paciente.

Os exames complementares de laboratório costumam apresentar elevação da hemossedimentação, anemia microcítica hipocrómica e, em alguns casos, aumento dos níveis de fosfatase alcalina.

Histoplasmose disseminada aguda e subaguda

Ocorre na primeira infância, em algumas zonas endêmicas, e em pacientes com compromisso grave da imunidade mediada por células, em especial aqueles que têm leucemias, linfomas e AIDS.

Clinicamente, predominam as manifestações gerais de um processo infeccioso grave: febre elevada e prolongada, perda de peso, astenia, diarreia ou vômito, hepatoesplenomegalia, adenomegalias múltiplas, lesões cutâneas pápulo-ulceradas, ulcerações da mucosa bucofaríngea e pancitopenia. As lesões cutâneas são muito frequentes na América Latina. São pápulas de 2 a 5 mm de diâmetro, vermelho violáceas, o vértice se ulcera e se cobre com uma crosta serohemática.

Com menor frequência, apresenta pápulo-vesículas catapo-riformes ou pápulas moluscoides.

As radiografias de tórax podem mostrar uma intersticiopatia micronodular de vértices e bases, de aspecto semelhante à tuberculose miliar. A quinta parte destes pacientes apresenta uma meningoencefalite com LCR claro, que compromete os núcleos da base do encéfalo. Os doentes relatam cefaleia, confusão mental, vertigem, convulsões, paralisia do reto externo ou outro par craniano e uma síndrome meníngea incompleta. O LCR é cristal de rocha com hiperproteinorraquia, reação de globulinas positiva e pleocitose linfocitária muito discreta, menos de 50 células/mm^3. Raras vezes, pode-se isolar H. capsulatum deste material, mas as reações de fixação do complemento e imunodifusão dão, às vezes, resultados positivos.

A síndrome de coagulação intravascular disseminada é observada em crianças e em pacientes com AIDS. Este tipo de histoplasmose aguda apresenta um quadro clínico com fala multissistêmica, similar ao das septicemias bacterianas graves.

As endoscopias digestivas podem mostrar lesões ulcerosas das mucosas gástricas ou colônica. As localizações ósseas aparecem nas crianças e nos imunocomprometidos graves; produzem dor, impotência funcional, tumefação das partes moles suprajacentes e imagens osteolíticas, habitualmente situadas nas metáfises dos ossos longos.

A tomografia axial computadorizada (TAC) de abdomen mostra hepatomegalia heterogênea, esplenomegalia homogênea e adenopatias abdominais ou retroperitoneais.

O agente etiológico é facilmente observado e cultivado nos materiais obtidos de variadas lesões ativas (biópsias cutâneas, mucosas, ganglionares, lavados broncoalveolares, etc.). As hemoculturas e as mieloculturas permitem isolar H. capsulatum em mais de 70% dos casos associados à AIDS. O citodiagnóstico de Tzanck do material obtido por raspagem das lesões cutâneas ou mucosas permite observar o agente causal no exame microscópico direto. As reações sorológicas mostram um comportamento variado, às vezes, com títulos muito elevados. Com frequência, essas reações são negativas nos casos associados a linfomas, leucemias e AIDS. A intradermorreação com histoplasmina é sempre negativa.

A evolução espontânea destas formas clínicas é fatal na totalidade dos casos, num lapso de dois a seis meses.

Histoplasmose disseminada crônica

Era a forma clínica mais comum na América do Sul antes da pandemia da AIDS. Ocorre com maior frequência em pessoas com mais de 50 anos, com um predomínio nato do sexo masculino, relação de 12:1 em respeito ao feminino. Os pacientes costumam mostrar deficiências imunológicas produzidas pela idade avançada, alcoolismo crônico, diabetes, tumores sólidos, doses baixas mais prolongadas de corticosteroides e pelos linfomas crônicos.

Os achados clínicos mais importantes são astenia, perda de peso e presença de lesões cutâneas ou mucosas. Estas últimas ocorrem aproximadamente em 90% dos casos; são polimorfas, ulceradas ou úlcero-vegetantes e situam-se na língua, mucosa jugal, faringe, tabique nasal e laringe. A hepatoesplenomegalia é pouco chamativa ou está ausente; os pulmões mostram infiltrados intersticiais difusos e simétricos, com predomínio nos campos meios. A insuficiência suprarrenal aparece em 10% dos casos que sofrem esta forma clínica, podendo chegar a produzir, um típico de Addison e a TAC exibe aumento ou destruição das glândulas.

As lesões mucosas se situam na boca e na faringe, mostrando um aspecto de úlceras pouco profundas, de bordas nítidas e, fundo levemente mamelonado, cobertas por secreções esbranquiçadas. Com menor frequência, tornam-se vegetantes ou mostram um aspecto de necrobioses esbranquiçada superficial que lembra ao líquen vermelho plano ou as leucoplasias.

A língua está afetada em 10% dos pacientes, é muito característica a presença de uma úlcera fissurada meio lingual, situada na união dos terços anteriores com o terço posterior da língua. Também se observam úlceras sublinguais e nas bordas laterais. As lesões bucofaríngeas acompanham-se de dor, odinofagia, sialorreia , macroglossia e mau estado dentário.

Aproximadamente, a metade dos pacientes exibe alterações laríngeas, situadas com maior frequência na supraglote. Produzem disfonia, disfagia, e, com menor frequência, dispneia obstrutiva. Podem referir também tosse e escarro mucopurulento. A laringoscopia mostra infiltração e edema do vestíbulo laríngeo, nódulos vermelhos sob uma base infiltrada e ulcerações de fundo granulomatoso com secreções branco-amareladas que as cobrem parcialmente. As lesões infraglóticas podem ser observadas por laringoscopia direta, são muito estenosantes e requer com frequência, realização de traqueostomia.

A destruição do subdorso nasal, com a presença de lesões granulomatosas ou ulceradas, é observada em 15% dos casos e pode-se confundir com a leishmaniose tegumentária americana (espúndia). As lesões cutâneas são menos frequentes que as mucosas, aparecem em torno de 10% dos casos. Apresentam-se com úlceras de bordas nítidas profundas, com fundo granulomatoso; ulcerações fissuradas com abundante secreção purulenta (este tipo de lesões situa-se principalmente nos pés); úlceras chancriformes dos genitais e pápulas acneiformes, de vértice ulcerado, pustuloso ou crostroso, similares às observadas nas formas disseminadas agudas. Nos pacientes que recebem corticoterapia intensa, aparecem focos de celulites nodular com tendência à ulceração (lúpus eritematoso sistêmico e transplantados renais).

O compromisso do sistema nervoso central é pouco frequente e seu quadro clínico não é característico. Produz uma meningioencefalite de evolução muito crônica e LCR cristal de rocha. Clinicamente, traduz-se nas alterações da conduta, cefaleia, convulsões e hidrocefalia interna. O LCR apresenta alterações similares às descritas a propósito da forma disseminada aguda. O elemento diagnóstico de maior importância é a positivação da prova de fixação de complemento com histoplasmina no LCR. Com menor frequência, produz quadros de massa ocupante endocraniana com sinais de focalização. O compromisso do sistema nervoso central produzido pela histoplasmose disseminada crônica pode apresentar-se como um processo clinicamente puro ou acompanhado de outras localizações desta doença.

Têm-se comprovado casos de endocardite crônica, e aortite por H. capsulatum.

H. capsulatum pode ser isolado das lesões focais e, às vezes, da punção-aspiração da medula óssea, mas as hemoculturas e uroculturas são habitualmente negativas. As provas de fixação de complemento e imunodifusão em gel de ágar podem ser positivas, no entanto, a prova cutânea com histoplasmina, proporciona resultados variáveis e é, com frequência, negativa nos casos mais graves.

Doença mediada imunologicamente

Compreende a histoplasmona, a fibrose mediastínica e a síndrome ocular possivelmente vinculada à histoplasmose.

Os histoplasmomas são lesões numurais dos pulmões, únicas ou múltiplas, de bordas bem definidas. São assintomáticos e só descobertos em estudos radiológicos ou tomográficos de cadastro. Crescem excentricamente em forma lenta e mostram calcificações com círculos concêntricos.

Em sujeitos com acentuada hipersensibilidade a antígenos de H. capsulatum, os focos de caseo e fibroses dos gânglios mediastínicos podem originar quadros graves. Os gânglios mais frequentemente comprometidos são os paratraqueais direitos e os subcarinianos, isto explica a maior frequência de atelectasias do lóbulo meio, com pressão das veias e artérias pulmonares, a aparição de síndrome da veia cava superior, a pericardite crônica, e a compressão extrínseca do esôfago. É comum observar nestes pacientes edemas da parte superior do tórax (edema em esclavina) e circulação venosa colateral.

Uma forma de coriorretinite nas zonas endêmicas de histoplasmose tem sido vinculada a esta infecção. É mais comum em mulheres de cor branca, entre os 30 e os 50 anos de idade; a maioria apresenta antígenos de histocompatibilidade de tipo HLA-B7. As provas cutâneas com histoplasmina são fortemente positivas, mas não tem sido verificado H. capsulatum nos cortes histopatológicos nem cultivado a partir dos olhos enucleados dos pacientes. Supõe-se que esta infecção origina-se pelo depósito de antígenos, liberados desde os focos pulmonares ou ganglionares, nas coroides. Esta síndrome tem sido observada fora das áreas endêmicas de histoplasmose, o que faz suspeitar a existência de outras causas. A reação inflamatória inicial provoca focos hemorrágicos e desprendimento de retina. Mais tarde, gera cicatrizes amareladas de bordas nítidas e evidências de coroidite. Os pacientes referem diminuição da visão, escotomas permanentes e 50% dos casos não tratados chegam à cegueira. A aplicação de fotocoagulação por raios laser é útil no controle deste quadro clínico.

Diagnóstico de Laboratório

O diagnóstico pode ser feito pela observação e pelo isolamento de H. capsulatum nos materiais obtidos das lesões e pelo estudo da resposta imune específica.

As amostras clínicas utilizadas são as biópsias de diversos tecidos, pele, mucosas, gânglios linfáticos, pulmões. Estas amostras devem dividir-se em duas porções: uma é colocada em solução salina isotônica estéril e utilizada para o estudo microbiológico; a outra é colocada em solução de formaldeído a 10% e empregada para o exame histopatológico. Também são utilizados lavados broncoalveolares, amostras de escarro, aspirados de medula óssea e sangue venoso ou arterial para hemoculturas. Para estes últimos, deve-se utilizar uma técnica de lise-centrifugação, seja com a equipe comercial Isolator, ou por meio de um procedimento artesanal com saponina a 5% e polianetol sulfonato de sódio a 0,4%. As mieloculturas e hemoculturas permitem o isolamento de H. capsulatum em mais de 65% dos casos disseminados graves.

O exame microscópico dos materiais não fixados em formol é feito por meio de estendidos tingidos com as técnicas de Giemsa ou Gram Weigert, que são examinados com mil aumentos. Os cortes histopatológicos são tingidos com PAS ou Grocott, já que nas preparações com hematoxilina-eosina é difícil de se observarem as leveduras de H. capsulatum.

As culturas são feitas no ágar glicosado, ágar mel de Sabouraud ou ágar batata glicosado com o agregado de cloranfenicol estreptomicina (100 µg/ml) e ciclohexímida (300 µg/ml). Faz-se a incubação a 28°C durante um mês.

Além disso, devem ser propagadas caixas de Petri com ágar infusão de cérebro e coração contendo 5% de sangue de coelho e antibiótico antibacterianos. Estas caixas incubam-se fechadas, a 35°C durante duas a três semanas.

Para a inoculação de materiais clínicos, empregam-se quatro a seis ratos por amostra que são injetados pela via intraperitoneal com 0,5 mL de uma suspensão homogênea do espécime em solução fisiológica estéril com antibióticos. Na quarta semana, os animais são sacrificados e se semeiam pedaços de fígado, baço e suprarrenais em meios de cultura com antibióticos. A inoculação ao rato é a técnica mais sensível, até agora, para detectar a presença de H. capsulatum nas lesões. É usada só excepcionalmente, em especial, para o diagnóstico das formas pulmonares crônicas em amostras de escarro.

As culturas da fase filamentosa só podem ser identificadas, com certeza, caso se consiga sua transformação à fase leveduriforme, ou caso se demonstre sua ação patogênica por meio da inoculação por via intratesticular à cobaia ou ao hamster, ou se recorre à técnica de extração de exoantígenos proposta por Standard e Kaufman. O diagnóstico de gênero e espécie pela identificação do DNA permite o reconhecimento de H. capsulatum a partir de colônias com desenvolvimento mínimo. Para tal fim, têm-se materiais comerciais Gen-Probe. A biologia molecular não realiza ainda, um papel destacado no diagnóstico da histoplasmose. Contudo, uma técnica de PCR resguardada, que tem sido ensaiada em modelos murinos, parece ser muito promissora em um futuro próximo.

A intradermoreção de histoplasmina diluída 1/100 produz, nas pessoas infectadas, a aparição de eritema e pápula maiores de 8 mm quando se lê a prova às 48 horas. Uma prova positiva significa infecção atual ou antiga. Só se pode suspeitar de infecção atual quando se comprova a virada da reação de negativo a positivo ou quando se trata de lactantes. Como assinalamos, pode ser negativa nos doentes graves e volta a dar resultados positivos quando o tratamento específico melhora. Produz reações cruzadas com a paracoccidioidina e a coccidioidina e sua principal utilidade é o reconhecimento retrospectivo das infecções assintomáticas.

As reações sorológicas atualmente empregadas para a demonstração de anticorpos específicos são: a imunodifusão no gel de ágar, a contraimunoeletroforese e a fixação de complemento. Os anticorpos, detectáveis por estas reações, só se fazem evidentes, habitualmente, nas formas progressivas da histoplasmose depois de três ou quatro semanas de iniciada a infecção.

A prova de imunodifusão em gel de ágar com histoplasmina apresenta as bandas M e H que são muito específicas e têm uma sensibilidade perto de 90%. Desta forma, pode-se fazer o diagnóstico indireto das histoplasmoses pulmonares crônicas e disseminadas. A contraimunoele-troforeses é algo mais sensível que a anterior e igualmente específica. Obtém-se o reativo utilizado por infiltração do desenvolvimento do micélio de H. capsulatum, num meio sintético com asparagina e sais, depois de seis meses de incubação a 28ºC. Os principais componentes são as glicoproteínas M e H: a primeira tem um peso molecular de 150 kDa e 55% de carboidratos; a segunda tem 32% de carboidratos e seu peso molecular é de 120 kDa. Atualmente, usamos, com muitos bons resultados, um extrato aquoso da fase leveduriforme de H. capsulatum, que demonstrou maior sensibilidade que a histoplasmina e ótima especificidade. Este reativo é também útil para provas de fixação de complemento.

As provas de fixação de complemento se fazem com histoplasmina e um antígeno da fase leveduriforme. Ao empregar ambos reativos, a sensibilidade desta reação aproxima-se a 100% e os anticorpos podem ser facilmente titulados, permitindo controlar a evolução da doença. Contudo, apresentam 25% de reações sorológicas cruzadas com a paracoccidioidina e a blastomicina. Os títulos superiores 1/16 são altamente sugestivos de histoplasmose ativa. Os títulos de anticorpos descem quando a micose melhora pelo tratamento específico e vão-se negativizar meses ou anos depois da cura clínica.

As provas sorológicas para mostrar anticorpos podem ser negativas em pacientes com imunodeficiências graves como os que padecem com AIDS, leucemia linfoblástica aguda, transplante de medula óssea. Nestes casos, é possível demonstrar a presença de um antígeno polissacarídeo termo-estável da parede celular de H. capsulatum em soro e urina, por meio do radioimunoensaio de fase sólida com anticorpos monoclonais. Esta técnica é particularmente útil quando repetida várias vezes e quando se utiliza urina concentrada. No entanto, sua realização exige alto custo e não há materiais comerciais para realizá-la. Este problema tem sido superado por uma técnica de ELISA dupla sandwich, que persegue o mesmo propósito e que se adapta mais facilmente à produção comercial. Sua sensibilidade é de 95%, mas a especificidade é pobre, apresenta reação cruzada com outros fungos dimorfos.

Tratamento

Várias drogas antifúngicas têm demonstrado boa atividade diante de H. capsulatum: anfotericina B, itraconazol, ketoconazol e, em menor proporção, fluconazol. Dos antifúngicos mais recentes, o acetato de caspofungina é pouco eficaz e o posaconazol e o voriconazol, dois traizólicos ainda em fase experimental, têm demonstrado ser muito ativos diante deste fungo dimorfo, tanto in vivo como *in vitro*. Ademais, certas drogas sem atividade antifúngica, aumentam a eficácia dos compostos assinalados anteriormente, tal é o caso do interferon gama i e da cloroquina. Ambos melhoram a capacidade fagocitária e lítica dos macrófagos.

As formas de primo-infecção respiratória sintomáticas são habitualmente autolimitadas e não requerem tratamentos específicos. Esses casos que evoluem com hipóxia (distress respiratório) devem ser tratados com corticosteróodes em doses equivalentes a 60 a 80 mg/dia de prednisona. Durante o tratamento com corticosteroides, o paciente requer a proteção com itraconazol em doses de 200 a 400 mg/dia. Os pacientes que apresentam sintomas depois de um mês de evolução são geralmente tratados com antifúngicos. Nos casos leves ou moderados, indica-se itraconazol, à razão de 200 mg/dia, numa só dose por via oral, após uma refeição, e durante três meses. Os casos mais graves são tratados inicialmente com anfotericina B intravenosa, à razão de 50 mg/dia ou 0,7 mg/kg/dia, durante duas semanas, seguido de itraconazol oral, em doses de 200 mg, durante três meses.

As reações de hipersensibilidade que acompanham a primo-infecção, tais como eritema nodoso, pleuresia, pericardite e artrite, melhoram com administração de aspirina e antiinflamatórios não esterídeos. Também nestes casos é necessária a proteção antifúngica.

As formas pulmonares crônicas de histoplasmose progridem lentamente, e em anos determinam uma restrição respiratória grave e conduzem à caquexia. O tratamento antifúngico melhora as expectativas de vida, reduz os sintomas pulmonares e melhora o aspeto radiológico das lesões. Também torna negativos os cultivos das secreções bronquiais. Habitualmente, respondem bem ao itroconazol, em doses diárias de 200 mg, durante seis a 12 meses. Só se emprega a anfotericina B nas primeiras semanas de tratamento nos casos mais graves; a dose diária é de 0,8 mg/kg. Nesta forma clínica, costuma-se observar recidivas depois de interrompido o tratamento e aconselha-se acompanhar o paciente por um longo período de tempo. A extirpação cirúrgica de cavidades não é habitualmente indicada.

As formas disseminadas de histoplasmose são usualmente fatais sem tratamento. A anfotericina B e o itraconazol são eficazes em mais de 90% dos casos.

Nas formas disseminadas crônicas, o tratamento de eleição é o itraconazol por via oral, em doses de 100 a 200 mg/dia, durante seis meses.

Nas formas subagudas associadas à AIDS ou a outras causas de imunodeficiências graves, também o itraconazol é útil, em doses de 400 mg/dia, em duas tomadas após as refeições, durante os primeiros três meses. Depois de feita a remissão clínica, completa-se mais três meses de tratamento com a metade da dose; nos casos associados à AIDS, indica-se profilaxia secundária com 100 mg/dia. Este tratamento só pode ser interrompido quando o doente realiza tratamento antirretroviral de alta eficácia e apresenta duas determinações de carga viral com resultado não detectável, acompanhadas de reconto de células CD4 superiores a 150 ou 200/μL.

A anfotericina B está indicada como primeira eleição nos doentes que padecem de tuberculose associada, pela necessidade de usar rifampicina; nos que apresentam diarreia ou vômitos ou os que recebem neutralizantes da acidez gástrica, bloqueadores de receptores H2, ciclosporina, fenitoína e terfenalina ou, os que padecem de formas agudas de histoplasmose disseminada e se presume uma evolução fatal em curto prazo. A dose diária é de 0,7 a 0,8 mg/Kg de peso e a dose total não deve ser inferior a 35 mg/Kg de peso.

O tratamento das meningites por H. capsulatum não brinda resultados satisfatórios. O itraconzaol não é indicado habitualmente pela sua baixa concentração no líquido cefalorraquidiano e a anfotericina B intravenosa, em doses totais de 35 a 40 mg/Kg de peso, consegue a remissão clínica em torno de 75% dos pacientes. Contudo, as recorrências são frequentes durante os primeiros anos posteriores ao tratamento. Por essa razão, indica-se fluconazol por via oral, à razão de 100 ou 200 mg/dia, com tratamento supressivo, durante um ano. Essa droga pode não ser eficaz em casos de resistência secundária de H. capsulatum, induzida pelo tratamento prolongado. A administração intratecal ou intraventricular de anfotericina B é perigosa e convém não indicá-la nesta micose. Em casos de extrema gravidade, esta droga deve ser administrada em doses de 0,1 a 0,5 mg diluídos em 5 mL de LCR com 20 mg de hidrocortisona, três vezes por semana.

As lesões cerebrais produzidas por H. capsulatum costumam responder bem ao tratamento, com itraconazol como anfotericina B nas doses usuais para as formas disseminadas desta afecção.

Os pacientes com insuficiência suprarrenal podem ser compensados com a administração diária de 30 mg de hidrocortisona por via oral.

O uso das fórmulas lipídicas da anfotericina B está restrito aos casos de intolerância à anfotericina B desoxicolato. A dose diária varia de 3 a 5 mg/kg de peso e seu elevado custo impede o uso mais frequente.

Nos histoplasmomas pulmonares, devido a seu difícil diagnóstico diferencial com os tumores de pulmão, costuma-se indicar a ressecção cirúrgica. Alguns casos de granulomas mediastinais podem comprimir estruturas importantes ao produzir fístulas. Melhoram-se estes casos com administração de itraconazol 200 mg/dia, durante seis meses. Na fibrose mediatinal, pode ser necessária a cirurgia para desbridar e liberar estruturas comprimidas pela fibrose; todavia, deve-se ter ciência de que esta é uma cirurgia de alto risco, com uma taxa de mortalidade perto de 25%. Por isso mesmo, só será indicada em casos de risco de vida. Na síndrome ocular presumivelmente vinculada à histoplasmose, empregam-se corticosteroides e raios laser.

REFERÊNCIAS BIBLIOGRÁFICAS

Alsip S, Dismukes WE. Approach to the patient with suspected histoplasmosis. In: Remington JS, Swartz MN (eds). Current Clinical Topics in Infectious Diseases. New York, Mc Graw-Hill 1986; pp. 254-296.

Arechavala A, Robles AM, Negroni R, Bianchi M, Taborda A. Valor de los métodos directos e indirectos de diagnóstico en las micosis asociadas al SIDA. Rev Inst Med Trop. São Paulo 1993; 35:163-169.

Bialek R, Fisher J, Feucht A, Najvar LKet al. Diagnosis and monotoring of murine histoplasmosis by a nested PCR assay. Journal of Clinical Microbiology 2001; 39(4):1506-1509.

Bianchi M, Robles AM, Vitale R, Helou S, Arechavala A, Negroni R. The usufulness of blood culture in diagnosing HIV-related systemic mycoses: evaluation of a manual lysis centrifugation method. Medical Mycology 2000; 38:77-80.

Buck BE, Malinin TI, Davis JH. Transmission of histoplas-mosis by organ transplantation. New England Journal of Medicine 2001; 344(4):310.

Clemons KV, Lutz JE, Stevens DA. Efficacy of interferon gamma and amphotericin B for the treatment of systemic mu-rine histoplasmosis. Microbes and Infection 2001; 3(1):3-10.

Deepe GS, Jr, Gibbons R. Protective efficacy of H antigen from Histoplasma capsulatum in a murine model of pulmonary histoplasmosis. Infection and Immunity 2001; 69(5):3128-3134.

Garringer TO, Wheat LJ, Brizendine EJ. Comparison of an established antibody sandwich method with an inhibition method of Histoplasma capsulatum antigen detection. Journal of Clinical Microbiology 2000; 38(8):2909-2913.

George RB, Penn RL. Histoplasmosis. In: Sarosi G, Davies S (ed). Fungal diseases of Lung, 2th edition. New York, Raven Press 1993; pp. 39-50.

Goodwin JE, Lloyd R, Des Prez R. Histoplasmosis in normal host. Medicine 1981; 60:231-266.

Goodwin RA, Shapiro JL, Thurman GH, Thurman SS, Des Prez R. Disseminated histoplasmosis. Clinical and pathologic correlations. Medicine 1980; 59:1-33.

Graybill JR. Histoplasmosis. In: Jacob PH, Nall L (eds). Antifungal drug therapy. A complete guide for the practioner. New York, Marcel Dekker, Inc. 1990; pp. 207-216.

Kwon-Chung KJ, Bennett JE. Histoplasmosis. In: Kwon-Chung KJ, Bennett JE. Medical Mycology. Lea & Febiger. Philadelphia 1992; pp. 464-513.

Limaye AP, Connolly PA, Sagar M, Fritsche TR et al. Transmission of Histoplasma capsulatum by organ trans-plantation. New England Journal of Medicine 2000; 343(16): 1163-1166.

Muniz M de, Pizzini CV, Peralta JM, Reiss E, Zancopé Olivera RM. Genetic diversity of Histoplasma capsulatum strains isolated from soil animals and clinical specimens in Rio de Janeiro State, Brazil, by a PCR-based random amplified polymorphic DNA assay. Journal of Clinical Microbiology 2001; 39(12):4487-4494.

Negroni R, Arechavala A, Robles A.M. Histoplasmosis diseminada crónica como afección oportunista. Med. Cutánea Ibero-Latino-Amer 1987; 15:377-383.

Negroni R, Robles AM, Arechavala A, Taborda A. Itraconazole in human histoplasmosis. Mycoses 1989; 32:123-130.

Negroni R, Taborda A, Robles AM, Arechavala A. Itraconazole in the treatment of histoplasmosis associated with AIDS. Mycoses 1992; 35:281-287.

Negroni R. Clinical spectrum and treatment of classic histoplasmosis. Rev Iberoamer Micol 2000; 17:159-167.

Negroni-Briz R. Histoplasmosis. In: Torres Rodriguez JM et al. Micología Médica. Masson, Barcelona 1993; pp. 247-256.

Perrota D, Abrantes R, Canteros C, Rodero L, Davel G. Molecular characterization of isolates of Histoplasma capsulatum var capsulatum by RAPD-PCR in Argentina. Revista Argentina de Microbiología 2001; 33(3):160-166.

Salfelder K. Histoplasmosis. in: Salfelder K (ed). Atlas of fungal pathology. Boston, Londres, Kluwer Academic Publisher; 1990.

Wheat JL, Kohler RB, Tewari RP. Diagnosis of disseminated histoplasmosis by detection of Histoplasma capsulatum antigen in serum and urine specimens. N Engl J Med 1986; 314:83-88.

Wheat JL, Slama TG, Zeckel ML. Histoplasmosis in the acquired immunodeficiency syndrome. Amer J Med 1985; 94:331-337.

Wheat JL. Histoplasma capsulatum. In: Yu V, Merigan TC, Barriere SL (eds). Antimicrobial therapy and vaccines. Baltimore, Williams & Wilkins 1999; 1109-1113.

40 Paracoccidioidomicose

Rinaldo Poncio Mendes

INTRODUÇÃO

A paracoccidioidomicose (PCM) é a principal micose sistêmica endêmica da América Latina, causada pelo fungo termodimórfico Paracoccidioides brasiliensis, que acomete principalmente trabalhadores rurais do sexo masculino, em geral com mais de 30 anos de idade. Doença granulomatosa primária do homem, descrita por Adolpho Lutz em 1908, compromete com maior frequência pulmões, sistema fagocítico mononuclear, pele, mucosa das vias aerodigestivas superioras, adrenais e tubo digestivo, motivo pelo qual, suas principais manifestações clínicas, se encontram relacionadas a esses órgãos.

O P. brasiliensis foi poucas vezes isolado do solo, e seu nicho ecológico ainda é desconhecido. Inalado pelo homem, leva à formação do complexo primário, de forma semelhante à da tuberculose, cuja evolução depende da interação entre hospedeiro, parasita e ambiente, sendo a infecção paracoccidioidica muito mais frequente, em indivíduos saudáveis que a PCM. O aparecimento da doença depende do estado imune do paciente no momento em que ocorre a infecção ou da reativação de focos quiescentes.

CLASSIFICAÇÃO

Já foram feitas muitas propostas de classificação das formas clínicas da PCM, o que demonstra que nenhuma delas foi aceita pelos diversos pesquisadores do tema. Essas classificações têm como base a topografia das lesões, a história natural da doença ou a apresentação clínica dos pacientes.

A Tabela 40.1 apresenta a interação entre o P. brasiliensis e o homem, que determina a existência de infecção ou de doença, assim como as formas clínicas da PCM.

Esta classificação baseia-se em critérios estabelecidos por um grupo de especialistas reunidos no III Congresso Internacional sobre Paracoccidioidomicose, realizado em Medellín (Colômbia), com algumas modificações baseadas no estudo das formas agudas ou subagudas, na introdução da forma regressiva, bem estabelecida em outras micoses sistêmicas e, por fim, na caracterização de gravidade.

A forma regressiva da PCM representa o tipo mais benigno da doença, em que o paciente apresenta apenas manifestações clínicas leves, em geral envolvendo os pulmões, e reação cutânea à paracoccidioidina. Nesses casos, a regressão clínica ocorre mesmo sem tratamento. Esta forma clínica tem sido poucas vezes diagnosticada, pois o desconhecimento do nicho ecológico do P. brasiliensis impede que se relacione um contato suspeito com manifestações clínicas autolimitadas, cuja etiologia acaba sendo creditada a outros agentes infecciosos.

Tabela 40.1 Interação entre o Paracoccidioides brasiliensis e o homem. Formas clínicas da paracoccidioidomicose.

- Infecção paracoccidioidica
  - Paracoccidioidomicose (doença)
    - Forma regressiva
    - Formas progressivas
      - Forma aguda ou subaguda (forma juvenil)
        - Com adenomegalia superficial (formas moderadas e graves)
        - Com comprometimento abdominal ou digestivo (formas graves)
        - Com comprometimento ósseo (formas graves)
        - Com outras manifestações clínicas (formas moderadas ou graves)
      - Forma crônica (tipo adulto)
        - Formas leves
        - Formas moderadas
        - Formas graves
  - Formas sequelares

As formas aguda e crônica constituem doença progressiva e se caracterizam pela presença de sinais e sintomas relacionados ao comprometimento de um ou mais órgãos. A caracterização dessas formas clínicas é feita em função da idade do paciente, da duração da doença, das manifestações clínicas, da presença de doenças associadas e fatores agravantes, da avaliação do estado geral e nutritivo, da radiografia simples de tórax, da resposta ao teste cutâneo com paracoccidioidina e dos níveis séricos de anticorpos anti-P. brasiliensis, determinados pela reação de imunodifusão dupla em gel de ágar (ID).

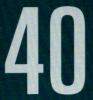

A forma aguda ou subaguda da PCM em geral compromete crianças, adolescentes e adultos jovens, motivo pelo qual é também denominada forma juvenil; ela apresenta história clínica de curta duração, com mediana de dois meses, e exibe manifestações clínicas compatíveis com o comprometimento do sistema fagocítico mononuclear, isto é, hipertrofia de linfonodos, hepatomegalia e/ou esplenomegalia e, com menor frequência, acometimento de medula óssea. Nesta forma clínica, o acometimento mucoso é pouco frequente, ocorrendo em 17 a 20% dos casos, e o pulmonar é ainda menor, estando presente em 5 a 10% dos pacientes.

No entanto, o P. brasiliensis pode ser isolado do lavado brônquico de pacientes com a forma juvenil, que não apresentam comprometimento pulmonar demonstrável por manifestações clínicas ou radiológicas. Nestes casos, os pulmões se comportam apenas como porta de entrada.

De acordo com as manifestações predominantes, a forma aguda ou subaguda pode ser subdividida em quatro formas clínicas: a. com adenomegalia superficial; b. com comprometimento abdominal ou digestivo; c. com comprometimento ósseo; d. com outras manifestações clínicas (Tabela 40.1).

Por outro lado, não tem sido infrequente encontrar pacientes com PCM, cuja expressão clínica se caracteriza como da forma aguda ou subaguda, mas que se encontram na idade adulta. A forma clínica desses doentes deverá ser caracterizada como aguda ou subaguda, nestes casos também denominada tipo juvenil. Estudo recente demonstrou que pacientes com menos de 30 anos de idade e com PCM aguda ou subaguda apresentam maior incidência de lesões cutâneas, maior frequência e intensidade de eosinofilia e níveis séricos mais elevados de anticorpos precipitantes, determinados pela reação de ID, que os doentes com mais de 29 anos. Essas diferenças permitem caracterizar a existência de um padrão clínico-laboratorial de forma aguda ou subaguda que se manifesta em crianças, adolescentes e adultos jovens comoutro, verificado no adulto.

Com a finalidade de se estabelecer a conduta terapêutica e de se avaliar o prognóstico, as formas agudas ou subagudas podem ser classificadas em moderadas e graves. Nas formas agudas ou subagudas, a possibilidade de um comprometimento leve nunca é considerada, pois a instalação rápida da doença e o intenso comprometimento do sistema fagocítico mononuclear, sugerem grande depressão da resposta imune celular específica.

A Tabela 40.2 apresenta os achados clínicos e laboratoriais observados com frequência nas apresentações moderadas e graves das formas agudas ou subagudas. Todos os achados relacionados na Tabela 40.2 devem estar presentes para que uma apresentação clínica possa ser caracterizada como moderada; ao contrário, a presença de apenas três das características listadas são suficientes para definir a forma grave.

A forma crônica da PCM em geral compromete adultos com mais de 30 anos de idade, que apresentam doença de longa duração, com frequência acima de seis meses. O acometimento pulmonar é a regra, embora possa faltar em alguns casos, e o da mucosa das vias aerodigestivas superiores é muito frequente. A adenomegalia também pode ser observada, mas não constitui achado dominante.

As formas crônicas são classificadas, segundo gravidade, em leves, moderadas e graves.

Os pacientes com a forma crônica leve apresentam bom estado geral e nutricional, com emagrecimento que não excede 5% de seu peso corpóreo normal. O acometimento pulmonar, muito frequente nas formas crônicas, é leve ou pode mesmo estar ausente. O comprometimento tegumentar, especialmente das mucosas das vias aerodigestivas superiores, é discreto ou está ausente. A adenomegalia, quando presente, limita-se às cadeias do segmento cefálico, e é do tipo inflamatório não supurativo. Esses pacientes não exibem manifestações clínicas de comprometimento de outros órgãos, aparelhos e sistemas. Nesses pacientes, os níveis séricos de anticorpos anti-P. brasiliensis são baixos e a resposta à injeção intradérmica de paracoccidioidina é de forte reator. Por fim, deve-se registrar que todos os critérios propostos têm que ser observados para que se caracterize a forma crônica como leve.

No outro extremo encontram-se os pacientes que apresentam as formas crônicas graves, com intenso comprometimento de seu estado geral e nutricional, com emagrecimento acima de 10% de seu peso corpóreo habitual. As manifestações respiratórias são intensas, e a radiografia de tórax revela extenso comprometimento pulmonar. A adenomegalia, quando presente, não se limita às cadeias cervicais e é do tipo tumoral ou supurativo. As lesões tegumentares em geral se encontram presentes e são graves. O comprometimento de outros órgãos, como por exemplo, adrenais e sistema nervoso central, é observado com frequência. Esses pacientes em geral apresentam níveis séricos elevados de anticorpos anti-P. brasiliensis, acompanhados de ausência de resposta à

Tabela 40.2 Classificação das formas agudas ou subagudas da paracoccidioidomicose em função da gravidade.

Achado	Gravidade	
	Moderado (Todos os Achados)	Grave (Três ou MaisAchados)
Tipo de adenomegalia	Inflamatório não supurativo	Tumoral ou supurativo
Hepatomegalia e/ou esplenomegalia	Ausente ou presente (leve)	Presente (intensa)
Comprometimento do estado geral e nutritivo	Ausente ou presente (leve)	Presente (intenso)
Acometimento de outros órgãos	Ausente	Presente
Reação intradérmica à paracoccidioidina	Positiva (> 5 mm)	Negativa (< 5 mm)
Níveis séricos de anticorpos, por imunodifusão	Baixos a moderados	Elevados

injeção intradérmica da paracoccidioidina. Por fim, deve-se registrar que o encontro de três dos critérios assinalados é suficiente para caracterizar um paciente como tendo a forma crônica grave de PCM.

As formas crônicas moderadas de PCM ocupam uma posição intermediária entre esses dois pólos. Os pacientes em geral apresentam um comprometimento moderado de seu estado geral e nutricional, com perda de 5 a 10% de seu peso corpóreo normal. Esses doentes em geral não apresentam manifestações clínicas de comprometimento de outros órgãos, aparelhos ou sistemas, tais como adrenais, sistema nervoso central, tubo digestivo e ossos. Os pacientes apresentam níveis séricos moderados de anticorpos específicos e resposta, também moderada, ao teste intradérmico com paracoccidioidina.

É muito heterogêneo o grupo de pacientes que apresentam essa forma clínica de PCM. Há doentes que mostram quase todos critérios para inclusão na forma leve. São pacientes com a forma moderada, porém muito próximos da leve, e por isso podem ser classificados como apresentando a forma "leve para moderada" da doença. Por outro lado, há pacientes que revelam apenas um ou dois dos critérios necessários para caracterizar-se a forma grave. Esses pacientes apresentam a forma moderada, mas se encontram muito próximos da forma grave, motivo pelo qual podem ser classificados como tendo a forma "moderada para grave" da doença. Por fim, existe um grupo de doentes cujos critérios de gravidade estão igualmente distantes das formas leves e graves, motivo pelo qual, sua forma clínica deve ser caracterizada simplesmente como "moderada".

A Tabela 40.3 apresenta os critérios clínicos e laboratoriais que caracterizam as formas leves e graves da PCM crônica.

DIAGNÓSTICO LABORATORIAL

O diagnóstico da PCM é feito pela demonstração do P. brasiliensis no material analisado. O microscópio óptico comum permite sua visualização, de tal forma que a morfologia e a reprodução em exogemulação múltipla, característica da forma parasitária do fungo, permitem sua identificação. No entanto, as formas pequenas do fungo podem ser confundidas com o Histoplasma capsulatum var. capsulatum, ou mesmo com amostras pouco capsuladas de Cryptococcus neoformans, em especial em exames anatomopatológicos. Nesses casos, impõe-se o cultivo do material examinado, a inoculação em animais suscetíveis ou a reação de imunofluorescência, com soros hiperimunes marcados com fluoresceína.

A pesquisa do P. brasiliensis no escarro é mais difícil do que em raspado de lesões tegumentares e em secreções ganglionares, onde é grande a quantidade de fungos. Essa pesquisa foi inicialmente feita por simples exame direto e a fresco, entre lâmina e lamínula. A seguir, sugeriu-se clarificar o escarro com soda ou potassa e, por fim, sua homogeneização. A taxa de positividade do exame em escarro homogeneizado é muito maior que a observada no exame micológico direto.

Na grande maioria dos casos, essas técnicas permitem a identificação do fungo no escarro. Preconiza-se a realização de exame micológico de escarro em três dias consecutivos, voltando-se a colher nova amostra somente quando a pesquisa resultou negativa.

Alguns serviços também utilizam a técnica da citoinclusão do escarro em parafina, corando-se os cortes pela hematoxilina-eosina (HE) e pela prata (Gomori-Grocott). Este método permite a conservação da lâmina por vários anos, a preservação dos blocos de parafina com o escarro incluído e o preparo de novos cortes, que poderão ser corados para a pesquisa de bacilos álcool-ácido resistentes ou de células neoplásicas. Trata-se de técnica dispendiosa e demorada, que pode ser utilizada em casos selecionados. Deve-se registrar que a coloração pela prata facilita a visualização do fungo e constitui um auxílio valioso, principalmente quando não se dispõe de um micologista experiente.

A sensibilidade dos métodos de pesquisa do P. brasiliensis no escarro tende a ser um pouco menor em doentes que apresentam, à radiografia de tórax, comprometimento pulmonar do tipo intersticial puro, quando então se deve ampliar o número de amostras pesquisadas.

O cultivo do P. brasiliensis deve ser feito em um dos seguintes meios: Mycosel (BBL) ou Mycobiotic ágar (Difco), SAHBHI (Difco), ágar Sabouraund e ágar extrato de levedura. O escarro deve ser digerido com pancreatina ou N-acetil-L-cisteína para, a seguir, semeá-lo em meios apropriados e à temperatura ambiente. O P. brasiliensis apresenta crescimento lento, de forma que o resultado do cultivo é em

Tabela 40.3 Classificação das formas crônicas da paracoccidioidomicose em função da gravidade.

Achado	Gravidade	
	Moderado (Todos os Achados)	Grave (Três ou Mais Achados)
Comprometimento pulmonar e/ou tegumentar	Ausente ou presente	Presente (intenso)
Tipo de adenomegalia	Inflamatório não supurativo	Tumoral ou supurativo
Comprometimento do estado geral e nutritivo	Ausente ou presente (leve)	Presente (intenso)
Acometimento de outros órgãos	Ausente	Presente (adrenais, sistema nervoso central, trato digestivo e ossos, entre outros)
Reação intradérmica à paracoccidioidina	Forte (> 10 mm)	Negativa (< 5 mm)
Níveis séricos de anticorpos, por imunodifusão	Baixos	Elevados

geral avaliado cerca de quatro semanas após a semeadura do material clínico.

A transformação da fase filamentosa para a leveduriforme, que caracteriza a espécie, deve ser feita semeando-se o fungo em meio de Kelley com hemoglobina, mantendo-se o cultivo a 35 a 36ºC.

A pesquisa do fungo em fragmento de tecido é feita por exame anatomopatológico, em cortes corados por HE e Gomori-Grocott, como revelam as Figuras 40.1 e 43.2. Parte do material pode ser triturado em graal estéril, para exame entre lâmina e lamínula e cultivo.

O encontro de anticorpos séricos específicos tem valor apenas preditivo, pois vários antígenos são comuns ao P. brasiliensis e a outros fungos, e já foram detectadas reações cruzadas com outras micoses sistêmicas, em especial a histoplasmose clássica.

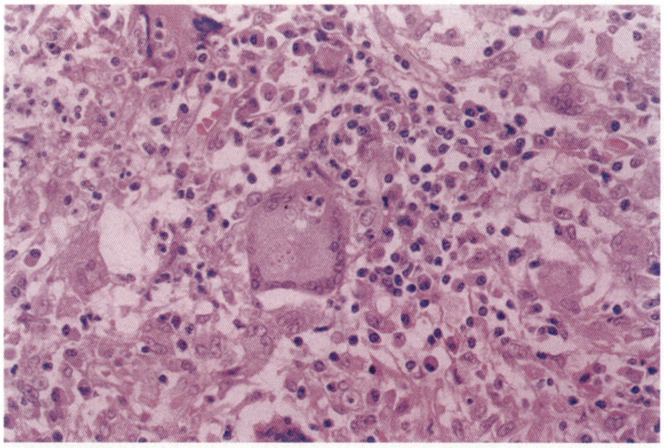

Figura 40.1 Próstata: granulomas epitelioides frouxos, com células gigantes multinucleadas e infiltrado linfoplasmocitário; há pequenos acúmulos de polimorfonucleares neutrófilos. Nas células gigantes do centro do campo observam-se fungos leveduriformes (um grande e cinco pequenos). Outros fungos são observados em outras células gigantes e em meio às células epitelioides (HE – 100x). (Gentileza da Profa. Dra. Kunie Labuki Rabello Coelho, do Departamento de Patologia da Faculdade de Medicina de Botucatu – UNESP.)

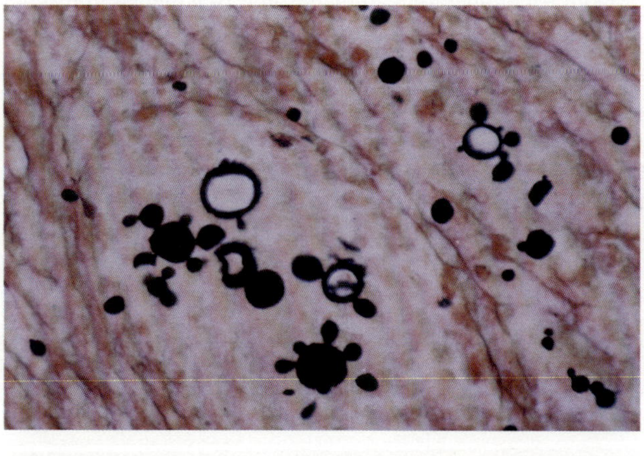

Figura 40.2 Tecido corado pela prata (Gomori-Grocott). Observar célula-mãe com duas células filhas, com imagem em Mickey Mouse, e célula-mãe com múltiplas exoesporulações, com imagem em "roda de leme" (Gomori-Grocott). (Gentileza da Profa. Dra. Kunie Labuki Rabello Coelho, do Departamento de Patologia da Faculdade de Medicina de Botucatu – UNESP.)

Vários testes sorológicos foram desenvolvidos para detecção de anticorpos anti-P. brasiliensis, tais como reação de fixação do complemento, reação de precipitação em tubos, reação de imunodifusão dupla em gel de ágar, contraimunoeletroforese, reação de imunofluorescência indireta e métodos imunoenzimáticos.

A natureza do antígeno utilizado é muito importante na demonstração dos anticorpos séricos e no aumento da especificidade do método utilizado. Assim, a utilização da gp-43 proporciona grande especificidade à reação sorológica, por tratar-se de antígeno dominante do P. brasiliensis.

Uma comissão de especialistas padronizou um teste sorológico e um antígeno para utilização em todos os serviços. A reação padronizada foi a de imunodifusão dupla em gel de ágar, com a utilização de um exoantígeno rico em gp-43 obtido de amostra de P. brasiliensis com sete dias de cultivo, que apresenta grande especificidade e sensibilidade.

Além de permitir o diagnóstico presuntivo, a determinação dos níveis séricos de anticorpos é um dos parâmetros utilizados na avaliação da gravidade da doença. Os níveis séricos de anticorpos guardam relação direta com a gravidade da doença, sendo, portanto, mais elevados em pacientes mais graves. No entanto, em alguns casos graves, a pesquisa de anticorpos anti-P. brasiliensis resulta negativa. Admite-se, nesses casos, que um excesso de antígenos fúngicos consumiria os anticorpos produzidos pelo organismo e formaria imunocomplexos, fator determinante de intensa imunossupressão.

A curva sorológica também é importante referencial na avaliação da resposta ao tratamento instituído. Os níveis séricos de anticorpos diminuem à medida que o paciente apresenta melhora clínica, podendo negativar, como na imunodifusão dupla, ou se manterem positivos, com valores baixos, denominados cicatriciais, como na reação de fixação de complemento e na imunofluorescência indireta.

Exames Complementares

O exame citológico de escarro revela o predomínio de macrófagos alveolares e de neutrófilos, ambos observados em 100% das amostras: os neutrófilos são as células inflamatórias observadas em maior intensidade. Esse predomínio neutrofílico simula processo bacteriano não tuberculoso. Os linfócitos compareceram em menor quantidade, e os eosinófilos são as células encontradas com menor frequência e em pequeno número. As células epitelioides e as células gigantes foram observadas em 39% e 78% das amostras, respectivamente; as células gigantes se encontravam em maior intensidade que as epitelioides.

O exame citológico do lavado broncoalveolar revela predomínio de macrófagos, mas também apresenta um exsudato neutrofílico, com poucos linfócitos, células epitelioides e células gigantes.

O hemograma revela em geral anemia normocítica e normocrômica, sendo raro o achado de hemoglobina inferior a 8,0 g/dL ou de hematócrito abaixo de 30%. Os pacientes com forma crônica, nos quais se observa a quase totalidade dos casos de envolvimento pulmonar, apresentam leucometria em geral normal. Leucocitose discreta, com neutrofilia e desvio à esquerda, podem ser observados em pacientes com forma crônica grave. A eosinofilia é talvez, a alteração hematológica mais característica da PCM, sendo muito mais frequente na forma juvenil que na crônica e mais intensa em crianças de menor idade. A eosinofilia parece não depender da presença de parasitas intestinais. Em pacientes com a forma crônica, o número de linfócitos encontra-se no limite inferior da normalidade.

A velocidade de hemossedimentação está aumentada na maioria dos casos, com predomínio de valores bastante elevados, acima de 40 mm na primeira hora. Esse parâmetro normaliza-se gradativamente, acompanhando a melhora clínica, pelo que pode ser utilizado no controle do tratamento. Essa correlação só não é observada em doentes que recebem anfotericina B, uma vez que este antibiótico mantém a hemossedimentação elevada.

Os níveis séricos de mucoproteínas, α_1-glicoproteína ácida e proteína C reativa encontram-se elevados e normalizam-se com o tratamento, em geral, antes mesmo que a velocidade de hemossedimentação.

A eletroforese de proteínas séricas revela diminuição dos níveis de albumina e elevação, muitas vezes intensa, dos níveis de g-globulina. Um aumento dos níveis de α_2-globulina pode ser observado com menor frequência e intensidade. Estas alterações revertem-se com o tratamento.

TRATAMENTO

O tratamento da paracoccidioidomicose deve compreender medidas gerais e combate à tríade desnutrição-imunodepressão-infecção. Já está bem estabelecido que, a desnutrição compromete a resposta imune, favorecendo a instalação de doenças infecciosas, inclusive as causadas por fungos.

Entre as medidas gerais encontram-se o repouso, o tratamento de doenças associadas, dentre as quais a verminose é a mais frequente, e o controle das condições agravantes. A supressão da ingestão alcoólica e o controle do tabagismo, tão comuns entre os doentes com PCM, contribuem muito para sua recuperação.

O comprometimento do estado nutricional dos doentes com PCM apresenta várias causas: alimentação deficiente, pela baixa renda da população acometida; anorexia, determinada pelo estado infeccioso; impossibilidade de ingestão de alimentos, por lesão da mucosa das vias digestivas superiores, em especial da cavidade oral, orofaringe e hipofaringe; comprometimento da absorção, que, em alguns casos, se apresenta com quadro clínico caracterizandoa síndrome de má absorção, em especial de gorduras. O tratamento da desnutrição é feito com dieta adequada, em geral hiperproteica e hipercalórica, suplementação vitamínica e, quando indicada, nutrição parenteral.

O tratamento antifúngico da PCM deve envolver duas fases ou etapas: tratamento inicial ou de ataque e tratamento de consolidação ou suplementar. Essas duas etapas do tratamento diferem principalmente quanto às medidas gerais, ao maior rigor do controle clínico e laboratorial evolutivo na primeira fase, para análise de adesão, eficácia e toxicidade, e, por fim, quanto à periodicidade das avaliações.

Tratamento Inicial ou de Ataque

No tratamento inicial ou de ataque, podem ser utilizados sulfadiazina, associação sulfametoxazol-trimetoprim, anfotericina B, cetoconazol ou itraconazol.

Os derivados sulfamídicos foram introduzidos no tratamento da PCM em 1940, com a utilização da sulfapiridina, que trouxe a primeira perspectiva de recuperação dos doentes. A seguir, vários estudos focalizaram a ação antifúngica *in vitro* de diferentes derivados sulfamídicos e a resposta clínica a esses quimioterápicos. Os sulfamídicos são ativos quando administrados por via oral e bem tolerados, mas apresentam ação fungistática.

A sulfadiazina, único derivado sulfamídico comercializado atualmente no Brasil, apresenta excreção rápida e deve ser utilizada na dose diária de 100 mg/kg de peso corporal, divididos em quatro tomadas iguais, tanto para crianças quanto para adultos. A dose diária máxima, no entanto, é de 4,0 g. É importante registrar que os níveis séricos dos derivados sulfamídicos devem ser controlados, mantendo-se a concentração de sulfa livre entre 70 e 100 μg/mL.

A sulfadiazina é bem tolerada. Os efeitos colaterais, quando presentes, em geral se relacionam à hipersensibilidade à droga e, em alguns casos, à indução de litíase renal. No entanto, sua administração a cada seis horas reduz a adesão dos pacientes ao tratamento. Além disso, a utilização de sulfamídicos no tratamento da PCM proporcionou melhora ou cura clínica em apenas 69% dos casos, quando a avaliação foi feita por ocasião da alta hospitalar, e resultados ainda piores na reavaliação tardia. Assim, a sulfadiazina só deverá ser indicada em casos leves e para doentes que apresentem intolerância à anfotericina B e que não possam receber derivados azólicos.

A associação de um derivado sulfamídico com o trimetoprim revelou-se muito eficaz no tratamento inicial da PCM. As preparações mais utilizadas são as associações de sulfametoxazol e trimetoprim (400 mg – 80 mg), disponíveis para uso oral, intravenoso e intramuscular, denominadas cotrimoxazol (480 mg) e de sulfadiazina e trimetoprim (410 mg – 90 mg), disponíveis apenas para uso oral e denominadas cotrimazina (500 mg).

O cotrimoxazol (CMX) é utilizado na dose de 960 ou 1.440 mg a cada 12 horas, por via oral ou intravenosa, e a cotrimazina na dose de 500 mg a 1,0 g duas vezes ao dia. Quando necessário, doses mais elevadas podem ser indicadas. As crianças devem receber metade das doses indicadas para adultos.

Ao utilizar-se a via venosa, cada 5,0 mL de cotrimoxazol devem ser diluídos em 125 mL de soro glicosado a 5% e administrados, gota a gota, em 60 a 90 minutos. As infusões rápidas ou em bolus devem ser evitadas. Por outro lado, depois que o cotrimoxazol é diluído em soro glicosado, a solução não deve ser colocada em refrigerador e precisa ser utilizada em até seis horas. Em pacientes sob restrição hídrica, cada 5,0 mL da droga devem ser diluídos em 75 mL de solução glicosada a 5%. Nesta condição, a solução deve ser preparada imediatamente antes de sua administração, sendo feita em tempo não superior a duas horas.

Em pacientes com função renal comprometida, a dose de cotrimoxazol deve ser ajustada em função da depuração de creatinina endógena. Assim, a dose deve ser mantida quando o clearance estiver acima de 30 mL/min e reduzida à metade quando estiver entre 15 e 30 mL/min. Por fim, quando o clearance estiver abaixo de 15 mL/min, o cotrimoxazol deve ser contraindicado.

A dosagem dos níveis séricos de sulfa livre, também deve ser feita nesses doentes, ajustando-se as doses diárias de cotrimoxazol ou de cotrimazina para mantê-las entre 70 e 100 μg/mL.

A medicação é eficaz e apresenta tolerância razoável. Após administração oral, é frequente a queixa de intolerância gástrica, que, em alguns casos, acaba exigindo a substituição da medicação. A hepatotoxicidade é observada com frequência (74% dos pacientes), mas em geral é revelada apenas pelo discreto aumento dos níveis séricos de aminotransferases, bilirrubinas, fosfatase alcalina e γ-glutamiltransferase. No entanto, 2,5% dos pacientes apresentam icterícia e outras manifestações clínicas que caracterizam uma hepatite mais grave, acompanhada de intensa elevação dos níveis séricos dessas enzimas e das bilirrubinas, o que exige a imediata suspensão da medicação.

Além disso, 26% dos pacientes apresentam elevação discreta e transitória dos níveis séricos de ureia e creatinina, sem qualquer manifestação clínica associada.

Por outro lado, 7,5% dos pacientes apresentam discreta leucopenia. Plaquetopenia e anemia, embora raras, também têm sido relatadas. Assim, nos casos de depressão medular, caracterizada por trombocitopenia, leucopenia e anemia megaloblástica, deve-se administrar ácido folínico (Leuco-vorin®) na dose diária de 3,0 a 6,0 mg por via intramuscular, durante três dias ou até que se restaure a hematopoiese.

O cotrimoxazol está contraindicado durante a gravidez de termo e o período de amamentação, pois passam a barreira placentária e alcançam elevados níveis plasmáticos fetais, levando à grave encefalopatia denominada kernicterus. Além disso, os derivados sulfamídicos são excretados pelo leite materno, alcançando níveis séricos suficientes para o desencadeamento do kernicterus.

O cotrimoxazol apresenta as vantagens de ser distribuído gratuitamente, no Brasil, pelos serviços oficiais de saúde e de ser disponível para uso oral, intravenoso e intramuscular.

A Figura 40.3 demonstra a regressão das lesões radiológicas pulmonares após tratamento com cotrimoxazol.

A anfotericina B (AMB) é um antibiótico poliênico que altera a permeabilidade da membrana citoplasmática do fungo, determinando um aumento do influxo de prótons, acompanhado do efluxo de potássio.

A utilização de AMB na PCM teve início em 1958, com o tratamento de quatro doentes que apresentavam resistência a derivados sulfamídicos. Um ano depois, dois trabalhos com casuísticas maiores e acompanhamento dos doentes por tempo mais prolongado somaram-se a esse estudo pioneiro para constituir, em seu conjunto, a primeira experiência no tratamento da PCM com a anfotericina B.

As amostras do P. brasilensis têm conservado a sensibilidade à AMB ao longo dos anos. A obtenção de níveis fungistáticos é lenta, pois a anfotericina B deve ser administrada em doses crescentes. Sua eliminação ocorre em especial, por conversão metabólica e pela bile, e sua vida média é de alguns dias. A anfotericina B não é dialisável, e sua concentração liquórica é muito baixa após administração venosa. A farmacocinética desse antibiótico não se altera em doentes anúricos ou nefrectomizados.

Trata-se de antibiótico muito pouco solúvel, que se precipita quando em contato com soro fisiológico. Assim, a anfotericina B deve ser administrada por via venosa, suspensa em 500 mL de soro glicosado a 5% e protegida da luz, que a decompõe após seis horas de exposição.

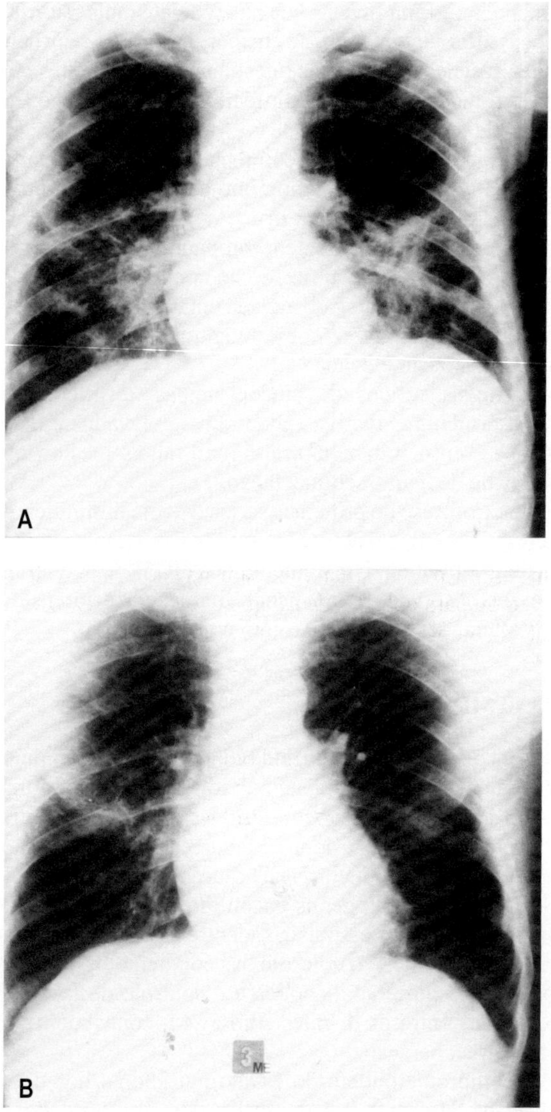

Figura 40.3 Radiografias simples de tórax de paciente com a forma crônica. (A) Pré-tratamento. Lesões intersticiais reticulonodulares grosseiras, com áreas de coalescência formando opacidades para-hilares e em terços inferiores de ambos os pulmões; áreas hipertransparentes, devido a enfisema, nos terços superiores e bases. (B) Pós-tratamento. Acentuada regressão das lesões intersticiais e presença de estrias fibróticas em terços médios e base D, após tratamento inicial e de consolidação com cotrimoxazol.

O tratamento deve ser iniciado com doses crescentes a partir de 5,0 mg, aumentando-se 10,0 mg a cada nova administração, até se alcançar 1,0 mg/kg de peso corporal, tomando-se o cuidado de não ultrapassar 50,0 mg para adultos e 25,0 mg para crianças, em cada administração.

As administrações devem ser feitas em dias alternados, pois os níveis séricos obtidos 48 horas após a infusão de 1,2 mg/kg de peso corporal são bastante superiores à concentração inibitória mínima da anfotericina B sobre o P. brasiliensis. O tempo de infusão não deve ser inferior a seis horas, pois a anfotericina B deve ser administrada lentamente.

Os efeitos colaterais imediatos da anfotericina B caracterizam-se por febre, mal-estar generalizado, calafrios de grande intensidade e duração, taquicardia, taquipneia e hipertensão arterial, causados pela liberação da prostaglandina E_2. Pode-se evitar ou minimizar esses efeitos colaterais comadministração de 5,0 mL de dipirona por via venosa, ligada em "Y" ao equipo que infunde a anfotericina B. Quando esses efeitos se manifestam na vigência da administração da dipirona, diminui-se ou mesmo se suprime temporariamente, o gotejamento do antibiótico, aumentando-se o da dipirona. Cessada a reação, retomam-se as velocidades iniciais de infusão. Com o transcorrer do tratamento, os efeitos indesejáveis descritos tendem a desaparecer.

A administração de 500 mg de ácido acetilsalicílico, por via oral, duas horas e, a seguir, 30 minutos antes de se iniciar a infusão de anfotericina B também ajuda a combater os efeitos colaterais imediatos deste antibiótico, por inibição da síntese de prostaglandina E_2, de maneira semelhante à observada com o ibuprofen.

A flebite é observada com bastante frequência e deve ser tratada com colocação de bolsa de água quente e uso tópico de antiinflamatórios. Ela é, por vezes, tão intensa que se torna difícil puncionar a veia para novas infusões do antibiótico ou para colheita de sangue destinado à realização de exames complementares.

Devem ser tomados cuidados especiais com a função renal, pois a anfotericina B é muito nefrotóxica. Esse efeito colateral determina a diminuição do ritmo de filtração glomerular, hipocalemia, hipomagnesemia, acidose tubular renal e nefrocalcidose. Há sugestões de que a anfotericina B interfere na retroalimentação tubuloglomerular. Este é o mecanismo pelo qual o aumento da demanda de íons cloro à mácula densa do túbulo distal, determina um rápido declínio no ritmo de filtração glomerular, provavelmente devido a um aumento da resistência vascular da arteríola aferente. A retroalimentação tubuloglomerular é potencializada pela privação de sódio e suprimida pela sobrecarga sódica prévia. Essas observações foram confirmadas pela recuperação ou preservação da função renal de doentes que recebiam anfotericina B após administração de sobrecarga sódica.

Em doentes que recebem anfotericina B, o nível sérico de creatinina e a depuração de cretinina endógena devem ser determinados uma vez por semana. Embora as doses propostas, administradas em dias alternados, sejam bem menos nefrotóxicas que esquemas de administração diária, o comprometimento da função renal é praticamente uma regra. Nesses casos, a dose de anfotericina B deve ser diminuída em função da depuração de creatinina endógena, pois este procedimento preserva a função renal mantendo a eficácia do tratamento. A seguir, foi proposto o cálculo do fator de correção (f), constante na Tabela 40.4, que se deve multiplicar a dose com que se observou nefrotoxicidade (D), em função da depuração de cretinina endógena. Assim, se um doente que recebia 50 mg de anfotericina B tem sua depuração de creatinina reduzida para 76 mL/min, a dose do antibiótico deve ser corrigida (D_c) para 40 mg, que corresponde à dose de 50 mg multiplicada por 0,80, fator de correção para valores de depuração de creatinina entre 75 e 79 mL/min.Portanto, a fórmula $D_c = f.D$ permite a correção da dose de anfotericina B a ser administrada em função dos valores de depuração da creatinina endógena.

Acreditava-se que na maioria dos casos a função renal retornava praticamente ao normal algumas semanas ou meses após a interrupção do tratamento. Estudo posterior demonstrou que, entre doentes com PCM tratados com anfotericina B, houve uma incidência de hipertensão arterial três vezes superior que a da população da mesma região. A avaliação da função renal desses doentes foi feita pela dosagem do nível sérico de creatinina endógena, pela depuração de creatinina endógena e pela avaliação da vida média do EDTA Cr e do ritmo de filtração glomerular por ele determinado. Os resultados revelaram que, entre os doentes tratados com anfotericina B, com os cuidados acima referidos, mas sem a correção da dose pela depuração de creatinina, era muito elevada a frequência de comprometimento da função renal. Por outro lado, entre os doentes que receberam anfotericina B com os cuidados já citados e correção da dose pela depuração de creatinina, a frequência de hipertensão arterial não diferia da observada na população da mesma região.

Tabela 40.4 Valores do fator de correção da dose de anfotericina b em Função da depuração da creatinina endógena.

Depuração da creatinina endógena (mL/min)	Fator de correção (f)
20-24	0,30
25-29	0,35
30-35	0,40
36-40	0,45
41-46	0,50
47-52	0,55
53-57	0,60
58-63	0,65
64-68	0,70
69-74	0,75
75-79	0,80
80-85	0,85
86-90	0,90
91-96	0,95
> 97	1,00

A AMB pode causar hipocalemia pela nefrotoxicidade que determina e como consequência de seu mecanismo de ação, isto é, o efluxo de potássio das células do hospedeiro, a que se segue sua excreção. Os cuidados com a hipocalemia se iniciam com a administração profilática de 500 mL de suco de laranja com duas ampolas de cloreto de potássio a 19,1%, que devem ser tomados diariamente. Se mesmo assim persistir a hipocalemia, deve-se proceder à reposição do potássio pela administração de cloreto de potássio por via oral ou intravenosa.

As alterações eletrocardiográficas observadas em doentes com PCM, durante a administração de anfotericina B, revelam estimulação do nó sinusal, aumento da frequência cardíaca, diminuição da velocidade de condução aurículo-ventricular e incremento do automatismo auricular e ventricular, que acarreta o aparecimento deextrassístole, principalmente em pacientes com idade superior a 45 anos. No entanto, o efeito mais importante se relaciona à repolarização ventricular. A onda T pode tornar-se simétrica, de baixa voltagem, isoelétrica ou mesmo negativa. Observa-se o aparecimento ou aumento da amplitude da onda U, que pode chegar a fundir-se com a onda T. Essas alterações assemelham-se às observadas em distúrbios metabólicos ou eletrolíticos, como por exemplo, a hipocalemia, embora os níveis séricos de cálcio, sódio, potássio e fosfatase alcalina, avaliados em muitos casos, estivessem normais. Considerando-se que muitos pacientes também apresentam hipocalemia induzida pela anfotericina B, esses efeitos podem se somar. Deve-se registrar, no entanto, que essas alterações são transitórias, desaparecendo com a suspensão da medicação.

Além das alterações eletrocardiográficas, foi observado aumento de área cardíaca em alguns doentes que recebiam anfotericina B e corticosteroides.

O hematócrito pode diminuir devido à queda na produção de eritrócitos induzida pela anfotericina B, o que exige o controle periódico desta variável.

Outros efeitos colaterais da anfotericina B podem ser observados, com frequência muito baixa. Hipomagnesemia, disfunção hepática, trombocitopenia e arterioloconstrição periférica encontram-se entre eles. A última é muito grave e exige cuidadosa avaliação na indicação desse antibiótico para doentes muito idosos ou com comprometimento arterial periférico.

A anfotericina B pode ser administrada em grávidas, pois, apesar de atravessar a barreira placentária, não é teratogênica. A concentração sérica do cordão umbilical corresponde a cerca de um terço do nível sérico materno. Observa-se uma intensificação da anemia habitual da gravidez, o que por vezes leva à indicação de transfusão sanguínea. Apesar de até o presente momento ser pequeno o número de grávidas que receberam anfotericina B, a indicação desse antibiótico não é motivo para interrupção da gravidez. Ao contrário, a anfotericina B está indicada no tratamento de grávidas com PCM.

A dose total de uma série de anfotericina B não deve ultrapassar 30 mg/kg de peso corporal. Embora muitos doentes recebam essa dose, casos mais leves respondem a doses menores, enquanto alguns pacientes graves podem requerer doses mais elevadas.

Os corticosteroides devem ser administrados apenas em casos selecionados, na tentativa de evitar as complicações que a cicatrização pode causar, como por exemplo, em doente com comprometimento articular, que pode apresentar restrição de movimentos em função de sequelas fibróticas. Nestes casos, utiliza-se a prednisona na dose diária de 20 mg, administrados por via oral, em uma única tomada.

A anfotericina B não alcança níveis liquóricos adequados quando administrada por via venosa. Assim, no tratamento de alguns pacientes com neuro-PCM, deve-se considerar a associação da administração venosa com a intratecal, dando-se preferência, à via intrarraquidiana lombar. Também por esta via, as doses administradas devem ser crescentes. Inicia-se com 0,1 mg, procedendo-se ao aumento progressivo de 0,1 mg a cada administração, até atingir a dose máxima de 1,0 mg por aplicação. A administração intratecal de anfotericina B deve ser feita inicialmente três vezes por semana. Observada a melhora do quadro, deve-se reduzir para duas administrações por semana e, a seguir, para apenas uma aplicação semanal. A anfotericina B deve ser administrada juntamente com 25 a 30 mg de hidrocortisona ou doses equivalentes de dexametasona para evitar, ou pelo menos diminuir, os efeitos irritativos locais e aracnoidite. Radiculite transitória, cefaleia, náuseas, vômitos, dor abdominal, parestesias, paralisias, meningite química e bacteriana, dificuldade de micção, enfraquecimento da visão, mielopatia transversa, delírio e alterações eletroencefalográficas já foram relatados após uso intratecal de anfotericina B.

Esses efeitos colaterais são dependentes da dose e desaparecem com a interrupção do tratamento. A reintrodução da medicação, em doses menores e com aumento progressivo mais lento, pode ser bem tolerada pelo doente.

Tendo em vista a grande eficácia, porém não menor toxidade da anfotericina B, foram realizadas pesquisas no sentido de obter-se um derivado que fosse menos tóxico, mas igualmente eficaz. A incorporação da anfotericina B aos lipossomas, que são vesículas de fosfolipídios, aumenta cerca de 15 vezes a ligação desse antibiótico ao ergosterol. A maior interação entre anfotericina B e ergosterol, permite que se diminua a dose utilizada sem que haja perda de eficácia. Por outro lado, a menor ligação entre anfotericina B e colesterol faz com que, seja menor a toxicidade e maior o índice terapêutico dessa formulação.

A anfotericina B é a droga mais eficaz de que se dispõe para o tratamento da PCM. Pode ser indicada em todas as formas da doença, em especial nos casos graves e nos resistentes a outras drogas. A avaliação dos doentes tratados com anfotericina B e seguidos por períodos diversos, de até 14 anos em muitos casos, revelou resultados plenamente satisfatórios em 54% dos casos. Emraros casos de pacientes que não respondem ao tratamento pela anfotericina B, persiste a dúvida se a causa do insucesso se deve à resistência primária ou secundária do P. brasiliensis ao antibiótico, ao intenso comprometimento imunológico do doente ou a um defeito imunogenético.

No entanto, a utilização da anfotericina B deve ser feita com cautela, acompanhada de cuidadosa avaliação clínica e laboratorial. Os níveis séricos de sódio, potássio e creatinina e, a depuração da creatinina endógena, devem ser avaliados uma vez por semana, enquanto hemograma e eletrocardiograma podem ser feitos a intervalos maiores.

A Figura 40.4 mostra a acentuada regressão das lesões pulmonares após tratamento inicial com anfotericina B e de consolidação com derivado sulfamídico.

Os derivados azólicos apresentam atividade antifúgica de amplo espectro, que inclui o P. brasiliensis.

Vários derivados azólicos revelaram atividade contra o P. brasiliensis. Entre os imidazólicos, o miconazol, que nunca foi comercializado no Brasil, e o cetoconazol mostraram boa atividade tanto *in vitro* como no uso clínico. Entre os triazólicos, o itraconazol é mais eficaz que o fluconazol, e o voriconazol, que ainda está sendo avaliado, parecendo muito promissor.

Os derivados azólicos inibem o citocromo P-450, do qual depende a 14-α-demetilase, enzima fundamental na conversão do lanosterol a ergosterol, o principal componente da membrana celular do P. brasiliensis.

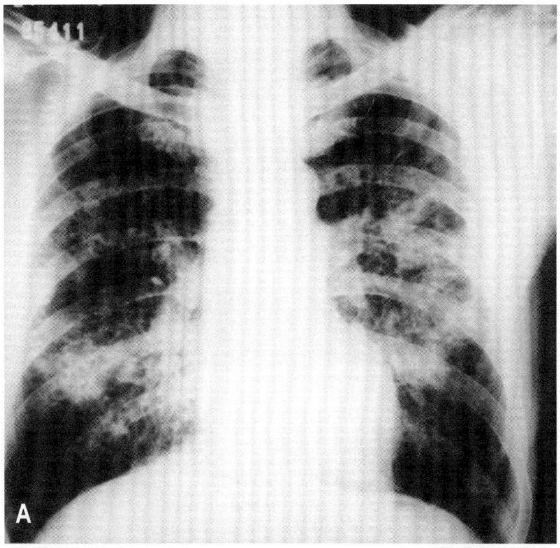

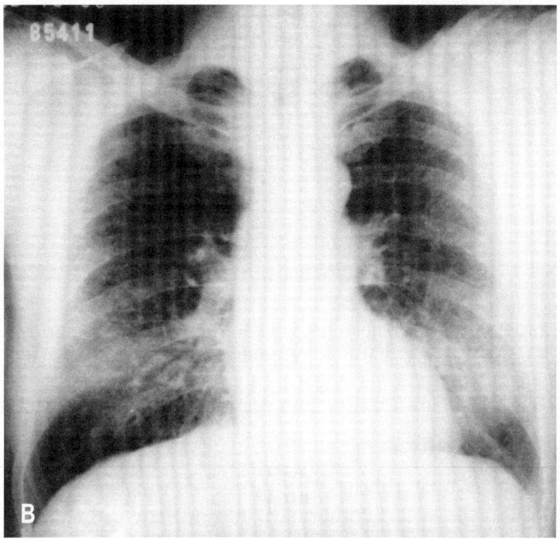

Figura 40.4 Radiografias simples de tórax de paciente com a forma crônica. (A) Pré-tratamento. Lesões intersticiais reticulonodulares grosseiras e áreas de consolidação do tipo alveolar, axiais e periféricas, em ambos os pulmões. (B) Pós-tratamento. Acentuada regressão das lesões intersticiais e total desaparecimento das lesões alveolares após tratamento inicial com anfotericina B e de consolidação com derivado sulfamídico.

Os derivados azólicos também inibem enzimas do sistema citocromo P-450 do hospedeiro, mecanismo de ação que explica eventuais efeitos dos derivados azólicos sobre a síntese de ácidos biliares e tromboxano, sobre o metabolismo de ácidos graxos, prostaglandinas e leucotrienos e sobre a síntese e o metabolismo de hormônios, como, por exemplo, a testosterona e o cortisol. O itraconazol apresenta maior afinidade pelo citocromo P-450 do fungo e menor pelo P-450 de membranas celulares de mamíferos.

O cetoconazol, primeiro antifúngico de amplo espectro disponível para administração oral, é bem absorvido pelo tubo digestivo em pH ácido e foi cuidadosamente avaliado no tratamento da PCM.

O cetoconazol foi utilizado inicialmente na dose diária de 400 mg, em uma única tomada duas horas antes do desjejum, durante 30 dias, reduzindo-se a dose a metade, que foi administrada por tempo bastante prolongado.

Trabalho posterior demonstrou a eficácia do tratamento inicial de curta duração, administrando-se 400 mg/dia em dose única, durante três meses e, a seguir, a dose diária de 200 mg em uma única tomada, por igual período. Crianças receberam a dose diária de 5 a 8 mg/kg de peso corporal em uma só tomada, durante seis meses.

De maneira geral, o cetoconazol é bem tolerado, sendo pouco frequentes e transitórios os efeitos colaterais, tais como intolerância gástrica e discretas alterações dos níveis séricos de aminotransferases, bilirrubinas, fosfatase alcalina e γ-glutamiltransferase. As alterações hepáticas induzidas pelo cetoconazol desaparecem com a interrupção do tratamento. No entanto, embora muito pouco frequentes, já foram relatados casos mais graves, inclusive fulminantes, de hepatite por cetoconazol.

Embora raros, há casos de prurido intenso e generalizado, induzido pelo cetoconazol.

O cetoconazol, na dose diária de 400 ou 600 mg, bloqueia a síntese de cortisol durante oito a 16 horas. Embora não se tenha observado repercussão clínica relacionada a esse efeito, deve-se avaliar os doentes com cuidado, em especial aqueles que apresentam comprometimento supra-renal paracoccidioidico.

A síntese de testosterona também pode ser bloqueada pelo cetoconazol. No entanto, embora os níveis séricos de testosterona diminuam em doentes que recebem até 400 mg de cetoconazol por dia, eles em geral se mantêm dentro da faixa de normalidade, sem que os doentes relatem as manifestações clínicas correspondentes.

Finalmente, observou-se que pacientes com PCM em tratamento com cetoconazol apresentam redução da atividade da glicose-6-fosfato-desidrogenase e da glutationa-redutase. Um desses doentes revelou um episódio de hemólise de pequena intensidade, que não exigiu a interrupção do tratamento. Assim, doentes com defeitos de enzimas eritrocitárias e que recebem cetoconazol devem fazer cuidadoso acompanhamento hematológico.

O cetoconazol é bastante eficaz no tratamento da PCM, inclusive em pacientes com doença reativada. No entanto, já foram relatadas falhas de tratamento da PCM com cetoconazol, sem que tenha sido possível elucidar sua causa, isto é, se por deficiência de absorção ou por resistência do P. brasiliensis à droga.

Apesar de permitir o tratamento ambulatorial, da tolerância e da eficácia, o cetoconazol tem sua indicação limitada pelo baixo poder aquisitivo dos doentes com PCM.

A cura das lesões tegumentares com cetoconazol está bem documentada na Figura 40.5.

O itraconazol foi introduzido no tratamento da PCM em passado relativamente recente. Trata-se de um triazólico 10 a 50 vezes mais potente que o cetoconazol em sua ação contra o P. brasiliensis. É mais bem absorvido quando administrado após o desjejum. Apesar disso, após administração oral de cápsulas, a absorção é irregular e a biodisponibilidade é variável.

Foram observados bons resultados no tratamento da PCM com doses diárias de 100 ou de 200 mg, administrados em uma única tomada, durante dois a seis meses, como tratamento inicial.

Os principais efeitos colaterais do itraconazol se relacionam à elevação discreta e transitória dos níveis séricos

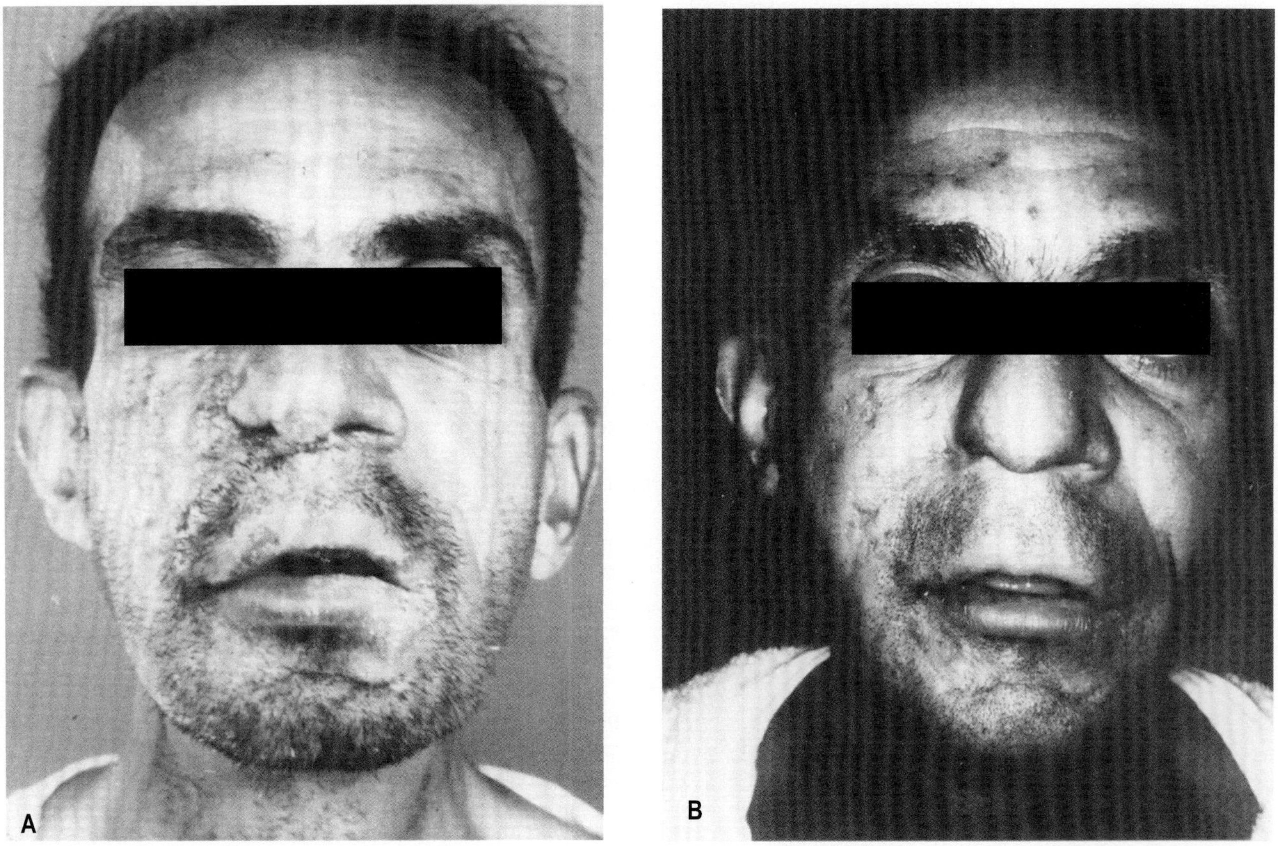

Figura 40.5 Paciente com a forma crônica. (A) Pré-tratamento. Lesão ulcerada e com pontilhado hemorrágico fino comprometendo mucosa e semimucosa labial superior e inferior, assim como a região angular bucal esquerda. Lesões ulceradas e pápulo-ulceradas na face e em todo o sulco nasogeniano, à direita. Lesão vegetante-verruciforme, com áreas de ulceração, em ambas as narinas. (B) Pós-tratamento com cetoconazol (três meses). Lesões cicatriciais em sulco nasogeniano e região malar direitos e em região angular bucal esquerda. Resolução das demais lesões, sem sequelas.

de aminotransferases, bilirrubinas, fosfatase alcalina e g-glutamiltransferase. No entanto, alguns casos de hepatite mais grave já foram observados, com icterícia e outras manifestações clínicas, acompanhadas de intensa elevação dos níveis séricos dessas enzimas e das bilirrubinas, o que exigiu a suspensão da medicação. Erupções cutâneas, tonturas, intolerância gástrica e hipocalemia, apesar de incomuns, podem ocorrer.

Por fim, casos de insuficiência cardíaca congestiva foram observados em pacientes que recebiam itraconazol. Assim, considerando estudos farmacológicos prévios, que indicavam um efeito inotrópico negativo do itraconazol, e o relato desses casos, foi sugerida uma associação entre este antifúngico e a insuficiência cardíaca congestiva observada. Por esse motivo, o itraconazol deve ser contraindicado em pacientes com evidência de disfunção ventricular, e sua utilização em pacientes com idade mais avançada deve ser acompanhada de cuidadosa monitorização cardíaca.

A Figura 40.6 revela a rápida resposta observada após tratamento com itraconazol.

O fluconazol é um derivado triazólico hidrossolúvel, que se difunde para o líquido cefalorraquidiano, onde alcança níveis elevados, e é excretado pelos rins, sob forma ativa. A eficácia do fluconazol foi pouco avaliada em pacientes com PCM. O fluconazol parece possuir menor atividade contra o P. brasiliensis que o cetoconazol e o itraconazol, quando utilizado na dose diária de 400 mg, administrados em duas tomadas. Apesar de comercializado no Brasil, este triazólico está licenciado apenas para tratamento de candidíases e criptococose. Por esse motivo, sua indicação no tratamento da PCM, se restringe a raros casos em que anfotericina B, cotrimoxazol, cetoconazol e itraconazol forem contraindicados, desde que haja consentimento do paciente. A baixíssima hepatotoxicidade e a boa difusão liquórica constituem as grandes virtudes desse azólico.

Novas formulações do itraconazol estão sendo submetidas a ensaio clínico, utilizando ciclodextrinas como veículo. Essas novas formulações estão disponíveis para administração oral, sob forma de suspensão, que oferece maior biodisponibilidade, e para uso intravenoso, mas, ainda não se encontram disponíveis no mercado brasileiro.

A regressão das lesões pulmonares após dois meses de tratamento com fluconazol pode ser observada na Figura 40.7.

Entre os novos derivados triazólicos em fase de ensaio clínico encontram-se posaconazol, ravuconazol e voriconazol. No Brasil, este último está sendo submetido a ensaio clínico em doentes com PCM.

Escolha da Droga a Ser Utilizada no Tratamento Inicial ou de Ataque

Na escolha da droga para o tratamento de ataque, deve-se considerar a gravidade, a história de possível resistência

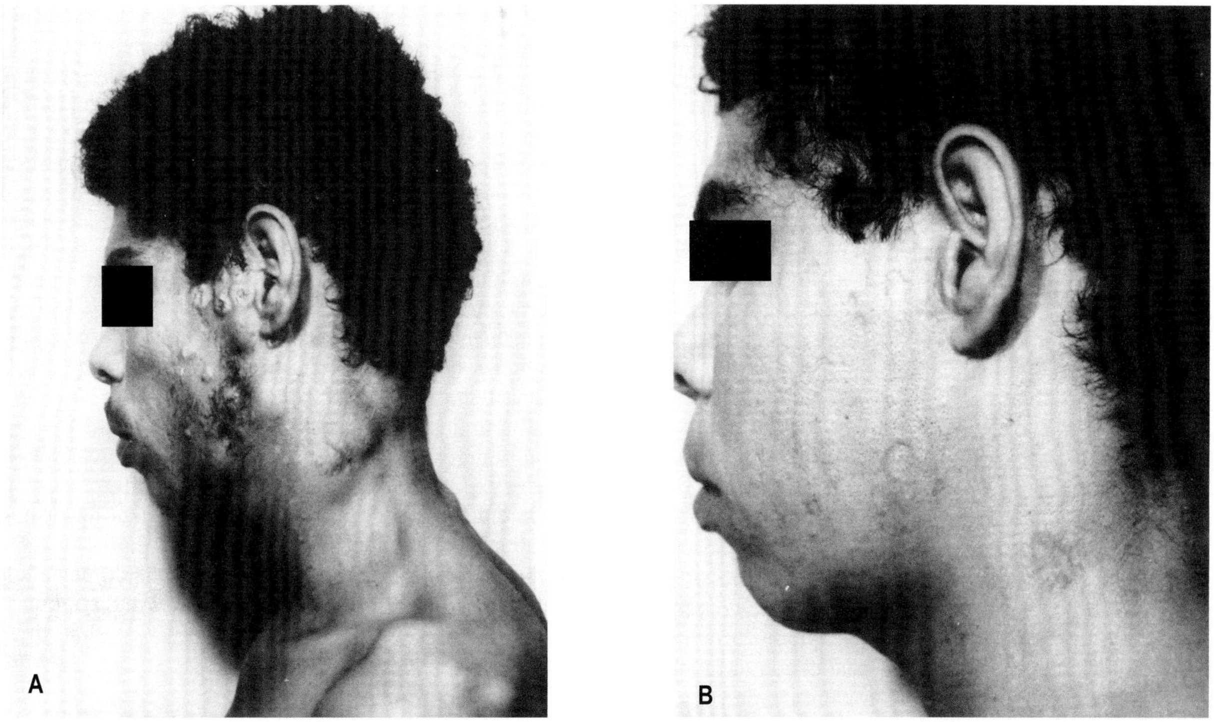

Figura 40.6 (A) Pré-tratamento. Paciente muito magro, com a forma aguda e subaguda, com intensa adenomegalia do tipo supurativa e múltiplas lesões cutâneas papulares e nodulares, algumas delas com ulceração central. (B) Pós-tratamento. O mesmo paciente após três meses de tratamento com itraconazol.

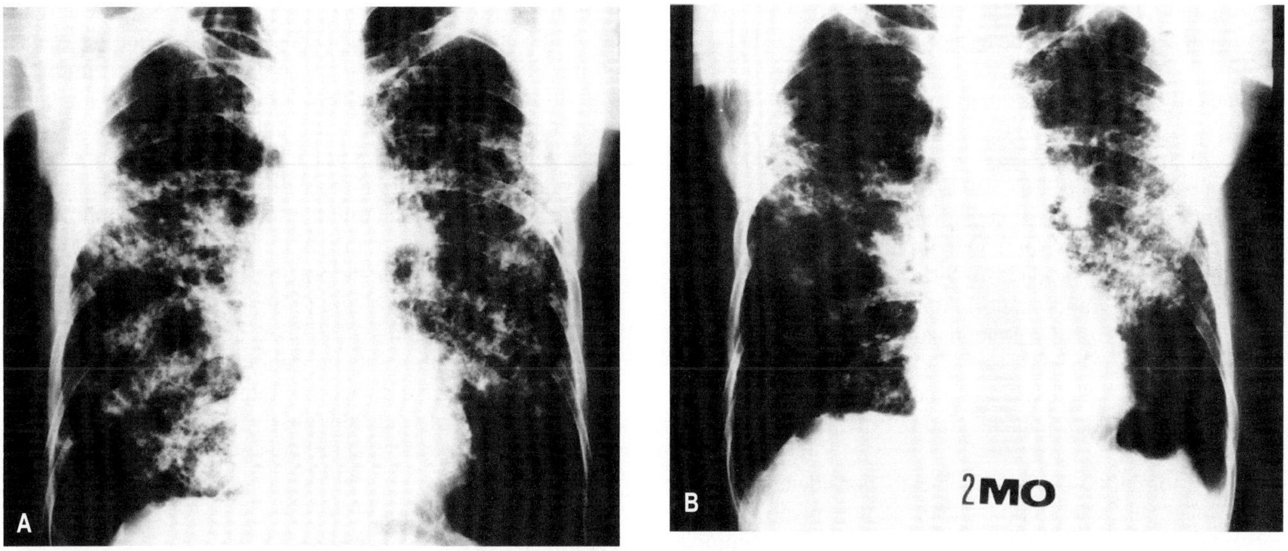

Figura 40.7 Radiografias simples de tórax de paciente com a forma crônica. (A) Pré-tratamento. Lesões intersticiais axiais e periféricas e algumas áreas de opacidade, em ambos os pulmões; áreas de enfisema em terços superiores e bases pulmonares. Sinais de hipertensão da artéria pulmonar. (B) Pós-tratamento. Discreta regressão das lesões intersticiais e desaparecimento das opacidades antes observadas no pulmão D, após dois meses de tratamento com fluconazol.

a antifúngico previamente utilizado, a possibilidade de absorção pelo tubo digestivo, a existência de condições associadas e a adesão do paciente ao esquema proposto.

Os casos graves devem ser tratados com a droga mais eficaz, dando-se preferência à via venosa, pelo menos no início do tratamento, para se garantir a biodisponibilidade da medicação.

As drogas de administração oral devem ser utilizadas com cautela em doentes que apresentam comprometimento linfático abdominal, mesmo que não se tenha demonstrado uma síndrome de má absorção.

A presença de doenças associadas deve ser observada no sentido de se evitar o agravamento dos efeitos colaterais. Assim, por exemplo, a anfotericina B deve ser evitada em doentes que tenham função renal comprometida, assim como em pacientes idosos com arteriopatia periférica. Os derivados azólicos, em especial o cetoconazol e o cotrimoxazol, são drogas hepatotóxicas e devem ser utilizadas com cuidado em pacientes com hepatopatia. A elevada incidência de alcoólatras entre pacientes com PCM exige a monitorização da bioquímica hepática durante o tratamento com essas drogas.

Por outro lado, pacientes com doenças associadas também recebem outras drogas, e como consequência deve-se analisar a possibilidade de interação medicamentosa. É o caso, por exemplo, do doente com tuberculose sob tratamento tríplice específico e com PCM, recebendo cetoconazol. Neste caso, a rifampicina estimulará a metabolização do cetoconazol, diminuindo seu nível sérico, que poderá estar abaixo do considerado necessário para atividade antifúngica, a qual, por esse motivo, estará comprometida. Neste caso, deve-se aumentar a dose de cetoconazol ou substituí-lo por cotrimoxazol ou anfotericina B.

Além disso, é intuitivo que não devem ser utilizadas drogas que, no mesmo doente, já se mostraram ineficazes para o tratamento da PCM. No entanto, é importante considerar que, em geral, defronta-se com o doente que fez tratamento irregular ou mesmo com aquele que abandonou o tratamento, não se tratando de resistência à droga utilizada.

A sulfadiazina exige a administração de doses a cada seis horas, o que torna difícil a adesão do paciente ao tratamento correto, levando com freqência, à obtenção de níveis séricos inferiores aos necessários e, como consequência, falência do tratamento.

Embora raramente, a PCM pode acometer mulheres grávidas ou em período de amamentação. Nestes casos, os derivados azólicos estão contraindicados e os sulfamídicos não podem ser utilizados a partir do último mês de gestação, pois podem levar ao kernicterus. Por esse motivo, a droga de escolha para o tratamento de grávidas com PCM é a anfotericina B, que, apesar de passar a barreira placentária, não é teratogênica.

Assim, levando-se em consideração a relação entre eficácia e toxicidade e a facilidade da administração oral em dose única diária, o itraconazol seria a droga de escolha para o tratamento da grande maioria dos casos de PCM. No entanto, como no Brasil o itraconazol é distribuído gratuitamente somente em poucos serviços oficiais de saúde e como seu custo ainda se encontra acima do poder aquisitivo da quase totalidade dos pacientes com PCM, essa indicação fica prejudicada.

Desta forma, no presente momento, considerando-se eficácia, tolerância, adesão do paciente ao tratamento, disponibilidade para uso oral e intravenoso e distribuição gratuita da formulação para administração oral, a associação de sulfametoxazol e trimetoprim deve ser a medicação de escolha para o tratamento da PCM. Sulfadiazina, anfotericina B e derivados azólicos devem ser reservados para casos selecionados.

Tratamento de Consolidação ou Suplementar

Após o tratamento inicial ou de ataque, realizado com sulfamídicos, associação sulfamídico-trimetoprim, anfotericina B ou derivados azólicos, deve-se instituir o tratamento de consolidação ou suplementar.

O tratamento de consolidação pode ser feito com o mesmo antifúngico utilizado no tratamento inicial, principalmente quando a droga em uso estiver sendo administrada por via oral e puder ser adquirida pelo paciente ou àele fornecida. Ao contrário, deve-se passar a uma droga administrável por via oral, quando o tratamento inicial tiver sido feito com antifúngico injetado por via venosa.

As drogas de escolha para o tratamento de consolidação seriam os derivados sulfamídicos de excreção lenta ou ultralenta, que, no entanto, foram retirados do mercado. Assim, deve-se utilizar a associação sulfametoxazol-trimetoprim (cotrimoxazol) na dose de 480 ou 960 mg, administrados por via oral a cada 12 horas. Em geral, as doses acima preconizadas propiciam níveis séricos adequados. No entanto, os doentes que apresentam menor capacidade de absorção e os pacientes acetiladores rápidos, mantêm níveis séricos de sulfamídico livre inferiores aos dos acetiladores lentos, o que pode exigir a adequação da dose. O nível sérico de sulfametoxazol livre deve alcançar 50 mg/mL.

Quando o cotrimoxazol não puder ser utilizado, deve-se indicar o cetoconazol, em dose única diária de 200 mg, administrada por via oral duas horas antes do desjejum ou o itraconazol, na dose única diária de 100 mg, administrada por via oral após o café da manhã.

Estimulantes imunológicos

O efeito benéfico de imunoestimulantes na PCM foi inicialmente demonstrado em modelo animal.

No entanto, existe apenas um trabalho que avalia a evolução de doentes com PCM que, além do antifúngico, também receberam b-glucana como imunoestimulante. A b-glucana é a b-1,3-poliglicose extraída do Saccharomyces cerevisae, que foi utilizada na dose de 10 mg, por via venosa ou intramuscular, uma vez por semana no primeiro mês, e a seguir uma vez por mês durante um ano. Os doentes tratados com b-glucana associada a um antifúngico, revelaram melhor evolução que aqueles que não receberam imunoestimulação quando foram avaliadas as manifestações clínicas, a velocidade de hemossedimentação e, por fim, as imunidades humoral e celular.

A b-glucana revelou-se potente indutor da produção do fator de necrose tumoral alfa (TNF-α) e do interferon gama (IFN-γ) em camundongos BALB-c, achados que podem explicar seu efeito adjuvante no tratamento da PCM. Assim, a b-glucana deve ser indicada no tratamento das formas graves de PCM, desde que seja possível monitorizar os níveis séricos de TNF-α do paciente, pois em excesso ele é deletério para o doente.

Duração do Tratamento

A duração do tratamento varia em função de vários fatores, tais como grau de imunossupressão, presença e intensidade da desnutrição, virulência e inóculo do P. brasiliensis e, por fim, droga e esquema terapêutico utilizados. Todos esses fatores dificilmente podem ser avaliados de forma adequada e variam de um paciente para outro, motivo pelo qual, estabeleceram-se critérios que são aplicáveis à todos os doentes e, ao mesmo tempo, que individualizam a duração do tratamento.

Assim, independentemente do esquema terapêutico escolhido, o tratamento inicial deve ser mantido até que se obtenha cura clínica e normalização da velocidade de hemossedimentação (Figura 40.8). Desta forma, a duração do tratamento inicial certamente será diferente de um paciente para outro, o que garante a individualização da conduta em função da gravidade do paciente, mas obedecerá aos mesmos critérios gerais.

Encerrado o tratamento inicial, deve-se introduzir o tratamento de consolidação, que deverá ser mantido até um ano após se tornar negativa a pesquisa de anticorpos séricos específicos feita pela reação de imunodifusão dupla em gel de ágar (Figura 40.8). A persistência do tratamento de manutenção por um ano após a cura sorológica tem por objetivo garantir uma margem de segurança para o paciente, pois a reação de imunodifusão em gel de ágar só se positiva quando a concentração de anticorpos alcança pelo menos 3,0 mg/mL. Por outro lado, em trabalho recente, observou-se que a pesquisa de anticorpos por método imunoenzimático (ELISA), que é capaz de detectar até 0,05 mg/mL de anticorpos, corroborou a conduta adotada em relação ao tratamento de manutenção na quase totalidade dos pacientes.

Portanto, o tratamento de manutenção deve ser feito até um ano depois de se tornar negativa a reação de imunodifusão dupla em gel de ágar, desde que o paciente continue sem doença clinicamente manifesta e apresente apenas lesões cicatriciais, detectáveis no exame físico e/ou, complementar, como a radiografia de tórax.

Para os pacientes que não apresentam positividade da reação de imunodifusão dupla em gel de ágar antes da introdução do tratamento inicial, perde-se este parâmetro para avaliação da duração do tratamento de consolidação. Nesses casos, deve-se utilizar como referencial a regressão da velocidade de hemossedimentação a valores normais, considerando-se que ela ocorre em geral quatro a 11 meses antes de se tornar negativa a reação de imunodifusão dupla em gel de ágar.

Logo, estes critérios de definição da duração do tratamento permitem monitorizá-lo com base em variáveis biológicas do próprio paciente, que refletem sua interação com o P. brasiliensis que o infectou.

Controle do Tratamento

Os doentes que estão recebendo o tratamento inicial, devem ser colocados sob controle mais intensivo. Os pacientes tratados com anfotericina B ou com a associação sulfametoxazol-trimetoprim por via venosa, devem permanecer hospitalizados até que se complete essa fase do tratamento. Os doentes que recebem drogas administradas por via oral, devem permanecer internados apenas o tempo suficiente para a recuperação do estado nutricional e avaliação da resposta inicial ao tratamento instituído. A seguir, são reavaliados no ambulatório a cada mês, até que se complete o tratamento de ataque.

A partir do momento em que passam a receber o tratamento de consolidação, os doentes devem ser reavaliados a cada três meses. Além da observação clínica completa, devem ser realizadas a radiografia simples de tórax e a pesquisa de anticorpos séricos contra o P. brasiliensis.

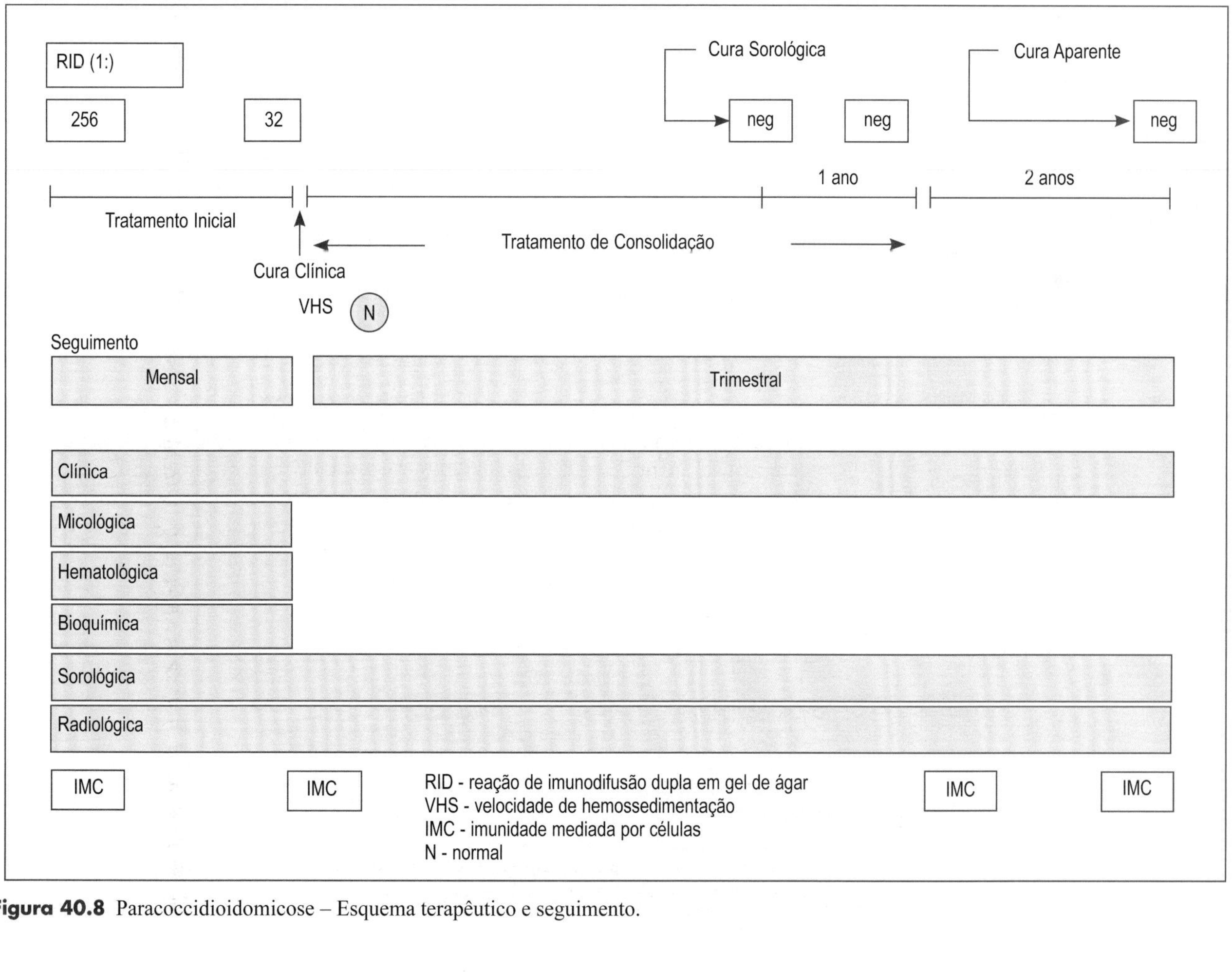

Figura 40.8 Paracoccidioidomicose – Esquema terapêutico e seguimento.

O acompanhamento do doente deve prosseguir com os mesmos critérios, inclusive depois da interrupção do tratamento de consolidação. Na eventualidade de reativação da doença, com manifestações clínicas evidentes como, identificação do P. brasiliensis em material biológico e elevação dos níveis séricos de anticorpos, nova série de tratamento de ataque deve ser realizada. Nos casos em que se verificar apenas a elevação dos níveis séricos de anticorpos, sem manifestações clínicas ou lesões radiológicas de pulmão sugestivas de atividade, deve-se aumentar a dose da droga de consolidação e reavaliar o doente em 30 dias. A ausência de resposta ou mesmo a piora do quadro indicam nova série de tratamento de ataque.

Na eventualidade de não se contar com uma avaliação sorológica, o acompanhamento do doente pode ser feito com exames mais simples, como a velocidade de hemossedimentação e a eletroforese de proteínas séricas. A recuperação do doente se acompanha da diminuição da velocidade de hemossedimentação, aumento dos níveis séricos de albumina e diminuição dos de g-globulina.

A reação intradérmica à paracoccidioidina, deve ser avaliada antes da instituição do tratamento inicial, após cura clínica e normalização da velocidade de hemossedimentação, ao se concluir o tratamento de consolidação e, por fim, quando o paciente completa dois anos sem tratamento de manutenção, durante os quais, nenhum sinal ou sintoma indicativo de doença em atividade tenha se manifestado e a sorologia tenha persistido negativa, como revela a Figura 40.9.

Nos serviços em que as dosagens dos níveis séricos de interferon-g e de IL-10 estejam disponíveis, essas avaliações devem substituir a reação intradérmica à paracoccidioidina nos mesmos momentos propostos. Após tratamento eficaz, observam-se diminuição dos níveis séricos de IL-10 e elevação dos de IFN-γ, ambos retornando aos níveis normais.

Critérios de Cura

São quatro os critérios de cura da PCM: clínico, micológico, radiológico e imunológico.

Cura Clínica

Um paciente apresenta cura clínica quando desaparecem os sinais e sintomas da doença. Em geral, a cura clínica é observada em tempo relativamente curto, o que dá ao doente a impressão de que já se encontra completamente curado. Assim, deve-se conscientizá-lo sobre o risco de recaída e, portanto, da necessidade de tratamento prolongado e reavaliações periódicas.

Cura Micológica

Significa a pesquisa negativa do fungo em exame micológico, que se observa após tratamento eficaz. A cura micológica refere-se, portanto, ao desaparecimento do P. brasiliensis apenas das secreções onde foi anteriormente identificado. Para que se afirme com segurança que houve cura micológica, devem ser utilizados métodos adequados por micologistas experientes.

Cura Radiológica

Este critério de cura refere-se à avaliação radiológica dos pulmões, pois cerca de 80% dos doentes apresentam a forma crônica, na qual o comprometimento pulmonar é quase constante. Diz-se que houve cura radiológica quando se observa estabilização do padrão radiológico com o tratamento, que pode ser definida como a manutenção das mesmas lesões cicatriciais em cinco radiografias realizadas a cada três meses, ao longo de um ano.

Cura Imunológica

A avaliação imunológica inclui a da imunidade humoral, que é feita pela determinação dos níveis séricos de anticorpos contra o P. brasiliensis, e a da imunidade celular.

Os níveis séricos de anticorpos específicos diminuem com o tratamento, tornando-se negativos, como na reação de imunodifusão dupla em gel de ágar (IDD) e na contraimunoeletroforese (CIE), ou estabilizando-se em valores muito

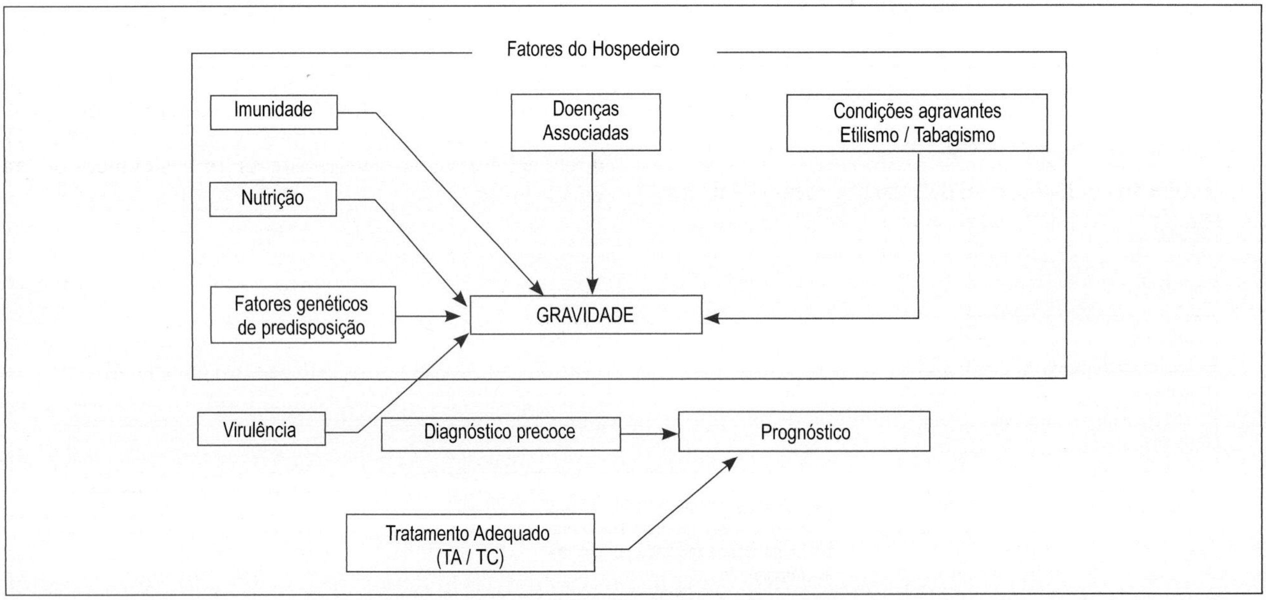

Figura 40.9 Prognóstico da Paracoccidioidomicose. TA = tratamento inicial ou de ataque; TC = tratamento da consolidação ou suplementar.

baixos, considerados cicatriciais, como na reação de fixação do complemento (RFC).

A imunidade celular, poucas vezes foi estudada após instituição do tratamento, motivo pelo qual não se padronizou para sua avaliação um teste que possa ser feito de forma rotineira. O teste que vier a ser indicado para essa avaliação deverá dar uma ideia global da capacidade de resposta imune específica, ser de execução viável em laboratórios clínicos de rotina e, por fim, não exigir leitura no paciente em dias subsequentes, como ocorre com a reação intradérmica à paracoccidioidina, pois implicaria em leitura 24 ou 48 horas depois, o que muitas vezes inviabiliza sua execução.

A resposta linfoproliferativa, a reação intradérmica à paracoccidioidina e o equilíbrio entre os níveis séricos de citocinas dos braços Th_1 (IFN-γ) e Th_2 (IL-10) se restabelecem após tratamento realizado com sucesso.

Como foi demonstrada uma correlação direta entre a diminuição dos níveis séricos de anticorpos anti-P. brasiliensis determinados por CIE, a diminuição dos níveis de IL-10 e o aumento dos de IFN-γ, o seguimento evolutivo da concentração de anticorpos, já incorporado à rotina laboratorial, permite que se faça uma inferência da recuperação da resposta imune celular, que será responsável pela manutenção do estado de latência dos fungos não eliminados pelo tratamento.

Cura Aparente

Refere-se aos doentes que apresentam cura clínica, micológica, radiológica e imunológica durante dois anos, sem receber tratamento de manutenção. A expressão cura aparente deve ser preferida em relação ao termo cura, para que não seja inferido que houve cura radical, isto é, erradicação do fungo do organismo, fato que não pode ser confirmado, pois focos com fungos latentes persistem no organismo após tratamento eficaz.

Estudo realizado em pacientes com a forma crônica de PCM revelou que a recuperação da imunidade celular, avaliada pela quantificação das subpopulações de células mononucleares e por testes funcionais, só ocorreu quando os doentes apresentavam cura aparente. Assim, esta correlação permite que se utilize a cura aparente como critério de recuperação da imunidade celular específica, que será responsável pela manutenção da latência dos fungos que sobreviverem.

Evolução do doente com o tratamento

A evolução do doente com o tratamento depende da gravidade do quadro clínico e da conduta terapêutica instituída.

Assim, em média, a melhora clínica acentuada ocorre com cerca de dois meses e meio de tratamento, enquanto a cura clínica é, em geral, observada dois meses depois.

A cura micológica é ainda mais precoce, tornando-se progressivamente menor a quantidade de fungos observados no exame direto, até que deixam de ser encontrados. A cicatrização das lesões mucosas e cutâneas e a diminuição da expectoração contribuem para que se torne negativa a pesquisa do P. brasiliensis em material orgânico.

A cura radiológica relaciona-se ao estudo dos pulmões. Observa-se que as lesões alveolares desaparecem mais rapidamente que as intersticiais, que regridem lentamente.

As lesões intersticiais se comportam de forma diversa. Enquanto os pequenos nódulos desaparecem com o tratamento, os grandes em geral persistem, mesmo quando já não existem manifestações respiratórias e anticorpos séricos contra o P. brasiliensis. As lesões sequelares mais frequentes são fibrose e enfisema pulmonares, observando-se estrias e nódulos fibróticos, e enfisema difuso ou bolhoso.

A caracterização radiológica de reativação é fácil quando as lesões são alveolares, mas se torna difícil quando são intersticiais e ocorrem em pulmões com nódulos e estrias fibróticos residuais.

Finalmente, a normalização da radiografia simples de tórax só é observada em raros casos, nos quais as lesões iniciais eram muito discretas, pois em geral persistem as lesões sequelares.

A cura sorológica, caracterizada por se tornar negativa a reação de IDD ou de CIE, ou também, pela diminuição dos títulos da RFC a níveis cicatriciais ou por vezes negativos, ocorre tardiamente. A reação de IDD dupla torna-se negativa em média 17 meses após o início do tratamento. No entanto, é bastante variável o tempo necessário para se observar a cura sorológica, de tal forma que 75% dos pacientes apresentam a reação de IDD negativa 18 meses após a instituição do tratamento.

Após a instituição do tratamento, os pacientes começam a apresentar uma recuperação da imunidade celular específica, que começa a ser observada após a cura sorológica (ID negativa) e que se completa quando o paciente apresenta cura aparente. No entanto, ainda se pesquisa um teste que permita caracterizar, com maior segurança, a cura do doente com PCM.

PROGNÓSTICO

O prognóstico do doente com PCM depende da gravidade do quadro, do tempo necessário para a confirmação diagnóstica e da conduta terapêutica instituída, como se pode observar na Figura 40.9.

A gravidade da doença depende de fatores do hospedeiro e, provavelmente, da virulência do P. brasiliensis. Predisposição genética, grau de comprometimento imunológico, doenças associadas, estado nutritivo e condições agravantes são os fatores ligados ao hospedeiro que contribuem para a determinação da gravidade do quadro clínico. Por outro lado, a virulência do fungo também participa da determinação da gravidade do doente, pois se observouuma correlação direta entre essas variáveis, para as formas clínicas de gravidade polar.

O diagnóstico precoce permitirá a instituição imediata de terapêutica adequada, que objetive a recuperação do estado geral, nutritivo e imunológico do doente e o combate ao fungo.

Pelo exposto, pode-se concluir que o conhecimento da história natural da PCM, a realização de diagnóstico precoce e a instituição de tratamento adequado favorecerão o prognóstico do doente.

No entanto, apesar de todos esses cuidados, parte significativa dos pacientes evoluirá com sequelas. Entre elas, devem-se destacar as sequelas pulmonares, com predomínio de fibrose e enfisema, a síndrome de Addison, que exige reposição hormonal por toda a vida, as sequelas neurológicas, que variam em função da localização e da extensão das lesões, as cicatrizes cutâneas e mucosas, muitas vezes originadas de lesões mutilantes, e as digestivas, pela grande interferência no estado nutricional dos pacientes e, como consequência, em sua imunidade celular.

Além disso, muitos pacientes se tornam incapacitados para o trabalho que exerciam e sentem dispneia, inclusive a pequenos esforços. Por esse motivo, muitos deles solicitam aposentadoria e passam a ter uma situação econômica muito comprometida.

PROFILAXIA

O desconhecimento do nicho ecológico do P. brasiliensis impede que sejam propostas medidas profiláticas que evitem a infecção da população mais exposta ao fungo.

A recomendação de que, não sejam utilizadas folhas de vegetais para a realização de toalete anal, talvez seja a única medida que tenha algum valor prático para a população mais acometida pela PCM. Essa medida não se relaciona à inoculação do P. brasiliensis, que é uma possibilidade muito remota, mas tem por objetivo, evitar a fixação de fungos que eventualmente estejam na corrente sanguínea, pois as sequelas de lesões nessa localização podem ser muito graves, em especial se o reto for acometido.

Finalmente, os técnicos de laboratório que trabalham com o P. brasiliensis devem tomar cuidado ao manipular material que possa contê-lo. Caso ocorra acidente que possa levar à infecção do paciente, a área exposta deve ser muita bem lavada com água e sabão. Além disso, o paciente deverá ser submetido à pesquisa de anticorpos séricos anti-P. brasiliensis e receber a dose diária de 200 mg de itraconazol, em uma única tomada, após o café da manhã, durante um mês. Caso não tenham sido observadas manifestações clínicas caracterizadas por lesões no local da provável inoculação e adenopatia regional e/ou viragem sorológica pela reação de IDD, deve-se suspender a medicação, mas proceder à avaliação clínica e sorológica do paciente por mais dois meses. Se as manifestações clínicas já referidas não tiverem se manifestado e a sorologia persistir negativa, deve-se encerrar o caso. Por outro lado, na vigência de lesões paracoccidioidicas ou de viragem sorológica pela reação de IDD, o tratamento antifúngico deve ser mantido e conduzido de acordo com o esquema já apresentado.

Além da profilaxia da PCM, sobre a qual pouco se pode fazer, deve-se abordar a prevenção de complicações decorrentes das sequelas ocasionadas pela doença e pelo tratamento. Assim, a crise addisoniana deve ser evitada pela utilização de doses adequadas de corticosterodes, associados ou não à fludrocortisona. As lesões sequelares de laringe favorecem muito, a aspiração de saliva, que tem sua eliminação da árvore brônquica muito prejudicada pelas sequelas pulmonares. Esses fatores fazem com que os pacientes com sequelas pulmonares paracoccidioidicas, sejam acometidos por infecções agudas, em especial as causadas por pneumococo, Haemophilus influenzae e vírus da gripe. Assim, esses pacientes devem receber vacinação antipneumocócica, anti-H. influenzae e antigripal. Além da vacinação, esses pacientes devem ser orientados a fazer toalete respiratória rotineiramente, a não frequentar ambientes frios e a permanecer em recintos fechados em horários do dia em que a temperatura se encontra baixa, como o início da manhã e o final da tarde, no inverno.

REFERÊNCIAS BIBLIOGRÁFICAS

Ahmad SR, Singer SJ, Leissa BG. Congestive heart failure associated with itraconazole. Lancet 2001; 357:1766-7.

Barbosa W & Vasconcelos WMP. Ação da sulfametoxazol associada ao trimetropim na terapêutica da blastomicose sul-americana. Rev Pat Trop 1973; 2:329-39.

Barraviera B, Mendes RP, Marcondes-Machado J, Pereira PCM, Souza MJ, Meira DA. Evaluation of treatment of paraco-ccidioidomycosis with cotrimazine (combination of sulfa-diazine and trimetoprim). Preliminary report. Rev Inst Med Trop São Paulo 1989; 31:53-5.

Barraviera B, Mendes RP, Pereira PCM, Marcondes-Machado J, Curi PR, Meira DA. Measurement of glucose-6-phosphate dehydrogenase and glutathione reductase activity in patients with paracoccidioidomycosis treated with ketoconazole. Mycopathologia 1988;104:87-91.

Battock DJ, Gransz H, Bobrowsky M, Littman ML. Alternate day amphotericin B therapy in the treatment of rhinocerebral phycomycosis (mucormycosis). Ann Intern Med 1968; 68:122-37.

Bernard G, Romano CC, Cacere CR, Juvenale M, Mendes-Giannini MJS, Duarte AJS. Imbalance of IL-2, IFN-g and IL-10 secretion in the immunosupression associated with human paracoccidioidomycosis. Cytokine 2001; 13:248-52.

Biagioni L, Souza MJ, Chamma LG, Mendes RP, Marques SA, Mota NGS, Franco MF. Serology of paracoccidioidomycosis. II – Correlation between class-especific antibodies and clinical forms of the disease. Trans R Soc Trop Med Hyg 1984; 78:617-621.

Borelli D, Bran JL, Fuentes J, Legendre R, Leiderman E, Levine HB, Restrepo A, Stevens DA. Ketoconazole, an oral antifungal: laboratory and clinical assessment of imidazole drugs. Posgrad Med J 1979; 55:657-61.

Camargo ZP, Guesdon JL, Drouhet E, Improvisi L. Enzyme-linked immunosorbent assay (ELISA) in the paracoccidioi-domycosis. Comparison with counter immunoelectrophoresis and erythro-immunoassay. Mycopathologia 1984; 88:31-7.

Cano LE & Restrepo A. Predictive value of serologic tests in the diagnosis and follow-up of patients with paracoccidioi-domycosis. Rev Inst Med Trop São Paulo 1987; 29:276-83.

Castro LGM, Del Negro GMB, Belda Jr. W, Cucé LC, Sampaio SAP. Fluconazol no tratamento da paracoccidioidomicose. Resultados preliminares. Rev Arg Micologia 1992; 15:85.

Cucé LC, Belda Jr. W, Oliveira VM. Paracoccidioidomicose resistente ao ketoconazole. Relato de três casos. An Bras Dermatol 1987; 62:203-4.

Del Negro G. Ketoconazole in paracoccidioidomycosis. A long-term therapy study with prolonged follow-up. Rev Inst Med Trop São Paulo 1982; 24:27-39.

Del Negro GMB, Garcia NM, Rodrigues EG, Cano MIN, Aguiar MSMV, Lírio VS, Lacaz CS. The sensitivity, specificity and efficiency values of some serological tests used in the diagnosis of paracoccidioidomycosis. Rev Inst Med Trop São Paulo 1991; 33:277-80.

Dillon NL, Habermann MC, Marques AS, Lastória JC, Stolf HO, Silva NCA, Barraviera SRCS, Morceli J. Ketoconazole. Tratamento da paracoccidioidomicose no período de dois anos. An Bras Dermatol 1985; 60:45-8.

Dillon NL. Tratamento da paracoccidioidomicose pela anfotericina B. Avaliação de 119 doentes num período de 14 anos [tese]. São Paulo (SP): Faculdade de Medicina da Universidade de São Paulo 1972.

Fava Netto C, Guerra MAG, Costa EO, Yasuda PH. Contribuição àsorologia da paracoccidioidomicose. Comparações entre reações de fixação de complemento pelas técnicas de Wadsworth, Maltaner & Maltaner e micrométodo e reações de precipitação em meio líquido e gel de ágar. Rev Inst Med Trop São Paulo 1976; 18:81-6.

Fava Netto C. Estudos quantitativos sobre a fixação de complemento na blastomicose sul-americana, com antígeno polissacarídico. Arq Cirurg Clín Exper 1955: 18:197-254.

Figueiredo JFC, Levy CE, Bravo T, Gomes SRT. Tratamento ambulatorial da paracoccidioidomicose: estimativa do grau de adesão do paciente à terapêutica com sulfadiazina. In: Anais do Congresso da Sociedade Brasileira de Medicina Tropical. São Paulo (SP) 1985; 145-6.

Franco M, Montenegro MR, Mendes RP, Marques SA, Dillon NL, Mota NGS. Paracoccidioidomycosis: a recently proposed classification of its clinical forms. Rev Soc Bras Med Trop 1987; 20:129-32.

Franco MF, Fava Netto C, Chamma LG. Reação de imunofluorescência indireta para o diagnóstico sorológico da blastomicose sul-americana. Padronização da reação e comparação dos resultados com fixação do complemento. Rev Inst Med Trop São Paulo 1973; 15:393-8.

Gigliotti F, Shenep JL, Lott L, Thornton D. Induction of prostaglandin synthesis as the mechanism responsible for the chills and fever produced by infusing amphotericin B. J Infect Dis 1987; 156:784-9.

Gomes MCO. Tratamento da paracoccidioidomicose com ketoconazol. Rev Inst Med Trop São Paulo 1983; 25:127-32.

Heidemann H, Gerkens JF, Spickard WA, Jackson EK, Branch RA. Amphotericin B nephrotoxicity in humans decreased by salt repletion. Am J Med 1983; 75:476-81.

Ismail MA & Lerner SA. Disseminated blastomycosis in a pregnant woman. Review of amphotericin B usage during pregnancy. Am Rev Dis 1982; 126:350-3.

Iwama de Mattos MCF, Mendes RP, Marcondes-Machado J, Meira DA, Morceli J, Pereira PCM, Barraviera B. Sputum cytology in the diagnosis of pulmonary paracoccidioi-domycosis. Mycopathologia 1991; 114:187-91.

Lacaz CS & Sampaio SAP. Tratamento da blastomicose sul-americana com anfotericina B. Resultados preliminares. Rev Paul Med 1958; 52:443-50.

Lewis JH, Zimmerman HJ, Benson GD, Ishak KG. Hepatic injury associated with ketoconazole therapy. Analysis of 33 cases. Gastroenterology 1984; 86:506-13.

Londero AT, Gonçalves AJR, Cruz MLS, Rozembaum R, Cunha RG, Machado ES, Vieira ARM, Carvalho FG, Braga MP, Azevedo ECL, Wanke B, Cruz MFF, Menezes JA. Paracoccidioidomicose disseminada "infanto-juvenil" em adolescentes. Relato de quatro casos e revisão da literatura. Arq Bras Med 1987; 61:5-12.

Londero AT, Rios-Gonçalves AJ, Terra GMF, Nogueira SA. Paracoccidioidomycosis in Brazilian children. A critical review (1911 – 1994). Arq Bras Med 1996; 70:197-203.

Lopes OSS. Descrição de uma técnica de concentração para pesquisa do Paracoccidioides brasiliensis no escarro. Hospital (RJ) 1955; 5:69-79.

Machado Filho J, Miranda JL, Teixeira GA. Das sequelas da blastomicose sul-americana. Hospital (Rio de J.) 1965; 68:1347-1353.

Marcondes J, Barraviera B, Meira DA, Mendes RP. Emprego da anfotericina B corrigida pelo clearance de creatinina em doentes com paracoccidioidomicose. In: Anais do Congresso da Sociedade Brasileira de Medicina Tropical. Ribeirão Preto (SP) 1982; F19.

Marcondes J, Meira DA, Mendes RP, Pereira PC, Barraviera B, Mota NGS, Morceli J. Avaliação do tratamento da paracoccidioidomicose com o ketoconazole. Rev Inst Med Trop São Paulo 1984; 26:113-21.

Marcondes-Machado J. Avaliação dos níveis séricos de IL-12p40, α-TNF e γ-IFN em camundongos BALB/c tratados pela b-1,3 poliglicose, com ou sem infecção aguda pelo Toxoplasma gondii [livre-docência]. Botucatu (SP): Faculdade de Medicina da Universidade Estadual Paulista 2001.

Marques S, Camargo RP, Lastória JC, Machado NL, Dillon NL. Itraconazol: resultados terapêuticos na paracoccidioidomicose. Rev Arg Micologia 1992; 15:86.

Meira DA, Pereira PCM, Marcondes-Machado J, Mendes RP, Barraviera B, Pellegrino-Jr. J, Rezkallah-Iwasso MT, Peraçoli MTS, Castilho LM, Thomazini I, Silva CL, Foss NT, Cury PR. The use of b-glucan as immunostimulant in the treatment of paracoccidioidomycosis. Am J Trop Med Hyg 1996; 55:496–503.

Mendes RP, Barraviera B, Pereira PCM, Marcondes-Machado J, Meira DA, Morceli J, Mendes-Giannini MJS, Franco MF, Souza MJ. Avaliação do itraconazole no tratamento da paracoccidioidomicose. Resultados preliminares. In: Anais do Congresso da Sociedade Brasileira de Medicina Tropical. Natal (RN) 1990; 291.

Mendes RP, Barraviera B, Souza LR, Pereira PCM, Marcondes-Machado J, Franco MF, Meira DA. Evaluation of itraconazole in the treatment of paracoccidioidomycosis (PBM). Rev Argent Micol 1992; 15:86.

Mendes RP, Defaveri J, Sene MG, Rodrigues DR, Souza LR, Marcondes-Machado J, Meira DA. Serological follow-up of paracoccidioidomycosis (PBM) patients under treatment. Rev Soc Bras Med Trop 2000; 33(supl. I): 459.

Mendes RP, Meira DA, Marcondes-Machado J, Pereira PCM, Barraviera B, Souza LR, Nagem VD, Reis BAR, Iwama de Mattos MC, Morceli J. Sulfamethoxazole-trimethoprim combination (SMZ-TMP) in the treatment of paracoccidioido-mycosis (PBM). Rev Soc Bras Med Trop 1996; 29(supl. I): 112.

Mendes RP, Minicucci MF, Berneda DO, Barraviera B, Pereira PCM, Antunes MC. Evaluation of some acute phase reactants and erythrocyte sedimentation rate in the follow-up of paracoccidioidomycosis (PBM) patients under treatment. Rev Soc Bras Med Trop 2000; 33(supl. I): 244-5.

Mendes RP, Morceli J, Pereira PCM, Marcondes-Machado J, Franco MF, Brandão Neto J. Treatment of paracoccidioi-domycosis with Ketoconazole in short period scheme. Clinical, radiological and endocrinological evaluation. Rev Iber Micol 1988; 5(suppl.): 70.

Mendes RP, Shikanai-Yasuda MA. Paracoccidioidomicose. In: Cimerman S & Cimerman B. Medicina Tropical. 1ª ed. São Paulo, Atheneu 2003; 505-545.

Mendes RP, Souza LR, Marcondes-Machado J, Meira DA, Barraviera B, Pereira PCM. Evaluation of the acute or subacute form of paracoccidioidomycosis (PBM). Rev Soc Bras Med Trop 2001; 34(supl. 1): 75-6.

Mendes RP, Souza LR, Marcondes-Machado J, Meira DA, Pereira PCM, Barraviera B, Morceli J. Evaluation of fluconazole in the initial treatment of paracoccidioidomycosis (PBM). Preliminary results. Rev Arg Micologia 1992; 15:84.

Mendes RP. Paracoccidioidomicose. In: Meira DA. Clínica de doenças tropicais e infecciosas, 1ª ed. Rio de Janeiro, Inter-livros 1991; 259-97.

Miranda JL & Machado Filho J. Considerações em torno da blastomicose sul-americana. Sobre a ação da anfotericina B. Hospital (Rio de Janeiro). 1959; 56:93-115.

Naranjo MS, Trujillo M, Munera MI, Restrepo P, Gómez I, Restrepo A. Treatment of paracoccidioidomycosis with itraconazole. J Med Vet Mycol 1990; 28:67-76.

Negroni R, Palmieri O, Koren F, Tiraboschi IN, Galimberti RL. Oral treatment of paracoccidioidomycosis and histoplasmosis with itraconazole in humans. Rev Infect Dis 1987; 9 (suppl. 1): 47-50.

Negroni R, Robles AM, Arechavala A, Taborda A. Experiencia terapeutica con el fluconazol en las micoses profundas. Rev Arg Micologia 1990; 13:26-32.

Negroni R, Robles AM, Arechevala A, Tuculet MA, Galimberti R. Ketoconazole in the treatment of paracoccidioidomycosis and histoplasmosis. Rev Infect Dis 1980; 4:643-9.

Negroni R, Taborda A, Arechavala A, Robles AM. Experiencia con itraconazol en el tratamiento de la paracoccidioi-domicosis. Rev Arg Micologia 1992; 15:83.

Negroni R. Azole derivatives in the treatment of paracoccidioidomycosis. Ann NY Acad Sci 1988; 544:497-503.

Negroni R. Estado actual del empleo del ketoconazol en la paracoccidioidomicosis (ketoconazol 6 años después). Rev Arg Micologia 1987; 10(supl.):21-6.

Peraçoli MTS, Montenegro MR, Soares AMVC, Mota NGS. Transfer of cell-mediated immunity to Paracoccidioides brasiliensis in hamsters with dialysable leukocyte extracts. J Med Vet Mycol 1990; 28:35-46.

Peraçoli MTS, Soares AMVC, Mendes RP, Marques SA, Guastale H, Meira DA, Iwasso MT. Cell-mediated immunity in patients with the chronic form of paracoccidioidomycosis. Early and late evaluation after treatment. Rev Iber Micol 1988; 5(suppl.): 69.

Pereira PCM, Meira DA, Habermann F, Donato JC, Viterbo BG, Kiy Y, Curi PR. Avaliação tardia da pressão arterial (PA) em doentes com paracoccidioidomicose (PBM) tratados com anfotericina B. Estudo da função renal pela técnica do EDTA CR_{51}. In: Resumenes del Encuentro Internacional sobre Paracoccidioidomicosis. Caracas (Venezuela) 1989; C16.

Pont A, Graybill JR, Graven PC, Galgiani JN, Dismukes WE, Raitz RE, Stevens DA. High-dose ketoconazole therapy and adrenal and testicular function in humans. Arch Intern Med 1984; 144:2150-3.

Pont A, Williams PL, Azhar S, Reitz RE, Bochra C, Smith ER, Stevens DA. Ketoconazole blocks testosterone synthesis. Arch Intern Med 1982; 142:2137-40.

Pont A, Williams PL, Loose DS, Feldman D, Reitz RE, Bochra C, Stevens DA. Ketoconazole blocks adrenal steroid synthesis. Ann Intern Med 1982; 97:370-2.

Queiroz-Telles F, Bendhack L, Hagi NT, Purim KS, Lameira RP, Bordignon GF. Itraconazole in the therapy of paracocci-dioidomycosis. Rev Arg Micologia 1992; 15:85.

Restrepo A & Moncada LH. Indirect fluorescent-antibody and quantitative agar-gel immunodiffusion tests for the serological diagnosis of paracoccidioidomycosis. Appl Microbiol 1972; 24:132-7.

Restrepo A, Gómez I, Cano LE, Arango MD, Gutiérrez F, Sanín A, Robledo MA. Treatment of paracoccidioidomycosis with ketoconazole: a three-year experience. Am J Med 1983; 74:48-52.

Restrepo A, Gómez I, Robledo MA. Eficacia del ketoconazol en pacientes con paracoccidioidomicosis recidivante. Rev Inst Med Trop São Paulo 1982; 24:173-9.

Restrepo A, Stevens DA, Gómez I, Leiderman E, Angel R, Fuentes J, Arana A, Mejia G, Vanegas AC and Robledo MA. Ketoconazole: a new drug for the treatment of paracocci-dioidomycosis. Rev Infect Dis 1980; 4:633-42.

Restrepo A, Stevens DA, Leiderman E, Angel R, Fuentes J, Arane A, Mejía G, Gómez I. Ketoconazole on paracocci-dioidomycosis: efficacy of prolonged oral therapy. Myco-pathologia 1980; 72:35-45.

Restrepo A. La prueba de immunodiffusión en el diagnostico de la paracoccidioidomicosis. Sabouraudia 1966; 4:223-30.

Rezkallah-Iwasso MT, Mota NGS, Gomes MCG, Montenegro MR. Effect of levamisole on experimental paracoccidioi-domycosis in the Syrian hamster: immunologic and histopa-thologic correlation. Mycophatologia 1983/1984; 84:171-80.

Sampaio SAP. Tratamento da blastomicose sul-americana com anfotericina B [professor catedrático]. São Paulo (SP): Faculdade de Medicina da Universidade de São Paulo 1960.

Sene MG. Avaliação do teste ELISA durante o tratamento de pacientes com paracoccidioidomicose: comparação com a imunofluorescência indireta e a imunodifusão dupla em gel de ágar [dissertação]. Botucatu (SP): Faculdade de Medicina da Universidade Estudal Paulista 2001.

Shikanai-Yasuda MA, Higaki Y, Del Negro GB, Ho Joo S, Vaccari MH, Bernard G, Gryschek RCB, Segurado AA, Bueno JP, Barone AA, Andrade DR, Amato Neto V. Randomized therapeutic trial with itraconazole, ketoconazole and sulfadiazine in paracoccidioidomycosis. Rev Arg Micologia 1992; 15:83.

Silva MIC, Chamma LG, Franco M. Reação de microimu-nodifusão em gel de ágar no diagnóstico sorológico da paracoccidioidomicose. Rev Inst Med Trop São Paulo 1989; 31:40-3.

Singer-Vermes LM, Burger E, Calich VLG, Modesto Xavier LH, Sakamoto TN, Sugizaki MF, Meira DA, Mendes RP. Pathogenicity and immunogenicity of Paracoccidioides brasiliensis isolates in the human disease and in experimental murine model. Clin Exp Immunol 1994; 97:113-9.

Soares AMVC, Calvi SA, Mendes RP, Franco M, Ruiz RL, Marcondes-Machado J, Fecchio D, Mattos MCI, Peraçoli MTS. Study of bronchoalveolar lavage (BAL) in paracoccidioidomycosis: cytopathology and alveolar macrophages function in response to gamma interferon. Comparison with blood monocytes. Rev Soc Bras Med Trop 2001; 34 (suppl. II): 158.

Stevens DA, Brummer E, McEwen JG, Perlman A. Efficacy of fluconazole, a new oral triazole, in blastomycosis and paracoccidioidomycosis and in comparison with ketoco-nazole. Rev Iber Micol 1988; 5(supl. 1): 26.

Tani EM & Franco M. Pulmonary cytology in paracocci-dioidomycosis. Acta Cytol 1984; 28: 571-5.

Tranchesi J, Campana CL, Sampaio SAP. Alterações eletrocardiográficas observadas durante o tratamento da blastomicose pela anfotericina B. Rev Hosp Clín Fac Med São Paulo 1960; 15:126-39.

Vargas Flores J. El itraconazol en la paracoccidioidomicosis (experiencia en 40 casos bolivianos). Rev Argent Micol 1992; 15:84.

Veronesi R, Mello e Albuquerque FJ, Del Negro G, Sampaio SAP, Ferreira JM, Meira DA. Resultados terapêuticos obtidos com o emprego da anfotericina B em formas superficiais e profundas da blastomicose sul-americana. Rev Clín Fac Med São Paulo 1959; 14:231-48.

Weber SAT. Estudo das lesões laríngeas e do grau de disfonia em pacientes com paracoccidioidomicose [dissertação]. Botucatu (SP): Faculdade de Medicina da Universidade Estadual Paulista 2002.

Yarzabal LA. Anticuerpos precipitantes especificos de la blastomicosis sudamericana revelados por immuno-elec-troforesis. Rev Inst Med Trop São Paulo 1971; 13:320-7.

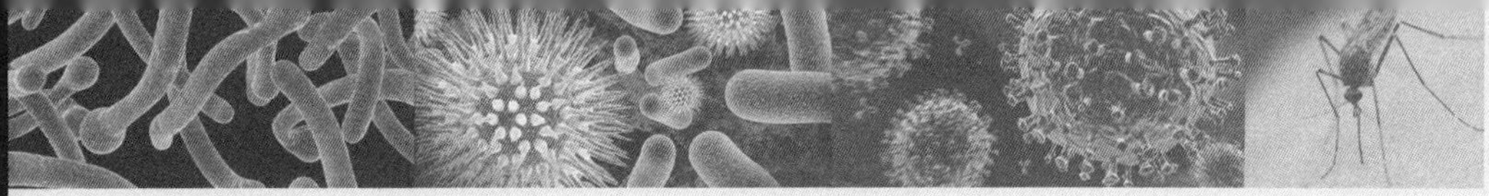

41 Pneumocistose

Alcyone Artioli Machado ▪ Roberto Martinez

Pneumocistose é a doença causada pelo microrganismo *Pneumocystis jirovecii* anteriormente conhecido como *P. carinii,* comprometendo geralmente o pulmão de pacientes imunossuprimidos. Relacionada desde meados do século XX com pneumonia intersticial plasmocitária, a pneumocistose passou a ser conhecida como infecção oportunista de doentes com câncer, transplantados ou tratados com medicações imunossupressoras. Era considerada moléstia incomum até a década de 1980, quando surgiu a epidemia do Vírus da Imunodeficiência Humana (HIV-1) e a síndrome de imunodeficiência adquirida (AIDS). *P. jirovecii*, tornou-se a principal causa de infecção oportunista dos pacientes com AIDS, chegando a acometer 60-80% dos casos, com significativa letalidade, por insuficiência respiratória. Ainda representa importante problema, embora a terapia antirretroviral mais efetiva, a quimioprofilaxia e o esquema atual de tratamento contra *P. jirovecii* tenham reduzido sua prevalência e mortalidade.

A apresentação clínica é caracterizada por febre, respiração curta, tiragem subesternal e tosse não produtiva. Especialmente em indivíduos infectados pelo HIV-1, os sintomas podem ser leves e lentamente progressivos, o que pode atrasar o diagnóstico.

INCIDÊNCIA

No final da década de 1960 e início da de 1970, houve pouco mais de 100 casos por ano de pneumonia por *P. jirovecii* (PCP) relatados nos Estados Unidos. Após início da epidemia de AIDS, em 1982, houve um grande aumento na incidência de casos notificados aos *Centers for Disease Control and Prevention* (CDC) nos Estados Unidos, com um máximo, em 1990, de 20.000 casos por ano. No início de 1990, houve um declínio na incidência, atribuída às recomendações do uso da profilaxia, em especial em indivíduos infectados pelo HIV-1 apresentando CD_4+ abaixo de 200 células/mm^3. Após 1995, há um maior declínio devido à terapia antirretroviral de alta potência (HAART) instituída a pacientes com AIDS, e era esperado que essas medidas, profilaxia e HAART,bloqueassem a ocorrência dessa doença oportunista nestes indivíduos, porém ainda vêm ocorrendo casos de PCP, provavelmente relacionados à não aderência aos esquemas profiláticos e/ou aos antirretrovirais ou ao uso de esquemas profiláticos menos eficazes. Alguns casos desenvolvem PCP quando não se esperaria que eles fossem suscetíveis, ou falham embora estivessem em uso de adequada profilaxia, pois nenhum regime é 100% eficaz e tem sido descrita resistência a sulfa.

EPIDEMIOLOGIA

O modo de transmissão em humanos é desconhecido, parecendo a rota respiratória, ser a mais importante. Ainda é incerto o estágio de infectividade ou a fonte ambiental do *P. jirovecii.* Estudos experimentais em animais têm mostrado que o *P. jirovecii* pode ser transmitido de um animal a outro por via aérea. Como resultado desses experimentos, a transmissão aérea é o modo presumido de aquisição natural de infecção por *P. jirovecii* em humanos. O reservatório para a infecção humana é desconhecido, podendo incluir fontes ambientais, outros humanos ou animais. A transmissão inter-humana por via respiratória pode ser importante. Estudos sorológicos têm mostrado que em humanos, há uma alta taxa de infecção prévia, e que a exposição frequentemente ocorre por volta dos dois a três anos de idade, onde se encontra 80% de prevalência de anticorpos. Acredita-se que o organismo penetra o trato respiratório baixo do hospedeiro imunocompetente, causando uma leve infecção aguda subclínica, e permaneça no pulmão como saprófita, em estado de latência, podendo ser reativado durante períodos de imunossupressão. Não há uma síndrome clínica bem definida associada ao hospedeiro imunocompetente; provavelmente os pacientes são assintomáticos ou experimentam sintomas leves ou inespecíficos. Alguns estudos têm relatado pneumonite focal ou síndrome de morte súbita, em crianças, associada a *P. jirovecii.*

A tipificação molecular de isolados tem sido usada como uma ferramenta para responder algumas das questões epidemiológicas. Co-infecção com isolados múltiplos do *P. jirovecii* tem sido demonstrada em 20 a 30% dos casos de PCP. Estudos têm sugerido que a recorrência seja resultado de reinfecção com um novo tipo, mais do que reativação da variante causadora do episódio prévio. Outros trabalhos têm associado à variante com o local de diagnóstico, mas não com o local de nascimento, sugerindo que uma aquisição recente do microrganismo, mais do que uma infecção remota, seria responsável pela doença clínica. Estudos recentes têm mostrado 50% de pacientes com PCP, sem reconhecida infecção prévia ao HIV-1, com presença de mutações no gene

DHPS de *P. jirovecii*. Essas mutações parecem representar resistência decorrente de profilaxia com sulfa, porém alguns pacientes não haviam recebido profilaxia. Esse dado fornece evidências convincentes de que a infecção fora adquirida recentemente, direta ou indiretamente, de pacientes que estariam recebendo profilaxia.

ETIOPATOGEMIA

Pneumocystis jirovecii foi descrito primeiramente por Carlos Chagas, em 1909, o qual acreditava se tratar de uma forma do ciclo do *Trypanosoma cruzi* em cobaios. Logo depois, também foi observado em ratos por A. Carini. Contudo, foi o casal Delanoe, em 1912, que distinguiu a nova espécie e denominou *P. carinii* o microrganismo recém-descoberto. Em 1999 a espécie recebeu a denominação atual, em homenagem a Otto Jirovec, que descreveu o primeiro caso humano dessa infecção.

P. jirovecii é um eucariota unicelular, classificado durante longo tempo como protozoário. Estudos genotípicos realizados a partir da década de 1980 revelaram que está relacionado aos fungos tendo sido incluído na família *Pneumocystidaceae*, subfilo *Taphrinomycotina*. A ultraestrutura das mitocôndrias e da parede do cisto do *P. jirovecii*, também guardam maior semelhança com os fungos. Entretanto, a ausência de ergosterol distingue *P. jirovecii* da maioria dos fungos, nos quais esse esteroide está tipicamente presente na membrana celular.

P. jirovecii é encontrado nos pulmões de diversas espécies animais e do homem, mas ainda não se conseguiu mantê-lo em culturas *in vitro* em laboratório. Todas as fases conhecidas do seu ciclo biológico podem ser encontradas nos alvéolos pulmonares. As formas tróficas ou trofozoítas, usualmente em grupos, têm 2 a 8 μm, forma irregular, e são identificadas na coloração Giemsa pelo núcleo avermelhado e cistoplasma azul. Podem multiplicar-se por divisão binária simples ou, na fase sexual, por conjugação de formas haploides, formando esporocisto, com 4 a 6 μm, e este para cisto maduro, com 4 a 7 μm. O cisto, arredondado e com parede espessa, contém oito corpos intracísticos (esporos), os quais originam novas formas tróficas ao serem liberados. Tanto os cistos como as formas tróficas apresentam glicoproteínas em sua superfície, as quais interagem com os tecidos do hospedeiro e são reconhecidas pelo sistema imunológico.

Amostras de *Pneumocystis* recuperadas do homem, do rato e de outros mamíferos são morfologicamente idênticas. Apresentam, porém, diferenças quanto a antígenos de superfície, cariótipos e em sequências de DNA gênico. Como também mostram grande especialidade de hospedeiro, admite-se atualmente a existência de várias espécies dentro desse gênero.

A transmissão de *P. jirovecii* se dá por via aérea. Atingindo os alvéolos, o parasita adere preferencialmente a células alveolares tipo I, por meio de uma glicoproteína de superfície (MSG), que se liga a proteínas da matriz extracelular. A aderência e a subsequente multiplicação do parasita inibem o crescimento e lesam as células do epitélio alveolar, desencadeando um processo inflamatório lesivo ao tecido pulmonar. Fator de necrose tumoral α, interferon γ, interleucina 8 e outras citocinas são liberadas no tecido e promovem a infiltração de neutrófilos, linfócitos e monócitos. Há lesão capilar, edema, exsudação pela membrana basal e acúmulo de células, principalmente macrófagos. Os alvéolos são preenchidos com parasitas e materiais amorfo espumoso e eosinofílico. O processo inflamatório pode evoluir com proliferação de células alveolares tipo II, fibrose intersticial e formação de membrana hialina. O grau de lesão pulmonar depende não somente da ação do *P. jirovecii*, mas também, da redução de fosfolípides surfactantes, tendo grande importância a resposta imunológica e inflamatória do hospedeiro. Menos comumente, lesões cavitárias e formação de granulomas são observadas em pacientes com pneumocistose. Casos de disseminação extrapulmonar têm sido relatados, envolvendo linfonodos, baço, fígado, medula óssea e outras vísceras.

Indivíduos com defesa imunológica competente controlam a infecção por *P. jirovecii* pela ação de macrófagos alveolares, que bloqueiam o parasita, impedindo sua multiplicação e a doença. É controverso se a pneumocistose clinicamente manifestada resulta de infecção latente ou de nova infecção pela mesma cepa ou por outra cepa de *P. jirovecii*. Tanto a interrupção do processo infeccioso na porta de entrada, como a resistência à reativação e disseminação do parasita, depende fundamentalmente da ação dos linfócitos CD_4+ e da integridade da resposta imunológica celular. A imunodeficiência celular é a principal condição predisponente para pneumocistose, cuja ocorrência relaciona-se com a redução do número de linfócitos CD_4+ circulantes a menos de 200 células/mm^3. Na infecção pelo HIV-1, a queda da contagem de células CD_4+ e progressão para AIDS acompanham-se de redução da resposta linfoproliferativa a *P. jirovecii* e de mudança no padrão de citocinas produzidas, de Th1 para Th2. A deficiência de resposta imunológica humoral, a julgar por estudos em modelos animais e por relatos de casos, também constitui condição predisponente para pneumocistose.

DIAGNÓSTICO

O diagnóstico de pneumocistose deve ser cogitado em pacientes com AIDS ou com outros tipos de imunodepressão que apresentem febre e comprometimento pulmonar, em particular se desenvolvem insuficiência respiratória. Linfócitos CD_4+ em número inferior a 200 células/mm^3 de sangue, ausência de quimioprofilaxia para *P. jirovecii* e achado radiológico de infiltrado intersticial bilateral e hipoxemia com PO_2 inferior a 70 mmHg, aumentam a chance de tratar-se de pneumocistose, constituindo evidência suficiente para o início de uma terapêutica empírica. Contudo, devem ser consideradas outras possibilidades diagnósticas em doentes imunossuprimidos com pneumopatia intersticial febril. A tuberculose miliar, outras micobacterioses e a histoplasmose disseminada são causas frequentes, no Brasil, de comprometimento pulmonar que podem evoluir para agudização e prejuízo da função respiratória. O diagnóstico diferencial sumário também inclui outras infecções fúngicas, como a criptococose e a paracoccidioidomicose, a toxoplasmose e pneumonias bacterianas, estas últimas aventadas sempre que existem áreas de infiltrado alveolar na radiografia de tórax. Menos comumente, o sarcoma de Kaposi é uma causa adicional de lesão pulmonar extensa o bastante para levar à insuficiência respiratória. Se o paciente com pneumopatia também apresenta linfadenomegalia em cadeias superficiais, esplenomegalia ou lesões cutâneas torna-se menos provável o diagnóstico de pneumocistose, uma vez que, tais manifestações, são mais compatíveis com infecções fúngicas, micobacterianas ou sarcoma de Kaposi.

O diagnóstico presuntivo da pneumocistose pulmonar advém de alterações sugestivas, especialmente se aditivas, em exames não específicos, abrangendo os radiográficos, cintilográficos, bioquímicos e outros. Em doentes mais críticos, sem possibilidade de aguardar a confirmação diagnóstica, o tratamento deve ser iniciado assim que houver a constatação de que os quadros clínico-epidemiológico, radiológico pulmonar e gasométrico, sejam compatíveis com pneumocistose. O diagnóstico confirmatório é feito pela identificação de *P. jirovecii* em fluidos, secreções ou fragmentos de tecido, por meio de corantes, fluorocromos, imuno-histoquímica ou por técnicas de biologia molecular. Pneumocistose extrapulmonar pode ser presumida pela observação de material eosinofílico, com aspecto de favo de mel, no tecido, sendo confirmada com o encontro do agente.

Gasometria arterial

Na pneumocistose, a intensificação do processo inflamatório pulmonar resulta em bloqueio à difusão alvéolo-capilar e redução da complacência e da capacidade vital pulmonar. O gradiente alveolar-arterial de oxigênio aumenta, ocorrendo hipoxemia. Estes dois parâmetros são usados para determinar a gravidade e a evolução da infecção – uma tensão de O_2 arterial inferior a 70 mmHg é sugestiva, mas não específica, de pneumocistose. A medida da dessaturação de O_2, para 90% ou menos, causada pelo exercício, foi proposta como um teste simples e de alto valor preditivo para pneumocistose, quando combinado com a presença de infiltrado intersticial no exame radiológico de tórax.

Radiografia de tórax

O aspecto típico na radiografia de tórax é um infiltrado reticular delicado, com micronódulos, difuso e bilateral, irradiando-se a partir dos hilos. Com a progressão da doença, associa-se um infiltrado flocoso, demonstrando o comprometimento intersticial-alveolar da pneumocistose agudizada (Figura 41.1). Em casos graves, com insuficiência respiratória, o velamento flocoso torna-se de grandes proporções, predominando nas regiões peri-hilares ou opacificando um ou mais lobos pulmonares, cujos aspectos assemelham-se aos do edema pulmonar ou da pneumonia bacteriana. Outras alterações, menos comuns, incluem cistos de paredes finas, nódulos isolados, infiltrado unilateral, derrame pleural e linfadenomegalia hilar. Pneumotórax é uma complicação não rara, em particular nos doentes que fazem profilaxia com aerossol de pentamidina, os quais também podem mostrar infiltrado predominantemente apical. Menos de 5% dos casos apresentam radiografia de tórax normal.

Tomografia computadorizada (CT)

A CT de tórax revela alterações com padrão em vidro fosco e consolidações alveolares, que refletem o preenchimento dos espaços aéreos pelo exsudato eosinofílico e microrganismos. O espessamento dos septos interlobulares, por vezes com padrão de mosaico, a reticulação intralobular, os cistos, os nódulos, bolhas e enfisema difuso são mais

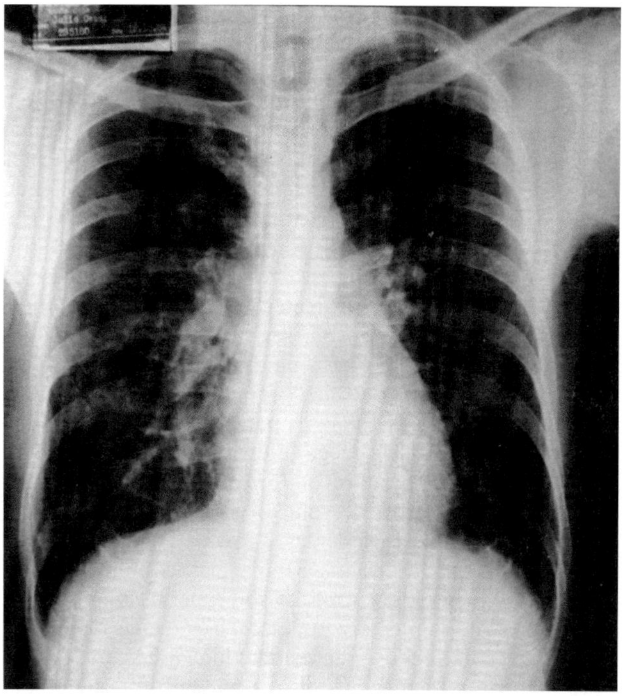

Figura 41.1 Infiltrado reticular e micronodular difuso e bilateral, com áreas de alveolização peri-hilares. Pneumocistose em paciente com AIDS.

aparentes do que na radiografia de tórax. As lesões císticas predominam nos lobos superiores e regiões subpleurais. Foi sugerido que a presença de alteração com padrão de vidro fosco, associada ou não com infiltrado reticular e pequenas lesões císticas, detectadas por CT de alta resolução, tem alto valor preditivo de pneumocistose. Na pneumocistose extrapulmonar, a CT revela desde microabscessos a abscessos maiores, mais comumente no baço. Exames adicionais são necessários para confirmar o diagnóstico.

Cintilografia radioisotópica

A pneumocistose acompanha-se de captação pulmonar aumentada de marcadores radioisotópicos. A cintilografia com ^{67}gálio é sensível, cerca de 90%, porém sua especificidade próxima a 50% é inferior ao necessário para aplicação rotineira. De modo similar, o teste feito com ^{99}tecnécio tem boa sensibilidade, mas baixa especificidade, o que se procurou contornar, experimentalmente, com ^{99}tecnécio marcado com anticorpo monoclonal antiglicoproteína MSG de *P. jirovecii*. A cintilografia com radioisótopos é menos utilizada do que os exames radiológicos.

Desidrogenase lática (LDH) do soro

O nível da LDH sérica aumenta na pneumocistose, como consequência da lesão do tecido pulmonar. Nível superior a 450 UI/L tem algum valor preditivo positivo, assim como a subsequente redução da LDH após início da terapia anti-*P. jirovecii*. Embora o teste seja simples e de baixo custo, a elevação dos níveis de LDH pode ser causada por diversas afecções, reduzindo sua especificidade e aplicação no diagnóstico da pneumocistose.

Pesquisa de *P. jirovecii* em secreção respiratória

A confirmação do diagnóstico de pneumocistose tem sido realizada principalmente pela identificação do agente em material coletado das vias respiratórias dos pacientes que apresentam tosse seca e não produtiva, dificultando a coleta de expectoração. Quando é obtido, o escarro frequentemente não reflete a secreção das vias aéreas inferiores. Possivelmente por esta razão é baixa a sensibilidade da pesquisa de *P. jirovecii* em material expectorado. A coleta supervisionada desta amostra, seguida de exame por imunofluorescência, proporciona maior índice de positividade e pode ser útil no diagnóstico, particularmente em doentes com AIDS, que têm maior carga parasitária. Nestas circunstâncias, a sensibilidade chega a alcançar 50%. A secreção mais empregada na pesquisa de *P. jirovecii* é a *expectoração induzida* com inalação de solução salina hipertônica. Por ser irritante para as vias aéreas, provoca acessos de tosse e, eventualmente, broncoespasmo e outras complicações. Esse procedimento deve ser feito sob supervisão de pessoal treinado, o que aumenta o sucesso na coletade material e reduz o risco de efeitos indesejados. Inicialmente, o doente deve escovar os dentes e limpar a boca e orofaringe com água. A seguir, inala solução aquosa de cloreto de sódio a 3%, vaporizada com nebulizadorultrassônico, durante 15 minutos. A tosse e a eliminação da expectoração são facilitadas por algumas inspirações profundas consecutivas. Não se conseguindo o material, a inalação pode continuar até a duração máxima de 30 minutos. Recomenda-se que o procedimento seja feito em sala com ventilação sob pressão negativa e que o supervisor da coleta esteja equipado com máscara N95 para prevenir aquisição de infecções respiratórias. No laboratório, a amostra é tratada com mucolíticos e homogeneizada, concentrada por centrifugação e fixada em lâminas de microscopia, sendo então aplicados corantes ou fluorcromos. A pesquisa direta de *P. jirovecii* na expectoração induzida tem sensibilidade relatada entre 70 a 100% no diagnóstico da pneumocistose, um dos motivos pelos quais, ganhou amplo uso. Outro procedimento de igual ou maior eficácia, porém invasivo, é a obtenção de *lavado broncoalveolar* (LBA), cuja sensibilidade aproxima-se de 100%. O broncoscópio é posicionado em brônquio subsegmentar, injetando-se 100 mL a 150 mL de solução salina fisiológica, em porções de 20 mL cada. Aspira-se depois de cada alíquota injetada, juntando-se o LBA obtido. Esta amostra é concentrada por centrifugação e fixada em lâminas para coloração e observação. A pesquisa de *P. jirovecii* em LBA é feita nos casos em que o escarro induzido, não é obtido ou não proporcionou resultado positivo. Entretanto, quando a população a ser investigada tem baixa prevalência de pneumocistose, foi proposta uma relação custo-benefício mais favorável se for coletado, o LBA desde o início, cujo exame passa a ser necessário para a maioria dos pacientes imunossuprimidos com pneumopatia intersticial, na busca de diferentes agentes etiológicos.

Pesquisa com coloração convencional

A mais utilizada é a coloração com metanamina de prata de Gomori (ou Grocott), que torna amarronzada ou escurecida a parede dos cistos e também os dois espessamentos focais dessa parede. Tem as desvantagens de não corar as formas tróficas e de não ser seletiva, pois impregna a parede de fungos em geral. O azul de O-Toluidina também cora seletivamente em violeta ou púrpura a parede dos cistos, sendo um método simples e rápido. Formas tróficas são mais numerosas do que os cistos nas amostras de vias respiratórias e podem ser reveladas pelas colorações Giemsa, Wright, Diff-Quik e outras. Com tais técnicas, tornam-se coradas as formas não císticas e as células, mas não os cistos, o que dificulta o reconhecimento de *P. jirovecii*, exigindo maior tempo e experiência. Menos específica, mas útil no diagnóstico microscópico, a coloração Papanicolau permite a detecção dos grumos de material eosinofílico espumoso na expectoração e no sedimento do LBA, tingindo fracamente as formas não císticas. Nas preparações a fresco de LBA, os grumos têm o aspecto de massas hialinas pleomórficas, cujo maior diâmetro varia de 50 a 500 µm. A sensibilidade da pesquisa de *P. jirovecii* na expectoração induzida ou no LBA é aumentada com a utilização simultânea de dois métodos complementares de coloração convencional.

Microscopia de fluorescência

Embora tenha custo mais elevado, a pesquisa de *P. jirovecii* com técnica de imunofluorescência vem substituindo as colorações convencionais por sua maior sensibilidade e rapidez na leitura microscópica. Estão disponíveis testes comerciais para fluorescência indireta ou direta, com o uso de anticorpos monoclonais anti-*P. jirovecii*. Alguns revelam somente os cistos, outros tornam fluorescentes todas as formas do microrganismo. Ampliação de 200 a 400 vezes é suficiente para a observação dos cistos em verde brilhante contra o fundo escuro. Uma técnica alternativa, rápida e simples é a coloração com branco de calcoflúor, que torna os cistos de *P. jirovecii* fluorescentes, independente de reação imunológica. Porém, requer microscópio de fluorescência e experiência para distinguir o parasita de fungos que também fluorescem.

Biópsia e exame histológico

O exame histológico no tecido biopsiado e corado pelo método de Gomori/Grocott é usado principalmente no diagnóstico da pneumocistose extrapulmonar. Na forma pulmonar, quando o diagnóstico não é obtido pelo exame do LBA, pode ser considerada a realização de uma biópsia transbrônquica e, em casos especiais, de uma biópsia cirúrgica do pulmão. Cerca de 10% dos doentes desenvolvem pneumotórax ou hemorragia, o que limita sua indicação. A biópsia pulmonar percutânea apresenta percentual ainda maior de complicações. Por outro lado, a biópsia transbrônquica tem a vantagem de ter sensibilidade igual ou maior do que o LBA, especialmente se o exame histológico for complementado com imunoistoquímica. Permite, ainda, pesquisar outros patógenos e analisar a reação inflamatória pulmonar.

Reação de polimerase em cadeia (PCR)

A amplificação de DNA de *P. jirovecii* presente em amostras de vias respiratórias vem sendoum método com alta sensibilidade no diagnóstico da pneumocistose pulmonar. Ainda restrita a centros de pesquisa, sua utilização é desfavorecida pelo custo elevado, falta de padronização e tempo mais longo para completar o exame, além da especificidade não ótima. Casos de PCR positiva em secreção respiratória, na ausência de pneumocistose, vêm sendo interpretados como infecção subclínica ou de colonização. Existe relato de sucesso na aplicação de PCR na pesquisa de DNA de *P. jirovecii* no soro, contudo este material não tem propiciado outros resultados que sugiram potencial de aplicação clínica.

TESTES SOROLÓGICOS

Os testes sorológicos não são empregados rotineiramente no diagnóstico de pneumocistose. A pesquisa de anticorpos anti-*P. jirovecii* é prejudicada pelo fato de os pacientes serem imunologicamente comprometidos, com débil ou nenhuma resposta humoral. Com os métodos ELISA ou imunoblot, apenas 30 a 65% dos casos mostram anticorpos contra glicoproteínas do microrganismo. Outro problema é a presença de anticorpos em indivíduos normais, dificultando a interpretação de um resultado positivo. Alguns pacientes apresentam elevação dos títulos de anticorpos após o episódio de pneumocistose, em nível suficiente para confirmar o diagnóstico.

PREVENÇÃO

A prevenção é uma estratégia lógica para reduzir a morbidade e mortalidade da infecção pelo *P. jirovecii*. Por ser altamente provável que o microrganismo seja difundido via aerossol, a redução da exposição aos indivíduos expostos deveria ser uma medida para a prevenção. Entretanto, o *P. jirovecii* parece ser um organismo ubíquo, e não há dados que demonstrem claramente a transmissão de um hospedeiro infectado a outro suscetível, assim como estudos moleculares, não sugerem epidemias de uma fonte comum, concluindo-se que o isolamento respiratório não iria prevenir casos de PCP.

Uma segunda estratégia seria melhorar a imunidade do hospedeiro, impedindo que fosse suscetível a *P. jirovecii*, procurando minimizar o período e a severidade da imunodeficiência, seja minimizando a intensidade de quimioterapia, ou controlando a replicação viral, como no caso do HIV-1. Outra estratégia seria imunização ativa ou passiva, porém esta não tem sido avaliada em humanos.

A estratégia mais difundida e usada com sucesso é o uso de quimioprofilaxia específica nos pacientes em períodos definidos de suscetibilidade. Isso requer a identificação dos possíveis suscetíveis e a instituição de um regime profilático conveniente, efetivo e não tóxico.

O risco de adquirir PCP pode ser sugerido pelo grau de deficiência celular ou humoral apresentado pelo indivíduo em virtude de uma determinada doença ou de terapia imunossupressora. Para muitos pacientes, o período de suscetibilidade estaria relacionado a doença específica, a extensão e a duração da imunossupressão induzida pela terapia e pela resposta à terapia. Para pacientes infectados pelo HIV-1, o período de suscetibilidade pode ser medido pela contagem dos linfócitos CD_4+ no sangue periférico, quando abaixo de 200 células/mm^3 ou menor que 15% dos linfócitos totais, significaria que o paciente estaria mais suscetível. Para outros, não há um marcador laboratorial que seja preditivo de suscetibilidade, havendo necessidade de mais estudos para melhor definir quando o período de maior risco começa e termina. O reconhecimento de que o período de suscetibilidade é discreto é um importante conceito, em especial em pacientes infectados pelo HIV-1 nos quais, atualmente, as profilaxias primária e secundária podem ser interrompidas, nos indivíduos em terapia antirretroviral potente, quando a contagem de linfócitos CD_4+ mantém-se de forma sustentada acima de 200 células/mm^3 (e acima de 15% em valores percentuais) por um período de três meses.

Como profilaxia primária ou secundária, do ponto de vista medicamentoso, pode-se usar sulfametoxazol-trimetoprim (SMT) nas doses de 400/80 mg, sendo dois comprimidos em dose única ou três vezes por semana, embora esta posologia possibilite esquecimentos das tomadas, sendo preferível o regime diário. Em pacientes infectados pelo HIV-1, quando utilizado diariamente, também é eficaz para prevenir toxoplasmose. O ácido folínico não deve ser associado quando se usa SMT, por não reduzir a toxicidade do SMT e aumentar o risco de falha da terapia.

Como droga alternativa, pode ser empregada apenas dapsona ou associada com pirimetamina, porém pacientes que não toleram sulfonamidas também não tolerarão sulfonas estruturalmente semelhantes. A dose de dapsona preconizada é de 50 mg via oral duas vezes ao dia ou 100 mg via oral uma vez ao dia. Quando associada com a dapsona 50 mg/dia, a dose de pirimetamina é de 50 mg via oral, semanal, juntamente com ácido folínico na dose de 25 mg, via oral, uma vez por semana. Doses maiores da dapsona (200 mg) com pirimetamina (75 mg), associada ao ácido folínico (25 mg), uma vez por semana, via oral, também podem ser empregadas.

Aerossol de pentamidina pode ser uma alternativa, porém sua eficácia é menor que SMT e tem como desvantagem nem sempre ser bem distribuído nos lobos pulmonares, em especial em casos em que o paciente tenha doença pulmonar obstrutiva. Deve-se considerar que o custo de aerossol de pentamidina é alto, além de requerer cuidados especiais, sendo possível apenas em regime de internação ou semi-internação (hospital-dia). Embora seja dada uma vez ao mês na dose de 300 mg, requer o uso de nebulizador (Respigard II®). Dada a toxicidade da pentamidina, é necessário que nebulização seja feita em local apropriado, geralmente em quarto isolado com boa aeração ou, se possível, com pressão negativa. O quarto deve ser ventilado por duas horas após o término da nebulização.

Profilaxia secundária está indicada em pacientes que apresentaram história clínica de pneumocistose e tem alta eficácia para evitar recorrência da doença.

A melhor profilaxia é o uso de regimes adequados nos períodos de suscetibilidade imunológica e a conscientização do paciente da necessidade e importância dessa prevenção.

A Tabela 41.1 resume os principais regimes e doses.

TRATAMENTO

Em 1975, Hughes *et al.* demonstraram a eficácia do sulfametoxazol-trimetoprim (SMT) contra o *P. jirovecii*, sendo esta associação até hoje utilizada com boa aceitação. Apesar dos seus muitos efeitos colaterais (reações alérgicas, febre, elevação de transaminases, nefrite intersticial, supressão medular, cristalúria e, raramente, choque anafilático), eles são contornáveis, sendo maiores em pacientes com AIDS (50 a 80%) do que em outros pacientes imunocomprometidos (10 a 20%).

Tabela 41.1 Principais regimes para profilaxia primária e secundária de PCP.

Drogas	Doses	Frequência
Primeira escolha		
Sulfametoxazol-trimetoprim	800/160 mg ou 400/80 mg ou 800/160 mg	Diária Diária Três vezes por semana
Alternativas		
Dapsona	100 mg ou 50 mg	Diária Duas vezes ao dia
Dapsona + pirimetamina	50 mg + 50 mg	Dapsona diária, pirimetamina e ácido folínico uma vez por semana
Associada ao *ácido folínico*	25 mg	
Dapsona + pirimetamina + ácido folínico	200 mg + 75 mg + 25 mg	Uma vez por semana
Pentamidina em aerossol	300 mg	Uma vez ao mês

SMT é a droga de escolha para tratamento de PCP, em especial em pacientes infectados pelo HIV-1. Estes são mais suscetíveis à toxicidade do SMT, mas há relatos de várias estratégias para minimizar essa suscetibilidade. A terapia de manutenção com baixas doses tem aumentado a tolerabilidade.

Nos casos de pacientes com condições de ingestão via oral e PO_2 > 70 mmHg, preconiza-se para tratamento a dose de 15 a 20 mg/kg/dia do trimetoprim e 75 a 100 mg/kg/dia do sulfametoxazol, divididos em três a quatro doses, por 21 dias.

Como alternativa, pode ser utilizada dapsona (100 mg/dia), via oral, associada ao trimetoprim (20 mg/kg/dia), via oral, dividida em quatro tomadas, por 21 dias. Estudos têm sugerido que esta combinação provoca menos efeitos colaterais e é tão eficaz quanto SMT. Não é recomendável o uso da dapsona isolada no tratamento de *P. jirovecii*, pois aumenta a taxa de falência.

Clindamicina (600 mg quatro vezes ao dia), oral ou endovenosa, juntamente com primaquina (15 mg/dia), via oral, por 21 dias, é um outro regime terapêutico alternativo nos casos de PCP leve a moderada. A eficácia é menor quando comparada ao SMT. Como efeitos adversos, foram observadas reações alérgicas, febre, neutropenia e diarreia.

Em casos graves, com PO_2< 70 mmHg, preconiza-se o uso de SMT na dose de 20 mg/kg/dia de trimetoprim, endovenoso, quatro vezes ao dia durante 21 dias. Diferentes trabalhos têm mostrado que o uso precoce de corticosteroides nestes casos, aumenta a sobrevida e diminui a falência respiratória. Não existem evidências que comprovem haver um maior risco de aumento da frequência de tuberculose ou de micobacteriose atípica nos casos em que foi usado corticosteroides. Assim, preconiza-se, nos casos graves, no início da terapia para PCP, associar prednisona na dose de 40 mg via oral, duas vezes ao dia, nos primeiros cinco dias, passando a 40 mg/dia, via oral, por mais cinco dias e depois 20 mg/dia, via oral, até completar o tratamento de 21 dias. Se for necessário o uso da via endovenosa, recomenda-se instituir dexametasona na dose de 4 mg a cada seis horas.

Nos casos graves em que por qualquer motivo não possa ser usado SMT, a pentamidina na dose de 4 mg/kg/dia, endovenosa, por 21 dias, é uma alternativa.

Na Tabela 41.2 encontra-se um resumo do tratamento da PCP.

Nos indivíduos que sejam intolerantes à SMT, pode-se proceder à dessensibilização, uma vez que esta é a droga de escolha e que tem se mostrado mais eficaz. Outra vantagem de se proceder à dessensibilização é que a SMT também é utilizada para profilaxia dos casos de neurotoxoplasmose nos pacientes com AIDS. Há diferentes esquemas que podem ser utilizados.

O tratamento empírico deve ser considerado nos casos em que não seja possível comprovação diagnóstica e o quadro clínico-radiológico seja sugestivo de PCP. Levar sempre em conta a epidemiologia para outras afecções, em especial para a tuberculose, a histoplasmose e a paracoccidiodomicose. Observar se o paciente não fez profilaxia ou se não tolerou medicações orais. O regime de tratamento empírico deve sempre incluir uma droga anti-PCP, seja SMT, ou dapsona com trimetoprim, ou clindamicina-primaquina (Tabela 41.2), mais um macrolídeo ou betalactâmico para possível infecção bacteriana. Se o paciente responder ao tratamento, não há necessidade de exames mais invasivos. Não havendo melhora do quadro em quatro a cinco dias ou havendo deterioração, deve ser realizado escarro induzido e/ou broncoscopia para busca de outras possíveis etiologias. Após tratamento, iniciar a profilaxia secundária conforme a Tabela 41.1.

Interrupção da profilaxia para infecções oportunistas após reconstituição imune

Atualmente tem sido orientada a interrupção da profilaxia primária e secundária para PCP nos indivíduos infectados pelo HIV-1, em uso de HAART regular e com contagem de linfócitos CD_4+, mantida de forma sustentada, acima de 200 células/mm^3 (e acima de 15% em valores percentuais) por um período maior que três meses.

Caso o paciente apresente redução dos valores de linfócitos CD_4+ até níveis abaixo dos valores estipulados, deve-se reiniciar a profilaxia e mantê-la até nova recuperação segundo os mesmos parâmetros.

Tabela 41.2 Tratamento de PCP.

Paciente – Quadro Clínico	Primeira Escolha	1ª Alternativa	2ª Alternativa
Leve a moderado PO_2 > 70mmHg	SMT (trimetoprim 15 a 20 mg/dia), via oral, por 21 dias	Dapsona 100 mg/dia + trimetoprim 20 mg/kg/dia, via oral, quatro vezes ao dia, por 21 dias	Clindamicina 600 mg, quatro vezes ao dia, oral ou endovenosa + primaquina 15 mg/dia, via oral, por 21 dias
Grave com PO_2 < 70mmHg	SMT (trimetoprim 20 mg/kg/dia), endovenoso, quatro vezes ao dia, por 21 dias, Prednisona 40 mg/dia, duas vezes ao dia por cinco dias, seguida por 40 mg/dia, uma vez ao dia por cinco dias e depois por 20 mg/dia até completar 21 dias Se endovenosa, usar dexametasona 4 mg 6/6h	Pentamidina 4 mg/kg/dia, endovenosa, por 21 dias	

Adaptado de http://www.aids.gov.br/assistencia/adultos1.htm.

Gravidez

A quimioprofilaxia para PCP deve ser administrada para mulheres grávidas da mesma forma que para outros adultos e adolescentes. SMT é a droga recomendada, e a dapsona é a droga de segunda escolha. Devido ao risco de teratogenicidade associado à exposição a drogas, em especial no primeiro trimestre, pode-se manter sem a profilaxia durante este período. Caso haja necessidade da instituição da terapia, considerar o uso da pentamidina em aerossol nas doses descritas acima.

REFERÊNCIAS BIBLIOGRÁFICAS

Aliouat – Denis C-M, Martinez A, Aliouat El M, Pottier M, Gantois N, Dei-Cas E. The *Pneumocystis* life cycle. Mem Inst Oswaldo Cruz (Rio de Janeiro) 2009; 104(3): 419-26.

Beard CB, Carter JL, Keely SP, Huang L, Pieniazek NJ, Moura IN *et al.* Genetic variation in *Pneumocystis carinii* isolates from different geographic regions: implications for trans-mission. Emerg Infect Dis 2000; 6(3): 265-72.

Brasil. Ministério da Saúde. Secretária de Vigilância em Saúde. Programa Nacional de DST e Aids Recomendações para Terapia Anti-retroviral em Adultos Infectados pelo HIV: 2008/ Ministério da Saúde, Secretaria de Vigilância em Saúde, Programa Nacional de DST e Aids. 7a Ed.- Brasília: Ministério da Saúde, 2008. Disponível em: http://www.aids.gov.br/data/documents/storedDocuments/%7BB8EF5DAF-23AE-4891-AD36-1903553A3174%7D/%7B762E0EBF-A859-4779-8A92-704EB1F3B290%7D/consenso Adulto005c_2008montado.pdf

Catherinot E, Lanternier F, Bougnoux ME, Lecuit M, Couderc LJ, Lortholary O. *Pneumocystis jirovecii* pneumonia. Infect Dis Clin North Am 2010; 24(1): 107-38.

Chatterton JMW, Ho Yen DO. Laboratory investigation of *Pneumocystis carinii* pneumonia. Genitourin Med 1992; 68:336.

Centers for Disease Control and Prevention. Guidelines for the prevention and treatment of opportunistic infections in HIV-infected adults and adolescents. MMWR Morb Mort Wkly Rep 2009/ 58 (RR 04): 1-198. Disponível em: http://www.cdc.gov/mmwr/preview/mmwrhtml/rr5804a1.htm

Cortese LM, Soucy DM, Endy TP. Trimethoprim/sulfametoxazole desensitization. Ann Pharmacother 1996; 30 (2): 184-6.

Daily KR, Koch J,Levin L, Walzer PD. Enzyme-liked immunosorbent assay and serologic responses to *Pneumocystis jirovecii*. Emerg Infect Dis 2004; 10 (5): 848-54.

Helweg-Larsen J, Tsolaki AG, Miller RF, Lundgren B, Wakefield AEl. Clusters of *Pneumocystis carinii* pneumonia. QJM 1998; 91: 813-20.

Huang L, Beard CB, Creasman J, Levy D, Duchin JS, Lee S et al. Sulfa or sulfone prophylaxis and geographic region predict mutations in the *Pneumocystis carinii* dihydropteroate synthase gene. J Infect Dis 2000; 182: 1192-8.

Huang L, Hecht FM. Why does *Pneumocystis carinii* pneumonia still occur? AIDS 2000; 14(16): 2611-12.

Krajicek BJ, Limper AH, Thomas CFJr. Advances in the biology, pathogeneses and identification of Pneumocystis pneumonia. Curr Opin Pulm Med 2008; 14(3): 228-34.

Koletar SL, Heald AE, Finkelstein D, Hafner R, Currier JS, McCutchan JÁ et al. A prospective study of discontinuing primary and secondary *Pneumocystis carinii* pneumonia prophylaxis after CD4 cell count increase to > 200 × 10^6/l. AIDS 2001; 15:1509-15.

Kovacs JA, Gill VJ, Meshnick S, Masur, H. New insights into transmission, diagnosis, and drug treatment of *Pneumocystis carinii* Pneumonia. JAMA 2001; 286 (19): 2450-60.

Mansharamani NG, Balachandran D, Vernovsky I, Garland RRRT, Koziel Hl. Peripheral blood CD4+ T-lymphocyte counts during *Pneumocystis carinii* pneumonia in immuno-compromised patients without HIV infection. Chest 2000; 118: 712-20.

Marchiori E, Pereira CIGS, Moreira LBM, Capone D, Moraes HP. Pneumocistose na síndrome de imunodeficiência adquirida: correlação da tomografia computadorizada de alta resolução com a anatomopatologia. Radiol Bras 2001; 34; 317.

Metersky ML, Aslenzadeh J, Stelmach P. A comparison of in-duced and expectored sputum for the diagnosis of *Pneumocystis carinii* pneumonia. Chest 1998; 113:1555.

Mussini C, Pezzotti P, Antinori A, Borghi V, Monforte A d'A, Govoni A et al. Discontinuation of secondary prophylaxis for *Pneumocystis carinii* pneumonia in Human Immuno-deficiency Virus – infected patients: a randomized trial by the CIOP study group. Clin Infect Dis 2003; 36: 645-51.

Ng VL, Yajko DM, Hadley WK. Expulmonary pneumocystosis. Clin Microbiol Rev 1997; 10:401.

Santamauro JT, Stover DE. *Pneumocystis carinii* Pneumonia. Med Clin of North America 1997; 81(2): 299-318.

Stringer JR, Walzer PD. Molecular biology and Epidemiology of *Pneumocystis carinii* infection in AIDS. AIDS 1996; 10:561.

Su Y-S, Lu J-JJ, Perng C-L, Chang F-Y. *Pneumocystis jirovecii* pneumonia in patients with and without human immunodeficiency virus infection. J Microbiol Immunol Infect 2008; 41(6): 478-82.

Tilles AS. Practical issues in the management of hypersen-sitivity reactions: sulfonamides. South Med 2001; 94(8) 817-24.

Tuncer S, Ergüven S, Kocagöz S, Ünal S. Comparison of cytochemical staining, immunofluorescence and PCR for diagnosis of *Pneumocystis carinii* on sputum samples. Scand J Infect Dis 1998; 30:125.

Turner D, Schwarz Y, Yust I. Induced sputum for diagnosing *Pneumocystis carinii* pneumonia in HIV patients: new data, new issues. Eur Respir J 2003; 21:204.

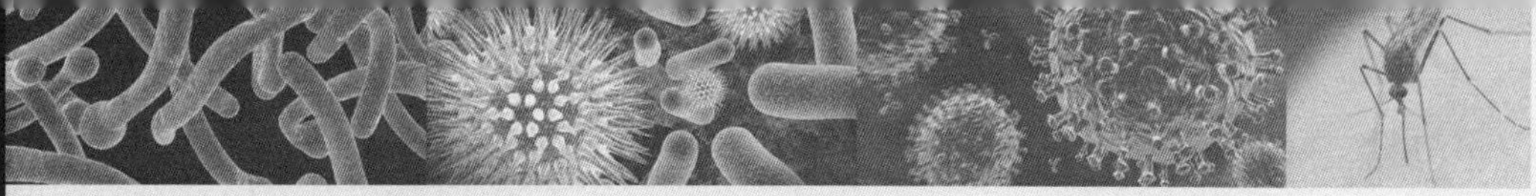

42 Esporotricose

Silvio Alencar Marques

DEFINIÇÃO E HISTÓRICO

Esporotricose é micose eminentemente subcutânea, raramente sistêmica, de evolução subaguda ou crônica, causada por fungos do gênero *Sporothrix* e cuja espécie representativa é o *S. schenckii*. O primeiro relato clínico e o isolamento do agente datam de 1898, nos EUA, por Schenck. O primeiro relato europeu data de 1903, na França, e o primeiro relato de infecção natural em animal data de 1907, no Brasil, por Lutz e Splendore.

ETIOPATOGENIA

O gênero *Sporothrix* reúne fungos saprobióticos do solo, vegetais secos ou em decomposição, que apresenta morfologia filamentosa quando em cultivo a 25 °C e, leveduriforme quando a 37 °C, o que se denomina dimorfismo térmico.

Marimon *et al.*, (2007) trabalhando com 127 isolados do *S. schenckii*, das quais 30 espécies oriundas do Brasil, e utilizando como metodologia o sequenciamento gênico da calmodulina, mais o estudo de testes nutricionais e caracterização fenotípica em distintos meios de cultura e velocidade de crescimento a diferentes temperaturas, concluíram pela existência de diferentes espécies do *S. schenckii* fenotipicamente distinguíveis. Baseando-se na correlação entre dados de análises moleculares e fenotípicas, os autores concluíram pela existência de três novas espécies, assim denominadas: *S. brasiliensis*, *S. globosa* e *S. mexicana*. Na mesma investigação e utilizando a mesma metodologia, os autores reavaliaram as proposições existentes de espécies distintas do *S. schenckii* oriundos de isolamentos a partir de amostras ambientais e também concluíram que *S. albicans*, correspondendo a isolado ambiental da Inglaterra e Alemanha, foi considerada consistente como espécie isolada e distinta do *S. schenckii*. Em estudo posterior (Marimon *et al.*, 2008), reavaliaram a variedade descrita em 1956 de caso clínico humano na África do Sul e denominada variedade *luriei* do *S. schenckii*. Dispondo de única amostra conservada no *Centraalbureau voor Schimmelculture* (CBS), de Utrecht – Holanda, os autores a reconheceram como espécie distinta do *S. schenckii*, por características fenotípicas e genotípicas e a propuseram como nova espécie denominada de *Sporothrix luriei*.

Destas observações, consubstanciadas por análises morfológicas, fisiológicas e genotípicas emerge a conclusão que o *Sporothrix schenckii* não pode mais ser considerada a única espécie e novas espécies, até então ocultas ou não reconhecidas apenas pela análise macromorfológica, devem ser reconhecidas, a saber: *Sporothrix schenckii, S. albicans*, *S. brasiliensis*, *S. globosa*, *S. mexicana* e *S. luriei*. Há que se demonstrar, no entanto, que as novas espécies, propostas em bases fundamentalmente genotípicas, correspondem a espécies com diferentes predominâncias geográficas, diferentes características clínicas e diferentes suscetibilidades antifúngicas. O texto utilizará a nomenclatura de *S.schenckii* como espécie referência para a enfermidade.

A infecção se dá por implantação traumática do agente, por contaminação de solução de continuidade preexistente na pele, por acidente em laboratório ou consultório ou, mais raramente, por inalação de conidias em suspensão. O tempo de incubação é variável, entre uma e quatro semanas, podendo estender-se por até seis meses. A resposta orgânica à presença do agente envolve principalmente a imunidade mediada por células, com participação de linfócitos CD_4^+, macrófagos, produção de γ-interferon e TNF-α. Demonstrou-se que, após indução de infecção primária em camundongos por *S. schenckii*, os mesmos passam a estar protegidos contra uma segunda infecção via subcutânea. Esta proteção pode ser transferida para camundongos atímicos utilizando-se células de linfonodos de camundongos imunizados. Porém, quando se depletam os linfonodos de suas células CD_4^+, a transferência de proteção é significativamente reduzida. Tratando-se os camundongos com bloqueadores de ação macrofágica, sua proteção é abolida frente a segundo desafio com o *S. schenckii* Utilizando-se da técnica da TR-PCR, observou-se *in vitro* que células de linfonodos de camundongo imunizado expressam mensagem à produção de γ-Interferon, TNF- α, e IL-10, após estimulação com *S. schenckii* inativado pelo calor. A resposta inflamatória tecidual à presença do agente, observada à histopatologia, é resultante das múltiplas possibilidades de interação agente-hospedeiro. A predominância da resposta imune-celular resultará em infiltrado predominantemente granulomatoso. Quando maior a virulência do agente, ou menor a capacidade de resposta imune, a resultante é padrão histopatológico dérmico do tipo piogranulomatoso de variável intensidade, ou até mesmo a evolução para macroabscessos e necrose da epiderme. As diferentes manifestações clínicas observadas na prática são, em última análise, consequentes às múltiplas possibilidades de interação tecidual agente-hospedeiro.

EPIDEMIOLOGIA

A esporotricose é enfermidade de distribuição universal, porém é mais prevalente em países de clima tropical, subtropical ou mesmo temperado. Brasil, Uruguai, México, África do Sul, Japão e Estados Unidos são os países que têm publicado as maiores coletâneas de casos. Comum na França nas primeiras décadas do século XX, atualmente é rara tanto naquele país quanto na Europa como um todo. A infecção compromete pacientes de qualquer idade ou sexo, com predominância no adulto do sexo masculino. Em nossa experiência, 74% dos pacientes eram do sexo masculino e 66% acima dos 30 anos. Determinadas profissões, como hortifrutigranjeiros, jardineiros, floristas e lavradores em geral, são classicamente consideradas de risco pela exposição constante a fontes potenciais de infecção. Existe a possibilidade de infecção subclínica, demonstrada por inquéritos epidemiológicos através de reação intradérmica, denominada de esporotriquina, na qual se utilizam preparados antigênicos obtidos de filtrado de cultura do *S. schenckii.* Diferentes inquéritos demonstraram até 37% de positividade. Os porcentuais de positividade observados correlacionam-se com o exercer ou não a profissão de risco.

Fato epidemiológico recente é a caracterização da esporotricose como enfermidade dermatozoonótica. Data de 1982 o primeiro relato de esporotricose acometendo o gato doméstico *(Felis catus)*, resultando em transmissão humana. No Brasil, acumulam-se evidências desde 1989, e atualmente, apenas na região metropolitana da cidade do Rio de Janeiro, o número de casos relatados ultrapassa a casa do milhar de casos humanos e em animais, particularmente o gato doméstico. No gato doméstico a esporotricose compromete múltiplos orgãos e sistemas, com mal prognóstico no animal não tratado, enquanto que no cão a doença é mais autolimitada. Em ambos, cães ou gatos a frequência de lesões cutâneas é muito alta, particularmente no segmento cefálico dos animais. Pequenos surtos de esporotricose zoonótica também têm sido relatados em outras regiões do Brasil. A alta contagiosidade interespécie e intraespécie da esporotricose felina resultam da frequência e exuberância das lesões cutâneas pela grande quantidade de fungos nas lesões e sob as unhas dos animais enfermos. Além do gato doméstico, também o cão, o tatu *(Dazypus novemcinctus),* peixes *(Tilapia sp),* rato *(Rattus rattus),* entre outros, podem transmitir a esporotricose, porém sem o potencial zoonótico da esporotricose felina. Por conseguinte, médicos veterinários e cuidadores de animais passam a ser considerados de risco de infecção dermatozoonótica pelo *S. schenckii.*

A identificação de profissões e atividades mais suscetíveis ao contágio pelo *S. schenckii,* propicia oportunidade de orientação visando à prevenção primária e secundária da esporotricose. O uso rotineiro de calçados apropriados por parte dos profissionais envolvidos com o cultivar da terra e luvas por parte dos floristas são procedimentos factíveis e extremamente úteis. A divulgação da existência da esporotricose animal, suas características clínicas e transmissibilidades ampliarão as oportunidades para suspeitas e diagnósticos precoces favorecendo a prevenção de caráter secundário. Inexiste, no momento, vacina contra a esporotricose.

CLÍNICA

A manifestação clínica da esporotricose pode ser agrupada segundo o proposto por Sampaio & Lacaz, nos subtipos:

1. forma cutânea linfática, correspondendo entre 50% a 75% dos casos;
2. forma cutânea fixa, entre 30% a 50% dos casos;
3. forma cutânea disseminada, entre 1% a 5% dos casos; e
4. forma extracutânea, entre 1% a 5% dos casos.

Forma cutânea linfática: além da lesão que se forma no ponto de inoculação do agente, surgem, a partir da segunda semana, lesões satélites dispostas no trajeto da drenagem linfática, associada à linfangite visível ou palpável. A lesão primária é tipo pápula eritemato-violácea, posteriormente nódulo, podendo evoluir para abscesso (goma) (Figura 42.1), úlcera ou lesão úlcero-vegetante (Figura 42.2). Ainda que a mesma evolução possa ocorrer com as lesões satélites, o mais frequente é que estas permaneçam no estágio de lesões gomosas, dispostas sobre o trajeto linfático. Estas lesões satélites se multiplicam em número até praticamente atingir o agrupamento ganglionar regional, o qual em geral não se apresenta enfartado. As manifestações clínicas acompanhantes são em geral restritas a dor e desconforto local e ausentes ou escassas do ponto de vista geral. As localizações mais comuns de lesão são os membros superiores e inferiores. Na criança, predominam as lesões na face, incluindo mucosa ocular e palpebral, quando então a linfangite é obviamente de caráter descendente.

Este aspecto clínico de comprometimento linfático, denominado de esporotricoide, não é exclusivo da esporotricose, podendo ser observado na leishmaniose tegumentar americana, nas micobacterioses atípicas e mesmo nos micetomas e na botriomicose.

Forma cutânea fixa: a lesão permanece restrita ao ponto de inoculação. Após lesão papulosa ou papulo-nodular inicial, há evolução para diferentes padrões morfológicos. O mais comum é a evolução para lesão ulcerada (45,8% dos casos), lesão em placa infiltrada, incluindo lesões sólidas ditas sarcoídicas (25%), lesão tipo exofítica, vegetante

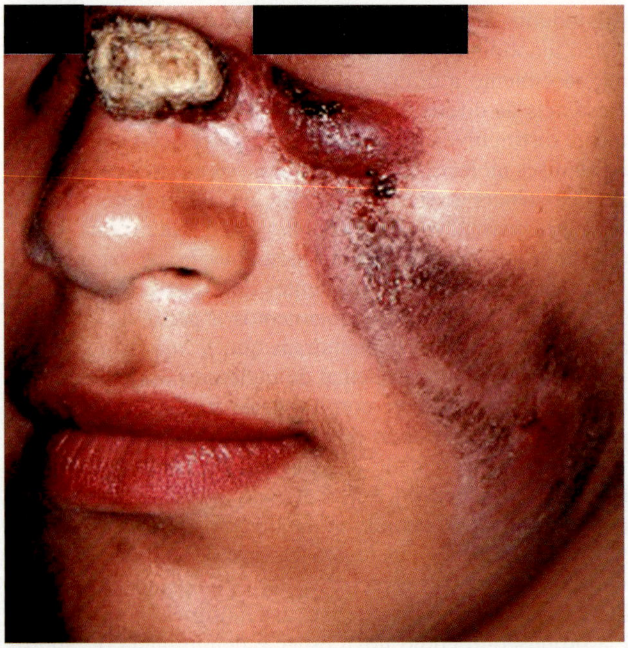

Figura 42.1 Lesão ulcerada recoberta por crostas, localizada no dorso nasal, associada a linfangite descendente com gomas de grande diâmetro no trajeto.

e vegetante-verrucosa, quando recobertas por escamas ou crosta (25%), ou mais raramente para lesão gomosa (4,2%). Por não existir o padrão linfangítico, esporotricoide, o diagnóstico clínico de certeza é dificultado. Os diagnósticos diferenciais incluem, além da leishmaniose, a paracoccidioidomicose, a tuberculose cutânea, a sarcoidose, o carcinoma espinocelular, o queratoacantoma, a botriomicose e infecções bacterianas tipo piodermite.

Quando não tratadas, estas lesões podem permanecer localizadas, com crescimento loco-regional (Figura 42.3), por períodos de até 20 anos.

Forma cutânea disseminada: a partir da lesão inicial, há disseminação por via hematogênica ou por autoinoculação para outras regiões cutâneas. Porém, não há lesões extracutâneas. Nesta forma clínica, há que pensar em déficit de resposta imune associada, seja por desnutrição, consumo abusivo de álcool, infecção associada pelo HIV ou associada à imunossupressão pós-transplante. As lesões reproduzem, individualmente, as possibilidades clínicas observadas nos quadros com forma cutânea fixa. O número e as localizações de lesão são variáveis. O diagnóstico diferencial principal é com a leishmaniose, com a paracoccidioidomicose e com linfomas cutâneos.

Forma extracutânea: lesões específicas são diagnosticadas como exclusivas de determinado órgão ou sistema ou distribuídas por diferentes órgãos e sistemas, incluindo a pele. São descritos casos de lesão osteoarticular, ocular ou pulmonar isolados, assim como casos de doença disseminada cutaneossistêmica. Nesta forma clínica, quase sempre há imunodeficiência associada, seja HIV-induzida, álcool-induzida, consequente a corticoterapia crônica ou por quimioterapia, ou por doença consumptiva associada, particularmente doença linfoproliferativa. Entretanto, além de possíveis condições favorecedoras por parte do hospedeiro, há de se levar em conta a possibilidade de o quadro clínico corresponder à possível maior virulência da cepa de *S. schenckii* infectante.

O comprometimento ocular pode se expressar por lesão de conjuntiva, de câmaras anteriores ou câmaras posteriores. O comprometimento pulmonar pode ser primário, isolado, ou parte de processo sistêmico. O quadro pulmonar apresenta-se de maneira insidiosa, com período de evolução subclínica ou oligossintomática, e quando se manifesta imita várias outras doenças pulmonares. Não raro, o comprometimento pulmonar é identificado como investigação de esporotricose sistêmica. Em revisão de 62 casos de comprometimento pulmonar específico pelo S. *schenckii,* os sintomas e sinais observados foram: tosse em 69% dos pacientes – produtiva em 59% –, dispneia aos esforços em 25%, dor pleural em 20% e hemoptise em 18%.

Estas manifestações estavam associadas à perda de peso em 49%, febre baixa em 39%, mal-estar geral em 37% e anorexia em 33%. No estudo radiológico, chamou atenção à presença de lesão cavitária em 74% dos casos, lesões isoladas ou associadas a infiltrado intersticial ou fibronodular. O comprometimento osteoarticular é incomum, com apenas 51 casos descritos na literatura em língua inglesa até 1998. O mais observado é tenossinovite, podendo ocorrer lesão lítica óssea. A manifestação clínica pode ser mono ou poliarticular, caracterizando-se por dor, edema e calor, com eritema menos frequente. Entre as articulações, a mais comprometida é a do joelho, seguindo-se punhos, cotovelos, dedos das mãos e pés. O comprometimento do sistema nervoso central pela esporotricose é excepcional, ocorrendo em situações de imunodeficiência subjacente e manifestando-se como cefaleia persistente, com discretos sinais de irritação

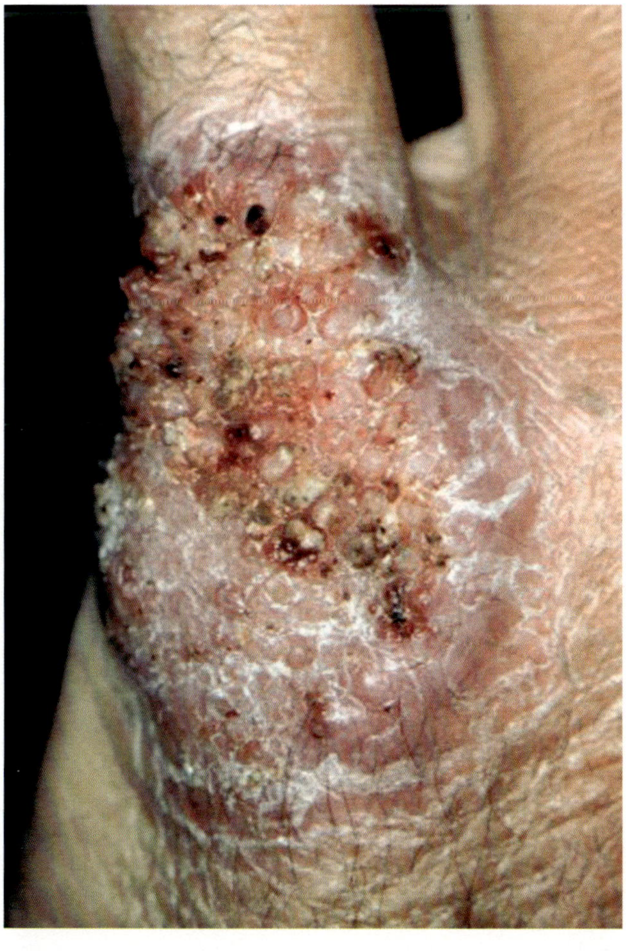

Figura 42.2 Lesão úlcero-vegetante, de bordas infiltradas, localizada no dorso da mão e dígito. Diferencial com leishmaniose, cromomicose e paracoccidioidomicose.

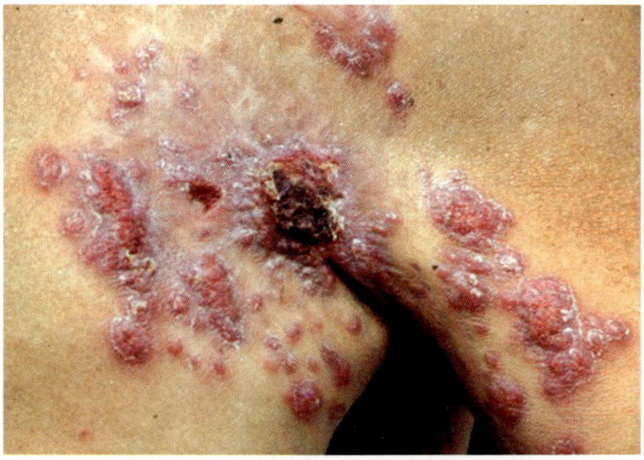

Figura 42.3 Lesão ulcerada recoberta por crostas, localizada na dobra axilar posterior, associada a múltiplas lesões satélites tipo pápulas, nódulos e gomas. Disseminação linfática regional e longo tempo de história.

das meninges. O esporotricose disseminada, cutânea sistêmica, correlaciona-se com imunodeficiência mais pronunciada, particularmente HIV-induzida. A frequência de casos de esporotricose assodados à AIDS é, evidentemente, muito menor do que o observado em relação à histoplasmose e mesmo à paracoccidioidomicose, e de menor letalidade quando comparada àquelas. Entretanto, o componente de morbidade é relevante, em vista da multiplicidade e exuberância das lesões, do comprometimento multissistêmico e da dificuldade diagnóstica e terapêutica que apresentam. Nestes casos, a história clínica é de curta duração – semanas a poucos meses –, com clínica inicialmente tipo pápulo-nodular, com rápida evolução para lesão úlcero-necróticas. As lesões cutâneas estão presentes no geral em grande número, de até mesmo, dezenas de lesões. Com certa frequência, há lesão osteoarticular e/ou pulmonar associada e, mais raramente, comprometimento das meninges. O quadro geral associado é de febre, anorexia, adinamia e emagrecimento. Há de salientar que a esporotricose disseminada, cutâneos-sistêmica pode ser a primeira manifestação de cunho oportunístico no curso da infecção pelo HIV.

DIAGNÓSTICO

Frente a suspeita clínica de esporotricose, os métodos diagnósticos disponíveis na prática clínica são: exame a fresco de material biológico, exame histopatológico e cultura. Menos disponíveis são a intradermorreação com antígeno específico (teste da esporotriquina), a sorologia e a técnica da PCR.

O exame a fresco em princípio é de baixa sensibilidade, dadas às dificuldades de visualização do agente. Porém, em material francamente purulento e lançando-se mão de colorações como Gomori e Giemsa, a chance de visualização do agente cresce significativamente, mas depende de pessoal e laboratório reconhecidamente capacitados. A sensibilidade do exame histopatológico dependerá do padrão clínico da lesão submetida à biópsia. Lesões de caráter infiltrativo, sólidas, vão caracterizar-se por processo inflamatório dérmico de padrão granulomatoso mais compacto, com raros microabscessos e escassa chance de observação do agente, mesmo utilizando-se colorações especificas como o Grocott-Gomori e o PAS. Lesão de padrão clínico nódulo-cístico ou ulcerado caracteriza-se por infiltrado dérmico mais exsudativo, com acúmulo de neutrófilos, eosinófilos e plasmócitos, circundados por células histiocíticas e manto periférico de linfócitos, caracterizando a formação de microabscessos, os quais podem estar presentes em número e extensão variável. Nesta circunstância, com o auxílio das colorações específicas citadas, a chance de visualização do agente cresce. Nas lesões de aspecto vegetante-verrucoso, a histopatologia mostra hiperplasia pseudo epiteliomatosa da epiderme associada a infiltrado dérmico piogranulomatoso. Utilizando-se as colorações de hematoxilina e eosina (HE), de coloração pela prata (Gomori) e o PAS, o porcentual de detecção do *S. schenckii* no tecido de 23 casos consecutivos de esporotricose foi respectivamente de 23%, 37% e 23%, a corroborar a dificuldade do diagnóstico histopatológico de certeza. A presença da corpúsculo asteroide na coloração por HE, isto é, corpúsculo ovoide extracelular circundado por espículas radiadas intensamente eosinofílicas (fenômeno de Splendore-Hoeppli), em meio à microabscesso de infiltrado piogranulomatoso, constitui-se achado extremamente sugestivo de esporotricose. Portanto, a biópsia, em casos suspeitos, é extremamente útil, pois permite, pelo conjunto dos achados laudo histopatológico de compatibilidade ou sugestivo de esporotricose, além de poder auxiliar a afastar diagnósticos diferenciais. Há de se ressaltar que, quando se tratar de amostra de esporotricose disseminada, a chance de visualização do agente é praticamente de 100%, pois nestas circunstâncias o fungo predomina frente às defesas e multiplica-se exponencialmente. Técnica imuno-histoquímica, utilizando-se de anticorpos policlonais anti-*S. schenckii*, através de metodologia da peroxidade-imunoperoxidade, revelou-se capaz de elevar a identificação do agente no tecido para 83%, investigando-se as mesmas 23 amostras anteriormente citadas. A mesma técnica revela que a corpúsculo asteroide, em casos de esporotricose, corresponde à célula leveduriforme do *S. schenckii*, a qual reage com anticorpos anti-*Sporothrix*, enquanto as espículas eosinofílicas que a envolvem não o fazem. O método imunohistoquímico permite, portanto, um ganho significativo de sensibilidade, porém, é metodologia pouco disponível na prática.

O padrão ouro para diagnóstico de esporotricose é a cultura de material biológico, obtido por escarificação, punção, biópsia ou centrifugado de escarro homogeneizado. O *S. schenckii* apresenta crescimento rápido à temperatura ambiente, não é seletivo a meios de cultura, é resistente a ciclo-hexemida e, após sete a dez dias de cultivo, apresenta características macro e micromorfológicas típicas. Utilizando-se ágar Sabouraud a 25 °C, a cultura é inicialmente de aspecto leveduriforme, de coloração branco-creme, tomando-se mais filamentosa, de cor cinza-negra, com o passar do tempo. Há discreta elevação central e aspecto radiado periférico (Figura 42.4). No cultivo em lâmina (método de Riddel) à temperatura ambiente, o aspecto micromorfológico é de hifas finas, septadas, hialinas, das quais emergem conidióforos, e nos ápices dos mesmos agrupam-se as microconidias, que são esporos ovoides, hialinos, dispostos como pétalas de margarida. O *S. schenckii* não é contaminante de laboratório, portanto seu isolamento, ainda que de fontes insuspeitas, deve ser levado seriamente em consideração.

O teste intradérmico, denominado de reação da esporotriquina, é realizado com antígenos obtidos de cultura do *S. schenckii*. O princípio é o mesmo da reação intradérmica do

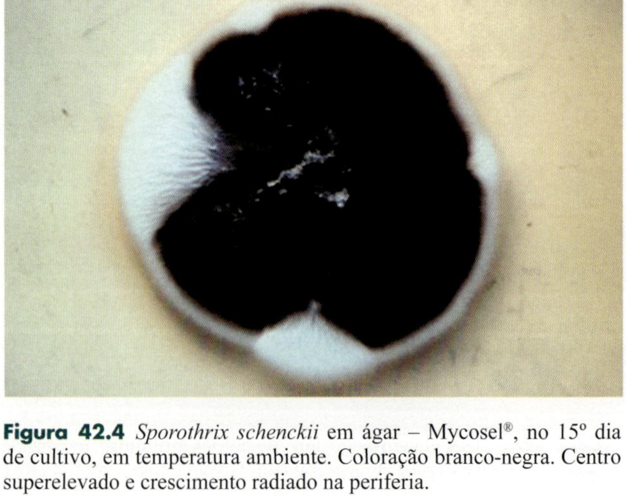

Figura 42.4 *Sporothrix schenckii* em ágar – Mycosel®, no 15° dia de cultivo, em temperatura ambiente. Coloração branco-negra. Centro superelevado e crescimento radiado na periferia.

PPD, com inoculação intradérmica de 0,2 mL do preparado antigênico e leitura após 48 horas. Testes com induração maior ou igual a cinco milímetros são considerados positivos. O teste é considerado de alta sensibilidade, ou seja, não se espera teste falso-negativo. Portanto, se o teste der negativo, em princípio afasta o diagnóstico de esporotricose. Porém, a especificidade do teste não é ideal, pois há chance de reações cruzadas com outras enfermidades fúngicas. Portanto, o teste positivo não corresponde ao diagnóstico de certeza de esporotricose. Na prática, o resultado do teste há de ser interpretado em conjunto com as demais evidências clínicas e laboratoriais.

O leste sorológico propicia restrito auxílio prático ao diagnóstico, quer pela não disponibilidade de preparado antigênico padronizado à disposição dos diferentes serviços, quer pela desvantagem em termos de custo-benefício quando comparado aos métodos citados. As técnicas mais utilizadas são as de contraimunoeletroforese e ELISA, com alta sensibilidade e especificidade.

A técnica da *polymerase chain reaction* (PCR), é procedimento para amplificar regiões específicas de sequência de moléculas de DNA. Esta metodologia oferece sensibilidade diagnóstica incomparavelmente maior que métodos histológicos de rotina. Porém, podem existir resultados falso-positivos, consequentes à contaminação ou amplificação não específica, e resultados falso-negativos. Há que se registrar que se trata de técnica ainda restrita a poucos serviços, e mais como pesquisa do que parte da rotina diagnóstica.

TRATAMENTO

A primeira escolha nas formas cutânea linfática e cutânea fixa da esporotricose é a solução saturada de iodeto de potássio. Utilizada pela primeira vez em 1907, na França, vem se mantendo na prática clínica por ser eficaz, de baixo custo e de boa tolerabilidade. A formulação básica é o iodeto de potássio – 20 g, em água destilada, 20 mL. Vinte gotas do composto equivalem a um grama. A prescrição usual é de dose diária crescente, iniciando-se com 20 gotas até estabilizar em 100 a 120 gotas, o equivalente, portanto, a cinco a seis gramas por dia Há que se manter a dose máxima diária até a cicatrização completa da lesão. Esta formulação é mais bem aceita quando diluída em sucos ou leite, e pode ser subdividida em duas tomadas. A cura se dá em torno do segundo mês de tratamento. Os efeitos indesejáveis são o gosto metálico da saliva, aumento da glândula tireoide e epigastralgia. Não deve ser prescrita na gestação ou durante a amamentação. Hipersensibilidade medicamentosa, tipo iododerma, é evento raro.

Nas formas extracutâneas e disseminadas da esporotricose, a droga de escolha é a anfotericina B clássica ou na formulação lipossomal. Utilizamos a anfotericina B em dose crescente, iniciando-se com 15 mg/dia, aumentando 10 mg/dia, até estabilizarmos na dose correspondente a 0,50 mg/kg/dia. Pode ser ofertada em dias alternados. Dado seu amplo arco de toxicidade, há que exercer avaliação clínico-laboratorial periódica, particularmente da função renal e dos valores de íon K^+, e das condições de acesso venoso. Com a finalidade de minorar os efeitos colaterais imediatos e tardios, formulamos a infusão da anfotericina B em soro glicosado a 5%, associando hidrocortisona, 25 mg, mais heparina, 1.000 unidades, seguida da infusão de 250 mL de soro fisiológico em fase rápida. A dose total necessária para se obter cura situa-se entre 1,5 a 2,0 g de dose acumulada. A experiência com a anfotericina B lipossomal é menor, mas tem-se mostrado eficaz em infecções fúngicas graves em pacientes imunocomprometidos, inclusive portadores de esporotricose cutâneo – sistêmica.

O itraconazol é terapêutica alternativa ao iodeto e à anfotericina B. Sua eficácia nas formas cutâneas fixas e linfagíticas da esporotricose ficaram demonstradas no trabalho de Restrepo *et al.* Nesta investigação, 17 pacientes foram tratados com 100 mg/dia de itraconazol até cura completa. Foram necessários 90 dias de terapêutica para seis (35%) dos pacientes, e de 120 a 180 dias para os demais pacientes. Não se observou recaída após tempo de seguimento médio de 155 dias pós-tratamento. Não obstante os bons resultados assinalados, há que se registrar o longo tempo de tratamento necessário com a dose utilizada. A utilização da dose de 200 mg/dia, nas formas exclusivamente cutâneas, provavelmente resultará em cura em menor período de tempo. O itraconazol tem sido também utilizado na esporotricose extracutânea ou sistêmica associada à infecção pelo HIV, na dose de 100 a 600 mg/dia, por períodos variáveis de tempo, entre 3 e 18 meses, com resultados contraditórios, observando-se até 44% de falha terapêutica.

Dos demais derivados azólicos, o cetoconazol tem sido utilizado na dose de 200 a 400 mg/dia, por períodos variáveis, e os resultados obtidos são aparentemente inferiores ao do itraconazol. O fluconazol, na dose de 200 a 800 mg/dia, foi utilizado no tratamento de 30 pacientes com diferentes formas clínicas da esporotricose. Naqueles com esporotricose cutânea linfática, o índice de cura foi de 71 %; naqueles com forma extracutânea, o índice de cura foi de 31%. Portanto, o fluconazol parece ser apenas moderadamente eficaz no tratamento da esporotricose.

A terbenafina, fármaco antifúngico derivado alilamínico, tem sido pouco utilizada como alternativa terapêutica na esporotricose. Doses entre 125 a 500 mg/dia, por período entre 8 a 32 semanas, mostraram-se eficazes na totalidade dos casos de forma exclusivamente cutânea da enfermidade.

De novas drogas antifúngicas, a informação disponível em relação ao *S. schenckii* refere-se ao voriconazol, derivado triazólico de largo espectro. O voriconazol foi testado *in vitro*, junto à anfotericina B e o itraconazol, frente a uma centena de amostras do *S. schenckii* obtidas de isolados clínicos. Os resultados, baseados nos valores médios de MIC obtidos, mostraram que o *S. schenckii* foi mais sensível ao itraconazol que ao voriconazol. Uma opinião efetiva sobre o papel do voriconazol no arsenal terapêutico da esporotricose será definida após análise de ensaios clínicos futuros.

REFERÊNCIAS BIBLIOGRÁFICAS

Cooper CR, Dixon DM & Salkin IF. Laboratory-acquired sporotrichosis. J Med Vet Mycol. 1992;30:169-171.

Ewing GE, Bols GJ &: Peterson PK. Sporothrix schenckii meningitis in a farmer with Hodgkin's disease. Am J Med. 1980;68:455-457.

Findlay GH. The epidemiology of sporotrichosis in the Transvaal. Sabouraudia. 1970;7:231-236.

Gutierrez Galhardo MC, Schubach AO, Monteiro PCI, Reis RS, Zancopé-Oliveira RM, Lazera MS *et al.* Sporotrichosis: an emergent zoonosis in Rio de Janeiro: Mem Inst Oswaldo Cruz. 2001;96:777-779.

Howell SJ & Toohey S. Sporothrical arthritis in south Central Kansas. Clin Orthop. 1998;346:207-214.

Hull PR &: Vismer HF. Treatment of cutaneous sporotrichosis with terbenafine. Br J Dermatol. 1992;126 (suppl. 39):51-55.

Kauffman CA, Pappas PG. McKinsey DS. Greenfteld RA, Perfect JR, Cloud GA *et al*, Treatment of lymphocutaneous and visceral sporotrichosis with fluconazole. Clin Infect Dis. 1996;22:46-50.

Koga T. Duan H & Furue M. Immunohistochemical detection of interferon-g-producing cells in granuloma formation of sporotrichosis. Med Mycol. 2002;40:111-114.

Kwon-Chung KJ & Bennet JE. Sporotrichosis. In: Kwon-Chung KJ &: Bennet JE, eds. Medical mycology. Philadelphia: Lea & Febiger. 1992;707-729.

Lacaz CS, Porto E, Martins JEC, Heins-Vaccari EM & Melo NT. Esporotricose e Outras Micoses Gomosas. In: Lacaz CS, Porto E, Martins JEC. Heins-Vaccari EM &: Melo NT. Eds. Tratado de micologia médica Lacaz, 9ª ed. São Paulo: Sarvier. 2002;479-497.

Lima LB & Pereira Jr AC. Esporotricose-inquérito epidemialógico. Importância como doença profissional. An Bras Dermatol. 1981;56:243-248.

Marimon R, Gene J, Cano J, Trilles L, Lazera MS, Guarro J. Molecular phylogeny of *Sporothrix schenkii*. J Clin Microbiol. 2006;44:3251-3256.

Marimon R, Cano J, Gené J, Sutton DA, Kawasaki M, Guarro J. *Sporothrix brasiliensis*, *S.globosa* and *S.mexicana*, three new *Sporothrix* species of clinical interest. J Clin Microbiol. 2007;54:3198-3206.

Marques SA. Camargo RMP, Haddad Jr V. Marques MEA. Franco SRVS & Rocha NS. Human sporotrichosis: transmitted by feline. An Bras Dermatol. 1998;73:559-562.

Marques ME, Coelho KI, Sotto MN & Bacchi CE. Comparison between histochemical and immunohistochemical methods for diagnosis of sporotrichosis. J Clin Pathol. 1992;45:l089-1093.

Marques SA. Camargo RMP, Fagundes LK. Sueto M. Lastória JC & Dillon NL Sporotrichosis: survey and clinical aspects from Botucatu School of Medicine, state of São Paulo. Brazil. An Bras Dermatol. 1997;72:343-347.

McGinnis MR. Nordoff N, Li RK, Pasarell D & Warnock DW. *Sporothrix schenckii* sensitivity to voriconazole, itraconazole and amphotericin B. Med Mycol. 2001;39:369-371.

Morishita N, Yarnazaki K, Ninomiya J, Hamaguchi T, Sei Y & Takiuchi I. A case of lymphocutaneous sporotrichosis. Nipp Ish Gakk Zass. 2001;42:149-154.

Neto RJP. Machado AA. Castro C, Quaglio ASS & Martinez R. Esporotricose Cutânea disseminada como manifestação inicial da síndrome da imunodeficiência adquirida – relato de caso. Rev Soc Br Med Trop. 1999;32:57-61.

Pluss JL & Opal SM. Pulmonary sporotrichosis: review of treatment and outcome. Medicine 1986;65:143-153.

Read SI &: Sperling LE. Feline sporotrichosis: transmission to man. Arch Dermatol. 1982;118:429-431.

Restrepo A, Robledo J, Gomez I, Tabares AM & Gutierrez R. Itraconazole therapy in lymphangitic and cutaneous sporotrichosis. Arch Dennato l19B6 ;122:413-417.

Sampaio SAP & Lacaz CS. Klinische und statistiche untersuchungen uber sporotrichose in São Paulo (Bresilien). Hautartzt 1959;10:490-493.

Schenck BR. On refractory subcutaneous abscesses caused by a fungus possibly related to the Sporotricha. Bull Johns Hopkins Hosp. 1898;9:268-290.

Sharkey-Mathis PK. Kauffman CA, Graybill JR. Stevens DA. Hostetler JS. Cloud GA *et al*. Treatment of sporotrichosis with itraconazole. NIAID study group. Am J Med. 1993;95:279-285.

Shaw JC. Levinson W & Montanaro A. Sporotrichosis in the acquired Immunodeficiency syndrome. J Am Acad Dermatol. 1989;21:1145-1147.

Schubach A, Barros, MBL & Wanke B. Epidemic Sporotrichosis. Curr Opin Infect Dis. 2008;21:129-133.

Tachibana T. Matsuyama T & Mitsuyama M. Involvement of $CD4^+$ T cells and macrophages in acquired protection against infection with *Sporothrix schenckii* in mice. Med Mycol. 1999;37:397-404.

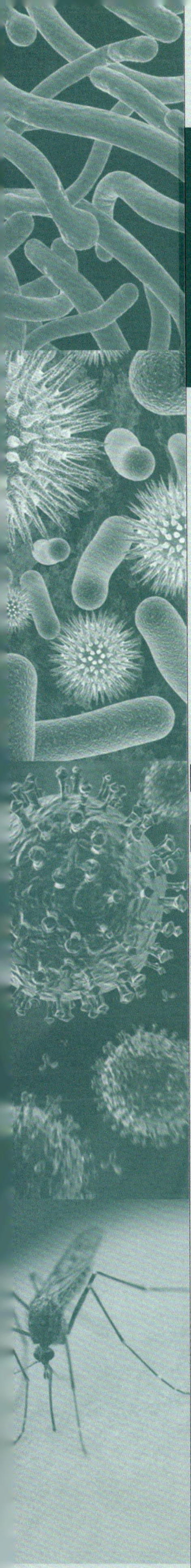

PARTE 6

Síndromes Clínicas e Miscelâneas

RESUMO DOS CAPÍTULOS

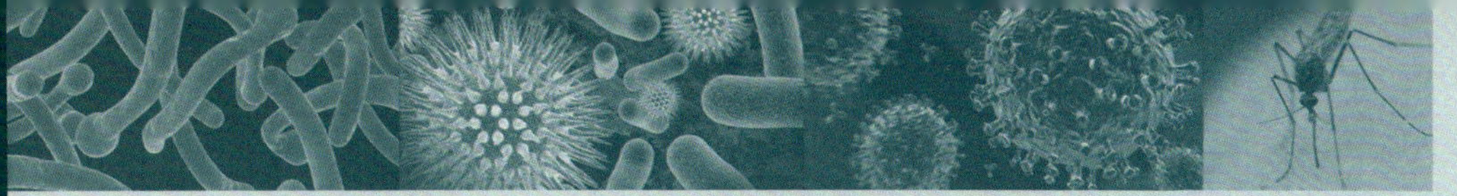

43 Infecções do Trato Urinário

Hélio Vasconcellos Lopes ▪ Walter Tavares

INTRODUÇÃO

A infecção do trato urinário (ITU) constitui a segunda infecção mais frequente do ser humano, superada apenas pelas infecções do trato respiratório. Estas duas infecções, juntas, abrangem habitualmente mais da metade dos atendimentos médicos realizados ambulatorialmente. Estima-se que 25% a 35% das mulheres entre as idades de 20 a 40 anos terão pelo menos uma infecção urinária, geralmente do trato urinário baixo – cistite – durante sua vida, não sendo rara a ocorrência de infecções repetidas. Nos EUA, admite-se que ocorram anualmente cerca de sete milhões de episódios de cistite aguda e aproximadamente 250 mil episódios de pielonefrite aguda. Nos adultos, a infecção do trato urinário baixo tem um predomínio absoluto no sexo feminino. Nas crianças, particularmente no primeiro ano de vida, a infecção urinária também é muito comum, predominando igualmente no sexo feminino; nesta população de pacientes pediátricos, predomina a pielonefrite, devido à presença de refluxo vésico-ureteral, que pode ser encontrado em 30% a 50% das crianças com bacteriúria sintomática ou assintomática. Bacteriúria assintomática também é encontrada em cerca de 8% de gestantes, admitindo-se que 25% evoluam para pielonefrite.

DEFINIÇÃO

A infecção urinária é caracterizada pelo crescimento bacteriano de pelo menos 10^5 unidades formadoras de colônias por mL de urina (100.000 ufc/mL) colhida em jato médio e de maneira asséptica. Em determinadas circunstâncias (paciente idoso, infecção crônica, uso de antimicrobianos), pode ser valorizado crescimento bacteriano igual ou acima de 10^4 colônias (10.000 ufc/mL). A infecção urinária pode comprometer somente o trato urinário baixo, que especifica o diagnóstico de cistite, ou afetar simultaneamente o trato urinário inferior e o superior; neste caso, utiliza-se a terminologia *infecção urinária alta* também denominada *pielonefrite*. A infecção urinária baixa ou *cistite* pode ser sintomática ou não; no primeiro caso, é caracterizada por disúria, urgência miccional e polaciúria, sintomas que podem, entretanto, estar presentes em outras situações clínicas como vaginites, herpes genital e prostatites. A bacteriúria assintomática é definida como a presença de, no mínimo, 10^5 colônias/mL da mesma bactéria em pelo menos duas amostras de urina em paciente, habitualmente mulher, que não apresenta os sintomas de infecção urinária habituais: urgência miccional, polaciúria e disúria. A infecção urinária alta – ou pielonefrite – frequentemente manifesta-se por sintomas de cistite, aqui associados com febre, calafrios, dor lombar e progressivo comprometimento do estado geral.

As infecções do trato urinário podem ser complicadas ou não complicadas, as primeiras tendo maior risco de falha terapêutica e sendo associadas com fatores que favorecem a ocorrência da infecção. A infecção urinária é complicada quando ocorre em um aparelho urinário com alterações estruturais ou funcionais, por vezes resultantes de alterações inflamatórias causadas por infecções bacterianas de repetição, ou que apresenta corpos estranhos, ou que foi agredido por procedimentos invasivos. A infecção não complicada é a que ocorre em aparelho urinário isento dessas alterações. Habitualmente, as cistites são infecções não complicadas, mas podem complicar-se caso sejam resultantes de cateterismo vesical ou estejam associadas com cálculo renal. As pielonefrites, ao contrário, são mais frequentemente complicadas, pois em geral resultam da ascensão de micro-organismos do trato urinário inferior, estão frequentemente associadas com a presença de cálculos renais, não raro evoluem para sepse e, por fim, podem deixar, ao longo do aparelho urinário, cicatrizes que prejudicam definitivamente a função renal.

Tanto a infecção urinária baixa como a alta podem ser agudas ou crônicas, e sua origem pode ser comunitária ou hospitalar. Seu diagnóstico repousa fundamentalmente no exame bioquímico e de sedimento da urina e na bacterioscopia e cultura quantitativa da urina colhida em condições assépticas. O teste de sensibilidade aos antimicrobianos (TSA), mais conhecido por antibiograma, será particularmente útil nos casos de falência da terapia empírica.

PATOGENIA

Geralmente a ocorrência de uma infecção do trato urinário se dá por via ascendente, a partir da região perineal. Predomina significativamente no sexo feminino e nos casos em que há associação com instrumentação do trato urinário. Em contrapartida, a via hematogênica pode ser responsabilizada, situação em que ocorre predomínio etiológico do *Staphylococcus aureus*, do *Mycobacterium tuberculosis* além de infecções do trato urinário presentes em neonatos.

A simples presença do micro-organismo no trato urinário não configura obrigatoriamente infecção; a infecção ocorrerá na dependência de certos fatores, quais sejam a virulência do micro-organismo, o tamanho do inoculo, a integridade dos mecanismos de defesa (locais e imunológicos), a integridade anatômica e funcional do sistema, a presença de cateteres (ou de outros corpos estranhos) e a constatação de infecção uretral prévia ou concomitante.

Quando, por indicação médica, o paciente está com cateter urinário, o micro-organismo pode atingir a bexiga em três situações:

- na inserção do cateter e, com menor frequência, na sua retirada;
- através da luz do cateter, principalmente quando está sendo utilizado sistema coletor de urina aberto;
- através da interface cateter-mucosa, que ocorre predominantemente quando o sistema coletor de urina for do tipo fechado.

EPIDEMIOLOGIA

A ocorrência de ITU em crianças está relacionada à presença de anormalidades anatômicas, aqui se destacando o refluxo vésico-ureteral. Nos primeiros meses, predomina no sexo masculino para, a seguir, progressivamente, predominar no sexo feminino. A maior suscetibilidade à infecção no sexo feminino é devida às condições anatômicas: uretra mais curta e sua maior proximidade com vagina e com o ânus. Outros fatores que aumentam o risco de ITU nas mulheres incluem: o ato sexual, o uso de certas geleias espermicidas, a gestação e o número de gestações, o diabetes (apenas no sexo feminino) e a higiene deficiente, mais frequente em pacientes com piores condições socioeconômicas e obesas.

No adulto do sexo masculino favorecem a ITU a instrumentação das vias urinárias e a hiperplasia prostática. Nos homossexuais masculinos, as taxas de ITU são bem maiores (5% em um trabalho), estando relacionadas com a prática mais frequente de sexo anal. Nos indivíduos com o vírus HIV, a infecção, por si só, é um fator de risco para ITU.

Nos idosos e em indivíduos hospitalizados, as taxas de ITU são elevadas por inúmeros fatores, muitas vezes associados no mesmo paciente; estes fatores, habitualmente presentes em ambos os sexos, justificam a ocorrência semelhante de ITU em homens e em mulheres nessa faixa etária e na condição de internados. Os fatores de risco presentes, nestes dois grupos de pacientes, incluem: faixa etária, instrumentação do trato urinário (com destaque para o cateterismo vesical – veja a seguir), pacientes prostáticos, alterações geniturinárias relacionadas a múltiplas gestações, presença de cálculos renais e distúrbios neurológicos, entre outros.

Nos hospitalizados submetidos à cateterização, a presença de sistema de drenagem de urina aberto resulta em bacteriúria em 100% dos casos, após quatro dias. Já naqueles com sistema de drenagem de urina fechado, a bacteriúria ocorrerá em 5% a 10% dos casos, por dia de manutenção do cateter. Note-se que a ITU adquirida em hospital é considerada a principal causa de bacteriemia por bacilos Gram-negativos. As ITU adquiridas em hospital são as nosocomiais mais frequentes em todo o mundo, representando cerca de 50% do total das infecções adquiridas em hospitais gerais e, em custo, a 14% do valor total despendido com as infecções nosocomiais.

ETIOLOGIA

Os agentes etiológicos mais frequentemente envolvidos com ITU adquirida na comunidade são, em ordem de frequência, a *Escherichia coli,* o *Staphylococcus saprophyticus*, espécies de *Proteus* e de *Klebsiella* e o *Enterococcus faecalis*. A *E. coli*, sozinha, responsabiliza-se por 70% a 85% das infecções do trato urinário adquiridas na comunidade e por 50% a 60% de pacientes idosos admitidos em instituições.

Contudo, quando a ITU é adquirida no hospital, em paciente internado, os agentes etiológicos estão diversificados, de acordo com a gravidade do paciente, com o uso e a classe de antibiótico(s) usado(s) e das alterações estruturais e/ou funcionais do trato urinário, do uso de cateteres e da manipulação cirúrgica, entre outros. Neste caso, predominam as enterobactérias, havendo uma redução na frequência de *E. coli* (embora ainda permaneça habitualmente como a primeira causa), e um crescimento de *Proteus sp.*, *Pseudomonas aeruginosa*, *Klebsiella sp.*, *Enterobacter sp.*, *Enterococcus faecalis* e de fungos, com destaque para *Candida sp.*

DIAGNÓSTICO CLÍNICO

A infecção do trato urinário baixo (cistite), quando sintomática, exterioriza-se clinicamente pela presença habitual de disúria, urgência miccional, polaciúria, nictúria e dor suprapúbica. Febre, nesse caso, não é comum. Na anamnese, a ocorrência prévia de quadros semelhantes, diagnosticados como cistite, deve ser valorizada.

O aspecto da urina pode também trazer informações valiosas: urina turva (pela presença de piúria) e/ou avermelhada (pela presença de sangue, causada por cálculo e/ou pelo próprio processo inflamatório).

A infecção do trato urinário alto (pielonefrite), que comumente se inicia como um quadro de cistite é, habitualmente, acompanhada de febre – geralmente superior a 38 ºC –, de calafrios e de dor lombar, unilateral ou bilateral. Esta tríade febre + calafrios + dor lombar está presente na maioria dos quadros de pielonefrite. A dor lombar pode se irradiar para o abdômen ou para o(s) flanco(s) e, mais raramente, para a virilha, situação que sugere mais fortemente a presença de cálculo, com ou sem infecção, na dependência da presença dos outros sintomas relacionados. Os sintomas gerais de um processo infeccioso agudo podem também estar presentes, e sua intensidade é diretamente proporcional à gravidade da pielonefrite. A maioria dos pacientes com pielonefrite refere história prévia de cistite, geralmente detectada nos últimos seis meses.

DIAGNÓSTICO LABORATORIAL

1. **Exame de urina I com sedimento urinário (também chamado elementos anormais e sedimento da urina – EAS, ou sumário de urina):** de fácil e rápida realização, este exame fornecerá – quando associado à anamnese e ao quadro clínico – dados praticamente patognomônicos para confirmar o diagnóstico de ITU: presença de piúria (leucocitúria), de hematúria e de bacteriúria. Os valores encontrados são, habitualmente, proporcionais à intensidade da infecção.

2. **Urocultura:** a cultura de urina quantitativa, avaliada em amostra de urina colhida assepticamente, jato médio, poderá fornecer, na maioria dos casos, o agente etiológico causador da infecção e trazer subsídio para a conduta terapêutica. Sua importância cresce quando, diante de falha da terapia empírica, possibilitar a realização do teste de sensibilidade *in vitro* (antibiograma), que orientará uma nova conduta terapêutica. Fator limitante à importância da cultura de urina é a demora habitualmente exigida para a obtenção do seu resultado. Na grande maioria das vezes, a paciente, tratada empiricamente, já está clinicamente ou mesmo microbiologicamente curada quando o resultado da cultura é fornecido; nessas situações, esse exame torna-se inútil, além de dispendioso.
3. **Teste de sensibilidade *in vitro* a antimicrobianos (TSA):** o antibiograma, como é habitualmente reconhecido este exame, atua complementarmente à cultura de urina. Na rotina das cistites não complicadas, sua utilidade é pequena, haja vista a predominância maciça e resolutiva da terapia empírica. No entanto, naqueles casos em que ocorre falha desse tipo de terapia, nas pielonefrites e nas infecções urinárias hospitalares, a presença do antibiograma é extremamente bem-vinda. Igualmente sua importância cresce nas cistites complicadas, quando o risco de insucesso da terapia empírica aumenta. O antibiograma, nesses casos, fornecerá o(s) antimicrobiano(s) potencialmente útil(eis) a ser(em) prescrito(s).
4. **Hemocultura:** este exame não tem nenhum valor em pacientes com cistite. No entanto, diante de um quadro de pielonefrite, torna-se potencialmente valioso; sua positividade, nesta infecção, situa-se entre 25% e 60% e, além da informação do agente etiológico (nem sempre identificável na urocultura), aponta para o risco de uma sepse, sugerindo potencial gravidade.
5. **Exames de imagem:** a ultrassonografia, a tomografia computadorizada e a ressonância magnética têm indicação restrita àqueles casos de cistite/pielonefrite não resolvidos com terapia empírica; assumem maior importância para o diagnóstico de complicações e, também, para evidenciar alterações estruturais e/ou funcionais do sistema urinário. Entre eles, a ultrassonografia deve ser inicialmente a preferida, considerando-se a relação custo/benefício.

TRATAMENTO DA CISTITE

Cistite comunitária não complicada em adultos

O micro-organismo mais frequentemente causador de infecção urinária comunitária não complicada, seja alta ou baixa, é a *Escherichia coli*, responsável pela infecção em 70% a 90% dos casos. Com incidência menor, situam-se as bactérias *Staphylococcus saprophyticus, Proteus sp., Klebsiella sp.* e *Enterococcus sp.*, globalmente responsáveis pelo porcentual restante das etiologias responsáveis pelas infecções urinárias adquiridas na comunidade. Dessa forma, a terapêutica específica inicial das cistites comunitárias não complicadas deve ser empiricamente dirigida para o combate à *Escherichia coli*, realizando-se modificações no esquema terapêutico quando necessário e, preferencialmente, de acordo com o resultado da urocultura, quando o resultado deste exame é exigido. Vários são os antimicrobianos ativos contra a *E. coli*, prevendo-se que as amostras comunitárias mostrem menor resistência a drogas tradicionais. Mesmo em presença de amostras resistentes, é possível obter êxito terapêutico frequente com o emprego de antimicrobianos que alcancem elevada concentração urinária, capazes de ultrapassar o nível de resistência do micro-organismo. Ainda devido à elevada concentração urinária alcançada com a utilização de vários antimicrobianos, habitualmente não há diferença no resultado terapêutico de drogas bactericidas comparativamente com o obtido com drogas bacteriostáticas. Contudo, na infecção urinária recorrente, torna-se recomendável o emprego de antimicrobianos bactericidas.

Uma questão ainda aberta à discussão refere-se ao tempo de uso de antimicrobianos para o tratamento da cistite não complicada em paciente imunocompetente. Diversas publicações com o emprego de diferentes drogas antimicrobianas demonstram que o tratamento de curta duração é tão eficaz quanto o de maior duração na mulher imunocompetente. A questão ainda não definitivamente esclarecida e de curta duração é a ideal, em termos de eficácia das drogas, adesão pelo paciente, menor risco de efeitos adversos, dose e custo. O tratamento rápido, em dose única, com diferentes antimicrobianos, vem se mostrando seguro e eficaz em mulheres jovens com episódio ocasional de infecção urinária baixa não complicada. Este regime de tratamento não está, porém, indicado em homens, crianças, mulheres idosas e em pacientes com diabetes, por mostrar menor eficácia.

Estudos com cotrimoxazol (associação do sulfametoxazol com trimetoprima), ácido pipemídico, norfloxacino, lomefloxacino, pefloxacino, ofloxacino, ciprofloxacino, levofloxacino, nitrofurantoína e fosfomicina trometamol indicam que tratamento com a duração de três dias tem eficácia superior a 90% nas cistites não complicadas. Este resultado é comparável ao emprego destas drogas por tempo mais prolongado, seja de cinco, sete ou dez dias. Os antibióticos betalactâmicos, em especial a amoxicilina e a cefalexina, embora ativos, têm menor eficácia nos esquemas de três dias e são acompanhados de maior número de falhas terapêuticas, quando comparados com os antimicrobianos referidos anteriormente. Os antimicrobianos disponíveis no Brasil que apresentam elevada eficácia em dose única administrada por via oral, com índice de cura acima de 90%, são o levofloxacino e a fosfomicina trometamol. Registre-se que os antimicrobianos referidos como de elevada eficácia em tratamento de três dias também se mostram curativos em regime de dose única, com porcentual acima de 80%, porém com eficácia menor e com recorrências mais frequentes. Por outro lado, as vantagens do tratamento de curta duração, preferentemente em dose única, são evidentes, com maior adesão ao tratamento, menor ocorrência de efeitos adversos decorrentes do uso dos antimicrobianos, redução nos custos do tratamento, diminuição da pressão seletiva de micro-organismos resistentes.

As vantagens dos tratamentos de curta duração, preferentemente os de dose única, são evidentes: é maior a adesão ao tratamento, é menor a ocorrência de efeitos adversos, há significativa redução nos custos do tratamento e a pressão seletiva para a emergência de micro-organismos resistentes é menor, embora a eficácia seja discretamente inferior e as recorrências mais frequentes.

Na terapêutica da infecção urinária baixa não complicada de origem comunitária devem ser destacadas algumas situações que exigem esquemas terapêuticos específicos; neste item, devem ser incluídas: a infecção recorrente, a infecção no homem, na gestante, no diabético, na paciente idosa e na criança.

Tratamento empírico

Feito o diagnóstico clínico, a terapia da cistite não complicada pode ser instituída sem a exigência da realização de cultura de urina e de teste de sensibilidade a antimicrobianos; apenas o encontro de leucocitúria e, frequentemente, de hematúria no exame dos elementos anormais e sedimento da urina (urina tipo 1) sustentam a conduta terapêutica (empírica) a ser indicada. A paciente a ser tratada deve estar com uma infecção primária, ocasional, deve ser jovem e não deve portar fatores agravantes da cistite.

Diversos esquemas terapêuticos podem ser prescritos, todos utilizando a via oral e com eficácia superior a 90%. A seleção de um dos medicamentos a seguir referidos deve ser feita com base em critérios individuais, tais como tolerância gastrintestinal, presença de hipersensibilidade, poder aquisitivo e disponibilidade para múltiplas administrações, que, em outros termos, significa adesão ao tratamento.

Nesta década a resistência da *E. coli* aos antimicrobianos tem mostrado resistência crescente: no Brasil,[24] documenta-se resistência *in vitro* acima de 10% com quinolonas e superior a 30% com a associação do sulfametoxazol com trimetoprim (SMZ/TMP) e com ampicilina.

Esquemas terapêuticos da infecção urinária baixa não complicada com duração de três dias[1,26,27,28]

- ácido pipemídico: 1 comprimido (400 mg) de 12/12 horas, durante três dias;
- norfloxacino: 1 comprimido (400 mg) de 12/12 horas, durante três dias;
- ciprofloxacino: 1 comprimido (500 mg) de 12/12 horas, durante três dias;
- lomefloxacino: 1 comprimido (400 mg) em dose única diária, durante três dias;
- levofloxacino: 1 comprimido (500 mg) em dose única diária, durante três dias.

Esquemas terapêuticos da infecção urinária baixa não complicada em dose única[1,26,27,28]

- fosfomicina trometamol: 3 g de pó, diluídos em meio copo d'água, em uma única dose;
- Levofloxacino: 1 comprimido (500 mg), em uma única dose.

Esquemas terapêuticos alternativos da infecção urinária baixa não complicada[2,26,27,28]

- cotrimoxazol: 2 comprimidos (400/80 mg) de 12/12 horas, durante três dias;
- amoxicilina: 1 comprimido de 500 mg, cada oito horas, durante 3 a 7 dias.
- cefalosporinas de primeira geração:
  - cefalexina: 1 comprimido de 500 mg, cada seis ou oito horas, durante 3 a 7 dias;
  - cefadroxil: 1 comprimido de 500 mg, cada oito ou 12 horas, durante 3 a 7 dias;
- nitrofurantoína: 1 comprimido (100 mg) cada 12 horas, durante 5 dias.[27]

Cistite na grávida

Tratamento empírico

Em pacientes grávidas com cistite devem ser realizados, além do exame de urina I (valorizando-se leucocitúria e, secundariamente, hematúria), a cultura de urina e o teste de sensibilidade a antimicrobianos (antibiograma). Isto porque a morbidade e o possível agravamento da infecção exigem um controle mais rigoroso do tratamento, da evolução e da cura. No entanto, esta conduta não impede que a paciente seja medicada com terapia empírica, embora instituída apenas após a colheita de urina para os exames citados.

Pacientes grávidas têm algumas contraindicações relativas a determinados antimicrobianos. Assim, todos os agentes pertencentes à classe das quinolonas devem ser evitados (exceto em situações excepcionais, quando não existir nenhum outro antimicrobiano potencialmente útil); a associação sulfametoxazol + trimetoprim (cotrimoxazol) tem limitações em certos períodos da gestação, não sendo recomendada no primeiro trimestre (potencialidade teratogênica do trimetoprim) e no último mês da gestação (risco de *kernicterus* no recém-nascido).

Portanto, o tratamento da cistite, na grávida, sofre uma redução significativa com relação às drogas potencialmente utilizáveis. As possibilidades terapêuticas disponíveis são a seguir apresentadas.

Esquemas terapêuticos da cistite em grávidas

- fosfomicina trometamol. É a terapêutica de escolha para grávidas, por não ter contraindicação nestas pacientes e por ser empregada em dose única. A administração de 3 g da apresentação em pó, diluída em ½ copo d'água administrada em jejum mostra-se eficaz em porcentagem superior a 90%;
- cefalosporinas de primeira geração:
  - cefalexina: 1 comprimido (500 mg) em intervalos de seis ou oito horas, durante 3 a 7 dias;
  - cefadroxil: 1 comprimido (500 mg) em intervalos de oito ou 12 horas, durante 3 a 7 dias.
- amoxicilina/clavulanato: 1 comprimido (500/125 mg) em intervalos de oito horas, durante 3 a 7 dias;
- amoxicilina: 1 comprimido (500 mg) em intervalos de oito horas, durante 3 a 7 dias,
- nitrofurantoína: 1 comprimido (100 mg) em intervalos de 12 horas, durante cinco dias.

Nos casos com cura clínica, nova cultura de urina deve ser realizada uma a duas semanas após o término do tratamento. Se a urina for estéril, novas culturas devem ser realizadas mensalmente, até o parto.

Cistite no homem

Tratamento empírico

A infecção urinária no homem não é habitual, tornando-se mais frequente nos pacientes com idade superior a 60 anos, em função do aumento da glândula prostática. Pode, também, ocorrer em crianças do sexo masculino, devido à presença de fimose. A ocorrência de infecção urinária no homem, particularmente nos idosos, justifica a realização de exame prostático e deve ser acompanhada da avaliação de leucócitos e hemácias em exame de urina tipo 1 e de cultura de urina com o teste de sensibilidade a antibióticos. O tratamento empírico deve ser instituído após a colheita de urina para os referidos exames, havendo disponibilidade dos seguintes esquemas relacionados.

Esquemas terapêuticos da infecção urinária baixa no homem

- norfloxacino: 1 comprimido (400 mg) de 12/12 horas, durante sete dias;
- ácido pipemídico: 1 comprimido (400 mg) de 12/12 horas, durante sete dias;
- lomefloxacino: 1 comprimido (400 mg) em dose única diária, durante sete dias;
- levofloxacino: 1 comprimido (500 mg) em dose única diária, durante sete dias;
- cotrimoxazol: 2 comprimidos (400/80 mg) de 12/12 horas, durante sete dias;
- nitrofurantoína: 1 comprimido (100 mg) a cada 12 horas, durante cinco dias.

As cefalosporinas de primeira geração (cefalexina e cefadroxil) e a amoxicilina são alternativas terapêuticas disponíveis, porém dotadas de menor eficácia. Nas crianças, as quinolonas são contraindicadas, exceto quando se mostram como o único antimicrobiano potencialmente eficaz.

Cistite na idosa e no paciente diabético

Tratamento empírico

Na paciente idosa e no paciente diabético com sintomatologia clínica, o tratamento deve ser iniciado logo após a colheita de urina para a realização dos exames de urina tipo I, cultura de urina e teste de sensibilidade a antimicrobianos.

Esquemas terapêuticos da cistite na idosa e no paciente diabético

- norfloxacino: 1 comprimido (400 mg) de 12/12 horas, durante sete dias;
- ácido pipemídico: 1 comprimido (400 mg) de 12/12 horas, durante sete dias;
- lomefloxacino: 1 comprimido (400 mg) em dose única diária, durante sete dias;
- levofloxacino: 1 comprimido (500 mg) em dose única diária, durante sete dias;
- cotrimoxazol: 2 comprimidos (400/80 mg) de 12/12 horas, durante sete dias;
- amoxicilina/clavulanato: 1 comprimido (500/125 mg) em intervalos de oito horas, durante sete dias;
- nitrofurantoína: 1 comprimido (100 mg) a cada 12 horas, durante 5 dias.

As cefalosporinas de primeira geração (cefalexina e cefadroxil) e a amoxicilina são alternativas terapêuticas dotadas de menor eficácia.

Cistite na criança

Tratamento empírico

Realizado o diagnóstico clínico, deve-se proceder à colheita de urina para a realização dos exames: elementos anormais e sedimento da urina (urina tipo I), cultura de urina e teste de sensibilidade a antimicrobianos. No menino, a infecção urinária é habitualmente decorrente da presença de fimose, enquanto na menina devem ser investigados os hábitos de higiene e excluída a presença de infecção concomitante por oxiúros. Falha terapêutica e infecções recorrentes, nesta faixa etária, exigem a exclusão de alterações estruturais (má formação) no aparelho geniturinário. O tratamento empírico deve ser instituído após a colheita de urina para a realização dos exames citados. Lembrar da rotineira impossibilidade de se prescrever quinolonas para esses pacientes.

Esquemas terapêuticos da cistite na criança

- cotrimoxazol durante sete a dez dias (8 mg/kg peso/dia de trimetoprima, fracionada de 12/12 horas);
- cefadroxil durante sete a dez dias (30 mg/kg peso/dia, fracionada de 12/12 horas).
- amoxicilina/clavulanato: 30 a 40 mg/kg/dia (em amoxicilina), fracionada de 8/8 horas, durante 7 a 10 dias;
- amoxicilina durante sete a dez dias (30 a 40 mg/kg/dia, fracionada de 8/8 horas);
- nitrofurantoína durante sete a dez dias (5 a 7 mg/kg peso/dia, fracionada de 12/12 horas).

Bacteriúria assintomática

Na mulher sexualmente ativa, imunocompetente (não grávida, não idosa e não diabética), o tratamento não é indicado. Na gestante, devido às alterações anatômicas e fisiológicas que ocorrem nesse período, a bacteriúria assintomática tem uma probabilidade muito maior (de 20 a 30%)[28] de evoluir para pielonefrite; em função deste maior risco, a terapêutica é compulsória: o esquema terapêutico a ser prescrito é o mesmo indicado para a infecção sintomática na grávida. Nestas pacientes, lembrar que tanto a bacteriúria assintomática como a cistite sintomática, devido ao risco citado requer controle mensal através de exames de urina I e cultura.

Na criança, igualmente, deve-se utilizar o esquema terapêutico referido para a infecção urinária sintomática na criança.

Na paciente idosa, julgar individualmente a necessidade ou não do tratamento, sendo que a grande maioria das publicações o considera desnecessário. Se indicado, utilizar o esquema terapêutico referido para a infecção urinária na paciente idosa. A continuação do tratamento pode não ser necessária na idosa assintomática se a urocultura permanecer positiva.

Uso profilático de antimicrobianos na infecção urinária

Recomendado para a mulher que apresenta três ou mais episódios de infecção urinária sintomática no período de um ano. Usualmente utiliza-se nitrofurantoína (100 mg/dia), norfloxacino (400 mg/dia) ou cotrimoxazol (800 + 160 mg/dia), nesta ordem de preferência, mantida a profilaxia por seis meses. Se ocorrer reinfecção, a profilaxia é estendida para 12 a 24 meses, eventualmente por até cinco anos. Uma conduta alternativa na mulher que identifica o coito como o fator responsável pela recorrência da infecção consiste na tomada do antimicrobiano após o relacionamento sexual. Já outra alternativa de custo/benefício é a ingestão de dose única de cotrimoxazol (800 + 160 mg) ao início dos sintomas. Na paciente idosa com cistites recorrentes, recomenda-se, após tratamento da recorrência, avaliar os possíveis fatores de risco: cistocele, incontinência urinária, aumento (> 50 mL) do volume urinário vesical residual; a introdução de esquema profilático não é consenso; o uso de estrógeno sob a forma de creme vaginal reduz a frequência das recorrências.

Outra conduta profilática, utilizada empiricamente há longo tempo por cidadãs americanas, é a utilização de suco ou de concentrado de cranberry (*Vaccinium macrocarpon*), uma fruta encontrada em países de clima temperado e conhecida pelo nome oxicoco, em português. Recentes publicações científicas comprovaram a propriedade dessa fruta como agente profilático de cistites em mulheres na pré-menopausa, resultante da ação de proantocianidinas nela existentes, que inibem a adesão de *E. coli* ao epitélio urogenital. Embora não seja conhecida a dose mais adequada, em geral é recomendado um copo do suco ou uma cápsula com o extrato da fruta a cada 12 horas. Recomenda-se cautela com seu uso em pacientes com cálculo renal, pois a fruta é rica em oxalato, e em pessoas em uso de varfarin, pois substâncias flavonoides presentes no oxicoco podem inibir enzimas presentes no citocromo P-450 que metablizam o anticoagulante. Não há estudos sobre o valor profilático do cranberry em homens, crianças e idosos.

Tratamento da infecção urinária alta (pielonefrite) não complicada de origem comunitária

As etiologias mais prováveis da pielonefrite aguda não complicada de origem comunitária são *Escherichia coli* (70% a 95%), *Staphylococcus saprophyticus* (5% a 20%) e, ocasionalmente, *Proteus mirabilis, Klebsiella sp.* e *Enterococcus* (principalmente *E. faecalis*). O diagnóstico fundamenta-se no quadro clínico, exame de elementos anormais e sedimento de urina e urocultura quantitativa. Nos pacientes hospitalizados também está indicada a realização de hemoculturas. Os pacientes com maior gravidade (febre alta, calafrios, hipotensão arterial) devem ser hospitalizados e receber terapia antimicrobiana por via parenteral nos primeiros dias, até a melhora do quadro clínico, quando pode ser trocada para a via oral, possibilitando a continuação do tratamento em regime domiciliar.

Esquemas de tratamento da pielonefrite aguda não complicada de origem comunitária

Tratamento ambulatorial

Tratamento por via oral, durante 7 a 14 dias.

Droga de escolha: uma fluorquinolona de segunda ou de terceira geração. Entre as diversas opções (ofloxacino, pefloxacino, ciprofloxacino e levofloxacino) as duas últimas são as habitualmente adotadas: ciprofloxacino (500 mg 12/12 horas) ou levofloxacino (750 mg em dose única diária). A vantagem da terceira geração é a administração em dose única diária.

Drogas alternativas e de menor eficácia: sulfametoxazol/trimetoprim (800 mg/160 mg 12/12 horas), amoxicilina/ácido clavulânico (500 mg 8/8 horas), cefuroxima axetil (500 mg 12/12 horas).

Tratamento hospitalar

Tratamento durante 14 dias, inicialmente por via I.V.

Droga de escolha: uma fluorquinolona; entre as diversas opções, habitualmente usa-se ciprofloxacino (500 mg 12/12 horas) ou levofloxacino (750 mg dose única diária). Passar para via oral após melhora clínica, geralmente a partir do terceiro dia. A vantagem da terceira geração é a administração em dose única diária.

Drogas alternativas: ceftriaxona (1 a 2 g em dose única diária) ou gentamicina (3 mg/kg/dia em dose única diária).

Evolução após tratamento ambulatorial ou hospitalar

Paciente assintomático é considerado clinicamente curado; deve realizar controle laboratorial (urocultura) após duas a quatro semanas e, se negativa, é critério de alta.

Persistência ou piora clínica: nova urocultura quantitativa com TSA e investigação por imagem: ultrassonografia (US) ou tomografia computadorizada (TC). Os resultados destes exames e o *status* clínico orientarão a conduta terapêutica.

Tratamento da infecção urinária complicada de origem comunitária (cistite e pielonefrite agudas)

A conduta inclui diagnóstico clínico e laboratorial (exame de urina I e urocultura com TSA) e hemoculturas nos pacientes hospitalizados. Os fatores determinantes são as anormalidades estruturais, metabólico/hormonais, imunológicas e presença de patógenos incomuns (como fungos, por exemplo).

As etiologias mais prováveis são as enterobactérias (com predominância da *E. coli*), *P. aeruginosa* e *Enterococcus sp.* (principalmente *E. faecalis*).

O tratamento deve ser iniciado por via intravenosa e mantido durante 14 a 21 dias.

As drogas de escolha são uma fluorquinolona ou a ceftriaxona (1 a 2 g em dose única diária). As alternativas terapêuticas são a associação ampicilina + gentamicina ou a piperacilina/tazobactam.

A evolução do paciente determinará a conduta a ser seguida: tornando-se assintomático, alta após exames laboratoriais de controle. A persistência ou piora clínica exigirá a realização de novos exames (urocultura com TSA e exames de imagem (US ou CT). A terapêutica a ser instituída deverá estar de acordo com os resultados dos exames e o *status* clínico.

Tratamento da infecção urinária de origem hospitalar

Considerando-se a amplitude de micro-organismos infectantes no ambiente hospitalar e a variação em sua sensibilidade, o tratamento da infecção urinária baixa ou alta em paciente hospitalizado deve fundamentar-se na identificação da bactéria isolada na urocultura e na sua sensibilidade demonstrada ao antibiograma. Os germes mais frequentes são os bacilos Gram-negativos, incluindo as enterobactérias e os não fermentadores (*P. aeruginosa, Acinetobacter, S. maltophilia*) e os Gram-positivos, enterococos e estafilococos (*S. aureus* e *S. epidermidis*). Nos casos de maior gravidade, é necessária a informação sobre a sensibilidade dos micro-organismos mais frequentemente isolados na instituição, obtida das comissões de controle de infecção hospitalar (CCIH), para que seja instituída uma terapêutica empírica até que se obtenha o resultado das culturas. Em adultos, o tratamento empírico inicial deve abranger um esquema considerado de cobertura, visando-se cobrir a maioria das probabilidades etiológicas. São usados antibióticos de amplo espectro, por via intravenosa, isoladamente ou combinados. Entre os diversos esquemas, podem ser referidos:

Muitas vezes, é indicado o emprego de associações de aminoglicosídeos com cefalosporinas da quarta geração ou penicilinas associadas com inibidores de beta-lactamases. Pode, ainda, ser necessária a administração de ciprofloxacino, carbapenêmicos e, mesmo, das polimixinas, na dependência da resistência do micro-organismo. O tratamento é realizado por via intravenosa.

- piperacilina/tazobactam (4,5 g a cada seis horas) +/- gentamicina ou ciprofloxacino;
- cefepima (1 g a cada oito horas) +/- gentamicina ou ciprofloxacino;
- imipeném (500 mg a 1 g a cada seis horas) ou meropeném (500 mg a 1 g a cada oito horas).

O resultado dos exames e a evolução clínica determinarão a conduta terapêutica sequencial; a identificação do agente etiológico e de sua sensibilidade permitirá efetuar-se o descalonamento (redução de antibióticos, quando prescritos em combinação) mantendo-se apenas o considerado mais efetivo; a duração de tratamento deve ser de 14 a 21 dias.

REFERÊNCIAS BIBLIOGRÁFICAS

Bartlett JG. Pocket Book of Infectious Diseases Therapy. Philadelphia: Lippincott Williams & Wilkins, 2000.

Baumelou A. Prós e contras do tratamento breve das infecções urinárias baixas não complicadas. Presse Med (Ed. Brasileira). 1983;2 (3):111-12, (jul/ago/set).

Brumfitt W, Naber KG, Marget W (ed). Detection and management of lower UTI – Symposium. Infection. 1990;18(suppl 2): S33-S112.

Carvalhaes JTA. Infecção urinária. In: Farhat CK, Carvalho ES, Carvalho LHFR, Succi RCM. Infectologia Pediátrica. 2 ed. Rio de Janeiro: Atheneu. 1998;81-84.

Christensen B. Which antibiotics are appropriate for treating bacteriuria in pregnancy? J Antimicrob Chemother. 2000;46(Suppl 1):29-34.

Gilbert DN, Moellering Jr RC, Sande MA. The Sanford Guide to Antimicrobial Therapy, 2008.

Greenberg RN, Reilly PM, Luppen KL, Weinandt WJ, Ellington LL, Bollinger MR. Randomized study of single-dose, three-day, and seven-day treatment of cystitis in women. J Infect Dis. 1986;153(2):277-82.

Herráiz MA *et al.* Infección del tracto urinario en la embarazada. Enferm Infecc Microbiol Clin. 2005;23(Suppl 4):40-6.

Hooton TM, Stamm WE. Diagnosis and treatment of uncomplicated urinary tract infection. Infect Dis Clin North Am. 1997;11(3):551-81.

Howell AB *et al.* Dosage effect on uropathogenic *Escherichia coli* anti-adhesion activity in urine following consumption of cranberry powder standardized for proanthocyanidin content: a multicentric randomized double blind study. BMC Infect Dis 2010;10:94.

Jardin A, Williams JD. (ed). The single-dose therapy of urinary tract infections. (Symposium). Eur Urol. 1987;13(suppl 1):1-135.

Jepson RG, Craig JC. Cranberries for preventing urinary tract infections. Cochrane Database Syst Rev. 2008 Jan 23;(1):CD001321.

Kano H, Coppio Júnior C, Scheinkman J, Cunha JG. Ácido pipemídico em dose única no tratamento de infecções urinárias não complicadas. J Bras Ginec. 1984;94(4):153-54.

Kiffer CR *et al.* Antibiotic resistance and trend of urinary pathogens in general outpatients from a major urban city. Int Braz J Urol. 2007;33(1):42-49.

Koyama Y *et al.* [Efficacy of single-dose therapy with levofloxacin for acute cystitis: comparison to three-day therapy] (Tradução para o inglês) Hinyokika Kiyo. 2000;46(1):49-52.

Lenz L *et al.* Tratamento da infecção urinária com ácido pipemídico. J Bras Ginecol. 1983;93:195.

Lerner AS. Optimal duration of treatment of urinary tract infections. Eur Urol. 1987;13(suppl 1):26-31.

Lutters M, Vogt-Ferrier NB. Antibiotic duration for treating uncomplicated, symptomatic lower urinary tract infections in elderly women. Cochrane Database Syst Rev. 2008 jul 16(3):CD001535.

Marangoni DV, Soares CR, Moreira BM. Infecções do trato urinário. In: Schechter M, Marangoni DV. Doenças Infecciosas: conduta diagnóstica e terapêutica. 2 ed. Rio de Janeiro: Guanabara Koogan. 1998;425-55.

Martins FSV, Vieira W. Infecções urinárias – antibioticoterapia. Ars Cvrandi. 1984;17(10):87-98.

Neu HC, Williams JD. New trends in urinary tract infections (International Symposium). Basel, Karger. 1988;357.

Nicolle LE. Asymptomatic bacteriuria in the elderly. Infect Dis Clin North Am. 1997;11(3):647-59.

Nicolle LE. Short-term therapy for urinary tract infection: success and failure. Int J Antimicrob Agents. 2007;31(Suppl 1):S40-45.

Nicolle LE. The optimal management of lower urinary tract infections. Infection. 1990;18(suppl 2):S50-52.

Patterson T, Andriole VT. Detection, significance, and therapy of bacteriuria in pregnancy. Infect Dis Clin North Am. 1997;11(3):593-605.

Petersen EE, Wingen F, Fairchild KL, Halfhide A, Hendrischk A, Links M *et al.* Single dose pefloxacin compared with multiple dose co-trimoxazol in cystitis. J Antimicr Chemother. 1990;26(suppl B):147-52.

Ronald AR, Harding GKM. Complicated urinary tract infections. Infect Dis Clin North Am. 1997;11(3):583-592.

Sobel JD, Kaye D. Urinary tract infections. In: Mandell GL, Bennett JE, Dolin R. Principles and Practice of Infectious Diseases. 5 ed. Philadelphia:Churchill Livingstone. 2000;(1):773-805.

Tomioka E, Podgaec S, Barros MS, Fucs M. Lomefloxacino em esquema de dose única de 400 mg/dia por três dias no tratamento das cistites em ginecologia. Rev Bras Med – Ginecol Obstet. 1993;4(4);233-36.

Van Balen FAM, Touw-Otten FWMM, Melker RA. Single dose pefloxacin versus five days treatment with norfloxacin in uncomplicated cystitis in women. J Antimicr Chemoth 2(suppl B):153-60.

Warren JW, Abrutyn E, Hebel JR, Johnson JR, Schaeffer AJ, Stamm WE. Guidelines for antimicrobial treatment of uncomplicated acute bacterial cystitis and acute pyelone-phritis in women. Clin Infect Dis. 1999;29(4):745-58.

Yoshikawa TT, Norman DC. Infectious Diseases in the Aging. Totowa, New Jersey: Human Press, 2001.

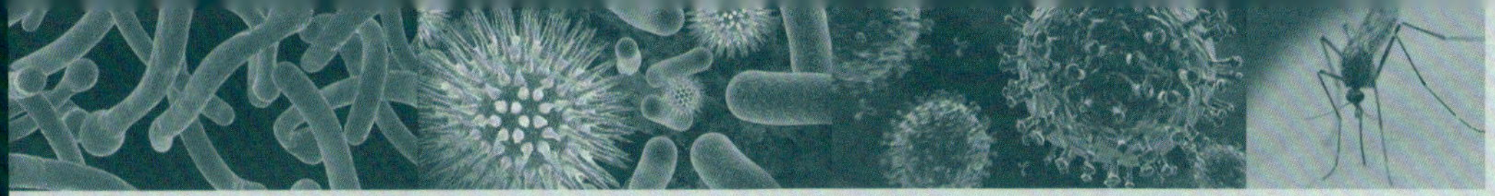

44 Infecções Otorrinolaringológicas

Shirley Shizue Nagata Pignatari ▪ Cláudia Regina Figueiredo ▪ Juliana Sato

INTRODUÇÃO

A otorrinolaringologia é uma das áreas médicas em que as infecções ocupam um espaço considerável, em particular as infecções das vias aéreas superiores, extremamente comuns na prática diária. Nos EUA, a otite média, a faringite e a rinossinusite são responsáveis por grande parte das prescrições de antibiótico em serviços de atendimento ambulatorial, sendo um importante problema de saúde pública e gerando grande impacto socioeconômico.

RINOSSINUSITE

Epidemiologia

A rinossinusite (RS) é uma doença muito frequente na população em geral, porém poucas informações estão disponíveis a respeito de sua prevalência na América Latina, sendo a maioria dos estudos realizados na América do Norte e Europa. Nos EUA, estima-se que aproximadamente 31 milhões de adultos apresentam RS por ano, gerando um custo anual de cerca de 5.,8 bilhões de dólares.

Classificação

Tanto no adulto como na criança, a RS é classificada de acordo com o tempo de evolução dos sintomas e com a frequência de seu aparecimento.

A RS é considerada aguda quando os sintomas não ultrapassam quatro semanas; subaguda quando os sintomas persistem por um período de 4 a 12 semanas; e crônica quando o quadro clínico ultrapassa 12 semanas. A RS recorrente é definida como a ocorrência de quatro ou mais episódios de infecção ao ano, com resolução completa dos sintomas entre as crises.

ETIOPATOGENIA

A maioria das rinossinusites apresenta etiologia viral, sendo o rinovírus responsável por aproximadamente metade dos casos. Outros vírus tais como coronavírus, influenza, parainfluenza, vírus sincicial respiratório, adenovírus e enterovírus são responsáveis pelo restante das rinossinusites virais.

A RS bacteriana desenvolve-se como complicação de gripes e resfriados em 0,5% a 10% das vezes. Os principais mecanismos pelos quais a infecção viral predispõe à infecção bacteriana são a lesão do epitélio nasal, o aumento da aderência das bactérias na rinofaringe e o efeito supressor do vírus sobre a função de neutrófilos, macrófagos e leucócitos. No entanto, outros fatores predisponentes, locais ou sistêmicos, podem estar associados, como desvio septal, alterações anatômicas do meato médio, barotrauma, pólipos nasais, rinite alérgica, tabagismo, corpos estranhos, discinesia ciliar, refluxo gastresofágico, hipertrofia de adenoide, infecções dentárias, desnutrição, diabetes, imunodeficiência e fatores genéticos. O seu desenvolvimento está quase sempre relacionado a situações que interferem no sistema de defesa, ventilação, drenagem ou transporte mucociliar dos seios paranasais.

Estudos microbiológicos a partir de material obtido de meato médio e punção sinusal têm demonstrado que as bactérias mais frequentes na RS aguda são o Streptococcus pneumoniae (30% a 40%), o Haemophilus influenzae (20% a 30%), a Moraxella catarrhalis (12% a 20%) e o Streptococcus pyogenes (pelo menos 3%). Os estudos realizados em crianças mostram que as bactérias responsáveis pelas rinossinusites na população infantil são, em geral, similares às do adulto.

Na RS crônica, entre os patógenos isolados com maior frequência estão também o Streptococcus pneumoniae, a Moraxella catarrhalis e o Haemophilus influenzae, além de Staphylococcus aureus, Staphylococcus coagulase negativo e anaeróbios.

Quadro clínico

O quadro clínico das rinossinusites inclui uma série de sinais e sintomas que variam de importância e intensidade, a depender da idade do paciente, da severidade da infecção e do tempo de evolução.

Uma das maiores dificuldades na prática diária é conseguir diferenciar uma RS viral de uma bacteriana. A evolução clínica, principalmente baseada na persistência do quadro, pode ser útil nesta diferenciação. A maioria das infecções é de origem viral e a suspeita de RS bacteriana é levantada quando há permanência dos sintomas após dez dias ou piora destes após cinco dias. Em geral, a RS viral tem duração máxima de cinco há sete dias e resolução praticamente completa do quadro até o décimo dia.

Os sintomas mais frequentemente observados são obstrução nasal, rinorreia anterior ou posterior, dor ou pressão facial, e hipo ou anosmia. A rinorreia pode ser do tipo aquosa, mucoide, mucopurulenta ou purulenta. Na RS viral, a rinorreia tende a ser aquosa ou mucoide, entretanto, secreção purulenta pode estar presente. Quando há destruição de mucosa, a secreção pode apresentar sinais de sangramento. Outros possíveis sintomas também encontrados são plenitude auricular, tosse, pigarro, dor de garganta, rouquidão, cefaleia, febre, halitose, dor de dente, otalgia, tontura e mal-estar.

A cefaleia é um sintoma importante no adulto, mas pouco referido pela criança. Febre e tosse, por outro lado, devem sempre ser valorizadas no diagnóstico infantil.

Os pacientes portadores de RS subaguda ou crônica apresentam uma história mais protraída e arrastada, às vezes incaracterística, com sinais e sintomas que evoluem por um período superior a 4 (subaguda) ou 12 semanas (crônica).

Independentemente do tempo de evolução da doença, o exame otorrinolaringológico do paciente portador de RS, habitualmente, mostra secreção em fossas nasais ou drenando posteriormente, dor à palpação facial correspondente aos seios paranasais, edema e hiperemia da mucosa nasal. A orofaringe pode estar hiperemiada e com aumento dos folículos linfoides.

Embora nem sempre seja possível realizar o exame endoscópico nasal, o mesmo pode ajudar no diagnóstico quando permite a visualização de secreção em região de meato médio. A característica da secreção pode sugerir uma possível etiologia da RS (viral ou bacteriana).

Diagnóstico radiológico

A radiografia simples dos seios paranasais é uma técnica cada vez menos utilizada na investigação de doença sinusal. Seu valor no diagnóstico de RS é controverso e discutível, além da qualidade técnica ser fundamental para uma interpretação adequada. As projeções mais utilizadas são a anteroposterior, lateral e occiptomental. Quando solicitada, deve ser preferencialmente realizada em posição ortostática, tornando possível a visualização de nível líquido intrassinusal.

Como as alterações radiográficas da RS podem levar semanas para se normalizarem mesmo após a resolução do quadro clínico, não é incomum o achado de espessamento da mucosa do seio paranasal em pacientes assintomáticos. Desse modo, não há indicação de radiografias de seguimento em pacientes com RS.

Na RS aguda, a história e o exame físico, na maioria das vezes, são suficientes para o diagnóstico, dispensando a realização de exames complementares. Nos casos crônicos, a radiografia não avalia adequadamente as estruturas nasossinusais.

A tomografia computadorizada (TC) é atualmente considerada o exame de escolha na avaliação da RS. O exame permite uma avaliação detalhada dos seios paranasais, do complexo óstio-meatal, da rinofaringe e da base do crânio. Embora apresente alta sensibilidade, as alterações observadas, assim como a radiografia, nem sempre apresentam correlação com o quadro clínico e devem ser interpretadas com cautela. Desse modo, a TC é indicada apenas nos casos de difícil resposta ao tratamento clínico, nos casos recorrentes ou crônicos, na suspeita de complicações e durante o planejamento cirúrgico.

Tratamento clínico

Vários antibióticos são utilizados no tratamento das infecções rinossinusais bacterianas. O objetivo do uso de antibióticos na RS aguda é erradicar a bactéria do local da infecção, fazendo com que o seio acometido volte ao estado normal, diminuindo a duração dos sintomas, prevenindo complicações e impedindo que o processo se cronifique. A seleção dos pacientes que receberão tratamento com antibióticos deve ser criteriosa e a escolha do antibiótico é realizada de maneira empírica, baseada em estudos de cultura e sensibilidade a antimicrobianos *in vitro*.

Em relação à RS aguda e subaguda, o tratamento com antibióticos deve ser eficaz, principalmente contra o Streptococcus pneumoniae e o Haemophilus influenzae. Diversas opções de antimicrobianos podem ser utilizadas, devendo ser orientados individualmente, de acordo com a gravidade da infecção, histórico de episódios prévios e antecedentes pessoais.

A recomendação inicial para adultos e crianças com doença leve, que necessitem antibioticoterapia, e que não fizeram uso de antibióticos nas últimas quatro há seis semanas incluem amoxicilina, amoxicilina/inibidor de β-lactamase e cefalosporina de segunda geração. Sulfametoxazol-trimetroprima, doxiciclina e macrolídeos podem ser considerados em caso de alergia a antibióticos β-lactâmicos, porém estima-se uma falha no tratamento em até 25% dos casos.

Em caso de história de uso de antibióticos nas últimas quatro há seis semanas ou doença moderada a grave, recomenda-se tratamento com altas doses de amoxicilina/inibidor de β-lactamase, cefalosporinas de segunda geração ou ceftriaxona. Para os adultos, outra opção de tratamento são as fluorquinolonas respiratórias (levofloxacina, moxifloxacina e gemifloxacina).

A Tabela 44.1 mostra os antibióticos mais utilizados e sua posologia. O tempo de tratamento é, geralmente, de 10 a 14 dias.

Na RS crônica, o antibiótico é coadjuvante, pois a manutenção do quadro quase sempre se deve a algum outro fator não infeccioso e que deve ser minuciosamente investigado. Preferencialmente, os antibióticos devem ser eficazes contra as bactérias anteriormente consideradas, além de anaeróbios. Neste caso, a clindamicina ou a combinação de amoxicilina com inibidor de β-lactamase são boas opções. A utilização de metronidazol associado a uma cefalosporina de primeira ou segunda geração ativa contra Staphycococcus aureus pode ser considerada. Fluorquinolonas respiratórias também são opções no tratamento. Na RS crônica, o tempo de tratamento deve se estender por pelo menos três semanas.

O tratamento medicamentoso de apoio tem por objetivo diminuir a intensidade dos sintomas e são indicadas de acordo com as necessidades e limitações do paciente. Estas incluem os corticoides, os descongestionantes nasais e a lavagem nasal com soluções salinas.

A irrigação da mucosa nasal com soluções salinas é útil na mobilização das secreções e na hidratação da mucosa, contribuindo para a depuração mucociliar. Tais soluções podem ser utilizadas em sua formulação hipertônica ou iso-

Tabela 44.1 Antibióticos mais utilizados para o tratamento de rinossinusite e suas dosagens.

Antibióticos	Criança (mg/kg/dia)	Adulto (mg/dia)	Dosagem (vezes/dia)
Amoxicilina	45 a 90	1500 a 4000	2 a 3
Amoxicilina/ clavulanato de potássio	45 a 90/6.4	1500 a 4000/250	2 a 3
Cefuroxima	15 a 30	500 a 1000	2
Cefaclor	20 a 40	750 a 1500	2 a 3
Cefprozil	15 a 30	500 a 1000	2
Claritromicina	15	500 a 1000	2
Azitromicina	10 a 12	500	1
Sulfametoxazol/Trimetroprima	30/6	800/160	2
Levofloxacina		250 a 500	1
Moxifloxacina		400	1
Gemifloxacina		320	1

tônica. Soluções caseiras são mais econômicas, porém sua preparação exige maiores cuidados, podendo ser potencialmente danosas as misturas feitas com medidas incorretas de sal, sem higiene no preparo ou armazenadas incorretamente. A formulação isotônica de Parsons consiste em um litro de água fervida morna, uma colher de sobremesa de sal marinho ou sal grosso e uma colher de sobremesa de bicarbonato de sódio. Para a hipertônica, acrescentam-se duas colheres de sal. Recomenda-se a utilização pelo menos duas vezes ao dia, e uma nova solução a cada 15 dias.

Os descongestionantes tópicos e sistêmicos aliviam a congestão nasal e diminuem o edema da mucosa, entretanto devem ser utilizados criteriosamente e por pouco tempo, pelo risco de intoxicação em crianças, rinite medicamentosa, arritmias, glaucoma e depressão do SNC.

O uso de corticoide promove redução do edema, melhorando a drenagem dos óstios e facilitando a cura clínica da RS. No entanto, os orais devem ser recomendados por períodos curtos (até uma semana) e os injetáveis devem ser utilizados com parcimônia, pois não oferecem segurança no controle de reações adversas, além da falta de evidência clínica no tratamento da RS. Os corticoides tópicos nasais têm como vantagens a ação local e a baixa absorção sistêmica. A literatura tem mostrado boa evidência na utilização destes na RS.

Anti-histamínicos são prescritos quando, associadamente a um episódio de RS, ocorre exacerbação de um quadro alérgico.

Os efeitos benéficos dos mucolíticos não parecem superar as vantagens do uso da água, não sendo observadas vantagens em relação à ingestão hídrica ou à inalação de vapor de água.

Os fitomedicamentos só devem ser utilizados quando informações sobre sua procedência, armazenamento, eficácia e segurança são conhecidos. Disponível no Brasil, o extrato EPs7630 de Pelargonium sidoides apresenta propriedades antivirais e mucocinéticas, podendo ser utilizado na RS viral.

Tratamento cirúrgico

O objetivo do tratamento cirúrgico é melhorar a ventilação nasossinusal e o clearance mucociliar, restabelecendo as funções fisiológicas do nariz e dos seios paranasais. A cirurgia é reservada para a RS que não responde ao tratamento conservador ou na RS associada a complicações, sendo a via endonasal a via cirúrgica de preferência.

Os consensos nacionais e internacionais recomendam que, antes de qualquer indicação cirúrgica, fatores desencadeantes ou predisponentes sejam extensamente pesquisados, salvo na suspeita de complicação. Hipertrofia de adenoide, doenças imunodebilitantes, doenças mucociliares, entre outros, devem ser sempre lembrados.

Procedimentos cirúrgicos na RS aguda e subaguda são, em geral, desnecessários, salvo em algumas situações especiais, como na vigência de complicações orbitárias e intracranianas.

Em relação às rinossinusites crônicas e recorrentes, muitos pacientes adultos beneficiam-se da cirurgia nasossinusal, a qual é considerada uma modalidade terapêutica segura.

Já na criança, muito tem sido discutido sobre a necessidade e a efetividade dos procedimentos cirúrgicos, sendo um tema controverso. Com o advento da cirurgia endoscópica e a possibilidade da realização de cirurgias localizadas, o tratamento cirúrgico passou a ser cada vez mais considerado. Por outro lado, estudos com acompanhamento de crianças portadoras de RS crônica por tempo mais prolongado demonstraram que a maioria destes pacientes apresenta cura espontânea, em particular após os seis anos, provavelmente pelo alcance da maturidade imunológica.

Atualmente, o tratamento cirúrgico da RS na criança é reservado para os casos de polipose extensa, RS fúngica, RS crônica refratária a tratamento clínico ou na presença de complicações. A cirurgia deve ser sempre a mais conservadora possível, proporcionando alívio da região óstio-meatal, limitando-se, geralmente, a uma uncifectomia e etmoidectomia parciais, com ou sem antrostomia maxilar. Em alguns casos, procedimentos alternativos como adenoidectomia podem ser considerados inicialmente no controle da doença sinusal.

OTITES

OTITE EXTERNA

A otite externa (OE) é um processo inflamatório e infeccioso do meato acústico externo, que pode também, por contiguidade, afetar o pavilhão da orelha e a membrana do tímpano. É uma doença comum, que acomete pessoas de qualquer idade. As infecções mais frequentes da orelha externa incluem:

Otite externa bacteriana aguda

Este tipo de otite pode ser do tipo difusa, acometendo todo o epitélio do conduto e/ou do pavilhão auricular, ou localizada (furúnculo).

A OE difusa atinge principalmente praticantes de atividades aquáticas e indivíduos com história de traumatismo local, uso excessivo de cotonetes ou lavagens constantes. O agente etiológico mais frequente é a Pseudomonas aeruginosa, sendo a prevalência deste patógeno mais evidente em casos severos ou refratários ao tratamento. Outros agentes incluem o Staphylococcus aureus, Peptostreptococcus sp, Bacterioides sp e Proteus mirabilis.

O furúnculo resulta da obstrução da unidade pilossebácea com consequente infecção do folículo piloso. O Staphylococcus aureus é o patógeno mais frequentemente encontrado, entretanto, outras cepas de estafilococos e estreptococos podem ser observadas.

Em geral, o paciente apresenta-se muito incomodado, com otalgia e baixa de audição. Otorreia de início recente e febre podem acompanhar o quadro, principalmente na OE difusa.

Na forma difusa, o meato externo costuma encontrar-se edemaciado, recoberto por secreção seropurulenta e, ocasionalmente, não é possível visualizar a membrana timpânica. Na localizada, ao exame observa-se uma lesão típica, uma pústula dolorosa, bem circunscrita, eritematosa e com flutuação sugestiva de abscesso.

O tratamento inicial consiste em limpeza do conduto auditivo externo por aspiração ou remoção mecânica com materiais apropriados e aplicação de antibióticos tópicos. Na maioria das vezes, antimicrobianos sistêmicos não são necessários. Quando há edema significativo do conduto, as gotas otológicas podem não penetrar adequadamente, sendo necessário inserir mechas de algodão contendo antibióticos e corticoides.

Os medicamentos tópicos auriculares, em geral, são compostos por antibióticos (neomicina, ciprofloxacina, polimixina B, cloranfenicol), associados ou não a corticoides (hidrocortisona, fludrocortisona, fluocinolona) e/ou anestésicos (lidocaína). Quando as gotas e curativos locais não se mostram eficazes ou se o quadro se manifesta mais severo, a terapia deve ser suplementada com antibióticos sistêmicos. Caso seja necessário, analgésicos e anti-inflamatórios podem ser associados para o alívio da dor.

Nas formas circunscritas, se não houver drenagem espontânea do furúnculo, incisão e drenagem cirúrgica podem ser necessárias.

Otite externa bacteriana crônica

As otites externas crônicas estão geralmente relacionadas ao hábito constante de coçar e traumatizar o meato externo, à alergia alimentar ou ao uso prolongado de medicação tópica auricular.

O quadro clínico se caracteriza por prurido, descamação epitelial, a pele do canal fica espessada e ocorre estreitamento do lúmen. O processo pode comprometer a região da concha, não sendo incomum a presença de alterações secundárias como eczema, liquenificação e ulcerações superficiais. Ocasionalmente, os processos crônicos podem se agudizar, através de inflamação ou infecção. Nestes casos, é frequente a presença de Pseudomonas aeruginosa.

O tratamento da OE crônica é difícil, devendo a limpeza local ser realizada por especialista, evitando-se manipulação desnecessárias. Corticoides em forma de creme podem ser utilizados sobre o processo descamativo e o controle dos pruridos intensos e das infecções secundárias pode ser realizado com anti-histamínicos e antibióticos. Quando um fator predisponente não é identificado, devem-se investigar diabetes e doenças imunodepressoras. Em alguns poucos casos, é necessário o tratamento cirúrgico (canalplastia), para aumentar o diâmetro do meato acústico e melhorar a audição.

Otite externa micótica

As otites fúngicas podem ocorrer em qualquer paciente, mas são mais prevalentes em climas quentes e úmidos, em pessoas com história de uso prolongado de antibióticos e corticoides tópicos, diabéticos e imunodeprimidos.

A doença provoca prurido intenso, otorreia espessa e dor moderada a severa. A otoscopia pode revelar a presença de partículas fúngicas de cores variadas (amarelada, esbranquiçada, enegrecida) além de hiperemia e edema do canal. Entre os fungos mais comumente vistos está o Aspergillus, envolvido em 80% a 90% dos casos e a Candida sp.

O tratamento consiste na remoção da massa fúngica através de aspiração e aplicação de antifúngicos tópicos até o desaparecimento da infecção. O uso de antibióticos é indicado quando há infecção bacteriana secundária.

O paciente deve ser reavaliado com frequência, principalmente se for diabético ou imunodeprimido, sendo importante orientá-lo a não molhar ou manipular a orelha no período do tratamento.

Otite externa maligna

É um tipo particular de otite externa, causada pela Pseudomonas aeruginosa, em pacientes idosos ou com alguma forma de imunodepressão. A doença foi inicialmente descrita em pacientes diabéticos descompensados, mas atualmente é também observada em portadores de HIV, usuários de imunossupressores, pacientes em quimio ou radioterapia e desnutridos severos.

Trata-se de uma doença grave, que invade toda a orelha externa e pode se estender ao ouvido médio e interno, assim como a parótida, osso temporal, base do crânio e região cervical. Excepcionalmente, provoca osteomielite do osso temporal, podendo, neste caso, atingir a base do crânio e causar paralisia do IX, XI e XII pares e, até mesmo, meningite. A paralisia facial é um sinal de mau prognóstico.

A cintilografia com gálio demonstra as áreas de captação correspondentes aos focos infecciosos agudos, podendo ser utilizado no acompanhamento da evolução da doença. A TC é útil para determinar a extensão da doença.

O tratamento consiste em internação hospitalar e administração de drogas antipseudomonas sistêmicas. Em alguns casos, é necessário o desbridamento cirúrgico das áreas afetadas.

Otite média aguda

Epidemiologia

A otite média aguda (OMA) é um processo inflamatório-infeccioso da orelha média, de caráter agudo, responsável pela maior parte das prescrições de antibióticos na infância.

Em geral, seu aparecimento é súbito e precedido por infecção viral das vias aéreas superiores. Estima-se que aproximadamente 50% das crianças apresentam pelo menos um episódio de OMA até os seis meses de vida e 90% até os dois anos.

A OMA é considerada uma doença de etiologia multifatorial, sendo mais frequente em meninos e com dois picos de incidência: entre os seis meses e dois anos, e um segundo, dos quatro aos sete anos.

Crianças menores de três anos, ao apresentarem gripes e resfriados, possuem até 30% de chance de terem uma OMA como complicação. A infecção viral modifica a função da tuba auditiva, além de alterar a resposta imune e a aderência bacteriana.

Outros fatores predisponentes incluem: imaturidade do sistema imunológico, principalmente na produção de imunoglobulinas; diferenças anatomofisiológicas da tuba auditiva da criança em relação à do adulto, é mais curta, mais horizontalizada e de maior calibre; e erros na posição de amamentação (na posição horizontal, o leite e as secreções rinofaríngeas tendem a refluir para o orifício da tuba auditiva). Predisposição genética, baixo nível socioeconômico, frequência precoce a creches e berçários, aleitamento artificial, hábito de chupar dedo ou chupeta, tabagismo passivo e alergia também devem ser considerados nos quadros recorrentes.

Algumas condições clínicas como fissura palatina, fissura submucosa, paralisia cerebral, síndrome de Down, refluxo gastroesofágico, hipertrofia de tonsila faríngea e doenças mucociliares devem ser sempre lembradas no diagnóstico, pois acarretam disfunção da tuba auditiva, predispondo à OMA.

As imunodeficiências primárias ou secundárias devem ser cogitadas em crianças com otites recorrentes ou que não apresentam uma evolução satisfatória com o tratamento adequado. A OMA é considerada a infecção bacteriana de vias aéreas superiores mais frequente nas crianças soropositivas para o HIV.

Quadro clínico

Embora a suspeita de OMA baseie-se no conjunto de sintomas e sinais clínicos (otalgia, febre, irritabilidade, choro e inapetência, entre outros), as características da membrana timpânica observadas à otoscopia são fundamentais para o diagnóstico.

Os principais pontos que devem ser verificados à otoscopia são o abaulamento, a perda da transparência e alteração na cor da membrana timpânica. Entre eles, o abaulamento é o sinal mais importante. Quando o abaulamento está associado à hiperemia de membrana timpânica, o valor preditivo para o diagnóstico de OMA aumenta.

Apesar de a otoscopia ser fundamental no diagnóstico da OMA, a mesma é ineficaz em nos predizer se a etiologia é viral ou bacteriana.

Bacteriologia

A OMA pode ser causada por vírus ou bactérias. Os vírus mais frequentemente implicados na OMA são o vírus sincicial respiratório, adenovírus e influenza A e B. A presença de bactérias é demonstrada em 65% a 70% dos casos, sendo o Streptococcus pneumoniae, o Haemophilus influenzae e a Moraxella catarrhalis as mais prevalentes.

Tratamento

O tratamento da OMA de origem viral consiste em medidas sintomáticas. Os sinais e sintomas locais e sistêmicos da OMA podem ser aliviados com uso de analgésicos, antipiréticos e antieméticos.

Quando há suspeita de etiologia bacteriana, é indicado o uso de antibióticos.

Apesar de estudos demonstrarem até 80% de cura espontânea em crianças com OMA em um período de 7 a 14 dias, a terapia antimicrobiana é indicada visando uma melhora rápida dos sintomas, a prevenção das recorrências e, principalmente, das complicações, como a mastoidite aguda.

A escolha do antibiótico baseia-se na eficácia terapêutica conta os patógenos mais frequentes, na ausência de efeitos colaterais, na posologia cômoda, no custo e no sabor agradável, fundamental quando se trata de crianças. A amoxicilina continua sendo a primeira escolha no tratamento da OMA. Quando há suspeita de infecção por bactéria resistente (falha terapêutica após 48 a 72 horas da introdução do antibiótico, crianças menores de dois anos ou com história de OMA recorrente), o tratamento deve ser realizado com amoxicilina associada a inibidores de ß-lactamase. Alternativas contra bactérias produtoras de ß-lactamase são as cefalosporinas de segunda e terceira geração.

Nos casos de alergia à penicilina, os macrolídeos e a sulfametoxazol-trimetroprima podem ser utilizadas, apesar do crescente aumento de resistência do pneumococo a estes antibióticos. Quando o paciente, além de ser alérgico à penicilina, apresenta suspeita de infecção por germe resistente, a clindamicina é uma boa alternativa.

Uma questão muito discutida é a duração do tratamento. Para crianças menores de dois anos ou com quadro clínico severo, são recomendados dez dias de antibioticoterapia. Em caso de doença leve a moderada e idade maior ou igual há seis anos, cinco a sete dias de tratamento geralmente são suficientes.

Devido ao pequeno benefício e ao risco aumentado de efeitos adversos, o uso de descongestionantes e anti-histamínicos não é recomendado para crianças com OMA. Além disso, os anti-histamínicos prolongam o tempo de líquido na orelha média. Não há estudos comprovando a segurança e eficácia de tratamentos alternativos (homeopatia, acupuntura, fitoterápicos e suplementos nutricionais) na OMA.

A miringotomia é associada ao tratamento antimicrobiano em algumas situações: quando a OMA é refratária ao tratamento clínico, principalmente em crianças menores de 12 meses com otalgia severa e toxemia; na OMA complicada (mastoidite aguda, abscesso cerebral, meningite, trombose do seio cavernoso); quando ocorre comprometimento do VII nervo craniano, com paralisia facial periférica; e em pacientes imunodeprimidos que não respondem satisfatoriamente ao tratamento antimicrobiano, como medida diagnóstica (realização de cultura e antibiograma da secreção) e terapêutica.

Na presença de dor, diversos analgésicos estão disponíveis (paracetamol, ibuprofeno, gotas tópicas anestésicas, calor local e dipirona), cabendo ao médico a decisão sobre qual utilizar.

FARINGOAMIGDALITE

Epidemiologia

A faringoamigdalite (FA) é uma das condições mais frequentes nos consultórios médicos. Pouco comum em crianças com menos de um ano, sua incidência aumenta progressivamente depois dos dois anos. A maioria das faringoamigdalites é de origem viral (75%), quase sempre causada pelo adenovírus. No entanto, o vírus da influenza A e B, o vírus da para influenza 1, 2 e 3, o vírus Epstein Barr, o enterovírus, o vírus sincicial respiratório e o herpes simples também podem estar entre os agentes etiológicos envolvidos.

Apesar do Streptococcus pyogenes (Streptococcus β-hemolítico do grupo A) ser o micro-organismo mais comum das faringoamigdalites bacterianas, cerca de 30% em nosso meio, o Haemophilus influenzae, o Staphylococcus aureus, a Moraxella catarrhalis, o Mycoplasma pneumoniae, a Chlamydia pneumoniae, o Corynebacterium difteriae, a Bordetella pertussis e os bacteroides podem fazer parte da colonização local e estar envolvidos na etiopatogenia da FA.

Quadro clínico

O quadro clínico das faringoamigdalites caracteriza-se por odinofagia, febre, calafrios, comprometimento do estado geral, astenia, mialgia, cefaleia e artralgia, podendo haver otalgia reflexa e aumento dos linfonodos cervicais.

A diferenciação entre um quadro viral e bacteriano, baseada na apresentação clínica, é muito difícil. A presença de exsudato não exclui etiologia viral; a concomitância de coriza, obstrução nasal, espirros, aftas, tosse, rouquidão, conjuntivite ou diarreia sugerem infecção viral. Entre as formas clínicas de FA mais frequentes incluem-se:

Eritematosas

A FA eritematosa caracteriza-se por hiperemia difusa e aspecto congesto de toda a mucosa faríngea, principalmente das amígdalas palatinas, sendo, na maioria dos casos, de etiologia viral (influenza, adenovírus, para influenza). Em geral, é autolimitada, com duração de três há sete dias e evolui sem complicações.

No entanto, doenças exantemáticas podem cursar com esta forma clínica de FA. No sarampo, cujo agente etiológico é o paramixovírus, além da hiperemia da faringe, pode-se observar um fino pontilhado branco-amarelado de 1 a 2 mm de diâmetro na mucosa jugal (manchas de Koplik) antecedendo o aparecimento do exantema. Na escarlatina, causada pelo Streptococcus β-hemolítico do grupo A, o quadro amigdaliano pode variar de uma forma eritematosa a uma úlcero-necrótica. A língua com o aspecto em "framboesa" auxilia no diagnóstico e, geralmente, aparece 24 horas antes do exantema escarlatiniforme.

Eritemato-pultáceas

Nas faringoamigdalites eritemato-pultáceas, a mucosa faríngea, além de hiperemiada, apresenta exsudato esbranquiçado ou purulento localizado nas criptas e na superfície das tonsilas palatinas.

Os agentes etiológicos mais frequentemente encontrados são o Streptococcus pyogenes, o Haemophilus influenzae, o Staphylococcus aureus e a Moraxella catarrhalis. A FA estreptocócica é a infecção bacteriana mais comum na criança de 3 há 12 anos.

A mononucleose é uma FA causada pelo vírus Epstein-Barr, que pode se manifestar sob as formas clínicas eritematosa ou eritemato-pultácea. Acomete principalmente adolescentes e adultos jovens, sendo acompanhada por adenomegalia cervical, axilar e inguinal e hepatoesplenomegalia. As tonsilas palatinas geralmente se apresentam muito aumentadas em tamanho, podendo até mesmo levar a obstrução das vias aéreas superiores. O hemograma revela linfocitose, podendo ser encontrados linfócitos atípicos. O diagnóstico é confirmado através de exames sorológicos como o monoteste (pesquisa de anticorpos heterófilos) e a pesquisa de anticorpos anticapsídeo do vírus por imunofluorescência direta.

Pseudomembranosas

Caracterizam-se por congestão intensa da mucosa faríngea, febre elevada e formação de placas aderentes às amígdalas, que frequentemente invadem o palato mole e úvula. Os agentes etiológicos mais frequentes são o Streptococcus pyogenes e o pneumococo.

O principal diagnóstico diferencial é a difteria, porém em decorrência da imunização na infância, praticamente não existem relatos de FA diftérica na atualidade. A diferia é causada pelo Corynebacterium diphteriae e tem início insidioso, com mal-estar geral, odinofagia, inapetência, astenia e febre. As pseudomembranas brancas brilhantes recobrem inteiramente as tonsilas palatinas, atingindo também os pilares, palato mole e úvula, e sangram quando se tenta removê-las. Chama atenção a presença de linfadenomegalia cervical (aparência de pescoço "taurino") e a produção de endotoxinas pelo bacilo pode acarretar miocardite, insuficiência renal aguda, paralisia dos membros inferiores, palato mole e músculos respiratórios.

Ulcerosas

As faringoamigdalites agudas ulcerosas são divididas, de acordo com a profundidade da úlcera, em superficiais (secundárias a erupções vesiculosas) ou profundas (necrose do tecido).

Superficiais: a angina herpética (causada pelo vírus Herpes hominis tipo I) e a herpangina (vírus Coxsackie A) são as formas mais frequentes deste tipo de FA e acomete principalmente crianças na faixa etária de um a cinco anos. A primoinfecção herpética é a virose mais comum que atinge a boca, ocorrendo formação de vesículas dolorosas que se rompem dando lugar a ulcerações superficiais semelhantes a aftas na gengiva, mucosa labial, língua e orofaringe. Em geral, dura sete a dez dias e pode evoluir para a forma recidivante. Na herpangina, as vesículas se rompem e deixam ulcerações, principalmente no palato mole, úvula e pilares amigdalianos. Quando é causada pelo vírus Coxsackie 16, lesões pápulo-vesiculosas em mãos e pés podem aparecer associadamente às lesões orais, sendo chamada de doença mão-pé-boca.

Profundas: destacam-se as anginas de Plaut-Vicent, os quadros associados a doenças hematológicas (neutropenias, leucemias, síndromes imunoproliferativas e agranulocitose), além da tuberculose e sífilis. A angina de Plaut-Vincent é causada pela associação fuso-espiralar de bacilos saprófitos da cavidade oral, que adquirem poder patogênico quando se associam. Em geral, está relacionada a lesões mucosas ou mau estado dentário e apresenta-se com febre baixa, intensa odinofagia, halitose fétida importante e amigdalite ulceronecrótica unilateral com adenopatia ipsilateral à lesão.

Faringoamigdalites de repetição

A FA é considerada recorrente quando ocorrem cinco ou mais episódios por ano ou quatro episódios de infecção por ano em dois anos consecutivos.

A sua patogenia é baseada em várias hipóteses: presença de micro-organismos produtores de β-lactamase; desequilíbrio entre bactérias colonizadoras da flora habitual da orofaringe, propiciado o aumento da virulência de cepas patogênicas; formação de biofilmes; imunodepressão local das amígdalas; edema do córion amigdaliano em indivíduos atópicos, o que pode aumentar a susceptibilidade a infecções; e capacidade de algumas cepas de Streptococcus pyogenes se internalizarem e sobreviverem no interior das células epiteliais, ficando "protegidas" da ação de alguns antibióticos, entre outros.

Culturas realizadas tanto da superfície quanto do córion amigdaliano mostram colonização polimicrobiana de aeróbios e anaeróbios em proporções semelhantes, com prevalência de micro-organismos produtores de β-lactamase. Na população geral, acredita-se que a prevalência de S pyogenes que coloniza a orofaringe seja ao redor de 10%-25%. Embora universalmente 100% dos S pyogenes ainda sejam sensíveis à penicilina, a larga utilização de antibióticos tem colaborado para o aumento da resistência dos outros micro-organismos da flora das vias aéreas superiores.

A interferência bacteriana é um fenômeno observado da flora normal das vias aéreas, na qual algumas bactérias interferem no crescimento das outras, prevenindo a proliferação e invasão por bactérias patogênicas. Quando utilizamos antibióticos de amplo espectro, podemos não só estar erradicando as cepas patogênicas como também as "protetoras", propiciando a recorrência de infecções. Menor incidência de α-Streptococcus com atividade inibitória sobre Streptococcus ß-hemolítico pode ser encontrado em crianças com FA recorrente.

Em tonsilas removidas de pacientes com FA recorrente já foram detectados biofilmes, sendo sugerido que sua presença também possa estar envolvida na etiopatogenia da doença.

Diagnóstico

Quando disponíveis, os testes de detecção rápida do Streptococcus β-hemolítico do grupo A podem ser utilizados e apresentam alta sensibilidade e especificidade. No entanto, apresentam custo elevado e um resultado negativo não exclui etiologia bacteriana.

O hemograma e a dosagem de imunoglobulinas podem ser úteis no intuito de descartar deficiências imunológicas.

A cultura de orofaringe não é indicada rotineiramente, sendo útil nos casos de infecções que não evoluem satisfatoriamente com o tratamento clínico, nas faringoamigdalites ulceradas, em pacientes imunocomprometidos, nas secreções de abcessos faringoamigdalianos e quando há interesse na pesquisa de portadores de Neisseria meningitidis e Haemophilus influenzae para vigilância epidemiológica de meningite.

Tratamento

O tratamento clínico das faringoamigdalites agudas virais é realizado de acordo com a intensidade da sintomatologia, podendo se utilizar analgésicos, antipiréticos, anestésicos tópicos, anti-inflamatórios e gargarejos com antissépticos.

Na suspeita de infecção bacteriana, o tratamento é empírico, com antibióticos, que devem ser direcionados para o principal patógeno, o Streptococcus β-hemolítico do grupo A. A escolha do antibiótico é individualizada, considerando-se a história médica pregressa (alergia, falha de tratamentos pregressos), as condições socioeconômicas do paciente e sua aderência ao tratamento.

As penicilinas continuam sendo a primeira opção no tratamento da FA causada pelo S pyogenes. Para crianças menores, a amoxicilina é uma boa opção devido ao seu gosto mais palatável. Quando o paciente é incapaz de seguir corretamente o regime de dez dias de antibiótico, a penicilina benzatina em dose única é uma alternativa. Em caso de alergia à penicilina, recomenda-se macrolídeos e, na falha de tratamento, amoxicilina/inibidor ß-lactamase, cefalosporinas ou clindamicina.

A Tabela 44.2 apresenta os antibióticos mais comumente utilizados no tratamento da FA bacteriana, suas posologias e tempo recomendado.

Desde a década de 1970, falhas de tratamento com penicilina têm aumentado assim como a recorrência da FA estreptocócica após tratamento com penicilina. A amoxicilina associada ao ácido clavulânico, quando usada durante dez dias, tem se demonstrado tão eficaz quanto às cefalosporinas de segunda geração utilizadas por cinco dias, no entanto, estas últimas têm apresentado um índice de erradicação do S pyogenes ligeiramente superior.

As taxas de sucesso de tratamento com azitromicina e claritromicina também são maiores quando comparadas à penicilina V por dez dias, entretanto, a difusão do uso de macrolídeos no tratamento de infecções respiratórias tem aumentado a resistência do S pyogenes a estes antibióticos, e recomenda-se que não sejam usados de rotina, apenas em caso de alergia à penicilina.

Nas faringoamigdalites de repetição, o tratamento tem como objetivo atingir principalmente as bactérias produtoras de β-lactamase e, por esta razão, dá-se preferência às cefalosporinas de segunda geração, à associação amoxicilina/inibidor de β-lactamase ou, eventualmente, às cefalosporinas de terceira geração. Além disso, é importante afastar os

Tabela 44.2 Antibióticos mais usados nas faringoamigdalites bacterianas.

	Antibiótico	Duração	Crianças	Adultos	Via	Vezes/dia
1ª opção	Penicilina G benzatina	Dose única	50000 UI/kg	1200000 UI	IM	Dose única
	Fenoximetilpenicilina	10 dias	25000 a 90000 UI/kg/dia	800000 a 2000000 UI	Oral	3 a 4
	Amoxicilina	10 dias	45 a 90 mg/kg/dia	1500 a 4000	Oral	2 a 3
	Azitromicina	5 dias	10 a 12 mg/kg/dia	500 mg	Oral	1
	Claritromicina	10 dias	15 mg/kg/dia	500 a 1000 mg	Oral	2
2ª opção (falha terapêutica / recorrência)	Amoxicilina /ácido clavulânico	10dias	45 a 90 mg/kg/dia	1500 a 4000/250 mg	Oral	2 a 3
	Cefuroxima	5 a 10 dias	15 a 30 mg/kg/dia	500 a 1000 mg	Oral	2
	Cefaclor	5 a 10 dias	20 a 40 mg/kg/dia	750 a 1500 mg	Oral	2 a 3
	Clindamicina	10 dias	20-30 mg/kg/dia	900-2400 mg	Oral	3 a 4

fatores predisponentes como comunicantes, creches e instituições fechadas.

Estudos controlados com placebo têm demonstrado que os lisados bacterianos podem ser úteis na FA recorrente, prevenindo as exacerbações agudas das infecções e diminuindo a severidade e duração dos episódios.

Não há consenso quanto à indicação de amigdalectomia no tratamento da FA recorrente. Cada paciente é avaliado individualmente, sendo levada em consideração a gravidade dos episódios, a presença de hipertrofia amigdaliana associada causando obstrução de vias aéreas, os custos, o impacto nas atividades sociais e trabalho e a interferência no rendimento escolar.

REFERÊNCIAS BIBLIOGRÁFICAS

American Academy of Pediatric Subcommittee on Management of Acute Otitis Media. Diagnosis and management of acute otitis media. Pediatrics. 2004;113(5):1451-65.

Brook I, Dohar JE. Management of group A B-hemolytic streptococcal pharyngotonsillitis in children. J Fam Pract. 2006;55(12):S1-11.

Casey JR, Pichichero ME. Meta-analysis of cephalosporin versus penicillin treatment of group A streptococcal tonsillopharyngitis in children. Pediatrics. 2004;113:866-82.

Cohen R. The antibiotic treatment of acute otitis media and sinusitis in children. Diagn Microbiol Infect Dis. 1997;27(1-2):35-9.

Consenso sobre Otites Médias. Rev Bras Otorrinolaringol Supl. 1999;65(1):1-27.

Diretrizes Brasileiras de Rinossinusites. Rev Bras Otorrinolaringol Supl. 2008;74(2):1-59.

Flynn CA, Griffin GH, Schultz JK. Decongestants and antihistamines for acute otitis media in children. Cochrane Database Syst Rev. 2004;(3):CD001727.

Fujimori I, Kikushima K, Hisamatsu K-I, Nozawa I, Goto R, Murakami Y. Interaction between oral alpha-streptococci and group A Streptococci in patients with tonsillitis. Ann Otol Rhinol Laryngol. 1997;106:571-4.

Galli J, Calo L, Ardito F, Imperiali M, Bassotti E, Fadda G, *et al.* Biofilm formation by Haemophilus influenzae isolated from adeno-tonsil tissue samples, and its role in recurrent adenotonsillitis. Acta Otorhinolaryngol Ital. 2007;27:134-8.

McCaig LF, Hughes JM. Trends in antimicrobial drug prescribing among office-based physicians in the United States. JAMA. 1995;273(3):214-9.

Osterlund A, Popa R, Nikkila T, Scheynius A, Engstrand L. Intracellular reservoir of Streptococcus pyogenes in vivo: a possible explanation for recurrent pharyngotonsillitis. Laryngoscope. 1997;107:640-7.

Parsons DS. Chronic sinusitis: a medical or surgical disease? Otolaryngol Clin North Am. 1996;29(1):1-9.

Pichichero ME, Casey JR, Mayes T, Francis AB, Marsocci SM, Murphy AM, *et al.* Penicillin failure in streptococcal tonsillopharyngitis: causes and remedie. Pediatr Infect Dis. J 2000;19(9):917-23.

Pichichero ME, Cohen R. Shortened course of antibiotic therapy for acute otitis media, sinusitis and tonsillopharyngitis. Pediatr Infec Dis. J 1997;16(7):680-95.

Pichichero ME. Sore throat after sorethroat after sorethroat. Are you asking the critical questions? Postgrad Med. 1997;101(1):205-6, 209-12, 215-8, passim.

Pignatari SSN, Stamm A. Microendoscopic Sinus Surgery in Children. In: Stamm A, Draf W, editores. Micro-endoscopic surgery of the paranasal sinuses and the skull base. Heildelberg: Springer-Verlag. 2000; 357-70.

Pignatari SSN. Faringoamigdalites. In: Fukuda Y, coord. Guia de Otorrinolaringologia. São Paulo: Manole. 2003; 267-73.

Pignatari SSN. Rinossinusologia na Infância. In: Stamm, A, editor. Rinologia. Rio de Janeiro: Revinter. 2000;79-80.

Report of the Rhinosinusitis Task Force Committee Meeting. Alexandria, Virginia, August 17, 1996. Otolaryngol Head Neck Surg. 1997;117(3 Pt 2):S1-68.

Richter SS, Heilmann KP, Beckmann SE, Miller NJ, Miller AL, Rice CL, *et al*. Macrolide-resistant Streptococcus pyogenes in United States, 2002-2003. Clin Infect Dis. 2005;41(5):599-608.

Rosenfeld RM, Vertrees JE, Carr J, Cipolle RJ, Uden DL, Giebink GS *et al*. Clinical efficacy of antimicrobial drugs for acute otitis media: metaanalysis of 5400 children from thirty three randomized trials. J Pediatr. 1994;124(3):355-67.

Rosenfeld RM. Clinical practice guideline on adult sinusitis. Otolaryngol Head Neck Surg. 2007;137:365-77.

Sakano E, Weckx LLM, Bernardo WM, Saffer M. Tratamento da otite média aguda na infância. Rev Assoc Med Bras. 2006;52(2):72-3.

Schaad UB, Muttelein R, Goffin H, BV-Child Study Group. Immunostimulation with OM-85 in children with recurrent infections of the upper respiratory tract: a double-blind, placebo-controlled multicenter study. Chest. 2002;122(6):2042-9.

Wald ER. Microbiology of Acute and Chronic Sinusitis in Children and Adults. Am J Med Sci. 1998;316:13-20.

Zinreich SJ. Rhinosinusitis: radiologic diagnosis. Otolaryngol Head Neck Surg. 1997;117(3 Pt 2):S27-34.

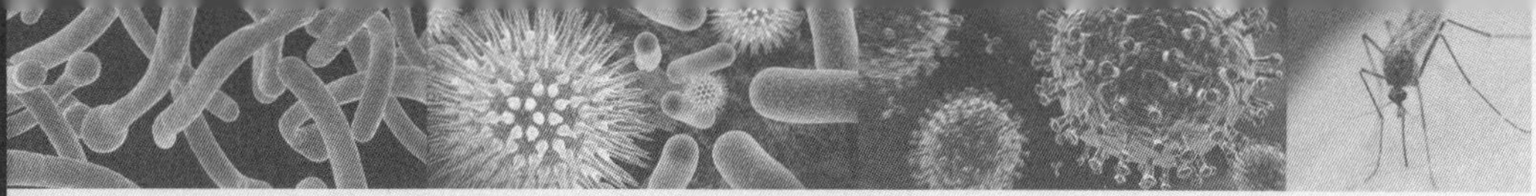

45 Infecções em Diabéticos

Karyne Freitas Barbosa ▪ Luis Alberto Turatti

INTRODUÇÃO

Estima-se que cerca de 7,6% da população brasileira entre 30 e 69 anos sejam acometidos pelo diabetes mellitus. Aproximadamente metade dos pacientes desconhece o diagnóstico, e um quarto dos reconhecidamente portadores não faz qualquer tipo de tratamento. Sendo assim, uma grande parcela desta população está exposta aos riscos e consequências de um estado metabólico desfavorável: a hiperglicemia. Apesar do progresso da farmacologia na produção de diversas medicações orais que possibilitam um melhor controle da doença, muitos diabéticos continuam a sofrer em função das morbidades associadas a esta patologia.

As intercorrências infecciosas são comuns, já que os diabéticos apresentam diversas razões para uma maior suscetibilidade, e tornam-se, portanto, um assunto de especial interesse não somente para os infectologistas, como também para clínicos e endocrinologistas.

A importância do assunto decorre também do fato de que muitas destas infecções podem ser extremamente graves, com altas taxas de mortalidade. Além disso, as infecções frequentemente têm sido implicadas como um fator predisponente para as complicações agudas da doença, como a cetoacidose e o coma hiperosmolar.

Ao contrário do que se pensa, não são fortes as evidências clínicas que sustentam a associação entre DM e infecção. Está bem definida, no entanto, uma maior incidência de infecções específicas, muitas vezes com maiores taxas de complicações e/ou mortalidade, e a associação de alguns quadros infecciosos quase que exclusivamente acometendo pacientes diabéticos.

ALTERAÇÕES IMUNOLÓGICAS E DIABETES

Diversos defeitos imunes têm sido descritos, sendo a imunidade mediada por células a mais afetada, com anormalidades em leucócitos polimorfonucleares, monócitos e linfócitos. Anormalidades na aderência, quimiotaxia, fagocitose e morte intracelular dos PMN têm sido relatadas por diversos autores. Um estudo mais recente encontrou redução na quimiotaxia de neutrófilos em diabéticos tipo 1 e tipo 2, e apesar de ter havido aumento de algumas moléculas de adesão e evidência de ativação espontânea de PMN com aumento da ativação de radicais livres, a resposta neutrofílica após estímulo foi menor que em controles. A atividade bactericida de neutrófilos parece estar inversamente correlacionada com os níveis de hemoglobina glicada. Pode ser que a hiperglicemia induza um estado de hiperexcitação neutrofílica com posterior tolerância e uma menor resposta destas células quando estimuladas por um patógeno infeccioso. Um estado semelhante de hiperexcitação já foi descrito em células polimorfonucleares. Os níveis de interleucina seis e oito e fator de necrose tumoral alfa estão elevados em pacientes diabéticos, porém, em situações de estímulo, existe diminuição da produção de IL-1 e 6 em relação aos não diabéticos.

A imunidade adaptativa humoral parece estar preservada, estando normais os níveis de imunoglobulinas e a resposta às vacinas.

Um bom controle glicêmico parece melhorar algumas destas alterações imunológicas. A terapêutica insulínica agressiva após cirurgia cardíaca em pacientes diabéticos melhorou a atividade fagocítica de neutrófilos quando comparada com controles recebendo terapêutica tradicional. Entre pacientes diabéticos submetidos a uma variedade de cirurgias eletivas, aqueles que obtiveram alguma medida de glicose sanguínea acima de 220 mg/dl no primeiro dia de pós-operatório tiveram uma taxa de infecção 2,7 vezes maior.

INFECÇÕES

Alguns micro-organismos estão fortemente associados às infecções em pacientes diabéticos. Em um grupo de adultos com bacteremia por estreptococos do grupo B, a prevalência de diabetes foi de 27,5%. Em pacientes portadores de infecção por Klebsiella, incluindo bacteremia, abscesso hepático, endoftalmite e abscesso tireoidiano, foi relatada uma incidência de diabetes entre 30% e 60%. Em diversos estudos, a incidência de tuberculose entre diabéticos foi maior do que na população geral, e mais recentemente um estudo entre imigrantes asiáticos da Inglaterra demonstrou que a cavitação pulmonar foi mais frequente nos indivíduos portadores de DM.

Outras infecções mais frequentes são a candidíase orofaríngea, a vulvovaginite por cândida e a candidíase cutânea em áreas de dobras em obesos diabéticos. Foi demonstrado que o diabetes é um fator de risco importante para infecções por Salmonella enteritidis.

Algumas infecções são consideradas mais frequentes e outras quase que exclusivas de pacientes diabéticos. A seguir discorreremos sobre as infecções mais relevantes enquadradas nestes dois grupos. Na Tabela 45.1, um resumo do tratamento das principais infecções.

Infecções do trato respiratório

O diabetes não parece ser fator de risco independente para infecções do trato respiratório. Existe, na verdade, um aumento da frequência de alguns patógenos, como Staphylococcus aureus, Gram-negativos e um aumento da taxa de morbimortalidade para infecções causadas por alguns agentes como Streptococcus pneumoniae, vírus influenza, e Legionella. Não há, portanto, maior suscetibilidade para o desenvolvimento de infecção por estreptococos, mas aqueles que adquirem pneumonia têm maior risco de se tornarem bacterêmicos ou de necessitarem internação. O risco de desenvolvimento de infecções por S. aureus e Gram-negativos parece estar relacionado com o aumento de colonização de nasofaringe visto neste grupo de pacientes. Essa colonização coloca o diabético com um risco aumentado de pneumonias, principalmente após infecção por influenza, responsável por alterar o movimento ciliar. Diabéticos que são hospitalizados por pneumonia adquirida na comunidade têm maior risco de morte que não diabéticos, e por esta razão o American College of Physicians recomenda vacina antipneumocócica e anti-influenza anual para diabéticos. Em função do aumento de risco de desenvolvimento de tuberculose, a American Thoracic Society recomenda quimioterapia preventiva para diabéticos com teste tuberculínico positivo 10 mm ou mais e sem evidência de doença ativa.

Infecções do trato urinário

A evidência combinada de diversos estudos epidemiológicos sugere que bacteriúria e infecções do trato urinário são mais comuns em mulheres diabéticas que em não diabéticas. Em um estudo europeu recente, 26% de mulheres diabéticas apresentaram bacteriúria assintomática contra 6% na população de mulheres não diabéticas. Diversos estudos não conseguiram demonstrar um aumento da prevalência nos indivíduos de sexo masculino.

O diabetes parece aumentar o risco de desenvolvimento de infecções complicadas e de formas incomuns de infecção. Complicações raras como cistite enfisematosa e pielonefrite, formação de abscesso, necrose de papila e pielonefrite xantogranulomatosa são mais frequentemente associadas ao

Tabela 45.1 Tratamento das principais infecções.

Infecção	Drogas preferenciais	Drogas alternativas	Outros tratamentos
Trato respiratório Pneumonia de comunidade Pneumonia de comunidade (hospitalizados)	Macrolídeo (eritromicina ou azitromicina) Cefuroxime 0,75 g EV q 6 h Ceftriaxone 1 a 2 g EV q 12 h considerar adição de macrolídeo	Doxiciclina 100 mg VO 2×/dia Levofloxacin 500 mg EV 1×/dia ou Doxiciclina 100 mg EV 2×/dia	
Trato urinário Pielonefrite aguda	Ciprofloxacin 400 mg EV q 12 h (adicionar metronidazol 7,5 mg/kg q 6 h, se enfisematosa)	Ceftriaxona 2 g/dia Piperacilina/tazobactam 4,5 g Imipinem/cilastatina 0,5 g EV q 6 h ou Meropenem 1 g EV q 8 h	Intervenção cirúrgica precoce na infecção enfisematosa
Abscesso perinefrético Associado com estafilococcia	Oxacilina 2 g EV q 4 h	Cefazolina 2 g Ev q 8 h ou Vancomicina 15 mg/kg EV q 6 h	Drenagem cirúrgica
Associado com pielonefrite Cistite fúngica	semelhante à pielonefrite Fluconazol 200 mg VO primeiro dia e 100 mg VO por quatro dias	Irrigação vesical com anfotericina B 50 mg/L de água estéril. 40 mL/hora por 24 a 48 h ou anfotericina B EV dose única 0,3 mg/kg	Remoção de cateter urinário
Partes moles Fasciite necrotizante	Penicilina G 24 milhões de unidades EV/dia + clindamicina 900 mg EV q 8h e gentamicina 5 mg/kg EV dia	Ceftriaxone 2 g EV dia + clindamicina 900 mg EV q 8 h	Desbridamento cirúrgico
Cabeça e pescoço Otite externa maligna	Ciprofloxacin 400 mg EV q 12 h e antibiótico tópico antipseudomonas	Ceftazidime 2 g EV q 8 h ou Imipenem 500 mg EV q 6 h	Desbridamento cirúrgico
Mucormicose rinocerebral	Anfotericina B 1 a 1,5 mg/kg/dia Dose total 2,5 a 3,0 g		Desbridamento cirúrgico
Abdominal Colecistite enfisematosa	Ampicilina/sulbactam 3 g EV q 8 h	Ampicilina 2 g EV q 6 h + Gentamicina 5 mg/kg q 24 h + clindamicina 900 mg EV q 8 h (ou metronidazol), ou ceftriaxone 2 g EV q 24 h + clindamicina	Cirurgia de urgência

diabetes em relatos de casos. Em um grande estudo de bacteremia intra-hospitalar, o diabetes estava presente em mais de 60% dos casos, e a infecção urinária foi o sítio de infecção mais frequente. Infecções fúngicas também são mais comuns em diabéticos, particularmente aquelas que envolvem espécies de cândida.

Patogênese

Alguns fatores de risco para infecções do trato urinário têm sido identificados. Em um estudo recente entre mulheres portadoras de DM tipo 2, idade avançada, proteinúria, baixo índice de massa corpórea e um quadro de infecção no ano precedente foram associados a aumento de risco de bacteriúria assintomática. Entre diabéticas do tipo 1, maior duração do DM, neuropatia periférica e proteinúria foram fatores de risco importantes.

A prevalência de alterações anatômicas e/ou funcionais do trato urinário parece ser maior entre homens e mulheres portadoras de DM. A presença de tais alterações aumenta a probabilidade de instrumentação do trato urinário, portanto aumentando o risco de infecção secundária. O fator de risco mais importante parece ser a disfunção vesical. A cistopatia diabética inicia-se com a diminuição da sensação de enchimento da bexiga e diminuição da atividade do reflexo detrusor causada pela neuropatia que afeta fibras aferentes simpáticas e parassimpáticas. Isso resulta na distensão da bexiga e em um aumento do volume residual. Os efeitos em longo prazo consistem eventualmente em refluxo vesicoureteral e infecções recorrentes do trato urinário.

A vaginite recorrente tem sido implicada como fator de risco em alguns estudos, e apesar de o grau de glicosúria não ter sido diretamente implicado em estudos clínicos, altos níveis urinários de glicose atrapalham a função fagocítica de leucócitos. Defeitos como diminuição da função bactericida da urina e aumento da aderência da bactéria nas células uroepiteliais também têm sido relatados.

Infecções não complicadas

O patógeno mais comum ainda é a E. coli, porém também são comuns outros coliformes como Klebsiella e Proteus. Bactérias não usuais, como Acinetobacter sp e estreptococos do grupo B, são mais comuns em diabéticos. Enterobacter sp, Enterococcus sp e Pseudomonas aeruginosa devem ser considerados nos hospitalizados, nas infecções recorrentes após antibioticoterapia e naqueles submetidos a procedimentos urológicos. Infecções por fungos, especialmente Candida, também são mais comuns. Em dois estudos recentes, DM foi fator de risco para a presença de bactérias uropatogênicas resistentes. Todas as infecções, mesmo as cistites em mulheres jovens, devem ter a documentação de culturas pré e pós-antibioticoterapia, quando se trata de pacientes diabéticos.

O manejo da bacteriúria assintomática nos diabéticos é ponto de controvérsias. Define-se bacteriúria assintomática como o encontro de duas ou mais culturas positivas com um mesmo germe, com contagem de colônias maior ou igual a 105 UFC/ml, obtidas a partir do jato urinário intermediário, na ausência de qualquer sintoma urinário. Diversos estudos estimam que a prevalência de envolvimento do trato urinário superior em mulheres diabéticas portadoras de bacteriúria assintomática varia entre 43% a 80%. Pela alta prevalência de acometimento do parênquima renal, alguns autores advogam antibioticoterapia por 7 a 14 dias. Mesmo com tratamento adequado, 70% dos pacientes têm recorrência em 34 meses. Para os pacientes que apresentam alterações estruturais como cistocele, urina residual ou retocele, a recomendação é que o tratamento somente seja realizado em caso de surgimento de sintomas, pela dificuldade de erradicação da infecção. Vale ressaltar, no entanto, que não existem evidências que justifiquem o screening para bacteriúria assintomática em diabéticos.

A pielonefrite aguda ocorre quatro a cinco vezes mais frequentemente em diabéticos, e o quadro clínico assemelha-se ao de pacientes não diabéticos, exceto pelo envolvimento bilateral mais comum. O screening com radiografia simples de abdomen deve ser encorajado para a detecção de complicações enfisematosas. A ausência de melhora no quadro clínico em um intervalo de tempo de 72 horas, após início da antibioticoterapia, deve alertar o médico sobre a possibilidade de outras complicações, como abscesso renal ou perinefrético, pielonefrite enfisematosa ou necrose de papila, e a imagem ultrassonográfica é recomendada.

Infecções complicadas

De 50% a 80% dos pacientes acometidos por cistite enfisematosa são diabéticos. A cistite enfisematosa é uma entidade clínica rara, caracterizada pela presença de gás no trato urinário. O quadro clínico pode ser indistinguível de uma cistite comum, exceto pela presença de hematúria abundante e pneumatúria. A dor abdominal crônica é um achado clínico frequente. O RX simples de abdomen pode evidenciar gás na parede ou no lúmen vesical. E. coli é o agente etiológico mais comum, porém infecções por Enterobacter aerogenes, Proteus sp, S. aureus, Clostridium perfringens, Nocardia e Candida têm sido descritas. Em geral, o tratamento com antibioticoterapia sistêmica resulta na resolução do quadro.

A pielonefrite enfisematosa é uma forma necrotizante e severa de nefrite bacteriana multifocal que resulta na presença de gás dentro do parênquima renal. É mais comum em mulheres, e 70% a 90% dos casos ocorrem em pacientes diabéticos. E. coli é o agente etiológico em 60% dos casos, e Enterobacter aerogenes, Klebsiella sp e Proteus são responsáveis pela maior parte dos outros casos. Infecções por Streptococcus e Candida também tem sido relatadas. Produção de dióxido de carbono a partir da fermentação causada por altas concentrações de glicose na urina e fermentação de produtos do tecido necrótico são alguns dos mecanismos propostos para a produção de gás. Uma análise do gás produzido em tais infecções revelou a presença de dióxido de carbono, hidrogênio, nitrogênio e gases desconhecidos. Seja qual for o mecanismo, três condições parecem ser necessárias para esta complicação: a presença da bactéria formadora de gás, altos níveis de glicose tecidual e perfusão tecidual prejudicada. O quadro clínico é semelhante ao da pielonefrite aguda. Cinquenta por cento dos pacientes apresentam massa palpável ao exame físico, e crepitação em flanco ou coxa pode estar presente em uma minoria dos casos.

Os achados laboratoriais incluem hiperglicemia, leucocitose e elevação dos níveis de ureia e creatinina. O RX simples detecta gás em 85% dos casos, mas a tomografia computadorizada é o exame de escolha, visto que ajuda a localizar a presença de gás no parênquima renal, no espaço perinefrético ou no sistema coletor. A localização correta é crucial para a determinação da terapêutica e do prognóstico. Quando o gás se localiza no sistema coletor, a entidade é chamada pielite enfisematosa e apresenta mortalidade de 20%. Em geral, a antibioticoterapia sistêmica é suficiente. Quando o gás é localizado no parênquima renal, a mortalidade eleva-se para 60% e a drenagem cirúrgica pode ser necessária em alguns casos. A extensão do gás para o tecido perinefrético resulta em uma mortalidade em torno de 80% se somente a antibioticoterapia for utilizada. Quando a nefrectomia é realizada, a mortalidade é reduzida para 20%.

Cinquenta por cento dos pacientes que apresentam necrose papilar são diabéticos. A necrose papilar é uma complicação rara, porém deve ser uma suspeita em diabéticos com sintomas de pielonefrite aguda que não respondem bem a antibioticoterapia ou que evoluem com insuficiência renal. Os pacientes cursam com dor em flanco ou no abdômen, febre, calafrios, e a maioria se apresenta com sinais de toxemia. Alguns casos, no entanto, podem ter um curso clínico lento e progressivo.

A patogênese da necrose de papila não é bem compreendida, mas parece resultar da ação da infecção e isquemia, comprometendo o suprimento vascular marginal da papila. Os agentes etiológicos são os uropatógenos comuns. A pielografia retrógrada é o método diagnóstico de escolha.

Terapêutica

A terapia inicial empírica deve se basear no Gram da urina ou em resultados de culturas, se o paciente apresentou alguma infecção recente. Se o paciente é portador de cateter urinário ou esteve internado, com uso de antibioticoterapia recente, a infecção por fungos deve ser cogitada. A maioria dos uropatógenos mantêm sensibilidade às fluoroquinolonas, sendo a ciprofloxacina, a levofloxacina e a gatifloxacina boas escolhas, especialmente no paciente ambulatorial. Para os pacientes portadores de pielonefrite aguda, podem ser utilizados fluoroquinolonas endovenosas, ceftriaxone ou associações como ampicilina mais gentamicina.

No paciente mais grave, deve-se considerar alternativas como imipenem, ticarcilina/clavulanato e piperacilina/tazobactam, especialmente se houver suspeita de infecção por micro-organismos resistentes, como a Pseudomonas sp. A terapia deve ser mantida por sete dias ou mais em algumas circunstâncias, mesmo nos casos de infecção do trato urinário baixo. Se a infecção por estafilococos é suspeitada ou documentada, a cobertura deve incluir oxacilina ou vancomicina, a depender do padrão de suscetibilidade.

Nas infecções complicadas, o tratamento ambulatorial é proscrito, sendo a internação necessária para todos os pacientes. A terapêutica parenteral deve ser iniciada o mais precocemente possível, sendo de grande importância para o prognóstico. A antibioticoterapia empírica inicial para as infecções necrotizantes deve seguir as mesmas orientações do tratamento da pielonefrite aguda.

INFECÇÕES DE CABEÇA E PESCOÇO

Periodontite

A periodontite caracteriza-se pela infecção crônica das estruturas periodontais e é quatro vezes mais frequente em diabéticos que em não diabéticos. Diabetes de longa duração é um fator de risco e não parece haver diferença entre os que tenham ou não um bom controle glicêmico. Como a periodontite favorece uma piora do controle glicêmico, é recomendável sempre estar alerta aos sinais desta infecção no exame físico de pacientes diabéticos.

Mucormicose rinocerebral

Trata-se de uma infecção muito rara, e aproximadamente 50% a 75% dos casos ocorrem em diabéticos, principalmente em presença de cetoacidose. Os patógenos mais importantes são os da família Mucoraceae incluindo espécies de Rhizopus, Absidia e Mucor.

Existem algumas tentativas de explicação para uma maior suscetibilidade desta infecção entre diabéticos acidóticos. Na presença de um pH mais baixo, poderia existir uma maior disponibilidade de ferro para o patógeno, ou uma atividade inibitória prejudicada contra determinados patógenos. Em um modelo em murinos, os macrófagos pulmonares de ratos diabéticos foram menos capazes de impedir a germinação do Rhizopus, sugerindo que a hiperglicemia per se pode ser um fator importante na patogênese.

Após inalação através dos seios paranasais, o fungo, ao germinar, se espalha para o palato, seio esfenoidal, seio cavernoso e órbita, podendo invadir também o cérebro. As manifestações iniciais incluem dor facial ou ocular e obstrução nasal com ou sem secreção purulenta. Nesta fase, lesões necróticas enegrecidas podem ser vistas na mucosa nasal ou no palato em cerca de 40% dos pacientes e representam necrose isquêmica tecidual após invasão vascular do fungo. A disseminação para as estruturas adjacentes já referidas pode ocasionar proptose unilateral com celulite, oftalmoplegia com cegueira, outras paralisias de nervos cranianos ou AVC por obstrução de artéria carótida.

Deve ser feita coleta de material para cultura e tentativa de visualização de hifas não septadas através da preparação com hidróxido de potássio. A imagem com tomografia computadorizada ou ressonância magnética deve ser realizada na tentativa de delimitar melhor o grau de extensão da infecção para as estruturas adjacentes.

O tratamento consiste no desbridamento cirúrgico amplo, seguido da administração de anfotericina B, 1 a 1,5 mg/kg/dia por tempo prolongado. Derivados imidazólicos ou fluocitosina não devem ser utilizados. Quando não for tratada, a infecção torna-se fatal na grande maioria dos casos, mas consegue-se reduzir a mortalidade para até 16,7%, desde que o tratamento seja agressivo e precoce. Além da abordagem precoce, outros fatores são importantes para definição do prognóstico. A presença de hemiparesia ou hemiplegia, doença sinusal bilateral, doença renal, leucemia e uso prévio de desferroxamina são fatores associados a uma maior mortalidade.

Otite externa maligna

Noventa por cento dos pacientes que apresentam esta entidade são diabéticos. Os fatores de risco conhecidos são controle glicêmico ruim, natação, idade avançada, uso de aparelhos auditivos e irrigação auricular com água não estéril. Felizmente, com a melhora do controle glicêmico nos últimos anos, esta infecção tem se tornado cada vez menos frequente. A Pseudomonas aeruginosa é o agente causador em mais de 95% dos casos.

As características marcantes da infecção incluem: otite externa persistente com dor importante, constante, não responsiva às medicações tópicas comumente utilizadas, presença de extenso tecido de granulação no canal, evidência clínica ou radiológica de erosão do canal e isolamento de P. aeruginosa. Com a progressão da infecção, pode ocorrer acometimento de pares cranianos, em especial do 7º par, em cerca de 50% dos casos, o que confere um pior prognóstico a estes indivíduos. Glossofaríngeo, vago e hipoglosso também são comumente afetados, e o abducente e trigêmio em menor frequência. Caracteristicamente, o olfatório, oculomotor e troclear são aparentemente poupados. A mortalidade gira em torno de 30% quando o envolvimento intracraniano é extenso.

A ressonância magnética é o exame de escolha para avaliação do grau de extensão em partes moles e envolvimento ósseo, sendo considerado padrão ouro. A cintilografia com tecnécio ou gálio pode, em alguns casos, evidenciar, mais precocemente que a RM, a presença de osteomielite de osso temporal.

O tratamento consiste em desbridamento cirúrgico e uso de antibióticos parenterais com ação antipseudomonas por tempo prolongado (quatro a seis semanas). Ceftazidime, ciprofloxacin e cefepime são boas opções. Nos casos leves, pode-se utilizar ciprofloxacina via oral. Alguns autores advogam o uso da cintilografia e da taxa de sedimentação eritrocitária para documentação da resposta terapêutica.

COLECISTITE ENFISEMATOSA

Trata-se de uma infecção intra-abdominal grave, infrequente, caracterizada pela presença de gás dentro da árvore biliar. Existe predomínio do sexo masculino, e cerca de 35% dos pacientes são diabéticos. A infecção é frequentemente polimicrobiana, com envolvimento de bacilos Gram-negativos entéricos e anaeróbios. O quadro clínico é indistinguível do da colecistite comum, exceto pela palpação de crepitações em alguns pacientes, achado patognomônico desta infecção. A perfuração e a gangrena da vesícula são complicações mais comuns, e a taxa de mortalidade é significativamente maior (15% versus 4% de colecistites comuns). O diagnóstico é estabelecido pela demonstração de ar em topografia de vesícula pelo RX simples ou por tomografia, e o tratamento consiste na cirurgia e antibioticoterapia de amplo espectro (Tabela 45.1).

INFECÇÕES DE PARTES MOLES

Fasciíte necrotizante

A grande característica da fasciíte necrotizante é ser uma infecção do tecido subcutâneo e fáscia, frequentemente resultando em necrose, porém sem afetar consideravelmente o tecido muscular subjacente. É uma infecção muito rara, que rapidamente leva o indivíduo a um quadro de sepse e falência de múltiplos órgãos. É incerto se a fasciíte é mais comum em diabéticos que em não diabéticos. Quando a infecção envolve a musculatura subjacente de forma importante, a entidade passa a se chamar celulite necrotizante sinergística, e cerca de 75% dos indivíduos com esta infecção são diabéticos. Nos diabéticos, a infecção é polimicrobiana, sendo os germes isolados mais comuns bacilos Gram-negativos, estreptococos anaeróbios e Bacteróides. Em geral, esta fasciíte acomete membros inferiores, períneo e abdômen, podendo, no entanto, estabelecer-se em qualquer região.

Deve ser suspeitada sempre que o paciente apresentar febre e dor local intensa, geralmente com poucos sinais inflamatórios na pele suprajacente, acompanhadas por sinais de toxicidade sistêmica. A formação de gás ocorre na maioria dos casos, porém somente é palpável em até 50% dos casos. O diagnóstico definitivo é feito pela demonstração de resistência diminuída da fáscia, frente a sua dissecção romba durante o ato cirúrgico.

Quando a fasciíte acomete a região da genitália masculina, passa a se chamar de gangrena de Fournier e parece ter predileção em acometer diabéticos (40% a 60% dos pacientes). Patologias predisponentes do trato genitourinário ou colorretal estão presentes na maioria dos casos. O quadro clínico se inicia com desconforto em região escrotal seguido de edema e hiperemia local, até eventualmente necrose tecidual. Pode estender-se para o pênis, períneo e parede abdominal. A infecção é também polimicrobiana, envolvendo bacilos Gram-negativos, espécies de Clostridium e Bacteroides, e estreptococos aeróbios e anaeróbios.

Infelizmente, o tratamento correto e precoce desta infecção não tem alterado de forma importante o prognóstico destes pacientes, e a taxa de mortalidade permanece elevada, em torno de 60%. O desbridamento cirúrgico amplo é utilizado em associação com antibioticoterapia sistêmica. A penicilina é pouco eficiente devido à baixa taxa de multiplicação do estreptococo na fasciíte. A clindamicina é mais eficaz *in vitro*, porém, em função da possibilidade de resistência, deve ser associada à penicilina. A adição ou não de aminoglicosídeos ao esquema dependerá do resultado de culturas.

Piomiosite

Caracteriza-se por ser uma infecção purulenta da musculatura estriada, frequentemente acompanhada por abscessos, reconhecidamente mais prevalente em indivíduos diabéticos. Inicialmente o quadro clínico caracteriza-se por dor, edema local e induração, seguido por febre e sinais de sepse. O Staphylococcus aureus é o agente responsável na grande maioria dos casos. A antibioticoterapia sistêmica inclui o uso de oxacilina ou cefalosporina de primeira geração, e todos os abscessos devem ser drenados.

Pé diabético

As infecções que acometem os pés são as infecções de partes moles mais frequentes nos indivíduos diabéticos. As úlceras e amputações são grande causa de morbidade, e o diabetes é considerado a maior causa de amputação não traumática. A identificação de fatores de risco torna-se um ponto importante no manejo preventivo destas morbidades. Alguns indivíduos estão sob risco aumentado do desenvolvimento de úlceras e consequentemente de infecção associada: diabetes com duração maior ou igual há dez anos, sexo masculino, controle glicêmico ruim, pacientes portadores de complicações renais, cardiovasculares e retinopatia. Fatores locais também são importantes: neuropatia periférica com perda de sensação protetora, áreas com aumento de pressão (calos, eritemas, hemorragias sob calos), deformidades ósseas, doença vascular periférica (diminuição ou ausência de pulsos em pés), doença ungueal importante. Todos os fatores citados tornam o indivíduo suscetível a lesões que se tornam porta de entrada para diversos patógenos, aumentando, portanto, o risco de infecções. O uso de calçados especiais e o desbridamento de calos são algumas das medidas preventivas utilizadas.

Uma vez detectada a presença de úlcera, nem sempre é fácil a confirmação de infecção. Isso se deve ao fato de que febre, leucocitose e calafrios podem estar ausentes em cerca de 2/3 dos casos. É também importante salientar que a hiperglicemia é um sinal muito comum.

As infecções são classificadas em leves (sem potencial para amputações) e severas (com potencial para amputações). Além do exame físico, a avaliação radiológica é imprescindível para a estratificação da infecção. As infecções são consideradas leves na presença de úlceras rasas, com menos de 2 cm de celulite, sem evidência de isquemia, toxicidade sistêmica, fasciíte, abscesso ou osteomielite. As infecções severas caracterizam-se pela presença de úlceras profundas com mais de 2 cm de celulite, com evidência de isquemia severa, toxicidade sistêmica ou envolvimento de osso e tecidos profundos.

O envolvimento ósseo não é fácil de ser detectado. Duas características clínicas permitem predizer a presença de osteomielite: o tamanho e profundidade da úlcera (habilidade de visualizar ou tocar o osso utilizando uma pinça estéril de borda romba) e um VHS acima de 70 mm na primeira hora. Teste positivo com a pinça apresenta valor preditivo positivo de 89%. A presença de "dedo em salsicha" com ulceração adjacente também parece ser altamente sugestiva de osteomielite.

A radiografia simples deve ser realizada, porém é um exame de sensibilidade ruim. As anormalidades somente tornam-se evidentes após 10 a 20 dias de infecção ou quando a infecção já gerou uma perda óssea de 40% a 70% (sensibilidade de 60%). Além disso, a presença de osteoartropatia de Charcot pode falsear positivamente o exame. A cintilografia com leucócitos marcados tem a sensibilidade de 89% e especificidade de 78%, e a ressonância magnética, de 99% e 83%, respectivamente, sendo, portanto, os métodos diagnósticos mais eletivos. A ressonância magnética é importante também por possibilitar a avaliação da extensão da infecção nos tecidos profundos. Um estudo publicado sugeriu que exames não invasivos são caros e podem não trazer benefícios ao tratamento, quando comparados com antibioticoterapia empírica oral por dez semanas (após desbridamento e avaliação vascular).

O tratamento das infecções leves pode ser realizado ambulatorialmente, e a antibioticoterapia deve ter cobertura para patógenos Gram-positivos. Cefalexina, clindamicina, dicloxacilina ou amoxicilina/clavulatano são boas opções, e o tratamento deve ser mantido por 10 a 14 dias. Se não houver resposta até 24 ou 48 horas, deve-se considerar a internação. Um RX pode ser apropriado nas feridas abertas, após duas semanas de terapia, para avaliar a possibilidade de osteomielite. As infecções severas são geralmente polimicrobianas e devem necessariamente ser tratadas com antibioticoterapia endovenosa. A clindamicina associada à cefalosporina de terceira geração ou amoxicilina/clavulanato são esquemas utilizados para estes pacientes. No caso de infecções ameaçadoras de vida, pode-se lançar mão da vancomicina associada à imipinem. A decisão do esquema a ser utilizado não deve se basear na cultura obtida de tecidos superficiais sob risco de superutilização de antibióticos.

De 50% a 60% dos pacientes que se apresentam com infecções moderadas ou severas apresentam osteomielite associada, e o desbridamento das áreas desvitalizadas, assim com as coleções, deve ser realizado para melhorar as chances de cura. A terapia medicamentosa sozinha consegue obter taxas de cura de até 87%, mas se discute o papel da cirurgia naqueles pacientes sem indicação formal aparente (necrose, gangrena ou abscesso).

REFERÊNCIAS BIBLIOGRÁFICAS

Calvet MC, Yoshikawa TT. Infections in Diabetes. Infect Dis Clin North Am. 1995;15(2):407-421.

Delamaire M *et al.* Impaired leucocyte function in diabetic patients. Diabetic Med. 1997;14(1):29-34.

Farley MM *et al.* A population-based assessment of invasive disease due to group B streptococcus in nonpregnant adults. N Engl J Med. 1993;1.328:1807-11.

Gallacher S *et al.* Neutrophil bactericidal function in diabetes mellitus: evidence for association with blood glucose control. Diabetic Med. 1995;12(10):916-920.

Geerlings SE, Hoepelman A. Immune dysfunction in patients with diabetes mellitus. FEMS Immunology and medical Microbiology. 1999;25:259.

Gehanno P. Ciprofloxacin in the treatment of malignant external otitis. Chemotherapy Suppl. 1994;40(S1):35-40.

Hendy M, Stableforth D. The effect of established diabetes mellitus on the presentation of infiltrative pulmonary tuberculosis in the immigrant Asian community of an inner city area of the United Kingdom. Br J Dis Chest. 1983;77:87-90.

Joshi N, Caputo GM, Weitekamp MR, Karchmer AW. Primary care: Infections in Patients with Diabetes Mellitus. N Engl J Med. 1999;341(25):1906-1912.

Leibovici L *et al.* Bacteremia in adult diabetic patients. Diabetes Care. 1991;14:89-94.

Lipsky BA. Osteomyelitis of the foot in diabetic patients. Clin Infect Dis. 1997;25(6):1318-1326.

Low DE, MacGeer A. Skin and soft tissue infection: necro-tizing fasciitis. Curr Opin Infect Dis. 1998;11(2):119-123.

Malerbi DA, Franco LJ. The Brazilian Cooperative Group on the Study of Diabetes Prevalence. Diabetes Care. 1992;15: 1509-16.

Mandel EE. Renal medullary necrosis. Am J Med. 1952;13:322-327.

Mayfield JA, Reiber GE, Sanders LJ, Janisse D, Pogach CL. Preventive foot care in people with diabetes. Diabetes Care. 2001;24(S1):S56-S57.

Oliver RC, Tervonen T. Diabetes – a risk factor for perio-dontitis in adults? J Periodontol. 1994;65(5S):530-538.

Patel SR, Olenginski TP, Perruquel JL, Harrington TM. Pyomyositis: clinical features and predisposing conditions. J Rheumatol. 1997;24:1734-1738.

Patterson JE, Andriole VT. Bacterial Urinary Tract Infections in Diabetes. Infect Dis Clin North Am 1997;11(3):735-750.

Pomposelli J *et al.* Early postoperative glucose control predicts nosocomial infection rate in diabetic patients. JPEN. 1998;22(2):77-78.

Rassias A *et al.* Insulin infusion improves neutrophil func-tion in diabetic cardiac surgery patients. Anesth Analg. 1999; 88(5):1011-1016.

Robbins SL, Tucker AW Jr. The cause of death in diabetes: A report of 307 autopsied cases. N Engl J Med. 1944;231:865.

Rocha Jl *et al.* Aspectos relevantes da Interface Entre Diabetes Mellitus e Infecção. Arq Bras Endocrinol Metab. 2002;46 (3):221-229.

Rubin J, Yu VL. Malignant external otitis: Insights into pathogenesis, clinical manifestations, diagnosis and therapy. Am J Med. 1988;85(3):391-398.

Stapleton A. Urinary Tract Infections in Patients with Diabetes. Am J Med. 2002;113(1A):80S-84S.

Tierney MR, Baker AS. Infections of the head and neck in diabetes mellitus. Infect Dis Clin North Am. 1995;9(1):195-216.

Wheat LJ. Infection and diabetes mellitus. Diabetes Care. 1980; 3:187-97.

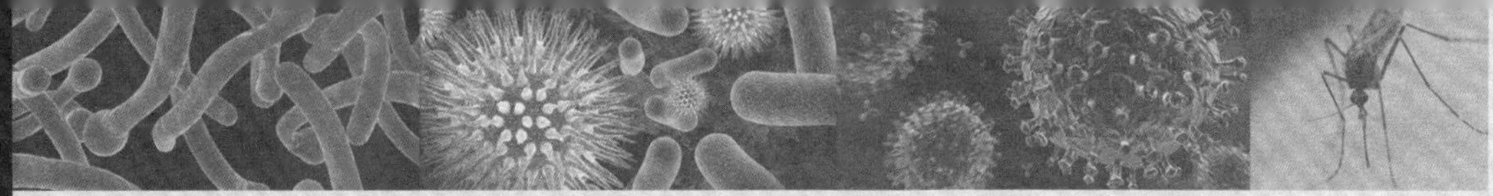

46 Furunculose e Celulites

Valeria Petri ▪ Luiza Keiko Matsuka Oyafuso

INTRODUÇÃO

A furunculose e as celulites são condições clínicas inseridas no capítulo das piodermites, definidas como infecções cutâneas causadas por micro-organismos Gram-positivos, especialmente estreptococos e estafilococos, estes últimos integrantes habituais da flora permanente da pele íntegra. Ocasionalmente, em hospedeiros vulneráveis, essas bactérias invadem as diversas camadas da pele e os anexos. Os furúnculos e a furunculose são, pois, piodermites estafilocócicas, enquanto as celulites são piodermites estreptocócicas.

FURÚNCULOS E FURUNCULOSE

Definição

Furúnculos são abscessos estafilocócicos isolados. Furunculose é a condição em que se apresentam furúnculos múltiplos, recorrentes, isolados ou confluentes.

Etiopatogenia

Os furúnculos são causados por estafilococos, em geral, Staphylococcus aureus. A furunculose crônica ocorre por autoinoculação a partir das lesões que abrigam estafilococos.

Os principais focos emissores dessas bactérias são as fossas nasais e as pregas inguinais. A disseminação familiar do estafilococo ocorre a partir da pele colonizada de indivíduos que residem no mesmo domicílio. Em ambiente hospitalar, podem ocorrer microepidemias de furunculose.

Fatores Predisponentes

São cofatores que favorecem o surgimento da furunculose: alcoolismo, má nutrição, discrasias sanguíneas, diabetes, distúrbios da função neutrofílica, dermatite atópica, imunossupressão induzida pelo HIV, imunossupressão iatrogênica, estado de portador do estafilococo nas fossas nasais e contaminação das áreas intertriginosas e perianal.

Quadro Clínico

O furúnculo aparece como abscesso agudo perifolicular circunscrito, arredondado, com supuração central e formação progressiva de tecido necrótico, eliminado depois de alguns dias. A massa necrótica eliminada é denominada carnicão. É uma condição bastante dolorosa e os locais de preferência para a instalação dos furúnculos são nariz, pescoço, axilas e região glútea.

A denominação antraz é reservada ao agrupamento de dois ou mais furúnculos e não deve ser confundida com a infecção pelo Bacillus anthracis, causador do carbúnculo[1]. A multiplicidade e a cronicidade caracterizam o estado conhecido como furunculose.

Tratamento

O furúnculo isolado e a furunculose devem ser tratados com medidas locais e gerais e a intensidade do processo deve orientar a escolha do tratamento, nos dois casos:

1. São recomendadas medidas gerais locais:
   a. Compressas mornas ou calor úmido sobre as lesões;
   b. Assepsia com água e sabão, com atenção para a lavagem das regiões axilares e inguinais;
   c. Aplicação de clorhexidine a 4% ou solução de álcool iodado, uma ou duas vezes ao dia (interromper tais aplicações se houver irritação e sensibilização);
   d. Lavagem frequente das mãos, mantendo as unhas curtas;
   e. Troca diária das roupas de uso pessoal e de cama;
   f. A drenagem cirúrgica dos abscessos pode ser realizada quando há flutuação (a critério do médico).
2. Antibioticoterapia tópica: cremes ou pomadas à base de clindamicina, eritromicina, mucipirocina, neomicina ou ácido fusídico, aplicados sobre as lesões duas vezes ao dia (interromper se houver irritação ou sensibilização).
3. Antibioticoterapia sistêmica: clindamicina, dicloxacilina, cloxacilina, rifampicina, eritromicina, cefalosporina.

A prevenção da autoinoculação é feita com as medidas de higiene mencionadas no item d e com a aplicação de antibióticos tópicos (de duas a quatro vezes ao dia) nas narinas dos pacientes e dos familiares residentes no mesmo domicílio durante pelo menos quatro semanas.

A erradicação da condição de portador nasal deve ser considerada em casos de persistência da furunculose em um ou mais membros da família e são recomendados os seguintes esquemas:

1. Rifampicina 600 mg + Cloxacilina 500 mg, quatro vezes ao dia, durante dez dias; ou
2. Clindamicina 150 mg/dia, durante três meses.
   O controle da furunculose hospitalar requer pelo menos as medidas higiênicas gerais antes mencionadas nos itens c e d.

CELULITES

Definição

A celulite é processo inflamatório do tecido celular subcutâneo, na maioria das vezes causado por estreptococo do grupo A (Streptococcus pyogenes).

ETIOPATOGENIA

As celulites podem se apresentar sob as formas superficial e profunda. Tende a ser muito grave se o diagnóstico for equivocado ou tardio e/ou se o tratamento for inadequado.

Erisipela

Definição

A erisipela é uma forma de celulite superficial aguda, de evolução rápida, usualmente associada a manifestações sistêmicas. É uma infecção universal que não tem preferência por sexo ou idade, mas incide em indivíduos particularmente predispostos.

Etiopatogenia

A erisipela é causada pelo Streptococcus β-hemolítico do grupo A de Lancefield. Compromete, habitualmente, a face e os membros inferiores, em decorrência de microtraumatismos por onde se dá a penetração imperceptível do agente.

Fatores predisponentes

São suscetíveis os indivíduos obesos, diabéticos e com insuficiência circulatória de extremidades.

As soluções de continuidade que favorecem a penetração do agente são comuns: fissuras, escoriações, intertrigos, lesões micotizadas e maceradas dos interdígitos, lesões erosivas provocadas por herpes simples, estase venosa e linfangiopatias crônicas que resultam em dano tecidual variável (fissuração, hiperqueratose e vegetações secundárias).

Quadro clínico

A erisipela caracteriza-se pelo aparecimento de sintomas e sinais gerais de infecção, como febre e calafrios, simultaneamente ao comprometimento da pele.

A área afetada torna-se eritematoedematosa, quente e dolorosa, apresentando bordas nítidas e estendendo-se com a progressão da doença, acompanhada de adenite satélite.

A erisipela recidivante é definida por surtos repetidos na mesma localização. Pode haver bolhas, tensas ou flácidas, de conteúdo seroso transparente ou hemorrágico, definindo do quadro (grave e exuberante) de erisipela bolhosa.

Os quadros de linfedema e elefantíase são consequências dos surtos de erisipela em pacientes vulneráveis e com portas de entrada para fungos e bactérias em soluções de continuidade persistentes da pele.

Tratamento

É obrigatório o repouso absoluto no leito (principalmente quando o processo ocorre no membro inferior).

Tratamento Tópico

Não devem ser recomendados cremes ou pomadas, uma vez que o risco de sensibilização é alto, especialmente em pacientes com erisipela de um dos membros inferiores. Compressas frias de solução boricada ou soro fisiológico e higiene adequada (com água e sabonete) são suficientes. A erisipela do membro inferior requer que o doente mantenha os pés elevados à noite e, passada a fase aguda, se houver edema vespertino, é indicado o uso de meia elástica, durante um período variável, a critério do médico.

Tratamento Sistêmico

É eficiente a administração da clássica aspirina, em doses anti-inflamatórias (250 mg a cada oito horas), associada ao antibiótico sistêmico de escolha, a penicilina. Recomenda-se as penicilinas injetáveis de ação rápida (penicilina-procaína 600.000 UI) e lenta (penicilina benzatina 1.200.000 UI), simultaneamente, na fase de emergência, para cobertura adequada dos primeiros dias, mantendo com penicilina-procaína a cada 12 horas nos primeiros cinco a sete dias. Pode ser associada sulfa de eliminação lenta (sulfadimetoxina) após a fase aguda. Para evitar a recaída, é conveniente administrar penicilina durante três ou quatro semanas, sob a forma de penicilina de eliminação lenta (penicilina benzatina 1.200.000 UI, uma vez por semana, ou sulfadimetoxina, o equivalente de 0,5 a 1,0 g/dia). Em caso de alergia à penicilina ou à sulfa, pode ser administrada a eritromicina.

Celulite

Definição

A celulite, em sentido estrito, é definida como processo infeccioso e inflamatório supurativo profundo, que compromete, principalmente, o tecido subcutâneo. É uma infecção bacteriana da pele e dos tecidos moles, com envolvimento frequente das estruturas subjacentes, inclusive fáscia, músculos e tendões.

Etiopatogenia

Geralmente, a infecção é causada pelo Streptococcus pyogenes β-hemolítico do grupo A de Lancefield e, mais raramente, pelo Staphylococcus aureus.

Pacientes imunocomprometidos podem apresentar celulites causadas também por bactérias não usuais. O agente pode penetrar na pele, a partir do meio externo, através de lesões mínimas ou feridas cirúrgicas, ou pode ser proveniente do estado de septicemia.

Quando a origem é estreptocócica, a celulite instala-se rapidamente, sendo a extensão do quadro favorecida pela produção de enzimas bacterianas.

Quando causada por estafilococo, a evolução da celulite é mais lenta. Picadas de insetos, ferimentos com plantas ou mordeduras de animais, assim como feridas sujas causadas por outros meios, inclusive cirúrgicos, podem resultar em celulites graves de etiologia bacteriana muito mais variada.

Quadro clínico

A celulite, no seu sentido estrito, distingue-se da erisipela por apresentar bordas menos definidas e raras recidivas. O aspecto é semelhante ao da erisipela, com menor intensidade e igual gravidade.

Inicialmente, surge eritema, que rapidamente progride para o estado de infiltração depressível da área eritematosa, com dor e até limitação dos movimentos. Pode haver eliminação de pus e material necrótico. A necrose, por sua vez, quando ocorre, raramente é superficial, resultando em drenagem por meio de novas úlceras.

Quando a celulite apresenta-se como abscesso, há tendência à circunscrição e supuração; quando se apresenta como flegmão, há tendência à difusão do processo. A celulite pode complicar-se com linfadenopatia, linfangite, linfedema, gangrena, abscesso metastático e septicemia.

Diagnóstico laboratorial

Podem ser necessárias a biópsia e a cultura de tecido em pacientes imunossuprimidos e em outros casos complexos. Usualmente, a cultura da secreção obtida por aspiração é suficiente para diagnóstico etiológico e orientação terapêutica.

Tratamento

O tratamento da celulite é sempre sistêmico e, nos pacientes previamente sadios e nos casos em que é evidente a origem do processo e a causa estreptocócica, é indicada a administração de penicilina, cefazolina ou vancomicina, associada ou não aos anti-inflamatórios não hormonais. Pacientes que apresentam comprometimento sistêmico devem ser hospitalizados e receber medicação parenteral.

A necessidade de desbridamento ou drenagem deve ser discutida com o cirurgião.

REFERÊNCIAS BIBLIOGRÁFICAS

Bisno AL, Stevens DL. Streptococcal Infections of Skin and Soft Tissues. N Engl J Med. 1996;334:240-5.

Braun-Falco O, Plewig G, Wolff HH, Burgdorf WHC. Dermatology. 2nd Ed. New York: Springer; 2000.

Chartier C, Grosshans E. Erysipelas: an update. Int J Dermatol. 1996,35:779-81.

Chiller K, Selkin BA, Murakawa GJ. Skin Microflora and Bacterial Infections of the Skin. J Investig Dermatol Symp Proc. 2001;6(3):170-4.

Eley CD, Gan VN. Picture of the month. Folliculitis, Furunculosis and Carbuncles. Arch Pediatr Adolesc Med. 1997;151: 625-6.

Forte WC, Noyoya AM, de Carvalho Júnior FF, Bruno S. Repeated Furunculosis in Adult Male with Abnormal Neutrophil activity. Allergol Immunopathol (Madr). 2000;28(6):328-31.

Garau Alemany J. Severe Infections of the Skin and Soft Tissues – Infecciones Graves de la Piel y Tejidos Blandos. Rev Clin Esp. 1996;Suppl 2:44-9.

Goolledge C. Case of Recurrent Boils. Aust Fam Physician. 1994;23:2342.

Laube S, Farrell AM. Bacterial Skin Infections in the Elderly: Diagnosis and Treatment. Drugs Aging. 2002;19(5):331-42.

Sampaio SAP, Rivitti EA. Dermatologia. 1ª Ed. São Paulo: Sarvier; 1998.

Schwartz GR, Wright SW. Changing Bacteriology of Perior-bital Cellulitis. Ann Emerg Med 1996; 28:617-20.

Sharma S, Verma KK. Skin and Soft Tissue Infection. Indian J Pediatr 2001; 68 Suppl 3:S46-50.

Studer-Sachsenberg EM, Ruffieux P, Saurat JH. Cellulitis After Hip Surgery: Long-term Follow-up of Seven Cases. Br J Dermatol 1997; 137:133-6.

Stulberg DL, Penrod MA, Blatny RA. Common Bacterial Skin Infections. Am Fam Physician 2002; 66(1):119-24.

Tan HH, Tay YK, Goh CL. Bacterial Skin Infections at a Tertiary Dermatological Centre. Singapore Med J 1998; 39(8):353-6.

Trent JT, Federman D, Kirsner RS. Common Bacterial Skin Infections. Ostomy Wound Manage 2001; 47(8):30-4.

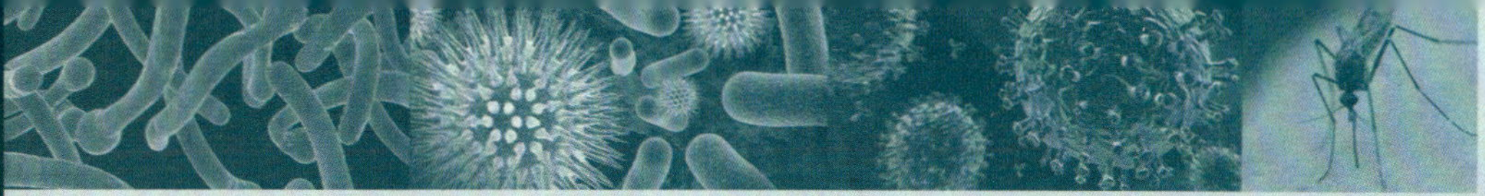

47 Infecções Oculares

Cristina Muccioli ▪ Rubens Belfort Jr

INTRODUÇÃO

As doenças infecciosas oculares podem acometer a superfície ocular (ceratites e conjuntivites), os anexos oculares (blefarites, celulites, hordéolos, dacrioadenites, dacriocistite etc.) e os segmentos anterior e posterior oculares. Podem ou não estar associadas a doenças sistêmicas, e o acometimento pode ser exógeno, endógeno ou por contiguidade.

As infecções intraoculares são chamadas genericamente de uveítes (divididas em anteriores, posteriores, difusas e intermediárias), possuem várias etiologias e compreendem também as retinites, as neurites e as esclerites.

UVEÍTE

Uveíte é o termo usado para definir a inflamação da íris, da coroide e do corpo ciliar, acompanhada ou não do envolvimento do nervo óptico, da esclera, e da retina. Portanto, a uveíte é uma importante causa de cegueira em muitos países, inclusive no Brasil.

Quase todas as formas de uveítes que acometem adultos podem também comprometer crianças. Os clínicos e pediatras devem ter em mente as principais síndromes clínicas que estão associadas a algum tipo de uveíte, pois o correto diagnóstico e o tratamento específico e precoce serão de grande importância para evitar as complicações graves relacionadas a elas.

O diagnóstico das uveítes é feito com base na história clínica e nos achados oculares. Várias doenças infecciosas sistêmicas são capazes de causar manifestações oculares, como também o são muitas doenças sistêmicas não infecciosas (como as doenças reumáticas), e muitas vezes o olho é acometido sem haver sinal de doença infecciosa extraocular. Portanto, a avaliação sistêmica e laboratorial é importante para a confirmação diagnóstica.

Tuberculose

No passado, considerada uma das causas mais comum de uveíte, a tuberculose ocular é pouco encontrada entre as populações americana e brasileira atualmente, apesar do aumento da incidência de doença pulmonar e extrapulmonar.

Varia de acordo com a região, e aumenta em certas populações de risco, como profissionais da área da saúde, imigrantes recém-chegados de áreas endêmicas e pacientes imunodeprimidos.

A infecção primária pulmonar ou intestinal e a reação de hipersensibilidade estão implicadas na patogênese da uveíte.

O achado ocular pode ser o único sinal clínico da tuberculose, e qualquer tecido ocular pode estar comprometido. As formas oculares mais comuns que envolvem o segmento anterior ocular são a ceratoconjuntivite flictenular e a ceratite intersticial – ambas apenas reações de hipersensibilidade. Uveíte e esclerite são manifestações oculares frequentes em pacientes com tuberculose.

A ceratoconjuntivite flictenular decorre da reação de hipersensibilidade do epitélio da conjuntiva ou córnea à tuberculoproteína. É um exemplo de imunidade celular pura. A flictênula caracteriza-se por uma elevação rósea, geralmente localizada no limbo corneano, circundada por área hiperêmica, que sofre ulceração e desaparece em dez a 14 dias, podendo deixar cicatriz.

A ceratite intersticial também é uma reação alérgica à tuberculoproteína, frequentemente unilateral e com vascularização localizada.

A uveíte e a esclerite podem ser consequência do processo inflamatório granulomatoso intraocular ou apenas de reação de hipersensibilidade.

A inflamação da esclera pode ser superficial (episclerite) ou profunda (esclerite) (Figura 47.1).

A uveíte é a forma ocular mais importante e caracteriza-se por ser crônica e granulomatosa, podendo ser anterior, posterior ou difusa.

A tuberculose retiniana geralmente é secundária a acometimento de coróide (Figura 47.2). Periflebites são manifestações comuns, e pode haver também retinite exsudativa com dilatação venosa, hemorragias e exsudatos brancos ou amarelados superficiais.

A neurite óptica pode ocorrer e ser também secundária à toxicidade do Etambutol.

O diagnóstico de doença ocular deve ser considerado em pacientes com inflamação ocular crônica. O exame de PPD positivo (forte reator) ou a soroconversão documentada podem ser úteis para o diagnóstico, mas a grande maioria dos pacientes com PPD positivo tem doença ocular clinicamente inativa; daqueles com doença pulmonar ativa, a maioria não tem doença ocular. Muitos pacientes diagnosticados como tuberculose ocular não têm doença pulmonar ativa e têm Rx

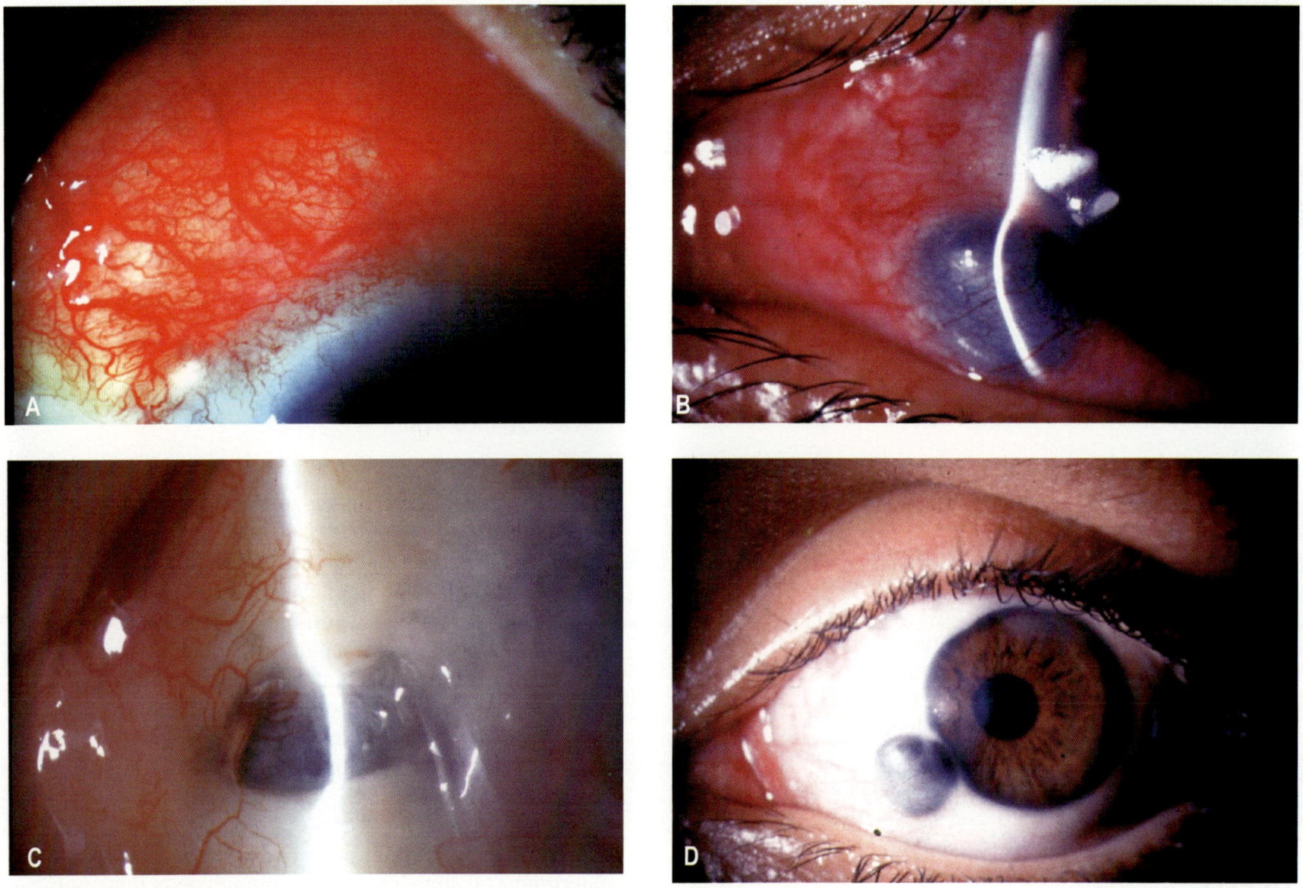

Figura 47.1 Inflamação da esclera.

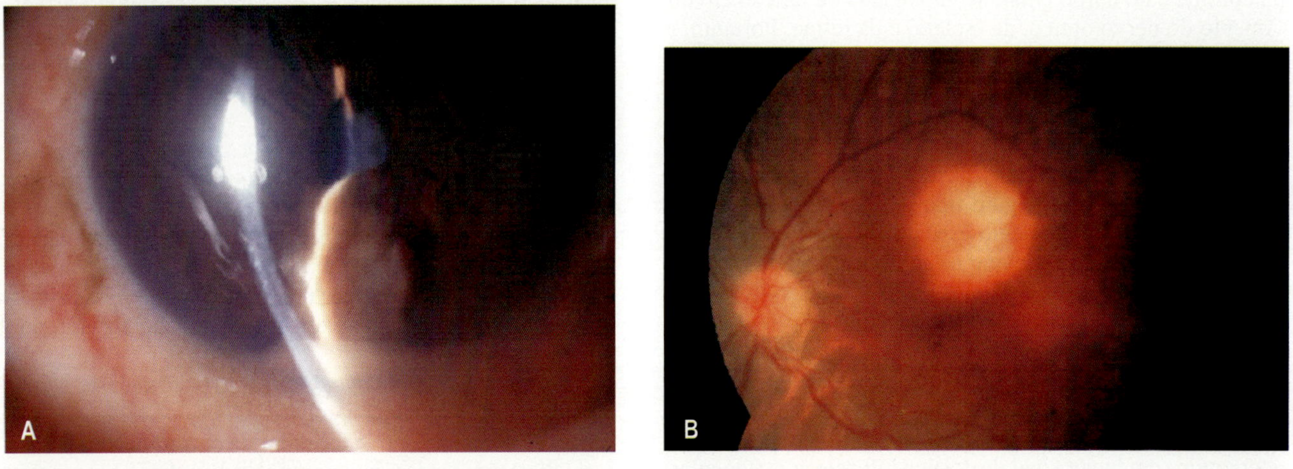

Figura 47.2 Tuberculose retiniana.

de tórax normal. O diagnóstico é baseado no PPD positivo, no quadro clínico ocular e na epidemiologia positiva.

Uma vez diagnosticada a doença ocular ativa, deve ser instituído tratamento específico com múltiplas drogas (isoniazida, rifampicina, pirazinamida e etambutol) para diminuir o risco de resistência, bem como os efeitos colaterais. Corticoesteroides são geralmente associados nos casos de envolvimento da retina e/ou coroide.

Nos pacientes com HIV/AIDS, as manifestações oculares causadas pelo Micobacterium tuberculosis podem se apresentar de maneira pleomórfica, sendo a forma mais comum a coroidite multifocal bilateral com ou sem retinite necrosante e vitreíte. Periflebite retiniana, embora pouco frequente, também pode ocorrer. O diagnóstico é presuntivo, e o diagnóstico definitivo é feito com o isolamento do micro-organismo a partir de fluidos oculares, que pode ser feito pelo exame anatomopatológico ou pela técnica do PCR.

Sífilis

Apesar de a incidência da sífilis estar aumentando em função do aumento do número de casos de doenças sexualmente transmissíveis e da AIDS, observa-se discreto aumento do número de casos de infecções oculares associadas à sífilis.

A sífilis congênita e a adquirida podem afetar indivíduos em qualquer grupo socioeconômico, e o retardo no diagnóstico pode levar a perda visual permanente. Qualquer parte do olho pode ser acometida.

O acometimento ocular ocorre geralmente na forma secundária ou terciária, inclusive com neurossífilis.

A ceratouveíte ou ceratite aguda intersticial ocorre na sífilis congênita entre os cinco e 25 anos. É bilateral na doença congênita, e acredita-se que seja resposta alérgica ao Treponema pallidum na córnea. Os sintomas mais comuns são dor intensa e fotofobia. Os sinais incluem opacificação difusa da córnea com consequente redução da visão. Os vasos sanguíneos invadem a córnea e migram em direção ao centro e, após vários meses de evolução, a inflamação regride e a córnea mantém-se parcialmente opacificada. Nos estágios tardios, os vasos tornam-se profundos, não perfundidos (vasos fantasmas) e opacificados. A íris torna-se difícil de observar devido à opacidade corneana, e o glaucoma também pode se desenvolver.

Na sífilis congênita, as lesões retinianas típicas com aspecto de "sal e pimenta" são bilaterais, não são progressivas e podem estar associadas à visão normal. A degeneração secundária bilateral do epitélio pigmentário com estreitamento dos vasos da coroide e retina e palidez do disco óptico pode imitar a retinose pigmentária.

O envolvimento ocular na sífilis secundária pode apresentar dor, olho vermelho, fotofobia ou borramento visual e moscas volantes. Coroidite focal ou multifocal pode ser vista durante estas fases. Pode haver exsudatos ao redor da papila e ao longo das arteríolas na sífilis secundária, bem como arterite e periarterite. Nos estágios tardios da sífilis secundária estão presentes extensa gliose, atrofia e proliferação pigmentar, neurorretinite, papilite e vasculite (Figura 47.3).

A queixa ocular mais frequente é de borramento visual. As lesões do polo posterior podem desenvolver-se nos estágios secundários da doença, mas a presença de coriorretinite geralmente indica envolvimento do sistema nervoso central com sorologia positiva no líquor (neurossífilis). As lesões são geralmente bilaterais, e os sinais envolvem a coroide e incluem opacidade vítrea, hemorragias retinianas em "chama de vela" e coroidite atrófica. Também podem ocorrer neurorretinite difusa com papilite e vasculite.

Uma vez diagnosticada a coriorretinite sifilítica, a terapia sistêmica deve ser iniciada. Pacientes com uveíte por sífilis devem ser sempre pesquisados para neurossífilis, e todos os pacientes com sífilis ocular devem realizar o líquor.

Nos pacientes com infecção pelo HIV/AIDS, a uveíte posterior causada pelo Treponema pallidum é inespecífica, geralmente com lesões placoides branco-amareladas, tipo

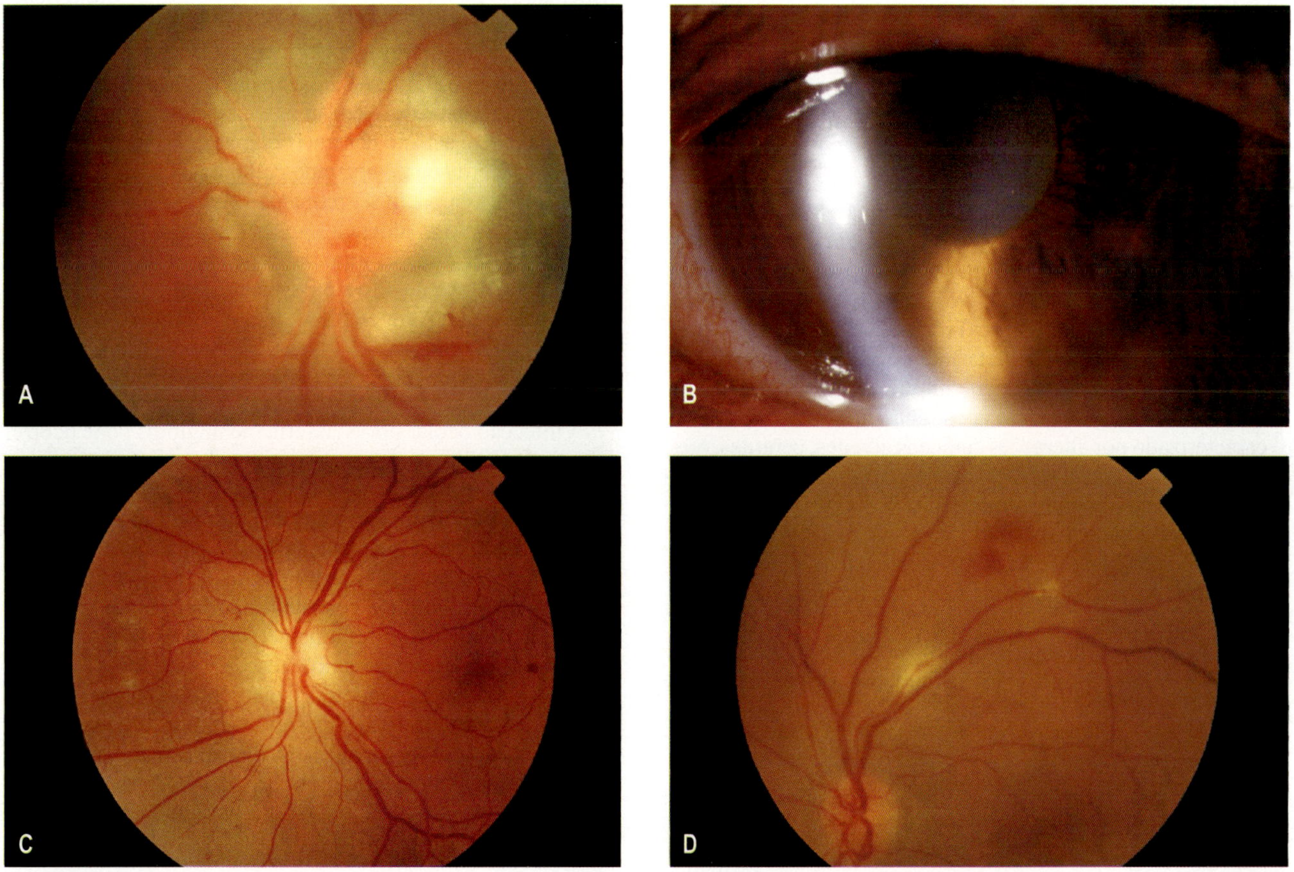

Figura 47.3 Estágios tardios da sífilis secundária.

retinite, mais frequentemente localizadas próximo às arcadas vasculares, podendo causar danos ao epitélio pigmentário retiniano e atrofia óptica. Está frequentemente associada à papilite e à periflebite, e é mais comum na sífilis secundária. O diagnóstico baseia-se no aspecto clínico da lesão e na presença de sorologia positiva (FTA-ABS, MHA-TP e VDRL). Em pacientes HIV-positivos, a resposta sorológica pode estar alterada, dando títulos não reativos. O FTA-ABS deve ser sempre realizado em casos suspeitos, e líquor deve ser realizado para excluir a neurossífilis.

O tratamento é orientado pelo VDRL e é feito com penicilina benzatina, 7.200.000 UI divididas em três doses, uma a cada semana. Em caso de alergia à penicilina, utiliza-se doxacilina 100 mg a cada 12 horas por dez dias.

Para quadros de neurossífilis associados a doença ocular, o tratamento é feito com penicilina G aquosa via endovenosa por no mínimo dez dias e seguida por penicilina benzatina semanalmente, por três semanas. Nesses casos, a sorologia deve ser repetida a cada três semanas após tratamento, devido à possibilidade de recidiva.

Doença de Lyme

A doença de Lyme é uma doença causada pela espiroqueta Borrelia burgdorferi, transmitida aos humanos através da picada, e cujo vetor mais conhecido é o carrapato. Reservatórios animais da Borrelia burgdorferi incluem roedores, aves, gatos e cachorros. As manifestações oculares secundárias à doença de Lyme, no Brasil, são raras.

As manifestações clínicas da doença de Lyme são divididas em três estágios:

Primeiro estágio: ocorre durante o primeiro mês após a infecção e é caracterizado pelos sintomas cutâneos, oculares e constitucionais. Eritema crônico migrans, lesões eritematosas anulares sobrelevadas com centro livre no local da picada. Conjuntivite folicular, cefaleia, rigidez de nuca, mialgia, artralgia e febre.

Segundo estágio: ocorre de um a quatro meses após a infecção e pode manifestar-se por alterações neurológicas e doenças musculoesqueléticas (artrites, tendinites, problemas articulares), bem como envolvimento cardíaco (8% dos casos) e ocular (20% dos casos) (ceratite e neurite óptica). A doença neurológica pode afetar até 40% dos pacientes (paralisia de Bell, encefalite ou meningite).

Terceiro estágio: ocorre após cinco meses de infecção e é caracterizado por alterações cutâneas, uveítes, ceratites, meningite crônica, artrite crônica e doença respiratória do adulto.

O envolvimento ocular na doença de Lyme ocorre durante todos os estágios. A conjuntivite folicular ocorre precocemente e é semelhante à encontrada em outras conjuntivites foliculares. As manifestações oculares mais importantes são ceratites e uveítes.

O diagnóstico laboratorial é positivo em apenas 40 a 60% dos casos. A titulação de anticorpos imunofluorescentes, ELISA (IgM e IgG), deve ser solicitada; entretanto, pode estar negativa no primeiro estágio da doença.

Devido aos casos de doença recalcitrante do SNC nos casos de Lyme, tem-se introduzido antibioticoterapia nos casos suspeitos (tetraciclina, eritromicina ou penicilina). A duração do tratamento depende da resposta clínica. Os quadros oculares são tratados com antibióticos sistêmicos e corticoides sistêmicos e locais.

Leptospirose

A leptospirose é transmitida por uma espiroqueta encontrada em águas de esgotos e na urina de ratos. A incidência da doença aumenta após inundações. Manifestações oculares incluem uveíte anterior e posterior. É uma rara causa de uveíte, sendo tratada com corticoide além do tratamento específico.

Oncocercose e Mansonelose

A oncocercose é uma importante causa de cegueira no mundo, sendo endêmica na África, América Central e América do Sul. No Brasil, a oncocercose é vista só na fronteira com a Venezuela, entre os índios Yanomâmi, onde causa ceratoconjuntivite, uveíte anterior e baixa visual em cerca de 2% dos afetados.

Causado pelo hospedeiro do Onchocerca volvulus, cujo vetor é uma mosca (Simulium genus). A larva desenvolve-se em forma de nódulos subcutâneos que liberam milhões de microfilárias com afinidade pelos olhos e pele. Quando morta, inicia-se a resposta inflamatória local.

Os sinais oculares da oncocercose são comuns no segmento anterior, podendo ser encontradas microfilárias nadando no humor aquoso na câmara anterior. Na córnea, quando mortas, causam opacidades inflamatórias puntatas estromais que diminuem com o tempo. A uveíte leve é comum, mas uveítes anteriores severas podem levar à formação de sinéquias, glaucoma secundário e catarata. Alterações coriorretinianas são comuns e variam em severidade. Rotura precoce do epitélio pigmentário retiniano é típica, com dispersão pigmentária e áreas de atrofia focais. Tardiamente pode ser encontrada atrofia coriorretiniana severa, predominantemente no polo posterior.

O diagnóstico clínico é feito com base no aspecto das lesões e na história de exposição em áreas endêmicas. O diagnóstico é confirmado pelo achado das microfilárias na biópsia da pele ou do olho. O Ivermectin é utilizado como tratamento de escolha. Nódulos de pele podem ser retirados cirurgicamente.

A mansonelose, doença causada pela M. ozardi, pode ser causa de opacidades numulares de córnea, com ceratites, conforme descrito no alto rio Purus, próximo da fronteira do Amazonas com o Acre.

Meningococcia

A infecção ocular por Neisseria meningitidis pode ocorrer durante episódios de meningite, antes de meningite ou sem ela. A infecção dissemina-se através da inalação, frequentemente após exposição a portadores assintomáticos. A apresentação mais comum é de início rápido, com febre, letargia e rash cutâneo. As formas mais frequentes de apresentação ocular são a conjuntivite e a ceratite. Endoftalmite unilateral ou bilateral e rapidamente fulminante pode estar presente, com precipitados ceráticos, hipópio e reação vítrea densa.

O diagnóstico depende do isolamento do organismo no sangue ou no líquor. Penicilina endovenosa é a droga de escolha, e cloranfenicol é a outra opção eficaz para o tratamento da endoftalmite por meningococo.

Toxoplasmose

A toxoplasmose ocular é conhecida como uma das causas mais comuns de uveíte posterior em todo o mundo. No

Brasil, é, sem dúvida, a causa mais frequente e importante de uveíte. Devido à gravidade das lesões oculares e à alta morbidade, a doença deve ser reconhecida e tratada o mais rápido possível. Em geral, o segmento anterior não é afetado no início da doença, e o paciente pode apresentar olho calmo. Outras vezes, uma inflamação granulomatosa com aumento da pressão intraocular é a forma de apresentação, especialmente na doença recorrente.

Ao exame de fundo de olho observa-se uma lesão branco-amarelada, frequentemente no polo posterior ou próxima à cicatriz coriorretiniana antiga. Quando próxima ao nervo óptico pode ser confundida com papilite. Os vasos retinianos podem apresentar perivasculite, e geralmente estão presentes opacidades vítreas.

A lesão característica de toxoplasmose ocular é a retinite necrosante, granulomatosa, focal e exsudativa. As camadas anteriores da retina são o sítio preferencial de proliferação do organismo causal, o Toxoplasma gondii.

O diagnóstico da toxoplasmose ocular é feito pela clínica (lesão típica no exame de fundo de olho – retinocoroidite focal necrosante) (Figura 47.4; Figura 47.5), pela sorologia positiva para T. gondii e pela exclusão de outras causas de lesões necrosantes (principalmente sífilis, tuberculose, herpes e fungos). A sorologia desses pacientes pode ser extremamente baixa, e qualquer título é significativo se o paciente tem lesão compatível com toxoplasmose.

Como regra, a mãe infectada no passado tem anticorpo protetor e está protegida do risco da transmissão ao feto, mas há exceções, e a literatura mostra transmissão fetal grave com toxoplasmose congênita ocular e do SNC vinte anos após o diagnóstico da toxoplasmose na futura gestante.

A toxoplasmose ocular na forma adquirida acomete de 10 a 20% da população e pode ser mais fulminante que os casos congênitos; mas geralmente é frustra nas crises iniciais, e o diagnóstico não é feito até surgirem as crises de recidivas, às vezes muitos anos após. O teste sorológico negativo para toxoplasmose deve nos alertar quanto a outro diagnóstico.

A toxoplasmose ocular também é frequente em transplantados (mais frequente no Brasil que nos Estados Unidos e na Europa), e o diagnóstico diferencial deve ser considerado ao lado da retinite por CMV; necrose aguda de retina e outras infecções nesses pacientes.

O tratamento recomendado consiste na administração de sulfadiazina 1 g, quatro vezes ao dia, e pirimetamina (ataque de 50 mg por dia durante quatro dias, seguido de 25 mg/d) durante seis semanas. Também, estudo prospectivo realizado em Erechim (Rio Grande do Sul) mostrou que o Bactrim F em dose de 1 cp três vezes por semana durante um ano diminui significativamente as recidivas de toxoplasmose ocular. Em alguns casos, utiliza-se a associação de sulfametoxazol e trimetoprim (Bactrim F) devido ao menor preço e facilidade em sua administração. Ácido folínico 5 mg previne a leucopenia e a trombocitopenia que podem ocorrer com o uso da pirimetamina. A contagem de plaquetas e de leucócitos deve ser feita mensalmente. Clindamicina 300 mg quatro vezes ao dia pode ser usado no tratamento de lesões agudas isoladamente ou em associação com pirimetamina, em casos de alergia a sulfa.

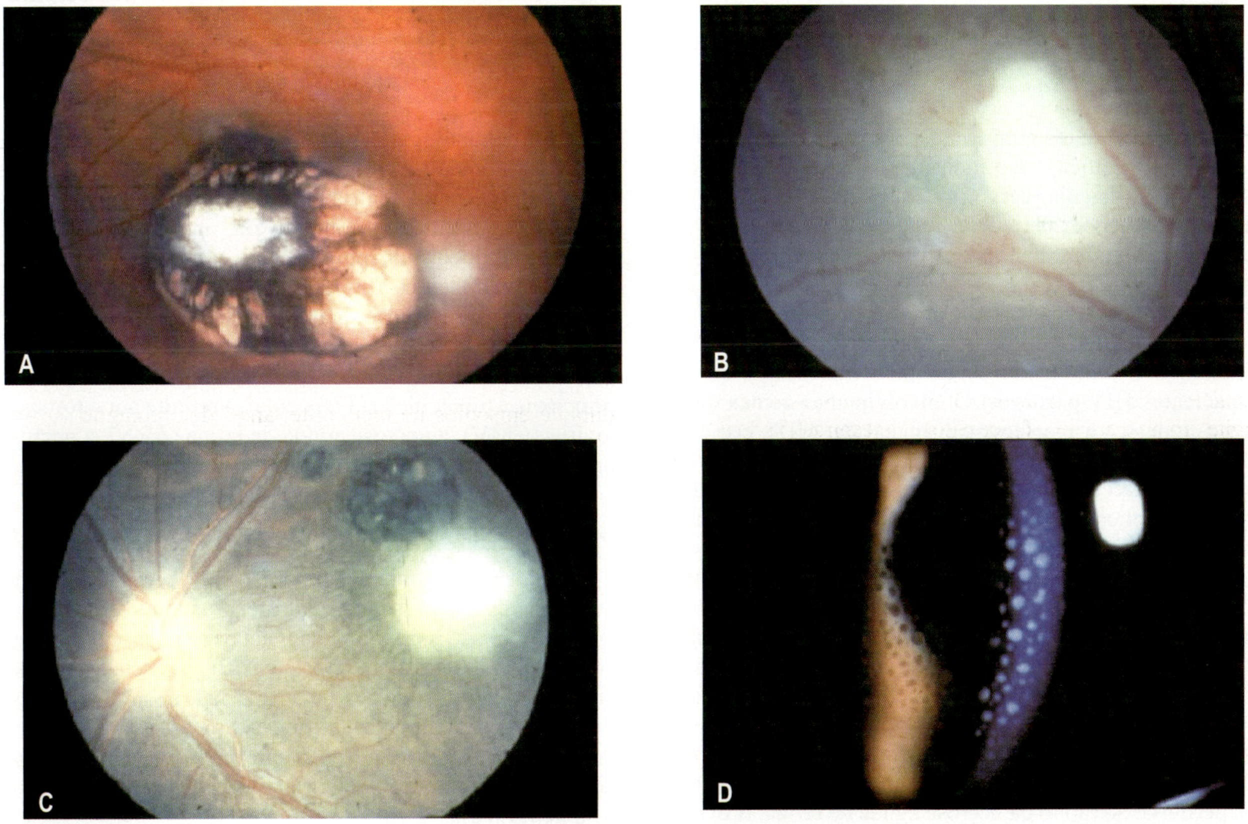

Figura 47.4 Toxoplasmose ocular.

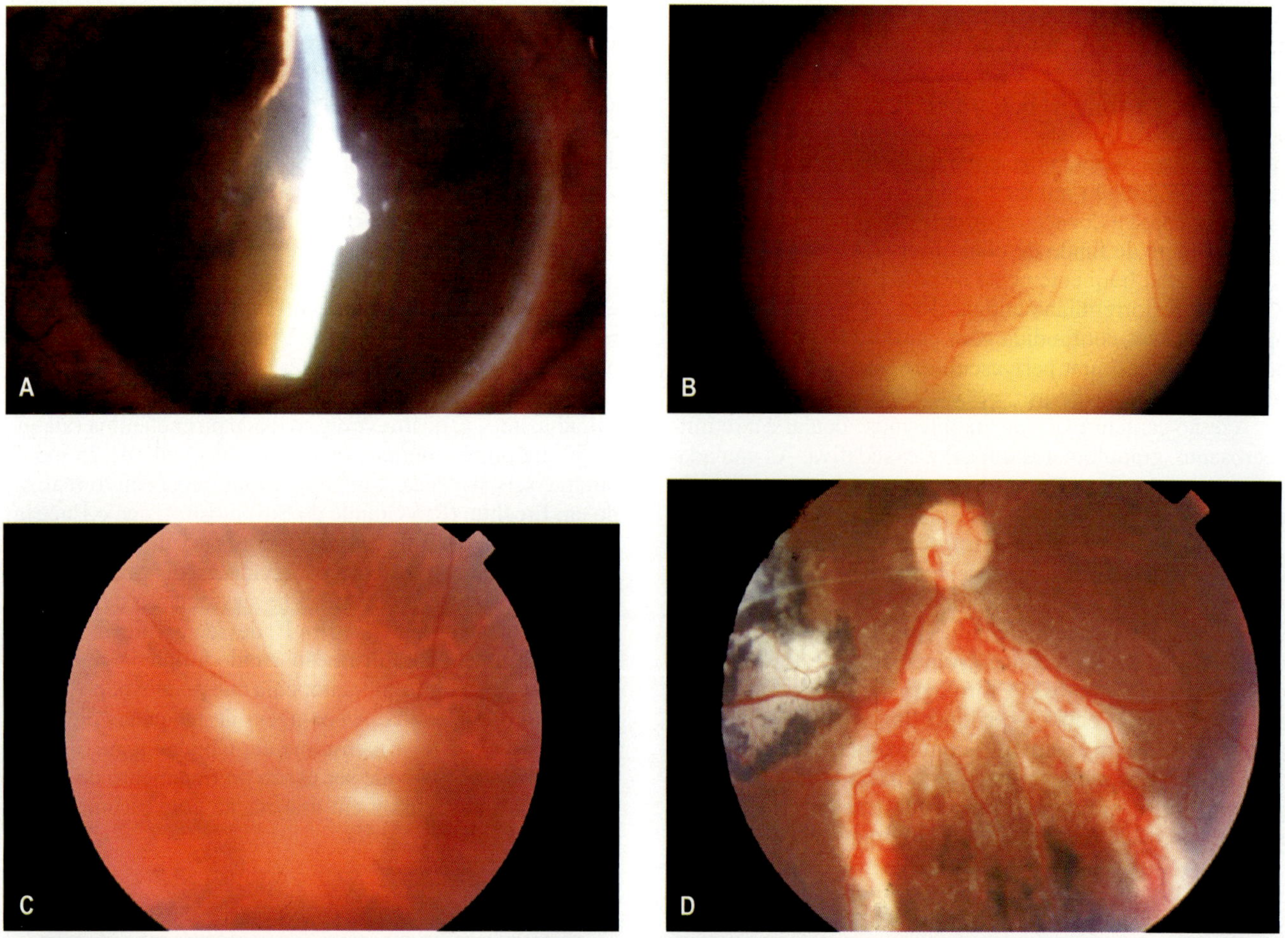

Figura 47.5 Toxoplasmose ocular: lesões.

Corticoides usados com cautela e concomitantemente a medicação específica estão indicados para casos de lesões localizadas na mácula, nervo óptico, grandes arcadas e vitreíte grave. Injeções perioculares de corticoides devem ser evitadas, pois podem causar proliferação incontrolável do parasita.

A toxoplasmose ocular pode ocorrer em estados de imunossupressão, como doença de Hodgkin, doença linfoproliferativa, uso prolongado de terapia imunossupressora e em pacientes HIV-positivos. O envolvimento ocular dessa doença pode ser a manifestação inicial da AIDS e é altamente indicativo de infecção coadjuvante do SNC, embora o contrário pareça ser falso, ou seja, a maioria dos pacientes com complicações neurológicas pela toxoplasmose não apresenta lesões oculares.

As alterações oculares da toxoplasmose nos pacientes HIV-positivos são mais graves e raramente associadas com cicatrizes retinocoroidianas preexistentes. Clinicamente, apresentam-se de forma diferente da observada em imunocompetentes, com lesões retinocoroidianas extensas, múltiplas e bilaterais em cerca de 30 a 50% dos casos, com áreas difusas de necrose retiniana envolvendo o polo posterior e regiões peripapilares; contudo, podem também ficar restritas à periferia, ao modo da necrose aguda de retina. A extensão das lesões deve-se à provável inabilidade do hospedeiro em conter a proliferação dos micro-organismos devido à sua depressão imunológica. A hemorragia retiniana, quando presente, é mínima, e as reações das câmaras anterior e vítrea são comuns e geralmente brandas ou moderadas, podendo inclusive apresentar-se como uveíte anterior hipertensiva sem acometimento do polo posterior. O descolamento de retina regmatogênico é uma complicação tardia que pode ocorrer após a resolução da inflamação aguda.

O diagnóstico diferencial deve ser feito com outras retinites necrosantes em pacientes com AIDS, sendo as principais a tuberculose (TB) ocular, a retinite por citomegalovírus (CMV), a necrose aguda de retina (ARN), a necrose progressiva da retina externa (PORN) e a sífilis ocular.

Síndrome da Histoplasmose Ocular Presumida

A síndrome da histoplasmose ocular presumida é frequentemente diagnosticada em áreas endêmicas, como os vales de Ohio-Mississippi, nos Estados Unidos, e muito rara no Brasil. O diagnóstico da doença ocular baseia-se no quadro clínico, caracterizado pela presença dos "histo-spots" disseminados, alterações atróficas típicas peripapilares e maculopatia caracterizada por um anel de pigmento com descolamento da retina sensorial adjacente, frequentemente com hemorragia.

Os "histo-spots" aparentemente surgem primeiro na adolescência, mas a maculopatia não ocorre antes da segunda década. Tipicamente, inicia-se no local de uma cicatriz prévia, na área discomacular.

Classicamente, nos estágios precoces da doença, corticoides podem ser úteis. Uma vez suspeitada ou desenvolvida a maculopatia, a membrana neovascular macular costuma estar presente, e impõe-se propedêutica especializada macular com angiofluoresceinografia e eventualmente indocianinografia e OCT (tomografia de coerência óptica) para diagnóstico da membrana e tratamento com fotocoagulação. A remoção cirúrgica da membrana pode melhorar a visão de alguns pacientes.

Sem tratamento, 59% dos pacientes com maculopatia ficam com acuidade visual final muito deteriorada (< 20/200). Se há "histo-spots" na área macular, o paciente tem 25% de chance de desenvolver maculopatia dentro de três anos.

Nos pacientes com HIV/AIDS, a doença ocular pode incluir retinite, neurite óptica e uveíte. As lesões retinianas são múltiplas, branco-amareladas, intrarretinianas e com infiltrados sub-retinianos de bordas distintas. A coroidite caracteriza-se por lesões circulares, despigmentadas, atróficas e com tamanho que varia de 0,2 a 0,7 diâmetros papilares, sem comprometimento vítreo. O envolvimento macular hemorrágico e modificações pigmentares peripapilares são frequentes. A doença ocular é muito rara no Brasil, mesmo em pacientes com AIDS.

Toxocaríase e DUSN

Apesar de rara, a toxocaríase ocular é causa frequente de doença ocular unilateral em crianças e adultos jovens. O Toxocara canis, parasita intestinal canino comum, é encontrado em mais de 50% dos cães saudáveis e pode contaminar o homem através da ingestão de seus ovos, que produzem larvas no intestino humano, invadem a parede intestinal, penetram nos vasos sanguíneos e linfáticos e atingem o fígado, os pulmões e pode disseminar-se para vários órgãos, incluindo o olho, onde em geral a doença é unilateral.

A toxocaríase causa três síndromes oculares reconhecidas que são:

1. **Endoftalmite:** olho vermelho e inflamado, uveíte crônica unilateral, vítreo turvo, membrana ciclítica; afeta principalmente crianças de dois a nove anos ou adolescentes;
2. **Granuloma localizado:** presente na mácula e na região peripapilar; lesão solitária, branca e elevada de um a dois diâmetros de disco; mínima reação inflamatória; idade de seis a 14 anos;
3. **Granuloma periférico:** massa periférica com trave vítrea densa que pode estar ligada ao disco óptico; raramente bilateral; idade de seis a quarenta anos.

Outras lesões podem incluir iridociclite, abscesso vítreo localizado e hipópio. O olho pode ser assintomático ou apresentar fotofobia e hiperemia leve. Estrabismo devido à baixa de visão no olho afetado pode ser a queixa inicial.

O teste de ELISA para Toxocara é útil para identificar pacientes com essa doença. A presença de qualquer título de anticorpo pode ser significativa. Os títulos de anticorpos nos fluidos intraoculares de pacientes com toxocaríase é maior que os encontrados no soro.

Os casos de endoftalmite crônica podem resultar em perda da visão e consequente enucleação. A localização do granuloma é determinante do déficit visual. Granulomas periféricos usualmente causam heterotropia da mácula e alguma perda de visão central, mas o globo se mantém intacto. Corticoides tanto sistêmicos quanto perioculares podem ser usados na fase inflamatória ativa da doença. O tiabendazol, útil para a doença sistêmica, não é eficaz no tratamento da doença ocular e raramente é usado. A vitrectomia pode reduzir a tração vítrea e clarear os meios.

A neurorretinite unilateral subaguda difusa (DUSN) é doença ocular caracterizada pela presença de um nematódeo móvel no espaço sub-retiniano, associada a lesões retinianas profundas difusas e recorrentes, com vitreíte moderada e perda progressiva significativa da visão central. Durante a evolução, ocorrem palidez de papila, estreitamento vascular e mobilização do epitélio pigmentado. O eletrorretinograma e principalmente o eletro-oculograma mostram-se significativamente alterados. A terapia com anti-helmínticos não é eficaz. O tratamento preconizado é a fotocoagulação com laser seguida de terapia com corticoide.

A infecção é importante no Brasil pela frequência e gravidade, um vez que não há terapia eficaz.

Raramente, a larva é identificada na retina e pode ser destruída pela fotocoagulação. Geralmente, exames repetidos não conseguem identificar o agente causador, e se observa através de meses a anos a visão ir piorando, geralmente com componentes inflamatórios mínimos. Acredita-se na possibilidade de toxinas da larva causarem as alterações retinianas e a perda visual.

Cisticercose

É causa de inflamação ocular em países sem condições sanitárias adequadas e já foi muito comum no Brasil. Cysticercus cellulosae, a larva da Taenia solium, é a forma mais frequente de acometimento ocular. Os ovos da Taenia solium amadurecem e as larvas penetram a mucosa intestinal, atingindo o olho por via hematogênica.

O diagnóstico é feito pela observação do cisticerco dentro do olho. O teste de ELISA pode ser útil.

A larva sub-retiniana em tamanho de até dois a três diâmetros papilares pode ser destruída por fotocoagulação, mas sua morte pode produzir reação inflamatória intensa, requerendo administração de corticoide oral. A remoção cirúrgica da larva no vítreo é realizada através de vitrectomia.

Candidíase (*Candida albicans*)

Apesar de rara, a doença inflamatória ocular por Candida albicans pode ocorrer secundária ao uso de terapia imunossupressora, de alimentação parenteral e de drogas endovenosas. Esses pacientes, bem como os diabéticos, têm risco maior e, após quadros infecciosos relativamente benignos, como infecção urinária, podem desenvolver cegueira bilateral por endoftalmite séptica.

Sintomas de candidíase ocular incluem baixa de visão ou moscas volantes, dependendo da localização das lesões. Simulando retinite por toxoplasmose, as lesões de polo posterior têm coloração branco-amarelada com bordas elevadas, variando em tamanho desde pequenos exsudatos algodonosos até lesões de vários diâmetros de disco. As lesões originam-se na retina e resultam em exsudação para o vítreo.

O diagnóstico de candidíase ocular pode ser feito através de culturas positivas no sangue ou de material intraocular. Também pacientes em uso de nutrição parenteral, cateteres intravenosos, antibioticoterapia prolongada e com monilíase que se apresentam com retinocoroidite exsudativa devem ser investigados.

O tratamento da candidíase ocular inclui a administração de antifúngicos como anfotericina B e cetoconazol via endovenosa, periocular e intraocular. Flucitosina, fluconazol e rifampicina, em adição à anfotericina EV, podem ser administrados por via oral. Antifúngicos intravítreos e vitrectomia devem ser considerados, e o paciente imediatamente avaliado para possível cirurgia precoce.

Nos pacientes com HIV/AIDS, a Candida sp. pode causar coroidite, porém sua forma de apresentação mais comum é a de endoftalmite, que se caracteriza pela presença de focos esbranquiçados de necrose exsudativa retiniana localizados no feixe papilomacular, com vitreíte intensa que às vezes impede a observação das estruturas do segmento posterior ocular.

Geralmente, ocorre via disseminação hematogênica em imunodeprimidos, em pacientes que fazem uso de cateteres por período prolongado e em usuários de drogas endovenosas.

O diagnóstico é feito com base em dados clínicos e no aspecto da lesão, e a confirmação diagnóstica é feita através da análise do vítreo, que geralmente é coletado durante a vitrectomia.

O tratamento é cirúrgico, e deve ser realizada vitrectomia posterior com injeções intravítreas de anfotericina B associada ao uso endovenoso de anfotericina B e fluconazol.

Herpes

Inflamação uveal anterior pode acompanhar a ceratite pelo herpes simples ou herpes-zoster. Uveíte posterior (necrose de retina) também pode ocorrer, mas é muito mais rara.

A ceratouveíte herpética pode ser causada tanto pelo vírus herpes simples quanto pelo vírus varicela-zoster, que é o mais frequente. Os pacientes com AIDS não apresentam risco aumentado para desenvolvimento da ceratouveíte herpética, porém, quando presente, ela pode ser mais grave, de difícil tratamento, e evoluir para retinite herpética necrosante, mesmo em vigência do tratamento antiviral específico.

A sintomatologia depende da gravidade da lesão, mas geralmente os pacientes referem hiperemia, dor, sensação de corpo estranho, fotofobia e visão borrada.

Pode haver hiperemia leve a intensa, alteração epitelial corneana, precipitados ceráticos, granulomatosos ou não, geralmente localizados na região posterior à lesão corneana, reação inflamatória de câmara anterior, que pode ser leve ou intensa, e atrofia setorial iriana, tipo saca-bocados ou roído de traça, que é sinal frequente e bastante característico das ceratouveítes herpéticas (Figura 47.6). A pressão intraocular geralmente está aumentada nas fases iniciais e o fundo de olho é normal.

O diagnóstico é feito com base no aspecto clínico da lesão e após a exclusão de outros diagnósticos diferenciais.

O tratamento é realizado com antiviral específico (aciclovir) sistêmico, associado a tratamento tópico com colírios midriáticos e anti-inflamatórios (corticosteroides).

O paciente não aidético costuma responder bem ao antiviral tópico e por via oral, associado ao corticoide, mas 20% apresentam recidivas.

No paciente com AIDS, o tratamento é difícil e geralmente feito com aciclovir via oral, em altas doses, ou aciclovir EV (10 mg/kg, a cada oito horas) seguido por manutenção com aciclovir oral (800 mg, 2 ×/d). Às vezes, a administração endovenosa é necessária. O fanciclovir (500 mg, 3 ×/d), que apresenta a mesma capacidade antiviral do aciclovir, pode ser usado como segunda opção.

Para pacientes que não respondem ao tratamento com aciclovir ou fanciclovir, pode ser usado Foscarnet EV.

O prognóstico nesses pacientes está diretamente relacionado ao status imunológico, em particular à imunidade celular mediada. O prognóstico a longo prazo depende do dano causado durante a fase aguda.

A necrose aguda de retina (ARN) é infecção retiniana rara que pode afetar pacientes de qualquer idade, sadios ou debilitados. A inflamação do segmento anterior pode variar de mínima a severa, e vitreíte com células vítreas em grande quantidade é achado comum. A necrose de retina apresenta-se como áreas brancas de retina, com hemorragias difusas com acometimento circunferencial da periferia retiniana; o polo posterior tende a ser poupado nas fases iniciais, e o descolamento de retina sem tratamento ocorre em aproximadamente 70% dos casos (Figura 47.7). O quadro é inicialmente unilateral, mas pode haver acometimento no outro olho em algumas semanas até vinte anos após.

O diagnóstico é feito pelas características clínicas das lesões.

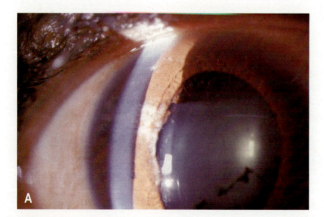

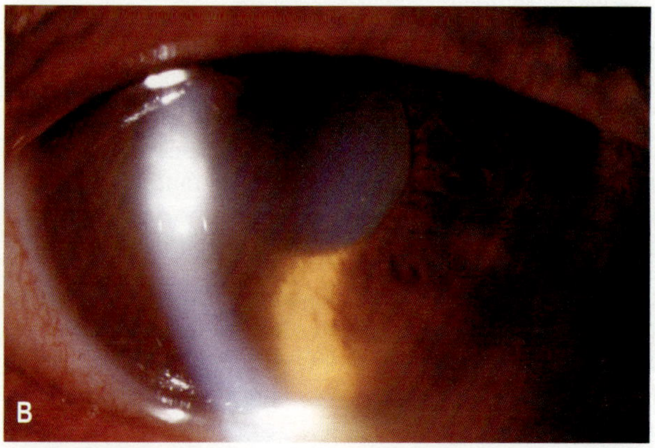

Figura 47.6 Ceratouveítes herpéticas.

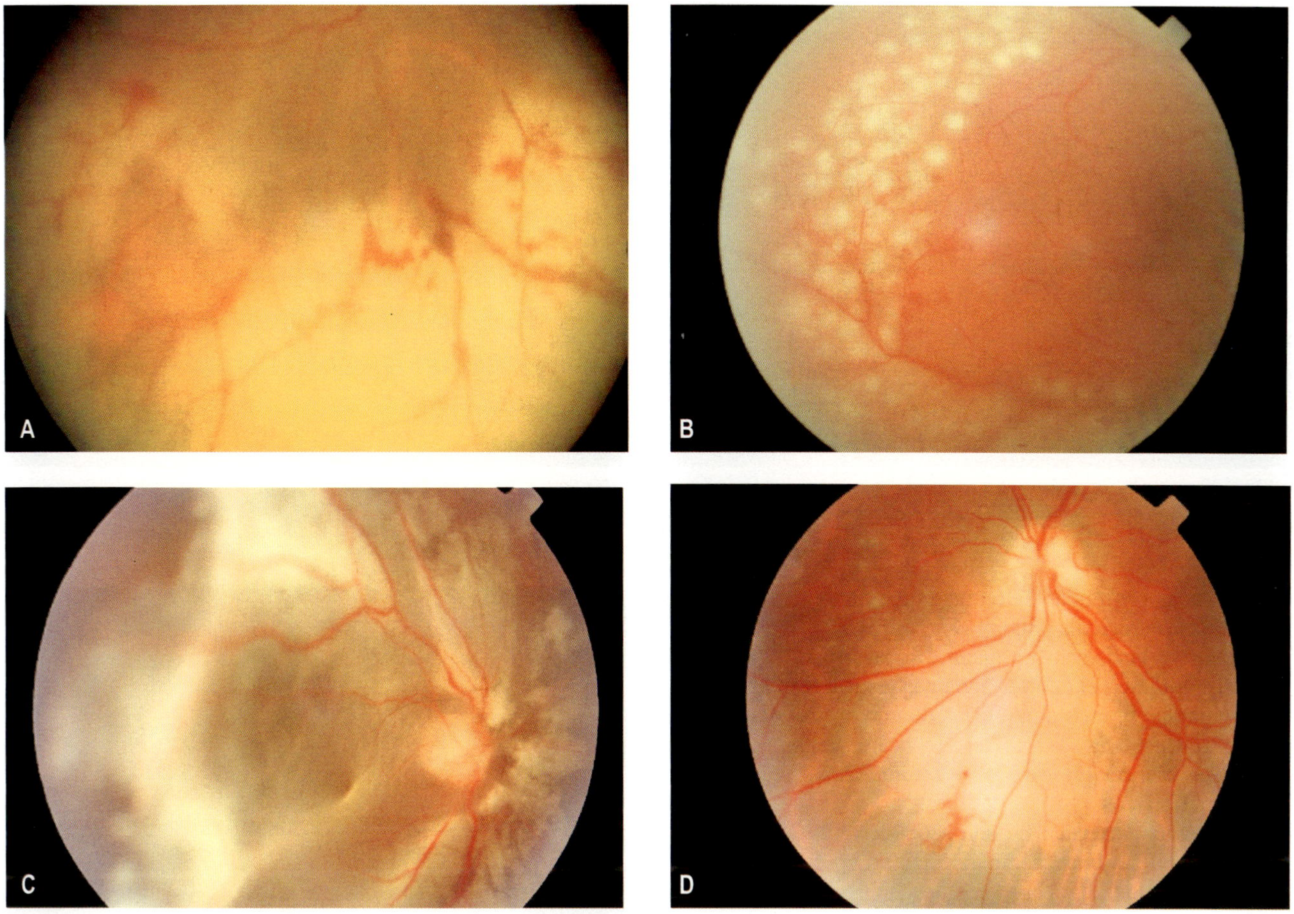

Figura 47.7 Necrose de retina.

As retinites herpéticas representam a terceira causa mais comum de manifestação ocular em pacientes infectados pelo HIV no Brasil (respectivamente CMV, toxo e herpes), afetando cerca de 5% desses pacientes, e a segunda nos Estados Unidos.

No segmento ocular posterior, tanto o vírus herpes simples quanto o varicela-zoster podem causar dois quadros clínicos distintos, conhecidos como necrose aguda de retina (ARN) e necrose progressiva da retina externa (PORN).

Pacientes com AIDS e ARN geralmente referem sintomatologia que varia de branda a moderada e incluem visão borrada, moscas volantes, e raramente diminuição da visão periférica, dor periorbital e ocular, fotofobia, sensação de corpo estranho e hiperemia conjuntival. Os achados biomicroscópicos mais comuns incluem presença de precipitados ceráticos granulomatosos, células e flare na câmara anterior, bem como aumento da pressão intraocular e de células vítreas.

As lesões iniciais de retinite são redondas ou ovais, branco-amareladas e localizadas no epitélio pigmentário retiniano ou na retina profunda na porção pós-equatorial. A retinite pode ficar limitada a menos de um quadrante de envolvimento ou comprometer vários quadrantes e tornar-se confluente na periferia. A vitreíte aumenta com a progressão da doença, chegando a limitar a observação do fundo de olho (Figura 47.8). Descolamento exsudativo de retina pode estar presente na periferia inferior da retina.

Aciclovir endovenoso (10 mg/kg a cada oito horas) por um período de dez a 14 dias é o tratamento de escolha recomendado para pacientes com HIV e ARN. A terapêutica parenteral inicial deve ser realizada prontamente após o diagnóstico e é geralmente seguida por terapêutica de manutenção oral (800 mg, cinco vezes por dia) por um período de aproximadamente três meses.

O tratamento do descolamento de retina continua difícil nesses casos. Embora os avanços técnicos tenham melhorado muito a taxa de sucesso da adesão da retina, os resultados visuais ainda são pobres e alguns especialistas realizam a vitrectomia via pars plana e endofotocoagulação a laser precocemente, para prevenir o descolamento. Assim, é imperativo o acompanhamento pelo oftalmologista.

A síndrome da necrose progressiva da retina externa (PORN) é uma forma distinta de retinite herpética necrosante e observada praticamente só em pacientes com AIDS.

Os pacientes em geral queixam-se de desconforto visual sem dor ocular ou constrição periférica do campo visual.

Reação inflamatória variando de branda a moderada pode estar presente tanto no segmento anterior quanto no vítreo, porém é pouco frequente, ocorrendo geralmente em estágios mais tardios da doença. Vasculite retiniana é observada em fases mais tardias e está geralmente localizada em áreas adjacentes às áreas de necrose retiniana.

A principal característica clínica desses pacientes é a presença de várias áreas de opacificação retiniana discreta

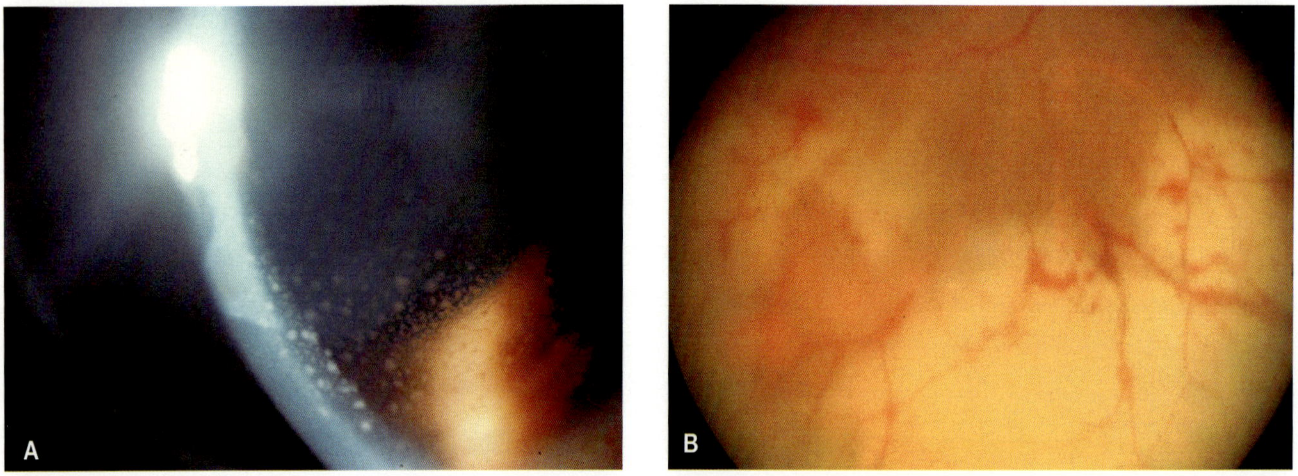

Figura 47.8 Vitreíte.

nas camadas profundas da retina e que inicialmente podem se localizar na mácula (Figura 47.9).

O curso da doença retiniana é caracterizado pela progressão rápida e pela confluência das lesões, resultando em grandes áreas branco-amareladas de necrose retiniana, que com a resolução da atividade da doença se transformam em cicatrizes brancas, atróficas, com numerosos buracos retinianos periféricos.

O prognóstico visual é pobre, com cerca de 75% dos pacientes evoluindo para cegueira bilateral no período de um mês após o início do quadro ocular.

O tratamento é feito com aciclovir EV em altas doses.

Sorivudine, uma nova medicação antiviral com atividade contra o vírus varicela-zoster, pode representar uma forma alternativa e eficaz de tratamento.

A associação de injeções intravítreas de antivirais (foscarnet ou ganciclovir) ao tratamento sistêmico pode ser usada para tentar prevenir complicações bem como progressão da retinite.

Combinação de tratamento sistêmico, injeções intravítreas e vitrectomia posterior via pars plana pode estar indicada para o tratamento dos casos mais graves.

Nos pacientes que desenvolvem descolamento de retina, utilizamos a mesma técnica cirúrgica que para os pacientes com ARN.

Retinite por Citomegalovírus

Praticamente inexistente, exceto na AIDS e nos transplantados, a retinite por citomegalovírus, considerada manifestação tardia da AIDS, por se desenvolver em pacientes com imunodeficiência severa, é um indicador de doença de acordo com os critérios do CDC para o diagnóstico de AIDS.

Antes de 1982, era muito rara e geralmente ocorria após tratamento quimioterápico, como consequência da depressão imunológica. Com o advento da pandemia da AIDS, tornou-se uma das mais importantes causas de retinite infecciosa em todo o mundo.

A retinite pelo CMV é considerada a infecção ocular mais comum em pacientes com AIDS e a principal causa de cegueira, responsável por cerca de 30% a 50% dela, em diferentes países, inclusive no Brasil, no período pré HAART.

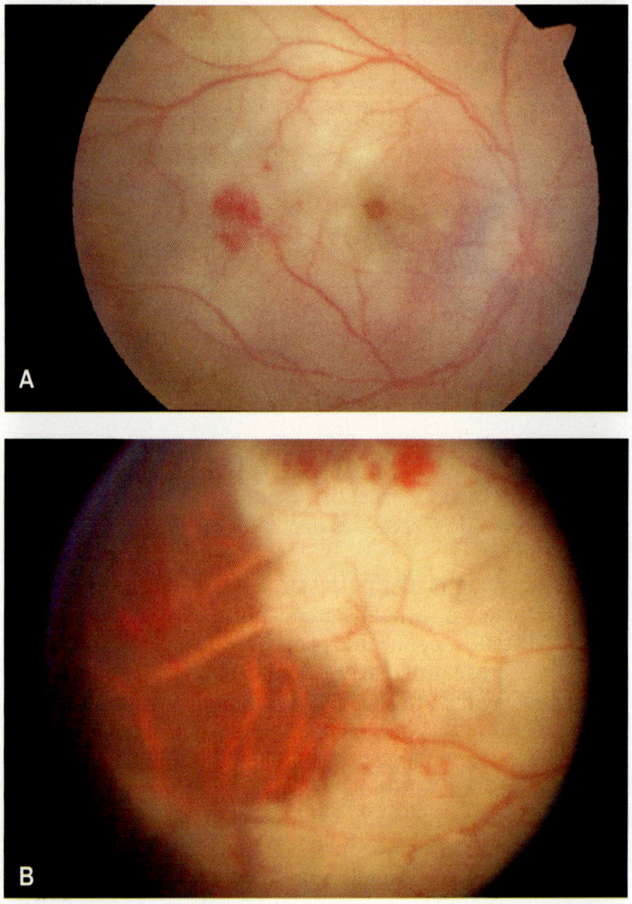

Figura 47.9 Opacificação retiniana discreta nas camadas profundas da retina.

O único fator de risco claramente associado ao desenvolvimento da retinite por CMV em pacientes infectados pelo HIV é o baixo número de linfócitos T CD4. A retinite costuma aparecer quase sempre em níveis abaixo de 100 células/mm^3, e o risco é maior quando o valor é inferior a 50 células/mm^3.

O diagnóstico da retinite pelo CMV é baseado na aparência clínica da lesão, que é necrosante, com áreas branco-amareladas e graus variáveis de hemorragia e vasculite. Pode ser unilateral ou bilateral, porém, a doença unilateral frequentemente progride e compromete o olho contralateral. O curso da retinite em geral é lento.

Há três padrões diferentes de doença clínica: clássico, granular e de "vasos congelados".

O primeiro, clássico ou hemorrágico, é caracterizado por áreas retinianas esbranquiçadas e associadas a hemorragias, geralmente com lesões próximas às arcadas vasculares ou ao nervo óptico e exsudação sub-retiniana. Os vasos retinianos nas áreas de necrose podem estar embainhados pela vasculite e, como consequência, apresentarem oclusões vasculares retinianas, especialmente venosas. A cicatrização central das lesões ocorre após a necrose, levando à atrofia da retina e da coroide (Figura 47.10).

O segundo, granular ou atípico, caracteriza-se por infiltrados focais granulares que aumentam linear e lentamente. Hemorragias retinianas e células vítreas geralmente estão ausentes (Figura 47.11).

O terceiro padrão, mais raramente observado, caracteriza-se por vasculite severa, com artérias e veias mostrando intenso embainhamento, lembrando o aspecto de "vasos congelados" (frosted branch angiitis) (Figura 47.12).

A partir de 1989, com o ganciclovir endovenoso e o foscarnet, a história natural dessa doença foi alterada. Em junho de 1996, foi aprovado o cidofovir e, em 1998, o fomivirsen foi liberado para uso intravítreo.

As complicações da retinite por CMV incluem o descolamento de retina, que ocorre em até 30% dos pacientes sem tratamento da retinite pelo CMV.

Após a introdução do HAART, a incidência de retinite por CMV diminuiu dramaticamente, bem como todas suas complicações. Também o tratamento da retinite por CMV sofreu importantes modificações.

A terapia específica antiCMV pode ser descontinuada após ocorrer a reconstituição imunológica. A retinite por CMV deve ser tratada agressivamente com tratamento específico antiCMV, e o mais comumente usado nessa situação é o ganciclovir endovenoso, enquanto se espera que ocorra a reconstituição do sistema imunológico em pacientes com retinite por CMV sem HAART. Os fatores que influenciam para a retirada do tratamento específico de manutenção antiCMV são: a contagem dos linfócitos T CD4, carga viral e a duração do HAART.

Alguns pacientes em vigência do HAART e que apresentam novas lesões de retinite por CMV podem desenvolver lesões iniciais do tipo fulminante, localizadas no polo posterior, envolvendo nervo óptico e muito frequentemente de difícil tratamento.

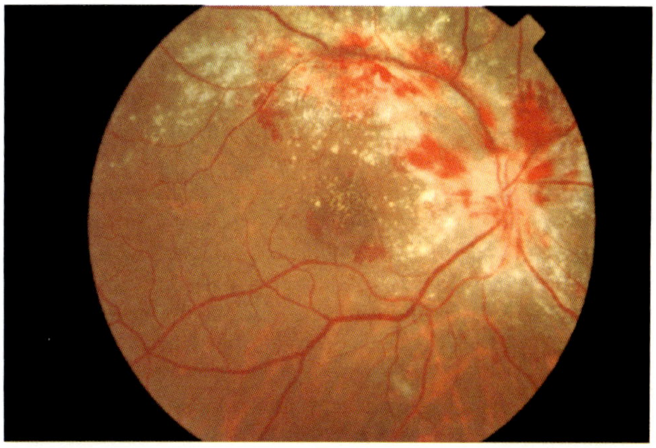

Figura 47.10 Atrofia da retina e da coroide.

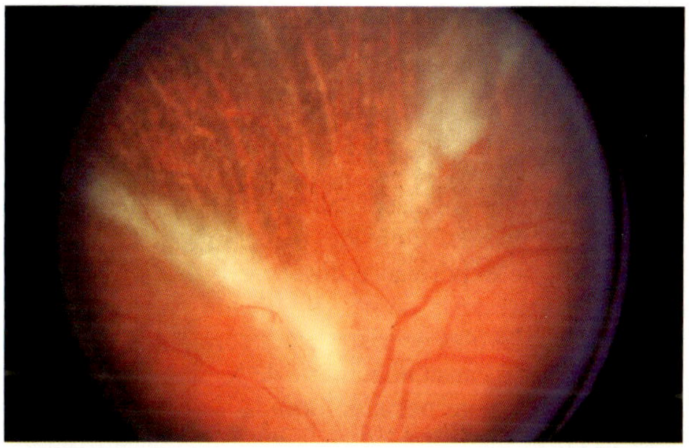

Figura 47.11 Infiltrados focais granulares.

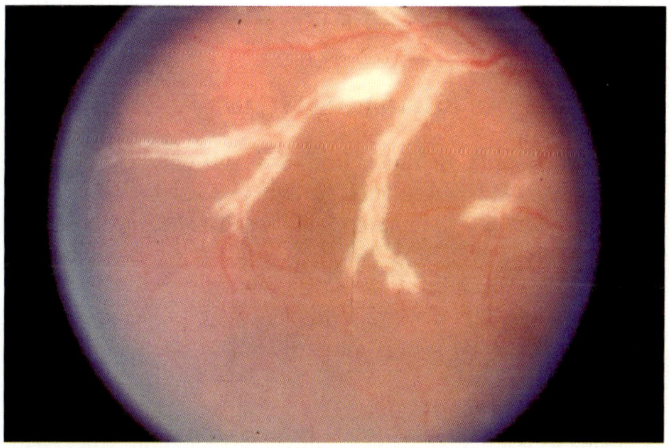

Figura 47.12 Vasculite severa.

Retinite por Rubéola

A retinite por rubéola ocorre em 25 a 50% dos recém-nascidos com rubéola congênita. Sinais inflamatórios do segmento anterior, como atrofia de íris e sinéquias anteriores, raramente estão presentes, mas o envolvimento inflamatório maior ocorre no polo posterior. Alterações pigmentares retinianas, unilaterais ou bilaterais, geralmente puntiformes e intensas, costumam estar presentes, e o nervo óptico pode estar levemente pálido. Geralmente, não há alterações nos testes eletrofisiológicos ou na acuidade visual. Em raros casos, neovascularização macular sub-retiniana na primeira e segunda décadas com perda visual significativa complica o curso benigno da doença.

O mais típico na rubéola congênita ocular é a catarata unilateral ou bilateral, parcial ou total, causada pela invasão do cristalino pelo vírus.

Embora usualmente presente ao nascimento, a doença pode desenvolver-se no período pós-natal.

Nocardia asteroides

O envolvimento ocular por Nocardia asteroides é raro, porém a doença ocular pode ser a primeira manifestação dessa doença sistêmica letal, mas tratável, caracterizada por pneumonia e abscessos generalizados.

Os organismos são frequentemente encontrados no solo, e a infecção inicial se dá por ingestão ou inalação. O acometimento ocular ocorre por disseminação hematogênica.

Os sintomas oculares podem variar desde dor leve com hiperemia e iridociclite a dor severa, baixa de visão e panoftalmite. Os achados são variáveis, desde massa coriorretiniana única com vitreíte mínima e iridociclite a múltiplos abscessos coroidais com descolamento de retina.

O diagnóstico é feito pela cultura de aspirado vítreo ou ocasionalmente pela identificação do micro-organismo em olhos enucleados. O tratamento sistêmico é feito com sulfonamidas durante seis semanas em imunocompetentes e por um ano em imunodeprimidos.

Retinite bacteriana

Hanseníase

As manifestações oculares da hanseníase incluem paralisia do nervo facial e deformidades palpebrais, ptose, conjuntivite, ceratite de exposição e diminuição da sensibilidade corneana por parestesia do nervo trigêmio, uveíte anterior granulomatosa, pérolas de íris e lesões coroidais.

A hanseníase é causa importante de cegueira também no Brasil, principalmente pelas deformidades palpebrais com exposição corneana e infecções, mas a inflamação intraocular também é grave, podendo levar a glaucoma e outras complicações.

A terapêutica preconizada é com dapsona ou rifampicina, mas já foram identificadas cepas resistentes a dapsona.

REFERÊNCIAS BIBLIOGRÁFICAS

Abreu MT, Boni D, Belfort Jr R, Passos A, Garcia AR, Muccioli C, Soriano E, Nussenblatt R, Silveira C. Toxoplasmose Ocular em Venda Nova do Imigrante, ES. Arquivos Brasileiros de Oftalmologia. 1998;61(5): 540-5.

Belfort Jr, R, Muccioli C, Farah ME. Vasculites em oftalmologia. In: Cossermelli, W. (Org.). Vasculites em oftalmologia. São Paulo: Fundação para o Desenvolvimento da Reumatologia; 1999.

De Smet M. Differential diagnosis of retinitis and choroiditis in patients with acquired immune defficiency syndrome. Am J Med. 1992;92:17S-21S.

Engstrom RE, Holland GN, Margolis TP, Muccioli C, LIndley JI, Belfort Jr R, Holland SP, Johnston WH, Wolitz RA, Kreiger AE. The progressive outer retinal necrosis syndrome. A variant of necrozing herpetic retinopathy in patients with AIDS. Ophthalmology. 1994;101:1488-1502.

Farah ME, Muccioli C, Rinkevicius M, Barata LL, Belfort Jr R. Cystoid macular edema in patients with acquired immune deficiency syndrome and cytomegalovirus retinitis. Eur J Ophthalmol. 2000;10:233-238.

Haidar A Muccioli C, Farah ME, Belfort Jr R. Retinite herpética em pacientes com Aids. Arquivos Brasileiros de Oftalmologia. 1998;61:206-209.

Haidar A, Muccioli C, Farah ME, Belfort Jr R. Sífilis Ocular em pacientes com Aids. Arq Bras Oftalmol. 1998;61:352-354.

Holland GN, Muccioli C, Silveira C, Weisz JM, Belfort R Jr, O'Connor GR. Intraocular inflammatory reactions without focal necrotizing retinochoroiditis in patients with acquired systemic toxoplasmosis. Am J Ophthalmol. 1999 Oct; 128(4): 413-20.

Holland GN, Pepose JS, Pettit TH, Gottlieb MS, Yee RD, Foos RY. Acquired immune deficiency syndrome: ocular manifestations. Ophthalmology. 1983;90:859-873.

Kaplan NM, Palmer BF, Skiest DJ. Cytomegalovirus retinitis in the era of highly active antiretroviral therapy (HAART). Am J Med Sci. 1999;317:318-335.

Lima LJB, Muccioli C, Belfort Jr R, Muralha Neto A, Farah ME. Cytomegalovirus Retinitis in human Immunedeficiency virus negative patients. Arquivos Brasileiros de Oftalmologia. 1998;61:91-93.

Martins SA, Muccioli C, Belfort R, Castelo A. Resolution of microsporidial keratoconjunctivitis in an AIDS patient treated with highly antiretroviral therapy. American Journal of Ophthalmology. 2001;131(3):378-379.

Matos K, Muccioli C, Belfort Jr R. Coroidites em AIDS. In: Muccioli C, Belfort Jr R (eds.). Manifestações Oculares da Aids – Atlas e Texto. Rio de Janeiro: Cultura Médica; 1999. p. 80-89.

Matos KT, Santos M, Muccioli C. Ocular manifestations in HIV infected patients attending the department of ophthal-mology of Universidade Federal de São Paulo. Revista da Associação Médica Brasileira. 1999;45:323-326.

Moshfeghi DM, Darius M, Muccioli C, Belfort Jr R. Labo-ratory Evaluation of the Uveitis Patient. Focal Points. 2001; 19(12):1-9.

Moshfeghi DM, Muccioli C, Lowder C Y. Systemic association and the laboratory diagnosis of anterior uveitis. American Journal of Ophthalmology. 2000;1:157-163.

Muccioli C, Belfort Jr R, Abreu M T. Uveites. S.l.: Conselho Brasileiro de Oftalmologia; 2001.

Muccioli C, Belfort Jr R, Lottenberg C, Lima J, Santos P, Kim M, Abreu M, Neves R. Achados oftalmológicos em AIDS: Avaliação de 445 casos, atendidos em um ano. Rev Assoc Med Bras. 1994;40:15-8.

Muccioli C, Belfort Jr R, Lottenberg C, Lima J, Santos P, Kim M, Abreu M T, Neves R. Achados Oftalmológicos em Aids: Avaliação de 445 casos atendidos em um ano. Revista da Associação Médica Brasileira. 1994;40:155-158.

Muccioli C, Belfort Jr R, Podgor M, Sampaio P, Smet M, Nussenblatt R. The diagnosis of intraocular inflammation and cytomegalovirus retinitis in HIV – Infected patients by Laser Flare Photometry. Ocular Immunology and Inflammation. 1996;4:77-81.

Muccioli C, Belfort Jr R. Acquired Immunodeficiency Syndrome: Ophthalmologic and Dermatologic Manifestation. In: Mannis MJ, Macsai MS, Huntley AC. (Org.). Eye and Skin Disease. 56. ed. Philadelphia: Lippincott-Raven; 1996. p. 471-87.

Muccioli C, Belfort Jr R. Hypopyon in a patient with presumptive diffuse unilateral subacute neuroretinitis. Ocular Immunology and Inflammation. 2000;8:119-121.

Muccioli C, Belfort Jr R. Manifestações oftalmológicas em pacientes com Aids. Diagnóstico & Tratamento. 2001;6(2):27-30.

Muccioli C, Belfort Jr R. Retinal Detachment Secondary to Cytomegalovirus Retinitis. In: Boyd B F., Boyd S. (Org.). Retinal and Vitreoretinal Surgery. Vol. 1. Panama: Highlights of Ophthalmology Press; 2002. p. 1-566.

Muccioli C, Belfort Jr R. Treatment of cytomegalovirus retinitis with an intraocular sustained-release ganciclovir implant. Brazilian Journal of Medical and Biological Research. 2000;33:779-789.

Muccioli C, Belfort R Jr. Presumed ocular and central nervous system tuberculosis in a patient with the acquired immuno-deficiency syndrome. Am J Ophthalmol. 1996;121:217-9.

Muccioli C, Dualibi P, Belfort Jr R. Ophthalmologic findings in patients with AIDS and cryptococol meningitis. Arq Bras Oftalmol. 1996;59:248-50.

Muccioli C, Muralha A, Farah M E, Belfort Jr R. Vitrectomia em Necrose Progressiva da Retina (PORN Syndrome) em Aids. Arq Brase Oftalmol. 1995;58:277-278.

Muccioli C, Zajdenweber M, Belfort Jr R. Manifestações Oculares da AIDS.. In: Abreu M T (Org.). Inflamações Oculares, Uveítes e AIDS. Rio de Janeiro: Cultura Médica; 2002. p. 1-361.

Pannuti C, Kállas E G, Muccioli C, Rolland R, Ferreira E C, Bueno S M, Canto C L M, Villas L S, Belfort Jr R. Cytome-galovirus Antigenemia in Acquired Immunodeficiency Syndrome (Aids) Patients with Untreated Cytomegalovirus Retinitis. American Journal of Ophthalmology. 1996;122:847-852.

Reed JB, Scales DK, Wong MT, Lattuada CP JR, Dolan MJ, Schwab IR. Bartonella henselae neuroretinitis in cat scratch disease. Diagnosis, management, and sequelae. Ophthalmology. 1998 Mar;105(3):459-66.

Silveira C, Belfort Jr R, Muccioli C, Abreu M T, Martins M C, Victora C, Nussenblatt R B, Holland G N. A follow-up study of Toxoplasma gondii infection in southern Brazil. A J Ophthal. 2001;131(3):351-354.

Silveira C, Belfort Jr R, Muccioli C, Holland GN, Victora CG, Horta BL, Yu F, Nussenblatt RB. The effect of long-tem intermitent Trimethoprim/Sulfamethoxazole treatment on recurrences of toxoplasmic retinochoroiditis. Am J Ophthalmol. 2002 Jul;134(1):41-46.

Silveira C, Muccioli C, Belfort Jr R, Martins M C, Abreu M T. Incidence of ocular toxoplasmosis and seroconvertion in a prospective study in southern Brazil. A J Ophthalmology. 2001.

Villanueva AV, Sahouri MJ, Ormerod LD, Puklin JE, Reyes MP. Posterior Uveitis in Patients with Positive Serology for Syphilis. Clin Infect Dis. 2000 Mar;30(3):479-485.

Whitcup S, Fortin E, Nussenblatt R, Polis M, Muccioli C, Belfort Jr R. Therapeutic effect of combination antiretroviral therapy on cytomegalovirus retinitis. Jama-Journal of The American Medical Association. 1997;277:1519-1520.

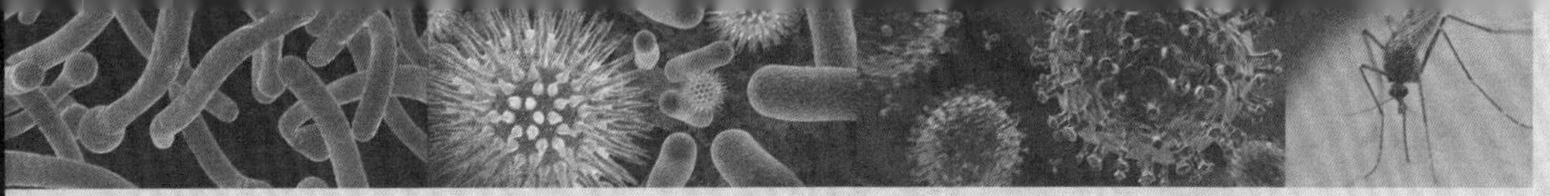

48 Infecções Abdominais

Guilherme Berenhauser Leite ▪ João Paulo Salomão

INTRODUÇÃO

A expressão "o abdomen é uma caixa de surpresas" foi há muito tempo criada porque as patologias abdominais agudas se apresentam em geral com características muito semelhantes no que diz respeito aos sintomas. Isto se deve ao grande órgão abdominal chamado peritônio que exerce funções extraordinárias de proteção às vísceras por ele envolvidas e pela ausência, na época, de meios de diagnósticos capazes de identificar a origem dos problemas. Com o desenvolvimento tecnológico, hoje, temos melhores condições de nos aproximar bastante das causas dos sintomas, o que nos ajuda sobremaneira na conduta a ser tomada.

PERITONITE

A peritonite é uma inflamação localizada ou generalizada da cavidade peritonial causada por micro-organismos ou por agentes químicos (bile, urina, sucos gástrico ou intestinal, corpo estranho).

Etiopatogenia

A etiopatogenia da peritonite é complexa e alguns mecanismos de como ela se instala podem ser resumidos como se segue:

- Ruptura de vísceras devido a vários mecanismos tais como acidentes, agressões por armas de fogo ou brancas, lesões ulcerativas do tubo digestivo (gástricas, duodenais, colites, enterites, tumores), necroses advindas de tromboses, volvos, intucepções, hernias encarceradas.
- Complicações pós-operatórias como deiscência de suturas, hemorragias, corpo estranho.
- Doença inflamatória pélvica que pode provocar peritonite localizada até mesmo no andar superior do abdomen.
- Ruptura de abcessos hepáticos, esplênicos ou transudação de uma vesícula distendida podem causar peritonite.
- Diálise peritonial devido a contaminação do cateter.
- Predisposição: cirrose hepática, nefropatias, imunodeficiência e colagenoses são condições que predispõem a peritonite.

Flora

A peritonite bacteriana, na grande maioria das vezes, é causada pelos micro-organismos do tubo digestivo, guardando uma relação com a frequência em que estes são encontrados e, portanto, *E. coli, B. fragilis, Streptococcus spp., Klebsiella spp., Clostridium* formam o grupo de maior incidência.

Diagnóstico

A história clínica do paciente é muito importante para o diagnóstico e definição do estágio da peritonite, bem como para nos orientar quanto a origem dos sintomas.

O relato de queixas semelhantes e que se repetem pode nos revelar um portador de úlcera péptica, colecistite crônica, colite ou qualquer patologia. Da mesma maneira, cirurgias recentes, traumas, viagens a zonas de endemias contribuem para o diagnóstico.

Os sintomas mais relatados são dores abdominais, náuseas, vômitos, podendo ser acompanhados de febre, parada de eliminação de gazes e fezes, distensão e consequente desconforto abdominal e até mesmo limitação dos movimentos respiratórios.

Na infecção peritonial, o início da dor, sua característica, irradiação e disseminação são dados valiosos na localização do órgão comprometido.

Outra característica importante na peritonite são as queixas decorrentes do estado toxêmico do paciente que estão diretamente relacionadas ao acúmulo de toxinas bacterianas com ou sem bacteremia, perdas internas de fluidos (sequestro para a luz intestinal ou para o próprio peritônio) ou externas (vômitos, taquipneia, febre). Obviamente, deduz-se que a permanência desses fatores poderá evoluir para um estado de choque e falência de órgãos, daí a importância do diagnóstico precoce.

Convém ressaltar que indivíduos imunodeprimidos, idosos, debilitados podem estar na vigência de uma peritonite e terem o que se costuma chamar pobreza de sintomas e sinais.

O exame físico do abdomen nos leva a crer na existência de peritonite quando à palpação há sinais de reação peritonial, ou seja, rigidez dos músculos da parede abdominal que pode ser localizada ou generalizada, de maior ou menor intensidade. O assim chamado abdomen em tábua quase sempre revela peritonite generalizada. A descompressão brusca dolorosa também é um dado importante, porém, isoladamente, deve ser vista com critério, pois em portadores de enterites e com relativa frequência em pacientes com síndrome da imunodeficiência adquirida (AIDS), ela está presente. O toque retal e vaginal também são importantes, pois podem evidenciar doença inflamatória pélvica e ou abcessos de fundo de saco peritonial. Outros achados de exame físico geral são importantes para se estabelecer o estágio da peritonite e, portanto, determinar condutas.

Alguns testes laboratoriais são importantes no diagnóstico:

- **Hemograma completo**: embora não seja específico, mostra em geral uma leucocitose.
- **Amilase sérica**: confirma ou não uma pancreatite aguda.
- **Urina tipo 1**: descarta ou não uma infecção urinária.
- Exames de bioquímica, provas de funções hepática e renal, gasometria são valiosos na determinação do estado geral do paciente.

No diagnóstico da peritonite, como de outras importantes afecções abdominais, deve-se dar importância especial aos exames de imagens. Estes não só podem identificar rapidamente a peritonite como também sua causa e com frequência são os meios para se instituir um tratamento.

- **RX simples do abdomen em três posições**: Há mais de meio século é utilizado e ainda pode nos fornecer informações definitivas como o diagnóstico de uma víscera perfurada através da imagem de um pneumoperitônio.
- **Ultrassonografia abdominal total (US)**: Método rápido que nos informa sobre a presença de líquidos ou abcessos em cavidades, morfologia de órgãos e que, se necessário, pode orientar o caminho a ser percorrido por uma agulha ao se fazer uma aspiração para diagnóstico ou drenagem terapêutica. A ressalva que se faz a este método é a presença de grandes distensões por gases intestinais que limitam a formação das imagens.
- **Tomografia computadorizada abdominal total (CT)**: Método que fornece imagens topográficas precisas mesmo com a presença de distensão.
- **Videolaparoscopia**: Há muito utilizada tanto para diagnóstico como para terapêutica e que vem se difundindo consideravelmente.

O diagnóstico da peritonite em pacientes que fazem uso da diálise peritonial é feito levando-se em conta as queixas de dores abdominais, a alteração do exame do abdomen e do aspecto do líquido drenado, que após análise deve conter mais de cem leucócitos por milímetro cúbico. Os micro-organismos predominantes no líquido de drenagem são respectivamente *S.epidermidis, S.aureus, Streptococcus spp.*, gram-negativos entéricos e mais raramente anaeróbicos.

Na peritonite bacteriana espontânea, algumas considerações devem ser feitas para se entender seu aparecimento e desse modo facilitar seu diagnóstico. Geralmente, são acometidos pacientes com cirrose hepática, nefropatias, colagenoses, imunodeficiências ou crianças na primeira década de vida. O conceito da contaminação parece o mais difundido, sendo que ela se daria através de diferentes mecanismos tais como a passagem de bactérias pela parede intestinal mesmo esta estando íntegra, usando os vasos linfáticos como caminho, disseminação de bactérias após exames do tubo digestivo (endoscopias, enemas) e através de póros peritoniais na altura do diafragma.

O diagnóstico definitivo é feito ao examinarmos o líquido peritonial (granulocitose acima de 250 células por milímetro cúbico) e posterior cultura deste.Tomando como base o meio de contaminação, podemos encontrar predominantemente os seguintes micro-organismos: *E. coli, Pseudomonas, Enterobacter, Klebsiella, Clostridium spp.* e pneumococos.

Diagnóstico diferencial

Inúmeras são as patologias que simulam a peritonite bacteriana, sendo que algumas têm solução cirúrgica como, por exemplo, os aneurismas de aorta abdominal, gravidez tubária rota. Outras, inclusive, são de origem infecciosa como a pielonefrite aguda, enterites, algumas pneumonias, adenites mesentéricas (estas podendo ser tuberculose ganglionar), herpes-zoster, malária; doenças metabólicas como uremia, cetoacidose diabética, porfiria; colagenoses como lupus eritematoso sistêmico, periarterite nodosa; e por fim congestões hepáticas agudas devido a insuficiência cardíaca ou embolia pulmonar.

Tratamento

O tratamento da peritonite deve ser conduzido tendo em mente três objetivos básicos:

- **Cuidados gerais**: visa estabelecer as melhores condições clínicas possíveis aos pacientes e para isso, muitas vezes, são necessárias medidas como sonda gástrica e vesical, monitorização da pressão venosa central e da saturação de oxigênio, correçaõ de distúrbios hidroeletrolíticos, metabólicos e de oxigenação. A analgesia deve ser feita desde que se tenha métodos de diagnósticos seguros (tomografia e ultrassonografia).
- **Antibióticos**: devem ser ministrados inicialmente de modo a proteger o organismo contra a agressão de gram-negativos, anaeróbicos e enterococos, podendo ser alterados após a identificação do agente infeccioso.
- **Cirurgia**: quando necessária, tem o objetivo de remover a causa da peritonite e deve ser precoce, porém tempestiva, pois, muitas vezes, a agressão cirúrgica é fatal em pacientes em más condições clínicas. O procedimento deve obedecer táticas que resultem na maior eficácia com menor risco cirúrgico, podendo-se inclusive programar uma nova intervenção.

ABCESSOS INTRA-ABDOMINAIS

Devido ao caracter insidioso do seu aparecimento, o abcesso abdominal constitui-se em patologia difícil de ser diagnosticada na maioria das vezes. Geralmente, ele é fruto de um equilíbrio entre o agente agressor e os mecanismos de defesa peritoniais, ou seja, a infecção é contida dentro de paredes formadas por fibrina e colágeno e que, se de um lado impede a disseminação, por outro não permite a ação dos antibióticos. Tal fato contribui também para diminuir os sintomas relatados pelos pacientes.

Etiopatogenia

A etiopatogenia dos abcessos está intimamente relacionada com infecções ou perfurações de órgãos abdominais, bem como pós-operatórios e traumas. Apendicites, pancreatites, diverticulites, lesões do trato urinário e das vias biliares são as causas mais comuns encontradas. Múltiplas espécies de germes são isoladas, tanto aeróbicas como anaeróbicas, sendo as mais comuns *E.coli, Staphylococcus, Bacteroides spp.*, estreptococos anaeróbicos, *Klebsiella, Enterobacter.*

Diagnóstico

Os sintomas mais encontrados são a febre, calafrios, certo grau de fadiga e, não muito frequente, dor abdominal localizada. Esta, quando presente, assim como o relato de cirurgias recentes e traumas, ou estados infecciosos anteriores, pode auxiliar.

O exame físico é bastante relativo, quer pela pobreza de resultados quer pela difícil interpretação em um paciente recém operado. Em apenas um terço dos pacientes a hipersensibilidade localizada está presente e em somente 10% palpa-se massa representativa do acúmulo de pus.

Os testes laboratoriais não são específicos, como também não são muito úteis as radiografias simples.

A tomografia computadorizada e a ultrassonografia têm papel fundamental no diagnóstico, tendo sempre em mente os benefícios e limitações de cada método.

Tratamento

O objetivo principal no tratamento dos abcessos abdominais é a drenagem do material purulento contido e isto pode ser feito através de incisões cirúrgicas ou de punções transparietais guiadas pela tomografia ou ultrassonografia, sendo estas últimas as preferidas atualmente. A escolha do método vai depender de circunstâncias topográficas, profissionais habilitados e a disponibilidade de equipamentos. A presença de fístulas, abcessos múltiplos ou septados podem indicar a cirurgia. O material drenado deve ser adequadamente manipulado no encaminhamento para culturas aeróbicas e anaeróbicas, pois muitas vezes, quando isto não acontece, podemos ter como resultado o não crescimento de germes.

O tratamento antibiótico é um coadjuvante importante para prevenir bacteremias e tratar celulites circundantes que não são drenadas, e deve ser iniciado junto com o procedimento de drenagem, obedecendo os mesmos critérios da peritonite.

APENDICITE

Sem dúvida continua sendo a urgência cirúrgica abdominal mais frequente e que aparece nas primeiras três décadas da vida de um indivíduo.

Trata-se de uma inflamação aguda do apêndice cecal, quase sempre irreversível, culminando em sua necrose.

Etiopatogenia

Várias são as teorias para explicar o aparecimento de uma apendicite e, entre elas, as mais aceitas são a obstrução da luz apendicular devido a fecalitos,ipertrofia dos folículos linfáticos, corpos estranhos e ulcerações da mucosa. Todos esses fatores levariam a uma predisposição da parede apendicular ser invadida por bactérias intraluminares.

As culturas realizadas em casos de apendicite são positivas para múltiplas espécies de bactérias tais como *Bacteroides, E.coli, Klebsiella, Enterobacter, Proteus, Pseudomonas spp.*, enterococos e estreptococos anaeróbicos. Essa flora é similar à do intestino grosso.

Diagnóstico

O diagnóstico da apendicite aguda é predominantemente clínico e se baseia na história de dor abdominal que se inicia na região epigástrica ou periumbilical, localizando-se, finalmente, em fossa ilíaca direita. Náuseas, vômitos, febre, inapetência podem estar presentes.

O exame físico revela dor e resistência à palpação localizada em fossa ilíaca direita, com descompressão brusca dolorosa nesse local.

Os glóbulos brancos geralmente aparecem aumentados na contagem e com desvio à esquerda.

Este é o quadro típico de um portador de apendicite aguda, porém esta pode se apresentar com características diversas, o que não é raro, principalmente, em indivíduos de maior faixa etária, imunodeprimidos e até mesmo em estágios avançados da doença.

Nessas circunstâncias, podemos nos valer dos exames de imagens, ou seja, a tomografia computadorizada e a ultrassonografia, sendo que as informações desta última dependem muito do profissional que a realiza. A videolaparoscopia não só faz o diagnóstico como, ao mesmo tempo, pode solucionar o problema através da apendicectomia.

Diagnóstico diferencial

Doença inflamatória pélvica, linfadenite, mesentérica, enterites, divertculite de Meckel, colecistites e infecções do trato urinário formam o grupo de enfermidades que podem simular uma apendicite.

Tratamento

A retirada precoce do apêndice é o tratamento preconizado na apendicite aguda, havendo discussão somente quanto ao método a ser utilizado, ou seja, a cirurgia clássica ou através da videolaparoscopia. Nessa fase, a terapia com antibióticos pode ser usada de forma preventiva, como se faz em cirurgias eletivas. Porém, quando a doença evolui para perfuração, peritonite ou abcesso, o procedimento cirúrgico é complementado seguindo as regras já descritas de antibioticoterapia.

COLECISTITE AGUDA

A inflamação aguda da vesícula biliar na maioria das vezes é uma complicação da colecistite calculosa, podendo ser a primeira manifestação dessa patologia até então desconhecida pelo paciente. Ela pode também se manifestar em vesículas sem cálculos, o que dificulta o diagnóstico, como veremos mais adiante.

Etiopatogenia

A teoria da obstrução do cístico por um cálculo dando origem ao processo inflamatório agudo parece ser a mais aceita. Desse evento, várias alterações de mucosa, circulatórias e bioquímicas, manteriam a continuidade da inflamação, propiciando, então, a infecção. Todos esses fatores, somados ou isoladamente, levariam à isquemia, necrose, ulceração, gangrena e perfuração do órgão.

A flora entérica aeróbica predomina nas culturas (*E. coli, Klebsiella spp., S. fecallis, Proteus spp., Enterobacter*), porém anaeróbicos como *Bacteroides frafilis* e *C. perfrigens* podem estar presentes.

A colecistite acalculosa, de pequena incidência, parece estar relacionada com pacientes debilitados, imunodeprimidos, portadores de ateropatias cardiovasculares ou em jejum prolongado.

Diagnóstico

Os sintomas predominantes são a dor em hipocôndrio direito, náuseas e vômitos. Febre, dor irradiada para o ombro e relatos de cólicas biliares anteriores podem estar presentes.

O exame físico do abdomen revela resistência à palpação localizada em hipocôndrio direito, com interrupção da inspiração profunda (sinal de Murphy). Algumas vezes, palpa-se "massa" nessa região, o que pode significar bloqueios de estruturas intra-abdominais ou a presença de empiema.

A icterícia pode estar presente e sugere cálculos ou compressão extrínseca da via biliar principal (síndrome de Mirizzi), colangite associada.

Os testes laboratoriais não são específicos, porém têm sua importância no diagnóstico diferencial e na detecção de alterações em outros órgãos. Provas de função hepática costumam estar alteradas e a contagem dos glóbulos brancos nem sempre está alta.

A ultrassonografia e a tomografia computadorizada costumam definir o diagnóstico mostrando a parede espessada da vesícula com cálculos no seu interior, porém, em algumas situações, são inconclusivas. Outros testes de imagem podem ser úteis e definitivos como a cintilografia das vias biliares com derivados do ácido iminodiacético ou colangiografia por ressonância nuclear magnética.

Diagnóstico diferencial

Úlcera péptica perfurada, pancreatite, apendicite aguda, pielonefrite podem ser confundidas com colecistite aguda.

Tratamento

O tratamento da colecistite aguda vem evoluindo nos últimos trinta anos de maneira sensível, pois, se antes ele era inicialmente clínico, hoje se aproxima muito daquele da apendicite aguda. A colecistectomia com exploração das vias biliares realizada após definir o diagnóstico é atualmente a conduta mais aceita, inclusive pelo método videolaparoscópico.

DIVERTICULITE AGUDA

A diverticulite aguda é considerada uma complicação comum nos portadores da chamada doença diverticular do cólon que se localiza preferencialmente no sigmoide. Trata-se de processo infeccioso de um ou mais divertículos preexistentes.

Etiopatogenia

Devido a dificuldade de esvaziamento de seu conteúdo por razões anatômicas (a ausência de musculatura) ou mecânicas (colo estreito, fecalitos), há o aparecimento de um meio propício à proliferação de germes, resultando daí o processo inflamatório que em geral leva a uma microperfuração do fundo do divertículo seguida de "peridiverticulite reacional".

Não raro, há uma cura espontânea, resultando daí fibroses e granulomas juntos ao divertículo.

Outras vezes, a inflamação evolui para hemorragia (enterorragia) ou perfurações maiores, levando à formação de abcessos ou peritonite.

A flora existente nos processos de resolução expontânea é desconhecida, porém deve estar relacionada com os micro-organismos encontrados no cólon; aeróbicos e anaeróbicos são comuns em líquidos drenados da cavidade abdominal.

Diagnóstico

A diverticulite aguda já foi chamada "apendicite da fossa ilíaca esquerda" devido a similaridade dos sintomas e sinais. O conhecimento da existência prévia de doença diverticular e/ou relato de sintomatologia semelhante no passado favorecem o diagnóstico, porém, às vezes, são fatores de agravamento devido à demora em procurar um serviço médico.

A forma hemorrágica, menos frequente, apresenta-se como enterorragia, que apesar de atemorizar os pacientes, raramente diminui o número de glóbulos vermelhos a ponto de levar à reposição por transfusão.

O exame físico revela dor e resistência à palpação da fossa ilíaca esquerda, descompressão dolorosa e "massa" palpável nesse nível, que pode significar formação de abcessos.

A velocidade de hemossedimentação e a contagem de glóbulos brancos estão elevadas com aumento de bastões.

A tomografia computadorizada é indispensável para se fazer o diagnóstico de diverticulite aguda, pois nos revela as alterações dos tecidos peri-diverticulares, a formação de micro ou macroabcessos ou perfurações na cavidade peritonial.

A ultrassonografia pode também nos dar bons subsídios, porém a costumeira localização dos divertículos pode dificultar o exame decorrente da presença de gases intestinais.

Vale a pena alertar que exames como colonoscopia e retosigmoidoscopia devem ser evitados nessa fase.

Diagnóstico diferencial

Infecções do trato urinário, doença inflamatória pélvica, isquemias mesentéricas, endometrioses, tumores, retocolite ulcerativa, doença de Crohn são patologias que podem ter sintomas semelhantes.

Cabe ressaltar que em pacientes imunodeprimidos as infecções do tubo digestivo causadas pelo bacilo da tuberculose e citomegalovírus representam causas importantes de perfurações e estas se expressam com quadro clínico similar ao da diverticulite aguda.

Tratamento

Como vimos anteriormente, a cura espontânea da diverticulite existe e, portanto, um tratamento efetivo deve levar em conta o estado evolutivo da doença.

Inicialmente, uma dieta líquida sem resíduos, antiespasmódicos e antibióticos de largo espectro podem ser as medidas suficientes.

Os casos mais severos devem ser encarados como idênticos às peritonites e, portanto, tratados como tal.

A cirurgia está indicada no tratamento de perfurações em peritônio livre, fístulas, abcessos e hemorragias incontroláveis clinicamente.

Diverticulites repetidas podem afetar a parede do cólon de tal forma que esta perde suas funções e características normais levando a uma diverticulite psedotumoral, cuja solução é a ressecção programada do segmento comprometido.

ABCESSO HEPÁTICO

Único ou múltiplos, os abcessos piogênicos do fígado são reconhecidos desde meados do século XIX e, na maioria das vezes, estão relacionados a processos infecciosos intra-abdominais. Quando únicos, alojam-se predominantemente no lobo hepático direito e, quando múltiplos, normalmente são pequenos e disseminados. De qualquer forma, é uma patologia grave e deve ser vista com bastante cuidado.

Etiopatogenia

Aceita-se que em mais da metade dos casos os micro-organismos alcançariam o parênquima hepático através dos ductos biliares ou pelo sistema porta. A via arterial também é reconhecida e estaria relacionada com infecções sistêmicas ou bacteremias. Traumas, tumores, cistos preexistentes e organismos debilitados podem favorecer o aparecimento de abcessos em uma proporção bem menor.

Apesar das técnicas atuais de investigação, cerca de 30% dos casos não têm causas comprovadas.

A flora predominante é a entérica, sendo liderada pela *E. coli* em 30% das amostras. Estreptococos gram-positivos e *S. aureus* têm importância significativa entre os germes isolados. As culturas negativas vêm sendo cada vez menores devido aos cuidados e técnicas de manipulação, e resultados positivos para anaeróbicos são frequentes, principalmente *Fusobacterium* e *Bacteroides spp.*.

Diagnóstico

As queixas mais frequentes relatadas pelos portadores de abcessos hepáticos são inespecíficas, variadas e podem estar relacionadas à causa que os originou. Entre elas, destacamos indisposição, febre, calafrios, anorexia, perda de peso, dor localizada em hipocôndrio direito, náuseas e vômitos. Às vezes, a febre persistente é o único sintoma encontrado.

Não menos específico, o exame físico pode somente nos mostrar palidez, hepatomegalia dolorosa, queda do estado geral e icterícia.

Dentre os testes laboratoriais alterados, destacamos a leucocitose, bilirrubinemia, aumento da fosfatase alcalina, queda dos glóbulos vermelhos e da albumina.

As hemoculturas podem ser positivas e auxiliar na antibioticoterapia.

Tomografia computadorizada e ultrassonografia têm mais uma vez papel importante no diagnóstico, inclusive como meios de orientação para uma aspiração transparietal. Cabe lembrar que radiografias simples de tórax e abdomen podem nos orientar no diagnóstico e as cintilografias hepáticas também localizam a patologia.

Diagnóstico diferencial

Colangites, abcessos subfrênicos e amebianos são patologias que entram no diagnóstico diferencial.

Tratamento

Drenagem e antibioticoterapia se constituem na conduta ideal para se tratar abcessos hepáticos. Uma associação de antibióticos visando atacar gram-positivos e negativos bem como anaeróbicos é recomendada até a identificação definitiva dos agentes responsáveis, durando o tratamento um período de tempo prolongado com o objetivo de erradicar a infecção que circunda a lesão e possíveis focos não detectáveis.

Quando há múltiplos abcessos, como já foi dito, eles costumam ser de pequeno porte e disseminados, o que praticamente inviabiliza a drenagem, cabendo aos antibióticos a responsabilidade do tratamento.

Diferentes técnicas são utilizadas na drenagem dos abcessos e todas devem ter o cuidado de evitar a contaminação da cavidade peritonial. Ultimamente, tem se dado preferência às transparietais guiadas por US ou CT deixando as cirúrgicas para casos com peritonite disseminada, infecções abdominais residuais ou impossibilidades técnicas.

ABCESSO PANCREÁTICO

O abcesso pancreático pode ser considerado como uma complicação que surge nas primeiras três semanas de evolução de uma pancreatite aguda, não importando a causa que originou esta última. Algumas considerações sobre a pancreatite devem ser ressaltadas:

É um processo inflamatório estéril consequente a uma autodigestão do pâncreas.

Trata-se de patologia potencialmente grave relacionada com doenças biliares, alcoolismo e trauma.

O tratamento deve ser cauteloso mesmo após a exclusão das causas e pode durar um longo tempo.

Etiopatogenia

O exato mecanismo do aparecimento desse processo inflamatório piogênico não é conhecido, portanto, várias vias de contaminação foram aventadas como a hematogênica, biliar, linfática e até mesmo através das paredes do cólon.

A flora bacteriana é constituída de *E. coli., Enterobacter, S. aureus, Proteus spp.*, enterococos, *P. aeruginosa, Streptococcus spp.*, podendo ser encontradas várias espécies no mesmo abcesso.

Diagnóstico

Na realidade, o abcesso deve ser surpreendido no curso de uma pancreatite aguda, principalmente quando a dor, íleo paralítico, comprometimento do estado geral e aumento dos leucócitos persistem, aparentando o reaparecimento dos sintomas iniciais.

Controles periódicos feitos por tomografia computadorizada mostram o aparecimento de coleções peripancreáticas. Um exame de grande valor é a ultrassonografia endoscópica (ecoendoscopia), que além de confirmar a presença de coleções propicia meios de punções e drenagens.

Tratamento

O tratamento é a drenagem cirúrgica combinada com antibióticos que combatam a flora descrita.

ABCESSO ESPLÊNICO

Patologia bastante rara, principalmente após a era dos antibióticos, e se desenvolve após o implante "metastático" de micro-organismos no baço de um paciente com bacteremia, vítima de traumas ou imunodeprimido.

Seu quadro clínico e diagnóstico se assemelham muito aos do abcesso hepático.

A esplenectomia é o tratamento preconizado.

ABCESSOS RETROPERITONIAIS

São abcessos relacionados à evolução de pielonefrites, teomielites da coluna, miosites da parede posterior do abdomen, linfadenites e até mesmo de apendicites e diverticulites. Abcessos primários são raros

Sua sintomatologia é pequena e podem estar presentes dores abdominais e nos flancos, febre. Palpação dolorosa e massa abdominal são sinais que podem estar presentes.

O tratamento é a drenagem e antibióticos determinados após a cultura do material drenado.

REFERÊNCIAS BIBLIOGRÁFICAS

Agresta F, De Simone P, Bedin N.; Laparoscopic appen-dectomy State of the art; Chir Ital Mar-Apr 2000; 54(2): 161-4.

Ammaturo C, Capuano N, Miele F, Alderisio M, Ciamillo A, Pastore S, Rossi R, D'Eliso E, Bassi M, Ingrosso M, Iavazzo E, Iervolino E; Splenic abscesses: 6 cases in 15 years; Chir Ital Jul-Aug 2002; 54(4): 517-25.

Ballow CH, Wels PB, Welage LS, Walczak P, Williams Js, Schentag JJ. A double-blind, randomized comparison of aztreonam plus clindamycin with tobramycin plus clinda-mycin in abdominal infections. Am J Ther 1995; Jun 2(6): 373-377.

Boulos PB. Complicated diverticulosis; Best Pract Res Clin Gatroenterol Aug 2002; 16(4): 649-62.

Brugge WR. Role of endoscopic ultrasound in the diagnosis of cystic lesion the pancreas; Pancreatology 2001; 1(6): 637-40.

Cinat Me, Wilson SE, Din AM. Determinants for successful percutaneous image-guided drainage of intra-abdominal abscess. Arch Surg Jul 2002; 137(7): 845-9.

Colizza S, Rossi S. Antibiotic prophylaxis and treatment of surgical abdominal sepsis. J Chemother 2001; Nov 13 Spec No 1(1): 193-201.

Cueto Garcia J, Ribe Bello J, Giorgiana LA, Cervantes Llaca C. Morbidity and mortality of appendicitis. Rev Gastroenterol Mex 1977; Sep-Dec 42(3): 126-38.

Diaz-Buxo JA, Crawford TL. Peritonitis in continuous cycling peritoneal dialysis. Adv Perit Dial 2002; 18: 161-4.

Dull JS, Topa L, Balgha V, Pap A. Non-surgical treatment of biliary liver abscesses: efficacy of endoscopic drainage and local antibiotic lavage with nasobilia catheter. Gastrointest Endose 2000; Jan 51(1): 55-9.

Georgi M, Rabe J, Jungius KP. Abdominal infect. – what does radiologic diagnosis contribute?Required and superfluous tests. Langenbecks Arch Chir Suppl Kongressbd 1977; 114: 947-52.

Giessling U, Petersen S, Freitag M, Kleine-Kraneburg H, Ludwing K. Surgical management of severe peritonitis. Zentralbl Chir 2002; Jul 127(7): 594-7.

Goldstein EJ. Intra-abdominal anaerobic infections: bacterio-logy and therapeutic potential of newer antimicrobial carbapenem, fluoroquinolone, and desfluoroquinolone therapeutic agents. Clin Infect Dis 2002; Sep 1, 35(Suppl 1): S106-11.

Jimenez E, Tiberio G, Sanchez J, Jimenez FJ, Jimenez G. Pyogenic hepatic abscesses: 16 years experience in its diagnostic and treatment. Enferm Infecc Microbiol Clin Aug 1998; Sep 16(7): 307-11.

Kaminsky P, Deibener J, Lesesve JF, Humbert JC. Changes in hemogram parameters in infections. Rev Med Interne 2002; Feb 23(2): 132-6.

Koch A, Marusch F, Schmidt U, Gastinger I, Lippert H; Appendicitis in the last decade of the 20th century – Analysis of two prospective multicenter clinical observational studies. Zentralbl Chir 2002; Apr 127(4): 290-6.

Melissas J, Romanos J, de Bree E, Schoretsanitis G, Askoxy-lakis J, Tsiftsis DD. Primary psoas abcess. Report of three cases. Acta Chir Belg 2002; Apr 102(2): 114-7.

Parolini I, Blanc P, Larrey D. Bacterial perihepatitis. Rev Prat 2001; Dec 1,51(19): 2081-5.

Podnos YD, Jimenez JC, Wilson SE. Intra-abdominal sepsis in elderly persons. Clin Infect Dis 2002; Jul 1, 35(1): 62-8.

Puylaert JB. Ultrasound of acute GI tract conditions. Eur Radiol 2001; 11(10): 1867-77.

Schein M. Surgical management of intra-abdominal infection: is there any evidence?. Langenbecks Arch Surg Apr 2002; 387(1):1-7.

Sinha R, Sharma N. Acute cholecystitis and laparoscopic cholecystectomy. JSLS 2002; Jan-Mar 6(1): 65-8.

Teichmann W, Mansfeld T. Surgical therapy of abdominal infection – reliable strategies. Kongressbd Dtsch Ges Chir Kongr 2001; 118: 732-7.

Vilaichone RK, Mahachai V, Kullavanijaya P, Nunthapisud P. Spontaneous bacterial peritonitis caused by Streptococcus bovis: case series and review of the literature. Am J Gastroen--terol 2002; Jun 97(6): 1476-9.

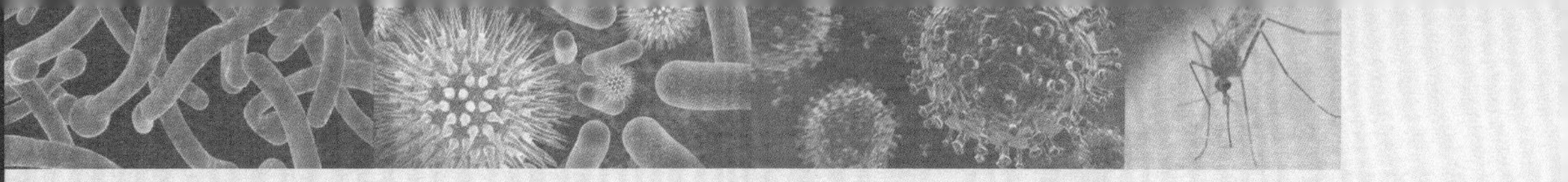

49 Manifestações Bucais das Doenças Infecciosas

Carlos Henrique Bevilaqua ▪ Maria Esperança Mello Sayago ▪
Pedro Luiz Martins Pinto ▪ Sergio Luis Funari

INTRODUÇÃO

O presente capítulo tem como finalidade citar as lesões das doenças infecciosas que mais frequentemente possam surgir na boca e com as quais o Cirurgião Dentista pode se deparar devido à sua área de trabalho. Diversas afecções afetam a cavidade oral e, entre elas, as doenças infecciosas sistêmicas e as restritas à boca. Estão sinteticamente descritas neste capítulo as lesões das infecções sistêmicas com mais frequência na cavidade oral e as infecções odontogênicas com suas possíveis complicações.

CÁRIE

A cárie é definida como doença infecciosa de transmissão vertical e horizontal, que afeta os tecidos mineralizados dos dentes, decorrente de um desequilíbrio ecológico em um dado sítio dental. Estão aqui resumidamente descritas, pois uma é consequencia da outra. Tem como agentes etiológicos principais o *Streptococcus mutans*, o *Actinomyces viscous*, o *Actinomyces naeslundi* e o *Lactobacillus sp.* É uma doença trifatorial, isto é, com três variáveis: hospedeiro susceptível *versus* dieta cariogênica *versus* bactéria cariogênica presente. Para que uma bactéria tenha tal propriedade, não basta produzir substratos ácidos. Deve também ter capacidade de aderir à superfície dental, produzir o polissacarídeo extracelular e ser acidófila. Já o hospedeiro, tendo uma dieta excessivamente rica em carboidratos, principalmente sacarose, ou tendo saliva com "capacidade tampão" limitada e em quantidade inadequada, associado a uma higiene deficiente, contribui também para a instalação da doença (Figura 49.1).

Características clínicas

A adesão das bactérias ao dente dá-se pela diferença de potencial elétrico, e a adesão entre elas é feita pelas adesinas presentes em suas fímbrias, formando assim o biofilme. Os dentes estão sempre em um processo dinâmico de desmineralização e de remineralização dependentes do pH do biofilme nos diversos períodos do dia. Um espessamento do biofilme isola esse ecossistema, impedindo a ação do sistema tampão da saliva, o que torna o pH baixo e favorece as bactérias acidogênicas e a desmineralização das estruturas calcificadas. As lesões iniciais apresentam-se como manchas esbranquiçadas em esmalte, as quais quando secas com jato de ar têm aspecto de giz.

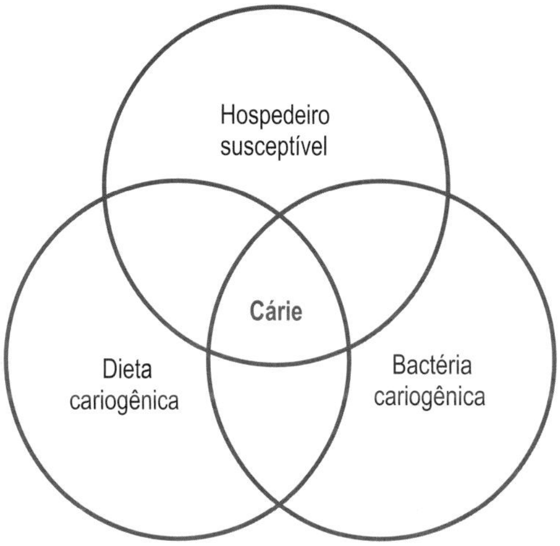

Figura 49.1 Fatores de cárie.

Quando atinge a dentina, a lesão de cárie invade os túbulos dentinários em direção pulpar e também se expande lateralmente, por meio da junção amelodentinária, subcavando o esmalte. A lesão toma um aspecto cônico, com o vértice dirigido para a câmara pulpar e a base para a junção amelodentinária.

Os odontoblastos situam-se na periferia da polpa e possuem prolongamentos que avançam nos túbulos dentinários (processo de Tomes) junto com terminações nervosas livres. Subjacentemente existe uma massa de tecido conjuntivo altamente vascularizada, protegida e sediada no interior da cavidade do dente, a qual exerce funções de formação, nutrição, defesa e sensorial. A evolução da cárie através da dentina causa um estímulo irritativo na polpa, promovendo uma resposta que, dependendo da intensidade do estímulo, varia de deposição de dentina (chamada dentina reacional) até modificações de natureza inflamatória, causando pulpite que culmina com necrose pulpar, criando um meio propício para a proliferação bacteriana.

A cárie aguda segue um curso clínico de desenvolvimento rápido, resultando em comprometimento mais precoce da polpa, sendo o tipo de cárie mais comum em pacientes jovens, uma vez que os canalículos dentinários possuem maior diâmetro, tornando a dentina mais permeável aos ácidos cariosos e provocando sintomatologia dolorosa. Apresenta-se como uma cavidade de onde se remove material pastoso ou em lascas de coloração acastanhada e odor fétido.

A cárie crônica pode ser indolor, apresentando uma evolução lenta que permite a formação de uma dentina de menor permeabilidade, devido à esclerose dos canalículos dentinários pela reação dos odontoblastos, os quais secretarão matriz orgânica e inorgânica no intuito de proteger a polpa. É uma cavidade com coloração castanho-escura tendendo ao marrom, com material mais firme devido à secreção de matriz calcificada pelos odontoblastos.

Diagnóstico

O diagnóstico é feito clinicamente ao se constatar manchas brancas em esmalte que se mostram opacas depois de jateadas com ar e ao observar as cavitações. As lesões podem ser identificadas radiograficamente, porém deve haver perda de substância mineral suficiente para exibir radiolucidez.

Tratamento

O essencial é realizar a prevenção, que consiste em higiene bucal com escovas (convencional, interdental e bitufo), fios e fitas dentais, aplicação profissional de flúor quando necessário e, caso não haja água fluoretada disponível, ingestão de flúor com orientação profissional (Figura 49.2).

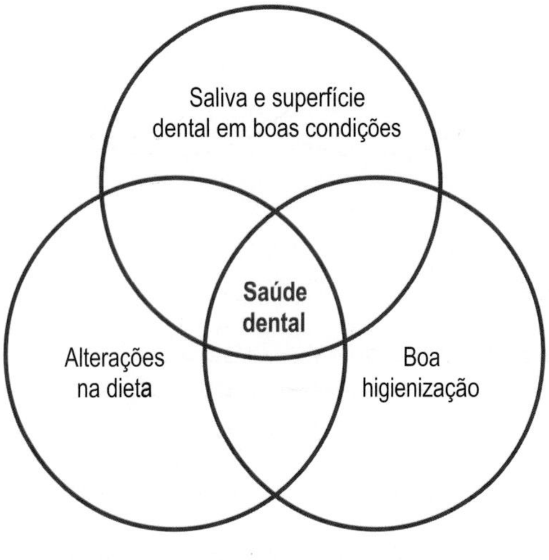

Figura 49.2 Condições para o estado de saúde.

Deve-se remover a cárie com instrumentos cortantes manuais ou rotatórios, e posteriormente restaurar o elemento com restaurações diretas (amálgama de prata, resina composta ou cimentos com finalidade restauradora) e indiretas (peças protéticas metálicas, cerâmicas ou resinosas) com o objetivo de restabelecer as funções mastigatórias, estéticas e de fonação. Caso haja grande destruição que impossibilite o tratamento, deve-se proceder à exodontia (extração do elemento).

PATOLOGIAS PULPARES E PERIAPICAIS

As principais alterações que acometem a polpa e os tecidos periapicais são de natureza inflamatória e de etiologia infecciosa, e a intensidade da resposta inflamatória varia conforme o tipo de agressão e sua magnitude.

Patologias pulpares

Pulpite reversível

Apresenta-se como uma leve alteração inflamatória pulpar, em que a reparação tecidual ocorre uma vez que o agente desencadeador do processo é removido. Normalmente é assintomática, contudo pode causar dor aguda, rápida, localizada e fugaz, em resposta a estímulos que não evocam dor.

O tratamento consiste basicamente na remoção dos irritantes, cárie ou restauração defeituosa e no selamento da dentina exposta.

Pulpite irreversível

É uma condição clínica que indica a presença de inflamação pulpar severa que não regride com a remoção da causa. Os danos pulpares ocorrem por contato direto com microorganismos da cárie, remoção extensa de dentina durante o processo restaurador ou ainda pela falta de suprimento sanguíneo devido a um trauma ou movimentação ortodôntica. A polpa é incapaz de regenerar-se e progride, lenta ou rapidamente, para a necrose.

Na grande maioria apresenta-se de forma assintomática porque a inflamação pulpar geralmente torna-se crônica, como resultado da exposição pulpar que permite a drenagem do exsudato inflamatório. Quando presente, a dor associada a uma inflamação aguda em estágio intermediário pode ser provocada, localizada, e persistir por longo período de tempo. O uso de analgésicos pode não ser eficaz no alívio da sintomatologia. Em casos mais avançados de inflamação pulpar aguda a dor pode ser pulsátil, excruciante, lancinante, contínua e espontânea, sendo os analgésicos ineficazes. O tratamento consiste na terapia endodôntica clínica.

Necrose pulpar

É geralmente assintomática, mas o paciente pode relatar um episódio prévio de dor. Entretanto, pela presença de diversos graus de resposta inflamatória, variando desde a pulpite reversível até a necrose, os dentes com canais múltiplos podem apresentar resposta variável durante os testes de estimulação.

Os efeitos da necrose pulpar raramente estão restritos ao interior dos canais, havendo disseminação da reação inflamatória para os tecidos periapicais, e nesses casos existe sensibilidade aos testes de palpação e percussão.

O tratamento consiste na terapia endodôntica clínica.

INFECÇÕES ENDODÔNTICAS

Sob condições normais, a polpa dental e a dentina são estéreis e estão isoladas dos microorganismos orais pela dentina, que por sua vez é recoberta pelo esmalte e pelo cemento, podendo haver ou não solução de continuidade entre esses últimos dois tecidos. Quando essa integridade das camadas protetoras é rompida como consequência de cáries, fraturas e fissuras, procedimentos restauradores, procedimentos periodontais, atrição, abrasão ou quando naturalmente ausente em decorrência de espaços na junção amelocementária, o complexo dentino pulpar fica exposto ao meio bucal e suscetível a infecção pela flora microbiana da cavidade oral.

O objetivo final do tratamento endodôntico é erradicar a infecção instalada ou evitar que os microorganismos infectem ou reinfectem o sistema de canais radiculares e os tecidos periapicais.

Tipos de infecções endodônticas

As infecções endodônticas podem ser classificadas de acordo com a localização anatômica em intrarradicular ou extrarradicular, tendo em vista que as infecções intrarradiculares podem ser subdivididas em primárias e secundárias. A composição da microbiota pode variar dependendo do tipo de infecção e das diferentes formas de periodontite apical.

Infecções primárias

Os micro-organismos inicialmente invadem e colonizam o tecido pulpar causando inflamação e posterior necrose, ou podem ainda se instalar diretamente em polpas necróticas aproveitando a condições ambientais do canal.

A flora microbiana mais comum constitui as bactérias gram-negativas dos gêneros: *Dialister, Treponema, Porphyromonas, Prevotella e Tannerella.*Bactérias gram-positivas, entretanto, também têm sido detectadas com alto índice de prevalência, tais como: *Pseudoramibacter, Filifactor, Peptostreptococcus, Streptococcus, Actinomyces, Olsenella e Propionibacterium.* Dados de estudo de biologia molecular indicam que diversos filotipos pertencentes aos gêneros *Synergistes, Dialister, Eubacterium e Megasphaera* podem estar presentes. Podem também participar das infecções endodônticas primárias fungos e herpes vírus, relacionados à presença de sintomatologia dolorosa.

Infecções secundárias

Os micro-organismos presentes nessa infecção são sobreviventes dos procedimentos do tratamento endodôntico, por já estarem presentes no canal antes da obturação ou por infectá-lo posteriormente em decorrência de infiltração coronária. Nesse caso a microbiota é mais restrita do que nas infecções primárias, tendo como prevalência a presença de *Enterococcus faecalis* e *Cândida albicans.*

Infecções extrarradiculares

A periodontite apical é frequentemente relacionada a infecções intrarradiculares e, na maioria das vezes, é solucionada pelo tratamento ou retratamento endodôntico. No entanto, em algumas circunstâncias os microorganismos podem superar as barreiras de defesa e se alojar nos tecidos periapicais, quer seja por aderência à superfície radicular apical externa sob a forma de biofilme, quer sob a forma de colônias actinomicóticas coesivas no corpo da lesão inflamatória. A actinomicose apical é causada por espécies de *Actinomyces e P. propionicum,* estando também presentes em alguns casos o citomegalovírus humano e o vírus Epsten-Barr. Nesses casos o tratamento de escolha é a cirurgia endodôntica.

PATOLOGIAS PERIAPICAIS

Estabelecida a infecção pulpar, o egresso de bactérias e seus produtos para os tecidos periapicais induzem alterações patológicas nesses tecidos. A intensidade da agressão bacteriana depende do número de bactérias patogênicas e do seu grau de virulência, fatores que, dependendo da resistência do hospedeiro, podem estimular o desenvolvimento de uma resposta inflamatória aguda ou crônica.

Periodontite apical aguda

É caracterizada por uma resposta inflamatória aguda no ligamento periodontal e causada por irritantes, como mediadores inflamatórios da pulpite irreversível ou por liberação de toxinas bacterianas oriundas de polpas necrosadas, ou ainda substâncias químicas utilizadas no canal radicular, restaurações em contato oclusal prematuro, sobreinstrumentação do canal ou extravasamento de materiais obturadores.

Apresentam clinicamente desconforto espontâneo de moderado a severo, bem como dor a percussão, mastigação e sensação de dente "crescido" pela ligeira extrusão dentária em função do edema no ligamento periodontal apical. Radiograficamente há um aumento do espaço do ligamento periodontal apical, uma vez que o processo é rápido e não houve tempo para ocorrer reabsorção óssea periapical. Quando se observa uma área de destruição óssea perirradicular, significa que está associada a um processo crônico preexistente, como um granuloma ou cisto.

O tratamento consiste na remoção do agente agressor por meio do tratamento endodôntico associado ao alívio da oclusão do dente em questão e na administração de analgésico/anti-inflamatório.

Periodontite apical crônica

É caracterizada por uma cronificação de uma periodontite apical aguda. Nesse caso temos a coleção purulenta exteriorizada por um trajeto fistuloso com abertura intra ou extraoral (Figura 49.3 A e B) ou ainda pelo sulco periodontal. A sintomatologia dolorosa está ausente e, radiograficamente, o ligamento periodontal encontra-se normal ou ligeiramente espessado. O tratamento consiste na instituição da terapia endodôntica clínica.

Granuloma e cisto

O granuloma é uma patologia dos tecidos perirradiculares oriunda da infecção do sistema de canais radiculares quando há necrose pulpar. Como resposta à agressão bacteriana, as células do ligamento produzem uma série de mediadores químicos que promovem a reabsorção óssea e a substituição por tecido granulomatoso.

O cisto periapical possui uma cavidade central preenchida por fluido eosinofílico revestido por epitélio escamoso estratificado, o qual é circundado por um tecido conjuntivo que contém todos os elementos encontrados no granuloma periapical. O epitélio é originado do remanescente da bainha epitelial de Hertwig, que consiste em restos epiteliais de Malassez que proliferam sob estímulos inflamatórios. A origem real do cisto periapical ainda não está totalmente esclarecida.

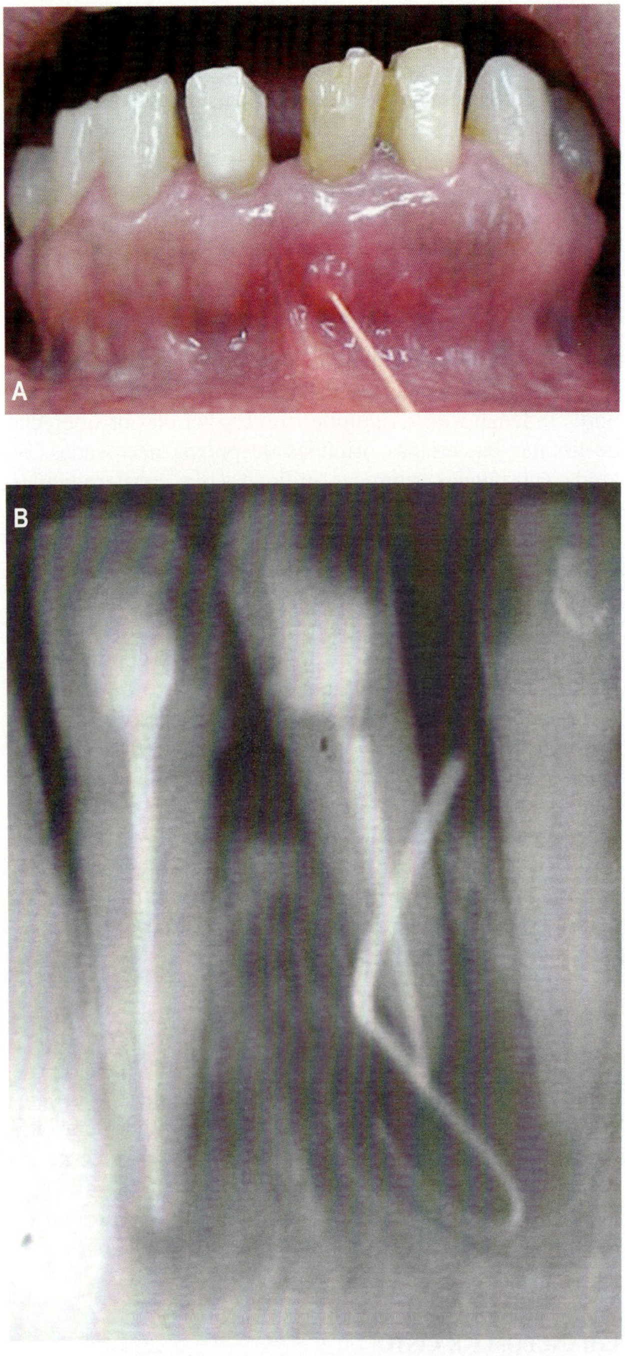

Figura 49.3 (A) Cone de gutapercha na fístula. (B) Mapeamento do trajeto fistuloso.

Normalmente, ambos são assintomáticos, e os achados radiográficos podem variar desde uma interrupção da lâmina dura até uma extensa destruição dos tecidos periapicais. O tratamento ou retratamento endodôntico resulta na resolução da patologia (Figura 49.4 A, B e C), no entanto, quando não se consegue a correta descontaminação de todo o sistema de canais radiculares em função de obstruções ou alterações anatômicas, pode ser necessária a realização da cirurgia endodôntica como complementação do tratamento (Figura 49.5 A, B, C, D e E).

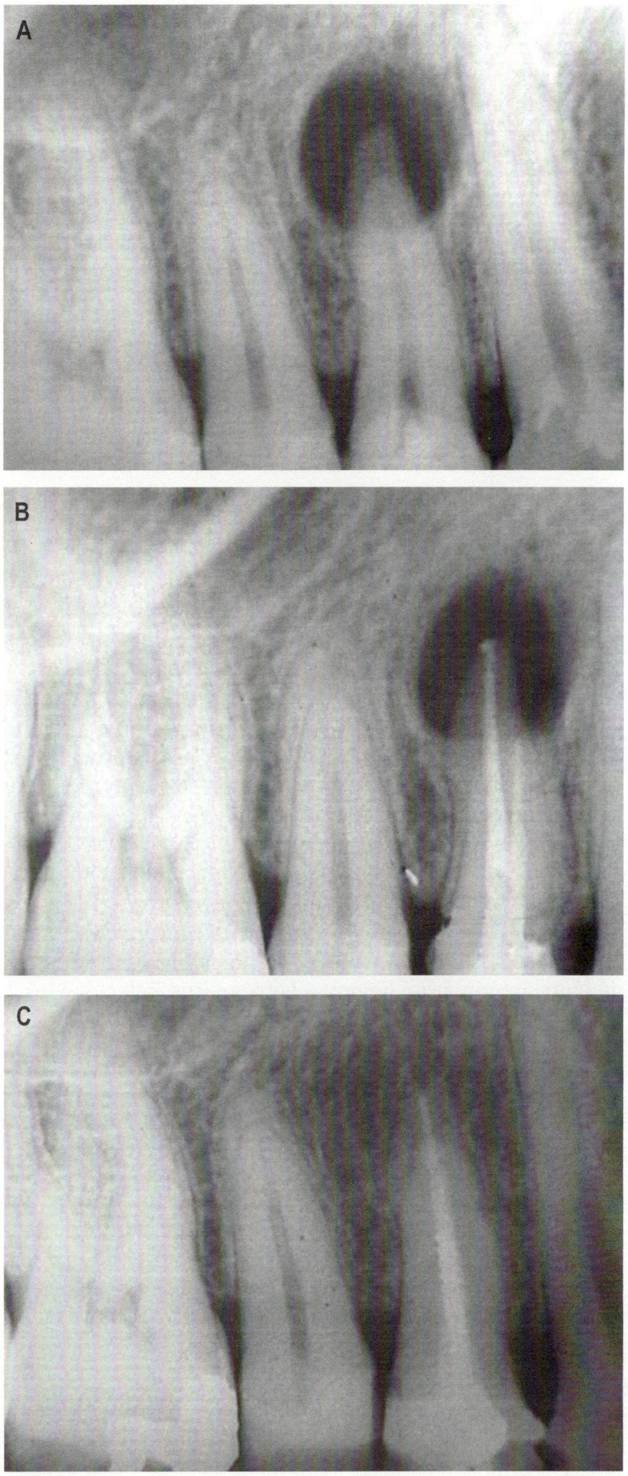

Figura 49.4 (A) Presença de lesão osteolítica em periápice. (B) Tratamento endodôntico realizado. (C) Remissão da lesão.

OSTEOMIELITES DE ORIGEM DENTÁRIA

As osteomielites de origem dentária derivam de processos agudos e crônicos nos espaços medulares e corticais dos ossos, originando-se de um foco infeccioso, geralmente bacteriano, ou por fraturas.

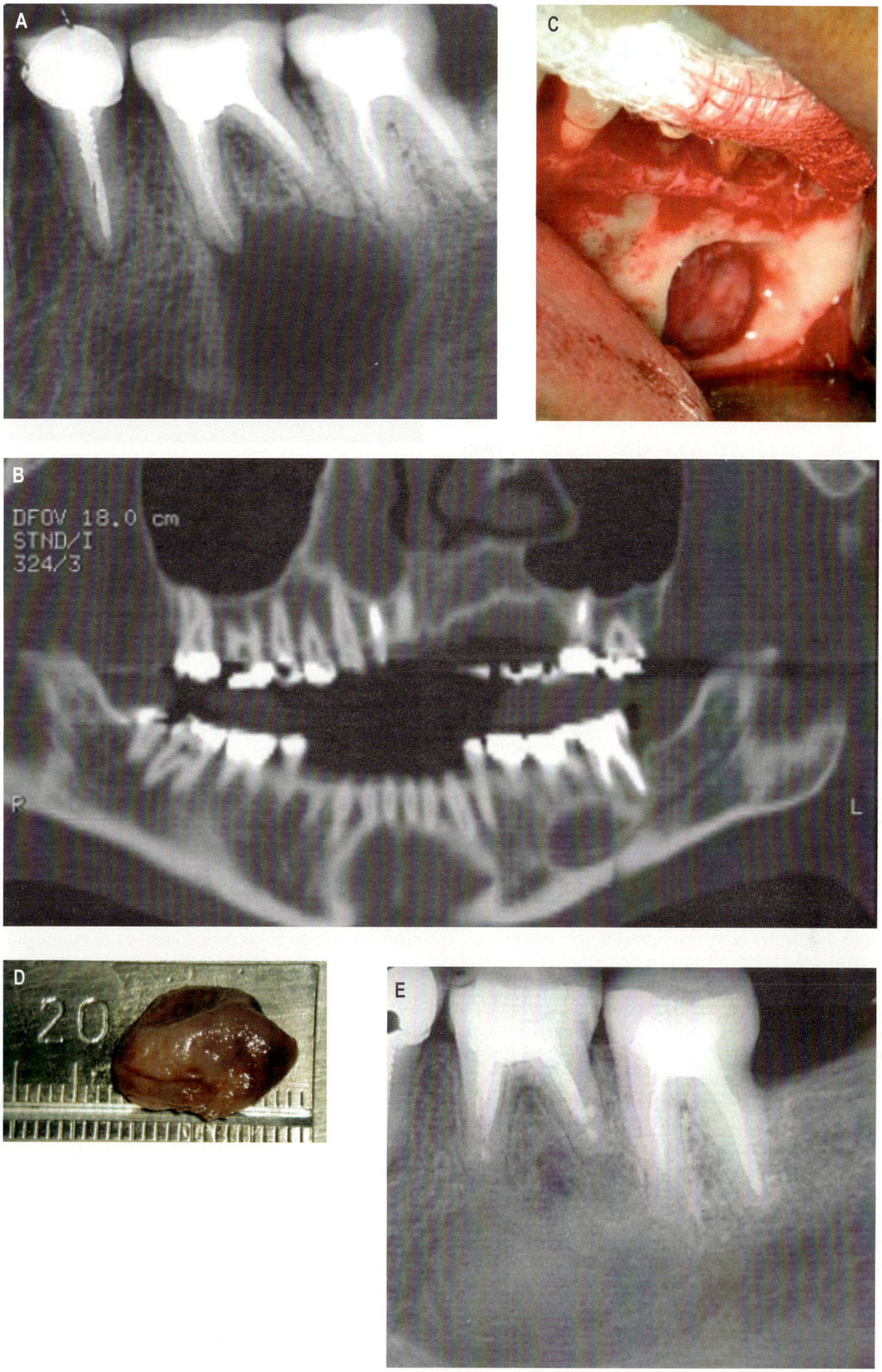

Figura 49.5 (A) Lesão osteolítica refratária em periápice de dente, primeiro molar inferior esquerdo, já tratado endodonticamente. (B) Imagem tomográfica demonstrando extensão da lesão. (C) Vista da loja óssea no intraoperatório. (D) Peça cirúrgica. (E) Reparação óssea da região envolvida.

Características clínicas e radiográficas

Pacientes com osteomielite aguda apresenta sinais clínicos típicos de processos agudos (febre, linfoadenopatia, algia intensa e edema da área afetada), comumente durando menos de um mês. Radiograficamente pode ser visualizada como uma radiolucência mal definida, um "esfumaçamento" da imagem, por vezes apresentando, no centro da área radiolúcida, a imagem de um sequestro ósseo. Ocasionalmente, pode haver drenagem e expulsão de fragmentos de osso necrótico e parestesia do lábio inferior, quando na mandíbula.

A osteomielite crônica é a evolução de uma osteomielite aguda na qual o sequestro permaneceu no local depois de debelada a infecção aguda, evoluindo para a cronificação. Os principais sinais clínicos são dor, aumento de volume, drenagem purulenta, formação e expulsão de sequestros ósseos, mobilidade dentária, perda de dentes e fraturas patológicas. Radiograficamente observa-se uma radiolucência mal definida que com frequência contém uma massa acentuadamente radiopaca. É possível que se encontre uma linha radiodensa contornando a área radiolúcida, oriunda da osteogênese reacional do osso (periostite ossificante).

Tratamento

Na osteomielite aguda, o tratamento é a curetagem cirúrgica complementada com antibioticoterapia. Em se tratando de osteomielite crônica, as doses e os períodos de cobertura antibiótica devem ser aumentados. Penicilina, clindamicina ou cefalexina são os antibióticos mais usados, podendo-se associá-los com metronidazol. Um consenso entre cirurgião-dentista e médico é sempre necessário ao se tratar pacientes imunodeprimidos, hepatopatas ou nefropatas, para que a solução seja a mais benéfica possível para o doente.

AFECÇÕES PERIODONTAIS

A doença periodontal é infectoinflamatória, de caráter crônico e origem bacteriana, a qual acomete os tecidos de suporte e sustentação dos dentes (gengiva, ligamento periodontal, cemento e osso alveolar). Tem início no tecido gengival e acarreta a perda dos tecidos de suporte dos dentes, sendo o biofilme bacteriano (placa bacteriana) o agente etiológico primário.

O biofilme bacteriano é definido como uma massa amorfa composta de proteínas salivares, resíduos alimentares e com presença de colônias bacterianas, sendo supragengival, subgengival ou periimplantar. A ação das bactérias presentes no biofilme aderido à superfície do dente agride a gengiva causando uma inflamação, e sua remoção é feita apenas por ação mecânica. Possui crescimento contínuo devido à adesão de novas bactérias e síntese de polímeros extracelulares bacterianos (Figura 49.6).

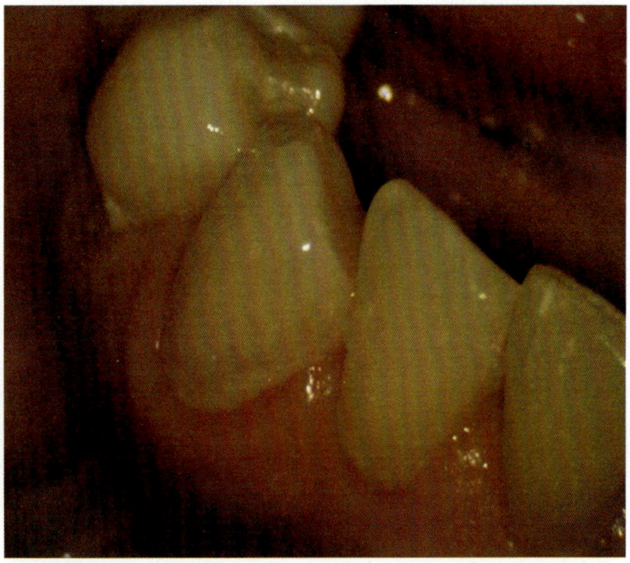

Figura 49.6 Acúmulo de placa na região cervical do dente e inflamação marginal da gengiva.

Com o constante aumento da espessura do biofilme, a difusão de oxigênio de fora para dentro começa a tornar-se menor, propiciando um ambiente pobre em oxigênio. Ocorre uma transformação gradativa nesse ecossistema, apresentando uma colonização inicial por bactérias gram-positivas e, que com o decorrer dos dias, passa a ser ocupada por bactérias gram-negativas e anaeróbias, como a *Porphiromonas gingivallis*, bastonetes móveis e espiroquetas que liberam metabólitos como enzimas (hialuronidase), endo e exotoxina. Fatores de evasão à defesa do hospedeiro e sua resposta explicam a diferença de severidade da doença.

Além do biofilme bacteriano presente na superfície do dente, outros fatores modificam o ambiente do sulco gengival, favorecendo a proliferação dos microrganismos. Cálculo dental (tártaro) e fatores retentivos de biofilme (reconstruções dentais e bandas ortodônticas mal adaptadas, concavidades anatômicas e cavidades de cárie) dificultam a remoção mecânica da placa, modificando o equilíbrio ecológico.

No intuito de instituir o melhor tratamento, temos que realizar um diagnóstico correto que envolve uma série de exames, tais como: índice de placa, que avalia o acúmulo de biofilme bacteriano; índices de sangramento para avaliar quantos sítios estão alterados; índice de retenção para indicar ausência ou presença de fatores de retenção de placa; profundidade clínica de sondagem, por meio da qual se mensura a profundidade da bolsa periodontal; e um exame radiográfico, no qual se avalia a presença ou ausência de defeitos ósseos.

O principal tratamento para a doença periodontal deve ser a prevenção por meio da manutenção de uma boa higiene bucal. Quando a doença estiver instalada, deve ser baseado na remoção dos fatores locais, para que ao término do tratamento o paciente seja capaz de manter a condição de saúde periodontal alcançada durante o tratamento, que compreende como fase inicial: raspagem, alisamento e polimento coronário-radicular, motivação e orientação de higiene bucal e procedimentos para a eliminação dos fatores de retenção de placa bacteriana. Conforme o grau de evolução da doença deve-se associar antibioticoterapia, sendo o medicamento escolhido a amoxicilina, por apresentar maior espectro de ação e ser capaz de atingir níveis plasmáticos mais elevados do que as outras penicilinas, associada ou não com metronidazol, por ser ativo contra bactérias anaeróbias. No caso de persistência de bolsas periodontais com sinais de inflamação, pode-se instituir uma fase cirúrgica no tratamento dos pacientes.

Devido à diversidade de opiniões dos autores e à terminologia empregada, encontramos uma grande quantidade de classificações. Entretanto, as doenças periodontais vêm sendo classificadas há vários anos em dois grupos principais: gengivite e periodontite.

Gengivite

A gengivite é uma doença periodontal de natureza infectoinflamatória que envolve a gengiva marginal livre, de caráter reversível e provocada por uma resposta ao acúmulo gradual do biofilme bacteriano supragengival. Clinicamente apresenta vermelhidão da gengiva marginal, edema, aumento da sensibilidade, perda de tônus, gengiva brilhante e com contorno irregular e sangramento, tanto espontâneo como provocado (por sondagem ou jato de ar). É caracterizada pela formação de uma pseudobolsa resultante do edema, aumento de espaços intercelulares e proliferação do tecido conjuntivo subjacente da margem gengival, tendo como principal característica a não migração apical do epitélio juncional.

Os microrganismos mais comuns associados são do gênero *Estreptococos sp*, *Actinomyces sp.* e espiroquetas (Socransky *et al.* 1998), dependendo da progressão da doença. Essa progressão pode ser alterada em pacientes diabéticos, imunossuprimidos e tabagistas.

Quanto ao tratamento, consiste na remoção do principal agente etiológico, do biofilme bacteriano aderido ao dente e orientação de fisioterapia com higiene bucal.

Periodontite

A Periodontite é uma inflamação crônica de caráter destrutivo, irreversível, multifatorial, com presença de sangramento à sondagem e perda de inserção, que acomete os tecidos de sustentação do dente (osso, cemento, gengiva e ligamento periodontal). A destruição desses tecidos é ocasionada tanto pela microbiota como pela resposta imunológica do hospedeiro, resultando na formação da bolsa periodontal, que consiste em um sulco gengival patologicamente aprofundado devido

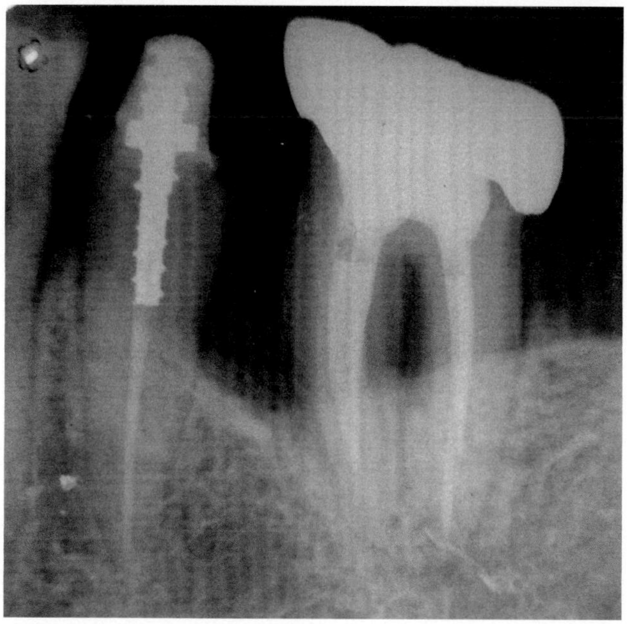

Figura 49.7 Imagem radiográfica de defeito ósseo causado por doença periodontal.

à migração para apical da aderência do epitélio juncional . A sintomatologia inclui: sangramento gengival espontâneo ou provocado ao leve toque, alteração do paladar, aumento da sensibilidade dental, dores e desconfortos gengivais, halitose, mobilidade e migração dental (Figura 49.7).

A periodontite é uma das principais causas de perda dos elementos dentais em adultos, sendo subclassificada em pré-puberal, juvenil, de progressão rápida, periodontite do adulto e refratária.

A periodontite pré-puberal é de rara incidência e afeta a dentição decídua e mista. Apresenta inflamação gengival severa, com rápida perda óssea e mobilidade dental, acarretando a perda precoce dos dentes decíduos. Está associada à disfunção dos polimorfonucleares e monócitos. Os microrganismos envolvidos nas áreas acometidas são: *Actinobacillus actinomycetecomitans, Capnocytophaga sputigeno, Prevotella intermedius* e *Eikenella corrodens.*

A periodontite juvenil atinge adolescentes, resultando em defeitos ósseos angulares nos primeiros molares permanentes e incisivos. Apresenta pouca placa bacteriana e falta de sinais clínicos severos de inflamação, causando um grau de perda de inserção de três a cinco vezes maior que na periodontite do adulto. Está associada à disfunção de neutrófilos. Os microrganismos envolvidos são: *Actinobacillus actinomycetencomitans, Capnocytophaga ochracea* e *Prevotella intermedius.*

A periodontite de progressão rápida acomete adultos jovens acima de 20 anos. Caracteriza-se por intensa inflamação gengival com perda de inserção e de osso alveolar, podendo haver ou não presença de grande quantidade de biofilme e cálculo subgengival. Está associada a anormalidades funcionais na resposta dos neutrófilos e linfócitos durante o processo inflamatório. Tem como microrganismos associados: *Porphyromonas gingivalis, Prevotella intermedia, Wolinella recta, Bacteroides forsythus* e *Actinobacillus actinomycetencomitans.*

A periodontite do adulto é de progressão lenta, com prevalência e severidade crescentes, acometendo pacientes na faixa etária acima de 30 anos. Sua etiologia está relacionada com a presença de biofilme e cálculo dental subgengival (Figura 49.8). Os microrganismos associados a essa enfermidade são: *Porphyromonas gingivalis, Prevotella intermedius, Eikenella corrodens, Fusobacterium nucleatum, Wolinella recta, Peptostreptococcus sp* e *Spirochetes sp.*

A periodontite refratária ocorre quando, após uma terapia aparentemente apropriada, as áreas afetadas continuam a demonstrar sinais de doença, como perdas de inserção. Esses locais apresentam elevados níveis de *Porphyromonas gingivalis, Prevotella intermedius, Actinobacillus actinomycetencomitans* e *Bacteroides forsythus.* (Figura 49.9).

DOENÇAS PERIODONTAIS NECROSANTES

Devido ao seu grau de severidade e especificidade, podemos também citar as doenças periodontais necrosantes, que se subdividem em: gengivite ulcerativa necrosante (GUN), limitada a gengiva, e periodontite ulcerativa necrosante (PUN), envolvendo todos os tecidos de sustentação. Essas manifestações estão ligadas a problemas sistêmicos,

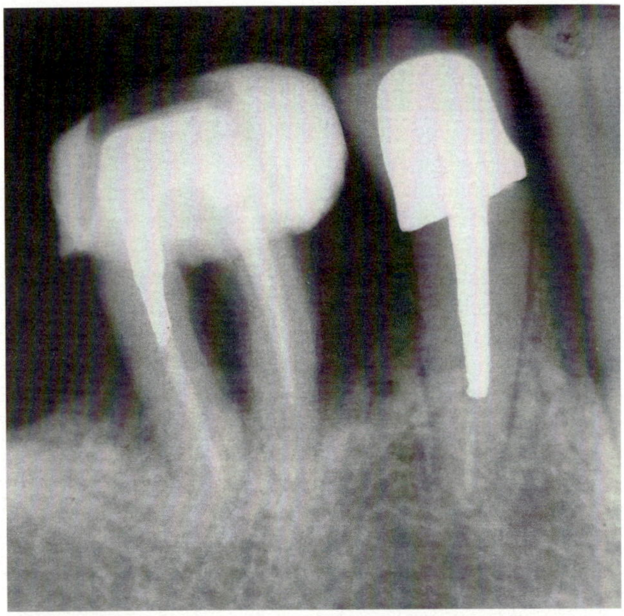

Figura 49.8 Imagem radiográfica da periodontite do adulto, de progressão lenta e crônica.

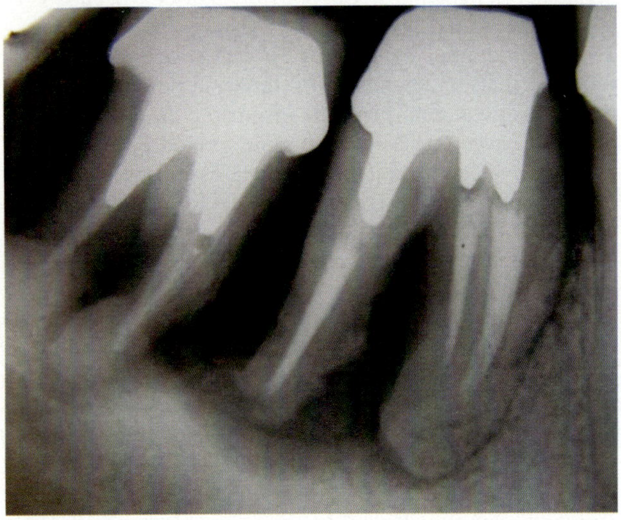

Figura 49.9 Imagem radiográfica da sequela da doença periodontal refratária.

como infecção pelo HIV, desnutrição e imunossupressão. Caracterizam-se por apresentar necrose das papilas gengivais, sangramento espontâneo, dor, mau hálito, mobilidade e migração dental, podendo provocar sinais clínicos sistêmicos como linfoadenite, febre e mal-estar. Estão geralmente associadas a uma gengivite marginal crônica pré-existente. Os microrganismos presentes na invasão bacteriana do tecido conjuntivo são *Fusobacterium nucleatum, Actinobacillus actinomycetencomitans, Campilobacter rectus, Prevotella intermedius, Enterobacterium sp* e *Cândida sp.*

Perimplantite

Após os implantes dentários osseointegrados se tornarem uma realidade, surgiu um novo processo patológico vinculado às doenças periodontais: a periimplantite, por meio da qual os tecidos moles e duros circunvizinhos ao implante são acometidos por lesões infectoinflamatórias, resultando em perda de suporte ósseo. Clinicamente, os sinais observados são semelhantes aos encontrados em dentes com comprometimento periodontal, podendo apresentar supuração, dor, sangramento, aumento na profundidade clínica de sondagem e mobilidade acompanhada de imagem radiolúcida ao redor do implante, indicando perda óssea. Os implantes passam pelos mesmos processos de acúmulo de biofilme bacteriano, resultando em inflamação local com a mesma flora bacteriana existente nos dentes com periodontite (Figura 49.10). Quanto ao tratamento, realiza-se o mesmo indicado para a periodontite, diferenciando apenas na fase cirúrgica, em que há necessidade de enxertia óssea para encobrir as espiras do implante. Outra opção para as espiras é removê-las quando expostas, com instrumentos rotatórios de corte ou abrasão. Após a remoção segue-se o polimento do corpo do implante para evitar acúmulo de biofilme, devido ao defeito ósseo ocasionado pela doença perimplantar.

PERICORONARITE

A pericoronarite é uma infecção dos tecidos que recobrem dentes parcialmente irrompidos, em que há formação de uma pseudobolsa entre a superfície do dente e a gengiva que o recobre, tendo como agentes etiológicos principais: bactérias Gram-negativas, *Fusobacterium nucleatum*, *Prevotella intermedia*, *Bacteroides forsythus*, *Actinobacillus actinomycetencomitans*, cepas de *Veillonella sp* e *Peptostreptococcus micros*, os quais são pertencentes à microflora bucal. O processo decorre da situação anatômica, uma vez que o acesso para a higienização é quase impossível e, em

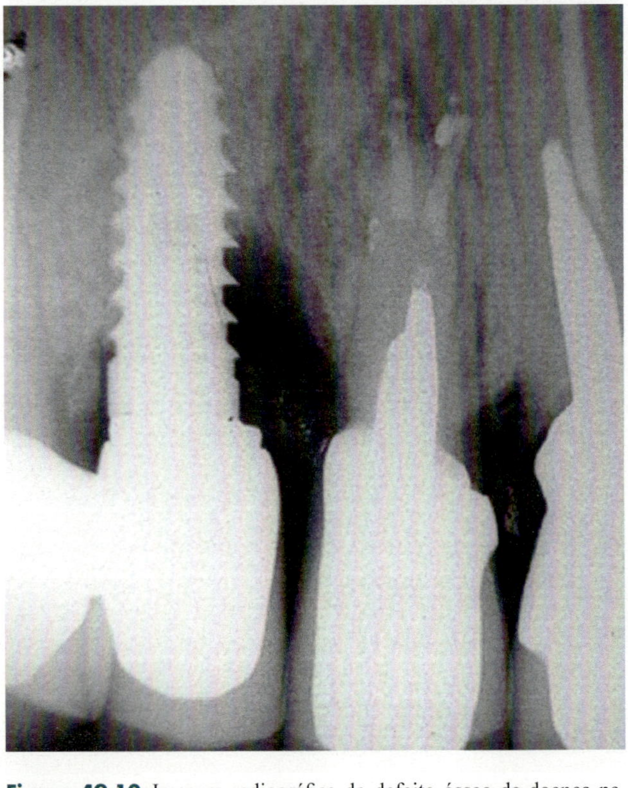

Figura 49.10 Imagem radiográfica do defeito ósseo de doença perimplantar.

concomitância com o acúmulo de alimentos e biofilme, é gerado um ambiente pouco oxigenado, favorecendo a colonização pelos agentes anaeróbios facultativos e estritos.

Características clínicas

A maior parte das pericoronarites ocorre na região dos terceiros molares inferiores, muitas vezes pela erupção parcial do elemento, devido à mesioangulação do elemento em questão, ou pela falta de espaço no arco. A maioria dos casos ocorre na terceira década de vida, uma vez que é o período de erupção dos terceiros molares. Frequentemente observa-se linfoadenopatia submandibular e cervical, drenagem purulenta e a região torna-se eritematosa e edemaciada, sendo as principais queixas do paciente dor, mau gosto, halitose, trismo mandibular e possivelmente febre.

Tratamento

O tratamento é feito em duas fases. Na primeira deve-se drenar a pseudobolsa e limpá-la através de curetagem, fazendo irrigação abundante com água oxigenada 10 volumes, além de aspiração. Deve-se realizar antibioticoterapia com amoxicilina, amoxicilina e clavulanato de potássio ou clindamicina, sendo ou não associados a metronidazol, por sete dias e, nesse intervalo de tempo - correspondente à segunda fase -, proceder à exodontia do elemento dentário associado.

INFECÇÕES ODONTOGÊNICAS

São infecções de caráter agressivo, durante as quais fatores comuns a outras infecções podem se tornar extremamente complicados, trazendo grande risco ao paciente devido à presença de estruturas nobres nas proximidades.

Possuem origem na degeneração da polpa dental, seja por processos de cárie, fraturas dentais e tratamentos endodônticos insatisfatórios ou recontaminados, seja por problemas envolvendo os tecidos periodontais de suporte. Atualmente, devemos mencionar também a reposição de dentes perdidos por implantes, já que esse procedimento pode, por vezes, provocar o comprometimento de estruturas adjacentes, como o seio maxilar, por exemplo.

A contaminação da polpa dental acaba por gerar um processo inflamatório que, na sua forma crônica ou aguda, evolui invariavelmente para uma necrose séptica, onde os patógenos encontrarão condições de temperatura ideais para a proliferação, com aminoácidos provenientes de degeneração proteica, sacárides e outros substratos para seu desenvolvimento. Essa infecção dissemina-se pelos tecidos adjacentes a partir do ápice radicular, invadindo o tecido ósseo medular e, em sua evolução, rompe a cortical óssea e invade os tecidos moles. Quando há o envolvimento de tecidos periodontais ou periimplantares, e em casos de pericoronarites em dentes parcialmente irrompidos, também pode haver disseminação da infecção. Essa disseminação respeita alguns padrões de evolução, levando em consideração o número de raízes dentárias, origens e inserções musculares, espessura das tábuas ósseas, vestibulares e linguais, bem como espaços virtuais intermusculares, o que de certa maneira facilita diagnosticar a origem da infecção em sua fase inicial, chamada de abscesso dentoalveolar (Figuras 49.11 e 49.12).

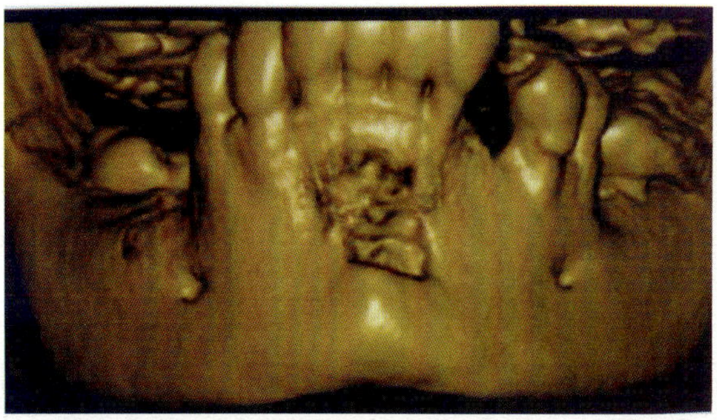

Figura 49.11 Reconstrução volumétrica em três dimensões constatando rompimento da tábua óssea vestibular.

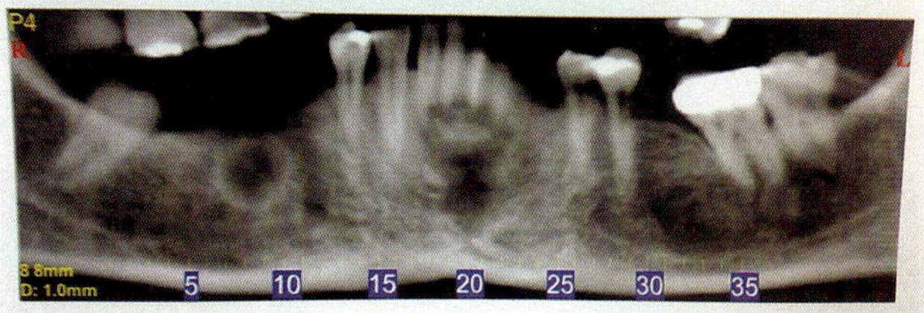

Figura 49.12 Imagem radiográfica do caso mostrando processo infeccioso com origem nos incisivos centrais inferiores.

Abscesso dentoalveolar

Trata-se da fase inicial de disseminação do processo infeccioso, no qual há presença de exsudato purulento na porção medular do osso alveolar. Pode haver evolução para a formação de uma fístula, tanto intraoral como extraoral, dependendo de fatores locais, como a proximidade da tábua óssea cortical e sua espessura e da região onde está localizado o dente em questão. Normalmente, os incisivos laterais superiores (Figura 49.13) e infecções oriundas de raízes palatinas dos molares superiores têm sua drenagem para o palato. Já os processos envolvendo os incisivos centrais, possuem preferência pela drenagem na porção vestibular, enquanto os molares inferiores na porção lingual, abaixo do músculo milohioideo, provocando aumento de volume da região submandibular.

A evolução do processo pode muitas vezes não respeitar o que seria uma via mais favorável à drenagem intraoral, difundindo-se através dos tecidos até alcançar a pele, rompendo-a e formando uma fístula extraoral (Figura 49.13A).

Devemos levar em consideração os espaços fasciais que muitas vezes acomodam imensas coleções purulentas, trazendo um grande risco ao paciente. Os espaços a serem considerados são o laterofaríngeo, o submandibular e o submentoniano, entre outros.

Celulite

A coleção purulenta rompe a tábua óssea e avança através dos tecidos moles, invadindo o conjuntivo e disseminando-se ainda mais.

Clinicamente, a celulite provoca aumento de volume em curto espaço de tempo, além de hiperemia regional e algia difusa. O paciente também pode apresentar febre, linfonodos inflamatórios na cadeia cervical, mal-estar e limitação de abertura bucal. (Figura 49.14).

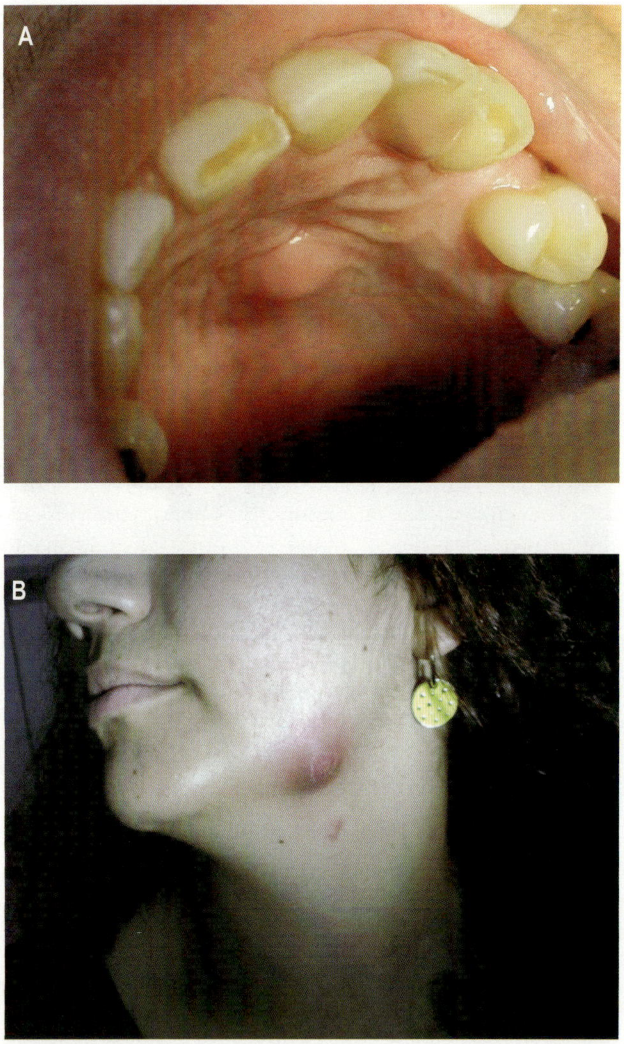

Figura 49.13 (A) Drenagem purulenta via canal radicular de um incisivo lateral superior. (B) Fístula extraoral proveniente de abscesso originário do terceiro molar inferior.

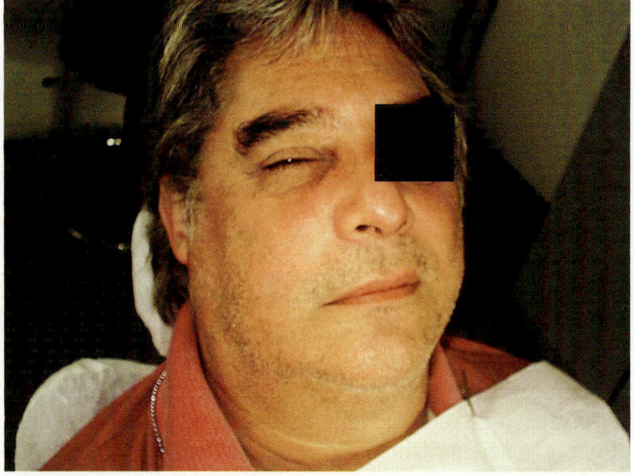

Figura 49.14 Celulite proveniente de pré-molar superior.

Complicações das infecções odontogênicas

Por atingirem espaços fasciais, essas infecções tomam proporções agressivas, colocando em risco a vida do paciente.

Angina de Ludwig

A angina de Ludwig provoca um quadro clínico de aumento de volume na região submandibular, provocando disfagia, compressão da laringe e impedimento da via aérea, causando dispneia. Essa evolução é rápida e deve ser tratada em caráter de emergência, com administração de antibióticos e colocação de dreno (Figuras 49.15, 49.16 e 49.17). A progressão dessa situação pode desencadear infecção pulmonar por aspiração do pus, enquanto a mediastinite resulta da disseminação purulenta através dos espaços cervicais, o que intervenção imediata incluindo drenagem torácica. O índice de óbitos nesses casos é alto, e ainda maior quando o paciente encontra-se debilitado e imunodeprimido. A virulência dos microrganismos também influencia a evolução.

Trombose do seio cavernoso

Outra complicação rara, mas não menos importante, é a evolução da infecção odontogênica para espaços faciais superiores. A trombose de seio cavernoso ocorre por via hematogênica, atingindo o plexo pterigoideo na maxila. Essa mesma via pode levar à celulite retro-orbitária, meningite e até infecção intracraniana.

Como as infecções são sempre motivo de preocupação, devemos observar a condição sistêmica do paciente, a qual pode intensificar a disseminação do processo, trazendo grande risco de septicemia. Os microrganismos envolvidos são aeróbios (*Streptococcus sp* e *Staphylococcus sp)* e anaeróbios (*Bacteroides sp, Peptococcus sp* e *Peptostreptococcus sp*), gram-positivos e gram-negativos, os quais representam 90% das infecções de origem odontogênica. Como em qualquer processo dessa natureza, quando avança, ocorre modificação no ecossistema da região em questão por consequência do consumo do oxigênio, favorecendo a predominância das bactérias anaeróbias. Por esse motivo, em uma primeira abordagem, antibióticos bactericidas e de largo espectro, bem como a drenagem, são a escolha para a estabilização do paciente. A associação com antibióticos eficazes contra anaeróbios é acertada, devendo ser utilizada como rotina nesses casos. Manter a homeostasia do paciente, com especial atenção ao equilíbrio eletrolítico, função renal e controle de temperatura é fundamental.

SÍFILIS

É uma infecção crônica causada pelo espiroqueta filamentoso e anaeróbio *Treponema pallidum*, de transmissão sexual, vertical (mãe para o feto) ou até acidental, durante o manuseio de instrumentais que tenham entrado em contato com as lesões em fase contagiosa. Pode ser transmitida para crianças através de abuso sexual e também em casos de povos habituados a pré-mastigar a comida antes de alimentar as crianças, já que nesse caso a boca da criança será o foco primário.

Características clínicas em boca

As lesões orais podem surgir – mas não são obrigatórias - em todas as fases da doença, e raramente são o foco de

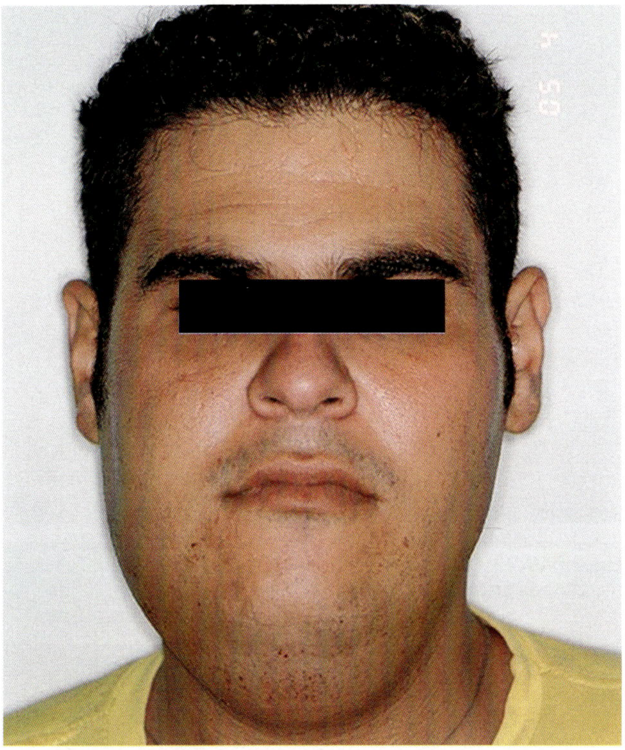

Figura 49.15 Paciente com Angina de Ludwig.

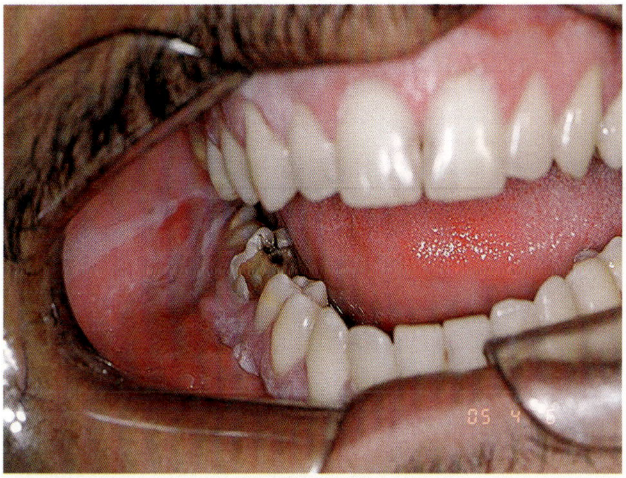

Figura 49.16 Aspecto intraoral do mesmo caso.

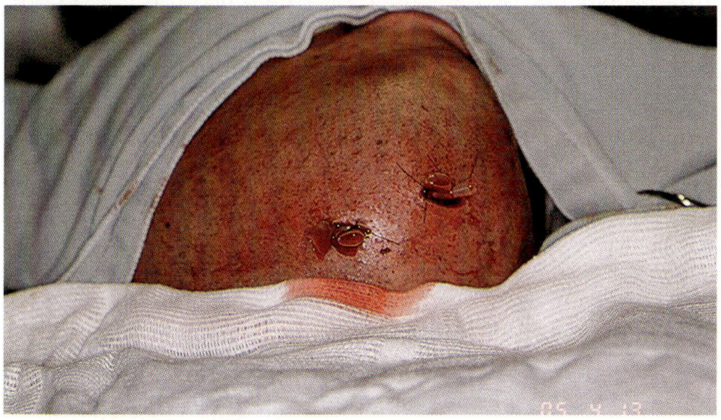

Figura 49.17 Colocação de dreno.

contaminação primária. Menos de 2% dos cancros aparecem em região extragenital, sendo a boca a região extragenital onde mais ocorrem. Os sítios orais mais comuns são os lábios, a língua, o palato, a gengiva e raramente as amígdalas.

A lesão oral, na fase primária, aparece como uma ulceração indolor e pode-se notar linfoadenopatia homolateral e, ás vezes, também contralateral. Caso não haja tratamento, o cancro desaparece em um período de três a oito semanas.

A evolução das lesões da fase secundária se dá, em média, entre quatro e 10 semanas. Portanto, as lesões da fase secundária podem aparecer em conjunto com as da primeira. Os sinais dessa fase são linfoadenopatia indolor, perda de peso e febre. O paciente se queixa de mal-estar, algia encefálica e dor músculoesqueletal.

Nessa fase, manifesta-se o "rash cutâneo", que na cavidade oral figura como máculas, pápulas, ulcerações e placas solitárias ou múltiplas (Figura 49.18, 49.19, 49.20 e 49.21). As ulcerações são circunscritas por um halo hiperêmico e recobertas por um exsudato serofibrinoso, enquanto as máculas e pápulas assumem um caráter eritematoso ou acinzentado. Em pacientes imunocomprometidos, a sífilis secundária pode exibir uma forma exacerbada conhecida como "lues maligna". Essa condição das lesões orais atinge 30% dos pacientes infectados.

Sífilis latente é a denominação da terceira fase da doença, na qual o indivíduo fica livre de sintomas e lesões. Esse período pode levar de um até 30 anos. É um estágio no qual surgem complicações cárdiovasculares e neurológicas que podem levar o doente ao óbito. As lesões em boca (gomas sifilíticas) acabam por afetar o palato e a língua. Frequentemente, quando o palato é envolvido pela ulceração ocorre perfuração, estabelecendo-se assim comunicação buconasal (Figura 49.22). A língua passa a exibir lobulações, tendo-se uma "glossite intersticial" e, além disso, ocorre atrofia difusa das papilas linguais, chamada de "glossite luética" (Figura 49.23).

Diagnóstico

Para se ter um diagnóstico preciso, necessita-se de exames complementares, como as reações sorológicas para sífilis (VDRL, RPR, FTA). Para tal, é necessário que a doença já esteja instalada. Felizmente, na atualidade podemos lançar mão de testes específicos (FTA-ABS e TPHA), nos quais temos maior acuidade e pode-se detectar precisamente o agente causal em poucos dias de evolução.

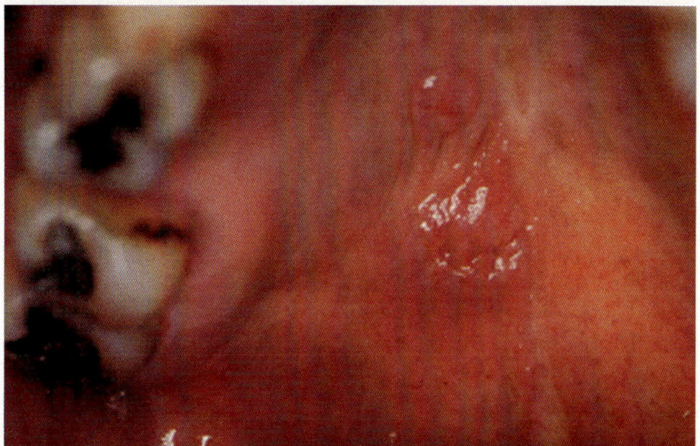

Figura 49.18 Lesão em palato. (cortesia do Prof. Dr. Norberto N. Sugaya-FOUSP).

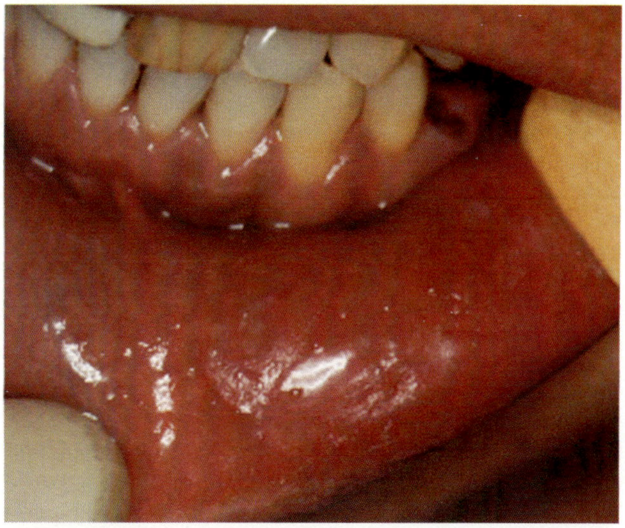

Figura 49.19 Lesão de sífilis (cortesia do Prof. Dr. Norberto N. Sugaya-FOUSP).

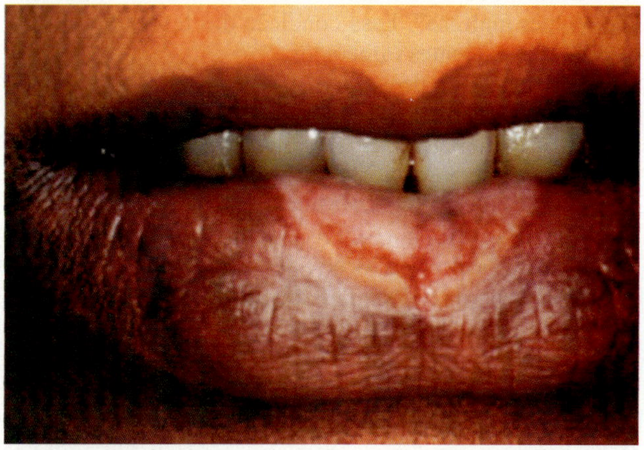

Figura 49.20 Lesão em lábio inferior (Cortesia do Prof. Dr. Norberto N. Sugaya-FOUSP).

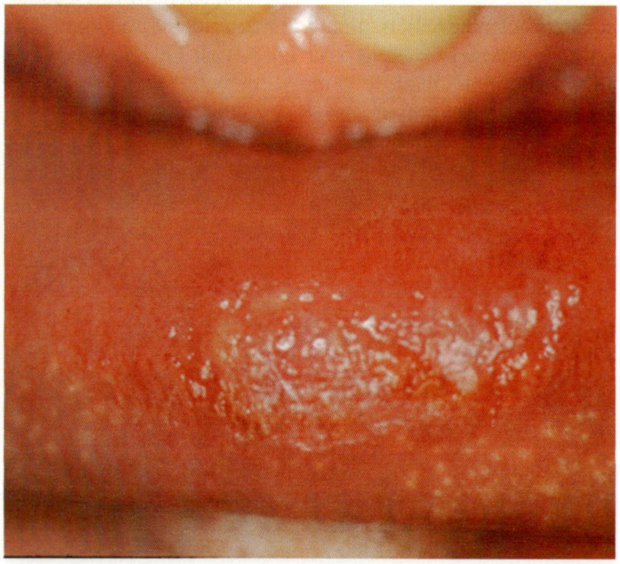

Figura 49.21 Lesão em lábio inferior (Cortesia do Prof. Dr. Norberto N. Sugaya-FOUSP).

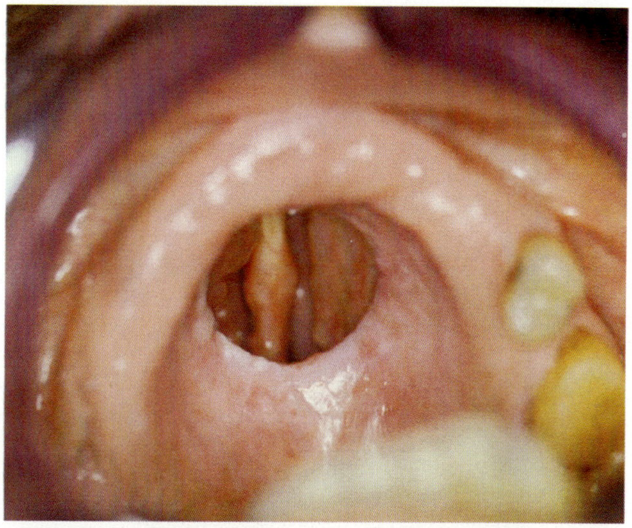

Figura 49.22 Comunicação buconasal em paciente com sífilis terciária (cortesia do Prof. Dr. Norberto N. Sugaya-FOUSP).

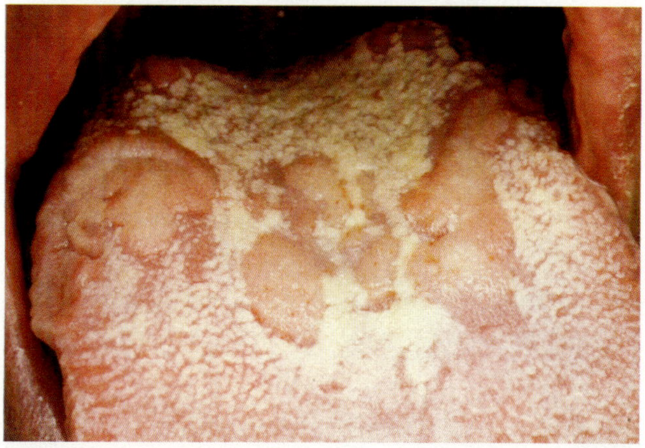

Figura 49.23 Sífilis em dorso de língua (cortesia do Prof. Dr. Norberto N. Sugaya-FOUSP).

Sífilis congênita

Essa doença é contraída pelo feto, após o quarto mês de gestação de uma mulher com sífilis. Após algumas semanas de vida, a criança apresenta hepatoesplenomegalia, lesões ósseas e cutâneomucosas. Em uma forma mais tardia apresenta problemas também no sistema nervoso, gomas, inflamações ósseas e a Tríade de Hutchinson. É calcada na surdez, ceratite intersticial ocular e os dentes de Hutchinson, "molares em amora" e "incisivos em barril". Também figuram anomalias crâniofaciais, tais como bossas frontais proeminentes, maxila de tamanho reduzido, profundidade excessiva da abóboda palatina e nariz em sela.

Tratamento

O antibiótico de escolha é a penicilina, devendo-se adequar a posologia ao estado geral de saúde do paciente e o envolvimento neurológico. Pacientes portadores de aids podem não responder adequadamente à penicilina, necessitando de outras medicações.

No caso de sífilis congênita, o tratamento é semelhante, mas é importante ressaltar a necessidade de exames pré-natais, poupando o feto de tais manifestações.

TUBERCULOSE

A tuberculose é uma infecção granulomatosa, causada principalmente pelo *Mycobacterium tuberculosis* e transmitida por secreções, tais como perdigotos, escarro e gotículas lançados ao ar. É resultado do contato direto pessoa a pessoa. Também pode ser causada, menos comumente, pelo *Mycobacterium bovis*, encontrado em leite bovino contaminado destinado à alimentação. A infecção primária ocorre em pessoas que nunca foram expostas, quase sempre envolvendo os pulmões. De 5% a 10% dos indivíduos com lesão primária - estando imunologicamente deprimidos - desenvolvem a doença, por reativação dos focos primários. Em pacientes portadores de aids, mais de 50% apresentam focos infecciosos extrapulmonares, sendo a cabeça e o pescoço regiões comumente afetadas. Podemos citar também lesões na cavidade nasal, nasofaringe, boca, esôfago e glândula parótida.

Características clínicas e radiográficas

As lesões de tuberculose oral podem ter origem secundária e primária, sendo a última mais rara, e o doente apresenta enfartamento ganglionar da cadeia cervical. Em radiografia panorâmica podem ser encontradas imagens de massas radiopacas correspondentes às calcificações em linfonodos.

As lesões primárias são ulcerações, doloroas ou não, que podem envolver língua, lábios, mucosa jugal, palato mole, úvula, mucosa alveolar e gengival. Acredita-se que uma solução de continuidade no epitélio dessas regiões seria a porta de entrada para o patógeno.

As lesões secundárias estão frequentemente na língua, no palato e no lábio, sendo de origem hematogênica ou de contato da estrutura com escarro contaminado de lesões pulmonares ativas. Geralmente são ulcerações crônicas dolorosas, ou indolores, e com menos frequência em áreas nodulares, granulomatosas ou raramente placas leucoplásicas (Figura 49.24).

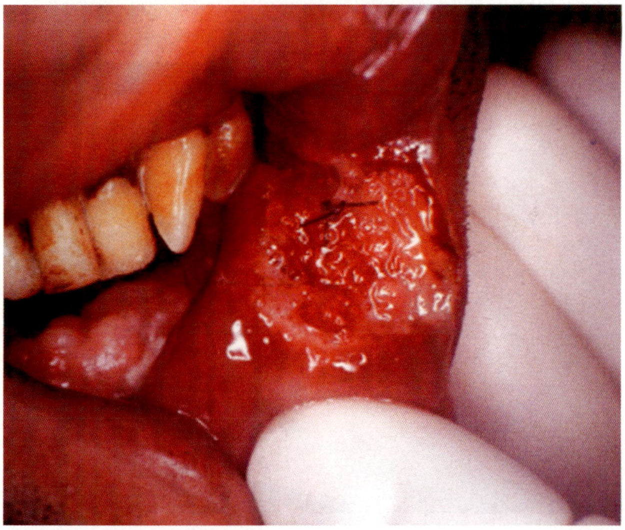

Figura 49.24 Lesão de tuberculose em comisura labial (cortesia do Prof. Dr. Norberto N. Sugaya-FOUSP).

Diagnóstico

Devem-se afastar as hipóteses de lesões neoplásicas (carcinomas epidermoide, "in situ" e verrucoso) e lesões cancerizáveis (leucoplasia e eritroplasia).O diagnóstico pode ser feito classicamente pelas reações de Mantoux e PPD intradérmico. É feito também pela coloração de Ziehl-Nielsen no escarro do paciente ou em biópsias de tecido envolvido, para que por meio dessas possa-se evidenciar o bacilo álcool-ácido resistente e fazer o diagnóstico exato.

Tratamento

O tratamento é feito por meio da associação de medicamentos (tuberculostáticos e antibióticos), e o médico deve avaliar a capacidade de resposta imune do paciente para que o sucesso da terapêutica seja efetivo. O ideal é que o doente também seja acompanhado por um assistente social e um psicólogo, pois é sabido que o índice de abandono de tratamento é razoavelmente alto devido à sua extensão.

DOENÇA DE HANSEN

Causada pelo *Mycobacterium leprae*, a hanseníase é uma infecção crônica com manifestações cutâneas e neurológicas que vem diminuindo sua incidência nos países desenvolvidos e que possuem políticas satisfatórias de saúde. No entanto, continua sendo um problema de saúde pública nos países em desenvolvimento, onde se relatam mais de 60% dos trabalhos publicados na literatura internacional devido à alta ocorrência dessa moléstia.

A forma de transmissão é pouco elucidada, embora a grande quantidade de bactérias dessa espécie encontradas em secreções nasais sugira que o sítio inicial da infecção sejam as mucosas nasal, oral e faríngea. Apresenta duas formas clínicas extremas, e em cada indivíduo a doença irá se estabelecer seja em uma - lepromatosa - ou em outra - tuberculóide -, ou ainda em formas intermediárias que mesclem as características das duas ("borderline" lepromatosa, "mid-borderline", ou "borderline" tuberculoide). O que determina isso é a resposta imunológica do hospedeiro, de acordo com a quantidade de linfócitos CD4 e CD8 nas lesões, pelas concomitantes diferenças na produção de citocinas e outras funções imunológicas.

O termo *facies leprosa* apresenta uma tríade de lesões estruturais esqueléticas, que são: atrofia da espinha nasal anterior, causando o desabamento da pirâmide nasal, atrofia e recessão do processo alveolar anterior da maxila e mudanças na estrutura óssea interna do nariz. Foi designado com base em estudos antropológicos em crânios, sepultados nas imediações de um hospital para portadores da Doença de Hansen, na cidade de Naevestad, Dinamarca, que funcionou de 1250 até 1550 da nossa era.

Características clínicas

A Doença de Hansen costuma ser classificada em paucibacilar e multibacilar com vistas à terapêutica a ser estabelecida. A categoria paucibacilar apresenta um pequeno número de lesões, bem circunscritas e hipopigmentadas. O envolvimento neurológico da região das lesões resulta em anestesia e, nessa categoria, não apresenta lesões orais. A categoria multibacilar apresenta máculas e pápulas hipopigmentadas na pele, podendo distorcer a aparência facial (*facies leonina*), abolir a sensibilidade táctil suave, dolorosa e térmica. O envolvimento nasal resulta em epistaxe, perda do olfato e perda de tecido ósseo do assoalho, ponte e septo nasais, resultando no colapso da estrutura, o que o torna sinal patognomônico da doença.

Lesões orais não são raras na categoria multibacilar. As regiões resfriadas pela passagem do ar são as mais comumente afetadas, sendo elas o palato duro e o mole (Figura 49.25), mucosa labial superior e inferior, língua e lábios. Normalmente são nódulos e ulcerações de desenvolvimento lento, podendo ocorrer parestesia e paralisia do nervo trigêmio. O envolvimento ósseo da pré-maxila causa mobilidade e perda dos dentes anterossuperiores, e em crianças afeta o desenvolvimento da dentição permanente, levando à hipoplasia de esmalte e raízes encurtadas. A infecção em tecido pulpar leva à reabsorção interna de dentina, necrose da polpa e descoloração da coroa pelo dano vascular decorrente da infecção.

Diagnóstico

Trata-se de um diagnóstico clínico, suportado pela localização de organismos álcool-ácido resistentes em esfregaços das lesões. Quando o paciente está em tratamento, as lesões em boca tendem a desaparecer e, por isso, torna-se difícil a identificação do *M. leprae*. Entretanto, se no material de uma biópsia for feita a reação de polimerase em cadeia (PCR), sua presença é comprovada.

Tratamento

A variante paulibacilar é tratada por seis meses com rifampicina e dapsona, e pacientes com a forma multibacilar recebem rifampicina, dapsona e clofazimina durante 24 meses. Ofloxacina e pefloxacina, bem como claritromicina e minociclina, também se mostram eficazes e podem ser usadas. O tratamento deve ser conduzido por um médico que avaliará a condição imune e escolherá a medicação pertinente para cada caso.

Faz-se necessário, durante o processo de cura, o acompanhamento do paciente por um psicólogo e um assistente social devido à natureza deformante e mutiladora da doença. Logo após a cura, a reconstrução das estruturas perdidas por meio de implantes, próteses e cirurgia plástica reconstrutiva por equipe multidisciplinar se faz necessária para que o indivíduo se reintegre à sociedade e não seja marginalizado pelo seu estigma.

ACTINOMICOSE

A priori o termo "actinomicose" sugere erroneamente uma infecção fúngica. No entanto, é sabido que se trata de uma infecção bacteriana, causada por bactérias filamentosas, gram-positivas e anaeróbias, pertencentes à microbiota normal do indivíduo. As estruturas sabidamente colonizadas, em pacientes sadios são as criptas amigdalianas, o biofilme dentário, o cálculo salivar dentário (tártaro), a dentina cariada, o sulco gengival e as bolsas periodontais. Os principais patógenos ligados a essa infecção são o *Actinomyces israeli* e o *Actinomyces viscosus*, embora possam estar associados, com frequência muito menor, o *A. naeslundi*, o *A. odontolyticus*, o *A. bovis* e o *A. meyeri*, sempre sinergicamente associados com estreptococos e estafilococos.

Características clínicas

A actinomicose passa, inicialmente, por uma fase aguda muito rápida, progredindo para a cronificação e a fibrose. Mais de 50% dos casos apresentam-se na forma cervicofacial, tendo em vista que pode haver variantes como na região abdominal e pélvica, trato respiratório, pele e trato genitourinário (associado ao uso de métodos contraceptivos intrauterinos). Clinicamente, as lesões se apresentam como nódulos endurecidos que eventualmente se abscedam e formam uma fístula (Figura 49.26). Associados à drenagem purulenta dessa infecção, temos grânulos amarelados chamados "grânulos de enxofre", que nada mais são do que colônias bacterianas.

A porta de entrada na região cervicofacial geralmente advém de um trauma, uma bolsa periodontal, um canal radicular infectado ou uma exodontia. O envolvimento mais comum se dá na região do ângulo da mandíbula, porém pode afetar as regiões submandibular, sublingual e jugal, sendo raro o envolvimento ósseo (osteomielite actinomicótica).

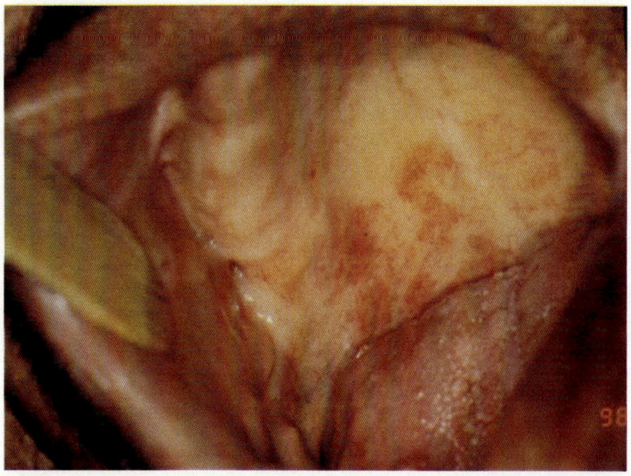

Figura 49.25 Enantema em palato duro em um portador de Hanseníase (cortesia do Prof. Dr. Geraldo Gomes Santos-FOUSP)

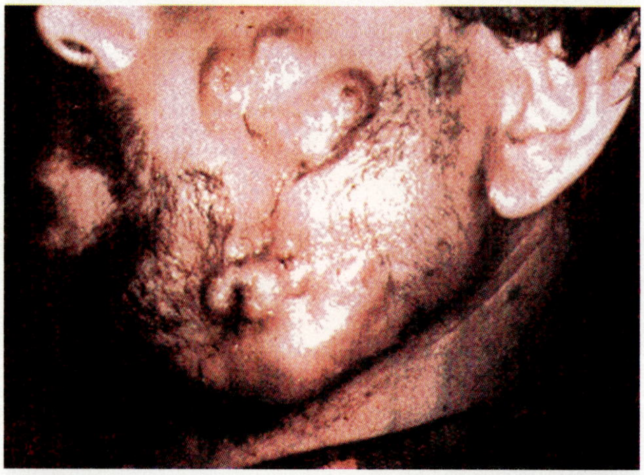

Figura 49.26 Actinomicose (cortesia do Prof. Dr. Norberto N. Sugaya-FOUSP).

Tratamento

O tratamento consiste em drenagem das áreas abscedadas e doses aumentadas de antibiótico por tempo prolongado, para que a biodisponibilidade da medicação nas áreas de fibrose seja suficiente. Tem sido documentada resistência bacteriana à penicilina. Para indivíduos alérgicos à penicilina, pode-se utilizar a tetraciclina. Pacientes imunocompetentes costumam responder ao tratamento em cinco ou seis semanas. Casos mais graves podem requerer até um ano de tratamento. Cultura e antibiograma devem ser feitos nos casos de resistência aos antibióticos.

SINUSITE MIMETIZANDO ODONTALGIA

Os seios paranasais têm como função o aquecimento e a umidificação do ar levado aos pulmões. São eles os frontais, esfenoidais, maxilares e etmoidais, sendo revestidos por um epitélio colunar, pseudoestratificado e ciliado em condições normais. Os seios abordados nesta leitura serão os maxilares, uma vez que estão intimamente relacionados com os dentes do arco superior, implantes, enxertos ósseos com finalidade reconstrutiva prévia à instalação de implantes e com o trajeto dos nervos alveolares posterior e médio.

Características clínicas e radiográficas

É comum em consultórios dentários que o paciente refira odontalgia difusa no arco superior, com ausência de sinais evidentes de algum problema dentário, seja ele de origem periodontal, oclusal, endodôntico ou implantológico. Uma sinusite pode mimetizar odontalgia, uma vez que o edema da mucosa sinusal ocasionalmente comprima os nervos supracitados ou que, ainda, uma algia sinusal difusa possa causar dor referida no paciente. Nesses casos, após feito um exame clínico acurado, descartando-se qualquer possível problema odontológico, através de radiografias panorâmica, periapical ou de uma posteroanterior de seio maxilar (Waters), pode-se notar o velamento da imagem dos seios.

A sinusite pode também advir de processos infecciosos periapicais, periodontais, perimplantares ou quando, em uma exodontia de dente superior, aconteça uma comunicação bucossinusal, fistulada ou não, ou ainda quando há a penetração de uma raiz dentária, implante, ou de algum outro corpo estranho na luz do seio maxilar. Em radiografias periapicais podem ser observados corpos estranhos no seio maxilar. A comunicação bucossinusal, por outro lado, não é observada em radiografias.

Tratamento

O tratamento das sinusites é feito, quando necessário, com antibióticos e com complementação cirúrgica, no caso de haver um corpo estranho ou uma fístula epitelizada.

CANDIDOSE

É uma infecção fúngica causada principalmente pela *Candida albicans* e pode ser associada a outras espécies do gênero *Cândida*, tais como *C. tropicalis*, *C. dubliniensis*, *C. krusei*, *C.parapsilosis*, e *C. guilliermondi*. Antigamente, era conhecida por monilíase, devido à antiga nomenclatura do fungo (*Monilia albicans*).

O principal patógeno possui dimorfismo, sendo sua forma de levedura inócua, e sua forma de hifa tem a propriedade de invasão tecidual. Sendo parte da microflora (30% a 50%) residente da boca, a infecção ocorre quando existe um desequilíbrio entre a quantidade de fungos e a resposta imunológica do hospedeiro. A relação imunodepressão *versus* pacientes saudáveis e fatores locais pode apresentar causas variadas, como uso de antibióticos de amplo espectro por período de tempo prolongado, uso contínuo de próteses parciais ou totais sem serem removidas da boca por longos períodos ou a diminuição da imunocompetência em doenças sistêmicas como aids, câncer e diabetes, por exemplo. As formas clínicas são variáveis, sendo elas a Pseudomembranosa, a Eritematosa e a Crônica hiperplásica.

Características clínicas

A forma pseudomembranosa (Figura 49.27) é a mais comum, apresentando-se com placas brancas compostas por hifas, bolores, debris e restos epiteliais removíveis à raspagem com uma gaze seca ou com espátula, sem manifestar sintomatologia, ou manifestando-a de forma leve e, por vezes, o paciente relata sensação de queimação.

A forma eritematosa, ou atrófica, tem origem no uso prolongado de antibióticos, gerando lesões eritematosas e, frequentemente, o paciente exibe depapilação no dorso posterior da língua, caracterizando a glossite mediana rômbica, podendo exibir, ainda, na junção palato duromole, uma "lesão em espelho", onde há o contato da língua com o palato. Ainda com relação a essa forma de candidose, está encaixada a estomatite protética, na qual apenas a área em que a prótese, total ou parcial removível, entra em contato com a mucosa palatina, a qual se apresenta eritematosa. A queilite angular (Figura 49.28) se apresenta- nas comissuras labiais, devido à perda de dimensão vertical no terço inferior da face, fazendo com que se forme uma prega, onde haverá um ambiente úmido e propício para a proliferação do fungo em associação com o *Staphylococcus aureus*. A queixa principal do paciente é a sensação de queimadura por bebida quente.

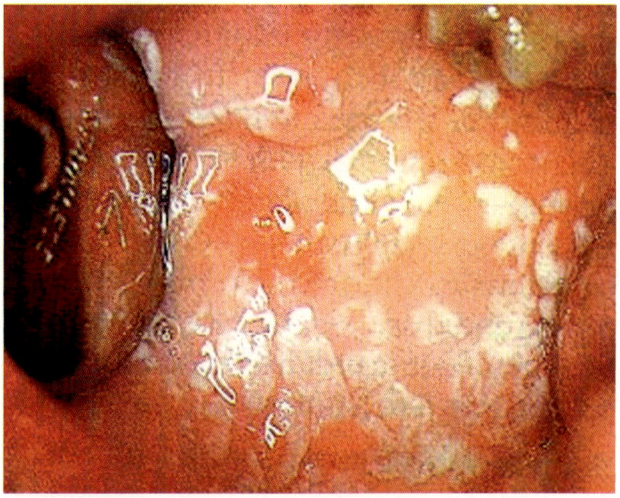

Figura 49.27 Candidose pseudomembranosa.

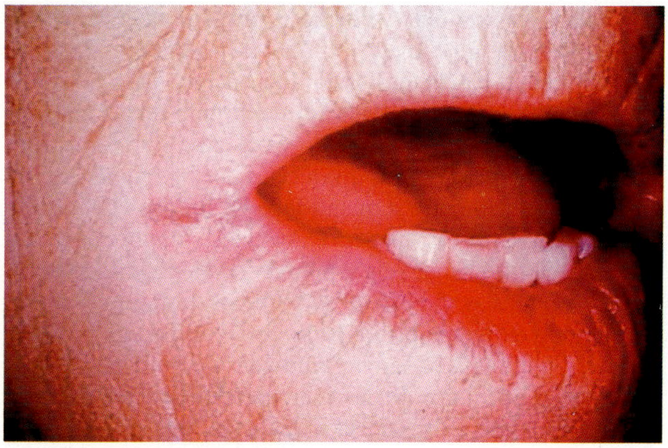

Figura 49.28 Queilite angular.

A forma crônica hiperplásica é uma leucoplasia causada pelo fungo, tida como uma condição controversa. Frequentemente apresenta áreas finas mescladas de vermelho e branco (leucoplasia mosqueada).

Diagnóstico

O microrganismo pode ser visto microscopicamente em exames de citologia exfoliativa e biópsia. O método de PAS (Figura 49.29), que marca carboidratos, permite a visualização das hifas e pseudo-hifas. O padrão histológico varia dependendo da forma clínica e pode apresentar-se pelo aumento na espessura da camada córnea, alongamento da interdigitação epitelial, infiltrado inflamatório crônico no tecido conjuntivo adjacente ao epitélio, microabscessos no interior do epitélio e hifas de cândida, geralmente na superfície.

Tratamento

O tratamento se faz com o uso de antifúngicos a base de nistatina, agentes imadazólicos – tais como o clotrimazol e o cetoconazol –, agentes triazólicos – como o fluconazol e o itraconazol – e, em casos severos, a anfotericina B.

PARACOCCIDIOIDOMICOSE (BLASTOMICOSE SUL-AMERICANA)

Tendo como agente etiológico o *Paracoccidioides brasiliensis*, um fungo dimórfico que apresenta uma fase de hifa e outra de bolor, a paracoccidioidomicose foi descrita por Adolfo Lutz, em 1908. Essa micose profunda é de comum ocorrência na América Central e na América do Sul, principalmente no Brasil, nos estados de São Paulo, Rio de Janeiro, Minas Gerais e Mato Grosso. As áreas de maior incidência são tipicamente úmidas, com alta pluviosidade, solo rico em conteúdo proteico e de pH baixo. Existe relação importante no que diz respeito à ocupação profissional do doente, uma vez que o índice de contágio em trabalhadores rurais é alto. A contaminação ocorre quando o fungo penetra o aparelho respiratório infectando os pulmões, e se dissemina por via linfática e hematogênica para outros sítios. Lesões orais são relativamente comuns, em sua maioria secundárias, e muitas vezes o paciente procura o profissional depois de notar o surgimento das mesmas.

Características clínicas

A doença se manifesta por meio de ulcerações moriformes, com superfície granulosa, esbranquiçadas e com pontos hemorrágicos na mucosa alveolar, lábio, língua, gengiva, palato duro e mole e mucosa jugal (Figuras 49.30 e 49.31).

A maioria dos casos afeta pacientes de meia idade, com maior ocorrência no gênero masculino (em média 25:1).

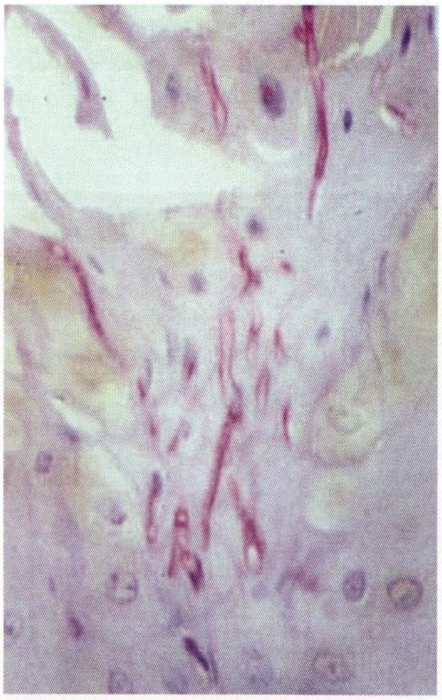

Figura 49.29 Fotomicrografia de lâmina corada com PAS demonstrando a presença do fungo.

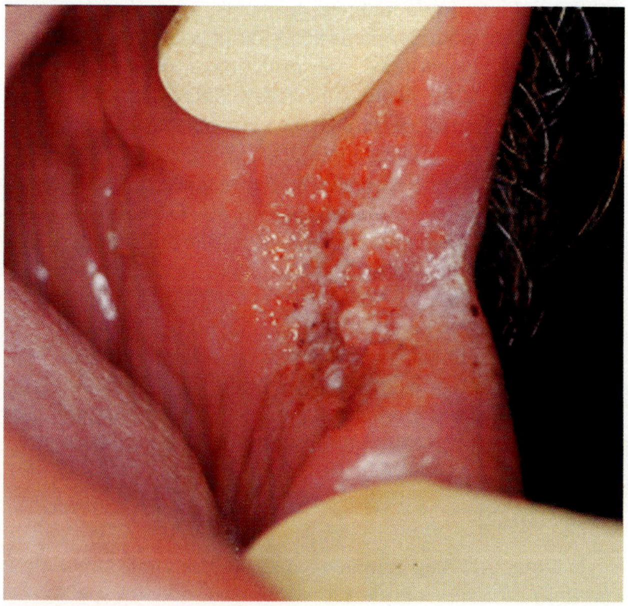

Figura 49.30 Paracoccidioidomicose em mucosa jugal estendendo-se até a comissura labial (cortesia do Prof. Dr. Norberto N. Sugaya-FOUSP).

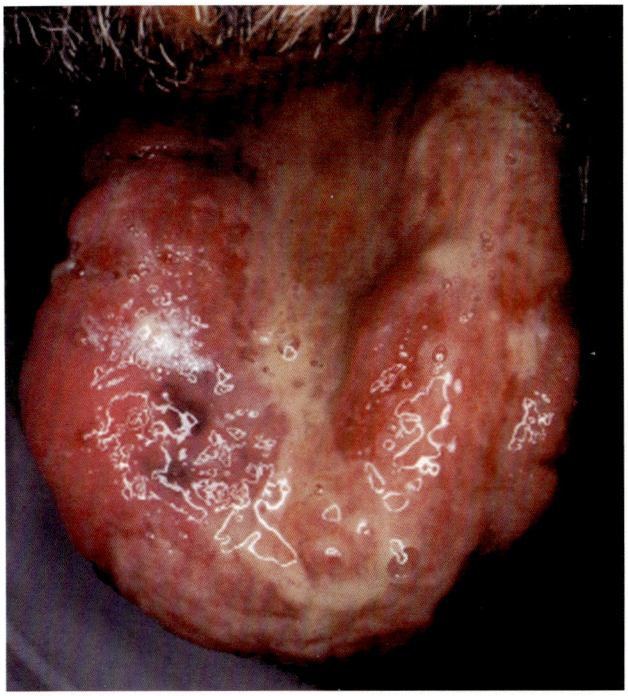

Figura 49.31 Paracoccidioidomicose em língua (cortesia do Prof. Dr. Norberto N. Sugaya-FOUSP).

Acredita-se que a presença do hormônio feminino (beta-estradiol) seja responsável por essa discrepância, uma vez que ele inibe a transformação do patógeno do estado de hifa para a forma esporulada. Essa teoria é baseada na equivalência de anticorpos, nos dois gêneros, contra a forma esporulada do fungo.

Diagnóstico

O diagnóstico de lesão oral por *P. brasiliensis* é feito mediante biópsia. A citologia esfoliativa (exame de Papanicolau) é um método de fácil execução e mais rápido, uma vez que seu resultado retorna do laboratório com maior rapidez, agilizando a conduta do profissional. Também se torna interessante lançar mão desse método quando não há oportunidade cirúrgica para a biópsia. Embora a citologia tenha vantagens, nem sempre ela é precisa, e existe a possibilidade de resultado falso-negativo ou falso-positivo.

Em ambas as situações, faz-se necessária a radiografia de tórax com finalidade de encontrar áreas radiopacas ou com aspecto de vidro despolido na imagem.

Fazem diagnóstico diferencial com a paracoccidioidomicose lesões orais de tuberculose e de carcinoma epidermoide.

Tratamento

O tratamento é feito com itraconazol e cetoconazol ou, em casos mais graves, com anfotericina B, que é usada em último caso devido à sua toxicidade

HISTOPLASMOSE

Causada pelo *Histoplasma capsulatum*, um fungo dimórfico presente no meio ambiente, normalmente mais encontrado no solo úmido e enriquecido com excrementos de pássaros e morcegos, assume a forma de esporo à temperatura corpórea humana. Esses fatores explicam a endemicidade da histoplasmose em regiões de vales férteis. Esporos desse fungo suspensos no ar são inalados e, por fim, germinam nos pulmões.

Características clínicas

A maioria das infecções por *H. capsulatum* não chega a produzir sintomas, ou produz sintomas mínimos, desestimulando o paciente a procurar tratamento.

A doença possui três formas principais que variam de acordo com a quantidade de esporos inalados e com a condição imune do indivíduo. A forma aguda é uma infecção pulmonar autolimitante, que se desenvolve em 1% das pessoas que entram em contato com o agente. A forma crônica também ataca os pulmões e é menos comum ainda, produzindo sinais semelhantes aos da tuberculose (perda de peso, febre, dispneia, dor torácica e fadiga). Na forma disseminada, o paciente apresenta febre, anorexia, cefaleia, mialgia e tosse seca. Nessa fase, ocorre disseminação do patógeno, infectando, assim, sítios extrapulmonares, tais como fígado, linfonodos, baço, glândulas adrenais, rins e sistema nervoso central. Essa apresentação da doença é comum em idosos, pessoas debilitadas por quaisquer motivos ou pacientes imunocomprometidos.

As lesões orais de histoplasmose ocorrem na forma disseminada da doença, e as áreas mais comumente afetadas são a língua, os palatos duro e mole e a mucosa jugal.

As lesões apresentam-se como ulcerações únicas, podendo ser eritematosas ou esbranquiçadas, de superfície irregular, bordas elevadas e endurecidas à palpação. A sintomatologia é dolorosa e variada, e dura semanas. A aparência das lesões orais de histoplasmose recorda lesões malignas (Figura 49.32).

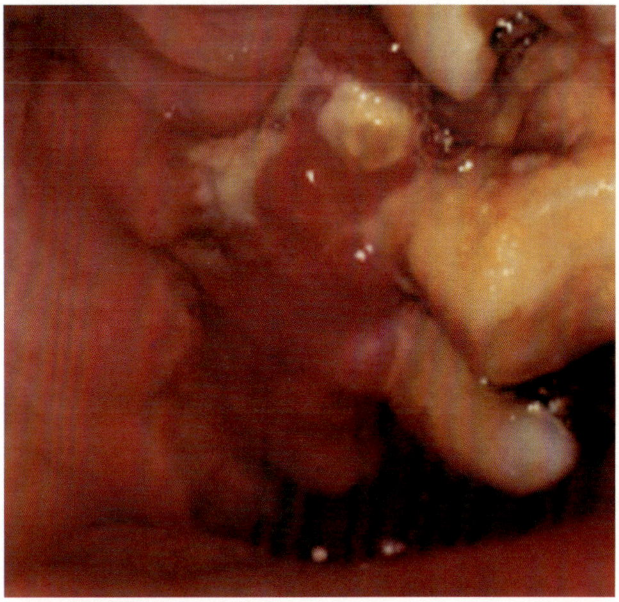

Figura 49.32 Histoplasmose em vertente palatina do rebordo alveolar superior (cortesia do Prof. Dr. Norberto N. Sugaya-FOUSP).

Tratamento

O tratamento é feito com anfotericina B, que possui como efeito adverso a nefrotoxicidade, ou derivados imidazólicos apropriados.

HERPES SIMPLES

Essa doença tem como agentes etiológicos os vírus HSV-1 e HSV-2, sendo o segundo menos encontrado em lesões orais e mais comum em regiões genitais. Uma vez infectado, o indivíduo terá o vírus alojado no gânglio trigeminal, podendo ou não haver reativação das lesões. Pode ainda envolver tecido subcutâneo digital, produzindo uma erupção vesicular eritematosa semelhante a uma infecção estafilocócica, a qual consiste em uma condição extremamente dolorosa e originária da manipulação de pacientes sem a proteção da luva, o que pode afetar sobretudo o cirurgião-dentista e o pessoal auxiliar.

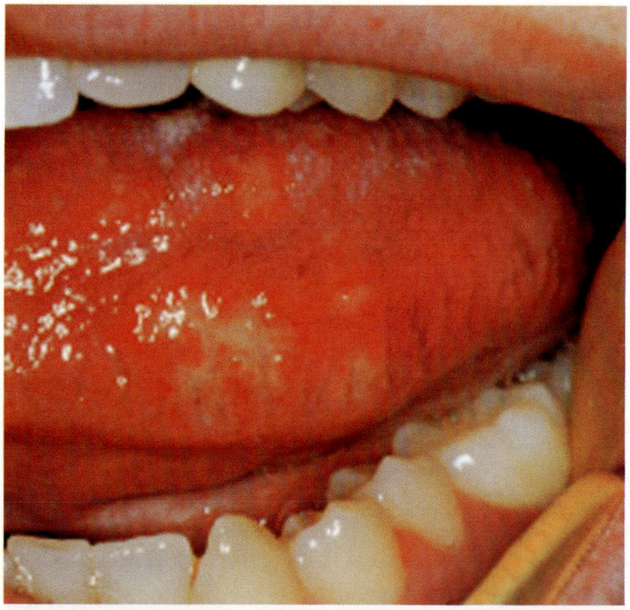

Figura 49.33 Estomatite herpética em bordo lateral de língua (cortesia do Prof. Dr. Norberto N. Sugaya-FOUSP).

Características clínicas

As manifestações recorrentes são sintomáticas e desencadeadas por queda imunológica, períodos menstruais, estresse e exposição à radiação solar ultravioleta. Começam com prurido, ardor e edema, podendo ou não apresentar febre (fase prodrômica, durante um ou dois dias), caminhando para a formação de vesículas, as quais contêm grande quantidade de partículas virais que pustulam e se rompem, espalhando partículas virais. Esse quadro torna as fases de vesícula e de pústula (durante dois a quatro dias) altamente contagiosas. Após o rompimento, forma-se no local uma úlcera (um ou dois dias) que evolui para uma crosta (fase crostosa, que dura de cinco a oito dias), caminhando assim para a resolução da lesão (oito a dez dias).

A gengivoestomatite herpética primária, ou primoinfecção herpética, ocorre em crianças e adolescentes, advinda do contato primário do indivíduo com o vírus e sua consequente infecção. O contágio dá-se pela saliva de pessoas portadoras do vírus, que manifestem ou não a doença, tendo como tempo de incubação dois a 12 dias. No contato inicial com quaisquer vírus (HSV-1 ou HSV-2), 20% dos infectados desenvolvem os sinais e sintomas, tendo úlceras por toda a boca, mais comumente na gengiva marginal livre, gengiva inserida e mucosa oral, seguidas de formações vesiculares. Outros indícios são linfoadenopatia cervical e submandibular, faringite e ardor durante a alimentação (Figura 49.33).

Diagnóstico

O diagnóstico da forma primária ou da forma recorrente é clínico. Pode-se ainda isolar o vírus a partir da cultura tecidual oriunda de biópsias. Esse processo leva cinco dias e possui 70% a 80% de sensibilidade. Pode-se ainda fazer reação de polimerase em cadeia (PCR) e ensaio imunoenzimático específico (ELISA).

Tratamento

O tratamento das lesões orais é realizado com aciclovir, valaciclovir ou famciclovir, sistemicamente, ou ainda com aplicação tópica de creme contendo aciclovir cinco vezes ao dia, sendo mais efetivo no período prodrômico. O uso de protetores labiais com fator de proteção solar (FPS) de no mínimo 30 tem demonstrado eficácia, uma vez que há proteção contra os raios ultravioleta, e o fator estresse possivelmente sendo controlado contribui para aumentar o espaçamento dos intervalos entre os episódios. Devem ser evitadas as exodontias durante o período de ativação das lesões, pois tal procedimento tem pós-operatório extremamente doloroso, mimetizando uma alveolite dentária seca.

HERPES ZOSTER

Tendo como agente causal o *Herpesvirus varicellae* (VZV ou HHV-3), a doença ocorre por reativação do vírus, que fica alojado na raiz ganglionar dorsal dos nervos espinhais (principalmente na região torácica) e no gânglio trigeminal (em torno de 30% dos casos), após a primeira infecção (varicela, apresentando pequenas ulcerações na boca, linfoadenopatia cervical, febre, mal-estar, anorexia e irritação). A presença da doença pode ser um sinal de imunocomprometimento subjacente (leucemia, linfoma, aids, doença de Hodgkin ou ainda outra neoplasia maligna não diagnosticada).

A ocorrência de herpes zoster em crianças é baixa, sendo mais comum em adultos. Fatores como idade avançada, estresse, imunocomprometimento e até mudanças climáticas são tidos como responsáveis pela reativação do vírus.

Características clínicas

O diagnóstico clínico da doença, quando afeta o nervo trigêmeo, é relativamente simples. Uma vez havendo lesões em região perioral, na mucosa bucal, ou ainda nos dois sítios, as lesões são unilaterais (Figura 49.34), acompanhando

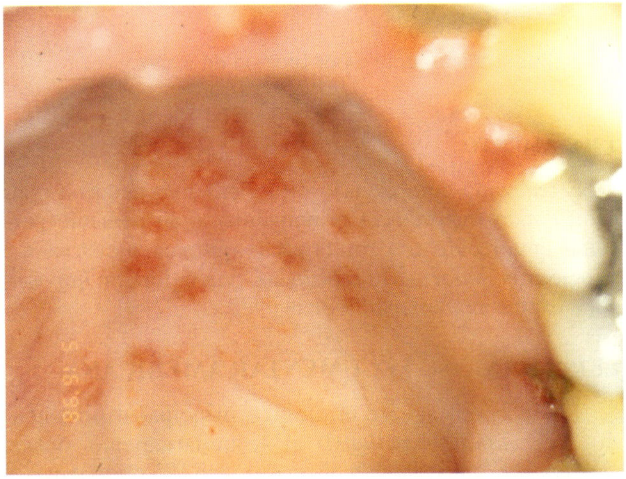

Figura 49.34 Herpes zoster (cortesia do Prof. Dr. Norberto N. Sugaya-FOUSP).

o trajeto dos nervos e apresentando-se como vesículas que rompem e formam uma úlcera. O paciente queixa-se de algia intensa, difusa e intermitente abrangendo a região correspondente ao nervo, começando em média dois dias antes da erupção cutânea e persistindo algum tempo após a remissão do quadro, em crianças. O processo por vezes é indolor.

Muitas vezes, o cirurgião-dentista deve incluir o herpes zoster no seu diagnóstico diferencial de pulpite, caso os dentes da região estejam sem sinais clínicos de problemas odontológicos. Em casos de envolvimento de conjuntiva ocular e região periorbitária, é fundamental a opinião do médico oftalmologista.

Tratamento

Em indivíduos imunocompetentes o tratamento é o de suporte e, opcionalmente, são utilizados antivirais. Em imunodeprimidos usam-se os antivirais. O aciclovir é o mais utilizado, havendo também a opção de uso do valaciclovir e do famciclovir.

CAXUMBA (PAROTIDITE EPIDÊMICA)

Trata-se de uma paramixovirose cada vez mais rara - devido ao uso da vacina trivalente viral -, que afeta primeiramente as gândulas salivares parótidas, podendo também atingir as submandibulares e sublinguais. Exige um período de incubação de 14 a 21 dias, e é transmitida por gotículas de saliva, urina ou secreções do trato respiratório, podendo afetar crianças e adolescentes.

Características clínicas

Os sinais mais evidentes são o aumento das glândulas parótidas, com aumento da papila do ducto parotídeo, possivelmente das glândulas submandibulares e sublinguais, dor e aumento quando se movimenta a mandíbula e quando se introduz na boca algum alimento ou bebida que estimule a salivação. O paciente refere sintomas como mal-estar, xerostomia, anorexia, cefaleia e febre baixa, ou é possível que a infecção seja subclínica.

Diagnóstico

O diagnóstico é clínico, podendo-se realizar sorologia de IgM-específica para caxumba. Durante a fase aguda e após 14 dias podemos ainda solicitar titulação de IgG-específica.

Tratamento

O tratamento é sintomático, acrescido de repouso para evitar orquite nos indivíduos de gênero masculino, líquidos para minimizar os efeitos da xerostomia e evitamento de alimentos secos.

SARAMPO

Transmitido pelo ar através de gotículas e secreções do trato respiratório superior, é causado pelo morbilivírus. Trata-se de outra paramixovirose, com decréscimo de incidência devido à aplicação em crianças de vacina trivalente viral. Exige período de incubação de 10 a 12 dias, e os indivíduos contaminados são transmissores entre dois dias anteriores ao aparecimento dos sintomas até cinco dias após o surgimento das lesões.

Características clínicas

Os sintomas prodrômicos são mal-estar, secreção nasal, tosse, conjuntivite e febre envolvendo inicialmente a face. Pode haver complicações como bronquite, otite, diarreia e pneumonia. Os principais sinais intrabucais se manifestam na mucosa jugal e labial (mais comuns), e também no palato mole (menos comum), gerando áreas eritematosas com pontuações branco-azuladas, que correspondem a focos puntiformes de necrose epitelial, conhecidas classicamente como sinal de Koplik.

Diagnóstico

É feito com base nos sintomas relatados e nos sinais presentes. Pode ser confirmado a partir do aumento de anticorpos no soro.

Tratamento

O tratamento é sintomático e à base de antipiréticos, devendo-se sedar a tosse e hidratar o doente.

DOENÇA DOS PÉS, MÃOS E BOCA

Causada pelo coxsackievírus, mais especificamente pelos subtipos A5, A10 e A16, tem período de incubação de dois a sete dias em média, e suas lesões orais estão quase sempre presentes. O paciente relata febre, anorexia, mal-estar e disfagia.

Características clínicas

As lesões na boca desenvolvem-se sem os sintomas prodrômicos, precedendo as lesões cutâneas. As lesões apresentam-se como vesículas que rapidamente tornam-se ulcerações em quaisquer regiões da boca, porém ocorrem com maior frequência nas mucosas jugal e labial e na língua. A doença é autolimitada, caminhando para a cura espontânea.

Diagnóstico

O diagnóstico é clinico, mas pode-se fazer sorologia de anticorpos para enteroviroses, que estarão aumentadas entre a fase aguda e a fase de convalescença, para que a suspeita seja confirmada.

Tratamento

Por ser uma doença autolimitada, faz-se tratamento de suporte com anestésicos tópicos nas lesões e antipiréticos.

PAPILOMA

É uma neoplasia benigna desencadeada pela adsorção do HPV (vírus do papiloma humano) no epitélio de revestimento da boca e sua incorporação no ADN da célula, iniciando um ciclo oncogênico e consequente lesão proliferativa verruciforme.

Características clínicas

A lesão começa de forma puntiforme, crescendo com emissão de massa filiforme (em dedos de luva, couve-flor), geralmente pediculada, de coloração esbranquiçada e indolor (Figura 49.35), podendo ou não contaminar outros sítios orais, dedos (por meio da manipulação das lesões), pele, vagina e pênis. Sem predileção de idade ou gênero, pode surgir em qualquer sítio bucal, sendo mais comum encontrá-la na língua, palato mole ou lábios.

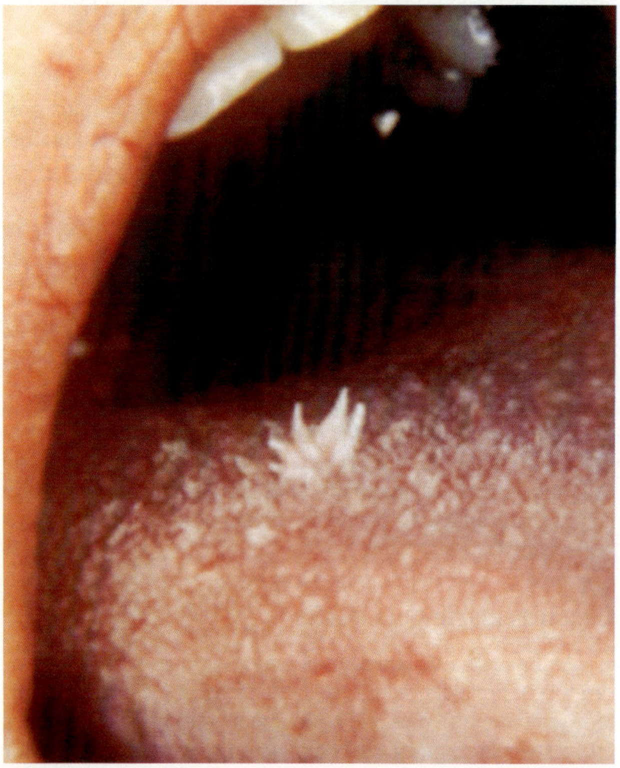

Figura 49.35 Papiloma no dorso de língua (cortesia do Prof. Dr. Norberto N. Sugaya-FOUSP).

Diagnóstico

É feito clinicamente e por biópsia da lesão.

Tratamento

É realizado com excisão cirúrgica, com pequena margem, dando importância principalmente ao pedículo para evitar uma recidiva, A cauterização química, a elétrica e a criocirurgia também são realizadas, porém tornam impossível o exame anatomopatológico.

LEISHMANIOSE TEGUMENTAR AMERICANA

Tendo como agente etiológico principal o protozoário *Leishmania brasiliensis* e, secundariamente, outros agentes - *L. panamensis*, *L.* peruviana, *L.* guyanensis e *L.* amazonensis -, trata-se de uma zoonose mucocutânea que faz do ser humano seu hospedeiro. O ciclo do protozoário compreende um vertebrado mamífero e espécies de flebótomos (*Diptera*, *Psycodidae*, *Phlebotominae*) dos gêneros *Lutzomia* e *Psychodopygus*. Também pode ser transmitida por órgãos transplantados de um doador portador do parasita. Possui dimorfismo, apresentando-se na forma amastigota no interior dos macrófagos dos vertebrados e com morfologia arredondada, e promastigota quando se desenvolve no tubo digestivo de invertebrados, exclusivamente fêmeas, tendo morfologia fusiforme e portando flagelo.

Características clínicas

Com uma morfologia variada, a lesão pode ser cutânea localizada, cutânea disseminada ou cutânea anérgica difusa. A presença de lesão em mucosa é na maioria das vezes secundária à lesão cutânea, e é na primeira das formas que nos concentraremos.

Tendo maior prevalência em indivíduos do gênero masculino na quarta ou quinta década de vida, a lesão inicia-se no septo nasal, podendo permanecer latente ou perfurá-lo, ou ainda disseminar-se na orofaringe e, em casos mais graves, até a traqueia. Os sinais são: deformidades da região, epistaxes, dor, hiperemia, drenagem de secreção e formação de crostas. O envolvimento da laringe resulta em rouquidão e disfagia, e na traqueia pode desencadear dispneia. A cavidade oral pode ser atingida, e as lesões são ulcerações com vegetações laterais envolvendo o palato (Figura 49.36). Raramente a língua, a gengiva e o assoalho bucal são atingidos.

Diagnóstico

É feito por exames parasitológicos (cultura, exame anatomopatológico ou inoculação em animais experimentais, de preferência o hamster) e imunológicos (imunorreação de Montenegro).

Tratamento

São utilizados antimoniais pentavalentes (antimoniato de N-metil glucamina), que podem gerar complicações cardíacas e renais, e pentamidina, a qual pode dar origem a diabetes mellitus, e anfotericina B.

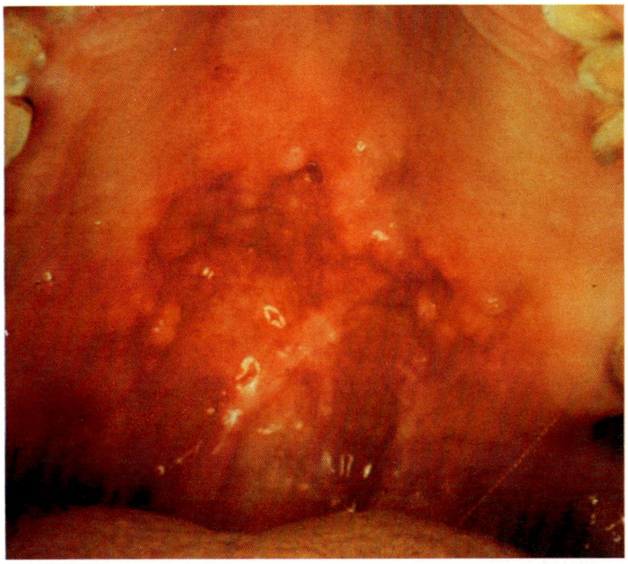

Figura 49.36 Leishmaniose em úvula (cortesia do Prof. Dr. Norberto N. Sugaya-FOUSP).

LESÕES ORAIS DAS DOENÇAS INFECCIOSAS EM PACIENTES PORTADORES DO VÍRUS DA IMUNODEFICIÊNCIA HUMANA (HIV)

Lesões orais causadas pela infecção do HIV são manifestações amplamente reconhecidas, e grande parte delas foi descrita anteriormente à epidemia da aids[1]. A despeito do vasto conhecimento adquirido em mais de 20 anos dessa epidemia, muitas das lesões ainda representam um desafio para o correto diagnóstico e tratamento. Após o advento da terapia antirretroviral múltipla, pôde-se observar um decréscimo importante com relação ao número de pacientes portadores de lesões orais específicas de aids, bem como uma redução do número de lesões. Muitas das alterações antes observadas são, hoje, menos agressivas e mais delimitadas, com resolução clínica em menor tempo e, por isso, apresentam melhor prognóstico para pacientes que fazem uso adequado dos antirretrovirais.

Elas podem ser os primeiros sinais clínicos da infecção pelo HIV, antes mesmo das manifestações sistêmicas e, por isso, o diagnóstico precoce e a melhor forma de controle dessas lesões são de extrema importância.

Ainda que tenham frequência e incidência diversas, e podendo estar associadas, elas serão aqui divididas em grupos em função de seu agente etiológico.

LESÕES CAUSADAS POR AGENTES FÚNGICOS

CANDIDOSE

A lesão oral mais frequente na infecção pelo HIV é a candidose ou candidíase (antigamente denominada monilíase). Suas áreas de predileção são o dorso da língua, o palato duro e mole e a face mucosa das bochechas, embora possa estar distribuída de forma generalizada por toda a cavidade bucal, faringe e laringe. Muitas vezes sem qualquer sintomatologia no estágio inicial, pode desenvolver-se com ardor, incômodo e alteração da coloração da mucosa (esbranquiçamento ou vermelhidão).

É geralmente causada pela *Candida albicans*, mas espécies como *C. tropicalis, C. glabrata, C. kruseii*, entre outras, são também encontradas. Não existe correlação comprovada entre as espécies e as diversas formas clínicas de candidoses.

Em função de seu aspecto clínico, as candidoses são classificadas como:

- **Candidose pseudomembranosa:** forma clássica de candidose, apresenta uma ou várias áreas branco leitosas sobre a mucosa, que podem ser facilmente removidas, esfregando-se uma gaze, por exemplo. (Figura 49.37)
- **Candidose atrófica ou eritematosa:** tem aspecto de pontilhado avermelhado, com áreas vermelhas intensas. Alguns autores reservam a terminologia "eritematosa" quando presente no palato duro, e a terminologia "atrófica" para a presença dessa candidose em dorso de língua.
- **Queilite angular:** eritema e rachadura dos cantos da boca. (Figura 49.38)

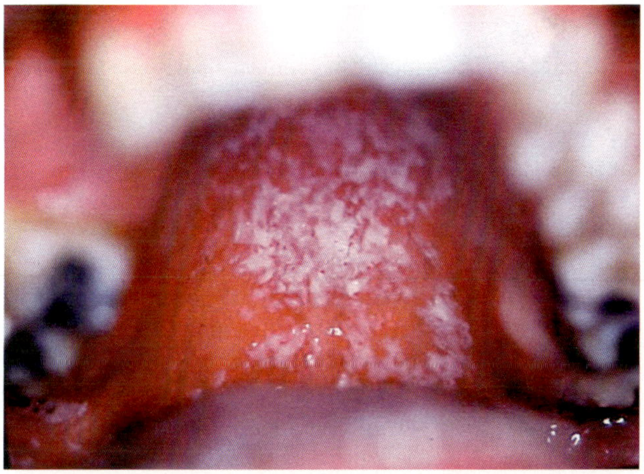

Figura 49.37 Candidíase pseudomembranosa em palato duro.

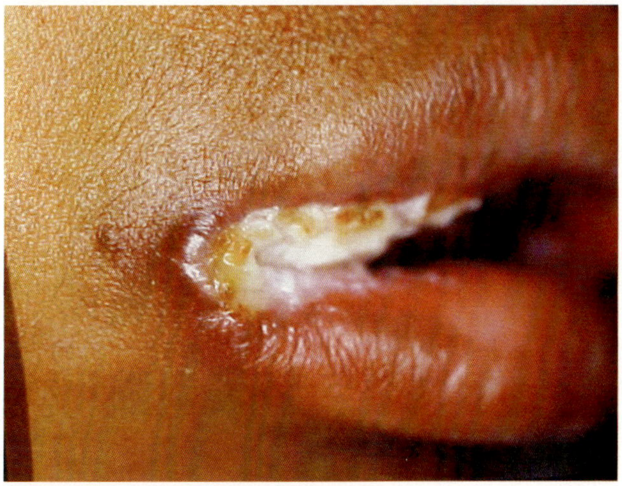

Figura 49.38 Queilite angular em comissura labial.

1 A *Coordenação Nacional de DST e Aids* sugere que a palavra aids seja considerada como substantivo comum, apesar de ser originária de uma sigla estrangeira, recomendando a grafia em caixa baixa quando tratar-se de epidemia. (Castilho, 1997 apud Spink 2001, apud Galindo 2002)

- **Candidose leucoplásica ou hiperplásica:** assemelha-se á candidose pseudomembranosa, como áreas branco-leitosas sobre a mucosa, embora não possam ser removidas quando raspadas.

Controle

Excelente higiene oral (supervisionada por dentista ou higienista), bochechos com água bicarbonatada ou soluções antifúngicas SEM açúcar, para que se evite a formação generalizada da doença da cárie, pois a formação de cavidades promove nichos de proliferação de microrganismos de difícil acesso à limpeza mecânica e ação medicamentosa, causando inflamação gengival crônica. Bochechos com gluconato de clorexidine 0,2% podem agir como mantenedores do equilíbrio bucal, além de possuir ação residual antifúngica quando usados por mais de dois minutos. Nos casos em que o controle tópico não é efetivo, adota-se a medicação antifúngica sistêmica convencional.

Outras lesões fúngicas

Em estados severos de imunodepressão podemos ter, ainda que raramente, o aparecimento de lesões orais associadas à criptococose, à geotricose, à histoplasmose (Figura 49.39), à zigomicose e ainda à aspergilose.

Controle

A terapêutica é a mesma preconizada para os estados sistêmicos.

Lesões causadas por agentes virais

Leucoplasia pilosa

Essa manifestação foi considerada patognomônica da infecção pelo HIV, mas hoje se sabe que pode estar presente em estados de imunossupressão. É associada ao vírus Epstein-Barr, e observada frequentemente nos bordos laterais da língua. As placas esbranquiçadas têm aspecto rugoso e sinuoso. Quando em manifestação exclusiva, é totalmente assintomática, mas geralmente encontra-se associada à infecção fúngica. (Figura 49.40)

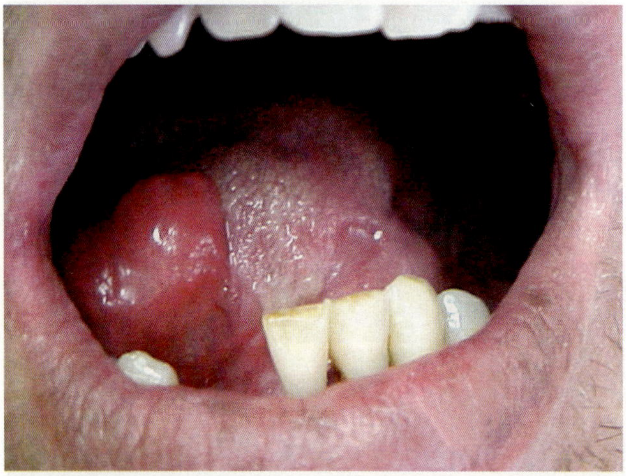

Figura 49.39 Lesão de histoplasmose em língua.

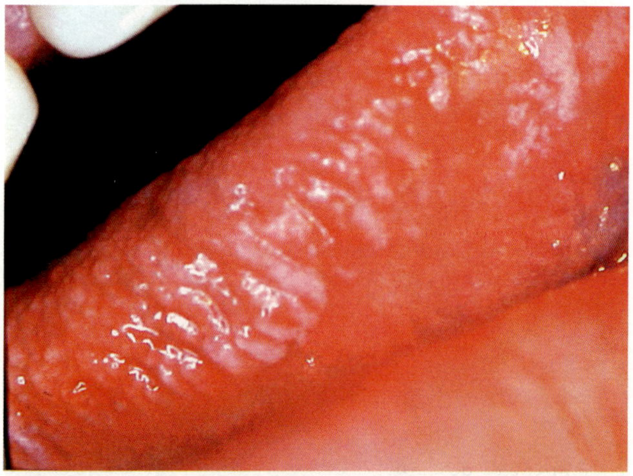

Figura 49.40 Leucoplasia pilosa em bordo lateral de língua.

Controle

Não se preconiza tratamento sistêmico específico. O uso tópico de podofilina a 25% promove o desaparecimento temporário da lesão. Recidivas podem ocorrer.

Herpes simples

Causada pelo herpes simplex vírus (HSV) do tipo 1, nos pacientes portadores do HIV essas lesões podem ocorrer em qualquer área da boca, nos lábios e na pele adjacente a estes. São mais persistentes, não necessariamente cíclicas, podem ter duração de semanas e dificultam a alimentação. Causam microulcerações, eritema e extrema sensibilidade. Podem aparecer concomitantemente a lesões herpéticas genitais, e muitas vezes o paciente necessitará de uma dose medicamentosa de manutenção, mesmo após o desaparecimento dos sintomas. (Figura 49.41)

Controle

Aciclovir, em dosagens usualmente preconizadas.

Condiloma acuminado

Descrito por Heidingsfeld em 1901, o condiloma acuminado tornou-se uma entidade que vem sendo relatada com

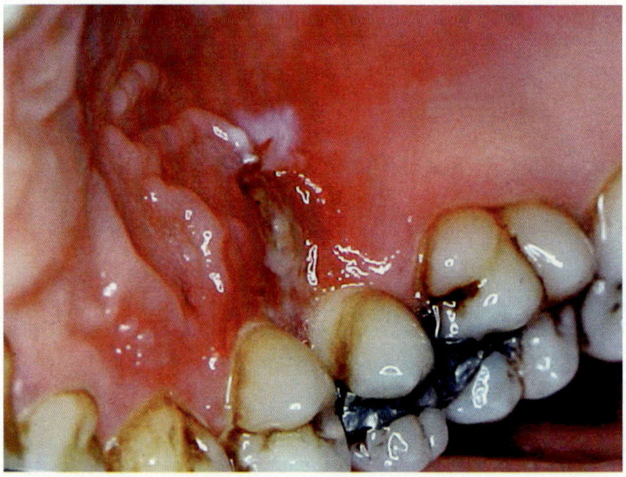

Figura 49.41 Lesão de herpes em palato duro.

frequência cada vez maior, embora os tipos de papilomavírus orais humanos (HPV) mais comumente associados à infecção pelo HIV ainda não tenham sido extensivamente estudados. Caracteriza-se por lesões do tipo verrucoso, elevadas, com bordos nítidos, de coloração similar à da mucosa oral, indolores, únicas ou múltiplas, podendo formar placas verrucosas. Podem ocorrer em qualquer parte da cavidade bucal, tais como língua, mucosa jugal, palato duro ou mole, e ainda nas comissuras labiais. (Figura 49.42)

O diagnóstico é feito por via de biópsia incisional. Os cortes devem mostrar o aspecto de coilocitose como característica típica da lesão. Hibridização *in situ* é uma técnica diagnóstica também indicada.

Controle

Aplicação de solução de podofilina a 25%, eletrocauterização ou crioterapia. Recidivas ocorrem com bastante frequência.

Citomegalovírus

Caracteriza-se como úlcera única ou múltipla, com bordos elevados e definidos, sem grande alteração de coloração da mucosa ou edema, mas extremamente dolorosa. A imunohistoquímica nos cortes de biópsia é o exame complementar adequado para o diagnóstico. (Figura 49.43)

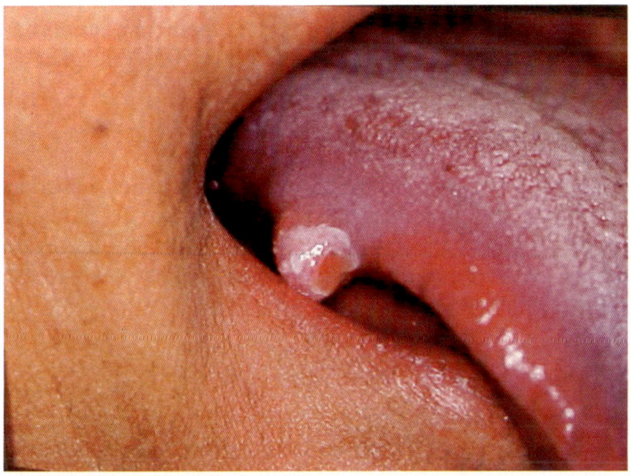

Figura 49.42 Papiloma em bordo lateral de língua.

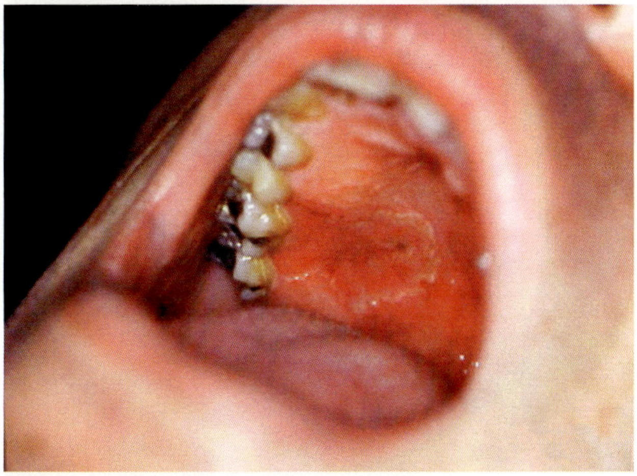

Figura 49.43 Lesão por citomegalovírus em palato duro.

Controle

Ganciclovir, em dosagem usualmente preconizada.

Lesões causadas por agentes bacterianos

Doenças gengivais e periodontais relacionadas ao HIV

São manifestações que se caracterizam por sangramento gengival, eritema marginal e de dor espontânea intensa. Causam rápida perda do tecido ósseo e muitas vezes não respondem aos tratamentos convencionais. Não estão necessariamente associadas a fatores locais, como bactérias ou fatores irritativos. (Figuras 49.44 e 49.45)

Controle

Irrigação intrasulcular com PVPI (povidine), bochechos oxidantes (água oxigenada diluída em água) e, em casos de gengivite necrosante, o uso de antibióticos como o metronidazol. Raspagem e curetagem indicadas após melhora inicial do quadro. Controle rígido de placa bacteriana e eliminação de fatores locais.

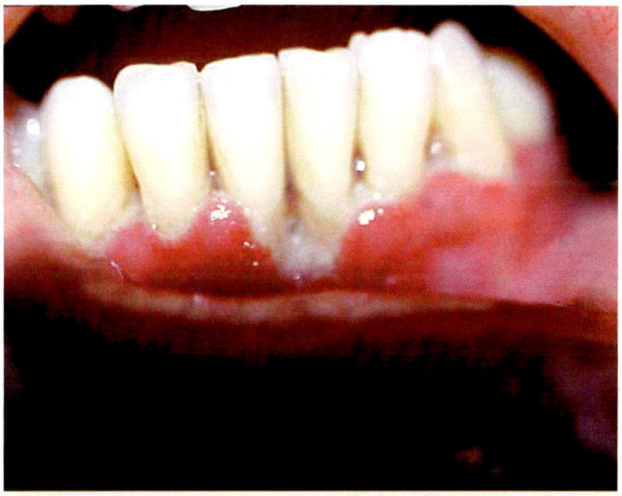

Figura 49.44 Periodontite associada ao HIV, com destruição de tecido ósseo e gengival.

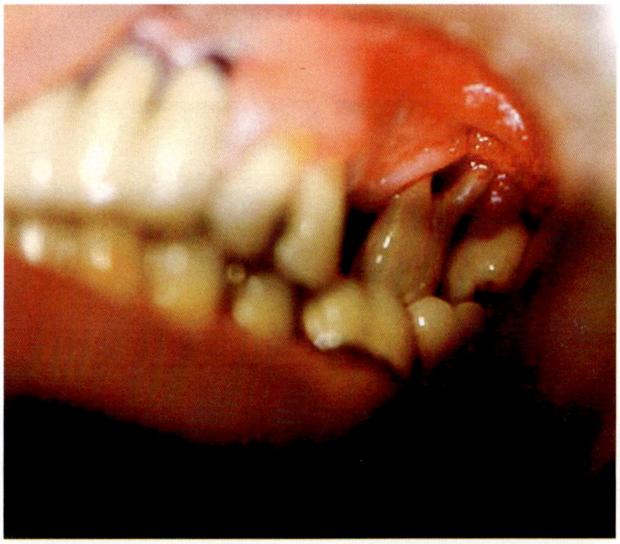

Figura 49.45 Periodontite associada ao HIV, com necrose óssea.

Ulcerações inespecíficas em mucosas

Essas lesões foram muito frequentes antes da era da terapia antirretroviral múltipla. A denominação "afta" é aplicada a úlceras sem associação a fatores específicos, por isso não se aplica a essas lesões. As ulcerações inespecíficas aqui estudadas são associadas à infecção pelo HIV. Estão presentes em bochechas, língua, orofaringe e palato mole, e em indivíduos com história pregressa de aftas apresentam-se com tamanho maior que o usual, duração mais longa e forma mais agressiva. Podem estar associadas a microrganismos gram-negativos, anaeróbios, e também a enterobactérias. (Figura 49.46)

Controle

Quando o agente causador pode ser identificado, usa-se a medicação de eleição para cada caso, mas quando não, deve-se ter em mente o controle sintomático dessas lesões o mais rápido possível, para que a nutrição não seja comprometida. O uso de anti-inflamatórios tópicos e/ou sistêmicos é bastante efetivo, mas devem ser indicados quando causas infecciosas estiverem sob controle. A talidomida pode ser muito útil, preferencialmente para indivíduos do sexo masculino. Uma vez que a sintomatologia possa ser controlada por agentes tópicos, a medicação anti-inflamatória sistêmica deve ser suspensa.

Lesões tumorais

Sarcoma de Kaposi

Tumor vascular, de etiologia possivelmente associada a um vírus da família dos herpes vírus, o HHV8. A forma epidêmica é relacionada ao HIV, podendo ter desenvolvimento rápido e muito agressivo. É diagnóstico conclusivo de aids em pacientes portadores do HIV, ainda que tenha sido raramente observado em pacientes HIV negativos. Apresenta-se como tumoração violácea e elevada ou como mácula, indolor, com limites indefinidos. Localiza-se com bastante frequência no palato duro, mas também em gengivas, língua, orofaringe e bochechas. Pode ser facilmente biopsiado. Tem como característica a não isquemia quando pressionado, ao contrário do hemangioma ou da angiomatose bacilar, dos quais é diagnóstico diferencial. (Figura 49.47)

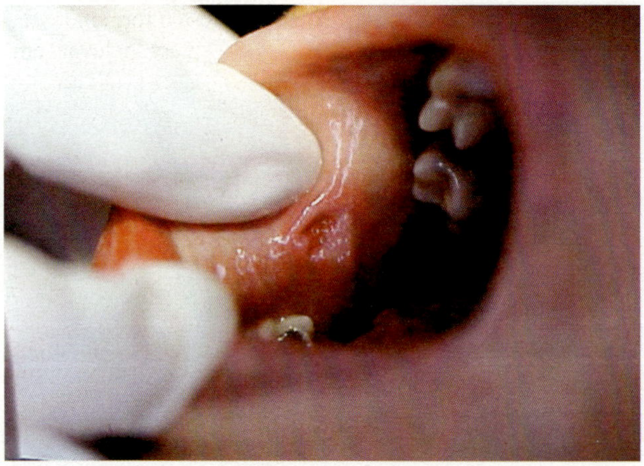

Figura 49.46 Úlcera inespecífica em mucosa jugal.

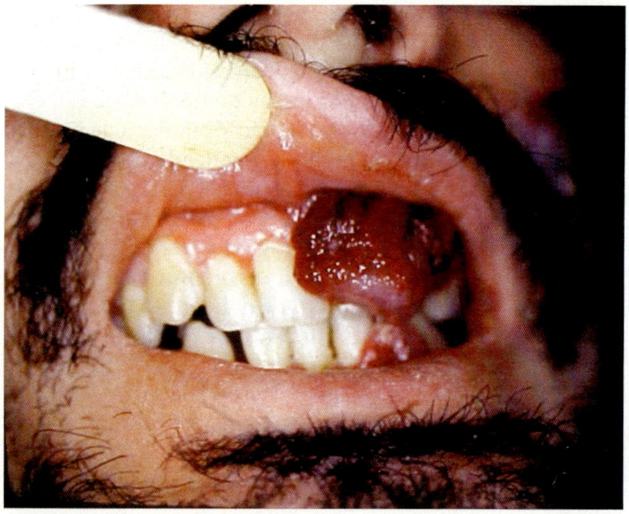

Figura 49.47 Sarcoma de Kaposi em tecido gengival.

Controle

Quando únicas, as lesões orais podem ser tratadas topicamente com aplicações intralesionais de vimblastina, com grande sucesso e quase nenhum incômodo para o paciente, evitando-se os inconvenientes de uma quimioterapia sistêmica. As alternativas terapêuticas para casos que não sejam de lesões exclusivamente orais incluem a quimioterapia, a radioterapia, a crioterapia e a excisão cirúrgica ou eletrocauterização.

Outros tumores

Ainda que com baixa frequência, podemos observar tumores como linfomas, principalmente os não Hodgkin (Figura 49.48) e carcinomas (Figura 49.49). São lesões de desenvolvimento agressivo e que requerem tratamento específico imediato.

Outras lesões

São as lesões idiopáticas (Figura 49.50), o eritema gengival linear (Figura 49.51), as lesões ulcerativas de borda de língua e as melanoses, ou áreas de pigmentação de mucosa. O

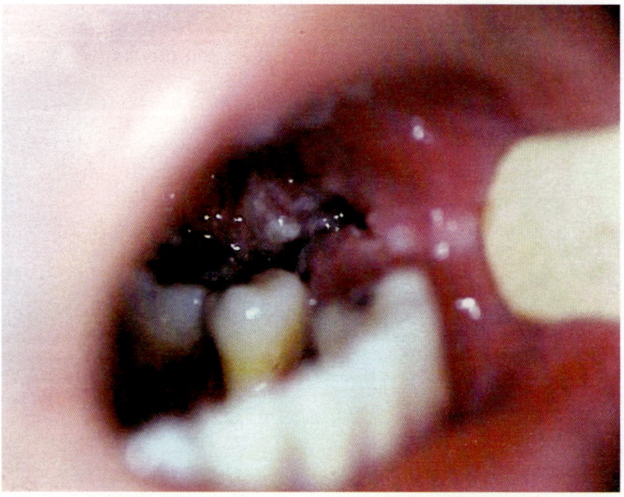

Figura 49.48 Carcinoma espinocelular em mucosa jugal.

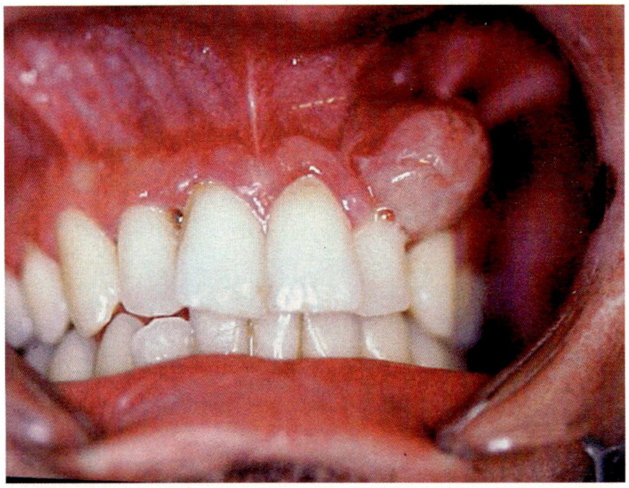

Figura 49.49 Linfoma não Hodgkin em tecido gengival.

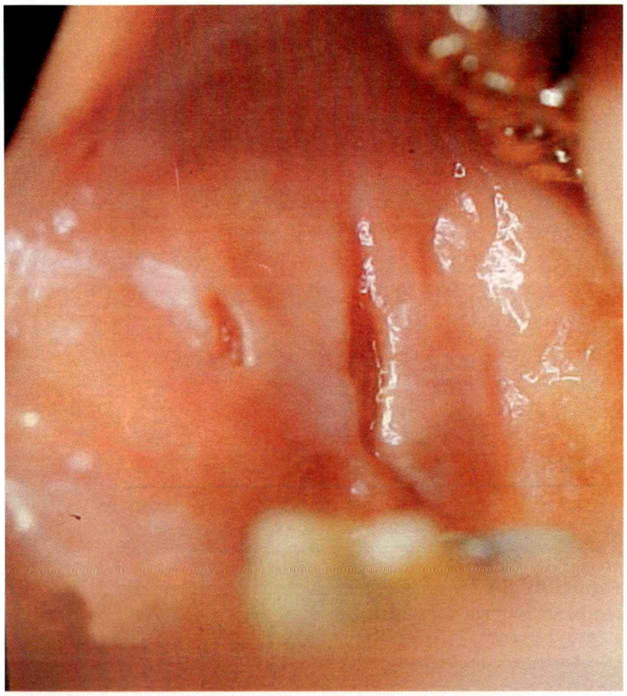

Figura 49.50 Úlcera idiopática associada ao HIV.

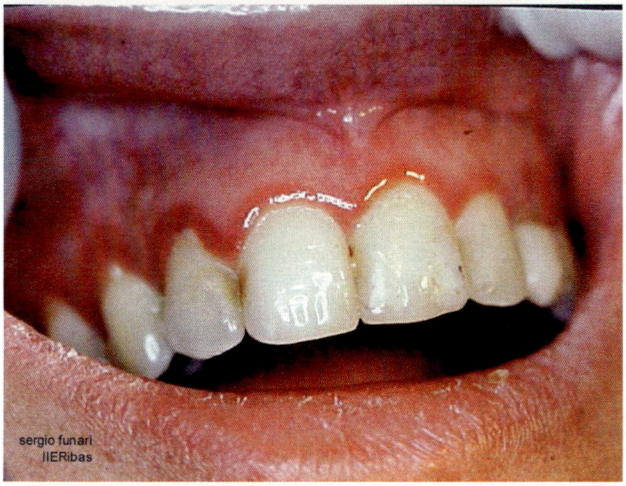

Figura 49.51 Eritema marginal gengival associado ao HIV.

aumento de volume glandular pode ser observado em algumas crianças, e não tão frequentemente em adultos. A xerostomia (diminuição de fluxo salivar) é também um achado comum em muitos pacientes, podendo causar aumento do número de cáries, incômodo e dificuldade na alimentação. Substâncias hidratantes de uso bucal ajudam a aliviar esse problema.

PROCESSOS PROLIFERATIVOS NÃO NEOPLÁSICOS EM BOCA DEPENDENTES DE CONTAMINAÇÃO AUTÓGENA

Lesão periférica de células gigantes (granuloma periférico de células gigantes)

Causada por irritação local ou traumatismos, é uma proliferação tecidual não neoplásica. Alguns estudiosos afirmam que as células gigantes apresentam características imunohistoquímicas de osteoclastos.

Características clínicas

Ocorrendo exclusivamente em gengiva e mucosa alveolar (Figura 49.52), sítios destinados à implantação dentária, é mais comum na quinta e sexta décadas de vida, com maior incidência em mulheres. Apresenta uma coloração vermelho-acastanhada devido à precipitação de hemossiderina e mostra-se sangrante espontaneamente ou ao toque. Em uma radiografia periapical, nota-se reabsorção óssea pela imagem côncava no local da lesão, o que é chamado de "reabsorção em taça".

Diagnóstico

É histopatológico, tendo como principal diagnóstico diferencial o granuloma piogênico por compartilharem diversas características clínicas.

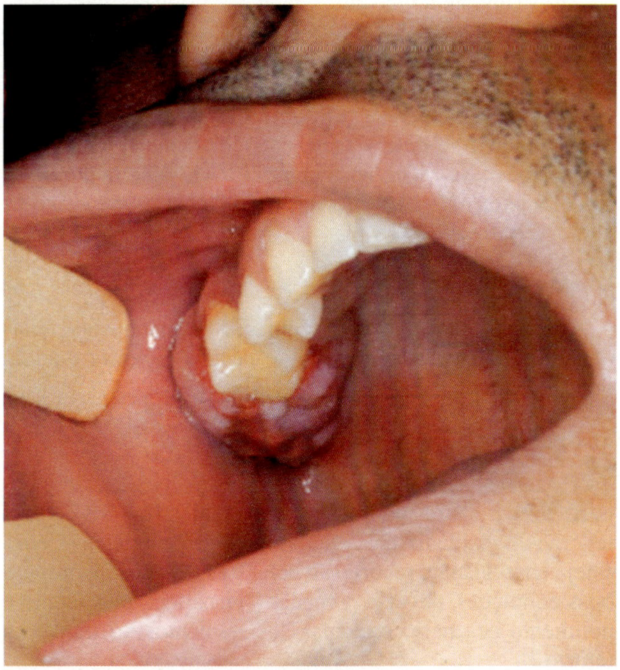

Figura 49.52 Lesão periférica de células gigantes estendendo-se até tuberosidade da maxila (cortesia do Prof. Dr. Norberto N. Sugaya--FOUSP).

Tratamento

Excisão cirúrgica e subsequente curetagem do osso adjacente, ocorrendo sangramento abundante no intraoperatório. Se o paciente faz uso de antiagregante plaquetário ou anticoagulante, deve-se contatar o médico, pois é necessária a suspensão temporária dos medicamentos. Caso haja dentes na região envolvida, devem ser raspados, alisados e polidos no transoperatório para que se minimizem os estímulos inflamatórios crônicos.

Granuloma piogênico

Embora seu nome sugira infecção, é uma reação proliferativa não neoplásica, originária de estímulos irritativos crônicos. Está relacionada neste capítulo pelo fato de que o acúmulo de microrganismos da microbiota indígena e do biofilme bacteriano, aliado a um traumatismo crônico, podem desencadear as lesões em quaisquer regiões da mucosa bucal, tais como: cálculo dentário (associado ao biofilme dentário em decorrência de má higiene), estruturas metálicas de próteses removíveis mal adaptadas, coroas protéticas mal adaptadas, bráquetes e bandas ortodônticas que traumatizam, bordos cortantes de dentes fraturados e hábitos parafuncionais, como sucção de mucosa jugal, língua ou lábios.

É mais frequente em mulheres, devido à presença dos hormônios sexuais femininos (estrógeno e progesterona), e comum em gestantes (antigamente chamado de granuloma gravídico) que não possuam higiene oral adequada. A presença desses hormônios estimula a entrada da água nas células do sulco gengival, aumentando a profundidade do mesmo, o que facilita o acúmulo de biofilme bacteriano com consequente formação de cálculo salivar.

Características clínicas

Apresenta-se como um nódulo, dolorido ou não, pediculado ou séssil, único ou multilobulado, com a superfície moriforme, ulcerada devido a traumatismos, variando sua coloração do vermelho-vivo (lesões mais recentes e mais vascularizadas) ao rosa-pálido (lesões presentes há mais tempo, mais fibróticas e menos vascularizadas) e sangrantes, ao toque ou espontaneamente. Está normalmente associado a pacientes com higiene bucal inadequada (Figuras 49.53, 49.54 e 49.55).

Diagnóstico

O diagnóstico é histopatológico. Faz diagnóstico diferencial com a lesão periférica de células gigantes quando presente em rebordo alveolar.

Tratamento

Consiste na excisão cirúrgica da lesão, localização e eliminação das causas do traumatismo crônico (bordos cortantes, raízes residuais etc. e hábitos parafuncionais), e caso esteja em região de rebordo alveolar e associado a dentes em boas condições, deve-se proceder à raspagem, alisamento e polimento coronário radicular dos elementos no transoperatório.

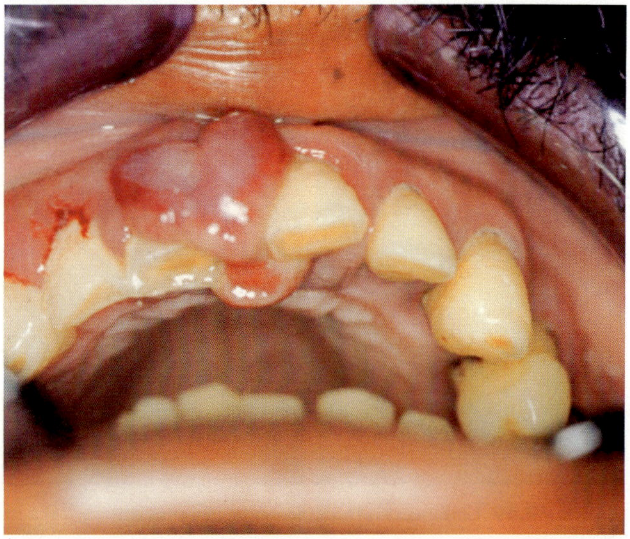

Figura 49.53 Granuloma piogênico em gengiva (cortesia do Prof. Dr. Norberto N. Sugaya-FOUSP).

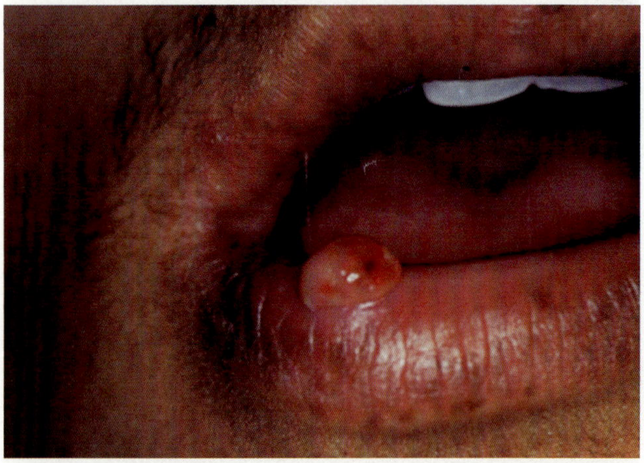

Figura 49.54 Granuloma piogênico em lábio (cortesia do Prof. Dr. Norberto N. Sugaya-FOUSP).

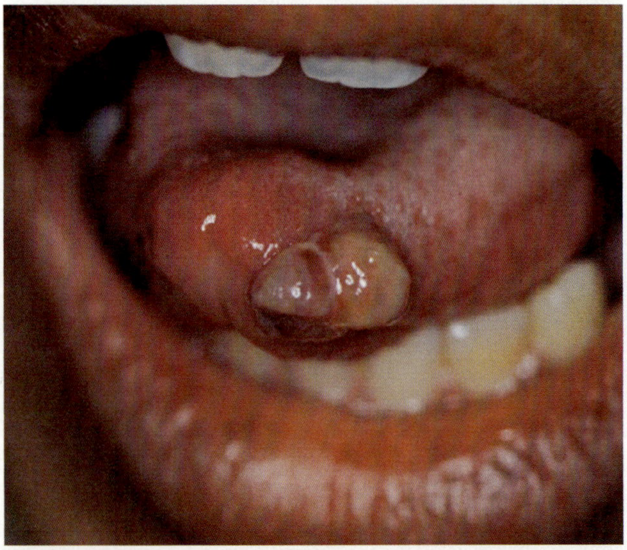

Figura 49.55 Granuloma piogênico em ápice lingual (cortesia do Prof. Dr. Norberto N. Sugaya-FOUSP).

REFERÊNCIAS BIBLIOGRÁFICAS

Aboulafia, DM. Condyloma acuminatum presenting as a dorsal tongue lesion in a patient with AIDS. Read 12(4):165-176, 2002. Cliggott Publishing, Division of SCP Communications

Batista Jr J, Berzaghi R, Arnaud ADMM, Fontes CJF, Camargo ZP, Hahn RC. Simultaneous infection of human host with genetically distinct isolates of *Paracoccidioides brasiliensis*. Mem Inst Oswaldo Cruz 2010; 105(1):62-5.

Bevin CR, Inwards CY, Keller EE. Surgical management of primary chronic osteomyelitis: a long-term retrospective analysis. J Oral Maxillofac Surg 2008 66:2073-85.

Becker M, et al. Molecular analysis of bacterial species associated with childhood caries. J Clin Microbiol 2002; 40(3) 1001-9

Boaventura VS, Oliveira JGS, Costa JML, Novais FO, Oliveira CI, Barral-Neto M, Barral A. Short report: the value of the otorhinolaryngologic exam in correct mucocutaneous leishmaniasis diagnosis. Am J Med Hyg 2009;81(3) 384-6.

Brasil, Ministério da Saúde. Controle de infecções e a prática odontológica em tempos de aids; Manual de condutas. Brasília: Ministério da Saúde, 2000.

Brescó-Salinas M, Costa-Riu N, Berini-Aytés L, Gay-Escoda C. Antibiotic susceptibility of the bacteria causing odontogenic infections. Med Oral Patol Oral Cir Bucal 2006;11:E70-5.

Chimenos-Küstner E *et al.* Lepromatous leprosy: a review and case report. Med Oral Patol Oral Cir Bucal 2006;11:E474-9.

Epstein J. B., Lozada-Nur F., Mc Leod W., Spinelli J. Oral Kaposi Sarcoma in Acquired Immunoleficiency Syndrome. Cancer, 1989; vol 64:2424-30.

Fonseca VAO, et al. Caso raro de coinfecção tuberculose pulmonar e actinomicose oronasal. J Bras Pneumol 2009;35(11):1152-5.

Francesconi F, Rocha MA, Bonilha LF, Silva LA, Francesconi VA. A rapidly growing lesion on the lip-diagnosis. Arch Dermatol 2009; 145(11):1325-30.

Furst IM, Ersil P, Caminiti M. A rare complication of tooth abscess – Ludwig angina and mediastinitis. J Can Dent Assoc 2001; 67(6):324-7.

Gonzaga HFS, Jorge MA, Gonzaga LHS, Barbosa CAA, Chaves MD. Systemic and oral alterations in Brazilian patients with cutaneous herpes zoster. Braz Dent J 2002; 13(1): 49-52.

Hanna R. Caxumba. Clin Pediatr. 1980;3:46-8.

Heidingsfeld ML. Condylomata acuminata linguae (venereal warts of the tongue). J Cutan Genito-urin Dis. 1901;19:226-34.

Iype EM, Ramdas K, Pandey M, Jayasree, K,Thomas G, Sebastian P et al. Primary tuberculosis of the tongue: report of three cases. Br J Oral Maxillofac Surg 2001; 39: 402-3.

Kolokotronis A, Louloudiadis K, Fotiou G, Matiais, A. Oral manifestations of infections due varicella zoster virus in otherwise healthy children. J Clin Pediatr Dent 2001; 25(2): 107-12.

Leão JC, Gueiros LA, Porter SR. Oral manifestations of syphilis. Clinics 2006; 61(2):161-6.

Lessa MM, Lessa HA, Castro TWN, Oliveira A, Scherifer A, Machado P, Carvalho EM. Leishmaniose mucosa: aspectos clínicos e epidemiológicos. Ver Bras Otorrinolaringol 2007; 73(6): 843-7.

Lima RBQN, Núñez MFPD, Falcão AFP, Motta ACF. Pericoronarite: Relato de um caso clínico. Rev Fac Odontol UFBA 2000; 20: 77-81

Lindhe J, Karring T, Lang NP. Tratado de periodontia clínica e implantologia oral, Rio de Janeiro, Editora Guanabara Koogan S. A.,1999.

Lindhe J . Tratado de Periodontologia Clínica.2 ed., Rio de Janeiro, Guanabara Koogan, 1992.

Löe H, Anerud A, Boysen H, Morrison E. Natural history of periodontal disease in man. Rapid, moderate and no loss of attachment in Sri Lankan laborers 14 to 46 years of age. J Clin Periodontol 1986;13:431-40.

Lopes, HP; Siqueira Jr, JJF. Endodontia - Biologia e Técnica. 2ª ed. Rio de Janeiro, Medsi, 2004.

McIntre GT. Viral infections of the oral mucosa and perioral region. Dent Update 2001; 28:181-188.

Mac Phail L. A., Greenspan D., Feigal D. W., Lennete E. T., Greenspan J. S. Recurrent aphtous ulcers in association with HIV infection. Oral Surg. Oral Med. Oral Pathol. 1991; 71: 678-83

Martínez-Beneyto Y, López-Jornet P, Velandrino-Nicolás A, Jornet-García V. Use of antifungal agents for oral candidiasis: results of a national survey. Int J Dent Hygiene. 2010; 8: 47-52.

Martino R.J., Pulse,C., Zegarelli D.J. Classical Kaposi's Sarcoma Presenting in the Oral Cavity: A Case Report and Literature Review. CPMCnet, Columbia Presbyterian Medical Center. May-01-1997 [http://hora.cpmc.columbia.edu/news.orig/dental/cdr96/martino.html]

Motta ACF, Lopes MA, Ito FA, Carlos-Bregni R, Almeida OP, Roselino AM. Oral leishmaniasis: a clinicopathological study of 11 cases. Oral Dis 2007; 13: 335-40.

Muñante-Cárdenas JL, Assis AF, Olate S, Lyrio MCN, Moraes M. Treating oral histoplasmosis in na immunocompetent patient. JADA 2009; 140:1373-6

Mustafa MB, Arduino PG, Porter SR. Varicella zoster vírus: review of its management. J Oral Pathol Med 2009; 38: 673-88.

Narayana N, Gifford R, Giannini P, Casey J. Oral histoplasmosis: an unusual presentation. Head Neck 2009; 31:274-7.

Neville BW, Damm DD., Allen CM, Bouquot JE. Oral & Maxillofacial Pathology 2nd ed., Philadelphia W. B. Saunders Company, 2002.

Oliveira FS, Valete-Rosalino CM, Schubach AO, Pacheco RS. kDNA minicircle singnatures of *Leishmania braziliensis* in oral and nasal mucosa from mucosal leishmaniasis patients. Diag Microbiol Infec Dis 2010; 66: 361-5.

Pedersen, A. Recurrent aphtous ulceration: Virological and immunological aspects. APMIS, 1993; Suppl.37, vol 101: 5-37

Peterson LJ, Ellis E, Hupp JR, Tucker MR. Cirurgia oral e maxilo facial contemporânea, 2ª ed. Rio de Janeiro: Guanabara-Koogan, 367-369, 389-396, 1996.

Pozzatti P, Loreto ES, Lopes PGM, Athayde ML, Santurio JM, Alves SH. Comparison of the susceptibilities of clinical isolates of *Candida albicans* and *Candida dubliniensis* to essential oils. Mycoses 2009; 53:12-5.

Pynn BR, Sands T, Pharoah, MJ. Odontogenic infections: anatomy and radiology. Oral Health 1995; 85(5):7-21.

Ricketts D. Management of the deep carious lesion and the vital pulp dentine complex. Br Dent J 2001; 191(11): 606-10.

Rodrigues G, Carnelio S, Valliathan M. Primary isolated gingival tuberculosis. Braz J Infect Dis 2007;11(1):172-3.

Ryan WA. Herpes simplex virus: clinical presentation and treatment. Dent Today 2001; 20(5):64-7.

Sánchez-Estella J *et al.*. Actinomicosis del lábio, uma localización excepcional. Actas Dermosifiliogr 2009;100:817-32.

Scollard DM, Skinsnes OK, Oropharingeal leprosy in art, history, and medicine. Oral Surg Oral Med Oral Pathol Oral Radiol Endod 1999; 87: 463-70.

Socransky SS, Haffajee AD, Cugini MA, Smith C, Kent Jr RL. Microbial complexes in subgingival plaque. J Clin Periodontol 1998; 25:134–44.

St. Pierre, SA, Bartlett BL, Schlosser BJ. Practical management measures for patients with recurrent herpes labialis. Skin Therapy Letter 2009; 14(8): 1-3.

Topazian RG, Goldberg MH. Infecções bucomaxilofaciais, 3ª ed. São Paulo: Editora Santos, 204-10, 232-43, 1997.

Torabinejad, M; Walton, RE. Endodontia – princípios e prática. 4ª ed. Rio de Janeiro, Elsevier, 2010.

Tseng SK *et al.*. Radicular cyst with actinomycotic infection in an upper anterior tooth. J Formos Med Assoc 2009; 108(10):808-13.

Vaid S, Lee YYP, Rawat S, Luthra A, Shah D, Ahuja AT. Tuberculosis in the head and neck – a forgotten differential diagnosis. Clin Radiol 2010;65:73-81.

Zhou P, Qian Y, Lu H, Guan Z. Nonvenereal Transmission of syphilis in infancy by mouth-to-mouth transfer of prechewed food. Sexually Transmitted Diseases 2009;36(4):216-7.

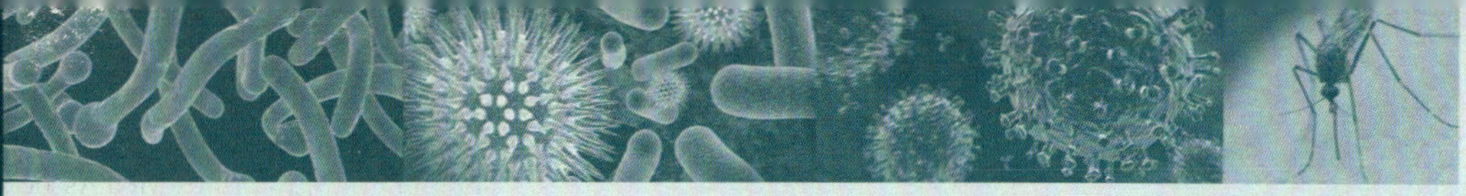

50 Infecções em Pacientes Neutropênicos

Hélio Vasconcellos Lopes ▪ José Jorge Namura

INTRODUÇÃO

O controle de pacientes com quadro infeccioso tem, como princípio fundamental, a instituição de antibioticoterapia adequada com base na identificação do seu agente etiológico ou, também, uma previsão epidemiológica a partir do sítio infeccioso, da faixa etária e dos fatores de risco associados.

Tanto a apresentação como o controle das infecções em pacientes neutropênicos diferem daqueles presentes em pacientes com outros tipos de infecção. Apenas cerca de 30% dos pacientes neutropênicos febris apresentam alguma evidência da origem do foco infeccioso. Sua típica apresentação é de apenas febre, sem a presença de outros sintomas ou sinais. Os testes microbiológicos são frequentemente de pouca utilidade, visto que o encontro de culturas positivas mostra valores inferiores a 50% dos casos. Assim, uma vez estabelecida a suspeita de infecção em paciente granulocitopênico, uma antibioticoterapia empírica deve ser imediatamente introduzida devido ao risco de o processo infeccioso ter uma evolução extremamente rápida e fulminante.

DEFINIÇÃO

De acordo com a EORTC (European Organization for Research and Treatment of Câncer), a neutropenia febril é caracterizada pela presença da elevação da temperatura corporal acima de 38°C em pacientes com contagem inferior a 1.000 neutrófilos/mm^3 no sangue periférico. Boa parcela de autores, entretanto, considera que os pacientes com número de neutrófilos inferior a 500 cel/mm^3 merecem mais atenção pelo maior risco de desenvolverem infecções. De fato, a incidência de infecções nesses pacientes está diretamente relacionada com a queda do número de neutrófilos e com a persistência da neutropenia (Tabela 50.1). Além desses fatores, anormalidades da função fagocitária ou outros defeitos na resposta imunológica podem contribuir para o aumento de incidência de infecções no hospedeiro granulocitopênico.

Tabela 50.1 Relação entre número de neutrófilos e incidência de infecção.

Número de neutrófilos	Incidência de infecção (%) (em uma semana)
< 1.000 células/mm^3	10% a 20%
< 500 células/mm^3	50%
< 100 células/mm^3	90%

As complicações infecciosas são a causa mais frequente de mortalidade entre os pacientes com doença neoplásica. Associado a isto, mais de 80% dos pacientes com doença maligna que realizaram quimioterapia desenvolveram algum episódio de infecção durante o tratamento.

CAUSAS DE NEUTROPENI

Os defeitos da medula óssea são responsáveis pela grande maioria dos quadros de neutropenia observados na prática clínica (Tabela 50.2).

Tabela 50.2 Causas de neutropenia.

Defeitos da medula óssea
Defeitos da maturação ▪ Deficiência de ácido fólico ▪ Deficiência de vitamina B12 ▪ Síndrome mielodisplásica ▪ Hemoglobinúria paroxística noturna
Lesões da medula óssea ▪ Ação de fármacos: sulfamídicos, cloranfenicol, vancomicina, alopurinol, fenitoína, hidroxiureia e imunossupressores ▪ Irradiação ▪ Agentes químicos: benzeno, DDT, óxido nitroso ▪ Doenças infiltrativas: neoplasias malignas (pulmão, trato gastrintestinal, próstata, mama, linfomas), leucemia mieloide crônica ▪ Infecções: hepatites, AIDS, tuberculose, micobacteriose ▪ Doenças autoimunes ▪ Transplantados submetidos a imunossupressão
Defeitos no sangue periférico
▪ Pseudoneutropenia: desnutrição proteicocalórica e hereditária ▪ Sequestro intravascular: hiperesplenismo

ABORDAGEM DO PACIENTE NEUTROPÊNICO FEBRIL

Os sintomas e sinais de uma infecção podem ser mínimos ou estarem ausentes nos neutropênicos, especialmente nos pacientes com anemia. A avaliação inicial deve incluir história e exame físico meticulosos à procura de qualquer dado que possa indicar a presença de processo inflamatório. Dor em alguma região do corpo, além da febre, pode ser o único sintoma de um processo infeccioso em evolução, devendo sempre ser valorizada na investigação clínica.

Os sítios mais frequentemente acometidos são: cavidade oral, faringe, esôfago, pulmão, região perianal, olhos, pele e cateter venoso, quando instalado. Os microrganismos mais comumente isolados nos granulocitopênicos estão relacionados na Tabela 50.3.

Observa-se que a incidência dos agentes envolvidos vem sofrendo alterações importantes nas últimas décadas. Até os anos 1980 predominavam os bacilos Gram-negativos. A partir dos anos 1990 e até hoje, os Gram-positivos são isolados com maior frequência, correspondendo a 60% dos germes, enquanto os Gram-negativos são identificados em cerca de 30%. As infecções fúngicas vêm apresentando aumento progressivo nos últimos anos, acompanhadas das virais (citomegalovírus, herpes-zoster e herpes simples). Novas técnicas de diagnóstico, como a reação da cadeia de polimerase (PCR) para fungos e vírus, têm possibilitado melhor identificação desses microrganismos.

A população microbiana pode ser isolada e identificada a partir da realização de culturas: devem-se obter duas ou mais amostras de hemocultura, e caso o paciente tenha um cateter venoso central, é recomendada a coleta de uma das culturas através do lúmen desse dispositivo. Nos cateteres com mais de um lúmen, recomenda-se a coleta de hemoculturas de cada um dos lumens, já que a infecção pode estar restrita a apenas um deles.

Caso o sítio de inserção do cateter venoso esteja inflamado ou com secreção, deve ser colhido da ponta de cateter material para exame bacteriológico e cultura.

Nesses casos, seja a infecção relacionada ao ponto de inserção ou ao lúmen, recomenda-se a retirada imediata do dispositivo.

Embora as infecções bacterianas por Gram-positivos, principalmente os estafilococos, sejam as mais frequentes causadoras de infecção relacionada a cateter venoso, outros microrganismos têm sido encontrados, como *Corynebacterium sp.* e fungos, como *Candida albicans*.

Caso o paciente apresente quadro diarreico, deve-se investigar infecção por *Clostridium difficile* por meio de provas para detectar toxinas fecais, e também a presença de enterobactérias, tais como *Salmonella, Shigella, Campylobacter* e *Yersinia*. A pronta identificação desses agentes por coprocultura pode impedir o desenvolvimento de uma infecção sistêmica.

A urocultura é exame de rotina e está sempre indicada, mesmo que não haja sintomas ou sinais de infecção do trato urinário, sendo bastante comum a ausência de piúria nos neutropênicos.

A coleta de líquor não é recomendada como exame de rotina, mas pode ser considerada se houver suspeita clínica de infecção do sistema nervoso central e se não houver trombocitopenia ou esta for facilmente controlada.

A radiografia de tórax deve ser realizada de rotina, mesmo na ausência de anormalidades do trato respiratório. Diversos autores recomendam, mesmo sem evidência clínica e radiológica de infecção pulmonar, a realização de tomografia computadorizada de alta resolução, uma vez que esse

Tabela 50.3 Microrganismos mais frequentemente isolados em pacientes neutropênicos febris.

Bactérias Gram-positivas	
Estafilococos coagulasepositivos *(Staphylococcus aureus)*	Estafilococos coagulasenegativos (*Staphylococcus epidermidis)*
Espécies de estreptococos (Grupos B e D)	*Corynebacterium sp.*
Enterococcus faecalis e *E. faecium*	
Bactérias Gram-negativas	
Pseudomonas aeruginosa	*Escherichia coli*
Klebsiella pneumoniae	*Serratia marcescens*
Acinetobacter baumanii	
Fungos	
Candida albicans	*Candida* não *albicans*
Aspergillus sp.	*Mucormycosis*
Pneumocystis carinii (ex-protozoário, agora classificado como fungo: Pneumocystis jirovecii)	
Vírus	
Herpes simples	Herpes zóster
Citomegalovirus	

exame tem revelado focos pneumônicos em mais da metade dos pacientes neutropênicos febris com RX de tórax normal. Contudo, levando-se em conta o custo desse procedimento, sua realização deve ser reservada aos casos mais graves ou refratários ao tratamento.

A região perianal e a cavidade oral devem sempre receber uma atenção especial pelo risco de frequentemente ocultarem infecções.

Outras abordagens laboratoriais e radiológicas mais complexas poderão estar indicadas de acordo com as exigências específicas de cada caso (sorologias, ultrassonografias, tomografias, análise de líquido pleural, biópsia de pele etc.).

Até alguns anos atrás, todos os pacientes com granulocitopenia febril eram internados para receber antibioticoterapia empírica e de largo espectro por via intravenosa. Contudo, essa orientação vem sendo gradualmente modificada. Atualmente é possível identificar subgrupos de neutropênicos febris com diferentes graus de gravidade, de acordo com a presença e/ou com a intensidade de fatores de comorbidade e com as condições clínicas da doença de base. As características que determinam se o paciente tem baixo risco de adquirir infecções mais graves estão relacionadas na Tabela 50.4.

Portanto, é fundamental pesquisar e avaliar cada caso, pois aqueles que apresentam baixo risco de complicações infecciosas podem receber antibioticoterapia empírica ambulatorialmente ou em hospital-dia ou, ainda, em regime de internação domiciliar, com as vantagens de reduzir custos, de melhorar a qualidade de vida do paciente e dos familiares e de reduzir os riscos de superinfecção. A principal desvantagem dessa conduta envolve o risco da ocorrência de complicações graves no domicílio do indivíduo doente, sendo importante uma rigorosa prévia avaliação socioeconômica e cultural desses pacientes antes de serem integrados no programa. Em recente estudo multicêntrico, mais de mil pacientes com neutropenia e com doença maligna de base foram acompanhados, tendo-se estabelecido um sistema de escore para identificar e classificar, na presença de febre, quais pacientes, por terem baixo risco de complicações infecciosas graves, teriam condições de ser tratados em regime ambulatorial (Tabela 50.5).

Tabela 50.4 Fatores que favorecem o baixo risco de infecções graves.

▮ Número absoluto de neutrófilos maior que 100 células/mm^3
▮ Número absoluto de monócitos maior que 100 células/mm^3
▮ Radiografia de tórax normal
▮ Funções hepática e renal normais
▮ Duração da neutropenia inferior a sete dias
▮ Resolução da neutropenia em menos de dez dias
▮ Ausência de cateter venoso
▮ Evidência de recuperação rápida da medula óssea
▮ Remissão da malignidade
▮ Pico de temperatura inferior a 39°C
▮ Ausência de alterações neurológicas ou do nível de consciência
▮ Ausência de comorbidades (choque, hipóxia, vômitos, diarreia)
▮ Ausência de indisposição ou adinamia

Tabela 50.5 Escore para classificação quanto ao risco de infecções graves em pacientes neutropênicos (realizada com a presença de febre).

Características	Escore*
Extensão da doença ▮ sem sintomas ▮ com sintomas leves ▮ com sintomas moderados	 5 5 3
Ausência de hipotensão	5
Ausência de doença pulmonar crônica	4
Tumor sólido ou ausência de infecção prévia por fungos	4
Ausência de desidratação	3
Febre com menos de 72 h anteriores à internação	3
Idade inferior a 60 anos	2

* A contagem total deste escore é de 26 pontos. Pontuação igual ou maior a 21 indica um menor risco para ocorrência de infecções graves. Este índice tem valor preditivo positivo superior a 90%. Esta tabela não é aplicada a pacientes menores de 16 anos.

CONDUTA TERAPÊUTICA NO PACIENTE NEUTROPÊNICO FEBRIL

USO DE ANTIBIÓTICO

A administração empírica de antibióticos de amplo espectro é necessária em pacientes neutropênicos febris, devido tanto à dificuldade de se obter o diagnóstico clínico como à baixa sensibilidade dos exames microbiológicos para a identificação do agente etiológico. Caso esses pacientes não sejam tratados precocemente de maneira empírica, a presença e a evolução natural de uma infecção poderão revelar-se fatais.

O doente neutropênico, mesmo estando afebril, mas apresentando sintomas ou sinais compatíveis com algum processo infeccioso em evolução, deverá ser tratado da mesma forma que os pacientes febris.

Na terapia inicial deve-se primeiramente avaliar, de forma criteriosa e meticulosa, se o paciente a ser tratado é de baixo ou de alto risco para desenvolver infecções potencialmente graves, com base no escore apresentado na Tabela 50.5.

Sendo o paciente de baixo risco, pode-se iniciar uma terapêutica intravenosa ou mesmo por via oral, após a coleta de materiais para a realização de culturas. O método mais recomendado atualmente para o tratamento oral é a associação de uma fluorquinolona (ciprofloxacino) com amoxicilina-clavulanato. As quinolonas são geralmente menos eficazes do que as cefalosporinas de terceira e de quarta geração ou do que os carbapenêmicos nas infecções causadas por germes Gram-positivos, podendo inclusive predispor à ocorrência de sepse por *Streptococcus viridans*. Contudo, esse método de tratamento por via oral tem significativa evidência a favor de sua utilização, com base em experimentos clínicos.

Os pacientes classificados como de alto risco devem ser avaliados quanto à necessidade do uso de monoterapia ou da combinação de duas drogas ou, ainda, da adição de vancomicina.

A monoterapia pode ser utilizada nos casos considerados não complicados, com estabilidade hemodinâmica e sem disfunção de órgãos. Os antibióticos de escolha são as cefalosporinas de terceira e de quarta geração, como ceftazidima ou cefepima, ou um carbapenêmico, seja imipeném ou meropeném. Um dos fatores limitantes à utilização da ceftazidima está relacionado com a possibilidade dela induzir a produção de betalactamases. Além disso, a ceftazidima possui baixa atividade contra *Streptococcus viridans e Streptococcus pneumoniae.*

Os pacientes inicialmente tratados com monoterapia devem ser severamente monitorados quanto ao risco de falha terapêutica, de desenvolvimento de resistência e da ocorrência de efeitos colaterais, além da necessidade de se avaliar, no curso da infecção, a necessidade e o momento exato de se adicionar outros antibióticos. Esse método inicial não possui atividade contra estafilococo coagulase-negativo ou meticilino-resistente e algumas espécies de estreptococos penicilino-resistentes.

A combinação de duas drogas, sem a utilização da vancomicina, tem sua indicação nos casos considerados mais graves e consiste na associação de um aminoglicosídeo (amicacina ou gentamicina), a um dos métodos anteriores. Suas principais vantagens são o potencial efeito sinérgico contra bacilos Gram-negativos e a redução na indução de cepas resistentes durante o tratamento. As principais desvantagens, contudo, são ainda a baixa atividade contra bactérias Gram-positivas e os efeitos adversos associados ao uso dos aminoglicosídeos, como nefrotoxicidade, ototoxicidade e hipercalemia.

Em geral, as infecções por Gram-negativos tendem a ser mais virulentas, e os esquemas iniciais de tratamento devem fornecer proteção principalmente contra esses microrganismos e, ao mesmo tempo, manter um largo espectro de atividade contra outros patógenos potenciais.

O acréscimo de vancomicina aos métodos iniciais referidos tem indicação nas seguintes condições:

- suspeita de infecção em cateter venoso;
- surto hospitalar de infecção por Gram-positivos;
- instabilidade hemodinâmica;
- deterioração do quadro clínico, apesar do tratamento empírico inicial;
- uso prévio de quinolonas (risco de superinfecção);
- mucosite.

A Figura 50.1 apresenta um algoritmo para o terapia inicial de paciente neutropênico febril.

As infecções causadas por bactérias Gram-positivas são geralmente indolentes, mas caso não recebam tratamento em tempo hábil podem evoluir para óbito. Frequentemente esses microrganismos, sobretudo os nosocomiais, podem ser sensíveis somente à vancomicina, à teicoplanina, à linezolida, à daptomicina, à tigeciclina ou à associação quinupristina + dalfopristina.

A duração do tratamento é questão de extrema importância: após a introdução da terapia, observa-se a evolução do paciente durante três a cinco dias, para uma avaliação da eficácia do método antibiótico inicialmente prescrito. No entanto, caso o paciente apresente deterioração do quadro antes desse período, uma reavaliação mais precoce do quadro clínico deverá ser feita para que sejam efetuadas as alterações necessárias no método terapêutico inicial.

Nos casos em que o paciente se torna afebril no período de três a cinco dias de tratamento e o agente etiológico ou o foco infeccioso tiver sido identificado, recomenda-se avaliar a possibilidade de mudança do tratamento para otimizar a terapêutica, baseando-se no teste de sensibilidade *in vitro* (antibiograma) e/ou no/s agente/s mais frequente/s daquele foco. Contudo, rotineiramente é recomendável manter o método empírico inicial de ampla cobertura com a finalidade

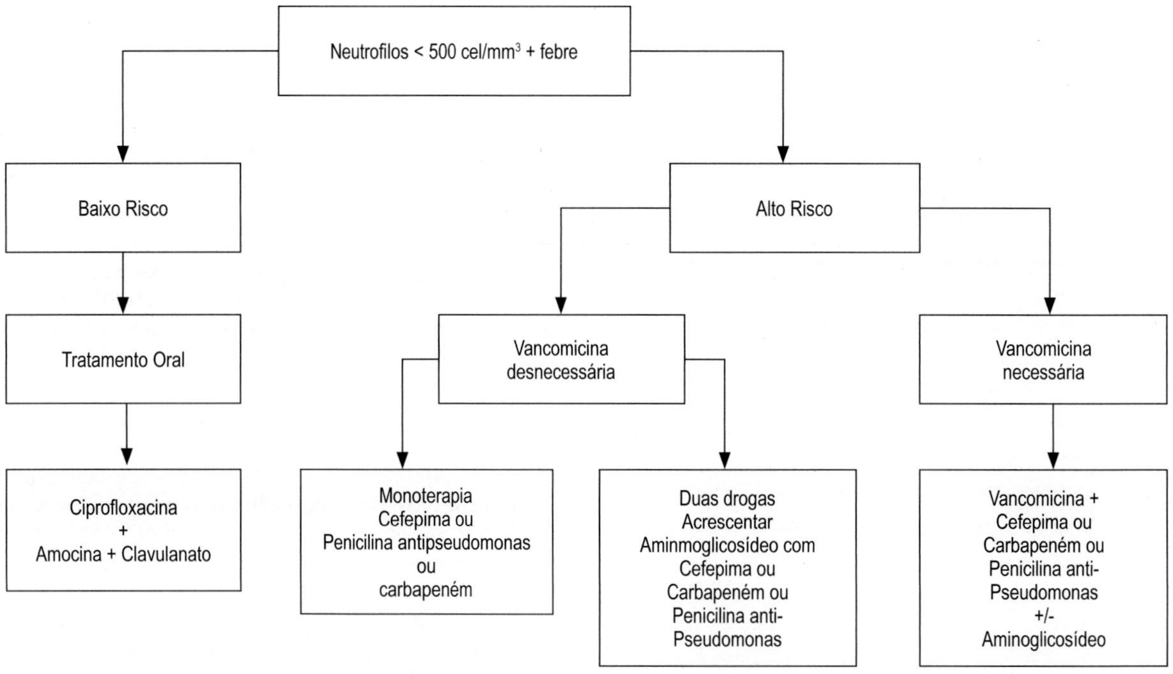

Figura 50.1 Algoritmo para terapia inicial de paciente neutropênico febril.

de se evitar recidiva da bacteriemia. O esquema terapêutico deve ser mantido por sete dias, ou até que as culturas se tornem negativas ou que o foco infeccioso esteja resolvido e o paciente não mais apresente sinais ou sintomas de risco significativos. Nesse contexto, é desejável que a contagem de neutrófilos esteja acima de 500 cel/mm³, mas se os objetivos citados forem alcançados, mesmo com o número de neutrófilos permanecendo abaixo de 500 cel/mm³, será possível considerar a descontinuação do tratamento. Esse paciente, entretanto, deverá permanecer sob vigilância contínua, recomendando-se a não utilização de cateteres e de outros procedimentos invasivos (enquanto possível) e evitando-se a (re)introdução de quimioterapia até o restabelecimento do número de granulócitos.

Para os pacientes de alto risco que se tornam afebris, mas nos quais o agente etiológico ou o foco ainda não foram definidos, recomenda-se manter a antibioticoterapia até que seja alcançado o valor de 500 cel/mm³.

Quanto aos pacientes afebris com baixo risco, sem foco ou agente identificado e clinicamente estáveis, recomenda-se suspender o tratamento após cinco a sete dias. Entretanto, se ocorrer febre após três a cinco dias de tratamento, algumas condutas podem ser seguidas, como mostra a Tabela 50.6.

A duração desse novo esquema antimicrobiano dependerá basicamente da condição clínica e do número de granulócitos (Figura 50.2) do paciente avaliado.

Uso de antifúngicos

Nos últimos anos tem ocorrido um aumento progressivo da incidência de infecções fúngicas nos pacientes neutropênicos. Diversos fatores têm contribuído para esse incremento, que ocorre predominantemente em infecções causadas por *Candida sp.* e por *Aspergillus sp* (Tabela 50.7).

Tabela 50.6 Ocorrência/persistência de febre após três a cinco dias do início da antibioticoterapia.

Manter método terapêutico caso o paciente, apesar do aparecimento de febre, permaneça estável.
Modificar a antibioticoterapia caso haja piora do quadro clínico. ▪ Avaliar se o paciente preenche algum dos critérios para a introdução de vancomicina. ▪ Avaliar a possibilidade de resistência bacteriana devido à produção de betalactamase: • introduzir penicilina antipseudomonas: piperacilina + tazobactam. ▪ Avaliar a necessidade de cobertura para bactérias atípicas (micoplasma, clamídia ou legionela) com um macrolídeo.
Caso a febre persista por mais de cinco dias, apesar das alterações na terapêutica inicial, e a resolução da neutropenia esteja longe de ser alcançada, recomenda-se a associação de antifúngico, como, por exemplo a anfotericina B.

Tabela 50.7 Fatores de risco para a ocorrência de infecções por fungos.

- Métodos de quimioterapia mais intensos com prolongamento da neutropenia
- Lesões extensas de mucosas
- Radioterapia
- Uso de antibioticoterapia de amplo espectro por períodos prolongados
- Cateteres centrais
- Nutrição parenteral
- Corticoterapia

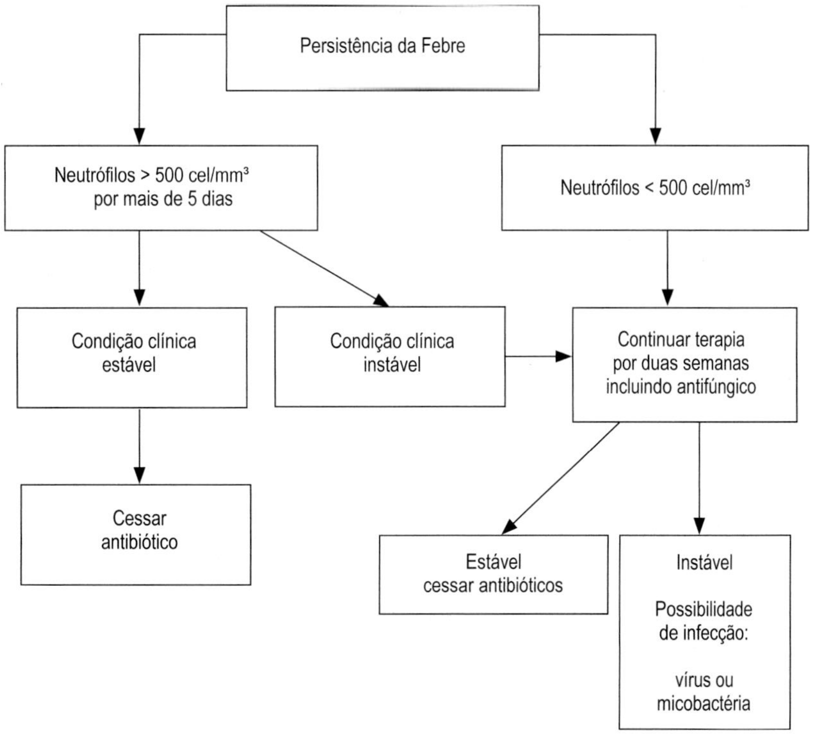

Figura 50.2 Algoritmo estimando duração da terapêutica em diferentes situações com a persistência da febre.

Os critérios que nos levam a instituir a terapia antifúngica são, como observado na Tabela 50.6, a persistência da febre e o prolongamento do estado neutropênico. O tratamento das infecções fúngicas vinha tendo, até 2009, a anfotericina B como droga de escolha, com dose situada entre 0,5 a 1,25 mg/kg/dia. Tendo em vista as dificuldades para se identificar o agente etiológico, o uso do antifúngico está plenamente indicado quando a febre persistir por cinco a sete dias, apesar do tratamento com antibióticos de amplo espectro. Os efeitos colaterais da anfotericina B merecem atenção, principalmente com relação à nefrotoxicidade e à cardiotoxicidade. A apresentação lipossomal da anfotericina B reduz parcialmente a incidência desses efeitos, melhora a distribuição tecidual e diminui o tempo de tratamento, embora seu elevado custo seja frequentemente um fator impeditivo à sua indicação.

Nos últimos anos o campo da terapia antifúngica tem evoluído com diversas novas classes de drogas. O IDSA (Infectious Diseases Society of América) publicou recentemente (2009) um guideline mostrando a eficácia dos novos antifúngicos (o voriconazol e a caspofungina) e recomendando para o tratamento de candidíase uma das três drogas: formulação lipídica de anfotericina B, caspofungina ou voriconazol.

Uso de antivirais

O uso de medicamentos com atividade antiviral específica deve ser considerado apenas frente à presença de evidência clara daquela infecção viral (Tabela 50.2).

- **Herpes simplex**: lesões das membranas cutânea ou mucosa podem estar presentes em pacientes submetidos à quimioterapia, principalmente as localizadas nas cavidades oral, genital ou em ambas. Nos casos de transplante de medula óssea, a incidência pode chegar a 80%, e a associação com mucosite severa é bastante frequente. O tratamento consiste na administração de aciclovir ou, alternativamente, valaciclovir e fanciclovir.
- **Citomegalovírus**: a infecção sintomática por esse vírus é pouco comum em neutropênicos, exceto nos casos de transplantes. A infecção por citomegalovírus é tratada geralmente com ganciclovir ou foscarnet. Novas drogas, tais como cidofovir, valganciclovir e fomivirsen, embora tenham se mostrado eficazes no tratamento de coriorretinite em pacientes com AIDS, não revelaram nos neutropênicos a mesma eficácia.
- **Herpes-zoster**: o tratamento com aciclovir deve ser iniciado com dose de 10 mg/kg a cada oito horas, por sete a 14 dias, por via intravenosa. A mortalidade atribuída a essa infecção em crianças com doença neoplásica pode chegar a 10%.

Resistência a antibióticos

O aumento da frequência de organismos resistentes é bem documentado nas infecções nosocomiais e em pacientes vulneráveis, como os neutropênicos. Entre os Gram-positivos, deve-se dar atenção aos estafilococos (*S. aureus* e *S. epidermidis*, frequentemente resistentes à meticilina (MRSA) e aos enterococos resistentes à vancomicina (VRE). Entre os bacilos Gram-negativos, destaque para a resistência de *P. aeruginosa, Acinetobacter baumanii, E. coli* e de outras enterobactérias. Nessas bactérias, a presença de betalactamases de espectro estendido (ESBL) ou de AmpC plasmidial pode reduzir significativamente as opções terapêuticas. Fungos também estão proporcionando novas dificuldades terapêuticas, com destaque para cândida não albicans (ex. *Candida krusei*) e *Aspergillus sp.*

É importante o conhecimento dos padrões de resistência da instituição e de surtos nosocomiais em pacientes com câncer ou transplantados, dados obtidos nas comissões de controle de infecção hospitalar (CCIH). Estratégias para reduzir a resistência às drogas incluem a limitação de profilaxia e a interrupção de terapias empíricas (ex. vancomicina) quando as culturas permanecem negativas e, genericamente, programas de controle para prevenir o uso abusivo, desnecessário ou inadequado de antibióticos, particularmente os de amplo espectro.

Uso de fator de estimulação de colônias de granulócitos

O uso desse fator de crescimento como terapia coadjuvante nos casos de infecção em neutropênicos tem sido alvo de vários estudos, os quais têm mostrado eficiência na redução do período de neutropenia. Não demostraram, entretanto, eficácia na redução da morbidade febril, aqui se incluindo a duração da febre e o uso de antibióticos, além de se levar em conta o elevado custo do tratamento. Nenhum desses estudos indicou queda nas taxas de mortalidade relacionada à infecção com sua utilização. Nos casos em que a recuperação da medula pode ser prolongada, ou naqueles em que há neutropenia severa com quadros infecciosos de difícil controle apesar da antibioticoterapia, seu uso tem sido recomendado.

Uso de transfusão de granulócitos

Sua utilização tem se mostrado útil apenas nos pacientes com grave neutropenia associada a infecção severa, situação em que a antibioticoterapia e a administração de fator de estimulação de colônias de granulócitos não conseguem controlar o quadro.

A transfusão deve ser rigorosamente controlada pelos riscos de reações adversas, tais como febre, quadro anafilático e disfunção plaquetária.

Uso de terapias adicionais

Infecção por *Strongyloides stercoralis* tem sido descrita em pacientes com leucemias, linfomas e nos infectados pelo HIV recebendo quimioterapia. O uso de anti-helmínticos como tiabendazol ou albendazol tem sido recomendado.

Antibioticoprofilaxia em neutropênico

O uso profilático de antibióticos como as quinolonas (ciprofloxacino e, mais recentemente, levofloxacino), tem demonstrado redução no número de episódios infecciosos durante o período de neutropenia, além de diminuição nas taxas de mortalidade. Contudo, outras publicações não têm comprovado a referida queda de mortalidade e sim aventado para o risco potencial de aumento da resistência bacteriana pelo uso excessivo de antibióticos, como o realizado com finalidade profilática. Guidelines e UpToDate 2010 não recomendam o uso rotineiro de profilaxia antibiótica nesses pacientes.

REFERÊNCIAS BIBLIOGRÁFICAS

Bagby GC, Segal GM. Growth factors and the control of hematopoiesis. Hematology 1994; 36: 561-89.

Bodey GP, Buckley M, Sathe YS, Freireich EJ. Quantitative relationships between circulating leukocytes and infection in patients with acute leukemia. Ann Intern Med 1996; 64:328-40.

Bodey GP, Fainstein V. Systemic candidiasis. In: Bodey GP, Fainstein V, eds. Candidiasis. New York: Raven Press 1985; 135-68.

Centers for Disease Control and Prevention. Recommen-dations for preventing the spread of vancomycin resistance. MMWR 1995; 44:1-13.

Freifeld A, Marchiagiani D, Walsh T *et al.* A double-blind comparison of empiral oral and intravenous antibiotic therapy for low-risk febrile patients with neutropenia during cancer chemotherapy. New Eng J Med 1999; 341:305-11.

Heussel CP, Kauczor HU, Heussel GE, *et al.* Pneumonia in febrile neutropenic patients and in bone morrow and blood stem cell transplant recipients: use of resolution computed tomography. J Clin Oncol 1999; 17: 796-805.

Holger A et al. Prospective screening by panfungal polymerase chain reaction assay in pacients at risk for fungal infections implications for the management of febrile neutropenia. Haematology 2000; 111:635-640.

Hughes WT, Armstrong D, Bodey GP *et al.* Guidelines for the use of antimicrobial agents neutropenic patients with unexplained fever. Infectious Diseases Society of America. Clin Infect Dis 1997; 25:551-73.

Hughes WT, Armstrong D, Bodey GP, Pizzo PA et al. 2002 Guidelines for the use of antimicrobial agents in neutropenic patients with cancer. Clin Inf Dis 2002; 34:730-51.

Johnson MP, Ramphal R. Beta-lactam-resistant Enterobacter bacteremia in febrile neutropenic patients receiving monotherapy. J Infect Dis 1990; 162:981-3.

Kern WV et al. Risk assessment and risk-based therapeutic strategies in febrile neutropenic. Inf Dis 2001; 14:415-22.

Klastersky J, Paesmans M, Rubenstein EB et al. The multinational association for supportive care in cancer risk index: a multinational scoring system for identify low-risk febrile neutropenic cancer patients. J Clin Oncol 2000; 18: 3038-51.

Lucas KG, Brown AE, Armstrong D *et al.* The identification of febrile, neutropenic children with neoplasic disease at low risk for bacteremia and complications of sepsis. Cancer 1996; 77:791-8.

Madureira, A, Bergeron, A, Lacroix, C, *et al.* Breakthrough invasive aspergillosis in allogeneic haematopoietic stem cell transplant recipients treated with caspofungin. Int J Antimicrob Agents 2007; 30:551.

Malik IA, Khan WA, Karim M, *et al.* Feasibility of outpatient management of fever in cancer patients with low-risk neutropenia: results of a prospective randomized trial. Am J Med 1995; 98: 224-31.

Mermel LA, Farr BM, Sheretz RJ *et al.* Guidelines for management of intravascular catheter-related infection. Cl Infect Dis 2001; 32:1249-72.

Oppenheim B. Management of febrile neutropenia in low-risk cancer patients. Thorax 1999; 55:63-69.

Oppenheim BA. The changing pattern of infection in neutropenic patients. J Antimicrob Chemother 1998; 1 (suppl D):7-11.

Ozer H, Armitage JO, Bennett CL et al. 2000 update of recommendations for the use of hematopoietic colony-stimulating factors: evidence-based clinical practice guidelines. J Clin Oncol 2000; 18: 3558-85.

Pappas PG, Kauffman CA, Andes D et al. Clinical practice guidelines fot the manegement of candidiasis: 2009 update by the Infectious Diseases Society of América. Clin Infect Dis 2009; 48:503.

Pizzo PA. Management of fever in pacients with cancer and treatment induced neutropenia. New Engl J Med 1993; 18: 1323-31.

Robbins G. Fever in the neutropenic adult patient with cancer. Em www.uptodate.com. Last literature review version: Janeiro 21, 2010.

Rolson KVI. New trends in patient management: risk-based therapy for febrile patients with neutropenic. Clin Inf Dis 1999; 29:515-21.

Rolston, KV. Challenges in the treatment of infections caused by gram-positive and gram-negative bacteria in patients with cancer and neutropenia. Clin Infect Dis 2005; 40 Suppl 4:S246.

Santolaya, ME, Alvarez, AM, Aviles, CL, et al. Early hospital discharge followed by outpatient management versus continued hospitalization of children with cancer, fever, and neutropenia at low risk for invasive bacterial infection. J Clin Oncol 2004; 22:3784.

Schimpff SC, Joshi JH. Infections in the compromised host. Mandell GL, Douglas RG, Bennett JE. Principles and practice of infectious diseases 1984; p. 1664.

Sickles EA, Greene WH, Wiernik PH. Clinical presentation of infection in granulocytopenic patients. Arch Intern Med 1975; 135:715-9.

Talbot GH, Provencher M, Cassileth PA. Persistent fever after recovery from granulocytopenia in acute leukemia. Arch Inter Med 1988; 148: 129-35.

Talcott JA, Siegel RD, Finberg R *et al.* Risk assessment in cancer patients with fever and neutropenia: a prospective, two-center validation of a prediction rule. J Clin Oncol 1992; 10:316-22.

Viscoli C, Castagnola E. Planned progressive antimicrobial therapy in neutropenic patients. Haematology 1998; 102: 879-88.

Walsh, TJ, Pappas, P, Winston, DJ, *et al.* Voriconazole compared with liposomal amphotericin B for empirical antifungal therapy in patients with neutropenia and persistent fever. N Engl J Med 2002; 346:225.

Walsh, TJ, Teppler, H, Donowitz, GR, *et al.* Caspofungin versus liposomal amphotericin B for empirical antifungal therapy in patients with persistent fever and neutropenia. N Engl J Med 2004; 351:1391.

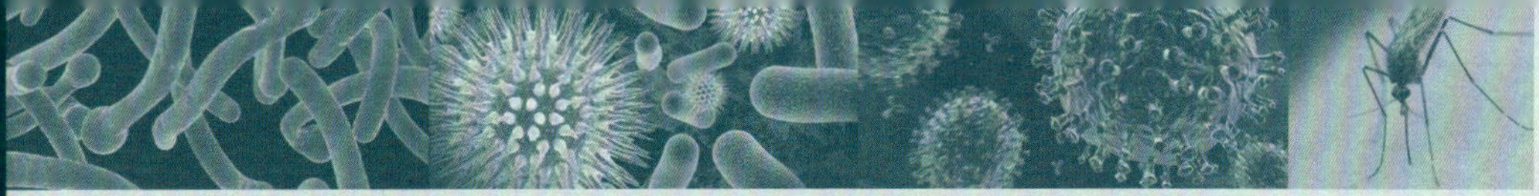

51 Doenças Sexualmente Transmissíveis

Sílvia Regina Catharino Sartori Barraviera

SÍFILIS

Sífilis, também conhecida como lues, é uma doença contagiosa, sexualmente transmitida, causada pelo *Treponema pallidum.* Esse microrganismo penetra a pele e a mucosa para determinar a doença. Na forma congênita, o treponema atravessa a placenta e infecta o feto. É importante ressaltar que a sífilis e outras úlceras genitais aumentam o risco de transmissão e aquisição do vírus da imunodeficiência humana (HIV).

Sífilis adquirida

A sífilis adquirida, segundo sua evolução, é dividida em recente e tardia. A sífilis adquirida recente é aquela que compreende o primeiro ano de evolução e inclui as sífilis primária, secundária e latente (sem lesões clínicas).

Sífilis adquirida recente

Sífilis primária

Na sífilis primária, o período de incubação varia de uma a duas semanas, podendo chegar a 40 dias. Há o aparecimento do cancro duro, que se caracteriza por ser uma lesão única, ulcerada, de base infiltrada, de consistência semelhante a cartilagem, fundo limpo, pouco dolorosa à palpação localizada e geralmente nos genitais. Uma a duas semanas após o aparecimento do cancro ocorre o surgimento de adenite satélite, caracterizada pela presença de gânglios duros, não infiltrativos, não supurativos e pouco dolorosos. O cancro duro pode desaparecer espontaneamente em quatro semanas, quando então as reações sorológicas para sífilis tornam-se positivas. O cancro não deixa cicatriz.

Cancros extragenitais podem ser maiores que os dos genitais. Locais frequentes são os lábios, podendo também ocorrer na língua, nas tonsilas, nos dedos e na região anal.

Sífilis secundária

A sífilis secundária ocorre por disseminação de treponemas no organismo, geralmente de quatro a oito semanas após o surgimento do cancro duro. Assim, clinicamente ocorre o aparecimento da roséola sifilítica, um exantema morbiliforme não pruriginoso, que pode atingir face, tronco, palmas e plantas e genitais. Outras manifestações clínicas incluem lesões papulosas palmoplantares, placas mucosas, adenopatia generalizada, alopécia em clareira ou caminho de rato e pápulas vegetantes perianais, denominadas condilomas planos. Essas lesões regridem mesmo sem tratamento pelo aparecimento de anticorpos, que conferem uma imunidade relativa contra os treponemas.

As lesões primárias e secundárias contêm treponemas e são contagiosas. Na fase secundária, a sorologia é sempre positiva.

Sífilis recente latente

Na sífilis recente latente não há manifestações clínicas, pois os treponemas estão nos tecidos. O diagnóstico é feito por meio de reações sorológicas lipídicas, com antígenos treponêmicos.

Na sífilis recente secundária e latente há polimicroadenopatia cervical, epitroclear e inguinal. Pode haver cefaleia e dores osteoarticulares.

Sífilis adquirida latente

Ocorre tardiamente, após um ano de evolução, por terapia inadequada ou falta de tratamento. Após período de latência variável, podem ocorrer manifestações cutânea, óssea, cardiovascular, nervosa, entre outras.

A sorologia nessa fase é positiva.

Sífilis tardia latente

Nessa fase há ausência de sinais clínicos. Dura mais de um ano e apresenta sorologia positiva.

Sífilis cutânea tardia

É a chamada sífilis terciária, em que ocorre o aparecimento de nódulos e gomas, apresentando caráter destrutivo.

Sífilis óssea

Quando recente, há periostite, osteoalgias e artralgias. Tardiamente podem ocorrer osteíte gomosa, periostite, osteíte esclerosante, artralgias, sinovites, artrites e nódulos justa-articulares.

Sífilis cardiovascular

Ocorre dez a 30 anos após o início da infecção, sobretudo em homens e negros. O quadro clínico caracteriza-se por aortite, manifestando-se com insuficiência aórtica, aneurisma e estenose coronária.

Sífilis nervosa

Na fase recente há comprometimento transitório do sistema nervoso, com cefaleia, rigidez de nuca e paralisia dos nervos cranianos. Ocorrem também lesões nas meninges e alterações liquóricas transitórias.

Quando sintomática pode haver meningite aguda, paralisia espástica, goma no cérebro e na medula, crise epileptiforme, atrofia do nervo óptico, lesão do 7.º par, paralisia geral e *tabes dorsalis*. Pode ocorrer também paralisia geral devido ao aparecimento de meningoencefalite crônica, demência e paralisia. Na *tabes dorsalis* há perturbação da marcha, alteração dos reflexos, sinal de Romberg, junta de Charcot e mal perfurante plantar.

OUTRAS LOCALIZAÇÕES

Fígado e baço na sífilis secundária, levando a hepatoesplenomegalia e hepatite.

Na sífilis tardia pode haver goma no fígado e no aparelho gastrointestinal. Nos órgãos visuais pode ocorrer irite, coriorretinite, queratite intersticial e atrofia do nervo óptico.

Sífilis congênita

A contaminação ocorre geralmente após o quarto mês e leva ao aborto ou a bebê natimorto. Isso acontece porque as células de Langerhans da placenta impedem a passagem dos treponemas, que com o desenvolvimento do feto diminuem em número, permitindo a passagem deles. A penetração tardia e/ou em pequeno número pode levar à sífilis congênita recente. Na infecção pouco intensa, a criança nasce aparentemente normal, e durante o seu desenvolvimento aparece a sífilis congênita tardia.

A sífilis congênita recente ocorre até um ano após o nascimento, enquanto a tardia é congênita, podendo ou não apresentar sinais clínicos.

Sífilis congênita recente

Manifestações clínicas

A criança apresenta placas mucosas, lesões palmoplantares, fissuras radiadas perioroficiais, condilomas planos anogenitais, rinite hemorrágica, hepatoesplenomagalia, osteocondrite com pseudoparalisia de Parrot e periostite. Geralmente ocorre adenomegalia generalizada.

Na congênita recente, as reações sorológicas são positivas na mãe e na criança, e a pesquisa de *T. pallidum* pode ser feita nas lesões.

Sífilis congênita tardia

Distrófica, com a tríade de Hutchinson, em que há queratite parenquimatosa, surdez labiríntica e dentes com entalhes semilunares. Há rachaduras de Parrot, que são fissuras ou rágades em torno dos lábios ou ânus. Pode haver osteíte, periostite, com tíbia em lâmina de Sabre, nariz em sela e fronte olímpica, além de *tabes* e paralisia geral.

Se a criança nasce sem sinais clínicos, mas há suspeita de sífilis (por exemplo, quando a mãe fez tratamento irregular), deve ser feita uma sorologia na mãe e na criança. Caso seja positiva nas duas, deve ser realizada mensalmente VDRL/RPR para se observar queda no título, tendo em vista que os anticorpos maternos caem progressivamente. Pode-se realizar o teste de imunofluorescência, isto é, o FTA-Abs, que usa antiglobulina marcada contra IgM, o qual não ultrapassa a placenta. Portanto, caso presente no sangue, foi produzido pela criança que tem sífilis. Na forma congênita tardia, com duração maior que dois anos, deve-se realizar punção liquórica para excluir neurolues.

DIAGNÓSTICO

Sífilis primária: as lesões manifestam-se clinicamente por cancro duro, único, erosivo, com infiltração na base, fazendo diagnóstico diferencial com cancroide, que apresenta lesões ulcerativas e múltiplas. Deve-se lembrar que existe a possibilidade de associação de sífilis e cancroide, o chamado cancro misto ou cancro de Rolet. Outro diagnóstico diferencial que deve ser feito é com herpes genital.

Sífilis secundária/cutânea tardia: as lesões são multiformes, fazendo diferencial com várias dermatoses, como por exemplo infecções e doenças granulomatosas.

Exames Laboratoriais

Campo escuro: permite identificar o *T. pallidum*, um organismo espiralado que mede de sete a 15 micras de comprimento, por 0,25 de espessura, e desloca-se conservando suas espirais. Deve-se salientar que ele pode ser diferenciado de outros treponemas, com exceção do *T. microdentium* que ocorre na boca. Portanto, não é aconselhável a pesquisa de treponemas na boca, pois podem ocorrer reações falso-positivas.

SOROLOGIA

Reações antilipídicas

Temos a VDRL e a RPR, não específicas e menos sensíveis do que reações antitreponêmicas. Por serem quantitativas, são úteis para seguimento pós-tratamento.

Reações antitreponêmicas

A FTA-Abs (*Fluorescent Treponemal Antibody Absortion*) é uma reação em que os anticorpos do soro se fixam em treponemas e são evidenciados por um anticorpo anti-imunoglobulina humana fluorescente.

O TPHA e o teste de ELISA com antígeno treponêmico estão sendo usados em substituição ao FTA-Abs.

Reações falso-positivas

Podem ocorrer reações falso-positivas por anticorpos antilipídicos não devidos à sífilis, como por exemplo na síndrome antifosfolipídica, lúpus eritematoso sistêmico, colagenoses e hepatite crônica. Vacinações, medicamentos e transfusões podem levar a reações falso-positivas temporárias. Nesses casos, o VDRL é reagente e o FTA-Abs não.

Seguimento pós-tratamento

Deve-se realizar controle sorológico a cada seis meses, durante dois anos. A negativação da sorologia ocorre geralmente após um período de seis a nove meses do tratamento em casos de sífilis recente. Reações específicas são as últimas a se negativarem, como o FTA-Abs. Já na sífilis tardia, a negativação da sorologia pode ocorrer no segundo ano.

O tratamento é considerado satisfatório se após dois anos o título sorológico estiver baixo e o exame do líquor for normal. A persistência de anticorpos em títulos baixos pode durar diversos anos e, se não houver elevação, não há necessidade de tratar o doente novamente. Durante o seguimento, a elevação significativa dos títulos sorológicos pode indicar recidiva ou reinfecção, e o doente deve ser taratado novamente.

Tratamento

Sífilis recente: primária, secundária e latente (menos de um ano de duração). Penicilina G benzatina na dose de 4,8 milhões a 7,2 milhões de unidades, iniciando com 2,4 milhões de unidades, e posteriormente 1,2 milhões por semana até completar a dose total, por via intramuscular profunda.

Sífilis tardia: latente, cutânea, cardiovascular etc. Penicilina G benzatina, na dose de 7,2 milhões a 9 milhões, iniciando-se com 2,4 milhões de unidades e posteriormente 1,2 milhões de unidades por semana até a dose total desejada, por via intramuscular profunda.

Neurossífilis: nesses casos, o tratamento é mais complexo, utilizando-se Penicilina G aquosa potássica, endovenosa, na dose de 12 a 24 milhões de unidades ao dia, por um período de 14 dias.

Sífilis congênita recente

Nessa situação, deve-se considerar se a criança é assintomática, sem alterações laboratoriais, filha de mãe com infecção não tratada ou tratada de maneira inadequada. É necessário administrar penicilina G benzatina, 50 mil unidades/kg de peso, por via intramuscular profunda.

Se a criança for filha de mãe tratada adequadamente, porém com título de VDRL após o parto maior que o materno, usa-se também penicilina G benzatina, 50 mil unidades/kg de peso, por via intramuscular profunda.

Caso a criança apresente sinais clínicos e/ou sorologia positiva, há necessidade da realização de coleta de líquor. Se não houver alterações, utiliza-se penicilina G benzatina, na dose de 50 mil unidades/kg, por via intramuscular profunda e em dose única.

Na forma tardia, isto é, em crianças maiores de um ano, podemos ter duas condições: criança com líquor normal, quando então usaremos de duas a três doses de penicilina G benzatina na dose de 40 mil a 50 mil unidades/kg, por via intramuscular profunda, semanalmente, até a dose total de 100 mil a 120 mil unidades/kg. Se o líquor estiver alterado, deve-se administrar penicilina G procaína, 50 mil unidades/kg/dia, por via intramuscular, durante dez dias.

Outras drogas

Apesar da droga de escolha para o tratamento da sífilis ser a penicilina, em indivíduos alérgicos podemos utilizar eritromicina ou tetraciclina na dose de 500 mg, de seis em seis horas por 20 dias caso se trate de sífilis recente, e 500 mg de seis em seis horas por 30 dias, por via oral. É importante lembrar que não devemos administrar tetraciclinas para crianças menores de oito anos de idade.

CANCROIDE

Introdução

O cancroide é uma doença sexualmente transmissível, também conhecida como cancro mole, cancro venéreo simples, úlcera mole e, popularmente, chamada de cavala, cavalo ou cavalo mole. É causada por um bacilo Gram-negativo, pequeno, aeróbio, denominado *Haemophilus ducreyi,* que nos esfregaços apresenta-se aos pares ou em cadeias, em posição intra ou extracelular, com coloração bipolar, como se apresentasse um vacúolo central.

É prevalente na África, América do Sul, América Central, em comunidades de baixa higiene, sendo rara na Europa e no continente norte-americano. É mais comum no homem do que na mulher, na proporção de 20:1. A transmissão geralmente ocorre por contato direto no ato sexual. Existem portadoras assintomáticas, isto é, mulheres que apresentam o microrganismo e podem transmiti-lo ao parceiro, embora aparentemente não exibam a doença.

O cancroide apresenta período de incubação curto, de dois a quatro dias em média, após o contato sexual suspeito. Clinicamente a doença manifesta-se com o aparecimento de uma pápula pequena, que logo se transforma numa pústula e, depois, em úlcera. Essas úlceras são arredondadas ou ovaladas, rodeadas por halo eritematoso, com fundo sujo e secreção purulenta. Geralmente as lesões são múltiplas, de onde vem a denominação de lesões com "espírito de família". À palpação, apresentam bordas moles e são muito dolorosas. As lesões ocorrem geralmente nos genitais, tendo em vista que nos homens são mais frequentes no prepúcio e no sulco bálano prepucial, e nas mulheres em grandes lábios, comissura posterior e região perianal. Lesões extragenitais são raras, podendo ocorrer em mucosa oral. Sem tratamento podem desaparecer espontaneamente, mas geralmente persistem por algumas semanas e podem ser complicadas por fimose severa ou gangrena, bem como se tornar fagedêmicas por infecção secundária.

O bubão cancroso, que é uma adenite inguinal, ocorre em torno de 30% a 50% dos casos, mais frequentemente de maneira unilateral. Essa lesão geralmente evolui para amolecimento e fistulização, e quando isso ocorre o faz por um único orifício.

Diagnóstico

O diagnóstico diferencial deve ser feito com o cancro da sífilis, que é duro à palpação e indolor, com um período de incubação maior. Pode haver associação de cancroide com sífilis, sendo denominado cancro misto ou cancro de Rolet. Outro diagnóstico diferencial que deve ser feito é com o herpes simples, quando este se apresenta exulcerado. A adenopatia inguinal deve ser diferenciada, entre outras coisas, do linfogranuloma venéreo, que quando fistuliza o faz por vários orifícios, enquanto o cancroide o faz por um orifício apenas.

O método laboratorial mais utilizado para a confirmação diagnóstica é a pesquisa do bacilo em esfregaço de material coletado em secreção de úlcera ou da adenite, corado pelo Gram. Encontram-se bacilos Gram-negativos em posição intra ou extracelular, aos pares ou formando cadeias, com coloração bipolar e dando a impressão da existência de um vacúolo central. Concomitantemente, deve-se realizar pesquisa de treponema em campo escuro.

O exame histopatológico pode ser útil, mas é pouco utilizado na prática clínica, uma vez que a bacterioscopia detecta o bacilo na grande maioria dos casos. A cultura em ágar-sangue ou ágar-chocolate pode ser utilizada.

No passado utilizou-se uma metodologia interessante no diagnóstico da doença. Como o período de incubação é curto e as lesões são autoinoculáveis, utilizava-se a reprodução da doença no braço, por exemplo, após a inoculação de pus da lesão para a confirmação diagnóstica. Atualmente esse método está abandonado.

Existe uma reação intradérmica utilizada para o cancroide, denominada reação intradérmica de Ito-Reenstierna, mas que atualmente não tem sido empregada.

Tratamento

O tratamento tópico pode ser realizado com a utilização de antissépticos, compressas de permanganato de potássio diluído em água morna 1:40.000 ou água boricada três vezes ao dia, além do uso de antibiótico tópico.

Quando há presença de adenite, a drenagem da mesma é contraindicada, uma vez que prolonga o tempo de evolução e existe a possibilidade de disseminação da infecção. Se houver flutuação ou muita dor, pode-se aspirar o conteúdo com agulha grossa.

Sistemicamente podem ser utilizadas diversas drogas, todas eficientes, tais como:

- Tetraciclina 500 mg via oral de seis em seis horas por dez a 15 dias.
- Sulfametoxazol (800 mg), trimetoprim (160 mg), um comprimido via oral de 12 em 12 horas por dez dias.
- Eritromicina 500 mg via oral de seis em seis horas por dez dias.
- Tianfenicol 500 mg via oral de oito em oito horas por cinco dias ou dois envelopes de 2,5 gramas cada, em dose única (esse esquema posológico erradica a doença em 48 horas, com 98% de índice de cura).
- Azitromicina 1,0 grama via oral em dose única.
- Ceftriaxona, na dose de 250 mg IM em dose única.
- Ciprofloxacin 500 mg duas vezes ao dia, durante três dias (não usar em mulheres grávidas, mulheres amamentando e em menores de 17 anos).

A resposta ao tratamento é boa, com esterilização das lesões em 48 horas.

Se a exclusão de sífilis não puder ser feita, pode-se administrar profilaticamente 2,4 milhões de unidades de penicilina benzatina. É indicada também a pesquisa de HIV, considerando-se que em indivíduos imunodeprimidos a resposta ao tratamento é mais longa.

Quando a doença ocorre em gestantes não há problemas para a mãe, para o feto ou para o neonato. No entanto, não se deve optar pelo tratamento com tetraciclinas e tianfenicol no primeiro trimestre da gravidez, bem como pelas sulfas nas últimas semanas. A eritromicina, à exceção do estolato, é eficaz nesses casos, e isenta de efeitos colaterais.

Como em todas as doenças sexualmente transmissíveis, é interessante detectar o parceiro transmissor, para que o elo da corrente seja quebrado.

LINFOGRANULOMA VENÉREO

Introdução

O linfogranuloma venéreo é uma doença transmitida geralmente por contato sexual, também denominada quarta moléstia venérea ou doença de Nicolas-Favre, causada por uma bactéria Gram-negativa denominada *Chlamydia trachomatis,* sorotipos L1, L2 e L3.

Trata-se de uma doença comum em países tropicais, embora sua frequência no Brasil venha diminuindo, sendo atualmente bastante rara. Predomina em populações de menor nível socioeconômico e maior promiscuidade sexual. Ocorre mais em homens do que em mulheres, principalmente dos 20 aos 30 anos de idade.

O período de incubação varia de cinco a 21 dias, com média de aproximadamente dez dias. Clinicamente, apresenta sinais e sintomas diferentes no homem e na mulher, devido à diferença de drenagem linfática nos mesmos. No homem a doença inicia-se no pênis, como uma pequena vesícula, pápula ou exulceração que, em geral, passa despercebida. Na mulher inicia-se em qualquer parte da genitália, e quase nunca é notada. Após duas a quatro semanas surge a lesão característica, que é a adenopatia inguinal, comum nos homens e rara nas mulheres. Caracteriza-se por engurgitamento dos linfonodos, denominado de bubão, o qual apresenta como característica a divisão em duas massas, por uma ranhura central. Esse sinal é denominado sinal de Groove. Outra característica importante dessa adenite é que, quando ela fistuliza, o faz por diversos pontos. Nas mulheres, excepcionalmente, observamos essas massas inguinais, pois a drenagem linfática do pênis e da mucosa genital feminina é diferente, sendo na mulher feita para os gânglios ilíacos profundos ou perirretais.

A fibrose dos linfonodos leva a um aumento de volume, edema e elefantíase dos genitais externos, bem como ao estreitamento do reto e síndrome anogenitorretal, que agrega elefantíase da genitália, ulcerações e fístulas.

Na mulher, visto que a drenagem se dá para os gânglios ilíacos mais profundos, ocorre a retite estenosante (estreitamento do canal retal). Em ambos os sexos, o estreitamento do canal retal pode ocorrer por implantação direta do agente microbiano na mucosa retal pela prática do coito anal.

Alguns doentes apresentam febre, hepatoesplenomegalia e encefalite, e cerca de 10% das mulheres e 20% dos homens apresentam quadro de eritema nodoso. Em casos raros, pode ocorrer infecção extragenital (língua, lábios etc.).

Não é transmitida por via placentária.

Diagnóstico

O diagnóstico diferencial da doença é feito com adenopatia reacional, doença da arranhadura do gato, infecção piogênica, tuberculose, paracoccidioidomicose, sífilis, granuloma inguinal, Hodgkin, leucemias, entre outras doenças que levam à adenomegalia.

O diagnóstico da doença pode ser confirmado por vários exames laboratoriais, como pelo encontro de clamídias (corpúsculos de Gama-Miygawa) por meio da imunofluorescência ou imunoperoxidase, reações intradérmicas (reação de Frei) e testes sorológicos, dentre os quais fixação de complemento e microimunofluorescência. A fixação de complemento é o teste mais empregado, com alta sensibilidade e baixa especificidade. A positividade não significa atividade da doença, considerando que títulos acima de 1:16 são sugestivos de infecção, e maiores que 1: 64 confirmam infecção aguda, bem como elevação de quatro vezes o título inicial. A positividade pode ser devida a outras infecções por clamídias, mas o título raramente é maior que 1:16. É importante excluir sífilis e HIV, pela possibilidade de infecção associada.

Tratamento

Diversas drogas podem ser utilizadas, tais como:

- Azitromicina 1 g via oral, dose única. Repetir após dez dias.
- Tetraciclina 500 mg via oral de seis em seis horas por 21 dias.
- Doxiciclina 100 mg via oral de 12 em 12 horas por 21 dias.
- Eritromicina 500 mg via oral de seis em seis horas por 21 dias.
- Sulfametoxazol 400 mg e trimetoprim 80 mg, dois comprimidos via oral duas vezes ao dia por 21 dias.
- Tianfenicol 500 mg via oral de oito em oito horas por 15 dias.

Os linfonodos podem ser aspirados, mas é contraindicada a drenagem ou excisão, já que esse procedimento retarda a cicatrização. Casos avançados podem necessitar de tratamento cirúrgico, como dilatação retal, correção de fístulas etc.

DONOVANOSE

Introdução

A donovanose é uma enfermidade de localização genital e evolução crônica, também conhecida como granuloma inguinal ou granuloma venéreo. É causada pela *Calymma-tobacterium granulomatis (Klebsiella granulomatis, Donovania granulomatis),* que é um bacilo pequeno, pleomórfico, Gram-negativo, imóvel e geralmente encapsulado, que pode ser isolado em saco embrionário. Nas lesões são encontrados dentro dos macrófagos, sob a forma de pequenos corpúsculos ovais denominados corpúsculos de Donovan.

Apesar da localização genital, ainda existem dúvidas sobre a transmissão sexual da doença, uma vez que ela é rara em parceiros de portadores, mesmo naqueles em que é exuberante. Ocorre em indivíduos com pouca ou nenhuma atividade sexual, é rara em prostitutas e pode ocorrer em crianças que não foram violentadas sexualmente. A favor da transmissão venérea existe o fato de as lesões serem mais frequentes nos genitais e na região perianal, em homossexuais, e podem estar associadas a outras doenças sexualmente transmissíveis. Há predomínio da doença em indivíduos sexualmente ativos.

O trato gastrointestinal parece ser o habitat natural do microrganismo. Assim, a transmissão pode ocorrer durante o coito anal, ou então quando o trato vaginal for contaminado por fezes durante o coito normal. A pele sadia ou com solução de continuidade não parece favorecer a transmissão da doença, uma vez que a literatura tem demonstrado que a transmissão só ocorre quando o pus de doentes é injetado no tecido celular subcutâneo de voluntários sadios.

No Brasil ocorre mais comumente em mulheres, embora em algumas regiões o sexo masculino seja mais afetado, sendo que neste a incidência é grande em homossexuais e em indivíduos com falta de higiene. Nos Estados Unidos predomina em negros, mas provavelmente esse fato não esteja associado à predisposição racial, mas sim ao baixo nível socioeconômico desses indivíduos. É mais comum em pessoas entre 20 e 40 anos de idade, embora existam casos descritos da doença em crianças e adultos idosos.

Clinicamente, caracteriza-se por lesões granulomatosas, ulceradas e indolores, que acometem principalmente a pele e o tecido celular subcutâneo da genitália, de regiões perianais e inguinais. Apresenta período de incubação bastante variado, de três a 90 dias, quando então aparece a lesão que geralmente se inicia como pápula ou nódulo indolor, a qual pode ulcerar, aumentar de tamanho e apresentar sangramento fácil.

As lesões em forma de úlcera geralmente são as de maior tamanho, apresentam secreção abundante e crescimento por contiguidade aos tecidos vizinhos. As bordas podem ser planas ou elevadas. Podem levar a manifestações de elefantíase dos genitais, sobretudo em mulheres.

Podem ainda apresentar-se na forma ulcerovegetante, com exuberância de tecido e sangramento fácil, sendo a forma clínica mais frequente.

As lesões vegetantes são pouco frequentes, apresentam pequena dimensão e pouca quantidade de secreção.

Em 3% a 6% dos casos as lesões podem ocorrer fora dos genitais, decorrentes de práticas sexuais anormais. As localizações são: gengivas, axilas, couro cabeludo e nariz. Em locais onde a prevalência da doença é alta, pode haver acometimento de órgãos internos, tais como ossos, articulações, fígado, baço e pulmões, acompanhados de febre, mal-estar geral e perda de peso.

Pode haver aparecimento de adenite como resposta à infecção secundária. Eventualmente ocorre remissão temporária da doença, a qual pode ser seguida de recrudescências.

Diagnóstico

O diagnóstico diferencial deve ser feito com cancro mole, sífilis secundária, condiloma acuminado (em suas formas gigantes), carcinoma espinocelular e com outras doenças infecciosas, como a paracoccidioidomicose e a leishmaniose.

O diagnóstico é confirmado pelo encontro dos corpúsculos de Donovan em secreção ou no tecido, em coloração pelo Giemsa.

O exame anatomopatológico pode ser útil para afastar malignidades, uma vez que as alterações são inespecíficas. Há reação inflamatória intensa, com predomínio de polimorfonucleares leucócitos, microabscessos de neutrófilos e corpúsculos de Donovan. Há também fibrose e hiperplasia epitelial em graus variáveis.

Tratamento

Diversas drogas podem ser utilizadas, tais como:

- Tetraciclinas, oxitetraciclinas, clortetraciclinas, 500 mg via oral de seis em seis horas, por 30 a 40 dias.
- Estreptomicina 1 g ao dia via IM por 30 a 40 dias.
- Cloranfenicol 2 g ao dia por três a quatro semanas.
- Tianfenicol na dose inicial de 2,5 g ao dia sob a forma de grânulos, e depois seguida de 500 mg de 12 em 12 horas.
- Sulfametoxazol 800 mg + trimetoprin 160 mg, um comprimido via oral de 12 em 12 horas por três semanas.
- Doxiciclina 100 mg via oral de 12 em 12 horas por três semanas.
- Eritromicina 500 mg via oral de seis em seis horas, por um período de 20 a 30 dias.
- Ciprofloxacina 750 mg via oral, duas vezes ao dia por três semanas.

A adição de aminoglicosídeo (gentamicina) 1 mg/kg via endovenosa de oito em oito horas deve ser considerada caso a lesão não responda dentro dos primeiros dias aos tratamentos habituais.

O tratamento cirúrgico pode ser indicado para corrigir a estenose ou lesões cicatriciais. Há casos que descrevem o aparecimento de carcinoma espinocelular sobre as lesões de donovanose, e embora a ocorrência seja pouco frequente, trata-se de uma complicação bastante temida.

HERPES GENITAL

Introdução

O herpes genital é doença de distribuição universal, bastante comum, que causa lesões genitais. É causado pelo vírus do herpes simples, denominado *Herpesvirus hominis*, que apresenta dois sorotipos distintos: o tipo 1 (HSV-1), responsável por lesões na face e no tronco, e o tipo 2 (HSV-2), relacionado a infecções nos genitais e que se adquire quase sempre em relacionamento sexual. Tanto o tipo 1 como o tipo 2 podem resultar em lesões em qualquer parte do corpo, tanto na pele como em mucosas. Esses dois tipos podem ser distinguidos por meio de cultura, estudos enzimáticos, bioquímicos e imunológicos.

O herpes genital teve um aumento importante de incidência nos últimos 30 anos. Um fato interessante é que a transmissão do vírus pode ocorrer sem que haja lesão clínica, assim como alguns indivíduos apresentam infecção subclínica.

Acomete igualmente homens e mulheres, sendo mais prevalente durante os períodos de atividade sexual mais intensa e em indivíduos que possuem diversos parceiros. É transmitido pelo contato direto da pele ou mucosa, isto é, pelo contato físico direto com a área infectada de outra pessoa (beijo, relação sexual, sexo oral).

Os indivíduos que nunca entraram em contato com o vrus, que geralmente são crianças entre um e cinco anos de vida, quando o fazem, apresentam um quadro denominado primoinfecção herpética. Nos adultos, essa primoinfecção ocorre geralmente por contato sexual, tendo em vista que na maioria das vezes ocorre após o início da vida sexual. A primoinfecção geralmente é subclínica, passa despercebida e o indivíduo torna-se portador do vírus sem apresentar sintomas. Após a infeccção primária, o vírus migra através dos nervos periféricos até os gânglios nervosos da raiz dorsal dos nervos correspondentes, estabelecendo-se a infecção latente. Assim, 70% a 90% da população torna-se portadora do vírus. Determinadas condições, tais como exposição solar intensa, trauma, febre e queda do estado geral, podem fazer com que a doença recidiva, caracterizando-se então o herpes recidivante. Essas lesões podem surgir em qualquer área da pele ou mucosas, mas geralmente se dão no local onde ocorreu a inoculação primária.

Após o período de incubação de cinco a dez dias, ocorre o aparecimento de pequenas vesículas no pênis, vulva ou ânus, agrupadas em forma de buque, por vezes sobre a base eritematosa. Antes do aparecimento dessas lesões, ocorre um discreto ardor ou prurido local. Alguns sintomas possíveis são febre, cefaleia e adenopatia. Pode ocorrer novamente, sendo denominado como herpes recidivante genital, tal qual descrito anteriormente.

No sexo masculino, as lesões em geral ocorrem na glande e no prepúcio, e no sexo feminino na genitália externa e mucosa vulvar, vaginal e cérvix.

Sintomas como dor e disúria são comuns, e a infecção no cérvix pode progredir, levando a um quadro de cervicite ulcerada.

Após poucos dias do aparecimento das lesões vesiculosas, estas se exulceram, e depois se tornam crostosas, até sua epitelização. Não deixam cicatrizes.

A prévia infecção pelo tipo I não protege do tipo II, mas pode reduzir a severidade dos sintomas.

Em pacientes imunodeprimidos é possível a apresentação de lesões persistentes, formando por vezes grandes exulcerações.

Diagnóstico

O diagnóstico do herpes é essencialmente clínico, e pode ser confirmado pelo citodiagnóstico de Tzanck, em que há células gigantes multinucleadas típicas das infecções virais.

A cultura, a sorologia e o exame histopatológico são métodos também utilizados, porém não de rotina. O isolamento do vírus em cultura de tecido é a técnica mais específica para a detecção de infecção herpética. A sensibilidade do método varia de acordo com o estágio da lesão.

Tratamento

É fundamental manter boa higiene das lesões, bem como o uso de compressas de antissépticos.

O aciclovir é a medicação de escolha para o herpes. Pode ser usado topicamente, em pomada, embora tenha efeito questionável por essa via de administração. Deve ser passada de cinco a seis vezes ao dia, de quatro em quatro horas, por cinco a sete dias.

Pode-se usar o aciclovir oral, na dose de 200 mg a cada quatro horas, cinco vezes ao dia por dez dias, principalmente na primoinfecção. Sugerem-se os seguintes horários: às 7, 11, 15, 19 e 23 horas, evitando-se assim o horário noturno. Essa dose pode ser duplicada em imunodeprimidos.

O aciclovir endovenoso tem seu uso reservado para casos de primoinfecção importante em hígidos, primoinfecção em imunodeprimidos e imunodeprimidos com lesões crônicas ou doenças sistêmicas. A dose é de 5 a 10 mg/kg de peso, administrada de oito em oito horas.

Pode-se também utilizar o fanciclovir na dose de 250 mg VO de oito em oito horas por sete a dez dias, bem como o valaciclovir na dose de 1 g VO de 12 em 12 horas por sete a dez dias.

Nas recorrências, pode-se utilizar o aciclovir na dose de 400 mg VO de oito em oito horas por cinco dias, assim como o famciclovir 125 mg VO de 12 em 12 horas por cinco dias e o valaciclovir 500 mg VO de 12 em 12 horas por cinco dias.

CONDILOMA ACUMINADO

Conceito

O condiloma acuminado é uma doença sexualmente transmissível conhecida popularmente como crista de galo, verruga genital, jacaré ou jacaré de crista. É causada por um vírus do grupo HPV (*human papilloma viruses*).

Os subtipos mais frequentes de vírus são o 6, o 11 e o 42.

O condiloma acuminado pode ser propagado por contato sexual genital, anal ou oral. Durante o ato sexual, o atrito faz com que vírus e células contaminadas com os mesmos possam ser transferidos da pessoa infectada para a pessoa sadia.

O período de incubação varia de duas semanas a um ano, quando então ocorrem pápulas vegetantes e eritematosas não corneificadas com aspecto de couve-flor, algumas vezes planas. No homem, as lesões podem ocorrer em glande, prepúcio, freio, meato uretral e bolsa escrotal, e na mulher em vulva, períneo, vagina e colo uterino. Em ambos os sexos pode ocorrer envolvimento do ânus e do reto, mesmo sem evidências de coito anal. As lesões podem ser únicas ou múltiplas e variam muito de tamanho. A aplicação de ácido acético de 3% a 5% durante o exame clínico pode ajudar na detecção de lesões não aparentes, uma vez que as mesmas adquirem coloração esbranquiçada.

Geralmente são assintomáticas, mas em alguns casos há irritação ou prurido. Na região anal podem ser confundidas com hemorroidas.

As lesões proliferam mais intensamente em locais úmidos e quentes. Nas mulheres podem estar presentes no colo uterino, podendo ser detectadas ao exame de Papanicolaou. Os parceiros de mulheres com vírus HPV também as têm no pênis, e na maioria das vezes não são visíveis a olho nu. Um fato interessante é que atualmente está bem estabelecida a relação entre HPV e câncer cervical.

Na gravidez, devido às alterações hormonais, as lesões de condiloma podem aumentar em número e tamanho. Crianças expostas a essas verrugas durante o parto podem adquiri-las, por isso algumas vezes há indicação de cesariana caso a mãe seja portadora da doença.

Pode ocorrer um crescimento exuberante das lesões, o que faz com que a doença seja denominada condiloma acuminado gigante (tumor de Buschke-Loewenstein), formando massas vegetantes em torno da glande ou obstruindo a vulva ou o ânus. Geralmente estão associadas a depressão imunitária.

Diagnóstico

Os diagnósticos diferenciais incluem a verruga vulgar, o molusco contagioso, a ceratose seborreica e o condiloma plano da sífilis.

O diagnóstico do condiloma acuminado é essencialmente clínico, e a histopatologia pode ser útil em alguns casos.

Tratamento

Pode-se utilizar a eletrocoagulação das lesões com posterior seguimento do doente, uma vez que em determinados casos existem lesões incipientes que não são detectadas a princípio.

A podofilina a 25% em álcool e a 95°C também proporciona bons resultados. A pele sã deve ser protegida com vaselina, e a podofilina é aplicada apenas nas lesões, onde deve permanecer por quatro a seis horas e posteriormente retirada com água. Após um a três dias deve ser reaplicada. Pelo fato de a droga ser muito irritante e cáustica, essa aplicação deve ser realizada pelo médico, em seu consultório. A podofilina não deve ser utilizada em crianças e gestantes, ou então quando as lesões estiverem localizadas na vagina e no cérvix.

Outros ácidos podem ser utilizados, como o ácido tricloroacético 50%.

Em lesões muito pequenas, ou então naquelas de difícil delimitação, podemos utilizar o 5-fluorouracil a 5% em creme, em aplicações diárias. As lesões pequenas serão tratadas, e as dificilmente delimitadas poderão então passar pelo processo de eletrocoagulação com maior segurança.

Recentemente foi lançado o imiquimod, um agente tópico que aumenta a resposta imune e tem-se mostrado eficaz no tratamento do condiloma. Tem sido utilizado por 16 semanas, com aplicação tópica diária ou a cada dois dias. A área tratada deve ser lavada com água de seis a dez horas mais tarde. Pode promover reações irritativas locais, como eritema, ardor, erosões, queimação, edema e úlceras cutâneas. Tem sido considerado mais fácil de aplicar do que a podofilina ou o ácido tricloroacético.

A crioterapia com nitrogênio líquido também pode ser utilizada, além do *laser* de CO_2.

Nos casos de lesões gigantes, pode-se realizar eletrocirurgia ou *laser*.

REFERÊNCIAS BIBLIOGRÁFICAS

Azulay RD, Azulay DR. Doenças sexualmente transmissíveis. In: Azulay RD, Azulay DR. Dermatologia. 2ª ed., Rio de Janeiro: Guanabara Koogan 1997; 245-66.

Barraviera SRCS. Outras DST. In: Cimerman S, Cimerman B. Medicina Tropical, 1ª ed, São Paulo: Atheneu 2003; 637-46.

Dupin, N. The return of syphilis. Ann Dermatol Venereol 2002; 129 (6-7): 849-51.

Hay RJ, Adriano BM. Bacterial Infections. In: Rook W, Ebling. Textbook of dermatology. 6ª ed, London: Blackwell Science 1999; 1097-180.

Odom RB, James WD, Berger TG. Syphilis, yaws, begel and pinta. In: Odom RB, James WD, Berger TG. Andrew's diseases of the skin: clinical dermatology, 9th ed. United States of America, Saunders 2000; 445-72.

Roumeliotou A, Papautsakis G, Kallinikos G, *et al*. Effectiveness of condom use in preventing HIV infection in prostitutes (letter). Lancet 1988; 2(8622): 1249.

Sampaio SAP, Rivitti EA. Sífilis e outras doenças sexualmente transmissíveis. In: Sampaio SAP, Rivitti EA. Dermatologia. 1ª ed., São Paulo: Artes Médicas 1998; 489-517.

Sciara JJ. Sexually transmited diseases: a global importance. Int J Gynecol Obstet 1997; 58(1): 107-19.

9. Sterling JC, Kurtz JB. Viral infections. In: Rook, Wilkinson, Ebling. Textbook of Dermatology. 6ª ed, London: Blackwell Science 1999; 995-1096.

Wendel GD, Sheffield JS, Hollier LM *et al*. Treatment of syphilis in pregnancy and prevention of congenital syphilis. Clin Infect Dis 2002; 35 (Suppl 2): S200-9.

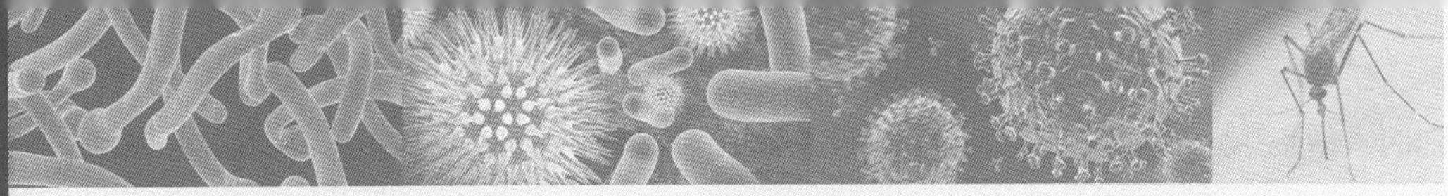

52 Leptospiroses

André Villela Lomar ▪ Décio Diament

DEFINIÇÃO

A leptospirose é uma antropozoonose causada por espiroquetas patogênicas do gênero *Leptospira*, que pode afetar o homem e animais domésticos e selvagens. No homem pode determinar manifestações clínicas variadas, desde infecções assintomáticas até a forma grave, conhecida como síndrome de Weil.

ETIOPATOGENIA

As leptospiras são bactérias Gram-negativas, helicoidais, constituídas por um corpo citoplasmático, um axóstilo enrolado em espiral e uma membrana en-volvente que recobre ambas as estruturas. Variam de 6 a 20 micra de comprimento por 0,1 micra de diâmetro e possuem dois endoflagelos que são inseridos sub-terminalmente. São aeróbios obrigatórios, móveis em meios líquidos, desenvolvem-se em temperaturas entre 25 e 30ºC, com pH entre 6,2 e 8,0 e são pouco resistentes ao calor. Sobrevivem por longos períodos em solos úmidos.

Quando coradas são facilmente visualizadas em microscopia de campo escuro ou de contraste de fase. As leptospiras são cultiváveis em meios artificiais. Os mais utilizados são os meios de Fletcher e de Stuart, que contêm soro de coelho, ou o meio EMJH, que contém albumina e ácidos graxos no lugar do soro de coelho. As leptospiras são também isoladas por inoculação em hamster ou cobaia. Para o isolamento do microrganismo na urina é necessário que esta seja alcalinizada.

Pertencem à família *Spirochaetales*, ordem *Leptos-piraceae*, gênero *Leptospira*, que compreende duas espé-cies: *interrogans* e *biflexa*. A espécie patogênica para o homem é a *interrogans*, e a de vida saprofítica ou aquática, portanto não patogênica, é a *biflexa*.

As espécies *interrogans* e *biflexa* são subdivididas em sorotipos ou sorovares com base nas suas características antigênicas. Os sorotipos antigenicamente relacionados formam um sorogrupo. A base taxonômica é o sorotipo ou sorovar, uma vez que as leptospiras possuem antígenos específicos relativamente estáveis que são conhecidos pela capacidade de aglutinar anti-soros homólogos específicos.

A espécie *interrogans* compreende mais de 200 soro-vares e 23 sorogrupos. Em geral, a virulência não se correlaciona com o sorovar específico, entretanto a classificação por sorovares tem importância epidemiológica, sendo útil no reconhecimento de fontes de contágio. A *L. biflexa* é composta por 65 sorovares ou sorotipos agrupados em 38 sorogrupos.

Com o desenvolvimento de métodos imunológicos e com as técnicas de hibridização de DNA e da análise da homologia do DNA-DNA, a classificação das leptospiras vem sofrendo constantes modificações.

Diferenças importantes são observadas quando comparadas espécies definidas pelos determinantes antigênicos com aquelas diferenciadas pela homologia do DNA. Assim, sorotipos diferentes apresentam notável homologia em seu conteúdo de DNA como se observa com os sorotipos *copenhageni* e *icterohaemorrhagiae*.

A via de aquisição da infecção não é totalmente esclarecida e provavelmente o organismo é invadido através de pequenas lesões de pele, como abrasões ou mi-crocortes. As membranas mucosas conjuntivas, nasofaringe e genital também podem servir de via de entrada. A disseminação é hematogênica, e após 48 horas pode-se isolar o espiroqueta em praticamente todos os órgãos, inclusive no líquido cefalorraquiano. Uma vez penetrada, ocorre multiplicação bacteriana no tecido, mas esta não resulta imediatamente em formação de inflamação ou abscesso piogênico.

As *Leptospiras* patogênicas têm como fator de virulência a capacidade de resistir à atividade bactericida do soro normal, e, na ausência de anticorpos específicos, não são fagocitadas e destruídas pelos neutrófilos polimorfonu-cleares ou pelos macrófagos. As *Leptospiras* não patogênicas são rapidamente clareadas da circulação pelo sistema reticuloendotelial através da fagocitose. Os espiroquetas patogênicos aderem às células mas não causam dano por penetração direta da membrana celular. A entrada na célula depende de fagocitose, e as lesões celulares decorrem de efeitos tóxicos. A aderência pode contribuir como mecanismo de persistência do patógeno nos tecidos, notadamente nos rins, resultando em estado portador.

A leptospirose pode ser classificada como uma "doença de membranas", dentre as quais se inclui a da célula endotelial. As leptospiras, inicialmente encontradas na luz dos capilares, permeando suas paredes, atingem o interstício em direta relação com o surgimento de edema e infiltrado inflamatório.

As leptospiras exercem sua ação patogênica diretamente sobre as membranas celulares, quer seja pela leptospira íntegra quer por produtos celulares, como a glico-lipoproteína (GLP), determinando distúrbios funcionais na célula e posterior necrose em fases tardias. A lesão dos vasos (capilaropatia) decorre do mesmo processo. Parte das lesões resulta da migração das leptospiras através dos tecidos durante a fase septicêmica da doença.

A afinidade do material antigênico para com as membranas celulares sugere uma interação inicial com proteínas da superfície celular, seguida por sua interiorização e dano celular. A glicolipoproteína também tem afinidade por membranas celulares e, provavelmente, constitui um dos fatores associados ao dano tecidual nas fases mais tardias da doença.

A lesão central característica da leptospirose é a vas-culite, principalmente de pequenos vasos, levando a ex-travasamento de fluido e células, podendo chegar até a hemorragia. Durante a aderência à membrana celular, lipídios da parede celular bacteriana intercalam-se com substâncias similares da membrana. Concomitantemente pode haver metabolização de ácidos graxos pela fosfolipase presente nas *Leptospiras* patogênicas, resultando em aumento da permeabilidade da membrana celular.

A lesão tecidual da leptospirose caracteriza-se pela presença de grande dano celular com poucos microrganismos, sugerindo a participação de fatores tóxicos do espiroqueta e/ou do hospedeiro. A atividade citotóxica é exercida pela porção lipídica da glicolipoproteína (GLP) da leptospira, que produz perfurações na membrana celular levando a extravasamento e morte celular. A GLP tem a capacidade de inibir a atividade da enzima Na, K-ATPase de células epiteliais de túbulos renais de coelhos, de forma dose-dependente, aumentando sua afinidade pelo sódio, mas não pelo potássio. Essa característica pode explicar em parte as alterações eletrolíticas observadas nos pacientes com insuficiência renal aguda, nas arritmias cardíacas e na diarreia. A GLP é, também, capaz de ativar células mononucleares do sangue periférico humano levando a secreção de citocinas, dentre elas o fator de necrose tumoral-alfa, e desencadeando a resposta inflamatória.

O lipopolissacáride (LPS) isolado de *L. interrogans* tem estrutura química e efeitos biológicos semelhantes aos da LPS de bactérias Gram-negativas. Entretanto, a primeira é cerca de 12 a 20 vezes menos tóxica que esta última e sua participação na fisiopatologia da doença parece ser secundária. Outras substâncias podem exercer atividades citotóxica, como as fosfolipase, lipases e as hemolisinas, desempenhando um papel coadjuvante na fisiopatologia.

A participação de citocinas como mediadores de resposta inflamatória sistêmica na leptospirose foi evidenciada pela observação de níveis plasmáticos elevados de FNT-α em pacientes com as formas mais graves da doença. Há uma clara associação entre a quantidade de FNT-α circulante e a severidade do quadro clínico e a letalidade.

Estudos das alterações dos fatores de coagulação foram realizados de forma isolada e retrospectiva na leptospirose. Foram observadas alterações dos tempos de sangramento e coagulação, aumento do tempo de protrombina que foram corrigidos com administração da vitamina K, diminuição do fator V, diminuição do tempo de trombina ou alongamento, diminuição do número de plaquetas, além de outras alterações isoladas. As alterações descritas não se relacionaram, de modo geral, à coagulação intravascular disseminada. A plaquetopenia parece ser determinada pela ativação, adesão e agregação de plaquetas ao endotélio vascular estimulado. Em resumo, a CIVD não ocorre habitualmente na lep-tospirose humana, e, se ocorre, é um fenômeno raro.

Do ponto de vista anatomopatológico observa-se lesões multiorgânicas decorrentes da vasculite, atingindo praticamente todos os órgãos, tais como músculos esqueléticos, miocárdio, fígado, rins, pulmões, trato gastrintestinal, sistema nervoso central etc., que são os que mais comumente apresentam expressão clínica.

Nas formas severas da doença manifesta-se o choque, geralmente com padrão hemodinâmico similar ao choque séptico produzido por bactérias Gram-negativas, com queda da resistência vascular sistêmica e aumento do índice cardíaco. Entretanto, a associação de miocardite pode produzir um padrão cardiogênico, e a ocorrência de vômitos e diarreia associada ao extravasamento de líquidos nos capilares resulta num padrão hipovolêmico. Não raramente pode haver associação de vários mecanismos produzindo choque misto.

EPIDEMIOLOGIA

A leptospirose é uma infecção comum na natureza, afetando animais selvagens e domésticos, que albergam as bactérias nos túbulos contornados proximais dos rins, assintomaticamente, durante meses. O principal reservatório das leptospiras é o rato e outros roedores que podem excretá-las pela urina durante toda a sua vida. A transmissão ao homem pode ocorrer por contato direto com sangue, tecidos, órgãos ou urina de animais infectados ou por via indireta, através do contato com água ou solo contaminados com a urina dos animais portadores. Também pode ocorrer transmissão acidental em laboratório e, mais raramente, pela mordedura de rato. Transmissão transpla-centária tem sido descrita. O papel dos animais domésticos (cães e gatos) na cadeia de transmissão da leptospirose tem sido cada vez mais reconhecido. Nos países desenvolvidos tem sido ressaltada a transmissão por atividade recreacional, tais como natação em lagos, represas ou rios.

Embora a distribuição da leptospirose seja universal, a doença é mais prevalente nas áreas tropicais e subtropicais, onde as condições ambientais são mais favoráveis, como chuvas abundantes, solo alcalino, altas temperaturas, grande número de cursos d'água e biodiversidade abundante.

No Brasil, a leptospirose incide predominantemente nos meses quentes e chuvosos do ano (janeiro a abril) e está diretamente relacionada à ocorrência de enchentes e à grande população urbana de ratos. As faixas etárias mais atingidas são as do adulto jovem, entre 20 e 40 anos, podendo atingir os extremos etários durante surtos epidêmicos. A doença é mais frequente no sexo masculino, muito embora as taxas de infecção sejam semelhantes em ambos os sexos.

Estudos em nosso meio demonstraram que o sorovar *copenhageni* (pertencente ao sorogrupo *icterohaemorrhagiae*) é o mais prevalente nas áreas urbanas.

A letalidade varia de 0 a 40%. Estudo realizado em nosso meio avaliou o risco de óbito em pacientes com a forma grave de leptospirose e hemorragia pulmonar e concluiu que ele é maior para os pacientes que apresentam as formas graves da doença acompanhada de choque, aumento de creatinina e potássio maior que 4,0 mmol/L. Dados do Instituto de Infectologia Emílio Ribas de São Paulo revelam taxa de letalidade média de 10% no período de 1972 a 1999.

Dados do Ministério da Saúde revelam que no Brasil a leptospirose apresentou coeficiente de incidência de 1,69 a 2,5/100.000 habitantes de 1998 a 2001. No mesmo período, o coeficiente de mortalidade variou de 0,2 a 0,27 por 100.000 habitantes e a taxa de letalidade variou de 9,1 a 11,8%.

A base das medidas profiláticas a serem adotadas na leptospirose consiste em evitar contato humano com águas ou animais contaminados. Desta forma, diversas providências devem ser adotadas para controlar os animais portadores, em especial os roedores, animais domésticos e outros.

Programas de controle dos roedores (geralmente realizados pelas prefeituras) trazem resultados bastante positivos para o controle da leptospirose. Entretanto, outras medidas também se fazem necessárias, tais como a implementação de boas condições de saneamento, medidas que visem ao controle de enchentes, coleta e destino adequado ao lixo e campanhas educacionais para esclarecimento à população e aos grupos ocupacionais de risco sobre o modo de contágio e as consequências da doença. Deve-se recomendar à população que adotem medidas protetoras quando da manipulação de lixo ou nos períodos imediatos após as enchentes, procurando usar botas de borracha, luvas e roupas especiais.

Recomenda-se também orientar a população para evitar atividades recreacionais em locais com probabilidade de contaminação, tais como natação em lagos e pequenos rios e evitar andar descalço em locais de pescarias e caçadas.

Para os pacientes que estiveram em situações de risco pode-se recomendar a administração de medicamento profilático dependendo das peculiaridades do momento de risco. Tal recomendação deve ser feita em bases individuais, ou seja, analisando-se caso a caso, e muito raramente pode-se fazer esta recomendação para grupos de indivíduos que vivenciaram a mesma situação. Não há recomendação de profilaxia quimioterápica para toda a população de uma cidade, por exemplo. A doxiciclina é o antibiótico mais recomendado, pois se tem mostrado eficaz na proteção de indivíduos expostos. Recomenda-se dose única de 200 mg/dia via oral em intervalos semanais.

As vacinas disponíveis são utilizadas para imunização animal. A vacina só protege contra os sorotipos contidos na mesma; portanto, para ser eficiente, a vacina precisa conter agrupados os sorovares mais prevalentes em nosso meio. Não existe vacina disponível para aplicação em humanos.

DIAGNÓSTICO CLÍNICO

As manifestações clínicas das leptospiroses podem variar de acordo com a região geográfica e com o sorovar encontrado. As formas clínicas mais graves ocorrem mais frequentemente com alguns sorovares, como, por exemplo, a *L. copenhageni* e *icterohaemorrhagiae*, enquanto as formas mais benignas ocorrem com outros sorovares como, por exemplo, a *L. hebdomadis*. A doença pode ser assinto-mática ou sintomática leve, moderada ou grave, como a que ocorre na forma icterohemorrágica com comprometimento de múltiplos órgãos. No nosso meio, cerca de 80% dos casos internados e diagnosticados apresentam a forma ictérica e grave das leptospiroses.

O período de incubação é variável, usualmente de três a 13 dias com extremos de um a 24 dias.

A leptospirose apresenta geralmente evolução bifásica. O primeiro período é o de leptospirosemia que dura de quatro a sete dias. Segue-se um período de defervescência em lise de um a dois dias, seguida de período de recrudescência da febre e dos sintomas, que pode durar de quatro a 30 dias correspondendo ao segundo período ou fase imune da leptospirose. Este modelo bifásico normalmente não é observado nas formas mais graves da doença.

Forma anictérica

A doença tem início abrupto com febre alta e remitente, acompanhada de calafrios, cefaleia intensa e mialgia principalmente nos músculos da panturrilha, podendo ocasionalmente acometer outros grupos musculares. A rigidez de nuca pode refletir acometimento meníngeo. Anorexia, náuseas, vômitos, diarreia, prostração, dores articulares e hiperemia ou hemorragia conjuntival são frequentemente observados nestes pacientes. As manifestações gastrointestinais podem ser agravadas pela presença de melena ou enterorragia, podendo-se observar também dilatação tóxica não obstrutiva da vesícula biliar, hemorragias subperito-neais, hepatomegalia, esplenomegalia com menor frequência e, mais raramente, pancreatite.

Os sintomas respiratórios manifestam-se por tosse seca ou produtiva, com ou sem escarros hemoptoicos, podendo ocorrer hemoptise franca, dor torácica, dispneia com cianose, atrito pleural e presença de estertores crepitantes e subcrepitantes. O raio X de tórax revela lesões compatíveis com pneumonite intersticial e síndrome da angústia respiratória.

Na pele podem ocorrer exantemas maculopapulares, eritematosos, urticariformes, petequiais ou hemorrágicos.

Outros sintomas menos frequentes podem ocorrer, tais como faringite, adenopatia cervical, parotidite, orquite, epididimite, prostatite, edema e outros ainda mais raros.

Seguindo-se a defervescência da febre inicia-se, após um a dois dias, a fase imune. Neste período ocorre reaparecimento da febre acompanhada de sinais e sintomas de localização em diversos órgãos. É nesta fase que os anticorpos específicos começam a ser detectados no soro.

A principal manifestação clínica na fase imune das formas anictéricas é a meningite do tipo linfocitária benigna, caracterizada por cefaleia intensa, vômitos e sinais de irritação meníngea. As manifestações clínicas são semelhantes àquelas que ocorrem nas meningites virais. Diversas manifestações neurológicas têm sido mais raramente descritas, tais como encefalite, paralisias focais, espastici-dade, nistagmo, convulsões, distúrbios visuais de origem central, neurite periférica, paralisia de nervos cranianos, radiculite, síndrome de Guillain-Barré e mielite. Hemorragia cerebral, meníngea ou pulmonar podem ocorrer na ausência de icterícia ou insuficiência renal.

O acometimento ocular, caracterizado por uveíte, pode surgir da terceira semana até a um ano após o desaparecimento da sintomatologia, variando, em média, de quatro a oito meses. Caracteriza-se clinicamente por irite, irido-ciclite e, ocasionalmente, coriorretinite, podendo ser uni ou bilateral, autolimitada, com ou sem episódios recorrentes ou, ainda, como processo crônico. As alterações oculares geralmente desaparecem espontaneamente.

Forma ictérica ou síndrome de Weil

Nesta forma da doença devemos associar o quadro clínico anteriormente descrito a severa disfunção hepática demonstrada pela presença de icterícia combinada ou não com insuficiência renal aguda, presença de fenômenos hemorrágicos, alterações cardíacas, hemodinâmicas, pulmonares e da consciência. Esta forma clínica é associada à alta letalidade.

Na forma ictérica os sintomas anteriormente descritos são mais intensos e de maior duração. A icterícia ocorre de três a sete dias após o início da doença. Seu início é abrupto e caracteriza-se por coloração amarela-avermelhada, a assim chamada icterícia "rubínica". A icterícia é intensa e, com frequência, os níveis de bilirrubinas são superiores a 15mg%. A urina é escura, porém as fezes acólicas não são geralmente observadas. Muito embora a disfunção hepática não constitua importante causa de morte, ela é associada a maior incidência de complicações e a maior mortalidade.

O comprometimento renal na leptospirose é frequen-temente observado nesta forma da doença, ocorrendo com menor frequência na forma anictérica. Caracteriza-se por elevação da ureia e creatinina, aumento da fração de excreção de sódio e alterações variáveis no exame de urina, tais como leucocitúria, hematúria, proteinúria e cris-talúria. Oligúria ocorre com frequência variável. Em nossa série, a oligúria ocorreu somente em 36,5%, enquanto a insuficiência renal foi observada em 71% dos casos. A insuficiência renal aguda pode ser agravada pelas alterações hemodinâmicas, tais como desidratação e hipotensão arterial. É interessante observar que a acidose metabólica ocorre mais comumente nos pacientes oligúricos. Alcalose respiratória compensada ou descompensada pode ocorrer na vigência ou não de IRA. Diferentemente de outras formas de IRA, na leptospirose os níveis de potássio plasmático estão normais ou diminuídos, raramente elevados. Tal fenômeno é explicado pelo encontro de alta fração de excreção de potássio que acompanha a fração de excreção de sódio. A utilização de métodos dialíticos diminuiu muito a insuficiência renal aguda como causa de óbito em pacientes com leptospirose.

O envolvimento cardíaco é mais acentuado na forma ictérica da doença como consequência da miocardite que ocorre. As manifestações mais comuns são alterações eletrocardiográficas e arritmia cardíaca, e, menos frequen-temente, podem correr colapso cardiocirculatório e insuficiência cardíaca. Tais alterações podem ser agravadas pelas alterações metabólicas que ocorrem na doença, em especial a hipopotassemia.

Os fenômenos hemorrágicos são relativamente frequentes na síndrome de Weil, podendo ocorrer na pele, mucosas ou órgãos internos. Cerca de 43% dos pacientes admitidos em nosso serviço apresentam algum tipo de sangramento de pele e mucosas, tais como petéquias e equimoses. Hemorragias pulmonares, usualmente mais severas, podem variar desde simples escarros hemoptoicos até hemorragia pulmonar maciça. Também em graus variados de intensidade podem ocorrer hemorragias gastrin-testinais, tais como melena, hematêmese ou enterorragia. No Brasil, as hemorragias pulmonares e/ou gastrintestinal constituem os principais fenômenos responsáveis pelas mortes dos pacientes.

O comprometimento pulmonar caracteriza-se pela presença de pneumonia intersticial hemorrágica, observada ao exame radiológico pelo infiltrado pulmonar difuso ou localizado, usualmente com apresentação mais severa que na forma anictérica. Insuficiência respiratória, com diminuição da pO_2 arterial pode ocorrer e é atribuída às alterações da difusão do oxigênio através da membrana alveolocapilar decorrente de edema e extravasamento de sangue no interstício pulmonar, assim como pelo aumento do *shunt* arteriovenoso pulmonar.

Em resumo, o diagnóstico clínico deve ser feito baseado em elementos de ordem epidemiológica associado a manifestações clínicas sugestivas, principalmente na presença de febre, mialgia na panturrilha ou outros músculos, com ou sem icterícia acompanhados ou não de oligúria.

DIAGNÓSTICO LABORATORIAL

Considera-se caso confirmado de leptospirose quando se encontrar sintomas clínicos sugestivos associados a:

1. Isolamento da leptospira no sangue, líquor, urina ou tecidos através de meios de cultura apropriados, tais como o meio semi-sólido de Fletcher ou líquido de Stuart, ambos contendo soro de coelho, ou ainda, o meio de EMJH (Ellinghausen-Mccullough-Jonhson-Harris);
2. Teste sorológico de macroaglutinação (SAT) reagente;
3. Quando se detectar anticorpos da classe IgM pela reação de ELISA;
4. Conversão sorológica com aumento de quatro vezes o título inicial pela reação de soroaglutinação microscópica entre amostras sanguíneas coletadas com um intervalo de 14 a 21 dias entre elas;
5. Imuno-histoquímica positiva para leptospirose em pacientes suspeitos que evoluíram para óbito.

O teste diagnóstico padrão para uso na rotina é o SAT. As demais provas diagnósticas são realizadas somente em laboratórios de referência do Ministério da Saúde ou naqueles que estiverem devidamente capacitados.

Diante de um caso suspeito, deve-se proceder à coleta de amostra de soro para realização do SAT. Se a primeira amostra for positiva e tiver sido colhida antes do 7.º dia do início dos sintomas, o caso é considerado confirmado. Os casos não reagentes devem se submeter à nova coleta dez a 15 dias após a amostra inicial para confirmação do caso. Caso a primeira amostra seja colhida após o 7.º dia do início dos sintomas e for reagente no SAT, o caso também será considerado confirmado. Se negativo ou inconclusivo, sugerimos a realização de ELISA para detecção de IgM específica na mesma amostra ou coleta de nova amostra com intervalo de dez a 15 dias da primeira coleta para realização da soroaglutinação microscópica.

Dentre os exames laboratoriais inespecíficos pode ser citado o leucograma, em que o mais característico é a presença de neutrofilia e de desvio à esquerda. A leucocitose, em geral, está presente em graus variados, podendo, em alguns casos, ser observada leucopenia ou leucócitos normais. A plaquetopenia é muito frequente na síndrome de Weil, em intensidade variável, desde discreta até grave. A anemia pode ser de grau leve a moderado, podendo ser consequente à hemorragia.

As enzimas hepáticas (aminotransferases) estão pouco alteradas, em geral, em níveis inferiores a 100 UI. A fosfatase alcalina e gamaglutamil transpeptidase e a creatina fosfoquinase encontram-se elevadas, em graus variáveis. A hiperbilirrubinemia pode ser muito intensa, à custa da fração direta.

O comprometimento renal revela-se pela elevação dos níveis plasmáticos da ureia e creatinina. A fração de excreção de sódio eleva-se e a depuração da creatinina cai nos casos que evoluem com insuficiência renal aguda. O potássio, mesmo na presença de insuficiência renal aguda, apresenta nível sérico normal ou diminuído. As alterações mais comuns do exame de urina são leucocitúria, pro-teinúria, cilindrúria, constituindo achados inespecíficos e de ocorrência variável.

O líquido cefalorraquidiano encontra-se frequente-mente alterado. A pressão liquórica geralmente é normal e o aspecto do líquor é límpido e, nos casos com icterícia, é xantocrômico. A pleocitose geralmente não ultrapassa 500 células/mm^3 à custa de linfócitos, embora, em menor porcentagem de casos, possa haver predomínio de poli-morfonucleares, principalmente no início da fase imune da doença. As proteínas se elevam pouco e a glicorraquia costuma ser normal.

No coagulograma realizado na fase aguda pode haver alongamento do tempo de protrombina, o qual geralmente se normaliza com a administração de vitamina K. Não ocorre coagulação intravascular (*strictu senso*) na leptospirose humana.

A gasometria arterial geralmente revela alcalose respiratória e acidose metabólica. Nos casos mais graves ocorre hipoxemia e acidose mista.

O estudo radiológico do tórax pode ser normal ou mostrar infiltrado intersticial e/ou parenquimatoso localizado ou direcionado, uni ou bilateral, algumas vezes velamentos difusos. Mais raramente pode ocorrer derrame pleural. Não existe um padrão radiológico típico do comprometimento pulmonar na leptospirose.

O eletrocardiograma pode expressar o comprometimento do miocárdio na doença, como alterações da repolarização ventricular, do ritmo cardíaco, bloqueios ou sobrecarga das câmaras.

DIAGNÓSTICO DIFERENCIAL

Na forma anictérica, a leptospirose pode ser confundida com doenças como a gripe, dengue e outras doenças virais, geralmente benignas e autolimitadas, que cursam com cefaleia, febre e dores musculares.

O comprometimento meníngeo pode se expressar de forma clínica e laboratorial bastante parecida com as meningites linfomonocitárias benignas.

Na forma ictérica ou síndrome de Weil, o diagnóstico diferencial deve ser feito principalmente com a sepse por bactérias Gram-negativas ou Gram-positivas, hepatite alcoólica, infecção bacteriana aguda em hepatopatas crônicos, forma ictérica da febre tifóide, malária por *P. falciparum*, febre amarela, hepatites virais graves, colangites e colecistites.

Vale lembrar que têm sido relatados alguns casos com comprometimento pulmonar com pneumonite hemorrá-gica, sem icterícia e com evolução para insuficiência respiratória grave, muito similar à síndrome hemorrágica pelo vírus Hantaan.

TRATAMENTO

De modo geral, a leptospirose é uma doença autoli-mitada. Nas formas leves, moderadas e graves o uso de antibióticos tem sido muito discutido devido à falta da realização de bons estudos controlados. Recente estudo duplo-cego, randomizado e controlado com placebo demonstrou que a administração da doxiclina na dose de 100 mg, duas vezes ao dia, foi benéfica em encurtar o curso da leptospirose quando administrada logo no começo das manifestações clínicas da doença, ou seja, nos três primeiros dias. Outro estudo bem conduzido utilizou a penicilina G cristalina na dose de seis milhões de unidades por dia por sete dias e foi possível demonstrar diminuição da febre e melhora da função renal quando administrada, mesmo tardiamente, na leptospirose grave. Em conclusão, o tratamento específico da leptospirose deve ser feito com antibióticos à base de penicilina ou tetraciclina nas mesmas doses mencionadas. As tetraciclinas não devem ser empregadas em pacientes menores de nove anos de idade, grávidas ou naqueles com insuficiência renal ou hepática. Outros antibióticos que demonstram atividade *in vitro* contra a leptospira incluem: outros derivados penicilínicos e cefalosporínicos e o cloranfenicol.

Nas formas leves e moderadas os pacientes devem receber tratamento sintomático, especialmente, hidratação endovenosa. Nas formas mais graves os pacientes devem ser internados na Unidade de Terapia Intensiva para receberem suporte hemodinâmico, respiratório e renal e outras medidas cabíveis quando necessário.

As medidas terapêuticas de suporte são de suma importância e compreendem a reposição volêmica e a correção dos distúrbios hidroeletrolítcos através da administração de soluções salinas. Após reposição volêmica, pode-se utilizar diurético (furosemida) na tentativa de converter a in-suficiência renal aguda oligúrica em não oligúrica. Quando a insuficiência renal não for revertida, preconiza-se submeter o paciente a procedimento dialítico.

O tratamento da insuficiência respiratória constitui importante aspecto no tratamento da leptospirose grave. A pneumonia intersticial que ocorre nesta doença pode acometer seriamente a função respiratória. O paciente deve ter a sua pressão parcial de oxigênio (pO_2) monitorizada e deve ser mantida acima de 80 mmHg. Para tanto, devem-se utilizar todas as técnicas terapêuticas da insuficiência respiratória, inclusive com o uso de ventilação mecânica. Nestas situações, deve-se estar atento para evitar-se reposição hídrica em excesso e não agravar o quadro de insuficiência respiratória instalada. A monitorização hemodi-nâmica pode ser de extremo valor para auxiliar no adequado controle da reposição volêmica.

As alterações cardíacas devem ser tratadas com o uso de drogas inotrópicas e antiarrítmicas quando indicadas. Alterações metabólicas, tais como a hipopotassemia, devem ser rapidamente corrigidas.

O uso de drogas vasoativas, a nutrição parenteral ou enteral, a transfusão de glóbulos vermelhos ou plaquetas podem ser necessários e devem ser aplicados de acordo com a situação particular de cada paciente.

REFERÊNCIAS BIBLIOGRÁFICAS

Alves VAF, Gayotto LCC, Yasuda PH et al. Leptospiral antigens (*L. interrogans* serogroup *icterohaemorrhagiae*) in the kidney of experimentally infected guinea-pigs and their relation to the pathogenesis of the renal injury. Exp Pathol 1991; 42: 81-93.

Arean VM. The pathologic anatomy and pathogenesis of fatal human leptospirosis (Weil's Disease). Am J Pathol 1962; 40: 393-423.

Banfi E, Cinco M,; Bellini M, Soranzo MR. The role of antibodies in the interaction between macrophages and Leptospires. J Gen Microbiol 1982; 128: 813-16.

Brito T, Böhm GM, Yasuda PH. Vascular damage in acute experimental leptospirosis of the guinea-pig. J Pathol 1979; 128: 177-82.

Brito T, Prado MJBA, Negreiros VAC, Nicastri AL, Sakata EE, Yasuda PH, Santos RT, Alves VAF. Detection of leptospira antigen (*L. interrogans* serovar *copenhageni* serogroup *Icterohaemorrhagiae*) by immunolectron microscopy in the liver and kindney of experimentally infected guinea-pigs. Intern J Exper Pathol 1992; 73: 633-42.

Bruce J et al. Doxycycline therapy for leptospirosis. Ann Intern Med 1984; 100:696-98.

Burke BJ, Searle JF, Mattingly D. Leptospirosis presenting with profuse haemoptysis. Br Med J 1976; 2:982.

Cinco M, Banfi E, Soranzo MR. Studies on the interaction between macrophages and Leptospires. J Gen Microbiol 1981; 124: 409-13.

Daher EF, Zanetta DMT, Cavalcante M, Abdulkader RC. Risk factors for death and changing patterns in acute renal failure of leptospirosis. Amer J Trop Med Hyg 1999; 61: 630-4.

Diament D, Brunialti MKC, Romero EC, Kallas EG, Salomao R. Peripheral blood mononuclear cell activation induced by *Leptospira interrogans* glycolipoprotein. Infec Immun 2002; 70: 1677-83.

Diament D. Plasma levels of Tumour Necrosis Factor a in leptospirosis (Weil's disease). Rev Soc Bras Med Trop 1995; 28: 157-8.

Estavoyer JM, Racadot E, Couetdic G et al. Tumor Necrosis Factor in patients with leptospirosis. Rev Infect Dis 1991; 13: 1245.

Faine S. Guidelines for the control of Leptospirosis. Geneva, World Health Organization 1982.

Faine, S. *Leptospira* and Leptospirosis. CRC Press, Boca Raton 1994.

Feiguin RD, Anderson DC. Human Leptospirosis. Crit Rev Clin Lab Sci 1975; 5(4): 413-67.

Geszti O, Huewi-Lan C, Wei-Chi T. Studies on blood coagulation disorders in experimental leptospirosis. Chin Med J 1957; 75:603-15.

Guia de vigilância epidemiológica. Leptospirose. http://www.funasa.gov.br/pub/GVE/GVE0518A.htm.

Guivarch G, Le Gall JR, Regnie B, Jardin F. Etats de choc au cours des leptospiroses ictéro-hémorragiques. Nouv Presse Med 1982; 11: 837-9.

Heath CV Jr, Alexander AD, Galton MM. Leptospirosis in the United States. N Engl J Med 1965; 273: 915-22.

Jaroonvesama N, Viranuvatti V, Charoenlarp K. Coagulation studies in leptospirosis. Southeast Asian J Trop Med Public Health 1975; 6: 562-66.

Khan JB. A case of Weil's disease requiring steroid therapy for thrombocytopenia and bleeding. Amer J Trop Med Hyg 1982; 31:1213-215.

Lee REJ et al. The chest radiograph in leptospirosis in Jamaica. Br J Radiol 1981; 54:939-43.

Lessa I, Cortes E. Acidente vascular encefálico e leptospirose. Folha Méd 1983; 86: 487-89.

Lomar AV, Araujo MF, Lancellotti CLP, Tomazini MFMF, Miranda AB, Diament D. Estudo da "causa mortis" em 19 casos de leptospirose na UTI do Hospital "Emilio Ribas". In: Congresso Brasileiro de Infectologia, 2.ª ed. São Paulo 1983. *Resumos*. p.54.

Lomar AV, Diament D, Torres JR. Leptospirosis in Latin America. In: Gottuzzo E, Istúriz RE. Ed. Emerging and Re-emerging Diseases in Latin America. Infec Dis Clinics of North America 2000; 14(1): 23-40, March.

Lomar AV, Seguro AC, Tomazini MFMF, Diament D, Miranda AFB. Leptospirose – Estudo retrospectivo de 115 casos no Hospital "Emílio Ribas". I. Aspectos clínicos e epidemioló-gicos. In: Congresso Brasileiro de Infectologia. 2.ª ed. São Paulo 1983. *Resumos*. p.52.

Lomar AV, Veronesi R, Brito T, Diament D. Leptospiroses. In Veronesi R, Focaccia R (Eds). Tratado de Infectologia. São Paulo: Atheneu 2002; p. 1007-23.

Lomar AV. Estudo das alterações da hemostasia na Leptos-pirose. – Tese de mestrado – Universidade de São Paulo, Faculdade de Medicina 1989; p.107.

Lomar AV. Leptospirose: diagnóstico e tratamento. Rev Soc Bras Med Trop 1987; 20 (supl): 158-59.

Marotto PCF, Nascimento CMR, Eluf-Neto J et al. Acute lung injury in leptospirosis: Clinical and laboratory features, outcome, and factors associated with mortality. Clin Infect Dis 1999; 29(6): 1561-63.

Nery LE et al. Clinical, radiological and functional pulmonary manifestations in patients with leptospirosis. Rev Inst Med Trop São Paulo 1977; 19(6):366-73.

Nicodemo AC, Duarte MI, Alves VA, Takakura CF, Santos RT, Nicodemo EL. Lung lesions in human leptospirosis: micros-copic, immunohistochemical, and ultrastructural features related to thrombocytopenia. Am J trop Med Hyg 1997; 56: 181-7.

Nicodemo AC, Medeiros N, Del Negro G, Amato Neto V. Alterações hematológicas na leptospirose. Rev Inst Med Trop S Paulo 1989; 31:71-9.

Poh SC, Soh CS. Lung manifestations in leptospirosis. Thorax 1970; 25:751-55.

Ramos-Morales F, Dias-Rivera RS, Cintra-Rivera AA, Rullan JA, Benenson AS, Acosta-Matienso J. The pathogenesis of leptospiral jaundice. Ann Intern Med 1959; 51:861-77.

Sakata EE, Yasuda PH, Romero EC, Silva MV, Lomar AV. Sorovares de *Leptospira interrogans* isoladas de casos de leptospirose humana em São Paulo, Brasil *Rev Inst Med Trop São Paulo* 1992; 34(3): 217-21, maio/jun.

Seguro AC, Lomar AV, Rocha AS. Acute renal failure of leptospirosis: nonoliguric and hypokalemic forms. Nephron 1990; 55: 146-51.

Shimizu T, Matsusaka E,Takayanagi K et al. Biological activities of lipopolysaccharide-like substance (LLS) extracted from *Leptospira interrogans* serovar *canicola* strain Moulton. Microbiol Immunol 1987; 31: 727-35.

Silva JJP et al. Estudo do comprometimento pulmonar na Doença de Weil. Rev Inst Med Trop São Paulo 1976; 18(5): 387-92.

Smith J. Weil's disease in the north-east of Scotland. Brit J Indust Med 1949; 6:213.

Souza L, Koury MC. Isolation and biological activities of endotoxin from *Leptospira interrogans*. Can J Microbiol 1992; 38: 284-9.

Tajiki MH, Salomão R. Association of plasma levels of Tumor Necrosis Factor a with severity of disease and mortality among patients with leptospirosis. Clin Infect Dis 1996; 23: 1177-8.

Trevejo RT, Rigau-Pérez JG, Ashford DA et al. Epidemic leptospirosis associated with pulmonary hemorrhage-Nicaragua, 1995. J Infect Dis 1998; 178: 1457-63.

Vihn T, Adler B, Faine S. Glycolipoprotein cytotoxin from *Leptospira interrogans* serovar *copenhageni*. J Gen Microbiol 1986; 132: 111-23.

Vinh T, Faine S, Adler B. Adhesion of Leptospires to mouse fibroblasts (L929) and its enhancement by specific antibody. J Gen Microbiol 1984; 18: 73-85.

Volina EG, Levina LF, Soboleva GL. Phospholipase activity and virulence of pathogenic *Leptospirae*. J Hyg Epidemiol Microbiol Immunol 1986; 2: 163-9.

Walch-Sorgdrager B. Leptospirosis. Bull, Health. Organ. League of Nations 1939; 8:143.

Wang B, Sullivan J, Sullivan GW, Mandell GL. Interaction of Leptospires with human polymorphonuclear neutrophils. Infect Immun 1984; 44(2): 459-64.

Watt G, Tuason ML, Santiago E. Placebo-controlled trial of intravenous penicillin for severe and late leptospirosis. Lancet 1988, 1: 433-55.

Younes-Ibrahim M, Burth P, Faria MVC et al. Inhibition of Na,K-ATPase by na endotoxin extracted from *Leptospira interrogans*: a possible mechanism for the physiopathology of leptospirosis. C R Acad Sci (Paris) 1995; 318: 619-25.

Zaltzman M, Kallenbach JM, Goss GD et al. Adult respiratory distress syndrome in *Leptospira canicola* infection. Brit Med J 1981; 283: 519-20.

Zuerner RL Bolin CA. Differentiation of *Leptospira interro-gans* isolates by IS1500 hybridization and PCR assays. J Clin Microbiol 1997; 35: 2612-17.

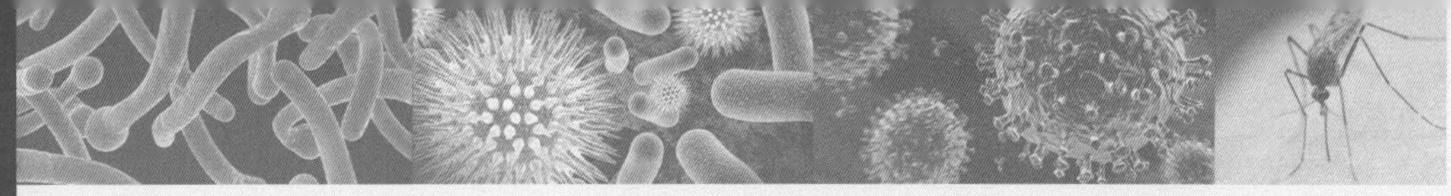

53 Diarreias Infecciosas de Causa Não Parasitária

Antonio Meliço Silvestre

INTRODUÇÃO

A patologia gastrointestinal de etiologia infecciosa não parasitária apresenta um amplo espectro de sintomas, dependentes tanto do próprio agente envolvido, como do estado imunitário do doente e das más condições de higiene, além de outros fatores, como o próprio clima. As infecções de trato gastrointestinal, especificamente a diarreia infecciosa, estão entre as mais debilitantes doenças infecciosas, afetando em todo o mundo pessoas de todas as idades. O termo gastroenterite aplica-se à síndrome de diarreia ou vômitos que tende a envolver infecção não inflamatória da parte alta do intestino delgado ou infecção inflamatória do cólon.

No fenômeno de emergência dos agentes patogênicos, a seleção natural é importante, e a pressão terapêutica cria, quer nos homens quer nos animais, uma pressão do tipo seletivo que favorece a sobrevida das estirpes com resistência aos fármacos. Embora em muitos casos não se consiga encontrar o agente etiológico, a natureza da infecção de muitas das diarreias infecciosas é sugerida pelo seu comportamento epidemiológico, mostrando *clusters* de disseminação em famílias e outros grupos, incluindo a ocorrência da diarreia do viajante.

Segundo alguns autores, a diarreia infecciosa aguda é a segunda causa de morte em escala global, superada pela causa cardiovascular, e é responsável pelo maior número de anos de vida potencial perdida do que todas as outras causas associadas (Tabelas 53.1 e 53.2). Mesmo em países desen-

Tabela 53.1 Hospitais da Universidade de Coimbra. Diarreias infecciosas não parasitárias 1990/1999.

Designação	Nº Doentes Total	Média Idade Total	Demora Média Total	Falecidos Total
Infecção intestinal devida a *Clostridium difficile*	28	52,21	45,43	8
Febre tifoide	16	30,88	13,19	
Septicemia por *Salmonella*	8	35,88	33,63	2
Gastroenterites por *Salmonella*	7	23,00	6,71	
Botulismo	7	27,29	12,43	
Colite, enterite e gastroenterite infecciosas	2	11,50	6,00	
Diarreia de origem infecciosa (presumível)	2	28,50	10,00	
Colite, enterite e gastroenterite de origem infecciosa (presumível)	2	30,50	47,00	1
Infecção intestinal devida à bactéria específica NCOP	2	47,00	64,00	
Intoxicação alimentar não específica	1	20,00	15,00	
Infecções localizadas devidas a *Salmonella* NCOP	1	26,00	50,00	
Artrite devida a *Salmonella*	1	26,00	50,00	
Infecções por *Salmonella* SOE	1	27,00	14,00	
Infecções intestinais por micro-organismos NCOP	1	37,00	39,00	1
Infecção intestinal devida a *Campylobacter*	1	48,00	1,00	
Shigeloses SOE	1	43,00	3,00	
Febre paratifoide B	1	56,00	25,00	
Outras enterites virais	1	63,00	32,00	1
Meningite devido a *Salmonella*	1	65,00	4,00	1
TOTAL	81	38,93	27,99	14

NCOP = Não classificado em outra parte.
SOE = Sem outra especificidade.

Tabela 53.2 Hospitais da Universidade de Coimbra. Diarreias infecciosas não parasitárias 2000/2002.

Designação	Nº doentes Total	Média Idades	Demora Média	Óbitos Total
Febre tifoide	2	29,5		
Septicemia por *Salmonella*	4	28,5		
Infecção por *Salmonella* NCOP	1	38,0		
Botulismo	1	48,0		
Intoxicação alimentar não especificada	2	69,0		
Infecção intestinal – *Clostridium difficile*	20	47,8		
Total	30	45,1	33,2	1

volvidos a diarreia é um importante fator de morbilidade, e em zonas muito populosas de países em via de desenvolvimento a diarreia é a maior causa de morte infantil.

Mais de 12 mil crianças morrem em cada ano por diarreia na Ásia, na África e na América Latina, falecendo antes dos cinco anos mais de 13% das crianças nascidas em certas áreas da América Latina.

A terapia por reidratação oral (TRO) é por vezes eficaz, mas à diarreia associam-se inúmeros problemas relacionados com desnutrição e má absorção, em especial nas zonas tropicais e em países em via de desenvolvimento (em certas áreas, mais de 60% dos casos), causa de agravamento da situação clínica. É como se acontecesse uma infecção aguda em que as necessidades em calorias estão aumentadas onde, geralmente, os esteroides catabólicos, o glucagon e as aminas adrenérgicas causam um aumento do *breakdown* das estruturas proteicas. Investigações mais recentes sugerem que há também uma interação complexa entre o estado nutricional e a doença diarreica persistente, usualmente definida como diarreia superior a 14 dias, sendo a desnutrição um fator de diminuição da resistência às infecções e de aumento da mortalidade. Se a diarreia e a existência de infecções por agentes diarreicos como o *Cryptosporidium parvum*, a *Giardia lamblia* e a *E. coli* enteroagregativa ocorrem durante os primeiros dois anos de vida, podem associar-se a significativas alterações de índices de crescimento.

As diarreias também sempre foram um problema significativo durante campanhas militares, como no exemplo do Vietnã, constituindo a maior causa de hospitalização não traumática, sendo também causas de preocupação nos países desenvolvidos, especificamente em consultas de Medicina do Viajante (Tabela 53.3).

Tabela 53.3 Consulta de Medicina do Viajante do Departamento de Doenças Infecciosas – HUC (1993-1999).

Resultados obtidos	
543 viajantes forneceram informação sobre a sua deslocação ▮ – 403 (74%) sem problemas	(enviesamento dos dados)
Doenças mais frequentes referidas ▮ – Diarreia – 51 (13%) ▮ – Malária – 27 (5%) Só três com parasitemias positivas ▮ – Infecção respiratória – 8 (2%) ▮ – Febre tifoide – 3 (0,6%)	

EPIDEMIOLOGIA E FATORES AMBIENTAIS

A frequência, o tipo e a gravidade da infecção estão diretamente relacionados com três fatores importantes: "onde se está", "quem se é" e "quando se está".

O risco de se contrair diarreia depende significativamente da idade, das condições habitacionais, dos hábitos pessoais e culturais, e ainda da exposição a determinados grupos. As condições ambientais refletem geralmente as condições socioeconômicas, o tipo de causa, a densidade populacional, a sanidade e as fontes de água, sendo a higiene individual a condição determinante da quantidade de agentes ingeridos, embora a diarreia possa surgir mesmo com baixa taxa do agente infeccioso patogênico, como no caso da patologia por *Shigella*.

A criança que está sendo amamentada pela mãe está relativamente protegida dos alimentos e águas contaminadas por algum grau de anticorpos de colostro e de lactoferrina, enquanto os adultos podem tornar-se, em especial se viverem alguns anos no mesmo ambiente, em reservatórios assintomáticos de micro-organismos e causa de diarreias nas crianças imunologicamente indiferenciadas ou no visitante. Registre-se que a colite por *C. difficile* aumenta com a idade.

A diarreia também depende de onde se está, do padrão da doença e da etiologia dos agentes, que marcadamente variam com o clima. Por exemplo, a *E. coli*, que produz enterotoxinas, quer as lábeis (LT), quer as estáveis com o calor (ST), é causa de doença, em especial nos trópicos, onde ocorre a maior concentração de parasitas.

Causas víricas de doença entérica comum foram detectadas entre as crianças jovens, em climas temperados e tropicais, mas, no entanto, muitas causas da diarreia mantêm-se inexplicadas.

As diarreias também dependem do local onde naquele momento se está. Em climas temperados, a maioria das doenças entéricas ocorre durante os dias de inverno, e o oposto é verdade nos países tropicais. O papel das chuvas é incerto, mas a água pode ser, pela sua própria ingestão, uma das grandes causas, como é o caso da cólera e da febre tifoide, ou ainda pela ingestão "acidental" de água contaminada, como na giardíase e dermatites por pseudomonas, ou por transmissão pessoa a pessoa, como na shigelose e na hepatite A, por salubridade deficiente em virtude da inadequada disponibilidade de água, por falta de quantidade para a higiene das mãos e dos utensílios. Há também doenças causadas por agentes patogênicos implicando a água, meio onde completam uma fase do ciclo de vida, como a esquistossomose a draculandíase, ou mesmo doença transmitida por insetos que se alimentam nas águas contaminadas ou perto delas, como a malária, o dengue e a tripanossomíase africana.

Acrescem-se fatores do próprio indivíduo, como o genótipo e a idade, a higiene pessoal, a acidez gástrica e outros de localização entérica, como barreiras físicas, mobilidade intestinal, microflora entérica, imunidade específica (fagocítica, imunidade humoral ou celular) dos próprios receptores intestinais, além dos fatores protetores não específicos.

CONCEITOS DE ESTRATÉGIA E DE DIAGNÓSTICO

A aproximação diagnóstica é determinada por fatores como a idade do doente, a gravidade e a duração da doença, tornando-se fundamentais a história clínica e o exame físico, assim como a análise de fezes para estudo dos leucócitos fecais.

Se na história pregressa for referida a utilização de antibioticoterapia recente, perda de peso e outras doenças subjacentes ou familiares e viagens para zonas de risco específico, torna-se necessária uma investigação mais pormenorizada.

A febre, os sinais de toxicidade ou a desidratação severa das crianças, que podem vir a condicionar letargia, hipotensão postural e taquicardia, afundamento das fontanelas, pele, olhos e mucosas secas implicam imediata terapêutica de suporte.

Se a história ou os sinais físicos indicam uma doença não febril isolada, o exame das fezes recentes, preferivelmente coletadas em um recipiente, é de particular valor, registrando-se o seu aspecto líquido, mucoide ou sanguinolento, importantes pistas diagnósticas e de estratégia terapêutica. O exame microscópico dos leucócitos fecais pode revelar pesadas infestações parasitárias, gordura mal digerida ou fibras musculares, sugerindo insuficiência pancreática, ou *droplets* de lipídios sugerindo má absorção com esteatorreia. A observação precoce de leucócitos fecais pressupõe uma sensibilidade elevada para processos invasivos como as shigeloses ou o *Clostridium jejuni* e aponta para a realização de culturas, se bem que um marcador sensível para os leucócitos fecais assenta em um teste simples para a lactoferrina fecal.

Se as fezes se apresentarem muito sanguinolentas, deve-se equacionar a infecção por *E. coli*, sugerindo-se a cultura em sorbitol ágar McConkey ou uma nova técnica SLT para outros *E. coli* produtores de STL. Nos EUA, a diarreia por *Escherichia coli* êntero-hemorrágica (EHEC) é a causa mais frequente, suspeita reforçada quando não se observa febre.

Todo doente com história de antibioterapia recente ou de drogas antineoplásicas deve fazer um teste fecal para as toxinas do *C. difficile*, podendo adicionalmente detectar-se o pH das fezes.

Sugere-se o diagnóstico de síndrome de má absorção se, por exemplo, a coloração pelo Sudan revelar grandes glóbulos de gordura (10 a 75 mm) corados a laranja, ao contrário da presença de cristais *needle-like* de ácidos gordos, que podem ser absolutamente normais.

Por outro lado, o pH ácido das fezes, muito em particular em crianças com diarreia, pode apontar para a intolerância à glicose, tendo-se contudo atenção em que, na criança alimentada ao peito, se observa um pH fecal entre 4,7 a 5,1, excedendo frequentemente 7,0 se a criança estiver sob uma dieta láctica regular. Contudo, em uma dieta regular, o pH fecal menor do que 5,0 sugere a presença de ácido láctico devido à ação da flora bacteriana do cólon, nos casos de não absorção da lactose.

Testes positivos para o sangue podem sugerir um processo invasivo por amebas ou *Shigella*, usualmente evidente para uma quantidade significativa de fezes, enquanto os testes para o sangue oculto são muito mais sensíveis, mas menos específicos. Os testes para a peroxidase de hemoglobina utilizando reagentes como ortotolidine, renzidine ou guáiaco são assim classificados por ordem decrescente de sensibilidade. Contudo, é necessária uma atenção redobrada quanto à sua interpretação, porque podem até ser sensíveis à própria ingestão da mioglobulina da carne.

A determinação da gordura fecal em 24 horas (normal < 7,2 g/dia de gordura fecal ou < 150 a 200 g/dia do peso total das fezes) também pode se revelar de interesse.

A cultura de agentes patogênicos entéricos com a decisão de inoculação em placas de cultura deve ser a mais rápida possível, de acordo com as suspeitas iniciais, e devem-se utilizar meios seletivos. Como técnicas de rotina devem-se incluir os testes seletivos para o *Clostridium jejuni*, sem dúvida uma das mais frequentes causas de diarreia no mundo. Necessita para se tornar mais sensível uma atmosfera altamente seletiva de oxigênio diminuído (4% a 6%) e de dióxido de carbono aumentado (6% a 10%) e temperatura de incubação aumentada (42 °C), sendo já hoje conhecidos e disponíveis meios mais sensíveis.

Por exemplo, quando se cultivam as fezes de um homem homossexual com diarreia, deve levar em consideração que nem o *Helicobacter cinaedi*, nem o *Campylobacter feneliae* se desenvolvem a 42 °C.

As culturas de rotina incluem também um meio, como o MacConkey's ou o *eosine methylene blue (EBM) agar*, que inibem os organismos Gram-positivos e selecionam predominantemente para cocos aeróbicos Gram-negativos. Além disso, devem ser usados meios mais seletivos (por exempo, *Xylose-lysine-dexycholate*, *Salmonella-Shigella agar*) e meios de cultura enriquecidos (por exempo, senito, tetrartionato), que inibem muitos organismos, exceto a *Salmonella* e a *Shigella*. Contudo, dado que os meios mais altamente seletivos são também mais inibitórios, o menos sensível MacConkey's e o EMB ágar devem também ser examinados, isto porque mesmo com as melhores técnicas é possível falhar na detecção de organismos frágeis como a *Shigella*. As culturas frescas falham na detecção da *Shigella* em 40% de voluntárias com doença inflamatória, com infecção experimental de *Shigella*. Quando a cultura imediata é impossível, os espécimes podem ser transportados para o laboratório em um meio como *soft agar Cany-Blair*, que previne o não desenvolvimento e/ou o crescimento excessivo da flora normal.

A cultura de vibriões (*V. cholera*, *V. parahaemolyticus* e outros) de que se deve suspeitar em viagens a zonas costeiras e ingestão de mariscos, requer um meio de cultura altamente seletivo: *thiosulfate citrate bile salt sucrose agar*.

A cultura seletiva para o *Clostridium difficile* e o exame para a citotoxina fecal deve ser indicada para doentes com diarreia ou colite refratária associada a antibioterapia.

A cultura da *Y. enterocolitica* pode necessitar de processo seletivo de *cold* enriquecimento em meio de cultura de sangue de ovelha ou fosfato tampão salino por duas ou três semanas e deve ser considerada para doentes recebendo desferrioxamina ou com história de consumo de ostras ao natural.

A *Escherichia coli*, que cresce facilmente como *dry-lactose-fermenting* colônias no EBM ou no ágar MacCon-key's, são os aeróbios *major* da flora normal fecal, mas devem ser considerados como agentes patogênicos potenciais, sendo alguns sorotipos associados com diarreia inflamatória, diarreia sanguinolenta, ou surtos de diarreia em recém-nascidos em creches. Contudo, a determinação da enterotoxigenicidade depende não dos sorotipos, mas da detecção da própria toxina. Além do mais, a sorotipagem por rotina da *E. coli* em casos esporádicos é de valor limitado e pode ser considerada um passo especial para a investigação de diarreias epidêmicas em pré-escolas ou por disenterias inexplicadas.

Para o diagnóstico de diarreia cólera-*like*, desencadeada pela enterotoxina ativada pela adenil ciclase lábil ao calor, pode ser necessário o uso de técnicas especiais que utilizem ou parede intestinal de coelho, ou células de ovário de *hamster* chinês, células adrenais Y1, ou técnicas de imunoensaio ou mesmo técnicas diretas para o gene da enterotoxina. A *E. coli* enteroinvasiva (EIEC), pode ser identificada pela inoculação no saco conjuntival das cobaias (*Sereny test*).

Mas, quando a diarreia continua não identificada, após todos estes testes negativos, especialmente quando é sanguinolenta e se acompanha de perda de peso, deve pensar-se em protozoários e *Strongyloides stercoralis*, usando para isso técnicas específicas.

Uma coloração *acid-fast* detecta o *Cryptosporidium* e o *Cyclospora*. Atualmente, existem no mercado duas novas técnicas para o *Cryptosporidium*, uma técnica de imunoensaio e uma com uso de microscopia de fluorescência. Existe também uma coloração tricromática para a microsporidíase e que deve ser utilizada preferencialmente nos casos de AIDS.

Quando se suspeita de *Giardia* ou *E. histolítica*, utilizam-se técnicas de imunoensaio como alternativa ao exame microscópico direto. O exame coprológico também pode ser muito útil no diagnóstico diferencial, muito em especial quando a colite inflamatória está presente.

Ao exame gastrointestinal, na shigelose aguda, podem ser observadas úlceras necróticas, mais discretas e mais relacionadas com a amebíase ou a doença de Crohn.

O aparecimento de um aumento de pseudomembranas é o aspecto de colite devido à toxigenicidade do *Clostri-dium difficile* e a observação de grande quantidade de muco podem estar presentes na colite mucosa ou no adenoma viloso.

Registre-se que a melanose do cólon pode sugerir abuso de laxantes.

O estudo da mucosa retal, especialmente quando se observam úlceras, pode revestir-se de grande utilidade na identificação de parasitas como a *E. histolítica*, ou na amiloidose (coloração do vermelho do Congo), ou na doença de Whipple. A biópsia do intestino delgado pode também ser útil no diagnóstico de doença de Whipple, giardíase, amiloidose, betalipoproteinemia, linfoma, cripitosporodiose, giardíase, microsporidíase.

Na doença celíaca, no esprutropical, na gastroenterite eosinofílica, na dermatite herpetiforme e na disgamaglo-bulinemia, podem ser observadas algumas alterações características, mas certas situações graves, incluindo a doença de Chron, a insuficiência pancreática ou de sais biliares, podem associar-se com histologia normal do intestino delgado ou com modificações não específicas.

Estudos radiológicos do trato intestinal podem revelar um megacólon tóxico, calcificações pancreáticas ou calcificações adrenais nodulares, sugestivas de tuberculose ou de histoplasmose.

Infecções por *E. coli* 0157 podem provocar um edema cólico mucoso com uma aparência em impressão digital ao contraste radiológico. Embora os estudos com bário possam revelar modificações macroespecíficas no intestino delgado (giardíase), são, contudo, menos úteis em diarreias microbianas. Na verdade, o contraste pelo bário torna um exame microscópico das fezes praticamente inútil.

TRÊS TIPOS DE INFECÇÃO ENTÉRICA

O tipo I, com mecanismo não inflamatório, por enterotoxina ou aderência/invasão superficial, tem localização no intestino delgado proximal, provoca um diarreia líquida; no exame das fezes não se observam leucócitos fecais e, em relação à lactoferrina, pode-se observar um ligeiro aumento ou mesmo nada se observar. Como causas citam-se o vibrião colérico, a *Escherichia coli* (ETEC, LT, ST), o *Clostridium perfringens*, o *Bacillus cereus* e o *Staphylococcus aureus* e, se bem que não por ação tipicamente enterotóxica, a *Giardia lamblia*, o rotavírus, os vírus Norwalk-*like*, o *Cryptosporidium parvum*, a *Escherichia coli* não enteropatogênica (EPEC) de localização aderente (ligando-se focalmente – *pili* – destruição do epitélio) ou a *E. coli* enteroagregativa, com aderência às células HEP 2, com seleção da citotoxicidade, podem, no contexto global, alterar a entrada superficial nas células, com indução citoquímica ou mesmo por toxinas que inibem certas funções, desencadeando deste modo uma diarreia não inflamatória, do tipo I.

O tipo II corresponde a uma diarreia do tipo inflamatória com invasão e indução citoquímica, que se localiza no cólon e provoca disenteria, com leucócitos fecais poli-morfonucleares e lactoferrina aumentada, tendo como causa *Shigella*, *E. coli* (EIEC, EHEC), *Salmonella enteritidis*, vibrião paraemolítico, *Clostridium difficile* citotóxico e *Entamoeba histolytica*. A *Shigella*, a *Salmonella* e o *C. jejuni* requerem técnicas de cultura e, posteriormente, também se deve ter em consideração a citotoxina por *Clostridium difficile*, após terapêutica empírica antimicrobiana.

O tipo III é uma forma penetrante que se localiza no intestino delgado distal, provoca febres entéricas, sendo desencadeado por *Salmonella typhi*, *Yersinia enterocolitica* e *Campylobacter fectus* (Tabela 53.4).

INFECÇÕES BACTERIANAS ENTÉRICAS

As bactérias podem ser causa de diarreia, quer por produção de toxinas, quer por invasão da mucosa intestinal, ou ainda por outros mecanismos que envolvem fatores de aderência, que são a base da ligação estreita da bactéria às células da mucosa.

Tabela 53.4 Tipos de infecção entérica.

Características	Tipo I	Tipo II	Tipo III
Mecanismo	Não inflamatório (enterotoxina ou invasão superficial/aderente)	Inflamatória (invasão, citotoxina)	Penetração
Local	Intestino delgado proximal	Cólon	Intestino delgado distal
Doença	Diarreia líquida	Disenteria	Febre entérica
Análise de fezes	Sem leucócitos nas fezes Níveis de lactoferrina normais ou pouco elevados	Com leucócitos polimorfonucleares nas fezes Elevação dos níveis de lactoferrina	Com leucócitos mononucleares fecais
Exemplos	*Vibrio cholerae*	*Shigella*	*Salmonella typhi*
	Escherichia coli (ETEC, LT, ST)	*E. coli* (EIEC, EHEC)	*Yersinia enterocolitica*
	Clostridium perfringens	*Salmonella enteritidis*	*Campylobacter fetus*
	Bacillus cereus	*Vibrio parahaemolyticus*	
	Staphylococcus aureus	*Clostridium difficile*	
	Também: ▪ *Giardia lamblia* ▪ Rotavírus ▪ Vírus *Norwalk-símile* ▪ *Cryptosporidium parvum* ▪ E. coli (EPEC, EAggEC) ▪ Microsporidia ▪ *Cyclospora cayetanensis*	*Campylobacter jejuni* *Entamoeba histolytica*	

As toxinas vão das clássicas enterotoxinas, como causa da secreção do intestino por estímulo da atividade da adenilato ou da guanilato ciclases, a outro tipo de enterotoxinas mais gerais. A detecção das enterotoxinas pode ser feita quer pela utilização da parede intestinal do coelho, quer pelas técnicas em que se utilizam células ováricas de *hamster* chinês ou células Y-1 da cápsula suprarrenal.

As enterotoxinas causadas pelo vibrião colérico, alguns sorotipos de *E. coli*, e o *Clostridium perfringens* tipo A, além da *Shigella* causadora do tipo de disenteria tipo 1, e do *Clostridium difficille*, entre outros agentes, produzem essencialmente uma lesão bioquímica pura, sem virtuais efeitos histopatológicos na mucosa intestinal. Como agentes invasivos destacam-se a *Shigella*, a *Salmonella*, espécies de *Campylobacter* e certas estirpes de *E. coli*.

Os mecanismos invasivos atravessam o epitélio intestinal, atingem a lâmina própria ou desencadeiam mesmo uma invasão mais profunda, iniciando-se uma intensa reação aguda inflamatória que leva à acumulação de leucócitos polimorfonucleares, com aparecimento de sangue, muco e células inflamatórias nas fezes.

Neste contexto, diferenciam-se dois tipos principais de diarreias, as provocadas por enterotoxinas e as provocadas por organismos invasivos (Tabela 53.5).

Tabela 53.5 Principais diarreias provocadas por enterotoxinas e por organismos invasivos.

Por Enterotoxinas	Por Organismos Invasivos
Diarreia aquosa severa (não disenteria)	Disenteria (sangue, muco e polimorfonucleares PMN)
Sem febre	Com febre
Sem toxicidade sistêmica	Com toxicidade sistêmica
Ligeira dor abdominal e cólicas pequenas	Dor abdominal intensa e cólicas violentas e tenesmo
Multiplicação bacteriana no intestino delgado	Multiplicação bacteriana no cólon
Sem PMN nas fezes	Com PMN nas fezes
Resposta a agentes antimicrobianos não absorvíveis	Resposta a antibióticos absorvíveis e a antibióticos parenterais

Cólera

A cólera, com casos registrados desde tempos muito antigos na Índia e na Ásia e mais tarde na Europa e em outras áreas do mundo, nos inícios do século XIX, sob a forma pandêmica, por mecanismos ainda não totalmente reconhecidos, é o paradigma de uma diarreia causada por um micro-organismo produtor de enterotoxina. É mais frequente na Ásia, mas focos endêmicos foram detectados em outras regiões do globo, desde a África à costa americana do Golfo do México, ou à costa oeste Africana, em surtos epidêmicos registrados quer em Portugal no início de 1970, quer em São Tomé e Príncipe em 1989. O homem é o único hóspede natural para o *V. cholerae* e a doença dissemina-se através da transmissão fecal-oral ou da contaminação alimentar ou das águas, como já o descreveu John Snow em Londres nos idos de 1840-1850.

O vibrião colérico assemelha-se a um coco Gram-negativo em forma de vírgula, nitidamente ligado a outros membros das *Enterobacteriaceae*; movimenta-se rapidamente devido a um simples flagelo polar, aglutina com o antissoro Ogawa ou Inaba, mas a diarreia pode ser devida a organismos não aglutinantes (*non-01*). Liga-se às células mucosas do epitélio com destruição do bordo das células epiteliais pelas bactérias, células que, contudo, mostram sinais de degeneração, ligação que se faz pela toxina da cólera, que apresenta subunidades distintas, através das quais se serve para a ligação. A subunidade de ligação une-se a um receptor específico das células da mucosa intestinal, estimulando à toxina a atividade do AMP cíclico na mucosa do intestino delgado, resultando em uma secreção ativa de clorido, com perda secundária de sódio e água e grande diarreia aquosa, com subsequente e rápida depleção de água e eletrólitos, com fezes aquosas volumosas sem quase coloração e com rolos de muco, em aspecto de água de arroz.

Se a substituição da água e eletrólitos por repleção e hiperperaltismo não é adequada, surge hipovolemia com choque, perturbações de consciência, falência renal com hipocalemia e acidose, dado que um doente com diarreia severa pode perder mais de 20 litros de fezes por dia, em um total de 100 litros durante os quatro a sete dias de evolução da doença. Uma rápida substituição da água e dos eletrólitos impõe-se, quer por via oral, quer por via endovenosa, nos casos graves e com vômitos. Às soluções salinas de substituição deve adicionar-se glucose ou sacarose, quando das administrações orais, dado que uma fase da depleção sódica é glucose-dependente.

O tratamento deve ser instituído precocemente, devendo ser iniciado mesmo antes da confirmação laboratorial, quando há suspeita clínica evidente, sendo eficaz a administração oral de um antibiótico como a tetraciclina, com diminuição significativa da duração da diarreia e redução da perda total de fluidos e de eletrólitos.

Diarreia devida a outros vibriões

Sabe-se hoje que os vibriões coléricos *non-01*, às vezes chamados de vibriões não aglutináveis (NAG), que se distribuem universalmente em fontes de água, são capazes de causar diarreias. A sintomatologia clínica não é tão exuberante, e poucos doentes desenvolvem diarreia severa aquosa, apresentando um quadro clínico sintomatológico menos grave, assemelhando-se à diarreia do viajante, causada pelas estirpes enterotoxígenas da *E. coli*, isoladas em TCBB ágar.

Uma diarreia ligeira, que raramente precisa de terapêutica, mas apenas de reposição líquida e/ou eletrolítica, por via oral ou mesmo via endovenosa, não sendo ainda evidente se a terapêutica antimicrobiana diminui a causa da doença em casos severos. Dos verdadeiros vibriões, o mais importante é o vibrião *parahaemoliticus*, frequente causa de diarreia no Japão e com surtos detectados nas costas dos Estados Unidos e do Caribe e nas zonas costeiras por todo o mundo, provavelmente devidos a inadequada cozedura do marisco contaminado. O vibrião *parahaemolyticus* também produz uma enterotoxina e também invade o intestino delgado, estimulando uma reação inflamatória nos tecidos, tendo um período de incubação curto, geralmente menos de 24 horas, com começo abrupto com diarreia aquosa explosiva e fortes cólicas intestinais, acompanhadas frequentemente de febre, tremores e cefaleias. No que concerne ao diagnóstico laboratorial, ressalte-se que os vibriões *halophilia* crescem pouco em meios de cultura *standard*, e o isolamento é mais bem seguido por inoculação no meio TCBS ágar.

Considerando os dados da epidemiologia, esta doença previne-se cozinhando bem o marisco, evitando a recontaminação do marisco por água do mar que contenha o agente patogênico e refrigerando prontamente todo o marisco cozinhado que não for utilizado no momento.

O vibrião *vulnificus* e o vibrião *alginolyticus* associam-se a infecções e sépsis e raramente a diarreias.

Escherichia coli

A *Escherichia coli*, que faz parte integrante da flora intestinal, é, no entanto, por todo o mundo, uma causa importante de diarreia, afetando particularmente os viajantes e com elevada mortalidade nas crianças, em especial as não imunes. Contudo, são referidos diferentes mecanismos patogênicos, sendo os diversos tipos diferenciados pela sorotipagem do antigênio O, que é um lipopolissacarídeo (Tabela 53.6).

O *E. coli* enterotoxígeno (ETEC) adere às microvilosidades da mucosa do intestino delgado por intermédio das *pili* ou fatores antigênicos de colonização e produzem duas enterotoxinas distintas, toxinas secretoras capazes de provocarem diarreia, sem contudo conduzirem a dano histológico. A toxina lábil ao calor (LT) é uma proteína grande, de aproximadamente 90.000 Da e semelhante à toxina da cólera, enquanto a toxina estável ao calor (ST) é uma pequena proteína, de aproximadamente 2.000 Da, que estimula a guanilato ciclase da mucosa celular, de que resulta um aumento do guanosino monofosfato cíclico (cGMO). Estas estirpes ETEC são abundantes nos países em via de desenvolvimento e são responsáveis por pelo menos 50% dos casos de diarreia do viajante, sendo raramente isolados em doentes com diarreia nos países industrializados.

A transmissão é primordialmente por via fecal, por contaminação dos alimentos ou da água, sendo o período de incubação variável de 12 horas a três dias. As estirpes ETEC são responsáveis por doença, geralmente, ligeira ou só moderadamente severa, com evolução aproximada de cinco dias, com sintomatologia de náuseas, cólicas abdominais e diarreia aquosa, com febre e leucocitose geralmente ausentes.

A *E. coli* enteropatogênica (EPEC) adere intimamente à mucosa intestinal, mas aparentemente não produz

Tabela 53.6 Tipos patogênicos de *Escherichia coli*.

▌Enterotoxígeno (ETEC)
▌Enteroinvasivo (EIEC)
▌Não enterotoxígeno
▌Não enteroinvasivo • Enteropatológico (EPEC) (aderência localizada) • Êntero-hemorrágico (EHEC) • Enteroagregativo (EAEC) • Aderência difusa

aderência aos *pili* ou LT ou ST, mas se observa perda de microvilosidades e agregação da actina adjacente nos sítios de adesão, portanto com colonização do intestino delgado e origem de lesões características. A EPEC aparece em todo o mundo e já foram causa de muitas epidemias, muitas envolvendo crianças. A diarreia, que normalmente é aguda e cujo mecanismo ainda não é totalmente conhecido, dura em princípio dez dias, podendo, por vezes, prolongar-se por mais de um mês de duração, com grande depleção hídrica e eletrolítica nas crianças.

A *E. coli* êntero-hemorrágica (EHEC), originariamente detectada em 1982 nos EUA associada a refeições com hambúrgueres inadequadamente cozidos em restaurantes *fast food*, adere fortemente à mucosa do íleo distal e cólon proximal, mas não os invade, produzindo contudo grandes quantidades de verotoxinas, as toxinas *shiga-like*, enterotoxinas semelhantes às toxinas *Shiga* encontradas originalmente nos *Shiga bacillus*, estirpes de *Shigella dysenteriae* tipo 1. São toxinas que podem ser responsáveis pela característica diarreia altamente sanguinolenta, com colite hemorrágica destes doentes e associação com a síndrome hemolítico-urêmica e púrpura trombocitopênica trombolítica (PTT). Com frequência, detecta-se a toxina shiga nas fezes diarreicas dos doentes. Os surtos posteriormente descritos, causas de intoxicação alimentar, associam-se à ingestão de alimentos ou leite contaminados com o sorotipo 0157:H7, responsável por estas situações, mas também à transmissão pessoa a pessoa. Ao exame histológico, a presença de placas inflamatórias com necrose, associadas a trombose capilar, é muito sugestiva de colite por *Escherichia coli* êntero-hemorrágica 0157:H7, com síndromes clínicas distintas, que vão das diarreias não sanguinolentas a colites hemorrágicas profusas, com períodos de incubação de oito dias, que se complica em mais de 10% dos casos de síndrome hemolítico-urêmica. A clínica manifesta-se por dor abdominal severa, marcada distensão abdominal e dor à palpação, especialmente no quadrante inferior direito. Aos raios X detecta-se distensão gasosa do intestino delgado, ceco e cólon ascendente, e no exame com produto de contraste pode apresentar-se o *thumbprinting* do ceco e dos cólons ascendente e transverso, devido a edema e hemorragia da submucosa. Ao exame sigmoidoscópico ou à colonoscopia a mucosa pode parecer edematosa, friável e eritematosa, com hemorragias e ulcerações semelhantes a uma colite isquêmica. Os doentes com síndrome hemolítico-urêmica têm alterações marcadas da função renal, anemia hemolítica microangiopática e trombos de fibrina nos capilares glomerulares.

A *E. coli* enteroinvasiva (EIEC) é uma causa rara de diarreia por invasão ou destruição do epitélio da mucosa do íleo distal e também do cólon, de modo semelhante à *Shigella spp.*, com clínica de febre, toxicidade sistêmica, cólicas abdominais e disenteria, o que ainda mais a assemelha com a shigelose. Ocasionalmente, é responsável por surtos relacionados com os alimentos, especialmente em países tropicais.

O diagnóstico específico microbiológico da diarreia devido a *E. coli* é difícil e raro, já que poucos laboratórios de saúde pública são capazes de isolar os sorotipos *E. coli* e identificar as estirpes de EPEC, apesar de terem sido desenvolvidas técnicas biotecnológicas para a identificação da LT, ST e toxinas *shiga-like* e desenvolvidos fatores de aderência.

Normalmente, os surtos de diarreia devida a *E. coli* são ligeiros, e uma adequada ingestão oral de líquidos e eletrólitos é a única terapêutica necessária; no entanto, é por vezes necessária a via endovenosa. O subsalicilato de bismuto e outros agentes antimotilidade (loperamida ou difenoxilato) são eficazes na redução da diarreia em doentes sem febre ou disenteria.

A presença de disenteria indica infecção invasiva, e estes doentes, assim como os das diarreias dos viajantes, devem receber terapêutica antibiótica, com tetraciclina, doxiciclina, trimetoprim-sulfametoxazol, furazolidona e quinolonas, sendo as quinolonas e a furazolidona a melhor escolha em áreas de resistência a outros antibióticos.

Salmoneloses

As salmoneloses agrupam-se atualmente em três espécies, apesar da sua diversidade sorológica. A *S. typhii* é a causa da febre tifoide, uma febre entérica; a *S. choleraesuis* causa geralmente bacteremia séptica, com infecções metastáticas focais, e a *S. enteritidis*, com mais de 1.700 sorotipos, desencadeia, geralmente, a enterocolite autolimitada. Contudo, certos sorotipos podem também desencadear uma febre entérica, além de outras síndromes.

A febre tifoide tem como causa etiológica uma septicemia linfática provocada por bacilos Gram-negativos, pertencentes à família das *Enterobacteriaceae*, do gênero *Salmonella*. A *Salmonella typhi* é exclusivamente um agente patogênico para o homem a que está fortemente adaptado, sendo a causa da febre tifoide uma síndrome entérica em que a diarreia raramente é uma manifestação proeminente, patologia que é possível controlar, eliminando a contaminação pelas fezes da água e dos alimentos, dado que o homem é a única fonte de *S. typhi*. Nos países industrializados, áreas onde existe maior rigor nas medidas higienoambientais, muitos casos aparecem nas zonas habitadas por emigrantes de áreas endêmicas ou com patologia do viajante de regiões onde a febre tifoide é comum.

O aumento progressivo e significativo das resistências, por exemplo, a certas estirpes de *Salmonella*, de 17% nos anos 1970 a índices de 33% em 1996, com evidente repercussão clínica e acrescida hospitalização, é uma das grandes preocupações da clínica. Também nas décadas de 1990 se registram surtos de *Salmonella* DT104, nos U.K., sendo mais de 90% resistentes à ampicilina, ao cloranfenicol, estreptomicina, sulfonamidas e tetraciclinas (R-type ACCut) e 30% resistentes ao trimetoprim e à ciprofloxacina, com elevados índices de hospitalização e mortalidade de 3%.

A *Salmonella typhimurium* "R-type ACCut" está surgindo nos EUA e relaciona-se com o contato com animais de quinta[1] e com o consumo de alimentos como carne, salsichas de porco e aves de capoeira.[2] Na interface entre medicina humana e clínica veterinária parecem estar muitas destas novas preocupações, assim como o início de prescrição de fluoroquinolonas na produção animal e subsequente emergência de *C. jejuni* resistente no homem, obrigando as autoridades dos EUA a rigorosas regras de controle e de vigilância, em especial nos casos de resistência das salmonelas às fluoroquinolonas.

Salmonella typhi

Após absorção das *Salmonellas typhi*, os organismos invadem o epitélio intestinal, envolvendo de forma predominante as placas de Peyer, com uma reação inflamatória transmural, um exsudato fibrinoso da superfície da serosa, áreas focais de necrose, podendo-se observar numerosas úlceras do intestino delgado sobrepondo-se aos folículos linfoides. O doente desenvolve em geral doença aguda, após um período de incubação de 10 a 14 horas, com mal-estar, cefaleias, mialgias, anorexia, com dissociação esfigmotérmica e febre renitente, raramente até aos ± 40 ºC, com aumento progressivo do ritmo cardíaco, cursando por vezes a febre tifoide com tosse, garganta congestionada, típica língua saburrosa, dor abdominal, tremores, náuseas e vômitos, diarreias e obstipação, epistaxis, confusão, letargia e delírio. À observação da pele e mais frequentemente na do abdômen, registram-se as rosáceas típicas, que são lesões maculopapulares eritematosas de 2-4 mm de diâmetro, geralmente em número menor que 12 e que à pressão desaparecem. A hepatomegalia e a esplenomegalia são detectadas em 50% dos casos.

A perfuração, as hemorragias e o megacólon tóxico são complicações muito graves, mas raras, nos doentes sob terapêutica correta, que, em geral, controla a febre em três a cinco dias.

As recaídas podem surgir em 10% dos doentes tratados ou não, com aumento significativo em doentes com prescrição de cloranfenicol. A excreção de *Salmonella typhi* nas fezes, por várias semanas depois da recuperação, é muito comum, mas o estado de portador, definido como excreção crônica de salmonelas por um período superior a um ano, observa-se em mais de 3% dos doentes com febre tifoide e associa-se à idade mais avançada, ao sexo feminino e à doença do trato biliar e muito em especial à colelitíase. Também os cálculos no trato urinário e a infecção da bexiga com *Schistosoma haematobium* se associam com o portador urinário crónico da *S. typhi*.

O diagnóstico laboratorial baseia-se nos métodos bacteriológicos, como a hemocultura, que é geralmente positiva em mais de 80% dos doentes, a mielocultura e a hemocultura, nos métodos sorológicos, como a reação de Widal-Felix, com um interesse relativo na clínica por poder apresentar falso-positivos e/ou falso-negativos e ser positivo apenas após a primeira semana, o que diminui assim o seu interesse prático, além de exigir a presença de aglutininas, sendo só significativo se superior a 160.

A escolha de antibioterapia depende de fatores como idade e gravidade da doença iatrogênica e previsível resistências às drogas eficazes consideradas de primeira linha. Fármacos como o cloranfenicol, a amoxiciclina, o trimetoprim-sulfametoxazol e a ciprofloxacina são eficazes se prescritos em doses terapêuticas, por períodos não inferiores há duas semanas. Utiliza-se a amoxiciclina, quer isolada quer em associação com o ácido clavulânico, na dose de 4 a 6 g/dia, dividida em quatro doses no adulto ou 50 mg/kg/dia nas crianças, terapêutica indicada nas grávidas, lactentes, nos casos de hepatopatia prévia ou na insuficiência hepática. Outra droga eficaz é o cotrimoxazol (SMZ + TMP), na dose de 1.200 + 320 mg a cada 12, no doente adulto e na dose de 30 mg/kg/dia, cada 12 horas, na criança, estando, no entanto, contraindicado no caso de alergia às sulfamidas, nas doenças hematológicas, nas perturbações hepatorenais, sendo a gravidez uma contraindicação relativa. A ciprofloxacina, na dose de 500 mg, cada 12 horas, ou a ofloxacina, 200 mg, cada 12 horas, durante dez dias, é particularmente indicada nos adultos com infecção por micro-organismos resistentes.

A ceftriaxona na dose de 2 g/dia por via EV ou de 50 a 80 mg/kg/dia na criança, durante cinco a sete dias, são prescritas nas situações graves, que podem vir até a apresentar estágios de coma ou alterações do estado de consciência associadas à corticoterapia. A ceftriaxona e as fluoroquinolonas são os antibióticos de primeira escolha, nas zonas de conhecida resistência a antibióticos de primeira linha, com prévias estadias no Sudoeste Asiático, México e Chile. A terapêutica de eleição nos casos de portadores crônicos, em doentes com vesícula biliar funcional, mas sem colelitíase, é a ampicilina, 4 a 6 g por dia combinada com probenecide (2 g/dia) em quatro doses orais, durante seis semanas.

A colecistectomia está indicada se há evidente patologia vesicular e se não há contraindicação cirúrgica. Mas, mesmo sem colecistectomia, em aproximadamente 25% dos portadores crônicos de *S. typhi*, com doença de trato biliar, a prescrição da ampicilina proporciona resultados positivos, assim como a terapêutica isolada com o trimetoprimsulfametoxazol e/ou a ciprofloxacina, também eficazes na terapêutica das formas crônicas de *S. typhi*. Registre-se, contudo, uma ampla discrepância em estudos com outros fármacos, entre eficácia *in vitro versus in vivo*.

Salmonella não typhi

Outras espécies de *Salmonella*, que pertencem à família das enterobacteriáceas, agentes patogênicos geralmente móveis e com capacidade para produzir gás e ácido a partir da glicose, manitol e sorbitol, são em geral agentes patogênicos de outros animais, que acidentalmente são transmitidas ao homem. De presença frequente na água dos rios, mares e esgotos, são a primeira causa da intoxicação alimentar, com especial incidência nos meses quentes, com contaminação de alimentos crus e ovos (produtos de ovos e aves – 50% das causas), registrando-se a importância da transmissão fecal-oral, pelas mãos, fezes e objetos, sendo muitos os casos esporádicos ou oriundos da mesma fonte.

Os principais quadros clínicos são as gastroenterites, as bacteremias, infecções localizadas e mesmo os portadores assintomáticos, com grande impacto socioeconômico em nível mundial. Se a preparação culinária é feita a temperatura favorável ao crescimento das salmonelas, uma pequena quantidade de inóculo pode crescer e ser capaz de produzir infecção, e tendo em consideração a grande quantidade de animais reservatório de salmonelas, além da *S. typhi*, refere-se durante as passadas décadas um crescimento sustentado de incidência de salmoneloses humanas. Como a infecção assintomática é muito frequente, a exposição ocupacional de trabalhadores de alimentos portadores de *Salmo-nella* pode ser responsável pela transmissão a outras pessoas.

Diversas síndromes clínicas são causadas por infecção por espécies de salmonelas além da *S. typhi*, como as enterocolites, com sintomatologia de febre, náuseas e vômitos, cefaleias, mialgias seguidas de diarreia, geralmente uma doença autolimitada em dois a três dias. Estas febres entéricas têm clínica semelhante à febre tifoide, com febre, dores musculares, cefaleias e diarreia, mas em geral os sintomas são mais leves e têm menos tempo de duração. Registre-se que várias infecções intestinais podem produzir modificações histopatológicas semelhantes às observadas na febre tifoide.

Na infecção por *S. choleraesuis* observam-se formas localizadas por infecções metastáticas de estruturas vasculares ósseas e de outros tecidos. Em doentes com SIDA, registre-se a frequente recorrência de bacteremia a seguir à terapêutica antibiótica.

O diagnóstico definitivo baseia-se na positividade das coproculturas e hemoculturas, com isolamento da *Salmonella* no sangue, positivo em cerca de 80% dos casos, se a pesquisa for feita durante as primeiras semanas da doença. A cultura da *Salmonella* nas fezes é, geralmente, positiva da segunda à quarta semana da doença.

Em infecções devidas a outras estirpes de *Salmonella*, o organismo pode isolar-se das fezes em doentes com enterocolites ou do sangue em doentes com febre entérica ou outros tipos de bacteremia. Os organismos são lactose-negativa e as colônias podem diferenciar-se das *E. coli* e de outros organismos que fermentam a lactose, no meio de MacConkey ágar e outros meios seletivos (colônias vermelho pálido).

Nos abscessos metastáticos ou em outros tipos de infecções localizadas os organismos podem ser facilmente isolados da lesão.

A excreção fecal do micro-organismo por algumas semanas a seguir à infecção é muito comum, mas a excreção fecal persistente por mais de um ano, depois da infecção sintomática ou assintomática, é rara (menos de 1%), com agentes patogênicos que não a *S. typhi*.

A terapêutica antimicrobiana não está indicada no caso frequente das enterocolites por *Salmonella* que dura sem terapêutica entre dois e três dias. A febre entérica, as infecções localizadas e a bacteremia devem ser tratadas com agentes antimicrobianos eficazes como o cloranfenicol, a ampicilina, a amoxicilina, o trimetoprimsulfametoxazol e ciprofloxacina. A administração de agentes bacteriostáticos, como o cloranfenicol, pode prolongar a duração da excreção fecal do organismo ou mesmo exacerbar a diarreia.

Na terapêutica das gastroenterites por *Salmonella* não *typhi* está contraindicada a prescrição de antimicrobianos, porque aumenta a incidência e a duração do estádio de portador, mas justifica-se nos casos de subjacentes doenças linfoproliferativas e neoplásicas, na imunossupressão secundária a transplante ou na infecção por VIH, nas anomalias vasculares, nas anemias hemolíticas, nas crianças e idosos e na evidência clínica de sepse.

Nas situações de diarreias agudas o suporte hídrico e nutricional é essencial e se se justifica prescreve-se uma cobertura antibiótica, com a ampicilina na dose de 50 a 100 mg/kg/dia, por via oral ou EV., dividida em quatro doses durante dez dias, com o cotrimoxazol 960 mg, por via oral, duas vezes por dia, durante dez dias, e com a ciprofloxacina, na dose de 500 mg, por via oral, duas vezes por dia, durante sete dias. A resistência aos antibióticos, incluindo resistências múltiplas, é comum nas salmoneloses e a susceptibilidade varia no exame *in vitro*.

Shigellosis (disenterias)

A *Shigella*, descrita pela primeira vez por Hipócrates e referida já desde as guerras do Peloponeso, é um organismo muito adaptado ao homem, o seu natural hospedeiro e, é necessário a presença, para haver infecção, de cerca de 200 micro-organismos. O homem é assim o hospedeiro natural deste micro-organismo, sendo possível, entre indivíduos, a transmissão pela via fecal-oral. No entanto, nas multidões a transmissão faz-se de pessoa a pessoa, assim como nos acampamentos militares, prisões, asilos, lares de doentes mentais e centros de dia. Sendo que, a maior parte da contaminação pessoa a pessoa se propaga pelas mãos ou fezes infectadas, surtos devidos à contaminação dos alimentos e águas ocorrem em cruzeiros, discutindo-se até se o organismo possa ser ou não transmitido por moscas. É mais frequente em países tropicais e em más condições de higiene, com a mal nutrição a aumentar a incidência, que registra o seu pico no verão. Aparece mais frequentemente nas crianças e jovens, mas a disseminação secundária, para outras crianças e adultos, dentro de casa é frequente.

A distribuição geográfica de cada espécie de *Shigella* compreende quatro sorogrupos, de A a D, que diferem significativamente da *S. dysenteriae*, à *S. flexneri*, *S. sonnei* e *S. boydii*. É uma Enterobacteriaceae que difere da *Escherichia coli* por não possuir mobilidade, ser incapaz de produzir gás na presença da glicose e de fermentar a lactose.

A *Shigella dysenteriae* produz a toxina *shiga* com efeito citotóxico, enterotóxico e neurotóxico. Nas crianças e jovens pode observar-se hiperpirexia e convulsões, podendo as convulsões e outras anomalias neurológicas ser devidas à toxina *shiga* ou *shiga-like*. A *S. dysenteriae* só é comum em países pobres dos trópicos. Nos países mais industrializados o agente causal da maioria das infecções é a *S. sonney*, enquanto que nos menos desenvolvidos predomina a infecção por *S. flexneri*.

Fisiopatologicamente, após a ingestão, a *Shigella* multiplica-se no intestino delgado distal e provoca sintomas de diarreia aquosa ou disenteria, acompanhada de cólica abdominal, febre, cefaleias e outros sinais de toxicidade sistêmica. Quando os micro-organismos atingem o cólon e invadem o epitélio, multiplicam-se principalmente na lâmina própria, destruindo a mucosa subjacente, podendo evidenciar-se a histologia da shigelose severa, com o epitélio destruído, coberto de pseudomembranas e com infiltração intestinal. Refira-se que as *Shigellas* raramente penetram para além da mucosa, sendo a bacteremia extremamente rara. À sigmoidoscopia pode observar-se hiperemia e exsudato esbranquiçado, que é devido à fibrina e leucócitos polimorfonucleares e que, em casos severos, se apresenta como uma extensa colite pseudomembranosa. Ao exame histopatológico podem observar-se microabcessos que, por vezes, fazem coalescência e causam uma crosta que acaba por resultar em ulceração da mucosa. Neste estágio, os sinais e sintomas refletem a invasão da parede do cólon, os doentes têm cólicas, especialmente no quadrante inferior esquerdo, tenesmo e disenteria com sangue, muco e pus nas fezes.

Se uma pequena quantidade de muco se mistura com uma gota de soro salino e coloração de azul de metileno e é examinado com *cover slip*, veem-se grandes quantidades de polimorfonucleares. Muitos doentes com shigelose exibem, no leucograma, grandes quantidades de formas em banda, acima de 50% do total dos leucócitos.

Normalmente, uma a quatro semanas após a recuperação observam-se agentes patogênicos nas fezes, sendo, no entanto, raros os casos de *carrier* intestinais por longo período. O diagnóstico microbiológico de shigelose depende do isolamento dos agentes Gram-negativos, lactose-positivos, de fezes de esfregaço retal, podendo logo que isolado ser inoculado em meio de cultura. Os agentes patogênicos são abundantes, sendo facilmente isolados em uma fase precoce no decurso da doença. O método ideal é o esfregaço retal (diretamente à cabeceira do doente).

Clinicamente, muitos doentes recuperam-se em um espaço de dias ou de uma semana. Como terapêutica de manutenção a hidratação e a reposição da volemia são imprescindíveis, assim como a nutrição adequada e o tratamento das convulsões hipoglicêmicas, com soluções endovenosas que contém glicose.

A terapêutica antibiótica, além de diminuir a clínica da doença, reduz o risco de transmissão e a duração da excreção fecal das *Shigellas*, com subsequente contaminação do meio ambiente. Os antibióticos mais eficazes são os que são bem absorvidos após administração oral, tendo em conta que os micro-organismos se localizam dentro dos tecidos da mucosa intestinal, destacando-se a ampicilina, tetraciclinas, trimetoprimsulfametoxazol, furazolidona, ácido nalidíxico e fluoroquinolonas, fármacos eficazes contra as estirpes de *Shigella* susceptíveis. O cotrimoxazol na dose de 960 mg, por via oral, duas vezes por dia durante três dias, a ciprofloxacina 500 mg, por via oral, duas vezes por dia durante três dias e a azitromicina, 500 mg por via oral, uma vez por dia e durante os mesmos três dias, são antibióticos efetivos na terapêutica da shigelose. Em muitos países tropicais, já são altamente significativas as resistências aos fármacos como a ampicilina, as tetraciclinas e o trimetoprimsulfametoxazol.

A administração de agentes antimotilidade está contraindicada na shigelose, já que pode interferir com a eliminação dos organismos pelos movimentos peristálticos, e podem condicionar o risco de megacólon tóxico.

Infecção por *Campylobacter*

Os *Campylobacter* são bastonetes Gram-negativos anteriormente integrados no gênero vibrião, sendo as suas seis espécies agentes comensais ou patogênicos de uma grande variedade de mamíferos e pássaros, sendo a via de transmissão mais frequente e provável o contato com animais como os cães, cabras, ovelhas e também produtos alimentares infectados, como nos produtos malcozidos, em especial o frango, estando mesmo descritos casos de transmissão de pessoa a pessoa. A clínica oscila do portador assintomático à diarreia aquosa e disenteria.

É uma zoonose disseminada, habitando em muitos tratos intestinais de muitos animais domésticos, sendo assim portadores durante toda a vida fonte de enorme reservatório e causa de muitas das infecções no homem. A contaminação do homem faz-se assim por via da ingestão de alimentos contaminados especialmente pouco cozidos, por água ou leite não pasteurizado. Contrariamente ao que se passa com a infecção por *Salmonella*, a transmissão devida a trabalhadores que manufaturam alimentos é pouco comum, sendo mais baixa a prevalência da doença assintomática. É provavelmente mais comum nos países industrializados do que as salmoneloses ou shigeloses, com referências e atenção especial à diarreia do viajante de germens endêmicos. Geralmente, nos países em vias de desenvolvimento, a infecção das crianças com menos de dois anos atinge valores que, para alguns autores, é superior aos 40%.

A concentração necessária à infecção é semelhante à da *Salmonella*, e significativamente maior do que a necessária para a *Shigella* (Tabela 53.7).

Tabela 53.7 Concentração *versus* agentes patogênicos.

Agentes Patogênicos	Dose Concentração Infecciosa
Shigella	10 a 10^2
Campylobacter jejuni	10^2 a 10^6
Salmonella	10^5
Escherichia coli	10^8
Vibrião colérico	10^8

O *Campylobacter jejuni* é a espécie mais importante na infecção humana, com período de incubação de 24 a 72 horas. O *Campylobacter fetus* causa diarreias, em especial nos doentes imunodeprimidos, e tanto a *E. coli* como o *C. laridis* raramente são causa de doença no homem. Alguns quadros de gastroenterite em homossexuais masculinos podem ser devidos ao *Campylobacter fennelige* e ao *C. cinaedi*.

Na clínica pode manifestar-se uma síndrome prodrômica com febre, mal-estar, cefaleias e mialgias por um ou mais dias, antes do início de cólicas abdominais e diarreia, que oscila de ligeira a grave. O diagnóstico diferencial, sem estudo microbiológico, deve colocar-se com a colite ulcerosa ou a doença de Crohn, ou com uma síndrome pseudoapendicite e com a adenite mesentérica, que necessita de diagnóstico diferencial com a patologia provocada pela *Yersinia spp*. A excreção do agente patogênico nas fezes pode, em doentes não tratados, processar-se por um período de duas a três semanas, já que a antibioticoterapia provoca rápida eliminação do agente, contrariamente ao observado com as salmoneloses. A bacteremia é muito rara, inferior a 1%, apesar da invasão da mucosa pelos micro-organismos patogênicos, tanto nos animais como no homem. O *Campylobacter jejuni*, patogênico do homem, produz tanto citotoxinas como enterotoxinas, mas o seu significado fisiopatológico ainda é desconhecido.

Nos casos de infecção pelo *C. fetus*, também causa de patologia no homem, a diarreia é menos comum, mas registra-se a infecção sistêmica com bacteremia e uma alargada zona de infecção localizada, especialmente no doente imunocomprometido, assim como casos de endocardites, aneurismas micóticos e tromboflebites.

O diagnóstico de infecção por *Campylobacter* é muito provável quando se detectam organelas em forma de vírgula ou espiral, nas preparações de fezes coradas pelo gram ou pela fucsina carbólica. O diagnóstico bacteriológico faz-se, dependendo do caso clínico, por isolamento do agente nas fezes ou no sangue, com os organismos microaerofílicos a crescer preferencialmente em uma atmosfera de 5% a 10% de oxigênio, com incubação a 42 °C. A adição de cefalotinas ao meio de cultura pode facilitar o isolamento de *Campylobacter* de outras espécies fecais, um importante aspecto do diagnóstico diferencial.

A maior parte das diarreias por *Campylobacter* podem ser tratadas por substituição de fluidos e eletrólitos, sem necessidade de terapêutica antibiótica, o que marca alguma distância com a sua utilidade nos casos de diarreia ligeira por salmoneloses. Assim, a terapêutica antimicrobiana deve restringir-se aos casos mais graves, com febre, diarreia sanguinolenta e mais de oito dejecções por dia, ou nos doentes quer com evolução clínica negativa ou com sintomatologia arrastada há mais de uma semana.

A terapêutica aconselhada para o *Campylobacter spp.* é, além da lógica reidratação e reposição da volemia, a ciprofloxacina 500 mg, por via oral, duas vezes ao dia, durante três dias, a azitromicina 500 mg, por via oral, uma vez ao dia durante três dias e a eritromicina 500 mg, quatro vezes ao dia, durante três dias.

Yersinia

A *Yersinia enterocolitica*, agente patogênico de animais como os gatos, vacas, galinhas, cavalos e mesmo peixes, responsável no homem, principalmente nos países mais frios, por um largo espectro de quadros clínicos, variando da gastroenterite à colite invasiva e ileíte no homem e causa de doença entérica em alguns países do nordeste europeu, Canadá e Austrália, rivaliza em prevalência com a *Salmo-nella* e o *Campylobacter* e é mais comum do que a *Shigella*.

O micro-organismo transmite-se através de alimentos e animais, relacionando-se alguns surtos epidêmicos com a ingestão de leite e gelados contaminados e, apesar da transmissão de pessoa a pessoa ser rara, registram-se surtos nosocomiais na Europa, com picos no fim do outono e no início do inverno, sendo os sorotipos mais comuns entre nós o 0:3 e 0:9, sorotipos que, com o 0:8, são os mais patogênicos e causa do maior número de bacteremias, cuja virulência se associa aos plasmídeos. O período de incubação varia de um a dez dias, mantendo-se a doença por uma a duas semanas, sendo possível detectar o agente várias semanas após a cura.

Nas crianças com idade superior a cinco anos, o mais frequente quadro clínico é a enterocolite com diarreia, febre pouco elevada e dor abdominal, enquanto nas crianças mais velhas é a ileíte terminal e a adenite mesentérica. As fezes que podem apresentar-se sanguinolentas apresentam tanto células da linha branca como da vermelha. Clinicamente é frequente a febre, a leucocitose e a dor e sensibilidade abdominal no quadrante inferior direito, mas são menos frequentes as náuseas, os vômitos e a diarreia.

O diagnóstico diferencial com a apendicite aguda é, por vezes, difícil de fazer, com a palpação abdominal a revelar uma massa em forma de salsicha, sendo a ecografia um importante método de diagnóstico para diferenciar a síndrome ileíte terminal/adenite mesentérica, da apendicite aguda, que pode levar até a apendicectomia.

Durante a invasão o intestino infetado apresenta-se hiperemiado, ulcerado e com infiltrado neutrofílico. O apêndice, contudo, está normal ou ligeiramente inflamado, contrariamente à parede do íleo terminal que está muito espessada, com ulcerações das mucosas e envolvimento das placas de Peyer, com edema e inflamação. É possível obter culturas de *Yersinia enterocolitica* do íleo terminal e dos gânglios envolventes. É que a *Yersinia enterocolitica* invade o epitélio intestinal, cobrindo as placas de Peyer, atingindo o tecido linfoide onde se multiplica nos folículos, e com posterior propagação à lâmina própria adjacente. A hiperplasia linfoide origina adenite mesentérica que pode simular uma apendicite.

Nos adultos mais velhos observa-se preferencialmente bacteremia, cujo aumento da incidência se associa à cirrose e à hemocromatose, assim como poliartrite reativa, eritema nodoso e infecções extraintestinais, com lesões focais que vão da faringite à celulite e abscessos localizados em vários órgãos.

O diagnóstico é feito pelo isolamento da *Yersinia enterocolitica*, um agente patogênico lactose-negativo em meio de agar McConkey, e também porque, como a *Yersinia enterocolitica* se multiplica a temperaturas baixas, o isolamento nas fezes pode ser facilitado se forem usadas técnicas de arrefecimento. Os anticorpos aglutinantes aparecem durante à primeira semana, atingindo um pico durante a 2ª semana, mas reações cruzadas entre antigênios de *Yersinia enterocolitica* e os de *Brucella abortus*, rickétsias, salmonelas e até o tecido da tireoide podem causar dificuldades diagnósticas.

A terapêutica com antibióticos não é necessária em casos de enterocolite ou de síndrome da ileíte terminal/adenite mesentérica, mas deve usar-se nos casos de bacteremia e abscessos focais. Assim, além da necessária hidratação, utiliza-se a ciprofloxacina 500 mg, duas vezes por dia durante três dias, o cotrimoxazol 960 mg, por via oral, duas vezes por dia durante três dias e a ceftriaxona na dose de 2 g por dia, por via endovenosa.

A *Yersinia pseudotuberculosa* é principalmente um agente patogênico para uma larga variedade de mamíferos domésticos e pássaros, mas a infecção no homem não é comum e ocorre preferencialmente com doentes que têm contato com animais domésticos infectados. No homem, onde estão descritos muito poucos casos de bacteriemia e sépsis, a doença é clinicamente semelhante à causada por *Yersinia enterocolitica*, está descrita a síndrome apendicite-*like*, com febre e dor no quadrante abdominal inferior direito, devido à ileíte terminal e adenite mesentérica. A *Yersinia pseudotuberculosa* é mais sensível aos antibióticos do que a *Yersinia enterocolitica*, mas o tratamento recomendado é semelhante para as duas patologias.

Colite Pseudomembranosa

O *Clostridium difficile* é o agente responsável por esta patologia, que tanto atinge os países desenvolvidos como em vias de desenvolvimento, quando as circunstâncias levam a uma alteração no equilíbrio da flora intestinal, devido a terapêuticas antimicrobianas, quimioterapia, cirurgia abdominal ou alterações da motilidade intestinal. O *Clostridium difficile* produz duas toxinas, a A e a B, capazes de provocarem a doença, sendo a toxina A, produzida no lúmen intestinal, associada à colite, e a B à toxina celular, útil para o diagnóstico laboratorial. Quase todos os antibióticos estão associados à colite pseudomembranosa da responsabilidade do *Clostridium difficile*, em especial a clindamicina, a ampicilina, a amoxicilina e as cefalosporinas, mas também as tetraciclinas, a eritromicina, TMP-SMZ e mesmo o próprio metronidazol, usado na terapêutica desta doença. O *Clostridium difficile*, que se encontra no trato intestinal em 3% dos adultos normais, registra uma prevalência superior nos doentes mais idosos ou debilitados, quando em meio hospitalar. Os estudos de incidência sugerem a difusão pessoa a pessoa, sendo os esporos resistentes a fatores ambientais, podendo assim manter-se durante longos períodos de tempo nas mãos da equipe hospitalar.

Cerca de 90% dos doentes adultos com diarreia associada a uso de antibióticos, onde se detecta o *Clostridium difficile* ou as suas toxinas nas fezes, apresentam sintomas de colite, quer macroscópica quer microscópica, enquanto que, pelo contrário, 50% dos recém-nascidos podem ser colonizados, pelo menos transitoriamente, com o *Clostri-dium difficile*, sem qualquer manifestação clínica, mesmo com alta concentração de toxinas no intestino. Alguns autores admitem que pode haver alteração ou supressão da flora intestinal normal pela antibioterapia, de que resulta a proliferação do *Clostridium difficile* que, à coloração Gram, se apresenta como células Gram-positivas formadoras de esporos em bastonete ou capazes de estimular a produção de toxinas. Registre-se, contudo, que estão descritos alguns casos já antes da era antibiótica.

É uma doença que se inicia quatro a dez dias depois do início da antibioticoterapia, ou em um terço dos doentes após a suspensão dos antibióticos, ou mesmo em certos casos ocasionais após seis semanas de suspensão da terapêutica antibiótica, com aparecimento de diarreia profusa, aquosa ou mucoide, esverdeada e com mau cheiro intenso. Associam-se as cólicas abdominais, a sensibilidade à palpação, a febre de 41 °C e, em cerca de metade dos casos, detecta-se a presença de leucócitos nas fezes. Raramente desenvolvem formas de abdômen agudo cirúrgico, de megacólon tóxico, ou de perfuração do cólon e peritonite, com mortalidades de 10% a 20% nos casos não tratados.

Ao exame endoscópico apresenta, em qualquer região do cólon, mas preferencialmente na região retossigmoide e raramente exclusivamente no cólon, as características placas amareladas esbranquiçadas de colite pseudomembranosa, de 1 a 5 mm de diâmetro, com o bordo eritematoso, com exame sugestivo ao Rx de contraste, evi denciando o contorno da mucosa. As placas pseudomembranosas, observação capital para o diagnóstico, são constituídas por fibrina, muco, células necróticas e epiteliais e leucócitos.

No entanto, por vezes, só se observa colite microscópica, sem formação de placas, conseguindo-se o isolamento do *C. difficile* por cultura de fezes, anaerobicamente, a 35 °C a 37 °C, em meios de cultura seletivos se alertado o laboratório para a hipótese diagnóstica. Com técnicas utilizando fibroblastos ou outras linhas celulares consegue-se a detecção da toxina. Identifica-se a toxina por neutralização dos efeitos citotóxicos por soro apropriado.

Em uma revisão realizada no Departamento de Doenças Infecciosas dos HUC, de 1999 a 2002, registrou-se a caracterização clínica e epidemiológica da colite pseudomembranosa em 18 casos; 83,3% associada a antibioticoterapia, sendo a diagnóstico clínico em 28% dos doentes, por presença de toxinas nas fezes em 61%, coprocultura também em 61% e colonoscopia em 6%. Em todos os casos se manifestou a diarreia, em fezes 83% febre, leucocitose em 67% e cólicas abdominais em 56%, com necessidade de suspensão prévia da antibioticoterapia em 22%, prescrição de vancomicina em 17% e de metronidazol em 89% dos doentes.

A terapêutica difere, desde os casos de diarreia ligeira em que a descontinuação do antibiótico e a reidratação e substituição eletrolítica são suficientes, até os casos graves ou com associação de doença sistêmica ou se não melhorar em 48 horas de terapia de suporte terapêutico antimicrobiano, em que deve ser prescrito o metronidazol, na dose de 500 mg, por via oral, três vezes por dia durante dez dias, ou a vancomicina, na dose de 125 mg por via oral, quatro vezes por dia, durante dez dias. Há muitos autores que apontam para a eficácia da bacitracina, mas estão referidos até hoje poucos estudos. Em 10% a 20% dos doentes observa-se uma recaída que deve ser tratada com vancomicina, indiferentemente da droga usada como primeira linha.

Realce-se que o uso de opiáceos e outros agentes contra a motilidade deve ser evitado.

Diarreias por vírus

Os adenovírus são, com os rotavírus, uma das mais importantes causas de diarreias. São vírus que possuem envelope, mas têm uma dupla cadeia DNA, com forma icosaédrica e tamanho variando de 70 a 75 nm.

Os sorotipos 40 e 41, de entre os 41 sorotipos que infectam o homem, intitulam-se adenovírus *fastidious*, devido ao fato de não ser possível isolá-los em culturas de células de rotina e terem padrões de DNA diferentes dos outros sorotipos. Mas enquanto os adenovírus fastidiosos são a causa principal de doença em crianças com idade inferior a dois anos e importantes desencadeadores de gastroenterites virais, os adenovírus respiratórios *non-fastidious*, são, contudo, causa de diarreias no homem. Se são causa de patologia respiratória ainda é, no entanto, desconhecido. Na clínica a síndrome diarreica predomina, variando entre sintomatologia muito fruste , mesmo não febril, a situações muito graves, com febre, náuseas e vômitos, intensa desidratação e mesmo morte. E toda esta sintomatologia é mais intensa se a sua causa for por rotavírus.

A introdução na prática clínica de novas técnicas biotecnológicas que já permitem a síntese de anticorpos monoclonais para os adenovírus *fastidious* do tipo 40 e 41, certamente se revelarão de grande interesse em futuro próximo.

Os vírus Norwalk e os agentes *Norwalk-like*, são vírus redondos, de pequeno tamanho, entre 25 e 30 nm de diâmetro, impossíveis de cultivar *in vitro*, mas causa de gastroenterite não bacteriana, com transmissão por alimentos, por água contaminada ou de pessoa a pessoa. A exposição a estes vírus nas crianças mais jovens é pouco frequente, infectando preferencialmente as crianças mais crescidas e os adultos, com índices com valores de 5% nos jovens com idade superior a 12 anos na América do Norte, com aumentos progressivos à medida que a idade avança, enquanto que, nos países em vias de desenvolvimento, há tendência para mais elevadas porcentagens já em idades inferiores. Na clínica o começo é brusco, com náuseas e vômitos geralmente intensos, mas com febre e diarreia ligeira, acompanhada de dores e cólicas abdominais, mal- estar e cefaleias.

Não necessitam em geral de internação, sendo predominantes os vômitos nas crianças, enquanto nos adultos são mais frequentes as diarreias. Raramente se observa ao ME, porque são poucos os vírus que se detectam nas fezes, necessitando-se para a sua visualização de técnicas mais sofisticadas como a IEM, enquanto as técnicas por radioimunoensaio e ELISA se utilizam em estudos epidemiológicos.

Na análise fisiopatológica da imunidade, admite-se a existência de outros processos protetores complexos além do mecanismo mediado pelos anticorpos do soro.

Entre outras causas de gastroenterites registre-se a patologia desencadeada por outros três tipos de vírus, os calicivírus, os astrovírus e os coronavírus.

Tabela 53.8 Agentes patogênicos de doenças de causa alimentar – EUA.

Agentes patogênicos	Casos estimados/ano	Óbitos estimados	Alimentos frequentemente implicados
Campylobacter jejuni	4.000.000	200 a 1.000	▮ Aves domésticas ▮ Leite natural ▮ Água não tratada
Salmonella (não tífica)	2.000.000	500 a 2.000	▮ Ovos ▮ Aves domésticas ▮ Carne ▮ Outros alimentos crus
Escherichia coli 0157:H7	20.000	100 a 200	▮ Carne de vaca (malcozida) ▮ Produtos frescos ▮ Leite natural ▮ Água não tratada ▮ Sumos de fruta não tratados
Listeria monocytogenes	1.500	250 a 500	▮ Alimentos prontos para comer (queijo fresco, "patês")
Vibrio spp.	10.000	50 a 100	▮ Marisco (moluscos, crustáceos, bivalves)

Os calicivírus são vírus pequenos de RNA, com mais ou menos 30 nm de diâmetro e o seu formato em certas orientações sugere uma Estrela de David. É uma causa frequente de gastroenterites no mundo, desde idades muito jovens, com detecção de anticorpos na maioria das crianças com menos de cinco anos. A clínica é semelhante à dos rotavírus, com predomínio de diarreia e vômitos, associada a sintomatologia do trato respiratório superior e febre. Laboratorialmente não é possível detectá-lo em cultura de células de rotina, mas pode observar-se quer à EM quer à IEM.

Os astrovírus são partículas víricas redondas que têm uma borda lisa, sendo detectados pelo EM, em suspensões de fezes. Podem propagar-se nas células HEK, sendo possível decodificar cinco tipos diferentes de astrovírus patológicos para o homem. É uma causa predominante de diarreia aquosa e vômitos nas crianças, sendo no entanto a clínica geralmente menos intensa do que a causada pelos rotavírus.

Os coronavírus são vírus de RNA, com envelope, oscilando entre os 80 e os 150 nm, desencadeando sintomatologia do trato respiratório superior. São detectáveis ao EM nas fezes de doentes jovens com gastroenterites agudas, como diversos investigadores registram em certas áreas dos EUA, em muito maior porcentagem do que nos indivíduos adultos. Contudo, não é possível obter a propagação destes agentes entéricos, *coronavirus-like*, em células de rotina normais. Muitos dos casos de diarreia associada a estas estruturas pleomórficas detectam-se em crianças com idade inferior a dois anos de idade, onde a situação clínica é dominada pela diarreia.

Nos doentes VIH registre-se que a infecção viral entérica está fortemente associada com diarreia aguda. À observação histológica das biópsias intestinais pode observar-se colite por adenovírus em relação com diarreia crônica, podendo vir a facilitar a coinfecção gastrointestinal por CMV.

No início do século e devido ao fato de não existir nem rede sanitária adequada, nem processos de refrigeração credíveis, as doenças de causa alimentar marcavam a atualidade de uma época. Depois foram os ciclópicos avanços nas condições de higiene, e na tecnologia industrial para a preparação e conservação de alimentos, mas, apesar de tudo, as doenças de causa alimentar continuam a constituir, mesmo nos EUA, um grave problema de saúde pública, com incidências estimuladas entre 6 e 80 milhões de casos (Tabela 53.8).

Contudo, registre-se que alguns dos agentes patogênicos de causa alimentar são também causa de outras infecções, algumas de grande gravidade, como a meningite e a sépsis no recém-nascido ou no imunocomprometido.

A sépsis devida a *Salmonella* e a síndrome hemolítica urêmica causada pela infecção pela *Escherichia Coli* 0157:H7, podendo levar à falência renal na criança, as artrites desencadeadas pela *Salmonella* não tífica ou pela *Yersinia enterolitica*, ou síndrome de Guillain-Barré, uma das principais causas de paralisia flácida nos EUA, após o controle da poliomielite e que é causada pelo *Campylobacter*, são também referências a registrar.

São estas as novas realidades, os novos agentes patogênicos, as mudanças de comportamentos e as alterações na indústria alimentar ou as enormes mudanças populacionais, por alterações demográficas ou deslocamentos em massa, consequências tão frequentes e nefastas das guerras regionais, degradando ainda mais as pessoas afetadas, normalmente já tão debilitadas pela fome e carências várias.

REFERÊNCIAS BIBLIOGRÁFICAS

Angulo FJ, Voetsch AC, Vugia D, Hadler JL, Farley M, Hedberg C, et al. Determining the burden of human illness from food borne diseases. CDC's emerging infectious disease program. Food Borne Diseases Active Surveillance Network (FoodNet). Vet Clin North Am Food Anim Pract. 1998;14:165-72.

Archer DL, Kvenberg JE. Incidence and cost food borne diarrheal disease in the Unite States. J Food Prot. 1985;48:887-894.

Bennett JV, Holmberg SD, Rogers MF, Solomon SL. 1987. Infections and parasitia diseases. In Ammler RW and Dull HB (ed.), Closing the Gap: The Burden of Unneussary Ilness. Oxford University Press, New York, NY. 1987;102-114.

Bennish ML, Azad AK, Yousefzadeh D. Intestinal obstruction during shigellosis: incidence, clinical features, risk fators, and outcome. Gastroenterology. 1991;101:626-34.

Besser TE, Goldoft M, Gay CC. 1996. Emergence of Salmonella typhimurium DT 104 in humans and animals in The Pacific Northwest. In 51st Annual International Conference on Diseases in Nature Communicable to Man. Washington State Health Department. Seattle.

Black RE, Slome S. Yersinia enterocolitica. Infect Dis Clin North Am. 1988;2:625-41.

Blake, PA. Endemic cholera in Austrália and the United Sates. In Waschsmuth IK, Blake PA and ÆOlsvik (ed), vibrio xholerae and cholera: Molecular to global perspectives American Society for Microbiology, Washington, D.C. 1994;309-319.

Centers for Disease Control and Prevention. Health Information for International Travel. U.S. Department of Health and Human Services, Atlanta, Ga. 1994.

Clarke SC. Diarrhoeagenic Escherichia coli an emerging problem? Diagn Microbiol Infect Dis. 2001;41:93-8.

Cody SH, Glynn K, Farrar I, L, et al. International outbreak of Escherichia coli 0157:H7 infection associated with unpasteurized commercial apple juice. In proceedings of the 46th Annual Conference of the Epidemic Intelligence Service. Centers for Disease Control and Prevention, Atlanta, Ga. 1997;10.

Committee of Sanitary Control of the Sellfish Industry in the United States. Public Health Reports. U.S. Public Health Service. Washington, D.C. 1925;suppl. 53.

Armstrong D, Cohen J, in Infections Diseases, Mosby. 1999.

Effler E, Isaacson M, Arntzen L, Heenan R, Canter P, Barrett T, et al. Fators contributing to the emergence of Escherichia coli O157 in Africa. Emerg Infect Dis. 2001;7:812-9.

Griffin PM. Escherichia coli 0157:H7 and other enterohemorragic. Escherichia coli. In Blaser MJ, Smith PD, Ravdin JI, et al (ed.), Infections of the Gastroen-testinal Tract. Raven Press, Ltd, New York, NY. 1995;793-761.

Guerrant RL, Bobak DA. Bacterial and protozoal gastroen-teritis. N Engl J Med. 1991;325:327-40.

Guerrant RL, Schorling JB, McAuliffe JF, de Souza MA. Diarrhea as a cause and an effect of malnutrition: diarrhea prevents catch-up growth and malnutrition increases diarrhea frequency and duration. Am J Trop Med Hyg. 1992;47:28-35.

Hennessy TW, Hedberg CW, Slutsker L, White KE, Besser-Wiek JM, Moen ME, et al. A national outbreak of Salmonella enteritidis infections from ice cream. The Investigation Team. N Engl J Med. 1996;334:1281-6.

Hughes JM, Boyce JM, Aleem AR, Wells JG, Rahman AS, Curlin GT. Vibrio parahaemolyticus enterocolitis in Bangladesh: report of an outbreak. Am J Trop Med Hyg. 1978;27:106-12.

Jumaa P, Wren B, Tabaqchali S. Epidemiology and typing of Clostridium difficile. Eur J Gastroenterol Hepatol. 1996;8:1035-40.

Korzeniowski OM, Barada FA, Rouse JD, Guerrant RL. Value of examination for fecal leukocytes in the early diagnosis of shigellosis. Am J Trop Med Hyg. 1979;28:1031-5.

Koster F, Levin J, Walker L, Tung KS, Gilman RH, Rahaman MM, et al. Hemolytic-uremic syndrome after shigellosis. Relation to endotoxemia and circulating immune com-plexes. N Engl J Med. 1978;298:927-33.

Kuijper EJ, de Weerdt J, Kato H, Kato N, van Dam AP, van der Vorm ER, et al. Nosocomial outbreak of Clostridium difficile-associated diarrhoea due to a clindamycin-resistant enterotoxin A-negative strain. Eur J Clin Microbiol Infect Dis. 2001;20:528-34.

Leino R, Kalliomaki JL. Yersiniosis as an internal disease. Ann Intern Med. 1974;81:458-61.

Levine WC, Buehler JW, Bean NH, Tauxe RV. Epidemiology of nontyphoidal Salmonella bacteremia during the human immunodeficiency virus epidemic. J Infect Dis. 1991;164:81-7.

Lima AAM, Barboza Ms Ir, Melo As, et al. Magnitude, impact and control of persistent diarrhea and malnutrition in a prospective cohort study of children in Northeast Brazil. Presented at International Centers for Tropical Disease Research Meeting, National Institutes of Health, Bethesda, Md, may 2, 1998.

Locht H, Krogfelt KA. Comparison of rheumatological and gastrointestinal symptoms after infection with Campy-lobacter jejuni/coli and enterotoxigenic Escherichia coli. Ann Rheum Dis. 2002;61:448-52.

Madail F. Em tempo de Cólera. Jornal de Coimbra. 1989;16-08.

Mandell, Douglas and Bennett's. Principles and Practice of Infections Diseases. Fifth Edition. Cherchil Livingstone. 2000.

Mandell, Douglas and Berrnett's. Principles and Practice of Infections Diseases. (Fifth Edition). Churchill Livingstone. 2000.

Marques M, Oliveira J, Meliço-Silvestre A. e col. Conferências de Infecciologia de Coimbra. Depart. Doenças Infecciosas – HUC – 2002. Coimbra (Não publicado).

Mead PS, Finelli L, Lambert-Fair MA, Champ D, Townes J, Hutwagner L, et al. Risk fators for sporadic infection with Escherichia coli O157:H7. Arch Intern Med. 1997;157:204-8.

Meliço-Silvestre A, Pombo V, Coelho F, et al. Infecção Hospitalar – Inquéritos de prevalência. 1995-1998. H.U.C. – Coimbra 2000.

Meliço-Silvestre A, Saraiva da Cunha JG et al. Doenças Infecciosas, o desafio da clínica (ed. Minerva) in "Temas de Infecciologia. 2003.

Mitra AK, Hernandez CD, Hernandez CA, Siddiq Z. Manage--ment of diarrhoea in HIV-infected patients. Int J STD AIDS. 2001;12:630-9.

Morris JG Jr, Black RE. Cholera and other vibrioses in the United States. N Engl J Med. 1985;312:343-50.

Paci E. Exploring new Tourism marketing opportu-nities around the World. In Proceedings of the Eleventh General Assembly of the World Tourism Organization. Cairo. Egypt. 1995.

Pollok RC. Viruses causing diarrhoea in AIDS. Novartis Found Symp. 2001;238:276-83; discussion 283-8.

Rahaman MM, Huq I, Dey CR. Superiority of MacConkey's agar over salmonella-shigella agar for isolation of Shigella dysenteriae type 1. J Infect Dis. 1975;131:700-3.

Rahaman MM, Khan MM, Aziz KM, Islam MS, Kibriya AK. An outbreak of dysentery caused by Shigella dysenteriae type 1 on a coral island in the Bay of Bengal. J Infect Dis. 1975;132:15-9.

Randell AW, Whitehead AJ. Codex Alimentarius: food quality and safety standards for international trade. Rev Sci Tech. 1997;16:313-21.

Ryan RW, Kwasnik I, Tilton RC. Rapid detection of Clostridium difficile toxin in human feces. J Clin Microbiol. 1980;12:776-9.

Schwaber MJ, Simhon A, Block C, Roval V, Ferderber N, Shapiro M. Fators associated with nosocomial diarrhea and Clostridium difficile associated disease on the adult wards of an urban tertiary care hospital. Eur J Clin Microbiol Infect Dis. 2000;19:9-15.

Seydel KB, Zhang T, Champion GA, Fichtenbaum C, Swanson PE, Tzipori S, et al. Cryptosporidium parvum infection of human intestinal xenografts in SCID mice induces production of human tumor necrosis fator alpha and interleukin-8. Infect Immun. 1998;66:2379-82.

Slutsker L, Ries AA, Greene KD, Wells JG, Hutwagner L, Griffin PM. Escherichia coli O157:H7 diarrhea in the United States: clinical and epidemiologic features. Ann Intern Med. 1997;126:505-13.

Snyder JD, Merson MH. The magnitude of the global problem of acute diarrhoeal disease: a review of active surveillance data. Bull World Health Organ. 1982;60:605-13.

Steiner TS, Lima AA, Nataro JP, Guerrant RL. Enteroag-gregative Escherichia coli produce intestinal inflammation and growth impairment and cause interleukin-8 release from intestinal epithelial cells. J Infect Dis. 1998;177:88-96.

Steiner TS, Thielman NM, Guerrant RL. Protozoal agents: what are the dangers for the public water supply? Annu Rev Med. 1997;48:329-40.

Thomas PD, Pollok RC, Gazzard BG. Enteric viral infections as a cause of diarrhea in the acquired immunodeficiency syndrome. HIV Med. 1999;1:19-24.

Townes JM, Quick R, Gonzales OY, Linares M, Damiani E, Bopp CA, et al. Etiology of bloody diarrhea in Bolivian children: implications for empiric therapy. Bolivian Dysentery Study Group. J Infect Dis. 1997;175:1527-30.

Farrar WE, Wood MJ, Innes JA, Tubls H. Infections Diseases (Text and color atlas) – second edition. Phizer.

Scheld WM, Craig WA, Hudghes JM (Edit). Emerging Infections. Arms Press, Washington D.C. 1998.

Yip C, Loeb M, Salama S, Moss L, Olde J. Quinolone use as a risk fator for nosocomial Clostridium difficile-associated diarrhea. Infect Control Hosp Epidemiol. 2001;22:572-5.

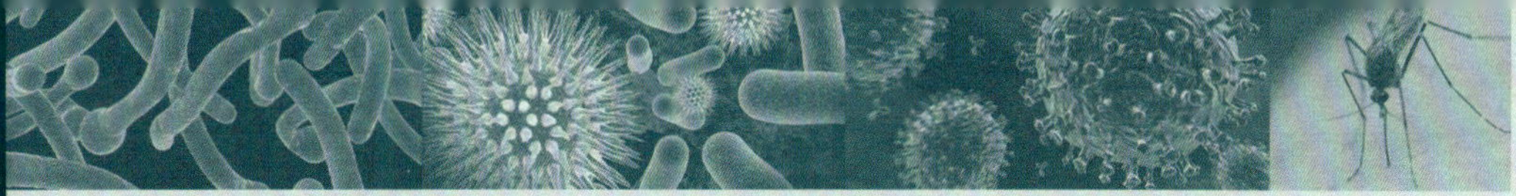

54 Sepse e choque Séptico

Alexandre Leite de Souza ▪ Jaques Sztajnbok

DEFINIÇÃO E CRITÉRIOS DIAGNÓSTICOS

Em 1991, a American Thoracic Society (ATS) e Society of Critical Care Medicine (SCCM) promoveram um encontro, a fim de estabelecer um consenso que definisse sepse e suas variáveis clínicas. Este consenso definiu sepse como uma resposta inflamatória sistêmica induzida por um agente infeccioso ou por seus produtos biológicos; sepse severa, como disfunção de pelo menos um órgão secundária a sepse, podendo ser avaliada através dos níveis de lactato (> 2 mmol/L), oligúria (débito urinário < 0,5 mL/kg/h) ou alteração do nível de consciência; choque séptico, como instabilidade hemodinâmica exigindo o uso de drogas vasopressoras (Tabela 54.1). Em termos metabólicos, no choque séptico há um desequilíbrio entre a demanda e a oferta de oxigênio.

Em 2001, um novo consenso realizado em Washington concordou em manter tais definições. Este último consenso foi redigido pelas seguintes sociedades médicas: Society of Critical Care Medicine (SCCM), European Society of Intensive Care Medicine (ESICM), American College of Chest Physicians (ACCP), American Thoracic Society (ATS) e Surgical Infection Society (SIS). Além disso, nessa ocasião ampliaram-se os critérios diagnósticos e introduziu-se um novo estadiamento para sepse, denominado PIRO. (P = predisposição do indivíduo; I = insulto pelo agente; R = resposta do hospedeiro; O = disfunção de órgãos).

HISTÓRICO E EPIDEMIOLOGIA

Historicamente, desde a antiguidade, existem não só descrições de quadros de sepse como também de incipientes estratégias terapêuticas. Há mais de dois mil anos antes de Cristo, o imperador chinês Sheng Nung relatou a utilização de uma substância denominada *ch'ang shain* como terapia para febre.

As enfermidades infecciosas podem convergir para quadros sépticos e causar considerável morbidade e mortalidade, a exemplo do que adveio no século XIV, quando a peste negra avançou da Ásia para Europa. Estima-se que um terço da população europeia e asiática tenha sucumbido desta moléstia nesse período.

Pioneiramente, John Pringle empregou o termo "antisséptico" em 1752. Em 1805, Vieusseux caracterizou clinicamente os doentes com sepse meningocócica através dos termos "pulso filiforme e rápido". Na França, em 1879, Louis Pasteur estabeleceu um importante elo microbiológico entre a sepse puerperal e o *Streptococcus*. Em 1892, Richard Pfeiffer atribuiu à molécula de endotoxina presente no *Vibrio cholerae* propriedades inflamatórias. Finalmente, no século XX, floresceu o conhecimento sobre os críticos regentes da resposta inflamatória: as citocinas.

Epidemiologicamente, desde a década de 1930, a incidência de sepse vem apresentando um crescimento constante, sendo a principal causa de óbitos em centros de terapia intensiva. Embora esta doença não seja de notificação compulsória, estima-se que nos EUA haja 750 mil casos anualmente, resultando em 210 mil óbitos. Entre os cruciais fatores responsáveis por esta considerável incidência, destacam-se os seguintes: numerosos procedimentos invasivos; terapêutica com quimioterápicos ou imunossupressores; aumento da população de idosos; indivíduos vítimas de politrauma e queimaduras. Notavelmente, pacientes idosos ou com uremia podem desenvolver sepse e não apresentar febre, contribuindo para o subdiagnóstico. Já, a incidência de sepse neonatal varia de 1 a 4 por 1.000 nascidos vivos, dependendo de fatores como: prematuridade, assistência pré-natal, parto gemelar, condução do trabalho de parto e condições nos berçários.

No Brasil, um estudo prospectivo, de corte, denominado BASES (Brazilian Sepsis Epidemiological Study), principiou-se em 2002, a fim de avaliar as taxas de mortalidade por sepse em unidades de terapia intensiva, além de reunir diversos aspectos clínicos e laboratoriais desses pacientes.

ETIOLOGIA E FISIOPATOGENIA

Múltiplos organismos infecciosos podem induzir sepse tais como os seguintes: bactérias Gram-positivas e Gram-negativas, vírus, fungos, riquétsias, protozoários e micobactérias. Desde o início da década de 1990, os agentes Gram-positivos vêm contribuindo para aumento no número de casos, sendo atualmente responsáveis por mais de 50% destes, destacando-se o *Staphylococcus aureus* e o *Staphylococcus epidermidis*.

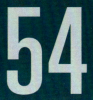

Fisiopatologicamente, a resposta inflamatória do hospedeiro secundária a um micro-organismo envolve uma complexa rede de moléculas e células. Uma molécula central com função de gatilho inflamatório dessa intricada teia molecular é o lipopolissacáride (LPS), o qual está presente nas bactérias Gram-negativas. O patógeno *Neisseria menin-*

Tabela 54.1 Critérios propostos para o diagnóstico de Sepse.

Suspeita ou comprovação de infecção somada a 2 ou + dos seguintes itens
Parâmetros clínicos: ▪ Febre (temperatura > 38,5 °C) ▪ Hipotermia (temperatura < 35 °C) ▪ Frequência cardíaca > 90 bpm Taquipneia > 20 rpm Comprometimento do nível de consciência
Parâmetros laboratoriais: ▪ Leucocitose (> 12.000/mm^3) ▪ Leucopenia (< 4000/mm^3) ▪ Contagem de leucocitos com mais de 10% de células jovens Proteína C reativa plasmática > 2 SD (desvio-padrão) acima dos valores normais Procalcitonina plasmática > 2 SD (desvio-padrão) acima dos valores normais
Variáveis hemodinâmicas: ▪ Hipotensão arterial (pressão sistólica < 90 mmHg, pressão média < 70 ou uma queda da pressão sistólica > 40 mmHg em adultos ▪ Saturação Venosa de Oxigênio < 70%
Variáveis de disfunção de órgãos: ▪ Hipoxemia arterial (PaO_2/FiO_2 < 300) ▪ Oligúria (débito urinário < 0,5 mL/kg/h) ▪ Aumento da creatinina de 0,5 mg/dL ▪ Alterações da coagulação (INR > 1,5 ou TTPa > 60 s) ▪ Íleo paralítico (ausência de ruídos hidroaéreos) ▪ Trombocitopenia (< 100.000/mL)
Variáveis de perfusão tecidual: ▪ Hiperlactatemia (> 2 mmol/L) ▪ Lentificação do enchimento capilar ou perfusão cutânea (> 3 segundos)

Adaptado de Levy e colaboradores, 2003.

gitidis apresenta em sua membrana externa uma molécula similar ao LPS denominada de lipooligossacaride (LOS), o qual também é um poderoso gatilho inflamatório. Hoje, a infecção evocada pela *N. meningitidis* é considerada um protótipo para o estudo de sepse e choque séptico (de Souza & Seguro, 2008). Assim, descreveremos, a seguir, os capitais eventos moleculares e celulares envolvidos na sepse meningocócica.

- durante a divisão celular da *N. meningitidis* dentro do hospedeiro humano, este organismo secreta moléculas biologicamente ativas denominadas de LOS;
- dentro da corrente sanguínea, as moléculas de LOS se ligarão a um transportador denominado de proteína ligadora de LPS (LBP) (Figura 54.1);
- por sua vez, este complexo formado (LOS + LBP) se ligará a um receptor de membrana celular denominado de CD14. O receptor CD14 está presente na membrana de várias células imunológicas, tais como macrófagos, polimorfonucleares (PMN), linfócitos e micróglias (macrófagos do sistema nervoso central). Além disso, o CD14 está presente nos fibroblastos e hepatócitos. Notavelmente, o CD14 também existe em uma forma livre (solúvel) derivada de síntese hepática, a qual circula dentro da corrente sanguínea. Assim, as células endoteliais e epiteliais que não possuem tal receptor podem sofrer ação do complexo LOS + LBP;
- contudo, o receptor CD14 está localizado na superfície da membrana celular, isto é, não apresenta uma porção transmembrana ou intracelular. Consequentemente, este receptor não pode gerar um sinal dentro da célula para a transcrição de citocinas. Assim, quando o complexo LOS + LBP liga-se ao receptor CD14, este promove a ativação de um segundo receptor denominado de Toll-Like (TLR), o qual apresenta uma porção dentro da célula. O TLR, por sua vez, sinaliza para diversos mensageiros intracelulares que promoverão a transcrição de genes responsáveis pela síntese de citocinas.

Citocinas são mensageiros moleculares estratégicos que orquestram os principais fenômenos inflamatórios do paciente séptico. De fato, inúmeros estudos clínicos revelam que existe uma correlação significativa entre os níveis de citocinas e as taxas de mortalidade do doente séptico, especialmente na doença meningocócica (de Souza & Seguro, 2008). A seguir, sublinhamos algumas ações relevantes das citocinas:

- ativação do sistema complemento;
- ativação dos fatores Va e VIIIa da cascata de coagulação, induzindo a formação de trombina e fibrina (Figura 54.2). Quando a ativação dessa cascata é drástica

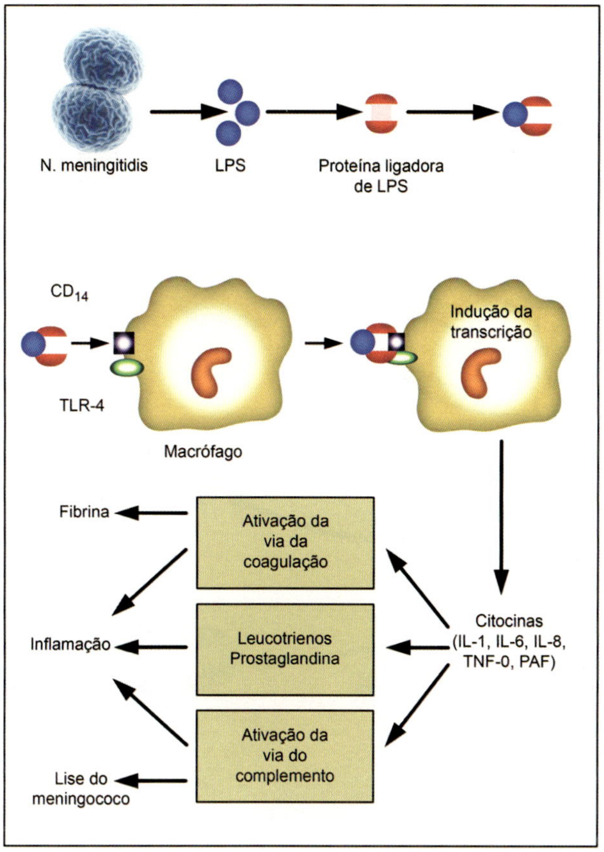

Figura 54.1 A Doença Meningocócica é um importante protótipo para o estudo de sepse e choque séptico. Fisiopatologicamente, o micro-organismo *Neisseria meningitidis* secreta moléculas biologicamente ativas denominadas de endotoxinas (Lipooligossácarides-LPS), as quais agem como um poderoso gatilho inflamatório dentro da corrente sanguínea do hospedeiro, induzindo os macrófagos a sintetizarem diversas citocinas (IL-1, IL-6, IL-8, TNF-α, PAF). As citocinas, por sua vez, orquestram a ativação de três vias distintas: a) cascata de coagulação; b) via dos leucotrienos e prostaglandinas c) via do complemento. Essas três vias estão subjacentes aos principais fenômenos clínicos que emergem no doente com sepse meningocócica.

CD14 e TLR-4 são receptores de membrana de diversas células do sistema imunológico.
LPS: lipooligossacáride.
IL-1: interleucina-1; IL-6: interleucina-6; IL-8: interleucina-8; TNF-α: fator de necrose tumoral-alfa;
PAF: fator de ativação plaquetário.

pode emergir um cenário dramático de CIVD (coagulação intravascular disseminada);

- induz a síntese de outros mediadores inflamatórios, tais como leucotrienos e prostaglandinas;
- reduz os níveis de proteína C, a qual age fisiologicamente como anti-inflamatório e anticoagulante, sendo crucial para o equilíbrio hemostático do ser humano;
- induz contração do citoesqueleto da célula endotelial, originando orifícios na parede dos vasos sanguíneos. Clinicamente, este fenômeno é denominado de síndrome do extravasamento capilar;
- induz as células endoteliais a sintetizarem óxido nítrico, gerando vasodilatação;
- recentemente, Pathan e colaboradores (2004) demonstraram que a interleucina-6 (IL-6) induziu relevante depressão miocárdica (dose-dependente) nos pacientes com sepse meningocócica enquanto que o fator de necrose tumoral-alfa (TNF-α) não exerceu nenhuma ação significativa sobre estas células. Contudo, o papel de outras citocinas sobre a célula miocárdica permanece imperfeitamente compreendido.

Em função do conhecimento do papel crítico das moléculas descritas acima (LOS, LBP, CD14, citocinas) foram desenvolvidas inúmeras estratégias terapêuticas para o cenário de choque séptico. Contudo, os resultados dos estudos clínicos não demonstraram redução significativa nas taxas de mortalidade até o presente momento (Bone, 1995; Levin, 2000; Verbon, 2001).

TERAPÊUTICA

Medidas vitais

Alvos precoces a serem atingidos (Figura 54.3)

Em 2001, Rivers e colaboradores observaram que a monitoração hemodinâmica norteada pelo exame físico, sinais vitais, pressão venosa central (PVC) e diurese é insuficiente para revelar a existência de hipóxia tecidual persistente. Assim, estes autores destacaram as seguintes metas a serem alcançadas precocemente: otimização da pré-carga (PVC entre 8 e 12 mmHg), pós-carga (pressão arterial média (PAM) entre 65 mmHg e 90 mmHg) e da contratilidade cardíaca (saturação de oxigênio do sangue venoso (SvO_2) $\geq$ 70%). Tais metas objetivam restaurar o equilíbrio entre a demanda e a oferta de oxigênio. Enfatizamos que dentro de seis a oito horas (*golden hours*) após o diagnóstico de sepse, esta abordagem já deve estar instituída, incluindo reposição volumétrica a cada 30 minutos, a fim de se atingir uma PVC entre 8 e 12 mmHg. O emprego de vasopressores deve ser instituído quando a PAM for $\leq$ 65 mmHg, e os vasodilatadores, quando a PAM for $\geq$ 90 mmHg. Se depois de obtida estabilização hemodinâmica houver persistência de uma SvO_2 $\leq$ 70%, preconiza-se a transfusão de concentrado de hemácias, almejando-se um hematócrito (Ht) mínimo de 30%.

Se após otimizar a PVC, PAM e Ht houver persistência de uma SvO_2 $\leq$ 70%, recorrer ao uso de dobutamina em doses crescentes para obter-se uma SvO_2 $\geq$ 70% ou até que se atinja uma dosagem limite de 20 μg/kg/min. A adequada oferta de oxigênio aos tecidos terá êxito quando os níveis de lactato arterial, déficit de base e pH convergirem para valores de normalidade. O sucesso em se alcançar tais metas de maneira precoce evidenciou redução da disfunção de múltiplos órgãos e da mortalidade. Fatores como acidose metabólica, hipotermia, insuficiência de adrenal, hipotireoidismo e existência de cardiopatia podem justificar o comportamento refratário do choque.

As diretrizes do American College of Critical Care Medicine norteadas pela melhor evidência de reposição volumétrica e utilização de drogas vasoativas no cenário séptico estão detalhadas a seguir.

Recomendações para a reposição volêmica

O emprego da reposição volêmica e de drogas vasoativas objetiva restituir a perfusão tecidual e, consequentemente, restaurar a homeostase celular do doente. Os parâmetros utilizados durante o tratamento de sepse e choque séptico são os seguintes:

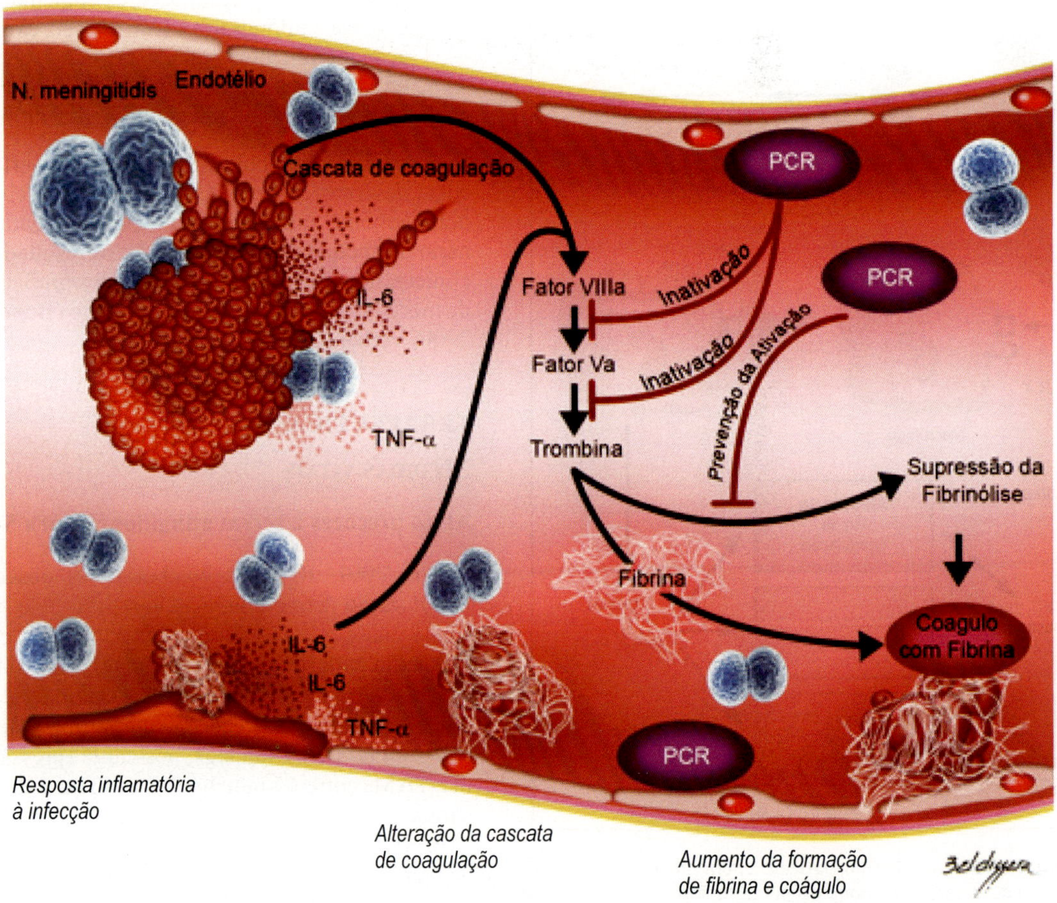

Figura 54.2 A proteína C ativada (PCR) age em duas vias distintas que se comunicam: a cascata de coagulação e a via das citocinas. Fisiologicamente, a PCR inativa os fatores VIIIa e Va, bloqueando a formação de trombina, além de inibir a síntese de algumas citocinas. Durante a sepse meningocócica, há uma drástica redução dos níveis de PCR, resultando em um profundo desequilíbrio da hemostasia do hospedeiro humano.

TNF-α = Fator de necrose tumoral; IL-6 = interleucina-6.
Adaptado de Bernard e colaboradores, 2001.

- hemodinâmicos: frequência cardíaca, pressão arterial, PVC, pressão da artéria pulmonar ocluída (PAPO), pressão de pulso no ciclo respiratório (Δpp), débito cardíaco e volume diastólico do ventrículo direito;
- oxigenação tecidual: lactato, saturação central de oxigênio, saturação venosa de oxigênio e tonometria gástrica.

A reposição volêmica deve ser a primeira conduta no suporte hemodinâmico dos pacientes sépticos (*recomendação 1-nível C*).

Tanto os coloides quanto os cristaloides podem ser utilizados para a ressuscitação precoce. Ambos têm a mesma efetividade quando manipulados adequadamente para se atingir os alvos hemodinâmicos e de oxigenação tecidual (*recomendação 2-nível C*).

O emprego de monitoramento hemodinâmico invasivo deve ser avaliado quando o paciente séptico não responder às medidas iniciais de ressuscitamento. Edema pulmonar agudo pode emergir como complicação da reposição volêmica excessiva, necessitando de monitoramento via oxigenação arterial. Para a maioria dos pacientes, a pressão da artéria pulmonar ocluída deverá situar-se entre 12 e 15 mmHg (*recomendação 3-nível D*).

As taxas de hemoglobina deverão ser mantidas entre 8 e 10 mg/dL no choque séptico, especialmente nos pacientes com baixo débito cardíaco, baixas taxas de saturação venosa de oxigênio, acidose lática e portadores de doença arterial coronariana (*recomendação 4-nível D*) (Figura 54.3).

Recomendações para o uso de drogas vasoativas

A dopamina é o agente de escolha como terapia vasopressora inicial nos pacientes com choque séptico que não respondem à reposição volêmica. A cateterização da artéria pulmonar pode ser útil para monitorização da terapia (*recomendação 1-nível E*).

Noradrenalina e dopamina são igualmente eficazes para restaurar a PAM na sepse, sendo vital assegurar-se que a reposição volêmica foi adequada (*recomendação 2-nível C*).

Adrenalina deve ser utilizada quando outros vasopressores falharem em restaurar a PAM (*recomendação 3-nível D*).

Atualmente, não são utilizadas doses baixas de dopamina com o intuito de preservar a função renal. Contudo, quando os pacientes estiverem sendo tratados com noroadrenalina, a dopamina pode maximizar o fluxo renal (*recomendação 4-nível E*).

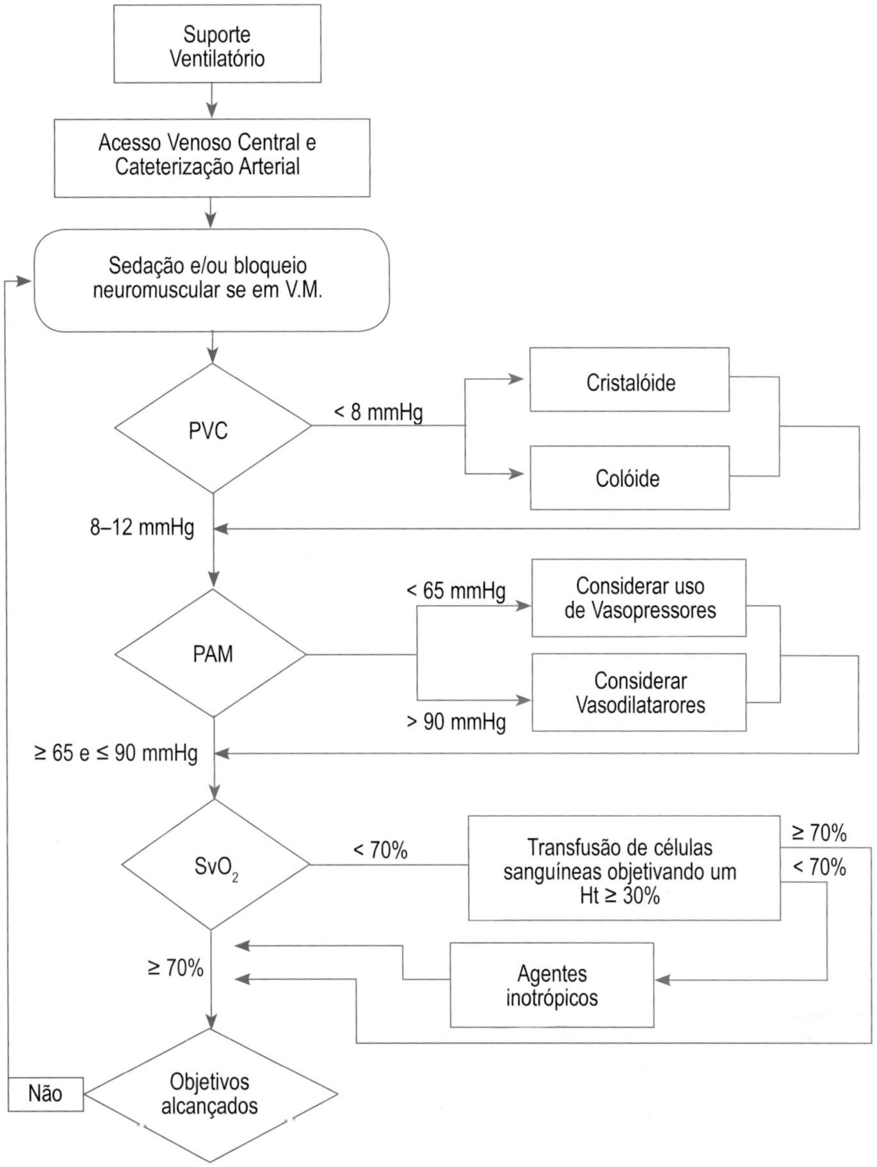

Figura 54.3 Fluxograma com as vitais metas a serem atingidas nas primeiras seis horas após o diagnóstico de sepse severa ou choque séptico.

VM = ventilação mecânica; PVC = pressão venosa central; PAM = pressão arterial média; SvO_2 = saturação de oxigênio no sangue venoso; Ht = hematócrito. Adaptado de Rivers e colaboradores, 2001.

A dobutamina é o fármaco de escolha no doente cujo índice cardíaco é menor que 2,5 L/min/m², após insucesso com adequada ressuscitação volumétrica (*recomendação 1-nível E*).

Abordagem do foco infeccioso

Deve-se iniciar o tratamento do doente com a remoção de potenciais focos (escaras infectadas, empiemas ou coleções de pus, por exemplo) ou pela retirada de cateter e corpos estranhos quando necessário.

A antibioticoterapia empírica deve ser introduzida precocemente, incluindo antibióticos de amplo espectro que podem ser direcionados em função dos dados epidemiológicos e sítio anatômico. Posteriormente, a terapêutica pode ser modificada de acordo com a evolução clínica do doente e isolamento do agente via cultura.

Utilização ativa de insulina na hiperglicemia

Vários estudos clínicos demonstraram que a manutenção dos níveis de glicemia entre 80 e 110 mg/dL resultou em menor mortalidade e morbidade nos indivíduos internados em unidades de terapia intensiva, assim como reduziu em 46% os quadros sépticos. Desta maneira, a hiperglicemia, ao contrário de se tratar de um mecanismo adaptativo durante o cenário séptico, predispõe a complicações clínicas e aumenta a morbidade e mortalidade dos doentes. Uma das explicações é que a função fagocítica dos neutrófilos em ambientes hiperglicêmicos torna-se prejudicada. Além disso, o controle da glicemia pode prevenir o fenômeno de apoptose celular.

Moduladores inflamatórios e da cascata de coagulação

Recentemente, o estudo PROWESS (*Human Activated PROtein C Worldwide Evaluation in Severe Sepsis*) obteve êxito no tratamento da sepse severa e choque séptico. Esse estudo duplo-cego empregou a proteína C ativada em pacientes sépticos (Tabela 54.2). Após ter sido utilizada em 1.520 doentes, o estudo foi interrompido, devido aos resultados obtidos (24,7% de mortalidade nos doentes que receberam a proteína C ativada *versus* 30,8% no grupo placebo [P = 0,005]). A proteína C ativada age em duas vias distintas que se comunicam: a cascata de coagulação e a complexa rede de citocinas. Fisiopatologicamente, a proteína C ativada (PCR) induz fibrinólise e bloqueia os fatores Va e VIIIa (Figura 54.2), os quais são responsáveis pela formação de trombina. Simultaneamente, a PCR desempenha uma ação anti-inflamatória que é caracterizada por:

- bloqueio da síntese de citocinas pelos monócitos;
- inibição da expressão de moléculas de adesão no endotélio;
- inibição da ativação plaquetária;
- inibição do recrutamento de neutrófilos;
- inibição da degranulação de mastócitos;
- inibição da apoptose celular.

As cruciais complicações advindas do uso da proteína C ativada são hemorrágicas, portanto não deve ser indicada em pacientes com menos de 30 mil plaquetas. Interessante observar que os resultados obtidos com dois outros anticoagulantes (antitrombina III e fator tecidual) não foram promissores para o tratamento de sepse.

Outras ferramentas terapêuticas com finalidade de modular a resposta inflamatória consistem na utilização de anticorpos anticitocinas e antiendotoxinas. A Tabela 54.2 ilustra os principais estudos cegos randomizados de imunoterapia na sepse e no choque séptico com seus respectivos resultados. Até o presente momento, tais estudos já envolveram mais de 12 mil pacientes. Todavia, a utilização desses anticorpos (AC) monoclonais ou bloqueadores inflamatórios (AC antibradicinina, antagonista de receptor de IL-1, AC antiprostaglandina, AC anti-PAF, receptor solúvel de TNF, AC anti-TNF) não evidenciou modificação significativa no curso clínico ou na mortalidade dos doentes sépticos. Similarmente, o uso de AC com a finalidade de antagonizar o poder inflamatório deflagrado pelos derivados da parede bacteriana (AC anti-LPS, AC anti-LBP, AC anti-CD14, proteína bactericida indutora de permeabilidade – BPI) também não demonstrou eficácia clínica significativa. Finalmente, outros fármacos com atividade moduladora da inflamação, como a amrinona e a pentoxifilina, não revelaram resultados satisfatórios, à exceção de um estudo europeu multicêntrico com pentoxifilina que apresentou decréscimo da mortalidade em neonatos prematuros sépticos.

Esteroides

Diversos estudos prévios evidenciaram que a utilização de altas doses de esteroides não melhorou a sobrevida, mas sim elevou o número de infecções secundárias, piorando a evolução dos doentes (Tabela 54.2). Um dos mecanismos de ação dos esteroides é seu efeito inibitório na transcrição de TNF-α no DNA celular. Assim, a utilização dos corticoides visa inibir, ao menos parcialmente, esta síntese de TNF, cujos elevados níveis associam-se ao prognóstico desfavorável. Outra justificativa para o emprego dos corticoesteroides fundamenta-se no fenômeno de *downregulation*, isto é, há inibição da expressão dos receptores celulares para catecolaminas na sepse. Este fenômeno poderia ser parcialmente minimizado através do uso dos corticoides, maximizando a resposta às catecolaminas. Em 2001 e 2002, dois estudos desenvolvidos por Annane e colaboradores revelaram efeitos benéficos de doses "fisiológicas" de corticoides. Annane observou em seu estudo que os pacientes sépticos, os quais

Tabela 54.2 Principais estudos clínicos envolvendo imunoterapia no cenário de sepse e choque séptico.

Estudo clínico	Número de estudos clínicos	Número de pacientes	Mortalidade (%) Placebo	Mortalidade (%) Terapia
Antiendotoxina	4	2010	35	35
Anti-IL-1R	3	1898	35	31
Antibradicinina	2	755	36	39
Anti-PAF	2	870	50	45
Anti-TNF	8	4132	41	40
TNF-Rs	2	688	38	40
PC	1	1520	31	25
Esteroides	9	1267	35	39
NSAIDs	3	514	40	37

Antiendotoxina = anticorpo (AC) antiendotoxina (LPS); Anti-IL-1R = AC antirreceptor de interleucina-1; Antibradicinina = AC antibradicinina; Anti-PAF = AC antifator ativador plaquetário; Anti-TNF = AC antifator de necrose tumoral; TNF-Rs = receptor solúvel de TNF; PC = Proteína C Ativada; NSAIDs = anti-inflamatórios não esteroidais.

Adaptado de Astiz e Rackow,1998.

mantinham a necessidade de drogas inotrópicas e ventilação mecânica, podiam se beneficiar de doses "fisiológicas" de esteroides. Em 2002, este pesquisador concluiu que o emprego de hidrocortisona (50 mg de 6/6 horas) associada à fludrocortisona (50 μg por dia) em doentes com choque séptico aumentou significativamente a sobrevida destes em relação ao grupo controle. Contudo, outros estudos clínicos não evidenciaram os mesmos resultados.

REFERÊNCIAS BIBLIOGRÁFICAS

Abraham E, Anzueto A, Gutierrez G, Tessler S, San Pedro G, Wunderink R, et al. Double-blind randomised controlled trial of monoclonal antibody to human tumour necrosis factor in treatment of septic shock. NORASEPT II Study Group. Lancet. 1998;351(9107):929-33.

American College of Chest Physicians/Society of Critical Care Medicine Consensus Conference Committee: ACCP/SCCM Consensus Conference: Definitions for sepse and organ failure and guidelines for the use of innovative therapies in sepse. Crit Care Med .1992;20:864-874.

Annane D, Bellissant E, Cavaillon JM. Septic shock. Lancet. 2005;365(9453):63-78. Review.

Annane D, Sebille V, Charpentier C, et al. Effect of treatment with low doses of hydrocortisone and fludrocortisone on mortality in patients with septic shock. JAMA 2002;288:862-871.

Annane D. Corticosteroids for septic shock. Crit Care Med. 2001;29:Suppl:S117-S120.

Astiz ME, Rackow EC. Septic shock. Lancet. 1998;351 (9114): 1501-5.

Bernard GR, Vincent JL, Laterre PF, LaRosa SP, Dhainaut JF, Lopez-Rodriguez A, et al. Recombinant human protein C Worldwide Evaluation in Severe Sepsis (PROWESS) study group. Efficacy and safety of recombinant human activated protein C for severe sepsis. N Engl J Med. 2001;344(10):699-709.

Bone RC, Balk RA, Fein AM, et al. A second large controlled clinical study of E5, a monoclonal antibody to endotoxin: Results of a prospective, multicenter, randomized, clinical trial. Crit Care Med. 1995; 23:994-1006.

Centers for Disease Control and Prevention. Increase in national hospital discharge survey rates for septicemia – United States, 1979 –1987. MMWR Morb Mortal Wkly Rep. 1990;39:31-34.

de Souza AL, Seguro AC. Two centuries of meningococcal infection: from Vieusseux to the cellular and molecular basis of disease. J Med Microbiol. 2008;57(Pt 11):1313-21. Review.

Dellinger RP, Levy MM, Carlet JM, Bion J, Parker MM, Jaeschke R, et al. Surviving Sepsis Campaign: international guidelines for management of severe sepsis and septic shock: 2008. Crit Care Med. 2008;36(1):296-327.

Dunn DL. History repeats itself: connections and causality in the study of surgical infections. Arch Surg. 1994;129:21-26.

Gleckman R, Hibert D. Afebrile bacteremia: a phenomenon in geriatric patients. JAMA. 1982;248:1478-1481.

Hotchkkiss R S, Karl IE. The pathophysiology and treatment of sepsis. N Engl J Med. 2003;348:138-150.

Lauterbach R, Pawlik D, Danuta K, Wieslaw K, Ewah K, Marek Z. Effect of immunomodulating agent, pentoxifylline, in the treatment of sepsis in prematurely delivered infants: a placebo controlled, double-blind trial. Crit Care Med. 1999;27:807-14.

Levin M, Quint PA, Goldstein B, Barton P, Bradley JS, Shemie SD, et al. Recombinant bactericidal/permeability-increasing protein (rBPI21) as adjunctive treatment for children with severe meningococcal sepsis: a randomised trial. rBPI21 Meningococcal Sepsis Study Group. Lancet. 2000;356(9234):961-7.

Levy MM, Fink MP, Marshall JC, Abraham E, Angus D, Cook D, et al. SCCM/ESICM/ACCP/ATS/SIS. 2001 SCCM/ESICM/ACCP/ATS/SIS International Sepsis Definitions Conference. Crit Care Med. 2003;31(4):1250-6. Review.

Panati C. The Browser's Book of Beginnings: Origins of Everything Under, and Including, the Sun. New York, NY: Penguin Books. 1998.

Pathan N, Hemingway CA, Alizadeh AA, Stephens AC, Boldrick JC, Oragui EE, et al. Role of interleukin 6 in myocardial dysfunction of meningococcal septic shock. Lancet. 2004;363(9404):203-9.

Rivers E, Nguyen B, Havstad S, et al. Early goal-directed therapy in the treatment of severe sepsis and septic shock. N Engl J Med. 2001;345:1368-1377.

Silva E, Pedro MA, AMCB Sogayar, et al. Brazilian Sepsis Epidemiological Study (BASES): preliminary results. Crit Care. 2002;6:S110.

Task Force of the American College of Critical Care Medicine, Society of Critical Care Medicine: Pratice parameters for hemodynamic support of sepsis in adult patients in sepsis. Crit Care Med. 1999;27:639-660.

Van Amersfoort ES, Van Berkel TJC, Kuiper J. Receptors, mediators, and mechanisms involved in bacterial sepsis and septic shock. Clin Microbiol Rev. 2003;16:379-414.

Verbon A, Dekkers PE, ten Hove T, Hack CE, Pribble JP, Turner T, et al. IC14, an anti-CD-14 antibody, inhibits endotoxin-mediated symptoms and inflammatory responses in humans. J Immunol. 2001;166:3599-605.

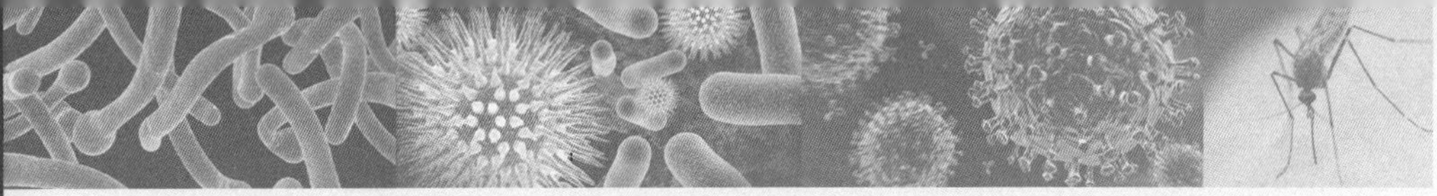

55 Exposição Ocupacional a Material Biológico Potencialmente Contaminado

Alcyone Artioli Machado ▪ Iris Ricardo Rossim

INTRODUÇÃO

Embora o risco de adquirir um agente infeccioso através de cuidados dispensados a um paciente portador de um micro-organismo qualquer (vírus, bactérias e outros agentes) ou pelo contato com o sangue e outros fluidos corporais fosse bem conhecido e sempre existisse, foi somente após a descoberta do vírus da imunodeficiência humana (HIV) como o causador da síndrome da imunodeficiência adquirida (AIDS) e o conhecimento do seu principal modo de transmissão que importantes esforços foram realizados no sentido de reduzir os acidentes de exposição ao sangue (AES).

O risco de se adquirir um agente infeccioso através de um acidente ocupacional depende de uma série de fatores, desde a fase evolutiva da infecção no paciente-fonte, tipo de cepa que ele possua, até em que circunstâncias o acidente ocorreu, se foi em pele lesada ou não, em mucosa, se ocorreu com objetos cortantes ou perfurantes e se havia o uso de barreiras protetoras.

Entre os fluidos corporais, tem-se reconhecido o sangue como o mais importante veículo de transmissão ocupacional dos vírus da hepatite B (VHB), do vírus da hepatite C (VHC) e em especial do vírus da imunodeficiência humana (HIV), entre outros. Sendo assim, abordaremos neste texto, apenas o risco de contaminação pelo HIV, VHB, VHC e respectivas medidas profiláticas e de prevenção.

EPIDEMIOLOGIA

Os *Centers for Disease Control and Prevention* (CDC) recomendam, desde 1987, que todos os hospitais tenham uma comissão de controle de infecção. Nesse sentido, foram criadas Normas de Precauções Universais (NPU) para prevenção destes acidentes, que incluem: o uso de equipamentos de proteção individual (EPI) e dispositivos para descarte de materiais perfurocortantes. Em 1996, o CDC publicou uma atualização das práticas de controle de infecções hospitalares, englobando a categoria de isolamento de substâncias corporais e as Precauções Universais no conceito de "Precauções Básicas ou Precauções-padrão", mais abrangentes que Precauções Universais. Estas medidas diminuiriam a possibilidade da infecção, porém não a eliminaram, sendo necessárias a padronização de condutas no tratamento de material contaminado e medidas profiláticas pós-exposição, que, se aplicadas em tempo hábil e de maneira eficaz, reduzem o risco de infecção ocupacional. Todo trabalhador da saúde deveria assumir que qualquer doente é potencialmente contaminado e, ao contato com sangue ou outros fluidos corporais deste, pode haver transmissão de agentes infecciosos e perigosos à saúde, advogando o uso de luvas quando do contato com mucosas ou pele não intacta de todo paciente, devendo-se proteger previamente, com barreiras adequadas, quando da manipulação de qualquer fluido corporal. Apesar dessas normas, muitos trabalhadores não as utilizam, sob diferentes pretextos. É estimado que 20% a 37% dos AES poderiam ser evitados se as vítimas tivessem observado as precauções universais.

O estudo sistemático da ocorrência de exposições ocupacionais a materiais potencialmente infectantes é de extrema importância para a adoção de medidas efetivas para o controle das doenças que acometem os trabalhadores da saúde, bem como o seguimento clínico e laboratorial daqueles potencialmente infectados, visando identificar precocemente a infecção e tratá-la quando indicado. Independente do nível de complexidade em que os trabalhadores da saúde estejam envolvidos, a instituição de medidas preventivas e de biossegurança tornou-se obrigatória.

É sabido que a frequência de AES em trabalhadores da saúde varia de acordo com a ocupação, os procedimentos realizados e as medidas preventivas efetuadas.

Vários sistemas de vigilância de acidentes ocupacionais com material biológico foram iniciados em diferentes países principalmente após a epidemia da AIDS, no início dos anos 1980. O primeiro sistema de vigilância de exposição a material biológico entre trabalhadores de saúde foi criado pelo CDC em 1983 – *The CDC cooperative needlestick surveillance group*. Aproximadamente 100 serviços participaram durante o período de 1983 a 1998. O sistema foi encerrado tendo em vista a criação do NaSH (*National Surveillance System for Hospital Health Care Workers*) pelo CDC em 1995, com o intuito de ser um sistema de vigilância mais abrangente, incluindo diferentes aspectos de saúde ocupacional dos trabalhadores de saúde como vacinações e exposições a doenças imunopreveníveis.

Outro programa de vigilância nacional dos hospitais americanos foi iniciado em 1992, com a implantação do sistema padronizado denominado EPINet® – *Exposure Prevention Information Network*, um sistema amplamente utilizado nos EUA e adaptado para diversos outros países.

No Brasil, a partir do ano de 1998, a transmissão ocupacional do HIV, por exemplo, como categoria de exposição específica, foi incluída na ficha de notificação de casos de AIDS. Em 2005, foi publicada a Norma Regulamentadora 32 com a finalidade de estabelecer as diretrizes básicas para implantação de medidas de proteção à segurança e à saúde dos trabalhadores de saúde, bem como aos que exercem atividades de promoção e assistência à saúde em geral.

Vários trabalhos têm sido conduzidos no sentido de verificar quais as categorias profissionais mais expostas ao risco de acidentes durante o exercício de suas funções.

Vários estudos apontam ainda hoje o acidente perfurocortante, em especial pelo reencape de agulha, como a principal causa de AES.

A subnotificação ocorre não só para acidentes em pele, mas também em mucosa e percutânea, por diferentes fatores, fazendo com que os dados de sistemas de vigilância não reflitam adequadamente a extensão da transmissão ocupacional, o que representa a maior limitação dos estudos de soro prevalência em trabalhadores da saúde.

Deve ser lembrado que o potencial contagiante de um paciente é máximo quando da primoinfecção, e nesse período podem não haver quaisquer sintoma e/ou sinal ou informação sorológica detectáveis. Por vezes, ele pode recorrer a cuidados de um trabalhador da saúde e, eventualmente, ser um paciente índice de acidente ocupacional.

RISCO PARA AQUISIÇÃO OCUPACIONAL DO VÍRUS DA IMUNODEFICIÊNCIA HUMANA

A possibilidade de transmissão do HIV através de acidente ocupacional com material potencialmente contaminado teve profundo impacto sobre a rotina dos trabalhadores nos meios de assistência à saúde e, hoje, constituem um grave problema de saúde pública.

Desde o primeiro caso documentado, em 1984, de infecção pelo HIV após acidente ocupacional, vários outros casos de soro conversão no contexto da exposição ocupacional a sangue foram reportados ao CDC, sendo que em 1995 foi publicado o primeiro estudo mostrando a diminuição do risco de transmissão com o uso de zidovudina (AZT). Com base nesse estudo, o Serviço de Saúde Pública dos EUA recomenda, desde 1996, o uso de antirretrovirais (ARV) como profilaxia, com duas ou três drogas, dependendo da situação e conforme o tipo de exposição.

Em estudos prospectivos com trabalhadores da saúde determinou-se que o risco de contaminação com HIV após exposição percutânea a material biológico contendo sangue é de 0,3% (95% de intervalo de confiança, 0,2 a 0,5) e após a exposição de membrana mucosa é de 0,09% (95% de intervalo de confiança, 0,006 a 0,5). Apesar da transmissão através de pele intacta já ter sido documentada, estima-se que tal risco é menor que o da exposição das membranas mucosas, bem como o risco de transmissão via fluidos ou tecido que não o sangue contaminado.

Apesar do risco de se adquirir o HIV por acidente ocupacional não ser elevado, ele não é desprezível. O panorama mundial dos casos de infecção pelo HIV entre os trabalhadores da saúde, segundo dados disponíveis até dezembro de 2002, era de 106 casos documentados e 238 considerados como de possível transmissão ocupacional. Entre os casos documentados, a grande maioria, 55,4%, ocorreu-nos EUA, sendo 57 documentados e 140 possíveis, 11,7% na França, 4,2% na Inglaterra, 4,4% na Austrália, 5,3% na Itália, 5,3% na Espanha, 3,2% na África do Sul e o restante distribuído por outros países (disponível em http://www.cdc.gov/ncidod/hip/BLOOD/hivpersonnel.htm).

O primeiro caso de AIDS ocupacional relatado no Brasil ocorreu em 1994, com uma auxiliar de enfermagem, sendo reconhecido pelo Ministério do Trabalho do Brasil conforme ofício n. 141/99 da Secretaria de Estado da Saúde de São Paulo. Outros casos estão em investigação.

Diversos fatores relacionam-se à maior probabilidade de transmissão, são eles: material com sangue visível do paciente-fonte; procedimento que envolve material diretamente introduzido em veia ou artéria do paciente-fonte; ferimento profundo; e paciente-fonte que morre após dois meses da exposição (refletindo provavelmente maior carga viral ou outros fatores como cepas indutoras de sincício do HIV) (Tabela 55.1).

Cabe lembrar que é possível a transmissão do HIV mesmo de indivíduos com carga viral indetectável, visto que este teste detecta somente vírus livres no plasma e há células com infecção latente que podem transmitir a infecção.

Foi demonstrado que acidentes profundos e com maior quantidade de sangue oferecem risco maior que a magnitude da carga viral em si.

MEDIDAS PROFILÁTICAS

As medidas específicas para a profilaxia da aquisição do HIV incluem a recomendação de quimioprofilaxia com an-

Tabela 55.1 Fatores de risco de transmissão do HIV em caso de acidente de exposição ao sangue em profissionais da saúde.

Fatores de Risco	OR Ajustadas*	I.C. a 95%
Lesão profunda	16,1	6,1 a 44,6
Sangue visível sobre o material	5,2	1,8 a 17,7
Ferimento com agulha que estava inserida na veia ou artéria do paciente	5,1	1,9 a 14,8
Paciente-fonte com doença terminal	6,4	2,2 a 18,9
Uso de AZT	0,21	0,06 a 0,57

**OR =* odds ratio *(todas significantes); I.C. = intervalo de confiança.*

Adaptado de Centers for Disease Control and Prevention.

tirretrovirais (ARV) pós-exposição ocupacional. A indicação do uso de ARV deve ser baseada em uma avaliação criteriosa acerca do risco de transmissão do HIV, considerando as circunstâncias e o tipo de acidente, o esperado benefício e eventuais efeitos colaterais da medicação instituída e que a cepa infectante seja suscetível ao regime terapêutico utilizado.

Os benefícios da profilaxia pós-exposição (PEP) são inferidos por evidências indiretas, seja por recentes estudos em animais, demonstrando que o uso de ARV como PEP nestes modelos, durante 28 dias, pode prevenir a infecção pelo vírus da imunodeficiência símea (SIV), ou através de estudos clínicos de transmissão perinatal do HIV em que se usou profilaxia com ARV. Embora os dados sejam encorajadores, é claro que mesmo que haja benefício com o tratamento pós-exposição, a proteção não é absoluta, sendo reportados casos de soroconversão embora tenha havido uso de PEP. Vários fatores podem ter contribuído para a falha do tratamento, desde falta de eficácia da medicação ARV até provável resistência do vírus às drogas.

Os critérios de gravidade na avaliação do risco do acidente dependem do volume de sangue e da quantidade de vírus presente, sendo considerados graves os acidentes que envolvem juntos grande volume de sangue (lesão profunda, agulha oca utilizada em artéria ou veia) e sangue com alto título de HIV (paciente-fonte em fase aguda ou de AIDS).

O Ministério da Saúde do Brasil, para tratamento do trabalhador da saúde acidentado, divide o risco baseado no material envolvido em:

- **material biológico de risco**: sangue ou qualquer fluido orgânico contendo sangue, secreção vaginal, sêmen e tecidos;
- **material biológico de risco indeterminado**: líquidos de serosas (pleura, peritônio e pericárdio), líquido amniótico, líquor, líquido articular e saliva (em ambientes odontológicos). Estes casos requerem avaliação de forma individual;
- **material com quantidade concentrada do HIV**: laboratórios de pesquisa com culturas de vírus em grande quantidade. Estes casos requerem avaliação clínica para definir a necessidade de quimioprofilaxia;
- **mordedura**: considerada de risco se envolver sangue;
- **material biológico sem risco de transmissão**: suor, lágrima, fezes, urina, vômito, saliva (exceto em ambientes odontológicos). Nestes casos não se recomenda nem profilaxia nem acompanhamento sorológico.

O intervalo entre o começo da viremia e a detecção de anticorpos contra o HIV, com o uso dos rotineiros testes imunoenzimáticos (ELISA) para HIV existentes, é no máximo de alguns dias. Assim, se o resultado do teste para HIV do paciente-fonte for negativo, supõe-se que o risco de transmissão seja zero, a menos que o paciente tenha fatores de risco para infecção pelo HIV ou os achados clínicos sejam compatíveis com infecção aguda (febre, faringite, linfoadenopatia, lesões maculopapulares e indisposição, por exemplo). Em situações que envolvam acidentes com paciente-fonte com sorologia anti-HIV desconhecida ou paciente-fonte desconhecido (material encontrado no lixo, em áreas de expurgo ou outros) levando em consideração a origem do material (áreas de risco como serviços de emergência, centro cirúrgico, diálise, entre outros) deve ser avaliada a possibilidade de risco ao HIV.

O uso do teste rápido pode reduzir o tempo necessário para excluir infecção pelo HIV para alguns minutos. Geralmente, este teste tem boa sensibilidade e especificidade, esta última mais baixa que a primeira, devendo ser usado unicamente para o paciente-fonte, uma vez que resultado falso-positivo pode ocorrer. Embora tenha uma boa correlação com o ELISA, jamais prescindir a sua realização. Os testes rápidos são interessantes na medida em que minimizam o uso de ARV e a consequente exposição aos seus efeitos colaterais e diminuem a ansiedade do trabalhador de saúde em se imaginar contaminado até o resultado final do ELISA. Os testes rápidos não são definitivos para o diagnóstico da infecção no paciente-fonte, devendo o resultado final ser fornecido apenas após a realização do teste anti-HIV (ELISA). Não está indicada quantificação do RNA viral (carga viral) para diagnóstico de infecção pelo HIV no paciente-fonte, pois estes testes não foram validados para este fim.

Agulhas de sutura não são consideradas fontes de infecção, mas infecção ocupacional pelo HIV tem sido reportada em cirurgiões. Exposição de pele intacta a sangue contaminado não tem sido identificada como risco para transmissão do HIV. Risco associado à mordida não é quantificado, mas a vítima e aquele que a causou devem ser avaliados para a possibilidade de infecção. O risco nesses casos é extremamente baixo, a não ser que haja sangue na saliva de quem causou a mordida. O acidente pode ser considerado como exposição de mucosa se houver picada ou furo causado pela mordida.

Segundo recomendações do Ministério da Saúde, em relação à exposição ocupacional a material biológico, quando a quimioprofilaxia for indicada, deverá ser iniciada, preferencialmente, nas primeiras duas horas após o acidente, tendo duração de quatro semanas, ou até que se tenha o resultado da sorologia do paciente-fonte.

Considerando os critérios de gravidade, o Ministério da Saúde do Brasil preconiza um fluxograma para a avaliação do acidente e consequente indicação para a quimioprofilaxia do HIV.

Na hipótese de ser indicado a quimioprofilaxia, o trabalhador acidentado deverá receber informações quanto à possibilidade dos medicamentos causarem efeitos colaterais.

Cerca de 50% dos trabalhadores que fazem uso de ARV em PEP relatam efeitos adversos, e cerca de um terço interrompem o uso como resultado disto. Muitos desses efeitos não são graves e podem ser manejados. Na maioria são náuseas e vômitos, sendo mais graves quando do uso do regime expandido (três drogas). Nefrolitíase, hepatite, hiperglicemia, pancitopenia e erupções cutâneas têm sido relatadas. Das drogas, a nevirapina tem demonstrado provocar efeitos mais graves, não sendo atualmente recomendada em PEP. O efavirenz (EFV) não deve ser instituído durante a gravidez devido ao risco de teratogenicidade.

Tem sido relatada ocorrência de 30% de afastamentos ao trabalho devido aos efeitos colaterais do inibidor de protease usado no regime profilático para o HIV, necessitando mudança ou interrupção do uso da terapia devido à intolerância.

O trabalho de Staszewski *et al.*, 1999, mostrou uma melhor eficácia do regime zidovudina (AZT) e lamivudina (3TC), EFV em relação ao regime AZT, 3TC, IDN em indivíduos infectados pelo HIV-1, salientando especialmente a descontinuidade do tratamento, devido aos efeitos colaterais nos pacientes em uso do regime que incluía IDN, quando comparado ao regime com EFV (43% e 27%, respectivamente). O uso de inibidores da transcriptase reversa não nucleotídeos podem ser uma alternativa nos casos da terapia profilática pós-acidente com material potencialmente contaminado pelo HIV.

É importante ressaltar que, embora poucos estudos tenham sido conduzidos no sentido de avaliar a adesão e o seguimento proposto para profilaxia ARV após exposição acidental, pelo trabalhador de saúde, tem sido mostrado que a adesão é geralmente baixa. Talvez isso se deva ao fato de que, após o pânico inicial gerado no momento do acidente ser superado, abre-se caminho para uma nova construção dos sentimentos anteriores ao acidente.

Recentemente tem sido relatada resistência aos ARV, em especial em pacientes com progressão clínica da doença, aumento quantitativo de título de RNA viral em plasma e declínio na contagem de células CD_4^+. Infelizmente apenas estes dados não são suficientes para confirmar resistência ao vírus e dados de fenotipagem e genotipagem são raramente disponíveis em tempo para guiar a decisão da terapia profilática. Se há informação recente sobre resistência aos ARV (genotipagem, por exemplo) podemos ajustar a PEP para incluir ao menos duas drogas às quais o vírus seja suscetível. Se a informação não for disponível podemos, em último caso, instituir para o trabalhador acidentado a terapia que o paciente-fonte estiver usando no momento.

RISCO PARA AQUISIÇÃO OCUPACIONAL DO VÍRUS DA HEPATITE B

Não é somente o HIV que pode ser transmitido quando da ocorrência de um AES. Entre os diferentes agentes, o vírus da hepatite B (VHB) ocupa um lugar de destaque, uma vez que é 100 vezes mais transmissível que o HIV, sendo o único prevenível através da vacinação. A probabilidade de infecção pelo VHB após exposição percutânea pode atingir até 40% em exposições em que o paciente-fonte apresente sorologia HBsAg reativa. O VHB sobrevive no sangue seco à temperatura ambiente, em superfícies ambientais, por pelo menos uma semana. O contato direto de mucosas e pele não íntegra pode transmitir o vírus.

No Brasil, a vacina para hepatite B é recomendada para todo trabalhador da saúde. É uma vacina extremamente eficaz, havendo 90% a 95% de resposta vacinal em adultos imunocompetentes, e não apresenta toxicidade, tendo como possíveis redutores da eficácia o aumento da idade, a obesidade, o sexo masculino e o hábito de fumar. Os efeitos colaterais são raros; na grande maioria das vezes dor discreta no local da aplicação, febre e, excepcionalmente, fenômenos alérgicos. São recomendadas para adultos doses de 10 a 20 μg (1 mL) de HBsAg/mL, via intramuscular, em músculo deltoide. O intervalo entre as doses deverá ser de zero, um e seis meses. Trabalhadores que tenham interrompido o esquema após a primeira dose deverão realizar a segunda dose logo que possível e a terceira dose com intervalo de pelo menos dois meses da dose anterior. Se o trabalhador interrompeu o esquema após a segunda dose, deverá realizar a terceira tão logo seja possível. É recomendada a realização de teste sorológico (anti-HBsAg) após a vacinação, com um a dois meses após a última dose, e para aqueles trabalhadores com esquemas incompletos, com um a seis meses após a última dose, para confirmação da presença de anticorpos protetores. Gravidez e lactação não são contraindicações para a vacinação.

A questão da duração da imunidade após vacina de hepatite B foi motivo de numerosos estudos desde seu licenciamento em 1982. O declínio nos títulos do anticorpo da superfície do vírus (anti-HBsAg) ocorre e foi bem quantificado em vários trabalhos: em geral é mais rápido após 12 meses da terceira dose e depois a queda é gradual. Entre adultos vacinados o declínio do anti-HBsAg para títulos inferiores a 10 UI/mL é de 7% a 50% após cinco anos, e de 30% a 60% após 9 a 11 anos. Porém, nenhum estudo reportou casos de hepatite B entre vacinados respondedores, apesar de alguns detectarem infecção assintomática por testes sorológicos, que reverteu totalmente. Acredita-se que esta infecção clinicamente inaparente não leve à infecção persistente. Estas exposições, que podem ocorrer após a vacinação quando o título caiu abaixo de 10 UI/mL seriam abortadas pela excelente resposta anamnéstica observada após a reexposição. Deste modo, hoje é consenso que, após uma série completa de vacinação, tendo apresentado resposta comprovada (título de anti-HBsAg = 10 mL/U), não é necessário repetir sorologias periódicas nem tão pouco revacinação. Se o trabalhador não respondeu à primeira série de vacina, deve realizar uma segunda série, com chance de resposta de até 60%. Caso persista a falta de resposta, não é recomendada a revacinação. Nesta situação, caso o trabalhador venha a sofrer um AES com fonte sabidamente positiva para VHB (HbsAg), devem ser administradas duas doses da imunoglobulina humana contra hepatite B, com intervalo de um mês entre as doses.

Quando de exposição percutânea ou mucosa a sangue ou material contendo sangue com paciente-fonte sabidamente positivo para VHB (HbsAg) ou desconhecido com risco (politransfundido, com cirrose, em hemodiálise, soropositivo para HIV, usuário de droga), se o trabalhador for não vacinado ou vacinação incompleta, aplica-se uma dose (0,06 mL/kg, IM) de imunoglobulina humana contra hepatite B e inicia-se ou completa-se a vacinação. Se o trabalhador é vacinado, porém não sabe sua resposta vacinal, deve-se proceder ao teste anti-Hbs; havendo resposta adequada, não imunizar; sem resposta, aplicar uma dose (0,06 mL/kg, IM) de imunoglobulina humana contra hepatite B e revacinar. Se não for possível realizar o teste, indica-se uma dose de imunoglobulina e uma dose de vacina contra hepatite B.

A Tabela 55.2 especifica as situações e condutas frente à exposição com risco para hepatite B.

RISCO PARA AQUISIÇÃO OCUPACIONAL DO VÍRUS DA HEPATITE C

O risco para a hepatite C é da ordem de 1% a 10%. A exposição de mucosa é rara e ainda não foram identificados casos de transmissão pela pele mesmo não íntegra. Dados epidemiológicos sugerem que a contaminação ambiental com sangue não apresenta risco de transmissão, com exceção dos centros de hemodiálise. O risco de transmissão por outros fluidos não está quantificado, mas é aparentemente baixo.

Deve ser lembrado que não há, até o momento, qualquer tratamento ou vacina para o VHC, restando apenas o uso adequado de EPI.

Tabela 55.2 Recomendações para profilaxia de hepatite B após exposição ocupacional a material biológico.

Profissional de saúde exposto negativo	Paciente-fonte HbsAg positivo ou desconhecido com risco	Paciente-fonte HbsAg desconhecido sem risco	Paciente-fonte HbsAg
Não vacinado ou vacinação incompleta	Uma dose de IGH, iniciar ou completar vacinação	Iniciar ou completar vacinação	Iniciar ou completar vacinação
Vacinado com resposta conhecida e adequada*	Nenhuma medida específica	Nenhuma medida específica	Nenhuma medida específica
Vacinado sem resposta adequada**	Uma dose de IGH e revacinar ou duas doses de IGH	Revacinar	Revacinar
Vacinado com resposta não conhecida	Fazer anti-HBs***, com resposta adequada* não imunizar; sem resposta adequada**: uma dose de IGH e revacinar; duas doses de IGH****	Fazer anti-HBs; com resposta adequada* não imunizar; sem resposta adequada** revacinar	Nenhuma medida específica

IGH: imunoglobulina humana contra hepatite B; *anti-HBsAg ≥ 10 UI/mL; ** anti-HBsAg ≤ 10 UI/mL *** Na impossibilidade de indicar o teste anti-HBs fazer uma dose de IGH + uma dose de vacina contra a hepatite para o profissional acidentado; ****Para profissionais que mesmo revacinados continuam sem resposta adequada: intervalo entre as doses de um mês.
Adaptado Brasil – Ministério da Saúde e Centro de Vigilância Epidemiológica.

Caso o paciente-fonte seja positivo para o VHC, o trabalhador acidentado deverá realizar seguimento clínico e sorológico por um ano. Deve-se monitorizar o nível de anticorpos para o vírus C e as enzimas hepáticas (aspartatoaminotransferase, alaminaminotransferase), realizando com 45 dias, três meses, seis meses e um ano do acidente da exposição. Caso o trabalhador apresente alterações desses parâmetros, devemos investigar a presença do vírus através de métodos moleculares (reação de cadeia de polimerase--PCR); se positivo, o trabalhador deverá realizar seguimento com especialista para avaliação e eventual início de terapia específica.

Não há necessidade de restringir as atividades do profissional exposto.

CONDUTAS ADICIONAIS

Durante o período de seguimento ao trabalhador cuja fonte do acidente tiver sido positiva para HIV e/ou VHB e/ ou VHC, deve ser feita prevenção através do uso de preservativos nas relações sexuais, ele não deverá doar sangue, órgãos, sêmen, tecidos, fluidos biológicos nem compartilhar seringas ou agulhas. No caso de mulheres que estejam amamentando, esta atividade deverá ser suspensa, dado o risco de contaminação da criança através do leite materno, e a profissional deve ainda evitar engravidar durante este período de observação. Essas últimas condutas não se aplicam em caso de acidente envolvendo risco para HBV ou HCV. Todas as medidas anteriormente descritas devem ser instituídas até a demonstração de que não houve soro conversão no período de até seis meses. Paralelo a isso, há os efeitos colaterais dos medicamentos necessários para inibir a contaminação pelo HIV.

As ocorrências de acidentes devem ser notificadas através de cadastramento, que pode ser feito via internet, por meio do documento denominado Comunicação de Acidente de Trabalho (CAT). O preenchimento da CAT é de extrema importância e deve ser feito pelo setor de pessoal da empresa ou pelo empregador. Na falta da comunicação por parte da empresa, o próprio segurado acidentado, seus dependentes ou o médico que o atendeu podem preencher a CAT. O preenchimento da CAT é responsabilidade da empresa (seis vias). Em caso de recusa, o serviço de saúde pode emitir a CAT e mesmo o próprio trabalhador pode preencher o impresso – encontrado em sindicatos e papelarias. A CAT garante que o acidente seja **reconhecido como decorrente do trabalho** em qualquer etapa da vida do trabalhador. Só os trabalhadores com carteira de trabalho assinada ou os que contribuem para a Previdência Social estão obrigados a emitir. As notificações são devolvidas para os municípios sob a forma de boletim e auxiliam no planejamento das fiscalizações e das ações de assistência.

Para cadastrar a Comunicação de Acidente de Trabalho – CAT no INSS, basta que o responsável pelo preenchimento da CAT acesse a página da Previdência na internet (www. previdenciasocial.gov.br, http://www.previdenciasocial. gov.br), clique no link "Serviços", opção "Empresas" e, em seguida, em "Comunicação de Acidente de Trabalho – CAT" (http://www.dataprev.gov.br/servicos/cat/cat.shtm).

CONSIDERAÇÕES FINAIS

O episódio de acidente com material biológico é sempre um evento que envolve estresse, dada a possibilidade de se adquirir um vírus ou doença muitas vezes letal. O indivíduo que prestar o primeiro atendimento ao acidentado deve ter a sensibilidade de perceber isso e procurar tranquilizar o trabalhador. Há relatos de casos de suicídio após AES, e quadros psiquiátricos prévios podem ser exacerbados pelo evento.

Muitas das subnotificações são devidas à angústia de se declarar contaminado, mas, muitas vezes, é pelo não conhecimento da existência da possibilidade de um tratamento.

A falta de informação, a angústia da incerteza da contaminação, o medo de ser "rotulado" de soropositivo e, com isso, ser excluído do meio social e/ou demitido levam o trabalhador de saúde a não seguir adequadamente o tratamento quando este é prescrito.

Provavelmente, aqueles que já se acidentaram se aproximam um pouco mais do universo de representação do papel do trabalhador do ponto de vista do paciente, e então fica mais clara a importância deste papel para a manutenção do vínculo com a vida, principalmente nos primeiros momentos. Neste sentido, é preciso pensar em quais as possíveis repercussões negativas do acidente, tanto no que se refere aos aspectos práticos (exames, medicamentos, profilaxias em geral) quanto a toda sua implicação psicológica e social.

As reações dos trabalhadores que se acidentam demonstram o impacto do acidente no ambiente familiar, não penalizando apenas o trabalhador, mas havendo uma extensão à esfera familiar, aumentando seu sofrimento.

A educação continuada, o treinamento, a mudança de prática de trabalho e o acesso a dispositivos de segurança factíveis e práticos são alguns dos aspectos que devem ser cada vez mais reforçados.

A aplicação de medidas universais e a aquisição de materiais de proteção não são suficientes para garantir a segurança. Faz-se necessária a aceitação por parte do trabalhador de uma estratégia preventiva, que implica notadamente uma reflexão sobre seus gestos e as causas de acidentes, ou seja, de uma organização satisfatória do trabalho.

Há a crença de que a pressa pode ser uma das causas de acidentes ocupacionais; contudo esta contingência parece estar associada a outras dificuldades verificadas no *setting* de trabalho, como o número insuficiente de funcionários, a negligência dos equipamentos de proteção em função do tempo, a conduta inadequada no descarte de materiais e as dificuldades do trabalho em equipe, contingências essas observadas por Rissi. Cabe ressaltar que o uso correto e sistemático das Precauções Universais (PU), assim como do Equipamento de Proteção Individual (EPI) é de suma importância para que o acidente seja evitado.

Atualmente, estão disponíveis na internet várias páginas que possuem grupos de discussão ou espaço para esclarecimento de dúvidas e que oferecem também extensa literatura: http://www.riscobiologico.org, http://www.nedlestick. mednet.ucla.edu, http://www.cdc.gov/hepatitis.

SUGESTÃO DE ROTEIRO DE COMO PROCEDER EM CASO DE ACIDENTE COM MATERIAL BIOLÓGICO POTENCIALMENTE CONTAMINADO

Para o trabalhador de saúde acidentado:

1. Mantenha a calma, o seu acidente pode ser de baixo risco, em especial se não estiver envolvido sangue ou for com pele íntegra ou usando luvas.
2. Não esprema o local ou coloque material abrasivo, não escove, isso poderá facilitar penetração do material/agente que tenha entrado em contato com a pele. Lave o local com água e sabão. Se for mucosa lave com água ou soro fisiológico em abundância.
3. Procure o serviço mais próximo do seu local de trabalho onde possa ser avaliado o tipo de acidente e o real risco. Geralmente, isso pode ser prestado no próprio local onde você trabalha ou na unidade básica.

Para o médico que prestará a assistência ao acidentado:

1. Tranquilize o trabalhador. A grande maioria dos acidentes envolve risco baixo de contaminação.
2. Avalie se o trabalhador estava portando algum equipamento de proteção individual (luvas, óculos), se possui a vacina para hepatite B e sabe seu estado de imunidade.
3. Busque saber se houve paciente-fonte e se este possuía algum risco de ser portador do HIV, VHB e/ou VHC.
4. Existindo paciente-fonte, verificar a possibilidade de colher uma amostra de sangue para dosagem de anticorpos contra o HIV, VHB e VHC. Ver as condições do paciente para as doenças provocadas por esses vírus (Estágio terminal? Carga viral para o HIV alta? Politransfundido? Faz hemodiálise?).
5. Se houver teste rápido para o HIV, em seu local de atendimento, proceda a realização deste no sangue da fonte, jamais no do acidentado, enquanto você conversa com o trabalhador e procura saber as circunstâncias do acidente.
6. Não havendo teste rápido, o sangue do paciente-fonte deverá ser encaminhado para realização de teste imunoenzimático (ELISA).
7. Avalie as circunstâncias do acidente, se foi perfurocortante, se a pele estava íntegra ou não, se houve envolvimento com sangue ou outro fluído.
8. Colha amostras de sangue do trabalhador da saúde para realização da quantificação de anticorpos contra HIV e VHC. Se o trabalhador não for vacinado para hepatite B ou vacinado, mas não sabe seu estado de imunidade, colher também sorologia para quantificação de anticorpos contra VHB (HbsAg). Se vacinado sem resposta adequada verificar o paciente-fonte: se positivo ou de risco aplicar no trabalhador acidentado 0,06 mL/kg, via intramuscular, de imunoglobulina humana contra hepatite B e vacinar. Se o paciente-fonte for negativo ou desconhecido sem risco, revacinar o trabalhador. Caso o trabalhador saiba não ser respondedor à vacina, aplicar duas doses da imunoglobulina humana contra hepatite B, com intervalo de um mês entre elas.
9. Se as circunstâncias indicarem necessidade de medicação ARV, verifique se devem ser dadas duas ou três drogas, avaliando as condições do paciente-fonte.
10. Explique os efeitos colaterais das medicações que você prescreveu e como proceder caso ocorram.
11. Se o trabalhador for sabidamente não respondedor à vacina da hepatite B, disponibilizar a imunoglobulina humana específica.
12. Marque retorno curto para avaliar os resultados dos diferentes exames solicitados para o paciente-fonte e trabalhador acidentado. Avalie também, nesse retorno, a aceitação e efeitos colaterais da medicação.
13. Lembre-se: se a fonte for desconhecida deve ser avaliado o local de procedência do material causador do acidente, se de baixo risco para HIV não deve ser dada terapia ARV. Se o paciente-fonte negar-se a colher exames para avaliação sorológica, mesmo após aconselhamento com informações sobre a natureza do teste, o significado dos seus resultados, e as implicações para o trabalhador da saúde envolvido no acidente, considerar como fonte desconhecida e tratar o caso como tal.
14. Oriente o(a) trabalhador sobre o uso de preservativo, em qualquer tipo de sexo; não amamentar, não engravidar,

nos casos de risco para HIV e não doar sangue, órgãos, tecidos, sêmen e não compartilhar seringas e agulhas durante o período de monitoramento para casos de risco para HIV, HBV e HCV.

15. Oriente o profissional para proceder ao preenchimento da CAT.

16. Notifique o caso ao serviço de notificação de seu município.

REFERÊNCIAS BIBLIOGRÁFICAS

Boletim epidemiológico. CRT-DST/AIDS-CVE. Vigilância de acidentes com material biológico em profissionais de saúde no Estado de São Paulo, ano I número 1, out. 2002;3-19.

Brasil. Ministério da Saúde. Coordenação Nacional de DST/AIDS. Revisão da definição nacional de caso de AIDS em indivíduos com 13 anos de idade ou mais, para fins de vigilância epidemiológica. Brasília 1998;17.

Brasil. Ministério da Saúde. Secretaria de Políticas de Saúde, Coordenação Nacional de DST e AIDS. Manual de Condutas: exposição ocupacional a material biológico: Hepatite e HIV. Brasília 2004. Disponível em http://www.AIDS.gov.br/manuais.htm

Cardo DM, Bell DM. Bloodborne pathogen transmission in healthcare workers – risks and prevention strategies. Inf Dis Clin North Am. 1997;11(2):330-46.

Centers for Disease Control and Prevention. Case control study of HIV soroconversion in health care workers after percutaneous exposure to HIV-infected blood. France, United Kingdom and United States, jan. 1988 aug. 1994. MMWR. 1995; 44(50):929-33.

Centers for Disease Control and Prevention. Update: Human Immunodeficiency Virus infection in health care workers exposed to blood of infected patients. MMWR. 1984;36 (19):285-89.

Centro de Vigilância Epidemiológica. Secretaria do Estado da Saúde de São Paulo. Guia de orientações técnicas. Hepatites B e C. 2002;1-49.

Gerbeding JL. Occupational exposure to HIV in health care settings. N Engl. J Med. 2003;348(9):826-33.

Gir E, Costa FPP, Silva AM. A enfermagem frente a acidentes de trabalho com material potencialmente contaminado na era do HIV. Rev Esc. Enf USP. 1998;33(3):262-72.

International Health Care Worker Safety Center – Exposure Prevention Information Network. Disponível em www.med. virginia.edu/medcntr/centers/epinet/epinet4.htm.

Ippolito G, Puro V, Petrosillo N, Pugliese G, Wispelwey B, Tereskerz PM *et al.* Prevention, Management & Chemo-prophylaxis of Occupational Exposure to HIV. 1 ed. Virginia, International Health Care Workers Safety Center. 1997;109.

Jagger J, Hunt EH, Brand-Elnaggar J, Pearson RD. Rates needlestick injury caused by various devices in a university hospital. N Engl J Med. 1988;319:284-8.

Machado AA, Castro G, Abduch R, Figueiredo JFC, Martinez R. Surveillance of accidental HIV-1 contamination among health care workers in Ribeirão Preto, São Paulo, Brazil. Epidemiology and Prevention, Monduzzi Editore, International Proceedings Division. 1998;3:163-6.

Machado AA, Martinez R, Haikal AA, Rodriguez da Silva MCV. Advantages of the rapid HIV-1 test in occupational accidents with potentially contaminated material among health workers. Rev Inst Med Trop S Paulo. 2001;43 (4):199-201.

Oliveira Jr FI, Abreu ES, Arruda JMF, Feijó RDF, Silva AMC, Ramalho M. Suicídio após acidente ocupacional de baixo risco com exposição a fluidos biológicos – relato de caso. In: VIII Congresso Brasileiro de Controle de Infecção e Epidemiologia Hospitalar, set. 2002.

Parkin JM, Murphy M, Anderson J, El-Gadi S, Forster G, Pinching AJ. Tolerability and side-effects of post-exposure prophylaxis for HIV infection. Lancet. 2000;355:722-3.

Pedrosa TMG, Couto RC. Prevenção das infecções nosocomiais ocupacionais. In: Couto RC, Pedrosa TMG, Nogueira JM. Infecção hospitalar: epidemiologia, controle, gestão para a qualidade. Rio de Janeiro: Medsi. 1999(35):585-611.

Riscos Biológicos: guia técnico: os riscos biológicos no âmbito da Norma regulamentadora n. 32 – Brasília: TEM, SIT, 2008.

Rissi MRR. Profissionais da saúde e AIDS: um estudo diferencial frente à ocorrência de acidente ocupacional com material biológico potencialmente contaminado. Ribeirão Preto. Tese (Mestrado). Faculdade Filosofia, Ciências e Letras de Ribeirão Preto, USP. 2001;124.

São Paulo. Secretaria do Estado da Saúde. Programa DST/AIDS. Ofício n. 141/99, de 29 set. 1999.

Souza M. Acidentes ocupacionais e situações de risco para equipe de enfermagem: um estudo em cinco hospitais do Município de São Paulo. São Paulo. Tese (Doutorado). Escola Paulista de Medicina, Universidade Federal de São Paulo. 1999;163.

Staszewski S, Morales-Ramirez J, Tashima KT, Rachlis A, Skiest D, Stanford J *et al.* Efavirenz plus zidovudine and lamivudin, efavirenz plus indinavir, and indinavir plus zidovudine and lamivudine in the treatment of HIV-1 infection in adults. N Engl J Med. 1999;341(25):1865-73.

Update U.S. Public Health Service guidelines for the mana-gement of occupational exposures to HBV, HCV, and HIV and recommendations for postexposure prophylaxis. MMWR. 2001;50 (RR-11):1-52.

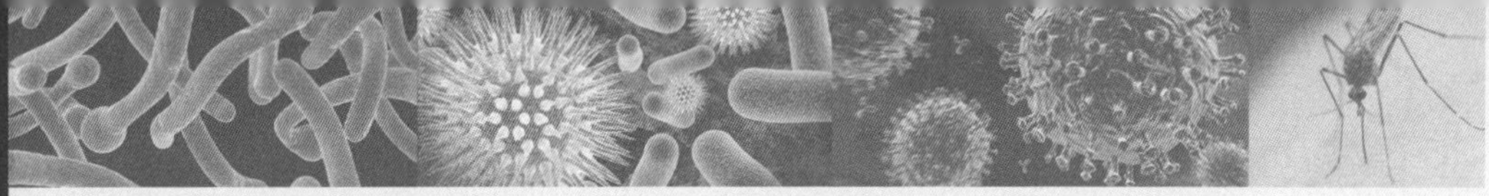

56 Osteomielite

Fabio Leoncio Bornstein Martinelli ▪ Luiz Alberto Costa Barra ▪ Fabio Boucault Tranchitella

INTRODUÇÃO

Denominação universalmente aceitaé relacionada à infecção do tecido ósseo por bactérias piogênicas. A osteomielite caracteriza-se pela inflamação dos espaços medulares, dos canais harversianos e do espaço subperiósteo. Lesões ósseas têm sido documentadas há mais de quatro mil anos, sendo Nélaton, em 1844, o primeiro a usar o termo. Nas últimas décadas, o surgimento de inúmeras drogas para controle das infecções (bacterianas) contrapôs-se às elevadas taxas de insucesso terapêutico e recidivas das osteomielites. Em estudos com animais, observou-se que, apesar da alta resistência do osso às infecções, elas podem ocorrer devido a grande inóculo, trauma ou presença de corpos estranhos, alterações vasculares, estados de imunodeficiência e utilização de próteses.

Uma vez que o trauma ou a imunossupressão podem desencadear recrudescimento de uma infecção óssea aparentemente curada, o termo *cura* nem sempre é adequado após o tratamento da osteomielite. A possibilidade de supressão sem erradicação do agente infeccioso pode levar a recorrência.

Existem algumas classificações didáticas para osteomielite, sendo a de Waldvogel *et al.* a mais comumente usada. Nessa classificação subdividem-se em hematogênicas sistêmicas ou contíguas a focos infecciosos, com ou sem a presença de insuficiência vascular.

Também no tratamento da osteomielite é importante o entrosamento entre os especialistas: ortopedista, infectologista, cirurgião plástico e vascular, entre outros. Aqueles que tiverem acesso a serviços de saúde estruturados com adequado controle de infecção hospitalar, novos métodos diagnósticos e profilaxia antibiótica rotineira certamente encontrarão menores taxas de recidivas, infecção pós-operatória e sequelas.

PATOGENIA E PATOLOGIA

Os microrganismos adentram o osso por via hematogênica, inoculação direta a partir de um foco infeccioso contíguo ou por uma ferida profunda. A suscetibilidade óssea à invasão aumenta no trauma, na isquemia ou na presença de corpos estranhos, pela exposição de sítios nos quais as bactérias podem aderir. Para fugirem das defesas do hospedeiro, ligam-se ao osso lesado por receptores (adesinas), penetram e persistem nos osteoblastos e cobrem-se com um biofilme protetor rico em polissacarídeos. A sobrevivência intracelular do *Staphylococcus aureus,* agente predominante, poderia explicar a persistência das infecções ósseas. Uma vez aderida ao osso, a bactéria expressa resistência fenotípica aos antibióticos, corroborando as altas taxas de insucesso terapêutico. Os principais achados histológicos da osteomielite aguda são: infiltrados neutrofílicos, microrganismos e vasos congestos ou trombosados. A necrose óssea e a ausência de osteócitos caracterizam a osteomielite crônica, fase que cursa com poucos microrganismos, em que predominam as células mononucleares e os tecidos, fibroso e de granulação, que substituem o osso reabsorvido pelos osteoclastos. O caminho percorrido para disseminação do processo infeccioso não está claro, supondo-se ocorrer a partir da medula metafisiana para o espaço subperiostal via canais de Volksmann's.

MANIFESTAÇÕES CLÍNICAS

Osteomielite hematogênica

Incide em 20% dos casos, sendo preponderante nas crianças do sexo masculino, que têm nas metáfises dos ossos longos, os locais mais acometidos. Nos idosos e usuários de drogas endovenosas a coluna é o principal sítio de infecção. A osteomielite está entre as causas da febre de origem obscura quando cursa com localizações pouco frequentes, como ossos sacros, púbis e costelas.

Osteomielite hematogênica aguda

Primariamente de crianças, envolve em geral, apenas um osso como a tíbia proximal, o fêmur distal ou o úmero. As bactérias se estabelecem na metáfise, local bem perfundido, onde fagócitos ativos são escassos, composta por uma rede de sinusoides venosos (Figura 56.1) que lentificam o fluxo sanguíneo devido a um turbilhonamento na microcirculação entre a arteríola e a vênula, facilitando a fixação do microrganismo (Figura 56.2). Capilares fenestrados permitem aos microrganismos o alcance do espaço extravascular (Figura 56.3). O sistema fagocitário é ativado, gerando enzimas que promovem lise óssea, que é concomitante ao preenchimento dos canais vasculares por material purulento, redução de fluxo sanguíneo e aumento da pressãointraóssea. Quando o fornecimento de sangue para a medula e periósteo estiver comprometido, a isquemia e a necrose óssea culminarão com a separação de fragmentos desvascularizados denominados sequestro (Figura 56.4). Dentro do tecido isquêmico e necrótico, a bactéria torna-se alvo difícil de erradicar, a despeito da resposta do hospedeiro, de cirurgias ou de antibióticos.

As mudanças anatômicas vasculares ocorridas nos adultos tornam incomuns infecções nos ossos longos. Nesses, a diáfise é a mais acometida.

Nas crianças, o foco inicial da bacteremia é geralmente inaparente. Doença febril aguda, calafrios, dor localizada, edema e eritema cutâneo, leucocitose e elevação das provas de atividade inflamatória compõem as manifestações. Na infância e após a puberdade, a infecção pode atravessar a epífise e atingir o espaço articular. Nessa situação, artrite séptica do cotovelo, ombro e quadril podem complicar a osteomielite do rádio, úmero e fêmur, respectivamente. O primeiro achado radiológico surge nos primeiros dias como edema de partes moles e área densa em metáfise, que corresponde ao abscesso metafisário. A reação periosteal, após dez dias do início da infecção, culmina com alterações líticas após duas a seis semanas, quando 50 a 75% da densidade óssea foram perdida. Com pronta e adequada intervenção, menos de 10% dos casos progridem para osteomielite crônica.

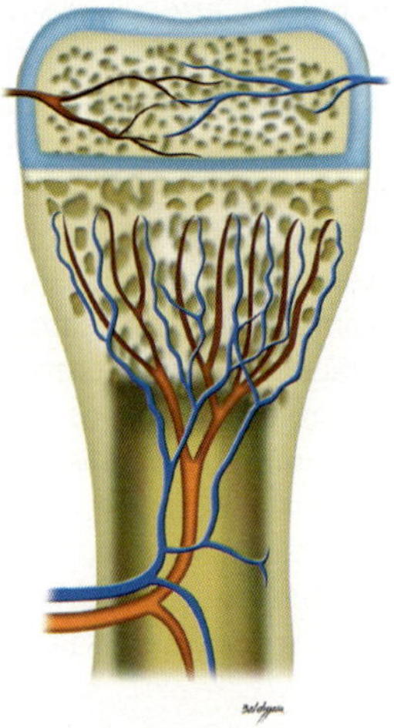

Figura 56.1 Circulação sinusoidal metafisária.

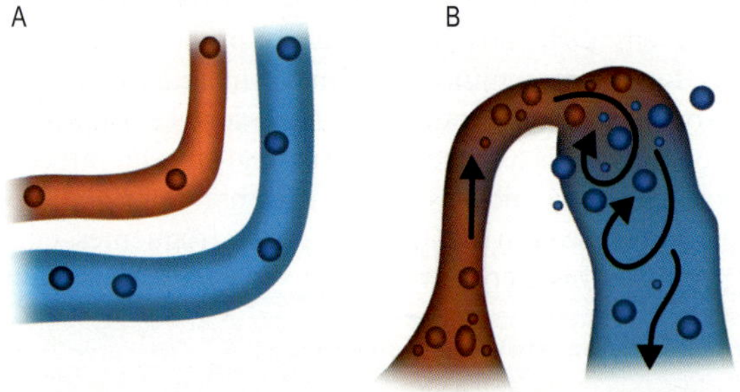

Figura 56.2 Patógeno na circulação e turbilhonamento sanguíneo na união entre a microcirculação venosa e a arterial.

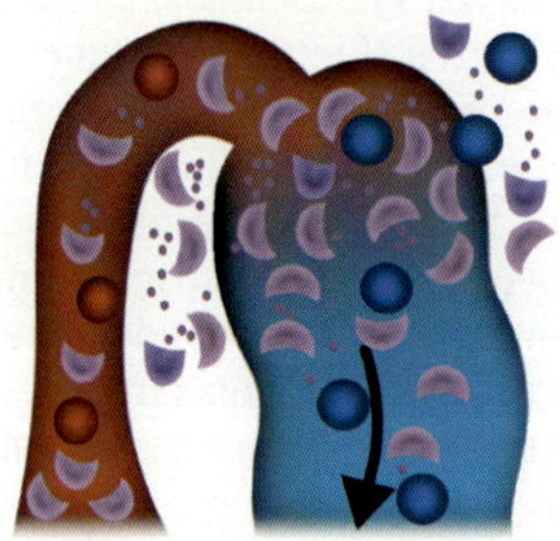

Figura 56.3 Reação inflamatória inicial caracterizada pela presença de polimorfonucleares.

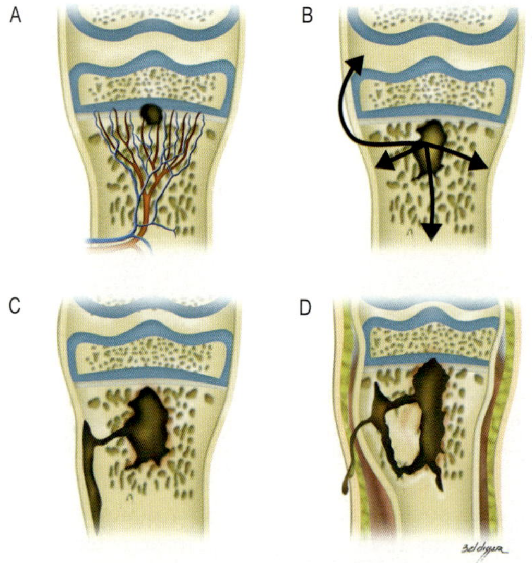

Figura 56.4 Fisiopatogenia da osteomielite: (A) abscesso metafisário; (B) trajetória da infecção inicial; (C) elevação periosteal; (D) formação de sequestro ósseo e fístula.

Osteomielite hematogênica crônica

São necessários dez dias para o início da necrose óssea, marca registrada da osteomielite crônica. É caracterizada por longos períodos de quiescência, marcados por exacerbações recorrentes. Fístulas formadas entre o osso e a pele podem drenar material purulento e restos de osso necrosado. Radiologicamente, a evolução de osso necrótico sequestrado, aparece densa, com contorno nítido devido ao espaço criado pelo tecido de granulação circundante. O aumento na radiopacidade do sequestro decorre da diminuição no suprimento sanguíneo, com retenção de conteúdo mineral. Aparecimento de drenagem cutânea, da dor ou aumento das provas de atividade inflamatória, sinalizam a recorrência. A febre raramente está presente, exceto quando uma obstrução na fístula ocasiona infecção de partes moles. Dentre as complicações tardias, destacam-se as fraturas patológicas, o carcinoma de células escamosas do trato de drenagem e a amiloidose.

Osteomielite vertebral

Doença incomum, geralmente de origem hematogênica. A infecção ocorre por trajeto arterial, onde as segmentares que nutrem as vértebras, se bifurcam para suprir dois segmentos ósseos vizinhos, facilitando o envolvimento de duas vértebras adjacentes e do disco intervertebral. No imunocompetente prevalece o *S. aureus,* nos usuários de drogas endovenosas, a *Pseudomonas aeruginosa*. No jovem, é doença aguda que cursa com alta mortalidade. No idoso é indolente, com baixa mortalidade, mas com recidivas e sequelas. Nas crianças diabéticas, o início é agudo e o curso fulminante, impondo a realização de cintilografia óssea naquelas que apresentarem dor na coluna, febre e leucocitose. A duração entre o início dos sintomas até o diagnóstico pode variar de semanas a meses. Em 90% dos pacientes, a dor é localizada e progride lentamente entre três semanas a três meses – em adultos é mais frequente a dor lombar, enquanto que nas crianças ocorrem dificuldades para andar, sentar e permanecer em pé. Febre e leucocitose estão ausentes em metade dos casos. A velocidade de hemossedimentação apresenta-se elevada e pode ser usada para monitorar o tratamento. A infecção pode evoluir para abscessos localizados e culminar com meningites. Alterações neurológicas motoras ou sensitivas, podem acometer até 15% dos pacientes. A região lombar é a mais acometida (45% dos casos), seguida pela coluna torácica (35%) e pela coluna cervical (20%). Como as hemoculturas são geralmente negativas, o diagnóstico definitivo depende do isolamento do patógeno por biopsia óssea, idealmente realizada sob fluoroscopia ou guiada por tomografia. Devem ser realizadas culturas e colorações para bactérias aeróbias e anaeróbias, micobactérias e fungos. Se negativas, biopsia cirúrgica a céu aberto, deve ser realizada antes do início do tratamento empírico. A cintilografia com Tc-99m detecta anormalidades nos estágios recentes, antes das alterações radiográficas.

O estudo tomográfico e por ressonância nuclear magnética (RNM) revela precocemente estreitamento, destruição e neoformação óssea no disco intervertebral. Na suspeita de osteomielite vertebral, a RNM com gadolínio é o procedimento radiológico de escolha. Aquisição da infecção no ambiente hospitalar, retardo no diagnóstico e comprometimento neurológico são os maiores fatores de risco para o resultado adverso.

A remoção do osso necrosado acelera a cicatrização e impede a progressão da destruição e da deformidade nos estágios iniciais. Recidivas são frequentes, podendo ocorrer anos após a infecção inicial. Antibioticoterapia endovenosa deve ser mantida de quatro a seis semanas, porém pode ser prolongada até que haja melhora da dor e da mobilidade, da febre e das provas de atividade inflamatória. Em alguns casos, a terapia oral suplementar pode ser estendida por três a seis meses.

Osteomielite secundária a foco infeccioso contíguo

Essa categoria inclui infecções produzidas por traumas penetrantes, procedimentos cirúrgicos e por extensão direta da infecção proveniente de tecidos moles adjacentes ou dispositivos ortopédicos (Figuras 56.5 a 56.7). É responsável pela maioria dos casos de osteomielite e ocorre mais comumente nos adultos. Frequentemente o diagnóstico só é feito depois da cronificação, após semanas ou meses, quando uma fístula se torna aparente, uma ferida cirúrgica se abre ou uma fratura não se consolida. Muitas vezes é impossível distinguir entre as anormalidades radiográficas da osteomielite e as da condição predisponente.

Um tipo especial de osteomielite por contiguidade ocorre na presença de doença vascular periférica, e envolve quase sempre os pequenos ossos dos pés de pacientes adultos diabéticos. A neuropatia expõe os pés ao trauma e à pressão de forma silenciosa, enquanto a infecção progride até o osso. A má perfusão compromete a resposta inflamatória e a cicatrização da ferida, criando um ambiente propício às

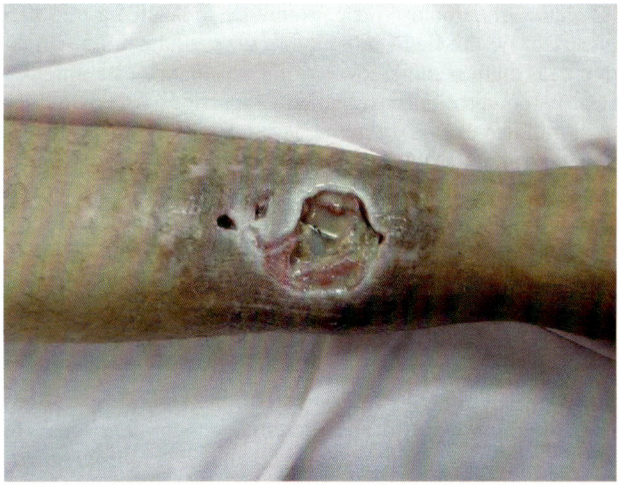

Figura 56.5 Osteomielite crônica secundária a infecção de material de síntese em paciente com insuficiência vascular e após desbridamento cirúrgico e retirada do material de síntese. (Imagens gentilmente cedidas pelo Dr. Márcio de Oliveira Benincasa – Hospital Municipal do Campo Limpo.)

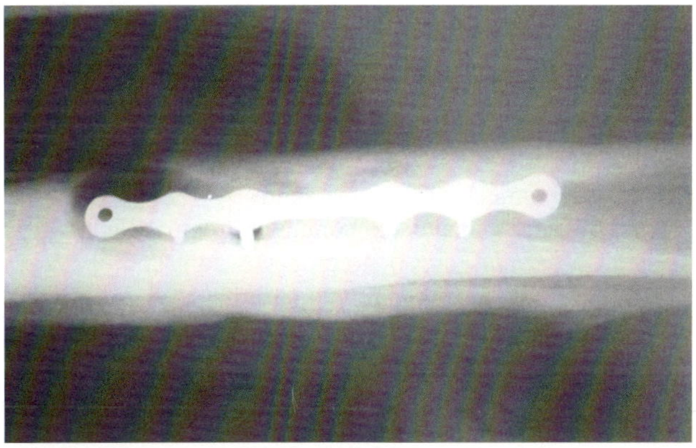

Figura 56.6 Osteomielite crônica secundária a infecção de material de síntese em paciente com insuficiência vascular e após desbridamento cirúrgico e retirada do material de síntese. (Imagens gentilmente cedidas pelo Dr. Márcio de Oliveira Benincasa – Hospital Municipal do Campo Limpo.)

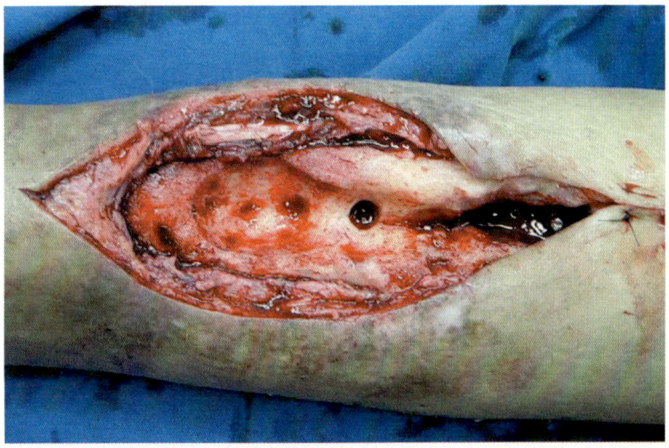

Figura 56.7 Osteomielite crônica secundária a infecção de material de síntese em paciente com insuficiência vascular e após desbridamento cirúrgico e retirada do material de síntese. (Imagens gentilmente cedidas pelo Dr. Márcio de Oliveira Benincasa – Hospital Municipal do Campo Limpo.)

infecções anaeróbias. É no exame de uma úlcera que não cicatriza, de um dedo inflamado ou de uma celulite aguda que a radiografia evidencia o primeiro sinal de osteomielite. É provável que haja osteomielite quandoo osso puder ser explorado ao exame direto na base de uma úlcera.

Se nenhum isolado puder ser obtido de modo indireto (como pela hemocultura), o aspirado local com agulha deve ser realizado, se possível guiado por ultrassom ou tomografia. A lavagem com salina e aspiração do material pode ser útil se não houver secreção suficiente.

DIAGNÓSTICO

A suspeita diagnóstica de osteomielite ocorre pelos aspectos clínicos (dor local, hiperemia, edema, drenagem de secreções, etc.) e epidemiológicos (traumas, imunodeficiências, anemia falciforme, etc.) e é confirmada por exames diretos como os de imagem e microbiológicos (aspirados de secreções e biopsias) e indiretos como provas de atividade inflamatória e leucograma alterados entre outros.

DIAGNÓSTICO MICROBIOLÓGICO

As bactérias piogênicas são os agentes mais comuns, porém micobactérias, fungos, vírus, protozoários, helmintos e ectoparasitas também podem causar infecção óssea. Cerca de 95% das osteomielites hematogênicas são relacionadas a um único microrganismo; o *Staphylococcus aureus* sendo o agente que acomete 50% dos pacientes.

No período neonatal são comuns estreptococos do grupo B e *Escherichia coli.* Estreptococos do grupo A e *Haemophilus influenzae* predominam na infância. Em 25% dos casos de osteomielite vertebral decorrem de infecção por *Escherichia coli* e outros bacilos entéricos. Osteomielites por *S. aureus, Pseudomonas aeruginosa, Serratia* spp. e *Candida* spp. estão associadas a usuários de drogas endovenosas. *Salmonella* spp. e *S. aureus* em ossos longos são complicações frequentes na anemia falciforme e em outras hemoglobinopatias. Tuberculose e brucelose acometem mais a coluna que outros ossos. Doenças fúngicas ósseas incomuns incluem histoplasmose, para-coccidioidomicose e coccidioidomicose, preponderantes em áreas endêmicas. Micobactérias atípicas, *Bartonella* spp., *Pneumocystis jiroveci, Candida* spp., *Cryptococcus neoformans* e *Aspergillus fumigatus* predominam nos imunocomprometidos. Sífilis, varicela e vaccínia, também podem acometer o osso.

Nas osteomielites por contiguidade, predomina o *S. aureus*, mas, ao contrário das hematogênicas, são geralmente polimicrobianas e propensas a envolver bactérias Gram-negativas e anaeróbias. Assim, concomitância de estafilococos, estreptococos, bacilos entéricos e bactérias anaeróbias pode ocorrer num pé diabético ou numa osteomielite pélvica decorrente de uma úlcera de decúbito. Osteomielites por bactérias aeróbias e anaeróbias podem suceder cirurgias de orofaringe, seios paranasais, trato gastrointestinal e trato genital feminino. *S. aureus* é o principal agente das infecções pós-operatórias. Estafilococos coagulase-negativos são patógenos comuns após implante de dispositivos ortopédicos e, juntamente com bacilos Gram-negativos, micobactérias atípicas e *Mycoplasma* spp., podem causar osteomielite esternal após cirurgias cardíacas. A *P. aeruginosa* relaciona-se à infecção secundária nas queimaduras e, a *Pasteurella multocida* às mordeduras por cães e gatos.

DIAGNÓSTICO RADIOLÓGICO

ESTUDO RADIOGRÁFICO E ULTRASSONOGRAFIA

As radiografias compõem a avaliação inicial pela disponibilidade, porém raramente detectam anormalidades nessa fase. Um adensamento metafisário surge no final da primeira semana (Figura 56.8), por vezes visualizado somente com uma radiografia comparativa do membro contralateral. É o início da formação do abscesso metafisário.

A partir de duas semanas, as alterações são evidenciadas com a elevação do periósteo (Figura 56.9). No final da terceira semana observa-se o começo da lise óssea, seguida de osteoporose reacional e formação de sequestro (Figura 56.10). O osso pode ter mais da metade da sua matriz destruída antes de se evidenciarem alterações radiográficas. A injeção de contraste no orifício cutâneo secretante, permite verificar seu trajeto e extensão, exame denominado fistulografia (Figura 56.11), facilitando a via de acesso para o tratamento cirúrgico. A ultrassonografia tem utilidade na detecção de coleções subperiosteais, abscessos de tecidos moles adjacentes aos ossos e no espessamento e elevação do periósteo, assim como guia nas aspirações percutâneas de coleções subperiosteais e de partes moles.

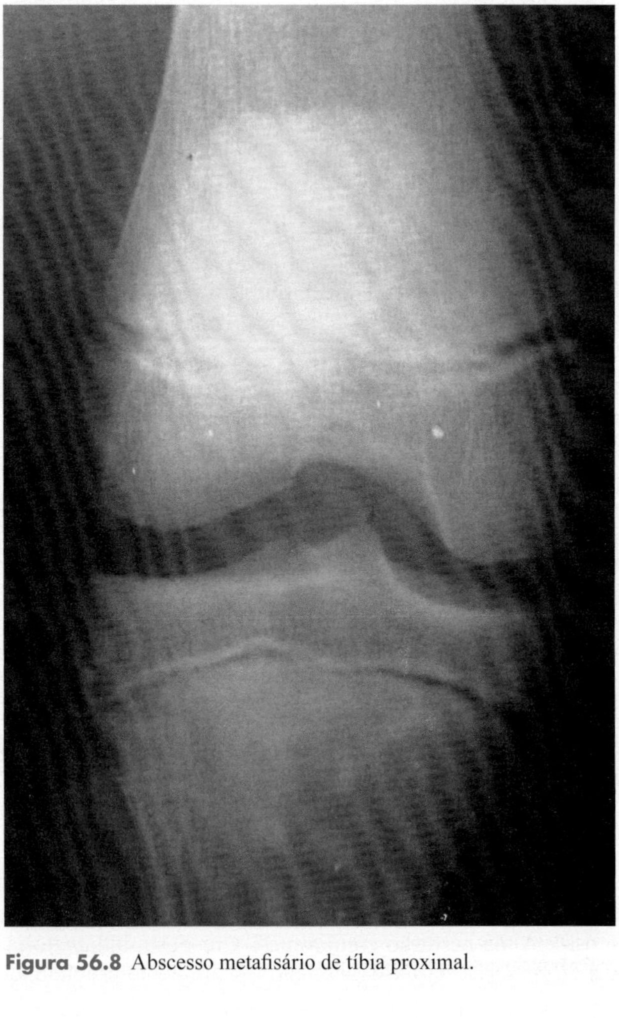

Figura 56.8 Abscesso metafisário de tíbia proximal.

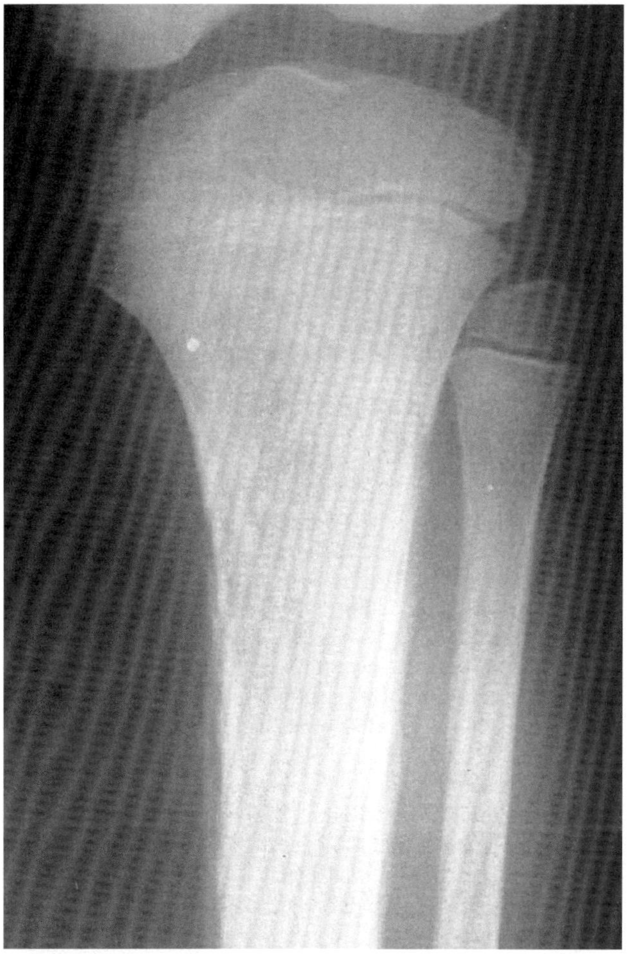

Figura 56.9 Elevação periosteal de diáfise da tíbia.

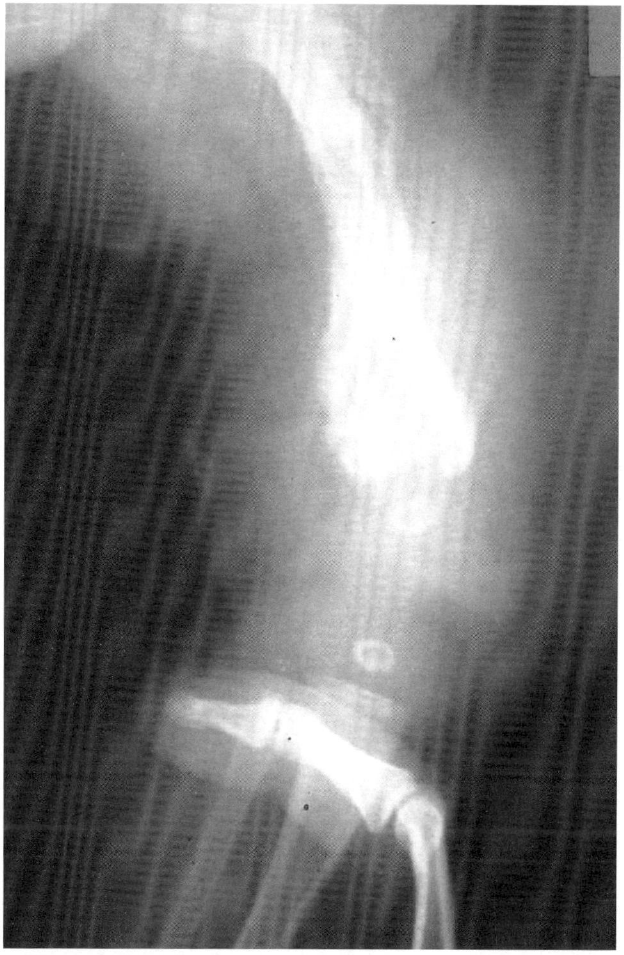

Figura 56.10 Osteomielite crônica em criança de 50 dias.

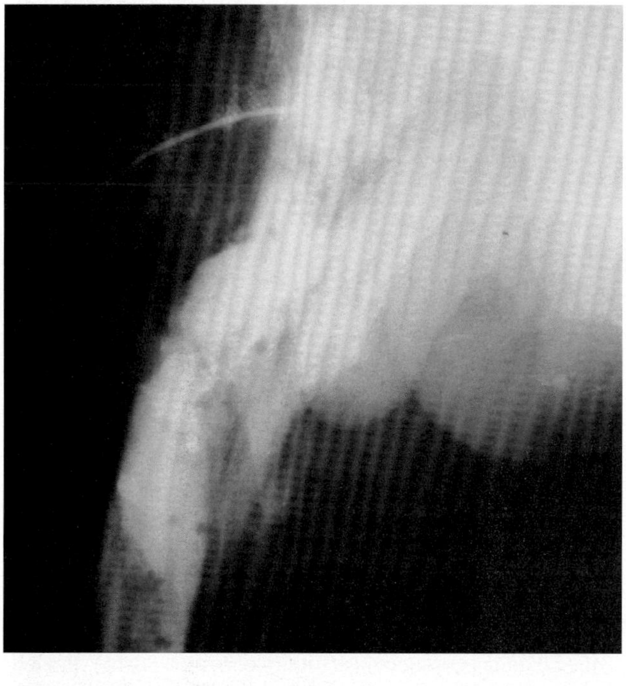

Figura 56.11 Fistulografia na osteomielite crônica de fêmur. (Imagem gentilmente cedida pelo Dr. Márcio de Oliveira Benincasa – Hospital Municipal do Campo Limpo.)

Uso de radiofármacos

A imagem cintilográfica é um excelente método não invasivo de rastreamento de corpo inteiro que pode identificar focos de infecção nas fases mais precoces, ainda sem mudanças morfológicas. Não fornecem, porém, detalhes anatômicos. Cintilografias com tecnécio, gálio ou índio podem determinar a atividade da infecção e diferenciá-las de alterações ósseas não inflamatórias. A cintilografia com tecnécio 99m (Tc-99m) demonstra hipercaptação em áreas com aumento de fluxo sanguíneo e neoformação óssea (Figuras 56.12 e 56.13). Em 95% dos casos, a cintilografia com Tc-99m demonstra alterações ósseas em menos de 24 horas do início dos sintomas. Falso-negativos ocorrem quando há obstrução do fluxo sanguíneo para o osso. A captação do tecnécio reflete a atividade osteoblástica e a vascularização do esqueleto, e, dessa forma, a cintilografia não diferencia osteomielites de fraturas, tumores ou áreas isquêmicas. A cintilografia com gálio citrato (Ga-67) mostra hipercaptação em áreas que concentram polimorfonucleares, macrófagos e células tumorais. O radiofármaco liga-se a transferrina e é levado para as áreas de inflamação. Exames inconclusivos podem acontecer nos casos em que houver ausência de fluxo sanguíneo na área infectada. Outros métodos de imagem, como os que utilizam leucócitos e imunoglobulinas marcadas com o índio (In-111) têm grande especificidade para inflamação, porém não distinguem infecção de processos inflamatórios não infecciosos. Têm inconvenientes que incluem um preparo trabalhoso e, cerca de 24 horas necessárias, para se obter boas imagens, que não mostram detalhes anatômicos, como a exata localização e a extensão do sítio de infecção. Podem indicar alterações inflamatórias intraósseas que normalmente passariam despercebidas por outras técnicas.

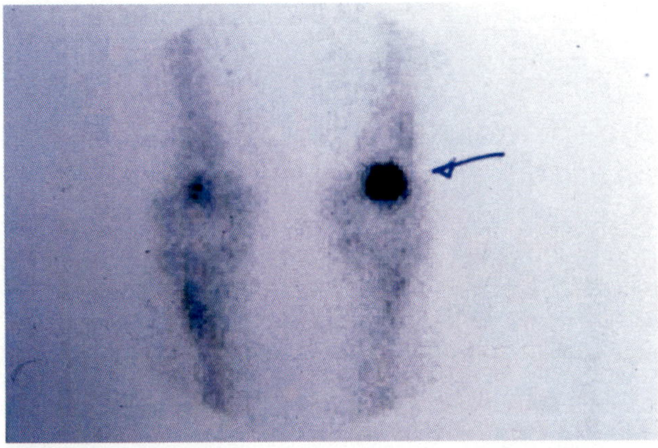

Figura 56.12 Hipercaptação de Tc-99m na osteomielite de fêmur distal.

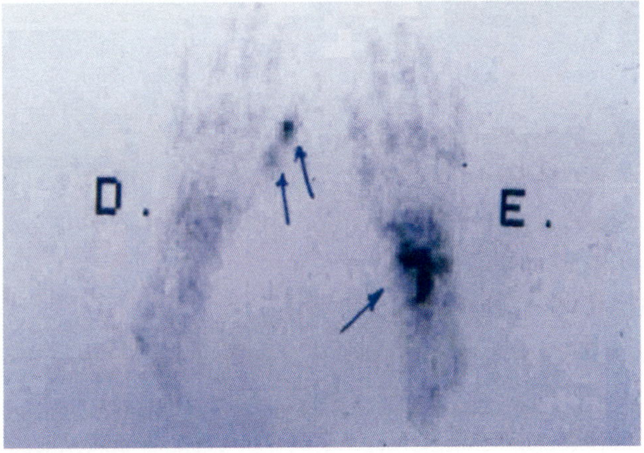

Figura 56.13 Hipercaptação de Tc-99m na osteomielite de punho esquerdo e mão direita.

Tomografia computadorizada e ressonância nuclear magnética (RNN)

A tomografia computadorizada tem papel no diagnóstico da osteomielite crônica, quando é capaz de determinar a presença de infecção ativa e delinear a extensão do desbridamento cirúrgico necessário. É sensível na detecção do sequestro ósseo, de seios de drenagem e de abscessos de partes moles. Pode ser usada como guia em aspirações percutâneas de coleções subperiosteais e de partes moles.

A RNM é tão sensível quanto a cintilografia para o diagnóstico da osteomielite aguda, pois é capaz de detectar alterações no conteúdo aquoso medular. Sua resolução permite a diferenciação entre infecção óssea e de tecidos moles. Ao contrário dos métodos com radiofármacos, não é adequada para exames de rastreamento de corpo inteiro. Na osteomielite crônica, fornece informações a respeito da atividade e da extensão da doença, além de dar ótima resolução para abscessos epidurais e de tecidos moles, sendo a técnica radiológica de escolha para a osteomielite vertebral. Implantes metálicos podem produzir artefatos, limitando a técnica. Tem grande utilidade na distinção entre celulite e osteomielite no pé diabético, mas nem sempre distingue a osteomielite de tumores e fraturas em consolidação. Nenhum método de imagem diferencia com consistência infecção da osteopatia neuropática.

Tomografia por emissão de pósirons (PET)

A tomografia por emissão de pósitrons (PET) baseia-se no princípio de que as células inflamatórias, da mesma maneira que as tumorais metabolizam preferencialmente, a glicose como fonte de energia, e a captação dessa glicose estará aumentada quando essas células estiverem ativas. Nesse estado, neutrófilos e macrófagos expressam altas concentrações de carreadores de glicose que se movimentam pela membrana celular. O marcador usado no exame é a 18-fluordeoxiglicose (18-FDG), que é injetada após um jejum de quatro horas, obtendo-se as imagens até uma hora depois. De Winter *et al.* analisaram o papel da FDG-PET na detecção de infecções musculoesqueléticas em 60 pacientes com infecção suspeita: dentre 29 que apresentaram áreas de hiper-captação, 25 tiveram a mesma confirmada com análise histopatológica e cultura, 35 não apresentaram sinais de captação e em nenhum desses a infecção foi confirmada. A FDG-PET é especialmente útil para detecção de infecções esqueléticas, principalmente osteomielites crônicas e infecções em implantes de próteses ortopédicas. Estudos reportam sensibilidade perto de 100% e especificidade em torno de 90%. Um desafio para ortopedistas é diferenciar infecções das perdas mecânicas na prótese, dado que, reações inflamatórias não infecciosas, são comuns em meses e até anos após a cirurgia. A especificidade das cintilografias com glóbulos brancos marcados é baixa, mas a FDG-PET é um ótimo método para identificar focos infecciosos da junção osso-prótese e diferenciá-los de reações inflamatórias não infecciosas, comuns em outros locais.

AIDS E OSTEOMIELITE

A síndrome da imunodeficiência adquirida (AIDS) está associada à redução na contagem de linfócitos CD_4^+, na resposta antigênica, na atividade de linfócitos T citotóxicos e na responsividade humoral, o que predispõe a bacteremias e infecções supurativas. No imunocomprometido, um pequeno foco de osteomielite aguda pode cronificar, bem como, um sítio previamente infectado, pode reativar e progredir para osteomielite crônica. Mesmo assim, infecção musculoesquelética na AIDS é incomum, com prevalência de 0 a 4%. Os tipos de infecção mais frequentes incluem artrite e bursite sépticas, osteomielite e piomiosites. Os locais mais acometidos são: ossos das mãos e dos pés, tíbia, fêmur e úmero, porém sítios múltiplos têm sido descritos, bem como lesões cutâneas associadas (Figuras 56.14 e 56.15). Pacientes com contagem de células CD_4+ inferior a $100/mm^3$ estão susceptíveis a infecções ósseas pelos mais variados agentes, incluindo bactérias, micobactérias e fungos (Tabela 56.1).

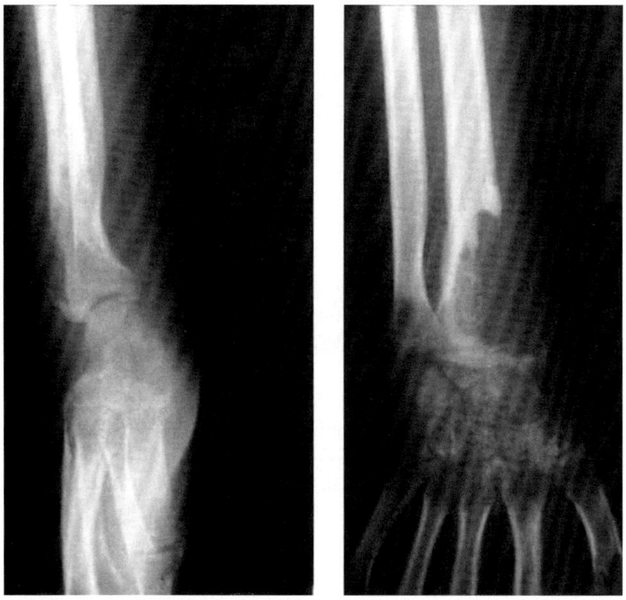

Figura 56.14 Osteólise por *Bartonella quintana* em punho de paciente com AIDS.

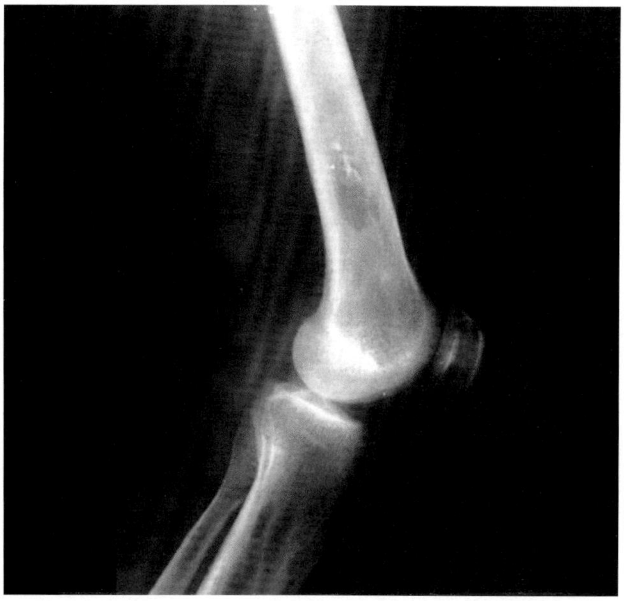

Figura 56.15 Osteólise por *Bartonella quintana* em fêmur de paciente com AIDS.

Tabela 56.1 Causas de osteomielite em pacientes com AIDS.

Agente etiológico	Fator de risco
Staphylococcus aureus	Uso de drogas injetáveis
Staphylococcus epidermidis	Uso de drogas injetáveis
Bacilos Gram-negativos	Uso de drogas injetáveis
Candida albicans	Uso de drogas injetáveis
Serratia spp.	Uso de drogas injetáveis
Histoplasma capsulatum	Imunodepressão
Pneumocystis jiroveci	Imunodepressão
Blastomyces spp.	Viagem ou residência em área endêmica
Coccidioides immitis	Viagem ou residência em área endêmica
Cryptococcus neoformans	Imunodepressão
Bartonella spp.	Imunodepressão
Mycobacterium tuberculosis	Imunodepressão
Micobactérias atípicas (*M.avium-complex, M. marinum, M. gordonae, M. fortuitum, M. chelonei*)	Imunodepressão
Neisseria gonorrhoeae	Imunodepressão

Um estudo multicêntrico realizado pelo CDC-Atlanta, onde foram revisados prontuários em 11 cidades norte-americanas, revelou que dentre 51.531 portadores do HIV, observados entre 1990 e 2000, 330 cursaram com osteomielite, sendo que 88 (27%) tiveram o agente identificado: 48% por *S. aureus*, 14% por *Pseudomonas* spp., 8% por *Streptococcus* spp., 7% por outras espécies de estafilococos e 23% por outros agentes. O uso de drogas injetáveis foi documentado entre 60% dos acometidos, cuja média de contagem de células CD_4+ foi 169 células/mm³.

O tratamento da osteomielite no paciente com AIDS inclui biopsia óssea com culturas e colorações para bactérias, micobactérias e fungos, lembrando que as infecções podem ser polimicrobianas. Nos pacientes com osteomielite crônica, o osso necrótico mal perfundido deve ser desbridado até que todo tecido não viável e corpos estranhos tenham sido removidos. O pus deve ser drenado, bem como retirados os dispositivos estabilizadores, além da prevenção de formação do espaço morto. À proteção da ferida somam-se os antibióticos, sendo que, se possível, a terapia medicamentosa deve ser postergada até que a cultura revele o perfil de sensibilidade dos agentes isolados. Para garantir a penetração adequada do antimicrobiano e prevenir a continuação do sequestro ósseo, as porções, cortical e esponjosa, devem sangrar uniformemente após o desbridamento. Os antibióticos devem ser administrados por pelo menos seis semanas para impedir reativação dos microfocos de infecção, sendo necessárias três a quatro semanas para o osso se revascularizar após o desbridamento. Uma vez esterilizado, pode-se optar pela colocação de dispositivos externos ou internos para facilitar a estabilização óssea.

OUTRAS ASSOCIAÇÕES

Tuberculose óssea

Trata-se da infecção causada pelo *Mycobacterium tuberculosis,* por meio da disseminação hematogênica de um foco primário e, mais raramente, por contiguidade a partir de um linfonodo. A maioria dos pacientes com tuberculose óssea tem evidência de envolvimento de outro sítio. Os locais mais acometidos incluem a coluna, ossos das mãos e pés, as metáfises dos ossos longos, as costelas e o esterno. Uma reação inicial inflamatória é seguida do desenvolvimento de tecido de granulação. Como nesta infecção não são produzidas enzimas proteolíticas, as cartilagens são lentamente destruídas pelo tecido de granulação, preservando as articulações e, os espaços discais por longos períodos. A dor é a queixa mais frequente.

Nas crianças e adolescentes, as metáfises dos ossos longos são os locais mais acometidos, enquanto nos adultos está envolvidos o esqueleto axial seguido pela parte proximal do fêmur, joelho e ossos das mãos e pés. No esqueleto axial, os corpos vertebrais torácicos são os mais acometidos, seguido dos lombares e cervicais. O comprometimento vertebral usualmente se inicia na porção anterior da vértebra adjacente ao disco intervertebral, levando à destruição óssea. Várias vértebras adjacentes podem ser envolvidas, possibilitando a formação do abscesso paravertebral (Figura 56.16). A espondilite tuberculosa progride lentamente ao longo de anos de evolução (mal de Pott).

As culturas dos tecidos são positivas em até 60% dos casos, e o crescimento do organismo, muitas vezes, leva algumas semanas. Nesse caso o exame histopatológico evidenciando processo granulomatoso, um teste de hipersensibilidade cutânea (PPD) ou mesmo uma pesquisa de BAAR em material aspirado (teste de Ziehl Nielsen), pode suscitar o início imediato da terapia. O tratamento medicamentoso é o recomendado pelo Programa de Controle da Tuberculose do Ministério da Saúde, com o esquema de dose fixa combinada (rifampicina, isoniazida, pirazinamida e etambutol) por seis meses, havendo situações, como

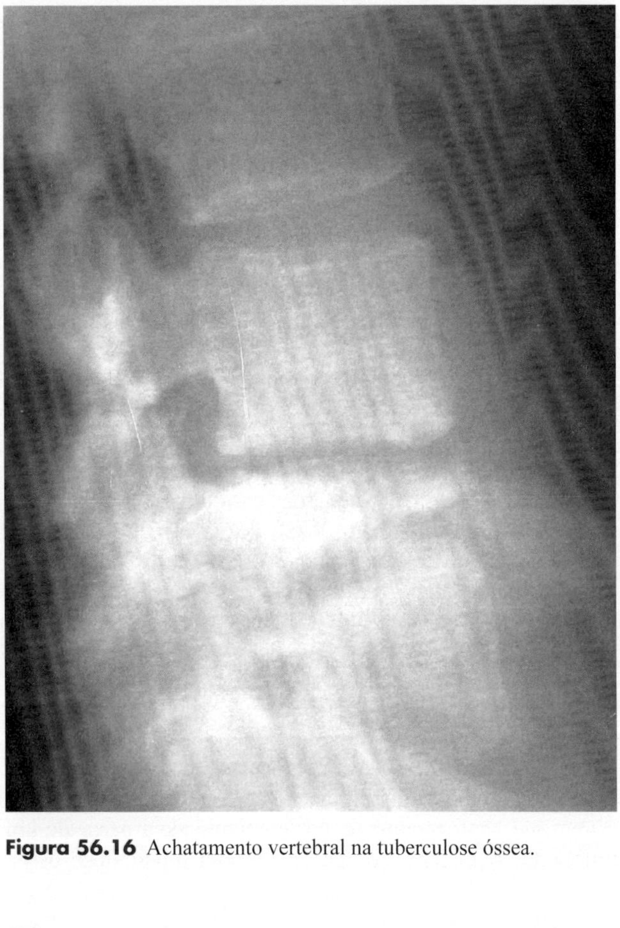

Figura 56.16 Achatamento vertebral na tuberculose óssea.

as recidivas, em que há necessidade de ajuste das drogas ou prolongamento do tratamento.

Osteomielites por micobactérias não tuberculosas

Em pacientes imunocomprometidos, infecções osteoarticulares, principalmente tenossinovites, sinovites e osteomielites têm sido descritas por *M. avium-intracellulare, M. fortuitum, M. marinum, M. chelonae, M. ulcerans, M. kansasii, M. xenopi* e *M. haemophilum.* Apesar da possível aquisição da infecção pós-inalação, disseminação do agente após contato com feridas é a forma de transmissão mais provável, sendo descritos casos de osteomielite por *M. ulcerans* após picada de cobra. No imunocompetente, essas infecções podem responder bem apenas com tratamento cirúrgico. No paciente imunodeprimido faz-se necessária a quimioterapia concomitante.

Osteomielites fúngicas

Paracoccidioidomicose e coccidioidomicose são as micoses ósseas mais frequentes, podenso ser causadas por esporotricose, candidíase e criptococose. O achado comum é um abscesso sobrepondo-se à lesão osteolítica. O tratamento exige desbridamento cirúrgico e quimioterapia antifúngica, que é feita nos adultos com anfotericina B na dose 0,5 a 1,0 mg/kg/dia até atingir dose total de 2 a 3 g. Outras drogas utilizadas incluem o cetoconazol 200 a 400 mg/dia, itraconazol 200 a 400 mg/dia ou fluconazol 400 a 800 mg/dia.

Osteomielite sifilítiva, brucelosa e das hemoglobinopatias

O osso, a medula óssea e o periósteo são locais favoráveis de envolvimento sifilítico. Apesar da ampla disponibilização da penicilina, a doença permanece presente, dentre outros fatores, pelo advento da AIDS e das gestações sem o adequado acompanhamento pré-natal. Os tecidos ósseos são destruídos localmente produzindo um detrito gomoso cinza-amarelado, a goma sifilítica. A infecção prolongada resulta radiologicamente em opacificações osteoblásticas, espessamento de córtex e um novo osso subperióstico rendilhado ou laminado. A destruição gomatosa manifesta-se sob um aspecto corroído por traças. O tratamento é prolongado, com penicilina cristalina e desbridamento cirúrgico se necessário.

A osteomielite produzida pelas bruceloses parece preferir a coluna, peculiarmente as vértebras lombares. Fazendeiros, empacotadores de carne ou consumidores que bebem leite não pasteurizado são alvos preferenciais. As manifestações são inespecíficas, como febre, emagrecimento e leucocitose. Os achados radiológicos demonstram alterações destrutivas e regenerativas simultâneas. O tratamento é feito com doxiciclina por seis semanas mais gentamicina ou estreptomicina de duas a três semanas.

Uma vez flagrada uma bacteremia por *Salmonella* spp. em pacientes com anemia falciforme, complicação relativamente comum, ela é quase invariavelmente associada a localização óssea. Encontram-se em geral apenas três sorotipos associados: *Salmonella choleraesuis, Salmonella paratyphi B* e *Salmonella typhimurium.* Há relatos de que até 30% dos pacientes com anemia falciforme necessitarão, em dez anos, de uma internação por osteomielite, sendo os agentes Gram-negativos (principalmente a *Salmonella* spp. e o *Proteus mirabilis*) e o *S. aureus* os mais envolvidos.

Osteomielites secundárias a hemodiálise

De origem hematogênica, têm nas costelas e na coluna torácica os principais ossos acometidos. *S. aureus* e *S. epidermidis* são os agentes mais frequentes, sendo comumente isolados no sangue dos pacientes, cujos cateteres inseridos servem como porta da entrada bacteriana. Como os sinais clínicos e radiológicos podem mimetizar os da osteodistrofia renal, a infecção pode demorar meses para ser reconhecida.

Osteomielites em usuários de drogas injetáveis

O uso de drogas injetáveis está associado a osteomielite de vértebras, púbis e clavícula principalmente. Os agentes mais frequentemente isolados são o *S. aureus, S. epidermidis,* cocos Gram-negativos e *Candida* spp.

Discites

Os discos intervertebrais podem ser acometidos por via hematogênica, após cirurgia ou trauma do espaço intervertebral. O termo discite, entretanto, é mais utilizado para descrever uma desordem benigna da infância, sobretudo nas crianças entre seis meses e um ano de idade que apresentam envolvimento de espaço intervertebral único, com recuperação sem tratamento em até 72 horas. O agente mais frequente nesses casos é o *S. aureus* e a necessidade de tratamento é motivo de controvérsia.

Abscesso de Brodie

Dá-se o nome de abscesso de Brodie à lesão óssea crônica, localizada, não invasiva e que, provavelmente, não teve resolução completa na sua fase aguda. Casos subagudos podem cursar com febre, dor e elevação periosteal, porém, nos crônicos, a febre pode estar ausente havendo apenas uma discreta dor persistente. O osso mais acometido é a tíbia em sua parte distal, principalmente em adultos jovens. Radiologicamente é bem definido. Apresenta uma lesão central, circunscrita por uma zona de esclerose que enfraquece a região. A drenagem cirúrgica é a maneira de erradicar a doença, pela dificuldade de penetração antibiótica.

Osteomielite esclerosante de Garré

É uma forma de osteomielite na qual o osso é espessado e distendido, mas não existem abscessos ou sequestros. Pode afetar crianças e adultos jovens que se queixam de dor e edema intermitente nos membros. As radiografias mostram espessamento e esclerose cortical generalizada, principalmente em ossos longos. O tratamento é cirúrgico, com trepanação óssea de alívio. A antibioticoterapia é controversa.

PROFILAXIA ANTIBIÓTICA NA CIRURGIA COM MANIPULAÇÃO ÓSSEA

A profilaxia antibiótica em pacientes submetidos a cirurgias com manipulação óssea é preconizada na forma intravenosa 30 minutos antes da incisão cutânea até 24 horas após a operação. Nos procedimentos em fraturas fechadas, as penicilinas antiestafilocócicas e as cefalosporinas de primeira a terceira geração reduzem a incidência de infecções pós-operatórias. Nas fraturas expostas, a administração de cefalosporinas de primeira (cefalotina ou cefazolina) ou segunda geração (cefuroxima) por não mais que um dia é apropriada aos pacientes que podem recebê-las, dentro de seis horas após o trauma e que são prontamente submetidos à cirurgia. Nas fraturas complexas com lesão extensa de partes moles, faz-se necessária antibioticoterapia de largo espectro por período mais prolongado. Nos procedimentos que envolvam inserção de dispositivos protéticos, preconiza-se o adequado preparo pré-operatório, o uso de salas cirúrgicas com fluxo de ar laminar e antibioticoprofilaxia, por ser alta a susceptibilidade a infecções por agentes de baixa patogenicidade como *Staphylococcus epidermidis* e *Propionibacterium* spp.

TRATAMENTO

Tratamento medicamentoso

O uso prolongado de antibióticos na infecção osteoarticular implica a escolha de drogas não tóxicas, de fácil administração e que apresentem boa relação custo-benefício. A concentração antibiótica no osso pode interferir no seu poder de erradicação, porém não existem métodos laboratoriais padronizados para aferição de concentrações ósseas. Testes em coelhos com osteomielite por *S. aureus* mostraram que a clindamicina apresenta melhor concentração em osso infectado, seguida pela vancomicina, nafcilina, tobramicina, cefazolina e cefalotina. A clindamicina apresentou os melhores resultados no tratamento da osteomielite experimental por *S. aureus*.

Qualquer que seja a osteomielite, o diagnóstico microbiológico é essencial, cabendo o início da terapia empírica (Tabela 56.2) somente após coleta de sangue e fragmentos do osso infectado, repetidas vezes se necessário, para realização de culturas e colorações. A terapia empírica deve incluir drogas ativas contra *S. aureus* (oxacilina, clindamicina, cefalosporina, vancomicina, teicoplanina, linezolida) ou contra organismos Gram-negativos, caso sejam os mais prováveis (cefalosporinas de 3ª ou 4ª geração, aminoglicosídeos, fluoroquinolonas, carbapenêmicos). Devido à importância na formação de biofilme na persistência do processo infeccioso alguns autores sugerem a associação da rifampicina aos esquemas primariamente preconizados.-

O início do tratamento deve ser precoce de forma a evitar a necrose óssea. A identificação do agente etiológico permite a adequação ao antibiótico (Tabela 56.3). Os melhores resultados são observados quando os antibióticos são administrados de forma intravenosa, de quatro a seis semanas, seguidos por complementação oral de três a seis meses. Na osteomielite hematogênica aguda, o uso de antimicrobiano inadequado pode estender a doença, havendo necrose óssea e formação de abscessos. A intervenção cirúrgica na criança estará indicada em abscessos intraósseos e subperiosteais, artrite séptica concomitante e quando não houver resposta à terapia específica em 24 a 48 horas. Os adultos frequentemente requerem desbridamento cirúrgico.

Nas osteomielites crônicas e por contiguidade, o tratamento medicamentoso deve ser postergado até a obtenção dos resultados das culturas ósseas, porém em casos de grande destruição óssea e risco ao paciente, o desbridamento cirúrgico imediato deve ser considerado, seguido de antibioticoterapia empírica de largo espectro. Caso o agente etiológico já seja conhecido no período pré-operatório, tratamento específico deve ser iniciado antes mesmo da cirurgia. No contrário, deve ser aguardado o desbridamento. O uso oral prolongado de quinolonas suprime sinais e sintomas da osteomielite crônica refratária, mas não devem ser usadas em crianças. As novas quinolonas (trovafloxacina, grepafloxacina, moxifloxacina) têm excelente cobertura contra *Streptococcus* spp. e germes anaeróbicos, e boa atividade contra *S. epidermidis* e *S. aureus* meticilino-sensíveis. Para estes últimos, a resistência à ofloxacina e ciprofloxacina vem aumentando, sendo a clindamicina uma alternativa.

A utilização de pérolas acrílicas impregnadas com antibióticos pode ser usada temporariamente (duas a quatro semanas) para preservar o espaço morto intraósseo (Figura 56.17), e depois substituídas por um enxerto de osso. A aplicação direta de antibióticos no espaço morto pode ser feita por um sistema de bombeamento implantado no próprio paciente.

Alguns pacientes preferem conviver com suas infecções a passar por múltiplos procedimentos cirúrgicos, receber longos ciclos de antibióticos e correr o risco de perder uma extremidade. Essas pessoas podem se beneficiar de antibioticoterapia oral em cursos intermitentes para suprimir os períodos de exacerbação.

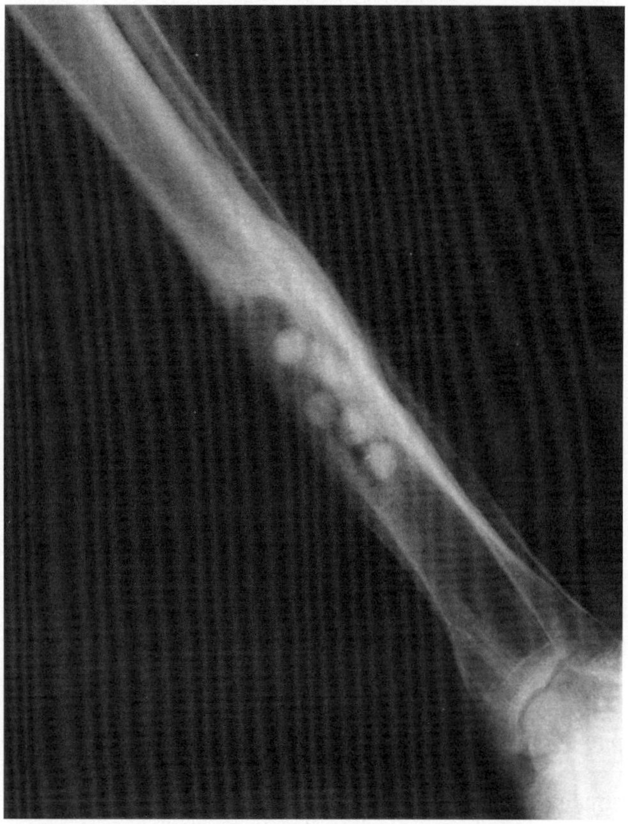

Figura 56.17 Tratamento antibiótico local com pérolas intraósseas de vancomicina na osteomielite de tíbia.

Tabela 56.2 Terapia antimicrobiana empírica para osteomielite

Hematogênica	Etiologia	1ª Escolha	2ª Escolha Alternativa
RN até 4 meses	*S. aureus* Bacilos Gram-negativos *Streptococcus grupo B*	Oxacilina + Cefalosporina de 3ª geração	Vancomicina + Cefalosporina de 3ª geração
Crianças > 4 anos	*S. aureus* *Streptococcus grupo A* Coliformes (raro)	Oxacilina ou Cefalosporina de 1ª geração	Vancomicina ou Clindamicina
Adultos	*S. aureus* + Cocos e bacilos Aeróbios e anaeróbios	Oxacilina ou Cefazolina	Vancomicina ou Teicoplanina
Outras Condições			
Anemia falciforme	*Salmonella* spp.	Ciprofloxacina	Cefalosporina de 3ª geração
Uso de drogas endovenosas	*S. aureus*	Oxacilina + Ciprofloxacina	Vancomicina + Ciprofloxacina
Hemodiálise	*S. aureus* + *P. aeruginosa*	Oxacilina + Ciprofloxacina	Vancomicina + Ciprofloxacina
Osteomielite contígua SIV*	*S. aureus* + *P. aeruginosa*	Oxacilina + Ciprofloxacina	Vancomicina + Cefalosporina de 3ª geração
Osteomielite contígua CIV**	Polimicrobiana	Doença leve: Amoxacilina/Clavulanato Doença grave: Imipenem/Cilastina ou Meronen ou Piperacilina/Tazobactam	Aztreonam + Vancomicina + Metronidazol
Osteomielite crônica	*S. aureus* Enterobactérias *P. aeruginosa*	Aguardar resultados de cultura e antibiograma	

*Sem insuficiência vascular.
**Com insuficiência vascular.

Tabela 56.3 Terapia antimicrobiana com o agente definido.

Agente etiológico	1ª escolha	Alternativas
Anaeróbios	Clindamicina	Amoxicilina/Clavulanato ou Metronidazol
Bartonella spp.	Eritromicina	Co-trimoxazol
Candida albicans	Anfotericina B	Fluconazol
Cryptococcus neoformans	Anfotericina B	Fluconazol
Enterobactérias	Ciprofloxacina	Ceftriaxone
Flora mista aeróbia/anaeróbia	Amoxacilina/Clavulanato	Imipenem/Cilastatina
Histoplasma capsulatum	Anfotericina B	Fluconazol
Mycobacterium tuberculosis	Esquema I (R+H+Z+E)	(Ref. Bibliográfica nº 28)
Neisseria gonorrhoeae	Penicilina Cristalina	Cefalosporina de 3ª geração
Pneumocystis jirovecii	Co-Trimoxazol	Clindamicina + Pprimaquina
P. aeruginosa ou *Serratia* spp	Ceftazidime	Imipenem/Cilastina ou Pip./Tazobactan ou Cefepime
S. aureus meticilino-resistente	Vancomicina	Teicoplanina / Linezolida
S. aureus penicilino-resistente	Oxacilina	Cef. de 1ª geração ou Clindamicina ou Vancomicina
S. aureus penicilino-sensível	Penicilina Cristalina	Cef. de 1ª geração ou Clindamicina ou Vancomicina
Streptococcus spp	Penicilina Cristalina	Clindamicina ou Vancomicina ou Ceftriaxone

Nos casos complicados por insuficiência vascular, a oxigenoterapia hiperbárica e a cirurgia ablativa devem ser consideradas. A osteomielite de pequenos ossos dos pés em pessoas com doenças vasculares, requer tratamento cirúrgico, cuja efetividade é limitada pelo aporte de sangue ao local. A revascularização da extremidade estará indicada se houver comprometimento de grandes artérias. A duração do tratamento depende da cirurgia: quando o osso infectado é completamente removido, mas persiste infecção residual de tecidos moles e os antibióticos são dados por duas semanas; se a amputação elimina tanto osso quanto partes moles infectadas, basta a profilaxia cirúrgica, caso contrário, tratamento por quatro a seis semanas. Infecções nosocomiais por *S. aureus* meticilino-resistentes requerem tratamento intravenoso prolongado com glicopeptídeos, vancomicina e teicoplanina. O uso das oxazolidinonas (p.e. linezolida) tem sido considerado nas osteomielites causadas por *Enterococcus* spp. resistentes a vancomicina, associadas ou não, a próteses ortopédicas. Till *et al.* relatam sucesso no uso da linezolida, oxazolidinona aprovada para osteomielite por *Enterococcus faecium* resistente a vancomicina, na dose de 600 mg a cada 12/12 horas por oito semanas.

TRATAMENTO CIRÚRGICO

Sob a suspeita de osteomielite aguda, é recomendada a internação do paciente para acompanhamento clínico e laboratorial, na tentativa de diagnóstico e tratamento eficazes e com menor risco de sequelas. O bom senso deve prevalecer diante de casos duvidosos, sendo que a aspiração óssea da área com maior sensibilidade é decisiva para obtenção de material subperiosteal ou da metáfise, devendo-se prosseguir com drenagem cirúrgica ampla e análise laboratorial, para melhor adequação do antibiótico no pós- operatório. A drenagem consiste na abertura de uma janela na cortical óssea, por perfurações ao redor da área infectada, a fim de remover o máximo de material purulento e necrosado, seguida da lavagem exaustiva com soro fisiológico (Figuras 56.18 a 5.21).

Podem ser instalados irrigação contínua e dreno de sucção distal evitando acúmulo de líquido residual na cavidade. Este sistema é mantido por três ou quatro dias até a saída de material mais limpo (Figuras 56.22).

O tratamento cirúrgico consiste em drenagem, sequestrectomia, ressecção óssea e de partes moles infectadas, seguida pela reconstrução adequada, exigindo um microcirurgião habilidoso em técnicas de cobertura com enxertos cutâneos, retalhos musculares e miocutâneos e, às vezes, retalhos livres.

Durante a internação e por período prolongado, devem-se utilizar imobilizações gessadas para evitar dores e fraturas patológicas. A evolução clínica pós-operatória deve cursar com melhora da síndrome infecciosa, cicatrização do ferimento cirúrgico, diminuição dos sinais inflamatórios e normalização dos exames laboratoriais e radiológicos.

Sendo a lesão pela osteomielite crônica frequentemente associada a áreas com insuficiência vascular, a distribuição do antibiótico pelo local terá ação limitada. Nessa situação, é benéfica a associação do oxigênio hiperbárico.

É indicada a utilização de fixadores externos para estabilização dos membros após a retirada de segmentos ósseos necrosados, acompanhando, ou não, o alongamento ósseo.

Em relação às próteses articulares, o tratamento deve ocorrer depois de adequado desbridamento pós retirada da prótese com efetiva antimicrobianoterapia – a manutenção da prótese e tratamento antimicrobiano resultam em sucesso em apenas 20% dos casos.

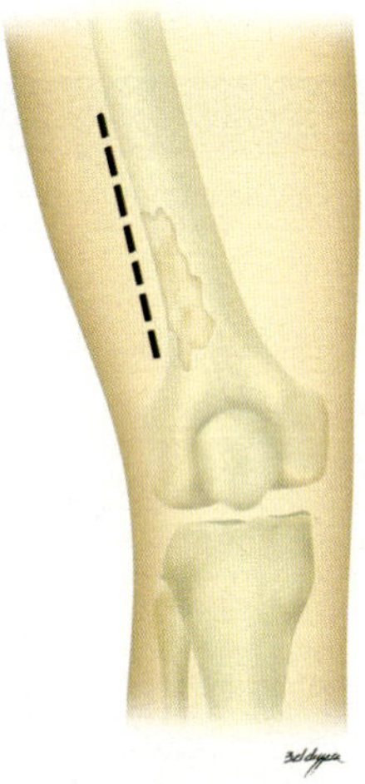

Figura 56.18 Via de acesso para drenagem óssea em fêmur distal.

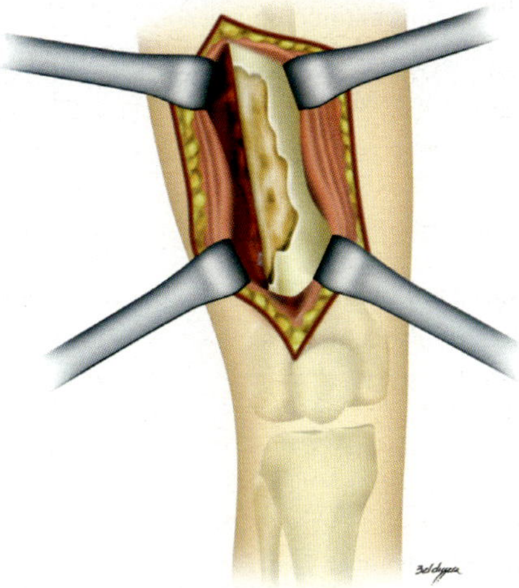

Figura 56.19 Visualização da infecção óssea.

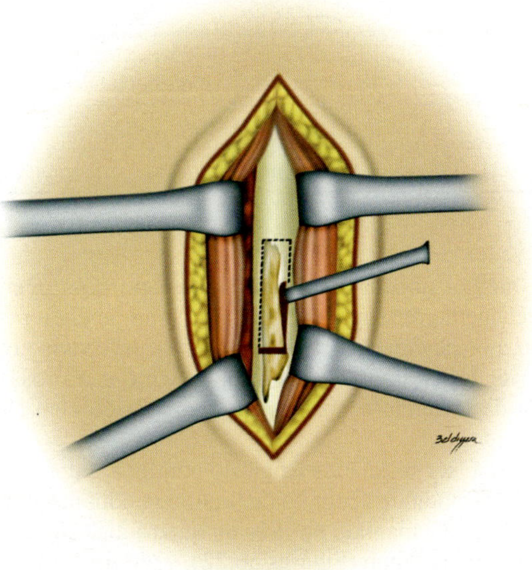

Figura 56.20 Abertura de janela óssea com formão.

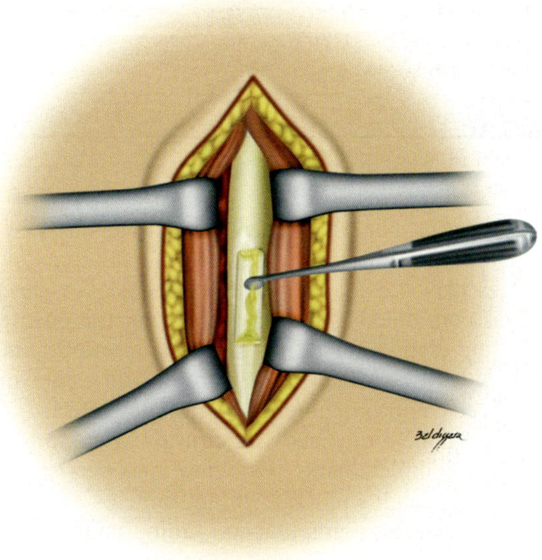

Figura 56.21 Curetagem e drenagem de material necrótico.

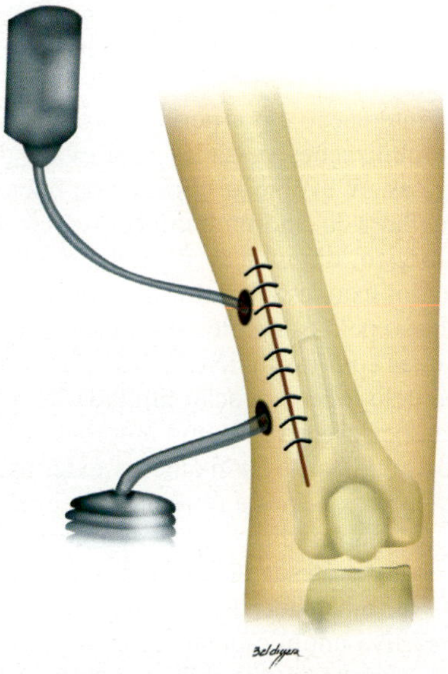

Figura 56.22 Lavagem contínua com soro fisiológico e tubo de sucção distal.

TRATAMENTO DE SUPORTE PÓS-CIRÚRGICO

Atividades físicas e carregamento de peso devem ser evitados de forma a impedir fraturas patológicas. O local acometido é imobilizado e elevado, sendo prescritos analgésicos eanti-inflamatórios. As articulações acima e abaixo do local infectado devem ser submetidas a fisioterapia motora passiva suave. Compressas aquecidas devem ser aplicadas para aumentar o fluxo sanguíneo e assim promover maior aporte antibiótico a área acometida. As roupas devem ser manipuladas com cuidado de forma a evitar contato com a ferida cirúrgica ou com seios de drenagem.

TRATAMENTO: OXIGENOTERAPIA HIPERBÁRICA (O_2HB)

A O_2HB é indicada como tratamento principal ou adjuvante em diversas doenças agudas ou crônicas, de natureza isquêmica, infecciosa, traumática ou inflamatória, graves e refratárias aos tratamentos convencionais. As osteomielites refratárias, inclusive de esterno, são indicações cientificamente reconhecidas para O_2HB, constantes na resolução CFM (Conselho Federal de Medicina) nº 1457/95. Não se deve esperar que o paciente melhore para encaminhá-lo à O_2HB, pois é na fase aguda que o tratamento pode determinar o melhor prognóstico. Há interferência direta na fisiologia celular dos leucócitos, fibroblastos, células endoteliais e osteoblastos, além de que o oxigênio hiperbárico atua de forma sinérgica com os antibióticos, modificando o ambiente químico e tornando-o desfavorável à proliferação bacteriana, limitando a produção e atividade de suas toxinas. Além disso, promove produção de colágeno, angiogênese e é diretamente bactericida para os germes anaeróbios. Diversos estudos clínicos já demonstraram a utilidade da O_2HB nas osteomielites crônicas.

REFERÊNCIAS BIBLIOGRÁFICAS

Aberg JA, Chin-Hong, PV, McCutchan A, Koletar SL, Currier JS. Localized osteomyelitis due to *Mycobacterium avium* complex in patients with human immunodeficiency virus receiving highly active antiretroviral therapy. Clin Infect Dis 2002; 35: e8-13.

Barra LAC, Tranchitella FB, Suleiman JMAH, Bedaque EA, Martinelli FLB, Xavier MC, et al. Angiomatose bacilar com comprometimento ósseo: relato de caso e revisão de literatura. Rev Bras Ortop 2001; 36(10): 401-05.

Berbari EF, Steckelberg JM, Osmon DR. Osteomyelitis. In: Mandell GL, Bennet JE, Dolin R, eds. Principles and practice of infectious diseases. 7th ed. Vol. 1. Philadelphia, PA: Churchill Livingstone 2010; 1: 1457-65.

Boerman OC, Dams EthM, Oyen WJG, Corstens FHM, Storm G. Radiopharmaceuticals for scintigraphic imaging of infection and inflammation. Inflamm Res 2001; 50:55-64.

Boxma H, Broekhuizen T, Partka P, Oosting H. Randomised controlled trial of single-dose antibiotic prophylaxis in surgical treatment of closed fractures: the Dutch Trauma Trial. Lancet 1996; 347:1133-7.

Brasil. Ministério da Saúde – Programa Nacional de Controle da Tuberculose. Nota Técnica sobre as mudanças no tratamento da tuberculose no Brasil para adultos e adolescentes. Brasília, 2009. Disponívelem: <http://portal.saude.gov.br/portal/arquivos/pdf/nota_tecnica_versao_28_agosto_v_5.pdf>. Acesso em 01 de dezembro de 2009.

Calhoun JH, Manring MM. Adult osteomyelitis. Infect Dis Clin North Am. 2005; Dec;19(4):765-86.

Campbell RMJ. Osteomielite.In: Rockwood CAJ, Wilkins KE, King RE. Fraturas em crianças. 3.ª ed. Vol. 1. São Paulo: Ed. Manole Ltda. 1993; 3: 253-6.

Carnesale PG. Osteomielite. In: AH. Crenshaw. Ortopedia de Campbell. 7.ª ed. Vol. 1. São Paulo: Ed Manole Ltda. 1989; 27:674-704.

Case records of the Massachusetts General Hospital (Case 23-2000). N Engl J Med 2000; 343:281-7.

Chuard C, Lucet JC, Rohner P. Resistence of Staphi-lococcus aureus recovered from infected foreign body in vivo to killing by antimicrobials. J Infect Dis 1991; 163:1369-73.

Conterno LO, da Silva Filho CR. Antibiotics for treating chronic osteomyelitis in adults. Cochrane Database Syst Rev. 2009 Jul 8;(3)

Corstens FHM, van der Meer JWM. Nuclear medicine's role in infection and inflammation. Lancet 1999; 354:765-70.

De Winter F, Van de Wiele C, Vogelaers D, De Smet K, Verdonk R, Dierckx RA. Fluorine-18 fluorodeoxyglucose-positron emission tomography: a highly accurate imaging modality for the diagnosis of chronic musculoskeletal infections. J Bone Joint Surg Am 2001; 83A:651-60.

Dellinger EP, Caplan ES, Weaver LD, et al. Duration of preventive antibiotic administration for open extremity fractures. Arch Surg 1988;123:333-9.

Donlan RM. Biofilms: microbial life on surfaces. EID 2002; 8(9): 881-890.

Farizo KM, Buehler JW, Chamberland ME, et al. Spectrum of disease in persons with human immunodeficiency virus infection in the United States. JAMA 1992; 267: 1798-805.

Gilbert DN, Moellering Jr RC, Eliopoulos GM, Sande MA. The Sanford-Guide to Antimicrobial Therapy. 38th ed. Sperryville. Antimicrobial Therapy, Inc 2008.

Grenn NE. Infecções Ósseas. In: Weinstein SL, Buckwalter JA, eds. Ortopedia de Turek – Princípios e Sua Aplicação. 5.ª ed. Vol. 1. São Paulo: Editora Manole 2000; 4: 125-47.

Guhlmann A, Brecht-Krauss D, Suger G. Chronic osteomyelitis: detection with FDG-PET and correlation with histopathologic findings. Radiology 1998; 206:749-54.

Hampson NB. Approved indications for hyperbaric oxygen therapy. Undersea & Hyperbaric Medical Society. Hyperbaric Oxygen Therapy Committee Report. Pressure 1998; 27:1-8.

Hebert SK. Processos Infecciosos Articulares. In: Hebert SK. Ortopedia para Pediatras. 2ª Ed. São Paulo. Artmed Editora. 2004; 10: 109-112.

Lew DP, Waldvogel FA. Osteomyelitis. N Engl J Med 1997; 336 (14): 999-1007.

Mader JT, Adams KR, Morrison L. Comparative evaluation of cefazolin and clindamycin in the treatment of experimental Staphylococcus aureus osteomyelitis in rabbits. Antimicrob Agent Chemother 1989; 33:1760-64.

Mader JT, Adams KR. Experimental osteomyelitis. In: Schlossberg D, ed. Orthopedic Infection. New York: Springer Verlag 1988; 39-48.

Maguire JH. Osteomyelitis. In: Isselbacher KJ, Braunwald E, Wilson JD, Martin JB, Fauci AS, Kasper DL, eds. Harrison's Principles of Internal Medicine. 15th ed. McGraw-Hill, vol 1 2001; 1:584-87.

Marriott I, Miller JR, Sahraei M. Therapeutic strategies against inflammation and bone loss associated with osteomyelitis. Curr Opin Investig Drugs. 2007; Nov;8(11):887-98.

McHenry MC, Easley KA, Locker GA. Vertebral osteo-myelitis: long-term outcome for 253 patients from 7 Cleveland-area hospitals. Clin Infect Dis 2002; 34:1342-50.

Mesquita WP, Pedrosa Neto AH. Resolução nº 1457 de 15 de setembro de 1995. Conselho Federal de Medicina. Diário Oficial da União, Brasília, 19 de setembro de 1995, seção I, pt.1, p 16.585.

Nélaton A. Eléments de Pathologie Chirurgicale. Paris, Gerner-Baillière 1844.

Norden CW. Antibiotic prophylaxis in orthopedic surgery. Rev Infect Dis 1991; 13: Suppl 10:842-6.

Proctor RA, van Langevelde P, Kristjansson M, Maslw JN, Arbeit RD. Persistent and relapsing infections associated with small-colony variants of Staphilococcus aureus. Clin Infect Dis 1995; 20:95-102.

Rachid M, Schechter M. Pneumocistose. In: Manual de HIV/AIDS. 9ª Edição. Editora Revinter 2008; 59-61.

Senneville E, Legout L, Valette M, Yazdanpanah Y, Beltrand E, Caillaux M, Migaud H, Mouton Y. Effectiveness and tolerability of prolonged linezolid treatment for chronic osteomyelitis: a retrospective study. Clin Ther. 2006 Aug; 28(8):1155-63.

Shetty AK, Kumar A. Osteomyelitis in adolescents. Adolesc Med State Art Rev. 2007 May;18(1):79-94.

Tachdjian MO. Infecções Ósseas. In: Ortopedia Pediátrica. 2ª ed. Vol 2. São Paulo: Editora Manole 1995; 3:1083-1134.

Till M, Wixson RL, Pertel PE. Linezolid treatment for osteo-myelitis due to vancomycin-resistant Enterococcus faecium. Clin Infect Dis 2002; 34:1412-4.

Trampuz A, Zimmerli W. Diagnosis and treatment of infections associated with fracture-fixation devices. Injury. 2006 May; 37 Suppl 2:S59-66.

Uip DE. Infecções de Ossos e Articulações (osteomielites, artrite séptica e infecção em próteses ortopédicas). In: Veronesi R, Focaccia R, eds. Tratado de Infectologia. 4ª ed. Vol. 2. São Paulo: Atheneu 2010; 2:2197-04.

Vassilopoulos D, Chalasani P, Jurado RL, Workowski K, Agudelo CA. Musculoskeletal infections in patients with human immunodeficiency virus infection. Medicine (Baltimore) 1997; 76:284-94.

Vuorisalo S, Venermo M, Lepäntalo M. Treatment of diabetic foot ulcers. J Cardiovasc Surg (Torino). 2009 Jun;50(3):275-91.

Waldvogel FA, Vasey H. Osteomyelitis: the past decade. N Engl J Med 1980; 303:360-370.

Xavier R. Infecções osteoarticulares. In: Hebert S, Xavier R, Pardini AGJ et cols. Ortopedia e Traumatologia – princípios e práticas. 2ª ed. São Paulo: Ed. Artes Médicas Sul Ltda. 1998; 21:332-47.

Índice Remissivo

B

C

D

E

F

I

L

M

R

S

T

U

V